中 卷

Ryan´s RETINA

6th Edition
原书第6版

RYAN 视网膜

原著　[美] Andrew P. Schachat

　　　[美] C. P. Wilkinson

　　　[美] David R. Hinton

　　　[美] SriniVas R. Sadda

　　　[德] Peter Wiedemann

主审　魏文斌

主译　周　楠

中国科学技术出版社
·北 京·

图书在版编目（CIP）数据

RYAN视网膜：原书第6版.中卷 /（美）安德鲁·P.沙查特（Andrew P. Schachat）等原著；周楠主译.

— 北京：中国科学技术出版社，2022.6

书名原文：Ryan's RETINA, 6e

ISBN 978-7-5046-9218-4

Ⅰ.①R… Ⅱ.①安… ②周… Ⅲ.①视网膜疾病—诊疗 Ⅳ.① R774.1

中国版本图书馆 CIP 数据核字 (2021) 第 197225 号

著作权合同登记号：01-2020-6414

Elsevier (Singapore) Pte Ltd.
3 Killiney Road, #08-01 Winsland House I, Singapore 239519
Tel: (65) 6349-0200; Fax: (65) 6733-1817

Ryan's RETINA, 6e
Copyright © 2018, Elsevier Inc. All rights reserved.
First edition 1989
Second edition 1994
Third edition 2001
Fourth edition 2006
Fifth edition 2013
Sixth edition 2018
Chapter 17: "Function and Anatomy of the Mammalian Retina" by Ronald G. Gregg, Joshua Singer, Maarten Kamermans, Maureen A. McCall, Stephen C. Massey: Stephen C. Massey retains copyright to his portion of the contribution and his original fgures.
Chapter 27: "Inflammatory Response and Mediators in Retinal Injury": Chapter is in the public domain.
Chapter 29: "Blood-Retinal Barrier, Immune Privilege, and Autoimmunity": Chapter is in the public domain.
Chapter 39: "Neuroprotection": Chapter is in the public domain.
Chapter 50: "Nonproliferative Diabetic Retinopathy and Diabetic Macular Edema": Chapter is in the public domain.
Chapter 69: "Neovascular (Exudative or "Wet") Age-Related Macular Degeneration": Neil M. Bressler's fgures and tables © Johns Hopkins University
Chapter 80: "Autoimmune Retinopathies": Chapter is in the public domain. Video: "Optimal Procedures For Retinal Detachment Repair" [Cryo (vity air), Fluid air2, Scleral sutures]; © EyeMovies Ltd
ISBN-13: 978-0-323-40197-5

This Translation of Ryan's RETINA, 6e by Andrew P. Schachat, C. P. Wilkinson, David R. Hinton, SriniVas R. Sadda, Peter Wiedemann was undertaken by China Science and Technology Press and is published by arrangement with Elsevier (Singapore) Pte Ltd.
Ryan's Retina, 6e by Andrew P. Schachat, C. P. Wilkinson, David R. Hinton, SriniVas R. Sadda, Peter Wiedemann 由中国科学技术出版社进行翻译，并根据中国科学技术出版社与爱思唯尔（新加坡）私人有限公司的协议约定出版。

RYAN 视网膜（原书第 6 版）（周楠，译）
ISBN: 978-7-5046-9218-4
Copyright © 2022 by Elsevier (Singapore) Pte Ltd. and China Science and Technology Press

译者名单

主　审　魏文斌

主　译　周　楠

内容提要

本书引进自世界知名的 Elsevier 出版社，是一部实用、全面的视网膜学指导用书，由国际知名教授 Andrew P. Schachat、C. P. Wilkinson、David R. Hinton、SriniVas R. Sadda 和 Peter Wiedemann 联合众多视网膜领域的专家共同打造。本书为全新第 6 版，分三卷 160 章，对视网膜影像及诊断、基础科学与转化治疗等方面进行了全面细致的介绍。全书包含大量精美高清图片，为视网膜学理论研究和疾病诊疗的工作者提供了非常全面的参考资料。本书内容全面系统，图文并茂，既可作为视网膜专业的临床医生和研究人员的案头工具书，又可为眼科相关的医务人员提供细致的学术参考资料。

补充说明

本书收录图片众多，其中部分图片存在第三方版权限制的情况，为保留原文内容完整性计，存在第三方版权限制的图片均以原文形式直接排录，不另做中文翻译，特此说明。

书中参考文献条目众多，为方便读者查阅，已将本书参考文献更新至网络，读者可扫描右侧二维码，关注出版社医学官方微信"焦点医学"，后台回复"RYAN 视网膜"，即可获取。

中文版序

　　接到 *Ryan's RETINA, 6e* 中文译者恳切的作序邀请，我不由掂量了一下自己是否能承担这样的荣任。我属于新中国第一代眼科先贤的门生，老师们都有长期的留学经历，学贯中西，精通英语，治学严谨。一方面，作为 Stephen J. Ryan Jr.（Steve）的学生，我在 1985—1987 年间得到他的言传身教。在后来的 25 年间，也与他保持了不间断的联系。我还参与了从第 5 版到第 7 版中一个章节的编写修订。另一方面，面对我国中青年眼科一代，我自觉应肩负承前启后的责任。写这个序，自然责无旁贷，而且我愿趁这个机会，讲述一些小故事和观点。

　　我读过不少眼科学专业英文著作，包括各种教材和专著，但给我留下深刻印象的却屈指可数。在 20 世纪 50 年代末，Duke-Elder 主编过一套眼科全书式的鸿篇巨制，书名为 *System of Ophthalmology*（《系统眼科学》），总共有 15 卷。前 14 卷涵盖了眼科学的各个范围，第 15 卷为索引。直到 20 世纪 70 年代末，我才有机会看到这部系列丛书，但我并没有"系统"读完，只是查阅了其中一些相关章节。时过境迁，遗憾的是这套书未见修订再版。我国的《眼科全书》，后来改名为《中华眼科学》（3 卷本），是老一辈眼科学家编写同类全书愿望的一项伟大实践。我相信 *System of Ophthalmology* 的内容是该书重要的参考资料之一。

　　另一套令我印象深刻的书是由美国眼科学会主持编纂的 *Basic and Clinical Science Course*（《基础和临床科学教程》）。这套书以教学为目的，设计初衷是为了满足住院医师和执业医师全面学习的需要，可用于自选学习计划和更新临床知识，是眼科医师终身教育（Lifelong Education for the Ophthalmologists, LEO）框架的一部分。该书正文包括 13 个分册，第 14 分册为索引。在 20 世纪 90 年代，国内也组织翻译印刷过部分分册，我也参与其中。这套书一直不断更新，非常适合眼科研究生阅读。此外，在眼科的亚专科中，如青光眼、小儿眼科等，也都有名家编写的广受好评的权威性专著，在此就不一一列举了。

　　言归正传。前面提到的 *System of Ophthalmology*，其第 1 卷是涵盖视网膜领域的。在 20 世纪 80 年代末，Steve 设计和发展了这个领域，组织出版了 *RETINA*［《视网膜》（第 1 版，1989）］。3 卷本涵盖了基础科学与肿瘤、视网膜内科和视网膜外科。随着医学、眼科学知识技术的爆发式增长，该书平均 5 年更新和修改再版一次。我曾阅读过 *RETINA*, *2e*（1994）的大部分内容。直到 2006 年第 4 版，第 1 卷除了基础研究、遗传性疾病和肿瘤之外，还加入了影像学的一些内容。这一版本，于 2010 年出版了中文翻译版，由 130 多位译审者参加，我有幸作为第 3 卷主译参与其中。

视网膜实际上是大脑的一部分，是视觉的基础，包含灰质（神经元）和白质（神经胶质）。人脑是宇宙间最大的奥秘之一。*RETINA*，*5e*（2013）的原书序中披露，当代在科学和医学上获取双倍信息的时间只需要两年半。按此推算，自 2006 年第 4 版出版以来，有关视网膜及其密切互动的人脑信息增加了 4 倍多，新知识极速扩展。对视网膜的新认识，包括从每只眼球中约 1.25 亿个视杆和视锥两类光感受器细胞，到视网膜内的层次回路，再到人脑中参与视觉的 100 万亿个神经元中的近 1/3；还包括胶质和血管结构、视网膜色素上皮和相邻的玻璃体和脉络膜。新的视网膜相关信息来自遗传学和人类基因组计划、神经生物学和免疫学等基础科学，以及药理学和生物工程等应用学科、新兴的再生医学和纳米技术等。可以预见，这些知识对理解视觉系统的结构和功能，进而掌握眼病的发生发展和诊治是非常重要的。此外，繁忙的眼科医生要快速了解这些关键知识，犹如大海捞针般困难。Steve Ryan 和编者们通过自己吸收的这些丰富经验，尤其是那些对临床医学和视网膜专业实践至关重要的信息，进行了增删修订。例如，在第 5 版第 1 卷的第一部分中，增加了"视网膜影像和诊断"。其中包括荧光素、吲哚菁绿血管造影、相干光体层扫描、自发荧光等成像术及影像处理的基本原理和解读，归纳了近年眼底影像学的最新进展，精练而又实用。

RETINA 各版本陆续出版后，备受赞誉，被国际上许多同行称为眼底病学的"圣经"，无不肯定其权威性和经典性。这在眼科学专著中，虽非独此一部，但也极为罕见。许多名家评论说，此书是在该领域无可争议的黄金标准读本，是获取有关视网膜疾病新知识、新技术、科学进展、诊断、治疗和手术方法等最新权威信息的最佳选择。尤其是目前的这部第 6 版（2018），对书中内容做了及时更新，增加了新的插图，是眼科医生、进修医生和视网膜专家必备的参考书。有评论说，这部经典的教科书被广泛认可，综合论述了玻璃体视网膜疾病的金标准，每一章都提供了直观的、组织良好的视网膜内科或外科主题，同时辅以大量图像说明检查结果和手术的详细步骤。

这部巨著能够获得誉冠全球的成功，主要得益于两个方面。首先是主编的策划、设计、组织及执行力。Steve Ryan 是一位具有远见卓识和卓越学术成就的眼科医生，一生致力于视网膜疾病、眼外伤和视神经遗传性疾病的研究和诊疗。他最早报道了鸟枪弹样视网膜病变，多次获得研究成就奖。他还是一位杰出的指导教师和领袖人物。他创立的 Doheny 眼科研究所已成为世界眼科人才的培训中心之一。他的睿智、博学多识和人格魅力感染了许多人。2013 年，他不幸辞世，后继者秉承其遗愿，继续更新出版了加上他姓氏的第 6 版，即 *Ryan's Retina, 6e*。

其次是全球范围内最高水平的编者团队。每一章的作者都是该领域国际公认的生物医学科学和眼科的领导者。由杰出的临床科学家撰写文章是极其重要的，因为相应的章节在很大程度上来源于作者的学术研究、内容选择和临床经验。这样才能使每一章都权威地提出准确、适当的目的和内容，提供最新的循证和临床相关信息。迄今已有超过 300 名的全球作者贡献分享了他们的专业知识。

在编者之中，不乏 Doheny 眼科研究所曾经的访问学者。例如，从第 5 版开始担任第 3 卷共同主编的 Peter Wiedemann 教授，就是 1980 年前后在该研究所开展工作的。他最近告诉我，2010 年在柏林举行世界眼科会议时，Steve 邀请他参加主编团队，并希望该书更加国际化。因此他邀请了多位亚洲和欧洲的作者。实际上，2011 年在北京举行的《视网膜（第 4 版）》中文版的发行仪式上，我也向 Steve 表达了扩大中国作者参与的意愿，虽然我此前已加入了作者队伍。在此后的第 5、第 6 版，多位国内教授也相继加入。值得一提的是，第 5、第 6 版关于 PVR 发病机制的眼底彩照是由我提供的。而且，第 6 版原书封面中央的彩图就是其中之一。

此外，编写工作的协助团队、世界一流的出版社及各位编辑们的切实贡献，也是一部著作成功的必备条件。

据我所知，前几版中只有 *RETINA, 4e* 出版了中文版。这让人不得不提出疑问，为什么如此高质量的专著只有一版引进出版了中文版？目前，像这样的英文专著，是否还有必要引进出版中文版？我常听一些同道说，他（她）从来不看中文译著，只看原著。事实上，英语是我国学校教育中的第一外语。在高等教育和研究生课程中，英语教学占据了重要地位。但要真正做到掌握或精通这门语言，并非易事。我国的眼科医生约有 4.5 万人，大概占世界眼科医生总数（据 WHO 的统计数据约为 24 万）的 1/5。这其中能熟练运用"专业"英语的，想必比例并不高。所以，想要完全体会英文原著的准确含义和语言魅力，还是有必要引进出版权威性经典专著的中文版。*Ryan's RETINA, 6e* 就是这样有翻译出版价值、值得多数眼科医师学习、有利于提高眼科诊疗水平的经典著作。

说到要出版合格的中文译著，这就对译者提出了更高的要求。我遇到过一些引进出版的中文译著，关键之处出现错译的现象并不少见。对于眼科专著的翻译，我想多说几句。

翻译也是一门学问。写作和翻译都非天生才能，需要长期磨练。未经培训和严格指导的新手，即便是医学博士或高级职称的专家，也很难翻译出高质量的译文。翻译的实质是实现语际间的意义转换。其基本方法可分为直译和意译。直译（literal translation）应完全忠实原文，符合其语言与文体结构，常用于专业图书。"literal"，是逐字的意思，对任何词都不能轻易忽略丢掉。而意译（liberal translation）则要表达原文大意，不注重细节，使译文自然流畅，但不可添枝加叶，适用于文学作品。严复先生曾提出"信、达、雅"的翻译标准，即忠实原文、表达通顺、译文贴切有美感。翻译的基本功在于理解领会原文，包括分析原文，细致处理词语的所指意义和联想含义，研究句法和语篇结构；还要驾驭译语与专业之间的联系。准确理解词义是一个难点。英语词汇往往一词多义，但其基本含义最为重要。举个最简单的例子，如"medical retina"，是"视网膜内科"的意思，不能译为"医学视网膜"。在专业论文和著作中，应尽量选择含义单纯且准确的词。

在此部第 6 版中文译著即将付梓之际，我才吃惊地了解到，此次翻译工作主要由两位译审者完成。其中大量的基础性工作是由周楠博士完成的。这可是一套 3 卷本近 3000 页，500 万字的巨著啊！首先，我必须称赞译者的勤奋、坚韧与毅力，这需要无数个枯燥无味、夜以继日的伏案工作。而周博士却说，越往下进行，越觉得有兴趣，因为新鲜的知识带来了无尽的乐趣和前进的动力，正所谓"学闻新知如沐春风"。其次，我还要赞赏译者深厚的专业底蕴。如上所述，这部巨著涵盖之广几乎包罗万象，有关基础医学、生物工程和眼科临床等相关知识与技术及其进展如此深奥，能够理解和驾驭，实属难能可贵。再者，我也十分钦佩译者的语言功底。据我所知，周博士在其导师魏文斌教授的指导下，发表了几十篇中英文论文，实为高产出的年轻学者。由极少人员参与完成的译著最明显的特点，就是译文质量与风格可以保持良好的一贯性。当然，主译是位青年医师和学者，还处于不断学习和提升的过程中，部分译文可能还需商榷。当然，只要持之以恒，不懈努力，总会达到炉火纯青、学贯中西、治学严谨的境界的。

最后，我期待此次第 6 版巨著中文版早日出版，为眼科研究生、住院医师和视网膜内外科的专家献上从基础科学到最新临床研究的无与伦比的新知识。

第四军医大学西京医院

教授、主任医师、博士研究生导师　　袁志兰

译者前言

视网膜是人类机体器官中最令人着迷的组织。现代医学认为，眼球是大脑的延伸；而视网膜是眼球结构中最精细复杂的组织，也是功能最庞大的组织，更是连接外界与大脑中枢的桥梁。

很难想象，直径平均 24mm 的眼球、不足 1mm 厚的视网膜，会发生如此多的疾病与变化；更难想象，科学技术的发展能够让我们以微米为单位观察视网膜、脉络膜及其血管组织。人类从未像今天这样细微地看到过人体终末的血管组织。

但是，尽管如此，视网膜及眼球组织，仍然有很多我们未能看到的地方，依然有很多未解之谜等待我们去努力探索。

Ryan's RETINA 一直是国内外眼底科医生的"红宝书"，其中涵盖了视网膜研究领域中各方面的相关知识，从解剖、功能到疾病，从微观、组织到器官，从微生物、免疫、病理、基因到发病机制，从临床表现、辅助检查、鉴别诊断及诊断到非手术治疗及手术治疗，从玻璃体、视网膜、脉络膜到眼球器官，从眼球单个器官乃至全身系统，从不同维度的切入点，遵循逻辑思维观察、认识以视网膜为代表的眼球生物组织，进而透彻认识疾病本身。

本书为全新第 6 版，在既往经典疾病知识的基础上，更新了国际制订的标准诊疗规范，增加了近些年来眼科在 OCTA、视网膜干细胞移植、人工视网膜、人工智能等里程碑式发展的国际前沿知识和研究进展，以及新药临床试验研究的结果等内容，是眼底病知识体系经典与创新的融合。

与此同时，我们也可知晓，在对视网膜相关疾病的发现、认识的历程中，诸多卓越的眼科先驱，他们的天才发现和不懈研究，给后人留下了宝贵知识，在此向他们致敬。更向本书原作的策划者和编者 Stephen J. Ryan、Andrew P. Schachat、C. P. Wilkinson、David R. Hinton、SriniVas R. Sadda 和 Peter Wiedemann 教授表示衷心感谢。

在本书翻译过程中，我们力求做到"信、达、雅"，经思忖、校改多次，但书稿中仍可能存在有待商榷，甚至不完美之处，愿与国内外各位眼科同道讨论、指正。

Ryan's RETINA 旨在为学习、诊断和治疗视网膜疾病的医师提供思路和资源。1958 年，Duke-Elder 主编的 *System of Ophthalmology*（《系统眼科学》）以 14 卷本的篇幅论述了眼科学的整个范畴，并设置索引作为第 15 卷，视网膜主要在其中第 1 卷。20 世纪 80 年代末，Steve Ryan 着手编写这部 *RETINA*，此套书包含 3 卷，即基础科学与肿瘤、视网膜内科和视网膜外科。但是，随着 20 世纪医学知识的爆炸式增长，3 卷书虽然"涉及的不仅仅只有亮点"（hitting more than just the highlights），却不能声称涵盖了读者可能想学习或知道的有关该学科的所有内容，而且当我们在 2018 年推出第 6 版时，力求比以往任何版本更深入、更真实。出版社的编辑们鼓励作者为每一章查询并提供关键的参考文献。我们希望每一章都能为一种疾病或异常提供全面深入的资料，但并不意味着每一章都是完美的。对于那些想要或需要更多信息的人，我们希望搜索的关键词应该在每一章，通过搜索这些关键词并钻研参考文献，便可引导读者找到他们想要学习和了解的知识。

我们平均约 5 年更新和修订一次。整体的医学和专科的眼科变化很快。当本书刚面世时，激光治疗视网膜血管疾病是当时的新标准。在 Duke-Elder 时代，约 50% 的糖尿病视网膜病变患眼会失明；在 Ryan's RETINA（《RYAN 视网膜》）出版之前不久，糖尿病视网膜病变研究（diabetic retinopathy study）和早期治疗糖尿病视网膜病变研究（early treatment diabetic retinopathy study）所证实的激光治疗，如果及时应用，能将失明率降低至 1%～2%。目前，激光疗法主要被抗血管内皮因子药物所取代，改善的机会更大。同样，视网膜手术也从开放式玻璃体切除术发展到 20G，现在是 25G 或更小切口的手术。"人工视网膜"已获得美国食品药品管理局的批准，基因治疗试验正在进行中，我们的领域取得了令人瞩目的进展。要把这一切带给读者，恐怕还需要一部 15 卷本的 Duke-Elder 著作。我怀疑现在有多少人会买这样的书。所以，当我们在每一部分增加了新资料使其趋于完善，同时也删除了早期版本中不太重要或过时的内容。正如俗话所说的那样，"书不应该增重"（The book should not gain weight.）。

我们向参编此书的所有作者致敬，他们是来自世界各地不同领域的领先专家。特别是，我（A.P.S.）要赞赏和感谢我的合作编辑 David R. Hinton、SriniVas R. Sadda、C. P. Wilkinson 和 Peter Wiedemann，他们贯彻了 Steve Ryan 对本书的愿景和标准。我们感谢由 Russell Gabbedy、Nani Clansey 和 Joanna Souch 领导的爱思唯尔团队。重要的是，我要感谢我的导师们，A.E. Maumenee、Stuart Fine、Arnall Patz、Morton F. Goldberg 和 Alfred Sommer。我还要感谢我在 Daniel F. Martin 领导的 Cole 眼科研究所的视网膜同事。当然，最感谢的是 Steve Ryan，感谢他允许我参与这项了不起的工作，还要感谢我的妻子 Robin。

Andrew P. Schachat, MD

C. P. Wilkinson, MD

David R. Hinton, MD

SriniVas R. Sadda, MD

Peter Wiedemann, MD

献 词

RETINA 的初始版本和所有后续版本是献给那些为我们的医学院学生、住院医师和研究员的教育领域做出贡献的临床医生和科学家，特别是视网膜专家和所有参与继续医学教育的眼科医生。我们认识到我们都是学生，并致力于终身学习，特别是在视网膜领域。

第 2 版包括对 Ronald G. Michels（1942—1991）的特别奉献，他参与了原版的策划和我们最初的编者和作者团队的招募。Ron 是玻璃体视网膜手术领域一位充满热情和才华的领导者。他的教学和创新对 *RETINA* 的其他编辑及整个眼科领域都产生了重大影响。我们由衷感谢有幸认识 Ron 并与之共事。

在第 3 版中，我们为 A. Edward Maumenee（1913—1998）提供了额外的特别献词，他是一位真正的巨人，几乎影响了眼科学的每一个领域和亚专科。虽然他后来的大部分贡献都涉及眼前节手术，但他关于黄斑变性的最初观察为随后在这一领域的临床和基础研究提供了基础。作为一个天才的教师，不懈的研究者和宝贵的导师，Ed 启发了本书的编者和许多作者，以及世界各地众多的院士和临床医生。他是教授们的教授。

在第 4 版中，我们为 Arnall Patz（1920—2010）添加了特别的献词，他是初版的编者。Arnall 是医学视网膜领域的先驱和领导者。他在威尔默研究所（Wilmer Institute）创立了视网膜血管中心（Retinal Vascular Center），随后成为威尔默研究所的主任。他培养了许多今天在该领域的领导者和对 *RETINA* 有卓越贡献的作者。Arnall 是世界各地众多视网膜专家的灵感源泉。

在第 5 版中，我们希望强调知识的发展和国际视网膜专家团体的贡献。从 1989 年第 1 版开始，我们从科学的快速发展中获益，包括基础和临床，涉及生物学和医学的所有领域，尤其是眼科和我们所选择的视网膜专业。世界各地同事的知识和贡献的演变表明，知识没有国界；信息的自由交流，直接有利于我们的患者预防由视网膜疾病所引起的最常见的失明。因此，我们认为第 5 版的《视网膜》献给国际的视网膜临床医生和教育工作者，是完全合适的。

编者们将这部 *RETINA*, 6e 献给 Stephen J. Ryan。Steve 于 1940 年出生在檀香山。他毕业于约翰斯·霍普金斯大学医学院（John Hopkins University School of Medicine），后来被南加州大学（University of Southern California）聘为眼科系第一位全职主任。在他的领导下，该眼科成为全美国眼科的主要部门之一。1991 年，他成为南加州大学医学院院长，该校后来成为凯克医学院（Keck School of Medicine）。出版这部书是他的主意，我们希望现在的版本能很好地反映他学术思想的精髓。

Andrew P. Schachat, MD

C. P. Wilkinson, MD

David R. Hinton, MD

SriniVas R. Sadda, MD

Peter Wiedemann, MD

Stephen J. Ryan, MD（1940—2013）

　　Stephen J. Ryan，医学博士，*RETINA*（第 1 版至第 5 版）创始主编，在约翰斯·霍普金斯大学（Johns Hopkins University）获得医学博士学位，并在约翰斯·霍普金斯大学的 Wilmer 眼科研究所开始了他的学术生涯。1974 年，他被美国南加州大学洛杉矶分校录取，担任眼科系主任和 Doheny 眼科研究所所长。在接下来的 39 年里，他把自己的才华和精力都投入到了 Doheny 眼科研究所（Doheny Eye Institute）的建设中，使其成为眼科教育、患者护理和视觉研究的卓越中心。

　　Ryan 博士著有 9 本书和 250 多篇同行评议文章，他获得了许多荣誉，包括美国眼科学会桂冠奖（Laureate Award）、视觉和眼科研究协会库普费尔奖（Kupfer Award）以及当选加入美国国家科学院医学研究所（National Academy of Sciences Institute of Medicine）。他的许多朋友都记得 Ryan 博士是一位杰出的学者、科学家和有远见的人。

Bradley R. Straatsma MD, JD

目　录

上　卷

第一部分　视网膜影像及诊断
Retinal Imaging and Diagnostics

第二部分　基础科学与转化治疗
Basic Science and Translation to Therapy

中　卷

第三部分　视网膜变性和营养不良
Retinal Degenerations and Dystrophies

第四部分　视网膜血管病
Retinal Vascular Disease

第五部分　脉络膜血管 /Bruch 膜病
Choroidal Vascular/Bruch's Membrane Disease

第六部分　炎症性病变 / 葡萄膜炎
Inflammatory Disease/Uveitis

第一篇　炎　症

第七部分　其　他
Miscellaneous

下　卷

第八部分　视网膜手术
Surgical Retina

第九部分　视网膜、脉络膜和玻璃体的肿瘤
Tumors of the Retina, Choroid, and Vitreous

第三部分
视网膜变性和营养不良
Retinal Degenerations and Dystrophies

第42章

视网膜色素变性及相关疾病
Retinitis Pigmentosa and Allied Disorders

Kevin Gregory-Evans   Richard G. Weleber   Mark E. Pennesi   著

一、概述 Introduction

术语"视网膜色素变性"（retinitis pigmentosa，RP）意味着炎症是疾病病理生理学的重要组成部分。虽然炎症在视网膜的某些水平上的作用仍在讨论中，但 RP 不被认为是一种原发性炎症性疾病。RP 患者眼的血管通透性更大，创伤或手术后伴有更大的炎症发生率和严重程度。多年来，许多术语被用来描述视网膜色素变性，包括"视锥细胞视网膜变性"（tapetoretinal degeneration）（Leber 于 1916 年提出）、"原发性色素性视网膜变性"（primary pigmentary retinal degeneration）、"色素性视网膜病变"（pigmentary retinopathy）和"视锥 – 视杆细胞营养不良"（rod-cone dystrophy）。

RP 可单独出现（典型 RP）或与全身疾病（综合征型 RP）相关。典型 RP 的患病率在世界范围内约为 1∶4000。在美国缅因州，典型 RP 的患病率为 1∶5200，而最终受 RP 影响者的出生率为 1∶3500[1]。瑞士的 RP 患病率为 1∶7000[2]，英国为 1∶4800[3]，以色列为 1∶4500[4]，丹麦为 1∶4000[5]，中国为 1∶（3800～4000）[6, 7]，日本为 1∶3300[8]。据报道，部分地区的发病率最高纳瓦霍族印第安人为 1∶1878[9]、中国北部为 1∶1000[10]、印度南部和中部为 1∶（600～750）[11, 12]。RP 综合征的患病率没有很好的记录。例如，Usher 综合征（伴有先天性耳聋）的患病率为 1∶（60 000～30 000）[13-15]。

RP 及其相关疾病的临床方面和基础科学在已发表的文献中有广泛的记录。最近一次使用 PubMed 的文献检索（2015 年 8 月）仅在 RP 上就发现了 9100 多篇文章。许多学术评论已经撰写，其中许多被引用在本章以前的版本。由于这一领域的变化如此之迅速，我们建议通过主要电子期刊进行最新的评论，以此作为获取最新信息的最佳手段。

二、早期历史 Early History

1855 年和 1857 年，对眼底表现的首次描述和"视网膜色素变性"一词的使用归因于 Donders[16-18]。然而，复杂的夜盲症（大概是 RP）的诊断可能已存在于所有文化中数百年，甚至几千年了。1744 年，Ovelgün 对可能代表 RP 的家族性复杂斜视（或夜盲）进行了观察[16]。1851 年 Helmholtz 发明检眼镜后不久，1853 年的 van Trigt 和 1854 年的 Ruete 描述了最确定为 RP 的病例[19, 20]。

三、典型视网膜色素变性 Typical Retinitis Pigmentosa

（一）临床特征 Clinical Features

1. 夜盲 Nyctalopia

夜间视力障碍（夜盲）是 RP 的两个特征性症状之一。典型 RP 患者通常将夜间视力障碍的开始定义为 0—20 岁。在一些患者中，特别是那些生活在城市环境中的患者，夜视问题可能直到眼疾进入晚期才显现出来。Tanino 和 Ohba 注意到 RP 的症状[21]，最常见的是夜盲症，在常染色体隐性遗传病和常染色体显性遗传病的发病年龄分别为 10.7 岁和 23.4 岁。夜视的症状不应与夜间近视或未矫正屈光不正的视物模糊相混淆。患有 RP 的人在黑暗中视野变窄，在光线昏暗的晚上，当其他人能够充分看到时，他们很容易迷失方向，容易发生事故，特别是在晚上，是一个非常容易引起联想的症状。

单纯的夜盲症并不是 RP 的病理学特征，可能是其他视网膜疾病的特征，如先天性静止性夜盲症和年龄相关性黄斑变性。夜视功能恶化也可能是其他眼部疾病的一个显著特征，如高度近视。

2. 视野丧失 Visual Field Loss

RP 的第二个特征或症状是隐匿的，即进行性周边视野的逐渐丧失。在一些患者中，特别是那些从儿童期开始就患有严重疾病的患者，这可能表现为视野的进行性收缩（参见"心理物理发现"中的视野检查）。在早期疾病的测试目标中，可以检测到周围视力的丧失（图 42-1）。对于许多类型的 RP，视野缺损通常首先出现，并且最严重的是在上方视野（图 42-2）。这反映了 RP 早期累及下方视网膜。有时视野损失会在颞侧、鼻侧或下方更大（图 42-3）。有关测试视野的详细信息，请参阅视野部分。

在一组患有多种类型 RP 的患者中，Berson 等[22]发现每年大约有 4.6% 的剩余视野丧失。Massof 等发现[23, 24]，在大多数形式的广义 RP 中，动态视野在 4.5 年内缩小了约 50%。Massof 和 Finkelstein 认为[24]，如果对临界年龄进行校正，RP 所有主要遗

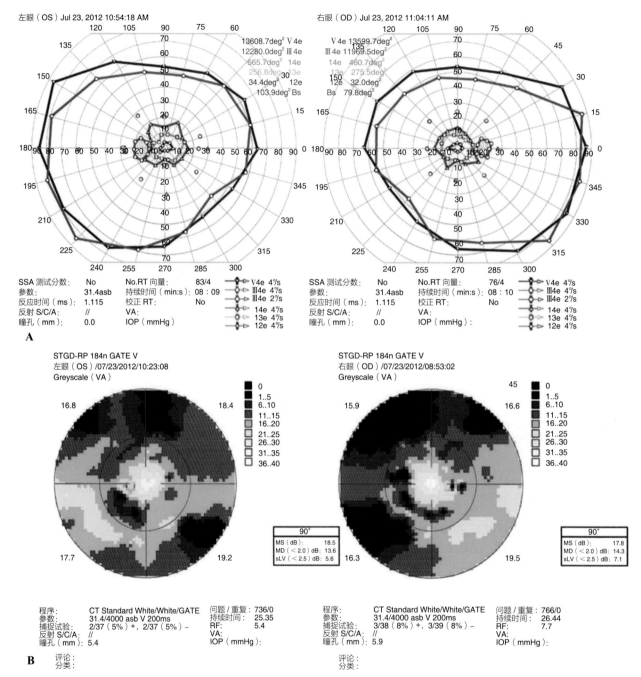

▲ 图 42-1　A. 21 岁常染色体显性遗传性视网膜色素变性患者的视野。注意，视野对Ⅳ 4e 和Ⅲ 4e 测试目标是正常的，但对较小和较暗的目标的反应受到限制，从而产生相对的中周暗点。B. Octopus 静态视野来自同一个患者，使用 185 点径向网格，GATE 算法和 Size V 视标。注意视网膜中周边和远周边视野的敏感度降低。全视野视网膜电图显示严重和广泛的视锥 - 视杆细胞营养不良

传和功能类别的视场损失的时间过程几乎相同，临界年龄定义为给定大小和亮度的测试目标首次检测到视野损失的年龄。结合这一概念，他们提出了视网膜色素变性自然病程的两个阶段假设：第一阶段是视网膜变性的易感因素，如遗传或环境因素，这对于不同类型的视网膜色素变性和个体可能是不同

的。第二阶段是实际的视网膜退行性变，这种退行性变在其内部的时间过程中进行，这是大多数视网膜色素变性的常见形式。

　　一般来说，两眼之间的视野损失有很强的对称性 [23, 24]。一个值得注意的特例是 X 连锁 RP 的女性携带者表达的表型。在这种情况下，突变的光感受

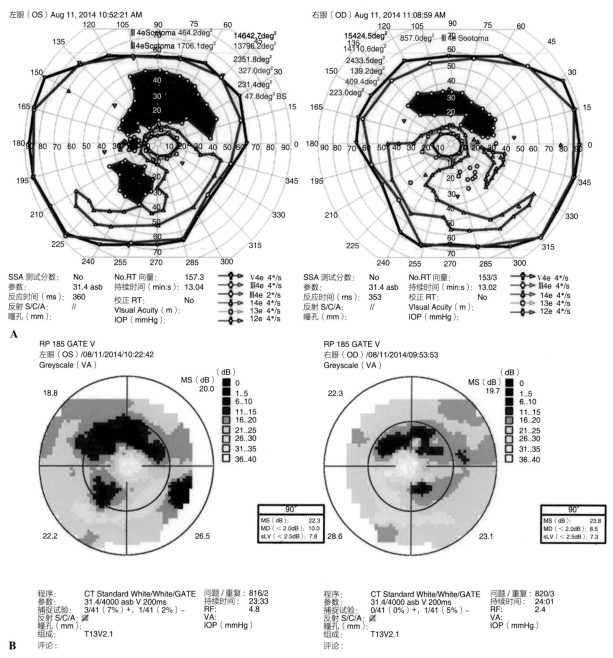

▲ 图 42-2 A. 一名 18 岁女性因 RHO Pro23His 基因突变而患有常染色体显性遗传性视网膜色素变性，Octopus 动态视野。注意，视野对 IV 4e 测试靶区是完全的，但对 III 4e 靶区有中周边暗点，颞侧的情况更糟。更小和更暗的等参线收缩。B.Octopus 的静态视野来自同一个患者，使用 185 点径向网格，GATE 算法和 Size V 视标。注意中周边部视网膜敏感度的下降。相对较低的敏感性优势是典型的 RHO Pro23His 突变，通常首先表现为下方中周边变性。视网膜电图显示中度至重度的视杆介导反应丧失和轻度的视锥反应减弱

器在视网膜中的分布是由里昂化（X 染色体失活）决定的。这是一个随机事件，决定两个 X 染色体（正常或突变拷贝）的哪些基因在特定细胞中表达。这不仅会导致个别眼睛出现不寻常、不规则的视野缺损模式，而且会导致两只眼睛之间视野缺损出现显著差异[25]。然而，即使在这些情况下，视野通常

与眼底外观相当接近，视野损失更大，色素异常更严重。

在典型的 RP 中，视野丧失的进展速度通常是缓慢而无情的，当观察多年甚至几十年时，变化最为明显。然而，视野可能在几个月或几年内发生巨大变化。如果中心视野保持清晰，患者可能不会

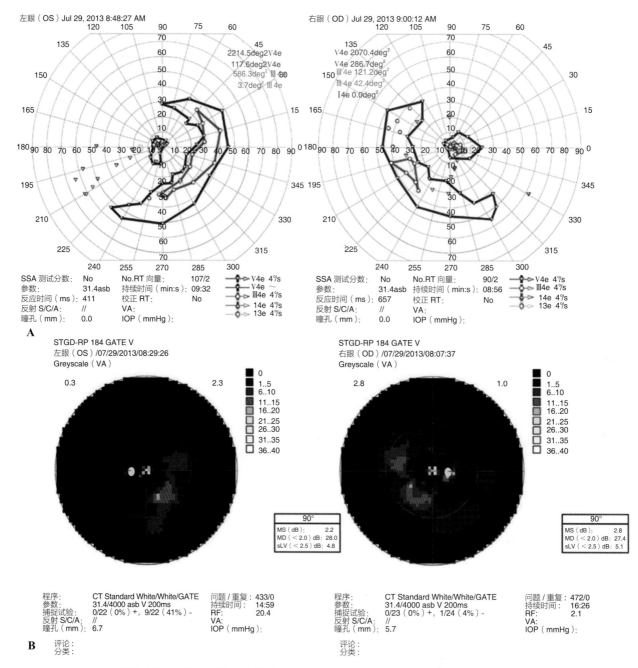

▲ 图 42-3　A. 患有常染色体隐性视网膜色素变性的 65 岁男性 Octopus 动态视野。注意，在每只眼睛的中央和鼻侧中周部相对保留。B. Octopus 静态视野来自同一个患者，使用 185 点径向网格，GATE 算法和 Size V 视标。灵敏度的降低与动态视野观察到的结果相符

注意到周围视野的显著丧失。当视野达到"管状视觉"（tunnel vision）阶段时，患者通常会敏锐地意识到随后随时间的变化。这通常会使患者得出退化速度正在加快的结论。在美国，法定失明是指在 Goldmann 周边使用Ⅲ -4-e 测试靶标时，较好的眼睛的剩余中心视野水平测量为 20° 或更低。在英国，大多数视力正常的 RP 患者会被登记为部分视

力［"大体视野缺损"（gross field defect）］。当视野变得"非常狭窄"时，就会出现法定失明——通常在这个阶段也会出现视力丧失。

3. 中心视力丧失 Central Vision Loss

RP（记录在旧版本中）中有一个常见的误解，即在大部分（如果不是全部）周边视野丧失之前，中心视力将保持良好。然而，在典型的 RP 早

期，中心视觉功能会受到严重影响，而重要的周边视野仍然存在[27]。囊样黄斑水肿[28]、弥漫性视网膜血管渗漏[29]、黄斑前纤维化[30]（图 42-4）和黄斑或中心凹的视网膜色素上皮缺损可在疾病早期发生[31, 32]。黄斑水肿是本章后面一节关于 RP 治疗的主题。

在相当大的程度上，将"良好视力"（中心视力）维持到某一特定年龄的可能性取决于 RP 的特定遗传类型。区域性（"扇形"）RP 患者可能终身保持良好视力。常染色体显性遗传性 RP（adRP）患者比常染色体隐性遗传性 RP（arRP）或 X 连锁 RP 患者在 60 岁以上保持良好视力的可能性更大[22]。Marmor 在对 adRP 和 arRP 视力丧失的研究中发现[33]，当视力开始下降时，通常在 4～10 年（中位数 6 年）内下降到 20/200。X 连锁 RP 患者通常在 30—40 岁时失明（视力 20/200 或更差）[22, 34, 35]。视网膜电图（ERG）振幅保持较大（如大于 100μV）是保留中心视力的一个良好的预测标志。

4. 色觉缺陷 Color Vision Defects

一般来说，在视力达到 20/40 或更差之前，典型 RP 的色觉保持良好。在中央视锥细胞从一开始就出现异常，色觉可能会早期减弱。在这种情况下，旁中心暗点在疾病的早期接近固定。这些患者，即使他们在视网膜电图上显示出视杆细胞、视

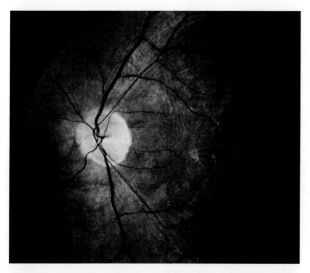

▲ 图 42-4　33 岁 Bardet-Biedl 综合征患者的左眼后极 BBS1 常见 Met390Arg 突变纯合子，显示视网膜前纤维化伴内界膜皱褶。视力为 20/400。在接下来的 5 年中，随着视力的进一步降低，黄斑部出现萎缩性病变

锥细胞缺失，周边视力相对良好，也可能显示出严重的色觉缺陷。

5. 闪光感及其他症状 Photopsia and Other Symptoms

许多 RP 患者在其疾病过程中的某个时间出现闪光感。据报道，这是发生在中周边视野，往往毗邻区域的相对或绝对暗点。这些幻觉被描述为微小的、闪烁的或闪烁的光，或是视觉上粗糙的、闪烁的颗粒。这一现象与眼科偏头痛患者的报道相似，只是尽管视网膜疾病的累及程度随着时间的推移而扩大，但视野内的闪光通常是静止的。而且，与眼性偏头痛不同的是，闪光感可能是持续性的，而不是间歇性的。随着暗点数年来变得越来越密集，闪光感下降并最终消失。在 500 例 RP 患者的症状和发现的回顾性调查中，Heckenlively 等[36] 报道了 170 例（35%）出现闪光感。由于这一系列中有 8 例出现视网膜脱离，闪光症状必须被认为是仔细检查眼底的一个指征。

RP 中引起闪光感的细胞或组织相关因素尚不清楚，但可能包括光感受器功能障碍、神经突起出芽、突触异常形成和视网膜二次重塑，所有这些都是作为光感受器退化的后遗症（见"细胞和组织生物学：组织病理学"）。

6. 眼底表现 Fundus Appearance

视网膜色素变性的典型眼底表现包括视网膜血管变细、视网膜色素变性斑点和颗粒、内层视网膜骨针色素沉着和视盘苍白（图 42-5）。一般来说，当在检眼镜下发现眼底异常时，两眼之间高度对称，并且眼底色素沉着通常在中周部更严重（图 42-6）。在晚期疾病中，视网膜色素上皮和脉络膜毛细血管萎缩导致眼底苍白，可见较大的脉络膜血管（图 42-7）。随着疾病进展到晚期，血管衰减会变得非常严重，以致视网膜血管呈线状（图 42-8）。

几乎所有类型的视网膜色素变性都经历了视网膜正常或接近正常的阶段，即使在视野测试中相对暗点可能很明显，或在静态视野检查中出现视网膜阈值降低的区域。早期 RP 无眼底色素异常的患者通常被诊断为 RP 正弦色素性或少色素性 RP（RP sine pigmento or paucipigmentary RP）。这不再被认为是 RP 的一个特定亚型，而是 RP 患者通过的一

个阶段，如果不是大多数的话。在典型 RP 征象出现之前，正弦期可能存在几十年。对于高度近视和 RP 患者，高度近视的典型眼底特征可能会延迟对其他视网膜异常的认识（图 42-9）。

当眼底异常明显时，最早的特征是视网膜血管的衰减和中、远周视网膜色素上皮的细小斑点或颗粒的出现（图 42-10）。光谱域光相干断层成像（SD-OCT）显示视网膜厚度降低，特别是外层、

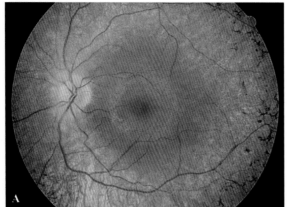

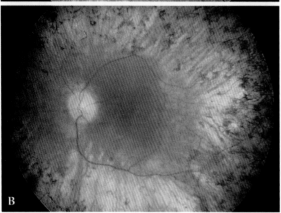

▲ 图 42-5　A. 患有常染色体隐性遗传性视网膜色素变性的 13 岁女孩的左眼眼底外观。视力为 20/20，但用 Ⅲ 4e 靶标测试将视野缩小到 20°。B. 视紫红质原 347Leu 突变的 57 岁男性，左眼晚期常染色体显性遗传性视网膜色素变性。视力为 20/100 右眼和 20/200 左眼，双眼视野缩小至 18°

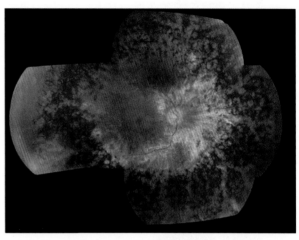

▲ 图 42-7　因 RPGR 突变而患 X 连锁视网膜色素变性的 75 岁患者的左眼眼底外观
注意严重的色素改变，视网膜色素上皮萎缩，显示脉络膜下血管，血管变细和视神经苍白

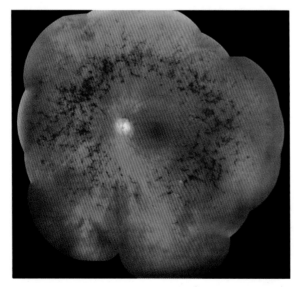

▲ 图 42-6　44 岁 2 型 Usher 综合征患者视网膜色素变性的左眼眼底表现
注意周围中周部色素改变，视网膜色素上皮斑点，血管变细，视神经苍白

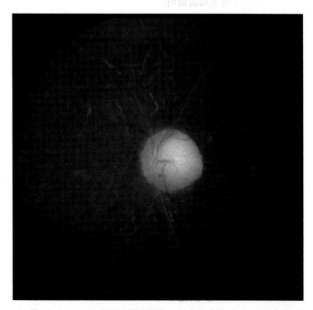

▲ 图 42-8　65 岁单纯性视网膜色素变性患者的左眼眼底表现
注意视网膜血管呈线状，视盘蜡黄，视网膜前膜和斑点状视网膜色素上皮。由于杯盘比增大，患者也可能患青光眼

黄斑外和有骨细胞样的异常色素沉着区域[37, 38]。黄斑区可能出现光泽增加、异常隆起或皱褶，提示黄斑水肿或早期视网膜前膜形成或视网膜前纤维化[28, 32]。在晚期，RP 患者可能表现出萎缩性黄斑病变（图 42-11），类似于一些作者所说的（也许是不恰当的）"黄斑缺损"（macular coloboma）。

视网膜内，骨细胞状色素的形成代表色素从视网膜色素上皮细胞解体转移到视网膜，并在视网膜血管周围的间隙积聚的。这一过程最显著地发生在血管的交界处，产生血管周围的色素袖带和针状沉积物。色素上皮细胞内色素的丢失通常会在视网膜上产生一个整体的灰色，呈不饱和的外观，通过透明的色素上皮可以更清楚地看到下伏脉络膜血管。最终，正常鲑粉红色的整个中、远周边眼底被密集的骨针状色素形成所取代。Heckenlively 描述了几个晚期 RP 患者[39]，其 RPE 保留在小动脉旁分布。Porta 及其同事描述了另外两个案例。Van den Born 等[40] 报道了一个保留小动脉旁 RP 的血缘大家庭，并证实了常染色体隐性遗传。几乎所有这些患者都是远视性。这种 RP 的基因（称为 RP12）被发现是果蝇碎屑基因的人类同源物 CRB1[41]。图 42-12 显示一个 CRB1 杂合子突变的患者中证明了这一现象。

在一些患者中，异常的色素沉着和萎缩局限于视网膜的一个区域。这种现象被称为"扇形"RP（sector RP），这一诊断无疑代表了一组以显著的疾病区域性为特征的异质性疾病。扇形 RP 将在下面按视网膜受累或眼底外观的分布进行细分的章节中有更详细的讨论。然而，由于许多全身性疾病患者表现为局部色素改变并伴有局部功能丧失，在进行足够的观察期之前，RP 区必须始终作为临时诊断。

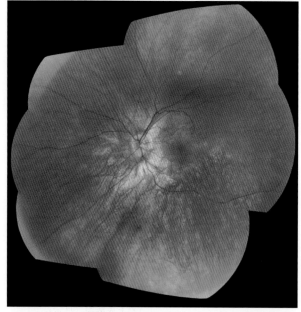

▲ 图 42-9　27 岁男性高度近视合并 X 连锁视网膜色素变性患者的眼底（与图 42-2 相同）
下方远周边部可见稀疏而明确的骨细胞样色素沉着。视盘呈近视性倾斜，伴有视盘周围脉络膜视网膜萎缩。视网膜色素上皮表现为弥漫性色素减退

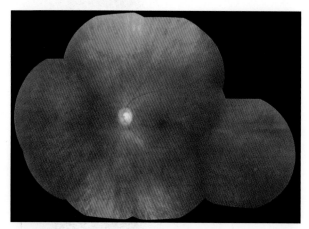

▲ 图 42-10　18 岁女性单纯性视网膜色素变性的左眼眼底表现
注意视网膜血管萎缩和中部、远周边部的颗粒样视网膜色素上皮改变。骨细胞样色素不易见到

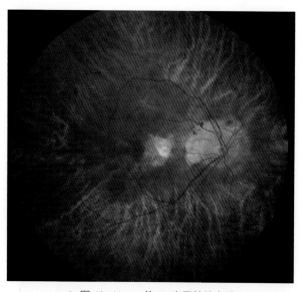

▲ 图 42-11　一位 65 岁男性的右眼
其患有单纯性视网膜色素变性，伴有明显的视盘周围萎缩和萎缩性黄斑病变

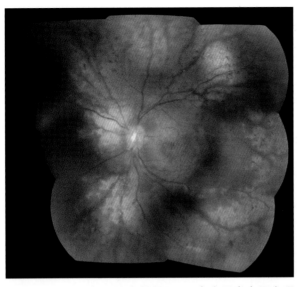

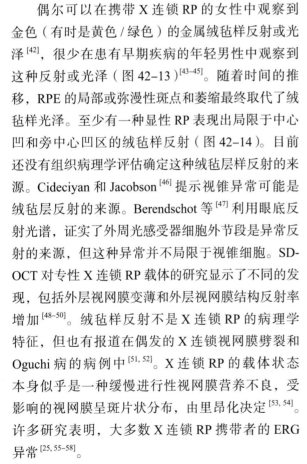

▲ 图 42-12　一名 11 岁女性因 CRB1 杂合子突变而出现 SECORD

其左眼眼底照片拼图。注意动脉周围视网膜色素上皮的相对保存（图片由 Dr. Paul Yang 提供）

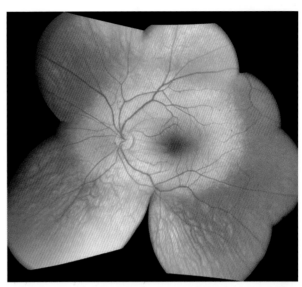

▲ 图 42-13　13 岁男性 X 连锁性视网膜色素变性患者的绒毡样黄白色反射

偶尔可以在携带 X 连锁 RP 的女性中观察到金色（有时是黄色 / 绿色）的金属绒毡样反射或光泽[42]，很少在患有早期疾病的年轻男性中观察到这种反射或光泽（图 42-13）[43-45]。随着时间的推移，RPE 的局部或弥漫性斑点和萎缩最终取代了绒毡样光泽。至少有一种显性 RP 表现出局限于中心凹和旁中心凹区的绒毡样反射（图 42-14）。目前还没有组织病理学评估确定这种绒毡层样反射的来源。Cideciyan 和 Jacobson[46] 提示视锥异常可能是绒毡层反射的来源。Berendschot 等[47] 利用眼底反射光谱，证实了外周光感受器细胞外节段是异常反射的来源，但这种异常并不局限于视锥细胞。SD-OCT 对专性 X 连锁 RP 载体的研究显示了不同的发现，包括外层视网膜变薄和外层视网膜结构反射率增加[48-50]。绒毡样反射不是 X 连锁 RP 的病理学特征，但也有报道在偶发的 X 连锁视网膜劈裂和 Oguchi 病的病例中[51, 52]。X 连锁 RP 的载体状态本身似乎是一种缓慢进行性视网膜营养不良，受影响的视网膜呈斑片状分布，由里昂化决定[53, 54]。许多研究表明，大多数 X 连锁 RP 携带者的 ERG 异常[25, 55-58]。

视盘在 RP 早期可能是正常的，表现为蜡样丰满伴充血，或表现为蜡样苍白（图 42-15A）。在视网膜色素变性早期，视盘周围常可见一个"金环"（golden ring）或黄白色光晕（图 42-15A）。随着疾病的进展，这个金环被视盘周围的斑驳、色素沉着和 RPE 萎缩所取代（图 42-15C）。据报道，所有类型的 RP 患者的视神经的杯盘比都明显较小（结果为 0.19，而正常人为 0.35）[59]。在晚期疾病中，致密的视盘苍白部分是由于视神经萎缩，部分是由于视盘上的胶质增生[30]。玻璃疣样球状赘生物可在视神经或邻近视网膜上形成（图 42-16）。这些会被误认为是星形细胞错构瘤[60]，并符合由于异常轴浆运输形成的视盘 drusen[61, 62]。在 117 例 RP 患者的调查中[63]，10% 的患者有临床上明显的视神经 drusen。Edwards 等认为[64]，这种现象在与 Usher 综合征 1 型相关的 RP 中特别常见。

Flynn 等发现[65]，黄斑 RPE 缺陷的存在与否对未来 5 年的视力保持具有重要的预后意义。具体来说，黄斑病变的消失仅与 5 年期间的一行视力下降相关，而牛眼或地图样萎缩病变与预测的 3～4 行视力丧失相关。作者强调这类信息对于 RP 患者的预后咨询（关于保持视力的可能性）的重要性。其他与 RP 相关的黄斑病变包括玻璃纸黄斑病变、黄斑裂孔（CME 的并发症）[66] 和 RP 合并中心性浆液性视网膜病变的单一报道[67]。

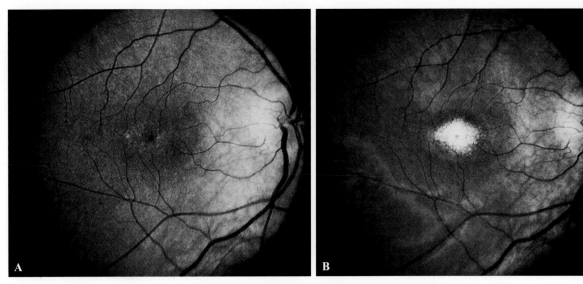

▲ 图 42-14 **11 岁常染色体显性遗传性视网膜色素变性男孩的视锥金色中心凹反射**

（A）和（B）右黄斑立体图像。在这些和所有的双目立体图像中，只有通过鼻侧的瞳孔才能看到明亮的光泽。这种明显的定位依赖性与晶状体结构中所见的相似，可能是由于光感受器细胞外节段的变形造成的

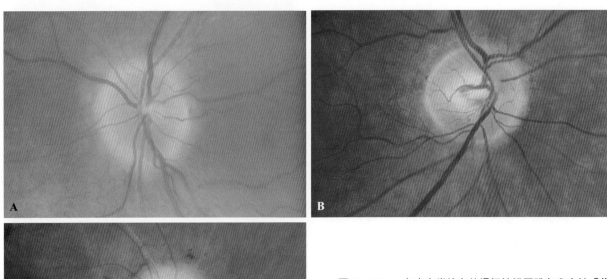

▲ 图 42-15 **一名患有常染色体退行性视网膜色素变性**［作为后柱共济失调和视网膜色素变性综合征（**posterior column ataxia and retinitis pigmentosa syndrome, PCARP**）的一部分］的 **18 岁男子**（**A**）（与图 42-3 中的患者相同）、一名 **32 岁男子**（**B**）和他 **55 岁的父亲**（**C**）的视盘，他们都有常染色体显性遗传性视网膜色素变性。**A** 图中的视盘显示视盘周围脉络膜视网膜苍白，或"金环"征，这是早期视网膜色素变性的特征。注意，儿子（**B**）的视盘几乎正常，而父亲（**C**）的视盘则呈现严重的蜡样苍白

7. 玻璃体异常 Vitreous Abnormalities

视网膜色素变性患者玻璃体最常见的异常是由视网膜色素变性释放出的细小粉尘样色素细胞。在 RP 患者中，玻璃体完全后脱离、"棉球样"（cotton-ball）混浊、皮质后间隙交织的细丝和纺锤状玻璃体浓缩比正常人更常见[68, 69]。有作者报道 1 例玻璃体混浊非常致密，需行玻璃体切除术[70]。在罕见的 adRP 和 arRP 病例中，玻璃体异常与周边视网

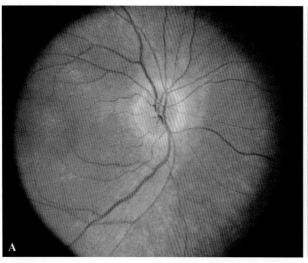 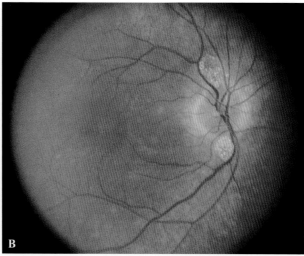

▲ 图 42-16　16 岁（A）和 25 岁（B）患有 1 型 Usher 综合征（视网膜色素变性和语言前聋）的患者的右眼视盘，显示了视盘周围 drusen 的发生

膜缺血和视网膜前新生血管有关[71]。罕见的是，在视网膜色素变性患者中可见一种外周 Coats 样视网膜血管病变，伴有脂质渗出和浆液性视网膜脱离[72-74]。与特发性 Coats 综合征（idiopathic Coats Syndrome）不同的是，RP 中的视网膜血管病变通常是双侧的，没有性别倾向，并且通常发生在老年患者中。Coats 样病变见于 3.6% 的 RP 病例[75]，已报道有 adRP[73, 74]、arRP[40] 和 XLRP[76]（图 42-17）。在儿童身上发生的类似 Coats 样改变可能会在相对较短的几个月到几年内发生变化[75, 77]，必须仔细监测，可能需要考虑激光或冷冻凝固。与视网膜前新生血管相关的玻璃体积血在罕见的病例中也有描述[71, 78]。在某些情况下，视网膜水肿可能是由外层视网膜退化引起的炎症引起的[71, 79]。

8. 前段异常 Anterior Segment Abnormalities

白内障是 RP 的常见前段并发症，20—39 岁 RP 患者的白内障患病率随遗传类型而异，常染色体显性遗传占 52%，隐性遗传占 39%，X 连锁遗传占 72%[80]。RP 患者白内障的发病率与年龄高度相关[80, 81]。白内障最常见的类型是后囊下晶状体混浊，发生率为 35%～51%[81, 82]。一项研究表明后囊下混浊最常与常染色体显性遗传相关（51%），而另一项研究则表明与 X 连锁遗传相关[81-83]。尽管圆锥角膜在 RP 患者中更为常见[84]，但在笔者的经验中，典型的青少年或成人 RP 中圆锥角膜的发生是极其

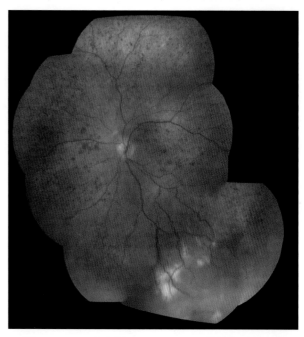

▲ 图 42-17　24 岁女性 LCA/SECORD 的眼底照片，由于杂合子 CRB1 突变，显示黄斑和周围有严重和广泛的色素改变，以及下方渗出和由于 Coats 样反应引起的浆液性视网膜脱离。患者接受激光光凝治疗，视网膜下液体吸收

罕见的。青光眼，尤其是原发性开角型青光眼，据说在 RP 中也更常见[85]。扇形 RP 似乎与远视和闭角型青光眼有关[86]。由于视盘和眼底的其他异常及已经异常的视野，RP 患者青光眼的诊断和治疗具有相当大的挑战性。

9. 屈光状态 Refractive Status

高度近视和散光常与 RP 有关[80, 87]。

10. 心理物理发现 Psychophysical Findings

视野检查（perimetry）：视野评估是 RP 治疗的一个重要方面，是诊断 RP 的一个重要工具，也是量化视觉缺损真实变化的最可靠方法。在评估视野测试结果时应注意，RP 患者的视野再现性明显低于正常人。同一名受试者在不同时间测试的动态视野在正常受试者中的变化为 5%～6%，而在 RP 患者中的变化为 11%～13%（观察者内变化）；对于同一患者，正常受试者之间的变异性为 4%～6%，而 RP 患者的变化为 10%～16%（观察者间变化）[88]。

在绝大多数的 RP 病例中，在动态视野检查中，视野最早的缺陷是中周部的相对暗点，距离固定点 30°～50°（图 42-18）。它们扩大、加深和合并形成一个视野损失环（图 42-19）。在静态视野检查中，这些视网膜敏感性的中周边凹陷很容易被记录为视网膜阈值降低。当环形暗点向远周边扩大时，相对正常视野的岛状仍然存在，通常为颞侧（图 42-20），但偶尔是下方或鼻侧（图 42-3）。在中心视野收缩到足以使个人成为法定盲人之前，视野的边缘岛残余往往会丢失。

传统上，动态视野测试是使用手动 Goldmann 视野计进行的。最近在动态和静态视野测量方面都取得了新进展。在 Octopus 101 和 900 周长（Haag Streit, Köniz, Switzerland）（图 42-21）上实现的动态周长测量可自动记录测试结果[89]，并通过测量等参比表面积实现现场量化。在德国自适应阈值估计（GATE）中[90]，一种新的快速阈值算法使视野测量技术（全视野静态视野测量技术）又有了

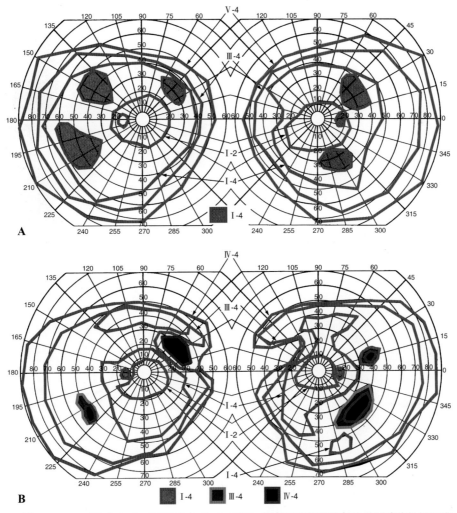

▲ 图 42-18　41 岁（A）和 47 岁（B）的 Pro23His 突变引起的常染色体显性遗传性视网膜色素变性患者的 Goldmann 动态视野

新的进展，它可以在与用标准的 4-2-1 策略测试中心 30° 视野所需的时间范围内评估整个视野（图 42-21）[91]。从这种测试得到的静态阈值数据可以建模为灵敏度值，形成三维视觉山，从中可以确定总视野的大小和范围，作为体积测量[91]。

如果 RP 患者驾驶机动车，则必须定期进行视野评估，并且至少每 2 年进行一次。大多数中心使用 Goldmann 视野计进行动态视野的临床评估、驾驶和残疾评估。几乎所有 RP 患者都必须限制夜间驾驶，并最终完全停止驾驶。对全视野动态视野的定期评估有助于向患者提供有关其视觉限制及何时限制并最终停止驾驶的知识。

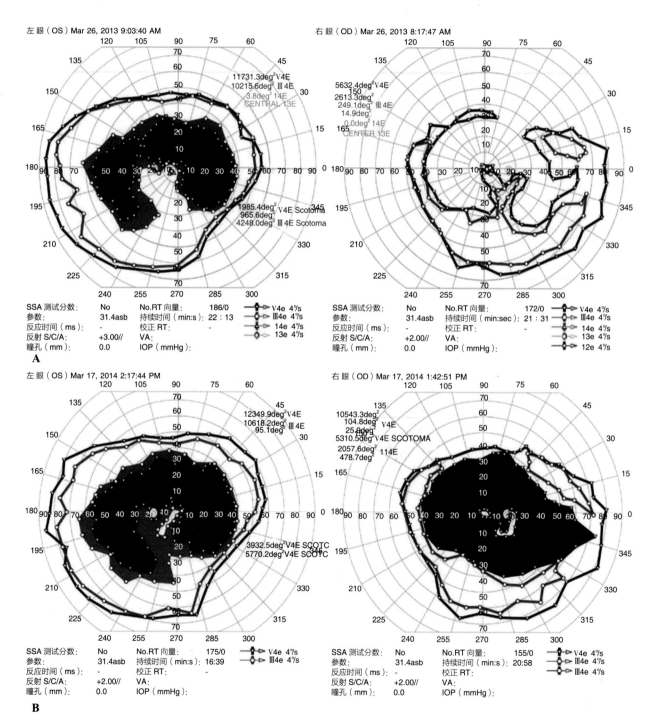

▲ 图 42-19　43 岁（A）、44 岁（B）和 45 岁（C）单纯性 RP 患者的 Goldmann 动态视野检查。注意周围中心暗点的扩大和加深

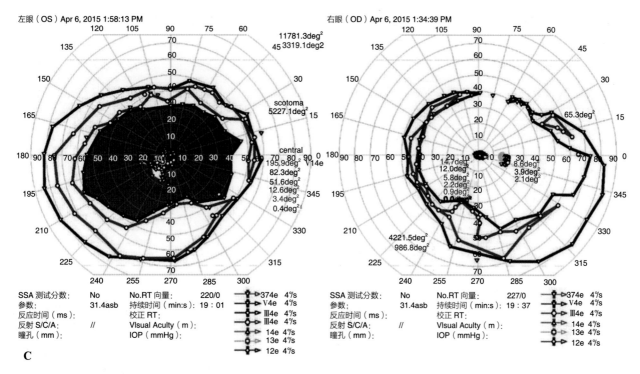

▲ 图 42-19 （续）43 岁（A）、44 岁（B）和 45 岁（C）单纯性 RP 患者的 Goldmann 动态视野检查。注意周围中心暗点的扩大和加深

　　双色静态视野计是评价 RP 患者暗适应视野的有效工具。使用这项技术，Massof 和 Finkelstein[92-94] 发现 RP 患者可以分为两组：① Ⅰ 型 RP，与视锥敏感性和儿童期开始的夜盲症相关的视杆敏感度早期弥漫性丧失相关；② Ⅱ 型 RP，与视网膜视杆和视锥敏感性和成人发作性夜盲症的区域性和联合性丧失相关。没有观察到患者从一种类型转变为另一类型[95]。目前还没有报道在同一家族同时包含 Ⅰ 型和 Ⅱ 型的血缘关系[24]。在单纯性疾病中，Ⅱ 型 RP 超过 Ⅰ 型。对单纯型和复合型 RP 的亚组分析表明，相当一部分 Ⅱ 型患者可能表现为散发性或获得性疾病，而不是真正的 RP[96]。

　　Arden 等[97] 研究了一系列伴有 ERG 和伴有暗视静态阈值的心身 adRP 病例。他们发现在 ERG 上保留相当大的视杆反应与 Massof Ⅱ 型分类完全相关。视杆介导的 ERG 的缺失并不总是提示 Ⅰ 型疾病，这两种类型均出现在这一组。Lyness 等[98] 报道了 104 例 adRP 患者（44 个家庭）的临床、心理和 ERG 表现。D 组（4 个家庭中有 13 例）在 10 岁以前出现弥漫性视杆功能丧失和夜盲。R 组（13 个家系 28 例）有局部性视杆功能丧失，其中大部分患者

在 20 岁以后才意识到夜盲症。两组均有视锥功能的区域性丧失。在 R 组中，视杆介导的 ERG 通常大量存在，而在 D 组中，视杆介导的 ERG 是不可检测的。尽管不完全相同，但 D 组与 Massof Ⅰ 型相似，R 组与 Massof Ⅱ 型相似。这些研究表明，这两种类型或组可能代表不同的 RP 病理生理亚型，但应强调的是，很大一部分患者（Lyness 等[98] 研究的44 个家庭中的 27 个）不能被纳入 D 型和 R 型分类，部分原因是许多 RP 患者在就诊时几乎无法检测到视网膜电图反应。

　　进一步发展了双色暗视静态视野技术来评价视网膜不同区域的视杆和视锥细胞的敏感性[99, 100]。这样的测试可以确定哪一类光感受器（视杆或视锥）是视网膜某一特定区域或区域的视网膜阈值的决定因素。这使得能够描述与特定突变相关的不同类型RP 中的视杆细胞和视锥细胞的相对损失[101, 102]。对于视网膜退行性变早期视网膜异常的定义同样重要，双色视野计可用于监测疾病治疗或检验疾病病理生理学假说。例如，异常增厚的 Bruch 膜，作为视网膜和脉络膜之间的扩散屏障，被认为是导致Sorsby 眼底营养不良患者夜盲的主要因素[103]。口服

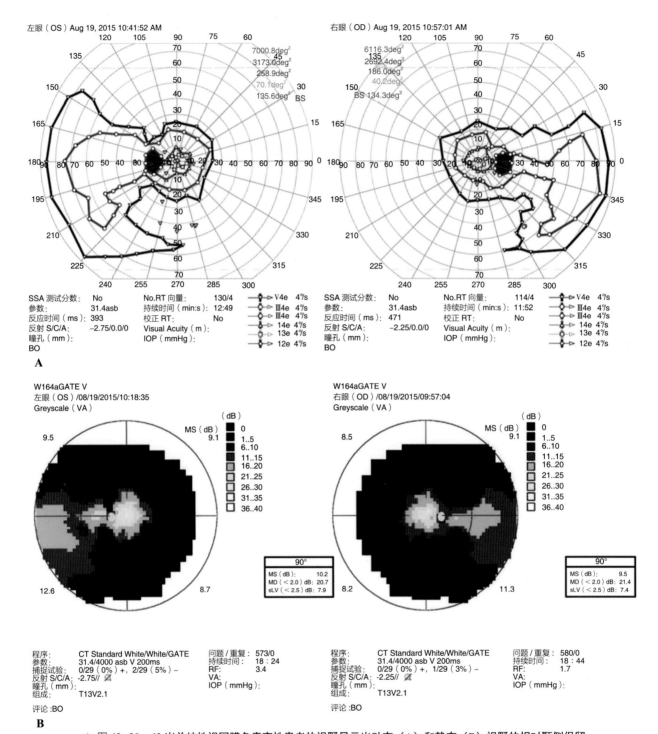

▲ 图 42-20　43 岁单纯性视网膜色素变性患者的视野显示出动态（A）和静态（B）视野的相对颞侧保留

维生素 A 补充剂（50 000U/d）后视杆功能的恢复通过这些技术得到了很好的证明[103]。

暗适应测量（dark adaptometry）：正常受试者暴露在强光适应后，如果将其置于黑暗中，将使用他们的视锥系统迅速降低视网膜心理生理阈值，在大约 5min 内达到一个平台。此后，视杆适应缓慢

增加，视杆决定视网膜阈值，在大约 30min 的暗适应出现在第二个平台之前，再增加 3 个对数单位的灵敏度。当用暗适应测量法进行测试时，RP 患者可能会在不同程度上显示视锥细胞节段、视杆细胞节段或两者的升高（图 42-22），在一些患者中，可能会延迟达到对他们来说是相对较好的最终暗适应

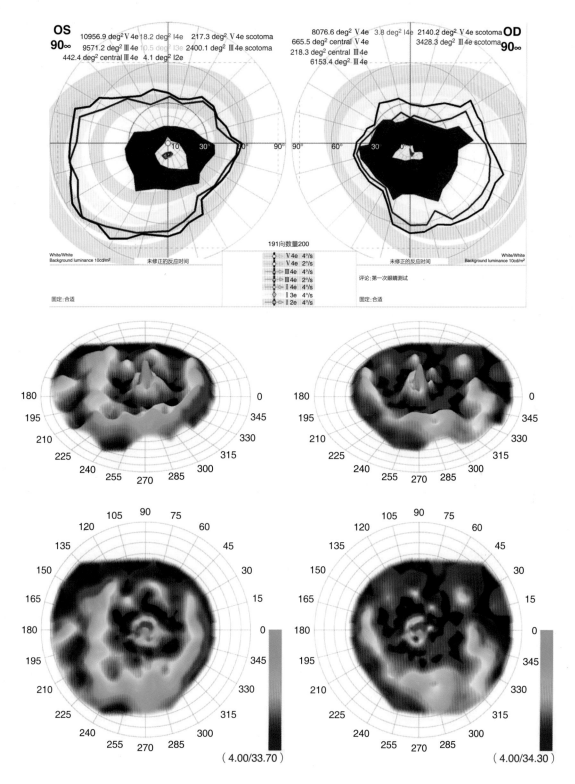

▲ 图 42-21 27 岁女性视网膜色素变性患者 Octopus 动态视野检查（上图）

阴影区域描绘了所示测试目标等参线的正常范围。使用 size V 视标和 GATE 阈值算法，为同一受试者（倾斜视图中间，正面视图下方）建立全视野静态视野峰的三维模型[90]。该模型的体积为 40.2 dB-sr OD 和 28.0 dB-sr OS（与正常人 112.5 dB-sr 相比），反映测试者的视野大小和范围。因此，这名患者有与其年龄匹配的 35.7% 的 OD 和 24.9% 的 OS 的视野体积。请注意，与动态视野法相比，三维模型提供了更多关于视野中缺陷位置的地形信息。同一患者，其左眼的眼底自发荧光图像如图 42-30A 所示

视杆阈值（图 42-23A）。

对 adRP 患者进行了暗适应测定的时程分析，长时间暗适应与视紫红质突变 Thr17Met、Pro23His、Gly106Arg 和 Thr58A 有 关[101, 102, 105]。Pro23His 基因型最具典型的特征是长时间的暗适应，这在所

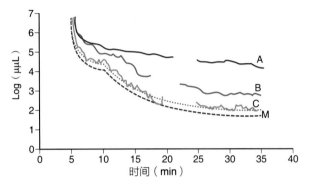

▲ 图 42-22　暗适应检查显示 18 岁女性（实性曲线 A 断裂）、常染色体隐性视网膜色素变性和大纤维感觉性周围神经病变患者（患者的姐妹如图 42-3 和图 42-17A 所示）的视锥和视杆细胞阈值显著升高，视锥或视杆断裂很少或没有。1 例 15 岁女性 Bardet-Biedl 综合征（实性曲线 B 断裂）视锥细胞阈值轻度升高，视杆细胞阈值明显升高。1 例 15 岁女性 2 型 Usher 综合征（实性曲线 C 断裂）的正常视锥和视杆细胞节段边界。显示 10—20 岁正常人的平均值（虚性曲线 M）。OD. 右眼。$\mu\mu L$ 为 10^{-6} Lambert（朗伯，亮度单位）

有患者中都存在，无论他们的疾病阶段如何[102]。Jacobson 等[101] 还 报 道 了 视紫红质 Thr58Arg 和 Thr17Met 突变患者的长时间视杆暗适应。事实上，长时间的视杆暗适应似乎是几乎所有视紫红质突变的特征性发现。这些研究表明，每一种突变都会在视杆内反应速率的异常，从而限制暗视敏感性的恢复。对于有其他原因引起的区域性视网膜色素变性的患者，功能更正常的视网膜区域可能允许相当好的最终视网膜视杆阈值（图 42-23B）。视锥阈值的轻微异常比轻度至中度的视杆阈值升高更容易导致暗适应不良的主诉。一项研究表明，视杆细胞和视锥细胞之间正常相互作用的异常可能是某些患者夜视不良症状的基础，而不是孤立的视杆细胞缺陷[106]。

电生理学（electrophysiology）：1945 年，Karpe 首次[107] 报道视网膜电图在 RP 中被"熄灭"。1849 年，DuBois-Reymond 首次描述了眼睛的站立或静息电位。Riggs 在 1954 年第一次报道了眼部色素变性导致静息电位降低的现象[108]。Arden 等[109] 于 1962 年开发了目前广泛使用的测量眼静息电位（EOG）光诱导升高的技术，该技术被认为是 RPE 的一个功

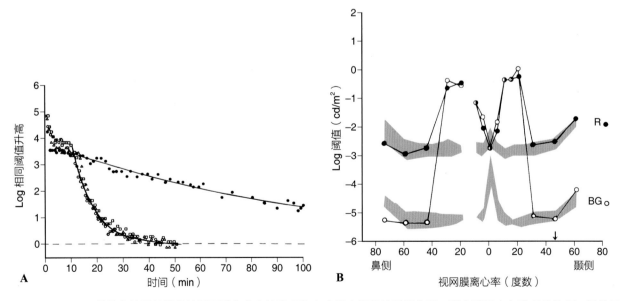

▲ 图 42-23　A. 常染色体显性遗传性视网膜色素变性患者终末暗适应阈值的延迟实现。填充圆是来自患者的数据；开放三角形、圆和正方形是来自三条法线。曲线开始时，视杆视网膜阈值降低 1/2.718 倍的时间常数，正常数据为 8.5min，患者为 101.6min。从距中心凹约 45° 的时间点进行测量。B. 在视网膜偏心度的不同点测量同一患者的视网膜阈值，如（A）所示，显示鼻侧和颞侧中周边部的阈值升高区域，中央和更周边区域的阈值较低。阴影区域代表 5 名正常受试者长（R）和中波长（BG）测试闪光的绝对阈值范围（用于 A 的点用 B 中的箭表示）

经许可，图片轻载自 Alexander KR, Fishman GA. Prolonged rod dark adaptation in retinitis pigmentosa. Br J Ophthalmol 1984;68:561–569.

能[110]。静息电位的快速振荡可以被记录下来，这为 RPE 函数提供了另一种测量方法。Gouras 在 1970 年基于临床 ERG，采用 Ganzfeld 刺激[111]。目前已经为电诊断研究制订了标准化条件和评估方案[112]。

RP 患者的电诊断反应范围从正常到不可检测。一般来说，年轻的患者或处于疾病早期的患者的反应更明显。大多数晚期 RP 患者对单次闪光、非老年技术的反应无法检测（通常小于 10μV）[111]。然而，计算机平均法通常可以在中等程度的晚期检测到小的 ERG 反应[113, 114]。在研究 RP 的自然过程中，Berson 等发现[113]，患者在明亮的白光闪光（混合视锥视杆反应）下，平均每年失去 16%～18.5% 的剩余 ERG 振幅。

许多研究比较了不同 RP 遗传类型的 ERG 反应。Tanino 和 Ohba[115] 及 Berson[116] 使用传统技术，发现 ERG 在老年 adRP 患者中比在 arRP 患者中更容易被记录。Berson 等[113] 也表明，在 3 年内进行性 ERG 振幅损失在 adRP 中最小。Birch 和 Fish[117] 发现，不同的遗传群体中，由视杆刺激 - 反应曲线的半饱和系数表示的视杆细胞损失的进展速度不同。这一范围从 X 连锁 RP 中视杆阈值的 0.3 对数单位 / 年到 adRP 中的 0.12 对数单位 / 年。

视锥细胞介导的隐式时间可以在各种形式的 RP 中存在显著延长。Berson 还强调了视锥介导的 30Hz 闪烁反应的隐式时间延迟的重要性[118]。Berson 及其同事[119, 120] 发现，视锥细胞介导的 b 波内隐时间在 adRP 患者中显著延长，外显率降低，但在完全渗透 adRP 患者中不明显。Sandberg 等[121] 认为，这是由于不完全外显的 adRP 中心凹外视锥的异常贡献所致。这可能是由于异常的视锥细胞光适应或正常的视锥 - 视杆相互作用的干扰所致。

组织病理学研究表明，在 RP 中，后受体缺失可能导致黄斑功能障碍[122]。视网膜电图研究证实了这一点。Falsini 等[123] 评估了 22 例单纯性和隐性 RP 患者的 8～10Hz 局灶性 ERG。他们发现基波和二次谐波分量的损耗及基波和二次谐波的比例增加。这被解释为视网膜内层和外层的异常都会导致视觉缺陷。Cideciyan 和 Jacobson[124] 在一些 RP 病例中记录到了阴性 b 波。这一发现与视锥细胞 ERG 的开 / 关成分异常和振荡电位减少有关[124]，并被解释为这些 RP 病例的内层视网膜显著异常。

人们已经建立了视网膜电图分析模型，试图从视网膜电图中分离出光感受器和双极贡献，特别是 Granit 猫视网膜电图模型的原始成分，称为 P3 和 P2（图 42-24A）[125]。这些分析方法已被开发用于量化由视网膜内层和外层疾病引起的视觉缺陷（图 42-24B 至 D）。P3 是光感受器外节段的角膜负性反应，参与了 Ganzfeld 视网膜电图的 a 波。该分析包括在一定强度范围内，使用描述视杆光传导激活动力学的方程，采用数学曲线拟合算法（图 42-24C）[126-128] 对 ERG 的 a 波尖端进行处理[129]。Hood 和 Bicrh[130] 的方法允许估计两个变量：S，是一个敏感因子；R_{mp3}，是最大振幅。这种分析可以确定光传导是否在特定的疾病中受到影响。

P2 是视杆细胞隔离 b 波的双极细胞衍生成分。从双极性细胞衍生的视杆 b 波的 P2 分量可以使用算法从全频率 ERG 中分离出来，该算法首先计算给定系列强度的 P3，然后从视杆细胞响应系列中减去 P3（图 42-24D）。这可以更好地估计双极细胞对 b 波的贡献，特别是对于双极细胞比光感受器受影响更大的患者[131]。

这些技术在 15 例 RP 患者中的应用表明，P3 分析中，所有患者的 R_{mp3} 值都显著降低，表明视杆细胞的有效丢失或损伤，S 值的范围很广[133]。3 例 S 值正常，4 例 RP 患者 S 值低于正常，但视网膜局部区域的心理生理阈值正常。其余患者 S 值异常，视野异常，阈值降低。用 Michaelis-Menten 方程拟合了这些 RP 患者的不同强度范围内的 B 波振幅，产生了参数 K_{bw}（半饱和强度，这是一个灵敏度函数）和 V_{max}（最大振幅）。所有患者的 K_{bw} 和 V_{max} 的变化均与 S 和 R_{mp3} 的变化一致[133]。Hood 和 Birch[130] 研究了 11 例 RP 患者和 4 例视锥 - 视杆营养不良（CRD）患者的视杆光传导。他们的研究结果与上述结果相似，支持了这样的结论：在某些形式的 RP 和 CRD 中，视杆光转导的激活阶段受到影响，但并非全部。

Hood 等[134] 在对一种不常见的视网膜营养不良进行建模分析时发现了超常和延迟的 P2 反应，Gouras 等[135] 于 1983 年首次报告为"视锥 - 视杆细胞营养不良、夜盲和超常视杆反应"。尽管

857

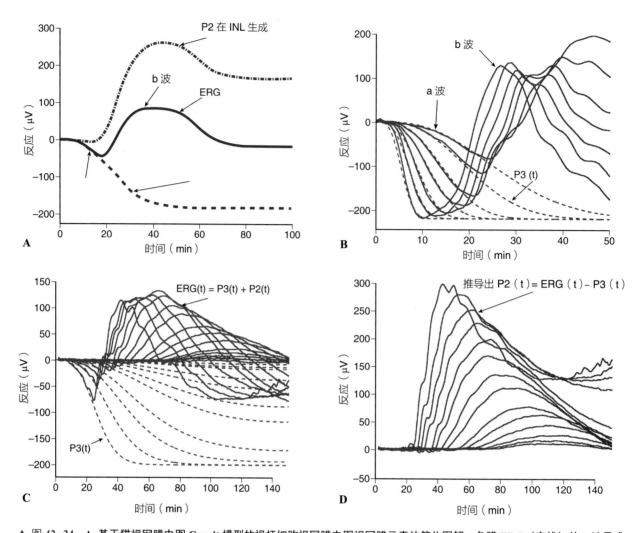

▲ 图 42-24　**A.** 基于猫视网膜电图 Granit 模型的视杆细胞视网膜电图视网膜元素的简化图解。角膜 ERG（实线）的 **b** 波是感光细胞产生的负 **P3** 和视网膜内层产生的正 **P2** 的总和。**B.** 实曲线是正常人高强度闪光引起的暗视 ERG 反应。虚线曲线是根据 **a** 波前缘的受体反应模型预测的 **P3** 反应。**C.** 实曲线是正常受试者在经历一系列短暂闪光后的记录，能量高达 **2log td-s** 的圆形暗点，潜在的 **P3**（视杆受体）反应显示为虚线。**D.** 通过计算机从 ERG 中减去 P3 响应得到的 P2 响应
INL. 内核层；ERG. 视网膜电图。经许可，图片改编自 Hood DC, Birch DG. A computational model of the amplitude and implicit time of the b-wave of the human ERG.Vis Neurosci 1992;8:107-126.

Gouras 等[135] 最初将这种营养不良归因于环磷酸鸟苷（cGMP）受体活性的异常，Hood 等[134] 建立的 P3 和 P2 模型表明，视杆和视锥 b 波的延迟不是由光传导的速度或放大引起的，而是由超出外节段的延迟引起的，包括内核层活动的延迟激活。这种疾病后来在临床和电生理上被定义为增强型 S 视锥综合征（enhanced S-Cone syndrome, ESCS）[136, 137]，后来被证明是由 NR2E3 基因突变引起的[138]。

　　已发展出研究视杆细胞转导失活的动力学范式[139]。这项技术使用明亮的调节闪光灯，然后是探测闪光。在预处理闪光后以不同间隔呈现的探针

响应振幅的恢复，提供了对预处理闪光响应返回基线的测量，从而提供了转导失活的动力学。作者的结论是，激活的视紫红质在正常人视杆中的寿命为 2.3s。这项技术已经应用于人类的视紫红质 Pro23His 突变，显示了激活增益的降低和视紫红质失活的显著减缓（至少 5 倍）[139]。RP 的动物模型，例如转基因小鼠表达突变的 Pro23His 视紫红质基因，也表现出增加的半最大恢复期，$T_{50\%}$，表明从调节闪光中恢复的时间异常延长[140]。

　　对 a 波前缘的分析也表明，在 RP 中，视锥细胞光传导的效率很早就受到影响，甚至在一些视杆

细胞光传导敏感性正常的患者中也是如此。与其他遗传方式相比，X 连锁遗传似乎与年龄较小的视锥和视杆细胞中更大的光传导异常有关[141]。

多焦 ERG 技术已经发展起来，通过对视网膜的模式刺激与记录角膜电极的 ERG 反应相互关联，可以从视网膜的精确定位区域获得非常小的 ERG 反应（图 42-25）[142-144]。多焦 ERG 可以在晚期 RP 中看到，其中 30Hz 闪烁响应几乎检测不到[145]（图 42-26）。Hood 等[144] 已经证明，在 RP 中，视网膜电图反应的振幅与静态视野测量的视网膜灵敏度的 b 波隐式时间不一致（图 42-27）。这在 RP 的区域性或扇形类型中最为明显，因此 b 波内隐时间似乎反映了视网膜仍具有相对良好视网膜敏感性的区域的疾病过程的早期参与。Robson 等[146] 比较了眼底自发荧光异常的 RP 患者的 ERG 改变。在这些患者中，模式 ERG 反应提示视觉丧失是由功能障碍而不是细胞死亡引起的。

一般来说，在视网膜弥漫性遗传性视杆视锥变性中，EOG 是异常的[147]。在典型的 RP 中，静息电位的慢和快的光诱导振荡通常在疾病早期同时降低（图 42-28）。在一些患者中，静息电位的快速振荡比缓慢振荡更早减弱[110]。在另一些病例中，EOG 的快速振荡比慢速振荡更稳定，在 Best 卵黄样黄斑营养不良中也有发现[110, 148]。在大多数 RP 病例中，当 ERG 异常时，EOG 也异常。

（二）视网膜色素变性的影像学表现 Imaging Modalities in Retinitis Pigmentosa

1.眼底摄影 / 荧光素血管造影 Fundus Photography/ Fluorescein Angiography

通过眼底摄影记录有助于监测 RP 患者的变化。RP 患者的荧光素血管造影将显示 RPE 萎缩区域的高荧光，并可突出囊样黄斑水肿区域（图 42-29）。然而，荧光素血管造影在很大程度上已被 OCT 取代，用于检测囊样黄斑病变。此外，对光照加速动物模型中某些形式的 RP 的担忧，促使许多眼科医师在获取异常照片时谨慎行事[149]。

在许多轻至中度 RP 的病例中，荧光素血管造影显示 RPE 的传输缺陷，随后出现弥漫性渗漏[150]。在 82 例 RP 患者中的 78 例中，Newsome[151] 发现仅在少

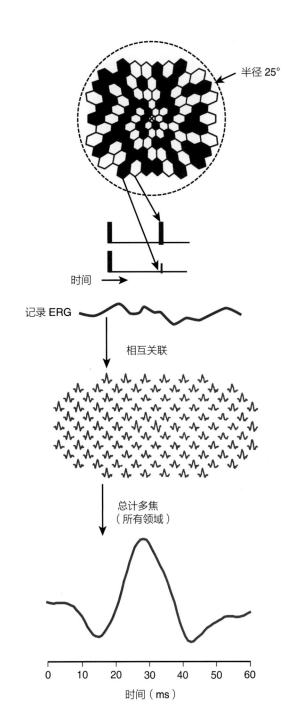

▲ 图 42-25　多焦算法示意图

刺激物由 103 个六边形组成，包含在 50° 直径的区域内。受试者固定在模式的中心，六边形经历从黑到白、从白到黑的变化，符合数学顺序，允许视网膜不同局部区域的刺激与角膜连续记录的视网膜电图（ERG）相互关联。在几分钟内（通常是 4～8 分钟），人们可以记录下对应于刺激模式中每个六边形变化模式的微小的亚微伏 ERG。图片改编自 Hood DC, Seiple W, Holopigian K et al. A comparison of the components of the multifocal and full-field ERGs. Vis Neurosci 1997;14:533-544.

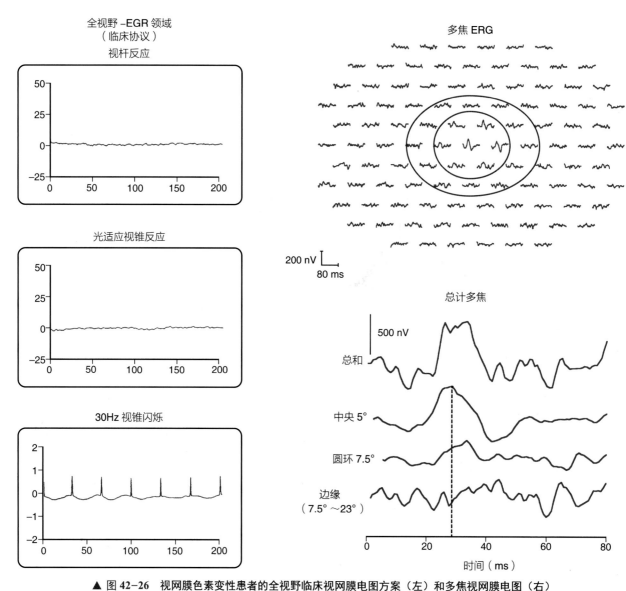

▲ 图 42-26　视网膜色素变性患者的全视野临床视网膜电图方案（左）和多焦视网膜电图（右）

全视野 -ERG 对单次闪光没有明显的视杆或光适应视锥反应，对 30Hz 闪烁响应几乎没有检测到 0.2μV 的反应。然而，使用多焦 ERG 技术在中心视野中检测到大量 ERG（图片由 DC Hood 和 DG Birch 提供）

数患者中发现染料从中心凹周围毛细血管外渗，但在 RPE 水平经常出现血视网膜屏障异常。即使在疾病早期仍保持良好视力（20/25 或更好）的年轻患者中，也经常可以看到这种具有血管造影意义的 CME。黄斑水肿是 RP 早期视力丧失的重要原因[151, 152]。

2. 自发荧光 Autofluorescence

眼底自发荧光（fundus autofluorescence，FAF）利用扫描激光检眼镜刺激脂褐素的固有自发荧光分子，观察 RPE[153]。RP 患者的研究表明，FAF 信号缺失与 RPE 萎缩区域密切相关，而在持续性黄斑水肿区域和存活的视网膜区域可以看到 FAF 增加的区域[154]。多数 RP 患者黄斑内出现 FAF 增加的中心凹周围环（图 42-30），表明功能性视网膜和功能障碍性视网膜之间的边界[146, 154-156]。眼底自发荧光增强的中心凹旁环边缘与模式 ERG、多焦 ERG、暗视精细基质标测和显微视野测量的功能相关[157, 158]。此外，环外区域与外核层厚度的损失和内外节段（IS/OS）连接（现在称为椭圆体区）的破坏有关[159, 160]。近红外自发荧光（NIA）也被用来成像 RPE 顶端的黑色素[161]。与 FAF 相似，RP 患者 NIA 环增多[162]。NIA 和 FAF 联合显像提示 NIA 的存在可能与保留的视锥功能有关，而 FAF 仅显示 RPE 细胞的保留[162]。

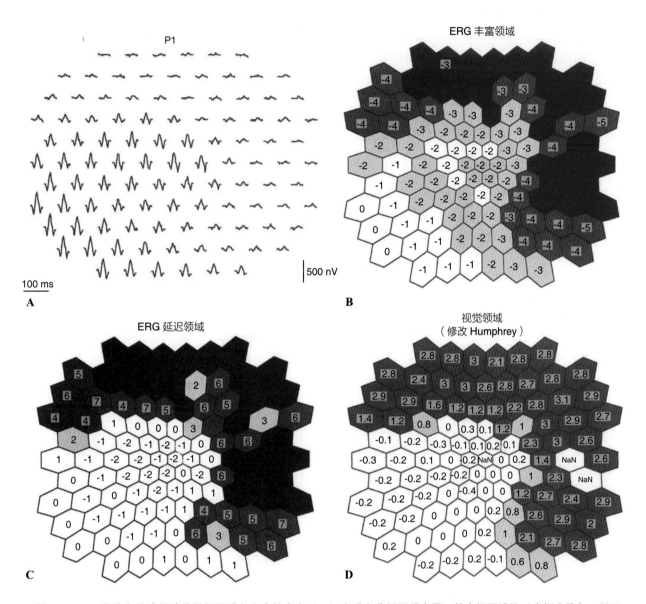

▲ 图 42-27 A. 常染色体隐性遗传性视网膜色素变性患者（P1）右眼多焦视网膜电图。整个视网膜的反应幅度降低。然而，该病在分布上是区域性的，其功能在中枢和颞下区域有明显的保留。B. 同一受试者的 ERG 振幅丢失视野（标准差），计算方法是将对照组的平均波谷至波峰振幅从波谷至波峰振幅减去患者在每个位置的反应。这些差异被四舍五入并以 100nV 为单位表示。清晰区域表示振幅减小小于 162nV（＜-2SD）；浅灰色区域表示振幅减小介于 162nV 和 324nV（-2～-4SD）；最暗灰色区域表示振幅减小大于 324nV（＞-4SD）。黑色六边形表示响应幅度不符合 90nV 的标准值。C. 同一受试者的 ERG 延迟视野，显示出振幅低于正常值的区域可能是正常的，也可能是内隐时间延迟。六边形中的数字是通过从每个位置患者反应的内隐时间中减去对照组的平均内隐时间来计算的。这些字段中的数字四舍五入到最接近的毫秒以便显示。黑色六边形表示响应幅度不符合 90nV 的标准值。清晰区域表示延迟小于 1.7ms（＜+2SD）；浅灰色区域表示延迟介于 1.7ms 和 3.4ms（+2～+4SD）；最暗灰色区域表示延迟大于 3.4ms（＞+4SD）。（注意，由于这些数字已经四舍五入，因此相同的延迟，如 2ms，根据小于或大于 1.7ms，可以显示为清晰或浅灰色。D. 使用背景亮度为 10cd/m² 的 40min 大小目标对相应六边形的修订的 Humphrey 视野阈值。每个点的数字是该点患者阈值与对照组平均阈值之比的对数。清晰区域表示患者在该点的阈值在平均值的 0.5log unit（＜+2SD）内；浅灰色区域表示 0.5 和 1.0log unit（+2～+4SD）之间的值；深灰色区域表示大于 1.0log unit（＞4SD）的值。指定 NaN 的区域包括中心点（Humphrey 系统不允许使用自定义程序测量）和两个位于法线盲点内的点。注意，ERG 延迟视野比 ERG 振幅视野更能预测视野阈值的丢失

经许可，图片转载自 Hood DC, Holopigian K, Greenstein V, et al. Assessment of local retinal function in patients with retinitis pigmentosa using the multifocal ERG technique. Vis Res 1998;38:163–179.

3. 光相干断层成像 Optical Coherence Tomography

光相干断层成像已成为近年来研究视网膜疾病最常用的成像方法之一。应用超高分辨率 OCT（UHR-OCT）和光谱域 OCT（SD-OCT）研究视网

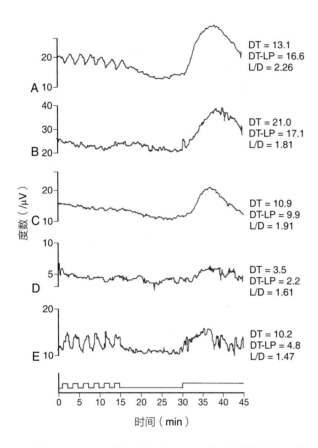

▲ 图 42-28　A. 正常人眼电图；B. 24 岁男性常染色体显性遗传性视网膜色素变性；C. 25 岁女性常染色体隐性遗传性视网膜色素变性（病例 3）；D. 30 岁男性点状视网膜色素变性（病例 12）；E. 35 岁女性常染色体隐性遗传性中央周围视网膜色素变性。跟踪线下方的事件标记线表示"打开"（向上）或"关闭"（向下）相对于 Ganzfeld 刺激器中的 68cd/m² 背景光。纵坐标是通过两个相距 30° 的红色发光二极管固定灯之间的交替固定而间接测量的角膜眼底电位或站立电位的振幅（以微伏 / 固定位移度为单位）。在测试的前 15min，光线在黑暗和光明之间交替 75s，以刺激所谓的眼睛在站立电位的快速振荡。暗槽（DT）是在第二个 15min 的完全黑暗中站立电位的最低点。在第三个 15min 期间，背景光持续亮起，刺激慢光诱导的站立电位上升到 7~8min 后的光峰（LP）。随着视网膜色素变性的进展，光诱导的静息电位（DT-LP）升高，特别是由光暗比（L/D）所指示的静息电位（DT-LP）降低。注意，在除 E 外的所有患者中，L/D 比值所证明的慢振荡比快振荡更为保留

经许可，图片转载自 Weleber RG. Fast and slow oscillations of the electro-oculogram in Best's macular dystrophy and retinitis pigmentosa. Arch Ophthalmol 1989;107:530-537.

膜结构[163, 164]。在这些患者中，这些研究已经证明了 ONL 的厚度减少和外界膜（ELM）和 IS/OS 连接（现在称为椭圆体带区）丢失。ONL 厚度或 IS/OS 的丢失与视野、显微视野或多焦 ERG 测量的视觉缺陷有关[37, 165-167]。SD-OCT 特别适用于检测囊样黄斑水肿（图 42-31）或视网膜前膜，这是 RP 患者的常见特征[168]。OCT 环检测囊样黄斑水肿的能力通常不需要荧光素血管造影。多数 RP 患者表现为中心凹周围的 FAF 增加，大小不一[162]。

4. 自适应光学扫描激光检眼镜 Adaptive Optics Scanning Laser Ophthalmoscopy

传统的成像方法由于角膜和晶状体的光学限制，无法分辨单个视网膜细胞，从而产生高阶像差，造成图像模糊[169]。自适应光学与泛光照明（AO flood）或扫描激光检眼镜（AO-SLO）的结合可以补偿这些因素，并提供单个视锥细胞光感受器的成像[170]。来自视锥 – 视杆细胞营养不良和 RP 患者的自适应光学研究已经证明视锥间距增加，以及视锥轮廓无法识别的定性区域[171-173]。最近的进展使视杆光感受器细胞和中心凹的视锥细胞成像成为可能[174]。在 RP 的一个治疗试验中，已经研究了视锥细胞光感受器的量化能力，这无疑将在未来的研究中发挥作用[175]。

（三）分类 Classification

理想的分类系统将根据分子和生化异常对 RP 进行细分，并将其与有用的（如果不是特征性的）临床特征相关联。尽管在过去的 15 年里，分子遗传信息的爆炸性增长，但仍然缺乏一个统一的亚类系统，可以被临床医师、细胞生物学家和分子遗传学家使用。因此，下面列出的分类 RP 的不同方法仍然有效。个人使用的那个取决于他感兴趣的领域。

1. 按遗传类型细分 Subdivision by Inheritance Type

在临床和研究中，RP 最有用的亚类化仍然是基于遗传方式的细分。典型的 RP 可作为 arRP、adRP 或 X 连锁隐性性状（X 连锁 RP）类型遗传。虽然线粒体遗传与色素性视网膜病变有关，但典型的非综合征性 RP 尚未报道与这类遗传有关。研究发现，每种遗传类型的百分比因作者和研究来源国而异。

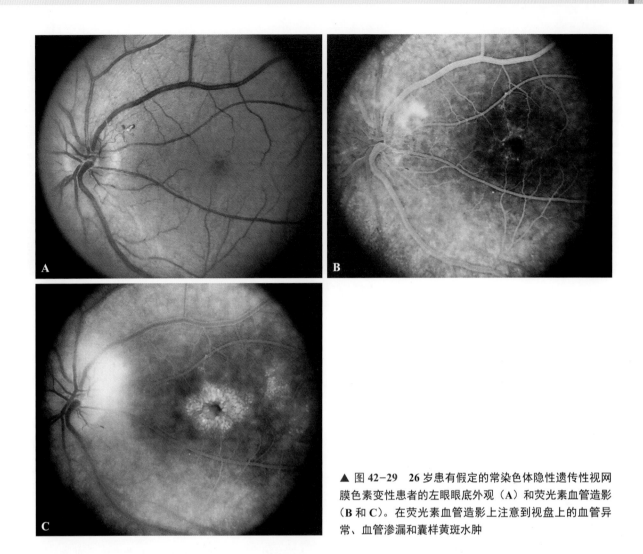

▲ 图 42-29　26 岁患有假定的常染色体隐性遗传性视网膜色素变性患者的左眼眼底外观（A）和荧光素血管造影（B 和 C）。在荧光素血管造影上注意到视盘上的血管异常、血管渗漏和囊样黄斑水肿

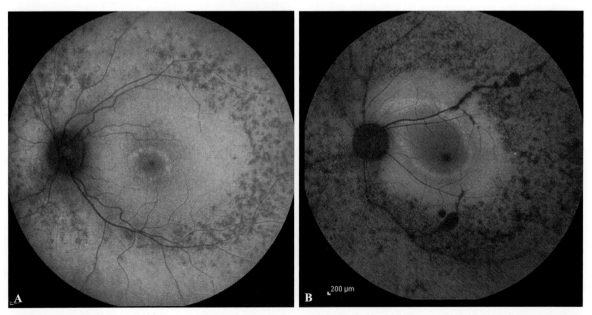

▲ 图 42-30　早期（A）和晚期（B）视网膜色素变性患者的左眼眼底自发荧光图像，每只眼显示中央高荧光环和血管弓周围斑驳样低荧光区

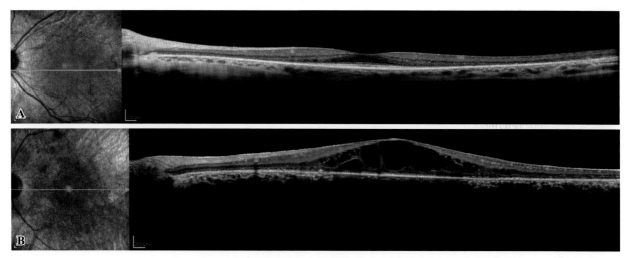

▲ 图 42-31　正常人（A）和囊样黄斑水肿患者（B）的谱域 OCT 中心凹线扫描

尽管典型的 RP 通常是遗传性的，但缺乏视网膜疾病家族史的报道却屡见不鲜。世界各地的研究发现，在 15%～63% 的病例中，没有发现其他受影响的家庭成员。这些病例被称为"单纯性 RP"（simplex RP）。来自不同研究的平均结果表明，35% 的 RP 患者在美国，42% 在英国，48% 在中国是单纯性 RP。假定这些病例中有很大一部分是隐性遗传。Jay[176] 估计不超过 70% 的单纯病例是常染色体隐性遗传。

2. 按发病年龄细分 Subdivision by Age of Onset

早发性 RP 可分为先天性和儿童期。患者父母确定致盲的时间和眼球震颤的发生（通常提示先天性疾病）可用于区分先天性和早发性病例。偶尔，患有其他典型 RP 的家庭成员可能在婴儿晚期或幼儿期出现，而其他受影响的成员可能在 10—30 岁出现。在受影响的兄弟姐妹中，arRP 通常在发病年龄上更为一致。

最常见的出现症状和随后诊断 RP 的年龄是 0—30 岁，即青少年发病和早期成人发病 RP。所有三种遗传类型都可能以这种方式出现。通常，青少年发病的儿童在家里功能很好，但在陌生的环境中行动有很大困难。对一些 6 岁或 7 岁的儿童进行可靠的视野测试是可能的。但是，在这个年龄段，视野检查显示视野缺损的进展或改善应谨慎解释。

成人型和晚发型 RP 并不少见，但常被认为是视网膜营养不良。其中一些视网膜退行性变可能有非遗传基础，但那些遗传的通常是常染色体隐性遗传。

3. 按分子缺陷细分 Subdivision by Molecular Defect

与 RP 形式相关的基因突变的不断发现正导致人们在分子水平上对该病变的理解日益加深。我们现在认识到一个基因的突变等位基因可以以不同的方式表现，这取决于序列变化在基因中的位置和其他等位基因的状态。如果一个好的基因拷贝足以产生足够的产物来维持正常功能，则不产生基因产物[所谓的空等位基因（null alleles）]的基因突变可能表现为常染色体隐性遗传。如果一个好的基因拷贝不能产生足够的产物来维持正常功能，那么空等位基因也可能与"单倍体不足"（haploin sufficiency）的显性遗传有关。显性遗传可以用"显性 - 阴性"（dominant-negative）等位基因来观察，在这些等位基因中，野生型基因的多个产物通常必须相互作用，形成多聚蛋白质复合物或超分子结构。错义突变也可以通过产生毒性功能获得（toxic gain-of-function）表现为显性性状，由此突变蛋白禁用正常基因调控来下调正常拷贝的基因表达。如果突变基因产物不能与另一个基因产物结合或结合过紧，破坏正常的调控途径或重要的生化系统，也可能发生显性遗传。最终，关于基因和每个等位基因的特定突变或突变组合的信息对于最佳护理至关重要。此外，随着更多关于遗传病修饰因子的信息被发现，这些基因的状态也需要分子信息。

尽管诊断性分子遗传学检测越来越容易获得，但大多数患者的特定基因突变信息仍然不可用。因此，基于分子遗传缺陷的分类仍然取代了基于临床或心理物理基础考虑 RP 细分的需要。然而，这些分子信息最终将极大地有助于确定特定类型 RP 的真实谱系和自然史。这种分类的细化将特别有助于预后咨询。通过检测从血液或口腔拭子中提取的 DNA 来检测基因缺陷的存在，将允许更早和更准确的诊断，促进遗传咨询，为产前诊断开辟道路，并最终引导患者走向特定的基因缺陷相关治疗。本文后面给出了 RP 的分子分类方案。

4. 按视网膜受累或眼底外观分布细分 Subdivision by Distribution of Retinal Involvement or Fundus Appearance

在某些 RP 病例中，我们看到了许多可辨认的眼底表现，其中之一就是无视网膜内色素沉着迹象的 RP 正弦色素（RP sine pigmento）。几乎所有的病例都表现为早期 RP。在 RP 的早期阶段，可以在 RPE 水平的中、远边缘看到细小、白色、点状的病变。这种眼底表现与点状视网膜炎相似[177]。视网膜深部的白色病变或点状物可见于有典型 RP 老年受影响家庭的年轻成员中。白斑状眼底 (fundus albipunctatus) 的特征是有无数微小的、形状不规则的、灰白相间的深部视网膜病变（图 42-32），这些病变与终身静止性夜盲、视网膜血管轻微变细以及缺乏色素团或骨细胞样色素有关。双侧中央暗点可在以后出现。伴有黄斑萎缩性变性的缓慢进行性视力丧失的病史提示有点状视网膜变性（fleck retinal degeneration）[178]。然而，鉴别白斑状眼底和白点状视网膜炎是很困难的。据 Miyake 及其同事报道，黄斑萎缩性病变也发生在白斑状眼底[179-181]。

5. 节段和扇形视网膜色素变性 Sector and Sectorial Retinitis Pigmentosa

1937 年 Bietti[182] 首次描述的扇形 RP 是指 RP 的一种特殊亚型，其特征是色素改变仅限于一个或两个象限，视野缺损通常仅出现在视网膜色素沉着区，ERG 反应相对良好，视网膜受累区域随时间的延长而最小或无延长。

患者的症状可能很轻微。视网膜受累的区域通常是黄斑下方的一条弧形视网膜。在以后的几年中，这个受累的眼底的区域可能显示脉络膜和视网膜几乎完全区域性萎缩[183]。偶尔累及鼻侧视网

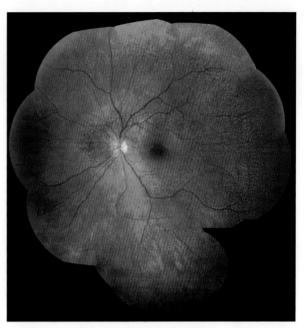

▲ 图 42-32　一名 10 岁女性的眼底照片，该女性具有 **RDH5** 杂合子突变，眼底表现为白点样眼底。在整个视网膜上有无数的离散的白色黄点，但是黄斑中心凹没有白点

膜[184] 或鼻下视网膜[183]。很少有人报道扇区 RP 会影响到颞侧或上方象限[185]。真性扇形 RP 可以是常染色体显性或常染色体隐性[183]。尽管扇形 RP 已报道有视紫红质基因突变和 USH1C 突变[186-188]，但扇形视网膜变性的散发或孤立病例很常见，可能是非遗传原因所致。

Massof 和 Finkelstein[92] 在常染色体显性扇形 RP 中显示，包括中心凹在内的整个视网膜的绝对视网膜阈值都升高。视杆和视锥细胞似乎受到同样的影响。在一段时间内，视野缺陷恶化。但总的来说，视力预后良好。采用多种检测方法，Fleckenstein 等[158] 研究了与各种形式的视网膜营养不良相关的眼底自发荧光，包括 1 例扇形 RP。微视野测量显示，高荧光环清晰地勾勒出敏感度严重受损的区域。在真性扇形 RP 的情况下，ERG 表现出振幅的相对保留，在正常的内隐时间内，视杆和视锥介导的反应都轻度至中度都低于正常值[184]。扇形 RP 的一种表现形式似乎与闭角型青光眼有关[86]。

大多数 RP 病例开始或出现扇形分布，事实上，仅仅是随着时间的推移将成为一种更弥漫性疾病的扇形分布。一个值得注意的例子是图中所示的患者的兄弟。图 17-2 和图 17-18 表现出与

RHO-Pro23His 视网膜色素变性相关的显著扇形表型。尽管他从 17 岁起夜视就很差，但他在 30 岁时开始注意到上方视野的盲区。确诊为 RP 的年龄为 42 岁。在 50 岁时，他的最佳矫正视力是每只眼睛 20/20J1。他的视野（图 42-33）显示上方视野密集丧失，但下方视野保存良好。眼底外观（图 42-34）示鼻下色素病变 OD 和界限清楚的鼻下扇形病变 OS。51 岁时的 Ganzfeld ERG 显示小但可测量的视杆反应、明显低于正常的暗视闪光反应和轻度低于正常的视锥反应，视杆和视锥内隐时间正常。他的视力保持正常，直到 60 多岁白天和晚上都能驾驶汽车。这个患者说明了随着发病年龄从成年早期到 50 年，这种表型的变异是明显的。正常的视杆和视锥细胞反应的内隐时间对他的情况是不寻常的，但符合其疾病表达的扇形性质。

6. 旁中心视网膜色素变性 Pericentral Retinitis Pigmentosa

旁中心视网膜色素变性是一种特殊的表现型，其视野丧失通常发生在固视后 5°～15°（图 42-35），而不是通常所见的固视后 20°～40°。视网膜疾病可能从较低的水平开始，同时伴有相应的上方视野丧失，从而导致误认为这是扇形 RP 的一种形式。旁中心 RP 是一种重要的亚型，因为随着视野区域的加深、合并和扩大，它们会更多地侵犯视野的中心

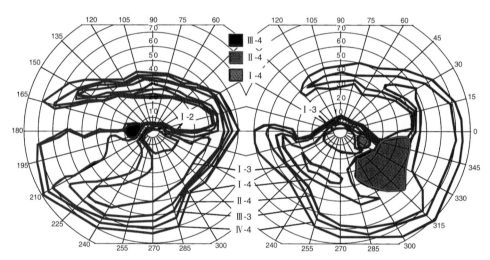

▲ 图 42-33　51 岁常染色体显性遗传性视网膜色素变性患者视紫红质 Pro23His 突变的 Goldmann 视野检查。请注意，主要是上方的视野缺陷

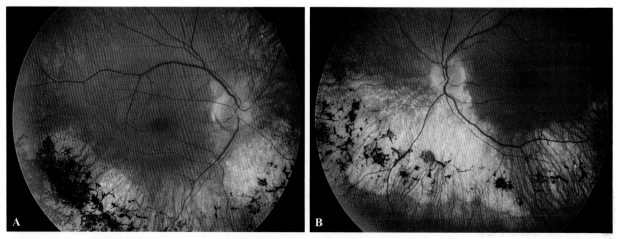

▲ 图 42-34　51 岁视紫红质 Pro23His 突变常染色体显性遗传性视网膜色素变性患者的右（A）眼和左（B）眼眼底形态。注意受累视网膜和正常视网膜之间的离散边界及眼底外观与视野的相关性，如图 42-33 所示

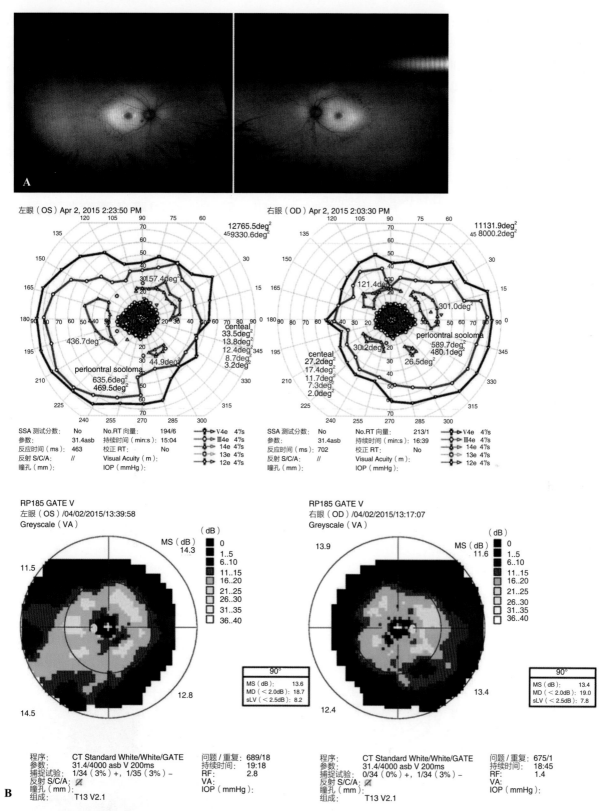

▲ 图 42–35　**A.** 1 例 18 岁女性中枢周围性视网膜色素变性患者的 Optos 自发荧光图像。中心凹周围有高自发荧光环，周围高自发荧光环穿过黄斑。低自发荧光点位于血管弓附近。注意中远部边缘相对正常的结构。**B.** Octopus 900 周长的动态和静态视野。两项检查都显示中心凹保存。患者的视力为 **20/25**。然而，在中心凹外侧，黄斑旁中心凹的敏感度急剧下降到 **15°～20°**。中、远周边视野敏感度略有降低

图片 A 由 Paul Yang 博士提供

区域，从而在疾病的早期阶段造成更大的功能异常[189]。最终，当视网膜中央区域逐渐变小或黄斑出现囊样水肿或萎缩性改变时，视力会从相对较好的视力迅速下降到 20/400 以下。旁中心 RP 可发生在许多 RP 的遗传形式中，甚至可以在其他受影响家庭成员有不同模式或更有限疾病形式的亲属中看到，这表明修饰基因、其他眼部条件（如高度近视）或环境因素可能是导致该表型的原因。旁中心 RP 可作为常染色体隐性或显性性状出现。Selmer 等[190] 报道了一个常染色体显性遗传性旁中心视网膜营养不良的挪威家族，该家族与 *TOPORS* 基因的新突变有关。最近，Manes 等[191] 报道了 *PRPH2* 突变患者的旁中心 RP。

7. 单侧或极不对称性视网膜色素变性 Unilateral or Extremely Asymmetrical Retinitis Pigmentosa

绝大多数所谓的单侧 RP 病例是获得性的，而不是遗传性单侧疾病。最常见的单侧色素性视网膜病变，称为单侧 RP，是弥漫性单侧亚急性神经视网膜炎（diffuse unilateral subacute neuroretinits，DUSN）。这将在假性视网膜色素变性章节中介绍。

遗传性极不对称 RP 可发生在两种情况下。一种是 X 连锁性视网膜色素变性的携带状态。在胚胎发生过程中，里昂化或 X 染色体失活发生在接近侧化的时间内。因此，如果含有正常视网膜色素变性基因的 X 染色体失活的细胞在侧化时数量不均衡，并且偶然发生，更多的这些细胞被引导到发育中胚胎的一侧，携带者将表现出极不对称的表型，具有不对称的视野丢失（图 42-36）和色素改变（图 42-37）。单侧 RP 作为一种遗传性状发生的第二种机制是通过视网膜色素变性显性基因的体细胞镶嵌作用。据报道，这一机制是 *RP1* 体细胞嵌合体患者发生单侧 RP 的原因[193]。

四、复杂性视网膜色素变性 Complicated Retinitis Pigmentosa

（一）系统关联 Systemic Associations

多数 RP 病例与眼外表现无关。据报道，RP 患者患甲状腺疾病的风险高于正常水平[194]。在邮寄给 RP 患者的 670 份问卷中，7.3% 的人报道轻度甲状腺疾病，1.3% 的人报道重度甲状腺疾病[195, 196]。有几项研究报道 RP 患者的免疫异常[197]。然而我们怀疑，许多与 RP 有关的精神和其他系统性联系要么是巧合，要么是间接现象。

然而，约 30% 的所有 RP 患者可能经历轻度至重度听力损失。目前尚不清楚这些病例中究竟有多大比例是 Usher 综合征，有多大比例是与 RP 相关的其他基因的巧合或特征。Zito 等[199] 报道了 *RPGR* 845-846delTG 突变的一个家族中的 RP 伴感音神经

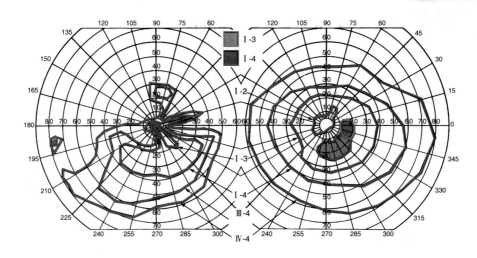

▲ 图 42-36　**64 岁 X 连锁视网膜色素变性携带者的 Goldmann 动态视野测定**
患者有轻微的稳定的终身夜视困难，她年轻时左眼视力开始衰退，64 岁时，视力为 20/25 OD 和 20/60 OS，-5.00+1.00 轴 120° OD 和 -9.75+0.75 轴 105° OS。右眼色觉正常，左眼色觉异常（AOHRR 板）。注意右眼下方弓状视野缺损和左眼严重不规则上视野缺损。OD 视网膜电图呈中度异常，OS 重度异常

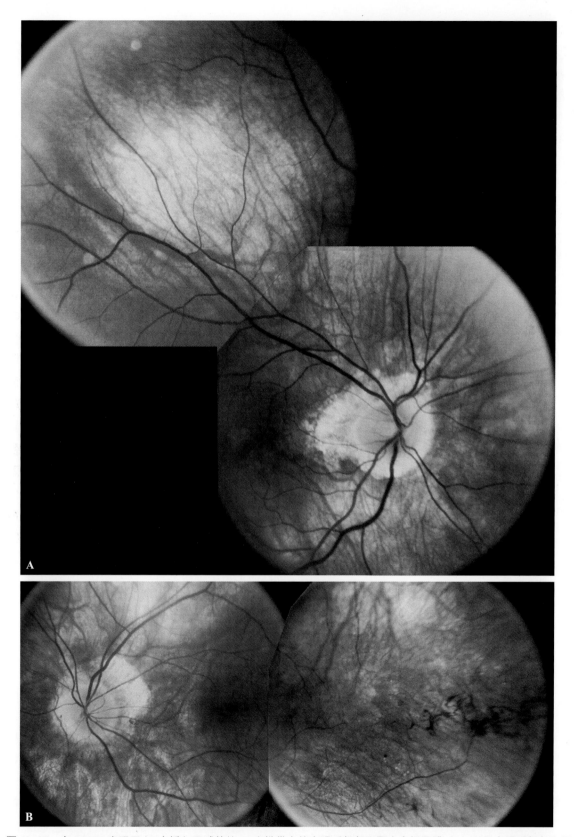

▲ 图 42-37　在 RPGR 密码子 99 中插入双碱基的 64 岁携带者的右眼后极部和颞上方视网膜（A）以及左眼后极部和颞上方视网膜（B）。注意右眼视网膜色素上皮在视盘周围和颞上方萎缩，RPE 在鼻下方变薄，在左眼颞侧有骨细胞样色素沉着

经许可，图片转载自 Weleber RG, Butler NS, Murphey WH, et al. X-linked retinitis pigmentosa associated with a two base-pair insertion in codon 99 of the RP3 gene RPGR. Arch Ophthalmol 1997;115:1429–1435.

和传导性听力丧失、反复耳部感染、鼻窦炎和慢性反复呼吸道感染。这和其他报道的由 *RPGR* 突变引起的 X 连锁 RP 的相似系统特征可能与体内其他部位的普遍表达有关。Kenna 等[200] 报道了一个大的非血源性爱尔兰家庭，患有进行性色素性视网膜病变（RP），从 30 岁开始耳聋，以及通过骨骼肌活检、肌电图和心电图确定的亚临床肌病。Mansergh 等[201] 在该家族的线粒体基因 *MTTS2* 中发现了一个 C12258A 突变，RetNet（http://www.sph.uth.tmc.edu /RetNet/home.htm）将该突变列为影响丝氨酸 tRNA 2（AGU/C），nt 12207–12265。

（二）Usher 综合征 Usher Syndrome

Usher 综合征被定义为常染色体隐性耳聋（最常见的是先天性的）合并视网膜病变，与典型 RP 不易区分。虽然 von Graefe 在 1858 年首次描述了该病，但英国眼科医师 Charles Usher 认为这种情况是家族性的，代表了一个独特的疾病类型[202]。他还根据听力损失的严重程度、发病年龄和视力丧失的程度认识到至少有两种类型存在。Usher 综合征是与 RP 相关的最常见的综合征，约占所有 RP 患者的 18%[203]。虽然估计患病率在（1.8～6.2）/10万人[204, 205]，但最近的一项研究发现，人口患病率为 1∶6000[206]。Usher 综合征占美国聋哑人和盲人的 50%[205, 207]。Usher 联盟推荐了诊断 Usher 综合征的具体临床标准[208]。

Usher 综合征在临床上可分为三大类。最常见的两种类型是 1 型，有严重的先天性感音神经性耳聋和由此引起的语前耳聋或严重的言语障碍、前庭症状和儿童期发病的视网膜病变；2 型，有先天性部分性、非进展性耳聋、无前庭症状和较轻、迟发性视网膜病变[209]。最不常见的是 3 型 Usher 综合征，其特征是在 11—40 岁开始进行性耳聋、成人发病的视网膜病变和远视散光[210-212]。另一种变异，Hallgren 综合征被定义为先天性进行性耳聋、前庭共济失调、视网膜病变[213]。这是一个不同于 Usher1 型的病种，这一点的可信性受到质疑[209]。3%～6% 的重度语前聋患者患有 1 型 Usher 综合征[207]。Piazza 等[214] 在对 106 名 Usher 综合征患者的研究中发现，33% 的患者为 1 型，67% 的患者为 2 型，未发现 3

型病例。而大多数 3 型疾病是芬兰血统[215]。多达 40% 的 Usher 综合征病例在芬兰[212] 和生活在中欧、北欧和东欧的犹太人群[216] 中被归类为 3 型。

1 型 Usher 综合征的最早症状之一是前庭功能障碍，在婴儿期，它表现为儿童运动发育迟缓，成年期表现为非进行性共济失调[209]。偶发性共济失调在 2 型疾病中存在，并被归因于小脑萎缩[209]。由于前庭功能障碍，几乎所有 1 型 Usher 综合征儿童在 18 个月前都不能行走[217]。1 型 Usher 综合征患者几乎总是在 15 岁以后出现夜盲，而 2 型和 3 型患者则报道夜盲的发病范围更大，直到 30 岁早期[209, 218]。与 1 型相比，2 型 Usher 综合征老年患者的视力似乎能更好地保持[214]。29 岁时保持 20/40 或以上视力的患者的累计百分比，1 型为 69%，2 型为 94%。29 岁时保持 20/80 的视力，1 型为 89%，2 型为 98%。1 型患者中约 77% 的患者和 2 型患者的 95% 在 40 岁时保持 20/200 的视力。与 2 型（71 例中的 19 例，平均年龄 42.9 岁）相比，1 型（35 例中的 14 例，平均年龄 34.4 岁）在荧光素血管造影上更频繁和更早地发现中心凹病变。在这项研究中，两种类型的后囊下白内障的患病率没有差异（大约各占 50%）[214]。没有 3 型疾病的可比数字。ERG 严重异常，无法被所有类型的非平均技术检测到。

所有 Usher 综合征患者的耳聋和严重视力障碍的双重损害需要大量的教育和社会心理干预，以帮助他们保持独立性和生产力[219, 220]。耳蜗植入在重度失聪儿童中已经成功地使这些儿童进入有听力的世界。为了让父母了解人工耳蜗植入的重要性，我们认为所有患有严重先天性耳聋的婴儿都应该进行 Usher 综合征的筛查。Usher 综合征可以在婴儿期和幼儿期通过 ERG 进行可靠诊断，最近还可以通过基因检测进行诊断[217]。由于接受性语言和表达性语言与人工耳蜗植入的关系最为密切，应尽早确定 Usher 综合征的诊断，以优化言语治疗[217]。

Usher 综合征的诊断有两种常见情况。第一种是早期疾病，其中骨细胞样视网膜色素沉着尚不可见，第二种是视网膜疾病患者被描述为细小色素聚集并被误诊为风疹视网膜病变。当诊断可疑时，Usher 综合征必须用 ERG 确诊。在考虑 Usher 综合征的诊断时，还必须考虑与耳聋和色素性视网膜病变相关的其他综合征。这些包括婴儿 Refsum 病（Zellweger 谱的一部分）、成人 Refsum 病、Cockayne 综合征、Bardet-Biedl 综合征（BBS）、Alström 病、Flynn-Aird 综合征、Friedreich ataxia 和 Kearns-Sayre 综合征。

五、鉴别诊断 – 视网膜色素变性的表型 Differ-ential Diagnosis-Phenocopies of Retinitis Pigmentosa

许多其他遗传性视网膜疾病可能与 RP 混淆。这些疾病可能局限于视网膜，或有相关的系统性表现，在检查时可能不明显。误诊是儿科临床常见问题，也是最大的问题。在详细的视网膜检查和对患者及其亲属的全身症状的彻底检查中，这些表型通常可以与 RP 鉴别。这种分化很重要，因为它对给予家庭的遗传和预后咨询有很大影响。许多的焦虑和社会问题是可以避免的，例如在有 BBS 的家庭，如果肥胖问题被预测的孩子可能会由于失明的心理压力被贴上进食障碍的标签。当遇到遗传性视网膜疾病，特别是与系统性表现相关的疾病时，鼓励读者查阅"在线孟德尔人遗传"（OMIM）表型目录，可在 http://www.ncbi.nlm.nih.gov/OMIM 上查阅。

（一）视锥 – 视杆细胞和视锥细胞营养不良 Cone-Rod and Cone Dystrophy

在疾病的后期，许多视网膜营养不良（如无脉络膜症、Stargardt 黄斑营养不良、Sorsby 眼底营养不良等）累及整个视网膜，可与 RP 混淆。在这些视网膜营养不良中，CRD 是最常与 RP 混淆的一种。

CRD 的特点是早期视力和色觉丧失，随后进行性周边视野丧失。关于 CRD 患病率的文献很少，尽管有人认为 CRD 可能是比较常见的疾病[221]。此外，一些被标记为 RP 的患者视锥细胞受累可能比视杆细胞受累更多。一项对 278 例有可记录 ERG 和足以测量视杆阈值视野的 RP 患者进行的研究表明，41% 的患者存在视锥 – 视杆型 ERG 异常[36]。黄斑色素沉着和萎缩先于不同程度的周边色素异常。在早期疾病中，在外周视野缺损或外周视网膜异常出现之前，可诊断为黄斑或视锥营养不良[221]。

周边视网膜骨细胞样色素沉着，在晚期疾病中，可能类似于在典型 RP 中所见。通常，在疾病的发展中，中周部视网膜相对较少地受到影响[222, 223]。

鉴于这种诊断混淆的可能性，有人建议，CRD 的诊断应在视锥细胞视网膜电图反应明显减少或无视锥细胞视网膜电图反应的基础上，在视杆细胞反应定量减少的情况下进行[224]。然而，这个定义包括一系列的表型，早期的尝试已经根据眼底外观[225] 或视野缺损将 CRD 分为亚类[226]。两项研究试图根据暗适应静态阈值曲线[227] 或 ERG 反应的差异将 CRD 分类[228]。Yagasaki 和 Jacobson[227] 使用全视野 ERG、暗适应测量和改良视野计测量技术对 14 例常染色体隐性和单纯型 CRD 患者进行了测试。他们认为一个亚类可以基于三种不同的视野丧失模式。1 型患者有中心性视锥和视杆细胞功能丧失、偏心固定、轻度外周光感受器功能障碍、进展缓慢。2 型更为严重，中心暗点，偏心固定，周围视锥细胞多于视杆细胞功能丧失，中周部野相对正常。归类为 3 型的受试者有中心固定，没有可测量的视锥细胞功能，以及斑片状视杆细胞功能丧失。Szlyk 及其同事[228] 研究了 33 例 CRD 患者，回顾了 150 例 CRD 患者的记录，描述了 4 种功能不同的亚型。根据定量视网膜电图反应，受试者被分为 1 型（视杆细胞功能障碍少于视锥细胞）和 2 型（视锥和视杆功能障碍相等）。根据视野丢失和阈值升高的模式，这些组进一步细分为 a 型（视锥阈值中心升高，视杆阈值外周升高）或 b 型（视锥和视杆阈值升高的匹配区域主要外周升高）。

CRD 的视野缺损有一种从固视后 5°～30° 旁中心开始的趋势[226]。在某些患者中，许多与 CRD 相关的非视网膜疾病被记录在案，包括视神经萎缩和毛细血管扩张[225, 226]、高度近视[229] 和黄斑缺损[230]。此外，还存在与脊髓小脑共济失调、牙釉发育不全、脱发和多毛症[231-234]。然而，在绝大多数情况下，CRD 被认为是唯一的遗传性疾病。

已经描述了常染色体显性、隐性和 X 连锁遗传模式，以及暗示遗传异质性的单纯型病例[235]。最近的分子遗传学研究已经确定了 16 个不同的基因组区域，每个区域都包含一个导致 CRD 的基因。

在疾病的早期，孤立的视锥营养不良可能很

难与 CRD 相鉴别。CRD 可能与鸟苷酸环化酶基因 *GUCY2D* 的突变有关[236]，而视锥营养不良（COD3）与编码 GCAP-1 的功能相关基因 *GUCA1A* 有关[237, 238]。GCAP 在调节 RETGC-1 的钙依赖性功能中起着重要作用，但这些蛋白缺陷导致仅局限于视锥细胞的变性的原因很难解释。一个建议的解释集中在不同钙水平的 GCAP 缺陷之间的相互作用[238]。

（二）Leber 先天性黑矇 / 儿童早期严重视网膜营养不良（SECORD）Leber Congenital Amaurosis/Severe Early Childhood Onset Retinal Dystrophy (SECORD)

Leber 先天性黑矇症（LCA）不是一个单一的病变，而是一组由至少 19 个不同基因突变引起的疾病。这种疾病的特征是从婴儿期起就有严重的视力障碍或失明。1869 年，Theodor Leber 最初将患有这种疾病的儿童描述为 1 岁以前严重视力障碍，眼球震颤、瞳孔反射差、眼底外观正常或异常及常染色体隐性遗传模式[239]。1954 年，Franceschetti 和 Dieterlé[240] 描述了一种极为异常或缺失 ERG 的情况——眼手征兆（the oculodigital sign），包括戳眼、压眼、揉眼三个特征，这已成为 LCA 诊断的必要条件。揉眼是一种常见的症状[241]。绝大多数病例是常染色体隐性遗传，尽管已经报道了罕见的显性家族，其分子特征被发现是由于 CRX 内的缺失和 *IMPDH1* 的突变[242-244]。

1916 年，Leber 写道，在他的经历中，他最初描述的婴儿疾病（现在以他的名字命名）与儿童合并成一个连续体，这些儿童在幼年晚期出现，没有眼球震颤或出生时视神经反应差的病史[245]。这些病例通常出现在 4—5 岁，30 岁时视力极差。出现第二种表型的儿童有几个名字，包括青少年和早发 RP、儿童期严重视网膜营养不良、早发严重视网膜营养不良和 SECORD[246-249]。

LCA 或 SECORD 患者可显示正常的眼底外观，或仅显示细微的 RPE 颗粒和轻微的血管衰减。LCA 中描述的更显著的视网膜异常包括黄斑缺损、"椒盐样"视网膜病变、白点状视网膜炎和结节性色素沉着[250-254]。LCA 常与圆锥角膜有关[255]。Elder 对 35 例 LCA 患儿进行了评估，发现圆锥角膜的患病率为 29%。Elder 认为圆锥角膜不是 LCA 中常见的眼摩擦的结果，但可能是其他遗传因素所致[256]。

系统的联系是常见的。一些报道描述了 LCA 与耳聋、肾异常、婴儿心肌病（这个病例后来被 Russell-Eggitt 等重新归类为 Alström 综合征）、肝功能障碍和骨骼异常的关系[257-261]。神经系统异常是最常见的关联，已在 17%～37% 的 LCA 病例中报道[252, 262]。Nickel 和 Hoyt[263] 认为智力低下是继发于视觉损伤的，尽管我们认为这不太可能解释可能发生的严重智力损伤[264]。最近的研究表明，高达 20% 没有相关异常的 LCA 儿童会发育迟缓[265, 266]。目前尚不清楚这些病例是未确诊的系统性疾病，还是 LCA 的一个或多个基因亚型。Walia 等[267] 研究了 169 例 LCA 患者和 27 例儿童早期发病的 RP 患者，发现 *RPE65*、*RDH12* 和 *CRB1* 基因突变者的视力差异很大，而 *AIPL1*、*GUCY2D*、*CRX* 和 *RPGRIP* 基因突变与从出生后第 1 年开始的视力严重下降有关。*RPE65* 或 *CRB1* 基因突变的患者随着年龄的增长视力逐渐下降，婴儿期后出现症状的患者视力较好。*CEP290* 基因不仅是 LCA 的常见病因，而且与 Joubert 疾病谱和肾结核有关[268]。

不幸的是，除非考虑到其他诊断并进行正确的检查，否则其他一些疾病可能与 LCA 混淆，包括婴儿 Refsum 病、先天性静止性夜盲症、早期婴儿神经元蜡样脂褐质沉着症（early infantile neuronal ceroid lipofuscinosis, INCL）（包括 Hagberg-Santavuori 综合征）及任何一种肾 - 视网膜综合征（Senior-Loken syndrome and Saldino-Mainzer syndrome）[258, 269–277]。有人建议，Leber 的原始报道可能包括 INCL[278]。尽管在过去，LCA 被认为是婴儿失明和"平坦 ERG"的同义词，但 LCA 应该被认为是临床 / 电生理的标志，而不是一个明显的病理疾病。在系统性异常的情况下，如果 LCA 被视为排除性诊断，就可以避免这种误诊。

（三）Bardet-Biedl 综合征 Bardet-Biedl Syndrome

1920 年，Bardet[279] 描述了一位患有视网膜病变、多指畸形和先天性肥胖的患者。Biedl[182] 在 1922 年增加了第四和第五个主要特征，精神发育迟滞和性腺功能减退，现在称为 BBS。Laurence 和

Moon 在 1866 年[280] 和 Hutchinson 在 1900 年曾描述过类似于 BBS 的综合征[218]。除了视网膜病变和精神发育迟滞，他们还描述截瘫是一个突出的特征，无多指或肥胖。一些作者将所有这些病例归为 Laurence-Moon-Bardet-Biedl 综合征，直到 1970 年 Ammann[282] 重申将这两种综合征分开。然而，争议仍在继续，一些作者仍建议使用合并术语[283, 284]。现在大多数眼科医师都把 Laurence-Moon 的特征放在 BBS 的范围内。Beales 等在 1999 年完善了诊断标准，并建议将患者的表型更名为多指 - 肥胖 - 肾 - 眼综合征（polydactyly-obesity-kidney-eye sydrome）[285]。瑞士的患病率为 1/160 000[282]。Farag 和 Teebi[286] 发现，Bardet-Biedl 在科威特阿拉伯血缘人口和贝多因人中更为普遍[287]，估计最低流行率为 1/13 500。由于创始人效应，纽芬兰岛 BBS 的盛行率约为 1/17 500[288]。

重要的是，BBS 的视网膜病变不同于典型的 RP，它的视力在疾病的早期就下降了，并且通常直到后期眼底才显示出少量的色素分散。黄斑病变和视网膜色素上皮或脉络膜毛细血管萎缩往往随着病情的进展在早期而有显著发展[289]。这些黄斑异常可能包括黄斑皱褶、视网膜前膜形成和黄斑旁毛细血管荧光素血管造影上的渗漏。当可检测到时，视网膜电图可能显示一种视杆 - 视锥丢失，或在许多情况下，甚至在同一家族中，出现视杆 - 视锥丢失模式，后者导致很多作者称 BBS 中的视网膜营养不良为视杆 - 视锥视网膜变性（cone-rod retinal degeneration）[224, 290, 291]。缺乏色素沉着也导致 Bardet-Biedl 视网膜病变，被称为 RP- 正弦色素沉着，或者当斑片状白色 RPE 病变明显时，称为白点状视网膜炎（retinits punctata albescens）[289]。夜盲症的发病年龄平均为 8.5 岁，法定盲发病年龄平均为 15.5 岁[203]。约 73% 的患者在 20 岁时达到法定盲状态，30 岁时达 86%[289]。

五大基本特征的不完全表现是 BBS 的特点而非例外。Prosperi 等[292] 根据先前的报道估计，40%～45% 的病例是不完全的。另一项对 102 例患者的研究显示只有 24 例患有完全性综合征[293]。Schachat 和 Maumenee[290] 回顾了 BBS 和相关疾病，并建议五个主要特征中至少满足四个基本特征，其中视网膜病变必须具备，以确定诊断结论。90%～100% 的病例报告有色素性视网膜病变，所有病例的视网膜电图反应均异常[288, 290]。大多数人都认为精神发育迟滞，85%～87% 的病例都有报道，这不是该综合征的一个基本特征。Green 等[288] 发现 32 个患者中只有 13 个有智力障碍。当遇到这种情况时，50% 以上的病例智力低下是轻微的[289]。事实上，据报道，有些患者的智力高于正常水平。尽管肥胖的趋势似乎几乎是普遍存在的，但一些患者已经能够通过节食和锻炼来控制体重。多指畸形在 75% 的病例中是轴后的，并且可能涉及任何或全部肢体[290]。14.4% 的患者出现并指或短指畸形[289]。两者都被视为等同于多指畸形，因为它们决定了存在的基本特征的数量[288, 289, 294]。约 50% 的 15 岁以上的患者存在性腺机能减退症。不育在男性 Bardet-Biedl 患者中尤为突出[291]，尽管在我们的经验中，很少有患者能保持生育能力并成为孩子的父亲。女性 Bardet-Biedl 患者有阴道闭锁、泌尿生殖窦、子宫和卵巢发育不全及先天性子宫积液[295, 296]。然而，这些患者中的许多也符合 McKusick-Kaufman 综合征的主要诊断特征（子宫积液和多指畸形），该综合征现在被认为与更常见的疾病 BBS 有显著的表型重叠[297-299]。在未被认为是 BBS 主要特征的非眼部异常中，肾异常是最常见的，在 21 例尸检患者中有 19 例报道过[300]。Hurley 等[301] 观察了 11 例患者均出现肾实质或集合系统的放射学异常。由于肾脏疾病可以严重到导致尿毒症和死亡，Churchill 等[283] 已主张肾脏疾病被视为 BBS 的第六个基本特征。Pagon 等[302] 报道了一名 Bardet-Biedl 儿童，患有肾功能衰竭和肝纤维化。50% 的 Bedouin 人家庭患者的超声检查发现心脏异常[303]。耳聋与 Bardet-Biedl 异常相关，约 5% 的患者发生耳聋[290]。偶尔也有先天性巨结肠的病例[304]。Croft 和 Swift[305] 表明，即使杂合子也会增加肥胖、高血压、糖尿病和肾病的发生率。

在不同的连锁类型之间只有细微的表型差异被报道，其中最显著的是在 BBS1 家系中发现了比其父母更高的受影响后代。BBS2 和 BBS4 组受试者明显比其父母矮。Carmi 等[306] 已经证明，四肢多指畸形似乎与 BBS3 有关，而在 BBS4 中仅限于手部。早发性肥胖在 BBS4 家系中很常见，而肥胖与 BBS2 无关[306]。关于 BBS 表型和连锁位点之间的相关性，目前还没有得到证实，而对 BBS 分子遗传类型的研究还很有限。

在我们的经验中，BBS 比任何其他与视网膜病变相关的综合征更频繁地被识别，除了幼年型的神经元蜡样脂褐质沉着症（NCL）。这可能是因为患者没有被问及之前手术矫正的多指畸形，也可能是因为多指畸形被认为是与明显的视网膜病变无关的孤立性先天性缺陷。

（四）Refsum 综合征 Refsum Syndromes

Refsum 综合征与两种罕见的常染色体隐性过氧化物酶体疾病相关，包括进行性神经功能缺损、耳聋、肝病、骨骼异常和色素性视网膜病变。其中一种是婴儿 Refsum 病是一种过氧化物酶体生物发生障碍，在婴儿期出现是 Zellweger 谱的一部分。另一种是成人（或经典）Refsum 病，是一种单一过氧化物酶体酶功能紊乱，表现为一种青年至中年的成人发病疾病。过氧化物酶体是存在于几乎所有真核细胞中的细胞质单膜结合的细胞器。它们包含许多酶，如过氧化氢酶、羟化酶和涉及许多氧化反应的氧化酶。血清植酸水平升高，或中度（婴儿型）或显著（成人型）。

1. 婴儿 Refsum 病 Infantile Refsum Disease

1982 年 Scotto 等[307]首次报道了 IRD，这些婴儿在出生后 1 年内出现颅面畸形、严重张力减退、精神运动迟缓、出血、6 月龄时出现肝功能不全和严重耳聋。1984 年报道的眼科表现包括眼球震颤、视力低下、视网膜变性，视网膜中周部有明显的白色斑点（豹斑），这些斑点会逐渐消失，并被粗糙的色素团、视神经萎缩所取代，最后是白内障[270]。视网膜电图在疾病早期极为异常，可呈阴性[270, 271]。IRD 中发现了与 Zellweger 综合征和新生儿肾上腺脑白质营养相似的一般的过氧化物酶体生物发生和功能异常，现已被归类为 Zellweger 综合征（Pennesi 和 Weleber[271]回顾）的较温和变异体。这种疾病通常在 10—30 岁时有致命风险[270, 271]。

2. 成人型 Refum 病 Adult-Onset Refsum Disease

这种常染色体隐性遗传病，又称为遗传性多神经炎性共济失调（heredopathia atactica polyneuritiformis），于 1946 年首次被描述[308]，1977 年 Refsum 对其眼科特征进行了回顾[309]。该病最近已由 Pennesi 和 Weleber 进行了综述[271]。成人 Refsum 综合征的最早症状是共济失调、四肢无力和儿童后期出现的夜盲症。进行性周围神经病变和周围肌肉萎缩通常随之而来，心脏传导缺陷发生在成年早期。其他常见症状包括感觉异常、嗅觉丧失、耳聋、皮肤干燥和鱼鳞病、骨骼发育不良、脊椎炎和脊柱后凸。眼部特征包括白内障、瞳孔扩张不良的瞳孔缩小和视网膜病变。在 10—20 岁的生活中，夜盲症伴随着周边视野的缺陷。色素性视网膜病变直到 20—30 岁才明显。ERG 反应在所有年龄段都是严重异常或不可记录的。

由于植酸氧化不足，血液和尿液中的植酸水平一直很高。脑脊液中的蛋白质水平也明显升高。与 IRD 中所见的过氧化物酶体生物发生缺陷不同，一种特殊的过氧化物酶体酶，植酸酰辅酶 α 羟化酶，存在缺陷，并且在 Refsum 综合征患者中发现了 PAHX 基因（也称为 PHYH）的失活突变以及 PTS2 受体的突变。

限制饮食中的植酸（存在于乳制品和反刍动物脂肪中）可以限制疾病的进展，并经常改善鱼鳞病、神经功能缺陷和心脏病。但这也有不能改善视觉或听觉缺陷[312, 313]。

（五）神经元蜡样脂褐质沉着症 Neuronal Ceroid Lipofuscinosis

神经元蜡样脂褐素是一组进行性神经退行性疾病，其特点是在溶酶体中积聚复杂的储存物质。Mole 和 Williams 在 GeneReview 网站上进行了广泛的评论[314]。这类疾病是影响儿童最常见的神经退行性疾病，全世界的总发病率约为 1∶12 500 活产婴儿[315]。典型特征是，严重的精神运动恶化最终导致植物人状态、癫痫发作、视网膜变性引起的视力下降和过早死亡[316]。存在四种经典形式：三种儿童发病形式，均为常染色体隐性遗传，以及一种成人发病形式，可能是常染色体隐性或显性遗传。

1. 一种婴儿起病形式（INCL，CLN1），也称为 Haltia-Santavuori 病、Hagberg-Santavuori 病或简称

为芬兰型。这通常表现在 8—24 月龄的严重精神运动迟缓、失明和小头畸形[317]。

2. 一种婴儿晚期发病形式（LINCL，*CLN2*），也称为 Jansky-Bielschowsky 病。这种情况在 2—4 岁，表现为共济失调、言语丧失、发育里程碑式的倒退、癫痫发作及后来的视力丧失[318-320]。

3. 一种青少年发病形式（JNCL，*CLN3*），也称为 Batten-Mayou 综合征、Spielmeyer-Vogt 病或 Spielmeyer-Sjögren 综合征，表现为 4—8 岁时视力丧失，在 1~2 年内发展为几乎丧失所有有用视力[316, 321, 322]。呈现的眼底外观包括视网膜血管变细、牛眼样黄斑病变和细微的色素改变（图 42-38）。

4. 成人起病（ANCL，*CLN4*），也称为 Kufs 病[323]，通常表现为无视觉症状或体征的运动障碍。尽管 Kufs 病被认为是一种常染色体隐性遗传，但常染色体显性遗传已被描述[324]。

此外，已经描述了多达 15 种非典型形式，其中一些可能是等位基因的某些经典形式[325]。其中一种变异形式（vLINCL，*CLN5*）基本上只出现在芬兰人群中，并显示与一个位点（13q22）的联系，不同于儿童 NCL 的三种典型形式[326]。在欧洲，Batten 病一词经常用于所有形式的 NCL 的统称[327, 328]。

INCL 在芬兰的发病率为 1/（13 000~20 000），在斯堪的纳维亚为 1/50 000，在全世界为 1/100 000[316, 329]。

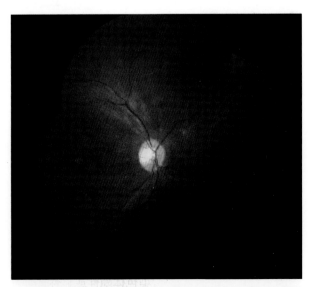

▲ 图 42-38　11 岁少女青少年型神经元蜡样脂褐质沉着症的左眼眼底表现。视网膜血管变细，牛眼样黄斑病变，周边明显的细小色素团

LINCL 在德国的发病率为 0.46/100 000[330]。芬兰 JNCL 发病率为 1/21 000，德国为 0.71/100 000[330]。

儿童三种典型形式（1—3 岁以上）中的视觉障碍首先涉及中心视觉，并最终在几年内导致严重的视觉丧失，通常伴有完全失明。在所有这些疾病的早期，视网膜电图变得异常，在几年内通常被完全废除为标准的单次闪光记录技术。Goebel[316] 指出，对于年龄在 3—4 岁的 LINCL 和年龄在 5—7 岁的 JNCL，ERG 变得平坦（标准技术检测不到）。视觉症状和电生理检查异常是罕见的，甚至发生在 Kufs 病的晚期[323]。

研究已经检查了 INCL、LINCL 和 JNCL 患者的 ERG[273, 274]。在这三种疾病的早期，ERG 都是异常的。对于 INCL 患者，视杆反应严重低于正常水平；暗视 ERG 对 $0.6\log$ cd·s/m^2 刺激的 a 波正常，而对 b 波严重低于正常水平，表明该疾病的早期表现似乎并不直接影响光传导。相反，这一结果被解释为对近端光感受器向双极细胞的神经传递的影响。这似乎是从三个可能的位点之一发生的：①近端光感受器功能紊乱，干扰突触前神经传递；②突触后板区的紊乱；③对双极细胞的一些其他影响，随后减少 b 波的产生。3 例 LINCL 患者的 ERG 在显示接近正常的视杆振幅、轻度延长的视杆细胞内隐时间和严重低于正常的视锥细胞反应。晚期 LINCL 患者的 b 波比 a 波有更大的缺陷，提示信号从光感受器内节段到双极细胞的有效传输丧失。与 INCL 和 JNCL 的 ERG 不同，LINCL 早期的视杆细胞反应仅轻微低于正常值和反应延长，但振幅更为稳定，尽管视锥反应严重低于正常水平且延长。3 例 JNCL 患者有第三种 ERG 表型（图 42-39），基本上没有明显的视杆细胞反应，严重低于正常的视锥细胞反应，内隐时间正常至延长。所有三个 JNCL 病例的最大暗视 A 波均低于正常，表明失去有效的外节段。然而，b 波的响应更是低于正常水平，形成了一种电负性结构。振荡电位明显低于正常值。JNCL 患者 b 波的干扰大于 a 波，这与 *CLN3* 基因产物在内层视网膜的定位一致，*CLN3* 基因产物定位于 Müller 细胞线粒体、内层视网膜神经元和光感受器细胞的内节段（而非外节段）[331]。

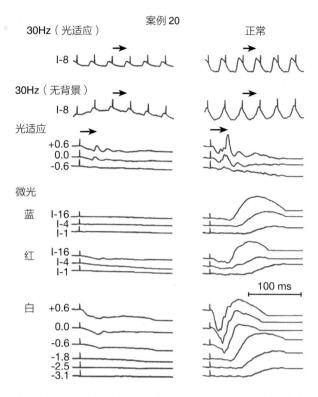

▲ 图 42-39　6 岁少女青少年型神经元蜡样脂褐质沉着症（**Batten** 病）（左）与正常受试者（右）的视网膜电图反应。请注意，对暗适应白光（−1.8log cd·s/m²）和蓝色 I-16 刺激没有视杆反应。对 +0.6log cd·s/m² 白光的暗响应呈负性，b 波损失大于 a 波振幅

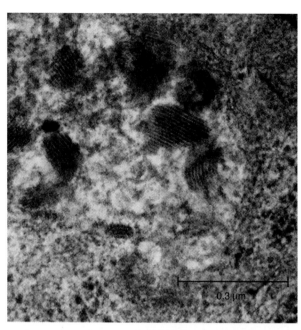

▲ 图 42-40　8 岁 **Batten** 病女孩结膜活检内皮细胞的电子显微镜。指纹包裹体众多，但有一个领域也显示出曲线包裹体

　　所有形式的神经元蜡样脂褐素在神经元和其他细胞的溶酶体中都表现出自发荧光、嗜苏丹酸和高碘酸 –Schiff 阳性的储存物质的积聚。由于其渗透性和在光镜下的外观，其贮存物质类似于蜡样和脂褐素，但实际上是脂蛋白和其他疏水肽的复杂混合物。细胞内的脂蛋白沉积在电子显微镜下呈现出特征性的模式，用于诊断和分类。颗粒包裹体见于 INCL、Kufs 病和一些非典型 JNCL。在 LINCL 中曲线包裹体占优势（偶尔有罕见的指纹包裹体）。JNCL 中可见指纹包裹体（偶尔有罕见的曲线包裹体）[332, 333]。

　　历史上，这组疾病的诊断是通过从脑活检或全层直肠活检的细胞中寻找包涵体来确定的[334, 335]。典型的皮肤或球结膜活检显示了指纹包裹体（图 42-40），虽然基因检测开始取代这些程序，但指纹包裹体在确定诊断方面很有价值[332, 333]。Buffy 袖套血白细胞（Buffy-coat leukocytes）可以使用，

但可能包括更广泛的包裹体，可能代表其他存储障碍，如黏多糖沉积病（mucopolysaccharidoses）[336, 337]。在 LINCL 和 JNCL 患儿的淋巴细胞电子显微镜下可见指纹和管状包裹体。这些也可以在这些条件的载体上看到[338, 339]。Rapola 等[335] 无法可靠地确定患者淋巴细胞中是否存在电子显微镜包裹体。肌肉活检可能是 ANCL 超微结构诊断的最佳方法[340]。然而，由于骨骼肌纤维在电子显微镜下仅显示曲线型包裹体，因此不能使用肌肉活检来区分特定类型的 NCL[341]。脑活检不再是确定 NCL 诊断的正当理由。

六、鉴别诊断：假性视网膜色素变性 Differential Diagnosis：Pseudoretinitis Pigmentosa

　　在某种程度上，视网膜损伤会产生非特异性的症状和体征。全视网膜病变尤其如此。许多后天条件可导致广泛的脉络膜视网膜萎缩，这很难与晚期 RP 相区别。在这种情况下，病史的具体细节或疾病的不对称性可能是最重要的鉴别因素。下面的叙述总结了最常与 RP 混淆的获得性条件。文中其他地方对其中一些条件进行了更广泛的描述。

（一）视网膜炎性疾病 Retinal Inflammatory Diseases

1. 风疹视网膜病变 Rubella Retinopathy

先天性风疹最常见的眼部表现是风疹视网膜病变[342]，偶尔与 RP 混淆。这种混淆尤其可能出现在先天性耳聋和色素性视网膜病变的儿童中，这些疾病被错误地认为代表先天性风疹视网膜病变和耳聋，而不是 Usher 综合征。罕见的是，相反的情况发生，并且风疹视网膜病变的色素紊乱引发了对 RP 的怀疑甚至推定诊断。风疹视网膜病变是先天性风疹最具特征性的表现之一[343]。风疹视网膜病变可能有多种形式。在某些情况下，黄斑是唯一的异常部位，有一点细小的色素颗粒。在另一些情况下，色素变化可以进一步延伸到周边视网膜。通常，结合临床特征和视网膜电图可以确定正确的诊断，风疹视网膜病变中只有轻微异常，但在 Usher 综合征中几乎总是严重异常。风疹性视网膜病变是一种轻度进行性色素改变增加或发展具有临床意义的视网膜下新生血管的疾病[344, 345]。

2. 梅毒 Syphilis

先天性梅毒（syphilis）或获得性梅毒可表现为色素性视网膜病变，在某些方面可能与晚期 RP 相似[346]，但仔细检查通常可确定正确的诊断。间质性角膜炎多见于先天性梅毒，视网膜色素改变多呈斑片状。通常色素沉着是与脉络膜视网膜瘢痕相关的黑色素团或大片色素，典型的骨细胞样色素形成并不常见。后极部视网膜可能和周边部视网膜一样受累。可能有过去或现在覆盖玻璃体反应或葡萄膜炎的证据。获得性梅毒也可表现为弥漫性视网膜病变[346]。

3. 感染性视网膜炎 Infectious Retinitis

很少情况下弓形体或疱疹感染的视网膜可能留下色素性视网膜病变，这构成一个诊断挑战。这些病变通常产生广泛的全层脉络膜视网膜瘢痕，但可能在某些地区只产生斑点或颗粒状 RPE 异常。通常，随机排列的严重视网膜病变的斑片不包括视网膜色素变性的诊断。视网膜电图通常仅在感染后视网膜病变中受到轻微影响，除非视网膜大面积严重受损，在这种情况下，视网膜电图的振幅将相应降低。

（二）自身免疫性副肿瘤性视网膜病变 Autoimmune Paraneoplastic Retinopathy

有几份报道记录了严重的全视网膜变性作为癌症的远处效应的存在，通常是小细胞（燕麦细胞）肺癌或小细胞未分化宫颈癌[347-349]。在一些病例中，视力丧失先于癌症的诊断[279]。癌症相关视网膜病变（cancer-associated retinopathy，CAR）可在数月或数年内迅速或缓慢进展，并伴有视力丧失。视网膜电图反应通常严重异常。即使视网膜电图消失，视力严重下降，眼底外观也可能正常。人类视网膜上第一个用 CAR 识别的自体抗原是视觉恢复蛋白（recoverin）[350, 351]。抗视网膜烯醇化酶的抗体也在 CAR 中报道[352, 353]。

一种与"闪光"（shimmering light）和特征性 ERG 相关的副肿瘤性夜盲与恶性黑色素瘤有关，被称为黑色素瘤相关视网膜病变（melanoma-associated retinopathy，MAR）[354, 355]。暗视 ERG 到最大强度的闪光具有"负"结构，与先天性静止性夜盲所见相同。a 波振幅正常，b 波振幅严重低于正常值，这是副肿瘤性视网膜病变与 CAR 的区别。Alexander 等[356]发现 ERG 的 ON 反应有缺陷，反映了视杆细胞神经传递到去极化的双极细胞的异常。

有人认为，在 MAR 中，由于保留了 midget 1 型小细胞功能，大细胞亚群的功能有选择性地丧失[357]。我们已经看到一例获得性夜盲症患者，ERG 阴性典型表现为先天性静止性夜盲，伴鼻咽间变性鳞状细胞癌（WT Shults 和 RG Weleber，未发表的观察，1991）。在没有黑色素瘤或其他可辨认的癌症的情况下报道了其他获得性的视觉症状、视野丧失和电负性构型 ERG，但是血清间接抗视网膜抗体通过间接免疫过氧化物酶试验特异性地标记了尸体视网膜的内丛状层[358]。据推测，这些患者产生了一种与正常视网膜相似的抗原抗体（通过分子模拟），导致视网膜功能和电生理的紊乱。

（三）药物毒性 Drug Toxicity

见第 92 章，眼后节的药物毒性。

1. 甲硫达嗪 Thioridazine

这种吩噻嗪与严重、致盲的视网膜毒性有关。通常情况下，吩噻嗪类物质与黑色素结合并集中在葡萄膜束和 RPE 中 [359, 360]。甲硫达嗪的视网膜毒性被认为是由哌啶基的存在引起的。甲硫达嗪可引起色素性视网膜病变，可与 RP（早期）或无脉络膜症（晚期）混淆 [361]。在大多数甲硫达嗪相关视网膜病变患者中，该药物的剂量高于 800mg/d [362]。

最早的症状包括中心视物模糊，夜间视力差，视力呈褐色变色。早期的毒性产生赤道后的细的、深的视网膜色素，随着病情的发展，视网膜色素变得更粗糙。大的"信号"斑色素沉积发生较晚。晚期甲硫达嗪相关视网膜病变的特征表现为弥漫性脉络膜毛细血管、视网膜色素上皮和上覆视网膜的斑片状萎缩，模拟早期无脉络膜症的眼底表现 [363]。ERG 可显示出由视锥细胞和视杆细胞介导反应的振幅降低，a 波和 b 波的反应均低于正常值。

2. 氯丙嗪 Chlorpromazine

据报道，这种药物长时间大剂量服用会引起色素性视网膜病变 [364]。色素性视网膜病变对视网膜功能无明显影响，停药后视网膜病变出现消退。

3. 氯喹 Chloroquine

与吩噻嗪类似，氯喹如果长时间服用，就会与黑色素结合，导致视网膜毒性变性。很少有病例报告患者服用总剂量少于 300g [365]。早在毒性过程中，ERG、EOG 和视野可以正常，但在晚期，严重毒性，它们可以变得明显异常 [366, 367]。在晚期氯喹视网膜病变中，与 RP 不同，暗适应测量可能是正常的，也可能只是轻微的异常 [366]。晚期氯喹毒性的典型表现是牛眼样黄斑病变，虽然色素变化与骨细胞形成可以发生在中周边视网膜 [286, 366]。

4. 羟基氯喹 Hydroxychloroquine

该药物已基本取代氯喹用于类风湿关节炎和系统性红斑狼疮。然而，长期使用可能会产生毒性，当前推荐是使用静态视野（Humphrey 视野分析仪 10-2 或 24-2）定期进行眼科检查，服用持续时间超过 5 年，特别是如果剂量大于每天 6.5mg/kg [368]。多焦视网膜电图似乎是一种有用的诊断工具，有助于区分由羟基氯喹引起的旁中周视野丧失和由视神经或其他原因引起的视野丧失 [369]。

5. 奎宁 Quinine

口服奎宁引起的视网膜病变通常是自杀未遂或中止妊娠期间大剂量服用的结果。通常，急性视

力丧失的病史，以及早期发现特征性视网膜水肿和苍白，有助于诊断，随后出现视网膜血管变细和视神经苍白 [370, 371]。这个阶段，奎宁毒性可能被误诊为无色素性 RP（retinitis pigmentosa sine pigmento, RPSP）[370]。奎宁毒性的 ERG 通常为"负"构型，暗视 b 波的抑制程度远大于 a 波 [372, 373]。

（四）色素性静脉旁视网膜脉络膜萎缩 Pigmented Paravenous Retinochoroidal Atrophy

色素性静脉旁视网膜脉络膜萎缩（pigmented paravenous retinochoroidal atrophy, PPRCA）于 1937 年首次被描述为放射性视网膜脉络膜炎（retinochoroiditis radiata）[374]。PPRCA 是一种色素性视网膜病变，目前尚不清楚，但可能代表一种获得性反应模式的感染或炎症性疾病 [183, 375, 376]。据报道，它与脑膜脑炎、肺结核、梅毒和麻疹有关 [183, 375-381]。在大多数情况下，眼底的外观是第一次在常规检查中发现的。本文报道了 3 个 PPRCA 小谱系 [382-384]。然而，这些可能是感染因子在家族中聚集的例子，而不是真正的遗传病例。顾名思义，色素变化与视网膜静脉分布密切相关（图 42-41）。大多数病例随着时间的推移相对稳定，尽管有 1 例有进展的报道 [385, 386]。ERG 反应只是轻微到中度异常 [183, 375, 387-389]，但是 EOG 通常受到的影响是显著的 [388]。

外伤性视网膜病变 Traumatic Retinopathy

外伤性视网膜病变可能是最常见的获得性视网膜病变，与 RP 混淆，可能与弥漫性单侧亚急性神经视网膜炎（diffuse unilateral subacute neuroretinitis, DUSN）有关，可解释许多以前被错误命名的"单侧 RP"病例。RPE 和视网膜对外伤性攻击的反应范围有限。其中之一是视网膜色素上皮的区域性或完全性丢失，黑色素迁移到视网膜层，在视网膜层沿血管聚集，特别是在分支点，形成骨细胞样结构。因此，有眼外伤史的患者可以在外伤眼出现类似 RP 的眼底表现 [390]。

（五）弥漫性单侧亚急性神经视网膜炎 Diffuse Unilateral Subacute Neuroretinitis

弥漫性单侧亚急性神经视网膜炎（diffuse unilateral subacute neuroretinitis, DUSN）这个词现在被用来指以前称为"单侧消灭综合征"（unilateral

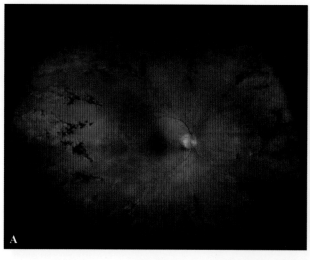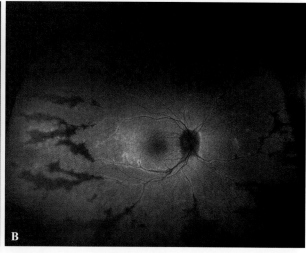

▲ 图 42–41　20 岁 PPRCA 患者右眼眼底形态（A）和自发荧光（B）
图片由 Paul Yang 博士提供

wipe-out syndrome）和"单侧 RP"[183]。真正的单侧遗传性 RP 极为罕见，可在 X 连锁性 RP 携带者视网膜受累的情况下发生。DUSN 被认为是由于被几种可能的蠕虫感染眼睛发生的全视网膜变性引起的。浣熊线虫（Baylisascaris procyonis）已被确定[392, 393]，其他蠕虫，如犬弓蛔虫[394]，也被怀疑。病例主要见于美国和加勒比地区，但也有少数病例来自巴西和德国[394, 395]。Cuhna de Souza 等[396] 描述了第一例双侧急性神经视网膜炎，记录了双眼的线虫。

在最初的视觉障碍时，视网膜可能出现正常或显示视网膜退化的早期迹象（斑点、水肿、视网膜血管狭窄）。偶尔，可以看到一个胶质增生的肿块在中周或远周边，可能代表被包裹的蠕虫。在疾病的早期，视野经常显示出异常，但这些通常是斑片状的。随着时间的推移，患眼的视觉功能通常会恶化，而对侧眼则保持正常。最终视网膜形成色素聚集团块和瘢痕，使人联想到晚期视网膜色素变性（图 42–42）。一些患者视网膜内的色素异常可能表现为中等粗糙的色素团而不是骨细胞的形式积聚。ERG 记录仅显示患眼有临床意义的异常。视网膜激光光凝术已用于眼底视野清晰的病例[391]。玻璃体切除术可清除视网膜下线虫，当玻璃体炎性混浊，眼底窥不清时，可口服替硝唑或伊维菌素治疗[397]。

（六）视网膜成组色素沉着 Grouped Pigmentation of the Retina

视网膜成组色素沉着，也称为"熊迹"（bear track）样色素沉着，是一种良性先天性疾病，表现为视网膜色素上皮肥大的圆形和不规则形状的病变散布在整个视网膜上[398]（图 42–43）。这种情况似乎不是遗传的。通常，这种情况与更显著的色素性视网膜病变的鉴别造成了一定的困难。视网膜功能及电生理检查正常。

视网膜的成组色素沉着应与 RPE 先天性肥大的多个斑块相鉴别，后者斑块与家族性腺瘤性息肉病或 Gardner 综合征有关[399]（见第 33 章，视网膜疾病的遗传机制）。

七、基础科学 Basic Science

（一）分子生物学 Molecular Biology

1. 分子遗传学 Molecular Genetics

视网膜营养不良的研究一直是眼科分子遗传学许多重要发现的主题。这是因为发展了分子遗传标记（在整个基因组中鉴定出的 DNA 多态性）、用于突变筛查的 DNA 测序以及最近的全外显子测序。利用目前的方法，现在有可能在多达 80% 的病例中检测到特定的基因突变[400]。

通过分子遗传学分析，25 个特定基因（和一个额外的一个位点）与 adRP 相关，55 个特异性基因

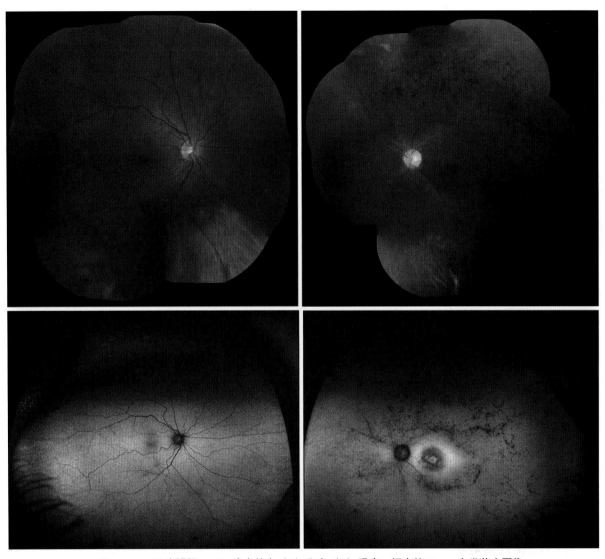

▲ 图 42-42　27 岁疑似 DUSN 患者的右（A）和左（B）眼底。相应的 Optos 自发荧光图像

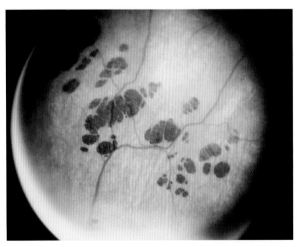

▲ 图 42-43　视网膜的成组色素沉着（"熊迹"）

经许可，图片转载自 Buettner H. Congenital hypertrophy of the retinal pigment epithelium. Am J Ophthalmol 1975；79（2）：177–189.

与孤立的 arRP 相关（和另外三个位点），3 个与 X 连锁 RP 相关的特定基因（和另外三个位点），以及一个与双基因遗传相关。另外 20 个基因（还有另外 4 个位点）与 Usher 综合征（常染色体隐性遗传）相关。

　　对于那些对最新的基因分配和定位感兴趣的人，Stephen P.Daiger 博士编制了一份导致视网膜变性或相关疾病的克隆和定位基因列表，可在 http://www.sph.uth.tmc.edu/Retnet/ 上查阅。

　　常染色体显性 RP 基因：在视杆光感受器中，视紫红质是一种在外节盘膜中发现的光吸收、共轭光色素。它由一个与 11 顺式视网膜共价结合的载脂蛋白视蛋白分子组成（图 42-44 和图 42-45）[401]。

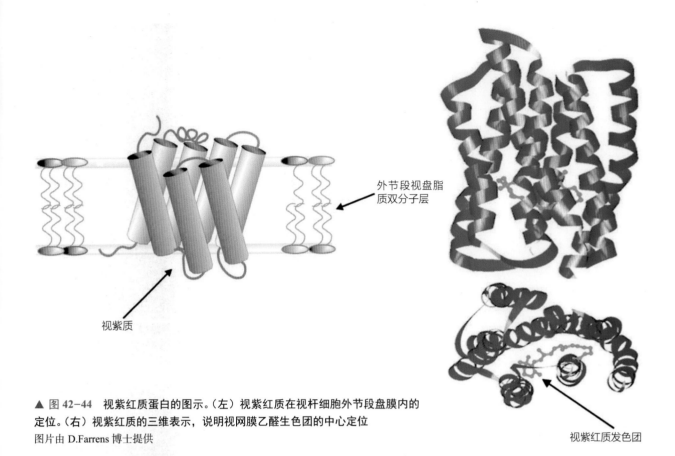

▲ 图 42-44　视紫红质蛋白的图示。（左）视紫红质在视杆细胞外节段盘膜内的定位。（右）视紫红质的三维表示，说明视网膜乙醛生色团的中心定位

图片由 D.Farrens 博士提供

外节段视盘脂质双分子层

视紫质

视紫红质发色团

入射光诱导视网膜异构化并通过一系列光谱定义的光产物衰减。这些光诱导的变化导致视蛋白分子的构象发生了一些变化，暴露出 G 蛋白结合位点。一系列反应（光传导级联）（图 42-46）随后启动，导致 cGMP 依赖的阳离子通道关闭和相对跨膜超极化[402]。

McWilliam 等[403] 是第一个发现 adRP 与 3q 染色体长臂上匿名标记连锁的人。此后不久，Dryja 等[404] 报道了一个定位到 3q 染色体的视紫红质基因密码子 23（Pro23His）突变（图 42-44）。在最初与染色体 3q 连锁的爱尔兰家族中发现了视紫红质第三外显子 Met207Arg 的突变[405]。

据估计，视紫红质突变约占 adRP 的 25%[406]。在美国，视紫红质 Pro23His 是迄今为止所有视紫红质突变中最常见的一个，在 12%～15% 的美国 adRP 家族中被发现[407]。有趣的是，Pro23His 突变在世界其他地方很少被报道[408]。事实上，视紫红质基因的突变率似乎因种族背景而异。例如，亚洲人群中 RHO 突变的比例，如日本人（5.9%）、中国人（2.0%～5.6%）、印度人（2.0%）和韩国人（2.0%）

低于美国和欧洲人群[409-413]。

在所有患有 Pro23His-adRP 的患者中都出现了一个罕见的内含子 1 多态性，这表明所有有这种突变的人都起源于一个单一的突变[414]。与视紫红质 Pro23His 相关的表型最好描述为 Massof Ⅱ型或 R 型 RP[92, 97, 98]。事实上，大多数视紫红质 adRP 表型被描述为 Ⅱ型或 R 型疾病[415-417]，少数突变与 Ⅰ型或 D 型疾病相关[418, 419]。

Pro37LeU 是视紫红质的下一个最常见的突变，约占 148 个 adRP 家族中的 5%[420]。这种形式的 adRP 是一种更严重的弥漫性表型，与 Pro23His-adRP 相比，视野相对较小，ERG 缺陷更多[421]。视紫红质基因 Gly106Arg 突变患者的眼科检查结果在表达上似乎是可变的[415]，患者很少有正常的视锥和低正常的视杆 ERG，这一发现在 RP 患者中非常罕见。Sieving 等[422] 报道了对一个 Gly90Asp 视紫红质突变的大家族中 7 个受累成员的评估，并描述了该家族为常染色体显性遗传性先天性夜盲，以将其与典型的 RP 区分。

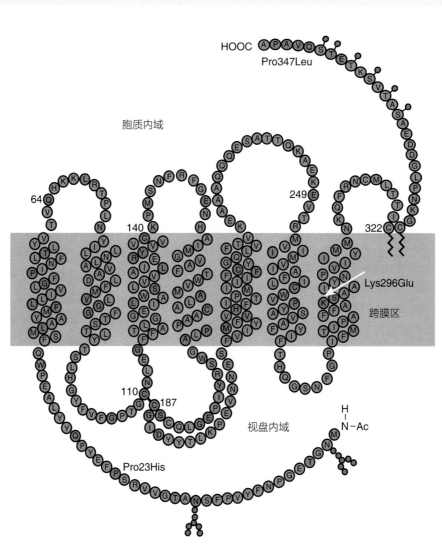

▲ 图 42-45　视紫红质的图示

视网膜色素变性的氨基酸以红色突出。在密码子 110 和 187 的半胱氨酸（C）之间有一个对三级结构重要的二硫键桥；在密码子 322 和 323 的半胱氨酸中存在棕榈糖基化位点。密码子 296 处的赖氨酸（K）是视网膜与视紫红质结合的位点，密码子 113 处的谷氨酸（E）是密码子 296 处赖氨酸的反离子

　　Sandberg 等[423] 报道了 27 种显性视紫红质突变患者的临床细节。他们认为，根据视力、视野直径、暗适应敏感度和视网膜电图振幅来衡量疾病的严重程度，随着密码子数目的增加而增加（图 42-45），Berson 等[424] 已经表明，视紫红质突变导致的 RP 进展速度与突变位点相关，并且其他修饰因素，遗传或环境，可能影响表型表达。针对与视紫红质 296 密码子突变相关的严重 adRP 表型，提出了一个"恒定等效光"（constant equivalent light）模型。赖氨酸 296 是生色团视蛋白的附着位点，也参与保持视蛋白的非活性构象中。理论上这会导致光传导级联的过度刺激，类似于持续的光暴露。这种情况会导致光感受器细胞死亡[425]。然而，这一解释受到质疑，因为视蛋白在 Lys296Glu 转基因小鼠中似乎被磷酸化和 arrestin 结合所灭活[426]。PRPH2 基因［以前称为外周蛋白（peripherin/rds）］于 1991 年首次与 RP 相关，超过 39 个序列变异与一系列常染色体显性表型相关，包括 RP、黄斑营养不良、CRD、中央晕轮状脉络膜营养不良、眼底黄色斑点症（fundus flavimaculatus）和图形样营养不良（pattern dystrophy）[429]。大多数是错义突变，但 PRPH2 突变不太可能占 adRP 的 5% 以上[430]。然而，这些报道确实代表了第一个发现 RP 动物模型与人类疾病直接相关的实例。我们所理解的外

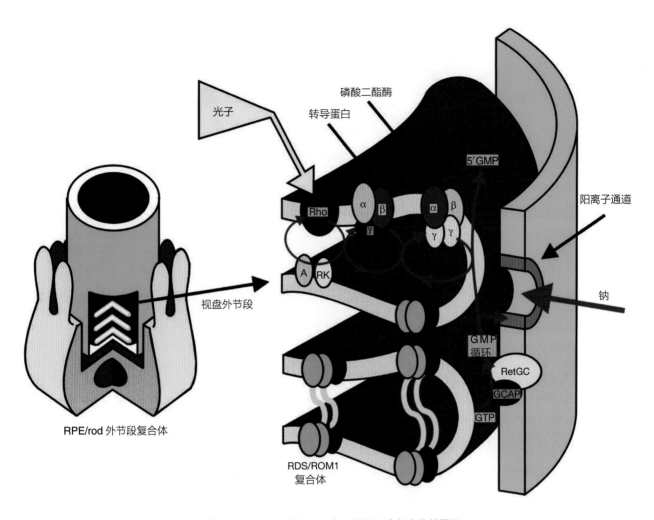

▲ 图 42-46　视网膜色素上皮 - 视杆细胞复合体的图示

阐明了 rds/ROM-1 蛋白复合物在维持外节段盘中的光传导和作用。Rho. 视紫红质；A. 视紫红质抑制蛋白；RK. 视紫红质激酶；RetGC. 视网膜鸟苷酸环化酶；GCAP. 鸟苷酸环化酶激活蛋白

周蛋白 /RDS 在人光感受器中的作用（图 42-47 和图 42-49）来自于对这种自然发生的小鼠模型（rds）的初步研究，该模型在疾病基因的 230 密码子中插入了 10kb，产生了一个空等位基因[431]。从这项工作和最近的人类研究中发现，外周蛋白 /rds 分子在光感受器外节盘膜的边缘聚集，在外节盘的形态发生和稳定性中起着重要作用[432]。

　　Bessant 等[433] 报道了一个与染色体 14q11 连锁的 adRP 大家族，该家族与 NRL 的 Ser50Thr 突变相关。基因产物 NRL 是一种视网膜特异性 DNA 结合转录因子，它与锥杆同源框的转录因子 CRX 相互作用，促进和调节视紫红质和其他视网膜基因的转录。在转染实验中，Ser50Thr-NRL 突变与 CRX 共表达时，产生了视紫红质启动子的反式激活显著增加，产生了视紫红质的过度转录。其他 adRP 家族也有 NRL 突变的报道[434]。一种罕见但显著的区域性（Ⅱ型）表型与 7p 染色体上的 PIM1 突变相关，疾病严重程度分级（可变表达）[435]。它编码一种参与转录控制的蛋白激酶。FSCN2 基因编码肌动蛋白束蛋白的光感受器特异性片段，具有细胞骨架形成功能，在常染色体显性遗传 RP 中被报道[436]。一个常见的 FSCN2 突变，即 208delG，似乎占日本 adRP 的 3.3%[436]。

　　常染色体隐性 RP 基因：与 arRP 基因座相关的表型可以发生在任何年龄，通常倾向于早发且严重，并且通常在一个家族中病情是一致的。

　　第三个光传导级联蛋白（图 42-47）cGMP 磷酸二酯酶（PDE）与许多表型相关[437]。PDE 是一

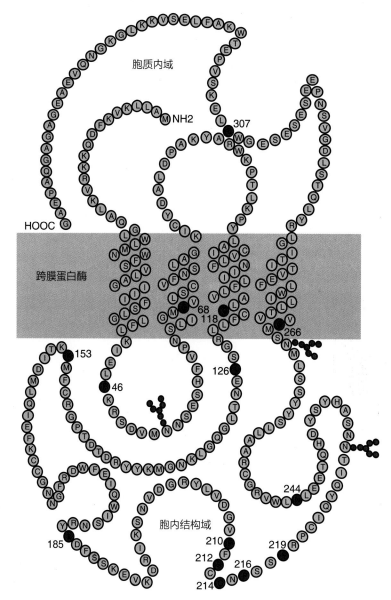

▲ 图 42-47 周蛋白 /RDS 蛋白的图示

视网膜色素变性的氨基酸以红色突出。羧基末端和乙酰氨基末端都是细胞质的。视盘边缘的形态发生似乎涉及大的盘内环四聚体之间的相互作用

种由 α 和 β 两个大亚基组成的全酶，当两个 γ 亚基被激活的转导蛋白去除时，PDE 酶就具有酶活性。PDEα 和 β 亚基（分别是 PDE6A 和 PDE6B）的许多非义和错义突变与 arRP 相关，PDE6A 突变代表空等位基因。尚未发现 PDEγ 亚单位基因 PDEG 的突变与人类视网膜疾病有关。这可能是由于 PDEG 的突变率非常低，在人类中，该基因在其他重要组织中表达，在子宫中是致命的，或者突变的 PDEγ 的功能可能被其他蛋白质所取代。大多数与 arRP 相关的 PDEβ 亚基突变都存在于分子的 C 端，其中

含有催化结构域。这些突变可能直接影响蛋白质的酶活性。然而，His258Asp 突变位于靠近 PDEγ 结合域的 N 末端。这种突变在一个常染色体显性遗传的先天性静止性夜盲症丹麦家族中有报道。据推测，这种突变阻碍了暗适应视杆光感受器中 PDE 的完全失活。这将导致视杆脱敏，并且在低光照下无法转化[438]。

活化 PDE 水解细胞内 cGMP。第二信使分子是由三磷酸鸟苷通过膜结合和可溶性鸟苷环化酶产生的[439]。细胞内 cGMP 增加导致膜结合 cGMP 门

控阳离子通道相对开放和细胞超极化。cGMP 门控阳离子通道由 α、β 和 γ 三个亚基组成。视杆 α 亚单位（*CNGA1*）基因突变（通常为空等位基因）与 arRP 相关[440]。

为了进一步的光传导，活性视杆视蛋白的回收涉及从全反式异构体中再生 11 顺式视黄醛发色团。在某种程度上，该过程涉及细胞视黄醛结合蛋白（CRALBP），其结合并促进 RPE 中 11 顺式视黄醇氧化至 11 顺式视黄醛[441, 442]。CRALBP（*RLBP1*）基因的纯合 R150Q 突变，最近发现与儿童期发病的 arRP 相关[442]。3—4 岁时有明显的夜盲症。视神经萎缩、血管变细、黄斑萎缩和周边无典型骨针色素沉着的白点也被报道。在常染色体隐性遗传性白点状视网膜炎、Bothnia 营养不良和纽芬兰视杆 – 视锥营养不良中也有 RLBP1 突变的报道[443-445]。

Tubby 样蛋白（TULP）基因家族包括 *TUB*、小鼠 *tub* 基因的人类同源基因 *TULP1*、*TULP2* 和 *TULP3*。这四种蛋白都在视网膜中表达，但功能未知[446]。纯合子突变的小鼠出现成熟期肥胖、胰岛素抵抗、耳蜗退化和进行性视网膜营养不良。目前还没有发现与人类视网膜疾病相关的 *TUB* 突变，但视网膜特异性 *TULP1* 突变与 arRP 相关，*TULP1* 基因是视网膜特异性的[447]。在多米尼加共和国同一村庄的两个家庭中报道了与严重早发性视网膜变性相关的纯合剪接位点突变 IVS14+1，G → A[447]。据报道，两个北美个体有复合杂合子突变，一个患者有错义突变 Arg420Pro 和 Phe491Leu，另一个患者有 Ile459Lys 和剪接位点突变 IVS14+1，G → A[247]。

RCS 大鼠是研究最多的视网膜色素变性动物模型之一，其特点是光感受器所释放的外节段不能被 RPE 识别和吞噬，导致视网膜变性。最近，受体酪氨酸激酶基因 Mertk 的突变被发现是 RCS 大鼠缺陷的基础[448]。据报道，arRP 患者存在人类原基因 *MERTK* 突变[449]。

X 连锁 RP 基因：在 RP3 位点的 X 连锁 RP 中进行位置克隆，发现了 *RPGR*（RP-GTPase 调节因子）的突变[450]。现在已经描述了一些突变。一些突变家族的详细临床评估描述了半合子中严重的早发 RP 和大多数杂合子携带者中可变但明确的疾病[451-453]。所有受影响的男性都显示出视杆细胞和视锥细胞

ERG 丢失的证据，这与 RPGR 基因产物在这两类光感受器中的表达一致。基于半合子的 ERG 反应较差，杂合子的严重症状和临床表现，Andréasson 等[454]认为 8～10 外显子微缺失突变比剪接位点突变更为严重。尽管绒毡样反射（tapetal-like reflex）和 X 连锁 RP 携带者状态之间有很强的相关性，在少数携带 *RPGR* 突变的患者中已有报道[452]。

预测的 RPGR 蛋白与 RCC1（染色体凝聚调节因子）具有一定的序列同源性，RCC1 是一种小核 GTPase Ran 的鸟嘌呤核苷酸交换因子。这种酶对于核质运输是必不可少的，尽管它也可能参与其他细胞活动。与 RCC1 同源的其他蛋白质（如 ARF1）似乎是非 Ran GTPase 的鸟嘌呤核苷酸交换因子。这些酶通过高尔基体参与蛋白质的运输。这导致了 RPGR 蛋白在细胞内转运中可能具有类似功能的观点。

尽管研究表明 70%～90% 的 X 连锁家系与 RP3 基因座相关，但 *RPGR* 突变最初仅在 10%～20% 的 X 连锁 RP 家系中被发现[450, 454, 455]。然而，最近发现了另一种富含视网膜的转录物，称为 ORF15 转录物，它像以前一样利用外显子 1～13，但通过内含子 15 的一部分利用外显子 14 作为一个大的末端外显子（称为 ORF15 外显子）。这个 ORF15 外显子已经解释了与 RP3 相关的家族的其余部分[456]，在所有 *RPGR* 突变中，ORF15 突变的男性通常有更好的视野和 ERG 反应[453]。*RPGR* 突变可导致其他表型，包括视锥 – 视杆细胞营养不良、视锥细胞营养不良，甚至黄斑营养不良[457-459]。

在 RP2 位点也发现了一个疾病基因[460]。大多数突变导致基因产物的截短[461]。这个基因的突变，称为 RP2，占 X 连锁 RP 家族的 8%～10%[462]。该基因产物与参与 β– 微管蛋白折叠最终步骤的蛋白质人类辅因子 C 具有同源性，提示该基因可能作为伴侣或以某种方式参与光感受器细胞纤毛的结构或功能[460, 461]。*RP2* 和 *RPGR* 的突变共同解释了 X 连锁 RP 的绝大多数病例，与这两个基因相关的 RP 表型差异正在显现。*RP2* 基因突变导致 XLRP 的男性视力往往低于 *RPGR* 基因突变的男性[463, 464]。

双基因遗传与 RP：在视杆细胞光感受器中，两个外周蛋白 /rds 分子形成同二聚体，与糖蛋白 ROM-1

的同源二聚体非共价结合（图 42–48）[465, 466]。在视锥细胞中，外周蛋白 /rds 同源二聚体与 ROM-1 同源物的同源二聚体形成四聚体[467]。这些四聚体可以代表 Corless 和 Fetter[468]（图 42–49）所描述的对视盘边缘的形成和结构完整性至关重要的"细胞外边缘模板"（extracellular marginal templates）。

在少数家族中，有三个 rds 点突变——Leu 185Pro、Arg13Trp 和 Leu45Phe——与 ROM-1 突变相关[469]。受影响的复合杂合子具有严重的 RP 表型。这种类型的遗传被称为双基因遗传，并突出了 RDS 和 ROM-1 在视杆细胞光感受器结构中的重要结构关系。尽管在世界范围内进行了研究，但很少有 RP 家族能表现出这种现象。在一些小的家族中已经报道了 ROM-1 的假定突变[470]。到目前为止，孤立的 ROM-1 突变还不能令人信服地与视网膜疾病相关[430]。

最近关于双基因遗传的报道很少，这表明这种遗传形式的 RP 是相当罕见的。

Usher 综合征分子遗传学：分子遗传学连锁分析表明，Usher 综合征的三个临床亚型不仅具有明显的遗传差异，而且存在明显的遗传异质性。目前已有染色体 17 位点和 3 个线粒体位点与 Usher 综合征相关，16 个相关疾病基因已被鉴定（表 42–1）。最严重和最常见的亚型是 USH1B，与肌球蛋白 VIIA（*MYO7A*）的突变有关[564]。*MYO7A* 突变也可引起隐性（DFNB2）或显性（DFNA22）型非综合征性耳聋。

此外，已经发现其他 9 个 1 型 Usher 综合征的基因。USH1C 基因编码 harmonin，一种新的 PDZ 结构域蛋白，在细胞黏附、信号转导和细胞内转运的大蛋白复合物的组织和组装中发挥作用[565]。harmonin 基因的耳特异性外显子突变也称为非综合征性隐性耳聋（DFNB18）[566]。USH1D 的基因是 *CDH23*，它编码钙黏蛋白 23，一类细胞间黏附蛋

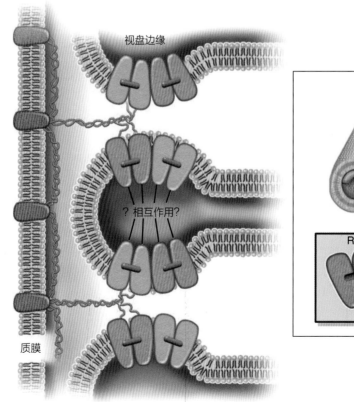
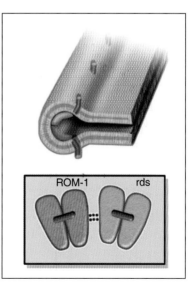

▲ 图 42–48　视盘边缘的 rds/ROM-1 相互作用

显示 rds 和 ROM-1 的同源二聚体通过非共价键形成四聚体。这些四聚体，可能代表无 Corless 和 Fetter 的细胞外边缘模板，似乎在边缘的盘间隙相互作用，形成末端环状复合体（上插图）。经许可，图片转载自 Weleber RG. Phenotypic variation in patients with mutations in the peripherin/RDS gene. Dig J Ophthalmol. 1999; 5:1–8.

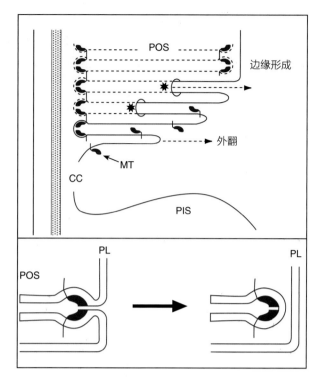

▲ 图 42-49　Corless 和 Fetter 提出的盘形态发生的模板理论示意图

盘的形态发生始于连接纤毛区域的质膜上的盘状突起。细胞外边缘模板（MT）排列和组装，形成末端环复合体，Corless 和 Fetter 认为这是盘边缘的主要形态发生。星表示轮缘闭合的前缘。CC. 连接纤毛；PIS. 光感受器内节段；PL. 质膜；POS. 光感受器外节段。经许可，图片转载自 Weleber RG. Phenotypic variation in patients with mutations in the peripherin/RDS gene. Dig J Ophthalmol. 1999;5:1-8.

白的新成员[547]。CDH23 突变也可引起常染色体隐性遗传性非综合征性耳聋（nonsyndromic recessive deafness, DFNB12）[567]。CDH23 在耳蜗和视网膜中表达，小鼠直系同源基因突变导致 waltzer 小鼠模型内耳立体纤毛紊乱和耳聋[568]。其中两个 harmonin PDZ 结构域与 MYO7A 和 CDH23 相互作用，表明这三种蛋白形成了一种复合物，对耳蜗立体纤毛的组织、维持和功能中起重要作用[569, 570]。USH1F 的基因是 PCDH15，它编码原钙黏蛋白 15[549]。非综合征隐性耳聋（DFNB23）中也有 PCDH15 突变的报道[571]。PCDH15 定位于内耳毛细胞的立体纤毛和视网膜光感受器，被认为是维持体内平衡的必要条件。小鼠同源基因突变导致 Ames waltzer 小鼠前庭功能障碍和耳聋[572]。USH1G 编码 SANS 蛋白，SANS 是一种新的支架蛋白基因，在视网膜和

耳蜗中表达，与立体纤毛内的 harmonin 相关[545]。因此，1 型 Usher 综合征的许多基因（MYO7A、harmonin、CDH23 和 SANS）在决定和维持耳蜗体视纤毛粘连的复合物中共同发挥作用[545]。

最常见的与 2 型 Usher 综合征（USH2A）相关的基因编码一种名为 Usher 的蛋白质[554]，其基序与凝血酶反应蛋白、层粘连蛋白和表皮生长因子同源，这表明该基因产物可能作为细胞黏附分子或作为基底膜和细胞外基质的组成部分发挥作用。尽管首次发现于 2 型 Usher 综合征患者中，224 例无听力损失的 arRP 患者中，约有 4.5% 的患者发现 USH2A 的 Cys759Phe 突变。

2001 年，Joensuu 等[558] 报道了发现的第一个 3 型 Usher 综合征（USH3A）基因编码 120 个氨基酸蛋白。芬兰病例中，常见的终止突变 Y100X 占突变等位基因的大多数[558]。该基因产物 clarin-1 被认为在毛细胞和光感受器细胞突触中起作用[573]。Pennings 等报道称，USH3A 型突变可产生类似于 1 型或 2 型 Usher 综合征的疾病，并且眼底外观可能类似于白点状视网膜或 RP 正弦色素[574]。

2. 蛋白质化学 Protein Chemistry

关于视网膜营养不良基因突变的分子后果，目前已经积累了相当多的信息。这反过来又导致了对人类视网膜的分子生理学的更深入的理解。读者将被引导到许多关于这个主题的重要评论[575, 576]。

一些一般原则可以应用于视网膜基因突变的分子后果。基因产物缺乏似乎是隐性疾病最可能的解释。例如，在两个具有视紫红质突变（非感觉和剪接位点突变）的隐性 RP 家系中，异常等位基因理论上编码非功能性视紫红质[494, 577]。单倍体不足在显性视紫红质疾病中不太重要，尽管至少有一个明显的空等位基因携带者被证明表型是正常的[577]。突变体视紫红质在 COS 细胞中的表达表明，视盘内区域的突变对正常的视紫红质折叠产生不利影响[578]。视紫红质跨膜螺旋内的常染色体显性突变仍然会导致折叠错误，但影响要小得多，并且对视网膜结合有更深刻的影响[579]。体外研究表明，突变体视紫红质可以在视杆光感受器的粗面内质网中积聚[580]。这可能导致野生型视紫红质向细胞质膜转运的抑制和功能的丧失，并可能解释某些视紫红

表 42-1 典型视网膜色素变性及其表型相关的基因突变 （续表）

疾 病	遗 传	基因定位	基因 / 蛋白质	参考文献	疾 病	遗 传	基因定位	基因 / 蛋白质	参考文献
视网膜色素变性					RP61	AR	3q25.1	CLRN1	[495]
RP	AD	1p36.13	EMC1	[471]	RP40	AR	4p16.3	PDE6B	[496]
RP	AR	1p36.1	DHDDS	[472]	RP	AR	4p15.32	PROML1	[497]
RP32	AR	1p21.2	—	[473]	RP	AR	4p15.33	CC2D2A	[498]
RP	AR	1p21.1	ABCA4	[474]	RP	AR	4p15.32	GPR125	[471]
RP20	AD	1p31.2	RPE65	[475]	RP49	AR	4p12	CNGA1, CNCG	[440]
RP	AR	1p31.2	RPE65	[475]	RP29	AR	4q32	—	[499]
RP12	AR	1q31.3	CRB1	[476]	RP	AR	4q32.1	LRAT	[498]
RP18	AD	1q21.2	PRP3	[477]	RP	AR	4q35.5	CYP4V2	[500]
RP35	AD	1q22	SEMA4A	[478]	RP	AR	5q33.1	PDE6A	[501]
RP	AR	1q32.2	FLVCRI/ AXPC1	[479]	RP62	AR	6p24.2	MAK	[502]
RP67	AR	1q32.3	NEK2	[480]	RP14	AR	6p21.31	TULP1	[503]
RP39	AR	1q41	USH2A	[481]	RP7	AD	6p21.2	PRPH2	[428]
RP	AD	1q44	OR2W3	[482]	RP	AD	6p21	GUCA1B	[504]
RP	AR	2p33.3	IFT172	[483]	RP25	AR	6q12	EYS/SPAM	[505]
RP	AR	2p23.2	ZNF513	[484]	RP63	AD	6q23	—	[506]
RP54	AR	2p23.2	C2ORF71	[485]	RP42	AD	7p14.3	KLHL7	[406]
RP28	AR	2p15	FAM161A	[486]	RP9	AD	7p14.3	PAP1, PIM1K	[435]
RP33	AD	2q11.2	SNRNP200	[487]	RP10	AD	7q32.1	IMPDH1	[507]
RP26	AR	2q31.3	CERKL	[488]	RP	AR	7q34	KIAA1549	[471]
RP	AR	2q31.3	NEUROD1	[489]	RP	AR	8p23.1	RP1L1	[508]
RP47	AR	2q37.1	SAG/ ARRESTIN	[490]	RP1	AD	8q12.1	ORP1	[509]
RP55	AR	3q11.2	ARL6	[491]	RP	AR	8q12.3	TTPA	[510]
RP	AR	3q12.3	IMPG2/ SPARCAN	[492]	RP64	AR	8q22.1	C8ORF37	[511]
RP68	AR	3q26.2	SLC7A14	[493]	RP31	AD	9p21.1	TOPORS	[512]
RP38	AR	2q13	MERTK	[449]	RP70	AD	9q32	PRPF4	[513]
RP	AD	3q21.1	RHO Pro23His	[404]	RP	AR	10q11.22	RBP3, IRBP	[514]
RP	AR	3q21.1	RHO	[494]	RP	AD	10q22.1	HK1	[515]
					RP44	AR	10q23.1	RGR	[516]

（续表）

疾 病	遗 传	基因定位	基因 / 蛋白质	参考文献
RP	AR	11q12.3	*BEST1*	[518]
RP	AR	11q13	*BBS1*	[519]
RP	AR	12q24.11	*MVK*	[520]
RP27	AD	14q11.2	*NRL*	[433]
RP53	AD	14q24.1	*RDH12*	[521]
RP	AR	14q31.3	*SPATA7*	[522]
RP51	AR	14q32.11	*TTC8*	[523]
RP22	AR	16p12.3	—	[524]
RP	AR	15p26.1	*RLBP1, CRALBP*	[525]
RP	AD	15q23	*NR2E3*	[526]
RP	AR	15q23	*NR2E3*	[526]
RP	AR	16q13.3	*IFT140*	[527]
RP	AR	16q12.2	*BBS2*	[528]
RP45	AR	16q13	*CNGB1*	[529]
RP	AR	16q13.3	*ARL2BP*	[530]
RP	AR	16q22.2	*DHX38*	[531]
RP13	AD	17p13.3	*PRPF8*	[532]
RP30	AD	17q25.3	*FSCN2*	[436]
RP	AR	17q25.3	*PDE6G*	[533]
RP17	AR	17q23.2	*CA4*	[534]
RP36	AR	17q25.1	*PRCD*	[535]
RP	AD	19q13.3	*CRX*	[536]
RP11	AD	19q13.42	*PRPF31*	[537]
RP	AD	20q13.33	*PRPF6*	[538]
RP69	AR	20p11.23	*KIZ*	[539]
RP	AR	20p13	*IDH3B*	[540]
RP23	XL	Xp22.2	*OFD1*	[541]
RP6	XL	Xp21.3–p21.2	—	[542]
RP3	XL	Xp11.4	*RPGR*	[456]

（续表）

疾 病	遗 传	基因定位	基因 / 蛋白质	参考文献
RP2	XL	Xp11.23	*RP2*	[460]
RP24	XL	Xq26–q27	—	[543]
RP34	XL	Xq28–qter	—	[544]
USHER 综合征				
USH1B	AR	11q13.5	*MYO7A/ myosin VIIa*	[545]
USH1C	AR	11p15.1	*DFNB18/ harmonin*	[546]
USH1D	AR	10q22.1	*CDH23/ cadherin23*	[547]
USH1E	AR	21q21	—	[548]
USH1F	AR	10q21.1	*PCDH15/ procad.15*	[549]
USH1G	AR	17q25.1	*USH1G/SANS*	[550]
USH1H	AR	10q21.1	—	[551]
USH1J	AR	15q25.1	*CIB2*	[552]
USH1K	AR	10q11.21	—	[553]
USH2A	AR	1q41	*USH2A/ usherin*	[554]
USH2B	AR	3p24.2–p23	—	[555]
USH2C	AR	5q14.3	*GPR98/mass1*	[556]
USH2D	AR	9q32	*DFNB31/ whirlin*	[557]
USH3A	AR	3q25.1	*CLRN1/ clarin-1*	[558]
USH3B	AR	5q31.3	*HARS*	[559]
USH	AR	20p11.21	*ABHD12*	[560]
USH	AR	20q11.22	*CEP250*	[561]
RP+deafness	Maternal	mtDNA	*MT-TH*	[562]
RP+deafness	Maternal	mtDNA	*MT-TS2*	[201]
RP+deafness	Maternal	mtDNA	*MT-TP*	[563]

质突变的视网膜营养不良的发病机制。然而，在非哺乳动物模型和哺乳动物的体外研究中，视紫红质表达的不同结果表明，这一机制在人类中的真正相关性尚未得到证实。例如，由于密码子 343 突变而导致的视紫红质蛋白截短[581]，与组织培养细胞质膜中突变体和野生型视紫红质的表达有关，但会导致突变体在转基因小鼠的粗面内质网中积聚。对人类的影响尚未得知。

前 mRNA 剪接异常：编码三个 RP 基因 *PRPF8*（RP13）、*PRPF31*（RP11）和 *PRPF3*（RP18）的蛋白质与 RNA 剪接有关。RNA 剪接是从前 mRNA 中去除内含子序列的重要过程。这是由剪接体进行的，剪接体是一种高分子量的核糖核蛋白复合物[582]。绝大多数的前 mRNA 内含子（称为 U2 型）是由 5 个富含尿苷的小核核糖核蛋白（snRNP）组成的主剪接体剪接的，称为 U1、U2、U4、U5 和 U6。每一个 snRNP 都是一个蛋白质复合物的中心组成部分，该复合物还包含 7 个 Sm 或 Sm 样蛋白质，这些蛋白质由所谓的运动神经元存活（survival of motor neurons，SMN）蛋白质组装而成。除了 Sm 和 Sm 样蛋白外，snRNP 还含有 3～10 种颗粒特异性蛋白[583]。主要剪接体还含有一个不明确的其他非 snRNP 蛋白因子的数量。次要剪接体负责剪接一类罕见的前 mRNA 内含子，称为 U12 型[582]。次要剪接体包含 U5 单核苷酸多态性和四个非结合单核苷酸多态性：U11、U12、U4atac 和 U6atac。

PRPF8 基因（染色体 17p13.3）编码 PRPF8（前体 RNA 处理因子 8）。酵母同源物 Prp8p 是一个 U5 snRNP 因子，首先需要组装 U4/U6 和 U5 tri-snRNP，然后促进 tri-snRNP 与 50 和 30 个剪接位点的结合[584, 585]。它作为剪接体的催化核心，通过促进核心的形成和（或）稳定 RNA 的相互作用发挥作用[586]。在 5 个 RP13 连锁家系中发现了 7 个不同的 *PRPF8* 错义突变，它们都聚集在最后一个外显子的 14 个密码子区内[587]。与其他形式的 adRP 相比，*PRPF8* 突变与早期 adRP 伴弥漫性视网膜病变和严重预后相关[587, 588]。个体在 4—10 岁开始出现夜盲症，青少年时期视野狭窄[588]。中年人典型表现为的赤道中部骨细胞样色素沉着[588]。一般情况

下，个体在 30 岁之前登记为失明或部分失明[586]。*PRPF31*（染色体 19q13.4）编码 61K 蛋白，该蛋白是酵母前 mRNA 剪接因子 Prp31p 的假定同源序列[589]。61K 蛋白是 U4/U6 snRNP 的特异性蛋白，是体外前 mRNA 剪接所必需的[590]。蛋白 61K 参与了三个 snRNP 的形成，可能是通过物理方式将 U5-snRNP 与 U4/U6-snRNP 连接。

单倍体充足性似乎是与 RP 相关的 *PRPF31* 基因的大多数等位基因光感受器退化的机制，因为这些等位基因大多被预测为蛋白质截断突变。*PRPF31* 突变的家族在表现出双峰表型方面是独特的，无症状携带者受影响的既有父母，也有受累的孩子[591, 592]。有症状的人在青少年时期会出现夜盲症和视野丧失，通常在 30 多岁时就登记为盲人[591]。Evans 等认为，在这些家系中发现的双峰表达可能是由影响表型的第二个等位基因遗传因素解释的。McGee 等[593]进一步证实了 *PRPF31* 突变的外显率可能受其他沉默的 *PRPF31* 等位基因或野生型染色体上的紧密连锁位点的反式影响，因为在携带者中 RP 的发育与非携带者亲本中 RP 周围区域的遗传之间存在统计学上的显著相关性[593]。Vithana 等[589]已经证明，无症状患者遗传的野生型等位基因与有症状的同胞遗传的不同。与 adRP 相关的三个已知的前 mRNA 剪接因子中的第三个由 *PRPF3* 基因（染色体 1q21.1）编码[477]。PRPF3 蛋白在 mRNA 剪接前与 U4/U6 snRNP 多态性相关[594]。其酵母同源基因 Prp3p 的突变导致 U4/U6 单核苷酸多态性不稳定，并阻止了三核苷酸多态性的组装，从而阻止了剪接[595]。在三个个体和三个家族中发现了两种不同的错义突变[595]。受影响的个体在接近 10 岁时患有夜盲症[477]。视野缺陷在 30—40 岁就已经出现，但中心视野仍然相对完好。少数患者在 80 岁时发展为完全失明。

有人提出了几种机制来解释这三种普遍表达的剪接因子基因突变只会引起 adRP，而不会引起更广泛的异常。这些剪接因子基因的一个功能拷贝的丢失可能只影响到视杆细胞，因为它们对蛋白质合成的要求非常高，因此对前 mRNA 剪接的要求也非常高[596]。另外，与 adRP 相关的突变可能降低剪接

体激活的发生率[597]，使激活成为视杆光感受器而不是其他细胞的限速步骤。最后，也有人认为视网膜特异性表型可能是由于一种与所有这三种剪接因子蛋白相互作用的未知视网膜特异性剪接辅因子引起的[593]。

RPGR 相互作用体：相互作用体是细胞内或整个生物体内分子间功能相互作用的复杂表现。通常这种相互作用体揭示了分子间的重要相互作用，而这些相互作用起初似乎并不具有功能相关性。这样，就可以预测基因突变的功能性后果，而无须长时间的实验。一个 RPGR 相互作用体也被提出[598]。RPGR 是中心粒、纤毛轴突和微管转运复合体的组成部分，但其确切功能尚不清楚。它通过与 RPGRIP1 结合，与 RPGRIP1 在视杆和视锥光感受器中连接纤毛的轴突处协同定位[599]。这种定位在 Rpgrip1 基因敲除（KO）小鼠中丢失。Rpgr-KO 小鼠发生缓慢的视网膜变性，其特征类似于锥 – 杆变性，视锥光感受器的退化速度比视杆快，并且视锥视蛋白存在部分定位错误[600]。在这个模型中已经报道了一些残留的 Rpgr^{ORF15} 表达[601]。RPGR 在视网膜提取物中与多种轴丝体、基底体和微管转运蛋白共免疫沉淀[602]。其中包括肾囊肿蛋白 –5 和钙调蛋白，其定位于连接纤毛的光感受器细胞；基于微管的转运蛋白，驱动蛋白 II（KIF3A、KAP3 亚单位）、动力蛋白（DIC 亚单位）、SMC1 和 SMC3；以及两种调节细胞质动力蛋白，p150Glued 和 p50 dynamitin，其将货物拴在动力蛋白马达上。通过过度表达 p50 dynamitin 抑制动力蛋白，消除 RPGR^{ORF15} 在基底体的定位。RPGR^{ORF15} 可与 NPM、IFT88、14–3–3 ε、γ- 微管蛋白等其他基底体蛋白共免疫[599, 601]。RPGR^{ORF15} 和 RPGRIP1 在许多非纤毛细胞的中心体和纤毛细胞的基底体上共定位。这两种蛋白都是中心粒和基底体的核心成分[598]。总之，RPGR^{ORF15} 似乎在微管基础上向基底体和光感受器轴突内的运输中起作用，可能与 IS 和 OS 之间的货物移动有关。RPGR^{ORF15} 主要在连接纤毛和基底体的光感受器中表达，但也有报道在一些物种的 OS 中表达[602]，尽管这一直存在争议[599]。RPGR 也表达于人支气管和鼻窦上皮层（仅 RPGR^{ex1-19}）和人和猴耳蜗的活动纤毛过渡区[599, 603-605]。

USH 相互作用体：USH 基因编码不同种类和家族的蛋白质，包括运动蛋白、支架蛋白、细胞黏附分子和跨膜受体蛋白。然而，在体外，USH 蛋白之间的直接相互作用研究和小鼠模型中的定位研究已经表明了这些蛋白之间存在功能关系，因此已经提出了 "USH 相互作用体"[606]。然而，在这些研究中需要注意的是，尽管所有的 USH 小鼠模型都表现出严重的听力损失和前庭功能障碍，但只有 Ush2A$^{-/-}$ 小鼠表现出 RP 的迹象[607]。根据这些工作，提出了一个用于 harmonin、whirlin 和 sans 的 "多蛋白支架复合体" 模型。还有证据表明，harmonin 和 whirlin 可以结合 USH 网络的所有其他成分，包括钙黏蛋白 23、原钙黏蛋白 15、usherin、VLGR1 和肌球蛋白[569, 603, 608]。

肌球蛋白Ⅶa 也被发现与 sans 11 和原钙黏蛋白 15 相互作用[570]。这些发现表明，USH 蛋白形成了一个跨膜网络，调控着毛束的形态发生，特别是生长中的立体纤毛或激肽，并可能在成熟毛细胞的机电信号转导和突触功能中发挥作用[609]。在 USH 相互作用体模型中，我们提出细胞外立体纤毛间的连接是由支架蛋白 harmonin 和 whirlin 通过与肌动蛋白细胞骨架直接结合或通过包括肌球蛋白Ⅶa 在内的其他蛋白在细胞内锚定的[569, 603, 610, 611]。

此外已经证明，其他蛋白质与 USH 复合物的结合（通过 harmonin）可能在决定细胞极性和细胞 – 细胞相互作用方面发挥作用[612]。另外，Myo7a 被认为利用肌动蛋白的长丝作为轨道，沿着它运输其他 USH 复合分子[613]。在光感受器中，USH 相互作用体的蛋白质定位在连接纤毛中，参与纤毛的运输，但也被安排在内节段和连接纤毛之间的界面上，在那里它们控制着货物通道。USH 蛋白复合物还可能为膜蕈突和连接纤毛提供机械稳定[614]。对 USH1 和 USH2 蛋白共表达的研究也表明，它们在光感受器细胞的突触末端聚集，表明它们在那里形成一个 USH 蛋白网络[615]。

Bardet-Biedl 综合征和 BBSome：最近有人提出 Bardet-Biedl 基因编码的许多蛋白质形成复合物，

如 BBS1、BBS2、BBS4、BBS5、BBS7、BBS8 和 BBS9，即 BBSome[616]。复合物在初级纤毛的功能中很重要，初级纤毛是许多细胞类型中发现的不可移动的突起。特别是 BBSome 复合物被认为在纤毛内膜蛋白的囊泡转运中起中心作用。BBSome 与 Rab8 a 结合，Rab8 a 是一种 GTP/GDP 交换因子，参与视紫红质载体囊泡在光感受器连接纤毛中的对接和融合[617]。众所周知，其他 Bardet-Biedl 基因，如 BBS3（Arl6）与该 BBSome 形成功能关系[618]。另一些则表现为分子伴侣，如 BBS6、BBS10、BBS12 及泛素化蛋白（BBS11/TRIM32）[619]。

异常的细胞内运输：视网膜疾病基因突变的一个日益重要的后果是细胞内异常转运的概念[407, 620]。例如，视杆细胞损伤通常与突变体视紫红质在外节段的积累有关[407, 621, 622]。有人认为这会干扰正常的光传导和触发细胞凋亡。在转基因小鼠中，突变的视紫红质只有在分子的 C 末端区域完整的情况下才被运输到视杆细胞外节段[623]。这一观察结果已在人眼中得到证实[624]。

3. 细胞死亡途径 Cell Death Pathways

在过去的 10 年里，一个普遍的观点是，由于许多不同的基因突变导致相似的临床结果（视网膜色素变性），这些突变必然会导致"最终的共同细胞死亡途径"[625]。细胞凋亡是与视网膜色素变性相关的第一个细胞死亡生化途径，在组织学上表现为细胞聚集、细胞体积缩小、染色质浓缩，最后被常驻吞噬细胞吞噬。细胞凋亡是激活 caspases 的内源性和（在一定程度上）外源性途径的触发，caspases 可亚类化为启动子（2、8、9、10）和效应子（3、6、7）。然而，在视网膜色素变性模型中，caspase 抑制剂的研究通常只产生边缘神经保护作用[626, 627]。其他研究已经强调，在视网膜变性过程中，caspase 非依懒性的细胞死亡诱导因子如凋亡诱导因子（AIF）、钙蛋白酶和聚（ADP– 核糖）聚合酶 1（PARP-1）被激活[628]。

以前，坏死并不被认为是视网膜变性的重要部分。这种被动的、不受调控的细胞死亡形式现在被认为是由调控的信号传导途径，如那些由 RIP 激酶介导的[628]。这种"坏死性凋亡"（necroptosis）可能在 RP 中起作用[628, 629]。细胞凋亡和坏死性凋亡机制可能共同作用，也可能形成替代途径。

（二）细胞与组织生物学 Cell and Tissue Biology

1. 组织病理学 Histopathology

早期组织病理学研究发现，视网膜色素变性的第一个退行性异常发生在光感受器。随着越来越多的人类特定基因突变的动物模型组织病理学相关性变得可用，我们对内层外层视网膜 RP 变化的了解正在为治疗带来新的概念[575, 630]。

光感受器细胞异常：视网膜营养不良最早的组织学征象是视杆细胞外节段缩短（图 42–50）[631]。随着疾病的进展，视杆细胞的外节段变得越来越短，最终整个细胞都会丢失。这反映在外核层的核数目减少。视杆细胞丢失通常最初出现在中周部。在某些情况下，细胞丢失最初出现在下方视网膜。这是视紫质突变 Pro23His 的典型发现[186]。在这种情况下，存在相应的垂直视野缺损。有趣的是，在转基因 Pro23His 突变小鼠中也发现了类似的光感受器丢失模式。在这个模型中，如果突变小鼠是黑暗饲养，所导致的视网膜变性在整个视网膜上更为均匀，并且明显更温和[632]。这表明，限制这种突变患者的光照可能会减缓疾病的进展。

利用免疫细胞化学和抗 rhodopsin 抗体，对光感受器的细胞病理异常进行了广泛的研究。在正常的视杆细胞中，视紫红质集中在外节段。在众多的视紫红质突变动物模型中，发现了突变视紫红质的异常定位，这在人眼中也有发现[633-635]。这样的观察导致了关于突变蛋白如何损伤光感受器的有趣假设[636]。有人认为某些突变体视紫红质分子在内质网或高尔基体中积累，通过干扰这些细胞器的功能而导致细胞死亡。然而很明显，在特定突变的细胞病理作用上存在物种差异。在转基因的 Pro347Ser 小鼠中，视紫红质在附着在视杆细胞内节段的胞外小泡中积聚[637]。或者，在转基因的 Pro347Ser 猪中，视紫红质积聚在内节段[638, 639]。然而，在人类 Pro347Ser 病例中并没有观察到视紫红质在内节段的异常积聚。

Clarke 等[640, 641]研究了 11 种不同的外层视网膜营养不良动物模型。这些作者注意到光感受器死

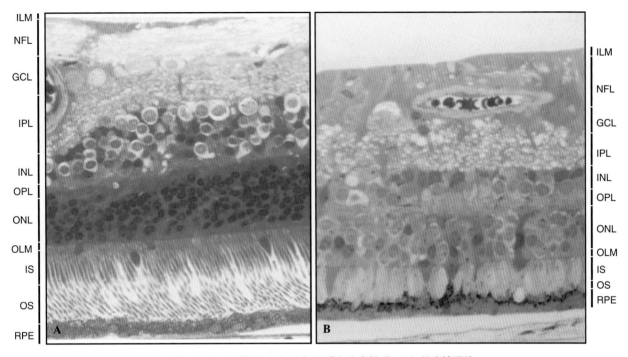

▲ 图 42–50　正常眼（A）和视网膜色素变性眼（B）的光镜照片

Richardson 亚甲蓝 / 天蓝 II 染色。可见视网膜色素变性外节段明显缺失。ILM. 内界膜；NFL. 神经纤维层；GCL. 神经节细胞层；IPL. 内丛状层；INL. 内核层；OPL. 外丛状层；ONL. 外核层；OLM. 外界膜；IS. 内节段；OS. 外节段视杆和视锥细胞层；RPE. 视网膜色素上皮（60×）（图片由 AH Milam 提供）

亡的动力学符合指数模型。这反过来又表明了三个重要特征：①死亡的风险在每个突变光感受器的整个生命周期中是恒定的；②每个突变光感受器与每个其他突变光感受器处于相同的死亡风险（其他条件相同）；③死亡发生的时间是随机的，与其他光感受器的死亡时间无关。由于局部地理因素可能叠加在所有光感受器死亡的同等风险上，导致视网膜某些部位的风险更高，因此 RP 中光感受器死亡的区域性变化与同等风险的特征并不矛盾。在动物模型研究中，总是检查视网膜的同一区域，消除任何区域变化的影响。识别视网膜外层营养不良的这三个特征至少有两个重要原因。首先，指数动力学驳斥了光感受器死亡的主要替代模型，即累积损伤模型，其中死亡风险随时间增加（类似于人口老龄化的死亡风险），细胞死亡动力学是 S 型的，而不是指数的。第二，认识到突变的光感受器处于恒定的死亡风险，要求提出的光感受器死亡的生化机制必须解释指数动力学及疾病的其他主要特征。例如，这可能意味着对于所有不同的基因突变，可能只有少数触发凋亡细胞死亡的途径与光感受器退化

有关[642]。

外层视网膜疾病：在光感受器细胞死亡后，RPE 从 Bruch 膜上分离并迁移到神经感觉视网膜。视网膜下间隙消失。视网膜血管周围袖套内 RPE 细胞的积聚导致骨细胞样色素沉着[643]。RP 变性的视网膜下也有 Bruch 膜增厚的记录。在迟发性 RP 中，可见 RPE 与 Bruch 膜内胶原层之间有物质积聚[644-646]。该物质呈过碘酸 – 希夫染色阳性，含有脂质、钙和铁。基底区清创后 RPE 下方的脉络膜毛细血管发生萎缩[647]。

内层视网膜病理学：在光感受器细胞死亡后，内层视网膜所有类型的细胞都有反应性改变。Müller 细胞发生反应性胶质增生[648, 649]。在晚期视网膜色素变性中，缠结、增厚的 Müller 细胞过程导致剩余视网膜广泛瘢痕形成。胶质纤维酸性蛋白阳性星形胶质细胞发生反应性增生。星形胶质细胞的生长有助于视盘的苍白和视网膜前膜的形成[650, 651]。在英国皇家外科学院（RCS）的视网膜营养不良大鼠模型中[652]，小胶质细胞向外层视网膜迁移的现象已经被证实，但其在人类和病理生理学上的意义

尚不清楚。

以前有人认为 RP 对神经节细胞的作用很小[653, 654]。Stone 等[122] 研究了 41 个 RP 视网膜，发现在每种 RP 遗传类型中神经节细胞数量显著减少。最显著的损失是 X 连锁 RP 和 adRP。跨神经元变性是这种现象的原因[630, 655]。视网膜血管压迫细胞体和内层视网膜缺血也被认为是神经节细胞丢失的原因[656]。内层视网膜缺血是色素上皮血管周围套扎的结果[643]，也可以部分解释临床上所观察到的视神经头苍白[657]。

最近的一些出版物已经详细阐述了异常重塑的细节，以及在光感受器死亡和丢失后视网膜退化中发生的视网膜内修复的错误尝试[658, 659]。这些变化是对损伤和细胞死亡的应激反应，并通过三个阶段进行：①对光感受器细胞的最初损伤，导致其功能障碍（并产生视觉症状）；②通过最初的光感受器细胞应激，表型解构，导致感觉视网膜的光感受器的死亡，其他细胞类型的细胞死亡，通过旁观者效应或营养支持的丧失；③一个长期的整体重塑和大规模重组剩余的神经视网膜[660]。这些修复尝试导致三个主要的转变：① Müller 细胞的反应性肥大和远端胶质带的形成，该胶质基本将剩余的神经视网膜与存活的 RPE/ 脉络膜分离；②神经元沿着胶质表面明显迁移到异位部位；③视网膜内通过复杂的突起、新的突触灶和异常连接建立异常的重新连接[657]。现在也知道，特别是双极细胞和水平细胞在外层视网膜变性的反应中发生了显著的形态学变化和神经递质受体表达的变化[660]。RP 通过无长突细胞和神经节细胞介导的自发 iGluR 信号转导，触发双极细胞谷氨酸受体表达的永久性丢失。有人认为，视杆双极细胞树突的改变可能触发新的基因表达模式，并可能损害视锥通路的功能[661]。这些变化可能会限制细胞或组织移植或植入人工视网膜以在晚期视网膜退行性变中恢复视力的概念。

2. 细胞重塑与血管改变 Cellular Remodeling and Vascular Changes

在缓慢退化的营养不良视网膜中，外周视杆长出轴突样突起可延伸至内界膜[631, 662]。在视紫红质突变体的眼和 X 连锁 RP 的病例中发现了这些神经突起，它们存在于明显的细胞死亡区域，但在黄斑中尚未见到。神经突起绕过双极和水平细胞突触，与肥大的 Müller 细胞突起密切相关（图 42-51）。神经突起聚集形成束状，在内丛状层上形成树状突起，形成内界膜下的串珠状突起。虽然在突触中发现了许多类似于突触中的小泡，但真正的突触连接尚未被确认。免疫细胞化学显示视紫红质光色素在轴突内聚集。目前还不清楚这些过程是否履行了任何职能。视杆神经突触芽似乎并不发生在视网膜营养不良的 RP 小鼠模型中。这表明，这一过程发生在经过数年的长期退化的视网膜中，而不是典型的视网膜营养不良小鼠模型数周至数月的快速退化。因此，这种模型可能不适用于视网膜移植研究，最终目的

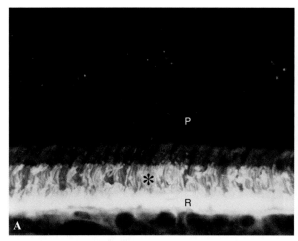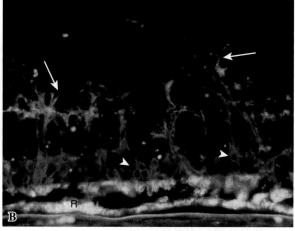

▲ 图 42-51　正常（A）和 Q64ter 视紫红质突变体视网膜色素变性（B）患者视网膜中的视紫红质免疫荧光

在正常视网膜中，视紫红质免疫标记仅局限于视杆外节段（*）。在视网膜色素变性的眼，视紫红质被视为不受位置限制的进程（视杆突起）延伸到内层视网膜（箭）。R. 视网膜色素上皮；P. 光感受器体（230×）（图片由 AH Milam 提供）

是证明人类研究的合理性。与人类相比，营养不良小鼠中移植的视杆细胞和二级神经元之间重新建立突触联系的环境肯定大不相同[662]。因此，大型的动物，如转基因猪中建立 RP 模型是必要的[638, 663]。

视锥细胞退化可能发生在 RP 的早期或晚期，视锥细胞变化的演变与视杆细胞相似。胞质致密化，轴突延长，细胞体数量最终减少，表明细胞死亡后，最初的视锥细胞外节段缩短。在外周视网膜中，缩短的视锥外节段被金字塔形 RPE 突触包围[664]。然而，视锥细胞不经历在视杆细胞中可见的神经突触芽。在一些 RP 眼中，周围视锥细胞偶尔会出现有限的突起[631, 662]。在一例有视紫红质 64ter 突变 RP 眼中，观察到延伸到内丛状层的扩大的视锥轴突[631]。如果细胞大量死亡，黄斑部仍可见单层视锥细胞体。最近，发现了一种细胞存活因子，这种因子是由视杆细胞特异表达的，但对视锥细胞很重要[665]。这种因子称为视杆衍生视锥活力因子，是截短的硫氧还蛋白样蛋白，有望为 RP 产生新的治疗可能性。

视网膜血管异常是 RP 患者的一个显著特征。血管周围袖套[643]和小动脉变细是晚期疾病的常见特征。晚期 RP 视网膜血流减少[666]。这可能是由血管周围的袖套引起的，袖套由迁移的色素上皮和沉积的细胞外基质组成，也可能是继发于代谢需要减少的现象。退化视网膜中细胞密度降低可能导致代谢需求减少，从而导致血流减少[666]。

在少数 RP 患者中，视网膜通透性的改变可导致渗出性视网膜脱离（Coats 样疾病）[73]。这可能与周边视网膜毛细血管扩张有关[667]。周边视网膜缺血和视网膜前新生血管也有报道[71]。然而，对人类这些血管变化的组织病理学评价，只有在已经处于疾病末期的眼睛中才有报道。

八、遗传咨询 Genetic Consul tation

RP 的诊断通常意味着遗传性疾病。因此，一旦怀疑有诊断，就在遗传咨询的特殊背景下进行进一步的患者管理[668]。这可分为三个方面：①诊断；②遗传咨询；③治疗选择的管理。管理 RP 患者的第一步是建立准确的诊断和遗传模式。两者都涉及传统的病史采集和临床检查方法。临床研究和

分子遗传学诊断可以增加以这种方式收集的信息。患者的诊断引起了家庭医师的注意，称为先证者（proband or propositus）[198]。

在知情的遗传咨询开始之前，完整、详细的谱系是检查的重要组成部分。对其他家庭成员的检查不仅对确定正确的诊断，而且对更好地了解其他家庭成员表现的范围和程度及预期的进展速度都是至关重要的。对于某些视网膜营养不良，如 Usher 综合征和 BBS 等，可以在诊断的基础上准确预测其遗传性、常染色体隐性遗传。对于其他人，如典型的RP，家族检查可能是发现继承子类型的唯一方法。

分子遗传学诊断的范围显然正在扩大，世界各地的一些中心现在为越来越多的 RP 基因提供分子诊断测试。实验室名单可通过 www.genetests.org 获得。对于其他基因，分子诊断只能通过研究实验室获得。

家庭团体咨询 Counseling Family Groups

遗传咨询可以被定义为一种沟通过程，处理与家庭中遗传疾病的发生或风险相关的人类问题。在确诊后，第一个重要的问题是确定谁应该接受 RP 患者的遗传咨询。传统上，这是由眼科医师建立诊断。然而，随着 RP 研究的最新进展，许多眼科医师现在将这类患者转介给更积极参与这一领域的专业眼科医师。最近有人建议由临床医学遗传学家、遗传咨询师或遗传护士进行咨询。这是对眼科医师培训中没有正式技能的认可。人们越来越认识到，在咨询过程中，不仅需要简单地传递有关疾病病理生理学、遗传方式和治疗选择的信息。关于遗传咨询，最常见的一个患者抱怨是咨询师没有解决真正与患者有关的问题[669]，这些问题往往是心理和社会问题，而不是疾病的具体细节。RP 患者一生中最紧张的心理时期之一是 RP 诊断相关的事件。Michie 等[670]在一项对接受咨询的患者进行的调查中发现，50% 的人希望得到直接的建议，30% 的人希望在做决定时得到帮助，50% 的人希望得到关于疾病将如何影响他们和他们家庭生活的简单保证。RP 患者通常更关心的是如何应对，现在由于中周边视野损失而禁止驾驶，而不是实际的视野残留百分比。目前还没有临床试验来确定对 RP 患者进行

咨询的最佳方法，但是，随着基因治疗学未来的发展，这一领域肯定会在未来 10 年内发生巨大变化。

遗传咨询的一个主要原则是，它应该是非指导性和支持性的。然而，人们承认，在某种程度上，这是一个理想而不是一个实际目标[670, 671]。例如，大多数 RP 患者，那些被给予选择是否接受白内障手术的患者，会根据咨询医师的建议采取行动。同样，许多患者也受到风险陈述方式和计划生育选择的影响。生殖咨询应始终以尽可能非指导性的方式提出各种选择。

疾病严重程度的预测可能受到许多非亲缘因素的影响，这些因素在眼科遗传学中越来越受到认可。在常染色体显性遗传病中，可变表达（严重程度的变化）[672] 和不完全外显（无症状的疾病基因携带者）[591] 尤其常见。双基因遗传[469]（即两个独立基因突变的有症状杂合子个体）也会影响严重程度的预测。其他非亲缘影响，如减数分裂驱动、预测和印迹，也可能与特定家族疾病严重程度的预测有关[673–675]。

在与患者讨论视力的症状和预后后，出现了处理患者子女风险的问题。继承模式已经评估过了。一个常染色体显性性状，每一代都有受累的成员，并且是男性对男性的传播，意味着受累个体的后代有 50% 的风险。在双亲都是携带者的常染色体隐性遗传家庭中，无论已经患病的儿童数量如何，这些父母的每个孩子都有 25% 的患病风险。患有常染色体隐性遗传病的受影响个体产生受影响后代的风险很小，这取决于人群中携带者状态的频率。常染色体隐性性状的遗传受社区血缘传统的影响。应该寻求有关这种传统的资料，因为血缘关系在不同的人群中可能很常见。

传统上，X 连锁性状只在受累男性（半合子）中有症状。然而，女性 X 连锁 RP 携带者即使有轻微的眼底异常也可能有症状[676]。受影响的男性不能将异常基因传递给他们的儿子，但所有的女儿都是携带者（专性杂合子）。杂合子临床表达的变异性和频谱归因于里昂化，即两条 X 染色体中的一条随机失活，疾病程度取决于携带突变基因的亲本 X 染色体的相对活性比例[54, 192]。很少，由于极端的里昂化，一个 X 连锁疾病的携带者，如 X 连锁 RP 或

无脉络膜症，可能受到中度至重度的影响。一个常见的问题是在没有疾病家族史或有限系谱信息的单纯病例中评估后代的风险。在这种情况下，对后代的风险可能很小（如< 5%），除非拟议的结合是血缘关系。

在眼科遗传咨询方面，需要用患者可以理解的术语解释可能的视力障碍的严重程度（例如，与阅读能力丧失和活动受限的程度联系起来，而不是预测可能的 Snellen 视力）。在某种程度上，可以与另一位年长的受影响家庭成员的经历进行比较。许多视力受损的人，尽管有严重的视力缺陷，却惊人地适应良好，过着高效的生活。这些家庭可能认为残疾比外部观察者更轻，而且在这些家庭中对受影响儿童的支持可能非常大，因此传播疾病的风险不会被认为是一个很大的负担。在讨论这些问题时，从业者需要对种族、宗教和社会影响特别敏感。例如，天主教徒或穆斯林很少接受终止协议[677]。

目前还没有研究试图评估美国眼科遗传学对产前诊断的要求，尽管此类研究已在欧洲进行。德国视网膜色素变性协会的成员参加了一项关于 RP 产前诊断态度的问卷调查[678]。在 414 名受访者中，64% 的人认为产前诊断是合适的。瑞典的一项类似研究发现，60% 的人对产前诊断持积极态度[679]。两项研究都发现，尽管大多数人会接受产前诊断，但这并不意味着他们会继续终止受累的妊娠。在前一项研究中，超过 32% 的人回答说，如果孩子出生后不久就注定失明，他们不同意终止妊娠；而如果失明发生在成年期，61% 的人不同意。后一项研究还发现，尽管可以使用产前诊断，但超过 30% 的人不会使用这些信息来决定终止妊娠。即使胎儿在这些检查中面临风险，这些态度也被表达出来了。然而，尽管有理论上的可能性和一些证据表明有少量的患者需要，我们并不知道在美国或英国对 RP 的产前诊断有多大的需求。

遗传病患者的家庭需要知道他们的计划生育选择。最常被考虑的选择是在了解和接受风险的情况下继续生育，决定不生育及在未来还没有选择的情况下推迟生育。如果母亲不是显性或 X 连锁性状的携带者，希望有一个正常孩子的父母可以考虑从正常捐赠者那里进行人工授精。其他越来越多的选择

包括优先配子选择（特别适用于从雄性遗传的性状）和一种称为植入前基因诊断的程序，这涉及到体外受精，只植入一个胚胎，从 6～8 细胞的胚泡阶段提取一个细胞进行了分子分析，并已证明不携带所讨论的突变。（在这一阶段切除单个细胞似乎是胚胎可以忍受的，不会有任何后果。）

在遗传咨询会议上，给患者提供了大量的信息。因此，计划多次访问应该是通常的做法，而不是试图在一次咨询中完成这一过程。此外，还应向参加咨询会议的家庭成员发送一封解释要点的正式信函。

九、支持服务 Support Services

患者可以从向当地、地区或国家机构的适当转诊中受益匪浅，这些机构为视障人士提供服务和支持。这些服务可能是为一般视力受损的个人或那些特别受 RP 影响的人。所有患者应提供转诊。由熟悉视障人士工作的社会服务人员进行协调是适当的。在处理视障儿童融入学校系统或协调职业康复训练等问题时尤其如此[680]。

许多国家已经建立了专门的 RP 患者协会。在美国，有一个抗击失明的基金会，以前被称为视网膜色素变性基金会（7168 Columbia Gateway Drive, Suite 100, Columbia, MD 21046, USA。电话：+1（800）683-5555+。网址：http://blindness.org/）。在英国，有对抗 RP 盲（英国白金汉，MK18 1GZ，邮政信箱 350。电话：+44 01280 821334+。传真：+44 1 712 723 862。网址：http://rpfightingblindness.org.uk）。在加拿大，有加拿大抗击失明基金会（890 Yonge Street, 12th Floor, M4W 3P4, Ontario, Toronto, 电话：++14163604200，传真：++14163600060。网址：www.ffb.ca）。其他一些 RP 协会的地址如下。其他国家 RP 协会的最新地址可在 http://www.retina-international.org/ 上找到。

对于聋哑和盲人 RP 患者，以下联系方式可能是合适的：在美国，Helen Keller 国家中心，地址：141 Middle Neck Road, Sands Point, NY 11050, USA。电话：+1 516 944 8900。网址：http://helenkeller.org。在英国，Sense，Sense 总部，101 Pentonville Road, London N1 9LG。电话：+44 0845 127 0060。传真：+44 0845 127 0061。网址：info@sense.org.uk。

在美国，为了解决一般的视觉障碍问题，各州都成立了盲人委员会，帮助盲人成人进行职业培训。国家和地区也有针对视障儿童的项目。在英国，患者可转诊至皇家国家盲人研究所（RNIB），地址：105 Judd Street, London, WC1H 9NE, UK。电话：+44 020 7388 1266。网址：http://www.rnib.org.uk/）。

十、治疗 Treatment

RP 治疗中的一个主要谬误是普遍认为这种情况是不可治疗的，更准确地说 RP 是不可治愈的。RP 患者总是可以得到帮助（治疗），在确诊后，以"我不能为你做任何事"来推辞此类患者已经是不可接受的。不应忘记，通过提供有用的信息和支持来帮助患者适应 RP 会起到很大的作用。其他需要考虑的主要选择包括仔细验光、白内障摘除、黄斑水肿的治疗和低视力辅助治疗。

这是强制性的，以确保患者有适当的矫正屈光不正和获得低视力辅助工具。夜视辅助设备是一种单目手持设备，可放大低水平照明，帮助有夜视障碍的患者在昏暗的照明条件下观看[681]。尽管这种装置在特定情况下可能有用，但广角、强光手电筒通常比夜视仪更有效，成本也低得多[682]。

限制眼部光暴露是限制 RP 进展的一个共同主题[683]。这一理论已在几项小型临床试验中得到验证。在一项研究中，一名患有 adRP 的患者和另一名患有 arRP 的患者被一只眼睛用不透明的外壳封闭 6～8h/d，持续 5 年[684]。然而，在视力、视野、眼底检查和摄影或 ERG 方面，遮盖眼和裸眼之间没有显著差异。在一项类似的研究中，12 名 RP 患者在一只眼睛上戴了几年的有色隐形眼镜。与裸眼相比，遮盖眼显示出视野损失更小的趋势，但这些结果并没有在更大的试验中被复制。

定期的视野检查和对视野缺陷的富有同情心的解释可以帮助患者了解进展的速度，从而为将来的残疾做计划。此外，定期检查有助于确保在适当情况下将患者转介给特定的社区和法律支持机构。对驾驶的法定视觉要求的解释将有助于那些仍在驾驶的患者计划何时不再可能这样做。对 RP 患者来说，这些改变是典型的或常见的，这一点的保证通常可以减轻他们对视觉功能丧失速度快于预期的担忧。

（一）白内障摘除术 Cataract Extraction

RP 患者经常发展成对视觉上有明显影响的白内障。在许多此类病例中，应考虑并推荐白内障手术。最常见的白内障类型是后囊下晶状体混浊（35%～51% 的成人 RP 患者）[81-83]。白内障手术的最大益处似乎出现在后囊下混浊患者身上，而不是其他类型的白内障[685]。黄斑的临床检查，包括高分辨率 OCT，可能有助于评估视力改善的潜力。对对侧眼黄斑的检查是有帮助的，但并不是白内障眼潜在危险的可靠评估[686]。激光干涉术和电位灵敏度计可能有助于确定白内障摘除是否能改善视力。为期两周的散瞳试验也可能有助于这一评估[82, 687]。大多数 RP 患者的白内障手术需要比没有其他眼科疾病的可比性白内障患者年轻（大约 35 岁）[82, 688]。

研究表明，白内障摘除术后很多患者的视力有显著提高。Bastek 等[82]报道说，在 30 只 RP 眼中，83% 的眼睛在 Snellen 视力表上有两行的改善。超过 50% 的患者病情改善到 20/50 或更好。Newsome 等[688]研究了 26 例接受白内障摘除术的 RP 和 Usher 患者，发现 22 例患者的视力有所提高。两项关于 RP 患者行白内障手术的研究强调了超声乳化摘除术和后房型人工晶状体[685, 689]。这两个报道的结果与发表的没有其他眼病的白内障患者的结果相当。RP 患者似乎没有更倾向于发生前段或后段并发症，除了后囊膜混浊、前囊撕裂挛缩，以及可能因失去晶状体韧带支撑而发生人工晶状体脱位[690, 691]。由于 RP 患者的眼睛更容易因眼内手术而发炎，特别是在需要虹膜手术的情况下，白内障手术后患者应长期使用局部类固醇和非甾体抗炎药物，以防止囊样黄斑水肿的发生。白内障手术后囊袋挛缩应立即用 YAG 激光放射状松弛切口治疗[692]。建议增加使用皮质类固醇，以保护剩余的后极免受术后 CME 的影响。

如果计划进行手术，患者必须意识到中心视力的任何改善都不会与视野的改善相关[82, 689, 693]，白内障手术也不会影响疾病的预期进展率[688]。对患者来说，术前对视力改善有一个现实的期望是很重要的。

（二）黄斑水肿 Macular Edema

囊样黄斑水肿（cystoid macular edema，CME）可显著降低 RP 患者的视力[151, 152]。中心视力的丧失对这些患者来说尤其成问题，他们可能已经失去了明显的周边视力。据报道，非综合征 RP 患者的 CME 患病率为 11%～70%，大多数研究报告发病率约为 20%[694-699]。而 Usher 综合征患者的 CME 发病率为 8%～60%[700-702]。发病率的广泛变化可能是由于对重大 CME 的不同定义、OCT 等新技术的发展（更有效地检测 CME）及研究之间的人群差异。一些报道显示，常染色体显性和隐性 RP 的发病率较高，而 X 连锁 RP 的发病率较低，但其他研究表明两者没有差异[79, 168, 697, 698]。

RP 中 CME 的确切来源尚不清楚，可能是多因素的。轻度炎症可导致血 - 视网膜屏障破裂，导致视网膜或脉络膜血管渗漏[703-707]。RPE 细胞泵送效率降低也可能导致黄斑部积液[708]。抗视网膜抗体如抗烯醇化酶和抗碳酸酐酶的存在与 CME 的发生有关[709-711]。视网膜前膜是 CME 的另一个来源，在 RP 患者中更为突出[609]。白内障手术可诱发 CME 或加重已经存在水肿，这引起了 RP 患者的关注，后者经常有后囊下白内障。然而，Jackson 等[689]报道说，大多数接受白内障摘除术的 RP 患者受益显著，CME 的发生率低于预期。

RP 中的 CME 通常被描述为无渗漏的 CME，通过仔细的立体眼底检查可以检测到，但荧光素血管造影显示很少有渗漏。在 RP 患者中 CME 的检测方法也在不断发展，OCT 现在看来是最敏感的方法[697, 712-714]，特别是谱域 OCT。Hajali 等[697]证明，即使在没有检眼镜证据的患者中，使用光谱域 OCT，至少一只眼的 CME 发生率为 32%。

虽然 OCT 对 CME 的检测非常敏感，但视网膜厚度与视力之间的关系可能很困难。RP 患者通常有明显旁中心凹旁细胞丢失，因此厚度测量可能会被混淆。一些研究显示，视力与中心厚度之间的关系存在相互矛盾的结果[696, 712, 713]。在一项更大的研究中，Sandberg 等[698]发现视力与中心凹中心的视网膜厚度成反比，也与中心凹旁的厚度独立相关。此外，现在被称为椭圆体区的 IS/OS 结在 OCT 上的存在似乎是视觉电位更可靠的指标[163, 695, 715, 716]。

目前已有多种治疗方法，包括玻璃体切割术、激光格栅样光凝、玻璃体内或全身类固醇、抗血管内皮生长因子等[717-724]。然而，迄今为止最有效的药物是碳酸酐酶抑制剂[708, 725]。在评估 RP 治疗 CME 的疗效时，应记住，CME 可在不进行干预的情况下自发改善[151, 726]。激光光凝是一种常用的有效治疗方式，尤其是 RP 中伴有渗出，Coats 样视网膜病变时[73, 77]。虽然格栅样光凝治疗 CME 已有报道[718]，Heckenlively 以破坏性的方式拓宽了这种治疗[726]，即在 RP 患者任何中心领域内视网膜进行格栅样光凝治疗 CME。

碳酸酐酶抑制剂（CAI）无论是口服还是外用，仍是 RP 中 CME 的主要治疗方法。Cox 等[708]首次采用口服乙酰唑胺进行前瞻性交叉研究。6 例 RP 患者中有 4 例黄斑水肿有显著的、可重复性的改善。Fishman 等[725]在为期 2 周的 12 例 RP 患者中进行了类似的研究设计，发现了对视力的类似影响。Grover 等[727]发现，虽然局部 CAI，多唑胺（dorzolamide）能改善血管造影黄斑水肿和主观视觉功能，但视力没有改善。他们的结论是口服乙酰唑胺是一种更有效的治疗方法。在一个更大的队列中进行的一项重复研究测量了口服多唑胺治疗 RP 患者 CME 的 OCT 变化[728]。他们证明 15 个患者中有 13 个在外用多唑胺治疗后减轻了黄斑水肿。据报道，持续使用 CAI 可导致黄斑水肿反弹[728-730]。Thobani 等[731]已经证明，对于有反弹现象的患者，进行 CAI 治疗的"休假"（vacation）可以恢复这些药物的疗效。

一种实用的治疗方法是从小剂量 CAI 开始，如多唑胺，一天 3 次，如果没有改善，则继续口服CAI。可能需要几个月才能观察到治疗效果[730]。对于乙酰唑胺，建议诱导剂量为 500mg/d，然后维持剂量为 250mg/d。不良反应如食欲不振、疲劳、手刺痛、肾结石和贫血，是限制 RP 患者耐受乙酰唑胺治疗时间的主要问题。由于其存在这些不良反应，Fishman 等[732]评估了另一种不良反应较轻的碳酸酐酶抑制剂甲唑胺 50mg/d 的疗效。尽管他们发现 17 名患者中有 9 名黄斑水肿得到改善，但主客观视力的改善令人失望。结论为乙酰唑胺是较有效

的治疗方法。

许多作者指出，客观（Snellen 视力表）和主观视力的改善可能与血管造影改变无关[725, 732, 733]。这可能是因为血管造影改变与视网膜血管的通透性相关，碳酸酐酶抑制剂的主要作用可能是增加通过视网膜色素上皮的液体通道。也有人提出，中心凹外敏感度的提高可能解释了为什么许多患者在没有支持性 Snellen 视力改善的情况下报告主观视力改善。Chen 等[734]研究了 500mg/d 乙酰唑胺对 1 例 adRP 患者 CME 的心理物理效应。尽管视力几乎没有改善（Snellen 表一行），但通过暗视阈值精细基质成像测量，黄斑水肿和中心凹外层视网膜敏感度显著改善。总的来说，监测乙酰唑胺治疗效果的最佳方法是通过患者的主观报告，而不是依靠视力评估或血管造影。

玻璃体腔注射曲安奈德已用于难治性 CME 对 CAI 无反应的病例。这些注射可以暂时解决黄斑增厚问题，并能提高视力[694, 719, 720, 735]。类固醇具有抗炎作用，可以对抗自身免疫抗体，但也提供抗血管生成作用，可以减少血管渗漏。玻璃体内类固醇的一个明显的缺点是效果有限，可能需要重复注射。随后的注射增加了加速白内障发展、诱发青光眼或引起眼内炎的风险。

抗血管内皮生长因子药物 pegaptanib 钠（Macugen）、雷珠单抗（Lucentis）、贝伐单抗（Avastin）和阿非贝西普（Eylea）已用于治疗小系列 RP 患者的 CME[722-724, 736, 737]。虽然这些药物对一些患者在降低黄斑厚度和改善视力方面似乎是有效的，但人们有理由担心，长期使用这些药物可能会加剧 RP 患者已经存在的血管衰减[738]。此外，由于有证据表明 VEGF 还可以作为神经营养因子发挥作用。在遗传性疾病如 RP 中，慢性抑制可能对视网膜神经元有害[739, 740]。

（三）膳食补充剂 Dietary Supplements

1. 维生素 A 补充剂 Vitamin A Supplements

维生素 A 补充剂可有效治疗因肠道吸收障碍或转运缺陷导致的维生素 A 缺乏相关的视网膜病变，如 Bassen-Kornzweig 综合征（abetalipoproteinemia）[741]。1984—1991 年，Berson 等[742]进行了一项随机、双

盲、前瞻性研究，以确定口服维生素 A（棕榈酸视黄酯）和维生素 E（dl-α- 生育酚）对更常见的 RP 病程的影响。典型的 RP 或 Usher 综合征 2 型患者被分为四个治疗组：①每天摄入维生素 A 15 000U；②每天摄入维生素 A 15 000U 加上每天摄入维生素 E 400U；③两种维生素的微量；④每天摄入维生素 E 400U。

601 名成人患者中 95%（596 人）至少完成了 4 年的随访。虽然随着时间的推移，视野的缓慢丧失没有显著差异。但作者发现，每天服用 15 000U 维生素 A 的两组的视锥细胞 ERG 振幅下降的速度平均略慢。有趣的是，两组接受 400U/d 维生素 E 治疗后，其波幅较基线下降 50% 或更多的可能性增加了 42%。两组视力无明显变化。推测维生素 E 的明显不良反应可能是对维生素 A 吸收的二次干扰所致。作者建议大多数成年 RP 患者在眼科医师的监督下服用 15 000U/d 的维生素 A，并避免高剂量的维生素 E 补充，例如本试验中使用的 400U/d 的维生素 E[743]。

这项研究和它的建议是有争议的，并导致了一系列关于这项工作对临床实践的意义的文章[744-747]。有一些问题被特别提出[748, 749]。维生素 A 使用的阳性结果仅在降低 30Hz 和一定程度上降低 0.5Hz 闪光幅度方面有报道。患者可感知的心理 - 生理 - 视觉参数没有改善。有人认为，视锥 ERG 反应的变化，不是维生素 A 的积极作用，可能是由背景噪声的影响引起的，并被方法论的特异性所曲解。考虑到这种可能性，应该记住，在 RP 患者中记录到非常低的振幅反应（低至 0.12μV）。在研究的病例中没有发现使用维生素的不良反应。然而，这种剂量的维生素 A 会产生不良反应，如颅内压升高、肝肿大、年轻人的骨病和血脂升高[750]。此外，许多人认为大剂量补充维生素 A 会致畸，导致先天性畸形，如心脏缺陷和腭裂[751, 752]。一项调查发现，在每天以补充剂的形式摄入超过 10 000U 预成型维生素 A 的妇女所生的婴儿中，估计 57 个婴儿中有一个畸形可归因于补充剂[753]。因此，对有生育潜力的妇女来说，以 15 000U/d 的剂量补充维生素 A 尤其令人关注。有人提出，在建议在 RP 中使用维生素 A 之前，需要证明更大的益处[749]。据报道，高剂量维生素 A 的补充增加了骨质疏松症的风险[754-757]。

虽然在上述研究中没有遇到推荐剂量的严重安全问题，但服用大剂量维生素 A 补充剂几十年的长期安全性是不确定的。关于高剂量维生素 A 补充剂对肝脏的毒性提出的问题[758]，以及这种高剂量的维生素 A 补充物在 RP 上的类似有益结果尚未被再现，导致世界许多地方的眼科医师认为维生素 A 可能是边际效益（marginal benefit），在 RP 患者中，这必须与使用 RP 的不确定风险进行权衡[744]。

Sibulesky 等[759] 报道 146 例 18—54 岁的服用 15 000U/d 维生素 A 小于 12 年的健康 RP 成人没有肝毒性的临床症状或体征。Berson 仍然主张补充维生素 A 对大多数 RP 患者有益，特别是那些具有视红紫红质 Pro23His 突变的患者（EL Berson, personal communication, 2004）。如果患者选择服用补充维生素 A，他们应定期监测肝毒性，并被警告妊娠致畸风险和监测骨质疏松症。如果患者自行开始使用，建议他们定期进行维生素 A 水平评估和肝功能测试。

2. 二十二碳六烯酸补充剂 Docosahexaenoic Acid Supplements

二十二碳六烯酸（docosahexaenoic acid，DHA）是光感受器中丰富的脂类，占视杆外节段脂类的 30%～40%[760]。某些 RP 患者的血浆、红细胞和精子中的 DHA 水平降低[762-764]。至少一些 X 连锁 RP 患者的 DHA 合成似乎受损[765]。长期补充 400mg/d 的 DHA 可使平均血浆 DHA 水平升高 2.5 倍，但与任何显著的不良反应无关[766]。

一项针对 X 连锁 RP 患者口服 400mg/d DHA 4 年的试验表明，视锥 -ERG 的保存与红细胞 DHA 水平相关，提示补充 DHA 可能对患者有益[767]。然而，一项后续研究发现，在 XLRP 患者中使用体重调整剂量的 DHA 并没有带来益处[768]。

2004 年，Berson 及其同事[769] 报道了一项为期 4 年的随机双盲试验的结果，共有 221 名 RP 患者服用了 1200mg/d 的补充 DHA 或安慰剂胶囊。由于之前维生素 A 试验的结果，治疗组和对照组每天也服用 15 000U 维生素 A。主要观察指标是 Humphrey 30-2 视野的总分，次要观察指标是 30-2 和 30-60-1 联合动态视野的总分和 30Hz ERG 振幅。在最初的 221 名患者中，208 名完成了为期 4 年的试验。治疗组与对照组在视野敏感度和 ERG 振幅下降方面无显著性差异。本试验的结论是，在接受 15 000U/d 维生素 A 的患者中，平均每天添加 1200mg 维生素 A 不会减缓 RP 引起的视野或 ERG 振幅损失的过程。

同一作者的第二份报道描述了对最初补充 DHA 研究的子项目分析数据的进一步评估[770]。这些评估的重点是发现，在进入研究的患者中，有些人对维生素 A 不敏感，而另一些人已经在补充维生素 A，与对照组相比，那些对补充 DHA 和维生素 A 的但未服用维生素 A 的受试者在试验期间的前 2 年的监测中，发现他们的疾病进程较慢（视觉敏感性和 ERG 振幅下降的速度较慢，分别为 $P=0.01$ 和 $P=0.03$）；在服用 DHA 补充剂时，已经服用维生素 A 的队列没有观察到类似的减缓。在第 3 年和第 4 年，这两个亚组没有明显的效益。然而，维生素 A 对照组的饮食 ω-3 脂肪酸与试验 4 年的视觉敏感性下降呈负相关（趋势检验，$P=0.05$）。同样，在进入研究之前补充维生素 A 的持续时间与 ERG 波幅下降率呈负相关（$P=0.008$）。作者解释了亚组分析的这些发现，足以提出建议，服用维生素 A 的患者应在饮食中补充 DHA，不服用维生素 A 的患者应服用维生素 A 并同时补充 DHA。

3. 叶黄素补充剂 Lutein Supplements

叶黄素（lutein）和玉米黄质（zeaxanthin）是黄斑色素，不能在体内合成，必须从饮食来源获得。有证据表明，在鹌鹑中，黄斑色素对氧化损伤和光诱导光感受器细胞死亡具有保护作用[771]。一项为期 6 个月的口服补充 20mg/d 叶黄素的研究表明，50% 的 RP 或 Usher 综合征患者黄斑色素增加，但中心视力没有变化[772]。这种补充的长期效果尚不清楚。

2010 年，Berson 等[773] 报道了一项为视网膜色素变性患者补充叶黄素的试验。在同一期中，Massof 和 Fishman[774] 发表了一篇社论，题为"营养补充剂减缓视网膜色素变性进展的证据有多有力？"这篇文章检查了早期维生素 A 试验及目前 DHA 和叶黄素补充试验的证据。作者指出，没有一项研究通过初步分析产生简单、明确的效益。只有当最初的研究以一种事后的方式分为亚组时，才有意义。该研究的数据和安全监测委员会在给编辑的

一封信中报告说，维生素 A 组和对照组之间或 A+E 组和对照组之间没有差异，并认为最初报道的许多显著差异是数据汇集的结果，可以归因于早期维生素 E 和其他所有组之间的差异也很大。

4. 对 RP 饮食研究的批评 Criticisms of Dietary Studies for RP

关于 Berson 进行的 2004 年 DHA 补充研究，Massof 和 Fishman 指出，在主要结果数据的分析中没有获得显著性（$P=0.88$），并且治疗组和对照组之间在任何次要结果（30/60-2HFA 总分丢失率 / 30Hz ERG $\log_e$ 振幅和 logMAR 视力）均无差异。当对数据进行亚组分析时，发现第 1 年和第 2 年有显著性，而第 3 年和第 4 年没有显著性。基于第一项研究的亚组分析，Berson 及其同事建议 RP 患者每天摄入 15 000U 的维生素 A 来减缓疾病的进展。根据第二项研究的亚组分分析，作者得出结论，补充 DHA 有助于并加速高剂量维生素 A 在治疗前 2 年获益。

然后，Massof 和 Finkelstein 提出了与这些试验相关的两个重要问题：①由于数据分析中的不正确假设而导致的对结果的误解，例如当这个假设可能不成立时，随着时间的推移线性下降；②从次级亚组分析中得出的临床实践建议应该有多大的权重，这会扰乱和不平衡。最后，作者讨论了临床试验的概念，认为临床试验是一种特殊的研究类别，它在设计、结构和执行上都是高度正规的，并且由一个临床问题驱动的，这个问题一旦解决，将为临床实践制订新的标准。他们的结论是，主要结果是事先商定的，是研究设计的核心，应该做出审判的裁决。二次分析有助于挖掘潜在的其他因素，这些因素可能是有效的，并可能导致有用的未来研究，但不应规定患者护理的标准。

（四）号称"治愈"RP Purported "Cures" for RP

在咨询过程中，RP 患者通常会对接受过媒体报道或在互联网上阅读过的非传统疗法的信息和验证提出困难的问题。最近一项针对 RP 患者的在线调查显示，95% 的受访者尝试过至少一种形式的补充和替代药物来治疗 RP，包括针灸、按摩、瑜伽、芳香疗法、心身疗法和草药疗法[775]。一些患者报

告主观视力改善，尽管没有任何对照的科学研究来评估这些治疗的视力。

虽然许多上述疗法是善意的，并且可能为患者缓解了一些压力，但仍存在其他疗法，特别是在因特网上，声称能显著改善 RP 患者的视力。但很少提供客观数据。这样的治疗方案通常没有什么科学依据，常常会让患者大失所望。

参与 RP 患者护理的眼科医师有义务劝阻患者不要让自己置于未经证实的治疗的风险之下，并应警告患者，追求虚假希望会导致严重的情感创伤和经济损失[776]。

多年来，人们提出了许多非常规治疗 RP 的方法。这些治疗包括治疗性针刺、血管扩张剂和胎盘组织注射[777-779]。在俄罗斯，RP 患者被肌内注射或球周注射 ENCAD，一种酵母 RNA 提取物[780]。然而，一些由外部机构进行的研究已经证明这是一种有效的治疗 RP 的方法[781, 782]。

古巴一家诊所的患者在头、肩和足部接受 21 天的电刺激，他们的血液也在数天内被抽取、臭氧化和重新注射，然后进行一个外科手术，将球后脂肪带血管的皮瓣移植到眼球后部的巩膜囊中。一些患者还口服血管扩张剂和维生素。Berson 等[783] 评估了 10 名 RP 患者在古巴接受治疗前后 6~8 个月的情况。视觉功能测试，包括对视力、视野和 ERG 变化的评估，没有发现对治疗有益的影响。更令人担忧的是，与其他研究报告相比，ERG 振幅和视野的平均下降幅度表明，这种干预与病程的恶化有关。其他人也发表了类似的不良结果[784, 785]。复视需要手术矫正也被视为一种并发症[784, 786]。这些报道得出结论，这种治疗方案对 RP 患者没有益处。

有两项研究检查了针灸治疗视网膜色素变性视力丧失的疗效，虽然两项研究都报道了令人印象深刻的结果，但这两项研究都不是随机的，也没有一个对照组的患者接受"假"针灸，将针放在非传统位置，因此对数据的有效性提出了质疑[787, 788]。要确定针灸是否对视网膜色素变性患者的视力具有保护价值，需要进行更大规模、更严格的随机对照研究。

先前的研究着眼于 RP 患者的异质群体，但有证据表明，光照可能在 RP 患者的一个亚群中发挥重要作用，特别是那些由 B1 类视紫红质突变引起的常染色体显性 RP 患者[789]。与上方视网膜相比，这些患者下方视网膜的损伤更大，这是由于上方视网膜的光照增加所致[186, 790]。此外，犬和啮齿动物的常染色体显性遗传性视网膜变性模型均显示，黑暗饲养可减缓视网膜变性，暴露在强光下则恶化[149, 632, 791-795]。因此，虽然光照与 RP 进展之间的直接关系尚未确定，但建议患者（尤其是常染色体显性 RP 患者）在室外戴有色镜片似乎是合理的。此外，在检查这些患者时应注意避免摄影或外科手术造成不必要的光照。

有色镜片可以在户外提供舒适感，并且对一些 RP 患者可以提供主观视觉改善，尽管这需要更多的控制性主观研究[796]。一些 RP 患者，特别是那些有视锥 – 视杆功能障碍的患者，认为具有特殊颜色的镜片，如 Corning 550 镜片主观上比普通太阳镜更好。我们建议患者在购买这些相当昂贵的有色眼镜之前，先找一个愿意接受足够的试用期的眼镜商。

十一、未来管理 Future Mana Gement

许多关于 RP 新治疗策略的研究都依赖于动物模型，已经有许多这样的型号。无论是转基因[797] 和基因敲除[798] 啮齿动物的视网膜营养不良模型都存在，目前是治疗学工作中最流行的模型。与自然发生的遗传原因不明的视网膜营养不良病例相比，它们具有优势，因为可以选择潜在的分子遗传缺陷。例如，所有关于由突变体视紫红质引起的疾病的工作都是基于这样的结构，因为在 2002 年之前，除了人类之外，自然界中没有发现任何视紫红质突变的动物。然而，与人眼相比，这些构建的啮齿类动物模型的有用性受到啮齿动物构成差异的限制。最相关的区别在于视网膜中光感受器细胞的数量和分布，特别是视锥细胞，因为没有真正的黄斑，所以啮齿动物的眼睛比人类的眼球小得多。

目前为止，人类 RP 最大的视觉障碍是由于视锥细胞功能的二次丧失[663]。视杆细胞衍生的视锥细胞生存因子的确认，为人类 RP 中视锥细胞的生存和功能的治疗策略提供了希望[665]。也有人认为，在 RP 中视锥细胞的死亡往往是继发的现象，是由于氧化应激引起的主要视杆细胞死亡所导致的[799]。抗氧化治疗，最值得注意的是 N- 乙酰半胱氨酸最近已被证明保留小鼠 RP 模型中的视锥细胞[800]。

然而，这种疗法的进一步验证将需要比老鼠或大鼠更大的动物。不幸的是，啮齿动物的视网膜具有稀疏、均匀分布的视锥光感受器细胞，因此只能在有限的程度上反映人类的情况。啮齿动物的眼睛也非常小，直径 3～6mm，与人眼球（直径约 24mm）相比，啮齿动物晶状体相对较大，几乎填满了眼球的内腔。这两个机械因素严重限制了啮齿动物在评估眼部手术技术中的实用性。Petters 等[638] 已经开发了一种表达突变视紫红质基因（Pro347Leu）的转基因猪 RP 动物模型。猪眼睛在肉眼的构造和大小（直径约 22mm）上更具可比性。尽管猪也没有形成黄斑区，但视锥细胞的数量和总分布与人类视网膜更为相似[663]。其他对视网膜变性有价值的大型动物包括 Briard 犬（RPE65 突变）、T4R 视紫红质突变犬和西伯利亚哈士奇犬（RPGR 突变）[801-803]。

（一）基因治疗 Gene Therapy

作为基因操作的靶点，视网膜具有一些优势。靶细胞（通常是光感受器）比大多数组织更容易接近，操作的效果可以直接观察到。细胞群是静态和非分裂的。一旦得到适当的表达式，它将在理论上无限期有效。

基因突变的后果可分为两类：①导致功能丧失的异常（如大多数常染色体隐性疾病、大多数 X 连锁疾病和一些显性疾病）；②导致额外（通常有害）功能的异常（通常见于显性疾病）。这方面的例子包括常染色体隐性 PDEβ 突变中 PDE 缺乏引起的缺陷，以及 adRP 中一些视紫红质突变的理论功能获得[804, 580]。任何基因治疗策略的出发点都是认识到哪些基因与感兴趣的疾病过程有关，因为将采用截然不同的方法。在"功能丧失"（loss of function）型疾病中，替换突变体可能足以治愈。在"获得功能"（gain of function）型疾病中，阻断或"关闭"（switch off）疾病基因（如使用互补的反义寡核苷酸）更为合适。

视网膜基因治疗的主要问题是将遗传物质传递给细胞，并在靶细胞中适当表达该物质而不产生不良影响。在所使用的各种基因转移载体（如配体–DNA 结合物、载 DNA 脂质体囊泡、电穿孔）

中，腺病毒和腺相关病毒的研究最为广泛。腺病毒和腺相关病毒[805] 的转染可能是非特异性的。腺病毒玻璃体腔注射常导致晶状体、睫状体和视网膜广泛表达[806]。视网膜下注射导致更局限的基因表达[807]。与腺病毒使用相关的其他主要问题是宿主免疫应答和抑制宿主细胞蛋白质合成和肿瘤转化的理论问题。目前正在研究免疫抑制剂的辅助使用，以减少免疫反应[808]。

2007 年对人类视网膜变性进行了里程碑式的基因治疗研究[809, 810]。Bainbridge 等[809] 使用重组 AAV2 载体，在 Leber 先天性黑矇患者中，通过内源性 RPE65 启动子元件驱动，传递人 RPE65 cDNA。Maguire 等[810] 使用含有组成性启动子的 AAV2 载体来驱动 RPE65 转基因表达，并报道了 3 个患者视网膜功能改善的客观证据（如通过瞳孔测定法）。两组都报道显示在这两个试验的 6 名参与者中，有 4 名的主观视力指标有所改善。Maguire 等[810] 报道了瞳孔测定结果的改善。两组均未报道视网膜电图显示视网膜功能改善。在视网膜下注射后，Bainbridge 等[809] 报道了 1 例黄斑裂孔。进一步的随访显示临床疗效稳定，无意外并发症[811, 812]。最近，Sparks Therapeutics 发布了他们的 Ⅲ 期基因治疗研究的阳性结果，该研究使用 AAV2 载体治疗 RPE65 突变患者。达到主要终点后，比较治疗组和对照组在基线检查和 1 年内活动性测试变化的改善情况[813]。

一种治疗常染色体显性遗传病的创新方法是使用锤状核酶[814]。显性疾病通常与突变基因的功能获得（不利）或突变等位基因的基因产物的显性负效应有关。例如，突变蛋白可能在高尔基体中积聚，或不能运输到细胞内的正常部位，从而导致细胞功能障碍和死亡。突变体 mRNA 可能在细胞核中积聚，抑制正常 mRNA 成熟。如果突变基因可以通过攻击其 mRNA 而被有效地抑制，那么剩余的野生基因可能足以维持正常的细胞功能。核酶是诱导靶向 RNA 序列特异性裂解的 RNA 酶。通过这种方式，核酶就可以被设计成突变特异性，从而破坏突变 RNA。已经证明了对 Pro23His 转基因大鼠进行核酶治疗的"原理证明"[815]。这种视紫红质突变模型的体内表达是通过转导 rAAV 实现的，rAAV

包含锤头状核酶或发夹状核酶的视杆视紫红质启动子，以突变信息为目标。突变体特异性核酶的表达及其对突变体 mRNA 减少的影响显著延缓了病程 3 个月。在最近的一项创新中，Georgiadis 等[816] 使用了一种基于 miRNA 的发夹来抑制小鼠视网膜中的 peripherin/RDS。

另一个有趣的显性 RP 突变基因治疗方法是"基因敲除和基因加成联合治疗"，而不是针对特定的等位基因。在视紫红质的情况下，需要靶向超过 100 个无论是否突变的不同的等位基因，内源性视紫红质等位基因都被 siRNA 技术的下调，同时通过 AAV 介导的基因转移，加入对 siRNA 干扰不敏感的密码子修饰的视紫红质 cDNA[817]。

（二）细胞治疗 Cell Therapy

组织移植到眼睛里是 100 多年前才开始的[520, 818]。直到最近，细胞治疗学才被充分理解，足以证明治疗 RP 的尝试是正确的。1988 年的研究表明[819]，将正常 RPE 细胞移植到 RCS 大鼠视网膜下间隙（常染色体隐性遗传性视网膜营养不良的动物模型）可以在移植的附近挽救光感受器细胞。在 RCS 大鼠中，这种光感受器的挽救也被记录到使用人类胚胎 RPE 细胞非金属人类 RPE，最近使用人类诱导的多能干细胞衍生 RPE[820-822]。长期疗效需要辅助性免疫抑制（如环孢菌素）[820]。尽管 RPE 移植的大部分工作都是针对黄斑病变，如年龄相关性黄斑变性[823-825]，但由于 RPE 特异性突变，这种方法可能对 RP 有用[826, 827]。然而，目前 RP 的组织移植工作主要集中在修复丢失的光感受器上。来自三种不同来源的细胞领导了这项工作：成人来源的人类干细胞、人类胚胎干细胞和人类诱导的多能干细胞。

许多来源的干细胞已被用于人源性干细胞，包括骨髓和成人脑源性神经祖细胞[828, 829]，但成功率非常有限。其他人则关注于眼内的干细胞来源。许多研究者强调了 Müller 胶质细胞去分化、增殖和产生新的视网膜神经元和胶质细胞的潜力[830, 831]。

此外，人们对来源于睫状体上皮的干细胞也产生了相当大的兴趣[832, 833]。然而，最近的研究质疑这些细胞对视网膜再生的潜力[834]。利用胚胎干细胞（ESC）进行了更有前景的研究。这些细胞在体外已经分化为光感受器细胞样细胞和视网膜色素上皮[835, 825, 827]。目前，这些技术已被证明是费时、劳动密集型和低产率的。尽管存在广泛应用的技术限制，视网膜下注射 ESC 来源的光敏细胞已经被证明可以恢复视网膜电图检测到的 Crx 缺陷小鼠的视觉功能[836]。利用 3D（而非 2D）培养技术，在制造可用于移植的光感受器细胞方面取得了巨大进展[837]。胚胎干细胞来源的视网膜上皮自发形成半球形上皮泡。这些类似于胚胎的视杯，已经发现所有视网膜细胞谱系都可以从视杯中衍生出来[838]。现在也有研究表明，来自 3D 培养的光感受器可以在一定程度上整合到退化的视网膜中[839]。最近在黄斑变性和 Stargardt 病患者身上进行的胚胎干细胞临床试验表明，这种方法在 RP 中也可能是可行的，尽管还没有令人信服的临床益处报告[840]。

克服了使用 ESC 的许多伦理限制和来源困难，最受关注的干细胞来源是诱导多能干细胞（iPSC）[841, 842]。对成年分化细胞进行"重新编程"以重新获得其多能性，从而可以从大量来源进行多功能组织再生，而无须免疫原性困难。体外诱导小鼠和人 iPSC 向视网膜祖细胞分化[843]。最近的研究显示组织学证据表明，iPS 衍生的视紫红质表达细胞可以整合到碘乙酸损伤的猪视网膜[844]。最近，iPSC 还被用于 3D 培养系统中，以获得用于病理生理学研究的突变特异性光感受器，并在临床前环境中测试新的治疗方法[845]。

细胞治疗的另一个有趣的方法是利用细胞不是因为它们再生丢失细胞的潜力，而是作为一种将治疗分子长期输送到退化视网膜的方法。这可能是由于细胞先天的能力，也可能是通过基因修饰的细胞来传递治疗分子。间充质干细胞[846] 已被证实具有神经保护作用，并已用于证明视网膜下注射[847] 和全身循环注射后视网膜神经保护作用的动物模型中[848]。小鼠胚胎干细胞经基因改造后分泌胶质源性神经营养因子。报道了大鼠视紫红质突变体玻璃体腔内注射这些细胞后的神经营养作用[849]。

（三）凋亡 / 神经保护 Apoptosis/Neuroprotection

研究表明，在许多视网膜营养不良的动物模型中，光感受器细胞死亡是通过一种常见的细胞凋亡或程序性细胞死亡的共同机制发生的[850, 851]。细胞凋亡是细胞死亡到坏死的另一种方式，是胚胎发生过程中正常细胞更替的一部分（称为组织发生性细胞死亡），在疾病病理中起着重要作用。凋亡的生化特征是 DNA 在核小体间的断裂。这种 DNA 断裂可以在单细胞水平上观察到，通过原位标记凋亡细胞核的组织化学技术称为 TUNEL（TdT 介导的 dUTP 生物素缺口末端标记）[840]。在显微镜下，细胞凋亡可表现为细胞质和细胞核的浓缩和分裂，形成膜结合结构（凋亡体）。不会发生炎症和瘢痕[839, 840]。

在 rd、rds、RCS 大鼠和视紫红质突变体转基因小鼠等 RP 动物模型中，在正常视网膜发育和视网膜变性期间观察到光感受器细胞核凋亡[850-852]。视网膜细胞凋亡的分子触发是一个严格控制的过程，反映了促凋亡因子和抗凋亡因子的平衡[853]。由于凋亡级联涉及的信号的复杂性和数量，有许多潜在的治疗干预点。其中一种策略是试图影响 Bcl-2 家族中蛋白质的平衡，使其远离对凋亡。例如，抗凋亡蛋白 Bcl-2 在几种啮齿动物视网膜 RP 模型中的过度表达能够减缓光感受器的退化[854, 855]。相反，在光损伤模型中，降低促凋亡蛋白 Bax 和 Bak 的水平，保护光损伤模型中的光感受器[856]。然而，并不是所有的研究都显示 Bcl-2 或 Bcl-XL 的过度表达有保护作用[857]，而且有人认为 Bcl-2 水平的改变实际上可能对细胞存活有害[858]。

长期以来，钙水平的升高在视网膜色素变性的光感受器变性中起着重要作用，其机制是触发细胞凋亡[859]。试图阻止钙进入光感受器引起神经保护的尝试导致了相互矛盾的结果。在视网膜变性的动物模型中使用钙通道阻滞剂，如地尔硫草，在一些研究中显示了神经保护作用[860-862]，但其他研究表明没有效果[863]。最近，有报道称钙通道阻滞剂尼维地平可以在视网膜变性动物模型中具有保护作用。对 RP 患者进行的一项小规模研究表明，尼维地平可减少 RP 患者使用尼维地平治疗时的视野损失[864]。需要更大规模的临床试验来证实这些结果。

在视网膜色素变性中诱导光感受器保护的不同策略是进一步阻断下游的凋亡介质，如 caspase 蛋白。在视网膜色素变性动物模型中，凋亡的光感受

器 caspase 活性增加[865]。眼内注射 caspase-3 抑制剂或消融 caspase-1 已被证明可减少视网膜变性的部分动物模型的光感受器细胞死亡，但并非所有的动物模型[866, 867]。然而，这种疗法还没有转化为人类的研究，现在人们认识到，也有非 caspase 依赖的途径介导凋亡[868]。另一种替代方法是传递内源性神经营养因子，通过多种机制防止细胞凋亡，从而引发细胞保护。通过直接注射、病毒介导、纳米粒子和包封细胞技术（ECT），在视网膜变性动物模型中传递了多种不同的神经营养因子，包括碱性成纤维细胞生长因子（bFGF）、脑源性神经营养因子（BDNF）、睫状神经营养因子（CNTF）、胶质源性神经营养因子（GDNF）[849, 869-874]。尽管这些药物在动物模型中取得了成功，但仍有少数药物尚未转化为临床用药。

一个例外是 CNTF，它在人类中是使用 ECT 传递的[873]。用 CNTF 治疗的动物模型显示了对光感受器细胞体的保护作用，但也没有发现改善，有时视网膜电图恶化，视力下降。CNTF 以剂量依赖的方式下调参与视杆光传导的蛋白质，从而在延长细胞存活时间和降低视力之间进行权衡[875]。最近关于 CNTF/ECT 的临床试验令人失望[876]。

（四）电子假体（人工视网膜）Electronic Prosthesis (Artificial Retina)

1929 年，Foerster 证明，如果枕骨电极电刺激枕极，受试者将感知到"光"（磷化氢）[877]。1969 年，Potts 和 Inoue[878] 还指出，在晚期 RP 患者中，外部电刺激眼睛本身也能引起对光的感知和皮层反应。这些结果表明，至少一些视网膜神经节细胞和视觉系统的更多中枢元件在非常晚期 RP 时，至少一些视网膜神经节细胞和视觉系统的更多中心元素仍能保持功能。在这些研究形成的基础上，从 RP 中发展出人工电子假体。目前正在研究四种不同的方法。视网膜下植入物被放置在视网膜下（在退化的光感受器和视网膜色素上皮之间），并输入到二级神经元或神经节细胞中。视网膜前植入物位于视网膜 - 玻璃体界面，刺激神经节细胞。视神经植入物刺激神经节细胞的轴突，皮质植入物植入颅内刺激大脑的视觉区域（详见第 129 章人工视觉）。

第43章 遗传性玻璃体视网膜变性
Hereditary Vitreoretinal Degenerations

Shibo Tang   Xiaoyan Ding   Yan Luo   著

遗传性玻璃体视网膜变性（hereditary vitreoretinal degeneration），又称遗传性玻璃体视网膜病变（hereditary vitreoretinopathy），其典型特征是早期发病的白内障、玻璃体异常、粗大的纤维和膜及视网膜脱离。在过去 20 年里，基因和临床的进步使得重新评估定义这组疾病的基本标准成为可能。最近，这些疾病被定义为存在先天性玻璃体异常，包括严重变性或发育不良、早发性进行性白内障，以及孔源性视网膜脱离的易感性增加[1]。根据潜在原因，可能会出现其他眼部和全身特征[1]。由于许多玻璃体视网膜变性为常染色体显性遗传，家族内部和家族间在严重程度和表达上的高度变异性是普遍存在的，因此经常需要对多个家族成员进行检查，以获得正确的诊断。分子遗传学研究已经证明了这种疾病的临床特征与潜在基因突变之间的相关性。因此，临床医师能够预测家族中涉及的基因，并提供适当的咨询和管理。未能认识到儿童视网膜脱离的综合征病因不仅会导致患者视力下降，而且还会导致其他兄弟姐妹的视力下降，而这本可以避免。

在本章中，我们讨论了五种主要类型的玻璃体视网膜病变：①雪花状玻璃体视网膜变性（snowflake vitreoretinal degeneration）；②软骨发育不良伴玻璃体视网膜变性（如 Stickler 综合征）；③ X 连锁青少年视网膜劈裂；④染色体 5q 型玻璃体视网膜病变（如 Wagner 综合征）、视网膜核受体（NR2E3）相关疾病（增强型 S 视锥综合征和 Goldmann-Favre 玻璃体视网膜变性）。另外还回顾了其他几种玻璃体视网膜变性，包括常染色体显性遗传的新生血管炎性玻璃体视网膜病变（autosomal dominant neovascular inflammatory vitreoretinopathy，ADNIV）和常染色体显性遗传的玻璃体视网膜病变（autosomal dominant vitreoretinochoroidopathy，ADVIRC）。我们确定玻璃体视网膜退行性变的共同特征，这些特征可用于临床上区分它们。本章不讨论格子样变性和家族性渗出性玻璃体视网膜病变。表 43-1 总结了这些疾病的主要特征。请注意，给定的患者不需要具备列出的所有特征。临床表现的特点和模式，而不是某一个特定的特征，才是最好的诊断策略。

一、雪花状玻璃体视网膜变性 Snowflake Vitreoretinal Degeneration

（一）一般特征 General Features

术语"雪花状玻璃体视网膜变性"（snowflake vitreoretinal degeneration，SVD）最初是由 Hirose 等[2]于 1974 年提出的，描述了一个美国家族的欧洲人患有早发性白内障、玻璃纤维变性、血管鞘、周边微小晶体样沉积和视网膜脱离。这种疾病的名字来自于一些患者通过接触式生物显微镜可以看到的微小结晶样沉积物[2]。玻璃体退行性变为不同程度的原纤维样变，致密的玻璃体纤维条索可模糊眼底细节，视网膜表面可观察到周边的玻璃体浓缩。然而，径向或环向格子样变性未见。平均球面度为 −2.90D，相当于中度近视。其他特征包括视神经畸形，视盘平坦，通常没有视杯。视乳头周围血管鞘和萎缩，以及有时可见视盘颜色呈蜡样苍白。

（二）临床表现 Clinical Findings

1. 眼部特征 Ocular Features

1974 年，Hirose 家族中有 31 名个体参与了最初的研究（13 名受累的个体，14 名未受累的个体，4 名未受累的配偶）。被诊断为 SVD 的 13 名受试者年龄在 12—85 岁，临床表现为早发性白内障、玻璃纤维变性、血管鞘和视网膜脱离[2]。遗传方式为常染色体显性遗传，无雪花性状的必须携带者。大约 20 年后，Lee 等[3] 重新研究了这 13 例患者中的 6 例，并确定了其他临床特征，包括角膜滴状突起（5 例患者中有 4 例）和视盘发育不良（未记录受累个体的确切数量）。早发性白内障（6 例中有 5 例）、玻璃纤维变性（6 例中有 6 例）和周边视网膜异常（6 例中有 5 例）及包括被称为雪花的微小晶体状沉积物（6 例中有 4 例）是常见的。与其他遗传性玻璃体视网膜退行性变相比，视网膜脱离的发生率相对较低，发生在 6 名受检家庭成员中的 1 名[3]。缺乏典型的 Stickler 综合征的口腔面部特征、早发性听力损失和关节炎。因此，临床发现不是典型的 Stickler 综合征或 5q 染色体视网膜病变，提示 SVD 可能是一种独特的玻璃体视网膜变性。

根据检眼镜检查的主要特征，SVD 可分为四个阶段：①大面积的压迫变白；②雪花状变性；③视网膜血管鞘和眼底色素沉着；④视网膜周围血管进一步色素沉着和消失。Hejtmancik 等将 SVD 的临床特征分为先天性和进行性异常[4]。先天性异常包括视神经畸形伴玻璃体纤维变性。进行性眼部特征包括角膜滴状突起（corneal guttae）和周边视网膜变性，在这些病变中可以观察到微小的结晶样沉积物，称为雪花（snowflakes）。这些特征将 SVD 与其他玻璃体视网膜变性区别开来。

表 43-1 遗传性玻璃体视网膜变性的特征

	雪花玻璃体视网膜变性	X连锁视网膜劈裂症	Wagner 综合征	Stickler 综合征	增强型视锥综合征 /Goldmann-Favre 玻璃体绒毡层变性	常染色体显性玻璃体视网膜病变
缩写	SVD	XLRS	WGN1	STL1/STL2	ESCS/GFV	ADVIRC
遗传性	常染色体显性	X 连锁隐性	常染色体显性	常染色体显性或隐性	常染色体隐性	常染色体显性
遗传位点	2q36	Xp22.1	5q13-14	12q13.11, 1p21, 6q12-q14, 1p33-p32, 20q13.3	15q23	11q13
基因	KCNJ13	RS1	CSPG2	COL2A1, COL11A1, COL9A1, COL9A2, COL9A3	NR2E3	VAMD2
患病率	< 1 : 10 000	(1 : 15 000)～(1 : 30 000)	< 1 : 1 000 000	1 : 10 000	< 1 : 1 000 000	罕见
验光 / 运动	近视	轴向近视、斜视	κ 阳性的中度近视假性斜视	高度近视散光	可变近视	可变
视力	通常不受影响	视力丧失：年轻人的平均视力约为 20/70	20 岁后由于后脉络膜视网膜萎缩而缓慢恶化	通常很好，除非受到视网膜脱离或视网膜中心凹萎缩的影响	中心和周边视力均较差	通常很好，除非受到视网膜脱离或视网膜中心凹劈裂的影响
前节	角膜小滴、老年前期白内障	新生血管性青光眼	前房依赖性、典型的点状皮质白内障、青光眼	具有特征性弯曲性的老年前期白内障，晶状体异位	通常正常	通常正常，但有发育异常和先天性白内障的报道
玻璃体	原纤维玻璃体变性	玻璃体积血	玻璃体浓缩、条索和纱膜	玻璃体浓缩和条索形成，I 型为膜状或玻璃体膜，II 型为纤维状玻璃体	通常正常，在 GFV 可能退化	正常至原纤维变性、细胞
视神经	变形视盘、扁平状、无视杯、蜡样苍白	视神经萎缩	视神经萎缩、视神经畸形	通常正常	通常正常	可能有新生血管
黄斑	通常正常	视网膜中心凹劈裂、中心凹异位	中心凹异位	通常正常	囊样改变，正常视网膜板层缺失	可能有黄斑水肿或萎缩

（续表）

	雪花玻璃体视网膜变性	X 连锁视网膜劈裂症	Wagner 综合征	Stickler 综合征	增强型视锥综合征 /Goldmann-Favre 玻璃体缓层变性	常染色体显性玻璃体视网膜病变
视网膜血管	乳头旁鞘，放射状血管周围变性	位于叶片的外部或内部，或者穿过劈裂腔	异常的视网膜血管结构（倒置视乳头），血管周围色素沉着和鞘	视网膜血管硬化	血管弓沿线的色素变性	视网膜前新生血管形成
视网膜脱离	20%	5%～20%	不常见的	50%～60%	不常见	罕见
周边	微小的内层视网膜结晶，局灶性视网膜色素上皮变性，玻璃体凝结	周边视网膜劈裂	脉络膜视网膜萎缩	周边脉络膜视网膜变性	可能出现视周围变性，伴有聚集的色素	典型的是从锯齿缘到赤道前后缘的边界清晰的周边视网膜变性
系统特征	无	无	无	腭裂，听力损失，关节炎，面中部发育不良，骨骺发育不全，骨关节炎	无	无
ERG	后期降低	选择性 b 波还原	在后期降低，b 波的振幅通常比 a 波的振幅保存得更好	通常正常	增强型视锥，表型不可检测	正常或降低，Arden 比例可变减少

根据 Hejtmancik 的遗传学研究，很明显，尽管"雪花"一词在其他家族的报告中被使用，但根据临床标准和（或）基因评估，它们似乎不是相同的情况。此外，目前尚不清楚确诊为非综合征型 Stickler 综合征并最终与 SVD 患者有共同遗传基础的患者比例，因此迄今为止 SVD 的实际患病率很难估计。到目前为止，文献中只有一个家族的病例与经典的 SVD 描述相似。这个家族由 Pollack 及其同事[5, 6]报道，显示常染色体显性遗传性玻璃体视网膜变性，伴有微小的结晶状斑点，可能与 Hirose 家族相似。然而，这个家族的一个显著特征是在家族中的 9 个受累成员中有 4 个在颞侧周边出现新生血管丛[6]。另有两份报道描述了 SVD 患者。Robertson 等[7]报道了来自 4 个家族的 10 名患者中直径为 100～200μm 的颗粒沉积物的簇状聚集，在 1982 年被描述为视网膜雪花状变性。这些沉积物均匀地分布在赤道部附近的周边眼底。在颗粒沉积物之间观察到更小的结晶样沉积物。然而，未发现玻璃体视网膜变性的表现，如早发型白内障、严重玻璃体变性和视网膜脱离。颗粒沉积物也与引起 Stickler 综合征的 COL2A1 突变患者的颗粒状沉积物不同[2, 3]。Chen 及其同事[8]在 1986 年报道了一个玻璃体视网膜变性家族，但他们与 Hirose 家族的区别在于夜盲症、视力低下、环形暗点和视网膜血管变细。与经典的 SVD 描述相比，它们也可能显示出不同的沉积物[2]。遗憾的是，这两个家族还没有进行基因分析。

2. SVD 的分子遗传学 Molecular Genetics of SVD

Jiao 等[9]重新检查了原始家系，并将突变定位到 2q36 号染色体上。分子遗传学研究排除了导致玻璃体视网膜退行性变的已知基因位置，随后确定了一个新的基因定位。其中一位作者（XD）研究了 KCNJ13 蛋白产物 Kir7.1（KCNJ13 的蛋白质产物）在视网膜中的定位，发现 Kir7.1 与内层视网膜界膜和视网膜色素上皮结合，提示该突变可能通过 Müller 细胞功能的改变影响玻璃体的发育[4]。KCNJ13（MIM#603208）的突变表明，典型的玻璃体视网膜变性可由非玻璃体结构成分的基因突变引起。钾转运的改变为这些患者的电生理异常提供了一种机制，但还需要进一步的研究才能得到确切

的解释。这种情况被认为是由 KCNJ13 的突变引起的，它破坏了钾离子在通道中的选择性运输[4]。最近，Pattnaik 等进一步证实 Kir7.1 突变不仅与 SVD 有关，而且与 Leber 先天性黑矇（Leber congenital amaurosis，LCA）有关[10, 11]。因此，SVD 可以被临床和遗传学证实为玻璃体视网膜变性的一种独特形式。

3. 视觉心理物理学 Visual Psychophysics

动态视野检查显示周边缺损，在上方视野中更为明显[12]。闪烁视野检查显示动态视野检查未发现的异常，暗适应试验显示视杆阈值升高，疾病早期除外。

4. 电生理学 Electrophysiology

弱光引起的视网膜电图暗视野 b 波振幅较低，在疾病晚期几乎消失。某些患者的明视 b 波和明视闪烁反应可能显示振幅降低。只有少数患者的眼电图光峰暗谷比值异常。

（三）鉴别诊断 Differential Diagnosis

SVD 样家系的基因鉴定是 SVD 诊断的金标准。由于 SVD 的临床表现与其他类型的玻璃体视网膜变性重叠，临床诊断困难。其主要特征是玻璃体纤维变性、视神经畸形、周边区域视网膜色素上皮变性、角膜小凹和视网膜结晶样斑。目前尚不清楚 Hirose 家族特有的离散结晶样斑是潜在基因的特异性指标，还是少数家族特有的玻璃体视网膜变性的罕见表现。严重的玻璃体纤维变性也可见于 II 型 Stickler 综合征（COL11A1）。在某些家系中，角膜小凹也可能是 SVD 的诊断特征。异常的视神经和视网膜血管鞘也提示诊断。视盘通常是平的，没有视杯，也可能有鼻侧血管偏移、视盘蜡样苍白和视乳头周围血管萎缩。

1. Stickler 综合征 I 型 Stickler Syndrome Type I

这是最常见的玻璃体视网膜变性。导致胶原 2A1（COL2A1）基因单倍体不足的突变可导致 I 型 Stickler 综合征（STL1，MIM#108300）。这些患者。一种独特的玻璃体外观，残留的玻璃体凝胶占据晶状体后间隙，中央玻璃体腔中没有明显的凝胶。综合征样的表现，包括听力损失、面部畸形和关节疼痛，在家族之间和家族内部都表现出变异性[13]。

2. Stickler 综合征 II 型 Stickler Syndrome Type II

导致胶原 11A1（COL11A1）基因单倍体不足的突变可导致 II 型 Stickler 综合征（STL2，MIM# 604841）。与 COL2A1 病不同，这些突变导致玻璃体原纤维变性，整个玻璃体腔中含有限的和随机的原纤维[14-16]。在某些情况下，还可以看到玻璃体的严重纤维变性。

3. Marshall 综合征 Marshall Syndrome

突变改变 COL11A1 基因的内含子 – 外显子剪接导致 Marshall 综合征（MIM#154780），与 SVD 和 Stickler 综合征不同的是，面部畸形更明显，视网膜脱离的发生率更低[17, 18]。纱膜状玻璃体和放射状格子样变性在 Marshall 综合征患者中也有发现[19]。

4. Wagner 综合征 Wagner Syndrome

Wagner 综合征（MIM#143200）是由非编码突变引起的，这种突变被认为影响编码 versican 的硫酸软骨素蛋白多糖 –2（CSPG2）的剪接[20, 21]。这些突变可能通过 versican 亚型的异常比率导致疾病。Wagner 综合征的特点是假性斜视、增厚的和部分后脱离的玻璃体、玻璃体空腔、视网膜和脉络膜变性，无全身表现[22]。Wagner 综合征与其他 5q 染色体玻璃体视网膜病变（如 Jansen 综合征和侵蚀样玻璃体视网膜病变）的区别在于无夜盲、后部脉络膜视网膜萎缩和牵引性视网膜脱离。

5. Goldmann-Favre 玻璃体视网膜变性 Goldmann-Favre Vitreotapetoretinal Degeneration

Goldmann-Favre 玻璃体视网膜变性的患者有无法记录的 ERG 和中央和（或）周边性视网膜劈裂。这与雪花变性患者相反，后者有相当好的视网膜电图反应，没有中心或周边视网膜劈裂[23]。

（四）治疗 Management

目前还没有具体的治疗方法，也没有既定的预防治疗指南。由于视网膜脱离的风险为 20%，而且早期晶状体混浊，白内障手术因玻璃体液化而困难，因此应检查家庭成员以确定他们是否表现出这种情况。患者应接受白内障和视网膜脱离的宣传教育，并定期检查。由于白内障引起的屈光不正，以及他们经常无法识别和（或）报告视网膜脱离症状，尤其应特别注意儿童患者。

遗传性玻璃体视网膜变性治疗中的常见问题具体如下。

1. 由于在手术中缺乏玻璃体的支持，白内障手术在这些患者中是困难的，应该由有经验的外科医师来进行，他们有着与玻璃体切割术相似的眼部手术的经验。经平坦部微创 23 或 25G 灌注管有助于维持眼压。

2. 青光眼可以发生，通常在白内障手术后发生，应该使用既定的方法进行监测和治疗。

3. 预防性冷冻治疗是由一些治疗研究小组进行的，而周边激光光凝视网膜固定术则是其他人所青睐的。尽管一项比较这两种方法的随机试验尚未发表，但最近一份使用冷冻疗法的报道是迄今为止最全面的研究[24]。Ang 等发现，在 I 型 Stickler 综合征患者中，双侧 360° 预防性冷冻治疗的视网膜脱离发生率明显低于未经治疗的患者，这表明预防性冷冻治疗可能是非常有益的[24]。

4. 视网膜脱离也很常见，应采用标准的玻璃体切割术治疗，包括玻璃体切除、人工致玻璃体后脱离、周边牵引解除、全氟化碳介导的视网膜复位、巩膜扣带术、激光视网膜固定术、气体或硅油填塞。

二、染色体 5q 视网膜病变 The Chromosome 5q Retinopathies

（一）概述 Overview

5q 染色体视网膜病变（the chromosome 5q retinopathies）包括 Wagner 综合征、侵蚀样玻璃体视网膜病变（erosive vitreoretinopathy，ERVR）和 Jansen 综合征。Jansen 综合征和 ERVR 与 Wagner 综合征具有相同的临床和等位基因特征。随着等位基因综合征相关基因的确定，对 5q 染色体视网膜病变的认识在过去几年里有了很大的扩展。由于难以确定大型复杂基因的剪接缺陷，因此不可能轻易确定上述综合征的病理突变。尽管如此，最近的基因和临床进展使我们能够重新评估定义这类疾病的基本标准。

Wagner 综合征的特征是光学性玻璃体空腔，伴有无血管的玻璃体条索和纱膜样玻璃体，中度近视，老年前期白内障，视网膜变性伴萎缩[25]。相反，Stickler 综合征也与颅面异常和进行性关节病有关 [26]。Wagner 综合征和 Stickler 综合征曾经被错误地认为是一个病变，即 Wagner-Stickler 综合征。

Wagner 综合征是一种常染色体显性遗传疾病，于 1995 年首次定位于染色体 5q13-14。硫酸软骨素蛋白多糖 2（CSPG2）基因的一个突变，现在被命名为 VCAN，编码 versican 蛋白，于 2005 年被发现，随后在其他家族中被证实 [22, 27-30]。VCAN 是目前唯一与 Wagner 综合征和 ERVR 相关的基因 [21, 31]。常染色体显性遗传 Stickler 综合征是一种遗传性进行性胶原结缔组织疾病，与细胞外基质胶原基因（如 COL2A1、COL11A、COL11A2 和 COL9A1）的突变有关 [26, 32-34]。Jansen 综合征被描述为玻璃体视网膜和晶状体变性，伴有视网膜脱离，不伴有非眼部表现。然而，原 Jansen 家族的疾病基因被证明与 5q14 染色体的同一区域相连 [35]，该区域有 Wagner 综合征和 ERVR 基因 [27]。

ERVR 还表现出常染色体显性遗传模式，并与 Wagner 综合征具有相同的临床特征。ERVR 基因缺陷的关键区域被发现与 Wagner 综合征的关键区域 5q13-q14 重叠 [21]。

（二）临床表现 Clinical Findings

1. 眼部特征 Ocular Features

Wagner 综合征的特点是光学玻璃体空腔和赤道部无血管的纱膜样玻璃体。其他特征包括发病年龄早、中度近视、典型的点状皮质白内障、中心凹异位、视网膜血管异常（倒置视乳头）、血管周围色素沉着和血管鞘、视网膜薄变和缓慢进行的脉络膜视网膜萎缩。Wagner 综合征患者有先天性中心凹颞侧移位所致的假性斜视。他们在生命早期也有夜盲症，一些患者的最终暗适应阈值升高 [36]。大多数 20 岁以下的患者视力正常，但是白内障、视网膜脱离、视神经萎缩和脉络膜视网膜萎缩可能是进行性的，随着年龄的增长会导致视力丧失（图 43-1）[23, 25, 27, 28, 31]。最近的一项研究表明，与正常对照组相比，Wagner 综合征患者的大部分视网膜层明显变薄。此外，在 84% 的 Wagner 综合征患者的眼睛中观察到在中心凹旁有一层厚的多层膜附着，但与中心凹完全分离，从而在中心凹的小凹上形成一个桥 [37]。除了 Wagner 综合征的临床特征外，ERVR 还显示进行性夜盲和视野收缩。荧光素血管造影观察到视网膜色素上皮和脉络膜毛细血管明显丧失 [21]。玻璃体可见明显的膜样收缩。孔源性视网膜脱离通常被描述为 ERVR 的一个特征，但在 Wagner 综合征的最初描述中并不常见 [38]。

2. 视觉心理物理学 Visual Psychophysics

有些患者在生命早期就有夜盲症。由于病理过程最初累及视网膜周边，视力通常正常，但当出现

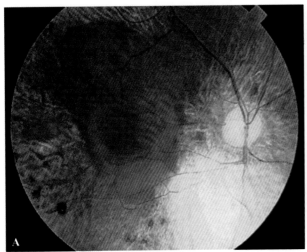
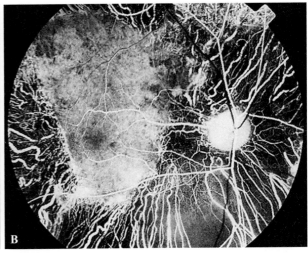

▲ 图 43-1 **Wagner 玻璃体视网膜变性**

A. 明显的脉络膜视网膜萎缩，色素向视网膜迁移，黄斑区保留。视力为 20/25。B. 同一只眼的荧光素血管造影显示静脉早期。脉络膜毛细血管广泛萎缩，仅保留黄斑区。经许可，图片转载自 Graemiger RA，Niemeyer G，Schneeberger SA，et al. Wagner vitreoretinal degeneration. Follow-up of the original pedigree. Ophthalmology 1995;102:1830-1839. © 1995，American Academy of Ophthalmology 版权所有

进行性脉络膜视网膜萎缩时，出现弥漫性视锥 – 视杆细胞丧失时，患者会出现严重的视力丧失[1, 27]。

3. 电生理 Electrophysiology

染色体 5q 视网膜病变患者的 ERG 和暗适应在生命早期似乎是正常的，但在患者的一生中逐渐变得异常。视杆和视锥系统受到不同程度的影响，但以特定于家族的方式。虽然 a 波和 b 波振幅都减小了，但 b 波振幅通常保存得更好。随着脉络膜视网膜萎缩的进展，视野可能会发生变化，包括弥漫性周边视野缺损或部分 / 完全性中周边环状暗点[39]。

（三）鉴别诊断 Differential Diagnosis

眼科检查、家族史的常染色体显性遗传模式、视野检查、ERG 和矫正评估对于明确诊断和及时治疗至关重要。鉴别诊断包括常染色体显性和隐性玻璃体视网膜病变。

1. 常染色体显性玻璃体视网膜病变 Autosomal Dominant Vitreoretinopathies

雪花状玻璃体视网膜变性（snowflake vitreoretinal degeneration，SVD）：SVD 是由 KCNJ13 基因突变引起的进行性遗传性眼病。SVD 的诊断特征包括纤维玻璃体变性、早发性白内障、神经感觉性内层视网膜微小晶体沉积和视网膜脱离[4]。然而，在 SVD 中未观察到玻璃体膜性退行性变，伴无血管条索和纱膜。视网膜缺损通常始于视网膜浅层，视网膜脱离并不常见[4, 31]。

Stickler 综合征：Stickler 综合征在遗传学上与 Wagner 综合征和其他 5q 染色体视网膜病变不同。Ⅰ 型 Stickler 综合征是由 COL2A1 突变引起的，与晶状体后膜样玻璃体有关；Ⅱ 型 Stickler 综合征是由 COL11A1 突变引起的，与纤维状或串珠状玻璃体表型有关。Ⅰ 型和 Ⅱ 型 Stickler 综合征均有眼部和全身性表现，而与 COL11A2 突变相关的 Ⅲ 型 Stickler 综合征仅具有全身性表现。大多数（但不是全部）Stickler 综合征患者都有先天性、非进展性高度近视。白内障可能是先天性和非进展性的，并有一个不寻常的特征为弯曲状皮质分布[40]。视网膜脱离在 Stickler 综合征（50%）中比 5q 染色体玻璃体视网膜病变（15%）更常见。全身异常在 Stickler

综合征中存在，如面中部发育不全、腭裂中线裂、悬雍垂裂、感音神经性听力损失和骨骼异常[26, 31-33]。与视网膜电图改变相关的异常暗适应在 5q 染色体视网膜病变中很常见，但在 Stickler 综合征中还没有被描述[1, 31]。

常染色体显性玻璃体视网膜色素变性（autosomal dominant vitreoretinochoroidopathy，ADVIRC）：ADVIRC 是由 VMD2 基因突变引起的，也有典型的视网膜和玻璃体表现，特别是周边视网膜周围色素沉着带、玻璃体纤维浓缩、视网膜点状白色混浊、血 – 视网膜屏障破坏和视网膜新生血管形成[41]。

2. 常染色体隐性玻璃体视网膜病变 Autosomal Recessive Vitreoretinopathies

Goldmann-Favre 综合征和增强型 S 视锥综合征：Goldmann-Favre 综合征（Goldmann-Favre syndrome，GFS）和增强型 S 视锥综合征（enhanced S-cone syndrome，ESCS）在 NR2E3 基因中有共同的突变，通常与夜盲症和视野异常有关。ERG 通常显示视杆功能严重降低，短波长敏感的视锥细胞功能相对增强[31, 42]。GFS 表现为进行性玻璃体改变、夜盲症、脉络膜视网膜萎缩和色素性视网膜变性，后来导致明显的视野丧失、周边和（或）黄斑部视网膜劈裂、老年前期白内障和远视而非近视[31, 43, 44]。ESCS 缺乏典型的 GFS 玻璃体改变。

Knobloch 综合征（Knobloch syndrome）：Knobloch 综合征是一种常染色体隐性遗传疾病，其特征是 COL18A1 基因的致病性突变[45]。Knobloch 综合征的特征是高度近视、玻璃体视网膜变性伴视网膜脱离和先天性脑膨出。

（四）处理 Management

遗传咨询 Genetic Counseling

染色体 5q 视网膜病变是一种高外显率的常染色体显性遗传，可考虑进行产前检查。受累父母的孩子显然有 50% 的机会遗传突变。

（五）治疗 Treatment

屈光不正可以用眼镜或隐形眼镜矫正。白内障通过超声乳化和人工晶状体植入来治疗。无视网膜脱离的视网膜裂孔可用激光光凝治疗。视网膜脱离、玻璃体视网膜牵引累及黄斑，或视网膜前膜累及黄斑，需要进行玻璃体视网膜手术。预防性冷冻疗法最近被报道可以显著降低视网膜脱离的风险[1]。

三、伴有玻璃体视网膜变性的软骨发育不良 Chondrodysplasias Associated With Vitreoretinal Degeneration

（一）一般特征 General Features

软骨发育不良（chondrodysplasias）是指一组影响骨骼发育和生长的遗传性和系统性疾病。这些情况也可能表现为眼部、中枢神经系统或肾脏异常。与这些综合征有关的基因影响Ⅱ型、Ⅲ型、Ⅴ型、Ⅹ型或Ⅺ型胶原分子，这些胶原分子主要存在于软骨和玻璃体中，对骨骼和其他结缔组织的正常发育至关重要，因此可以解释临床观察到的症状。产前诊断，包括胎儿磁共振成像、计算机断层扫描、超声检查，以及从羊膜穿刺术或绒毛取样中获得的胎儿 DNA 的基因检测，对于正确管理儿童和父母咨询非常重要[46-48]。根据不同的"软骨发育不良基因"（chondrodysplasia genes）和临床表现，五种具有明显眼部功能障碍的综合征——Stickler 综合征、Marshall 综合征、Kniest 发育不良、Knobloch 综合征和 Weissenbacher-Zweymuller 综合征，属于与玻璃体视网膜变性相关的软骨发育不良家族。

Stickler 综合征，又称遗传性进行性关节炎（hereditary progressive arthro-ophthalmopathy），被认为是最常见的与玻璃体视网膜变性相关的软骨发育不良。Ⅰ型、Ⅱ型和Ⅲ型是 Stickler 综合征的三个亚组，根据遗传异质性进行分类。Ⅰ型和Ⅱ型 Stickler 综合征是由编码Ⅱ型胶原[49]的 COL2A1 基因突变和编码Ⅺ型胶原的 COL11A1 基因突变引起[50]，也可以通过玻璃体表型成功地进行鉴别。COL2A1 突变通常导致先天性膜样玻璃体异常，而 COL11A1 突变则导致玻璃体不规则和串珠状[51, 52]。最近，发现了一个新的 COL2A1 突变亚群，它可以导致玻璃体发育不良，它要么是光学上的空腔，要么是含有稀疏不规则的薄片状玻璃体[15]。由于剪接的差异，COL2A1 基因转录产物可分为两类：一类是外显子 2 编码长度为 69（富含氨基酸同型半胱氨酸）的Ⅱa 型胶原和不含外显子 2 编码肽的ⅡB 型胶原。虽然ⅡA 和ⅡB 胶原的丢失都会导致系统性结缔组织疾病，但ⅡA 胶原的丢失也会导致眼部异常。这是因为ⅡA 型胶原主要存在于玻璃体中[53, 54]。最近的研究表明，任何Ⅸ型胶原基因的突变，如 COL9A1、COL9A2、COL9A3、LRP2（脂蛋白受体相关蛋白 -2）和 LOXL3（编码赖氨酰氧化酶样 3）都可能导致常染色体隐性 Stickler 综合征[55-60]。迄今为止，Stickler 综合征的诊断一直是基于临床表现，对最低限度的临床诊断标准没有达成共识。玻璃体凝胶结构的异常形成及其相应的特征性异常是诊断Ⅰ型和Ⅱ型 Stickler 综合征的关键。除这些临床表现外，还应获得详细的家族史，并通过基因分析确定诊断。最近，外周血白细胞 COL2A1 突变已被用于识别Ⅰ型 Stickler 综合征患者[56]。

Marshall 综合征（Marshall syndrome）是一种常染色体显性遗传软骨发育不良，是由 COL11A1 基因 C 端 54bp 外显子剪接突变引起的。COL11A1 基因突变也导致了隐性的 Marshall 综合征[61]。虽然 Marshall 综合征和 Stickler 综合征现在被认为是两种不同的疾病，但有一例患者的表型重叠[62]。

Kniest 发育不良是一种中度严重的胶原病变，遗传方式为常染色体显性遗传。与Ⅰ型 Stickler 综合征一样，Kniest 发育不良与频繁发生的 COL2A1 杂合突变相关[63]。最近，一个新的剪接（IVS18+1G > C）突变被发现与 Kniest 发育不良有关[64]。由于 Kniest 发育不良是由编码Ⅱ型胶原[65]的 COL2A1 基因突变引起的，主要累及软骨和玻璃体。据报道，COL2A1 基因外显子 12 与外显子 24 之间的微小缺失或剪接位点的改变都可能导致Ⅱ型胶原的内部缺失。

Knobloch 综合征是一种罕见的临床异质性常染色体隐性遗传疾病。ⅩⅧ型胶原是一种基底膜蛋白多糖，分布于人体多个器官，在眼、肾、神经系统的功能和发育中起着重要作用。在大多数患有该综合征的患者中，定位于 21 号染色体长臂的 COL18A1 基因的空突变被认为是导致ⅩⅧ型胶原异常的原因[66]。一个新的纯合子 COL18A1 突变已被揭示导致 Knobloch 综合征[67, 68]。也有一些没有 COL18A1 基因突变的 Knobloch 综合征的病例报告，例如 ADAMTS18[69]。因此，皮肤活检样本的免疫荧光组织化学已被证明是一种有用的诊断 Knobloch

综合征的初步和补充试验[70]。

Weissenbacher-Zweymuller 综合征，也称为伴有胎儿软骨发育不良的 Pierre-Robin 综合征，是一种常染色体隐性遗传疾病，其特征是 COL11A2 基因发生单碱基突变，该基因用谷氨酸替代甘氨酸[71]。历史上，它经常被误诊为 Stickler 综合征。近年来，研究者已成功地通过产前超声鉴别这两种综合征[72]。

（二）临床表现 Clinical Findings

1. 眼外特征 Extraocular Features

Stickler 综合征具有高度可变的系统表型，包括传导性和感音神经性听力损失、免疫球蛋白缺乏[22]、腭裂、面部中部发育不全、轻度脊椎骨骺发育不良和早熟性关节炎[73]（图 43-2）。最近，也有 3 例合并癫痫[74]。

与 Stickler 综合征一样，Marshall 综合征的特征是面部中部发育不全、感音神经性耳聋和眼部缺陷（白内障和高度近视）。更重要的是，还包括外胚层发育不良、额窦缺失、镰状和小脑幕脑膜钙化，以

及股骨远端和胫骨近端骨骺及远端指骨的宽簇缺陷。因此，神经系统、肢体和躯干异常是重要的特征[75]。

Kniest 发育不良的典型表现为短躯干侏儒症伴后凸畸形，关节增大伴运动减弱，面部中部扁平，腭裂和听力损失[76]。Knobloch 综合征的眼外特征主要表现为枕骨中线缺损引起的枕部脑膨出。由于其稀有性，临床变异性的频谱尚未完全了解。

Weissenbacher-Zweymuller 综合征的特征是面中部发育不全、鼻梁扁平、鼻尖小上翘、小颌畸形，感音神经性听力损失和根茎状肢体缩短。影像学检查可发现哑铃状股骨、肱骨及椎体冠状裂[62]。然而，一些先天性异常，如侏儒症、发育迟缓和放射学异常，在学龄时可能会恢复正常，因此推测为发育不良而不是综合征[77]。

2. 眼部特征 Ocular Features

Ⅰ型和Ⅱ型 Stickler 综合征有较高的眼部并发症风险，包括先天性高度近视、白内障、青光眼和视网膜问题[51, 78]如玻璃体改变、放射状血管周围视网膜变性和孔源性视网膜脱离[79]（图 43-3）。最近，在两名 Stickler 综合征Ⅰ型患者中应用扫描源光相干断层扫描检查，发现了后玻璃体中的巨大黄斑前囊[80]。这些发现可能在任何年龄段表现出来，并导致视力下降。与 Stickler 综合征不同，孔源性视网膜脱离在 Marshall 综合征中不常见，白内障可自发吸收。

Kniest 发育不良的眼部表现主要有高度近视、

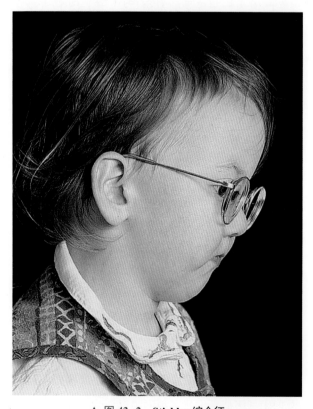

▲ 图 43-2　**Stickler 综合征**
具有面部特征的儿童，包括面中部发育不全和 Pierre-Robin 序列

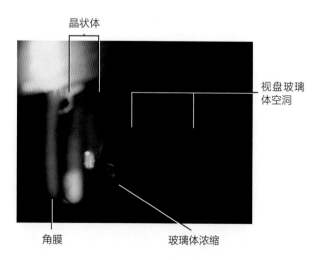

▲ 图 43-3　**Stickler 综合征**
此图为图 41-2 所示儿童裂隙灯照片显示先天性玻璃体异常

晶状体后玻璃体光学空腔周边膜样玻璃体，视网膜格子样变性和视网膜脱离。Knobloch 综合征的眼部表现包括高度近视、白内障、玻璃体视网膜变性和视网膜脱离，这些都可能导致进行性和不可逆性视力丧失。综合起来，平滑的虹膜、晶状体异位和特征性玻璃体视网膜变性可能是特征性病理改变[81]。Weissenbacher-Zweymuller 综合征的典型特征包括斜视和各种屈光不正，应尽早治疗以预防弱视[82]。

（三）鉴别诊断 Differential Diagnosis

1. 马凡综合征 Marfan Syndrome

马凡综合征（Marfan syndrome）是一种常染色体显性遗传疾病，其特征是眼部、骨骼和心血管异常。眼部表现有角膜扁平、高度近视、晶状体半脱位、视网膜脱离。研究认为，编码细胞外基质结缔组织蛋白 fibrillin-1 的 *FBN1* 基因突变可能导致 Marfan 综合征的病理改变。

2. Wagner 综合征 Wagner Syndrome

如上所述，Wagner 综合征常与 Stickler 综合征混淆。主要的鉴别特征是典型的玻璃体异常、视网膜脱离的高风险、Stickler 综合征的全身表现与特征性夜盲、视网膜色素改变和 Wagner 综合征的暗适应问题[22, 25]。

3. 侵蚀性玻璃体视网膜病变 Erosive Vitreoret-inopathy

如上所述，侵蚀性玻璃体视网膜病变的特征是"光学空腔玻璃体"（optically empty vitreous）和无血管的玻璃体条索和纱膜，轻度或偶有中重度近视，老年前期白内障，伴有进行性脉络膜视网膜萎缩的不同程度夜盲，晚期视网膜脱离，视力下降。未观察到全身异常。孔源性视网膜脱离在 ERVR 中比在 Wagner 综合征中更常见[83]。

（四）治疗 Management

最常见的治疗策略是对并发症进行对症治疗，如儿童气道管理的下颌牵张成骨术[84]、错𬌗和小颌畸形的下颌前移、眼镜矫正屈光不正、玻璃体切除联合硅油充填治疗视网膜脱离，关节病的对症治疗。

预防继发性并发症和监测至关重要[85]。据报道，视网膜脱离的发生率高达 60%[26]，因此有序的随访和可能的干预措施，包括激光治疗，对预防具有重要意义。在已发表的全球最大的 I 型 Stickler 综合征患者队列中，所有观察和分析表明，剑桥预防性冷冻治疗方案（Cambridge prophylactic cryotherapy protocol）是安全的，并显著降低视网膜脱离的风险[86]。最近，一些转基因小鼠模型已经开发出来，其前 α 胶原链突变。这些动物可作为关节病的有用模型，并最终为这些疾病的基因导向治疗提供基础[48, 53]。

四、X 连锁视网膜劈裂 X-Linked Reti-noschisis

（一）概述 Overview

X 连锁视网膜劈裂（X-linked retinoschisis, XLRS）是由 Xp22.1 上 *RS1* 基因突变引起的一种遗传性视网膜变性疾病。Haas[87] 在 1898 年首次描述了这种现在被称为视网膜劈裂症的疾病。XLRS 在 1913 年首次被记录为 X 连锁[88]。"X 连锁视网膜劈裂症"（X-linked retinoschisis）一词最早于 1953 年使用[89]，现在已成为普遍接受的术语[90-92]。XLRS 是青少年期发病的男性视网膜变性的最常见形式，患病率为（1/30 000）~（1/15 000）[93, 94]。XLRS 的特点是神经视网膜分裂，包括囊性黄斑病变、周边劈裂孔和视网膜电图 b 波振幅降低[95]。XLRS 常见的危及视力的并发症包括视网膜脱离、玻璃体积血和中心凹劈裂[96]。*RS1* 突变杂合子的女性通常没有 XLRS 的临床症状[97]。到目前为止，还没有任何治疗方法可以阻止 XLRS 患者劈裂的发展。对于伴有严重并发症的 XLRS 患者，如视网膜脱离和非透明性玻璃体积血，需要手术治疗[98]。

自 1997 年发现致病基因以来[99]，已发现约 177 个与 XLRS 有关的 *RS1* 基因突变（http://www.dmd.nl/rs/index.html）。*RS1* 只在光感受器细胞和视网膜双极细胞中表达[100, 101]，编码 224 个氨基酸的同源寡聚分泌蛋白复合物 – 视网膜劈裂素（retinoschisin）。视网膜劈裂素可以在整个视网膜神经层被检测到，尽管它的基因表达模式受到限制[100-102]。一个突变的 RS1 基因似乎干扰了视网膜劈裂素的分泌和（或）八聚体化和功能[103-105]。Wu 等[103] 发现 RS1 作为一种新的八聚体存在，其中八个亚基通过 Cys59-Cys223 分子间二硫键连接在一起。每个亚基由 157 个氨基酸盘状结构域组成。在盘状结构域内，一个半胱氨酸（Cys83）以其还原状态存在，两个半胱氨酸对（Cys63-Cys219 和 Cys110-Cys142）形成分子内的二硫键，在蛋白质折叠中起重要作用。RS1 的突变破坏了亚单位的组装，然后导致 XLRS。虽然插入、缺失和剪接位点突变已经被描述，但是编码盘状结构域的突变主要是错义突变，并且聚集在外显子 4–6 中。中国台湾一个 X 连锁视网膜劈裂症家族的研究表明，RS1 基因第 4 外显子的转换导致错义突变和蛋白不分泌[106]。

对视网膜劈裂素（retinoschisin）的功能和作用的认识已被许多研究者所重视。最近有报道称，视网膜劈裂素通过分泌途径在细胞外间隙内与 β2 层黏连蛋白和细胞内 αB 晶体蛋白相互作用[94, 107, 108]。Molday 等[109] 已经证实了视网膜劈裂素与 Na⁺-K⁺-ATP 酶和 SARM1 在光感受器和视网膜双极细胞中的共定位。Gehrig 等[110] 认为小胶质细胞 / 胶质细胞的激活可能触发视网膜劈裂素缺陷小鼠的光感受器变性，Erk1/2-Egr1 通路可能在视网膜劈裂症的发病机制中被激活。同时，RS1 能有效地反向结合半乳糖 – 琼脂糖和乳糖 – 琼脂糖，表明 RS1 与 Na⁺-K⁺-ATP 酶上糖基化位点相互作用的可能性，为 RS1 的纯化提供了一种方法，有助于 RS1 功能的进一步研究[111]。可能还有其他的影响因素，如基因修饰或环境影响，因为突变类型与疾病严重程度或进展之间不存在相关性[112, 113]。当然，这些潜在的分子相互作用在 XLRS 中的作用还需要进一步的研究。

（二）临床表现 Clinical Findings

1. 眼部特征 Ocular Features

XLRS 具有不同的疾病严重程度，即使是由相同的 RS1 突变引起的[90]。患者的每只眼的进展可能不对称，但双眼都会受到影响。中心凹劈裂是 XLRS 的特征性征象，98%～100% 的病例都会发生[114, 115]。虽然几乎所有 XLRS 患者都有黄斑改变，但典型的黄斑中心凹劈裂，即中心凹放射状 / 轮辐状褶皱（图 43-4）仅在约 70% 的 XLRS 患者中出现。约有 50% 的患者[116] 出现周围性视网

膜劈裂，常见于颞下区（图 43-5）。劈裂发生在视网膜浅层，因此视网膜血管可能位于劈裂的外叶或内叶，或跨越劈裂腔从一个到另一个。破裂发生在内层，从小孔到大裂孔[114] 不等，内叶的劈裂可能导致膜状残余物，称为玻璃体纱膜（vitreous veils）。其他变化，包括视网膜下线性纤维化、色素沉着、白色视网膜斑点、血管变细或鞘层，经常出现在周边视网膜。XLRS 常见的危及视力的并发症包括牵引或孔源性视网膜脱离、致密玻璃体积血、大的劈裂腔内出血、累及黄斑的视网膜内劈裂[117]。其他不常见的并发症包括新生血管性青光眼[118]、玻璃

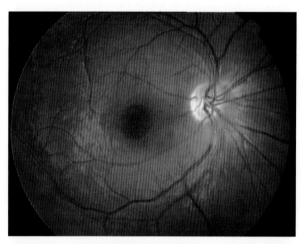

▲ 图 43-4　X 连锁视网膜劈裂，黄斑中心凹轮辐状囊肿的眼底照片

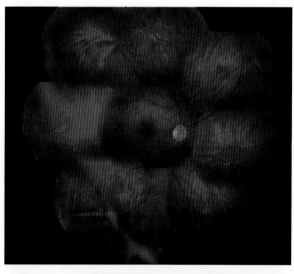

▲ 图 43-5　X 连锁视网膜劈裂，周边视网膜劈裂的拼图眼底照片。可见视网膜血管从视网膜升到玻璃体腔

体视网膜牵引伴继发性黄斑牵引[119, 120]和视神经萎缩[121]。对于大多数与 XLRS 相关的视网膜脱离，液体通常通过含有内层孔的周边视网膜劈裂区的外叶/外层裂孔或玻璃体脱离后的全层视网膜裂孔进入视网膜下间隙。玻璃体积血和视网膜脱离是 XLRS 最严重的并发症。5%～20% 的 XLRS 患者可能发展为视网膜脱离[114, 115]，高达 1/3 的患者出现玻璃体积血，导致严重的视力丧失[94, 122]。

不太常见的是，疾病出现在婴儿早期，伴有斜视、眼球震颤、轴性远视、中心凹异位或双侧非常大的大疱性视网膜劈裂，通常伴有劈裂腔内或玻璃体内出血[122-124]。

2. 视觉心理物理学 Visual Psychophysics

视力丧失是 XLRS 患者最常见的临床表现。在 0—20 岁，视力可能会恶化，在 3 月龄时可有表现[98]，然后在 40—60 岁保持相对稳定[125]，黄斑萎缩进展非常缓慢，到 50—70 岁最终发展为法定失明（视力 < 20/200）。XLRS 患者通常在学龄期出现阅读困难和视力低下。视力从 20/20 到小于 20/200。年轻人的平均视力在 20/70 左右。视网膜脱离和玻璃体积血可能是视力急剧下降的原因。XLRS 患者也可能存在色觉缺陷（红绿色觉障碍）[126]。视野显示与周边视网膜劈裂的位置相对应的绝对暗点。

3. 光相干断层扫描成像 Optical Coherence Tomography

光相干断层扫描成像（OCT）有助于增强 XLRS 黄斑病变特征的可视化（图 43-6）[127]。劈裂可以发生在神经视网膜的不同层[96, 128]。OCT 检查结果可能因疾病分期而异[129, 130]。

4. 电生理学 Electrophysiology

ERG 有助于 XLRS 的诊断。虽然少数患者可能具有相对保留的 b 波振幅，但典型的 b 波振幅降低，a 波振幅相对保留[94]。b/a 比值的改变（"负"波形，a 波振幅超过 b 波振幅）被认为是一个重要的诊断参数[131]。然而，并不是所有 XLRS 患者都表现出典型的电负性 ERG，而且 b 波振幅可能与正常人没有显著差异。XLRS 患者的 a 波可以是正常的或接近正常的，但也可能由于视网膜色素上皮的进行性萎缩而降低[132]。视网膜电图异常的严重程度似乎与突变类型无关[133]。多焦视网膜电图也可以显示中央黄斑区振幅降低和内隐时间延长（图 43-7）。

（三）鉴别诊断 Differential Diagnosis

男性典型的中心凹劈裂，在 ERG 上 b 波减少，家族史与 X 连锁遗传一致，这使得 XLRS 的诊断非常有可能[94]。检眼镜可以看到一层含有血管的视网膜组织呈穹顶状或轻微隆起。辅助研究，包括 OCT 和荧光素血管造影，当微小的中心凹劈裂在检眼镜下无法发现时，可能有助于支持临床诊断。XLRS 患者通过 RS1 基因突变的基因诊断，可以进一步确诊。

与许多全层神经感觉性视网膜脱离不同，在劈裂的情况下，当眼睛的位置改变时，非常薄和透明的神经视网膜层不会起伏或移动。此外，XLRS 患者的双眼常出现视网膜异常。

除了视网膜脱离，其他疾病如囊样黄斑水肿、退行性视网膜劈裂、获得性视网膜劈裂、弱视、Goldmann-Favre 玻璃体视网膜变性、ESCS、Eales 病和 VCAN 相关的玻璃体视网膜病变，也应考虑在

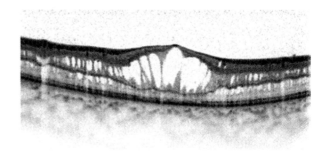

▲ 图 43-6　X 连锁视网膜劈裂的光相干断层扫描显示视网膜内层和外层的分裂

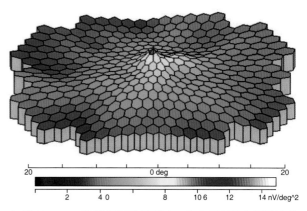

▲ 图 43-7　X 连锁视网膜劈裂症，多焦视网膜电图的迹线阵列和三维密度反应图，显示黄斑反应幅度降低

XLRS 的鉴别诊断中。

囊样黄斑水肿常与视网膜静脉阻塞、糖尿病视网膜病变、葡萄膜炎、视网膜色素变性、显性遗传性囊样黄斑水肿或内眼手术（Irvine-Gass 综合征）等疾病相关[134]。虽然 XLRS 的诊断不需要血管造影，但 XLRS 无渗漏可有助于将黄斑中心凹劈裂与其他以花瓣状晚期高荧光为特征的囊状黄斑水肿病因区分开来（图 43-8）。

退行性视网膜劈裂是一种无视网膜电图异常或 RS1 突变的外周外层视网膜层的特发性退行性分裂，发生于老年人，通常为单侧性[94, 135]。由 NR2E3 基因突变引起的 Goldmann-Favre 玻璃体视网膜变性和 ESCS 也可导致中心凹劈裂，但视力严重受损，包括明显的视野丧失和夜盲、色素沉着、无玻璃体纱膜、a 波和 b 波随时间改变而明显降低，有助于区分这种疾病和 XLRS[44]。

（四）处理 Management

遗传咨询 Genetic Counseling

应该向 XLRS 患者解释 X 连锁遗传。女性携带者在每次妊娠中有 50% 的机会传播视网膜劈裂症突变：有突变的男性会受到影响，而有突变的女性将是携带者，几乎总是拥有正常的视觉功能。受累的男性将致病突变传给他们所有的女儿，而不是他们的儿子。如果已知家族中的视网膜劈裂突变，则有必要对高危女性亲属进行携带者检测和高危妊娠的产前检测。

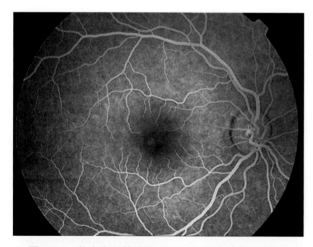

▲ 图 43-8　荧光素血管造影显示 X 连锁视网膜裂孔中心凹劈裂腔，无渗漏

（五）治疗 Genetic Counseling

1. 药物治疗 Pharmacologic Treatment

曾有报道应用碳酸酐酶抑制剂成功地治疗劈裂症[136]。Genead 等[137] 对 15 例 XLRS 患者的 29 只眼进行了 4～41 个月的局部治疗，观察到对视力、囊样黄斑病变和中心凹厚度的一些积极影响。需要进一步的研究来阐明对多唑胺反应的真实效率和完全性，以及评估中心凹囊性改变的可能复发情况[138]。最近有报道称，在自适应光学扫描激光检眼镜（adaptive optics scanning laser ophthalmoscopy, AOSLO）的监测下，用 500mg/d 口服剂量的乙酰唑胺治疗 XLRS 患者 1 周后可观察到疗效[139]。随着对 XLRS 发病机制的进一步了解，可能会有更多的特异性药物治疗。

2. 激光光凝 Laser

激光光凝常被认为是 XLRS 的辅助或预防性治疗[140, 141]。然而，播散激光光凝术是为了使周边裂孔变平，减少视网膜脱离的可能性而进行的[142]。在与患者讨论时应考虑这些潜在风险。因此，对 XLRS 激光治疗的时机和疗效应慎重考虑。

3. 手术治疗 Surgery

对于伴有严重并发症的 XLRS 患者，如视网膜脱离和玻璃体积血，可能需要手术治疗。相关手术包括巩膜扣带[141]、玻璃体切除术、全氟化碳液体、全氟萘烷或六氟化硫气体填塞。玻璃体手术包括核心部玻璃体切割术、手术诱导后玻璃体脱离、内界膜的剥除和气体填塞[143]。此外，Wu 等[144] 采用自体纤溶酶辅助玻璃体视网膜手术治疗 XLRS 患者，视网膜复位率 91%（20/21），53%（8/15）的患者术后视力改善。研究人员发现，在一些进展性 XLRS 患者中，玻璃体切除术后中心凹劈裂的严重程度有所改善[145, 146]。

4. 基因治疗 Gene Therapy

基因治疗在治疗遗传性视网膜变性方面也很有前景[147]。基因治疗可能是 XLRS 患者的有效治疗方法[148, 149]。RS1 基因敲除小鼠眼内注射 RS1 基因可恢复治疗小鼠的 b 波振幅[150, 151]。XLRS 患者可以从 RS1 基因的置换中获益，即使是在晚期，基因置换可能是 XLRS 患者在不久的将来有希望的治疗方法[152]。然而，在选择合适的载体和开发细胞靶向策略方面的进一步工作将是基因治疗方法最终成功的重要因素[153]。

5. 视网膜和（或）祖细胞移植 Retina and/or Progenitor Cell Transplantation

随着新的手术技术和器械的发展，视网膜移植或置换也有望成为 XLRS 疾病的潜在治疗方法。然而，由于人类组织来源的限制和伦理考虑，寻找视网膜替代治疗的替代细胞源是非常重要的。移植干细胞和（或）祖细胞，包括视网膜祖细胞、骨髓源性细胞和诱导的多能干细胞，最终可能为恢复视力提供另一种途径[154]。与人类胚胎干细胞相比，使用人类骨髓源性细胞和诱导多能干细胞并不存在重大的伦理问题，并可能消除免疫排斥反应的风险。

五、视网膜核受体（NR2E3）相关疾病 Retinal Nuclear Receptor (NR2E3)–Related Diseases

（一）一般特征 General Features

这些玻璃体视网膜病变包括增强型 S 视锥综合征（enhanced s-cone syndrome, ESCS）和 Goldmann-Favre 玻璃体视网膜变性。NR2E3（视网膜核受体亚家族 2，E 组，成员 3），原名光感受器特异性核受体（photoreceptor-specific nuclear receptor，PNR），是核激素受体超家族的转录因子，其表达仅限于光感受器。它的生理活动对于正确的视杆和视锥的发育和维持至关重要。NR2E3 突变可抑制视网膜发育过程中的视锥增生[155]并导致严重程度不同的常染色体隐性视网膜变性，包括 Goldmann-Favre 综合征（Goldmann-Favre syndrome，GFS）[156, 157]、ESCS[158]和聚集性色素性视网膜变性（clumped pigmentary retinal degeneration）。Goldmann-Favre 玻璃体视网膜变性〔又称 Favre 微纤维玻璃体视网膜变性（Favre microfibrillar vitreoretinal degeneration）〕是一种罕见的影响视网膜、玻璃体和晶状体的疾病，于 1958 年首次被描述[160, 161]。其特征性表现为早发性夜盲、玻璃纤维变性、中心凹囊肿、周围性视网膜劈裂、视网膜变性伴色素团块和异常视网膜电图[162]。据估计，有 0.5% 的视网膜色素变性患者在外周眼底有色素团块，称为"聚集性色素沉着"（clumped pigmentation）。To 及其同事回顾了聚集性色素沉着患者的临床和病理结果，发现他们有 NR2E3 疾病的症状和体征。组织病理学研究表明，临床上明显的色素聚集区是由于视网膜色素上皮细胞中黑色素颗粒的过度堆积所致[159]。

ESCS 于 1990 年被描述，并以 S 视锥系统[158, 163]的灵敏度增强而命名，这是由于蓝色视锥数量的增加及与之相关的视杆，以及红色和绿色视锥光感受器的可变退化有关。临床特征包括早发性夜盲、囊性黄斑病变和以轻度视野丧失为特征的周边视网膜变性。增强的 S 视锥 ERG 在暗适应状态下对弱光没有反应，但对强光有很大的缓慢反应，这种反应持续存在于光适应中[158]。许多心理物理学[164]、组织学[159, 165, 166]和动物研究[167, 168]都表明，NR2E3 突变导致 S 视锥绝对增加，而 M 和 L 视锥细胞减少，视杆细胞发育减少，视网膜紊乱和变性。视网膜的视杆敏感性严重丧失，伴随着特征性增强的 S 视锥 ERG。

（二）临床表现 Clinical Findings

1. 眼部特征 Ocular Features

GFS 患者有类似视网膜色素变性的渐进性视力丧失，这是由视网膜劈裂、白内障和色素性脉络膜视网膜变性引起的。黄斑部视网膜劈裂是导致该病的中心视力差和中心暗点的最常见原因（图 43-9）。其症状通常是夜盲症，通常发现在 0—10 岁[162, 169]。视网膜内色素沉着被描述为色素斑点，而不是典型的视网膜色素变性中的骨细胞样色素改变。一些患者的视网膜劈裂同时影响中央和周边视网膜，类似于青少年 XLRS。黄斑病变可能是孤立的或连续于周边区域的劈裂。周边性视网膜劈裂常在内层出现卵圆形孔，造成周边视野的绝对视野缺损。

最显著的玻璃体变化是液化，它将玻璃体的很大一部分转化为一个光学上的空腔，这与 Wagner 综合征中的发现有点相似[169]。该空腔可能包含细纤维束，并被含有松散的覆膜的半液化凝胶包围。这些膜没有可见的边缘，在玻璃体的不同部位的密度不同。后皮质的外层是浓缩的，类似于视网膜前

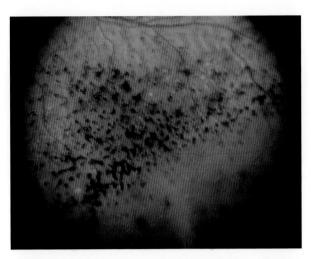

▲ 图 43-9　**Goldmann-Favre 玻璃体视网膜变性，图示色斑和视网膜劈裂**
图片由 Gerald A.Fishman 医学博士提供

膜。当后皮质脱离时，会出现凹陷，似乎被塑造成视网膜血管。皮质通常附着在视网膜劈裂和脉络膜视网膜色素增生的区域。

2. 视觉心理物理学 Visual Psychophysics

视野和暗适应研究的结果与视网膜色素变性患者相似。视野丧失的区域对应于视网膜劈裂和色素变性的区域。色觉异常程度与中心凹功能障碍有关。

3. 电生理学 Electrophysiology

特征 ERG 显示了一个不可检测的视杆特异性响应，与标准单次闪光相似的明视和暗视反应，以及 30Hz 低振幅的 a 波响应。高变异性是常见的，至少部分与视网膜变性的严重程度有关[162]。如前所述，在暗视和明视条件下，S 视锥系统的响应占了大部分波形。随着时间的推移，ERG 可能变得无法检测。

此外，ESCS 或 GFS 患者的 ERG 对短波（如蓝色）闪光的振幅比强度匹配的长波（如橙色）闪光的振幅更大[165, 170, 171]。虽然视杆和视锥细胞对蓝光最为敏感，并且两者都可能介导这种超敏反应，但暗视和明视条件下的 ERG 振幅与单次亮白光闪烁相似，表明其主要由 S 视锥细胞介导[171-173]。从视网膜电图 a 波的形状和颜色敏感性的心理物理研究中得到的证据表明，受累的视网膜在出生时有过多的 S 视锥光感受器，L 和 M 视锥的数量减少，而功能性视

杆细胞光感受器很少（如果有的话）[173]。当视觉功能严重下降时，S 视锥光感受器的相对丰度甚至持续到疾病晚期，如 1 例 ESCS 患者尸检眼的组织病理学检查所示[165]。

（三）鉴别诊断 Differential Diagnosis

Goldmann-Favre 玻璃体视网膜变性和 ESCS 与其他玻璃体视网膜变性和视网膜色素变性具有相同的特征。

1. X 连锁视网膜劈裂 X-Linked Retinoschisis

Goldmann-Favre 玻璃体视网膜变性和 ESCS 与 XLRS 的区别在于常染色体遗传、有严重的夜盲和 ERG 表现。色素聚集提示 NR2E3 相关疾病，而血管变细提示视网膜色素变性。

2. 囊样黄斑水肿 Cystoid Macular Edema

后极部的微囊样改变有时与囊样黄斑水肿（CME）相混淆，荧光素血管造影有助于鉴别，显示在 NR2E3 相关疾病中缺乏特征性花瓣状晚期渗漏。

（四）治疗 Management

这类疾病尚无令人满意的治疗方法。标准的玻璃体视网膜入路手术用于孔源性视网膜脱离，应使用激光光凝术预防性治疗视网膜裂孔。正如在先天性 XLRS 一节中所讨论的，一般不建议对视网膜劈裂的外层孔进行预防性治疗。也有应用激光光凝治疗黄斑部视网膜劈裂症的报道[174]。

六、其他玻璃体视网膜变性和玻璃体视网膜病变 Other Vitreoretinal Degenerations and Vitreoretinopathies

（一）常染色体显性遗传玻璃体视网膜病变 Autosomal Dominant Vitreoretinochoroidopathy

Kaufman 及其同事描述了一种独特的情况，在锯齿缘和赤道附近一个非常明显的后边界之间有 360° 的外周脉络膜视网膜萎缩[175]。据我们所知，这一特征在其他任何紊乱中都没有出现。可观察到白内障、中度玻璃纤维变性伴色素细胞、囊样黄斑水肿、视盘新生血管、视网膜表面点状白色混浊和视网膜脱离[176-178]。眼电图可能异常[179]，但 ERG 通常正常，无夜盲。

（二）常染色体隐性遗传玻璃体视网膜营养不良 Autosomal Recessive Inherited Vitreoretinal Dystrophy

Sarra 及其同事报道了一个有 8 位兄弟姐妹的家族中 4 位患有早发性高度近视、玻璃体液化、黄斑葡萄肿伴脉络膜视网膜萎缩、视网膜色素上皮弥漫性周围萎缩和早期白内障。在一个受试者中也有外周玻璃体纱膜，但没有眼外表现[180]。单相暗适应被观察到，视网膜电图显示严重的视锥 – 视杆细胞视网膜变性[180]。连锁分析发现 22q13 染色体的 2 点 lod 评分为 2.18 是可能的位点。

（三）遗传性新血管性玻璃体视网膜病变 Hereditary Neovascular Vitreoretinopathies

这些情况的特点是遗传性周边视网膜新生血管伴玻璃体视网膜牵引。我们在这里讨论两种无原发性玻璃体退行性变且无全身性临床表现的遗传性疾病，如色素失禁症、镰状细胞性视网膜病变和其他已被回顾过的外周增殖性视网膜病变[181]。

（四）常染色体显性遗传新生血管炎性玻璃体视网膜病变 Autosomal Dominant Neovascular Inflammatory Vitreoretinopathy

常染色体显性遗传新生血管炎性玻璃体视网膜病变是一种非常罕见的疾病，其特征是白内障、囊样黄斑水肿、视网膜周围瘢痕和色素沉着、周围小动脉闭塞和锯齿状缘周围视网膜新生血管形成[152, 182]。年轻人无症状，但视网膜电图有玻璃体细胞和选择性 b 波丢失。新生血管可导致牵引性视网膜脱离。大约有一半的患者在 60 岁或以上时会发展成红斑病或新生血管性青光眼。该基因定位于染色体 11q13[183]。未观察到玻璃体的条带和薄片，玻璃体也没有光学上的空腔，这使得与经典的玻璃体视网膜退行性变（如 Stickler、Wagner 和 SVD）相鉴别。ADNIV 患者外周视网膜血管最初正常，家族性渗出性玻璃体视网膜病变中黄斑血管的拖曳也不存在。

（五）显性遗传性周边视网膜新生血管形成 Dominantly Inherited Peripheral Retinal Neovascularization

Gitter 及其同事描述了一个家庭，15 人中有 7 人患有早期白内障、葡萄膜炎、玻璃体基底部突出、格子样变性和严重的周边视网膜新生血管，导致玻璃体积血和视网膜脱离。该综合征看起来与 ADNIV 相似，但在回顾了 ADNIV 家族的照片后，这两种疾病被认为是不同的[184]。

黄斑营养不良
Macular Dystrophies

Elliott H. Sohn   Robert F. Mullins   Edwin M. Stone   著

第 44 章

一、概述 Introduction

在历史上，"黄斑营养不良"（macular dystrophy）一词被用来指一组遗传性疾病，这些疾病会导致在检眼镜下可观察到由颞侧血管弓所包围的视网膜部分的异常。随着时间的推移，大多数医学术语都会受到影响，因为不断发展的科学知识揭示了它们与传统用法的不一致，"黄斑营养不良"也不例外。例如，年龄相关性黄斑（AMD）变性会影响黄斑，并具有重要的遗传成分。然而，导致 AMD 的基因以一种非孟德尔式的方式相互作用，并与环境相互作用，因此通常不被认为是黄斑营养不良之一。色盲、中心凹发育不全和白化病也是孟德尔病，可引起检眼镜下可见的黄斑异常，但这些也不是典型的黄斑营养不良。在第一种情况下，可能是因为可见的黄斑病变首先出现在视觉功能障碍明显的几十年之后；而在后一种情况下，可能是因为黄斑异常是发育性的，完全静止的，并且不会引起黄斑结构的任何变色。本章所述病症的统一特征是：它们以孟德尔式的方式遗传；相关的病理学仅限于眼睛；当症状首次出现时（在某些情况下，在症状出现之前），病变在生物显微镜下可见于黄斑部。对于大多数的疾病，其黄斑偏好的机制尚不清楚，但可能与脉络膜毛细血管、Bruch 膜、视网膜色素上皮和光感受器细胞的密度、结构和组成的解剖差异，光照的差异，区域基因表达模式，血流或其他因素有关。更好地理解黄斑区的发育和细胞生物学，以及它与黄斑外视网膜的区别，对于加深对黄斑营养不良的认识和设计更好的治疗方法至关重要。

本章中导致大多数疾病的基因已经被鉴定出来，乍一看，人们倾向于试图消除历史上临床命名法中的不一致之处，转而采用一种完全基于致病基因的方案。然而，这种方法有几个严重的缺点。首先，患者表现出症状和体征，而不是基因测试结果。此外，与基因型相比，给定患者的近期病程通常与其当前的临床表现和视觉功能密切相关。因此，即使在分子时代，临床医师也需要首先考虑临床模式，其次考虑这些模式背后的分子机制。在 1985 年之前，临床诊断是所有实践目的的最终诊断。今天，最初的临床诊断实际上是一个假

设，它本身就具有一定的预测权重，也有助于通过基因检测，寻找对患者疾病更精确、更明确的分子理解。临床医师常常被这样一个事实所困扰，即特定基因的突变和由此产生的临床结果之间存在不完全的相关性。也就是说，单个基因（如 PRPH2 和 ABCA4）的突变可导致不同患者（如视网膜色素变性和黄斑营养不良）的不同临床表现，而单个临床表现（如视网膜色素变性）可由许多不同基因的突变引起。处理这种不完全相关性的最好方法是简单地接受这样一个事实，即临床诊断在某些情况下具有更大的有效性，而分子诊断在其他情况下具有更大的有效性，并且一种诊断往往可以加强另一种诊断。例如，在发现致病基因之前，利用特征性临床特征从异质临床人群中选择基因相似的患者，以实现基因发现。现在许多疾病基因已经被知道，基因测试可以用来从临床异质群体中选择基因相似的队列，以确定与每个基因突变相关的临床特征范围。在这一章中，我们利用患者的分子诊断来说明这些黄斑营养不良的一些不寻常的临床表现，这些在分子前时代很难包含在本章中。在很大程度上，我们保留了与特定表型相关的历史名称，并在已知由单个基因突变引起的情况下对其进行分组。我们还按照疾病在人群中的流行程度，按其在人群中的患病率的大致顺序进行了分类，首先是较常见的疾病。表 44-1 总结了本章讨论的所有黄斑营养不良的遗传特征。

二、黄斑营养不良患者的初步治疗 The Initial Approach to A Patient With Macular Dystrophy

也许治疗黄斑营养不良的患者最重要的步骤是说服自己患者确实有孟德尔病，而不是能够模仿它们的许多毒性、感染性、自身免疫性或多基因性疾病之一。除了在特殊情况下，黄斑营养不良是双侧的，在疾病的早期，其眼底外观通常非常对称。自身免疫性疾病，如眼假组织胞浆菌病综合征和多灶性脉络膜炎，通常是双侧的，但其外观不太对称（图 44-1）。大多数黄斑营养不良是以常染色体显性遗传方式遗传的，因此通常存在一个或多个受累的亲属。识别这样一个亲属是临床医师所掌握的最有

表 44-1　黄斑营养不良

疾病名称	基　因	染色体	遗传形式
Best 黄斑营养不良	BEST1	11	AD/AR
Stargardt 病	ABCA4	1	AR
星形显性黄斑营养不良	ELOVL4	6	AD
Prom-1 相关性黄斑营养不良	PROM-1	4	AD
图形样营养不良	PRPH2	6	AD
Sorsby 眼底营养不良	TIMP3	22	AD
常染色体显性放射状 drusen	EFEMP1 型	2	AD
北卡罗来纳黄斑营养不良	未知	5 和 6	AD
斑点状囊样营养不良	未知	未知	AD
显性囊样黄斑水肿	未知	7	AD
窗样光泽性黄斑营养不良	未知	未知	AD
Ⅱ型肾小球肾炎	CFH	1	AR

AD. 常染色体显性；AR. 常染色体隐性

力和最未充分利用的诊断手段之一。人们应该经常仔细查看疑似黄斑营养不良患者的家族史，意识到 50 岁以上的患者往往会被诊断为 AMD。我们还应该记住，显性黄斑营养不良往往表现出可变的表达和不完全外显，这样患者的父母可以表现正常，而更多的远亲可以表现黄斑疾病。因此，在记录病史时，应该怀疑任何有黄斑病变的亲属的报告。还应检查陪同患者去诊所的一级亲属，并要求所有有黄斑病史的亲属提供眼底照片和其他眼科记录。受累的亲属经常会表现出特定黄斑营养不良的"典型"特征，但在表现出更令人费解的眼底外观和（或）一系列症状之前，患者会有 AMD 的诊断。

在最初考虑黄斑营养不良时，有两类疾病要尤其注意，即神经元蜡样脂褐质沉积症（neuronal ceroid lipofuscinosis，NCL）和药物毒性。在 6—8 岁的儿童中，NCL（一种致命的全身性疾病）可以呈现出一种类似于 Stargardt 的外观，并且没有任何类型的全身性特征（图 44-2）。视网膜电图在有 NCL 视觉症状的患者中通常是明显异常的，但在那个年龄的 stargardt 患者中则不太可能是异常的。与 NCL 相关的视觉功能障碍（视野和视力）的进展也往往比 Stargardt 病快得多——持续数月而不是数年。另一类疾病，明确地考虑和排除在每一个怀疑有黄斑

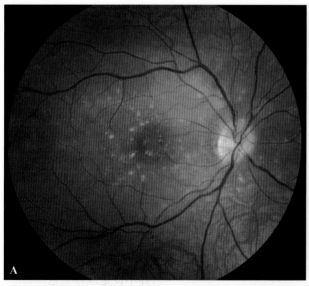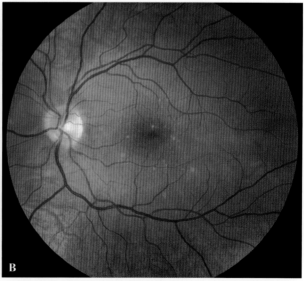

▲ 图 44-1　33 岁女性，双眼视力 20/20，黄斑和视盘周围有卵圆形斑点样改变
尽管两只眼的外观都可能被误认为是由于 ABCA4 或 RDS 突变引起的疾病，但病变的不对称性更提示炎症性疾病。这个患者有多灶性脉络膜炎

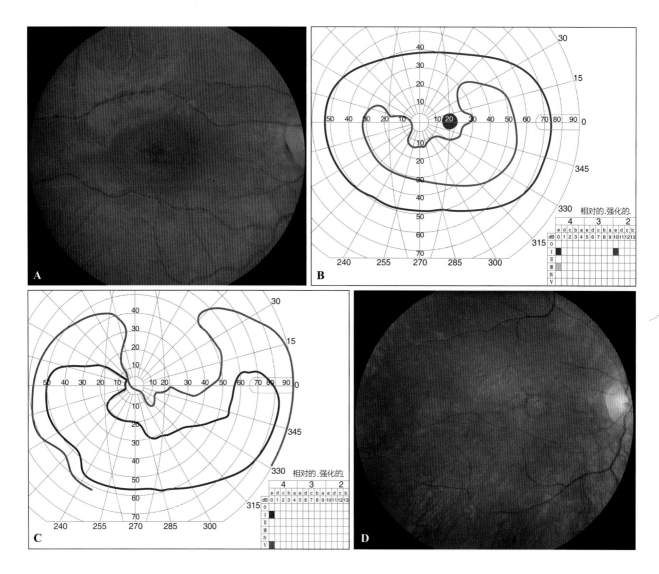

▲ 图 44-2　一名 5 岁男性，*PPT1*（**Thr75Pro/Arg122Trp**）突变，引起神经元蜡样体脂褐素沉着症

A. 当第一次见到患儿时，他有 20/125 的视力和黄斑变薄的卵圆形区域；B. Goldmann 视野检查显示，I4e 等参线是满的，I2e 仍然可以检测到；C. 到 7 岁时，视力下降到数指，I2e 等参线丢失，有一个中心和优于 V4e 靶点的暗点；D. 伴随着视网膜色素上皮的逐渐变薄和整个后极部的视网膜血管变细

营养不良的患者是药物毒性。应该询问患者是否正在服用或曾经长期服用任何药物，特别是关节炎或皮肤病药物（图 44-3）。表 44-2 列出了可能导致类似黄斑营养不良的黄斑病变的药物。

大多数黄斑营养不良是以常染色体显性遗传方式遗传的，多代受累个体的鉴定使 *ABCA4* 相关疾病的可能性降低。一般来说，患有常染色体显性遗传性黄斑营养不良的患者的视力通常比预期的好，因为他们的眼底检查结果的显著性，而由 *ABCA4* 基因突变引起的常染色体隐性 Stargardt 病患者，由

于眼底相对轻微的异常，他们的视力往往比预期的要差。

三、Best 黄斑营养不良 Best Macular Dystrophy

Best 黄斑营养不良（BMD）或 Best 疾病，是一种由 *BEST1* 基因突变（OMIM 607854，以前称为 *VMD2*）引起的常染色体显性遗传病[1, 2]。1905年，Friedrich Best 描述了第一个患有这种营养不良症的家族[3]。该病的其他名称，包括卵黄营养不良

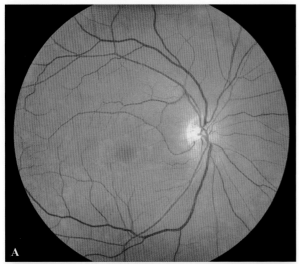

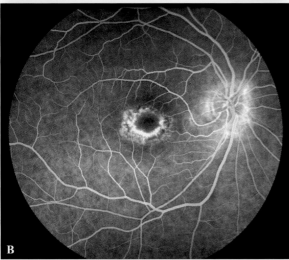

▲ 图 44-3 （A）和（B）描绘了一名 50 岁女性的右眼，具有 **plaquenil** 毒性和牛眼样眼底外观，很容易被误认为是没有斑点的 **Stargardt** 病（与图 44-30 相比）。她的视力是 **20/30**

表 44-2　类似营养不良病变的药物毒性

药　物	参考文献
氯喹	Hobbs et al., 1959; Marmor et al., 2011
羟基氯喹	Shearer et al., 1965;Marmor et al., 2011;
甲硫达嗪	Weekley et al., 1960
氯丙嗪	Delong et al., 1965
氯法齐明	Craythorn et al., 1986
三苯氧胺	Kaiser-Kupfer and Lippman, 1978
草酸 / 甲氧基氟醚	Bullock and Albert, 1975;Albert et al., 1975
角黄素	Boudreault et al., 1983;Ros et al., 1985
呋喃妥因	Ibanez et al., 1994
滑石粉	AtLee, 1972
去铁胺	Haimovici et al., 2002;Gonzales et al., 2004

Albert DM, Bullock JD, Lahav M, et al. Flecked retina secondary to oxalate crystals from methoxyflurane anesthesia:clinical and experimental studies. Trans Sect Ophthalmol Am Acad Ophthalmol Otolaryngol 1975;79(6):OP817–26.

AtLee WE, Jr. Talc and cornstarch emboli in eyes of drug abusers. JAMA 1972;219(1):49–51.

Boudreault G, Cortin P, Corriveau LA, et al. [Canthaxanthin retinopathy; 1. Clinical study in 51 consumers.] Can J Ophthalmol 1983;18(7):325–8.

Bullock JD, Albert DM. Flecked retina. Appearance secondary to oxalate crystals from methoxyflurane anesthesia. Arch Ophthalmol 1975;93(1):26–31.

Craythorn JM, Swartz M, Creel DJ. Clofazimine-induced bull's-eye retinopathy. Retina 1986;6(1):50–2.

Delong SL, Poley BJ, McFarlane JR, Jr. Ocular changes associated with long-term chlorpromazine therapy. Arch Ophthalmol 1965;73:611–17.

Gonzales CR, Lin AP, Engstrom RE, et al. Bilateral vitelliform maculopathy and deferoxamine toxicity. Retina 2004;24(3):464–7.

Haimovici R, D'Amico DJ, Gragoudas ES, et al. The expanded clinical spectrum of deferoxamine retinopathy. Ophthalmology 2002;109(1):164–71.

Hobbs HE, Sorsby A, Freedman A. Retinopathy following chloroquine therapy. Lancet 1959;2(7101):478–80.

Ibanez HE, Williams DF, Boniuk I. Crystalline retinopathy associated with long-term nitrofurantoin therapy. Arch Ophthalmol 1994;112(3):304–5.

Kaiser-Kupfer MI, Lippman ME. Tamoxifen retinopathy. Cancer Treat Rep 1978;62(3):315–20.

Marmor MF, Kellner U, Lai TY, et al. Revised recommendations on screening for chloroquine and hydroxychloroquine retinopathy. Ophthalmology 2011;118(2):415–22.

Ros AM, Leyon H, Wennersten G. Crystalline retinopathy in patients taking an oral drug containing canthaxanthin. Photodermatol 1985;2(3):183–5.

Shearer RV, Dubois EL. Ocular changes induced by long-term hydroxychloroquine (plaquenil) therapy. Am J Ophthalmol 1967;64(2):245–52.

Weekley RD, Potts AM, Reboton J, et al.. Pigmentary retinopathy in patients receiving high doses of a new phenothiazine. Arch Ophthalmol 1960;64:65–76.

（vitelline dystrophy）、卵黄破裂变性（vitelliruptive degeneration）、卵黄样营养不良（vitelliform dystrophy）[4–6]。它是最常见的孟德尔黄斑营养不良之一，发生在约每 1 万个人中的 1 人。BMD 是指以每只眼睛中心凹为中心的单个对称卵黄样病变的"经典"形式（图 44-4 至图 44-7）。然而，重要的是要认识到，*BEST1* 突变也与其他多种表型〔多灶性 Best 营养不良（multifocal Best dystrophy）（图 44-8）、常染色体显性玻璃体视网膜黄斑病变（autosomal dominant vitreoretinochoroidopathy）（图 44-9）和常染色体隐性 Best 蛋白病（autosomal recessive bestrophinopathy）（图 44-10）〕相关，这些表型只具有少数临床特征，详情如下。

（一）BMD 的临床特点 Clinical Features of BMD

与 BMD 相关的眼底表现多种多样。黄斑病变是该病的主要特征，因其蛋黄样外观而被称为"卵黄样"（vitelliform）病变（图 44-4 至图 44-7）。这些病变通常为单发，圆形或水平椭圆形，黄色，稍隆起，中心位于中心凹。BMD 患者的卵黄样病变的大小可以从几百微米（图 44-5）到直径几毫米（图 44-4）不等。较大的病变可以在生命的最初几年内看到，而较小的病变通常在 20 岁以后发展，有时甚至到 60 岁。因此，较小的病变有时被称为"成人卵黄样"病变（图 44-5 和图 44-11），这一表型也发生在 PRPH2 基因突变的患者（下文将详细

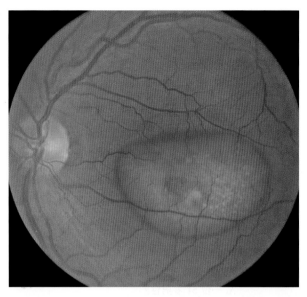

▲ 图 44-4　56 岁男性 *BEST1* 中出现 Lys30Arg 突变，左眼眼底照片。患眼有 **20/20** 的视力，尽管中心凹有很大的卵黄样病变

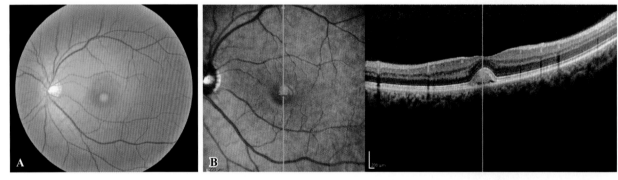

▲ 图 44-5　**A.** 40 岁男性 *BEST1* 中 **Lys30Arg** 突变的左眼眼底照片。患眼有一个小的卵黄样病变，视力为 **20/20**。**B.** 光谱域光相干断层扫描显示视网膜下呈高反射的卵黄状物质

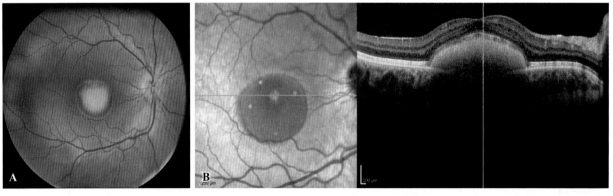

▲ 图 44-6　**A.** 15 岁男性右眼眼底照片，*BEST1* 中有 **Tyr227Asn** 突变。这只眼睛有典型的卵黄样病变，视力为 **20/40**。**B.** 光谱域光相干断层扫描显示视网膜下卵黄状物质呈高反射

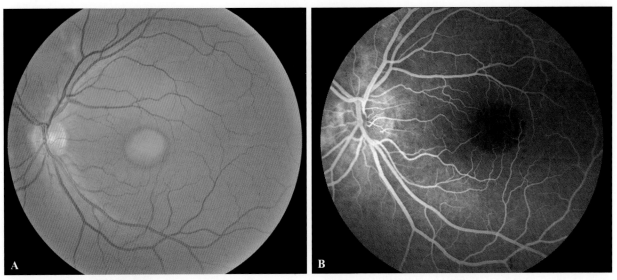

▲ 图 44-7　**A.** 一位 51 岁男性的左眼眼底照片，*BEST1*（**Leu294 del3cTCA**）中有 3 个核苷酸缺失。患眼的视力是 20/30。典型的卵黄样病变在此后的 50 多年中一直是较为均匀的。**B.** 荧光素眼底血管造影显示病变下的脉络膜循环几乎完全消失

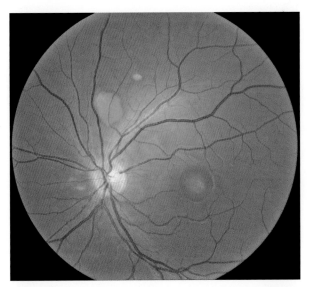

▲ 图 44-8　*BEST1* 中 24 岁男性 Lys30Arg 突变的左眼眼底照片。黄斑中心固定的卵黄样病变和视盘上方类似的病变。患眼的视力是 20/20

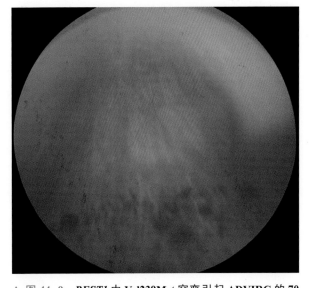

▲ 图 44-9　*BEST1* 中 Val239Met 突变引起 ADVIRC 的 70 岁女性外周视网膜的眼底照片

视力为 20/100。正常视网膜色素上皮和团集、萎缩的视网膜色素上皮前区之间有一个清晰的边界。图片由 Dr Kean Oh, Associated Retinal Consultants, Petoskey, Michigan 提供

讨论）。一些携带 *BEST1* 致病突变的个体从未出现明显的黄斑病变。随着时间的推移，许多卵黄样病变发展为"假性积脓期"（pseudohypopyon）的外观，黄色物质在视网膜下空间的引力较低（图 44-12 和图 44-13）。其他病变发展成不同程度的视网膜下和视网膜下色素上皮纤维化及 RPE 萎缩。这有时被称为"炒鸡蛋样病灶"（scrambled-egg lesion）

（图 44-14）。许多患者在中心凹附近形成一个单一的 RPE 下纤维化结节（图 44-15）。60 岁以后，地图样萎缩也相当普遍（图 44-16 和图 44-17），但在某些患者中可能更早发生。与所有破坏 RPE 的疾病一样，真正的脉络膜新生血管可以在少数病例中形成（图 44-18）[7]。此外，少数卵黄样病变患者在头部或眼部受到相当轻微的钝性损伤后出现视网膜下

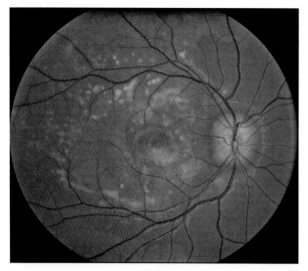

▲ 图 44-10　一名 11 岁男性在 *BEST1*（Arg141His/Pro152Ala）中有两处突变，引起常染色体隐性遗传的 bestrophinopathy。这只眼睛的视力是 20/20。在视网膜后极部有大量的黄色沉积物，在中心凹下方有一小块视网膜下纤维化

经许可，图片转载自 Kinnick TR, Mullins RF, Dev S, et al. Autosomal recessive vitelliform macular dystrophy in a large cohort of vitelliform macular dystrophy patients. Retina 2011;31(3):581-95.

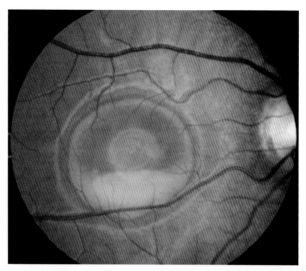

▲ 图 44-12　一名 9 岁男性的右眼眼底照片
该男性在 *BEST1* 中有 Tyr227Asn 突变。这只眼睛有 20/25 的视力。有一个较大的卵黄样病变，是脂褐素在病变的下半部分层形成假性积脓样的外观特征。有些脂褐素在卵黄样病变的环形边缘长期保留

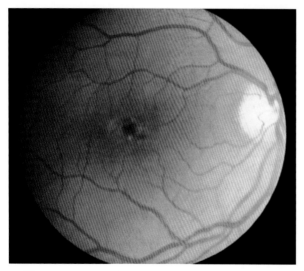

▲ 图 44-11　*BEST1* 中 Ala243Thr 突变的 36 岁女性右眼眼底照片。这只眼睛的视力是 20/50。有一个小、椭圆形的"点和晕"病灶集中在中心凹，这是营养不良的痕迹

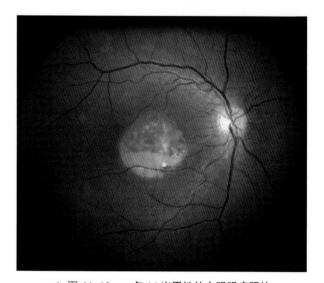

▲ 图 44-13　一名 14 岁男性的右眼眼底照片
该男性在 *BEST1* 中有 Asp302Ala 突变。这只眼睛有 20/20 的视力。卵黄样病变呈假性积脓样

出血（图 44-19）。幸运的是，这些出血通常会自行吸收，视力恢复良好，无须治疗。虽然许多临床模式被一些作者描述为"阶段"，但在特定的患者中，这些眼底变化很少有可预测的进展。虽然 BMD 患者的黄斑部在疾病早期通常是相当对称的，但随着疾病的进展，两只眼的功能和外观可能会变得非常

明显的不同。

　　尽管大多数 Best 病患者表现出以中心凹为中心的单一病变，但也有许多报道显示，有多个卵黄样病变的患者也表现出眼电图异常和 *BEST1* 基因突变[8-14]。在这种多灶性表型的最显著形式中，有时称为多灶性 Best 营养不良，有多个卵黄样病变散

布在双眼后极（图 44-8）。与典型的 Best 病一样，除非卵黄样病变发展成影响黄斑中心的纤维化瘢痕，这些患者通常是无症状的。多灶病灶的自发荧光和光相干断层成像显示出与典型的 Best 疾病中的孤立病灶相似的特征。这种情况与急性渗出性多形性卵黄样黄斑病变（acute exudative polymorphous vitelliform maculopathy）不同[15-18]，后者患者的 EOG 正常，BEST1 缺乏变异。值得注意的是，由犬 BEST1 基因隐性突变引起的犬 BMD 模型与多灶性卵黄样病变有关[17, 18]，一些人类患者 BEST1 两个等

位基因突变也表现出多灶性卵黄样病变[10, 11, 13]。然而，少数在儿童或青年时期患有显性遗传性疾病和孤立性病变的患者在以后的生活中也会出现额外的黄斑外病变（图 44-20 和图 44-21）。

1. 视觉功能 Visual Function

在 60 岁前，至少有一只眼能保持足够的驾驶视力（visual acuity，VA），当 BMD 合并结节性纤维化、脉络膜新生血管或中心性地理萎缩时[19-22]，视力损失更大。在未受干扰的卵黄样病变的眼睛中，VA 通常为 20/20 或更好，考虑到光感受器外节段和 RPE 的实质性物理分离（图 44-6）在某些个体中存在了几十年（图 44-7），这是令人惊讶的。这表明，卵黄样病变内的液体具有与正常视觉感受器基质相类似的离子组成，与孔源性视网膜脱离相关的视网膜下液体的组成相当不同。一些卵黄样病变随着时间的推移逐渐变平，并持续保持良好的视力，而另一些则发展为结节状的 RPE 下瘢痕或 RPE 萎缩，这与较低的视力有关，视力与瘢痕的大小成一定比例。外周视野在 BMD 中通常是完全正常的，尽管有其他 BEST1 表型的患者在某些情况下确实表现出异常视野（见下文）。

2. 屈光不正 Refractive Error

BMD 患者常伴有远视[22, 23]，这可能与眼轴短有关[24]。这些发现有时与需要周边虹膜切除的窄房角和（或）闭角型青光眼有关[22, 24, 25]。远视和房角闭合在其他 BEST1 表型中也被证实，包括常染色体显性遗传性玻璃体视网膜脉络膜病变（autosomal dominant vitreoretinochoroidopathy，ADVIRC）[26, 27]

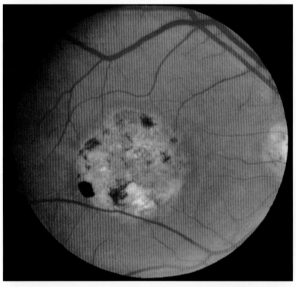

▲ 图 44-14　一名 47 岁男性的右眼眼底照片

该男性在 BEST1 中有 Tyr227Asn 突变。这只眼睛的视力是 20/200。在先前的卵黄样病变部位有一个明显局限的 RPE 萎缩和 RPE 色素断裂区域

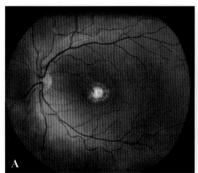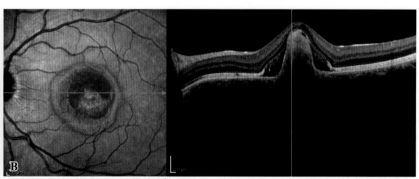

▲ 图 44-15　A. 一名 15 岁男性的左眼眼底照片，其 BEST1 和 20/40 视力中存在 Tyr227Asn 突变。在病变的中心有一根以固定的纤维柱。B. 患眼的光谱域光相干断层扫描显示出位于视网膜色素上皮下的纤维柱，周围有少量的视网膜下液体。可见长的外节段从视网膜延伸进到视网膜下液

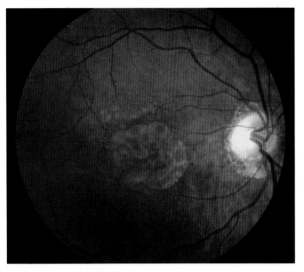

▲ 图 44-16　*BEST1* 中 Thr307Ile 突变的 72 岁女性右眼眼底照片。她有 20/80 的视力。有一个中心固定的地图样萎缩的圆形区域，两侧上方有一些玻璃疣样沉积物

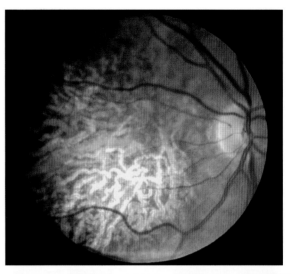

▲ 图 44-17　*BEST1* 中 Ala243Thr 突变的 73 岁女性右眼眼底照片。患者仅有数指的视力，与广泛的视网膜色素上皮萎缩和黄斑部脉络膜血管脱色素有关

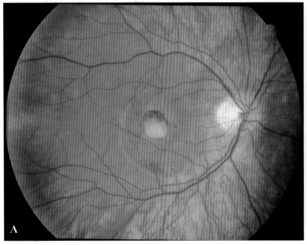

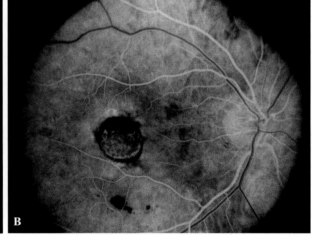

▲ 图 44-18　A. 一位 23 岁 Best 病女性的右眼眼底照片，出现视网膜下纤维化结节。在浆液性黄斑脱离的下缘可见少量视网膜下血。患眼视力是 20/100。B. 早期荧光素血管造影显示以纤维结节为中心的典型的脉络膜新生血管膜

和常染色体隐性遗传性 Best 蛋白病（autosomal recessive bestrophinopathy, ARB）[13]。对于 BMD 和其他与 *BEST1* 基因突变相关的表型患者，前段检查应特别注意眼压和眼角。

3. 光相干断层扫描成像 Optical Coherence Tomography (OCT)

尽管没有对未受干扰的卵黄样病变的眼睛进行组织病理学研究，但光谱域 OCT 允许在接近组织病理学分辨率的情况下在活体内测定黄斑病变的解剖结构。典型卵黄样病变的黄色物质位于视网膜

下间隙，在 OCT 上表现得相当均匀（图 44-5B 和图 44-6B）[28-32]。在一些患者中，随着时间的推移，一些黄色色素消失了，取而代之的是透明的液体。黄色色素比透明液体密度更高，在重力作用下沉淀到卵黄样病变的底部，有一条相当尖锐的水平线界定色素 – 液体界面（图 44-12 和图 44-13）。这种结构被称为"假性积脓"（pseudohypopyon），OCT上黄色色素出现高反射，而透明的视网膜下液体出现低反射（黑色）。另一种常见于 Best 疾病患者的病变，在 OCT 上有非常显著的表现，是在 RPE

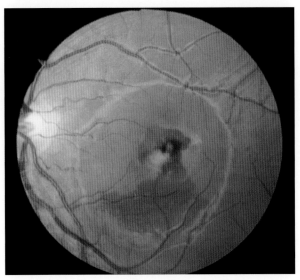

▲ 图 44-19　一名 **8 岁男性**的左眼眼底照片

他在 *BEST1* 和 20/70 视力中有 Arg218His 突变。黄斑部的视网膜下出血是在头部受到中等程度的打击（眼睛未受伤）后首诊发现的。6 个月后，这只眼的视力提高到 20/40，出血在没有治疗的情况下吸收

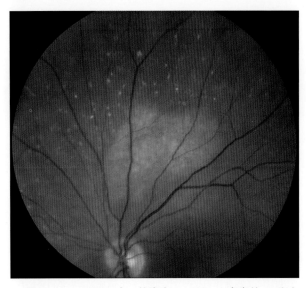

▲ 图 44-21　*BEST1* 中一位患有 Tyr227Asn 突变的 **83 岁女性**的左眼眼底照片

这只眼睛有 20/80 的视力。有一个较大的卵黄样病变位于视盘上方，此外周边还有一些斑点状沉积物

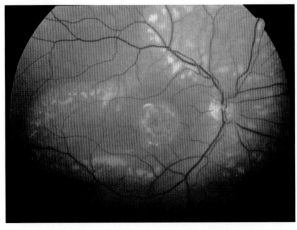

▲ 图 44-20　一名 **42 岁男性**的右眼眼底照片

该男性在 *BEST1* 中有 Tyr227Asn 突变。这只眼睛有 20/100 的视力和两处较大面积的视网膜下液，一个累及整个黄斑部，另一个位于视盘上方，两个病变的边缘都有视网膜下脂褐素沉积

下间隙（通常在中心凹 100μm 内）形成的纤维化柱。这些病变在光谱区 OCT 上表现为高反射，并且似乎像马戏团帐篷一样抬高视网膜，因此它们通常被两侧透明（OCT 上低反射）的视网膜下液体围绕（图 44-15B）。

这些纤维化柱的起源仍然不清楚。它们的亚 RPE 位置提示新生血管的起源，但在荧光素血管造影上很少表现出典型的新生血管模式，并

且比与其他黄斑疾病［如假性眼组织胞浆菌病综合征（presumed ocular histoplasmosis syndrome）］相关的脉络膜新生血管膜（choroidal neovascular membranes，CNVM）更容易稳定地纤维化。尽管它们的高度被谱域（SD）OCT 数据的正常呈现所夸大，但与其他疾病的退化 CNV 相比，它们确实表现出不寻常的高基比。纤维化柱的形成与卵黄样病变中黄色色素的相对快速丢失和 VA 的下降有关，尽管与患有不同黄斑病变（如年龄相关性黄斑变性）的患者出现大小和形态相似的病变时，其视力通常仍好得多。

4. 荧光素血管造影与自发荧光 Fluorescein Angiography and Autofluorescence

在患有 Best 疾病的患者中，荧光素血管造影（FA）的主要临床应用是帮助区分病变解剖结构中的非新生血管改变（如黄色色素的不规则吸收）和近期 VA 降低的患者中的活跃脉络膜新生血管。尽管 Best 疾病的卵黄样病变类似于 AMD 中发生的色素上皮脱离，但其解剖结构和组成却有很大的不同，这给 Best 疾病患者的荧光素血管造影解释带来了一定的困难。例如，黄色素填充一些卵黄样病变，特别是在非常年轻的患者中，具有极强的疏水

933

性，并且完全将荧光素排除在病变之外。在这些患者中，卵黄样病变几乎与 AMD 患者的血液一样完全阻断了潜在的脉络膜荧光（图 44-7）。随着时间的推移，一些患者的视网膜下卵黄样空腔的内容物变得更亲水，在这种情况下，在血管造影期间，病变迅速且完全充满染料，就像 AMD 患者的浆液性色素上皮脱离一样（图 44-22）。假性积脓样结构的患者，病变的浆液成分将充满染料，而病变下部的黄色色素将荧光素从卵黄样腔中排除，并阻断潜在的脉络膜荧光。这一结果导致了一个血管造影，非常类似于一个"切迹样"（notched）色素上皮脱离，这在 AMD 患者将提示存在脉络膜新生血管膜。在患有 Best 疾病的患者中，这种症状就不那么不祥了。通常不需要自发荧光成像来诊断 Best 疾病或作出治疗决定。然而，从研究的角度来看，有趣的是，未受干扰的卵黄样病变通常表现为均匀的高荧光，而那些具有一定数量的 RPE 下纤维化或萎缩的病变通常表现为低荧光 [22, 33, 34]。在未受干扰的卵黄样病变中增加的自发荧光很可能反映了在患有 Best 疾病的眼睛中脂褐素含量的增加 [35-38]。

（二）电生理学 Electrophysiology

在发现导致 Best 疾病的基因之前，电生理检测在诊断中起着非常重要的作用。即使黄斑病变不明

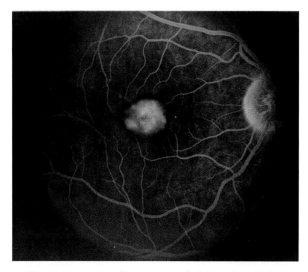

▲ 图 44-22 **BEST1** 中 **Ala243Thr** 突变的 31 岁女性右眼中期荧光素血管造影

这只眼睛的视力是 20/20。卵黄样病变充满荧光染料，类似浆液性色素上皮脱离

显，分子受累的个体的眼电图通常也明显异常。正常人的角膜正站立电位在强光下比在黑暗中高出近 2 倍，而在患有 Best 疾病的患者中，光峰与暗谷的比值（Arden 比）通常小于 1.5。全视野视网膜电图（ERG）的视锥、视杆 a 波和 b 波振幅通常正常。与基因检测相比，EOG 的优势在于，当患者在门诊时，诊断信息可以在一两个小时内获得。缺点是它通常比分子检测更昂贵，灵敏度更低。也就是说，正常的 EOG 并不排除 Best 疾病的可能性 [39-43]，因为一个系列的患者尽管 EOG 正常，但有 37.5% 患者存在 BEST1 突变 [39]。

（三）遗传学 Genetics

1992 年，Best 病被定位到 11q13 号染色体上 [44]，6 年后发现了致病基因 [1, 45, 46]。现在被称为 *BEST1*，这个基因编码一种 585 个氨基酸蛋白质，称为 bestrophin，定位于 RPE 的基底侧膜 [47]。迄今为止，*BEST1* 中有 100 多个不同的突变与 Best 疾病相关 [1, 2, 22, 23, 34, 41, 42, 48-62]。大多数致病突变是错义突变，相当一部分（约 25%）发生在外显子 8 中，这表明由该外显子编码的部分蛋白质可能对其功能至关重要 [22]。超过 90% 的家庭有两个或两个以上临床诊断为 Best 疾病的个体中，在 Best 1 的编码序列中会有一个可检测的突变。因此，阴性分子结果具有临床意义，提示患者的疾病是由另一个基因引起的，或是非孟德尔表型。最常见的导致黄斑病变的基因是 *PRPH2*（以前称为 *RDS*），而最常见的非孟德尔表型是与年龄相关黄斑变性相关的色素上皮脱离。*IMPG1* 的突变也与双侧卵黄样黄斑病变有关 [63]。

（四）病理生理学和组织病理学 Pathophysiology and Histopathology

尽管 Best 病是罕见的，但已有许多组织病理学报告描述了伴随这种情况的结构变化。组织病理学发现包括 RPE 脂褐素增加、光感受器丢失 [37, 38, 64]（通常在相对完整的 RPE 层上可见 [35, 58]）、RPE 下 drusen 样物质 [35, 36]、细胞和物质在视网膜下间隙积聚（图 44-23）。在发现了 Best 病基因之后，人们还努力探究解剖发现与特定基因型之间的关系。例如，来自 Tyr227Asn、Thr6Arg 和纯合 Trp93Cys 供

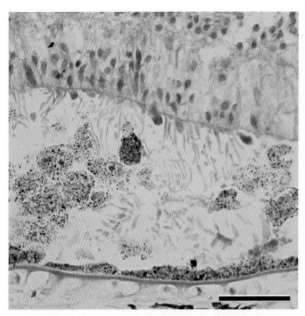

▲ 图 44-23　一位 86 岁的捐赠者的左眼组织切片

该捐赠者患有 *Best1* 中 Thr6Arg 突变引起的 Best 病。注意视网膜下有色素细胞和外节段碎片。比例尺：50μm

体的患者眼睛具有特征性[58, 64, 38]。这些研究表明，Tyr227Asn 基因突变患者的眼睛明显存在黄斑外斑点[58]。带有这种突变的供体眼也被发现对 bestrophin 定位错误[58]。

Best 疾病的分子病理生理学有些争议，部分原因是比较不同类型的培养细胞与 RPE 在体内的行为有困难，对 bestrophin-1 蛋白可能功能的证据的深入讨论超出了本章的范围，它在其他地方得到了很好的评价[65-67]。简言之，bestrophin-1 的正常功能似乎包括调节 RPE 和（或）视网膜下间隙的离子环境。当在某些细胞类型中过度表达时，bestrophin-1 似乎作为钙敏感的氯离子通道发挥作用[68, 69]，而缺乏 bestrophin-1[70] 或含有突变等位基因（Tryp93Cys）[71] 的小鼠显示 RPE 对钙的摄取发生改变。有人认为，穿过 RPE 的离子流受损可能导致光受体间基质和 RPE 之间的黏附性改变，或导致外节段吞噬功能的降低，这两种功能都对钙水平敏感[72, 73]。

Bestrophin-1 在所有 RPE 细胞中都有表达，而不仅仅是黄斑下的细胞。此外，EOG 对光线变化（Arden 比）的巨大反应表明，整个视网膜参与了这种反应，而不仅仅是黄斑。为什么在黄斑部最典型的 Best 病变是以黄斑为中心？答案可能部分是由

于在视网膜的不同区域 bestrophin-1 表达的差异[64]。然而，光感受器与视网膜色素上皮的黏附似乎也存在区域差异。图 44-24 所示的患者支持这一假设。她发展出一种侵略性的视网膜前膜，在她的左眼造成局部牵引性脱离，在每个位置都形成黄色卵黄状物质。黄斑外卵黄样沉淀物在成功切除膜和解除牵引后，黄斑外卵黄样沉积持续多年。

（五）与 *BEST1* 突变相关的其他表型 Additional Phenotypes Associated With Mutations in *BEST1*

1. 常染色体显性遗传性玻璃体视网膜脉络膜病变 Autosomal Dominant Vitreoretinochoroidopathy（ADVIRC）

1982 年，Kaufman 等[74] 首次将 ADVIRC 描述为：①常染色体显性遗传模式；② 360° 外周色素性视网膜病变，赤道附近有离散的后边界（图 44-9）；③视网膜点状白色混浊；④玻璃体细胞和纤维凝结；⑤血 - 视网膜屏障破坏；⑥视网膜小动脉狭窄和阻塞；⑦视网膜新生血管；⑧脉络膜萎缩；⑨老年前期白内障（图 44-9）[75]。EOG 通常异常，ERG 相对正常[76]，但 ADVIRC 患者的第一次电生理研究发生在分子前时代，当时无法进行基因检测。人们已经发现，ADVIRC 是由 *BEST1* 中的剪接改变突变引起的，并且这些患者也可伴有伴随的发育异常，包括小角膜、远视和短眼轴[26, 78, 79]。有些患者有严重的 ADVIRC，其中 ERG 和 EOG 都是异常的，因此类似于视网膜色素变性[80, 81]。

2. 常染色体隐性 Best 蛋白病（autosomal recessive bestrophinopathy，ARB）Autosomal Recessive Bestrophinopathy（ARB）

2006 年首次发表了导致黄斑多灶性黄色改变和囊样黄斑水肿的复合杂合子 *BEST1* 突变的描述[11]。随后对两个 *BEST1* 等位基因突变的患者的描述包括复合杂合子和纯合子突变，并展示了在其携带者父母中不存在的广泛眼底发现[10, 13, 82-84]。Burgess 等[13] 创造了术语"常染色体隐性遗传性 Best 蛋白病"（ARB），来指 *BEST1* 相关视网膜疾病的这种不寻常表现。远视和异常眼电图是常见的。ARB 的 VA 可以正常，但往往比常染色体显性遗传的 Best 病更差。一些患者表现为囊样黄斑水肿或浅层视网膜下液，可延伸至整个黄斑并超出拱廊。单发性和多灶

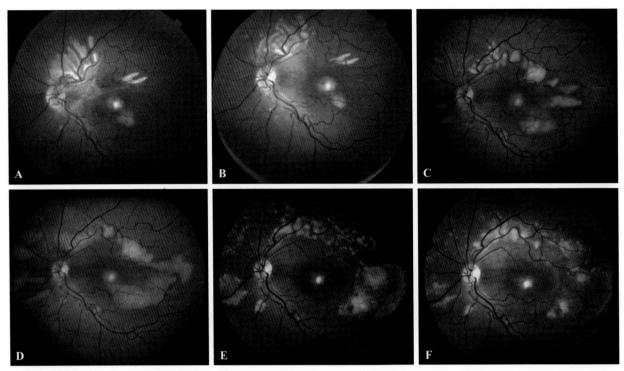

▲ 图 44-24　A. 一名 18 岁女性的左眼眼底照片，该女性在 **BEST1** 中有 **Asp302Ala** 突变。这只眼睛有 20/200 的视力和一层厚厚的视网膜前膜，将神经感觉视网膜折叠起来。在这些褶皱的下面形成了黄色的卵黄状物质。B. 剥膜成功 1 周后，视力保持在 20/200，但视网膜下沉积物变化不大。C. 术后 2 个月，视力提高到 20/160，扭曲变小，卵黄样沉积的数量和程度实际上都有所增加。D. 术后 10 个月，19 岁时，视力提高到 20/125，卵黄样物质已融合。E. 手术 4 年后，22 岁时，视力提高到 20/100，卵黄样物质开始消失。F. 术后 4 年半，视力保持在 20/100，卵黄样物质的吸收更完全

图片 A 和 B 由 Richard Spaide 博士提供

性卵黄样病变均可发生，有时伴有黄斑内外的斑点（图 44-10）。OCT 有助于低眼底液的检测，特别是对缺乏卵黄样病变的年轻患者。视网膜下纤维化在 ARB 中比常染色体显性遗传病更常见。

（六）治疗 Treatment

BEST1 疾病的治疗主要包括识别脉络膜新生血管，并通过抗 VEGF 治疗加速其消退。虽然 BMD 视网膜下出血的自然史相对较轻[19]，但在使用玻璃体腔注射贝伐单抗和雷珠单抗进行的回顾性研究中报道了脉络膜新生血管视觉功能的保留[82, 85-89]。在我们的经验中，通常不可能完全根除在视网膜色素上皮下的结节状纤维化柱附近存在的视网膜下液（图 44-15B）。因此，当在疑似 CNV 的治疗后出现这种情况时，我们建议延长抗 VEGF 注射之间的间隔，然后在 VA 稳定并且视网膜下的所有血液都被再吸收完全后停止注射。即使在没有 CNV 的情况下，在相对轻微的头部或眼外伤后，患有 Best 病的

患者也可能发生视网膜下出血（图 44-19）[19, 90, 91]。因此，我们通常提醒患者不要参加运动，因为运动中头部会经常受到打击。所有运动都建议配戴防护眼镜。许多患有 Best 疾病的患者一只眼视力较差，但另一只眼的视力足以维持多年。对于这些人，我们建议在任何时候都戴上带安全塑料镜片的眼镜。

四、Stargardt 病 Stargardt Disease

ABCA4（OMIM#601691）的变异是人类常染色体隐性遗传性视网膜疾病最常见的病因。*ABCA4* 基因突变最初发现于常染色体隐性遗传 Stargardt 病患者[92]，后来发现也可导致视锥营养不良、视锥－视杆营养不良和视网膜色素变性[93-98]。如下文更充分地讨论，患者在该疾病谱中的位置主要由残余 *ABCA4* 功能的总量决定[98]。1909 年首次描述了 Stargardt 病是最温和的 ABCA4 表型，而一种形式的视网膜色素变性是最严重的[99]。

（一）Stargardt 病的临床特点 Clinical Features of Stargardt Disease

Stargardt 病的临床表现在发病年龄、症状和眼底外观上有很大的差异，这种差异对于很少看到这种情况的眼科医师来说往往是令人望而生畏的。在 *ABCA4* 病患者的临床表现中的大部分差异可以解释为三个因素的相互作用，这些因素在患者中各不相同：① ABCA4 基因型的严重程度（以及因此毒性双维甲酸类化合物在光感受器中形成的速率）；②中心凹视锥对基因型的相对敏感性；③视网膜色素上皮对基因型的相对敏感性（图 44-25）[98]。这些变量中的第一个可以通过 *ABCA4* 基因的分子检测直接评估，而后两个变量的分子性质仍有待确定。

最常见的主诉是 VA 丧失，VA 丧失可以轻至 20/30，也可以重至 20/200，这取决于患者视力下降的程度。首次确认丧失视力的年龄可早于 5 岁或迟于 50 岁。早发患者 *ABCA4* 基因型较重，中心凹视锥敏感，而晚发患者 *ABCA4* 基因型较轻，中心凹视锥细胞相当抵抗。也就是说，年轻发病的患者通常很少有可观察到的中心凹外疾病，而非常晚发病的患者有中心凹光感受器和视网膜色素上皮，它们在解剖学上比中心凹外的结构保留得更多。Stargardt 病患者出现在视网膜专家面前的第二个最常见的原因是在常规眼科检查中偶然发现的异常眼底外观。以这种方式出现的患者几乎总是有相当抵抗的中心凹视锥。

Stargardt 病最典型的眼底表现是视网膜色素上皮水平的浅色斑点（图 44-26）。这些斑点与玻璃疣的不同之处在于，它们通常比圆形更细长，它们经常以一定的角度相互接触，形成分支或网状外观。偶尔，两个相邻的斑点形成钝角，Franceschetti 称之为"鱼形"（pisciform），因为它类似于鱼尾[100]。在一些患者中，一组斑点完全包含在以固定为中心的 1~2 视盘直径水平椭圆内（图 44-27），而在其他患者中，斑点远远超出颞侧血管弓（图 44-28），几乎到达赤道。

除了分布上的差异外，Stargardt 斑点在数量、大小、颜色、长宽比和边缘定义上也存在很大差异。一些患者根本没有斑点（图 44-29），而另一些患者有数百个斑点（见图 44-28）。斑点通常是黄色的，但可以从灰白色到橙色不等。有些斑点有色素边缘，在一些情况下，这种 RPE 色素沉着可能是非常引人注目的。一些患者在中心凹附近有非常小的沉积物，在生物显微镜下具有结晶特征（图 44-30）。黄斑中心 2mm 外的斑点往往比靠近中心凹的要大一点。有些患者的斑点几乎是圆形的，而另一些患者斑点的长是宽的几倍。在一些有严重 *ABCA4* 基因型的个体中，斑点很小，呈白色，并与类似五彩纸屑的小片视网膜下纤维化混合（图 44-31）。这可能是因为与这种基因型相关的广泛的光感受器损伤减少了双维甲酸的产生。一些斑点在位置、大小和数量上稳定多年，而另一些斑在数量上增长和（或）进展为 RPE 萎缩（图 44-32）。

除了许多不同的斑点结构外，RPE 本身对 *ABCA4* 基因突变的反应在不同的患者中有很大不同，部分取决于 *ABCA4* 基因型的严重程度，部分取决于 RPE 对双维甲酸累积的敏感性。在一些相对温和的基因型患者中，很少有光感受器细胞损伤，因此有稳定的双维甲酸供应给视网膜色素上皮。在一些患者中，RPE 在细胞内保留了这种物质，因此在可见光下变得有些不透明。在检眼镜检上，这被认为是一种非常均匀的朱红色或浅棕色眼底，其下伏脉络膜细节完全模糊（图 44-27，图 44-33 和图 44-34）。在荧光素血管造影上，这被视为脉络膜循环的完全掩蔽。因此，充满染料的视网膜血管位于完全低荧光背景上（图 44-43）。在其他患者中，由于光感受器产生的双维甲酸负荷非常相似，RPE 逐渐变薄，可能是由于一些 RPE 细胞的凋亡死亡和存活细胞的代偿性伸展所致（图 44-35）。Frank-RPE 萎缩常见于黄斑中心，这些萎缩性病变的基底具有金属光泽（图 44-32），这与发生在年龄相关性黄斑变性中的地图样萎缩明显不同。在一些患者中，随着时间的推移，这些萎缩性病变会被黑色素覆盖（图 44-35）。在疾病的后期，基因型严重的患者会出现黄斑外层视网膜色素上皮和脉络膜毛细血管的结节性萎缩，这有点像无脉络膜症（图 44-36）。

ABCA4 相关视网膜疾病的一个有用的诊断标志是相对保留的视乳头周围 RPE。这种征象通常在荧光素血管造影[101]（见图 44-31）或自发荧光上更

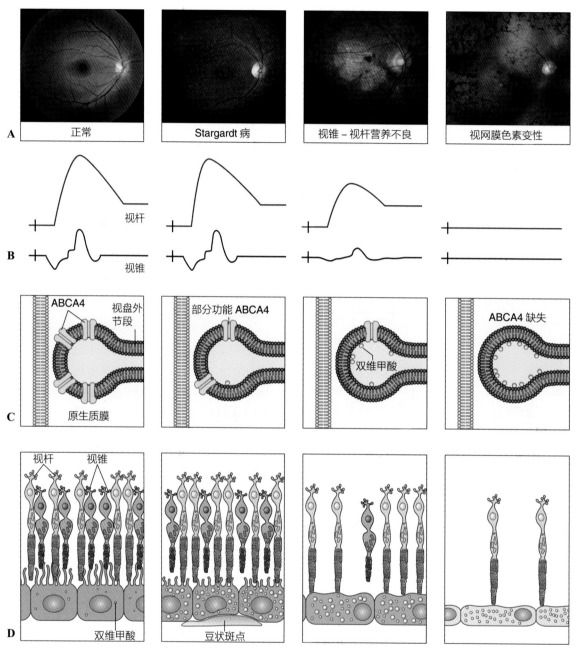

▲ 图 44-25 **A** 组显示了一系列 *ABCA4* 功能逐渐减少的患者（从左到右）的视网膜照片，从正常视网膜到 Stargardt 病、视锥 -
杆视细胞营养不良和视网膜色素变性患者。**B** 组显示 *ABCA4* 功能降低对全视野视网膜电图的影响。**Stargardt** 病患者 *ABCA4*
活性相对轻微降低对整体光感受器功能几乎没有影响。视锥 - 视杆细胞营养不良患者 *ABCA4* 功能的中度丧失的对视锥细胞
光感受器的影响大于对视杆细胞光感受器的影响。一些视网膜色素变性患者的 *ABCA4* 功能完全丧失与视锥和视杆的广泛丧失
和不可记录的视网膜电图有关。**C** 组显示 *ABCA4* 功能降低对光感受器外节盘膜内小叶上积聚双维甲酸（黄色符号）的影响。
Stargardt 病中 *ABCA4* 活性的轻度降低与某些双维甲酸的形成有关，视锥 - 视杆细胞营养不良中功能的中度丧失与中等程度的
积聚有关，视网膜色素变性中功能的完全丧失导致最大程度的积聚。**D** 组显示 *ABCA4* 活性降低的组织病理学效应。**Stargardt**
病患者外节段的双维甲酸形成速度相对较慢，光感受器没有直接损伤。在光感受器外节段的正常吞噬过程中，双维甲酸被输送
到视网膜色素上皮的次生溶酶体。一些这种物质积聚在视网膜色素上皮下，导致在检眼镜上可见的豆状斑点。在视锥 - 视杆细
胞营养不良患者中，*ABCA4* 功能的中度丧失导致光感受器外节段中双维甲酸的充分积累，从而导致光感受器的一些凋亡（在
视锥细胞中多于视杆细胞）。猪薄荷性视网膜炎患者，*ABCA4* 功能的中度丧失导致光感受器外节段中双视黄酸的大量积累，从
而导致光感受器的一些凋亡（在视锥细胞中多于视杆细胞）。在视网膜色素变性患者中，*ABCA4* 功能完全丧失导致光感受器外
节段大量积聚双视黄酸，视杆和视锥细胞凋亡，以及相关的视网膜色素变性薄变

经许可，图片转载自 New England Journal of Medicine. Sheffield VC, Stone EM. Genomics and the eye. N Engl J Med 2011;364(20):1932-42.

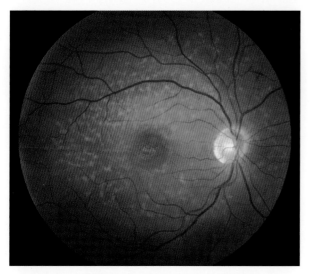

▲ 图 44-26　1 例 26 岁女性，*ABCA4*（IVS40+5G ＞ A/Val1793Met）复合杂合子突变引起 Stargardt 病

这只眼睛的视力是 20/60。后极部可见广泛的豆状斑点，中心凹处有小面积的视网膜色素上皮萎缩。在这种萎缩上有许多非常小的结晶样沉积物

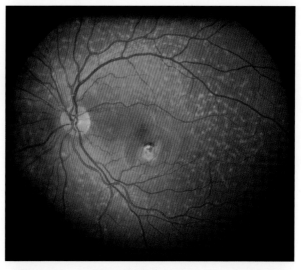

▲ 图 44-28　一例 17 岁男性，*ABCA4*（IVS40+5G ＞ A/Val256Val）复合杂合子突变

导致 Stargardt 病的黄斑变性。这只眼睛的视力是 20/20。后极部有广泛的斑点，中心凹下方有一个小的纤维结节

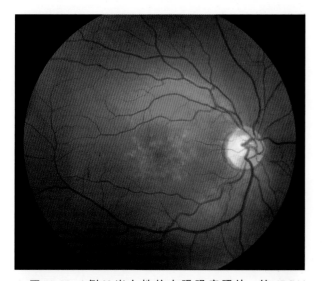

▲ 图 44-27　1 例 33 岁女性的右眼眼底照片，其 *ABCA4*（Tyr362Stop/Gly1961Glu）中的复合杂合子突变导致 Stargardt 病

这只眼睛的视力是 20/125。眼底有一个朱砂状的外观，模糊了脉络膜下的细节。所有的斑点都局限在直径小于 3mm 的区域内，形状类似于蝴蝶样营养不良症

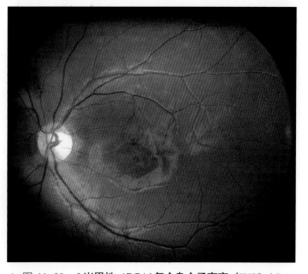

▲ 图 44-29　6 岁男性 *ABCA4* 复合杂合子突变（IVS9+1G ＞ A/IVS37+1G ＞ A）引起视锥 - 视杆细胞营养不良的左眼眼底照片

视力为 20/200。对于这个年龄段的孩子来说，小动脉稍微狭窄，是 ABCA4 基因型相对严重的临床症状

为明显 [102, 103]。然而，仅在检眼镜上也很容易观察到（图 44-37）。这种保留（豁免）的机制目前尚不清楚。*ABCA4* 相关的视网膜疾病患者对炎性或外伤性视网膜损伤不具有免疫力，并且这些疾病的共存会使得很难建立正确的诊断。尽管视网膜前膜（图 44-38A 至 D）、视网膜下纤维化（图 44-39 和

图 44-40）、炎症结节（图 44-38A）发生在 Stargardt 患者可能不会比预期的更偶然，其中一些病变的旺盛性质表明双维甲酸本身或退行性视网膜疾病中常见的低度炎症的辅助作用。

1. 视觉功能 Visual Function

必须要认识到 *ABCA4* 突变对 VA 的影响常常

与其对视野的影响不一致。因此，许多患者在视力低于法定失明阈值（图 44-41）后，多年内视野将相当完整，而少数患者在视野广泛丧失的情况下仍能保持 20/40 以上的视力（图 44-42）。Fishman 研究了 95 例 Stargardt 病患者，发现至少一只眼睛维持 20/40 视力的概率在 19 岁时为 52%，29 岁时为 32%，39 岁时为 22%[104]。在一个更大的 Stargardt 病患者队列中，横断面分析显示，几乎 1/4 的 VA 为 20/40 或更好，而 4% 的 VA 低于 20/400[105]。一般来说，黄斑外广泛斑点患者的长期视力预后比局限于黄斑的斑点和（或）萎缩患者差[106, 107]。同样，在 Goldmann 视野检查中 I2e 等位基因明显缺失的患者比 I2e 反应正常的患者有更严重的基因型[98]。

2. 荧光素血管造影与自发荧光 Fluorescein Angiography and Autofluorescence

A2E 在视网膜色素上皮内的积聚导致荧光素血管造影和自发荧光成像均出现异常。通过血管造影，A2E 阻止了刺激性蓝光到达脉络膜循环中的染料，导致一种被称为暗脉络膜、无声脉络膜或蒙面脉络膜的表现[108, 109]。在这些血管造影中，视网膜血管与黑暗背景形成鲜明对比（图 44-43）。斑点和萎缩的任何区域都是高荧光的，尽管视盘周围几百微米的环状结构通常仍然是低荧光的，即使存在非常广泛的疾病[101]。虽然 FA 可用于评估可能患有黄斑营养不良的患者，如果高度怀疑 ABCA4 疾病，在我们的临床上，我们通常不进行 FA 有几个原因。首先，有一些证据表明，暴露在可见光下是疾病的一个辅助因子（在黑暗中饲养的敲除小鼠不会积累

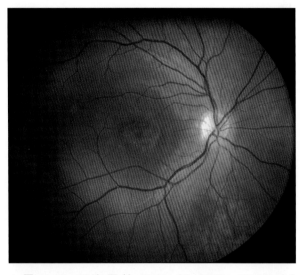

▲ 图 44-30　26 岁男性 *ABCA4*（**Cys2150Tyr/Gly863Ala**）复合杂合子突变引起 **Stargardt** 病的右眼眼底照片

这只眼睛的视力是 20/80。整个眼底呈朱砂状，掩盖了脉络膜下的细节。没有典型的斑点。然而，视网膜内有微小的结晶体覆盖在以中心凹为中心的视网膜色素上皮萎缩的圆形区域上

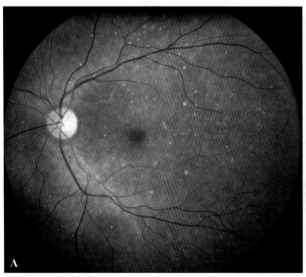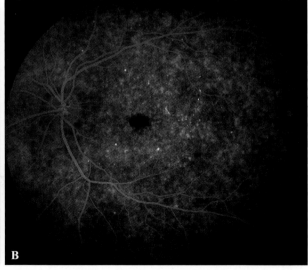

▲ 图 44-31　**A.** 25 岁女性的左眼眼底照片，其 *ABCA4*（**Thr1019Met/Lys583Asn**）复合杂合子突变引起 **Stargardt** 病。中心凹的光感受器和视网膜色素上皮相对较少，尽管在后极的其余部分 RPE 受到广泛损伤，但视力仍保持 **20/80**。有许多表面的五彩状斑点，似乎代表视网膜下纤维化的小病灶。**B.** 荧光素血管造影显示视网膜中心凹和视乳头周围及视网膜色素上皮相对保留（豁免）。五彩纸屑状的斑点是强烈的高荧光

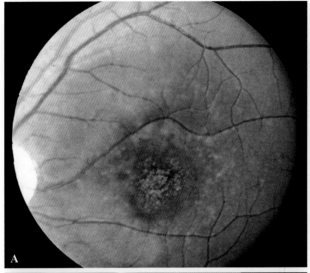

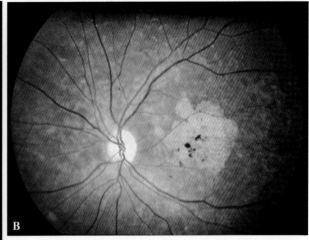

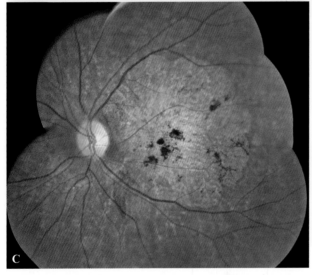

▲ 图 44-32　**A.** 一名 **27** 岁女性的左眼眼底照片，其 *ABCA4*（**Ala1038Val-Ala854Thr/Arg1108Cys**）复合杂合子突变引起 Stargardt 病。视力为 20/200。在这张照片中，地图状萎缩的一小块有着闪亮的基底。在萎缩处也可见一些小斑点。**B.** 在 **30** 岁时，中心萎缩区有轻微的扩大，周围斑点增多，但视力仍为 20/200。**C.** 在 42 岁时，中心萎缩区的面积继续扩大，但其视力已降至 20/250。在萎缩的病灶内形成了一些黑色的色素团。视乳头周围的视网膜依旧保留

A2E，并且肯定有很多与荧光素血管造影相关的光暴露）[110]。第二，分子检测越来越敏感，也越来越广泛（https：//www.carverlab.org/），并且在出现特征明确的突变时，还可以提供一些预后信息[98]。第三，许多经分子证实的 *ABCA4* 病患者在血管造影上有明显的脉络膜循环（图 44-44）。因此，和目前的分子测试一样，没有阳性结果是没有帮助的。第四，静脉注射染料引起严重并发症的风险很小。最后，数码相机的动态范围明显小于胶片，容易加剧视网膜循环与正常脉络膜循环之间的对比，导致某些情况下检测结果呈假阳性。在 Stargardt 病患者中，自发荧光成像也可以显示 RPE 萎缩、黄斑部的牛眼改变（图 44-33B）、斑点和视乳头周围保留区域[42, 102, 103, 111-124]。当怀疑 *ABCA4* 疾病时，我们倾向

于使用降低照度的自发荧光成像[125]。

3. 光学相干层析成像 Optical Coherence Tomography

OCT 能显示外层视网膜丢失和 RPE 萎缩的程度（见图 44-33C），并能准确分辨斑点的解剖层次[113, 117, 126-128]。这项测试对早期的变化非常敏感，一项研究显示三名患者在 OCT 上有光感受器细胞异常，而 AF 则没有同样的异常[117]。在 OCT 上也可以视盘周围的神经纤维层的厚度的改变，但其意义尚不清楚[129]。

4. 电生理学 Electrophysiology

根据定义，在 Stargardt 病患者的全视野 ERG 通常正常，而 *ABCA4* 病患者的视锥 – 视杆功能障碍更为严重[112, 130-135]。对于轻度 *ABCA4* 基因型，除了中心凹内和附近的视锥细胞外，双维甲酸的积聚

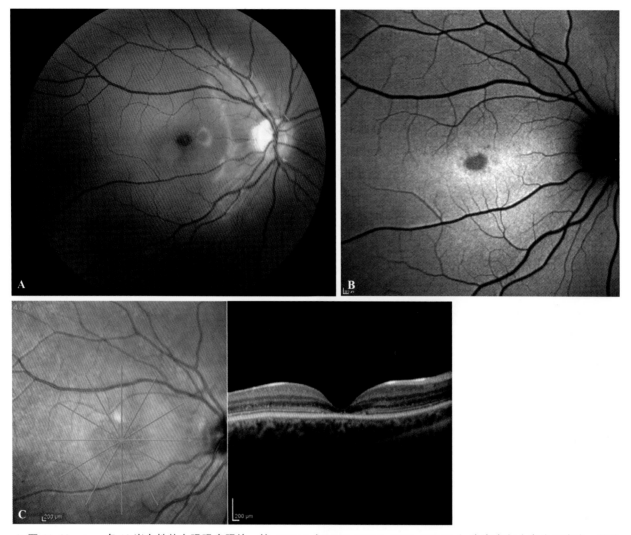

▲ 图 44-33　A. 一名 13 岁女性的右眼眼底照片，其 *ABCA4*（IVS38-10T ＞ C/Gly1961Glu）中存在复合杂合子突变，导致 **Stargardt** 病。这只眼睛的视力是 **20/40**。眼底呈均匀的浅棕色，完全掩盖了脉络膜下的细节。这是相当于检眼镜下荧光素血管造影的 "蒙面脉络膜"（**masked choroid**）。萎缩的中心凹周围可见一些小斑点。**B.** 自发荧光成像显示萎缩的中心凹失去了自发荧光，而其他地方的自发荧光略有增加。**C.** 光谱域光相干断层扫描显示中心凹光感受器选择性丢失

似乎不足以直接损伤光感受器，在大多数患者中，视锥细胞似乎对 *ABCA4* 功能障碍最敏感。后一种细胞的丢失会导致相当大的视力损失，而对全视野 ERG 没有任何可检测的影响。对于中等 *ABCA4* 基因型，整个眼底的视锥细胞直接受到影响，导致视网膜电图的视锥选择性异常。对于最严重的 *ABCA4* 基因型，即使是视杆细胞也会受到 A2E 积累的直接损伤，从而影响视网膜电图的所有组成部分，并出现可合理称为视网膜色素变性的眼底外观（图 44-39）[98, 136]。重要的是要认识到，*ABCA4* 基因型较严重的患者在其疾病过程中可以从符合"Stargardt 病"标签的临床模式发展到符合"视网膜色素变性"的临床模式，对患者来说，从一个医师到另一个医师的转诊改变是非常痛苦的。花几分钟时间解释这些描述性标签用于描述单个疾病的不同方面（如检眼镜和电生理学）和阶段（早期和晚期），并且这些描述可以随着时间的推移在单个患者中发生变化，可以显著减少这种痛苦。在怀疑患有 *ABCA4* 相关视网膜疾病的患者中，全视野 ERG 最有价值的应用之一是将这种疾病的最早发病形式与青少年 NCL 进行区分（图 44-2）。在 NCL 患者中，ERG 通常在 10 岁之前严重降低或消失。如果它是可记录的，则视杆 ERG 比视锥 ERG 受到更严重的影响，并且最大刺激强度暗视反应通常表现出

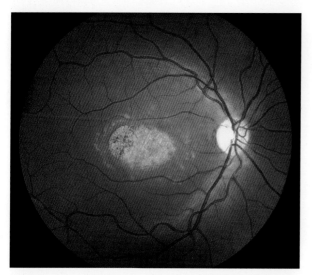

▲ 图 44-34 一例 36 岁女性，*ABCA4*（**Phe608Ile/Gly1961Glu**）复合杂合子突变引起 Stargardt 病，右眼眼底照片

这只眼睛的视力是 20/100。整个眼底呈朱砂状，掩盖了脉络膜下的细节。中央黄斑病变有两个不同的组成部分。颞侧的第三个萎缩边缘清晰锐利，萎缩处有黑色色素。鼻侧病灶的 2/3 在外观上更为透明。有较大的豆状斑点环绕着中心病灶

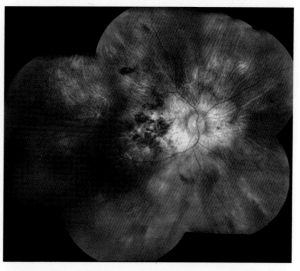

▲ 图 44-36 47 岁男性 *ABCA4*（**Leu2109Pro/IVS38-10T > C**）复合杂合子突变引起视网膜色素变性的右眼眼底照片

视力是指在 0.91m（3 英尺）处数指。视网膜色素上皮有结节区，脉络膜萎缩伴视网膜内色素沉着，部分在血管旁。提示 ABCA4 基因突变是本病病因，两个临床特征是广泛的黄斑病变和明显的视乳头周围保留区

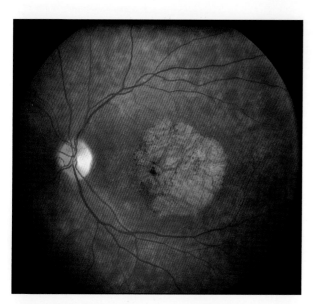

▲ 图 44-35 38 岁女性 *ABCA4*（**Gly863Ala/Leu2109Pro**）复合杂合子突变引起 Stargardt 病的左眼眼底照片

这只眼睛的视力是 5/300。以中心凹为中心的圆形视网膜色素上皮萎缩区域有一层黑色色素。此外，后极部有网状的 RPE 萎缩。视乳头周围保留区是微小的，但是存在的

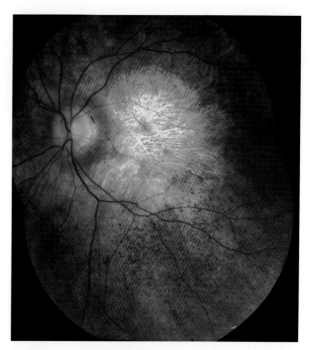

▲ 图 44-37 1 例 52 岁男性 *ABCA4*（**Ala1038Val-Leu541Pro/IVS40+5G >（A**）复合杂合子突变引起视锥 - 视杆细胞营养不良的右眼眼底照片

视力为 20/50。黄斑部有大面积的视网膜色素上皮和脉络膜萎缩，视网膜下有一些细小的色素沉着。提示 *ABCA4* 基因突变是本病病因，两个临床特征是广泛的黄斑病变和明显的视乳头周围保留区

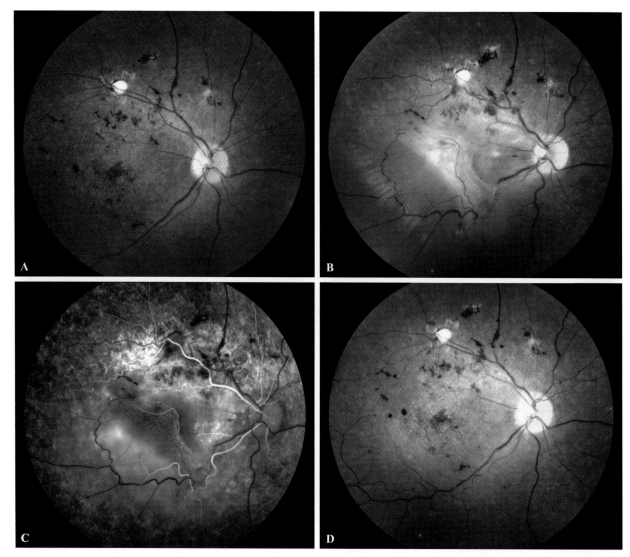

▲ 图 44-38　A. 26 岁女性右眼眼底照片，*ABCA4*（Glu1087Lys/IVS38-10T ＞ C）复合杂合子突变导致视锥－视杆细胞营养不良。患者视力是 20/400。动脉狭窄和骨细胞样色素沉着是中度光感受器细胞丧失的征象。黄斑区正常的叶黄素色素使变薄的黄斑部视网膜色素上皮呈现金黄色。颞上血管弓处有一炎性结节。B. 5 个月后，患者复查，主诉右眼视力突然下降。视力为数指，检眼镜显示进展性视网膜前膜。C. 荧光素血管造影显示视网膜有折叠，没有明显的脉络膜新生血管成分，在病变的上缘有小出血。D. 经玻璃体切除和膜剥离术后，颞上有一小部分视网膜前膜残留。视力已恢复到 20/400

图片 B、C 和 D 由 Dr. H. Culver Boldt，the University of Iowa 提供

电负性构型（b 波比 a 波更大的损失）[137]。相反，在 *ABCA4* 疾病患者的生命第一个 10 年中，对标准最大刺激强度的全视野暗视 ERG 反应的显著降低是罕见的，并且任何发生的降低都是明显的锥体选择性。最后，在 *ABCA4* 相关的视网膜疾病中，还没有报道过电负性波形。Stargardt 病患者即使眼底看起来相对正常，ERG 模式也可能异常[112, 128]。这导致了基于电生理学提出三组 SD：第一组出现严重的模式 ERG 异常，暗视和全视野 ERG 正常；第二组出现额外的明视功能丧失；第三组同时出现明视功能和暗视功能丧失[112]。多焦 ERG 在 Stargardt 患者中的作用不如全视野 ERG。它在 SD 中的重测信度和眼间对称性明显低于对照组[138]。

（二）遗传学 Genetics

自 1997 年发现隐性遗传 *ABCA4* 突变引起 Stargardt 病以来[92]，在 *ABCA4* 基因中已经发现了

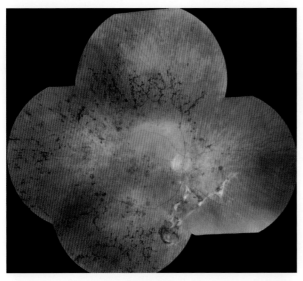

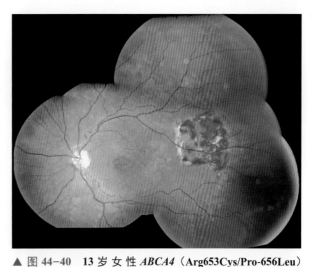

▲ 图 44-40　13 岁女性 *ABCA4*（Arg653Cys/Pro-656Leu）复合杂合子突变引起 Stargardt 病的左眼眼底照片
视力为 20/125。颞侧视网膜下色素性纤维化斑块，可能与 5 年前眼部轻度钝性外伤有关。黄斑中心有一些萎缩，沿着血管可见典型的斑点

▲ 图 44-39　39 岁女性的右眼眼底照片，其 *ABCA4*（Ala1038Val-Leu541Pro/Arg2149Stop）中存在复合杂合子突变，导致视网膜色素变性。视力为 5/300。提示 *ABCA4* 基因突变是本病病因，两个临床特征是早期黄斑病变和广泛的视网膜下纤维化

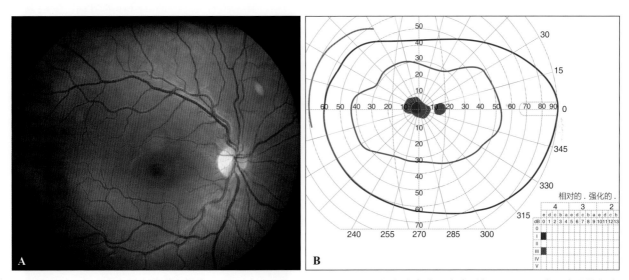

▲ 图 44-41　A.16 岁女性右眼眼底照片，*ABCA4*（Gly1961Glu/Pro1511Arg）复合杂合子突变引起 Stargardt 病。患眼的视力是 20/70。眼底正常，仅在中心凹下有一个非常细微的椭圆形视网膜色素上皮颗粒，直径约几百微米。B.Goldmann 视野检查是正常的，除了以固定为中心的 I4e 刺激有一个小暗点

250 多种不同的致病等位基因和许多非致病的多态性。为患者提供 *ABCA4* 基因型的个体需要彻底了解这两类基因变异之间的差异。一些实验室为他们鉴定出的在这方面有意义的突变提供致病性评分 [139, 140]。咨询 *ABCA4* 相关视网膜疾病患者的另一个挑战是，大量致病突变位于基因的编码和启动子序列之外，使其难以识别。因此，许多患者将只

有一个他们的两个疾病等位基因确定目前的测试方法。*ABCA4* 突变被认为是 95% 以上的临床 Stargardt 病、30%～50% 的视锥 - 视杆细胞营养不良 [97] 和 8% 的常染色体隐性遗传性视网膜色素变性的原因 [98]。其余 5% 的 Stargardt 疾病表型患者是由 *ELOVL4*、*PROM1*、*PRPH2* 或 *BEST1* 突变引起的。

　　ABCA4 相关疾病的广泛表型可归因于：①群

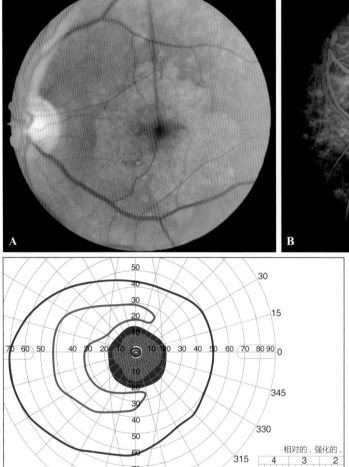

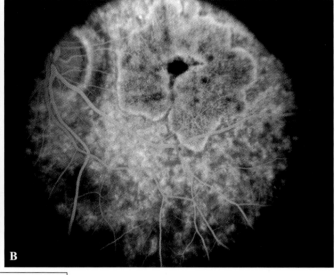

▲ 图 44-42　A. 一名 32 岁男性的左眼眼底照片，其 *ABCA4*（Cys1488Arg/Leu2027Phe）中的复合杂合子突变导致视锥 - 视杆细胞营养不良。视力为 20/20。在中心凹处有一个不规则的完全保留区，周围有一个视网膜色素上皮萎缩的大环。萎缩性病变鼻侧呈凹形，与视盘边缘平行。B. 荧光素眼底血管造影显示视网膜色素上皮萎缩周围完全保留的中心凹。视乳头周围视网膜的相对稀疏也很明显。在其他低荧光 RPE 中，斑点表现为高荧光的窗样缺损。C. 这只眼睛的 Goldmann 视野检查显示一个与中心凹周围萎缩相对应的绝对暗点。暗点内有一个与保留的中心凹相对应的窗口

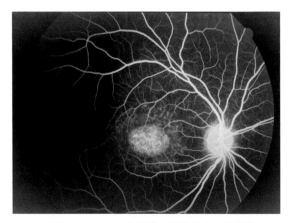

▲ 图 44-43　9 岁女性的右眼荧光素血管造影

其 *ABCA4*（Cys54Tyr/Gly550Arg）中存在复合杂合子突变，导致 Stargardt 病。这只眼睛的视力是 20/200。脉络膜循环的荧光完全被含有双维甲酸的视网膜色素上皮所掩盖，黄斑中心的斑点和萎缩造成了窗样缺损。结果，荧光视网膜血管在异常低荧光背景下形成鲜明对比

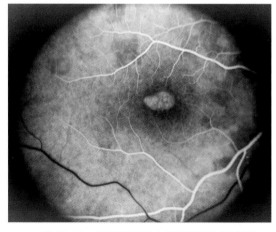

▲ 图 44-44　14 岁男性的右眼荧光素血管造影

其 *ABCA4*（Gly1961Glu/Pro1380Leu）中存在复合杂合子突变，导致 Stargardt 病。这只眼睛的视力是 20/250。在这张早期的血管造影图像中，脉络膜还没有完全充盈，这使得脉络膜循环在这个患者中很容易被完全掩盖

体中许多疾病等位基因的不同重程度；②这些等位基因与遗传和环境修饰因子（如光照、吸烟和饮食）的相互作用；③视杆细胞、视锥细胞和 RPE 细胞之间的复杂相互作用。对已知 ABCA4 基因型的大量患者进行系统的临床研究，有可能推断单个等位基因的特异致病作用。例如，基于 ABCA4 功能的加性模型的多元回归分析最近使一些更常见的致病 ABCA4 等位基因的特异致病力量化成为可能[98]。随着此类研究的开展和结合，使临床医师能够更好地告知患者其预后，帮助平衡新治疗的临床试验注册，并有助于确定可能构成此类治疗基础的疾病修饰因子。

（三）病理生理学和组织病理学 Pathophysiology and Histopathology

Stargardt 病眼的组织学研究显示 RPE 中有明显的脂褐素积聚。例如，一只 9 岁的 Stargardt 儿童的眼睛，在 16 个月大时因视网膜母细胞瘤摘除，与正常年龄相比显示出显著的 RPE 自发荧光[141]。另一个在 62 岁供体的尸检组织中观察到的不寻常发现是，在光感受器细胞内节段有明显的脂褐素积聚，这表明外层视网膜的类视黄醇加工过程发生了显著改变[142]。还注意到光感受器内外节段在仍有组织的 RPE 细胞区域上的衰减，与原发性光感受器细胞缺陷一致。此外，外层视网膜末端中枢性萎缩，胶质增生，视网膜色素上皮肥大或丢失[142, 143]。

本文对 ABCA4 相关疾病的病理生理学进行了综述，并通过对 AbcA4$^{-/-}$ 小鼠的精细生化研究，在很大程度上得到阐明[136, 144-146]。ABCA4 的正常作用是从视杆和视锥外节段的视盘内腔清除视周期的视黄醇中间体（N- 视黄内酯磷脂酰乙醇胺）。这种视黄醛与第二种维生素 A 部分的缩合，可能发生在光感受器细胞或在外节段吞噬作用后的 RPE 中，导致 A2E 的形成，这是一种有毒的洗涤剂样化合物可触发 RPE 细胞补体活化死亡[147, 148]，以及光感受器细胞的直接和间接损失（图 44-25）[149]。

（四）治疗 Treatment

目前还没有治疗 ABCA4 疾病的有效方法。然而，在遗传学、疾病机制、基因治疗和细胞替换等方面有着广泛的研究，这些研究已经确定了一些有

希望的治疗策略，这些策略已经在动物模型中得到了测试，在某些情况下已经发展到了人类试验。

由于 ABCA4 相关的视网膜疾病的主要缺陷是在 RPE 和光感受器中的毒性双维甲酸的积累，已经研究了调节视觉周期的药物（如异维甲酸和苯维甲酸），以减缓它们在 ABCA4 敲除小鼠中形成这些毒性产物的潜力[150-152]。同样，基因替代疗法已经被提议用于 ABCA4 疾病，并且在小鼠模型中已经证明了其有效性[153-155]。人类眼基因治疗的概念、安全性和有效性的证明已经被证明适用于 RPE65 相关的 Leber 先天性黑矇[156, 157]，因此 ABCA4 相关疾病的基因治疗对于仍然具有实质性视觉功能的患者似乎是有希望的（https://clinicaltrials.gov/ct2/show/NCT01367444?term=stargardt&ra nk=4）。已经经历过大量 RPE 和光感受器丢失的患者可能需要某种类型的细胞替代治疗，目前已经完成了一项 RPE 细胞替代的人类临床试验（https://clinicaltrials.gov/ ct2/show/NCT01345006?term=stargardt&rank=7）。

当我们等待一个或多个干预措施的安全性和有效性的成功证明时，我们建议患者在长时间暴露于强光下时戴上墨镜和帽子（以降低光感受器中全反式视黄醇的形成率）。我们也建议避免吸烟，因为我们的 stargardt 病患者在吸烟时曾有视力变暗。最后，我们建议避免服用高剂量的维生素 A 补充剂，包括 AREDS 维生素，因为它们有可能增加视网膜中双维甲酸的形成。

五、类 Stargardt 显性黄斑营养不良 Stargardt-Like Dominant Macular Dystrophy（SLDMD）

1994 年，Stone 及其同事描述了一个具有 Stargardt 样表型的大家族，并将该基因定位到 6 号染色体上[158]。与典型 Stargardt 病相比，该家系表现出明显的常染色体显性遗传模式和高外显率。Zhang 等后来在 5 个患此病的家庭成员中鉴定了基因 ELOVL4 中的 5 碱基对插入[159]。尽管 ELOVL4 中的其他致病突变已经被确认[160, 161]，但北美超过 90% 的病例是由 5bp 缺失引起的。这种情况的特征是进行性的中心视力丧失，一些患者在 0—10 岁出现症状，大多数患者在 30 岁时的 VA 为 20/200

或更差[158]。眼底发现的范围与常染色体隐性遗传 Stargardt 病几乎相同，包括鱼尾状斑点（图 44-45 和图 44-46），保留视乳头周围保留区（图 44-47）和黄斑萎缩。与常染色体隐性 Stargardt 病相比，萎缩性黄斑病变的基底部不太可能有明显的反光光泽，一些患者在非常接近固视的位置显示一个圆形或楔形的暗色素团（图 44-47）。与 ABCA4 相关的 Stargardt 病一样，少数患者的中心凹视锥细胞严重

缺失，眼底正常（图 44-48）。SLDMD 中的脂褐素沉积往往比隐性 Stargardt 病大一点，并且在黄斑病变的发展过程中的某个阶段经常呈现"蝴蝶"状（图 44-46）。然而，在一定程度的眼底异常情况下，SLDMD 患者的视力通常比 PRPH2 相关型营养不良患者受影响更大。视网膜电图通常正常。与常染色体隐性遗传 Stargardt 病患者相比，这些患者在荧光素血管造影上有深色脉络膜的可能性较小，但在这两种情况下斑点同样是高荧光的。

病理生理学 Pathophysiology

ELOVL4 基因编码蛋白质"超长链脂肪酸 -4 的延伸"，这是内质网中的一种生物合成酶，负责合成含碳量超过 26 种的脂肪酸[162, 163]。该基因在大脑和视网膜中表达，其表达仅限于光感受器细胞[159]。与 Stargarat 样黄斑变性相关的突变在体外引起突变蛋白的摄取，导致细胞死亡[164, 165]。携带单一 ElOVL4 突变等位基因的小鼠表现出 ElOVL4 蛋白的摄取，表现出脂褐素的形成增加，并发生外周光感受器丢失[166, 167]。

六、PROM1 相关黄斑营养不良 Prom1-Associated Macular Dystrophy

2008 年，Yang 等发现，prominin 1 基因（PROM1）中的 R373C 错义突变导致了一种常染色体显性遗传形式的黄斑变性[168]，这种类型的黄斑变性发生在

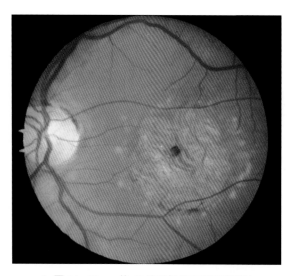

▲ 图 44-45　一位 61 岁男性的左眼眼底照片

其 ELOVL4 中常见的 Leu263 del5tttCTTAA 突变导致 Stargardt 样显性黄斑营养不良。这只眼睛的视力是 20/100。这位患者的眼部表现体现了该病的所有最典型特征，包括 RPE 萎缩的圆形区域、中心凹下的色素斑点和萎缩边缘外的一圈斑点

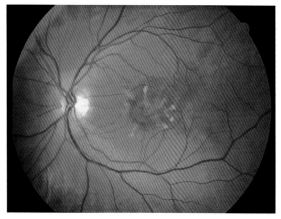

▲ 图 44-46　1 例 53 岁男性的左眼眼底照片

其 ELOVL4 中常见的 Leu263 del5tttCTTAA 突变导致 Stargardt 样显性黄斑营养不良。患眼的视力是 20/100。在 RPE 的水平面上有几个黄色物质的分支，从以黄斑为中心的圆形区域延伸出来。这种眼底表现很容易与 PRPH2 相关型营养不良相混淆

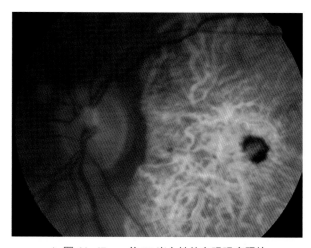

▲ 图 44-47　一位 77 岁女性的左眼眼底照片

其 ELOVL4 中常见的 Leu263 del5tttCTTAA 突变导致 Stargardt 样显性黄斑营养不良。这只眼睛的视力是 20/400。在大的黄斑病变的鼻侧边缘有明显的视乳头周围保留

一些先前定位于 4p 染色体的 Stargarat 样黄斑营养不良和视锥 – 视杆细胞变性家族中[169, 170]。PROM1 突变首先与常染色体隐性遗传性视网膜色素变性相关[171, 172]，但 R373C 变异可导致常染色体显性、高度渗透性的牛眼样黄斑病变，几乎没有家族间和家族内变异[173]（图 44–49）。

七、图形样营养不良 Pattern Dystrophy

图形样营养不良（pattern dystrophy, PD）是指一组遗传性视网膜营养不良，其特征是色素在 RPE 水平上发生变化[174-176]。PD 包括一个广泛的临床表现，最初是根据色素分布的模式命名的，如蝴蝶状色素

营养不良（图 44–50）[174]、成人起病的卵黄样营养不良（图 44–51）[177, 178]、特殊的黄斑中心凹营养不良（图 44–52A-B）[179]、RPE 的 Sjögren 网状营养不良（图 44–52C 和 44–53）[179-182] 及白点状眼底[183, 184]。所有这些不同模式的最常见原因已被证明是单个基因 PRPH2（最初是 RDS-OMIM#179605）的突变。这个基因的突变也会引起一些中央晕轮状脉络膜营养不良的病例（图 44–54）[185]、视网膜色素变性[186-189]，以及一些与 Stargardt 病黄斑变性几乎相同的病例（图 44–55）。广泛 RPE 萎缩的患者有时会表现出与 ABCA4 疾病相似的视乳头周围稀疏区（图 44–56）。PRPH2 突变通常在杂合子状态下引起疾病，因此疾病以常染色体显性方式遗传。大多数与 PRPH2 相关的 PD 患者在日常生活中会经历黄斑光应力 (macular photostress)；也就是说，暴露在强光下后，他们的中心视力恢复缓慢。

因此，一个在昏暗的诊所车道上能读 20/30 的患者，走在阳光明媚的车道上取回邮件后，可能会有数十分钟无法阅读邮件。同样，一个在最佳环境下具有卓越敏锐度的女服务员，在穿过明亮的厨房回到黑暗的餐厅后，可能无法为顾客做出反应。所有与 PRPH2 相关的图形样营养不良也有 18% 的脉络膜新生血管的终身风险[190]。

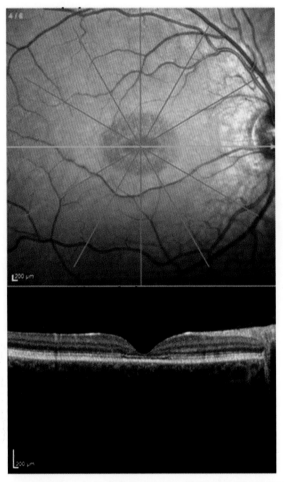

▲ 图 44–48 一名 14 岁男性的右眼红外眼底照片和光谱域光相干断层图

该男性在 ELOVL4 中有常见的 Leu263 del5tttCTTAA 突变，导致 Stargardt 样显性黄斑营养不良。这只眼睛的视力是 20/125。在检眼镜下，眼底接近正常，但光谱域光相干断层扫描显示中心凹光感受器细胞丢失。在 ABCA4 相关隐性 Stargardt 病患者的一个亚组中也可以看到中心凹视锥细胞的选择性丢失（图 44–33）

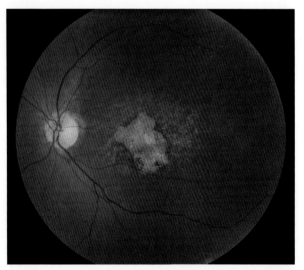

▲ 图 44–49 1 例 48 岁女性胎膜早破时 Arg373Cys 基因突变，导致左眼中心凹周围色素改变的区域性萎缩

虽然黄斑的外观与 Stargardt 病相似，但与 Stargardt 病中常见的视乳头周围的色素变化相反。此外，患者的家族史与 PROM1 相关性黄斑营养不良的常染色体显性遗传特征一致

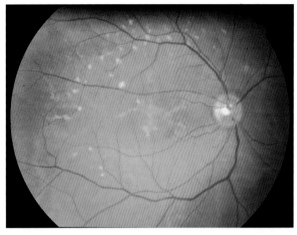

▲ 图 44-50　一位 42 岁女性的右眼眼底照片，*PRPH2* 中 Gly167Asp 突变导致蝴蝶型营养不良

患眼的视力是 20/20。虽然周围的斑点有点像 Stargardt 病，但它们的球状性质更符合 *PRPH2* 相关疾病

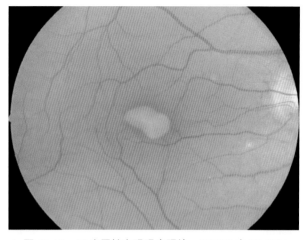

▲ 图 44-51　47 岁男性右眼眼底照片，*PRPH2* 中 Gly167Asp 突变导致成人卵黄样营养不良

患眼的视力是 20/70。尽管这种病变与 *BEST1* 突变引起的病变非常相似，但其微多边形的表现更符合 *PRPH2* 相关疾病

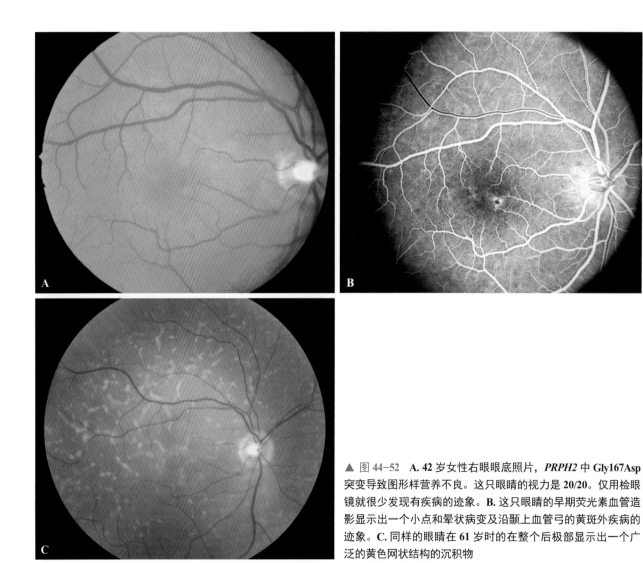

▲ 图 44-52　A. 42 岁女性右眼眼底照片，*PRPH2* 中 Gly167Asp 突变导致图形样营养不良。这只眼睛的视力是 20/20。仅用检眼镜就很少发现有疾病的迹象。B. 这只眼睛的早期荧光素血管造影显示出一个小点和晕状病变及沿颞上血管弓的黄斑外疾病的迹象。C. 同样的眼睛在 61 岁时的在整个后极部显示出一个广泛的黄色网状结构的沉积物

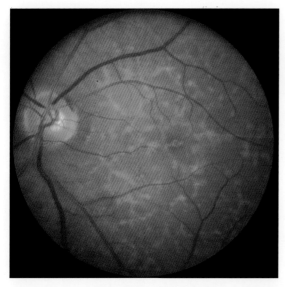

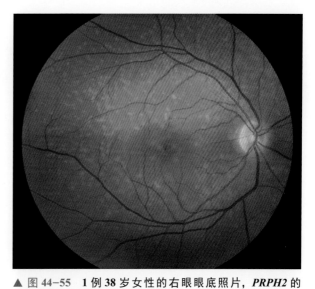

▲ 图 44-53　47 岁男性 *PRPH2* 基因 **Cys82Stop** 突变导致网状营养不良的左眼眼底照片。这只眼睛的视力是 **20/20**。**Sjögren** 所描述的"鱼网结"（**knots in the fishnet**）在这个患者身上尤为明显

▲ 图 44-55　**1 例 38 岁女性的右眼眼底照片，*PRPH2* 的 IVS2+3A ＞ T 突变引起图形样营养不良**

这只眼睛的视力是 20/25。眼底的发现与 *ABCA4* 相关 Stargardt 病的黄斑部表型非常相似。然而，靠近中心凹的斑点内的黑色色素更具 *PRPH2* 相关疾病的特征

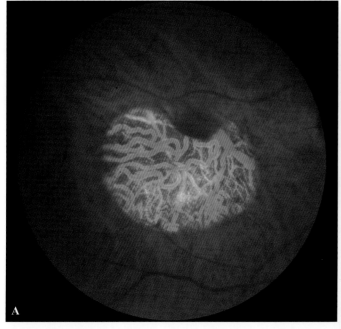

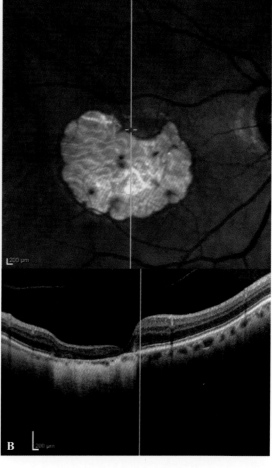

▲ 图 44-54　**A. 74 岁男性右眼眼底照片，*PRPH2* 发生 Gly108Asp 突变，导致中央晕轮样营养不良。这只眼睛的视力是 20/25。B.** 光谱域光相干断层扫描显示中心凹上缘的光感受器细胞和视网膜色素上皮细胞保存良好

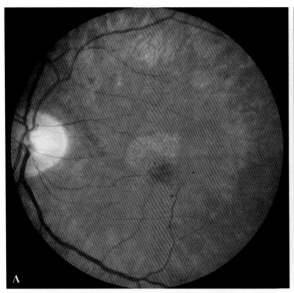
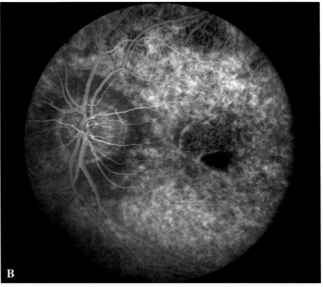

▲ 图 44–56 **A. 54 岁男性左眼眼底照片，*PRPH2* 中 Thr146 ins 1aC 突变导致模式性营养不良。这只眼睛的视力是 20/40。黄斑部有钱币样的萎缩，但中心凹下缘和视乳头周围视网膜相对保留。B.** 在荧光素血管造影中，视网膜色素上皮的保留区域阻断了脉络膜下血管的荧光

与大多数常染色体显性遗传病一样，遗传背景在 *PRPH2* 突变引起的特定临床表现中起着重要作用，同一点突变可导致 1 例患者卵黄样病变，另 1 例患者出现特殊的黄斑中心凹型营养不良，其他患者出现蝶形色素营养不良[187, 191]。Gutman 描述了一名患者，一只眼睛有卵黄样病变，另一只眼睛有蝴蝶状病变[192]。

（一）特异性图形状营养不良的临床特点及病史 Clinical Features and History of Specific Pattern Dystrophies

1. 蝶形色素营养不良 Butterfly-Shaped Pigment Dystrophy

Deutman 描述了一个具有常染色体显性遗传的家族，该家族在 RPE 中有蝴蝶状色素沉着[174]。色素沉着可以是黄色、白色或黑色，并以 3~5 个类似蝴蝶翅膀的"手臂"或"翅膀"的不寻常形状积累（见图 44–50）。色素周围常出现脱色区。在中央病变的周围可以看到其他类似玻璃疣或斑点的色素沉淀物。这些变化在青少年中偶尔可见，但症状通常在患者 20—30 岁时才会出现，一些 *PRPH2* 突变已被证明是导致这种黄斑图形的原因[191, 193–196]。

2. 成人型黄斑中心凹卵黄样营养不良 Adult-Onset Foveomacular Vitelliform Pattern Dystrophy

成人发病的黄斑中心凹卵黄样营养不良［称之为"特殊的黄斑中心凹卵黄营养不良"（peculiar foveomacular dystrophy）[179]］患者无症状或轻度模糊。眼底检查显示黄斑部对称的、孤立的、自发荧光的卵黄样病变（通常集中在中心凹或紧邻中心凹），其大小（小于视盘直径的 1/3）远小于 Best 病变的卵黄样病变。这些病变通常有一个中心色素斑（图 44–52B），当裂隙灯的一束窄光束正好放在病变附近时，最容易看到。卵黄样物质的部分或完全吸收是常见的，通常伴有外层视网膜丢失和 VA 降低[197]。Arnold 等对成人卵黄样病变患者的眼睛进行了组织病理学评估。虽然没有确定基因型，但表型与 *PRPH2* 或 *BEST1* 的突变一致。这些作者注意到在中心凹下的视网膜下空间有重要的物质，包括外节段物质和富含色素的细胞。萎缩性改变似乎是继发于视网膜下物质的积累[198]。近年来，一些具有卵黄样黄斑病变常染色体显性遗传的家族与 *IMPG1* 和 *IMPG2* 突变有关[63, 199]。这一系列的患者往往有中度视力损害、drusen 样病变、SD-OCT 上 RPE 线的反射率正常，以及 SD-OCT 上椭圆体区和光感受器 RPE 嵌合线之间的卵黄状沉积物

（图 44-57）[199]。*IMPG1* 和 *IMPG2* 编码光受体基质的唾液酸蛋白[200-202]。图 44-49 所示患者的视杆和视锥细胞功能正常，与先前报道的 *IMPG1* 突变患者的全视野 ERG 结果一致[199]。

3. RPE 的 Sjögren 网状营养不良 Sjögren's Reticular Dystrophy of the RPE

RPE 的 Sjögren 网状营养不良，在最早由 Sjögren 报道[180]，眼底的特征是视网膜色素上皮水平上有一个清晰的黑色色素网，类似于有结的鱼网或铁丝网。早期病例的中心凹可能只有色素颗粒，但在崩解过程中仍给人以色素网的印象。荧光素血管造影可更清楚地显示色素改变。色素网络通常从中心凹开始，可以延伸到周围。与网状营养不良患者同一家族的一些患者也有卵黄样和（或）蝶形色素改变[182, 203-207]。Sjögren 的初发患者的基因型未知，但是 *PRPH2* 突变的个体可以表现出与他描述的模式非常相似的模式（图 44-52 和图 44-53）。

4. 中央晕轮状脉络膜营养不良（中央晕轮状视网膜脉络膜营养不良）Central Areolar Choroidal Dystrophy（Central Areolar Retinochoroidal Dystrophy）

中央晕轮状脉络膜营养不良，顾名思义，最初被认为是一种主要的脉络膜病。然而，许多报道也将这种黄斑模式与 *PRPH2* 的突变联系起来[182, 208-216]。因此，脉络膜的改变是继发于光感受器水平表达

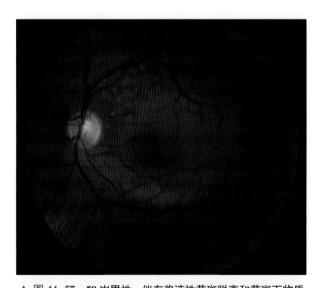

▲ 图 44-57　**58 岁男性，伴有浆液性黄斑脱离和黄斑下物质**
自发荧光增强与更离散的黄色区域相关，表明脂褐素含量高。右眼也有类似的发现（未显示）。该患者及其父亲的基因检测为杂合子 *IMPG1* 突变（Thr204Ala）阳性

的遗传异常，一个更准确的术语可能是"中央晕轮状视网膜脉络膜营养不良"（central areolar retinochoroidal dystrophy，CARCD）。视野正常，除了与黄斑病变相对应的中央暗点外。最早的变化是在 10—40 岁出现的双眼黄斑部细微的斑驳脱色，并逐渐演变成对称的、轮廓鲜明的、牛眼椭圆形或圆形的视网膜色素上皮萎缩区域（图 44-54）。在视网膜色素上皮萎缩的区域内，大脉络膜血管的红橙色被黄-白色所代替，在旧文献中有时被称为"脉络膜硬化"（choroidal sclerasis）。VA 在 30—50 岁有所恶化，但在 60—80 岁可以保持在（20/200）～（20/100）的水平[217-222]。

5. 电生理学 Electrophysiology

多数图形样营养不良患者在全视野 ERG 上表现为正常的视锥视杆振幅和内隐时间[223]，但当有更广泛的改变时，可以看到相应减少。EOG 光峰与暗谷的比值通常是正常的，或者只是轻微低于正常值[223]。在大多数机构中，*PRPH2* 变异的基因检测比电生理学便宜，因此我们对 *PRPH2* 缺乏突变和（或）有检眼镜或视野检查结果提示存在更广泛的光感受器细胞疾病的患者保留电生理检测。

（二）病理生理学 Pathophysiology

PRPH2 编码一种结构蛋白（peripherin），该蛋白在建立和维持光感受器细胞外节盘的形态方面起关键作用[224, 225]。Zhang 等[195]研究了一位因 *PRPH2* 中的 Cys213Tyr 突变而患有蝴蝶状营养不良的供体眼，并注意到健康和退化的视网膜与 RPE 之间的突变，突变处有大量富含脂褐素的 RPE 细胞。在另一份报道中，从一名 *PRPH2* 中 Arg172Trp 突变的活体患者身上采集视网膜手术样本，发现突变体外周蛋白的异常定位，以及外节盘结构的超微结构改变[226]，类似于在 rds 突变杂合小鼠中观察到的螺纹[227]。因此，原发性缺陷在遗传和结构上均存在于光感受器细胞中，并假定随后对 RPE 和脉络膜毛细血管造成损伤。光感受器、视网膜色素上皮和脉络膜毛细血管之间的病理生理相互作用在 *PRPH2* 相关疾病中起着非常重要的作用，就像在 *ABCA4* 突变引起的疾病中一样。这两个基因中最严重的突变都会导致光感受器直接死亡，进而导致骨细胞样

色素沉着、小动脉狭窄及视网膜色素变性的临床症状和体征。在这些患者中，由于色素的来源（光感受器外节段）丢失，黄色色素沉积很少。相反，两个基因的较温和的突变，尽管在光感受器中表达，但在视网膜色素上皮的水平上具有最明显的病理效应，因为后者组织的正常吞噬活性导入有毒的双维甲酸（在 *ABCA4* 的情况下）或错误形状的盘（在 *PRPH2* 的情况下）。RPE 在长期应激下的凋亡性死亡会导致潜在脉络膜毛细血管的死亡，这与年龄相关性黄斑变性一样。

（三）治疗 Treatment

PD 患者存在明显的视力丧失风险。Francis 等报道，50% 的患者由于局部萎缩或视网膜下新生血管的形成，最终出现了较差的中心视力[190]。然而，和 Best 病一样，许多患者在 60—70 岁至少有一只眼睛可以保持驾驶视力。尽管 CNV 的发病率略低于年龄相关性黄斑变性，但它对视力的破坏同样严重，抗 VEGF 注射可阻止视力下降和视力减退[228]。这也有助于探讨 PD 患者暴露在强光下后延迟恢复的实际问题，因为在室外戴墨镜和帽子可以使他们在进入室内时更容易适应。同样，调整患者家中或办公室的照明，以尽量减少一个房间到另一个房间（如明亮的厨房、昏暗的家庭房间）的照明变化，可以大大改变他们的日常生活活动。

八、Sorsby 眼底营养不良 Sorsby Fundus Dystrophy

1949 年，Sorsby 描述了 5 个家族的常染色体显性遗传的"眼底营养不良与不寻常的特点"，其特征是黄斑出血，通常开始于 40 岁早期，两个黄斑色素改变[229]。周围脉络膜和视网膜色素上皮进行性萎缩是常见的，可严重限制日后的步行视力。现在被称为 Sorsby 眼底营养不良（SFD），这种疾病是由 *TIMP-3* 突变（OMIM#188826）引起的[230]。

（一）SFD 的临床特点 Clinical Features of SFD

这种疾病最早的症状之一是夜盲症，尽管这种症状通常并不严重，不足以引起患者的医疗注意。当个体在这个早期阶段出现时，通常是因为他们担心父母中的一方患有严重的黄斑病变。在

这一点上的疾病过程中，在眼科镜下可见的黄色到灰色物质存在于 Bruch 膜水平。在眼底的某些部位，这种物质可以采取玻璃疣的形式（图 44-58），而在其他区域，这种物质结合成一个相当均匀的黄灰色薄片，随着年龄的增长变得更加突出（图 44-59B）。最常见患者在 40—50 岁出现在眼科医师面前[229]，当他们发展双边中心凹下新生血管膜（图 44-59A 和图 44-60），VA 突然恶化。未经治疗的 CNV 常导致广泛的盘状瘢痕，严重降低 VA[223]。伴有或不伴有 CNV 的黄斑部有明显的色素改变，包括萎缩和角状色素增生。与年龄相关性黄斑变性不同，SFD 很少延伸到颞侧血管弓以外，它会延伸到周围，通常会降低患者在生命后期对手部运动的敏锐度。

（二）遗传学 Genetics

自从 1994 年发现 *TIMP3* 基因以来，至少有 14 个突变已被确认[230, 234-241]。在英国，大多数患有 SFD 的人都有一个共同的祖先，因此具有相同的突变 Ser181Cys[242, 243]。SFD 的一个非常不寻常的特征是几乎所有报道的突变都在突变蛋白中产生了一个新的半胱氨酸残基，这表明通过改变二硫键来改变三级结构是疾病发展所必需的。

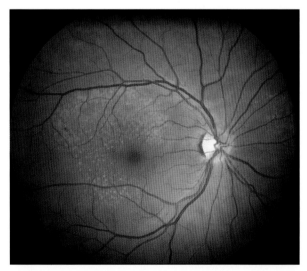

▲ 图 44-58　1 例 36 岁女性，*TIMP-3* 基因 Ser181Cys 突变引起 Sorsby 眼底营养不良
这只眼睛的视力是 20/15。有许多中小型 drusen 不完全环绕中心凹。在上方，这些 drusen 合并成一个汇合的黄色区域

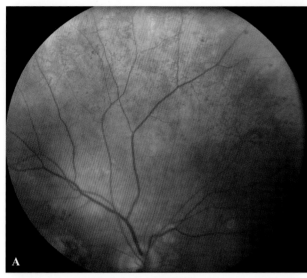

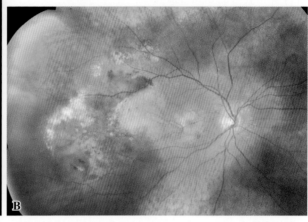

▲ 图 44-59　**A.** 55 岁女性右眼眼底照片拼图，*TIMP-3* 基因 Ser15Cys 突变导致 Sorsby 眼底营养不良。这只眼睛的视力是 20/125。黄斑部有明显的萎缩，视网膜下出血，渗出液暂时显示脉络膜新生血管膜活跃。**B.** 高倍镜下视网膜高于视盘，呈黄灰色片状变色，与 **Bruch** 膜增厚相对应

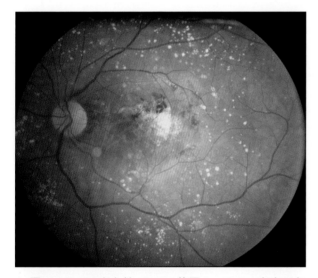

▲ 图 44-60　**61 岁女性 *TIMP-3* 基因 Trp175Cys 突变引起 Sorsby 眼底营养不良的左眼眼底照片**

这只眼睛的视力是 20/125。中央盘状瘢痕和颞侧视网膜下出血与活跃的脉络膜新生血管膜一致。周围有许多大小不一的 drusen

（三）病理生理学 Pathophysiology

TIMP3 基因编码金属蛋白酶组织抑制因子 –3（TIMP3）蛋白，属于基质金属蛋白酶活性负调节因子家族。TIMP3 与多种金属蛋白酶相互作用[244]，调节其在正常组织稳态中的活性。这种基因的突变很可能导致细胞外基质的转换发生改变。鉴于病理性血管生成是 SFD 的主要临床特征，TIMP3 通过

阻断 VEGF 与其受体 KDR 的相互作用抑制血管生成是值得注意的[245]。

SFD 下眼最显著的特征是 Bruch 膜与 RPE 之间的脂质和蛋白质物质的堆积，厚度可达 30μm[246]。对 1 例因 *TIMP3* 的 Ser181Cys 突变而患有 SFD 的供体眼进行的组织病理学分析显示，在 RPE 下方有 CNV 和含有 TIMP3 和其他细胞外基质成分的厚沉积物。基底膜蛋白在 SFD 病变中的存在与 TIMP3 功能获得突变是由基质转换失调引起的致病性的观点一致。超微结构上，这种材料含有带状蛋白质聚集体，具有周期性，提示为Ⅵ型胶原[247]。免疫组化显示，Ⅵ型胶原也存在于病变边缘[248]。TIMP3 蛋白是 Bruch 膜的正常成分，也是 drusen 和 SFD 异常沉积的成分[248-251]。TIMP3 在 SFD 中的积累可能是由于错义突变引起的突变蛋白相对较低的转换所致[252]。

TIMP3 的显性突变在小鼠中被重现。携带 *TIMP3* 突变等位基因（Ser156Cys）的小鼠显示 RPE 基底内折异常，RPE 质膜与其基底膜之间的细胞外物质增多[253]。因此，动物研究和生化结果强烈表明，SFD 引起 TIMP3 突变，导致金属蛋白酶调节受损，基质重塑减少。正常的合成、细胞外基质重塑的减少和血管生成控制的受损足以描述 SFD 的病理过程。然而，当 Fogarasi 等检测一种携带共

同 SFD 突变的 TIMP3 蛋白的蛋白酶抑制活性时，他们没有发现蛋白酶抑制的损伤[254]。因此，有关 SFD 分子基础的一些重要问题仍未得到解答。

（四）治疗 Treatment

SFD 患者的治疗旨在控制 CNV。氩激光治疗和 PDT 治疗 SFD 相关性 CNV 无效，可能是由于 Bruch 膜增厚所致[233, 255]。然而，静脉注射贝伐单抗已用于 1 例患者，CNV 消退和 VA 改善[256]。

九、常染色体显性遗传放射状 drusen（Doyne 蜂巢状视网膜营养不良，malattia leventinese）Autosomal Dominant Radial Drusen（Doyne Honeycomb Retinal Dystrophy，Malattia Leventinese）

Doyne 于 1899 年在英国描述了一种蜂窝状外观的家族性黄斑病变[257]，而 Vogt 于 1925 年在瑞士的莱文廷山谷发现了类似的病症（malattia leventinese，ML）[258]。令人惊讶的是，直到 20 世纪 80 年代末，Gass 才特别注意到这种情况最显著的临床特征之一，黄斑病变颞侧周围 drusen 的放射状分布（图 44–61）[259]，尽管当时他没有明确地将这一观察与 Doyne 和 Vogt 描述的疾病联系起来。1996 年，

Héon 及其同事将 malattia leventinese 的致病基因定位到 2 号染色体上[260]，1999 年 Stone 及其同事发现，Doyne 蜂巢状视网膜营养不良和 ML 实际上是一种由 EFEMP1 基因的单点突变（Arg345Trp）引起的疾病[261]。

在本章中，我们将使用描述性术语"常染色体显性放射状 drusen"（autosomal dominant radial drusen，ADRD）来指代这种疾病。

（一）ADRD 的临床特点 Clinical Features of ADRD

与大多数常染色体显性遗传疾病一样，ADRD 具有多种多样的临床表现，可能是由于其他基因和环境因素在不同受累个体中的可变效应。在 10—20 岁时，一些患者可以看到 drusen，而另一些患者在 60—70 岁几乎检测不到 drusen。黄斑中心和视盘鼻侧的 drusen 往往是大而圆的（图 44–62），而黄斑颞侧的 drusen 往往是小的、细长的和放射状的（图 44–61）。在一些患者中，小的放射状 drusen 几乎是看不见的，黄斑的网状色素变化可以模拟一种图形样营养不良（图 44–63）。大多数眼睛有一组 drusen 毗邻视神经的鼻侧，即使黄斑 drusen 很少或没有[262]。随着时间的推移，许多眼睛会出现

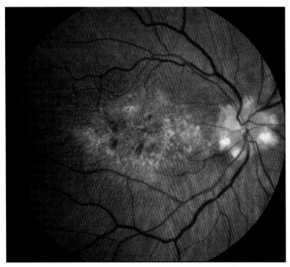

▲ 图 44-61 一位 46 岁女性的右眼眼底照片

该女性的 EFEMP1 中有 Arg345Trp 突变，导致常染色体显性放射状 drusen。这只眼睛的视力是 20/40。毗邻视盘的大 drusen 是本病的特征，沿着黄斑病变的颞侧缘可见的一些放射状 drusen 也是本病的特征。中央病灶中的一些中到大的 drusen 融合成蜂窝状结构

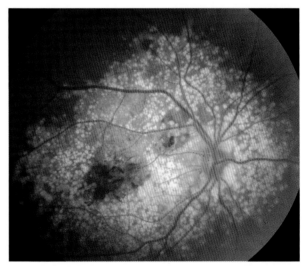

▲ 图 44-62 1 例 34 岁男性的右眼眼底照片

其 EFEMP1 中的 Arg345Trp 突变导致常染色体显性放射状 drusen。这只眼睛的视力是 20/80。在黄斑中心附近有一个致密的大 drusen 呈蜂窝状结构，占据了大部分后极，伴有暗色素和 RPE 萎缩

中央萎缩、瘢痕和色素增生，看起来与 SFD 相似（图 44-64）。然而，对于一定程度的黄斑异常，ADRD 患者的 VA 通常比 SFD 患者好得多。脉络膜新生血管也可使 ADRD 复杂化，但这种情况发生的频率远低于 SFD。

1. 视觉功能与电生理 Visual Function and Electrophysiology

即使在广泛的 drusen 存在下，VA 通常是非常

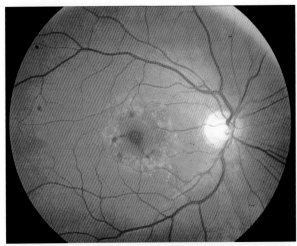

▲ 图 44-63　29 岁女性的右眼眼底照片

其 *EFEMP1* 中的 Arg345Trp 突变导致常染色体显性放射状 drusen。这只眼睛的视力是 20/20。网状色素的变化勾勒出大的中央 drusen。沿黄斑病变的颞侧和下方的细放射状 drusen 几乎看不见

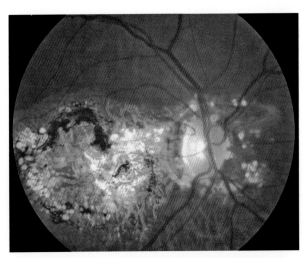

▲ 图 44-64　一位 57 岁女性的右眼眼底照片

该女性的 *EFEMP1* 中有 Arg345Trp 突变，导致常染色体显性放射状 drusen。这只眼睛的视力是在数指。黄斑中央、乳头黄斑束和视乳头周围有广泛的萎缩性改变。一些大 drusen 出现在鼻侧到视神经。17 年前，该眼有一脉络膜新生血管膜曾经光凝治疗

好的，直到中枢萎缩，色素增生，或 CNV 在以后的生活中发展[262, 263]。暗视敏感性降低，暗适应动力学在融合黄斑沉淀物上延长，但在其他地方是正常的。全视野 ERG 正常，但多数眼 ERG 模式异常[264]。

2. 成像 Imaging

与 AMD 患者的 drusen 呈低自发荧光相反，ADRD 患者的玻璃疣呈高自发荧光[262, 265]。当有广泛的病理表现时，自发荧光也有助于区分临床检查中难以看到的萎缩区域。荧光素血管造影有助于检测活跃的脉络膜新生血管，而 OCT 可显示视网膜水肿、中心凹轮廓丧失、色素上皮脱离和强烈的 RPE 下反射[263]。

（二）病理生理学和组织病理学 Pathophysiology and Histopathology

EFEMP1 基因编码一种叫作 fibulin-3 的细胞外基质蛋白。Marmorstein 等研究了一位患有 ADRD 的 86 岁供体的眼睛，发现含有 fibulin-3 的大的 RPE 下沉积，沿着沉积的顶端（即 RPE 下）表面分布，但通常不是整个 drusen[266]。超微结构研究也显示了膜物质在 Bruch 膜中的沉积[267]。组织学上，ADRD 患者的 drusen 有一种独特的洋葱皮样分层，与年龄相关的 drusen 不同（图 44-65）[268]。drusen 不仅表现出强大的纤维蛋白 -3 反应性，它们还拥有 IV 型胶原，一种与年龄相关的 drusen 中缺乏的细胞外基质蛋白。针对膜攻击复合物的抗体在 ADRD 中显示免疫反应性[268]。

生理学研究为 ADRD 的发病机制提供了一些见解。含有 Arg345Trp 突变的 Fibulin-3 在体外由 RPE 细胞分泌不良，其在内质网的积聚激活了未折叠蛋白反应[269]。携带一个或多个 Arg345Trp 等位基因敲除小鼠产生 RPE 下沉积，虽然与 ADRD 中观察到的 drusen 相比，其大小适中，但共享 fibulin-3 和 TIMP3 等分子成分[270, 271]。*EFEMP1* 在神经视网膜和 RPE/脉络膜层均有表达[272]，fibulin-3 在光感受器细胞、内层视网膜神经元和 Bruch 膜中均有表达[266]。

（三）治疗 Treatment

目前还没有针对 ADRD 潜在疾病过程的治疗方法，但只要萎缩性改变最小，玻璃体腔内抗 VEGF 治疗可导致脉络膜新生血管的消退，恢复视觉功能[263]。

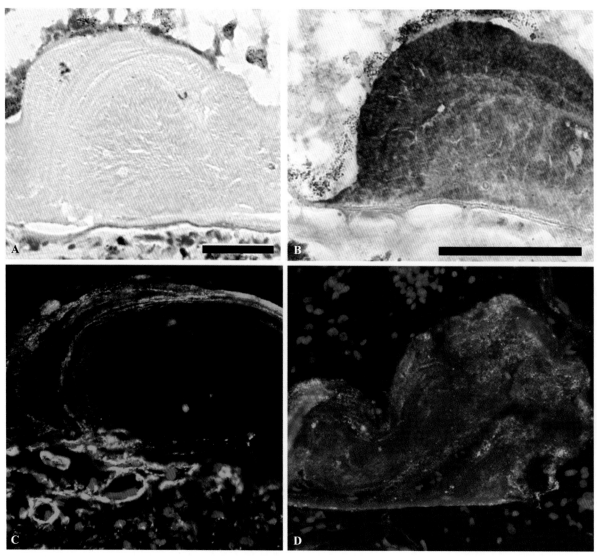

▲ 图 44-65　由 *EFEMP1* 基因的 **Arg345Trp** 突变引起的具有常染色体显性放射状 **drusen** 的 **66** 岁供体眼的组织切片

Drusen 以其大小和不寻常的洋葱皮状断层图（A. 比例尺：50μm）而得名。明确的纤维蛋白 -3 反应性（B. 比例尺：50μm）。绿色荧光中的抗胶原Ⅳ标记（C. 也用产生蓝色核荧光的二氨基苯基吲哚标记截面）。抗 C5b-9 复合物（膜攻击复合物）在绿色荧光中的免疫反应性（D. 红色血管标记，Ulex europeaeus 凝集素 -I；蓝色荧光，二氨基苯甲醚）

十、北卡罗来纳州黄斑营养不良 North Carolina Macular Dystrophy

北卡罗来纳州黄斑营养不良（North Carolina Macular Dystrophy, NCMD）最早被 Lefler、Wadsworth 和 Sidbury 描述为"显性黄斑变性和氨基酸尿症"（dominant macular degeneration and aminoaciduria）[273]，他们研究了一个起源于 19 世纪 30 年代定居北卡罗来纳州的两个爱尔兰兄弟的家系[274]。北卡罗来纳州的原始谱系现在由 5000 多个个体组成，但是在世界各地已经发现了具有相似表型的家族[275-280]。也被称为中央晕轮状色素上皮营养不良（central areolar pigment epithelial dystrophy）[281] 和显性进行性中心凹营养不良（dominant progressive foveal dystrophy）[274]。后一个术语是一个特别不幸的误称，因为 Small 及其同事清楚地证明了 NCMD 是一种发育异常，在大多数个体中几乎是完全静止的[282]。大的病变在出生时很大，不会从较小的病变发展而来。这种完全缺乏进展是该病最可靠的诊断特征之一，并在一定程度上解释了在一些病变非常大的患者中惊人的良好 VA。也就是说，因为病变在视觉系统成熟之前就已经存在了，患者学会了注视病变的边缘并相应地发展他们的视觉通路。NCMD 的眼底表现为双侧对称性。最具特征性的病变是一个圆形缺损，中心固定在一个有光泽的凹面基底部，周围环绕着一个厚的白色纤维化边缘（图 44-66A）。在没有其他家庭成员的情况下，更难以正确诊断的是，这种疾病表现得更温和，只不过是一块 drusen 在年轻人的表现，而且具有极好的敏锐度（图 44-66B 和 C）。NCMD 中的 VA 与眼底病变的大小有很好的相关性，如：小病变（小于 50μm）为（20/30）～（20/20），中央黄斑区汇合的黄色斑点为（20/60）～（20/25），

大缺损病变（500～1000μm）为（20/200）～（20/40）（图 44-66A 至 D）[282, 283]。

Small 及其同事将 NCMD 定位到 6 号染色体[284-286]，另一个临床特征与 NCMD 非常相似的显性黄斑营养不良被定位到 5 号染色体[287, 288]。Small 的及其同事最近发现，影响 PRDM13 基因启动子的突变导致了 6 号染色体形式的疾病，而涉及整个 IRX1 基因的一个大的重复在 5 号染色体形式的单一家族中被发现[289]。在一例 NCMD 供体眼的组织病理学研究中，发现脂褐素和脉络膜毛细血管萎缩[290]。

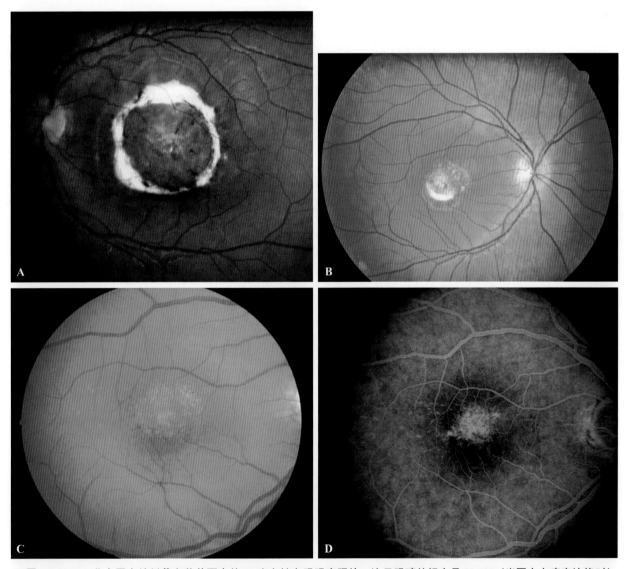

▲ 图 44-66　A. 北卡罗来纳州黄斑营养不良的 12 岁女性左眼眼底照片。这只眼睛的视力是 20/400（当固定在病变边缘时）。特征性的眼底发现包括一个以黄斑为中心的巩膜葡萄肿病变，有一个发亮的凹陷的底部和一个厚的白色纤维边缘。视盘、血管和周边眼底都完全正常。B. 患者 14 岁妹妹的右眼如（A）所示。视力为 20/40。中心凹陷比姐姐小，纤维环不完整。与纤维化边缘相对的视网膜呈 drusen 样改变。C. 图（A）和（B）所示的患儿 31 岁母亲的右眼眼底照片。视力为 20/20，眼底仅限于中心凹上方的一小块 drusen 样沉积物。D. 在同一只眼睛的荧光素血管造影中更容易看到这些 drusen 样沉积物的程度

十一、斑点样囊样营养不良 Spotted Cystic Dystrophy

Mahajan 等[291] 最近描述了一个三代家族的七个成员，其常染色体显性遗传新的营养不良，病变仅限于黄斑，其特征是圆形、扁平的色素斑伴有或不伴有周围色素沉着（图 44-67A）、OCT 视网膜多层囊肿（图 44-67B）和新生血管。弱视和斜视经常出现在受累的个体中。VA 范围为（20/200）～（20/20）。导致这种情况的病理生理学和基因突变尚未被确定。当受累的个体出现活跃的黄斑新生血管时，它对局部激光或单次注射贝伐单抗都有反应[291]。

十二、显性囊样黄斑营养不良 Dominant Cystoid Macular Dystrophy

显性囊样黄斑营养不良（dominant cystoid macular dystrophy, DCMD）在 1976 年被 Deutman[292] 描述为一种常染色体显性疾病，其特征是黄斑周围毛细血管渗漏、玻璃体中白色点状沉积物、正常的视网膜电图、低于正常水平的眼电图和远视（图 44-68）。在疾病晚期，萎缩的中央"青铜"（beaten bronze）斑很常见。几年后，第二个家族被鉴定出来[293]，连锁分析将致病基因的染色体位置定位到第 7 号染色体的短臂上[294]。DCMD 的致病基因尚未确定。Hogewind 及其同事对 4 例 DCMD 患者肌注生长抑素类似物（奥曲肽醋酸酯）进行了评估，8 只眼中有 7 只眼的荧光素血管造影有所改善，VA 稳定[295]。

十三、窗样光泽性黄斑营养不良 Fenestrated Sheen Macular Dystrophy（FSMD）

有几个家族被描述为常染色体显性遗传性黄斑病变，其特征是黄斑中心光泽伴有红色窗样小孔，早在 0—10 岁出现，晚到 40—50 岁才出现（图 44-69）。一些中年家庭成员在中央黄斑部出现斑点状色素减退的牛眼型改变。轻度功能异常大致与高龄相关，但有红色窗孔的患者有 20/20VA。已报道正常或轻度异常的 ERG 表现[296-299]。致病基因的染色体位置目前尚不清楚。

十四、Ⅱ型肾小球肾炎与 drusen Glomerulonephritis Type Ⅱ and Drusen

大多数膜增生性肾小球肾炎（MPGN）Ⅱ型（也称为致密沉积病）发生视网膜下沉积，临床表现为基底层 drusen（图 44-70）[300]。D'Souza 及其同事对 4 名患有这种 drusen 的 MPGN 患者进行了 10 年的跟踪随访，在此期间没有进展，也没有视力下降[301]。一般情况下，除非 CNV、渗出性 drusen 或浆液性脱离并发疾病，否则 VA 倾向于保留[302-304]。视网膜电图异常，部分患者的视网膜电图相对正常，提示视网膜功能障碍比可见的视网膜电图更明显[305, 306]。组织病理学研究表明，在 MPGN Ⅱ中发现的 Bruch 膜沉积物，其形态[307]、组成[308] 与 AMD 中发现的 drusen 相似[309]。有这种表现型的年轻人尿分析异常，应提示转诊肾脏疾病。

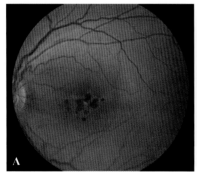
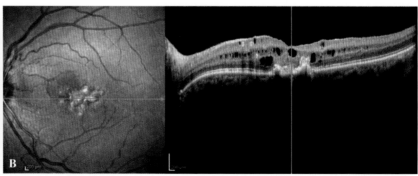

▲ 图 44-67　A. 25 岁女性斑点性囊性营养不良患者的左眼眼底照片。视力为 20/70。中心凹周围有深色素沉着的斑点和低色素晕。B. 光谱域光相干断层扫描显示视网膜内囊肿和从视网膜色素上皮投射到外层视网膜的高反射性病变

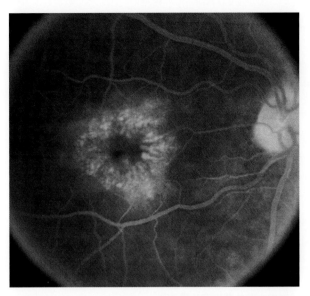

▲ 图 44-68　显性囊样黄斑水肿患者右眼荧光素血管造影显示中心凹周围毛细血管渗漏（图片由芝加哥伊利诺伊大学 **Gerald Fishman** 博士提供）

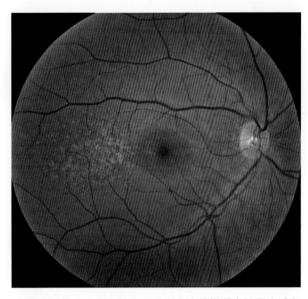

▲ 图 44-70　25 岁女性经活检证实为膜样增生性肾小球肾炎 II 型的右眼眼底照片

视力为 20/20。在后极部有许多小 drusen，几乎都在中心凹的颞侧

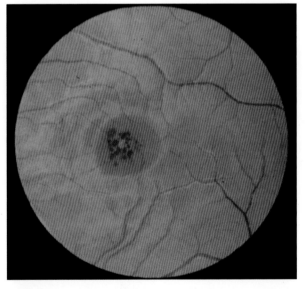

▲ 图 44-69　1 例 7 岁窗样光泽性黄斑营养不良患者的左眼眼底照片

视力为 20/20。特征性病变为中心凹周围的扁平红色斑点。经许可，图片引自 Sneed SR, Sieving PA. Fenestrated sheen macular dystrophy. Am J Ophthalmol 1991;112(1):1-7.

十五、母系遗传性糖尿病和耳聋
Maternally Inherited Diabetes and Deafness

母系遗传性糖尿病和耳聋（MIDD）患者经常表现出黄斑改变，类似于图形样营养不良（图 44-71）。85% 的 MIDD 病例是由线粒体 DNA 3243 核苷酸的 A 到 G 转换引起的。这种突变存在于线粒体 tRNA 基因中，导致呼吸链功能降低[310, 311]。双侧感音神经样听力损失见于 85%～98% 的 MIDD 病例，而图形样黄斑营养不良见于 80% 左右[311]。据估计，多达 1% 的糖尿病患者患有 MIDD[312]。全视野 ERG 在 MIDD 是典型的正常，眼底自发荧光和多焦 ERG 有斑片状异常[313]。

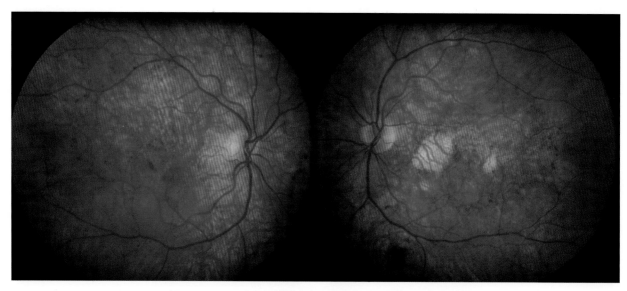

▲ 图 44-71　36 岁女性糖尿病患者双眼中心凹外黄斑有色素改变

左眼有两个不连续的 RPE 萎缩区，一个仅鼻侧至中心凹，一个较小的颞侧至中心凹。视力为 20/15OD，20/20OS。无糖尿病视网膜病变。患者对线粒体 DNA 中导致母系遗传性糖尿病和耳聋（MIDD）的 A3243G 变异呈阳性

遗传性脉络膜疾病
Hereditary Choroidal Diseases

Sandeep Grover　　Gerald A. Fishman　著

一、概述 Introduction

"脉络膜营养不良"（choroidal dystrophy）一词可能是一个误称，因为它意味着一个涉及脉络膜循环的原发性退行性过程。然而，目前的证据集中在视网膜色素上皮（RPE）在脉络膜营养不良的疾病分类中起着重要的作用，因为影响 RPE 的基因突变可以导致 RPE 和脉络膜毛细血管的萎缩性改变。

尽管如此，遗传性脉络膜营养不良可按以下方式分类：①脉络膜萎缩表型，可进一步细分为中央晕轮状脉络膜营养不良（CACD）、视乳头周围脉络膜营养不良、弥漫性脉络膜营养不良和进行性双灶脉络膜视网膜萎缩（PBCRA）；②脉络膜和视网膜的回旋状萎缩；③无脉络膜症（CHM）。虽然每一种脉络膜营养不良都有特征性的眼底特征，但在疾病晚期的某些情况下，可以观察到眼底外观的重叠（框 45-1）。

这些疾病的共同特征是 RPE 在早期的退行性改变，进展到累及脉络膜毛细血管、光感受器细胞层，在晚期，累及较大的脉络膜血管。脉络膜毛细血管甚至光感受器细胞的异常是否与 RPE 的退行性改变同时发生还没有定论。其中某些营养不良是全身性和进行性的（CHM、回旋状萎缩和弥漫性脉络膜营养不良），而另一些则是局限性的，要么

框 45-1　遗传性脉络膜疾病的简要分类

- 脉络膜萎缩表型
  - 中央晕轮状脉络膜营养不良
  - 视乳头周围脉络膜营养不良
  - 弥漫性脉络膜营养不良
  - 进行性双灶性脉络膜视网膜萎缩
- 脉络膜视网膜回旋状萎缩
- 无脉络膜症
- 类似遗传性脉络膜疾病的临床表型
  - 晚期 X 连锁视网膜色素变性
  - 晚期 Kearns-Sayre 综合征
  - Bietti 结晶样营养不良
  - 甲硫达嗪（美拉利）视网膜毒性
  - 晚期 Stargardt 病
  - 晚期图形样营养不良

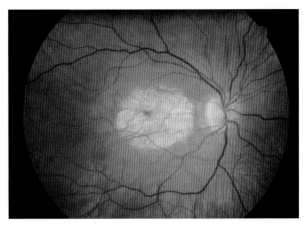

▲ 图 45-1　中央晕轮状脉络膜营养不良患者右眼的彩色眼底照片显示了一个清晰的椭圆形低色素萎缩性黄斑病变

是局灶性的（CACD），要么逐渐扩大（视乳头周围脉络膜营养不良和进行性双灶脉络膜视网膜萎缩），以累及更广泛的视网膜区域眼底。在某些脉络膜营养不良的晚期，RPE 细胞、视网膜和脉络膜组织的丢失及色素的积聚，可能不容易与在某些其他遗传性变性或炎症性视网膜疾病的眼底改变相鉴别。

二、脉络膜萎缩表型 Choroidal Atrophy Phenotypes

根据 Sorsby 的研究[1]，这组疾病可根据其位置分布分为三种临床表型。它们包括中央晕轮样、视盘周围和更弥漫或泛发性脉络膜营养不良。所有性状都可以遗传为常染色体显性或常染色体隐性性状。PBCRA 作为常染色体显性遗传。

（一）中央晕轮样脉络膜营养不良 Central Areolar Choroidal Dystrophy（CACD）

1884 年，Nettleship 首次描述了 CACD。它主要作为常染色体显性性状遗传[2, 3]，尽管常染色体隐性病例偶尔有报道[4, 5]。Yanagihashi 及其同事[6]在一个常染色体显性遗传 CACD 的日本家族中发现了外周蛋白 /RDS（peripherin/RDS）（视网膜变性慢）基因的一个新突变。

中心视力减退的最初症状一般开始于 10—30 岁。特征性的双侧黄斑病变为单发，边缘清晰，呈圆形或卵圆形（图 45-1）。虽然它们的大小可能增加，形状不规则，但它们不涉及视盘周围区域或延伸到血管弓以外。

早期的眼底改变包括黄斑部 RPE 斑点。在这个阶段，下方的脉络膜可能在眼科镜下表现正常。随着 RPE 和脉络膜毛细血管的消失，下方的脉络膜血管更容易被看到。随着 RPE 和脉络膜毛细血管的持续丢失，较大的脉络膜血管可能发生变性。在疾病的晚期，由于脉络膜萎缩，巩膜可见。在疾病的早期，荧光素血管造影显示高荧光（窗样缺损），这是由于下方的正常脉络膜毛细血管的透射率增加。视盘和视网膜血管保持正常。传统上，全视野视网膜电图的振幅是正常的。在某些情况下，被诊断为 CACD 的患者可能表现出视锥功能减退。在这些情况下，应考虑诊断视锥营养不良。

其他一些遗传性视网膜疾病可能在其更晚期表现为 CACD 黄斑表型。部分包括 Stargardt 病、视锥营养不良、北卡罗来纳州黄斑营养不良、图形性营养不良及年龄相关性黄斑变性中可观察到的萎缩性黄斑病变。

（二）视乳头周围脉络膜营养不良 Peripapillary Choroidal Dystrophy

脉络膜营养不良的视盘周围型通常作为常染色体隐性遗传[7]，尽管在某些情况下可能遇到常染色体显性遗传。

这种形式的脉络膜营养不良的眼底表现最初包括 RPE 的改变，后来经检眼镜发现 RPE 和脉络膜组织明显缺失。CACD 与视乳头周围表型的重要区别在于它们的位置。视乳头周围的形态开始于视盘周围的区域，并在鼻侧颞侧和黄斑部以手指状突起缓慢扩大，最终占据整个后极（图 45-2）。在某些情况下，视乳头周围型可以发展成类似于弥漫型的表型。

视野和暗适应的最终阈值测试表明，在检眼镜受累区域周围，视网膜功能正常或轻度受损。视网膜电图正常或只是轻微下降，反映了疾病的严重程度 [7, 8]。

鉴别诊断包括视乳头周围色素上皮营养不良，其中有明确的 RPE 丢失区域，直接显示下方脉络膜的脉管系统。荧光素血管造影显示一个完整的脉络膜毛细血管，区别于脉络膜毛细血管丢失 [7]。另一种类似于视乳头周围脉络膜营养不良的疾病是匐行性脉络膜炎（serpiginous choroiditis），它通常开始于视乳头周围区域，然后以伪足样延伸的方式延伸到视网膜，有时累及黄斑。

（三）弥漫性脉络膜营养不良 Diffuse Choroidal Dystrophy

RPE 和脉络膜毛细血管的这种弥漫性疾病通常作为常染色体显性遗传 [9]。然而，常染色体隐性遗传可能发生。症状最常发生在 30—50 岁，通常表现为中心视力差、夜视障碍或两者兼而有之。

早期眼底改变包括视网膜色素斑点和色素减退。这种疾病可能最初表现出倾向于视网膜后极，然后发展为更弥漫的表型。晚期 RPE 和脉络膜毛细血管均出现弥漫性萎缩，而较大的脉络膜血管出现硬化，呈黄白色条带。后极和外周均有不同程度的受累。即使在更晚期出现弥漫性病变，视网膜血管通常也保持正常（图 45-3）[10]。在终末期，弥漫性脉络膜营养不良不能很容易地与其他弥漫性脉络膜视网膜病变进行区分，如硫利达嗪（美拉利）视网膜毒性、晚期阶段的图形样营养不良和 Stargardlt 病的晚期，以及 Kearns-Sayre 综合征（Kearns-Sayre syndrome）中的晚期视网膜病变。

心理物理和电生理研究反映了弥漫性受累。视野显示一个同心的周边收缩，而 ERG 记录要么低于正常水平 [10]，要么无法检测 [7]。荧光素血管造影显示脉络膜毛细血管消失，在萎缩的 RPE 下可见较大的脉络膜血管 [7, 11]。少数散在的区域显示斑片状脉络膜潮红，提示有一些脉络膜毛细血管残留。

（四）进行性双灶脉络膜视网膜萎缩 Progressive Bifocal Chorioretinal Atrophy

Douglas 等于 1968 年首次描述 [12]，PBCRA 患者有两个脉络膜视网膜萎缩病灶：一个是先天性黄斑病变，另一个在 0—20 岁始于视盘鼻侧。这两种病变的大小都在增加，直到晚期，只有一个正常视网膜和脉络膜的残余垂直带与视神经汇合。这些发现也与近视、眼球震颤和视网膜脱离的高发病率有关 [13]。在电生理测试中，视杆和视锥功能普遍降低。PBCRA 以常染色体显性遗传方式遗传，该基因已定位于染色体 6q14–16.2 [14]。

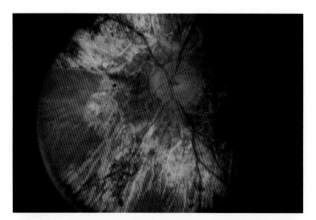

▲ 图 45-2　1 例视乳头周围脉络膜营养不良患者的左眼彩色眼底照片显示，在主要位于视盘周围的区域，视网膜色素上皮和脉络膜萎缩

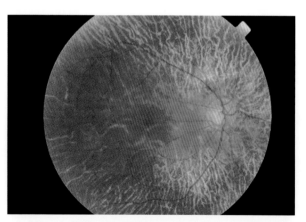

▲ 图 45-3　弥漫性脉络膜营养不良晚期患者右眼彩色眼底照片显示弥漫性视网膜色素上皮和脉络膜萎缩。后极部和视网膜周边均不同程度受累

三、脉络膜视网膜回旋状萎缩 Gyrate Atrophy of The Choroid and Retina

1888 年，Jacobsohn[15] 将该病的第一例描述为"非典型性视网膜色素变性"（atypical retinitis pigmentosa），然而，1895 年的 Cutler 和 1896 年的 Fuchs 是首次将该病视为一种独立的临床疾病[16, 17]。回旋状萎缩是一种罕见的脉络膜疾病，在芬兰的发病率约为 1/5 万[18]。主要作为一个常染色体隐性遗传，但其显性家系也有报道[10]。1973 年，Simell 和 Takki 首先描述了在这种疾病中观察到的生化异常[19]。这些异常包括缺乏鸟氨酸 δ - 氨基转移酶（OAT），导致血浆鸟氨酸浓度升高（是正常水平的 10～15 倍）。OAT 酶是一种线粒体编码酶，磷酸吡哆醛（维生素 B_6）酶作为辅助因子，催化鸟氨酸、谷氨酸和脯氨酸的相互转化。这导致全身生化异常，包括高鸟氨酸血症，血浆赖氨酸、谷氨酰胺、谷氨酸和肌酸减少[20-22]。在培养的皮肤成纤维细胞和淋巴细胞中观察到 OAT 的缺失或显著减少[23]。在 10 号染色体上的 OAT 基因中发现了许多不同的突变[24-26]。Kellner 及其同事[27] 先前描述了 6 名男性患者的回旋萎缩样表型，其中 3 名患者是同一家族的患者，其血清鸟氨酸水平正常。

视觉症状的出现，包括夜视不良和周边视力受限，通常始于 10—20 岁。由于结构和视觉功能的改变都是从周边向中心受累，因此视力丧失是该病后来的主诉。近视和后囊下白内障是常见的，玻璃体混浊也可能存在[18]。

眼底改变开始于视网膜中周和外周部视网膜，表现为视网膜色素上皮变薄和萎缩，其下的脉络膜血管可能正常或硬化。这些区域通常呈扇形，最初是分开的，但当它们缓慢地向中心和外围进展时，往往会汇合（图 45-4）。疾病的进展导致色素团块、视网膜色素上皮和脉络膜毛细血管萎缩，最终导致暴露于白色巩膜的脉络膜完全萎缩。在晚期，可以看到脉络膜萎缩的环从周边到后极，通常保留黄斑。视网膜血管在疾病的初期可能正常，晚期可能变细，这时视神经可能会变白[7, 10]。

有报道称，囊样黄斑水肿存在于回旋状萎缩患者中[28-30]。Vasconcelos-Santos 等[30] 进行的一项研

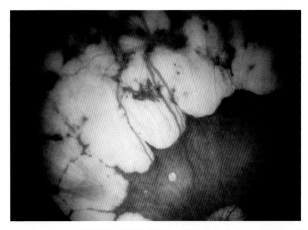

▲ 图 45-4　脉络膜和视网膜回旋状萎缩患者的左眼彩色眼底照片显示了视网膜色素上皮和脉络膜典型的扇形萎缩区域

究显示，使用 4mg 曲安奈德玻璃体腔注射治疗与回旋性萎缩相关的黄斑水肿具有短期疗效。药物清除后，水肿复发，视力又恢复到治疗前水平。

视功能因病例而异，似乎与眼底受累程度有关。视野检查显示，最常观察到的异常是视野的同心周边收缩。然而，随着疾病的进展，环状和旁中心暗点可能会发展。最后，如果中心凹受累，就会出现中央暗点[7, 31]。

在疾病早期，暗适应测试显示只有轻微的阈值升高，而在大多数患者中，最终视杆细胞阈值显著升高。在早期，全视野 ERG 记录可能只显示出视杆和视锥细胞振幅的轻微异常，而随着疾病的进展，ERG 反应恶化，最终可能变得不可检测。视杆细胞的反应在早期受到更严重的影响，但后期视锥和视杆细胞的功能都受到严重损害[32, 33]。眼电图在早期是正常的或只是轻微的降低。EOG 光峰暗谷比在后期明显降低。肌电图通常是异常的，尽管只有少数患者抱怨轻度肌肉无力。肌肉活检显示萎缩的 2 型肌纤维，电子显微镜下可见管状聚集体[34, 35]。有些患者可同时观察到心电图和脑电图异常[36, 37]。组织病理学研究显示 RPE 细胞早期改变，随后出现光感受器和脉络膜毛细血管的丢失，提示后一种变化可能继发于 RPE 细胞完整性的丢失[38]。

鸟氨酸缺乏小鼠回旋状萎缩模型的组织病理学研究表明，RPE 细胞最早的变化是散在发生的细胞变性。到 6 个月时，RPE 呈弥漫性异常，大量吞噬

体和结晶样包涵体的积聚。虽然在 2 个月时形态正常，但光感受器细胞外节段变得高度紊乱，并在 10 个月内缩短至小鼠对照组长度的 60%。此外，光感受器细胞的累计丢失在 10 个月内达到 33%[39]。

精氨酸限制饮食作为治疗脉络膜和视网膜回旋状萎缩的一种方法已经被采用[20, 40-42]。由于鸟氨酸是由其他氨基酸（主要是精氨酸）产生的，一些研究人员主张，患者应限制在严格的低蛋白饮食中，包括通过补充必需氨基酸几乎完全消除精氨酸。口服磷酸吡哆醛（维生素 B6）可导致部分患者血浆鸟氨酸水平降低，而其他患者对维生素 B6 无反应[32]。总的来说，与无应答者相比，维生素 B6 应答者的 ERG 反应能更好地维持[32, 40]。Kaiser-Kupfer 等[41]得出结论，减少血浆鸟氨酸的饮食方法对减缓视网膜变性是有效的，但在 Vannas-Sulonen 等[42]或 Berson 等[40]的研究没有观察到类似的情况发生在回旋性萎缩患者中，Katagiri[43]的研究尚无结论。

四、无脉络膜症 Choroideremia

Mauthner 于 1872 年首次描述了 CHM 的临床特征[44]，CHM 是一种广泛的视网膜变性，作为 X 连锁隐性性状遗传[45]，估计患病率为 1/50 000[46]。症状出现于 0—20 岁，伴有夜视障碍和周边视野损失。中心视力通常保存到晚年。40 多岁的男性通常具有有用的视力，但通常只有很小的残余视野。之后（50—70 岁），中心视力明显降低。在一项对 115 名患有 CHM 的男性（平均年龄 39 岁）的研究中，发现随着中心视力的保持，视力下降的速度缓慢，直到 60—70 岁[47]。

眼底的变化在 10—20 岁或更早的时候就很明显了。一个 22 月龄的婴儿眼底改变已被描述[45]。受累男性的临床诊断特点如下[47]：

■ 暗适应不良史，表现为在昏暗照明下视觉功能差，通常是第一症状。男性可能直到十几岁才表现出这种损害。

■ 受累男性的眼底变化经历一个特征性的进展。最初的外观是一个精细的、胡椒状的视网膜色素斑点，位于视网膜中周和后极。在此阶段，ERG 异常，表现为暗视反应减少或消失[10]。

RPE 的局灶性紊乱包括色素丧失或金属光泽，随后出现"盐和胡椒"（salt and pepper）斑纹，而下方的脉络膜可能显示正常或显示脉络膜毛细血管萎缩。偶尔，这些局灶性病变区域呈现类似于回旋状萎缩的形状，根据眼底的表现很难区分这两种疾病（图 45-5）。脉络膜萎缩伴随着整个脉络膜层的丧失和裸露巩膜的暴露。进展速度因个人和家庭而异。这些变化最初最明显的是在中周边视网膜和中央进展，黄斑是最后受累，中央视觉保留到后来的疾病。在最后阶段，眼底显示巩膜广泛的黄白色反射（图 45-6）。Genead 和 Fishman[48]也描述了在一个小的（n=16）队列中 63% 的患者存在囊样黄斑水肿。

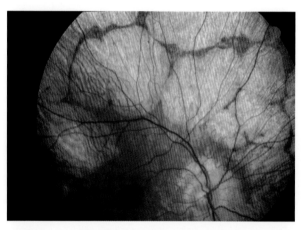

▲ 图 45-5　1 例无脉络膜症患者右眼彩色眼底照片显示视网膜色素上皮和脉络膜扇形萎缩区，与脉络膜和视网膜回旋转性萎缩患者的病变相似

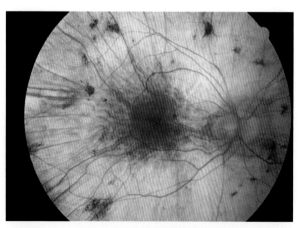

▲ 图 45-6　晚期无脉络膜症患者右眼彩色眼底照片显示，由于视网膜色素上皮和脉络膜在视网膜中周部和后极部广泛萎缩，色素团散在，巩膜呈黄白色反射。黄斑表现相对稀疏

■ 外周视野丧失表现为与脉络膜视网膜变性区域相对应的环状暗点。

■ 即使在疾病的早期阶段，ERG 在光适应和暗适应条件下也常常异常。在病程早期只有少数局灶性病变时，ERG 可能是正常的[49]，但最终在大多数患者中无法检测到[49]。然而，随着年龄的增长，ERG 波幅在家族内和家族间存在广泛的变异性[50]。

当疾病早期只有轻微的色素变化时，受累男性的视野检查通常是正常的。随着赤道部和视乳头周围脉络膜血管萎缩的发生，相应的赤道部视网膜敏感度降低或环形暗点和盲点增大的现象并不少见。视野逐渐恶化，最终到 40—60 岁，患者的视野可能小于 20°。偶尔，一些周边的视岛会残留下来。

如果患者在早期被发现，暗适应测试是正常的。一般来说，暗适应曲线的视杆细胞部分最初是异常的。视杆细胞暗适应能力逐渐退化，最终曲线的视锥细胞部分也会被卷入其中。

30 岁男性 CHM 的组织病理学检查显示视网膜、RPE 和脉络膜毛细血管的弥漫性异常，这些异常在不同的区域有所不同，并且似乎彼此独立。此外，脉络膜内有轻度 T 淋巴细胞浸润[51]。CHM 患者先前的病理标本显示如下[45, 52-54]。

1. 所有受试者存在脉络膜血管和 Bruch 膜广泛萎缩。脉络膜在黄斑部最易辨认。

2. 视网膜色素上皮和光感受器广泛萎缩甚至在黄斑部也很常见。然而，在年龄最小的患者的眼睛中，黄斑部可见明显的光感受器细胞核。

3. 视网膜双极、神经节细胞和神经纤维层大体正常。

4. 视神经显示间隔内胶质组织增多，神经通道轴突间有轻度囊样变性。

CHM 基因定位于 X 染色体长臂（Xq21）[55, 56]。该基因编码 Rab 护航蛋白 -1（REP-1），该蛋白参与 Rab 的前酰化。REP-1 蛋白有助于 Rab 蛋白的翻译后修饰，Rab 蛋白调节 RPE 和光感受器的细胞内转运，并可能参与 RPE 去除外节段盘膜[57]。所有目前描述的 REP-1/CHM 突变，包括缺失、易位和突变，由于精氨酸残基替换为终止密码子而导致蛋白质截短[58]。1998 年，MacDonald 等[59] 观察到受影响个体外周血淋巴细胞中缺乏 REP-1，从而开发了使用抗 REP-1 抗体诊断 CHM 患者的免疫印迹分析。

就 CHM 的治疗而言，在最近一项用编码 REP1 的腺相关病毒基因载体（AAV.REP1）进行的 I/Ⅱ期临床试验中，6 个月后的初步结果证实了其安全性，并显示出视力和视杆及视锥功能的改善趋势[60]。英国同一组织正在计划进行Ⅱb 期试验。正在计划在美国（Clinical Trials.gov Identifier：NCT02341807）和加拿大（ClinicalTrials.gov Identifier：NCT02077361）注册其他 I/Ⅱ期临床治疗试验。

X 连锁 CHM 的携带者雌性显示如下：

1. 除了少数例外，眼底的变化比在受累男性身上观察到的要温和得多。典型的是色素斑点，最常见于视网膜中周，也可能在黄斑部可见。这一发现在 20 岁后变得更为明显，并被描述为显示出一种"蛀虫样外观"（moth-eaten appearance）。携带者的一些色素变化由放射状带组成，这些放射状带从视网膜中周向锯齿缘（图 45-7）。眼底色素改变的程度与携带者的年龄无明显的关系。在携带者中观察到的色素变化是由于 X 染色体失活或涉及 Xq21 染色体易位引起的[61]。

2. 在大多数情况下，女性携带者没有明显的视觉损伤，并且通常没有症状。然而，女性携带者可能在视网膜电图、暗适应、视野和黄斑部显微

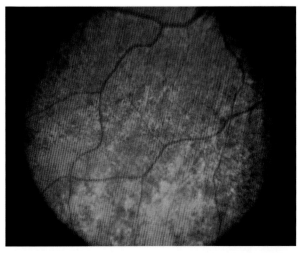

▲ 图 45-7　X 连锁无脉络膜症携带者右眼眼底彩色照片显示了视网膜中周边典型的色素颗粒和斑点，称为"蛀虫样外观"（moth-eaten appearance）

视野检查中显示出变化[62]。即使在有色素性眼底改变的携带者中，ERG 也可能是正常的。EOG 记录特征性地显示光峰 / 暗谷比没有异常[63]。眼底自发荧光的测量可能显示自体荧光缺失的斑块状区域[64]。

3. 偶有病例报告[65, 66]，女性携带者可能有视网膜和功能改变，类似于受累的男性患者，但这样的发现是罕见的。

一位 88 岁 CHM 携带者的一只眼睛的组织病理学研究显示[67]，光感受器和 RPE 细胞呈斑片状变性，但并不完全一致。脉络膜毛细血管被描述为正常，除了在严重的视网膜变性区域。用小鼠单克隆抗体进行免疫荧光分析，将 CHM 基因产物 REP-1 定位于视杆细胞质和无长突细胞，而不是视锥细胞[67]。这一观察结果表明，这种疾病的原发部位可能位于视杆内，而不是 RPE 或脉络膜。在视杆细胞质小泡内观察到的标记与 REP-1 与细胞内小泡转运的关联一致。

五、类似遗传性脉络膜疾病的临床表型 Clinical Phenotypes Resembling Hereditary Choroidal Diseases

（一）X 连锁视网膜色素变性 X-Linked Retinitis Pigmentosa（XLRP）

RP 是一组遗传性疾病，RPE 和光感受器异常导致进行性视力丧失。RP 的初始症状包括夜视障碍和周边视野受限。RP 的诊断包括 ERG 检查异常。RP 可以以常染色体显性、常染色体隐性或 X 连锁方式遗传。RPGR（又称 RP3）和 RP2 基因突变是 XLRP 最常见的病因，连锁研究表明，他们分别占 XLRP 的 70%～90% 和 10%～20%。在 CHM 的晚期，当脉络膜和视网膜的丢失显著时，眼底的外观可能与晚期 XLRP 混淆。然而在 CHM 患者中，色素迁移到视网膜的程度和外观并不是 RP 的典型特征（图 45-8 和图 45-9）。

（二）卡恩斯 - 赛尔综合征 Kearns-Sayre Syndrome（KSS）

这种疾病是一种多系统线粒体 DNA 缺失综合征，在 20 岁以前就被观察到，包括色素性视网膜

病变（图 45-10 和图 45-11），进行性眼外肌麻痹，以及上睑下垂。此外，患者可具有以下至少一种：心脏传导阻滞、小脑共济失调或脑脊液蛋白浓度大于 100mg/dl。这些患者的肌肉活检在光学显微镜下显示出参差不齐的红色纤维，在高分辨率显微镜下显示出线粒体异常。Bastiaensen 等[68] 描述了三种表型，包括婴儿型、青少年型和成人型。在一些晚期疾病患者中，RPE 和脉络膜毛细血管广泛萎缩可能会出现（图 45-11）。在 Kearns-Sayre 综合征患者中，最常见的是视锥和视杆细胞 a 波和 b 波振幅低于正常值。

（三）Bietti 结晶样营养不良 Bietti Crystalline Dystrophy

患有 Bietti 结晶样营养不良的患者，最常出现

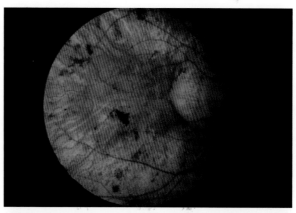

▲ 图 45-8　1 例晚期 X 连锁性视网膜色素变性患者右眼彩色眼底照片显示视网膜色素上皮和脉络膜广泛萎缩，后极部和中周边视网膜有散在的色素团。视网膜血管变细

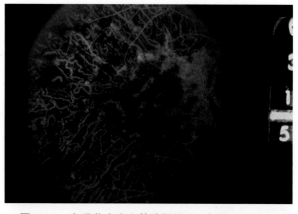

▲ 图 45-9　右眼荧光素血管造影显示，与图 45-8 同一位患有 X 连锁视网膜色素变性患者的视网膜色素上皮和脉络膜毛细血管广泛萎缩，与眼科所见的色素变化相对应

在 20—30 岁，视力受损，视网膜后极出现闪亮的晶体样改变。大约 1/3 也会在角膜缘区的浅层基质中显示结晶体。这些胆固醇或胆固醇酯也可以在成纤维细胞和循环淋巴细胞中发现，提示这种疾病可能是脂质代谢的系统性异常。弥漫性和局限性的视网膜退行性改变都可能出现。这些变化涉及 RPE 和脉络膜毛细血管萎缩，在这个意义上，代表着与脉络膜营养不良中观察到的变化重叠。视网膜电图振幅的降低通常与眼底色素变化的程度平行。这种疾病最常以常染色体隐性遗传方式传播。Gekka 及其同事[69] 在两名患有 Bietti 结晶样营养不良症的日本患者中发现了一个 CYP4V2 基因突变。

（四）硫利达嗪（美拉利）视网膜毒性 Thioridazine (Mellaril) Retinal Toxicity

硫利达嗪（thioridazine）最初于 1959 年用于治

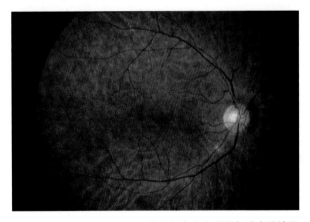

▲ 图 45-10 Kearns-Sayre 综合征患者右眼彩色眼底照片显示后极部和中周边视网膜弥漫性色素减退

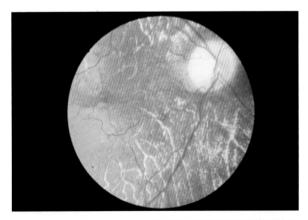

▲ 图 45-11 Kearns-Sayre 综合征患者右眼彩色眼底照片显示视网膜色素上皮和脉络膜广泛萎缩，类似弥漫性脉络膜营养不良

疗精神病。接受相对高剂量药物治疗的患者可能会出现视力下降和夜盲症。中央暗点和环状暗点均被观察到。在早期，色素颗粒或斑点出现在黄斑部或黄斑旁区域。随后，RPE、脉络膜毛细血管和光感受器发生广泛的退行性改变（图 45-12）。地图状、扇形区域色素减退和脉络膜毛细血管丢失的表型可能变得明显。中间期和更晚期、更弥漫的疾病阶段都可以模拟 CHM、回旋状萎缩和弥漫性脉络膜营养不良表型的眼底改变。ERG 记录显示不同程度的明视和暗视 a 波和 b 波反应减弱，严重程度与临床上明显的眼底改变平行。

（五）Stargardt 病 Stargardt Disease

这种疾病的典型特征是在出生后的 10～20 年内中心视力受损，通常发展到法定失明的程度。周边视觉最常被保留。黄斑有一个典型的"青铜色"外观，小的豆状黄白色斑点散布在后极，在较小程度上散落在视网膜中周。在大多数受累的患者中，荧光素血管造影显示脉络膜循环（暗脉络膜）的荧光被掩蔽[70-73]。这种遗传通常是常染色体隐性遗传[74]，很少有家族具有常染色体显性遗传[75-77]。常染色体显性型归因于基因 ELOVL4（第 6q 号染色体）的突变[78]，而隐性型归因于 ABCA4（第 1p 号染色体）的突变[74, 79]。

ABCA4 基因编码一种 ATP 结合盒（ABC）转运蛋白，该蛋白位于视杆细胞和视锥细胞外节盘膜中。ABCA4 蛋白参与了所有跨盘膜的跨视网膜结合物的转运。ABCA4 基因突变导致 RPE 中脂褐素

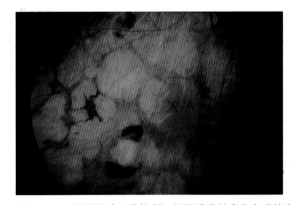

▲ 图 45-12 硫利达嗪（美拉利）视网膜毒性患者左眼的彩色眼底照片显示了视网膜色素上皮和脉络膜的色素减退和丢失的地图状、扇形区域，类似于在无脉络膜症和脉络膜视网膜回旋状萎缩患者中观察到的眼底变化

色素异常高水平积聚，引发 RPE 细胞死亡，并导致继发性光感受器细胞变性。

晚期 Stargardt 病[80]可表现为后极和血管弓前的 RPE 和脉络膜广泛萎缩（图 45-13）。虽然在典型的常染色体隐性遗传 Stargardt 病的早期到中期，ERG 最常正常到轻度低于正常，但在疾病的晚期，ERG 更常异常。

（六）图形样黄斑营养不良 Pattern Macular Dystrophy

这种疾病是一种常染色体显性遗传的检眼镜下可变的疾病，包括脂褐素在 RPE 细胞内积聚，随后细胞变性和继发脉络膜毛细血管丢失[81]。病变通常在中年开始，可伴有轻度至中度视力下降[82, 83]。图形样营养不良，在晚期，偶尔会引起 RPE 和脉络膜

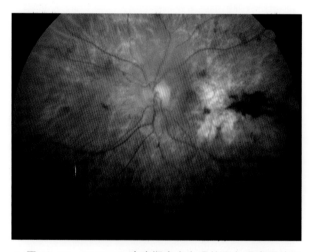

▲ 图 45-13　Stargardt 病晚期患者左眼的彩色眼底照片显示视网膜色素上皮和脉络膜在后极和血管弓前广泛萎缩，其特征与弥漫性脉络膜营养不良相似。注意视网膜色素上皮和脉络膜在视乳头周围的相对稀疏，具有 Stargardt 病的特征

弥漫性萎缩性改变，类似于 CHM 或局限性 RPE 和 CACD 脉络膜萎缩[84]。

六、结论 Conclusion

除了可能的回旋状萎缩外，目前还没有公认或可预测的有效治疗遗传性脉络膜营养不良的方法。尽管如此，建议定期进行眼科检查以监测这些疾病的进展，因为受影响的个体需要有关其视觉功能丧失水平和预后的建议。当受影响的人在户外时，紫外线和短波（蓝光）遮光太阳镜可能起到保护作用。低视力服务旨在帮助那些功能受到临床严重视力损害的患者。低视力检查可能有助于优化剩余视觉功能的使用。对于有临床意义的晶状体混浊患者，可能需要进行白内障手术。基因咨询是必要的，它可以为患者和家庭提供有关这些疾病的基因影响的信息，反过来，可以帮助他们做出明智的个人决定。

对无脉络膜症患者进行基因治疗的治疗试验已经在进行中，将来可能成为未来可接受的治疗方案。含有全长 REP-1 CHM 编码区的重组腺病毒的引入已被证明能在体外恢复缺乏酶的淋巴细胞和成纤维细胞中的蛋白质水平和 REP-1 活性[85]。Genead 等[86]的一份报道显示，在光谱域光相干断层扫描测试中，局部使用 2% 多唑胺眼用制剂治疗 CHM 患者的囊样黄斑水肿，可以减少黄斑中心厚度和囊样黄斑水肿，有可能提高视力，而 Vasconcelos-Santos 等[30]的研究显示，在回旋状萎缩的患者中，使用曲安奈德对囊样黄斑水肿有短期的有益作用。

随着各种遗传性视网膜疾病的治疗策略的出现，未来有望改善或延缓遗传性脉络膜疾病患者的视觉功能丧失。

第46章

视锥视杆细胞功能异常
Abnormalities of Rod and Cone Function

Angela N. Baldwin   Anthony G. Robson   Anthony T. Moore   Jacque L. Duncan   著

一、概述 Introduction

这一章回顾一组遗传性视网膜疾病的遗传异质性，包括静止状态，如色盲、蓝色视锥单色和先天性静止性夜盲、进行性视锥 – 视杆细胞营养不良。本文就其临床表现和诊断特点，包括心理物理和国际标准电生理的结果进行综述 [1a, 1b]。越来越多的分子遗传学检测被用于确认诊断，本章强调了精确的表型和电生理学对于理解基因缺陷对视网膜功能的内在影响。这些知识对于开发新的治疗方法至关重要，对患者至关重要。先天性色觉缺陷和视网膜色素变性及相关疾病将在单独的章节中进行综述。

二、视锥细胞系统紊乱 Disorders of The Cone System

主要影响视锥细胞光感受器及其受体后通路的遗传性视网膜疾病，可分为先天性缺陷，这些缺陷起病早，几十年来通常是静止的或非常缓慢的进展，而起病晚，往往进展更快，导致退化。静止性疾病包括完全性和不完全性色盲（视杆细胞单色）、蓝色视锥单色和 Bornholm 眼病。进行性营养不良包括那些只涉及视锥细胞（视锥细胞营养不良）和那些有视杆细胞变性成分的营养不良（视锥 – 视杆细胞营养不良）。

（一）色盲（视杆细胞单色）Achromatopsia（Rod Monochromacy）

色盲是一种罕见的常染色体隐性遗传疾病，发病率约为 1/30 000[1c]。在过去，它被认为是静止的[2-6]，但是横截面和纵向研究已经证明进行性黄斑改变[7-12]，与进展和基因型或年龄尚无明确的关系[12-14]。

婴儿期色盲患者有明显的光敏感和眼球震颤。当年龄足够大，可以进行正式的视力评估时，视力会下降到 20/100 或更差，并且在明亮的光线下有非常差的颜色辨别和光敏性疼痛[12]。当从光环境过渡到黑暗环境时，瞳孔收缩也可能出现矛盾的反应[15]。远视性屈光不正是常见的。有些患者有不完全型的色盲，在（20/200）~（20/80）范围内视力稍好，还有一些残留的色觉。完全性色盲的患者可以利用亮度提示正确识别原色，但测试时色觉异常。

1. 诊断 Diagnosis

诊断的依据可能是自出生以来视力下降、眼球震颤和明显的光敏感。在临床检查中，眼底可能是正常的或显示出细微的颗粒或黄斑萎缩（图 46-1A）。电生理检查对诊断至关重要，典型结果如图 46-2A 所示。

在暗适应（dark adaptation, DA）条件下，视杆（DA 0.01）视网膜电图（ERG）对微弱闪光是正常的。暗视强闪光（DA 10.0）ERG a 波和 b 波通常在正常范围内，但可以轻微低于正常值，反映出暗适应视锥细胞系贡献的损失。光适应（light adaptation, LA）视锥介导的 ERG 通常是不可检测的。值得注意的是，进行性视锥肌营养不良的典型特征是可检测但低于正常和（或）延迟的明视 ERG，而明视 ERG 在视杆细胞单色性中的降低程度有助于区分，特别是在具有相对较短病史的年轻患者中。

在老年人中，其他辅助检查也有助于诊断。Farnsworth D-15 颜色测试可以揭示暗轴之间的绿色盲（deutan）和蓝色盲（tritan）轴。Sloan 消色差测试使用不同灰度与不同颜色的相关性，以区分色盲患者与正常人[16]。暗适应研究表明，缺乏视锥 – 视杆细胞断裂，反映了视锥函数的缺乏。患者通常有远视性屈光不正[17]。视野检查可能会发现一个小的中央暗点，但周边视野要么轻微缩小，要么正常，最重要的是，随着时间的推移保持稳定。

严重的明性视网膜电图异常从出生起就存在，通常先于光相干断层扫描上所见的不太特异的、有时是轻微的改变，尽管早在 0.8 岁时就发现了细微的中心凹改变[18]。最近报道了一组年龄在 4—70 岁的 77 只眼色盲，计算在患者中这些发现的频率[7]。70% 的眼睛（包括 42% 的 30 岁或 30 岁以下的人）出现内 / 外节段连接断裂。在中心凹的视锥细胞层（图 46-1A）可以看到一个低反射的空腔，有时在中心凹中心鼻侧更明显，那里有更高密度的视锥细胞光感受器。中心凹发育不全也存在于大多数患者。少数患者可看到视网膜色素上皮破裂和外层视网膜萎缩。尽管传统上认为色盲是一种静止性疾病，但从影像学研究可以明显看出，有些患者存在进行性黄斑病变[19]。

尽管这项技术在大多数临床上并不容易获得，但对完全性色盲患者黄斑光感受器细胞镶嵌的自适应光学扫描激光检眼镜（AOSLO）成像有助于阐明病理生理学[20]。影像学检查显示，在大多数色盲患者中，黄斑的光感受器细胞镶嵌区中存在"间隙"（gaps）或暗空间的残余视锥细胞结构，也观察到完全没有具有正常健康视锥细胞特征的光感受器细胞[13, 21]。其余的光感受器具有典型的视杆细胞结构特征。然而，分离检测（非共焦）AOSLO 成像技术已经被用于在共焦 AOSLO 上看到的暗空间中显示内节段结构[22]。这些发现表明，视锥细胞结构被破坏，导致导波特性改变，但视锥细胞并非不存在。此外，残留的视锥细胞结构的数量也因患者而异[4]。AOSLO 很可能继续作为一种工具在确保新兴的人类基因治疗试验的成功方面发挥重要作用，方法是识别出具有保留光感受器细胞结构的患者，这些患者将从干预中受益最多，并且可能显示出对治疗的反应而改变了视锥细胞结构[21, 22]。

2. 色盲的分子基础 Molecular Basis of Achromatopsia

色盲（achromatopsia）是一种常染色体隐性遗传病，迄今为止已鉴定出 6 个致病基因，这些基因占大多数病例[23]。大多数报道的突变都会影响与视锥细胞光传导有关的蛋白质，尽管最近描述的一个基因（ATF6）被广泛表达并编码一种蛋白质，该蛋白质起着调节未折叠蛋白质反应的作用[24]。目前尚不清楚为什么这种表型仅限于视网膜。*CNGA3* 和

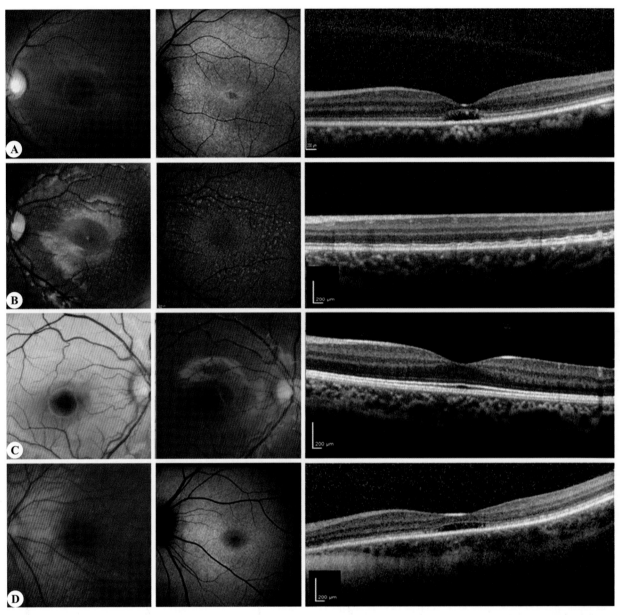

▲ 图 46-1 视杆单色性（A）、眼底白色斑点症（B）、Oguchi 病（C）和视锥 – 视杆细胞营养不良（D）患者的彩色眼底照片（左 A 至 D 列和中 C 栏）、眼底自发荧光图像（中 A、B 和 D 栏）和光谱域光相干断层扫描（右 A 至 D 栏）。（B）中的眼底自发荧光图像在采集后得到增强（变得更亮），以显示黄斑周围较低的背景信号和相对增强的信号焦点。C. 眼底照片显示了在光适应（左栏）和夜间暗适应（中间栏）的条件下，说明了与 Oguchi 病相关的 Mizuo-Nakamura 现象。黄斑中心区 OCT 扫描如（A）（C）和（D）所示。B. 所示为偏心扫描，横切多个白点病灶。对应于同一患者的视网膜电图如图 46-2 和图 46-4 所示

CNGB3 两个基因的突变，占大多数色盲病例。这些基因编码视锥环 GMP 门控（CNG）阳离子通道的 α 和 β 亚基。CNGB3 编码的 β 亚基约占全部色盲病例的 45%。CNGB3 最初在西太平洋国家密克罗尼西亚的 Pingelapese 人群中被鉴定，其中完全性色盲的患病率是其他一般人群的大约 3000 倍 [25, 26]。第二个最常见的突变（25%）是 CNGA3 基因，它编码 α 亚单位 [27]。CNGB3 和 CNGA3 至少占所有完全

性色盲病例的 70% [29-32]。CNGB3 中最常见的突变是 1– 碱基移码缺失 c.1148delC（p.Thr38tile fs*13），占 CNGB3 致病等位基因的 70% 以上 [4, 19, 33]。据报道，约有 40 个 CNGB3 变异体，大多数是无义突变。相比之下，有超过 80 种 CNGA3 致病变异，大多数是错义突变，这意味着 CNGA3α 亚基的结构和功能损伤的耐受性较差 [4]。与完全性色盲相关的第三个基因是 GNAT2，它编码视锥蛋白

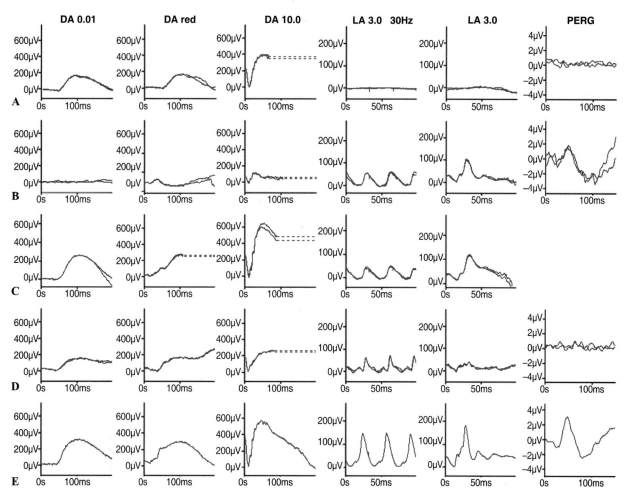

▲ 图 46-2　视杆单色性（A）、眼底白色斑点症（B 和 C）、视锥 - 视杆营养不良（D）患者和正常对照组（E）的全视野视网膜电图和图形视网膜电图（PERG）。暗适应（DA）ERG 显示闪光强度为 0.01 和 10.0cd s/m²；光适应（LA）ERG 显示闪光强度为 3.0cd s/m²（30Hz 和 2Hz）。PERG 被记录到一个交替的棋盘上。在视杆单色性（A）患者中，DA 0.01 ERG 正常，DA 红色 ERG 缺乏早期成分，DA 10.0 ERG 显示 a 波轻微减少，LA ERG 和 PERG 不可检测。与严重的视锥细胞系统功能障碍一致。在眼底白色斑点症暗适应的情况下（DA 0.01，DA red 和 DA 10.0 ERG）在右眼暗适应 20min 后出现，严重异常（B）与严重的视杆功能障碍一致；在夜间（延长）后，左眼暗适应反应正常（C），与视杆暗适应延迟一致。LA ERG 显示双侧轻度视锥系统受累，但 PERG 显示黄斑功能不全（仅右眼可见）。在视锥 - 视杆细胞营养不良（D）的情况下，LA ERG 比 DA ERG 受影响更大，不可检测的 PERG 显示严重的黄斑病变。为了清晰起见，轨迹中的虚线替换闪烁伪影。在每个响应中叠加两条记录道以说明一致性

的 α 亚单位，转导蛋白参与光转导级联反应，并起到关闭 cGMP 通道的作用。迄今为止，已鉴定出 10 个 GNAT2 变体[34-36]。到目前为止，CNGA3 和 CNGB3 基因型在表型上还没有检测到差异[13, 37]。然而，GNAT2 基因型可能与残留的视锥功能和 SD-OCT 和 AOSLO 成像观察到的外层视网膜结构的更大保存有关[21]。另一个光转导基因 PDE6C 编码视锥光感受器磷酸二酯酶的 α 亚单位，也与色盲有关[2, 38]。PDE6H 编码视锥细胞光感受器环磷酸鸟苷磷酸二酯酶的抑制性 γ 亚单位的突变也有报道[39, 40]。ATF6、GNAT2、PDE6C 和 PDE6H 占色盲病例的不

到 2%[35, 38, 39]。绝大多数不完全性色盲与 CNGA3 的错义突变有关[2, 28]，但据报道，一些具有这种表型的患者有 GNAT2 和 CNGB3 的突变[9, 13, 41, 42]。

3. 治疗和管理 Treatment and Management

目前还没有治疗色盲的方法。一项 I / II 期临床试验，研究了眼内植入物释放睫状神经营养因子（CNTF）对 CNGB3 相关的色盲患者的治疗效果和安全性，结果显示视杆反应降低，视锥功能无改善迹象，但受试者的光敏感度降低，对强光的耐受性更强[43]。由于视杆细胞光感受器对橙色和红色波长的光不太敏感，所以低透光率、橙色或红色镜片

也可以减少畏光。红色软性隐形眼镜的透射波长在400～480nm，可以减少在室内戴墨镜的不适感[44]。低视力辅助物可以提高视力，对患有色盲的儿童来说，在学校提供教育支持是很重要的。患有色盲的家庭也应该进行遗传咨询。

用腺病毒介导的基因转移技术进行基因置换已被用于纠正三种遗传性色盲动物模型中的视锥功能障碍[45-47]。目前正在对 CNGB3 突变引起的色盲患者进行观察性临床试验（www.clinical trials.gov identifiers NCT01846052），对 CNGA3 和 CNGB3 突变引起的色盲患者的基因替代治疗试验可能在未来开始。电生理学对于帮助确定潜在的候选者和客观地监测安全性和有效性可能是必不可少的。

（二）蓝色视锥单色性（BCM）Blue-Cone Monochromacy

蓝色视锥或 S 视锥单色性（BCM）是一种先天性疾病，三个视锥系统中的两个不起作用。BCM在 100 000 人中影响大约 1 人，其特征是正常的 S锥（"蓝锥"）函数，缺少 L（"红色"）和 M（"绿色"）视锥函数。这些症状和体征类似于先天性色盲，但当患者年龄足够大，可以进行正式检查时，视力通常会更好，范围为（20/200）～（20/80）。通常的表现是婴儿期视力下降、光敏感和眼球震颤。家族史是区分这两个病变的有用线索，因为与先天性色盲的常染色体隐性遗传相比，BCM 具有 X 连锁隐性遗传。另一个显著特征是，大多数患有 BCM 的男性都是近视，而远视更为常见的是色盲。

1. 诊断 Diagnosis

BCM 与色盲的临床表现相似。眼底检查可能正常，也可以通过检眼镜和眼底自发荧光成像显示进行性色素异常和黄斑萎缩[32, 48, 49]。有许多调查有助于临床医师区分这两种疾病。仔细的色觉测试可以证明在 BCM 中保留了短波灵敏度。临床上一个有用的评估方法是使用专门为此目的开发的 Berson板或 Hardy-Rand-Rittner（HRR）色板测试红色盲（tritan）、绿色盲（deutan）和红色弱（protan）功能[50-52]。两者都可以用于幼儿。新的智能手机、平板电脑和计算机应用程序（app）也被开发用于彩色视觉测试。Konan Medical 的 ColorDx 已经过海

军航空航天医学研究所的验证，并经常用于评估海军、空军、海岸警卫队、海军和陆军的申请者和飞行员。在自我管理测试结束时，APP 对色觉缺陷的类型和严重程度进行评分，生成一个综合报告，该报告可以打印为患者的纸质病历表，也可以发送到患者的电子病历。快速反应码（QR 码）是一种可以通过手机扫描和读取的条形码，也包括在内，以便患者可以获得有关颜色缺陷的附加信息（www.konanmedical.com/colordx）。EnChroma 开发的一个类似的颜色视觉测试可以在线使用，也可以作为一个应用程序使用。它还确定了颜色缺陷的类型和程度（http://enchroma.com/test/instructions）。

LA 3.0 30Hz 闪烁 ERG 通常由 L- 和 M- 锥系统的活动控制。在患有 BCM 的个体中，30Hz 闪烁ERG 是不可检测的，这与 S 视锥系统较低的时间分辨率一致。可能存在残余或低振幅单闪视锥（LA 3.0）ERG，反映了 S 视锥系统的正常贡献[53]。在黄色或长波长背景上，记录到蓝色闪光的 S 视锥 ERG被保留下来[53, 54]，可能有助于区分无序和视杆细胞单色。暗视闪光 ERG 可以是正常的，也可以是轻微衰减的[32, 53, 55]，与正常的视锥系统贡献丢失一致，但高度近视可能进一步有助于 ERG 的衰减。BCM的 OCT 成像可能显示黄斑变薄[15, 56, 57]，在 SD-OCT上与正常 S 视锥游离区相对应的区域观察到局灶性内节段断裂[14]。据报道，这种紊乱要么是稳定的要么是进行性的，目前尚不清楚这种变异是否是由于特异性突变、表观遗传影响和（或）环境因素造成的。然而，蓝锥单色老年患者中心凹外核层的变薄已被报道，还有其他报道称随着年龄的增长，S 视锥功能逐渐丧失，沿着 tritan 轴完全丧失了辨别力[58-60]。

2. 蓝色视锥单色性的分子基础 Molecular Basis of Blue Cone Monochromatism

BCM 是由位于 X 染色体上串联排列的 L 视锥视蛋白基因（OPN1LW）或 M 视锥视蛋白基因（OPN1MW）突变引起的，或是由控制 L 和 M 基因表达的位点控制区（LCR）缺失引起的。S 视蛋白基因分别位于 7 号染色体上[58, 61]。BCM 中 L 和M 视锥功能的丧失涉及一步或两步机制[58, 59, 62]。约40% 的患者将有 LCR 的缺失[48, 49, 62]。近 60% 的人有两步突变过程，第一步涉及 L 和 M 视蛋白基因

之间的非同源重组事件，从而将 X 染色体上视蛋白阵列中的基因数量减少到一个，通常是一个杂交基因。第二个突变，通常是错义变异，然后发生在剩余的视蛋白基因中，使其失去功能 [60]。单一 L-M 杂交基因中的 C203R 错义突变是最常见的报道基因型 [59]。其他罕见的机制包括在单个视蛋白（opsin）阵列基因中缺失整个外显子，或者在 OPN1LW 和 OPN1NM 之间转移突变的基因转换 [59, 63, 64]。并不是所有的病例都是由 opsin 阵列或 LCR 的突变来解释的，而且很可能会发现其他的机制 [59, 62, 65]。

3. 治疗 Treatment

患有 BCM 的患者可能受益于低视力辅助设备和蓝色截止滤光片，降低光敏感度并改善对比度 [66]。患有 BCM 的儿童，如那些患有色盲的儿童，将从学校的教育支持中受益，受累的个人及其家庭应接受遗传咨询。

目前还没有针对潜在视网膜疾病的治疗方法，但新的治疗方法即将问世。AOSLO 成像技术揭示，虽然中心凹视锥细胞镶嵌结构被破坏，但中心凹视锥的存活时间可能足够长，基因替代疗法可以有效地恢复中心凹视锥细胞功能。与 LCR 缺失相关的 BCM 中的视锥细胞丢失更大 [14, 56]。

其他有利于 BCM 患者的技术进步包括许多智能手机应用程序，旨在帮助色觉缺陷的个人。颜色命名应用程序（Color Naming apps），命名或说出图像或实时图片中的颜色；颜色视觉缺陷补偿应用程序（Color Vision Deficiency Compensation apps）调整屏幕上的某些颜色，以便更容易被色觉缺陷的个人识别；配色应用程序（Matching Color apps）在图片中找到与用户选择的颜色匹配的颜色，而颜色协调应用程序（Color Harmonies apps）找到协调的颜色，这可能对缺乏颜色协调的个人，从他或她的衣橱中搭配服饰或套装时很有用（http://www.Color-blindness.com/2010/12/13/20-iphone-apps-for-the-Color blindness）。

（三）Bornholm 眼病（双色性 X 连锁视锥功能障碍综合征）Bornholm Eye Disease（X-Linked Cone Dysfunction Syndrome With Dichromacy）

这种罕见的 X 连锁疾病的特点是近视、双色性视觉（dichromacy）及视网膜电图上的异常或无视

锥功能。眼底检查和视网膜成像正常，无进展。与 BCM 相比，无眼球震颤，视力较好。这两种疾病也可以通过仔细的色相测试来区分。据报道，最初的家族来自丹麦博尔霍姆岛（Bornholm）[67]，但后来又有其他家族来自欧洲和北美 [68, 69]。在大多数家族中，L 视蛋白基因有一个罕见的变异，这表明双色性和视锥功能障碍都是由功能失调的视锥蛋白引起的 [70]。

（四）少锥三色性 Oligocone Trichromacy

这种罕见的疾病的特征是视力下降，轻度畏光，视锥反应异常，但视网膜电图上的视杆反应正常，色觉正常或接近正常 [71, 72]。眼球震颤是一个可变的特征。视力减退为婴儿起病，视野、眼底检查正常。AOSLO 成像显示健康的视锥细胞数量减少，表明疾病机制与功能正常的中心凹视锥细胞数量减少一致 [73]。虽然这种情况被认为是非进展性的，但长期随访显示，在两名视野稳定和全视野 ERG 稳定的受试者中，中央视觉功能轻度恶化 [74]。一些眼球震颤和少锥三色性的病例被发现在通常与色盲相关的基因上有突变 [42, 75, 76]。

三、先天性静止性夜盲 Congenital Stationary Night Blindness

先天性静止性夜盲（CSNB）描述了一组异质性遗传性疾病，其特征是出生时有缺陷的暗视，且是非进行性的。通常有症状性夜盲，尽管这可能被忽略，特别是对于生活在城市环境中的个人。CSNB 的某些类型与视力下降和眼球震颤有关，根据亚型的不同，可能有色觉障碍和畏光。眼底正常，但有两种特殊形式的 CSNB 与视网膜改变有关，可有助于诊断。CSNB 需要区别于进行性视杆 - 视锥和视锥 - 视杆营养不良和获得性夜盲症，如维生素 A 缺乏。全视野视网膜电图对于精确诊断和分型及进行集中的基因筛选至关重要。

（一）眼底正常的 CSNB CSNB With a Normal Fundus

根据全视野 ERG 发现，眼底正常的 CSNB 可分为 Schubert-Bornschein CSNB 和 Riggs 型 CSNB [77, 78]。

1. Schubert-Bornschein CSNB

Schubert-Bornschein CSNB 是作为 X 连锁或常

染色体隐性遗传。患者有一个保留的暗视性闪光 ERG a 波，与正常的视杆光传导一致，但 b 波减少，导致一个电负性 ERG 波形，表明为光传导后功能障碍，根据 ERG 和心理生理标准[79]，这种类型的 CSNB 被进一步细分为两种表型，称为"完全"和"不完全"CSNB，后来被证明在基因上是不同的。

大多数患有完全性 CSNB 的患者从婴儿期开始就表现为夜盲症，通常视力下降（中位数 20/40），中高度近视，眼球震颤往往会随着时间的推移而减轻，少数患者有色觉问题[80, 81]。斜视是常见的弱视风险。除外近视，眼底是正常的[82]。

完全型 CSNB 的特征是检测不到的暗闪视杆（DA 0.01）ERG 和暗视强闪光（DA 10.0）ERG，该 ERG 为电负性，a 波正常或基本保留（图 46-3A）。LA 3.0 30Hz 闪烁 ERG 可能具有正常振幅，但相邻闪烁 ERG 峰值之间可能有轻微的延迟和（或）波谷的细微平坦化。单闪视锥（LA 3.0）ERG 波幅正常或稍低于正常，但通常有一个展宽的双峰 a 波和一个急剧上升的 b 波，没有振荡电位。ERG 的结果与选择性双极功能障碍相一致，在持续时间长的 ON-OFF ERG 中也很明显，显示了 ON b 波的衰减和 OFF d 波的保留（图 46-3A）。S 视锥 ERG 低于

正常值，与 S 视锥 ON- 双极细胞障碍一致。

在不完全型 CSNB 患者中，据报道，仅有 54% 的患者出现夜盲症状，并且常见畏光和日间视力障碍，视力（中位数约 20/60）往往比完全型 CSNB 患者差[80]，患者可能是近视或远视。有些患者同时有眼球震颤和（或）斜视。

不完全型 CSNB 与一个亚正常但可检测到的暗闪视杆 ERG 有关。强闪光（DA 10.0）ERG 为电负性，a 波正常或基本保留，但明视光照 ERG 比完全型 CSNB 更为异常（图 46-3B）。LA 30Hz 闪烁 ERG 明显低于正常值，通常表现为双尖或双峰波形。单闪视锥 ERG 低于正常值，b 波与 a 波振幅相近（b∶a 比值接近 1）。长持续时间的 ON-OFF ERG 显示了开 b 波和关 d 波的减少（图 46-3B），与视锥细胞 ON/OFF 双极系统的参与保持一致。暗适应曲线的特征是视锥 – 视杆断裂，表明一些剩余的视锥细胞系统功能，但最终的阈值明显提高[83]。

Schubert-Bornschein CSNB 的分子基础：X 连锁完全 CSNB 是由 NYX 突变引起的。常染色体隐性完全型 CSNB 是由 GRM6、TRPM1、GPR179 或 LRIT3 四个基因中的一个突变引起的，所有这些基因都在双极细胞的树突中表达。X 连锁疾病约占基

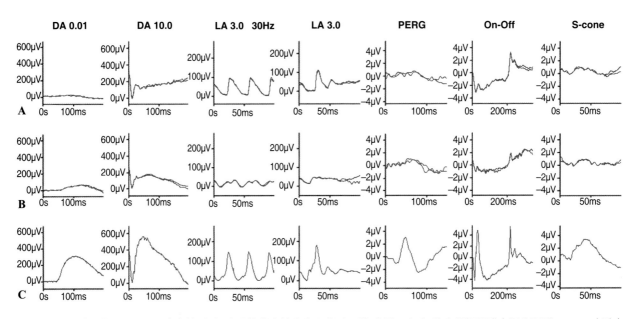

▲ 图 46-3　完全性（A）和不完全性（B）先天性静止性夜盲和典型正常对照组（C）的全场视网膜电图和图形 ERG。暗适应和光适应 ERG 显示为国际标准闪光（如图 46-2 所示）。另外还显示了长持续时间 ON-OFF ERGs 和 S 视锥 ERG（刺激参数见参考文献 [82]）。在完全性 CSNB（A）的患者中，存在 ERG 异常，与选择性影响双极功能的视杆和视锥细胞的广泛性视网膜功能障碍一致。在不完全 CSNB（B）的情况下，ERG 显示双极性和视锥双极性细胞功能不全。在这两个患者中，视网膜电图显示黄斑功能不全。在每个响应中叠加两条记录道以说明一致性

因确诊病例的一半[80, 81]。

在大多数不完全型 CSNB 患者中，*CACNA1F* 存在 X 连锁遗传和突变，少数患者被描述为常染色体隐性遗传和 *CABP4* 突变。这两个基因都在突触前光感受器细胞膜中表达，并影响谷氨酸的释放，这与 ERG 显示的双极细胞和非双极细胞功能障碍一致。

2. Riggs 型 CSNB　Riggs-Type CSNB

Riggs 型 CSNB 是一种常染色体显性遗传的疾病，其特征是夜盲，其他视觉功能正常。常染色体显性遗传性 CSNB 最初由比利时眼科专家 Cunier 描述的 Nougaret 家族[84]，后来被 Nettleship 扩展[85]。这个家族共包括 9 代人和 2121 名患者，并确定这确实是一种非进展性的"静止"性夜盲症。Nougaret 的报告代表了眼科最大的谱系之一，也是对显性遗传性疾病的最初描述之一[86]。在一个丹麦大家族中也发现了类似的表型，最初由 Rambusch 于 1909 年描述，最近又作了综述[87]。尽管个体谱系庞大，Riggs 型 CSNB 是罕见的，并只占有记录的 CSNB 病例中的少数[81]。ERG 与选择性视杆细胞感光功能丧失相一致。DA 0.01 弱闪光 ERG 不可检测，提示严重的视杆系统功能障碍。暗视红色闪光 ERG 显示保留的视锥细胞成分（x 波），但没有视杆系统成分。强闪光（DA 10.0）ERG a 波明显低于正常值，与视杆光感受器功能障碍相一致；b 波低于正常值，峰值时间可能较短，与暗视红色闪光 ERG 中保留的视锥细胞成分相似。强闪光 ERG 也可能有低的 b : a 比值，但 a 波减少是一个重要的特征，有助于区分该疾病与 Schubert-Bornschein 表型。维生素 A 缺乏症[88]和典型的白点样眼底和 Oguchi 病患者，在有限的（20min）暗适应后，也会出现类似的异常强闪光 ERG[81, 89, 90]。暴露在没有功能的视杆系统的情况下，可检测到异常的强闪光 ERG，可能代表经过暗适应的视锥系统对暗适应闪光 ERG 的贡献。在这种情况下，低 b : a 比例（a 波减少）是由视锥系统介导的 ERG b 波与强闪光的饱和所形成。在正常受试者的光适应条件下，锥体介导的 ERG 的这种公认的强度响应特性被称为明视峰现象（photopic hill phenomenon）[91, 92]。

心理物理测试显示，漂白后视锥、视杆断裂消失，暗适应的最终阈值升高。心理生理测量的视杆

细胞功能缺失与视杆细胞光感受器水平的缺陷是一致的。

与 Riggs 型 CSNB 相关的基因被证明为 *GNAT1*（Nougaret 家族）、*PDE6B*（Rambusch 家族）和 *RHO*，尽管在后一种情况下，在一些病例中有疾病进展的报道[93]。所有与常染色体显性 Riggs 型 CSNB 相关的基因都参与了视杆光感受器的光传导，与 ERG 表型一致。此外，还报道了一种常染色体隐性的 Riggs 型 CSNB 在 *SLC24A1* 中出现纯合移码突变[94]。

（二）眼底异常的 CSNB　CSNB With Abnormal Fundi

与异常眼底相关的 CSNB 有两种形式：白斑样眼底（fundus albipunctatus）和 Oguchi 病。两者均表现为常染色体隐性遗传。

1. 白斑样眼底　Fundus Albipunctatus

白斑样眼底是 CSNB 的一个亚群，白色或黄色的小点常散布在整个眼底，并伴有黄斑保留（macular sparing）（图 46-1B）。个别患者可能在儿童早期就抱怨有夜盲症或不进展的延迟暗适应，但有些仍然无任何症状，其特征性白色斑点在常规的检眼镜检查中偶然发现。视力和色觉通常正常。有报道说[95, 96]，随着时间的推移，白点会进展或消失，一些老年人也有黄斑病变的报道[97]，包括一些没有白点的病例[89, 96]。白斑样眼底需要区别于其他形式的夜盲症，如维生素 A 缺乏和进行性视锥 - 视杆细胞营养不良，包括点状视网膜炎（retinitis punctata albescens）和其他引起斑点状视网膜综合征（fleck retina syndrome）的其他原因。临床诊断依据病史、外层视网膜观和全视野 ERG 的结果。

在暗适应 20min 后记录的 ISCEV 标准暗视全视野 ERG 与严重的视杆细胞光感受器细胞功能障碍（见图 46-2B）一致，并且与维生素 A 缺乏和 Riggs 型 CSNB（见上文）相关的 ERG 相似，但也存在着一些可检测到的亚正常暗闪光（DA 0.01）ERG 的可变性[89]。典型的暗视红色闪光 ERG 显示一个保留的视锥但不正常的视杆成分，而亮闪光 ERG 显示 a 波减少，有或没有 b : a 比值降低。LA-ERG 可能是正常的[89, 98, 99]，但在大约一半的病例中有视锥细胞 ERG 异常，这在老年患者中往往最为严

重 [97, 98]。在长时间暗适应后，视杆细胞介导的 ERG 通常可以正常化（图 46-2C）[100, 101]，但在少数情况下恢复不完全 [89]。ERG 异常与视黄酸循环异常引起的迟发性视杆暗适应一致，在心理物理测试中也很明显 [102]。值得注意的是，一种类似的临床和 ERG 表型可能发生在年轻的点状视网膜炎患者中，称为 Bothnia 营养不良（bothnia dystrophy）。然而，在这些患者中，可能需要更长时间的暗适应期（如 24h）来恢复视杆细胞介导的 ERG，并随着时间的推移，发生视网膜变性和萎缩，ERG 显示视锥 - 视杆细胞营养不良。

近年来，光相干断层扫描和自发荧光成像，已被用于研究有或无视锥细胞营养不良的白斑样眼底病的眼底斑点 [89, 103, 104]。在这两份报道中，OCT 均显示源自内部 RPE 的均匀穹顶状高反射沉积物，与眼底白斑相关，并被发现投射到外层视网膜，破坏 EZ、外界膜和外核层（图 46-1B）。眼底自发荧光成像显示低背景荧光（图 46-1B），与维甲酸循环的终生中断相一致，弱信号增强的病灶仅与一些白点有关 [89]。据推测，这些病变是由于 11 顺式视网膜的生产中断而引起的类视黄醇的积聚 [105]。

AOSLO 已被用来描述与 RDH5 基因突变相关的白斑样底的视锥细胞异常。AOSLO 显示黄斑视锥细胞密度降低，黄斑视锥细胞镶嵌区的空间排列规律性与正常相比被破坏。在与眼底白色斑点相对应的区域，有被低反射环包围的马赛克样高反射 [106]。

白斑样眼底（fundus albipunctatus）的分子基础：白斑样眼底与编码 11 顺式视黄醇脱氢酶的 RDH5 基因突变有关，该酶参与 11 顺式视黄醇向 11 顺式视黄醛的转化 [107, 108]。RDH5 在视网膜色素上皮中表达，参与 11 顺式视网膜的产生，然后被转运到光感受器细胞中并入视紫红质。RDH5 功能受损会延迟视黄醇的循环，并解释了鼠白斑样眼底的视杆暗适应减慢的原因 [103, 109]。11 顺式视网膜的再生可能还涉及其他途径，而对于视锥细胞来说，这可能发生在外节段 [110]，这可能解释了视锥系统功能的相对保留。

2. Oguchi 病 Oguchi Disease

Oguchi 病是一种罕见的夜盲症，视力正常，色觉正常，视野正常。眼底呈现出金色的光泽，在长时间的暗适应后变得正常，这种转变被称为 Mizuo-Nakamura 现象（Mizuo-Nakamura phenomenon）（图 46-1C）[90, 111, 112]。随后的曝光恢复了金色的光泽。

在 Oguchi 病中，Mizuo-Nakamura 现象和眼底光泽的机制仍然是一个猜测的话题。组织病理学研究表明，视网膜色素上皮与光感受器外节段之间存在异常层 [113]。最近的 OCT 研究表明，在光照下出现具有金色光反射的区域，外节段出现缩短，这表明这种光泽与光激活视紫红质在缩短的视杆细胞外节段中的积累有关（图 46-1C）[114]。其他作者已经证明，在长时间暗适应（和金色光泽消失）后，在 OCT 上 EZ 更容易被观察到，这表明与此突变相关的视杆细胞光感受器的可逆变化可能解释了金色光泽反射。一项研究利用 AOSLO 来评估视锥和视杆细胞镶嵌结构的完整性，并得出结论：暗适应后视杆细胞而非视锥细胞改变强度，表明 Oguchi 病的眼底改变是视杆细胞光感受器内改变的结果 [115]。

暗适应 20min 后记录的 Oguchi 病的 ISCEV 标准暗视 ERG，与 Riggs 型 CSNB 和维生素 A 缺乏症相似，其特征是无法检测到视杆细胞的功能（图 46-4A）。DA 0.01 ERG 缺失，暗视红色闪光 ERG 仅具有视锥成分，强闪光 ERG 显示出显著的 a 波减少，并且可能具有低 b : a 比值和 b 波峰值时间缩短，与暗适应后的视锥系统起点保持一致（见上文）。LAERG 正常。与 Riggs 型 CSNB 的一个显著区别是，经过长时间的暗适应，视杆细胞介导的 ERG 成分恢复到暗白色和红色闪光，但只恢复到第一次亮闪光。随后的闪光引起明显衰减的波形（图 46-4B）如在黑暗中 20min 后获得波形。视杆细胞介导的 ERG 恢复需要进一步延长 DA [116]。暗适应曲线显示了正常的视锥成分，但视锥 - 视杆断裂严重延迟，因为视杆细胞在长时间暗适应 1～2h 后表现出灵敏度的恢复。

Oguchi 病与两种基因突变有关，视紫红质激酶基因 GRK1 和 arrestin 基因 SAG [117, 118]。在光转导后，视紫红质激酶磷酸化光激活的视紫红质，并与 arrestin 形成复合物，阻止与转导蛋白的相互作用。任何一个基因的突变都会延长视紫红质的激活，从而导致持续的光传导和视杆细胞脱敏。只有当所有的视紫红质分子都被回收利用，需要 4～7h，才能恢复正常的灵敏度。这解释了暗适应曲线的延迟动

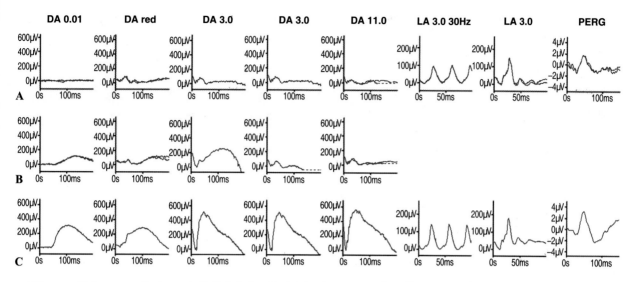

▲ 图 46-4　患有 Oguchi 病（A，B）的儿童左眼和典型正常对照组（C）的全视野视网膜电图（ERGs）。暗适应（DA）（A）25min 后出现暗视记录（DA 0.01、DA 红色、DA 3.0 和 DA 11.0 ERG），严重异常，与严重的视杆光感受器细胞功能障碍一致。在同一只眼睛中经过一夜（长期）暗适应（B）暗闪光 ERGs（DA 0.01，DA 红色闪光）和第一亮闪光 ERG（DA 3.0）显示部分恢复视杆细胞介导成分与延迟视杆细胞暗适应一致，但第二亮闪光（DA3.0；间刺激间隔 60s）由于第一亮闪光使视杆光感受器脱敏而导致显著的 DA3.0 ERG 降低。视锥细胞介导的光适应 ERG 和模式 ERG 是正常的。详见正文。为了清晰起见，轨迹中的虚线替换闪烁伪影。为了说明一致性，叠加了两条记录道（单次闪光 DA3.0 ERG 除外）

力学[119]，并与视杆细胞介导的 ERG 的特性相一致。

3.CSNB 的治疗 Treatment for CSNB

目前还没有针对 CSNB 的特殊治疗。然而，新的治疗方法正在研究中。在一项非随机研究中，白斑样眼底患者提供了一种可供选择的生色团来源，9- 顺式视网膜色素替代物治疗后，在 Humphrey 视野平均偏差、视杆细胞暗适应恢复率和视杆细胞 ERG 反应方面均有显著的改善[120]。据信，9- 顺式视网膜从肝脏运输到视网膜，在那里它与视紫质结合生成异视紫红质，一种具有非常接近视紫红质的光吸收峰的视觉色素。9- 顺式视网膜还可以降低维甲酸循环的活性，减少视蛋白的定位错误，所有这些都可能稳定光感受器[121]。然而，这些都是初步的研究，需要更多的研究才能达到临床实践。

四、进行性视锥细胞营养不良 Progressive Cone Dystrophies

影响视锥细胞的遗传性视网膜退行性变通常出现在生命的前 30 年，尽管有报道称患者在 50 年后首次出现视锥细胞功能障碍[122-124]。视力下降、中心暗点、色觉丧失和畏光是常见的症状。随着时间的推移，视觉缺陷变得越来越严重。这种功能障碍很少局限于视锥系统，但在大多数情况下，随着时间的推移，视杆细胞功能障碍逐渐进展。视锥 - 视杆细胞营养不良主要是非综合征的，但也可能是形成一个症候群的一部分，如 Bardet-Biedl 综合征（Bardet-Biedl syndrome）、Alstrom 综合征（Alstrom syndrome）、脊髓小脑共济失调（spinocerebellar ataxia），因此，强调了综合病史的重要性。视锥 - 视杆细胞营养不良可能表现为常染色体显性遗传、常染色体隐性遗传或 X 连锁遗传，详细的家族史将有助于鉴别诊断及遗传咨询。

（一）诊断 Diagnosis

视锥或早期视锥 - 视杆细胞营养不良患者可能出现相对正常的眼底，双侧视力下降，色觉和光敏性受损。当出现黄斑改变时（图 46-1D），通常表现为高度的双眼对称的眼底表现。在晚期，周边眼底的色素沉着，血管变细和视盘苍白可能进展，特别是在那些显著视杆细胞受累的患者。视功能恶化的病史和重复检查的进展记录将视锥细胞退行性变与非进展性视锥细胞功能障碍综合征（如色盲和 BCM）区分开来。

视锥细胞营养不良患者的明视 ERG 振幅显著

降低和（或）时间延迟。在视锥 – 视杆细胞营养不良中，暗视（DA）ERG 反应也异常，但比 LA ERG 影响小（见图 46-2D）。如果患者能够充分固定，通常在 PERG（图 46-2D）、多焦 ERG 或心理物理测试中有严重黄斑功能障碍的迹象[125, 126]。视野检查有助于诊断检查和随访评估。在疾病的早期，视野可以显示中心暗点，周围视野正常。后来，特别是在那些视锥 – 视杆细胞营养不良的患者，随着时间的推移，有进行性的周边视野的缺损。

OCT 可显示外层视网膜层变薄，主要局限于中央视网膜[127]。眼底自发荧光成像可显示中心凹或旁中心凹区域的自发荧光增强或减弱（见图 46-1D）[125, 126]。OCT 和自发荧光的改变是非特异性的，在其他视网膜变性中也有类似的改变。电生理评价、影像学研究和越来越多的分子遗传学研究有助于做出明确的诊断[128]。

虽然在大多数临床上并不容易获得，但自适应光学成像已经被用来研究视锥细胞营养不良的患者。与正常人或患有视网膜色素变性的人相比，用这种技术，光感受器细胞镶嵌区显示出视锥细胞营养不良患者的视锥细胞的间距增加[129]。

（二）视锥 – 视杆细胞营养不良的分子基础 Molecular Basis of Cone-Rod Dystrophies

进行性视锥 – 视杆细胞营养不良是遗传异质性的，可能与常染色体显性、常染色体隐性和 X 连锁遗传模式有关。在出版时，RETNET（http://www.sph.uth.tmc.edu/RETNET/）列出了 10 个与常染色体显性遗传的视锥或视锥 – 视杆细胞营养不良相关的突变基因，21 个与常染色体隐性视锥细胞或视锥 – 视杆细胞营养不良相关的基因，以及 2 个与 X 连锁的视锥 – 视杆细胞营养不良相关的基因，见表 46-1[130]。

（三）治疗 Treatment

目前还没有治疗方法可以逆转视锥细胞营养不良的视网膜变性过程。低视力辅助设备、减少光敏性的镜片及职业和心理社会支持仍然是主要的治疗方式。

（四）基因检测 Genetic Testing

基因诊断对于遗传性眼病患者的最佳治疗已变得越来越重要。因此，准确的遗传咨询是必要的，为疾病发病机制提供重要信息。它还将确定可招募参与新疗法临床试验的患者[131]。超过 200 个已确认的基因与遗传性视网膜疾病有关[132, 133]。本章所述疾病的大多数基因的临床分子遗传学检测可在 http://www.ncbi.nlm.nih.gov/gtr/tests 上获得。近年来，这些疾病的异质性对分子诊断提出了重大挑战，但新一代测序技术（next generation sequencing, NGS）的出现极大地提高了分子诊断的速度和效率。许多实验室现在在认可的实验室提供视网膜变性相关基因的 NGS 测序，随着这些测试成本的下降，它们应该在临床实践中变得更加广泛。

五、结论 Conclusions

遗传性视网膜退行性变可能主要影响视杆或视锥细胞，可能是静止的或进行性的。尽管这些情况并不常见，眼科医师和视网膜专家必须了解区分这些疾病的关键测试和表型特征，以便进行适当的诊断、咨询和管理，指导基因筛查，并确定未来治疗干预的潜在候选因素。光感受器退行性变的治疗，如基因替代疗法正在开发中，随着对这些视力威胁疾病患者的治疗方法的发展，患者的基因特征将变得越来越重要。

表 46-1 与视锥和视锥 – 视杆细胞营养不良相关的基因突变

疾病种类与遗传	定位和鉴定基因
常染色体显性视锥 – 视杆营养不良	*AIPL1*、*CRX*、*GUCA1A*、*GUCY2D*、*PITPNM3*、*PROM1*、*PRPH2*、*RIMS1*、*SEMA4A*、*UNC119*
常染色体隐性遗传视锥 – 视杆营养不良	*ABCA4*、*ADAM9*、*ATF6*、*C21orf2*、*C8orf37*、*CACNA2D4*、*CDHR1*、*CERKL*、*CNGA3*、*CNGB3*、*CNNM4*、*GNAT2*、*KCNV2*、*PDE6C*、*PDE6H*、*POC1B*、*RAB28*、*RAX2*、*RDH5*、*RPGRIP1*、*TTLL5*
X 连锁视锥 – 视杆营养不良	*CACNA1F*、*RPGR*

第四部分
视网膜血管病
Retinal Vascular Disease

第47章

糖尿病视网膜病变的流行病学
The Epidemiology of Diabetic Retinopathy

Ronald Klein　Barbara E.K. Klein　著

一、概述 Introduction

基于人群的研究，如威斯康星州糖尿病视网膜病变流行病学研究（Wisconsin Epidemiologic Study of Diabetic Retinopathy，WESDR）[1-3]，使用 7 个标准视野的立体眼底照片和标准方案的客观分级，提供了糖尿病视网膜病变的患病率和疾病严重程度的估计。1980—1982 年，WESDR 发现 71%、23% 和 11% 的 1 型糖尿病患者和 47%、6% 和 8% 的 2 型糖尿病患者分别有视网膜病变、增殖性视网膜病变和黄斑水肿 [3, 4]。这些患病率研究估计值，来自大约 35 年前在威斯康星州南部 11 县（99% 白人）地区收集的数据，高于在其他基于人群的研究中报道的更近期的患病率数据（表 47-1，图 47-1 和图 47-2），其中汇集了 8 项此类研究的数据[5]。在这些分析中，几乎所有的糖尿病病例有可能为 2 型糖尿病。这些研究包括 615 名黑人和 1415 名西班牙裔。患病率评价仅限于 40 岁及以上的人。根据这些研究，估计糖尿病患者中，糖尿病视网膜病变的粗患病率为 40%，严重威胁视力的视网膜病变（增殖前期和增殖期视网膜病变或黄斑水肿）的粗患病率（crude prevalence）为 8%。根据 2000 年和 2030 年对美国 40 岁或 40 岁以上的糖尿病人群进行的汇总研究，估计患病率分别为 410 万人和 610 万人患有任何一种视网膜病变（any retinopathy），其中 90 万人和 160 万人有威胁视力的视网膜病变（vision-threatening retinopathy）的迹象。根据最近的 2005—2008 年国家健康和营养检查调查（National Health and Nutrition Examination Survey，NHANES）对眼底图像的分级，估计有 420 万 40 岁或 40 岁以上的糖尿病患者患有糖尿病视网膜病变，其中 65 万人有威胁视力的视网膜病变的迹象[6]。预计糖尿病的患病率将继续上升。在糖尿病视网膜病变发病率没有明显下降的情况下，威胁视力的视网膜病变患者的数量也可能继续增加。因为开发和使用了更敏感的检测和评估方法，如超广角眼底摄影[7]和谱域光相干断层扫描（SD-OCT）糖尿病视网膜病变和糖尿病黄斑水肿的估计患病率预计也会增加。

在最近的研究中，糖尿病视网膜病变的低患病率被认为部分是由于糖尿病管理的改变[8-28]。在 WESDR 中，1 型糖尿病患者的管理发生了巨大变化，包括血糖自我监测的使用率（从 1984—1986 年的 72% 增加到 2005—2007 年的 91%）和每天注射三次或更多胰岛素的频率（从 1980—1982 年的 4% 增加到 2005—2007 年的 85%）。这与同期平均糖化血红蛋白 A1c 从 10.1% 下降到 7.6% 有关，降幅为 2.5%，并且达到同期美国糖尿病协会（American Diabetes Association，ADA）A1c 指南从 < 7% 的 4% 上升到 33% 的要求[29]，增幅为 29%。

2 型糖尿病患者的血糖管理也发生了变化。1988—1994 年，仅使用一种口服降糖药是 2 型糖尿病患者控制高血糖的主要治疗方法。根据英国前瞻性糖尿病研究（United Kingdom Prospective Diabetes Study，UKPDS）的结果，在 5 年的时间里（1999—2004 年），口服降糖药的使用增加了一种以上[30, 31]。这与平均 A1c 水平从 7.8% 下降到 7.2% 有关，在 1999—2000 年和 2005—2006 年期间，A1c 水平低于 7.0% 的人增加了 41%（从 41% 上升到 58%）。

二、糖尿病视网膜病变的发生率和进展及具有临床意义的黄斑水肿的发生率 Incidence and Progression of Diabetic Retinopathy and Incidence of Clinically Significant Macular Edema

在基于人群的研究中，关于视网膜病变发病率的报道较少，而在美国国家的大样本研究则没有[32-47]。在整个 WESDR 人群中，每隔 4 年的视网膜病变的发生率为 40.3%[34, 35]。WESDR 中糖尿病视网膜病变和黄斑水肿的 4 年发病率和进展率见表 47-2。与 2 型糖尿病患者相比，1 型糖尿病患者任何视网膜病变的发生率、早期治疗糖尿病视网膜病变研究（Early Treatment Diabetic Retinopathy Study，ETDRS）合并严重程度分级进展两步或两步以上、进展为增殖性糖尿病视网膜病变的发生率更高（表 47-2）[36]。有临床意义的黄斑水肿的 4 年发病率最高的是服用胰岛素的 2 型糖尿病患者，而最低的是未服用胰岛素的 2 型糖尿病患者。虽然 1 型糖尿病患者增殖性糖尿病视网膜病变的发生率较高，但由于 2 型糖尿病患者的发病率较高，2 型糖尿病患者在 4 年内的发病人数估计高于 1 型糖尿病患者（120 人 vs. 83 人）。

在最近的研究中有证据表明，在最近诊断为 1 型糖尿病的受试者中，糖尿病视网膜病变的患病率和发病率可能正在下降。Hovind 及其同事[48]在丹麦对 1965—1984 年确诊的 600 名 1 型糖尿病患者的研究中首次显示增生性糖尿病视网膜病变和黄斑水肿的发病率下降。在这项研究中，20 年糖尿病后增生性糖尿病视网膜病变和黄斑水肿的累计发病率分别从 1965—1969 年的 31% 和 19% 下降到 1979—1984 年的 13% 和 7%。与早期诊断的 1 型糖尿病患者相比，近期诊断为 1 型糖尿病患者的视力也有显

表 47-1　评估糖尿病视网膜病变患病率的研究 [a]

变　量	巴巴多斯眼科研究，巴巴多斯，西印度群岛	BDES，海狸水坝，威斯康星州	BMES，蓝山，澳大利亚	Melbourne VIP，墨尔本，澳大利亚	Proyecto VER，诺加利斯和图森，亚利桑那州	SAHS，圣安东尼奥，得克萨斯 [b]	SLVDS，圣路易斯谷，科罗拉多州	WESDR，威斯康星州南部
多年研究	1988—1992	1988—1990	1992—1994	1991—1998	1999—2000	1985—1987	1984—1988	1980—1982
糖尿病参与者的数量 [c]	615	410	252	233	899	351	360	1313
采纳的摄影 [d]	1，2	1–7	1–5	1，2	1，2，4	1–7	1，2，4	1–7
年龄								
40–49	19.2	6.6	0.0	9.9	17.8	31.22	22.9	7.4
50–64	47.2	36.3	38.9	40.8	44.6	66.7	55.8	35.9
65–74	26.3	34.9	36.5	31.7	25.4	12.5	31.4	33.8
≥ 75	7.3	22.2	24.6	17.6	12.2	NA	NA	22.8
性别								
女	63.4	56.8	47.2	43.8	63.0	58.7	56.4	53.2
男	36.6	43.2	52.8	56.2	37.0	41.3	33.6	46.8
种族								
黑种人	100.0	NA	NA	NA	NA	NA	NA	NA
西班牙人	NA	NA	NA	NA	100.0	80.6	64.7	NA
白种人	NA	100.0	100.0	100.0	NA	19.4	35.3	100.0
原始流行率								
轻度 NPDR	19.8	22.9	21.0	16.3	36.6	18.2	20.6	36.6
中度 NPDR	8.0	10.0	4.4	6.9	1.7	13.7	10.3	6.8
严重 NPDR 和（或）PDR	1.0	2.2	3.6	4.3	6.0	4.3	4.4	6.9
黄斑水肿	8.6	1.2	4.8	2.2	8.9	2.6	3.3	5.1
任何类型的 DR	28.8	35.1	29.0	27.5	44.3	36.2	35.3	50.3
VTDR	9.1	3.2	6.4	4.3	8.9	5.3	6.4	10.0

BDES. 海狸水坝眼研究；BMES. 蓝山眼科研究；SAHS. 圣安东尼奥心脏研究；SLVDS. 圣路易斯谷糖尿病研究；Melbourne VIP. 墨尔本视力损害项目；Proyecto VER.Proyecto 视力评估研究；WESDR. 威斯康星州糖尿病视网膜病变流行病学研究。DM. 糖尿病；DR. 糖尿病性视网膜病变；NA. 不适用；NPDR. 非增殖性糖尿病性视网膜病变；PDR. 增殖性糖尿病性视网膜病变；VTDR. 威胁视力的糖尿病性视网膜病变

a. 除非另有说明，否则数字按人数百分比计算。

b. 只有成人发病的糖尿病。

c. 本表中每项研究报告的人数反映了在本文（已发表的来源）中对我们的估计做出贡献的人数，而不一定是已发表的原始研究的参与者总人数。

d. 参考文献 [8] 中描述了摄影范围（在已发表的资料中），参考文献是早期治疗糖尿病视网膜病变研究小组。根据立体彩色眼底照片为糖尿病视网膜病变分级 – 改良的 Airlie House 分级法的延伸。ETDRS report number 10. Ophthalmology 1991；98(5 Suppl):786–806.

经许可，表格转载自 The Eye Diseases Prevalence Research Group. The prevalence of diabetic retinopathy among adults in the United States. Arch Ophthalmol 2004；122：552–63. © 2004, American Medical Association 版权所有

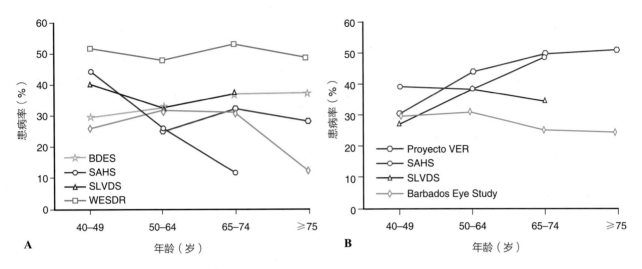

▲ 图 47-1　**A. 患有糖尿病的白人受试者中糖尿病视网膜病变的患病率；B. 西班牙裔和黑人糖尿病患者中糖尿病视网膜病变的患病率**

BDES. 美国威斯康星州海狸坝眼病研究（Beaver Dam Eye Study, Beaver Dam, Wisconsin）；SAHS. 圣安东尼奥心脏病研究，美国得克萨斯州圣安东尼奥 (San Antonio Heart Study, San Antonio, Texas)；SLVDS. 美国科罗拉多州圣路易斯谷糖尿病研究（San Luis Valley Diabetes Study, San Luis Valley, Colorado）；VER. 美国亚利桑那州诺盖尔斯和图森视力评估研究（Vision Evaluation Research, Nogales and Tucson, Arizona）；WESDR. 威斯康星州南部糖尿病视网膜病流行病学研究（Wisconsin Epidemiologic Study of Diabetic Retinopathy, southern Wisconsin）。巴巴多斯眼科研究在西印度群岛的巴巴多斯进行（The Barbados Eye Study was conducted in Barbados, West Indies），所有参与者都是黑人。经许可，图片转载自 The Eye Diseases Prevalence Research Group. The prevalence of diabetic retinopathy among adults in the United States. Arch Ophthalmol 2004；122:552–63. © 2004, American Medical Association 版权所有

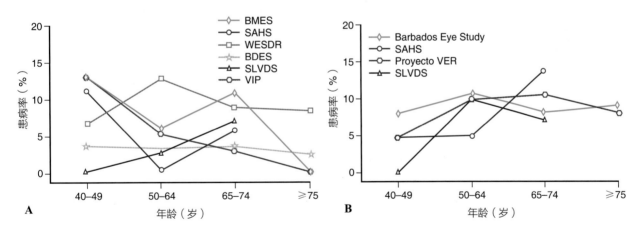

▲ 图 47-2　**A. 患有糖尿病的白人受试者中视力威胁性糖尿病视网膜病变的患病率；B. 西班牙裔和黑人糖尿病患者视力威胁性糖尿病视网膜病变的患病率**

BDES. 威斯康星州海狸坝眼研究（Beaver Dam Eye Study, Beaver Dam, Wisconsin）；SAHS. 圣安东尼奥心脏研究，得克萨斯州圣安东尼奥（San Antonio Heart Study, San Antonio, Texas）；SLVDS. 圣路易斯谷糖尿病研究，科罗拉多州圣路易斯谷（San Luis Valley Diabetes Study, San Luis Valley, Colorado）；VIP. 墨尔本 VIP 研究（Melbourne VIP Study）；VER. 视力评估研究，亚利桑那州诺加尔斯和图森（Vision Evaluation Research, Nogales and Tucson, Arizona）；WESDR. 威斯康星州南部糖尿病视网膜病流行病学研究（Wisconsin Epidemiologic Study of Diabetic Retinopathy, southern Wisconsin）。巴巴多斯眼科研究（Barbados Eye Study）在西印度群岛的巴巴多斯进行，所有参与者都是黑人。经许可，图片转载自 The Eye Diseases Prevalence Research Group. The prevalence of diabetic retinopathy among adults in the United States. Arch Ophthalmol 2004；122：552–63. © 2004, American Medical Association 版权所有

表 47-2　1980—1986 年威斯康星州糖尿病视网膜病流行病学研究中任何视网膜病变的 4 年发病率、视网膜病变的改善或进展、增殖性糖尿病视网膜病变的进展和年轻 1 型糖尿病和老年 2 型糖尿病有临床意义的黄斑水肿（CSME）的发生率

视网膜病变	青年型		老年型服用胰岛素		老年型不服用胰岛素	
	风险数量	%	风险数量	%	风险数量	%
有任何视网膜病变	271	59.0	154	47.4	320	34.4
改善	376	6.9	215	15.3	101	19.8
没有变化	713	55.1	418	58.1	486	71.0
进展	713	41.2	418	34.0	486	24.9
进展为 PDR	713	10.5	418	7.4	486	2.3
CSME 的发生率	610	4.3	273	5.1	379	1.3

注：任何视网膜病变发病风险人数是指在基线检查时没有视网膜病变（10/10 级）且在随访检查时有视网膜病变发病风险的人群。视网膜病变有改善风险的人数指那些在基线检查时视网膜病变水平为（21/21）～（51/51），在随访检查时视网膜病变严重程度至少减少两个步骤或更多步骤的人。视网膜病变水平在（10/10）～（51/51），且没有两个或两个以上步骤改变或进展至两个或两个以上步骤的患者经许可，表格引自 Klein R, Klein BEK, Moss SE, et al:The Wisconsin Epidemiologic Study of Diabetic Retinopathy, IX:four-year incidence and progression of diabetic retinopathy when age at diagnosis is less than 30 years. Arch Ophthalmol 1989；107：237–243；Klein R, Klein BEK, Moss SE et al:[Table 2, page 240] The Wisconsin Epidemiologic Study of Diabetic Retinopathy, X:four-year incidence and progression of diabetic retinopathy when age at diagnosis is 30 years or more. Arch Ophthalmol 1989；107：244–249. Source for the last line comes in part from:Klein R, Moss SE, Klein BEK, et al:The Wisconsin Epidemiologic Study of Diabetic Retinopathy, XI:the incidence of macular edema. Ophthalmology 1989；96：1501–1510.

著改善，严重视力损害的患病率也较低。作者将这些变化归因于血糖控制的改善，糖尿病诊断后早期更积极地治疗血压，以及最近诊断的 1 型糖尿病组的吸烟率比前几年降低。在瑞典林克平糖尿病并发症研究（Swedish Linköping Diabetes Complications Study，WLDCS）中，1 型糖尿病 25 年后，严重激光治疗糖尿病视网膜病变的累计比例也从 1961—1965 年诊断的 47% 下降到 1971—1975 年诊断的 24%[49, 50]。然而，匹兹堡糖尿病并发症流行病学研究（Pittsburgh Epidemiology of Diabetic Complications Study），并未显示最近诊断的增殖性糖尿病视网膜病变显著减少[51]。在 WESDR 中，研究前 12 年（1980—1992 年）糖尿病视网膜病变进展（4.5% vs. 2.5%）和增殖性糖尿病视网膜病变（3.4% vs. 1.5%）、有临床意义的黄斑水肿（1.0% vs. 0.4%）和视力损害（0.7% vs. 0.3%）的年化估计值高于随后 13 年研究（1994—2007 年）[52-55]。在调整糖尿病持续时间的同时，WESDR 中也有证据表明增殖性糖尿病视网膜病变的患病率较低（较近期较低 4%）和视力损害（较近期较低 9%），但黄斑水肿的患病率没有显著变化。对高血压和 A1c 的调整在一定程度上减弱了这种变化。

三、种族与糖尿病视网膜病变的关系
The Relationship of Race/Ethnicity to Diabetic Retinopathy

与白人相比，关于美国其他种族 / 民族，尤其是 1 型糖尿病患者糖尿病视网膜病变的患病率和发病率的流行病学研究较少。新泽西 725 研究队列（New Jersey 725 study cohort）的数据，使用与 WESDR 队列相似的方法来检测和分类视网膜病变的严重程度，表明 1 型糖尿病黑人视网膜病变的频率和严重程度的变化与在 WESDR 白人中发现的相似[27, 28, 36]。在同一队列的 6 年随访中，56% 显示糖尿病视网膜病变进展，15% 显示增殖性糖尿病视网膜病变进展，16% 出现黄斑水肿[46]。

在四项基于人群的研究中，NHANES 1988—1994 年和 2005—2008 年[19] 对社区动脉粥样硬化风险（atherosclerosis risk in communities，ARIC）[56]、心血管健康（Cardiovascular Health Study）[57] 及

动脉粥样硬化多民族研究（Multi-Ethnic Study of Atherosclerosis，MESA）[58]，视网膜病变在黑人比白人更为普遍（几乎所有 2 型糖尿病患者）。在 2005—2008 年对 1038 名 40 岁或 40 岁以上患有 2 型糖尿病的 NHANES 患者的横断面分析中，与非西班牙裔白人相比，非西班牙裔黑人患糖尿病性黄斑水肿的比值比（OR）为 2.6。黄斑水肿的出现与较高的糖化血红蛋白水平和较长的糖尿病病程有关[59]。在 1988—1994 年的 NHANES 中，与白人相比，黑人血糖控制不良（A1c 大于 8.3%，37% vs. 30%）、收缩压高（> 142mmHg，42% vs. 32%）、糖尿病持续时间长（> 14 年，29% vs. 23%）和胰岛素治疗（43% vs. 24%）的频率更高。在调整这些因素后，黑人和白人之间视网膜病变的患病率没有差异（OR=0.94；95% CI 0.54～1.66）[19]。此外，种族与糖尿病严重程度变量或收缩压之间没有统计学上的显著交互作用，表明两个种族 / 民族的危险因素的影响相似。同样，在校正了种族间血糖和血压控制的差异后，ARIC 研究（28% vs. 17%）和 MESA 研究（37% vs. 25%）中，黑人与白人相比视网膜病变的高患病率，不再具有统计学意义。2 型糖尿病黑人视网膜病变患病率较高，部分原因是血糖和血压控制比白人差。这些数据表明，旨在更好地控制糖尿病黑人血糖和血压的方案可能是有益的。

在大多数基于人群的研究中，墨西哥裔美国人比非西班牙裔白人患糖尿病视网膜病变的频率和严重程度更高[5, 6, 15, 16, 19, 22, 58, 60]。Haffner 及其同事[15] 发现，在对所有测量的危险因素进行校正后，墨西哥裔美国人在圣安东尼奥的视网膜病变频率是 WESDR 中研究的非西班牙裔白人的患病率的 2.4 倍。同样，在 NHANES 1988—1994 年和 2005—2008 年 MESA、Proyecto VER 和洛杉矶拉丁裔眼病研究（Los Angeles Latino Eye Study，LALES）中与 40 岁或以上的非西班牙裔白人相比，墨西哥裔美国人的视网膜病变更多见[16, 19, 58, 60]。在 NHANES 1988—1994 年中，调整糖尿病持续时间、A1c 水平、血压和使用低血糖药物的类型，墨西哥人（OR=2.15；95%CI 1.15～4.04）的视网膜病变比非西班牙裔白人更普遍[5]。在 NHANES 2005—2008 年中，威胁视力的视网膜病变在墨西哥裔美国人中的发生率是非西班牙裔白人的 3.5（95%CI 1.05～12.56）倍[6]。不同种族间患病率的这些差异可能是由于诊断前糖尿病持续时间、糖尿病定义、血糖和血压水平的差异所致。这也可能是由于遗传混合的差异。在墨西哥裔美国人参与 LLAS 的遗传祖先数据（genetic ancestry data）中，Gao 及其同事[61] 表明，该群体中严重糖尿病视网膜病变的更高频率与美洲原住民的基因共享程度相关，独立于糖尿病的持续时间、血糖控制、体重指数和血压这些相关因素。

在基于人群的研究中，只有 LALES 提供了关于患有 2 型糖尿病的墨西哥裔美国人的糖尿病视网膜病变的发病率和进展的数据[47]。糖尿病视网膜病变和临床显著性黄斑水肿的 4 年发病率分别为 34% 和 7%，4 年内视网膜病变的进展和从非增殖性糖尿病视网膜病变到增殖性糖尿病视网膜病变的进展分别为 39% 和 5%。虽然这些比例与 WESDR 中发现的比例相当，但它们高于大多数其他同期研究的白人 2 型糖尿病患者。

视网膜病变的患病率和严重程度似乎在不同的美洲原住民群体中有所不同[10, 23, 62-64]。在 20 世纪 70 年代所做的研究中，据报道，与白人相比，美国原住民在 2 型糖尿病的一定时间内严重视网膜病变的发生率更高[65, 66]。然而，最近关于 Pima 印第安人糖尿病视网膜病变的发病率和进展的研究发现，在 WESDR 中，糖尿病视网膜病变的 4 年累积发病率和进展率（分别为 17% 和 18%）低于非西班牙裔白人（分别为 39% 和 32%），反映了血糖和血压控制的可能改善[67]。

关于视网膜病变在其他种族 / 族裔群体中的患病率，很少有数据[25, 58, 68, 69]。据估计，亚裔美国人占美国总人口的 5.6%，2000—2010 年，美国人口普查确定的亚裔美国人总数估计增长了 46%[70, 71]。在 MESA 中，华裔美国人的视网膜病变患病率与白人相似（分别为 26% 和 25%）[58]。然而，华裔美国人临床上显著的黄斑水肿和增生性糖尿病视网膜病变的患病率高于白人（13% vs. 2%）。亚裔美国人糖尿病视网膜病变的危险因素模式与非西班牙裔白人相似。需要更多关于中国和其他亚裔美国人视网膜病变患病率和发病率的数据。

四、遗传因素 Genetic Factors

来自家族聚集性研究的数据表明，遗传因素可能比以前认为的更强烈地参与糖尿病视网膜病变的易感性[72, 73]。此外，糖尿病同卵双胞胎出现视网膜病变的时间和严重程度比双卵双胞胎更可能相似，这表明糖尿病视网膜病变的发展趋势以及进展可能受遗传因素的影响。然而，还没有发现特定基因与糖尿病视网膜病变密切相关（见第 48 章，糖尿病视网膜病变的遗传学和病因机制）。事实上，在糖尿病早期阶段，视网膜病变不是特异性的，这也可能导致无法发现和复制与糖尿病视网膜病变相关的基因。

在第 48 章中，读者将对糖尿病视网膜病变遗传流行病学的快速发展领域进行更全面、深入的讨论。虽然基因在生命周期中保持相对永久的特征，但越来越多的证据表明表观遗传现象的发生，这些现象可能是暴露的结果，也可能影响结果[74-76]。这是一个有待进一步研究的扩展领域。

五、性别 Sex

在 WESDR 中，男性 1 型糖尿病患者增殖性视网膜病变的发生率高于女性[2]。然而，在 4 年、10 年或 14 年糖尿病视网膜病变的发病率或进展方面，男女之间没有显著差异[34, 37, 42]。在 WESDR 中，2 型糖尿病患者的视网膜病变患病率、10 年发病率或进展为增殖性视网膜病变的比例在性别间没有显著差异[3, 35, 37]。在 2005—2008 年 NHANES 中，与女性相比，40 岁或 40 岁以上的男性有更高的视网膜病变患病率（32% vs. 26%），但没有威胁视力的糖尿病视网膜病变（4.2% vs. 4.6%）[6]。

六、年龄和青春期 Age and Puberty

WESDR 中 1 型糖尿病患者糖尿病视网膜病变的患病率和严重程度随年龄增长而增加[2]。在 13 岁以下的人群中，糖尿病性视网膜病变并不常见，无论糖尿病持续时间长短。4 年视网膜病变的发病率随着年龄的增长而增加，在基线年龄为 10—12 岁的人群中增长最快[34]。在 15—19 岁之前，年轻人视网膜病变的 4 年进展率随着年龄的增长而稳步上

升，之后逐渐下降。在 4 年的随访中，未发现在基线检查时年龄小于 13 岁的儿童有增殖性视网膜病变。这些发现为 1 型糖尿病儿童不筛查视网膜病变的指南提供了理论依据[77]。在 WESDR 的 1 型糖尿病患者中，绝经后视网膜病变的发生率是绝经前的 3 倍[78]。Frost-Larsen 和 Starup[79] 发现 60 名 1 型糖尿病儿童青春期后视网膜病变的发生率高于青春期前，与糖尿病的持续时间或代谢控制或治疗类型无关。其他研究也观察到了这些发现[80, 81]。生长激素、胰岛素样生长因子 I、性激素和血压的增加及血糖控制较差［由于胰岛素抵抗增加、依从性降低和（或）胰岛素剂量不足］被假设为青春期后发生视网膜病变的高风险。

在 WESDR 中服用胰岛素的 2 型糖尿病患者中，4 年的视网膜病变发病率和视网膜病变进展有随年龄增长而降低的趋势[35]。在 ETDRS 严重程度量表中，糖尿病视网膜病变的 4 年改善发生率在两个或两个以上的步骤中有随年龄增加而增加的趋势。对于那些不服用胰岛素的患者，4 年后进展为增殖性视网膜病变的比率随着年龄的增长而低。在 10 年的随访中，很少有 75 岁或以上的 2 型糖尿病患者发生增殖性视网膜病变。这些发现与其他基于人群的研究数据一致[32, 33]。在对明尼苏达州罗彻斯特市的 2 型糖尿病患者进行的一项研究中，Ballard 及其同事[11] 报道，60 岁以上的糖尿病患者随着年龄的增长视网膜病变的发病率降低。这些发现可能反映了老年糖尿病或选择性生存的患者病情较轻。

七、儿童青少年 2 型糖尿病 Type 2 Diabetes in Children and Adolescents

儿童和青少年饮食和体育活动的变化导致美国人口肥胖和 2 型糖尿病的发生率显著增加。很少有基于人群的研究检测这些人糖尿病视网膜病变的患病率。青年组的糖尿病研究报道了基于 43 名平均年龄 21 岁、自诊断为 2 型糖尿病以来平均病程为 7.2 年的患者眼底照片分级的试点数据，以及 222 名平均年龄 16 岁、自诊断为 1 型糖尿病以来平均病程为 6.8 年的患者[82]。2 型糖尿病组的糖尿病视网膜病变患病率高于 1 型糖尿病组（42% vs. 17%）。与患有 2 型糖尿病的非西班牙裔白人相比，西班牙裔

和非西班牙裔黑人患视网膜病变的概率并没有显著增加（OR=2.0）。

今天的研究，一项评估二甲双胍在 2—8 岁青年 2 型糖尿病患者中应用的临床试验报告糖尿病视网膜病变的发生率为 13.7%[83]。视网膜病变仅限于早期非增殖性疾病，与糖化血红蛋白水平有关。需要纵向数据来评估视网膜病变发生和发展的长期风险以及相关的危险因素。

八、糖尿病病程 Duration of Diabetes

糖尿病并发症的危险因素与糖尿病病程、糖尿病视网膜病变和黄斑水肿的患病率和严重程度之间的关系最为一致[2]。WESDR 年轻发病的 1 型糖尿病组在糖尿病诊断 3～4 年后视网膜病变的患病率男性为 14%，女性为 24%。在患有糖尿病 19～20 年的人群中，50% 的男性和 33% 的女性患有增殖性视网膜病变。糖尿病诊断后不久，与 1 型糖尿病患者相比，2 型糖尿病患者视网膜病变的发生率更高（图 47-3 和图 47-4）[3]。在糖尿病诊断后的前 3 年，未服用胰岛素的 2 型糖尿病患者中有 23% 有视网膜病变，2% 有增殖性视网膜病变。

根据最近的 WESDR 队列随访，在给定时间内的患病率估计可能高估了目前在人群中发现的实际患病率[52]。在 1 型糖尿病的特定时期内，1975—1980 年确诊的患者的患病率显著低于早期确诊的患者（$P < 0.001$）。在调整 A1c、收缩压和舒张压以及蛋白尿时，这种差异仍然存在。同样，对于 2 型糖尿病的特定病程，最近诊断的糖尿病视网膜病变患病率低于早期诊断的患者。

Harris 及其同事[84]利用 WESDR 和澳大利亚的一项研究中 2 型糖尿病患者不同糖尿病持续时间的视网膜病变的患病率数据，推断出视网膜病变患病率估计为零的时间。他们估计在这些人群中，2 型糖尿病诊断后 4～7 年发生可检测的视网膜病变。通过对这种方法的改进，最近一项在意大利门诊人群中进行的老年糖尿病患者未服用胰岛素的研究估计，从发病到诊断 2 型糖尿病的时间大约为 6 年[85]。

在 WESDR 中，糖尿病视网膜病变的 4 年和 10 年发病率随着基线糖尿病持续时间的增加而增加[34, 35, 37]。年轻发病组在糖尿病 10 年后发生视网

膜病变的风险很高（74%）。增殖性糖尿病视网膜病变的 4 年发病率从糖尿病诊断后的前 3 年的 0% 到 13～14 年后的 28% 不等。此后，发病率保持稳定[34]。这在一定程度上是由于糖尿病患者 15 年或更长时间内的竞争性死亡风险[52]。在 Joslin 诊所随访的 1 型糖尿病患者队列中也发现了类似的趋势[86]。在发病年龄较大的 WESDR 组中，在 4 年的随访中，2% 的 5 岁以下糖尿病患者和 5% 的 15 岁或 15 岁以上未服用胰岛素的糖尿病患者出现增殖

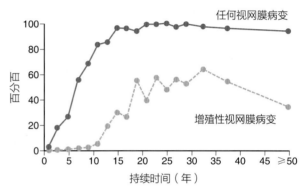

▲ 图 47-3　按糖尿病病程分列的年龄＜ 30 岁的糖尿病患者中任何视网膜病变和增殖性糖尿病视网膜病变的患病率

数据来自威斯康星州糖尿病视网膜病变流行病学研究，1980—1982 年。经许可，图片引自 Klein R, Klein BE, Moss SE. Risk factors for retinopathy. In: Feman SS, editor. Ocular problems in diabetes mellitus.Boston, MA:Blackwell Scientific Publications;1992. p. 39.

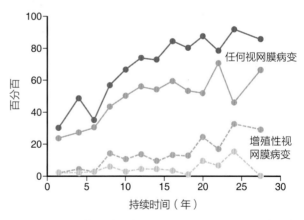

▲ 图 47-4　按糖尿病病程分列的 30 岁或 30 岁以上糖尿病患者中任何视网膜病变和增殖性糖尿病视网膜病变的患病率（%）

深色：应用胰岛素；浅色：未应用胰岛素。数据来自威斯康星州糖尿病视网膜病变流行病学研究，1980—1982 年。经许可，图片引自 Klein R, Klein BE, Moss SE. Risk factors for retinopathy. In:Feman SS, editor. Ocular problems in diabetes mellitus. Boston, MA:Blackwell Scientific Publications;1992. p. 39

性糖尿病视网膜病变的症状[35]。

九、诊断的年龄 Age At Diagnosis

在 WESDR 随访的糖尿病组中，确诊年龄与糖尿病视网膜病变的发病率或进展无关[34, 35]。相反，在明尼苏达州罗彻斯特市的一个老年 2 型糖尿病队列中，在调整其他危险因素的同时，视网膜病变的发展与诊断时的年轻化显著相关[11]。

十、血糖 Glycemia

糖尿病控制和并发症试验（diabetes control and complications trial，DCCT）旨在"比较强化治疗和传统糖尿病治疗对 IDDM 早期血管和神经并发症的发展和进展的影响[87]。"该研究中提出的两个主要问题是："强化治疗是否能预防无视网膜病变患者的糖尿病视网膜病变的发展（一级预防）？"和"强化治疗是否会影响早期视网膜病变的进展（二级干预）？"此外，DCCT 检查了强化胰岛素治疗对视网膜病变进展的影响程度，这种影响随时间变化的程度，以及这种影响与基线时视网膜病变严重程度的关系[88-90]。

受试者包括 13—39 岁 C 肽缺乏的 1 型糖尿病患者，除 1 型糖尿病外，总体健康状况良好，无高血压、高胆固醇血症或其他严重疾病，分为两组。一级预防组要求受试者患有 1 型糖尿病 1~5 年，双眼 7 个视野立体眼底摄影均未发现视网膜病变，最佳矫正视力为 20/25 或以上，24h 尿白蛋白排泄率 < 40mg。在二级预防组中，受试者被要求患有 1 型糖尿病 1~15 年，至少一只眼患有轻度至中度非增殖性视网膜病变，每只眼最佳矫正视力为 20/32 或以上，每 24h 尿白蛋白排泄率 < 200mg。

随机分配常规或强化胰岛素治疗[87]。常规治疗包括每天注射一到两次胰岛素，每日自我监测尿液或血糖，以及进行有关运动和饮食的教育。没有尝试每天调整胰岛素剂量。强化治疗包括通过注射或外泵每日注射胰岛素 3 次或 3 次以上。此外，在一个专家小组的指导下对胰岛素剂量进行了调整，同时考虑到每天进行 4 次血糖自我监测、饮食摄入和预期的运动[88]。

从 1983—1989 年，1441 名患者被随机分组。

主要观察指标为糖尿病视网膜病变的持续（连续两次 6 个月随访）三步进展。这是基于双眼视网膜病变评分的顺序严重程度量表，由 7 个标准视野的立体彩色眼底照片分级确定。研究中测量的非眼部转归为尿白蛋白排泄量 > 40mg/24h（微量白蛋白尿）或 > 300mg/24h（总蛋白尿），以及临床神经病变的发生率。不良事件包括死亡率、严重低血糖、体重增加、心肌梗死和中风。

随机分组后的平均随访时间为 6.5 年（3~9 年）。在一级和二级预防中，强化治疗组和常规治疗组 A1c 的平均差异接近 2%。在整个研究过程中，强化治疗组中只有不到 5% 的人能够将 A1c 水平维持在 6.0% 或更低。

该试验的一个重要发现是，在血糖控制强化治疗的一级预防组中，视网膜病变持续进展的风险在统计学上显著降低了 76%（表 47-3）。在二级干预队列中，与常规治疗组的患者相比，强化治疗组在整个研究期间的平均进展风险降低了 54%。此外，当两个队列合并时，强化治疗组发生严重非增殖性视网膜病变或增殖性视网膜病变的风险降低 47%，光凝治疗的风险降低 51%（表 47-3）。与常规治疗组相比，强化治疗组具有临床意义黄斑水肿发生率降低。然而，这种差异并没有达到统计学意义。

平均而言，在二级干预队列中观察到强化治疗组治疗第 1 年视网膜病变的早期恶化[91-93]。在这组患者中，平均需要 3 年时间来证明强化治疗的有益效果。3 年后，强化胰岛素治疗的有益效果随着时间的推移而增加。

DCCT 研究者还检查了 A1c 值 < 8% 与 ≥ 8% 与视网膜病变进展的相关性。当他们将两组（常规和强化治疗）结合起来时，他们没有发现任何证据支持其他人所描述的关于视网膜病变进展的血糖阈值的概念[94]。

在基线检查时，无视网膜病变迹象的人群中，强化胰岛素治疗可降低但不能阻止视网膜病变的发生和发展。在基线检查无视网膜病变的患者中，一个微血管瘤或更严重视网膜病变的 9 年累计发病率在 1 型糖尿病 < 2.5 年的患者中为 70%，在 1 型糖尿病 > 2.5 年的患者中为 62%。大约 40% 患者视网膜病变的发展经历了三个阶段[89]。

表 47-3 研究队列中糖尿病长期并发症的发展和进展及与常规治疗相比强化治疗的风险降低[a]

并发症	初级预防			二级干预			二者均有[b]
	常规疗法	强化治疗	风险降低	常规疗法	强化治疗	风险降低	风险降低
	速率 /100 患者年		% (95% CI)	速率 /100 患者年		% (95% CI)	% (95% CI)
≥ 3 阶段持续性视网膜病变	4.7	1.2	76 (62～85)[c]	7.8	3.7	54 (39～66)[c]	63 (52～71)[c]
黄斑水肿[d]	—	—	—	3.0	2.0	23 (-13～48)	26 (-8～50)
严重的非增殖性或增殖性视网膜病变[d]	—	—	—	2.4	1.1	47 (14～67)[e]	47 (15～67)[e]
激光治疗[f]	—	—	—	2.3	0.9	56 (26～74)[e]	51 (21～70)[d]

a. Rates 是每 100 个患者年并发症发生和进展的绝对比例。风险降低表示强化治疗与常规治疗的比较，以百分比表示，根据比例风险模型计算，调整基线值，神经病变除外。CI 表示置信区间。
b. 按一级预防和二级预防队列分类。
c. 经双尾秩和检验，$P \leq 0.002$。
d. 一级预防队列中很少发生事件，以便对该变量进行有意义的分析。
e. 经双尾秩和检验，$P < 0.04$。
f. 第一次激光治疗黄斑水肿或增殖性视网膜病变。

经许可，表格转载自 Diabetes Control and Complications Trial Research Group（DCCT）. The effect of intensive treatment of diabetes on the development and progression of long-term complications in insulin-dependent diabetes mellitus. N Engl J Med 1993; 329: 977–86. © 1993, Massachusetts Medical Society 版权所有

DCCT 检查在 1 型糖尿病早期开始强化治疗是否更有益。他们发现，在没有视网膜病变的 1 型糖尿病患者中，强化治疗组的持续三步进展的 9 年累计发病率为 7%，而在大于 2.5 年的患者中为 20%。强化治疗组中，基线检查时轻度至早期非增殖性视网膜病变患者的 9 年持续三步进展累计发病率低于基线检查时重度非增殖性视网膜病变组（11.5%～18.2% vs. 43.8%）。这些数据表明，在糖尿病病程早期，即糖尿病视网膜病变发病之前开始强化治疗是有益的[89]。

最重要的不良事件是胰岛素强化治疗组的严重低血糖发生率比常规治疗组增加 2～3 倍。与常规胰岛素治疗组相比，强化治疗组患者体重超标（体重超过理想体重 120%）的平均校正风险增加了 33%，也被认为是一种不良结果。

根据试验估计，强化治疗将使美国 12 万 IDDM 患者"视力提高 920 000/年，无终末期肾病 691 000/年，无下肢截肢 678 000/年，寿命延长 611 000/年，终身额外花费 40 亿美元"符合 DCCT 资格标准[95]。每年增加的生活费用为 28 661 美元，调整生活质量后，强化治疗每年增加的生活质量成本为 19 987 美元。这些发现与美国其他医疗干预措施的成本效益比相似。

在研究停止后对 DCCT 队列进行 14 年的额外随访发现，尽管强化组和常规组 A1c 水平趋同，但强化组血糖控制的保护作用仍然维持[96-98]。这被标记为"代谢记忆"（metabolic memory），在 UKPDS 的 2 型糖尿病患者中也有发现（见下文）[99]。这一发现的原因仍然是推测性的。DCCT 后 18 年的数据为血糖水平与视网膜病变及其他并发症的长期关系提供了进一步的信息[100]。与常规治疗组相比，前强化治疗组的视网膜病变累计发病率仍然较低，但结果的年发病率现在相似，表明风险降低可能主要

是由于剂量效应。也就是说，与常规治疗组相比，强化治疗组的糖化血红蛋白"剂量"平均 6.5 年较低，但当不再实施强化治疗时，视网膜病变终点的年速率几乎平行。这表明可能没有"代谢记忆"。我们观察到的是，在常规组中，糖化血红蛋白的累计"剂量"更大。这一点在该条中有所暗示，但没有直接说明。事实上，来自一般人群的 1 型糖尿病患者（非临床试验参与者）的模拟数据表明，即使代谢控制相对严格的患者，仍然不能免受视网膜病变或其进展的影响，这意味着预防性护理仍有改进的空间[101]。最近的数据表明，涉及晚期糖基化终产物和氧化应激的生化途径可能会影响涉及糖尿病微血管和大血管并发症发病的基因和蛋白质[98]。

UKPDS 是一项随机对照临床试验，涉及 3867 名新诊断的 2 型糖尿病患者[102-104]。饮食治疗 3 个月后，平均两次空腹血糖浓度为 6.1～15.0mmol/L 的患者被随机分配到使用磺酰脲或胰岛素强化血糖控制组或常规血糖控制组。后一组被进一步分为超重组或非超重组的人。将二甲双胍作为 1704 例超重患者的治疗组之一，分析比较二甲双胍与常规治疗对超重患者的疗效。经过 12 年的随访，与常规治疗组相比，强化治疗组糖尿病视网膜病变的进展率降低了 21%，激光光凝的需要减少了 29%。此外，强化治疗组使用的三种药物（氯丙酰胺、格列本脲和胰岛素）在降低视网膜病变终点发生率方面没有差异，但氯丙酰胺治疗组未能显示需要光凝的视网膜病变发生率降低。此外，常规治疗和强化治疗的视力结果没有差异。与常规治疗组相比，二甲双胍可显著降低心肌梗死（39%）的发生率，因此二甲双胍是新诊断的 2 型糖尿病超重患者首选的一线药物治疗。然而，当二甲双胍与磺脲类药物联合使用（肥胖和非肥胖患者），与常规治疗相比，与糖尿病相关死亡率（96%）和全因死亡率（60%）增加相关。强化治疗组的主要低血糖发作和体重增加明显高于常规治疗组。临床试验数据的经济分析表明，强化血糖控制增加了治疗成本，但大大降低了并发症成本，并延长了无此类并发症的时间[104, 105]。

为实现血糖控制而开发的新治疗模式导致了两项随机临床试验，试验允许评估血糖水平接近正常化对心血管疾病和视网膜病变发病率的影响。第一

项试验涉及 1791 名退伍老兵，平均年龄 60 岁，平均病程 11 年的 2 型糖尿病患者，他们对糖尿病的治疗反应欠佳。他们被随机分配接受强化或标准血糖控制，目标是强化治疗组的 A1c 水平比标准治疗组绝对降低 1.5 个百分点。主要结果是首次发生重大心血管疾病事件的时间，次要目标是评估血糖控制对糖尿病视网膜病变和其他微血管并发症的发生率和进展的影响[106, 107]。随访 7.5 年（中位数：5.6 年）。尽管达到了血糖目标（6 个月时 A1c 的中位数：接受标准治疗组为 8.4%，接受强化治疗组为 6.9%），但接受强化和标准治疗组之间的任何视网膜病变转归在统计学上均无显著性差异（视网膜病变的发生率为 42% vs. 49%，P=0.27；在 ETDRS 严重程度分级表上，视网膜病变进展两步或两步以上，为 17% vs. 22%，P=0.07；进展为增殖性糖尿病视网膜病变，为 4% vs. 5%，P=0.27）或进展为具有临床意义的黄斑水肿（3% vs. 5%，P=0.31）。虽然如果研究继续下去，可能会看到益处，但这些数据得出的结论是，将相对长期患有 2 型糖尿病的人的 A1c 水平从 8.4% 降低到 6.9%，对预防视网膜病变的发生和发展几乎没有益处。

控制糖尿病心血管风险的行动（action to control cardiovascular risk in diabetes，ACCORD）试验[108]研究了强化治疗［（目标 A1c 水平低于退伍军人研究中的水平（< 6.0%)）］与标准治疗（目标 A1c 水平 7.0%～7.9%）是否会降低心血管疾病（主要终点）的发病率和死亡率，以及微血管事件，如平均年龄为 60 岁、平均病程为 10 年的 2 型糖尿病患者 5 年内光凝治疗糖尿病视网膜病变的发生率和微量白蛋白尿和大蛋白尿的发生率（次要终点）[109, 110]。他们报道了在 UKPDS 中测量的相同复合微血管终点的发现。ACCORD-Eye 根据 10 251 名 ACCORD 参与者中 2856 名的眼底照片分级，检查了糖尿病视网膜病变的发生率和进展[109]。作者报道在相对较短的时间（4 年）内，接受强化血糖治疗的患者与接受标准治疗的患者相比（OR = 0.67；95%CI 0.51～0.87；P=0.003）的相对进展风险降低了 33%。ACCORD 强化血糖治疗策略提前终止，因为研究的强化血糖组的总死亡率在统计学上显著增加了 22%。糖化血红蛋白（A1c）中位数为 6.3%，而

标准血糖组为 7.6%。试验血糖阶段的研究结束，使得观察到对严重微血管终点的保护作用时间太短，效率太低，而严重血管终点通常会经过较长时间的演变[37]。

另一项临床试验，糖尿病和血管疾病的作用：2 型糖尿病患者的 Preterax 和 Diamicron 改良释放控制评价（ADVANCE）研究显示，血糖控制对与眼终点相关的严重糖尿病没有统计学意义[111]。

根据这些研究的结果，强化治疗应该是主要的公共卫生保健策略，旨在降低 1 型和 2 型糖尿病患者因糖尿病视网膜病变而导致视力丧失的风险。来自 DCCT 和 UKPDS 的数据为 ADA 的糖尿病患者 A1c 水平为 7.0% 的目标提供了进一步的支持，并建议在糖尿病诊断后早期达到这一水平的控制，在降低视网膜病变的发病率和进展方面可能具有更大的长期效益[112]。然而，来自 NHANES III[113] 和 WESDR[114] 的数据表明，很少有糖尿病患者达到血糖控制的目标水平。来自退伍军人研究、ACCORD 和 ADVANCE 的数据表明，进一步降低血糖水平并不支持用现有技术对患有或有发展成心血管疾病风险的长期 2 型糖尿病患者实施强化血糖控制[115, 116]。

十一、C 肽状态 C-Peptide Status

内源性胰岛素分泌与糖尿病视网膜病变的关系独立于血糖控制尚不确定[117-120]。在 WESDR 中，最高的患病率和最严重的视网膜病变出现在血浆 C 肽不可检测或较低（< 0.3nM）的个体中，而最低的发病率和最不严重的视网膜病变出现在不使用胰岛素且超重的老年人中[121]。使用胰岛素且未检测到 C 肽的老年和年轻发病个体具有相似的增殖性视网膜病变发生率。在调整与糖尿病视网膜病变的发生和进展相关的其他危险因素后，WESDR 中 1 型糖尿病患者的 C 肽水平与视网膜病变的发生或进展无关[122]。然而，在 DCCT 中，进入时 C 肽水平升高与视网膜病变的发病率降低和低血糖发作的发病率降低相关[123]。在 WESDR 中，在调整未服用胰岛素（2 型糖尿病）的老年人视网膜病变相关特征的同时，没有与高水平 C 肽相关的保护作用[121, 122]。这些研究结果表明，血糖水平，而不是 C 肽水平所指示的内源性胰岛素分泌水平，在决定 2 型糖尿病

患者视网膜病变的存在和严重程度方面更为重要。

十二、外源性胰岛素 Exogenous Insulin

外源性胰岛素可能是 2 型糖尿病患者动脉粥样硬化和视网膜病变的原因之一[124]。在对 7 组 2 型糖尿病患者的 Meta 分析中，其中 6 组在设计上是前瞻性的，尽管调整了糖化血红蛋白水平，但胰岛素的使用与糖尿病视网膜病变的风险增加相关。然而，在 2 型糖尿病病程调整后，这种关系减弱，不再具有统计学意义[125]。在 WESDR 中，在使用 C 肽大于等于 0.3nM 的胰岛素的老年组中，外源性胰岛素的用量或类型与视网膜病变的存在、严重程度、发病率或进展之间没有关联[121, 122]。这些数据表明，外源性胰岛素本身不太可能与 C 肽水平正常的糖尿病患者的视网膜病变有因果关系。旨在评估利用多能干细胞内生传递胰岛素的可能性的研究是一个令人兴奋的领域[126]，在未来可能比目前更好地传递胰岛素。虽然目前此类研究仅限于实验室，但糖尿病视网膜病变的流行病学可能会受到此类干预措施的影响。因此，目前对糖尿病的治疗支持了胰岛素治疗对控制血糖和减少并发症（包括糖尿病的微血管和大血管并发症）的有效性的概念和科学证据。

十三、血压 Blood Pressure

UKPDS 发现视网膜病变的发生率与收缩压有关。平均收缩压每降低 10mmHg，微血管并发症减少 13%。未发现任何视网膜病变终点的阈值[127]。在 WESDR 中，舒张压升高 10mmHg 与 1 型糖尿病患者 4 年内黄斑水肿风险增加 330% 和 2 型糖尿病患者风险增加 210% 相关[128]。

UKPDS 试图确定降低血压是否有利于减少与 2 型糖尿病相关的大血管和微血管并发症[129]。将 1048 例高血压患者（平均血压 160/94mmHg）随机分为卡托普利（一种血管紧张素转换酶抑制剂）和阿替洛尔（一种 β 受体拮抗剂）严格控制方案和 390 例血压不严格控制方案。随机分组严格控制血压（按临床试验开始时的标准）的目的是使血压值 < 150mmHg 或 < 85mmHg。如果这些目标没有达到最大剂量的 β 受体拮抗剂或 ACE 抑制剂，则需

要额外的药物，包括环利尿剂、钙通道阻滞剂和血管扩张剂。随机分为不严格对照组的目的是使血压值＜ 180 ＜ 105mmHg。严格的血压控制导致视网膜光凝比常规控制减少 35%，可能是因为黄斑水肿的发生率较低。经过 7.5 年的随访，使用改良的 ETDRS 严重程度量表，视网膜病变进展率降低了 34%，使用 ETDRS 表，视力恶化降低了 47%，降低了 3 行或更多（如视力从 20/30 下降到 20/60 或更差，Snellen 图）。阿替洛尔和卡托普利在降低发生这些微血管并发症的风险方面同样有效，这表明降低血压本身比降低血压的药物类型更重要。血压控制的效果与血糖控制的效果无关。这些发现支持 2 型糖尿病患者控制血压的建议，作为预防糖尿病视网膜病变引起视力丧失的一种手段。

该协议还研究了在血糖控制良好的情况下，"与 2 型糖尿病患者的收缩压＜ 140mmHg 的治疗策略相比，以收缩压＜ 120mmHg 为目标的治疗策略是否能减少心血管疾病事件"[109]。共有 1263 名 ACCORD-Eye 研究参与者参加了 ACCORD 血压研究。1 年后，与标准血压治疗组相比，强化血压治疗组的基线中位收缩压显著降低（从 133mmHg 降至 117mmHg），并在试验剩余时间内保持稳定。糖尿病视网膜病变的进展率在接受强化血压控制组为 10%，而在接受标准血压控制组为 9%（校正 OR=1.23；95% CI 0.84～1.79；*P*=0.29）。

这项研究还发现，加强血压控制对糖尿病视网膜病变的进展没有任何有益的影响[130]。来自 ACCORD、ADVANCE 和 UKPDS 的发现表明，预防糖尿病视网膜病变进展的益处可能仅限于那些血压不受控制的 2 型糖尿病患者。

许多随机对照临床试验已经检验了特定的抗高血压药物在预防视网膜病变进展方面是否具有保护作用，而不依赖于其对血压的影响[131-137]。胰岛素依赖型糖尿病（the epidemiology and prevention of diabetes，EURODIAB）中赖诺普利的流行病学和预防糖尿病（the epidemiology and prevention of diabetes controlled trial of lisinopril in insulin-dependent diabetes mellitus，EUCLID）对照试验旨在研究血管紧张素转换酶抑制剂在降低一组血压基本正常的 1 型糖尿病患者降低视网膜病变的发生率

和进展的作用，其中 85% 的患者在治疗期间没有微量白蛋白尿基线[131]。这项研究显示，在调整血糖控制后的 2 年内，使用赖诺普利的患者视网膜病变的进展在统计学上显著减少了 50%。增殖性视网膜病变的进展也减少了，尽管这种关系没有统计学意义。与血糖控制没有明显的交互作用。据推测，ACE 抑制剂可能具有独立的降压作用[132]。

糖尿病视网膜病变坎地沙坦试验（the diabetic retinopathy candesartan trials，DIRECT）包括三项随机、双盲、平行、安慰剂对照研究，涉及 5231 名 1 型或 2 型糖尿病患者[133, 134, 137]。在 DIRECT 预防 1（DIRECT-Prevent 1）组中，坎地沙坦在主要终点有临界效应（*P*=0.0508），在 ETDRS 严重程度量表上减少了两个或更多阶段的视网膜病变发生率 18%。在事后分析中，坎地沙坦在 DIRECT 预防 1 中将视网膜病变的发生率降低了 35%（HR = 0.65；95%CI 0.48～0.87）。在 DIRECT 保护 1 和 2 中，坎地沙坦对视网膜病变的进展没有统计学意义（定义为在基线检查时，轻度至中度非增殖性糖尿病视网膜病变患者的 ETDRS 严重程度分级上的三个或更多步骤）。然而，在 DIRECT 保护 2 中，坎地沙坦治疗可显著增加视网膜病变的次要转归（视网膜病变消退）34%（HR = 1.34；95% CI 1.08～1.68）。这些影响仅限于那些早期视网膜病变的参与者。因此，虽然 DIRECT 暗示坎地沙坦在降低视网膜病变发病率方面的有益作用，但在三个试验中均未达到预定的主要终点。

ADVANCE 研究（ADVANCE study）涉及 11 000 多名参与者，研究了通过培哚普利 – 吲达帕胺联合降压是否对预防糖尿病大血管和微血管并发症有额外的益处[130]。尽管平均收缩压和舒张压分别降低了 5.6mmHg 和 2.2mmHg，但糖尿病视网膜病变的 4 年发病率和进展率没有降低（治疗组和安慰剂组均为 5.2%）。

肾素 – 血管紧张素系统研究（RASS）是一项多中心对照试验，涉及 285 名血压正常的 1 型糖尿病和正常白蛋白尿患者，他们被随机分配接受氯沙坦（每天 100mg）、依那普利（每天 20mg）或安慰剂，并随访 5 年[135]。结果表明，与安慰剂相比，依那普利（OR = 0.35；95%CI 0.14～0.85）和氯沙坦（OR =

0.30；95%CI 0.12～0.73）两步或两步以上视网膜病变进展的概率分别降低了65%和70%，与血压变化无关。

这些临床试验数据显示血管紧张素抑制剂或受体拮抗剂对无视网膜病变的正常血压、正常白蛋白尿患者的视网膜病变发病率有保护作用，而对早期至中度重度非增殖性视网膜病变患者的进展有不一致的影响。在RASS、DIRECT和ADVANCE中发现差异的原因尚不清楚。使用这些药物预防糖尿病视网膜病变的任何决定都必须根据RASS中的发现和接受氯沙坦或坎地沙坦的患者与安慰剂组相比白蛋白排泄率的增加来调节。

在40个糖尿病患者随机对照临床试验的Meta分析中，收缩压降低与视网膜病变风险显著降低（每10mmHg相对风险降低0.87，95% CI 0.76～0.99）相关[138]。当试验以大于或小于140mmHg的平均基线收缩压进行分层时，无论基线收缩压的高低，视网膜病变的相对危险性是相似的。这些发现支持在这些患者中使用降低血压的药物。Meta分析的研究人员得出结论，与八个联合国家委员会（Eight Joint National Committee，JNC8）指南的建议不同[139]，对于"轻度非增殖性糖尿病视网膜病变的个体，应考虑降压治疗，使其低于初始收缩压140mmHg水平，并治疗至收缩压水平低于130mmHg。"

总之，虽然缺乏一致性，但数据倾向于降低血压以降低微血管并发症（如糖尿病视网膜病变）风险的有益结果。

十四、蛋白尿与糖尿病肾病Proteinuria and Diabetic Nephropathy

大多数研究的数据显示，以微量白蛋白尿或总蛋白尿为表现的糖尿病肾病的患病率，与糖尿病视网膜病变之间存在关联[2, 3, 10, 13, 15, 37, 140-143]。有传闻称肾衰竭患者有更严重的黄斑水肿，透析或肾移植后黄斑水肿改善。与肾病相关的脂质、流变学和血小板异常可能参与视网膜病变的发病机制。在WESDR研究，1型糖尿病患者中，与未发生总蛋白尿的患者相比，在基线检查时有总蛋白尿的患者中，4年以上发生增殖性视网膜病变的RR = 2.32（95% CI 1.40～3.83）[142]。然而，在对其他相关风险

因素进行调整后，这种关系具有临界意义。服用胰岛素者的RR = 2.02（95% CI 0.91～4.44），未服用胰岛素者的RR = 1.13（95% CI 0.15～8.50）。

在匹兹堡进行的1型糖尿病患者队列研究中，在2年的随访中，研究开始时出现微量白蛋白尿或显性肾病的患者中有更大比例进展为增殖性疾病[144]。然而，在同一研究中，基线时的肾病与视网膜病变的总体进展无关。来自这些研究的数据表明，在1型糖尿病患者中，总蛋白尿是增殖性视网膜病变的一个危险指标，因此他们可能受益于定期的眼科评估。目前还没有临床试验数据表明，预防或减缓糖尿病肾病的干预措施将降低视网膜病变的发病率和进展。

一个有趣但很难调查的问题是，1型糖尿病患者的肾脏疾病，无论是糖尿病肾病还是非糖尿病肾病，是否会增加视网膜病变进展的风险或黄斑水肿的发生率。这与Stern[145]、Wong及其同事[146]、Koenig和Meisinger[147]所描述的"共同土壤假说"（common soil hypothesis）的概念不同。前一种假说的概念是，在与糖尿病相关的晚期微血管疾病的存在下，晚期肾脏疾病及其伴随的生理紊乱（如酸中毒、氧化应激和可能与血管紧张素II系统相关的机制）[148]增加了视网膜病变进展的可能性。研究这一问题的困难在于，仍有少数晚期糖尿病肾病患者存在视网膜病变进展的危险。如果这是真的，那么对早期肾病的更积极的治疗至少可以使一些患者免于视网膜病变引起的视力丧失，并可能保护其他器官的微血管[149]。

十五、血脂与降脂 Serum Lipids and Lipid Lowering

黄斑水肿是糖尿病患者视力丧失的重要原因[150]。硬性渗出物是视网膜中的脂蛋白沉积物，常与黄斑水肿有关。早期临床研究数据显示，血浆三酰甘油和血脂升高与硬性渗出物有关[151]。

在WESDR研究，服用胰岛素的年轻组和老年组的患者中，血清总胆固醇升高与视网膜硬性渗出的患病率较高相关，而使用口服降糖药的2型糖尿病组则血清总胆固醇升高与视网膜硬渗出的患病率不相关[152]。在随后的随访中，发现较高的血清高

密度脂蛋白（HDL）胆固醇水平与糖尿病视网膜病变的患病率降低（或 HDL 胆固醇每增加 10mg/dl，0.87）之间存在适度的相关性，同时调整糖尿病持续时间、糖化血红蛋白、他汀类药物的使用和终末期肾病状态[153]。在连续的随访期间，总胆固醇或高密度脂蛋白胆固醇与增殖性糖尿病视网膜病变或黄斑水肿之间没有显著相关性。他汀类药物的使用与增殖性糖尿病视网膜病变或黄斑水肿的发病率降低无关。在 ETDRS 中，基线时高水平的血脂（三酰甘油、低密度脂蛋白和极低密度脂蛋白）与黄斑硬性渗出和视力下降的风险增加相关[154]。在一项对墨西哥 2 型糖尿病患者的研究中，Santos 及其同事[155]发现，载脂蛋白 E 基因的 ëpsilon 4 等位基因多态性的患者发生严重视网膜硬性渗出的频率较高。对 13 项研究所得信息的大量 Meta 分析表明，在低密度脂蛋白胆固醇控制良好的患者中，糖尿病肾病与较高的血浆三酰甘油水平和较低的高密度脂蛋白胆固醇水平相关[156]。视网膜病变与这些脂质的相关性较小，可能是视网膜病变继发于糖尿病肾病。

ACCORD 脂质研究（The ACCORD Lipid study）[109]，该研究共纳入 1593 名 2 型糖尿病患者，研究非诺贝特和他汀类药物是否能在理想的低密度脂蛋白胆固醇水平和良好的血糖控制的情况下提高血清高密度脂蛋白胆固醇和降低三酰甘油水平，从而降低黄斑水肿的发生率和视网膜病变的进展只有单独使用他汀类药物才能达到理想的低密度脂蛋白胆固醇和血糖控制水平的策略。非诺贝特治疗组的血清三酰甘油从基线时的 162mg/dl 降至 120mg/dl，而安慰剂组在 1 年后降至 147mg/dl（$P < 0.001$）。非诺贝特治疗组 4 年糖尿病视网膜病变进展率为 6.5%，安慰剂组为 10.2%（OR = 0.60；95%CI 0.42～0.87；$P=0.006$）。这些发现与非诺贝特干预和降低糖尿病事件（fenofibrate intervention and event lowering in diabetes，FIELD）研究的结果一致，后者是非诺贝特单药治疗的随机试验，与安慰剂组相比，非诺贝特治疗组对激光治疗黄斑水肿或增殖性视网膜病变的需求显著减少（3.4% vs. 4.9%，$P < 0.001$）[157]。尽管这些发现表明非诺贝特治疗有糖尿病视网膜病变和黄斑水肿风险的高三酰甘油糖尿病患者是有益的，但最近的一项研究未能证实非

诺贝特对黄斑水肿的显著影响，尽管对血清三酰甘油有影响[158]。这可以用相对较低的功率来解释。

十六、吸烟 Smoking

吸烟可能与视网膜病变有关，因为它与小血管的血管收缩有关[159]。此外，吸烟可能导致血小板聚集和黏性增加[160]，这可能被认为是糖尿病视网膜病变的易感因素，但大多数流行病学数据显示吸烟与该终点的发生或进展没有关系[10, 11, 63, 140, 141, 161-163]。在 WESDR 研究中，吸烟与 4 年或 10 年与糖尿病视网膜病变或黄斑水肿的发病率或进展无关[162, 163]。尽管如此，糖尿病患者还是应该被建议不要吸烟，因为患心血管和呼吸系统疾病的风险增加，糖尿病患者已经很容易患上心血管疾病和癌症。在 WESDR 中，调整了其他危险因素后，吸烟的年轻人早死的可能性是不吸烟的人的 2.4 倍，老年人死亡的可能性是不吸烟的人的 1.6 倍[164]。

十七、酒精 Alcohol

由于适量饮酒可降低血小板聚集性和黏附性，改善血糖控制和减轻炎症，因此可以预期在减少视网膜病变的发生率和进展方面可能有保护作用[165-167]。一项研究的数据显示了这种有益的效果，而另一项研究的数据则表明增殖性视网膜病变的风险增加[168, 169]。在澳大利亚的一项基于人群的研究中，没有发现饮酒与糖尿病视网膜病变之间的关系[17]。在 UKPDS 中，仅在新诊断为 2 型糖尿病的男性中发现饮酒量增加与视网膜病变严重程度增加的关系[20]。在 EURODIAB 对 1 型糖尿病患者并发症的前瞻性研究中，饮酒与糖尿病视网膜病变进展的减少有关[170]。在 ADVANCE 视网膜病变测量（ADVANCE Retinopathy Measurements，ADREM）中，一组预先有眼底照片的人群中，饮酒与糖尿病视网膜病变的进展没有关系，但原因不明，与戒酒者相比，饮酒者随访时视力有下降[171]。在 WESDR 中，1 型糖尿病患者饮酒与增殖性视网膜病变的发生率较低有关[172]。然而，4 年检查时饮酒量与 10 年随访时青年发病组或老年发病组视网膜病变的发生和进展之间没有关系，也与视力的变化没有关系[173]。WESDR 研究的一个有趣的结果是，1 型糖尿病患者

平均每天喝一杯酒的心血管疾病死亡率的降低[174]。

十八、体重指数（BMI）Body Mass Index（BMI）

糖尿病视网膜病变与 BMI 之间的关系在各种研究中是不一致的[2, 10, 11, 64, 175-179]。在 WESDR 中，只有不使用胰岛素的 2 型糖尿病患者的体重与糖尿病视网膜病变的存在或严重程度呈负相关[178]。在调整其他危险因素的同时，WESDR 中基线体重不足的老年人（男女 BMI 均 < 20kg/m²）患视网膜病变的可能性是正常体重老年人（男性 BMI 为 20~27.7kg/m²，女性为 20~27.2kg/m²）的 3 倍。据推测，体重不足的老年人更可能处于 2 型糖尿病的"严重"阶段，或有晚发 1 型糖尿病。基线时肥胖者（男性 BMI > 31.0kg/m²，女性 > 32.1kg/m²）比基线时体重正常者视网膜病变进展的可能性高 35%，发生增殖性视网膜病变的可能性高 41%。然而，这些关联在统计学上并不显著。

十九、体力活动 Physical Activity

体力活动，通过其有益的血糖控制作用，有望降低糖尿病视网膜病变的患病率和发病率[180]。然而，很少有流行病学资料能描述糖尿病视网膜病变与体力活动之间的关系[176, 181-183]。一项研究发现，在高中或大学参加团队运动与 1 型糖尿病患者的激光治疗或失明之间没有关系[176]。同一组报道说，青年人的体力活动与糖尿病并发症无关[181, 182]。在 WESDR 研究中，14 岁以前被诊断为糖尿病的参加团队运动的女性比没有参加团队运动的女性患增殖性糖尿病视网膜病变的可能性要小[183]。在男性中，体力活动或闲暇时间能量消耗与糖尿病视网膜病变的存在和严重程度之间没有相关性。此外，在本研究中，1 型糖尿病患者在 6 年的时间间隔内，体力活动与视网膜病变进展风险的增加或降低或增殖性视网膜病变发展相关[184]。

二十、社会经济地位 Socioeconomic Status

据报道，社会经济状况与视网膜病变严重程度之间存在不一致的关系[10, 16, 185, 186]。Hanna 及其同事[185] 在一项针对 49 例 1 型糖尿病患者的病例对照研究中报道了增殖性视网膜病变与职业状态（工人阶级）或低收入之间的显著相关性。Haffner 及其同事[186] 没有发现社会经济状况之间的关系，这一关系是通过 Duncan 指数、教育成就或收入的组合来衡量，343 名墨西哥裔美国人和 79 名非西班牙裔白人在圣安东尼奥患有 2 型糖尿病。K. West 及其同事[10] 也没有观察到俄克拉何马州 2 型糖尿病患者的视网膜病变严重程度与教育水平之间的关系。在墨西哥裔美国人的队列中，低收入，一旦被调整为其他因素，与增生性视网膜病变有关（OR = 3.93；95% CI 1.31~11.80）[16]。

很少有研究探讨社会经济因素与糖尿病视网膜病变的发生和发展的关系[46, 187]。在新泽西 725 研究（The New Jersey 725 Study）中，低社会经济地位与 6 年黄斑水肿发病率显著相关，但与糖尿病视网膜病变的发病率或进展无关。在这项研究中，有黄斑水肿和无黄斑水肿的患者在基线检查时的教育、收入、医疗或眼科护理以及医疗保险方面没有显著差异。在 WESDR 中，除了 25 岁或 25 岁以上受教育程度较高的 1 型糖尿病女性增殖性视网膜病变的发病率较低外，社会经济状况（教育水平和 Duncan 社会经济指数得分）与发展增殖性视网膜病变的风险无关[187]。在 WESDR 和 San Antonio 研究（San Antonio Study）中，缺乏社会经济地位和视网膜病变严重程度的关系可能与这些人群中血糖与社会经济地位之间缺乏关联有关。

二十一、女性激素与生殖暴露 Hormone and Reproductive Exposures in Women

在 WESDR 中，基线检查时的月经状况与视网膜病变的患病率和严重程度有关，如前一节青春期所述[78]。性激素也被假设可以解释青春期后发生视网膜病变的高危因素[78]。使用含有雌激素和孕激素的口服避孕药，似乎不会增加患视网膜病变的风险[188]，也不会使用激素替代疗法[189]。

妊娠与高雌激素水平相关，与视网膜病变的快速进展相关。当孕妇与年龄和糖尿病病程相似的非妊娠糖尿病妇女进行比较时，如果孕妇以前没有发生过视网膜病变，那么她们更容易患上视网膜病变，或者当两组被跟踪的时间间隔大致等于妊娠时间的随访时，她们的视网膜病变进展的可能性更大[190]。在调整血糖和血压水平后，这仍然是正确的。其他人也报道了类似的发现[191-193]。

这可能发生在 2 型和 1 型糖尿病患者[194]。Lovestam-Adrian 及其同事[195] 报道了一项补充发现，患有先兆子痫的糖尿病女性比没有先兆子痫的女性更容易发生视网膜病变的进展。同样，Rosenn 及其同事[196] 发现血糖和血压是妊娠期视网膜病变进展的重要决定因素。虽然这些是非妊娠妇女的重要因素，但妊娠很可能加速了这一过程。其他研究者发现视网膜病变的进展与糖尿病的前期病程有关[197, 198]。由于糖尿病持续时间是视网膜病变进展的危险因素，而与妊娠状态无关，这也不是一个新的发现。然而，它可能是有用的信息，为妊娠期间的眼部护理制订后续计划。有人认为，对于中重度视网膜病变的妇女，孕前激光治疗可以防止妊娠进展[199]，尽管目前还缺乏这种方法疗效的临床试验。除了糖尿病视网膜病变外，妊娠期间发生的糖尿病性黄斑水肿对视力构成威胁，这可能得益于激光治疗[200]，尽管目前尚不清楚有多少患有这种威胁视力的并发症的妇女在分娩后会得到缓解。

目前，有限的数据表明血清 IGF-1 水平与妊娠期视网膜病变的进展有关[201, 202]。我们进行了一项小规模的研究，以确定在高血压和糖尿病中升高的血管收缩因子内皮素 –1（ET-1）是否与妊娠期视网膜病变的严重程度有关。虽然糖尿病妇女妊娠期 ET-1 水平高于同期非糖尿病妇女，但与糖尿病视网膜病变的严重程度无关[203]。这项研究因患者数量少而受阻，因此必须被视为没有定论。

然而，尽管妊娠对视网膜病变有明显的有害影响，WESDR 中年轻女性既往妊娠的次数与糖尿病视网膜病变的严重程度无关[189]。同样，在芬兰欧鲁的一项研究中，第二次妊娠和随后妊娠对视网膜病变的影响似乎很小[204]。这些数据可能被解释为妊娠会暂时增加视网膜病变的发生或发展风险。然而，由于更严重或更复杂的糖尿病可能导致生育率下降，可能是那些持续多次妊娠的人更健壮，这反映在对更严重或更进行性视网膜病变的相对保护上。

接触雌激素的另一个来源是激素替代疗法。

尽管这种治疗方法受到了严格的审查，但没有证据表明接触这些药物会增加糖尿病视网膜病变的风险[189]。

二十二、共病与死亡率 Comorbidity and Mortality

在 WESDR 中，增殖性糖尿病视网膜病变组发生心脏病发作、中风、糖尿病肾病和截肢的风险高于基线时没有或仅有少量非增殖性视网膜病变组（表 47–4）[205]。在 1 型糖尿病患者中，在调整年龄和性别的同时，视网膜病变的严重程度与全因和缺血性心脏病死亡率相关，在 2 型糖尿病患者中与全因、缺血性心脏病死亡率和中风相关[206]。经系统因素校正后，2 型糖尿病患者的全因死亡率和卒中死亡率之间的关系仍然存在。这些数据表明，糖尿病患者出现更严重的视网膜病变是缺血性心脏病死亡风险增加的一个指标，并可能确定哪些人应接受心血管疾病的护理。这已经被其他人报道了[207-209]。患有更严重视网膜病变的人患心血管疾病的风险较高，部分原因可能是严重视网膜病变与心血管疾病危险因素（如纤维蛋白原增加、血小板聚集增加、高血糖和高血压）有关。

二十三、新的医疗干预措施 New Medical Interventions

除了血糖、血压和血脂控制外，没有其他医学干预被证明能降低糖尿病视网膜病变的发病率和进展。醛糖还原酶、蛋白激酶 C 和金属蛋白酶抑制剂的随机对照临床试验未显示干预对预防糖尿病患者视网膜病变的发生和进展的有效性[210]。玻璃体腔注射血管内皮生长因子抑制剂和类固醇治疗糖尿病性黄斑水肿的对照临床试验在其他地方也有报道[211]。

二十四、流行病学资料在公共卫生中的应用 Public Health Applications of Epidemiologic Data

基于许多患有严重视网膜病变的糖尿病患者没有接受扩张眼检查的观察，利用流行病学数据制订并实施了这些检查的指南[77, 212, 213]。指南建议，初次筛查后，"1 型和 2 型糖尿病患者的后续检查应

表 47-4　威斯康辛州糖尿病视网膜病变流行病学研究中，根据年龄校正的与增殖性视网膜病变相关的心肌梗死、中风和下肢截肢的患病率和 4 年发病率的相对风险

	心肌梗死		中　风		下肢截肢	
	RR	95%CI	RR	95%CI	RR	95%CI
年轻发病组						
患病率	3.5	1.5～7.9	2.6	0.7～9.7	7.1	2.6～19.7
发病率	4.5	1.3～15.4	1.6	0.4～5.7	6	2.1～16.9
老年组服用胰岛素						
患病率	0.8	0.4～1.4	1.2	0.6～2.4	4.2	2.3～7.9
发病率	1.2	0.5～3.4	2.9	1.2～6.8	3.4	0.9～13.2
老年组不服用胰岛素						
患病率	0.3	0～2.4	2.9	0.9～9.4	5.2	0.6～45.0
发病率	1.5	0.2～12.5	6	1.1～32.6	7	0.8～64.4

CI. 置信区间；RR. 相对风险

经许可，图片引自 American Diabetes Association. Klein R, Klein BEK, Moss SE. The epidemiology of proliferative diabetic retinopathy. Diabetes Care 1992；15：1875–91. © 1992, American Diabetes Association. 版权所有

由眼科医师或验光师每年进行一次，该眼科医师或验光师应具备诊断糖尿病视网膜病变的知识和经验，并了解其治疗方法。[77]" 然而，一些报道显示，这些准则的遵守情况很差 [214-218]。在一项研究中，在纽约州北部接受初级保健的糖尿病患者中，只有 16% 在连续 2 年接受验光师或眼科医师的眼底检查 [219]。其他人提供了不遵守 ADA 指南的原因 [214, 220, 221]。医师因素可能解释了患者可能没有得到最佳治疗的原因。在一项研究中，52% 的初级保健医师报告说，他们在办公室进行了检眼镜检查，其中 90% 是通过未散瞳的瞳孔进行的，在其他研究中，这种方法对检测威胁视力的视网膜病变的敏感性有限 [220]。Moss 及其同事 [221] 对参加 WESDR 的 1 型和 2 型糖尿病患者进行了为期 10 年或更长时间的研究。在上一年没有做过扩瞳检查的人中，1 型糖尿病和 2 型糖尿病患者中，分别有 31% 和 35% 的人没有被他们的初级保健医师告知他们需要一个扩瞳检查。

患者因素也解释了为什么没有遵循扩瞳检查指南的一些原因。在 WESDR 中，在前 1 年没有做过扩瞳检查的 1 型糖尿病和 2 型糖尿病患者中，分别

有 79% 和 71% 的人报告没有做过扩瞳检查，因为他们的眼睛没有问题，32% 和 11% 的人说他们太忙了。这些数据表明，教育糖尿病患者了解糖尿病视网膜病变的无症状性质的重要性和扩瞳检查的益处是非常重要的。这已经成为国家眼科研究所（国家眼科健康教育计划）和其他专业组织的一个重要优先事项 [222]。当然，患者可能会选择不遵循给出的建议或否认其重要性。另一个原因是成本。Moss 及其同事 [221] 发现负担得起眼部护理的能力也是患者放弃此类护理的原因之一。在那项研究中，30% 的 1 型糖尿病患者和 12% 的 2 型糖尿病患者表示他们负担不起检查费用。

Batchelder 和 Barricks [223] 对 WESDR 数据的重新检查使他们得出结论，基于"在基线检查时，视网膜病变水平为 21 或 21 级以下的患者在 4 年以上可治疗的眼部疾病的发生率显著较低，而在 10 年以上无视网膜病变的患者的可治疗的眼部疾病的发生率显著较低"，这些数据"并不表明存在任何差异对于这组低风险患者，筛选间隔为 1 年、2 年、3 年，甚至 4 年的有效性"。其他人也使用模型，建议在没有视网膜病变的 2 型糖尿病患者中，每 2 年

而不是每年进行一次检查就足以检测出威胁视力的视网膜病变[224]。国家质量保证委员会[225]发布了 1999 年健康计划雇主数据和信息集（HEDIS）草案，该草案建议每隔 1 年进行一次视网膜病变检查，如果在前 1 年的眼科检查中没有视网膜病变的证据，则患者不服用胰岛素，如果 A1c 低于 8%[226]。然而，WESDR 数据显示，在基线检查时没有视网膜病变的 2 型糖尿病患者中，每 1000 人中有 4 人发展为增殖性视网膜病变，每 1000 人中有 10 人在 4 年内发展为具有临床意义的黄斑水肿[34-36]。

在检测视网膜病变时，需要检查屏幕的灵敏度问题。流行病学数据基于熟练的分级者在研究条件下使用标准化方案对糖尿病视网膜病变研究的 7 个标准视野的立体彩色眼底照片进行分级来检测视网膜病变。研究表明，在糖尿病患者中，通过检眼镜检测视网膜病变的灵敏度是可变的，实际上低至 33%[227]。新的筛查方法，包括带有中央阅读中心的数码相机，正被用于筛查没有接受眼科医师护理的糖尿病患者。然而，最近的一项 Meta 分析显示，没有专业医疗或眼科资格的摄影师（即卫生工作者或护士）在没有使用扩瞳眼药水（外展模式）的情况下进行视网膜摄影，似乎不太可能错过糖尿病视网膜病变的病例，使用散瞳筛查方法或具有专业医疗或眼科资质的摄影师将发现这些病例[228]。有必要进行进一步的流行病学研究和对照临床试验，以评估在各种医疗环境中糖尿病患者和无视网膜病变患者的眼科筛查间隔和类型，以更好地证明验证

新指南和筛查方法的特定方法的有效性。有证据表明，英国的远程医疗项目已经达到了 90% 的筛查率。这些筛查项目的成功被认为在一定程度上有助于发现糖尿病视网膜病变不再是 25—64 岁英国成年人视力下降的主要原因[229]。在生活在城市环境中的少数种族糖尿病患者中使用远程医疗眼科筛查，不仅可以预防糖尿病视网膜病变的视觉损失，而且还可以预防糖尿病患者中更常见的白内障和青光眼等其他眼部疾病[230]。目前正在开发手机摄像头应用程序，通过拍摄眼底照片并将其转移到阅读中心来检测糖尿病视网膜病变[231, 232]。在撰写本文时，这些系统还没有被用于糖尿病视网膜病变的筛查。这一主题在第 53 章（糖尿病视网膜病变的远程筛查）中详细讨论。

二十五、结论 Conclusion

预防糖尿病仍然是减少并发症和成本的一个重要目标。在糖尿病的一级预防方法本身可用之前，临床试验数据表明，通过旨在控制血糖、血压和血脂的医疗干预进行二级预防将减少视网膜病变和视力丧失的发生率和进展。然而，这些干预措施的成功有限，部分原因是目前的药物输送系统无法实现血糖正常化。虽然新的二级医疗干预可能会有进一步的益处，但三级预防视力丧失（由熟练的眼科护理人员定期通过扩大的瞳孔进行筛查，以便早期发现并在发现视力威胁性视网膜病变时进行后续治疗）仍然是治疗糖尿病患者的重要途径。

糖尿病视网膜病变的遗传学和病因机制
Diabetic Retinopathy: Genetics and Etiologic Mechanisms

Nickisa M. Hodgson　Jie Zhu　Frances Wu　Henry A. Ferreyra　Kang Zhang　著

第 48 章

一、概述 Introduction

糖尿病性视网膜病变是工业化国家 25—74 岁人群致盲的主要原因。15 年后，3/4 的糖尿病患者会受到影响。慢性高血糖是导致糖尿病视网膜病变等并发症发生的主要因素。长期血糖控制的重要性已在具有里程碑意义的临床试验［包括糖尿病控制和并发症试验（diabetes control and complications trial，DCCT）[1]和英国前瞻性糖尿病研究（UK prospective diabetes study，UKPDS）][2, 3]中得到了确证。糖尿病诊断持续时间、高血压、糖化血红蛋白 A1c 升高、男性是糖尿病视网膜病变发生的高危因素[4-6]。然而，血糖水平升高导致糖尿病视网膜病变发展的机制和组织病理学上可见的解剖变化仍有待充分阐明。本章将回顾被认为与糖尿病视网膜病变发生有关的生化和分子途径，并将重点介绍遗传学和表观遗传学的最新发展，以深入了解遗传易感性的影响作用。

二、解剖损伤 Anatomic Lesions

（一）周细胞丢失 Loss of Pericytes

周细胞丢失是糖尿病视网膜病变最早、最特异的征象之一。这一发现首先由 Cogan、Kuwabara 及其同事在检查了糖尿病患者胰蛋白酶消化的视网膜血管扁平支架后描述[7-9]。自他们的初次报道以来，他们的发现得到了不同调查人员的证实[2, 10, 11]。在人类和犬科动物中，对视网膜血管系统的扁平支架的胰蛋白酶消化显示出周细胞的丢失，表现为周细胞鬼影的形成，从毛细血管壁鼓起的空动脉瘤腔，缺乏存活周细胞的深色染色核（图 48-1A）。周细胞通常可通过其细胞核在这些间隙中来识别，细胞核呈暗染，沿毛细血管壁有规律地分布，产生"圆木上的突起"（bumps on a log）的外观（图 48-1B）。

周细胞是在微血管自动调节中起重要作用的可收缩细胞[12]。周细胞的丢失导致血管细胞间接触的改变和内层血 - 视网膜屏障的损伤。这些影响导致静脉扩张和临床上可见的串珠。细胞间接触的丧失也可能促进内皮细胞的增殖，从而导致微血管瘤的发展[13]。周细胞的丢失在糖尿病视网膜病变的发展过程中显得尤为重要，尽管周细胞丢失在糖尿病周围神经病变中也被报道导致神经元缺血[14]。高血糖导致周细胞变性的机制仍不清楚。两个主要的假设涉及醛糖还原酶途径和血小板衍生生长因子 β（PDGF-β）。

Akagi 等应用免疫组化技术研究了醛糖还原酶在人视网膜毛细血管周细胞中的定位，而在内皮细胞中没有定位[15]。这些发现将与糖尿病视网膜病变和其他糖尿病微血管并发症中观察到的毛细血管周细胞的特异性丢失相一致[16]。然而，另外两组用免疫组化技术无法确定啮齿动物和犬视网膜毛细血管中醛糖还原酶的存在[17, 18]。此外，第三组在培养的牛视网膜毛细血管周细胞和视网膜毛细血管内皮细胞中存在醛糖还原酶活性。他们还在培养的猴视网膜周细胞中发现醛糖还原酶活性[19]。这些相互矛盾的报道可能是由于醛糖还原酶表达的物种特异性差异造成的，并强调在解释疾病动物模型时需要谨慎。

PDGF-β 在各种组织器官血管系统周细胞的募集中起重要作用[20]。众所周知，内皮细胞表达 PDGF-β[21-24]，体外周细胞表达 PDGF-β 受体并对 PDGF-β 产生反应[25, 26]。Lindahl 等报道在 PDGF-β 缺陷小鼠模型中，血管生成过程中周细胞不能在发育中的毛细血管中发育[27]。随后使用 PDGF-β 和 PDGF β 受体（PDGFR-β）缺陷小鼠的研究发现，虽然 PDGF-β/PDGFR-β 非依赖性诱导周细胞前体，但周细胞的扩张依赖于完整的 PDGF-β/PDGFR-β 旁分泌信号通路[28]。消融 PDGF-β 或 PDGFR-β 导致这些小鼠具有相同的表型[29]。这些研究表明内皮细胞衍生的 PDGF-β 促进 PDGFR-β 表达周细胞沿新生血管的迁移，PDGF-β/PDGFR-β 的中断导致毛细血管周细胞的缺失。由于 PDGF-β 在血管生成过程中对周细胞的募集起着关键作用，有人认为 PDGF-β

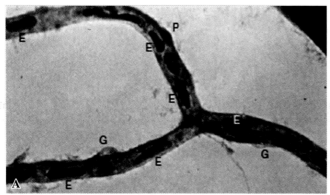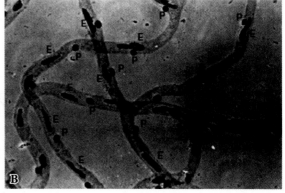

▲ 图 48-1　A. 42 岁糖尿病性视网膜病变患者因主动脉夹层动脉瘤死亡，胰蛋白酶消化制剂中的幽灵周细胞（G）。ghost 代表毛细血管基底膜上的空位，以前被退化的壁内周细胞核占据。正常周细胞（P）和内皮细胞（E）核也显示。用过碘酸－希夫染色（PAS）试剂和苏木精染色。放大倍数 575×。B. 一种胰蛋白酶消化制剂，取自一名死于心肌梗死的 55 岁非糖尿病男子的视网膜。注意周细胞（P）和内皮细胞（E）核的规则排列。用 PAS 试剂和苏木精染色（放大倍数 450×）

在维持成熟血管中周细胞活力方面可能起着重要作用，尽管没有研究证实这一假说。

（二）毛细血管基底膜增厚 Capillary Basement Membrane Thickening

毛细血管基底膜增厚是糖尿病视网膜病变的常见病变，在电镜下可见。另外的电镜发现包括纤维胶原的沉积和基底膜胶原的"瑞士干酪"（Swiss cheese）样空泡化。导致基底膜增厚的生化机制尚不清楚，但研究表明醛糖还原酶和山梨醇途径发挥作用[30-33]。非糖尿病大鼠长期食用富含半乳糖的食物，视网膜毛细血管基底膜增厚，纤维胶原沉积，瑞士干酪样空泡化。相比之下，大鼠饲喂对照饮食或富含半乳糖的饮食及醛糖还原酶抑制剂山梨糖不会导致基底膜增厚[30, 33]。然而，观察到醛糖还原酶抑制剂对糖尿病和半乳糖血症大鼠肾小球基底膜增厚无抑制作用，使人怀疑醛糖还原酶途径是主要途径，提示基底膜增厚可能是继发性非特异性反应[34]。

通过酶和非酶作用使基底膜胶原糖基化可能是基底膜增厚的另一个机制[35, 36]。除Ⅳ型胶原外，基底膜中的主要胶原类型、其他胶原类型和非胶原大分子，如层黏连蛋白[37]、内切酶、硫酸乙酰肝素蛋白多糖[38, 39]和基底膜结合生长因子也存在[38]。糖基化似乎通过改变这些成分的化学成分和相对含量来改变基底膜的结构。例如，Shimomura/Spiro 和 Spiro/Spiro 报道糖尿病患者肾小球中硫酸乙酰肝素蛋白多糖减少[40, 41]。定量电镜免疫细胞化学研究发现，半乳糖血症大鼠视网膜和肾小球基底膜增厚与Ⅳ型胶原和层粘连蛋白水平相对升高有关，而硫酸乙酰肝素蛋白多糖的相对水平保持不变[32, 34]。

（三）微血管瘤 Microaneurysms

虽然周细胞丢失是糖尿病视网膜病变的早期征象，但仅在组织学上可见。糖尿病视网膜病变最早的临床表现是微血管瘤[42]。光镜下微血管瘤表现为葡萄状或梭形的视网膜毛细血管扩张[7]。它们可以是多细胞的，也可以是无细胞的。通过检眼镜检查，微血管瘤在内层视网膜呈微小的视网膜内红点。荧光素血管造影显示为点状高荧光点，荧光素漏出量不等。

周细胞死亡和血管细胞间接触丧失可能导致内皮细胞增殖和微血管瘤的发生[27, 43, 44]。周细胞具有抗增殖作用，周细胞丢失可能是多细胞微血管瘤发生的原因。然而，这种机制并不能解释无细胞微血管瘤。无细胞微血管瘤可能是由内皮细胞和周细胞凋亡的多细胞微血管瘤发展而来[45]。

周细胞丢失也可能导致毛细血管壁的弱化，促进微血管瘤在结构薄弱部位的发展。周细胞含有具有收缩特性的肌原纤维，可以充当较大血管的平滑肌细胞，对血管壁施加张力以抵消跨壁压力。周细胞张力丧失可能导致血管壁局部扩张，导致微血管瘤的发生。然而，毛细血管床的跨壁压力相对于动脉循环来说是低的，视网膜毛细血管微血管瘤可在其他未观察到周细胞丢失的疾病中发展[46, 47]。

（四）毛细血管脱细胞性 Capillary Acellularity

在糖尿病性视网膜病变和其他微血管性视网膜病变中，视网膜毛细血管网细胞成分的完全丧失可视为一种更为严重的微血管病变。在去核和解剖的眼上进行的荧光素血管造影的临床病理相关性研究表明，去核的眼的视网膜血管消化显示无细胞毛细血管是无功能的，因为它们在血管造影上表现为非灌注区[48]。毛细血管脱细胞的机制尚不清楚，可在糖尿病、实验性糖尿病或动物模型中看到。

（五）血-视网膜屏障破坏 Breakdown of Blood-Retina Barrier

血-视网膜屏障的破坏是糖尿病视网膜病变的一个重要病理生理特征，导致黄斑水肿的发生，黄斑水肿是糖尿病患者视力下降的主要原因。这种屏障功能改变的一个机制涉及血管内皮细胞过程之间紧密连接的开放[49, 50]。在电子显微镜上，这些紧密连接，也被称为闭塞带（zonula occluden），表现为五层结构，由两个外层和一个中心电子致密层夹在两个电子透光层中，形成两个"融合"的质膜。使用示踪剂，如氯化镧或辣根过氧化物酶，电子显微镜可以用来证明这些分子不能在完整的紧密连接的存在下通过。然而，当紧密的连接被打开时，它们对这些示踪剂分子是可渗透的[50]。一些重要的蛋白质参与紧密连接的形成和功能，其中 ZO-1（zonula occluden）和闭塞素（occludin）是最具特征的蛋白质。在组胺存在下，ZO-1 在培养的视网膜内皮细胞中的表达呈剂量依赖性降低[51]。在星形胶质细胞条件培养基中培养可增加 ZO-1 的表达，而高糖可降低 ZO-1 的表达[52]。这些体外结果也得到了体内研究的支持。在实验性糖尿病中，闭塞素的表达和解剖分布减少[53]。同样，在实验性糖尿病大鼠和糖尿病患者中，抗组胺药可以减少荧光素进入玻璃体的渗漏[54, 55]。

血管内皮生长因子（VEGF）是导致血视网膜内屏障破坏的重要介质。在发现血管内皮生长因子在促进新生血管形成方面的作用之前，人们发现它能增加血管的通透性，因此有了另一个名字"血管通透性因子"[56]。血管内皮生长因子导致内血视网膜屏障破坏的机制似乎与内皮细胞紧密连接的改变有关。大鼠玻璃体内注射 VEGF 增加自由基一氧化氮的产生，导致 ZO-1 的磷酸化[57, 58]。

另一个促进视网膜血管通透性的重要因素是激肽释放酶 - 激肽系统。对晚期糖尿病视网膜病变患者玻璃体的蛋白质组学研究已经确定了激肽释放酶 - 激肽系统的组成成分，包括血浆激肽释放酶、因子ⅩⅡ和激肽原[59, 60]。在啮齿动物模型中，玻璃体中血浆激肽释放酶的激活可增加视网膜血管通透性[61]。同样，抑制激肽释放酶 - 激肽系统可以减少糖尿病和高血压引起的视网膜血管渗漏[61, 62]。激肽释放酶 - 激肽系统促进血管通透性的机制可能与缓激肽有关。缓激肽通过一氧化氮诱导视网膜小动脉的血管舒张[63]。静注缓激肽可导致视网膜小动脉和小静脉扩张，吲哚美辛和环氧合酶 -2 选择性抑制剂尼美舒利可降低这种作用[64]。缓激肽也是一种直接作用于神经胶质细胞和神经元的神经肽，它能释放影响血流和血管通透性的血管活性因子[65]。

三、糖尿病视网膜病变发病的生化机制 Biochemical Mechanisms in the Pathogenesis of Diabetic Retinopathy

慢性高血糖是导致糖尿病微血管并发症的主要病因，包括糖尿病视网膜病变。然而，高血糖作用的生化机制目前尚不清楚。提出的理论将在本章后面的章节中详细讨论。

尽管糖尿病性视网膜病变并不表现出典型的炎症性疾病的"rubor、tumor、calor 和 dolor"特征，并且缺乏明显的炎性细胞浸润，但仍有一些特征暗示慢性低级别炎症成分。在糖尿病大鼠的视网膜中，随着炎性细胞因子和黏附分子数量的增加，白细胞的活化增加。这些分子的上调促进白细胞黏附到视网膜毛细血管壁，导致毛细血管停滞、闭塞和最终缺氧，如糖尿病视网膜病变所见[66-68]。临床上已观察到玻璃体腔注射皮质类固醇可减轻糖尿病性黄斑水肿，常可提高视力[69, 70]。玻璃体腔内皮质类固醇减少糖尿病和视网膜静脉阻塞等其他病因黄斑水肿的机制尚不清楚，但皮质类固醇的抗炎作用支持至少糖尿病黄斑水肿发展的炎症成分。同样，越来越多的证据表明，激肽 - 激肽释放酶系统通过作用于磷脂酶，促进花生四烯酸的释放和前列腺素的产生，在炎症级联反应中发挥重要作用，促进糖尿病性黄斑水肿的发展[71]。

四环素类抗生素除了具有抗生素特性外，在动物模型中还具有抗炎作用。此外，低剂量四环素类药物已被证明能抑制视网膜细胞凋亡和小胶质细胞的变化。一项开放性 Ⅰ/Ⅱ 期试验显示，与历史对照组相比，每日服用米诺环素的患者视力提高，中心凹厚度减少[72-74]。在一项对患有非增殖性糖尿病视网膜病变（NPDR）和增殖性糖尿病视网膜病变（PDR）的受试者的随机对照试验中，Scott 等证明，每天服用 100mg 强力霉素与平均倍频视野（frequency doubling perimetry, FDP）中心凹敏感度的统计学显著增加相关，在 6 个月、12 个月和 24 个月与安慰剂相比，是内层视网膜功能的标志物[75]。需要进一步的研究来验证这些结果，并确定四环素是否是治疗糖尿病视网膜病变的可行方法。

（一）醛糖还原酶理论 The Aldose Reductase Theory

细胞内葡萄糖水平升高可导致醛糖还原酶途径的激活增加。醛糖还原酶利用烟酰胺腺嘌呤二核苷酸磷酸（NADPH）的还原形式作为辅助因子，将许多醛糖还原成各自的糖醇。葡萄糖被还原成山梨醇，然后通过山梨糖醇脱氢酶氧化成果糖。然而，由于山梨醇脱氢酶反应缓慢，并且积累的山梨醇不易穿过质膜进入细胞外空间，因此山梨醇可能在细胞内积累到较高水平。在血糖正常的情况下，醛糖还原酶途径是不起作用的，因为葡萄糖是醛糖还原酶的不良底物，因为它的高结合常数（kM）。然而，在高血糖的情况下，一旦葡萄糖代谢的其他酶途径饱和，醛糖还原酶途径就会被激活。晶状体上皮表达高水平的醛糖还原酶，而山梨醇的积累被认为会导致糖尿病白内障的发生[76]。渗透压力被认为是细胞内山梨醇升高导致糖尿病病理改变的机制[77]。然而，血管细胞中山梨醇的含量在纳摩尔范围内，这比其他葡萄糖代谢物的含量低几个数量级，而其他葡萄糖代谢物的含量在微摩尔和毫摩尔范围内[78]。

　　另一种可能解释醛糖还原酶作用的机制涉及细胞氧化还原平衡。醛糖还原酶在糖尿病高血糖状态中的利用增加会导致细胞内 NADPH 下降，改变细胞氧化还原平衡，并可能降低内皮细胞中一氧化氮的产生[79]。类似地，山梨醇脱氢酶的增加使用可导致 NADH/NAD$^+$ 比例的增加，改变细胞氧化还原平衡，并可能导致氧化应激和细胞损伤[80]。

　　对糖尿病动物模型感兴趣的是，半乳糖被醛糖还原酶还原成半乳糖醇。然而山梨醇脱氢酶不能氧化半乳糖醇，导致半乳糖醇的胞内快速积累。在慢性半乳糖血症的背景下，糖尿病样血管基底膜改变[30,31]，周细胞丢失，微血管瘤的发生和毛细血管无细胞的发展已被报道[81]。当这些实验重复进行并且动物也被醛糖还原酶抑制剂治疗时，据报道，糖尿病样视网膜病变的发展缓慢，尽管大多数动物出现了一定程度的变化[33,82-84]。

　　虽然据报道醛糖还原酶抑制剂可以减缓或预防糖尿病动物模型的某些病理变化，但在山梨醇视网膜病变试验（sorbinil retinopathy trial）中发现醛糖还原酶抑制剂山梨醇对人类无效[85]。然而，在人体试验中缺乏醛糖还原酶抑制剂的疗效可能反映了该药物的剂量限制性不良反应，这可能使其无法在相关组织中达到治疗水平。

（二）晚期糖基化终产物理论 Advanced Glycation Endproduct（AGE）Theory

　　非酶糖基化和蛋白质交联加速衰老被认为是解释糖尿病并发症的机制之一[86]。晚期糖基化终产物（AGE）是蛋白质、脂类和核酸的总称，它们经过还原糖或糖衍生物进行的不可逆修饰。导致 AGE 形成的一系列化学反应称为 Maillard 反应。Maillord 反应是导致组织老化的"褐变"（browning）及烹饪过程中食物的"褐变"的原因。最初的化学反应被称为早期糖基化反应，它涉及糖与蛋白质、脂质或核酸上的氨基酸基团的可逆非酶结合。它们形成 Schiff 碱，Schiff 碱可以经过重排，形成更稳定的 Amadori 产物。糖化血红蛋白（HbA1c）和果糖胺是临床上用作血糖控制标志物的 Amadori 产品的著名例子。虽然它们不是 AGE，但它们会经历进一步的反应，最终导致 AGE 的形成。AGE 的形成可能通过损害多种蛋白质的功能而直接损害细胞[87]，包括细胞外蛋白质如胶原和细胞内蛋白质[88-90]。AGE 已被证明能激活 RPE 细胞的凋亡和诱导线粒体功能障碍[91]。

　　AGE 的细胞效应也由其与受体的结合介导，即 AGE 受体 RAGE。RAGE 是一种多配体跨膜受体，是免疫球蛋白超家族的一部分，在糖尿病视网膜中上调[92,93]。当与 AGE 结合时，它启动至少涉及 p21^{ras}、p44/p42 有丝分裂原活化蛋白激酶（MARK）、核因子 kappa B（NF-KB）和蛋白激酶 C（PKC）的级联信号转导[94-99]。激活这些细胞内激酶可导致细胞功能障碍[100]。

　　氨基胍是一种 AGE 形成的抑制剂，在动物模型中已被报道可阻断糖尿病微血管并发症的发生[101-105]。氨基胍的作用不能自动归因于 AGE 通路的阻断，然而，氨基胍也具有作为诱导型一氧化氮合酶和氧化剂抑制剂的平行作用[106]。研究还表明，氨基胍通过抑制 AGE 形成和下调 NF-κB，对糖尿病大鼠视网膜神经节细胞凋亡具有保护作用[107]。由于继发毒性的限制，在人类中的临床试验一直是不确定的。然而，在动物模型中，已经发现使用可溶性 RAGE 阻断 AGE 与 RAGE 的结合以防止高血糖的许多影响。

（三）光感受器代谢理论 Photoreceptor Metabolism Theory

　　视杆细胞在黑暗中消耗更多的能量，在黑暗中需要的腺苷三磷酸（ATP）是光照中的 4 倍。有报道推测暗适应视杆细胞可能与视网膜变性疾病的发展有关，包括糖尿病视网膜病变[108]。在暗适应状态下，视杆细胞消耗大量的氧气，从而降低内层视网膜部的 PO_2。高血糖导致视网膜的假性缺氧，并在暗适应状态下与内层视网膜缺氧结合，VEGF 生成增加[108-110]。进一步支持这一理论的机制是，即全视网膜光凝有效减少视网膜 PO_2。在一项小规模的试点研究中，Nguyen 等证明，3 个月以上的补充氧气治疗可以改善视力和糖尿病性黄斑水肿，这是 OCT 中心凹厚度测量的结果[111]。Arden 等对 12 名糖尿病患者和 NPDR 患者进行了一项临床试验，通过"发光贴片"对眼睛进行随机照射，与对照组进行比较，以验证这一理论。初步结果显示，治疗后，随机接受光照的眼睛出现较少的微血管瘤和点滴状出血，而未治疗的眼睛出现较多的微血管瘤和点滴状出血[112]。需要进一步的研究来阐明缺氧在 DR 的发生和进展中的作用，以及氧治疗或光适应是否可以减轻 DR 的病情。

（四）活性氧中间体（ROI）理论 Reactive Oxygen Intermediates（ROI）Theory

最古老的理论之一认为慢性高血糖通过增加氧化应激而导致糖尿病并发症。葡萄糖的通常代谢途径是通过糖酵解和三羧酸循环，其发生在线粒体中，并产生还原等价物，用于通过氧化磷酸化来驱动腺苷三磷酸的合成。然而，氧化磷酸化的副产物包括自由基，如超氧阴离子，其产生是通过高水平的葡萄糖增加的[113]。自由基既可损伤线粒体 DNA，也可破坏细胞蛋白质[114, 115]，也可通过葡萄糖自身氧化而产生。升高的氧化应激也降低一氧化氮水平[116, 117]，促进白细胞黏附到内皮细胞，并降低内皮细胞的屏障功能[118]，并破坏细胞蛋白质[119]。与野生型糖尿病小鼠相比，过表达 Cu^{2+}/Zn^{2+} 超氧化物歧化酶的糖尿病小鼠的肾小球系膜扩张较少，提示氧化应激至少促进了糖尿病的一些并发症[120]。氧化应激也可以通过增加甘油二酯（DAG）的形成来激活 PKC[121]。有一些证据表明糖尿病患者氧化应激增加。据报道，糖尿病患者具有较低水平的抗氧化剂，如维生素 C、维生素 E 和谷胱甘肽[122-124]，尽管这些结果还没有被其他研究人员明确地再现[125]。然而，其他氧化应激标志物，如氧化低密度脂蛋白

和尿异前列腺素，在糖尿病患者中升高[126, 127]。在糖尿病动物模型中，抗氧化剂的使用阻止了一些糖尿病微血管并发症的发展[128-132]。一项临床试验报告，高剂量维生素 E（ > 1000U/d）和硫辛酸改善糖尿病患者的视网膜血流和肌酐清除率[133]。然而，大多数研究评估抗氧化剂以预防糖尿病患者的并发症一直是不成功的[134]。

（五）蛋白激酶 C 理论 Protein Kinase C（PKC）Theory

PKC 是一种普遍存在的酶，在没有醛糖还原酶途径参与的情况下，可以促进糖尿病并发症的发生。已经观察到，尽管用醛糖还原酶抑制剂山梨糖治疗，糖尿病和半乳糖血症仍能使狗视网膜和主动脉细胞内的 DAG 升高[135, 136]。PKC 的活化是通过磷脂酶 C 的活化来实现的，磷脂酶 C 的活化导致细胞内 Ca^{2+} 和 DAG 的增加，进而导致 PKC 的活化[137]。高血糖可导致 PKC 的病理性激活。葡萄糖水平升高导致糖酵解途径的激活，并导致细胞内甘油醛 –3– 磷酸的水平升高。甘油醛 –3– 磷酸酯可以通过甘油 –3– 磷酸酯促进 DAG 的从头合成，进而激活 PKC[138]。PKC 的激活也可以通过 AGE 和 ROI 介导[98, 121]。

糖尿病动物组织中 DAG 和 PKC 活性升高[139]。PKC 激活引起血管损伤的病理效应是通过增加血管通透性、破坏一氧化氮调节、增加白细胞黏附到血管壁和改变血流来介导的[140-144]。PKC 的过度激活导致 VEGF 的过度表达，引起视网膜血管的改变。事实上，PKC 对荧光素视频动态血管造影测量视网膜血流量的影响，以及对肾小球滤过率和白蛋白排泄率的影响，在 PKC-β 抑制剂 ruboxistaurin（LY333531）剂量依赖性的作用下得到改善[145]。VEGF 和内皮素也能激活 PKC，进而促进 VEGF 和 TGF-β 等生长因子的表达[146-149]。PKC 活化可影响其他信号通路，如 MAPK 或 NF-κB[150]。一种新的 B 肾上腺素能受体激动剂，化合物 49b，在糖尿病大鼠模型中降低 VEGF，在糖尿病视网膜中降低 PKC 磷酸化[151]。此外，胰岛素样生长因子结合蛋白 –3（IGFBP3）通过抑制 eNOS 和 PKCzeta 途径，抑制 VEGF 的产生，对视网膜具有保护作用[152]。

据报道，ruboxistaurin 抑制 PKC 阻断内皮细胞和视网膜、动脉和肾小球收缩细胞中的许多血管异常[153]。在糖尿病动物模型中，ruboxistaurin 可保护或逆转许多视网膜病变、肾病和神经病变所见的早期血管改变[145, 146, 154, 155]。然而，ruboxistaurin 的一项前瞻性临床试验在 30 个月内未达到其主要结果（进展为威胁视力的糖尿病性黄斑水肿或应用局灶性 / 格栅光凝治疗糖尿病性黄斑水肿），尽管单独考虑进展为威胁视力的糖尿病黄斑水肿明显减少[156]。蛋白激酶 C 糖尿病视网膜病变研究 2（PKCDRS-2）的一个开放标签扩展报道称，在 6 年的研究期间，最大限度的 ruboxistaurin 暴露（5 年）患者的持续中度视力丧失（下降 > 15 个字母）与原来的安慰剂组（ruboxistaurin 使用 2 年）相比较少[157]。两个 Ⅲ 期临床试验的前瞻性组合分析显示 ruboxistaurin 的使用和标准护理之间没有统计学显著差异[158]。

（六）胰岛素受体和葡萄糖转运蛋白 Insulin Receptors and Glucose Transporters

在某些类型的细胞中，如脂肪细胞和骨骼肌细胞，胰岛素需要将葡萄糖从细胞外液通过质膜输送到细胞质中。这种作用需要在质膜上有胰岛素的特异性受体。虽然人们普遍认为糖尿病微血管并发症并不发生在需要胰岛素将葡萄糖转运到细胞中的组织中，但在视网膜微血管的周细胞和内皮细胞上已有胰岛素受体的报道[159]。然而，没有证据表明，葡萄糖转运需要视网膜微血管胰岛素受体，尽管胰岛素确实促进了视网膜微血管周细胞、内皮细胞和主动脉平滑肌细胞（而不是主动脉内皮细胞）中放射性标记葡萄糖的糖原合成[159]。生理浓度（低至 10ng/ml）的胰岛素刺激 [3H]– 胸腺嘧啶核苷进入视网膜微血管周细胞、内皮细胞和主动脉平滑肌细胞，但不刺激主动脉内皮细胞[159]。值得注意的是，在这些实验中，如此低浓度的胰岛素产生了一种效果，因为非生理性的高浓度（如 1mg/ml）胰岛素将刺激多种培养细胞的增殖。然而，由于成熟视网膜的微血管内皮细胞和周细胞通常不增殖[160]，这些结果对正常视网膜血管生理的重要性尚不清楚。此外，这些结果表明微血管内皮细胞和大血管内皮细胞之间存在代谢差异，因此从一种类型的血管内皮细胞到

另一种类型的血管内皮细胞的结果转换必须非常谨慎。来自视网膜神经元和血管的胰岛素受体（IR）与来自其他外周组织的胰岛素受体具有许多相似的特性，并且视网膜神经元与其他组织一样表达许多归因于胰岛素信号级联的蛋白质[161]。在胰岛素刺激下，视网膜 IR 对外源性底物具有酪氨酸激酶活性。这些体外 IR 的相似性表明视网膜 IR 在体内可能以细胞特异性的方式发挥作用。视网膜的 IR 在体外表现类似于肝脏的 IR，而视网膜的 IR 活性更类似于大脑 IR，在活体中 IR 维持在活动的强直状态。这种差异可能是由于循环中的胰岛素是如何输送到身体组织的，这表明血 – 视网膜屏障稳定了胰岛素进入视网膜[162]。视网膜血管细胞比主动脉内皮细胞和平滑肌细胞对胰岛素的促生长作用更敏感。此外，RPE 细胞中的 IR 仅局限于细胞的基底外侧表面，提示胰岛素可能在脉络膜循环向光感受器的单向转运中起作用[163]。

至少有五种不同类型的促进细胞膜葡萄糖转运蛋白，命名为 GLUT1、GLUT2、GLUT3、GLUT4 和 GLUT5，它们似乎对像视网膜这样不需要胰岛素的组织中葡萄糖的细胞内转运最为重要。其中，GLUT1 在视网膜中最为普遍[164-166]，出现在微血管和大血管内皮细胞、RPE 细胞及 Müller 细胞中。GLUT2 定位在大鼠视网膜 Müller 细胞顶端端部，面对光感受器细胞基质[167]，GLUT3 通过类似的技术被报道为定位于大鼠[168]和人视网膜的丛状层[166]。利用光镜免疫细胞化学在人眼中的初步报告也报道了 GLUT1 在视网膜神经纤维层和光感受器细胞体中的存在[164, 165]，但是 GLUT1 在糖尿病患者的视网膜新生血管增殖中不存在。

介导葡萄糖转运和葡萄糖转运蛋白表达的因素在视网膜中的定义不如在大脑中那么明确。GLUT1 在视网膜不同细胞类型中的表达在发育过程中得以保留，早在妊娠 8 周就已明显表达[12]。相反，GLUT3 在胎儿的神经视网膜中未被检测到，仅在成人视网膜中定位于内突触层[12]。与其他组织一样，在视网膜内皮细胞原代培养中，葡萄糖转运和（或）GLUT1 表达受缺氧、生长因子和葡萄糖的调节，视网膜内皮细胞是内 BRB 的细胞培养模型[169, 170]。在培养的人视网膜色素上皮细胞中，2– 脱氧葡萄糖

摄取和 GLUT1 转录被证明是对血清、胰岛素样生长因子 –1（IGF-1）、碱性成纤维细胞生长因子（bFGF）、血小板衍生生长因子（PDGF）和表皮生长因子（EGF）的反应而上调的。由于 GLUT1 代表葡萄糖进入内 BRB 内皮细胞的一个独特的入口，内层视网膜皮细胞 GLUT1 表达和葡萄糖转运的变化可能对为糖尿病视网膜病变形成的各种致病过程提供底物方面产生重大影响[171]。

半乳糖是否也通过进入一个或多个细胞促进葡萄糖转运还没有直接测试。然而，事实上，与正常大鼠相比，喂食 50% 半乳糖饮食（其中也含有正常量的葡萄糖）的大鼠的食物摄取量增加了 1倍，但体重增长率仅为正常动物的 60%～70%[172]，这表明过量的半乳糖与葡萄糖竞争转运部位，从而限制葡萄糖进入细胞，减少需要细胞能量代谢的葡萄糖。然而，半乳糖可以与葡萄糖一起参与其他细胞途径，包括蛋白质糖基化 / 晚期糖基化终产物的形成和 DAG 的合成以激活 PKC[136]。葡萄糖或半乳糖是否可以上调调节任何 GLUT 蛋白合成的mRNA，从而使这种上调在高血糖或半乳糖状态停止后很长时间内持续存在，这一点尚不清楚。

四、遗传因素在糖尿病视网膜病变发病中的作用 Genetic Factors in The Pathogenesis of Diabetic Retinopathy

有很好的证据表明糖尿病视网膜病变有遗传倾向[137]。糖尿病视网膜病变研究（diabetic retinopathy study，DRS）的数据表明，只有 50% 的非增殖性糖尿病视网膜病变患者发展为 PDR，许多糖尿病患者从未发展为糖尿病视网膜病变。对 DR 的双重研究也支持了这一观点[174]。一些研究者也提示醛糖还原酶基因多态性可能与 DR 的风险有关[175-181]。然而，Meta 分析显示醛糖还原酶 C106T 多态性与 DR风险之间没有显著关系[182]。在进一步研究与更严重的 DR 发病机制相关的遗传因素方面似乎有相当大的价值：严重的不增殖性和增殖性视网膜病变及黄斑水肿。几乎所有的 1 型糖尿病患者及大多数 2型糖尿病患者，都会表现出早期视网膜病变的一些病变，且病程足够长，但只有 50% 或更少的患者会发展成增殖性疾病[183, 184]。像临床上明显的糖尿病

肾病，同样影响不到 50% 的糖尿病受试者，无论他们的糖尿病持续时间，这表明遗传因素可能参与这些严重形式的视网膜病变的发展。

一些研究已经探索了在细胞表面表达的人类白细胞抗原（HLA）与 DR 的存在或严重程度之间的关系。Rand 等[185]采用病例对照设计，发现 HLA-DR 表型为 3/4、3/X 和 4/X 的受试者与"对照"糖尿病受试者相比，在年龄、性别和糖尿病持续时间方面匹配，但没有视网膜病变，其增殖性视网膜病变的风险没有增加。这一问题也在 425 名胰岛素依赖型糖尿病患者中进行了研究，他们是从一项更大规模的基于人群的研究中随机挑选出来的[186]，这些作者发现具有 HLA-DR4$^+$DR3 表型的患者中 PDR的风险显著增加。

最近的研究已经调查了糖尿病视网膜病变遗传学的其他方面。特别值得注意的是，DCCT 研究组的一份报告，该研究组检查了具有多个糖尿病成员的 DCCT 受试者家庭中[187]，严重 DR［早期治疗糖尿病视网膜病变研究（ETDRS）评分 > 47，即严重的增殖前疾病］的家族聚集性。在调查家庭成员之间视网膜病变严重程度的相关性时发现有显著的相关性。然而，发现糖尿病肾病的家族聚集性较弱。这是令人惊讶的，因为来自其他研究的证据已经证明糖尿病肾病有相当多的家族聚集性，糖尿病的并发症现在被认为有很强的遗传成分[188-191]。

尽管许多血管生长的基因和蛋白质已经被研究与 PDR 相关，但很少有人发现 PDR 的确切易感基因。血管内皮生长因子（VEGF）是最著名、研究最深入的基因之一[192-194]。VEGF 是 VEGF 基因第8 外显子交替剪接产生的两个蛋白家族[195]，是缺血诱导血管生成和新生血管形成的重要介质。目前对血管内皮生长因子的研究主要集中在某些单核苷酸（SNP）多态性对患者的风险或保护作用的影响上[195-197]。最近，研究 PDR 患者和非 PDR 患者基因［C（–7）T, C（–634）G, T（–1498）和 G（–1190）A］启动子和 5′ UTR 区域的三个 SNP 的频率差异[196]。这些研究着眼于不同的基因群体，重点是日本和印度患者。这些基因研究的结果有时令人困惑，因为一个群体中与疾病相关的单核苷酸多态性可能不

会给另一个群体带来风险。例如，在日本人群中，C（−634）G 区的 CC 基因型与 PDR 显著相关，而在印度人群中，同一位点的 CG 基因型与 PDR 显著相关。此外，还必须考虑疾病持续时间、年龄和性别。

Ramprasad 及其同事在 2007 年描述了评估晚期糖基化（RAGE）终产物受体中 SNP 在 PDR 中的作用的工作[198]。在 RAGE 基因中至少研究了 20 种不同的多态性。受体 RAGE 与其相关的糖基化配体之间的相互作用在启动促炎级联反应中起重要作用，这种相互作用在许多慢性炎症疾病中已被研究，包括外周血管疾病和 PDR。对这些单核苷酸多态性的研究表明，疾病与 NPDR 疾病表型有关，但这种关联需要在其他独立队列中复制。最近，Balasubbu 等[199]分析了 9 个候选基因（RAGE、PEDF、AKR1B1、EPO、HTRA1、ICAM、HFE、CFH 和 ARMS2）的关联性，但仅发现一个位点与糖尿病视网膜病变有显著关联（RAGE 中的 rs2070600→降低风险）。

PDR 和终末期肾病（ESRD）是糖尿病最常见和最严重的两种微血管并发症。糖尿病患者 PDR 和 ESRD 的发生具有高度一致性，并且这些并发症有很强的家族聚集性，这表明一个共同的潜在遗传机制。然而，所涉及的确切基因和遗传变异在很大程度上仍是未知的。促红细胞生成素（EPO）是一种有效的血管生成因子，在糖尿病患者和小鼠的眼睛中观察到。通过病例对照研究和功能研究的结合，Tong 等[200]证明了 EPO 基因启动子中 SNP rs1617640 的 T 等位基因与 PDR 和 ESRD 显著相关。这项研究在三个欧美队列中进行（犹他州：$P=1.91 \times 10^{-3}$；戈金德：$P=2.66 \times 10^{-8}$；波士顿：$P=2.1 \times 10^{-2}$）。TT 危险基因型正常人玻璃体中 EPO 含量是 GG 基因型正常人的 7.5 倍。计算分析表明，rs1617640 的风险等位基因（T）与 EVI1/MEL1 或 AP1 结合位点形成了一个基质匹配，说明荧光素酶报告基因表达比 G 等位基因增强了 25 倍。这些结果提示 EPO 启动子 rs1617640 与 PDR 和 ESRD 显著相关，提示 EPO 可能是介导严重糖尿病微血管并发症的一个潜在途径[200]。

糖尿病视网膜病变的全基因组相关研究（GWAS）也在进行中。在中国台湾人群中，Huang 等在 5 个位点发现了糖尿病视网膜病变易感性的遗传关联，包括 PLXDC2 和 ARHGAP22，这些基因与内皮细胞增殖和毛细血管通透性有关[201]。此外，一个小的（286 个）墨西哥裔美国人糖尿病队列的 GWAS 鉴定出 32 个 SNP（在 11 个区域），与严重糖尿病视网膜病变的名义关联，虽然没有被定位在糖尿病或糖尿病视网膜病变的传统候选基因中[202]。本研究组和糖尿病遗传复制和 Meta 分析联合会（Diabetes Genetic Replication and Meta Analysis Consortium，DIAGRAM）对 GWAS 研究进行 Meta 分析，确定了 HNF1A 和 CDKN2A/CDKN2B 中的信号[203]。

在两个大的 1 型糖尿病队列中，发现了几个与糖尿病视网膜病变引起的视力威胁并发症相关的新基因位点，包括组蛋白乙酰转移酶 CCDC101 内含子中的 rs10521145[204]。

在全基因组 SNP 基因分型技术的快速发展和参考单倍型图谱构建的推动下，GWAS 在过去几年中成功地绘制了约 300 个性状的遗传变异图谱，其 P 值阈值为 10^{-5}。GWAS 基于一个假设，即常见疾病主要是由群体中常见的基因变异（常见疾病常见变异，common disease common variant，CD-CV）引起的，每个变异都有相对较弱的影响[205]。这一假设似乎普遍适用于许多遗传特征，如年龄相关性黄斑变性[206-208]。另一种假说是常见病罕见变异（common disease rare variant，CD-RV），或者说常见病是由于相同基因或通路中存在许多罕见变异，每一种变异都有相对强的作用。越来越多的证据表明，CD-RV 对许多疾病也适用[209-212]。在癌症、冠状动脉粥样硬化和帕金森病等疾病中，与对照组相比，在疾病样本中发现疾病基因中的非同义变异的频率更高，并且这些变体中有更高的比例被预测为具有破坏性[209, 213, 214]。CD-RV 假说下的致病变异很难在 GWAS 中检测到，因为它们与基因分型分析中包含的标记 SNP 处于非常弱的连锁不平衡状态。需要对病例和对照人群进行深度重排序以发现此类变体[215]。由于大规模重测序的高成本，目前只筛选了非常有限的候选基因。

全基因组甲基化技术已被应用于人类衰老和疾病的研究[216]。表观遗传变异可能在糖尿病视网膜病变的发展中起作用。表观遗传学涉及通过 DNA 甲基化、组蛋白修饰和 microRNA 改变基因表达。Agardh 等报道 1 型糖尿病患者与对照组相比，233 个基因的 349 个 CpG 位点的甲基化与对照组相比有显著差异，这些基因包括 *TNF*、*CHN2*、*GIPR*、*GLRA1*、*GPX1*、*AHRR* 和 *BCOR* [217]。此外，作者认为 BCOR 具有最显著的甲基化差异，可以作为预测 PDR 的生物标志物。芬兰一项大型 Finnish 研究（Finnish Study）发现 [218]，与糖尿病视网膜病变和编码组蛋白甲基转移酶的 SUV39H2 多态性有关，表明组蛋白修饰可能参与 DR 的发生。此外，Kadiyala 等 [219] 确定糖尿病组蛋白乙酰转移酶增加，可能增加炎症蛋白，导致微血管并发症。miRNA 表达的改变也发生在糖尿病眼中。这些改变包括下调 miR200，miR200 调节 VEGF [220]。miR-29b 的上调对糖尿病早期视网膜神经节细胞凋亡具有保护作用 [221]。表观遗传标志物可能在确定哪些患者易患 DR 和开发靶向治疗方面发挥作用。

五、其他眼部因素 Other Ocular Factors

Becker [222] 在 1967 年报道青光眼与糖尿病视网膜病变的患病率和严重程度降低有关。其他研究也报道了类似的结果。虽然 Becker 的说法基于其他临床观察似乎是正确的（图 48-2），但这在方法学上精确的流行病学研究中从未得到证实。这是重要的观点，应该在适当的病例对照研究中加以评估。如

果这是真的，解释就不清楚了。如果这种效应只在真正的青光眼中可观察到，而在眼压长期升高而视网膜神经节细胞或视神经纤维层未受损的高眼压中则不可见，那么它可能在某种程度上与视网膜代谢活性丧失和神经节细胞变性有关。如果这种效应仅仅与眼压升高有关，那么这种观察的解释就不那么明显了。

据报道，近视与糖尿病视网膜病变的发病率和严重程度降低有关 [223]。近视对增殖性糖尿病视网膜病变患病率的影响已被 Rand 等 [185] 证实，他发现近视大于 2 屈光度与 HLA-D 组抗原之间存在有趣的相互作用。患有增殖性视网膜病变的"病例"组中近视度数低于对照组（糖尿病持续时间为 15 年或 15 年以上，视网膜病变轻微或无视网膜病变）。与对照组相比，近视 2 天或以上、HLA-D 组表型为 3/0、4/0 或 X/X 的受试者患增殖性疾病的相对风险为 1.0（即他们的风险与对照组无差异），而所有受试者患这些 HLA-D 组表型的总体风险为 3，而不考虑屈光不正 [79]。

在糖尿病视网膜病变治疗研讨会上，Aiello 及其同事对增殖性糖尿病视网膜病变的全视网膜光凝（或分散）治疗进行了初步观察 [224]，他们注意到由于外伤、炎症等引起的大量视网膜脉络膜瘢痕的眼睛显著降低糖尿病视网膜病变的患病率和严重程度。这种影响是无法解释的，但目前最普遍的假设是，它是由于视网膜代谢减少——特别是对氧气的

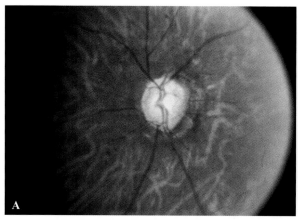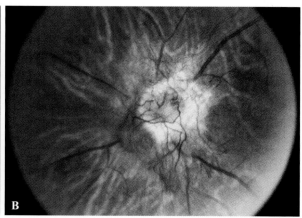

▲ 图 48-2　这位 64 岁的男性患者表现为不对称的慢性开角型青光眼和明显不对称的糖尿病视网膜病变

右眼眼压 32mmHg，视力 20/80，有青光眼性视野缺损，视神经有明显的青光眼性大视杯。左眼压力 16mmHg，视力 20/20，为生理性视杯。患者患糖尿病已有 15 年了。A. 右眼视神经的照片显示，尽管没有血管的鼻侧移位，但视神经杯盘比明显增大广；B. 左视神经有广泛的新生血管

需求减少，从而导致血管增殖（血管生成）因子的产生减少[225, 226]。这项观察的直接实际应用是试图通过广泛的中周边视网膜光凝（全视网膜或播散光凝），在医学上产生同样的效果，这项技术可以显著降低 PDR 严重视力丧失进展比例[227]。

六、不同类型糖尿病的视网膜病变 Retinopathy in Different Forms of Diabetes

没有证据表明视网膜病变在不同类型的糖尿病中是不同的。增殖性视网膜病变在 1 型糖尿病全身疾病的任何特定时期都比 2 型糖尿病更为普遍[183, 184]，但是，如前所述，尚不清楚这是否是由于两种糖尿病的不同代谢因素，或患者年龄的差异（1 型患者平均年轻得多），又或 1 型患者的平均血糖水平更高。黄斑水肿在 1 型和 2 型糖尿病患者中的发病率可能与病程有关[228]。2 型糖尿病在 30 岁以后更为常见[184]（尽管"青年 2 型糖尿病"越来越被人们所认识[229]），但是，尽管存在明显的轻度代谢缺陷，增殖性视网膜病变也可能发生（图 48-3）。同样，威胁视力的视网膜病变也可能发生在"继发"糖尿病患者，如胰腺炎、血色素沉着症或肢端肥大症后。视网膜照片如图 48-4A 和 B 所示的患者，有继发于垂体腺瘤的肢端肥大症，并伴有糖尿病视网膜病变和黄斑水肿。由于肢端肥大症已经得到治疗，并且

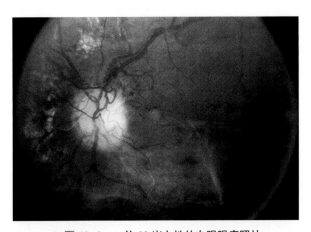

▲ 图 48-3　一位 32 岁女性的左眼眼底照片
她从 12 岁起就患有糖尿病，但从未需要使用胰岛素。在拍摄这张照片时，她一直在进行饮食管理和磺脲类药物治疗。因此，她被诊断为"青年 2 型糖尿病"。正如照片所示，她已经发展出实质性增殖性糖尿病视网膜病变，广泛的视神经新生血管和纤维胶质增生并在黄斑上产生牵引。右眼因增生性糖尿病视网膜病变合并新生血管性青光眼而失明

患者的循环生长激素水平正常，视网膜病变可能与肢端肥大症继发的糖尿病有关，或者与无论是否存在肢端肥大症都会发展成的 2 型糖尿病有关。

七、糖尿病视网膜病变研究中的动物模型 Animal Models in The Study of Diabetic Retinopathy

动物疾病模型的建立有助于对人类疾病的发病机制和治疗的研究。在动物身上已经有很多尝试复制糖尿病视网膜病变的病变。尽管有几位作者声称有阳性结果，但只有少数动物模型能产生一种或多种糖尿病视网膜病变，其有效性毋庸置疑。其中最重要的是狗，有 3～5 年的自发性[230]或诱导性[231]糖尿病。这些动物发展为毛细血管周细胞的丢失，最终也会出现内皮细胞的丧失，以及无功能、无细胞的毛细血管，毛细血管基底膜增厚和微血管瘤形成。还观察到早期视网膜内新生血管。然而，包括视网膜水肿（狗没有黄斑，因此真正的黄斑水肿无法发展）和玻璃体新生血管在内的更晚期的病变还没有报道。

由于与小动物合作的便利性，有很多人试图在啮齿动物中发展糖尿病视网膜病变，包括小鼠和（特别是）大鼠。Engerman 等[231]或 Tilton 等[230]对实验性糖尿病 1 年以下大鼠产生微血管瘤[101]和周细胞脱落[101]等病变的说法尚未得到证实。然而，有糖尿病或半乳糖血症[30, 31]的大鼠会出现视网膜毛细血管基底膜增厚，这种病变在人和动物糖尿病的体内许多微血管系统中被广泛观察到[233]。此外，18 个月或更长时间的半乳糖中毒大鼠会出现周细胞丢失，最终出现毛细血管无细胞性[84, 172, 234, 235]，而一些 30%～50% 半乳糖饮食长达 24 个月的大鼠会出现视神经周围一圈扩张的高细胞血管[84, 172, 234, 235]。这些是否代表局灶性新生血管或单纯扩张先前存在的血管通道尚不确定。特别值得注意的是，一份报道显示，短期糖尿病或半乳糖血症大鼠的周细胞和内皮细胞核及糖尿病患者供体眼视网膜毛细血管中的周细胞和内皮细胞核，都会发生凋亡，这是通过适当的核标记技术证明的[45]。长期的高血糖或半乳糖血症会导致视网膜毛细血管细胞程序性死亡，其程度比身体其他部位的毛细血管细胞更大，目前尚

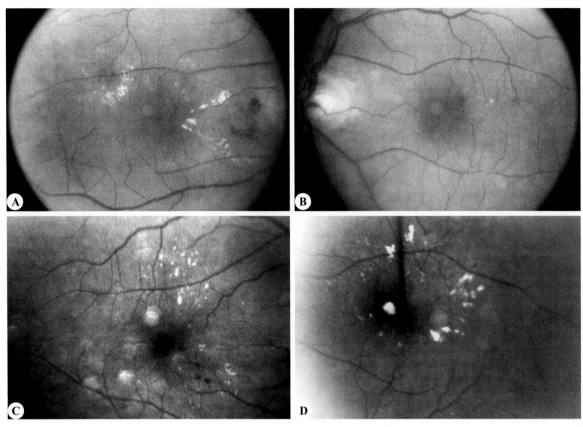

▲ 图 48-4　A. 一名 84 岁男子右眼黄斑区的照片，该男子 12 年前患有肢端肥大症。溴隐亭治疗使血清生长激素水平保持在正常范围。在发展为肢端肥大症后，他被发现患有 2 型糖尿病，并发展为背景型糖尿病视网膜病变伴黄斑水肿，为此他接受了局部氩激光光凝治疗。随后，他右眼出现视网膜中央静脉阻塞，接受全视网膜氩激光光凝治疗。尽管如此，新生血管性青光眼还是接踵而至，需要使用循环冷冻疗法和药物治疗来控制眼压并维持了一定的视力。B. 同一患者的左眼可见少量微血管瘤和少量脂质沉积。C. 一位患有肢端肥大症和 2 型糖尿病的 52 岁男子的右眼照片。溴隐亭治疗使血清生长激素水平达到正常范围。背景型糖尿病视网膜病变和黄斑水肿。D. 同一患者的左眼黄斑区，也显示背景型糖尿病视网膜病变伴黄斑水肿

不清楚这种刺激是由什么引起的。

由于它们的视网膜解剖结构与人类相似，人们可能会认为非人类长时间患有糖尿病的灵长类动物将是人类糖尿病视网膜病变的良好模型。然而，对患有糖尿病的恒河猴长达 10 年的研究显示，偶尔会出现微血管瘤，但没有其他病变[231, 236]。

糖尿病动物视网膜病变难以产生病变的一个主要原因无疑是疾病病程因素。在糖尿病犬中，至少 3～5 年的病程是视网膜病变早期病变发展所必需的，这与 1 型糖尿病患者视网膜病变发展所需的病程相同[184, 237, 238]。大鼠和小白鼠的寿命通常在 3 年以下，糖尿病发作后，这些动物很难维持 1 年以上。一些研究者报道了在喂养 50% 半乳糖饮食 28 个月的大鼠中出现类似糖尿病视网膜病变的病变[84, 172, 234]。这些病变包括周细胞"鬼影"、无细胞

毛细血管、血管扩张和扭曲。在半乳糖血症大鼠中是否有微血管瘤的发生是有争议的[45, 84, 172, 234–236]。使用高半乳糖饮食制作糖尿病视网膜病变模型，起源于一种假设，即被称为"山梨醇途径"的酶序列负责糖尿病视网膜病变的早期病变。由于半乳糖和葡萄糖是这一途径的底物，它在视网膜病变模型中的应用是对这一假说的一个很好的检验。在此之前，Kern 和 Engerman[104] 及 Kador 和合作者[82, 83]，在喂养 50% 半乳糖饮食 3～4 年的狗身上产生了糖尿病样视网膜病变。Kern 和 Engerman 还报道了在喂食 30% 半乳糖的小鼠中，在 21～26 个月内出现了糖尿病样视网膜病变[239]。他们报道，与半乳糖血症大鼠不同，半乳糖血症小鼠出现了真正的微血管瘤。这些发现提出了两个重要问题。第一，为什么小鼠、狗和人类在慢性糖尿病或半乳糖血症后会

出现微血管瘤，而大鼠却没有？第二，慢性半乳糖血症小鼠视网膜病变的存在与"山梨醇途径"是糖尿病视网膜病变的重要致病机制的假设有何关系？这两个问题将在本章后面的章节中进行更详细的讨论。

在视网膜或其他器官的微血管病变发展过程中，解剖和代谢途径的物种和器官特异性变化可能是重要的考虑因素。在糖尿病人类受试者[240]或糖尿病或半乳糖血症狗[241]的大脑中均未发现周细胞脱落和微血管瘤形成，尽管这些病变在视网膜中常见，并且存在于同一人类或动物受试者的视网膜中，但在其大脑皮质中未发现这些病变，可能有人认为，在这些研究中，用胰蛋白酶消化法检查视网膜，在这种方法中，整个完整的视网膜血管可以在显微镜载玻片上展开，并进行详细检查。这不能用大脑皮质血管系统来完成，它必须在均质化和通过只保留血管碎片的尼龙网筛分后进行组织学检查，细胞丢失或异常的毛细血管可能非常脆弱，通过这种技术可以将它们分解成更小的碎片，并在筛分过程中丢失。尽管视网膜在胚胎学上起源于大脑，而且视网膜和大脑都有一个微血管结构，其特点是内皮细胞胞质厚，内皮细胞之间连接紧密，对许多分子产生血-组织屏障，视网膜毛细血管内皮细胞管的周细胞覆盖率在已研究的两个物种（大鼠和猴子）中明显大于在这些物种的大脑中的周细胞覆盖率[242, 243]。同样的情况也可能发生在人类身上，从视网膜获得的数据与从猴子视网膜获得的数据非常相似，但是还不可能从同一个人类供体获得足以进行这些形态测量研究的视网膜和脑组织。尽管半乳糖血症大鼠会发展成糖尿病样的视网膜病变，但大鼠视网膜微循环中周细胞与内皮细胞的比例要比人类小得多[232, 242, 244]。视网膜和大脑周细胞的比较：大鼠视网膜和大脑中的内皮细胞比例与狗、小鼠和人类的比较还没有进行，但会引起人们的兴趣，因为狗、人类和（至少根据一组研究人员的说法）小鼠会发展出真正的毛细血管微血管瘤，伴有长期糖尿病（狗和人）和半乳糖血症（狗和小鼠），而大鼠则不会。

在非糖尿病动物中存在两种有用的新生血管动物模型。第一种，最初由 Ashton[222] 和 Patz[245] 描

述，是在出生后将新生的小猫或小狗暴露在高氧气环境中产生。这至少会导致周边血管收缩，或者在更严重的情况下产生全身性血管收缩[246]，然后视网膜新血管的形成。然而，这些血管是暂时性的，几周后会自动消退。该模型最初是为了模拟早产儿视网膜病变，早产儿暴露于高氧环境后可能会出现这种情况。新血管的发展，根据多年来一直被看好的假说[226]，推测是由低氧的视网膜细胞（低氧是由于高氧后的血管深度收缩）产生的"血管生成因子"引起的[247]。最近，新生期的高氧应用于小鼠和大鼠，产生了一种类似于人类婴儿早产儿视网膜病变（图 48-5）的周边视网膜新生血管模型，该模型已被用于研究血管生成因子的产生和抑制[248-250]。最近，利用过度表达 VEGF 基因的转基因小鼠，建立了第二种视网膜内和视网膜下（位于神经视网膜下，但起源于视网膜而非脉络膜循环）新生血管模型[251]。这个模型是另一个证据，表明 VEGF 能够产生视网膜新生血管，虽然在一个相当人工的情况下，可能与人类眼部疾病与新生血管无关。这些转基因小鼠的新血管从视网膜循环延伸到神经视网膜的光感受器层之下，但没有进入视网膜色素上皮。这种向外生长而不是向内进入玻璃体的原因是，用于将 VEGF 基因携带到视网膜的启动子是视紫红质

▲ 图 48-5　一只新生白化大鼠眼睛视网膜血管的平铺图。它与母鼠一起暴露在氧气环境中，出生后 14 天，每 24h 以 50% 至 10% 逐渐变化。接下来的 6 天里，动物被送回室内空气中，然后被安乐死，眼睛被摘除，视网膜血管被用组织化学技术和隔离素显示出来。这表明周围视网膜血管中有一个无灌注区，类似于人类糖尿病视网膜病变（放大倍数 15×）

基因，它定位于光感受器细胞。

八、细胞培养研究 Cell Culture Studies

完整的人类或实验动物是一个复杂的有机体，在其中研究最终导致糖尿病视网膜病变的复杂代谢途径可能是困难的。

自 20 世纪 70 年代中期以来，已经发展出分离和培养大血管和小血管组成细胞的技术，包括视网膜上的成分细胞。1975 年，Buzney 等描述了牛和猴眼视网膜微血管周细胞的培养[252]。随后，Frank 等[253-256]描述了视网膜微血管内皮细胞的培养。最近的证据表明，视网膜和视神经的胶质细胞也可能在糖尿病视网膜病变的后期，新生血管和黄斑水肿的形成中起重要作用。视网膜胶质细胞培养方法是可行的。这些技术为糖尿病视网膜病变的研究增加了额外的工具，但必须谨慎使用。人们可以利用细胞培养研究来研究某些生化过程，但要特别注意的是，所研究的过程在培养过程中并没有从体内发生的过程中得到很大的改变。对于生理功能的研究，如吞噬、细胞收缩或细胞运动，也同样适用。糖尿病视网膜病变需要在完整的人类或实验动物身上发展多年。目前尚不可能在这段时间内维持视网膜细胞的培养，也无法确定在培养过程中短时间暴露于高糖或半乳糖所产生的细胞改变在完整的视网膜上，是否与糖尿病视网膜病变在很长时间内发生的解剖和功能性病变有关。最后，尽管在一定的培养条件下[257-259]，由微血管内皮细胞和大血管内皮细胞组成的毛细血管样结构已经产生，但这些结构可能与正常血管或完整视网膜中异常的新血管并不完全相似。

尽管有这些注意事项，但使用培养的视网膜微血管细胞的一些结果似乎与完整视网膜微循环的生理学有关。这些研究包括对 D'Amore 及其相关组织[43, 44]的优雅研究（elegant studies），其中微血管内皮细胞与其他多种细胞类型共同培养，这些细胞类型被抗生素抑制生长，然后以不同比例与内皮细胞镀在一起。大多数用于共培养的细胞，包括牛 RPE 细胞、人皮肤成纤维细胞、小鼠 3T3 成纤维细胞和 Madin-Darby 犬肾细胞，都极大地促进了内皮细胞的增殖。相反，周细胞和血管平滑肌细胞显著抑制内皮细胞增殖，即使周细胞或平滑肌细胞与内皮细胞的比例低至 1∶10[43]。为了使共培养能有效地抑制内皮细胞增殖，周细胞或平滑肌细胞过程必须与内皮细胞接触。转移周细胞或平滑肌细胞培养的"条件培养基"对产生生长抑制无效。在研究其抑制机制的过程中，作者发现它是由 TGF-β 的释放和激活而产生的[44]。周细胞或平滑肌细胞单独以非活性形式产生这种多肽。共培养的细胞相互接触，产生并激活 TGF-β。这一发现提示视网膜周细胞的一个功能是抑制内皮细胞的增殖。因此，在糖尿病视网膜病变早期发生的周细胞丢失可能有助于微血管瘤（新形成的内皮细胞簇）和血管新生的后期发展。事实上，这一结果已经在一个实验中被报道，该实验使用的是 PDGF-β 基因被靶向性破坏（"敲除"）的小鼠[27]。这种遗传缺陷是致命的，但对胎儿 PDGF-β 缺陷动物的组织病理学检查显示，缺乏毛细血管周细胞（其产前发育明显受这种生长因子控制），并且在视网膜和大脑的微循环中频繁出现微血管瘤。

周细胞被认为是可收缩的细胞，通过毛细血管调节血流，类似于大血管平滑肌细胞的功能。培养的周细胞对平滑肌肌动蛋白呈免疫细胞化学阳性[260]，在培养过程中，它们要么自发收缩，要么对多种药物产生反应[262-264]。因此，视网膜微循环周细胞的丢失可能引起视网膜血流的改变。然而，完整视网膜循环中周细胞收缩的直接证据尚未获得。Tilton 等[265]对大鼠输注各种血管收缩剂后的毛细血管进行了形态计量学研究，发现骨骼肌毛细血管中的周细胞收缩，但心肌中的周细胞没有收缩。Butryn 及其同事[266]在大鼠视网膜血管中进行了一项类似的研究，研究对象是在玻璃体腔内注入一种非常强大的血管收缩剂 ET-1。尽管他们发现了小动脉平滑肌收缩的证据，但他们不能证明视网膜毛细血管周细胞收缩。

九、结论 Conclusion

我们对理解糖尿病视网膜病变的遗传易感性因素和发病机制方面取得了相当大的进展。然而，要完全阐明导致这种日益普遍的致盲性疾病的事件序列，还需要大量的额外工作。

糖尿病
Diabetes Mellitus

第 49 章

Mario Skugor 著

一、概述 Introduction

糖尿病是最常见的能量代谢紊乱。2 型糖尿病约占全部患者的 90%，其余多为 1 型糖尿病。血糖控制对这些患者至关重要，因为随着时间的推移，控制不佳会导致微血管并发症的发生。

微血管并发症影响小血管，包括肾病、神经病变和视网膜病变。在美国，57.9% 的糖尿病患者有一种或多种糖尿病并发症，14.3% 的患者有三种或三种以上[1]。糖尿病肾病定义为持续性蛋白尿 > 0.5g/d。显性肾病的特点是肾功能进行性下降，导致终末期肾病。

神经病变是一组以神经功能障碍为特征的疾病。这种情况是根据受影响的神经来分类的。神经病变的分类包括局灶性、弥漫性、感觉性、运动性和自主神经病变。

视网膜病变分为非增殖性视网膜病变和增殖性视网膜病变。非增殖性视网膜病变的特征是发生微血管瘤、静脉环、视网膜出血、硬性渗出和软性渗出（见第 50 章，非增殖性糖尿病视网膜病变与黄斑水肿）。增殖性视网膜病变定义为有或无玻璃体积血的新血管的存在（见第 51 章，增殖性糖尿病视网膜病变）。

二、视网膜病变患病率 Prevalence of Retinopathy

对于 1 型糖尿病，13% 的患者在 5 年时有视网膜病变，而 90% 的患者在 10~15 年后有视网膜病变。15 年后，25% 的 1 型糖尿病患者出现增殖性视网膜病变[1]。胰岛素治疗的 2 型糖尿病患者 5 年后视网膜病变的患病率为 40%，口服降糖药的患病率为 24%。糖尿病 15~19 年后，患病率分别上升到 84% 和 53%。增殖性视网膜病变在 2 型患者中 2% 在诊断后 5 年内出现，25% 在诊断后 25 年或更长时间出现[2]。

三、血糖控制与视网膜病变 Glycemic Control and Retinopathy

在威斯康星州的流行病学研究（Wisconsin Epidemiologic Study）[3] 中，对于年龄小于 30 岁的糖尿病患者和口服降糖药或胰岛素治疗的老年人，基线糖化血红蛋白（HbA1c）与视网膜病变的发病率和进展及增殖性视网膜病变的进展相关。

在 1441 例 1 型糖尿病患者的糖尿病控制和并发症试验（diabetes control and complications trial, DCCT）[4] 中，726 例无视网膜病变，白蛋白排泄正常，715 例有轻度至中度背景视网膜病变，白蛋白排泄正常或基线时有微量白蛋白尿。

受试者接受强化治疗或常规治疗。强化治疗包括胰岛素泵输送胰岛素或每日多次注射（每天 3 次或更多注射）。每个月都会看到参与者。

常规组每天注射胰岛素不超过两次。每 2～3 个月进行一次临床访视。平均随访 6.5 年。在整个研究过程中，常规组和强化治疗组的平均血红蛋白 A1c 分别为 9.1% 和 7.2%。临床上重要的持续性视网膜病变风险降低 70%，激光光凝风险降低 56%，持续性微量白蛋白尿的风险降低 60%。肾病也有类似的好处。更重要的是，DCCT 关闭 4 年后，常规治疗组的血红蛋白 A1c 为 8.2%，强化治疗组为 7.9%，但强化治疗组的视网膜病变事件，包括增殖性视网膜病变、黄斑水肿和激光治疗的需求仍分别低 74%、77% 和 77%[5]。

Kumamato Trial[6] 研究了 102 名 2 型糖尿病患者。将每日多次注射胰岛素的强化治疗与每日一次或两次注射胰岛素的强化治疗进行比较，结果发现血红蛋白 A1c 水平分别为 7.1% 和 9.4%。视网膜病变两步进展减少 69%，肾病进展减少 70%，神经传导速度改善。

英国前瞻性糖尿病研究（United Kingdom Prospective Diabetes Study）[7, 8] 在 5102 例 2 型糖尿病患者中，常规治疗组和强化治疗组的平均血红蛋白 A1c 分别为 7.9% 和 7%。强化组 12 年时视网膜光凝风险降低 27%。

高血压和糖尿病研究（The Hypertension and Diabetes Study）[9, 10] 是 UKPDS 研究的一部分。对 1148 例 2 型糖尿病合并高血压患者进行了研究。严密对照组平均 144/82mmHg，对照组平均 154/87mmHg。严格控制 7.5 年后，视网膜光凝减少 35%，视网膜病变恶化减少 34%，ETDRS 图表三行恶化风险降低 47%。

在 354 名 20—59 岁血压正常的 1 型糖尿病患者中，Euclid 试验（The Euclid Trial）[11] 证明赖诺普利治疗可使视网膜病变进展减少 50%，二级视网膜病变进展减少 73%，增殖性视网膜病变进展减少 82%。

这些研究在第 47 章（糖尿病视网膜病变的流行病学研究）中有更详细的讨论。

四、治疗目标 Goals of Treatment

基于上述研究，美国糖尿病协会（American Diabetes Association，ADA）[12] 建议餐前毛细血管葡萄糖为 70～130mg/dl。餐后血糖目标＜ 180mg/dl，血红蛋白（Hb）A1c 目标低于 7%。ADA 的血压目标是＜ 140/90mmHg。美国临床内分泌学协会推荐餐前血糖指标＜ 110mg/dl，餐后血糖指标＜ 140mg/dl，糖化血红蛋白指标＜ 6.5%[13]。建议的血压目标是＜ 130/80mmHg。在伴有微量白蛋白尿或蛋白尿的高血压患者中，应重点考虑 ACE 抑制剂或血管紧张素 II 受体拮抗剂。

1 型糖尿病患者应在诊断后 3～5 年内进行初步扩瞳和全面的眼部检查，2 型糖尿病患者应在诊断后不久进行眼部检查。所有糖尿病患者都应该每年进行一次眼科检查。检查应由在诊断视网膜病变方面有知识和经验的眼科医师或验光师进行。

如果血糖控制目标无法实现，或患者出现明显低血糖，糖尿病患者应咨询内分泌科医师。有糖尿病并发症的患者也应该去看内分泌医师。

建议所有患者坚持健康的生活方式，包括注意饮食、定期体育活动和戒烟。然而，大多数仍然需要药物治疗。

五、血糖控制：药物治疗 Glycemic Control: phArmacologic Treatment

表 49-1 总结了非胰岛素治疗的治疗方案。胰岛素和胰岛素类似物总结见表 49-2。

表 49–1 非胰岛素疗法

亚 组	通用名称	类 别	途 径	反 应
双胍类	格华止（二甲双胍）	敏化剂	口服	体重下降 无低血糖 胃肠道不适
噻唑烷二酮类	罗格列酮（文迪雅） 吡格列酮（Actos）	敏化剂	口服	体重增加 外周水肿
α- 酶抑制剂	阿卡波糖（Precose） 米格列醇（Glyset）	—	口服	胃肠道不适 无低血糖
磺酰脲类	氯丙酰胺（糖尿病） 格列本脲（Glyburide） 格列美脲（Amaryl） 格列吡嗪（Glucotrol） 甲苯咪唑胺（Tolinase） 甲苯磺丁酰胺（Orinase）	促分泌素	口服	低血糖 体重增加
格列奈类	那格列奈（Starlix） 瑞格列奈（Prandin）	促分泌素	口服	体重增加
艾塞那肽	Byetta	GLP-1 模拟	皮下注射	体重下降 胃肠道不适
利拉鲁肽	Victoza	GLP-1 模拟	皮下注射	体重下降 恶心
Albiglutide	Tenzeum	GLP-1 模拟	皮下注射	恶心呕吐
杜拉鲁肽	Trulicity	GLP-1 模拟	皮下注射	恶心呕吐
缓释艾塞那肽	Bydureon	GLP-1 模拟	皮下注射	体重下降 恶心
普拉姆林	Symlin	肠促胰岛素	皮下注射	体重下降 胃肠道不适 胰岛素辅助治疗
二肽基肽酶 –4 抑制剂（DPP-4s）	西他列汀（Januvia） 萨克斯列汀（Onglyza） 利奈格列汀（Trajenta）	DPP-4 ihibitors	口服	无低血糖 鼻咽炎 体重中性
溴隐亭速释片	塞克洛瑟	其他	口服	醒来后 2h 内服用
SGLT-2 抑制剂	达菲沙星 Empagliflozin Canagliflozin	SGLT-2 型	口服	降低血压可使体重减轻，每天使用一次

表 49-2　胰岛素的形式

胰岛素（品牌）		起　效	峰　值	有效期
快速作用	天门冬氨酸（NovoLog）	5～15min	30～90min	＜5h
	Lispro（Humalog）	5～15min	30～90min	＜5h
	胰蛋白酶（Apidra）	5～15min	30～90min	＜5h
	吸入胰岛素（Afrezza）	5～15min	30～90min	＜5h
短效作用	常规药物	30～60min	2～3h	5～8h
中效，基础作用	中性鱼精蛋白（NPH）	2～4h	4～10h	10～16h
长效，基础作用	甘精胰岛素（Lantus）	2～4h	无峰值	20～24h
	地特胰岛素（Levemir）	3～8h	无峰值	17～24h
	脱胶胰岛素（Tresiba）	3～4h	无峰值	36～42h
预混合	75% 赖脯胰岛素鱼精蛋白 /25% 赖脯胰岛素（Humalog Mix 75/25）	5～15min	双峰值	10～16h
	50% 赖脯胰岛素鱼精蛋白 /50% 赖脯胰岛素（Humalog Mix 50/50）	5～15min	双峰值	10～16h
	70% 赖脯胰岛素鱼精蛋白 /30% 天冬胰岛素（Novolog Mix 70/30）	5～15min	双峰值	10～16h
	70% NPH/ 30% 常规	30～60min	双峰值	10～16h

经许可，转载自 Rodbard HW, Blonde L, Braithwaite SS, et al. American Association of Clinical Endocrinologists medical guidelines for clinical practice for the management of diabetes mellitus. Endocr Pract 2008；14(6):802–803.

（一）胰岛素增敏剂 Insulin Sensitizers

1. 双胍类（二甲双胍）Biguanides（Metformin）

二甲双胍自 20 世纪 50 年代末问世，是从法国紫丁香中开发出来的，几百年来一直被用于民间医药。二甲双胍抑制肝脏葡萄糖输出，但也提高肌肉和脂肪的胰岛素敏感性。它主要影响空腹血糖水平。

二甲双胍最常见的不良反应是胃肠道症状：腹泻、恶心、腹部不适和金属味。所有这些都随着时间的推移或剂量的减少而改善。二甲双胍也有可能产生非常罕见但危及生命的乳酸中毒（＜1/10 万）。二甲双胍禁用于血清肌酐 1.5mg/dl 或更高的男性患者，或 1.4mg/dl 或更高的女性患者。最好避免在肝功能受损的患者中使用，并且应该在有急性肾功能衰竭风险的手术前 48h 停止使用，并且在证明肾功能稳定时可以恢复使用。

二甲双胍单用时不会引起低血糖。它可以导致体重减轻（3%～5% 的体重），并已证明降低血浆三酰甘油浓度（10%～20%）。

剂量通常是每天两次，但是，也可以每天给药三次（随餐服用）或每天给药一次（延长释放时间）。典型的起始剂量为每天 500mg。最大剂量为每天 2550mg，但大多数从业人员每天最多使用 2000mg。逐步滴定二甲双胍，从早餐 500mg 开始，每周增加 500mg，直到达到早餐和晚餐 1000mg 的剂量，有助于防止胃肠道不良反应[14, 15]。

2. 噻唑烷二酮类 Thiazolidinediones

噻唑烷二酮类化合物（TZD）是过氧化物酶体增殖物激活受体γ（peroxisome proliferator-activated receptor-gamma，PPARg）的激动剂，主要增强肌肉和脂肪的胰岛素敏感性和肝脏的轻度敏感性。TZD降低空腹和餐后血糖水平。

不良反应包括体重增加、皮下脂肪增多、液体潴留，通常表现为周围水肿，但有时会发生心力衰竭。因此，在功能性Ⅲ或Ⅳ级心力衰竭患者中应避免使用这些药物。TZD被证明与骨折风险增加有关，特别是在女性。2011年6月，美国食品药品管理局（FDA）在吡格列酮标签上增加了一条警告，即使用吡格列酮超过1年可能会增加患膀胱癌的风险。TZD作为单药治疗不会引起低血糖。使用吡格列酮而不是罗格列酮可降低三酰甘油，增加高密度脂蛋白胆固醇（HDL），增加低密度脂蛋白胆固醇（LDL）粒径。

每天给药一次。TZD需要2～12周才能完全生效。罗格列酮的起始剂量为4mg/d，最大剂量为8mg/d。吡格列酮的起始剂量为15mg/d，最大剂量为45mg/d[16,17]。

（二）胰岛素促分泌剂 Insulin Secretagogues

胰岛素促分泌剂刺激胰腺分泌胰岛素，从而减少肝脏葡萄糖的产生，增强肌肉和脂肪对葡萄糖的摄取。

1. 磺脲类 Sulfonylureas

磺脲类药物降低空腹和餐后血糖水平。主要不良反应包括体重增加（开始时约2kg）和低血糖。低血糖发作可能很严重（导致需要帮助、昏迷或癫痫发作），多见于老年人、肝肾功能不全患者或经常不吃饭的患者。通常每天给药一次。较新的第二代磺酰脲类药物（格列吡嗪和格列美脲）可能比较老的药物（格列本脲）有更少的低血糖风险，因为它们的作用有一定的葡萄糖依赖性[18,19]。

2. 格列奈类 Glinides

格列奈类药物的作用方式与磺脲类药物类似，但是它们起效更快，作用时间短，因此对于饮食时间不稳定的患者来说是一个很好的选择。与磺脲类药物相比，它们的低血糖风险较低，与开始治疗时体重增加的风险较低相似。肝功能不全的患者必须小心。饭前立即给药[19]。

（三）α-葡萄糖苷酶抑制剂 Alpha-Glucosidase Inhibitors

α-葡萄糖苷酶抑制药可阻断小肠刷状缘的α-葡萄糖苷酶，从而延迟碳水化合物的吸收（取而代之的是在小肠的中部和远端吸收）。它们主要针对餐后高血糖而不引起低血糖。胃肠道症状，如腹胀、腹部疼挛、肠胃气胀和腹泻，是主要的不良反应。严重肝肾功能损害的患者应避免使用。必须在含碳水化合物的食物之前给药[19, 20]。

（四）肠促胰岛素治疗 Incretin-Based Therapies

以肠促胰岛素为基础的治疗以葡萄糖依赖的方式增强胰岛素分泌和抑制胰高血糖素分泌，因此，当作为单一治疗或与二甲双胍、TZD或SGLT-2抑制剂联合使用时，不会增加低血糖的风险。口服DPP-4抑制剂，饭后增加胰高血糖素样肽–1（GLP-1）的内源性水平。GLP-1类似物作为注射给药，并在一天中提高其水平。GLP-1类似物也通过中枢作用延迟胃排空和抑制食欲，这些药物的使用会导致一些体重减轻。主要的不良反应是胃肠道症状：恶心、呕吐和腹泻。所有以肠促素为基础的治疗可能会导致急性胰腺炎的风险轻微增加，如果患者出现腹痛，必须警告他们停止治疗。

1. Exenatide

Exenatide是一种GLP-1类似物，来源于Gila兽的唾液。

皮下注射给药，每日两次，必须随餐服用。起始剂量为5mg。如果耐受该剂量，1个月后使用10mg[19]。

Exenatide的长效制剂于2012年春季上市，每周皮下注射一次。不良反应和适应证与短效exenatide相同。

2. Liraglutide

Liraglutide是另一种GLP-1类似物，它来源于人的天然GLP-1，与之保持97%的同源性。

Liraglutide每天一次，一天中任何时间服用，无须随餐服用。不良反应包括恶心、呕吐和腹泻，但只有很小比例的患者会因为不良反应而停止治疗。

初始剂量为 0.6mg/d，1 周后增加到 1.2mg/d。这种剂量被认为是治疗性的，但如果不能达到血糖目标，可以在 1 周后增加到 1.8mg/d [21]。Albiglutide 和 Dulagutide 是最近上市的两种新的 GLP-1 类似物。两者似乎都和老药一样有效。

3. 二肽基肽酶 4 抑制剂 Dipeptidyl Peptidase 4 Inhibitors

二肽基肽酶 4（DPP 4）是一种能快速降解 GLP-1 和葡萄糖依赖性促胰岛素样多肽（glucose-dependent insulinotropic polypeptide，GIP）的细胞膜蛋白。它的抑制剂增加这些肽的内源性水平，主要作用于餐后血糖水平，但空腹血糖也降低。这些药物对体重没有影响。一般情况下耐受性很好，最常见的不良反应是恶心。鼻咽炎和头痛也有所增加。

每日口服一次。在这些药物中，肾损害患者需要减少剂量 [22]。

4. Pramlintide

Pramlintide 是一种合成的胰淀素，一种由 B 细胞分泌的激素，通过中枢途径抑制胰高血糖素分泌，减缓胃排空，抑制食欲。它主要作用于餐后血糖水平。

不良反应是肠胃不适，特别是恶心和低血糖。治疗的好处包括减轻体重。

在美国，它目前只被批准作为胰岛素的辅助治疗，但它可以用于 1 型和 2 型糖尿病。加用 Pramlintide 后，患者的胰岛素需求量可减少 50%。2 型糖尿病的起始剂量一般为餐前皮下注射 60mg，1 型糖尿病的起始剂量为餐前 15mg。它可用于服用胰岛素、二甲双胍或磺脲类药物的患者 [19]。

5. 溴隐亭 Bromocriptine

溴隐亭改善血糖控制的确切作用机制尚不清楚。溴隐亭是一种中枢多巴胺激动剂，早晨醒来后 2h 内以快速释放形式给药，可改善 2 型糖尿病患者的血糖控制。

不良反应包括低血压、嗜睡和恶心。精神病患者服用溴隐亭可能会加重病情。

初始剂量为 0.8mg，每周递增 0.8mg，直至达到 1.6~4.8mg 的治疗剂量。溴隐亭与食物一起服用以减少恶心 [23]。

6. SGLT-2 抑制剂 SGLT-2 Inhibitors

最新的一组药物，SGLT-2 抑制剂，通过抑制葡萄糖 / 钠协同转运蛋白 2，阻止葡萄糖从尿液中重新吸收到循环中。这会导致糖尿增多，导致血糖水平下降，也会导致体重减轻和血压下降。FDA 已经批准达帕格列氟嗪、卡格列氟嗪和恩帕格列氟嗪在美国使用。不良反应包括生殖酵母菌感染的增加，更令人关注的是，发展为正常血糖酮症酸中毒。这种不良反应仅在上市后研究中观察到，风险很小，尚未明确定义 [24]。

7. 胰岛素和胰岛素类似物 Insulin and Insulin Analogs

胰岛素于 1921 年被发现，人类的临床试验始于 1922 年。到目前为止，它仍然是降低高血糖最直接的方法。治疗效果无剂量上限。

低血糖是主要问题。研究表明，患者因低血糖需要帮助的情况发生在每 10 万患者年中 1~3 次。体重增加可能发生在开始后，通常为 2~4kg。

大多数品牌都有小瓶和笔芯两种形式。长效胰岛素类似物（degludec、detemir 和 levemir）全天的作用非常均匀，是提供基础胰岛素的最佳选择。NPH 胰岛素在注射后有一个峰值，患者需要在注射后进食以预防低血糖。短效胰岛素类似物（apidra、glulisine 和 aspart）的起效速度和作用时间与剂量无关。正常人胰岛素起效慢，作用时间与剂量成正比。表 49-2 总结了可用的胰岛素和胰岛素类似物的不同配方 [19, 25]。

最新加入的方法是吸入式胰岛素。用于膳食覆盖。在开始治疗前需要进行肺活量测定，不能用于吸烟者和肺部疾病患者。剂量以 4 个单位递增，这可能会妨碍膳食剂量的微调。目前尚不清楚该类产品会被患者和医疗保健提供者接受到什么程度。

六、治疗起始和滴定 Initiation and Titration of Therapy

胰岛素治疗有几种不同的方案。表 49-3 总结了这些情况。所有 1 型糖尿病患者都需要使用胰岛素产品。2 型糖尿病患者也经常需要胰岛素，胰岛素可以与口服降糖药联合使用。胰岛素可通过皮下（subcutaneous，SC）注射、静脉滴注、皮下胰岛素泵治疗和吸入胰岛素等途径输送。

表 49-3　胰岛素治疗方案

胰岛素方案	糖化血红蛋白（%）	药物治疗	形　式	饮食史	生活方式	监　控
仅基础	>7.5~10	口服药物可以充分控制餐后血糖的偏移	空腹血糖高，白天血糖升高最小	少食、常规饮食；进食过量会导致餐后高血糖	不愿意做 MDI；需要口服制剂	禁食
仅基础剂量（MDI）	>7.5	—	方案可与任何模式相匹配，以实现血糖控制	该疗法可与任何饮食相匹配，以达到控制血糖的目的	不稳定的日程安排，促使血糖得到严格控制	经常进行血糖监测（至少在饭前和睡前）
每天 1 次或 2 次预拌						
快速作用模拟和中间作用	>7.5	口服制剂失效（最大耐受剂量、禁忌证、成本问题）	任何时段空腹血糖，血糖在白天升高	过量进食晚餐，进食少量午餐	一贯的日常生活，不愿做 MDI	禁食和晚餐前（如果每天注射 2 次胰岛素）
常规和 NPH	>7.5%	口服制剂失效（最大耐受剂量、禁忌证、成本问题）	任何时段空腹血糖；血糖在白天升高	等热量膳食或过量午餐	一贯的日常生活，不愿做 MDI	禁食和晚餐前（如果每天注射 2 次胰岛素）

MDI. 每日多次注射

（一）1 型糖尿病 Type 1 Diabetes

1. 多次 SC 注射 Multiple SC Injections

这种方案结合了一种长效剂，每天使用 1 次或 2 次，提供基本的胰岛素需要和一种快速作用剂，用于膳食覆盖。当以甘精氨酸或地塞米尔作为基础胰岛素开始治疗时，传统上每日总剂量的 50% 作为基础胰岛素，其余作为餐前平均分配的膳食胰岛素。膳食中胰岛素的剂量可以固定，但最好根据膳食中碳水化合物的含量来确定剂量。这就需要学习碳水化合物的计数，并知道所需的胰岛素剂量来覆盖已计数的碳水化合物。这需要糖尿病教育者的帮助才能实现。当血糖高于期望值时，患者还可以使用一个滑动量表（校正胰岛素 correction insulin）作为治疗的第三部分。

1 型糖尿病患者的安全起始每日胰岛素剂量通常为 0.3U/kg（分为长效和速效），2 型糖尿病患者为 0.5U/kg。良好控制的关键是患者的血糖自我监测，并经常调整治疗方案，直到达到控制[26]。

2. 胰岛素泵疗法 Insulin Pump Therapy

胰岛素泵通过 SC 途径连续输送胰岛素，并允许在一天的不同时期使用不同的基础胰岛素率，并在一定时间内将餐丸作为单个离散丸或延长丸（方形丸）施用，在胃排空异常的患者中，这使得胰岛素释放和膳食中葡萄糖的吸收更好地匹配。泵的使用越来越普遍，改善了血糖控制和生活质量[27, 28]，尤其应考虑以下患者：①那些不能通过基础丸疗法达到目标的患者；②经常低血糖或脆性糖尿病患者；③黎明现象患者［黎明现象是早晨（5:00—8:00）激素分泌激增的影响下，特别是皮质醇，还有生长激素、胰高血糖素和肾上腺素的影响，使早晨血糖水平升高，与睡眠现象不同，睡眠现象属于夜间低血糖引起的激素反应引起的早晨高血糖］；④孕妇；⑤低血糖意识不清，或因并发症需要加强监护的患者；⑥能够每天多次监测血糖并调整胰岛素剂量的患者。

最近，连续血糖监测仪被开发出来，每隔几分钟测量间质血糖水平，并与胰岛素泵一起使用。它们的使用可以改善糖化血红蛋白（HbA1c），减少低血糖发作的次数[29]。

（二）2 型糖尿病 Type 2 Diabetes

大约 85% 的 2 型糖尿病患者一次需要胰岛素。

一旦多种口服药物不能控制血糖，胰岛素就开始分泌。胰岛素开始使用的确切时间会有所不同，而且决定是个性化的。增加基础覆盖率是第一步，随后增加膳食覆盖率（无论是在所有膳食中还是在最大膳食中）。在某些患者中，一天两次（早餐和晚餐前）可以成功地使用预混胰岛素组合，尤其是在不吃午餐的情况下。

（三）妊娠糖尿病 Gestational Diabetes

在妊娠期糖尿病患者中，当运动和营养治疗对控制膳食和空腹血糖水平无效时，需要胰岛素治疗。单独的基础治疗可能就足够了，但通常需要每天多次注射。

非增殖性糖尿病视网膜病变与黄斑水肿
Nonproliferative Diabetic Retinopathy and Diabetic Macular Edema

Henry E. Wiley　Emily Y. Chew　Frederick L. Ferris III　著

第 **50** 章

糖尿病（diabetes mellitus，DM）是一组异质性的表现为高血糖的碳水化合物、蛋白质和脂肪代谢紊乱。糖尿病视网膜病变是一种由糖尿病慢性效应引起的微血管病变，与其他易患糖尿病的组织如肾脏和周围神经发生的微血管改变有相似之处。虽然代谢紊乱对视网膜的神经元和支持细胞有直接的影响，但视网膜血管的改变在疾病的临床表现中占主导地位，并直接与黄斑水肿和新生血管有关，这是导致视力丧失的主要原因。糖尿病视网膜病变分为非增殖期和增殖期。非增殖性糖尿病视网膜病变（nonproliferative diabetic retinopathy，NPDR）涉及视网膜内微血管的进行性改变，可导致由视网膜外新生血管定义的更晚期增殖阶段。

本章探讨 NPDR 与糖尿病性黄斑水肿（diabetic macular edema，DME）的临床表现及治疗。增殖性糖尿病视网膜病变（proliferative diabetic retinopathy，PDR）在第 51 章（增殖性糖尿病视网膜病变）中进行了综述。

一、非增殖性糖尿病视网膜病变的自然病程 Natural Course of Nonproliferative Diabetic Retinopathy

（一）无视网膜病变的糖尿病 Diabetes Mellitus Without Retinopathy

检眼镜下可见的视网膜微血管改变通常发生在糖尿病发病后数年。第 48 章（糖尿病视网膜病变的遗传学和病因机制）回顾了我们所知的导致糖尿病视网膜病变的早期生化和细胞改变，而第 47 章（糖尿病视网膜病变的流行病学研究）讨论了视网膜病变的发病率和患病率。狗和大鼠糖尿病视网膜病变的实验模型和人类验尸眼的研究表明，视网膜血管的早期改变包括毛细血管周细胞的丢失（图 50-1）和毛细血管基底膜的增厚[1-21]。

有初步证据表明，视网膜的实质细胞在疾病的早期表现出变化，包括胶质细胞的反应性、谷氨酸代谢的改变和神经元细胞的死亡[22-28]。有几项研究记录了糖尿病患者在无可见视网膜病变的情况下，对比敏感度和色觉的细微变化[29-34]，但尚不清楚这些影响是由视网膜功能缺陷引起的，还是由其他糖尿病改变如白内障引起的。在没有白内障等其他因素的情况下，糖尿病患者的中心视力（通过视力测量）和周边视力（通过普通视野检查测量）通常在出现临床明显的视网膜病变之前保持正常。

（二）微血管瘤 Microaneurysms

微血管瘤是糖尿病视网膜病变的第一个可见征象，临床上通过检眼镜发现，其直径在 25～100μm，呈深红色。虽然微血管瘤偶尔见于正常老年人，也见于其他视网膜血管疾病，如视网膜静脉阻塞和放射性视网膜病变，但它们是 NPDR 的一个特征。

微血管瘤的发生是毛细血管壁的高细胞囊状突起，在胰蛋白酶消化的视网膜支架上可以很好地看到（图 50-1D）[1]。它们的管腔有时被凝集的红细胞或血栓阻塞。随着时间的推移，它们有时会变成无细胞的，就像受损的视网膜毛细血管会演变成没有内皮细胞和周细胞的"幽灵"血管一样。微血管瘤的形成机制尚不清楚。可能的促发因素包括视网膜微环境的改变，其原因是对神经元、胶质细胞和内皮细胞的代谢作用；内皮细胞与白细胞相互作用改变导致的继发于白细胞停滞的内皮细胞损伤；内皮细胞对增殖因子和抗增殖因子之间平衡改变的反应；毛细血管壁的结构变化（如周细胞丢失）；腔内压力增加。

通过检眼镜或血管造影观察到的微血管瘤通常会随着时间的推移而出现和消失，尽管有些微血管瘤在数年内保持稳定的外观。在没有糖尿病视网膜

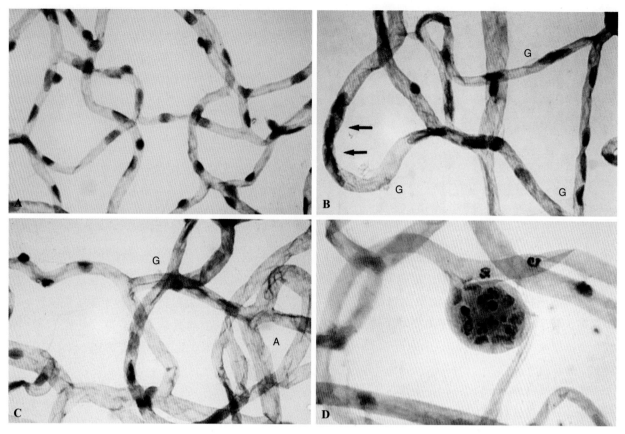

▲ 图 50-1　胰蛋白酶消化和周期性酸 –Schiff- 苏木精染色后视网膜毛细血管的显微照片，显示糖尿病视网膜病变犬模型的视网膜毛细血管改变

A. 正常毛细血管显示正常饲料喂养的对照犬内皮细胞和周细胞的典型分布（原始放大倍数，825×）；B 和 C. 在饲喂半乳糖 24 个月的狗身上可以看到幽灵周细胞（G）、内皮细胞的局灶性增殖（箭）和无细胞毛细血管（A）（原始放大倍数分别为 ×825 和 ×925）；D. 用半乳糖喂养 27 个月的狗出现微血管瘤（原始放大倍数，570×）（图片由 Dr.Peter Kador 提供）

病变的其他特征的情况下，仅存在微血管瘤仍然与正常视力相符。然而，随着微血管瘤数量的增加，视网膜病变进展的风险也随之增加 [35-37]。

（三）视网膜血管通透性增高 Retinal Vascular Hyperpermeability

血 – 视网膜屏障的细微损害可能始于疾病的早期，甚至在视网膜病变出现之前，但临床上可察觉的视网膜血管通透性增高通常伴随微血管瘤的出现。通过血管造影临床观察，渗漏可能是由微血管瘤、视网膜毛细血管或其他微血管异常引起的，其大小和程度可能有很大的差异。视网膜血管功能不全可能导致视网膜局部增厚。硬性渗出物，即血浆脂蛋白溢出和不完全吸收导致的富含脂质物质的血管外沉积物，可能会积聚。视网膜内出血出现在后

极和视网膜周边。导致 NPDR 高渗的血管改变尚不完全清楚，但可能涉及视网膜毛细血管内皮细胞之间紧密连接的功能障碍。第 29 章（血 – 视网膜屏障、免疫特权和自身免疫）讨论了血 – 视网膜屏障破坏的可能机制。

（四）糖尿病黄斑水肿 Diabetic Macular Edema

DME 是由糖尿病视网膜病变引起的黄斑增厚，是视网膜血管通透性增高和视网膜微环境的其他改变的结果，是糖尿病患者视力下降的常见原因。DME 可发生在眼内广泛的潜在视网膜病变，从轻度 NPDR 到 PDR。如血管造影所示，它可发生在视网膜血管功能不全的区域，也可发生在视网膜缺血的区域。在血管功能不全的区域，DME 可能由微血管瘤的渗漏引起，也可能由高渗透毛细血管的弥

漫性渗漏引起。在血管造影显示毛细血管未灌注的区域，在没有明显血管渗漏的情况下，视网膜增厚可能是由于缺血所致，尽管这些区域边缘的高渗透性微血管异常可能导致肿胀。黄斑水肿的特征可能是视网膜内囊肿的形成，也可能不是。在某些情况下，通常在中心凹严重增厚的情况下，也可能出现视网膜下液。然而，在没有相关的严重内层视网膜增厚（或近期有严重的内层视网膜增厚史）、偏离中心凹中心或与任何视网膜色素上皮异常（如视网膜色素上皮脱离）相关的情况下出现视网膜下液，应立即考虑其他情况。

DME 的发病机制仍不清楚，部分原因是缺乏良好的动物模型。第 48 章（糖尿病视网膜病变的遗传学和病因机制）回顾了我们所知的导致 DME 的早期生化和细胞改变，而第 30 章（黄斑水肿的机制及治疗途径）讨论了不同原因的黄斑水肿发病机制中涉及的因素。

视网膜增厚和硬性渗出的中心凹外病灶可能不会引起症状或影响视力，但涉及或威胁黄斑中心的 DME 具有明显的视力丧失风险。在糖尿病视网膜病变早期治疗研究（ETDRS）中，未经治疗的 DME 累及或威胁黄斑中心的患者出现中度视力丧失（对数视力表上的 3 行或更多行下降，相当于初始视力的 2 倍）的 3 年风险为 32%[38]。DME 的自然历史是可变的。在某些人看来，它可以持续多年，而在另一些人看来，它可能会自发地解决。第 47 章（糖尿病视网膜病变的流行病学研究）讨论了 DME 的发病率和患病率及由此引起的视力丧失。

（五）毛细血管闭合、微血管重塑与视网膜缺血 Capillary Closure, Microvascular Remodeling, and Retinal Ischemia

糖尿病视网膜病变最严重的后果之一是功能性视网膜毛细血管的逐渐丧失。胰蛋白酶 - 视网膜消化制剂显示出无细胞毛细血管或"鬼影"血管的区域，这些血管失去了内皮细胞和曾经排列在它们周围的周细胞（图 50-1C）。当这种无细胞毛细血管的斑块（最初在 NPDR 过程中出现）增多并汇合时，供应这些毛细血管的终末小动脉常常闭塞。组织切片中的去细胞毛细血管区域与荧光素血管造影显示的毛细血管未融合区域相对应[39]。邻近这些视网膜缺血区域，常有成群的微血管瘤和高细胞血管形成。很难确定这些血管是否代表视网膜中原有的毛细血管改变或新生血管形成。这些血管在临床上被描述为视网膜内微血管异常（intraretinal microvascular abnormalities，IRMA），这个术语旨在兼顾这两种可能性。

进行性毛细血管闭合和导致的视网膜缺血通常与 IRMA 增加、视网膜内出血和静脉畸形如节段扩张（静脉串珠）有关。偶尔，在广泛的毛细血管不灌注的情况下，视网膜获得一个无特征的外观，相对缺乏可见血管、出血或微血管异常。视网膜缺血是 NPDR 视力下降的另一个原因，通过刺激血管内皮生长因子 a（VEGF-a）和其他血管生成因子的表达，在 PDR 的发病机制中起着重要作用[40, 41]。第 51 章（增殖性糖尿病视网膜病变）讨论了 PDR 的自然过程。

（六）玻璃体凝胶与玻璃体视网膜界面的改变 Alterations of the Vitreous Gel and Vitreoretinal Interface

玻璃体凝胶在 PDR 的纤维血管增殖中起关键作用，但在视网膜病变的早期也可能发挥重要作用。视网膜前膜的形成是由于玻璃体凝胶的液化和玻璃体视网膜界面的影响引起的，随着年龄的增长，在健康的眼睛中可能发生，但在糖尿病眼睛中更为常见[42-46]。据推测，玻璃体凝胶的液化与玻璃体视网膜后粘连的减少不成比例，可能是许多玻璃体视网膜疾病的病理生理学基础，在玻璃体切割术中的观察表明，在糖尿病视网膜病变的情况下，后皮质玻璃体往往更贴附于视网膜[47]。研究记录了糖尿病患者玻璃体凝胶的一些生化变化，包括胶原纤维交联增加，晚期糖基化终产物的积聚，这些终产物可能增强玻璃体视网膜粘连和刺激视网膜胶质细胞反应，以及各种可溶性蛋白浓度的改变[48-52]。

玻璃体凝胶在糖尿病视网膜病变病理生理学中的作用可能超出其对视网膜施加机械作用的能力。例如，有证据表明玻璃体可以作为眼内氧分压的重要调节器，这一发现可能对糖尿病视网膜病变和其他涉及视网膜缺氧的疾病具有重要意义[53, 54]。

二、非增殖性糖尿病视网膜病变的临床评价 Clinical Evaluation of Nonproliferative Diabetic Retinopathy

糖尿病患者的综合评价首先要确定与糖尿病视网膜病变及其进展相关的眼外因素。这些因素在这里简单介绍，并在第 47 章（糖尿病视网膜病变的流行病学研究）中详细讨论。可向患者询问相关病史，并根据需要补充其初级保健医师或内分泌科医生的记录。

（一）糖尿病病程 Duration of Diabetes Mellitus

糖尿病持续时间与视网膜病变风险密切相关。基于人群的流行病学研究的横断面和纵向分析已经确定了视网膜病变的患病率与疾病持续时间之间的关系[55-64]。威斯康星州糖尿病视网膜病变流行病学研究（The Wisconsin Epidemiologic Study of Diabetic Retinopathy，WESDR）检查了糖尿病视网膜病变的患病率和严重程度，其中年轻发病组包括在评估时服用胰岛素的 30 岁以前诊断为糖尿病的患者（主要是 1 型糖尿病）和老年发病组包括诊断为糖尿病的患者对于 30 岁或以上的糖尿病（主要是 2 型糖尿病），后者根据评估时是否使用胰岛素进行细分。自 20 世纪 80 年代收集 WESDR 数据以来，考虑到糖尿病治疗的临时进展和不断发展的护理标准，视网膜病变的患病率可能有所改变，但 WESDR 仍然是美国糖尿病视网膜病变流行病学最确定的信息来源之一。在年轻发病组，糖尿病病程少于 5 年的患者中有 13% 出现视网膜病变（包括 NPDR 或 PDR），病程在 10～15 年的患者中有 90% 出现视网膜病变[59]。在使用胰岛素的老年发病组中，40% 的病程小于 5 年的患者和 84% 的病程为 15～19 年的患者出现视网膜病变，而不使用胰岛素的老年发病组的相应比例分别为 24% 和 53%[58]。

在 2 型糖尿病患者中，发病往往比 1 型糖尿病更为隐匿，并且高血糖可在数年内保持无症状，诊断年龄可能并不总是准确反映疾病持续时间。美国疾病控制和预防控制中心估计，美国有 2910 万人患有糖尿病，其中 810 万人不知道自己患有糖尿病[65]。未确诊的 2 型糖尿病的患病率被认为是解释 2 型糖尿病患者在确诊后不久出现视网膜病变的主要因素（在 WESDR 中未服用胰岛素且病程少于 5 年的老年发病组中为 24%），而 1 型糖尿病患者（13% 的年轻发病组中为糖尿病）疾病持续时间少于 5 年）。

（二）高血糖 Hyperglycemia

高血糖程度与糖尿病视网膜病变的存在和严重程度之间的关系已在观察研究和临床试验中得到了广泛的研究。观察研究表明，高血糖与糖尿病视网膜病变的患病率和严重程度增加有关[56, 58-61, 63, 64]。一些关键的随机对照临床试验表明，更好的血糖控制与糖尿病继发并发症（包括糖尿病视网膜病变）的风险降低有关[66-73]。

在糖尿病控制和并发症试验（the diabetes control and complications trial，DCCT）中，1441 名 1 型糖尿病患者被随机分为常规胰岛素治疗组和强化胰岛素治疗组，随访 4～9 年[66, 67, 70, 73]。两组糖化血红蛋白[血红蛋白 A1c（HbA1c）]的平均差异几乎为 2%。DCCT 的定义，强化胰岛素治疗与糖尿病视网膜病变的发生和发展的风险降低相关。在入组时无视网膜病变的患者中，与常规治疗组相比，强化胰岛素治疗组发生视网膜病变的 3 年风险降低了 75%。在基线检查时已有视网膜病变患者中，更好的血糖控制的益处也很明显，与对照组相比，视网膜病变的进展率下降了 50%。在 6 个月和 12 个月的随访中，更强化胰岛素治疗对视网膜病变的进展产生了小的不良影响，与其他血糖控制试验所描述的相似。然而，在开始更好地控制高血糖时很少或没有视网膜病变的眼睛中，发现这种视网膜病变的"早期恶化"不太可能威胁视力。当 DCCT 结果按糖化血红蛋白水平分层时，HbA1c 每降低 10%，视网膜病变进展的风险就会降低 35%～40%（如从 8% 降至 7.2%）。与糖化血红蛋白 7% 左右的患者相比，糖化血红蛋白 10% 左右的患者进展风险增加了 5 倍。值得注意的是，糖尿病的其他微血管并发症（包括肾病和周围神经病变）在统计学上也有显著减少，DCCT 中血糖控制更为严格。

当随机对照临床试验完成时，DCCT 参与者被告知研究结果并进入研究的随访阶段，即糖尿病干预和并发症流行病学（the Epidemiology of Diabetes Intervention and Complications，EDIC）研究[70]。经另外 7 年的随访，两个治疗组的 HbA1c 值无显著差异（8.1% vs. 8.2%，P=0.09），接受 DCCT 强化治疗的患者的视网膜病变进展率仍显著低于接受常规治疗的患者。因此，在 6.5 年的时间内进行更严格的血糖控制的益处远远超过了两组之间的血糖控制差异时期。

在英国前瞻性糖尿病研究（the United Kingdom Prospective Diabetes Study，UKPDS）中，3867 名新诊断的 2 型糖尿病患者被随机分为常规治疗组和胰岛素或磺脲类药物强化血糖控制组[68, 69]。在接受常规治疗的受试者中，超重者服用二甲双胍，非超重者不服用该药物。12 年后，与常规治疗相比，接受强化血糖控制组的患者视网膜病变进展率降低了 21%，激光光凝治疗的使用率降低了 29%。HbA1c 每降低一个百分点（如 9% 降至 8%），疾病微血管并发症的风险就会降低 35%。

最近，UKPDS 的结果已经被另一项大型随机对照临床试验，即糖尿病心血管风险的控制行动（Action to Control Cardiovascular Risk in Diabetes，ACCORD）的研究所证实。ACCORD 研究将 10251 例 2 型糖尿病患者随机分为非常严格血糖控制组（靶向糖化血红蛋白低于 6%）和标准治疗组（靶向糖化血红蛋白介于 7%～7.9%）。通过比较基线和 4 年时的眼底照片，评估 2856 名参与者的亚组视网膜病变进展情况[72]。在这一亚组中，强化治疗组的 HbA1c 中位数为 6.4%，而接受常规治疗组的 HbA1c 中位数为 7.5%。强化治疗组 4 年时视网膜病变进展率为 7.3%，而标准治疗组为 10.4%（OR = 0.67；95% CI 0.51～0.87；P=0.003）。与评估血压和血脂控制的其他研究一起进行的血糖试验提前终止，中位数为 3.7 年，因为与标准对照组相比，强化控制组的受试者死于各种原因的死亡率增加（分别为 5% 和 4%），而非常密集的控制方法被放弃了。

（三）高血压 Hypertension

除了评估血糖控制差异的效果外，UKPDS 还提供了更严格的血压控制（以低于 150mmHg 的收缩压为目标）和不严格的血压控制（以收缩压低于 180mmHg 为目标）之间的随机比较新诊断的 2 型糖尿病。

研究结果表明，严格控制血压与降低视网膜病变进展的风险相关[74]。在 1148 名 UKPDS 高血压患者中，758 人被分配到更严格的血压控制组，390 人被分配到不太严格的控制组，中位随访时间为 8.4 年。与低强度的血压控制相比，高强度的血压控制可减少 37% 的糖尿病微血管并发症，主要是降低视网膜光凝的风险。早期一份评估各种降压药物对糖尿病视网膜病变影响的报道指出，即使在血压正常的人中，血管紧张素转换酶的抑制也可能有特殊的益处。UKPDS 包括在更密集的血压控制臂中随机比较 β 受体拮抗剂和血管紧张素转换酶抑制剂。β 受体拮抗剂和血管紧张素转换酶抑制剂两个治疗组均从更严格的血压控制中获益，两者之间没有统计学上的显著差异，表明治疗效果可能是由于血压降低而不是血管紧张素转换酶抑制剂的特异性作用。

ACCORD 研究试图通过评估非常严格的血压控制对视网膜病变的影响来扩展 UKPDS 的结果。在这项研究中，10 251 名 2 型糖尿病患者中的 4733 人被随机分配到非常严格的血压控制（目标是收缩压小于 120mmHg）或标准血压控制（目标是收缩压小于 140mmHg）。根据基线和 4 年时的眼底照片对比，对 1263 名参与血压试验的受试者的子集进行了视网膜病变进展的评估，就像研究中的血糖组一样[72]。两组 4 年时视网膜病变的进展率无显著差异（强化治疗组为 10.4%，标准治疗组为 8.8%，OR = 1.23；95% CI 0.84～1.79；P=0.29）。在这方面，UKPDS 和 ACCORD 研究的结果并不一定是矛盾的，因为在两个试验之间，用于更严格控制血压的目标不同。

（四）血脂异常 Dyslipidemia

在 WESDR 和 ETDRS 中血浆胆固醇水平升高与视网膜硬性渗出的严重程度相关[75, 76]。独立于同时发生的视网膜增厚，基线时视网膜硬性渗出物的严重程度与 ETDRS 的视力下降相关。在研究过程中，视网膜硬性渗出物的严重程度也是中度视力丧失的重要危险因素。血浆三酰甘油水平升高与ETDRS 患者发生高危 PDR 的风险增加相关[77]。最近的两项随机对照临床试验表明，非诺贝特与他汀类药物联合应用于血脂升高的患者，可降低糖尿病视网膜病变进展的风险，同时仅对血脂谱有轻微改变[72, 78]。目前尚不清楚非诺贝特对糖尿病视网膜病变的作用是继发于其血脂调节活性还是其他机制。

（五）其他眼外因素 Other Extraocular Factors

妊娠期糖尿病视网膜病变可急剧恶化。第 95 章（妊娠相关疾病）回顾了妊娠期视网膜病变的自然史。以蛋白尿、蛋白尿或肾衰竭的表现来衡量糖尿病肾病与视网膜病变的进展不一致[77, 79, 80]。在两个小病例系列和两个流行病学研究中，贫血与糖尿病视网膜病变的进展有关[77, 81-83]。ETDRS 发现，在一个校正的多变量模型中，血细胞比容降低与高危 PDR 发生率增加之间存在关联。一些报道提示糖尿病神经病变或心血管自主神经病变与视网膜病变的进展有关[77, 84, 85]。在了解遗传因素对糖尿病发展的贡献方面取得了重大进展，特别是 1 型糖尿病以及该疾病的某些家族性和综合征变异，但确定糖尿病视网膜病变发展和进展的遗传危险因素一直是一个挑战。第 48 章（糖尿病视网膜病变的遗传学和病因机制）回顾了我们对糖尿病视网膜病变遗传学的现有知识。

（六）眼科评价 Ophthalmic Evaluation

糖尿病患者的眼科评估从确定眼部病史的相关特征开始，包括糖尿病视网膜病变或 DME 的既往诊断、共病眼病及既往的医疗或外科治疗。现有视网膜病变的严重程度是视网膜病变进展和视力丧失的一个强有力的预测因素，正如下文中所讨论的。任何先前治疗的知识最近对于 NPDR 和 DME 的管理变得更为相关。越来越多的治疗方案和个体间治疗效果的差异使得管理算法更加复杂，临床决策更依赖于对先前治疗策略成功与否的评估。大多数药理学治疗没有留下像激光光凝术留下的瘢痕那样的永久性痕迹，这使得临床医师更依赖于病史采集和以往治疗记录的回顾，以获得先前治疗的证据。

糖尿病患者的全面眼科检查包括：视力和眼压（IOP）的测量、裂隙灯生物显微镜对眼前节段的评估、必要时的房角镜检查（如在眼压升高、虹膜新生血管或青光眼的情况下）及散瞳眼底检查[86]。瞳孔扩张前对眼前节段的评估可以显示虹膜新生血管或瞳孔扩张后不可能出现的前房角。瞳孔的扩张对于充分评估后段是很重要的。在没有瞳孔扩张的情况下，只有 50% 的眼睛被正确诊断为视网膜病变的存在和严重程度[87]。

检眼镜检查，包括后极的立体评价和玻璃体凝胶和周边视网膜的显示，仍然是 NPDR 和 DME 的临床诊断和表征的标准。后极检查最好使用裂隙灯生物显微镜和辅助透镜。手持式副透镜可提供后极和中周边视网膜的充分可视化，但在需要更高立体感和辨别力的情况下，可使用在施用局部麻醉药滴剂后耦合到眼表面的检查用接触镜。周边视网膜通常使用间接检眼镜进行检查，但当需要高倍放大时，带辅助透镜的裂隙灯生物显微镜可作为补充或替代。在高倍镜下，与眼表接触的三镜或四镜接触镜也可用于检查周边病变。无红光照可用于突出视网膜血管和 NPDR 相关病变，如微血管瘤、出血和IRMA。

（七）辅助眼部成像 Ancillary Ocular Imaging

临床上常用的 NPDR 和 DME 的成像方法包括眼底摄影、荧光素血管造影（FA）和光相干断层扫描（OCT）。

1. 眼底摄影 Fundus Photography

眼底摄影是评价个体患者和临床试验参与者视网膜病变进展的有价值的临床工具。在临床实践中，摄影被用来记录视网膜病变的状况和治疗的效果。尽管在检测糖尿病视网膜病变的细微特征（如IRMA 和早期视网膜外新生血管）方面并不总是像检眼镜一样敏感，但在记录特定患者的某些发现方面是有用的。例如，它可以用来记录 DME 硬性渗出物的范围和分布、严重 NPDR 的视网膜改变程度及激光光凝烧伤的出现。第 51 章（增殖性糖尿病视网膜病变）讨论了它在记录新生血管、纤维增生和视网膜牵引的程度和特征方面的作用。能够让临床医师立即获得高分辨率图像的数字系统的发展，扩大了眼底摄影在临床实践中的作用，促进了记录保存、提供者之间的信息共享，以及将图像用作患者的教学工具。

2. 荧光素血管造影 Fluorescein Angiography

荧光素血管造影，包括在静脉注射碳氢化合物染料荧光素钠后，使用配有适当过滤器的摄像机对眼底进行摄影或摄像，已经在眼科临床应用了 50 多年，在第 1 章（荧光素血管造影：基本原理及释义）中有详细描述。FA 在糖尿病视网膜病变的临床评价中有多种用途。由于静脉注射荧光素钠可能与危及生命的不良反应相关（估计死亡风险约为 1/200 000）[88]，因此用于评估糖尿病视网膜病变的 FA 在很大程度上局限于管理的重要方面取决于测试结果的环境。FA 已广泛应用于糖尿病视网膜病变的评价，目前尚不清楚其对糖尿病的危害。肾病或肾功能衰竭不是检测的禁忌证[89]。在 NPDR 中，FA 最常用于在眼科镜下诊断的 DME 的进一步表征（图 50-2），其在这种情况下的应用在下文中讨论。

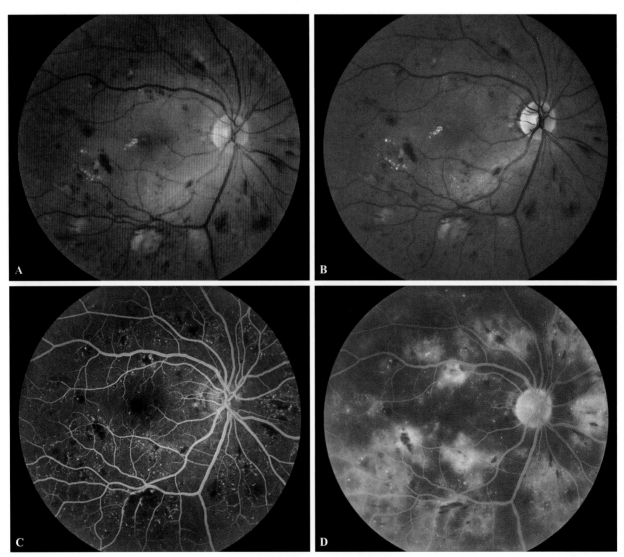

▲ 图 50-2　重度非增殖性糖尿病视网膜病变和糖尿病黄斑水肿

A. 图示微血管瘤、视网膜内出血、棉絮斑和硬性渗出物的彩色照片。弥漫性、严重的视网膜增厚，在生物显微镜下立体观察可见。微血管瘤表现为大小不等的小红点。有许多斑点和火焰出血，大多数可以很容易地与微血管瘤的大小和不太明显的界限区分。硬性渗出物的点状和较大的病灶表现为黄白色的视网膜内沉积物，边界清晰，最突出的是颞侧到中心凹。B. 无赤光照片提供对比度，突出显示在彩色图像中看到的异常。C. 荧光素血管造影，早期照片。微血管瘤可形成大小不等的高荧光点。注意血管造影可以显示彩色或无赤光照片中不易看到的微血管瘤。出血和硬性渗出物是低荧光的。在黄斑外可见显著毛细血管无灌注的区域，可见毛细血管的正常、微弱、弥漫性高荧光消失的区域，许多区域因微血管异常而形成明显的界限。D. 荧光素血管造影，晚期。多灶性迟发性渗漏是由视网膜毛细血管功能不全、微血管瘤和微血管畸形引起的界限不清的高荧光（National Eye Institute, Bethesda, MD）

FA 也可用于检眼镜检查和其他微创检查不能完全解释的视力丧失。在某些情况下，在血管造影的动静脉传输期，涉及中心凹和中心凹旁的显著毛细血管无灌注，提示黄斑缺血是视力丧失的原因。在其他情况下，FA 可能提示与糖尿病视网膜病变无关的视力丧失的其他原因。

FA 偶尔用于假定 NPDR 的眼，以寻找检眼镜或眼底摄影未发现的视网膜外新生血管的早期病变，例如在视网膜前或玻璃体积血提示 PDR，但检眼镜未发现出血原因的情况下。这项技术要求眼底不被出血过度遮蔽，并使用广角镜头或"扫描"视野尽可能多地成像视网膜。它的成功取决于视网膜外新生血管特征性的荧光染料的显著渗漏，通常在其他血管改变的背景下很容易看到，但重要的是要注意，视网膜内的改变，如 IRMA，可以表现出类似的渗漏。有时立体图像或进一步的检眼镜检查可以阐明视网膜外新生血管的性质和相关的渗漏。

糖尿病视网膜病变严重程度的常用分级系统不考虑 FA 的发现，FA 也不用于疾病分类。FA 是检测 NPDR 早期特征如微血管瘤和视网膜毛细血管通透性增高的敏感手段，但临床上并不适用于轻度视网膜病变的筛查[86]。

3. 光相干断层成像 Optical Coherence Tomography

OCT 是近红外光低相干干涉技术对眼内结构进行横断面成像，在过去的 20 年中，OCT 作为一种快速、无创的方法出现在 NPDR 和其他黄斑病变的视网膜、玻璃体视网膜界面和视网膜色素上皮（RPE）的成像中。第 3 章（光相干断层扫描）讨论了 OCT 的基本原理及其在视网膜评价中的应用。在 NPDR 中，OCT 通常被用来表征 DME（图 50-3）和玻璃体视网膜界面的异常。

技术进步的快速步伐，导致许多系统中光谱域成像和图像配准能力的提高，使得当前可用的 OCT 平台在图像采集、处理和输出指标方面具有很大的可变性。例如，谱域 Cirrus OCT（Carl Zeiss Meditec, Dublin, CA），尽管其输出在许多方面与时域 Stratus-OCT（Carl Zeiss Meditec）相似，但它使用一种独特的自动分割算法，其结果是视网膜厚度值为 30～55μm，比 DME 眼的 Stratus-OCT 报告的高[90]。对 OCT 扫描进行有意义的解释需要熟悉所使用的系统，包括了解扫描采集、扫描质量指标、原始数据处理、自动分割算法和输出度量的格式，以及系统软件用来比较给定测量值和正常范围的任何标准数据库的知识。在比较使用不同系统获得的 OCT 扫描时需要谨慎，而使用 OCT 的临床研究人

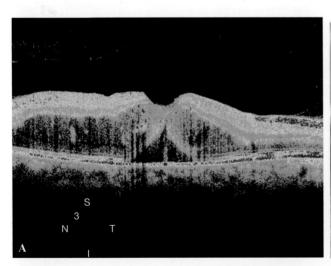
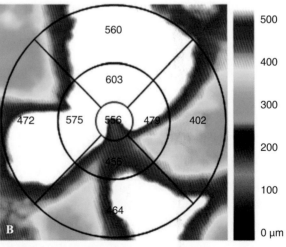

▲ 图 50-3　非增殖性糖尿病视网膜病变和糖尿病黄斑水肿黄斑增厚的光相干断层扫描特征

A. 用光谱域 OCT 系统（Cirrus, Carl Zeiss Meditec）对图 50-2 所示的黄斑进行成像，获得 6mm 水平线扫描，显示视网膜明显增厚，同时存在中心凹下液体。在图 50-2 中可见的点状近中心凹的脂质显示为视网膜内小的高反射灶，就在中心凹的颞侧。B. 通过自动分割 6mm×6mm 512×128 黄斑立方体扫描（Cirrus, Carl Zeiss Meditec）生成的伪彩视网膜厚度图，覆盖标准的 9 个网格区域，显示每个子区域的平均厚度值。根据与 Cirrus 标准数据库数据的比较，在所有子区域中，99% 的正常眼的平均厚度大于正常眼（National Eye Institute, Bethesda, MD）

员在规划研究时必须解决这些问题，这些研究要求临床部位之间的数据标准化。

利用光谱域和扫描源 OCT 机器和专用处理软件开发的用于血流体积分析的技术允许对视网膜和脉络膜血管进行高分辨率无创成像[91, 92]。初步报告检测糖尿病视网膜病变患者的 OCT 血管造影，显示了成像微血管瘤、微血管异常、毛细血管无灌注和视网膜外新生血管的能力[91-93]。OCT 血管造影图像在关键方面与荧光素血管造影图像不同（如 OCT 血管造影不能评估荧光素血管造影上被视为染色和渗漏的血管功能不全），目前的技术受到运动伪影敏感性的限制，但该技术为糖尿病视网膜病变的研究和临床评价提供了广阔的前景。

糖尿病视网膜病变临床研究网络（Diabetic Retinopathy Clinical Research Network, DRCR.net）[94]是一个由美国和加拿大 100 多个站点组成的协作网络，致力于糖尿病视网膜病变的多中心临床研究，该网络的研究人员已严格评估 OCT 作为糖尿病眼黄斑厚度的检测手段。迄今为止的大多数 DRCR.net 试验都是使用时域 Stratus OCT 及其称为快速黄斑厚度图（fast macular thickness map）的扫描算法进行了试验，该算法沿着在一个共同中心相交的六条放射线（每条 6 mm 长）中的每一条获得 128 次轴向扫描（A 扫描），总扫描时间为 1.9s。最近的 DRCR.net 试验已经使用了更多的新的光谱域 OCT 平台，提供了更高密度的具有可比采集时间的 A 扫描。同时使用时域和谱域系统使得有必要开发用于比较不同 OCT 平台上生成的厚度值的转换算法[95]及最近的 DRCR。三种血管内皮生长因子拮抗剂治疗 DME 疗效比较的净试验，使用将所有厚度测量值转换为时域等效值进行分析和报告[96]。

DRCR.net 研究者比较了 97 例有轻微或无视网膜病变、检查时没有黄斑中心增厚的患者的标准九视野厚度网格中心亚区的厚度与 Stratus OCT 数据库中的正常值[97]。结果显示，有轻微或无视网膜病变的糖尿病眼中心亚区平均厚度与数据库中非糖尿病个体的正常值之间无显著差异，提示在没有视网膜病变的情况下，糖尿病的存在与中心亚区平均厚度的临床重要改变无关。研究发现男性和女性的旁中心区平均厚度在统计学上有显著差异，与其他报

告的发现相似。

DRCR.net 研究人员评估了 DME 眼 OCT 的再现性，并建立了视网膜厚度有意义变化的阈值。在一项评价 DME 日变化的前瞻性多中心一天研究中，107 名 DME 患者的 212 只眼在生物显微镜下累及中心凹中心，中心亚区平均厚度大于等于 225μm，在 Stratus OCT 上多次成像，扫描结果由阅读中心进行评估[98]。两只眼在一天中被成像 6 次，在这 6 个位置中的每一个位置都产生一对扫描，对质量不理想的扫描进行重复成像。在可能的 1284 对中，1223 对被分析。中心亚区平均厚度比中心凹厚度的再现性好，考虑到前者包含更多的数据点，这并不奇怪。中心亚区平均厚度重复测量的中间绝对差值为 7μm。以两次测量值之间的百分比差值表示，中心亚区平均厚度小于 400μm 的眼的 95% CI 的一半宽度为 10%，中心亚区平均厚度等于或大于 400μm 的 95% CI 的一半宽度为 13%。作者得出结论：使用 Stratus OCT 测量 DME 时，中心亚区平均厚度的变化可能大于 11%。

（八）非增殖性糖尿病视网膜病变的眼底病变 Funduscopic Lesions of Nonproliferative Diabetic Retinopathy

小的或无灌注的微血管瘤在检眼镜上可能无法辨认，但那些可见的微血管瘤在视网膜内以直径 25～100μm 的深红色小点出现（图 50-2A 和 B 和图 50-4）。NPDR 中的微血管瘤通常出现在后极，但

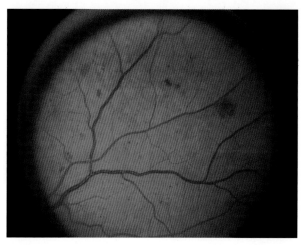

▲ 图 50-4　标准照片 2A，出血 / 微血管瘤的中间标准。糖尿病视网膜病变改良 Airlie House 分类的 ETDRS 扩展。图片由 **Diabetic Retinopathy Study Research Group** 提供

也可出现在外周和中周视网膜，特别是在较严重的视网膜病变中。它们可能是孤立的，也可能成群出现。它们可能在数月甚至数年内保持稳定，但许多最终消失。在 FA 上，微血管瘤在动静脉期间在视网膜内以高荧光点的形式可见（图 50-2C）。这种高荧光通常在血管造影的后期持续存在，并且可能与中晚期的漏影有关（图 50-2D）。FA 是一种敏感的微血管瘤检测方法，可显示在检眼镜上不明显或不明显的病变。

NPDR 的视网膜内出血在外观上是可变的，就像其他视网膜疾病一样（图 50-2A 和 B 和图 50-4）。斑点状出血通常很小，边界清晰，有时在检眼镜上与微血管瘤难以区分。由于火焰出血位于神经纤维层，其出血的范围更大、边缘更明显。视网膜内出血在 FA 上表现为低荧光，阻断了潜在脉络膜的正常荧光，因此 FA 提供了微血管瘤和出血之间的现成区分（图 50-2C）。视网膜内出血可出现在后极和更周边视网膜，并经常出现和消失数周或数月。视盘出血不是糖尿病视网膜病变的典型表现，应怀疑是新生血管或影响视神经共病状态。视网膜的一个部分和另一个部分之间出血密度的变异是常见的，但显著的不对称性有时表明视网膜分支静脉阻塞等叠加过程。

检眼镜下可见硬性渗出物，视网膜内有明显界限分明的黄白色沉积物（图 50-2A 和 B 和图 50-5）。在 OCT 线扫描中，视网膜内可见高反射病灶（图 50-3A）。通过立体观察，它们很容易与位于视网膜外部的 drusen 区分开。硬性渗出物常分布在水肿性视网膜和非水肿性视网膜的交界处。它们可能在显著的血管通透性高的区域（如一簇微血管瘤）周围形成环状。它们往往形成于后极与黄斑增厚有关，但小集合有时出现在更多的周边视网膜。它们在 FA 上呈低荧光，阻断潜在的脉络膜荧光（图 50-2C）。硬性渗出物可能在数月或数年内出现或消失。严重时，它们可能会发生学改变，并可能导致视网膜下纤维化。

棉絮斑是影响视网膜神经纤维层的相对缺血斑，在检眼镜上可以看到，是位于内层视网膜的小白斑，边缘纤细（图 50-2A 和 B 和图 50-6）。它们在 FA 上是低荧光的，阻断了潜在的脉络膜荧光

（图 50-2C 和 D）。它们通常在数周或数月内出现或消失。

在晚期视网膜病变的情况下，主要的视网膜血管可以表现出外观上的变化。小动脉可能看起来变细或变白。小静脉可能出现扩张和扭曲。偶尔出现静脉环。静脉串珠包括血管管径改变的局部区域，可见相对扩张和收缩的交替区域（图 50-7）。

IRMA 表现为视网膜血管中扩张和扭曲的视网膜血管段，通常太小，在检眼镜上看不到（图 50-6）。

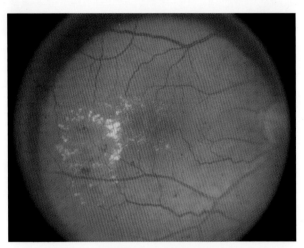

▲ 图 50-5　标准照片 4，硬性渗出物的重度标准
糖尿病视网膜病变改良 Airlie House 分类的 ETDRS 扩展。黄斑颞侧硬性渗出物形成环状（图片由 Diabetic Retinopathy Study Research Group 提供）

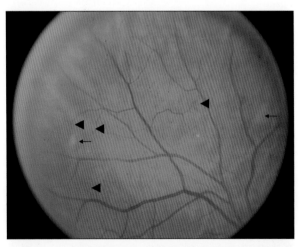

▲ 图 50-6　标准照片 8A，棉絮斑和视网膜内微血管异常（IRMA）两种标准中较轻的一种
糖尿病视网膜病变改良 Airlie House 分类的 ETDRS 扩展。棉絮斑在两个区域是可见的，它们是带有细边的白色斑点（箭）。IRMA 的几个区域可见异常、扭曲、扩张的视网膜血管（箭头）（图片由 Diabetic Retinopathy Study Research Group 提供）

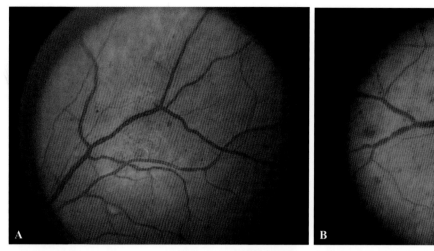
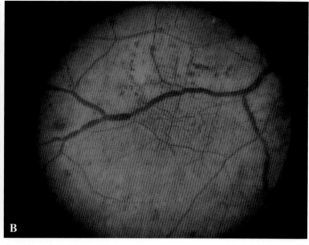

▲ 图 50-7　标准照片 6A 和 6B，静脉串珠较轻和较严重的标准

糖尿病视网膜病变改良 Airlie House 分类的 ETDRS 扩展。A. 不太严重的标准（6A）。颞上小静脉的两个分支显示明确但不严重的串珠。B. 更严格的标准（6B）。大多数大小微静脉分支显示严重串珠（图片由 Diabetic Retinopathy Study Research Group 提供）

在仔细的生物显微镜下，它们通常很容易与视网膜外新生血管区分开来。在 FA 上，它们在动静脉转运期出现高荧光，在后期可能出现渗漏，并且通常位于毛细血管无灌注区的边缘。它们可能会持续数月或数年。

在偶发病例中，严重 NPDR 的典型病变，如内层视网膜出血、静脉畸形和 IRMA，可能在视网膜区域稀疏或缺失，尽管在检眼镜上很难看到深层的微血管改变。当"无特征"视网膜的这些区域广泛分布时，平淡的外观可能掩盖了疾病的严重性。仔细的检眼镜检查通常会发现严重的视网膜缺血表现，如小动脉狭窄和鞘形化，缺乏正常的血管标记，以及在晚期视网膜病变高危眼的视网膜变薄。在必要时，FA 可用于证实临床怀疑，其特征是在无特征性视网膜区域显示广泛的毛细血管无灌注。

（九）糖尿病视网膜病变的分类 Classification of Diabetic Retinopathy

糖尿病视网膜病变研究（The Diabetic Retinopathy Study）是一项具有里程碑意义的临床试验，它确定了播散激光光凝（scatter laser photocoagulation）对减少 PDR 后严重视力丧失的疗效，该研究采用了最初于 1968 年开发的糖尿病视网膜病变的 Airlie House 分类法[99]。改进后的 Airlie House 系统可用于 ETDRS 视网膜病变的严重程度分级[100]。ETDRS 中视网膜病变的分级包括由训练有素的读者对 7

视野 30° 非同步立体彩色眼底照片的评价。超过 30 个特征被单独分级，使用标准照片来定义评分阈值（图 50-4 至图 50-7 系统中使用的一些标准照片），并分配了一个汇总等级。作为研究的一部分，ETDRS 糖尿病视网膜病变严重程度量表的可重复性被评估，并被验证为具有预后能力的分级系统[100-102]。ETDRS 研究者指定阈值来定义轻度 NPDR、中度 NPDR、重度 NPDR、早期 PDR 和高危 PDR（框 50-1）。基线检查时，轻度、中度和重度 NPDR 患者随机分为延迟光凝（除非出现高危 PDR 特征，否则不进行激光治疗）的 5 年高危 PDR 发生率分别为 15.5%、26.5% 和 56%。

利用 WESDR 的数据评估 ETDRS 糖尿病视网膜病变严重程度量表中 1 步或 2 步以上进展的预后效用[103]。结果表明，4 年以上视网膜病变水平的 1 步或 2 步或更大程度的恶化强烈预测了 6 年后 PDR 的发展。ETDRS 糖尿病视网膜病变严重程度量表仍然是临床试验中视网膜病变摄影分级的标准。由于其复杂性及其在眼底照相（而非检眼镜）评估中的基础，该模式不适用于常规临床应用，但 ETDRS 定义轻度、中度、重度 NPDR 和早期和高危 PDR 的定义已纳入临床实践。为了简化严重 NPDR 的定义，推广了 4-2-1 规则[104]。在检查视网膜的四个中周边象限时，出现下列任何一种特征都被认为足以诊断严重的 NPDR（在缺乏 PDR 证据的情况下）：①所有四

个象限的严重视网膜内出血和微血管瘤（≥标准照片 2A，图 50-4）；②两个或多个象限内的静脉串珠；③至少一个象限内出现中度 IRMA（≥标准照片 8A，图 50-6）。如果出现上述任何两种特征，视为视网膜病变非常严重。值得指出的是，4-2-1 规则使用了一个阈值来定义严重的 NPDR，包括比 ETDRS 中使用的严重 NPDR 定义更轻微的视网膜病变。

为了满足简化糖尿病视网膜病变分类以促进全世界临床医师之间交流的需要，全球糖尿病视网膜病变项目组（Global Diabetic Retinopathy Project Group）于 2003 年出版了国际糖尿病视网膜病变和糖尿病黄斑水肿严重程度量表（International Clinical Diabetic Retinopathy and Diabetic Macular Edema Severity Scales）（表 50-1）[105]。使用 ETDRS 和 WESDR 等研究的证据来进行分类，以区分对预后和治疗最重要的视网膜病变严重程度，并近似于 ETDRS 中使用的定义。

三、糖尿病性黄斑水肿的临床评价 Clinical Evaluation of Diabetic Macular Edema

DME 的临床评估涉及与预后和治疗相关的一些特征。如上文所述，仔细评估相关的全身因素、视网膜病变的严重程度及共存的眼部状况（白内障、青光眼、眼内手术史等），补充了下文讨论的 DME 的表征。

框 50-1　糖尿病视网膜病变早期治疗分类研究

轻度 NPDR
- 至少有一个微血管瘤，且不符合更严重视网膜病变的标准

中度 NPDR
- 出血/微血管瘤≥标准照片 2A（图 50-4）；和（或）明显存在棉絮斑、静脉串珠或 IRMA；且不符合更严重视网膜病变的标准

重度 NPDR
- 棉毛斑点、静脉串珠和 IRMA 明确存在于至少两个象限 4~7 中；或至少两个象限 4~7 中存在的三个先前特征中的两个，以及至少一个象限 4~7 中存在的出血/微血管瘤≥标准照片 2A（图 50-4）；或至少有两个象限 4~7 和≥标准照片 8A（图 50-6）中每个象限出现的 IRMA；以及更严重的视网膜病变不符合标准

早期 PDR
- 新血管；高风险 PDR 不符合标准

高风险 PDR
- 视盘一个视盘直径上或视盘直径内的新血管（视盘新生血管≥标准照片 10A [（1/4）~（1/3）视盘区]，有或无玻璃体或视网膜前出血；或玻璃体和（或）视网膜前出血伴新血管，NVD <标准照片 10A 或其他地方的新生血管（NVE）≥ 14 个视盘面积。

IRMA. 视网膜内微血管异常；NPDR. 非增殖性糖尿病视网膜病变；PDR. 增殖性糖尿病视网膜病变

ETDRS 中视网膜病变的分级和分类涉及由训练有素的阅片者对改良 Airlie House7 视野 30° 非同步立体彩色眼底照片的评价。照片 4 和 6 成像上方视网膜，并且与穿过视盘中心的垂直线和穿过其上边界的水平线相切。照片 5 和 7 成像下方视网膜部，与穿过视盘中心的垂直线和穿过视盘下缘的水平线相切。一组标准照片用于定义分级和分类的阈值（图 50-4 至图 50-7 用于系统中使用的一些标准照片）

表 50-1　糖尿病视网膜病变和黄斑水肿的疾病严重程度分级

疾病严重程度	扩瞳检眼镜的观察结果
无明显视网膜病变	无异常
轻度 NPDR	仅微血管瘤
中度 NPDR	有微血管瘤，但还没有严重的 NPDR
重度 NPDR	在没有 PDR 的情况下，下列一项或多项：在四个象限中每个象限有超过 20 个视网膜内出血、两个或多个象限内的明确的静脉串珠、一个或多个象限中的显著 IRMA
PDR	以下一种或多种情况：视网膜外新生血管玻璃体或视网、膜前出血视网膜外新生血管
无明显 DME	后极部无视网膜增厚或硬性渗出
轻度 DME	在远离黄斑中心的后极部有视网膜增厚或硬性渗出物
中度 DME	黄斑中心附近但不累及中心凹的视网膜增厚或硬性渗出
重度 DME	累及黄斑中心凹的视网膜增厚或硬性渗出

DME. 糖尿病性黄斑水肿；NPDR. 非增殖性糖尿病性视网膜病变；PDR. 增殖性糖尿病性视网膜病变。

DME 被定义为视网膜增厚，通过裂隙灯生物显微镜对眼底进行立体评价或对照片进行评价。硬性渗出是现在或过去视网膜增厚的标志。

经许可，图片转载自 Wilkinson CP, Ferris FL 3rd, Klein RE, et al. Proposed international clinical diabetic retinopathy and diabetic macular edema disease severity scales. Ophthalmology 2003；110：1677–82.

（一）视网膜增厚和硬性渗出物的分布 Distribution of Retinal Thickening and Hard Exudates

ETDRS 将具有临床意义的黄斑水肿（clinically significant macular edema，CSME）定义为生物显微镜观察到的以下任何一种情况：①黄斑中心 500μm 或 500μm 范围内的视网膜增厚；②黄斑中心 500μm 或 500μm 范围内的硬性渗出物，如果与邻近视网膜增厚有关（不是视网膜增厚消失后残留的硬性渗出物）；③位于黄斑中心凹 1 个视盘直径以内的、一个或几个大于 1DD 的视网膜增厚区域[38]。

CSME 的定义是建立在观察到视网膜增厚或硬性渗出常累及或威胁中心凹导致视力丧失的基础上的。仔细评估视网膜增厚和硬性渗出物的分布及其与黄斑中心的关系对 DME 的治疗仍然至关重要。DME 在国际糖尿病黄斑水肿疾病严重程度分级（International Clinical Diabetic Macular Edema Disease Severity Scale）中的严重程度仅取决于视网膜增厚和硬性渗出是否累及或威胁黄斑中心，反映了中心凹累及对预后和治疗的重要性[105]。

虽然生物显微镜检查的诊断仍然是检测 DME 的临床标准，但 OCT 现在通常作为一种快速、无创的工具，用于定量绘制黄斑增厚区域（图 50-3）。随着时间的推移，增厚的分布和与黄斑中心凹的关系的细微变化可以通过高质量的连续成像黄斑部同一区域的扫描记录下来。OCT 所提供的标准化在临床实践和研究中已被证明是有价值的。硬性渗出物可以在 OCT 上视为视网膜内的高反射灶（图 50-3A），但生物显微镜检查和眼底照相对于记录其范围和接近中心凹仍然重要（图 50-2A 和 B）。

（二）视网膜增厚程度 Magnitude of Retinal Thickening

传统上，人们通过生物显微镜和立体照片来估计视网膜任一点的增厚程度，但 OCT 已成为一种量化视网膜厚度的优越手段。OCT 对视网膜增厚的敏感性超过了由经验丰富的检查人员进行的接触镜辅助生物显微镜检查[106]。在立体照片上黄斑中心视网膜增厚程度的估计值与在时域 OCT 上测量的中心点厚度之间的相关性不大，这反映了在照片上分级视网膜厚度的局限性[107]。

OCT 处理产生了几个有用的指标来表征 DME 视网膜的厚度。标准九视野厚度网格的中心视野平均厚度、内层和外层平均厚度和黄斑体积很容易从各种 OCT 机器上可用的扫描和分割算法生成。DRCR.net 的一项研究得出结论：中心亚区平均厚度非常适合作为临床研究中黄斑中心厚度的一种测量指标，具有很高的重复性，并且与 DME 设置中的其他测量方法有很好的相关性[108]。其他亚区的平均厚度和黄斑总体积有助于评估黄斑中心凹外的水肿。

OCT 能够检测到在检眼镜检查中有时不被怀疑的轻微黄斑水肿区域。这种"亚临床"增厚的容易发现为 DME 的治疗增加了一个新的和具有挑战性的方面，挑战临床医师将更温和的病理学知识纳入临床决策。相反，OCT 可以显示视网膜变薄的区域，这些区域有时是由晚期视网膜病变引起的，在评估任何叠加 DME 的程度时，应考虑到潜在组织丢失的可能性。

（三）视网膜微血管改变与血管通透性增高 Retinal Microvascular Alterations and Vascular Hyperpermeability

检眼镜检查结果可能提示黄斑水肿是由血管功能不全或视网膜缺血引起的。例如，一个环状的脂质环可能意味着从一个特定的微血管瘤簇中渗漏，或者视网膜内微血管异常可能突出毛细血管闭合区域的边界。但更多关于微血管改变程度和相关血管高渗的确切信息可以通过 FA 获得。立体图像有时是有帮助的，允许视网膜增厚区域的可视化和视网膜内外不同深度的血管造影特征定位。

视网膜微血管和毛细血管无灌注的任何区域最好在血管造影的动静脉传输期成像。微血管瘤和微血管异常，有时在检眼镜上是不被怀疑的，很容易被观察到（图 50-2C 和 D）。在正常情况下，毛细血管的正常荧光不存在，表明在足够的图像质量的血管图上毛细血管无灌注（图 50-2C）。中心凹毛细血管无灌注区表现为异常大的中心凹无血管区或边缘不规则。不幸的是，毛细血管无灌注的可视化需要接近现有相机系统极限的分辨率，甚至图像质量的轻微下降（如低焦点或白内障）都会影响评估。毛细血管无灌注区的视网膜可能水肿、厚度正常或变薄。

FA 可用于评估视网膜血管能力，显示染料渗漏到血管外间隙的高渗区域（图 50-2D）。荧光素渗漏可能来源于血管造影上可见的离散性微血管瘤或微血管异常，也可能积聚在弥漫性视网膜毛细血管功能不全的区域。造影早期所见的微血管瘤、微血管畸形和毛细血管扩张可在注射染料后 5～10min 的后期表现为进行性渗漏。荧光素渗漏可能存在于视网膜水肿、正常厚度或薄的区域，因此不是黄斑水肿的同义词。然而，ETDRS 研究者和其他人已经在立体照片和 OCT 上证明了荧光素渗漏面积和视网膜增厚程度之间的相关性[109-111]。

（四）玻璃体凝胶牵引与视网膜前增殖 Traction by Vitreous Gel and Epiretinal Proliferation

黄斑水肿可继发于玻璃体皮质凝胶和视网膜前膜在视网膜附着点处的牵引作用。在某些情况下，视网膜增厚可能仅仅是由传递到视网膜的机械力所致，血管通透性没有明显的继发性改变。在这种情况下，黄斑水肿可由牵引引起，即使在 FA 显示没有视网膜血管渗漏。在其他情况下，机械牵引可能会影响视网膜毛细血管的能力。黄斑水肿是机械变形和视网膜微血管渗漏共同作用的结果。糖尿病眼机械牵引作用的临床评估复杂化的背景是代谢性疾病导致的微血管改变。临床医师面临黄斑水肿，可见的玻璃体或视网膜前膜附着在视网膜上，以及视网膜血管在 FA 上的渗漏模式，必须判断该膜在视网膜增厚和血管渗漏中的重要作用。

在某些情况下，生物显微镜、OCT 和 FA 的发现强烈提示黄斑水肿的牵引成分（图 50-8）。在生物显微镜检查中，可以看到增厚的玻璃体后膜或视网膜前膜，附着在黄斑水肿区域，有或没有视网膜纹。OCT 可显示玻璃体或视网膜前膜在视网膜增厚区绷紧。这种膜可能均匀地附着在视网膜上，也可能显示出多个局部附着点，后者常常与视网膜内部的局部波纹有关。黄斑水肿的区域可能与膜附着在视网膜上的区域密切对应，而在膜附着区域之外

的视网膜可能不受累，膜附着边界处的厚度明显变薄。如有荧光素渗漏，可由黄斑水肿区毛细血管扩张引起的。这些特征与非糖尿病眼后玻璃体脱离不完全或视网膜前膜形成伴黄斑水肿的玻璃体黄斑牵引相似。

在其他情况下，在检眼镜或 OCT 上可见的玻璃体后膜或视网膜前膜可能不会对视网膜产生主要的机械作用，并且发现可能表明代谢性疾病引起的视网膜微血管改变是黄斑水肿的原因（图 50-9）。在生物显微镜下，玻璃体视网膜界面的细微闪光可能显示出膜的存在，或者膜只在 OCT 上可见。OCT 可见的膜可平行于视网膜内侧面的轮廓和附着区域，但在生物显微镜下看不到内层视网膜的波纹状变形或视网膜纹。黄斑水肿的区域可能表现为逐渐变细的凸面，有或无囊肿存在，边界处无任何突如其来地向非受累区转移。生物显微镜可显示黄斑水肿区的离散微血管瘤，FA 可显示此类微血管瘤或其他微血管异常引起的局灶性渗漏。非糖尿病眼在没有视网膜变形或增厚的情况下，不完全的后玻璃体分离或视网膜前膜形成通常与正常视力相一致。当膜出现在 DME 眼中时，这种膜可能与视网膜病变相关的黄斑水肿有关。

在许多有可见膜的眼睛中，至少有一些视网膜机械变形的证据，黄斑水肿可能是由牵引作用和糖尿病视网膜病变相关的微血管改变共同引起的。可能不清楚哪个因素占主导地位，在这种情况下，跨时间的评估可能会有所帮助。在临床实践中，这通常涉及黄斑水肿的治疗，从微创非手术方法开始，仔细评估治疗反应。

（五）视网膜色素上皮的改变 Alterations in the Retinal Pigment Epithelium

对于大多数未经治疗的 DME 患者，RPE 在检眼镜、OCT 和 FA 上表现正常。长期黄斑水肿偶尔伴有色素改变或视网膜色素上皮萎缩。更常见的是，视网膜色素上皮的改变反映了先前接受激光光凝治疗的 DME 眼中的瘢痕改变（图 50-10A）。FA 上播散激光瘢痕的可视化，在检眼镜上并不总是可见的，可以评估过去治疗的充分性和程度，并有助于规划进一步治疗（图 50-10B）。最近，自发荧光

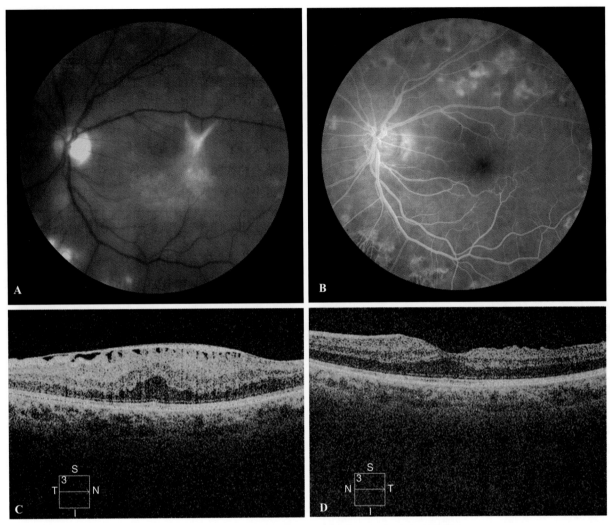

▲ 图 50-8　黄斑水肿主要继发于玻璃体黄斑牵引和视网膜前增生

A. 一张左眼黄斑的照片显示了一位 61 岁的女性，她有增殖性糖尿病视网膜病变的病史，接受了播散激光光凝治疗。鼻侧黄斑部可见视网膜纹理。生物显微镜下未见后玻璃体脱离。视力 20/80。B. 荧光素血管造影早期显示微血管改变相对较轻，仅偶发微血管瘤。后来的照片（图中未显示）仅显示毛细血管非常轻微的弥漫性渗漏。C. 光相干断层扫描通过中心凹中心 6mm 水平线扫描显示增厚的视网膜前膜，有多个点附着在视网膜上，导致视网膜内表面出现波纹状外观。严重的非囊性中心凹增厚。D. 玻璃体切除术后相应的 OCT 线扫描显示牵引力解除，增厚的视网膜接近消失。术中用药包括结膜下地塞米松和头孢唑林，术后用药包括 1% 泼尼松龙和莫西沙星。未进行激光光凝。视力提高到 20/40（National Eye Institute，Bethesda，MD）

成像作为评估这种 RPE 改变的一种侵入性较小的手段而出现，并可能在很大程度上取代血管造影应用于 DM 评估（图 50-10C）[112, 113]。

（六）视网膜下纤维化 Subretinal Fibrosis

视网膜下纤维化是 DME 的一个罕见的特征，与严重的硬性渗出物或过度激光治疗导致视网膜色素上皮破裂有关。在 ETDRS 中，研究人员发现 109 只眼睛有视网膜下纤维化，定义为黄斑中心或附近视网膜下的一个灰白组织丘或组织鞘[114]。在出现视网膜下纤维化之前，74% 的黄斑出现非常严重的硬性渗出物；相比之下，只有 2.5% 的 CSME 患者没有出现视网膜下纤维化（P < 0.001）。在 ETDRS 期间黄斑部有非常严重硬性渗出物的 264 只眼中，31% 发生了视网膜下纤维化，而在 5498 只眼的 CSME 和少量硬性渗出物仅发生了 0.05% 纤维化。在接受激光光凝治疗 DME 的 4823 只眼中，只有 9 只眼在激光光凝瘢痕附近发生视网膜下纤维化，这在最坏的情况下是这种治疗罕见的并发症。

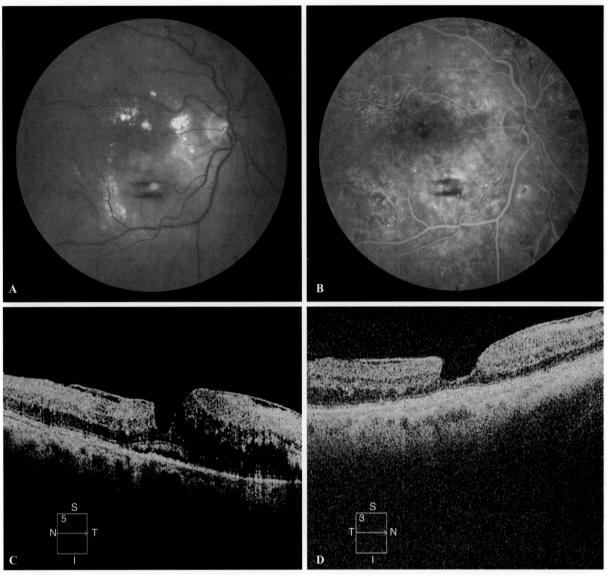

▲ 图 50-9　黄斑水肿主要继发于糖尿病引起的视网膜血管改变，视网膜前膜或玻璃体后界膜仅产生轻微的机械作用
A. 一张右眼黄斑的照片显示了 74 岁患有严重非增殖性糖尿病性视网膜病变的女性的微血管瘤、视网膜内出血、棉絮斑和硬性渗出物。没有可见的视网膜前膜或视网膜波纹形成。视力为 20/50。B. 荧光素血管造影的早期图像显示了广泛的血管改变，包括微血管瘤、毛细血管无灌注区和微血管异常。后来的图像（未显示）显示严重的渗漏，最突出的是视网膜增厚最严重的区域从颞侧到中心凹。C. 光相干断层扫描通过中心凹中心 6mm 水平线扫描显示中心凹鼻侧有严重的视网膜增厚，中心凹颞侧有轻度的视网膜增厚，视网膜内有囊肿和少量的中心凹下液。在中心凹的鼻侧和颞侧有一层薄的视网膜前膜或玻璃体后界膜。内层视网膜表面的变形很小，除了中心凹凹陷的颞侧边缘，那里厚度的突然下降表明有局部的机械效应。D. 经过多次局灶 / 格栅样激光光凝、一次贝伐单抗注射和一次 Tenon 囊下曲安奈德注射治疗 2 年后，相应的 OCT 线扫描显示视网膜增厚明显改善，视网膜内囊肿和视网膜下液消失。在中心凹凹陷的颞侧缘内层视网膜厚度表面突然下降的地方依然持续，提示有轻微的局部机械作用。未行玻璃体切除术（National Eye Institute, Bethesda, MD）

（七）视力与视网膜增厚及荧光素渗漏的关系 Visual Acuity and Its Correlation to Retinal Thickening and Fluorescein Leakage

累及或威胁中心凹的视网膜增厚常导致视力丧失。在 ETDRS 中，CSME 观察到的 3 年中度视力丧失的风险为 32%[38]。然而，研究显示中央视网膜厚度与同时测量的视力之间存在可变但中等程度的相关性[115-122]。在一项对 210 名受试者 251 只眼进行的随机临床试验中，评估激光技术，其中在标准化屈光后用电子 ETDRS 方案测试视力，用时域 OCT 测量视网膜中央增厚，并由阅读中心进行

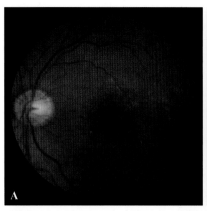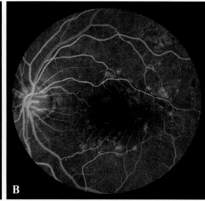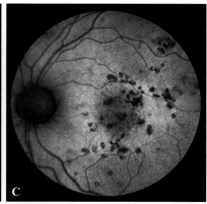

▲ 图 50-10　激光光凝后视网膜色素上皮的色素改变

A. 彩色照片显示在非增殖性糖尿病视网膜病变和糖尿病黄斑水肿背景下的散在微血管瘤和视网膜内出血，之前用局灶 / 格栅样激光光凝治疗，局部色素沉着低和高的 RPE 改变最突出。B. 荧光素血管造影的早期图像显示有多个圆形的高荧光点，有些带有低荧光中心，与激光瘢痕相对应。注意，FA 上的激光瘢痕比彩色照片上的多。C. 一张眼底自发荧光照片（改良的眼底照相机，单次闪光，580/700nm）显示出圆形的低荧光点，有些带有高荧光中心，与 FA 所看到的相同的激光瘢痕相对应。视网膜内出血也出现低荧光（National Eye Institute, Bethesda, MD）

评估，在基线时间点，视力与中心点厚度的相关性为 0.52（图 50-11）[123]。中心点厚度每减少 100μm，对应的最佳拟合线斜率为 4.4 个字母（95%CI 3.5～5.3），视力较好。

FA 上荧光素渗漏与同时测得的视力相关性较低。在先前提到的评估激光技术的随机临床试验的 422 只眼（研究和非研究的混合眼）参与者中，ETDRS 黄斑格栅光凝内的荧光素渗漏面积在基线时进行分级，并与其他一些基线测量相关[110]。荧光素渗漏面积与视力的相关性为 0.33，OCT 上中心凹旁区域平均厚度为 0.38，黄斑总体积为 0.58。

（八）DME 的日变化 Diurnal Variation of DME

平均而言，DME 的视网膜厚度在白天略有下降，但 DME 眼出现有临床意义的变化的比例很小。在迄今为止最大的一项研究中，96 名参与者中 156 只眼在检眼镜检查中有中心受累的 DME，在上午 8 点到下午 4 点的 6 个时间点使用 Stratus OCT 评估中心凹旁区域平均厚度升高 225μm 或更多[124]。在每个时间点获得两次足够质量的扫描，并发送到阅读中心。在上午 8 点到下午 4 点，相对中心凹旁区域增厚的平均变化率为 6%（95% CI -9%～-3%）。平均绝对变化为 13μm（95% CI -17～-8μm）。在连续两个时间点，3%（5/156）的眼睛达到了相

对中心凹旁区域增厚减少 25% 或更大、中心凹旁区域平均厚度减少 50μm 或更大的复合终点，有 1%（2/156）的眼在两个测量值中至少增加了这些量。

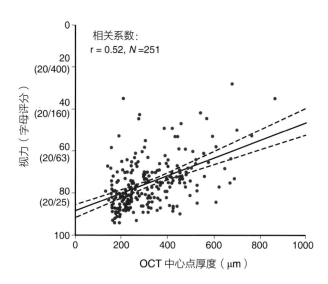

▲ 图 50-11　在一项评价激光技术的随机临床试验中，对 **251 只眼（210 名参与者）同时检查的光相干断层扫描中心点厚度和单时间点（基线）的视力进行比较。实线表示回归线，虚线表示平均值的 95% 置信区间**

经许可，图片转载自 Diabetic Retinopathy Clinical Research Network. Relationship between optical coherence tomography-measured central retinal thickness and visual acuity in diabetic macular edema. Ophthalmology 2007;114:525–36.

四、非增殖性糖尿病视网膜病变及糖尿病黄斑水肿的治疗 Management of Nonproliferative Diabetic Retinopathy and Diabetic Macular Edema

（一）系统性危险因素的修正 Modification of Systemic Risk Factors

控制高血糖对降低糖尿病视网膜病变的发病和发展风险至关重要。在多个随机对照临床试验中，包括 DCCT、EDIC 研究、UKPDS 和先前提到并在第 47 章（糖尿病视网膜病变的流行病学研究）中进一步讨论的 ACCORD 研究，已经证明了更好的血糖控制对降低视网膜病变进展风险的益处[66,67,69,70,72,73]。美国糖尿病协会（American Diabetes Association）建议对大多数糖尿病患者进行血糖控制，目标是糖化血红蛋白 A1c 为 7.0% 或更低[125]。这样的目标不仅降低了视网膜病变的发病和发展风险，还降低了其他微血管并发症的风险，如神经病变和肾病。ACCORD 的研究引发了一场争论，即是否应该更积极地靶向接近正常的血红蛋白 A1c 值[126,127]。如前所述，ACCORD 研究包括一项试验，将 10 251 名 2 型糖尿病患者随机分配到针对糖化血（HbA1c）低于 6% 的强化血糖控制组或针对糖化血红蛋白介于 7%～7.9% 的标准治疗组。血糖试验在中位数 3.7 年后停止，因为强化治疗组的全因死亡率增加（强化治疗组为 5%，标准治疗组为 4%；HR = 1.21；95% CI 1.02～1.44）[128]。强化治疗组需要帮助的低血糖发生率明显高于标准治疗组（10.5% vs. 3.5%；$P=0.001$），证实了其他血糖控制临床试验中强化治疗参与者的类似发现，但 ACCORD 研究参与者的高死亡率并不能轻易归因于低血糖并发症。尽管有证据表明，积极靶向接近正常的糖化血红蛋白水平可能有助于减少糖尿病的微血管并发症，但一致认为，应根据 ACCORD 研究的死亡率结果谨慎采用这种方法[125]。

控制高血压也有助于降低糖尿病视网膜病变进展的风险，如 UKPDS 所示[68,74]。UKPDS 中新诊断为 2 型糖尿病的高血压患者被随机分配到更高强度的血压控制组（以收缩压低于 150mmHg 为目标）和低强度的血压控制组（以收缩压低于 180mmHg

为目标），并随机分配到 β 受体拮抗剂或血管紧张素转换酶抑制剂治疗组。如前所述，UKPDS 显示了更好地控制血压的益处。ACCORD 研究包括一项血压试验，随机分配参与者进行或多或少的血压强化控制（分别以收缩压小于 120mmHg 或小于 140mmHg 为目标），但在一组评估眼部疾病的参与者中，没有显示出降低视网膜病变进展风险的益处疾病[72]。尽管这项研究具有挑衅性，但考虑到两项试验之间用于血压控制的靶点有很大的不同，因此 ACCORD 研究的结果并不一定与 UKPDS 的结果相矛盾。适度控制重度高血压（如在 UKPDS 中所做的）有可能降低视网膜病变的进展，而非常积极地降低血压低于目前的治疗标准（如在 ACCORD 研究中所做的）则没有额外的益处。或者，研究结果的差异可以归因于研究人群的差异。

根据 WESDR 和 ETDRS 等研究的观察数据，治疗血脂异常可能对视网膜病变有益[75,76]。然而，没有随机对照临床试验的证据表明，降脂可以降低视网膜病变的发病或进展风险，这主要是因为血脂异常者需要降低血脂水平以降低心血管疾病的风险，这使得此类试验变得困难或不可能。ACCORD 研究和另一项随机对照临床试验［称为非诺贝特干预和糖尿病事件降低（Fenofibrate Intervention and Event Lowering in Diabetes，FIELD）研究］表明非诺贝特在降低视网膜病变进展风险方面可能发挥作用，但其作用机制是否涉及血脂谱的改变尚不清楚[72,78]。非诺贝特作为糖尿病视网膜病变的一种潜在的全身治疗方法将在下文进一步讨论。

（二）视网膜病变筛查与监测 Retinopathy Screening and Surveillance

视力威胁性视网膜病变可能不会引起症状提示评估，直到疾病进展。当在严重视力丧失发生之前就开始治疗糖尿病视网膜病变的视力威胁并发症时，降低视力丧失风险的治疗是最有效的。这些事实支持了视网膜病变筛查和监测的重要性，但报道显示，许多糖尿病患者没有按照美国糖尿病协会（American Diabetes Association）和美国眼科学会（American Academy of Ophthalmology，AAO）等组织推荐的时间表接受眼科检查[86, 129-133]。例如，对 65 岁及以上糖尿病受益人的医疗保险索赔数据的分析显示，只有 50%～60% 的人在 15 个月内接受了年度眼科检查[131]。在许多欠发达国家，情况更糟，只有一小部分人接受过任何眼部评估。

推荐的 NPDR 筛查和监测计划表反映了对疾病流行病学和自然史的知识。建议在诊断 1 型糖尿病后 5 年进行初步眼科检查，2 型糖尿病患者在确诊时进行[86]。建议每年对无视网膜病变的 1 型和 2 型糖尿病患者进行一次随访检查。在没有 DME 的情况下，轻度至中度 NPDR 患者应每 6～12 个月进行一次评估，重度 NPDR 患者应每 2～4 个月进行一次评估。DME 患者应经常随访，一般至少每 2～4 个月随访一次，有时根据治疗情况每月随访一次。任何新的眼部症状都应及时根据情况进行评估。

在妊娠期间，建议在妊娠前和妊娠早期进行眼部检查[86]。无视网膜病变、轻度 NPDR 或中度 NPDR 的孕妇应根据视网膜病变的严重程度和近期变化进行个体化随访。重度 NPDR 的孕妇应每 1～3 个月进行一次评估。特定情况下，如 DME 的存在，可能需要更频繁的随访。

全面的眼科评估，包括由一位在糖尿病眼病治疗方面经验丰富的眼科医师进行的扩张瞳孔检眼镜检查，仍然是在有足够机会获得眼科护理的地区进行视网膜病变筛查的标准护理。然而，随着成像和信息共享技术的不断改进，糖尿病视网膜病变的远程筛查，如对眼科医师办公室外获得的数字眼底照片的审查，可能提供一种经济有效的替代方案。在这样一个模型中，如果患者表现出某种程度的视网膜病变，并且无法获得足够的图像，则将其转诊给眼科医师进行全面评估[134]。许多用于评估糖尿病视网膜病变的大型远程医疗计划，包括美国退伍军人事务部医疗系统的一个项目和英国在全国范围内开展的计划，已经证明在目标人群中提高了筛查率，并提供了初步证据可行性、效益和成本效益[134-138]。许多研究报告了各种远程筛查平台与眼科医师散瞳眼底检查标准或眼科医师获得的 7 视野眼底照片的专家评估相比的敏感性和特异性[139-145]。超广角扫描激光眼底成像和改进的 OCT 技术在视

网膜病变和 DME 的免散瞳检查中显示出特殊的前景[138, 146, 147]。远程医疗方法的最终成功不仅取决于一个合适的成像平台，而且还取决于一系列要素，如经验证的数据采集和分析系统、适当的质量度量和控制、可持续的经济实施模式及有足够资源管理已查明病例的转诊系统[138]。

（三）糖尿病黄斑水肿的眼部治疗 Ocular Treatment for Diabetic Macular Edema

在过去的几年中，DME 的治疗模式已经有了很大的发展，在一些关键的临床试验中，证明了几种局部给药治疗 DME 的安全性和有效性。玻璃体腔注射抑制血管内皮生长因子 A（VEGF-A）亚型活性的药物，最近已取代局灶 / 格栅样激光光凝，成为治疗累及中心凹的 DME 的一线方法[86]。贝伐单抗（Avastin, Genentech）、雷珠单抗（Lucentis, Genentech）和阿柏西普（Eylea, Regeneron Pharmaceuticals）的临床试验结果表明，视力提高优于局灶 / 格栅样激光光凝，且治疗并发症的发生率较低[96, 148-152]。2012 年，美国食品药品管理局批准了雷珠单抗（0.3mg）每月玻璃体内注射治疗 DME[153]。2014 年，阿柏西普（2mg）通过每月经玻璃体腔注射 1 次，连续 5 次，之后每 4～8 周注射一次，被批准用于治疗 DME[154]。

在一些临床试验中，玻璃体腔注射各种皮质类固醇制剂已显示出治疗 DME 的疗效[148, 155, 156]，但白内障、高眼压和青光眼的典型不良反应在一定程度上限制了这些制剂的使用。2014 年，氟辛诺酮 – 丙酮胺（0.19mg）玻璃体腔植入物（Iluvien, Alimera Sciences）和地塞米松（0.7mg）玻璃体腔植入物（Ozurdex, Allergan）治疗 DME 均获得了 FDA 的批准[157, 158]，用于玻璃体腔注射的曲安奈德混悬液被用于该适应证。

首次被证明对治疗 ETDRS 中 DME 有效的局灶 / 格栅样激光光凝在许多情况下仍有帮助，特别是对中心凹外 CSME、涉及中心凹的黄斑水肿，其严重程度不足以需要注射药物治疗，有玻璃体内注射禁忌证的病例，并作为某些病例治疗的辅助手段。在各种情况下，如何最佳地使用局灶 / 格栅样激光光凝和玻璃体内药物治疗还有许多待澄清。一

项 DRCR.net 试验比较了玻璃体腔内注射雷珠单抗和即刻局灶 / 格栅样激光光凝，雷珠单抗和延迟激光治疗至少 24 周，玻璃体腔内注射曲安奈德联合即时激光治疗，单用局灶 / 格栅样激光光凝显示了雷珠单抗的优越性，在最初的 24 周内，雷珠单抗联合即时激光治疗并没有显示出额外的益处[148]。但是，虽然这项和其他最近的试验支持在涉及有 CSME 的情况下开始使用 VEGF 拮抗剂单一治疗的策略，但它们不能为不符合研究入选标准的眼提供指导，或在注射过程中的不同情况下辅助使用局灶 / 格栅样激光光凝。在临床试验和实践中，局灶 / 格栅样激光光凝与玻璃体内药物治疗继续一起应用，未来的研究有望为这两种有效治疗方式的最佳应用提供有价值的指导。玻璃体切除术在某些情况下对 DME 的治疗是有用的，特别是有玻璃体黄斑牵拉的证据，但尚未涉及任何随机对照临床试验中证明有效，并且涉及必须仔细考虑的手术风险。

尽管在治疗方面取得了重要进展，DME 仍然是导致视力下降的重要原因。这反映了糖尿病在诊断和治疗方面的不足，糖尿病视网膜病变筛查和监测方面的不足，以及目前 DME 治疗的局限性。目前 DME 的治疗方案比以往任何时候都提供了更好的视力改善机会，但即使是最佳治疗也不一定能恢复正常的黄斑功能或结构。在一项随机对照临床试验中，显示与其他近期研究相似的治疗益处，获得大部分视力的组（那些接受雷珠单抗玻璃体腔注射加快速或延迟局灶 / 格栅样激光光凝治疗的组）在 2 年随访时的视力平均增加 8 或 9 个字母基线平均视力为 63 个字母[148]。这些结果表明，这些眼的平均视力从大约 20/50 提高到 20/40 ±。在 2 年内，视网膜旁中心凹平均厚度等于或大于 250μm 的眼（使用正常厚度测量约 200μm 的时域系统）在雷珠单抗 + 即时激光组中为 43%，雷珠单抗 + 延迟激光组为 42%。尽管接受了治疗，但仍有相当数量的眼残留黄斑水肿。

本章前面讨论过的 CSME 的 ETDRS 概念仍然与 DME 的治疗有关，但考虑到最近临床试验中使用的各种纳入和排除标准，以及 OCT 对检测比以往更细微增厚的敏感性，对水肿需要治疗的认识有所减弱在 ETDRS 时代是可能的。有临床意义的黄斑水肿，威胁但不涉及黄斑中心凹的眼有很高的视力丧失风险[38]，但已被排除在最新的临床试验之外，使得这些病例的最佳治疗方案存在不确定性。这些眼在 ETDRS 中接受了局灶 / 格栅样激光光凝，但还不知道激光治疗与其他治疗方案相比有什么不同。同样，最近的试验经常排除视力非常好和非常差的眼睛，使得循证决策在这些病例中更加困难。OCT 对视网膜增厚的敏感性使我们能够鉴别出非常轻微的疾病，通常被称为"亚临床"（subclinical）黄斑水肿，因为它在生物显微镜下不易看到。临床试验中合格标准和再治疗算法中规定的 OCT 厚度值表明，在给定的研究中，什么样的增厚阈值被认为是显著的，足以治疗和再治疗。然而，如果使用其他厚度阈值，这些信息对于结果是否会有所不同没有指导意义。黄斑增厚和硬性渗出物不符合 CSME 标准的区域通常可以被警惕地观察到，如果 CSME 发展，需要进行治疗[38]。最近的一项研究评估了 39 名受试者 43 只眼亚临床 DME 的自然病程，其中心凹厚度为 225～299μm，在时域 OCT 系统上测量，并且在生物显微镜检查中没有可见的中心凹增厚[159]。DME 治疗（由研究者自行决定）或中心凹厚度较基线增加 50μm 或更大（中心凹厚度值为 300μm 或更大）的累计概率在 1 年为 27%（95%CI 14%～38%），在 2 年为 38%（95% CI 23%～50%），表明需要对这些眼进行监测，以防进展为 CSME。

关注 DME 的背景对管理很重要。无论糖尿病视网膜病变的严重程度如何，DME 的治疗原则都是相同的，但根据具体情况，治疗方法可能有所不同。在 PDR 的背景下，DME 的治疗有特殊的考虑，因为必须进行任何必要的治疗，以降低因增殖性疾病的并发症而导致视力丧失的风险。第 51 章（增殖性糖尿病视网膜病变）讨论了在 PDR 环境下 DME 治疗的注意事项。其他眼部疾病可能影响 DME 或治疗的选择。例如，眼内手术后囊样黄斑水肿可能使 DME 复杂化，需要不同的治疗。青光眼的存在可能禁止使用局部皮质类固醇。以下讨论中包括了一些此类考虑，但详尽的审查超出了本章的范围。

1. 血管内皮生长因子拮抗剂的药物治疗 Pharmacotherapy With Vascular Endothelial Growth Factor（VEGF）Antagonists

VEGF-A 对视网膜血管通透性有明显影响，糖尿病视网膜病变时视网膜和玻璃体中某些 VEGF-A 亚型的浓度升高 [42, 43, 160]。各种血管内皮生长因子拮抗剂已被开发用于眼科和非眼科用途，包括贝伐单抗，一种结合血管内皮生长因子 -A 的人源化鼠单克隆抗体；雷珠单抗，一种也结合血管内皮生长因子 -A 的人源化鼠单克隆抗体片段；pegaptanib 钠，一种专门抑制血管内皮生长因子 -A 165 亚型的适体；aflibercept，一种人融合蛋白，包含来自 VEGF 受体的配体结合元件和 IgG1 分子 Fc 区。一些药物已被研究用于眼科疾病的静脉给药 [161-163]，但玻璃体内注射已成为向眼睛输送药物的标准的给药途径。在证实新生血管年龄相关性黄斑变性、其他原因引起的脉络膜新生血管和视网膜静脉阻塞后黄斑水肿的疗效后，在一些关键的临床试验中，各种血管内皮生长因子拮抗剂已被评估用于治疗 DME。

DRCR.net 研究人员设计了第一个报告结果的主要临床试验，以比较四种治疗 DME 的策略，包括单用局灶 / 格栅样激光光凝、玻璃体腔注射雷珠单抗（0.5mg）和延迟至少 24 周的早期激光、玻璃体腔注射雷珠单抗（0.5mg），早期激光首次注射后 10 天内激光照射，早期激光玻璃体腔注射曲安奈德（4mg）[148, 164]。共有 691 名 DME 患者 854 只眼累及中心凹中心，视力为 20/32～20/320，随机分为 4 组。主要观察指标，平均视力变化，在 1 年内进行评估。再治疗算法通常是为了在第 1 年最大限度地提高治疗效果，需要在残留疾病的眼内中进一步治疗。每 13 周重复一次局灶 / 格栅样激光光凝，每 4 周重复一次雷珠单抗再注射，每 16 周重复一次曲安奈德。1 年后，雷珠单抗 + 即时激光（+9 个字母）和雷珠单抗和延迟激光（+9 个字母）组的平均视力变化明显好于即时激光 + 假注射组（3 个字母，均 $P < 0.001$）。曲安奈德 + 即时激光组的平均视力变化（+4 个字母）与即时激光 + 假注射组的平均视力变化（+3 个字母；$P=0.31$）无显著性差异。OCT 测量的视网膜厚度的减少在雷珠单抗组和曲安奈德组中相似，并且这些改善在一年时比即时激光 + 假

注射组的测量结果更大，但是值得注意的是，在 2 年时，所有组的视网膜厚度的减少是相似的。

FDA 批准雷珠单抗（0.3mg）治疗 DME 是基于 DRCR.net 研究和其他两个大型随机临床试验中证明的安全性和有效性 [148, 164, 151]。在 RISE-RIDE 研究中，759 名单眼累及中心凹的 DME，且视力在 20/40～20/320 的患者被随机分为在前 24 个月内每月注射雷珠单抗（0.3mg 或 0.5mg）或假注射，对于符合特定标准的眼，从 3 个月开始实施局灶 / 格栅样激光光凝。两项研究的主要结果指标是 24 个月时获得最佳矫正视力 ≥ 15 个字母的患者比例。与 0.3mg（$P < 0.0001$）雷珠单抗治疗患者获得 ≥ 15 个字母的比例为 45% 和 0.5mg（$P < 0.001$）的 39% 相比，RISE 中 18% 的假治疗组患者获得 ≥ 15 个字母。在 RIDE 中，12% 的假治疗组患者获得 ≥ 15 个字母，相比之下，0.3mg（$P < 0.0001$）和 0.5mg（$P < 0.0001$）的雷珠单抗治疗患者获得 ≥ 15 个字母的比例分别为 33% 和 46%。与假手术组相比，雷珠单抗治疗组黄斑水肿的 OCT 测量值显著降低。接受 0.5mg 剂量的患者与接受 0.3mg 剂量的患者相比没有显著的额外益处，因此批准了 0.3mg 剂量。

两项大型随机临床试验的结果表明，阿柏西普（2mg）治疗 DME 的批准是基于这两项试验的结果 [152]。在 VIVID 和 VISTA 研究中，872 例单眼累及中心凹的 DME，视力（20/320）～（20/40）的患者被随机分为每 4 周注射一次阿柏西普（2mg）；每 4 周注射一次阿柏西普（2mg），共 5 次，此后每 8 周注射一次；或进行局灶 / 格栅样激光光凝和假注射。主要观察指标是一年后视力的平均变化。在 VIVID 中，每 4 周接受一次阿柏西普治疗组的平均视力变化为 10.5 个字母，5 个月后每 8 周接受一次阿柏西普治疗组的平均视力变化为 10.7 个字母，而接受激光治疗组的平均视力变化为 1.2 个字母（两者均 $P < 0.0001$）。在 VISTA 中，相应的变化为 12.5 和 10.7 个字母，而激光组为 0.2 个字母（两者均 $P < 0.0001$）。

最近，DRCR.net 比较了贝伐单抗（1.25mg）、雷珠单抗（0.3mg）和阿柏西普（2mg）治疗视力为（20/320）～（20/32）的眼中累及中心凹的 DME 的

疗效，贝伐单抗（1.25mg）仍然是一种流行的标签外（off-label）药物[96]。再治疗算法通常旨在每月注射患眼的残余疾病，以最大化治疗效果，特别是在研究的前 24 周，并涉及从 24 周开始对满足残余疾病标准的眼进行焦 / 网格激光光凝。对主要结果（1 年内视力的平均变化）的分析表明，与其他两种药物相比，阿柏西普具有总体相对优势。然而，在基线视力和阿柏西普治疗效果之间存在着统计学上的显著交互作用，这就需要根据基线视力对结果进行分层。三种药物对基线视力字母评分 ≥ 69（约 20/40 或更优）的眼的治疗效果相似，且对基线视力字母评分 < 69（20/50 或更差）的眼显示了阿柏西普的优越性（图 50-12）。视网膜厚度的相应改善反映了视力的变化（图 50-13）。

其中一些试验的 3 年和 5 年随访显示，在需要进一步治疗的情况下，血管内皮生长因子拮抗剂治疗仍有益处，并且没有发现任何新的安全问题[165, 166]。治疗的频率似乎随着时间的推移而减少。在上述 DRCR.net 试验中，比较了雷珠单抗与即时局灶 / 格栅样激光光凝、雷珠单抗与延迟激光、曲安奈德与即时激光及假注射激光，雷珠单抗与即时激光组 5 年的平均注射次数为 13 次，雷珠单抗与延迟激光组为 17 次，大多数发生在第 1 年。在第 2 年只注射了少量药物，而在第 5 年内，雷珠单抗治疗组中大约一半的患者不需要注射[166]。

在糖尿病患者的 8 项 DRCR.net 试验中，使用 VEGF 拮抗剂和生理盐水（作为对照）的 Meta 分析显示，眼内炎的发生率约为每 2700 次注射有 1 次[167]。在 28 786 次注射中报道了 11 例眼内炎，应用聚维酮碘、开睑器和表面麻醉处置。在 8 项试验中，只有两个参与者在未预先使用聚维酮碘的情况下接受了一系列的注射，这违反了研究方案，并且两个参与者都出现了眼内炎，这强调了这种制剂对于降低感染风险的重要性。在使用聚维酮碘进行的注射中，11 565 次注射中有 6 例眼内炎（0.05%）发生在使用局部抗生素的情况下（由研究者自行决定使用），而 17 208 次注射中有 3 例（0.02%）发生在未使用局部抗生素的情况下（P=0.17）。虽然没有统计学上的显著差异，但这一数据和其他数据表明，外用抗生素至少不太可能降低感染风险[168]。DRCR.net 的一

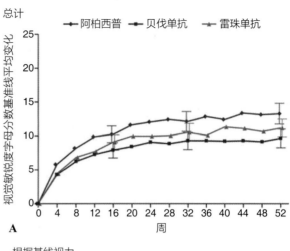

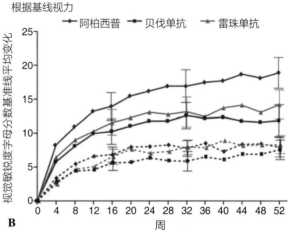

▲ 图 50-12 一项大型临床试验（660 名受试者）中随机分配给阿柏西普（2mg）、贝伐单抗（1.25mg）或雷珠单抗（0.3mg）的眼在 1 年内的视力变化（主要观察指标）测试涉及糖尿病性黄斑水肿的中心凹的比较疗效。所示为整体视力（A）和基线视力（B）的变化。在图 B 中，实线表示基线视力为 20/50 或更低，虚线表示基线视力为（20/40）～（20/32）。离群值被截断为与平均值的 3 个标准差。**Whiskers 表示 95%CI**

经许可，图片引自 Diabetic Retinopathy Clinical Research Network et al. Aflibercept, bevacizumab, or ranibizumab for diabetic macular edema. New England Journal of Medicine 2015;372:1193-203. © 2015, Massachusetts Medical Society 版权所有

项探索性分析表明，连续注射 VEGF 拮抗剂可能增加高眼压或青光眼的风险[169]。在 DRCR.net 试验中，在没有开角型青光眼病史的眼睛中测量持续性眼压升高的累计概率，定义为在连续两次就诊时测量 22mmHg 或更大，表示从基线水平至少增加 6mmHg，并将雷珠单抗与快速或延迟焦 / 栅激光光凝、曲安奈德即时激光、激光与假注射进行比较。比较雷珠单抗组 322 只眼和激光加假注射组 260 只

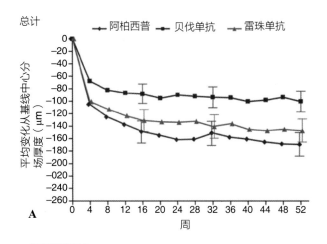

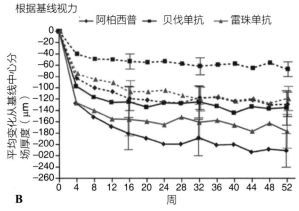

▲ 图 50-13　随机分为阿柏西普（2mg）、贝伐单抗（1.25mg）组的 1 年时视网膜厚度的变化

在光相干断层扫描上测量为中心亚区平均厚度，或雷珠单抗（0.3mg）在一项大型临床试验（660 名参与者）中，对涉及糖尿病性黄斑水肿的中心凹进行比较疗效试验。所示为根据基线视力（B）的旁中心区总厚度（A）的变化。在 B 中，实线表示基线视力为 20/50 或更低，虚线表示基线视力为（20/40）～（20/32）。Whiskers 表示 95%CI。经许可，图片引自 Diabetic Retinopathy Clinical Research Network et al. Aflibercept, bevacizumab, or ranibizumab for diabetic macular edema. New England Journal of Medicine 2015;372:1193-203. © 2015, Massachusetts Medical Society 版权所有

眼。雷珠单抗治疗组 3 年内持续眼压升高的累计概率为 9.5%，而激光和假注射组为 3.4%（差异为 6.1%；99% CI 0.2%～12.3%；雷珠单抗组与假注射组的 HR = 2.9；99%CI 1.0～7.9；P=0.01）。最近对评价 DME 用血管内皮生长因子拮抗剂的 Cochrane Meta 分析显示，与对照组相比，接受血管内皮生长因子拮抗剂治疗的受试者的全身严重不良事件或动脉血栓栓塞事件的发生率没有增加[170]，从 Cochrane 对贝伐单抗和雷珠单抗用于渗出性年龄相关性黄斑

变性的研究中证实了类似的发现[171]。

2. 皮质类固醇药物治疗 Pharmacotherapy With Corticosteroids

皮质类固醇具有免疫调节和抗血管生成的特性，自 20 世纪 50 年代以来已被用于治疗眼科疾病[172-177]。常见的不良反应，包括高血糖和其他在糖尿病环境下难以控制的代谢改变，限制了它们的长期全身应用，但已经开发出一些允许局部给药到眼睛的制剂。现有局部制剂的有限眼内穿透使其不适合大多数视网膜疾病的治疗，但可注射的皮质类固醇和缓释制剂用于眼内使用已被评价 DME 的疗效。

第一个在治疗 DME 的大型临床试验中测试的皮质类固醇是曲安奈德，通过玻璃体腔注射给药[148, 164, 178, 179]。DRCR.net 的一项研究对 693 名 DME 患者的 840 只眼进行了研究，研究对象涉及中心凹中心，视力为（20/320）～（20/32），主要结果是 2 年内视力的平均变化[178, 179]，179 眼被随机分配接受局灶 / 网格激光光凝、玻璃体腔注射曲安奈德（1mg）或玻璃体腔注射曲安奈德（4mg），两个皮质类固醇臂使用无防腐剂的药物配方。持续性或新发黄斑水肿每 4 个月复治一次。激光治疗眼（1 个字母）2 年的平均视力变化明显好于接受 1mg 曲安奈德（2 个字母；P=0.02）和 4mg 曲安奈德（3 个字母；P=0.002）的治疗眼。激光组 2 年平均治疗次数为 2.9 次，1mg 曲安奈德组为 3.5 次，4mg 曲安奈德组为 3.1 次。皮质类固醇在促进白内障和升高眼压方面是众所周知的，在这项研究中有详细的记录。激光组 13% 的眼、1mg 曲安奈德组 23% 的眼和 4mg 曲安奈德组 51% 的眼在 2 年内完成白内障手术。到 2 年时，三组中分别有 4%、16% 和 33% 的眼在任何研究访视中眼压比基线升高 10mmHg 或更高。1649 例玻璃体腔注射无眼内炎及炎性假眼内炎。关于白内障形成是否影响了接受皮质类固醇治疗的 DME 的疗效，对 145 只眼在基线检查时进行的亚组分析显示，在 2 年时激光组的平均视力变化为 +2 个字母，1mg 曲安奈德组的平均视力变化为 +2 个字母，4mg 曲安奈德组的平均视力变化为 –1 个字母。研究者认为，局灶 / 格栅样激光光凝术的优越性不能仅仅由注射曲安奈德组的

白内障进展来解释。这一结论得到了视网膜厚度变化数据的支持。2 年时，激光组（139μm）OCT 中心凹旁区域平均厚度的平均改善明显大于 1mg 曲安奈德组（86μm；$P < 0.001$）和 4mg 曲安奈德组（77μm；$P < 0.001$）。

第二个试验，在上文"血管内皮生长因子拮抗剂的药物治疗"一节中讨论，将玻璃体内注射不含防腐剂的曲安奈德（4mg）和局灶/格栅样激光光凝与其他三种策略相比较，即局灶/格栅样激光光凝和假注射、玻璃体腔注射雷珠单抗+即时局灶/格栅样激光光凝、玻璃体腔注射雷珠单抗+延迟早期激光治疗[148,164]。在 1 年的主要终点，曲安奈德+激光组的平均视力变化（+4 个字母）与即时激光+假注射组的平均视力变化（+3 个字母；$P=0.31$）无显著性差异。然而，在基线检查时对人工晶状体眼的亚组分析显示，曲安奈德联合激光治疗组的获益趋势与雷珠单抗组相当，且优于激光治疗组。研究人员判断白内障形成、白内障手术或两者都可能对晶状体眼玻璃体腔注射曲安奈德和局灶/格栅样激光光凝联合治疗的疗效产生不利影响。综上所述，这两个试验的结果表明，虽然玻璃体腔注射曲安奈德的单一疗法不如局灶/格栅样激光光凝的单一疗法，但在人工晶状体眼中，这两种疗法的联合治疗可能优于单独激光治疗。

设计用于眼内给药的氟西诺酮-乙酰奈德和地塞米松缓释植入物已经开发出来，并在各种眼科应用中进行了测试，最近有两种此类制剂被批准用于治疗 DME。一种玻璃体腔内植入物，释放稳定量的氟西罗诺酮丙酮，持续 3 年（Iluvien，Alimera Sciences），包括一个不可生物降解的圆柱体（3.5mm×0.37mm）通过 25 号针头注入玻璃体腔，最近被批准用于治疗先前使用皮质类固醇治疗但眼压无明显升高的 DME 患者[157]。在 FAME 试验中，956 名患者在至少一次先前的局灶/格栅样激光光凝治疗后，出现一只眼中心凹累及的 DME，视力为 20/50 至 20/400 Snellen 当量，无青光眼、高眼压或使用降眼压药物。3 组均随机分为给予氟辛醇酮-丙酮醚注射液（0.2μg/d）、氟辛醇酮-丙酮醚注射液（0.5μg/d）或假注射，用"抢救"局灶/格栅样激光光凝治疗持续性黄斑水肿[155]。试验的主

要结果指标，在 2 年内，两组患者的视力比基线水平提高 15 个字母或更多的比例为 29%，而假注射组为 16%（两组均为 $P=0.002$）。在 2 年时，在基线检查为人工晶状体的研究眼中，低剂量组 75% 的眼进行了白内障手术，高剂量组 85% 的眼进行了白内障手术，而假手术组 23% 的眼进行了白内障手术。2 年时，低剂量组和高剂量组分别有 3.7% 和 8.1% 的眼进行了抗青光眼手术，而假手术组只有 0.5%。在 DRCR.net 试验中，接受植入物的眼的视觉增益在基线检查时是人工晶状体眼中更大，并且与玻璃体腔注射曲安奈德和即时局灶/格栅激光光凝治疗眼的视觉增益相似。

一种地塞米松玻璃体腔内植入物（Ozurdex，Allergan）由可生物降解的颗粒释放约 60 天的高浓度药物，并通过手术巩膜切开术或 22 针注射器系统递送，最近被批准用于治疗 DME[158]。在 MEAD 研究中，两个随机临床试验共同进行分析，1048 例单眼累及中心凹的 DME，视力 20/50～20/200，无青光眼或高眼压的患者被随机分为地塞米松 350μg、地塞米松 700μg 或假注射，每 6 个月再治疗一次残余病变，无任何局灶/格栅样激光光凝[156]。作为研究的主要结果指标，3 年时视力较基线水平提高 15 个字母或以上的受试者比例为低剂量组 18%，高剂量组 22%，而假注射组为 12%（两者均 $P < 0.02$）。然而，这些结果必须谨慎解释，因为在 1048 名参与者中，只有 607 人（58%）完成了 3 年的随访，主要疗效分析是通过对大量提前退出的参与者进行最后观察来完成的。白内障进展需要手术和眼压升高在两组患者中都很常见，但在所有参与者的实质性退出率设定方面，这一比例很难与其他研究相比较。3 年时，在基线检查时为有晶状体的研究眼中，低剂量组 52% 的眼和高剂量组 59% 的眼进行了白内障手术，而假注射组为 7%。在研究期间的任何一次访视中测得 25mmHg 或更高的眼压，低剂量组有 27% 的眼存在，高剂量组有 32% 的眼存在，而假手术组只有 4%。

各种皮质类固醇治疗 DME 的疗效有充分的证据，但没有一种显示会优于玻璃体腔注射血管内皮生长因子拮抗剂或局部/网格激光光凝作为单一治疗。然而，这些药物在某些情况下非常有用，特别

是对于在无青光眼或高眼压的人工晶状体眼中对其他治疗无效的 DME。与现有 VEGF 拮抗剂相比，需要减少给药次数是目前的优势，但要监测眼压升高和青光眼，仍需经常随访。

3. 局灶 / 格栅样激光光凝 Focal/Grid Laser Photocoagulation

在 ETDRS 中建立了局灶 / 格栅样激光光凝治疗 DME 的有效性，尽管其作用机制在 30 年后仍有争议。第 41 章（视网膜激光治疗的生物物理学基础与应用）描述了眼科激光治疗的原理，并讨论了其机制的假设。ETDRS 是一项具有里程碑意义的随机对照试验[38]，采用复杂的研究设计，共有 3711 名参与者参加，以测试不同的局灶 / 格栅样激光光凝策略及每天使用阿司匹林对轻度 NPDR 到早期（非高危）PDR 疾病的视网膜病变进展和视力丧失的影响[180]。在 3 年内，轻度或中度 NPDR 加黄斑水肿的眼在即刻焦 / 格栅激光光凝治疗时显示中度视力丧失率降低约 50%（定义为对数视力表减少 3 行或更多），与随机分配到延迟光凝组的相似眼睛相比（11.2% vs. 21.1%；$P < 0.001$）。对于严重的 NPDR 或早期 PDR，并且在基线时有黄斑水肿的眼，用即时局灶 / 格栅激光光凝治疗，同时用立即的全或轻度播散激光治疗，并且在 3 年后的时间点显示中度视力下降，反映了立即播散光凝的早期不利影响。

在 ETDRS 中进行即刻局灶 / 格栅样激光光凝的眼的治疗涉及氩激光应用于生物显微镜下确定的以 FA 为特征的视网膜增厚区域[181]。包括"直接"治疗在距中心凹 500～3000μm 的视网膜增厚区域出现荧光素染料渗漏的所有微血管瘤。直接治疗的烧伤特征包括光斑大小 50～100μm，暴露时间 0.05～0.10s，强度足以使大的微血管瘤变白或变暗。研究治疗技术还包括在距中心凹中心 500～3000μm 的视网膜增厚区域内的荧光素染料弥漫性渗漏区域和毛细血管无灌注区域应用"格栅"光凝，两个点之间的间距至少为一个烧伤宽度。格栅治疗的光斑特征包括直径达 200μm，暴露时间 0.05～0.10s，强度描述为"轻度"。每 4 个月评估一次眼睛，并对出现任何可治疗区域的 CSME 进行再治疗。对视野的轻微影响归因于局灶 / 格栅样激光光凝，但在

4 个月时，轻度或中度 NPDR 和黄斑水肿的患者中，通过动态视野测定确定的 20° 固定范围内的暗点的发生率，在接受即刻局灶 / 格栅样激光光凝的患者和接受延迟光凝的患者中相似[102]。全播散和温和播散激光对视野的影响更为显著。激光治疗的其他不良反应包括脉络膜新生血管和随后的纤维化，这些并发症可能发生在术后数年激光光凝导致的 RPE 破裂区域，但这种并发症并不常见，而且往往是自限性的。视网膜下纤维化在激光瘢痕附近被注意到，在 ETDR 中用局灶 / 格栅样激光光凝治疗的 4823 眼中只有 9 眼在激光瘢痕附近出现视网膜纤维瘢痕[114]。

自 ETDRS 以来，局灶 / 格栅样激光光凝技术已经不断发展，趋向于应用较小、强度较低的烧伤，并且较少使用荧光素血管造影来指导治疗。根据 DRCR.net 在其协议中规定的"改良 ETDRS"局灶 / 格栅样激光光凝参数，对当前标准技术进行了很好的总结（表 50-2）[182]。新型眼科激光系统的发展和可用性使得氩绿激光参数外推到其他平台。一项随机前瞻性研究用改良格栅光凝治疗 171 只眼（91 名参与者）DME，发现氩绿激光与二极管（810nm）激光相比，在视力或其他指标上没有显著差异。对于其他系统和技术是否与使用氩激光的局灶 / 格栅样激光光凝在临床上有重要区别，仍然存在一些不确定性[119, 184-193]。在一项随机的 DRCR.net 研究中，对 ETDRS 式激光光凝在视网膜增厚和荧光素渗漏区域的应用价值进行了测试，将标准改良的 ETDRS 技术与一种新的治疗方法进行了比较，该治疗包括 323 只眼黄斑部温和但更广泛的灼伤，其中 DME 累及中心凹[194]。与改良格栅样光凝治疗相比，标准改良的 ETDRS 光凝使 OCT 上中心凹旁区域视网膜增厚的平均厚度明显减少（校正平均差 33μm；95%CI 5～61μm；$P=0.02$）。12 个月时视力的平均变化相似（分别为 0 和 -2 个字母，95%CI -0.5～5 个字母；$P=0.10$）。

在 ETDRS 之后，最近的临床试验强调了局灶 / 格栅样激光光凝的好处。许多接受 ETDRS 治疗的眼在基线时具有良好的视力，限制了任何干预的潜在视力增加量，因此，激光治疗 ETDRS 队列的疗效主要包括减少视力损失。然而，在 ETDRS 亚组

表 50-2　糖尿病视网膜病变临床研究网络使用的改良 ETDRS 局灶 / 格栅样激光光凝技术（DRCR.net 文件）

治疗参数	DRCR-net 文件改性 ETDRS 焦 / 栅激光光凝技术
直接治疗	直接治疗距黄斑中心 500～3000μm 范围内视网膜增厚区域的所有渗漏微血管瘤（虽然如果在初始局灶性光凝后中心相关水肿持续存在，则可治疗中心 300～500μm 范围内的微血管瘤，但如果视力优于 20/40，则通常不治疗）
直接治疗后微血管瘤颜色的变化	不需要，但至少在所有的微血管瘤下都有轻微的灰白色烧伤
直接处理的光斑尺寸	50μm
直接治疗烧伤持续时间	0.05～0.1s
格栅样激光光凝治疗	适用于所有与微血管瘤无关的水肿区域；如果获得荧光素血管造影，则当研究者作出判断时，格栅应用于血管造影无灌注的水肿区域
考虑进行格删光凝治疗的区域	距黄斑中心上下 500～3000μm；距黄斑中心颞侧 500～3500μm；距视盘 500μm 内无烧伤
格栅治疗烧伤面积	50μm
格删治疗烧伤持续时间	0.05～0.1s
格栅治疗烧伤强度	几乎看不见（浅灰色）
格删治疗烧伤间隔	两个明显的光凝瘢宽度
波长（格删和直接治疗）	绿色到黄色波长

使用荧光素血管造影指导治疗由医师决定。如果需要，注射后的激光治疗是基于注射前黄斑外观。可选择在绿到黄光谱范围内的任何激光波长进行光凝 [a]。用于治疗的透镜不能增加或减少超过 10% 的烧伤面积

a. DRCR.net 文件为 PASCAL 光凝系统提供单独的指南

经许可，表格改编自 ETDRS Focal Photocoagulation Technique accessed at http://publicfiles.jaeb.org/drcrnet/Misc/ FocalGridProcedure42711.pdf.

中，114 只眼中心凹增厚、视力低于 20/32、轻度或中度 NPDR 患者在 ETDRS 中接受即刻局灶 / 格栅样激光光凝治疗，2 年时平均视力较基线变化为 +4 个字母，29% 的眼改善了 10 个或更多字母。相比之下，在满足相同基线标准的 235 只眼的子集中，延迟光凝，2 年时平均视力与基线相比的变化为 -6 个字母，12% 提高了 10 个或更多字母（Ferris FL，未公布的数据，2008 年）。最近对患有更严重疾病的眼进行的试验结果支持这样的观点，即局灶 / 格栅样激光光凝的益处可能超过整个治疗 ETDRS 队列。在先前提到的研究中，将局灶 / 格栅样激光光凝与玻璃体腔注射曲安奈德（840 只眼，视力（20/320）～（20/40），视网膜增厚累及中心凹和一系列潜在的糖尿病视网膜病变）相比较，随机分配到激光治疗的 330 只眼显示 2 年时平均视力变化为 +1 个字母（标准差，±17 个字母），18% 的激光治疗眼视力改善 15 个字母或更多[178]。在上面讨论的另一项研究中，比较单用局灶 / 格栅样

激光光凝与玻璃体腔注射雷珠单抗或曲安奈德联合激光治疗累及中心凹的 DME 患者，基线视力为（20/320）～（20/32），在 211 只接受局灶 / 格栅样激光光凝治疗的眼中，2 年平均视力变化为 +3 个字母（标准差，15 个字母）[164]。

虽然局灶 / 格栅样激光光凝可减轻 DME 的发病率，但往往不足以恢复正常视力或完全解决黄斑水肿。对多种治疗的要求是普遍的。即使再治疗，仍有相当一部分的眼显示残留 DME。在上述 DRCR.net 试验中，单用局灶 / 格栅样激光光凝与玻璃体腔注射雷珠单抗或曲安奈德联合激光治疗的眼，在 2 年时中心凹旁区域平均厚度为 266μm，平均改善 113μm[164]。然而，与正常的中心凹旁区域平均厚度（大约 200μm）相比，这代表了可见的残余增厚。在激光组中，只有 39% 的眼达到中心凹旁区域平均厚度小于 250μm，厚度比基线至少减少 25μm。仅用激光治疗的眼睛中有 10% 在 2 年内失去了 15 个或更多的视力字母。

4. 玻璃体切除术

许多小病例系列报道了玻璃体切除术在可见的玻璃体黄斑牵引的 DME 和视网膜前增殖膜的 DME 中的益处[195-198]。由于患者群体的差异、具有临床意义的玻璃体视网膜牵引的定义、手术入路、激光和药物作为辅助治疗的使用、结果测量和随访，再加上回顾性研究的习惯性局限性和偏见，使评估手术的疗效变得困难。一项非对照前瞻性研究是迄今为止发表的最大系列研究之一，评估了 87 只眼的 DME 玻璃体切除术和研究者判断的玻璃体黄斑牵引的证据[199]。干预是非标准的，有视网膜前膜的剥离、内界膜剥离、播散激光光凝术后和皮质类固醇注射，均可行玻璃体切除术。在 6 个月的主要终点，38%（95%CI 28%～49%）的患者视力提高 10 个字母或以上，22%（95%CI 13%～31%）的患者视力下降 10 个字母或以上。不良反应：眼内炎 1 只眼，视网膜脱离 3 只眼，玻璃体积血 5 只眼，眼压升高 7 只眼。

即使在没有任何可见的玻璃体视网膜牵引的情况下，评价 DME 玻璃体切除术的病例系列的结果是也不尽相同，一些报道显示有疗效，而另一些则效果不明显[200-208]。两个非常小的随机试验显示没有明显的益处[209, 210]。在缺乏大样本、科学设计的临床试验数据的情况下，疗效仍不确定，而且，考虑到众所周知的手术风险，仅凭此指征通常不能保证进行玻璃体切除术的获益。目前，获益的可能性与 PDR 的手术决策最为相关，在 PDR 中，DME 的治疗与纤维血管膜增生、玻璃体积血和视网膜脱离的手术治疗同时进行。第 115 章（增殖性糖尿病视网膜病变的手术治疗）讨论了手术在 PDR 治疗中的作用。

（四）非增殖性糖尿病视网膜病变的眼部治疗 Ocular Treatment for Nonproliferative Diabetic Retinopathy

已经被评估了不同的局部治疗对改变 NPDR 病程的影响。在糖尿病视网膜病变研究中，建立了播散激光光凝治疗晚期视网膜病变（严重 NPDR 和 PDR）患者严重视力丧失的疗效[211]。ETDRS 的设计部分是为了阐明在视网膜病变过程中应用播散激

光光凝的最佳治疗点。在 ETDRS 中，患眼被随机分配到早期激光光凝或延迟激光治疗。根据黄斑水肿的存在与否和视网膜病变的严重程度对眼睛进行分类，并在复杂的研究设计中进一步随机分配到不同的激光策略治疗组。除了测试局灶/格栅样激光光凝治疗黄斑水肿的疗效外，ETDRS 还评估了在伴有或不伴有黄斑水肿的更严重视网膜病变（重度 NPDR 和非高危 PDR）的眼中立即进行"轻度"和"完全"播散光凝，以及轻度视网膜病变和伴或不伴有黄斑水肿的眼进行延迟轻度和完全播散光凝的效果。5 年时，接受早期激光治疗的眼（2.6%）和延迟激光治疗的眼（3.7%）严重视力丧失率（定义为连续两次就诊视力低于 5/200）较低（图 50-14）[102]。轻度或中度 NPDR 患者的重度视力丧失率更低。在这些发现的基础上，ETDRS 研究人员建议，如果可以预期足够的随访，轻中度 NPDR 不应采用播散激光光凝。他们建议对严重的 NPDR 和非高危 PDR 考虑播散激光光凝，其潜在的益处与激光对视力和视野的不利影响相平衡。第 51 章（增殖性糖尿病视网膜病变）进一步讨论了播散激光光凝在糖尿病视网膜病变中的应用。

有很好的证据表明，局部应用血管内皮生长因子拮抗剂治疗 DME 可减轻视网膜病变的严重程

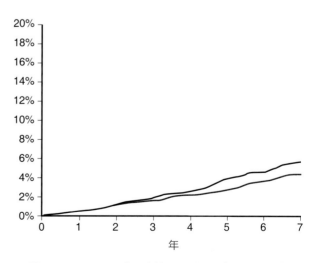

▲ 图 50-14 ETDRS 中所有被分配到立即激光光凝（蓝色）组或延迟激光光凝（黑色）组的眼严重视力丧失的生命表累计事件率

经许可，图片转载自 Early Treatment Diabetic Retinopathy Study Research Group. ETDRS report number 9. Early photocoagulation for diabetic retinopathy. Ophthalmology 1991;98:766-85.

度（图 50–15），而雷珠单抗和阿柏西普最近已被 FDA 批准用于治疗 DME 患者的糖尿病视网膜病变[153, 154]。在上文中讨论的 RISE 和 RIDE 试验中，对次要结果指标的分析表明，经雷珠单抗治疗的眼睛出现视网膜病变恶化的可能性显著降低，进展为 PDR 的可能性降低，更有可能显示视网膜病变的改善[212]。在 2 年时，5% 的假手术眼的 ETDRS 糖尿病视网膜病变严重程度评分出现 3 级或以上恶化，而 0.3mg 雷珠单抗组和 0.5mg 雷珠单抗组分别为 1.3% 和 0.9%（P=0.007）；1.3% 的假手术眼出现 3 级或以上改善，与之相比，13.2% 的眼睛使用 0.3mg 雷珠单抗（$P < 0.001$），14.5% 的眼睛使用 0.5mg 雷珠单抗（$P < 0.001$）。用一个综合指数来衡量视网膜病变的进展情况，包括进展为 PDR 或玻璃体积血的病例，以及接受全视网膜光凝或玻璃体切除的病例，假手术组的发生率为 34%，而雷珠单抗组的发生率为 11%（两组均 $P < 0.001$）。在上文中也提到的 VIVID 和 VISTA 试验中，对次要结果指标的分析表明，阿柏西普治疗的眼睛更容易显示视网膜病变的改善[152]。在 1 年内，8% 的假手术眼的 ETDRS 糖尿病视网膜病变严重程度评分有 2 级或更高的改善，相比之下，在 5 个月注射后每 8 周注射

2mg 阿柏西普的眼改善率为 28%，每 4 周注射 2mg 阿柏西普的眼改善率为 33%（两者均 $P < 0.001$）。在 VISTA 中，假手术组的相应比率为 14%，而阿柏西普组分别为 29% 和 34%（$P < 0.01$）。

皮质类固醇也可能对视网膜病变产生有益的作用[148, 164, 213]。一项 DRCR.net 研究中的探索性分析比较了局灶 / 格栅样激光光凝与玻璃体腔注射曲安奈德（1mg 或 4mg）评估视网膜病变进展的研究，使用综合指数测量，包括进展为 PDR 或玻璃体积血的病例和接受全视网膜光凝或玻璃体切除的病例[213]。在 2 年时，4mg 曲安奈德组（21%）视网膜病变进展的累计概率显著低于激光组而 1mg 曲安奈德组（29%）视网膜病变进展的累计概率显著降低（分别为 31%；P=0.005 和 P=0.64）。为了更好地了解局部药物治疗糖尿病视网膜病变的风险和益处，特别是在没有 DME 的情况下，有必要进行进一步的研究。最近的一项 DRCR.net 试验表明，在 2 年里，连续玻璃体腔注射雷珠单抗与全视网膜光凝治疗增殖性糖尿病视网膜病变的疗效相当[214]，另一项检测 VEGF 拮抗剂治疗严重 NPDR 的研究正在启动。目前，对视网膜病变的影响至少在接受这些药物治疗 DME 的眼睛的益处中是明显的。

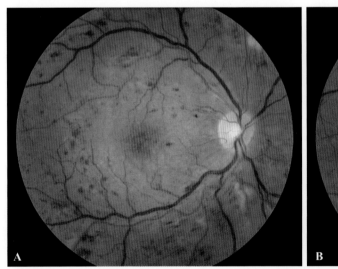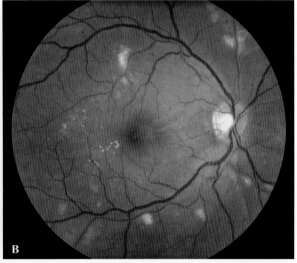

▲ 图 50–15　在非增殖性糖尿病视网膜病变的背景下，接受血管内皮生长因子拮抗剂玻璃体腔注射治疗糖尿病性黄斑水肿的眼视网膜病变的改善

A. 右眼照片显示一名 39 岁男子患有严重的 NPDR 和累及中心凹的严重 DME。视力测试 20/40，光相干断层扫描测量旁中心区平均厚度在 557μm。患者参加了一项交叉研究，根据随机分配的治疗计划，每 4 周注射贝伐单抗（1.25mg）或雷珠单抗（0.3mg）。B. 36 周后同一只眼的照片，9 次注射后。注意可见的视网膜内出血和微血管瘤的数量减少，以及颞侧新的硬性渗出代表了先前视网膜增厚的痕迹。视力提高到 20/20，OCT 旁中心区平均厚度为 240μm（National Eye Institute, Bethesda, MD）

（五）非增殖性糖尿病视网膜病变的其他全身治疗 Other Systemic Treatment for Nonproliferative Diabetic Retinopathy

抗血小板药物已经在一些随机对照临床试验中被用于糖尿病视网膜病变的治疗。在一项为期 3 年的研究中，475 名早期视网膜病变的参与者被随机分配到每日阿司匹林、阿司匹林加双嘧达莫或安慰剂组中，并根据 FA 上显示的微血管瘤数量的变化来测量视网膜病变的进展[215]。安慰剂组微血管瘤的年增长率明显高于治疗组，但各组的年增长率均较低（小于 2 个微血管瘤）。在一项类似的 3 年研究中，435 名受试者被随机分为每天服用噻氯匹定或安慰剂组，安慰剂组微血管瘤的年增长率高于治疗组，分析显示，微动脉瘤的出现率较低，具有临床统计意义[216]。两项研究均未显示视网膜病变严重程度的变化，微血管瘤计数差异的临床意义尚不确定。

抗血小板治疗效果的最确切证据来自 ETDRS，其中 3711 名参与者被随机分配到阿司匹林（每天 650mg）或安慰剂组中。对接受激光光凝延迟治疗的眼评估阿司匹林对糖尿病视网膜病变进展的影响。阿司匹林的使用对 7 年以上视网膜病变的严重程度和视力丧失的风险没有影响[217]。阿司匹林的使用并没有增加延迟光凝眼或随机分配到早期激光治疗眼视网膜前出血或玻璃体积血的发生率、严重程度或持续时间[217, 218]。与安慰剂组相比，随机分配到阿司匹林组的参与者心血管疾病的发病率和死亡率降低了 17%，证实了其他研究中的益处。阿司匹林仍然是控制心血管风险的重要疗法，糖尿病患者的心血管风险通常很高，视网膜病变的严重程度，包括 PDR，不应禁止使用。ETDRS 的结果适用于有明显视网膜病变的患者，并且抗血小板药物对非常轻微的 NPDR 的影响仍存在一些不确定性。

山梨醇是醛糖还原酶的抑制剂，它能催化葡萄糖转化为山梨醇，在一项随机对照临床试验中进行了评估，动物研究表明这些药物可能减缓糖尿病视网膜病变的发展[7, 11, 12]。山梨醇视网膜病变试验（sorbinil retinopathy trial）将 497 名患有 1 型糖尿病且轻度或无视网膜病变的受试者随机分为山梨醇组

和安慰剂组[219]。在随访 3～4 年后，两组患者中显示糖尿病视网膜病变显著进展（定义为 ETDRS 糖尿病视网膜病变严重程度分级上的两步或更严重恶化）的百分比无显著差异。

在糖尿病视网膜病变动物模型中，靶向蛋白激酶 C 家族的抑制剂与血管内皮生长因子介导的血管通透性和血管内皮素介导的血管收缩有关，现已开发，并对其在糖尿病视网膜病变中的作用进行了评价[220-223]。Ruboxistaurin 是蛋白激酶 C 的 β 异构体抑制剂，已在两个随机对照临床试验中得到评价。在第一项研究中随机分配 252 名中度至重度 NPDR 患者接受 Ruboxistaurin 或安慰剂治疗 36～46 个月时，两组之间的视网膜病变的发生率没有显著差异，但服用 Ruboxistaurin（32mg/d）的患者在中度视力丧失的时间上明显延迟（加倍）与安慰剂组相比（$P=0.038$）[224]。在第二个更大规模的研究中，685 名患有中度至重度 NPDR 的参与者被随机分配到 Ruboxistaurin 或安慰剂组，并在 3 年内评估持续性中度视力丧失的比例，后者定义为 ETDRS 视力评分 15 个字母以上（加倍的视角）持续 6 个月或更长时间[225]。Ruboxistaurin 组的持续中度视力丧失率（5.5%）显著低于安慰剂组（9.1%），降低了 40% 的风险（$P=0.034$）。在接受 Ruboxistaurin 治疗的患者中，局灶 / 格栅样激光光凝的启动频率比接受安慰剂的患者低 26%（$P=0.008$）。两组之间视网膜病变进展率无显著性差异。尽管取得了令人感兴趣的结果，但尚未在美国和欧洲进行进一步的临床试验以获得监管机构的批准，而且该药物仍然不可用。

非诺贝特（Fenofibrate）是过氧化物酶体增殖物激活受体（peroxisome proliferator-activated receptor，PPAR）α 激动剂，它与他汀类药物联合治疗糖尿病性视网膜病变，作为一种能够降低三酰甘油水平和升高高密度脂蛋白（HDL）胆固醇水平的血浆调节剂，已被评价为有效。两个随机对照临床试验表明非诺贝特对糖尿病视网膜病变有疗效。非诺贝特干预和降低糖尿病事件发生率（Fenofibrate Intervention and Event Lowering in Diabetes，FIELD）研究是一项大型试验，将 9795 名 2 型糖尿病患者随机分为非诺贝特（200mg/d）或安慰剂组[78]。主要

研究中预先指定的第三终点，接受视网膜病变激光治疗（包括局灶 / 格栅样激光光凝和播散激光光凝）的参与者的累积百分比非诺贝特组（3.4%）显著低于安慰剂组（4.9%；HR = 0.69；95% CI 0.56～0.84，P=0.0002），且超过 6 年。采用 ETDRS 糖尿病视网膜病变严重程度量表（涉及 1012 名参与者的两张 45° 眼底照片分析的子研究的主要终点）对非诺贝特组和安慰剂组的进展进行两步或两步以上没有显著差异。研究者认为在基线检查时患有视网膜病变的受试者中，安慰剂组的视网膜病变进展率明显高于非诺贝特组，但两组的发病率都很低。上面讨论的 ACCORD 研究是一项复杂的试验，包括一项脂质研究，将 5518 名 2 型糖尿病和血脂异常患者随机分为两组，分别服用辛伐他汀加非诺贝特（160mg/d）或辛伐他汀加安慰剂。在脂质研究中，1593 名参与者被评估非诺贝特对视网膜病变的影响[72]。4 年时，非诺贝特组的视网膜病变进展率（6.5%）明显低于安慰剂组［10.2%；OR = 0.60；95% CI 0.42～0.87；P=0.006)]，前者被定义为 ETDRS 糖尿病视网膜病变严重程度分级表中三步或更大进展或需要激光光凝或玻璃体切除术的恶化的综合指标。

FIELD 研究和 ACCORD 研究的结果很有意思，特别是在非诺贝特治疗视网膜病变的益处是否继发于其对血脂变化的影响这一不确定性的背景下，在两次试验中，非诺贝特对血浆 HDL 胆固醇和三酰甘油水平的影响相对较小。

许多其他药物已被评估用于治疗糖尿病视网膜病变的益处，包括 ACE 抑制剂、晚期糖基化终产物形成抑制剂、生长激素拮抗剂、抗氧化剂等。目前，在糖尿病视网膜病变的治疗中有明确作用的系统策略包括有效控制潜在的高血糖、高血压和血脂异常的干预措施。

五、结论 Conclusion

糖尿病视网膜病变是美国劳动年龄段视力下降的主要原因，也是全世界失明的重要原因[226, 227]。在预计未来几十年糖尿病患病率将大幅上升的背景下，其影响预计将有所增长。目前，1/9 的美国成年人患有糖尿病。疾病控制和预防中心预测，到 2050 年，美国人的患病率将增加到（1/5）～（1/3）[65]。联合会估计，2035 年世界范围内有多达 59/200 万人患有糖尿病，2014 年约有 38/700 万人患病[228]。

我们在糖尿病视网膜病变的治疗方面取得了巨大进展。大型精心设计的临床试验为控制高血糖和高血压降低视网膜病变及其并发症的风险提供了重要信息。20 世纪 70 年代和 80 年代的里程碑式研究证实了激光光凝的有效性，它将 DME 中度视力丧失的风险降低了 50%，PDR 失明的风险降低了 90%。最近的临床试验证实了玻璃体腔注射 VEGF 拮抗剂治疗黄斑中心凹 DME 的优越性。目前的治疗策略在很大一部分患者中提供了视觉增益。

然而，仍然存在重大挑战。为了应对日益加重的疾病负担，我们必须制订更好的预防策略。为了实现现有治疗的益处，我们必须大大提高我们在糖尿病视网膜病变的筛查和监测方面的成功率，并便于获得及时的治疗。为了开发更有效的治疗方法，我们必须更好地理解疾病的生化和细胞基础，合理地定位关键途径。近年来，DME 玻璃体内药物治疗的成功，标志着合理设计治疗方案的一个重要里程碑，并有望推动开发更好的方法，使药物持续地输送到视网膜。如果说过去几十年的成就预示着进一步的进展，那么在不久的将来，我们将在消除糖尿病视网膜病变继发的视力丧失方面取得更大的进展。

第51章

增殖性糖尿病视网膜病变
Proliferative Diabetic Retinopathy

Jennifer K. Sun   Paolo S. Silva   Jerry D. Cavallerano   Barbara A. Blodi
Matthew D. Davis   Lloyd M. Aiello   Lloyd Paul Aiello   著

由于我们还不能阻止糖尿病患者的视网膜改变，我们必须满足于接受、减轻或减缓这些变性视网膜血管改变的进展。

（William Parkes Beetham, MD. Visual prognosis of proliferating diabetic retinopathy. Br J Ophthalmol, 1963.）

糖尿病引起的视网膜最早的变化是生物化学、血流动力学和细胞性的改变。通常这些变化最初在临床上是难以察觉的，对视力可能没有影响或影响很小。相比之下，增殖性糖尿病视网膜病变（proliferative diabetic retinopathy，PDR）是糖尿病性眼病的晚期，其特征是视网膜或视盘上新形成的视网膜血管生长，沿视网膜表面或玻璃体腔延伸，显著增加视力丧失的风险[1, 2]。在糖尿病患者中，近 25% 的 1 型糖尿病患者和 15.5% 的 2 型糖尿病患者在糖尿病 15 年后会发生 PDR[3, 4]。在 1 型患者中，进展为 PDR 的比例最高，25 年累计风险为 42%[5]。此外，PDR 与未控制性全身疾病之间存在着密切的联系[6, 7]。在过去的 20 年里，里程碑式临床试验的发表，确立了强化血糖控制在预防 1 型和 2 型糖尿病视网膜病变和其他糖尿病并发症的发生和发展中的重要性，这使得糖尿病患者的医疗护理有了显著的改善。随着这些改善，PDR 的发病率也相应下降[8-11]。然而，由于 PDR 的发展而引起的眼部并发症仍然是世界上许多发达国家严重视力丧失的主要原因[10]。

本章首先简要讨论 PDR 的发病机制以及视网膜前新生血管的出现和临床上的认识。详细描述了

PDR 的自然过程，强调了四个基本过程：①新生血管典型的增殖和消退周期；②伴随新生血管的纤维组织增生；③纤维血管增生与玻璃体后表面之间的粘连形成；④玻璃体后表面收缩及相关增生。本章的其他章节考虑 PDR 与糖尿病持续时间和类型、血糖控制和其他因素的关系。对 PDR 的治疗进行了综述，重点介绍了临床试验的结果和治疗指南，包括最近使用血管内皮生长因子抑制剂的数据。快速发展的新治疗策略有希望作为微创的主要干预措施或作为辅助治疗时，光凝反应不足也被提出。

一、增殖性糖尿病性视网膜病变的发病机制 Pathogenesis of Proliferative Diabetic Retinopathy

糖尿病引起的高血糖和代谢变化导致视网膜血管系统的改变，从而导致视网膜组织灌注减少[12]。这种相对视网膜缺血状态被认为是 PDR 发病机制中起中心作用的主要血管生成刺激。血管生成素、促红细胞生成素、碱性成纤维细胞生长因子（bFGF）、胰岛素样生长因子（IFGF）、蛋白激酶 C（PKC）、肿瘤生长因子（TGF）、血小板衍生生长因子（PDGF）等多种血管生成因子在 PDR 的发生发展过程中具有刺激或调节作用。然而，基于体内和体外研究，蛋白血管内皮生长因子似乎是 PDR 中缺血驱动的血管生成病理学的主要原因[13-15]。研究表明，PDR 患者玻璃体中 VEGF 含量高，与疾病活动程度密切相关，VEGF 在 PDR 中的作用得到了很好的支持[13, 16]。在成功的激光治疗后或在自然

静止的 PDR 患者中，VEGF 玻璃体浓度较低或检测不到[13]。此外，VEGF 介导 PDR 新生血管反应的直接作用通过显示活动性 PDR 患者的玻璃体液体在体外是血管生成的，并且这种血管生成刺激可以被 VEGF 特异性抑制剂阻断。PDR 引起的眼内血管和糖尿病诱导虹膜新生血管形成的眼内血管对 VEGF 抑制剂非常敏感，通常在治疗后 1 天内开始消退[17]。

虽然血管内皮生长因子（VEGF）是 PDR 中主要的直接血管生成因子，但体内血管生成调控的复杂机制可能也涉及 VEGF 以外的因子。血管生成途径，如 angiopoietin/Tie-2 系统调节 VEGF 的作用，直接影响视网膜周细胞和内皮细胞，这是被认为参与 PDR 病理过程中的主要细胞类型[18, 19]。此外，高血糖降低 PDGF 的促生存活性，从而导致周细胞凋亡和糖尿病血管病变。这一机制是由高血糖诱导的蛋白激酶 C-δ（PKC-δ）激活所驱动的，它导致称为 Src 同源 2 结构域的蛋白酪氨酸磷酸酶 -1（SHP-1）的表达增加。SHP-1 的激活反过来介导 PDGF 的抵抗，导致细胞存活机制的丧失和周细胞凋亡的增加[20]。抑制 SHP-1 作为一种可能的保护机制正在被研究，以防止随后 PDR 发生的视网膜改变[20]。血管内皮生长因子非依赖性途径，如促红细胞生成素介导的途径，也与 PDR 的发生有关[21]。在一项对三个独立患者群体的小规模遗传研究中，增加 EPO 表达的单核苷酸多态性与 PDR 和严重肾病的发生有关[22, 23]。据报道，抗血管生成介质如色素上皮衍生因子（PEDF）在糖尿病患者和 PDR 活跃患者中较其他视网膜病变低[24]。在视网膜病变的不同阶段，血管生成途径和抗血管生成途径之间的相互作用可能对眼睛很重要[25]。第 28 章（病理性视网膜脉络膜血管生成的基本机制）对 PDR 的病理性血管生成进行了更详细的讨论。

二、视网膜前新生血管的起源及早期识别 Origin and Early Recognition of Preretinal New Vessels

严重和非常严重的非增殖性糖尿病视网膜病变（nonproliferative diabetic retinopathy，NPDR）眼发生 PDR 的风险最大，其特征是视网膜内微血管异常（IRMA）、静脉串珠（VB）、广泛视网膜出血或微血管瘤（H/MA）的存在和严重程度，以及较轻程度的软性渗出物（棉絮斑）（图 51-1）。在糖尿病视网膜病变研究（diabetic retinopathy study，DRS）中，严重 NPDR 被定义为至少存在上述四个特征中的三个，每个特征通常涉及至少两个眼底象限。在未经治疗的对照组中，大约 50% 的眼在 15 个月内出现了 PDR[26]。今天，通过确定 H/MA（4 个象限中度严重）、VB（2 个或更多象限明显存在）和 IRMA（1 个或多个象限明显存在）的范围和严重程度，可以快速评估严重或非常严重的 NPDR——4-2-1 规则（框 51-1）。任何一个发现都表明严重的 NPDR，两个或更多的表现为非常严重的 NPDR。如上所述，这些高水平的 NPDR 与发展 PDR 的高可能性相关。

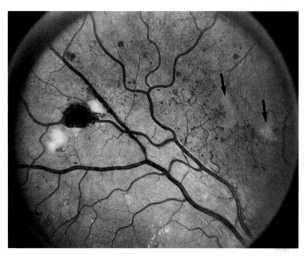

▲ 图 51-1　重度非增殖性糖尿病视网膜病变

左边是两个突出的软性渗出物，中间有一个大的斑点出血。静脉串珠存在于颞上静脉上支通过上渗出物的地方。右边是两个微弱的软渗出物（箭）和许多视网膜内微血管异常（图片由 Early Treatment Diabetic Retinopathy Study Research Group 提供）

框 51-1　4-2-1 规则

严重 NPDR（以下任何一种）
- H/MA ≥标准 2A（图 51-20），四个象限
- VB 绝对存在于两个或多个象限中
- 一个或多个象限内的 IRMA ≥标准 8A（图 51-21）

非常严重的 NPDR（以上两种或两种以上）

H/MA. 出血 / 微血管瘤；IRMA. 视网膜内微血管异常；NPDR. 非增殖性玻璃体视网膜病变；VB. 静脉出血

严重 NPDR 为特征的病变与视网膜毛细血管闭合有关，在视网膜前新生血管即将形成的眼睛中频繁出现是联系这些过程的一个重要观察。Shimizu 及其同事[27]的荧光素血管造影发现，血管造影观察到的毛细血管闭合程度随着新血管的严重程度的增加而增加，按以下四步标度计算：①无新血管；②累及视网膜但保留视盘的新血管；③累及视盘的新血管；④新生血管性青光眼前房角的新生血管。Muraoka 和 Shimizu[28]提供了一系列的荧光素血管造影观察结果支持这样的观点，即一些被称为 IRMA 或小静脉重叠的病变实际上是视网膜内新生血管重建毛细血管丢失的区域。

尽管严重 NPDR 的存在可以预测随后的新生血管形成，但当首次发现视网膜前新生血管时，特征性的视网膜内病变并不总是广泛存在。这种二分法的一个可能的解释是这些病变的相对短暂性。棉绒斑通常在 6～12 个月内消失[29]。H/MA 的半衰期约为 3 个月[30]。大量毛细血管闭合后，当小血管分支数量减少、小动脉硬化、呈白色线状出现时，斑点出血和 IRMA 往往消失。这种情况有时被描述为"无特征性眼底"（featureless fundus）（图 51-2B），并可能导致错误的印象，即视网膜病理程度不如实际存在的严重。

新的血管可能出现在视网膜的任何地方，然而，它最常见的是在后极部，视盘 45° 范围内。尤其是视盘本身特别常见（Davis 报道 155 眼中有 69% 患有 PDR[31]，Taylor 和 Dobree 报道 86 眼中 73%[32]）。DRS，在基线照片出现新血管的 1377 只对照组眼睛中，15% 的新血管仅出现在 1 个视盘直径（DD）内或位于该区域前方的玻璃体腔内（视盘新生血管或 NVD），40% 的新血管仅出现在该区域外（其他地方的新血管或 NVE），45% 的新血管同时出现在这两个区域区域[33]。在 DRS 中，NVE 最常出现在颞上象限（视野 4 区，27%），其次是鼻下象限（视野 7 区，21%）[34]。虽然不太常见，但也有报道称中心凹周围毛细血管出现新生血管[35]。

NVD（定义为 1 个视盘直径 DD 内的 NV[36]）开始于位于视盘表面或横跨生理视杯的细小血管环或网络。一旦确定，通常很容易识别，但在其早期阶段，可能会被忽略，特别是低倍的双目间接检眼镜下。在非立体照相或单目直接检眼镜下也很难与正常血管区分开。最令人满意的检查方法是那些提供放大立体视图的检查方法，使用接触镜或角膜前透镜的生物显微镜或立体 30° 摄影。与正常生理脉管系统不同，新血管可以通过荧光素血管造影很容易地识别，在此过程中它们会大量渗漏（图 51-2）。

早期 NVE 的评估需要识别病变并与 IRMA 鉴别。视网膜的双目间接检眼镜检查，结合生物显微镜或直接检眼镜检查任何可疑病变，并在视盘 5～6DD 范围内仔细复查是一种有用的方法。单位间接检眼镜检查是不够的。

尽管 ETDRS 标准 7 视野立体照片仍然是糖尿病视网膜病理照相记录的金标准[35, 37]（图 51-3A），这些图像仅覆盖约 30% 的视网膜表面。目前眼科成像的最新进展显示，在一张超广角视野眼底照相或荧光素血管造影图像中，可覆盖 82% 视网膜表面范围（图 51-3B）。多项研究表明，200° 超宽视野图像比常规 30° 标准摄影更能检测到糖尿病视网膜病变，这些病变表明近 10% 的眼有更严重程度的视网膜病变[37-40]。此外，超广角荧光素血管造影增强了对糖尿病眼周围血管渗漏和无灌注区域的检测[41]。外周无灌注的程度与周围病变的存在和糖尿病视网膜病变的严重程度高度相关[41]。其他先进的视网膜成像技术，如光相干断层扫描血管造影（OCTA），可以在不使用造影剂的情况下实现视网膜血管的三维可视化。自适应光学扫描激光检眼镜（AOSLO）提供较小的视网膜视野，但超高分辨率达到理论极限 2μm，因此可以在临床检测到新的视网膜血管之前很好地识别它们。

当这些技术没有发现新的血管，但由于最近的玻璃体积血而被强烈怀疑时，用生物显微镜和 Goldmann 三镜检查周边视网膜可能会有帮助。应注意玻璃体积血可能来自与 DR 无关的周边视网膜裂孔，并应仔细检查伴有巩膜凹陷的周边眼底。

比发现 NVE 更困难的可能是区分早期 NVE 和 IRMA。如果 IRMA 是广泛的，而 NVE 还没有显示出它们的任何独特特征，这种分化就特别困难了：更浅的位置、轮状网络的形成、穿过视网膜血管网的动脉和静脉分支的延伸，以及伴随的纤维增生。在不常见的边缘病例中，荧光素血管造影可以

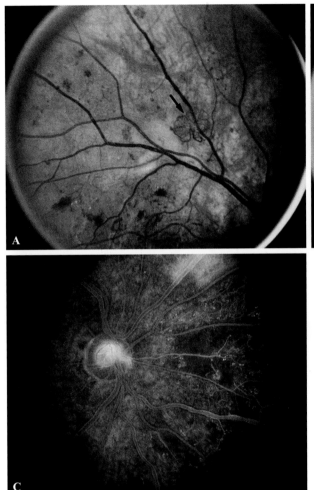

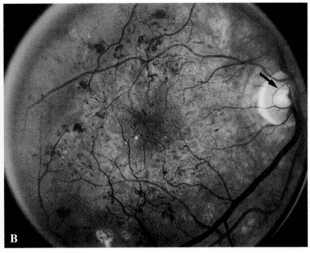

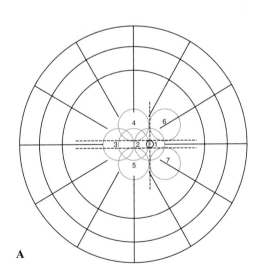

▲ 图 51-2　早期增殖性糖尿病视网膜病变
A. 新生血管在眼颞上象限形成一个小的轮状网络（箭），伴有静脉串珠、软渗出、视网膜内微血管畸形（IRMA）和斑点出血。
B. 同一只眼的后极部，中央显示 IRMA 和视网膜出血，在图的左边缘附近有一个无特征的视网膜。通过立体检查，可以看到视盘上的血管环（箭）连接生理视杯，显然是一条新生血管。
C. 在晚期血管造影中，视盘上的新生血管不再充满荧光，与从中渗漏的荧光素所形成的积存池形成鲜明对比。图上边缘的鼻上静脉明显的荧光素渗漏来自那里的新生血管。毛细血管脱落区位于鼻侧至视盘（图片由 Early Treatment Diabetic Retinopathy Study Research Group 提供）

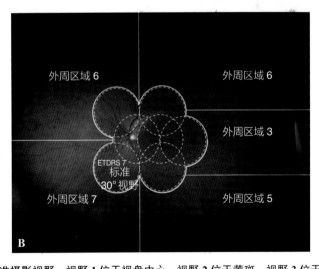

▲ 图 51-3　A. 改进的 Airlie House 分类。右眼显示七个标准摄影视野。视野 1 位于视盘中心，视野 2 位于黄斑，视野 3 位于黄斑的颞侧，使其鼻侧缘穿过黄斑中心。如图所示，视野 4～7 与穿过视盘中心的垂直线相切，与穿过视盘上下极的水平线相切。B. 散瞳超广角 200° 图像与早期治疗糖尿病视网膜病变研究的 7 个标准视野叠加和提议的扩展周边视野

经许可，图片 A 引自 Diabetic Retinopathy Study Research Group. A modification of the Airlie House classification of diabetic retinopathy. DRS report number 7. Invest Ophthalmol Vis Sci 1981;21:210–226.；经许可，图片 B 引自 Silva PS, et al. Peripheral lesions identified by mydriatic ultrawide field imaging:distribution and potential impact on diabetic retinopathy severity. Ophthalmology 2013;120:2587–95.

区分视网膜前新生血管的大量渗漏和较少渗漏的 IRMA。

三、增殖性糖尿病视网膜病变的自然病程 Natural Course of Proliferative Diabetic Retinopathy

PDR 的自然过程涉及视网膜和视盘上沿视网膜表面和玻璃体延伸的新血管的发育。这些新的血管生长通常进行性发展，增加纤维增生。纤维组织的随后收缩可导致牵引性视网膜脱离和玻璃体积血，这两种最常见的并发症与 PDR 严重视力丧失有关。无论治疗与否，PDR 最终都会发展到一个可以保持几十年稳定的相对静止期。视觉效果取决于此时对关键视觉结构的损伤程度。全视网膜激光光凝或玻璃体内抗血管内皮生长因子（anti-VEGF）治疗可更早地诱导这种静止状态，通常伴随较少的视网膜损伤和视力丧失。

（一）新血管的发展和增殖 Development and Proliferation of New Vessels

最初，新的血管可能几乎看不见。后来，它们的口径通常是视盘边缘视网膜主静脉的（1/8）～（1/4），偶尔也会和这些静脉一样大（图 51-4）。新的血管经常形成网络，通常类似于一个马车轮的一部分或全部。血管像辐条一样从复合体的中心辐射到围绕其周边的周向血管（图 51-2A 和图 51-4）。新的血管网也可能是不规则的形状，没有明显的径向模式。新的血管团通常位于视网膜静脉上，并似乎流入其中。颞上静脉受累的频率略高于其他静脉 [40, 41]。在 1158 只 DRS 对照组的眼睛中，至少有 1 个在其被分级的五个视野（图 51-3 中视野 3 至 7）中有 NVE，评估每个视野被涉及的次数。在每只眼睛中，包含 NVE 的所有视野平均分配一个计数，并且为所有眼计算每个视野的计数。视野 4 通常包括颞上静脉的主要部分，其得分为 308 分（1158 分的 27%），而视野 5 的得分为 194 分（17%），视野 7 的得分为 242 分（21%）[2]。

有时新的血管会在视网膜上长出几个视盘直径的膜，而不会形成突出的网络。新的血管看起来很像正常的视网膜血管，但很容易被认为是新的血管，因为它们在视网膜下的小动脉和静脉都有独特的交叉能力（图 51-5 和图 51-6）。这种类型的新血管通常出现在视盘上，在活跃生长期常伴有

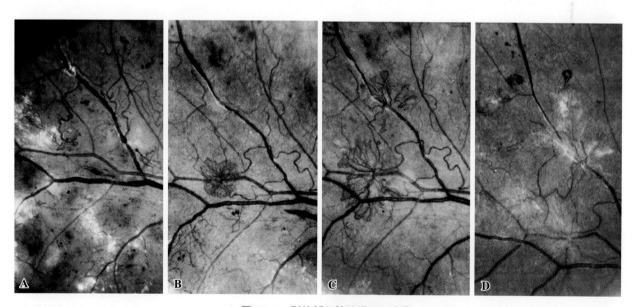

▲ 图 51-4　别处新血管的增殖和消退

A. 新诊断 2 型糖尿病（右眼颞上象限）患者的严重非增殖性糖尿病视网膜病变。目前有许多微血管瘤、出血、硬性渗出及广泛的视网膜水肿和静脉串珠。大多数扭曲的小血管出现在视网膜内（视网膜内大的微血管异常），但有些可能在其表面。B.8 个月后，内层视网膜异常明显改善，但视网膜表面出现了一个轮状的新生血管网。静脉串珠减少，静脉鞘增加。C. 3 个月后，新生血管区域扩大了，在上方形成第二个区域。在接下来的 2 年中，区域边缘的新生血管继续缓慢生长，而在其中心逐渐退化。D. 它们出现 3 年后，大部分新血管已经退化，尽管在区域的上缘仍有一个扩张的环。无纤维增生或玻璃体收缩，无玻璃体积血，视力良好

视盘和周围视网膜轻度至中度增厚（图 51-7）。这种表现类似于典型的糖尿病视乳头病变（diabetic papillopathy），在这种病变中，视盘上和邻近的所有或大部分扩张的小血管都是视网膜内的，特征性的是荧光素血管造影没有渗漏。

新血管的生长速度极不稳定。在一些患者中，一块血管在许多个月内可能显示出很少的变化，而在另一些患者中，在 1～2 周内可能会出现明显的增加。在它们进化的早期，新的血管看起来是裸露的，但后来，在它们附近通常可以看到纤细的白色纤维组织。在这一章中，我们遵循了将这类组织称为"纤维"（fibrous）的共同临床惯例，尽管已经证明它同时含有纤维细胞和胶质细胞[43, 44]。新血管特征性地遵循一个先增殖过程，然后部分或完全消退[40, 45]。轮状网状新生血管的消退通常始于新生血管膜中心血管数量和口径的减少，然后是纤维组织部分替代。同时，周围血管趋向于变窄，尽管它们可能仍在增长，新生血管膜可能仍在扩大（图 51-4）。有时，退化的新血管似乎变得有鞘。鞘层的宽度可能代表血管壁的混浊和增厚，一直增加到只剩下一个没有可见血柱的白线网为止（图 51-8）。有时，某些新的血管似乎成为优先通道，在相邻血管消退和消失的同时扩大。新鲜、活跃的新血管通常出现在部分退行新生血管膜的边缘，在同一只眼的不同区域，新血管经常出现在不同发育阶段。在其进化早期，纤维血管增生的纤维成分往往是半透明的，很容易被低估。随后，随着生长、收缩或视网膜分离的增加，它们变得更加突出。如果玻璃体浓缩和纤维血管增生没有发生增生，新血管可以通过这里描述的所有阶段，而不会引起任何视觉症状。同时，随着视网膜病变进入静止期，视网膜内病变和主要视网膜血管的口径可能会减少。有时，新的血管似

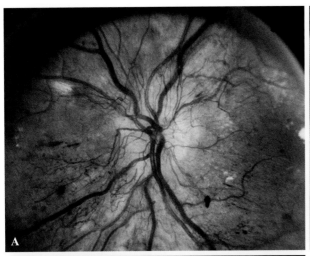
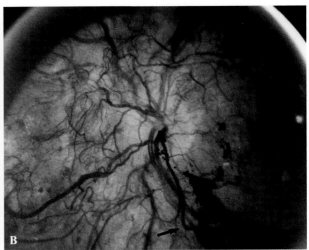
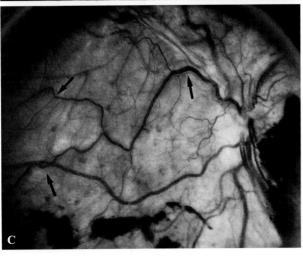

▲ 图 51-5 视盘较粗新血管的快速发展

A. 这名 21 岁白人女性的左眼在诊断糖尿病时的年龄为 7 岁，在视盘上出现了新的血管，并在所有象限的边缘延伸。视盘边缘模糊。有软硬渗出物，视网膜内微血管异常，视网膜及其表面出血。血压为 126/96mmHg。B. 2 个月后，新生血管明显增多，视网膜前出血增多。箭表示穿过颞下动脉和静脉的新的大血管。C. 3 个月后，其中一条新生血管（箭）变得和视网膜主静脉一样粗大，并在鼻侧延伸到图片的边缘以外。视盘上和邻近的新生血管部分退化。2 个月后，患者突然死于心肌梗死

乎完全退化，没有留下以前存在的痕迹[46]。

根据 DRS 的发现，具有高危特征的 PDR 的发展使患者的视力丧失风险增加，通常需要及时的激光治疗。最近，正如本章后面所讨论的，抗VEGF 药物治疗也显示出 PDR 治疗前景。具有高

风险特征的 PDR 由以下病变中的一个或多个定义：① NVD 为（1/4）～（1/3）的视盘面积或更大（即大于或等于标准照片 No.10A 中的 NVD）；②如果存在新鲜玻璃体或视网膜前出血，任何量的 NVD；③ NVE 大于或等于一半大小的视盘，有新鲜玻璃体或视网膜前出血。因此，必须注意新血管的存在、位置和严重程度，以及是否存在视网膜前或玻璃体积血[2]。

（二）玻璃体收缩与纤维血管增生 Contraction of the Vitreous and Fibrovascular Proliferation

在玻璃体后脱离发生之前，新生血管网主要在视网膜上或稍微在视网膜前面生长。在这个阶段，裂隙灯检查新的血管膜，似乎有轻微升高，显示没有变化，在玻璃体附近，也没和视网膜有任何分离。这一发现提示视网膜的轻度增厚可能是新生血管出现轻微升高的原因。典型地，这样一个新血管膜的边缘紧紧贴靠在视网膜上，其中心似乎略微升高，使 NV 膜整体呈轻微的凸曲。几乎所有新生血管膜都附着在玻璃体后表面。当后玻璃体脱离发生在新生血管膜附近时，这种粘连变得明显，并将

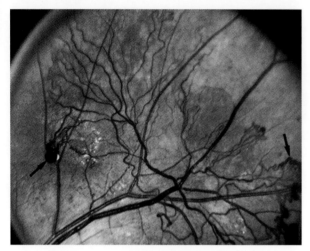

▲ 图 51-6 未形成明显网络的其他新生血管
在大部分病程中，这些新生血管并没有形成网络。在新血管环（左箭）长的末端和部分轮状网络（右箭）的全周出现大的动脉瘤扩张（图片由 Diabetic Retinopathy Study Research Group 提供）

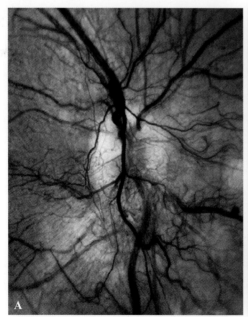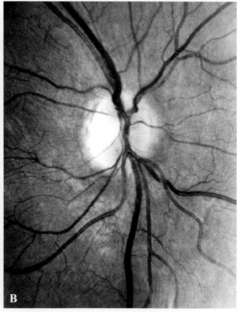

▲ 图 51-7 视盘肿胀
这名 20 岁的男子在 14 岁时就被诊断出患有糖尿病，先是左眼发病，几天后右眼突然出现漂浮物而寻求眼科治疗。A. 视盘肿胀，边缘模糊不清，部分被其上出现并延伸到所有象限的视网膜上的大量新生血管所掩盖；B. 5 个月后，视盘肿胀消退，所有新生血管自发消退。视力保持在 20/15（图片由 Diabetic Retinopathy Study Research Group 提供）

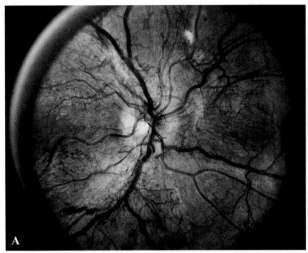
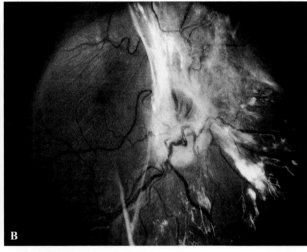

▲ 图 51-8　纤维血管增生收缩引起的黄斑拖拽；新生血管退行

A. 在这名 21 岁女性的右眼，其诊断糖尿病的年龄为 10 岁，广泛的新生血管出现在视盘和视网膜表面，以及许多扩张的视网膜内血管（视网膜内微血管异常）。在视盘上方约 1 个视盘直径处发现软性渗出，在视网膜前发现了一些小出血（左下角附近）。黄斑处于正常位置，位于或是位于图的左侧缘的颞侧。与新血管相伴的纤维组织可见于颞侧血管弓和鼻侧至视盘的邻近部位。纤维增生实际上要广泛得多，但透光故难以检测。视力为 20/20。增殖所产生的收缩在接下来的几个月内发生，在鼻侧和上方拖拽视网膜，新血管退化。B. 4 年后，黄斑中心位于视盘上方，并在颞侧约 1DD 处。视网膜中央色素上皮暗色色素沉着与黄斑的神经感觉层一致。颞下静脉的第一个主要分支已经从原来的位置向上拉到视盘边缘。新生血管已经完全退化，其中一些现在出现了血管呈白线网络。视力为 20/30（图片由 Diabetic Retinopathy Vitrectomy Study Research Group 提供）

其边缘向前牵拉。如果后玻璃体脱离包围着新生血管膜，膜的所有边缘都比中心更高，使其前表面呈凹形。

在后玻璃体脱离开始前，新生血管通常无症状 [31, 45]。后部玻璃体中的小出血偶尔在新生血管生长端附近可见，但它们通常保持在透明膜下或悬挂在玻璃体的最后部而不明显。当有症状的玻璃体积血发生时，通常可以发现局部玻璃体后脱离的迹象。当只有一小部分玻璃体后表面脱离时，出血看起来是平坦的，非常接近视网膜，但是随着脱离范围的扩大，该表面向前移动，呈现出与视网膜大致平行的弯曲轮廓，并且在视网膜前 0.5~2DD。这个原本平滑的曲面是通过玻璃体视网膜粘连在新血管的位置固定在后面。新的血管往往会在这些相同的区域被向前拉（图 51-9）。玻璃体条索和混浊通常可见于玻璃体后表面的前部，而玻璃体后腔是相对透明的或含有红细胞 [31, 47]。牵引玻璃体后表面向前的主要力量通常是该表面收缩和沿其生长的纤维血管增殖所产生的向前向量。

后玻璃体脱离通常开始于后极附近，最常见的部位是颞上血管区、颞侧至黄斑部及视盘上下 [31]。

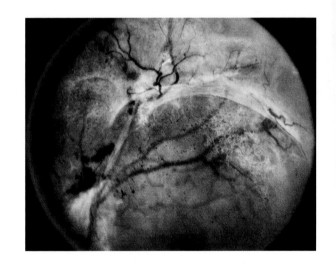

▲ 图 51-9　玻璃体后表面

在这只左眼中，纤维血管增生出现在视盘和颞上血管弓上方。玻璃体后表面贴附在这些增生物上，但在其他地方分离。在图中央，玻璃体后表面很薄（仅在狭缝照明下可见），但其位置以沉积在其上的细小出血点为标志。颞侧到这个区域，玻璃体后表面有典型的瑞士干酪样外观，也就是说，表面可以看作是一个半透明的片状物，其中有圆形和椭圆形的透明区域。同样的外观出现在瓣膜上方 1~2 个瓣膜直径处，靠近图的左边缘。视网膜附着但模糊不清，部分原因是相机聚焦于升高的增殖，也因为玻璃体后部有出血（图片由 Diabetic Retinopathy Vitrectomy Study Research Group 提供）

玻璃体和纤维血管增生之间的粘连可以防止玻璃体从视盘上脱离。玻璃体脱离不是一个平稳进行的过程。它常常突然发生，在发生后脱离的过程中，当其边缘遇到一块活跃或消退的新血管膜时则会阻止后脱离发生。如果继续收缩，NV膜向前牵拉，无论有无视网膜的粘连，后玻璃体脱离向周边扩散发展。有时，在没有新生血管的区域，后玻璃体脱离向周边的扩散会因与视网膜的不可见粘连而暂时停止。这些粘连表现为在发生后玻璃体脱离的过程中，视网膜内表面和前附着的玻璃体交界处的细微线性升高。数周或数月后，玻璃体后脱离通常会在周边进一步扩展，视网膜的褶皱变平。有时需要几个月到几年的时间才能完成在整个周边区的后玻璃体脱离。

对新生血管的牵引力似乎是导致玻璃体反复出血的一个因素，这种出血往往与后玻璃体脱离的扩展相一致。出血也可独立发生，有时与剧烈咳嗽或呕吐有关，有时发生在胰岛素反应时。更常见的情况是它们发生在睡眠中或无任何明显的诱因[48, 49]。玻璃体中的出血在发生后脱离的玻璃体框架后通常会在几周或几个月内吸收。陈旧的玻璃体积血往往在完全吸收前失去红色，变成黄白色。大量的玻璃体积血吸收通常是缓慢的，需要数月，或者在某些情况下可能永远不会完全再吸收。

玻璃体中的出血的分布和运动，常可以通过检眼镜确定后玻璃体脱离的范围[40, 50]。在后玻璃体脱离的区域，新鲜血液在玻璃体中的存在使眼底的细节模糊不清，从而将这些区域与玻璃体仍然附着的相邻区域区分开来，视网膜的细节也很清楚。在眼底的上象限，血液倾向于沉积在分离的玻璃体后表面的薄的经向条纹中，以确定其位置。下部，分离的玻璃体和附着的视网膜之间有血池，显示玻璃体脱离的较低程度，并经常形成液面或"船形"出血。有时，即使用裂隙灯和接触镜不能确定后玻璃体脱离，也能看到平行于赤道下和在赤道后方的一条弯曲的细的眼底出血线，这可能标志着玻璃体脱离区域的下边缘。在裂隙灯检查中，玻璃体后表面偶尔可以穿过黄斑，但通常在该区域玻璃体后表面的连续性会丧失。在其中一些病例中，可以在玻璃体后表面发现一个边缘锐利的圆形或椭圆形孔，占据后

极2～4 DD宽的区域。该区域的玻璃体后表面出现破裂，固体玻璃体从孔中向后突出并与视网膜接触。有时可以看到一个膨大的玻璃体蘑菇状突起的表面向后延伸穿过这样一个孔，偶尔有出血悬浮在其下部（图51-10）。

（三）视网膜扭曲与牵引脱离 Retinal Distortion and Traction Detachment

随着大量纤维血管增生的收缩，黄斑可能发生变形或移位（"拖拽"）[51]。在某些情况下，视网膜色素上皮的中央着色较深的区域似乎与神经感觉性黄斑一起被拖向收缩组织的主要病灶，而在其他情况下，只有黄斑神经感觉层出现移位。由于广泛的纤维血管增生最常见的部位在视盘上和附近，黄斑通常在向鼻侧牵拉，而且常为垂直的（图51-11和图51-12）。

玻璃体收缩或纤维血管增生区域也可导致视网膜脱离。这种视网膜脱离可能局限于视网膜血管的撕脱，通常是静脉，有时伴有玻璃体积血。或者，

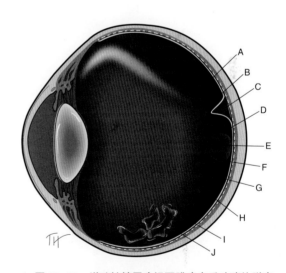

▲ 图 51-10 增殖性糖尿病视网膜病变后玻璃体脱离
A. 出血后的血液沉积在脱离的玻璃体后表面；B. 新生血管和纤维增生，形成紧密的玻璃体视网膜粘连，将视网膜向前拉，并将成形的玻璃体向后固定；C. 视网膜下液体的局部聚集；D. 成形的玻璃体的"蘑菇状"的弯曲的上表面，向后延伸，通过玻璃体后表面的"孔"到达视网膜；E. 玻璃体后表面的孔；F. 出血进入成形的玻璃体后，在玻璃体蘑菇状体的部分集聚血液；G. 玻璃体后表面；H. 在视网膜和脱离的玻璃体后表面增生之间的一条新血管，无牵引性视网膜脱离；I. 玻璃体积血后，视网膜和玻璃体后表面之间的液体在玻璃体脱离下缘以上聚集；J. 血液沉淀在成形的玻璃体的下部

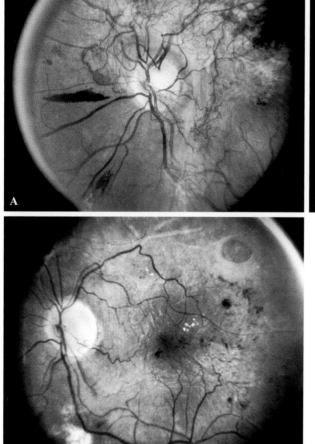

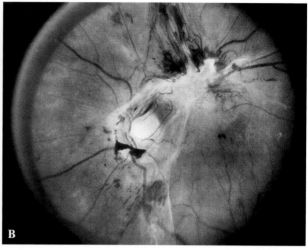

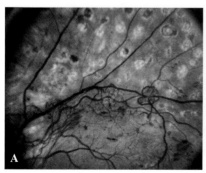

▲ 图 51-11 黄斑拖拽

A. 这名 39 岁白人女性的左眼在诊断糖尿病时的年龄为 10 岁，在颞上部为中心的视盘上和邻近区域存在广泛的纤维血管增生。增生膜的颞侧缘紧贴视网膜，鼻侧缘被局限性后玻璃体脱离抬高约 1/3 的视盘直径，下缘有视网膜前出血。视力为 20/60。起初进行了播散激光光凝治疗。B. 光凝术后 3 周，患者的视力明显下降。新血管已明显退化。增生膜的收缩使黄斑神经感觉层（但不是相应的、色素较深的视网膜色素上皮）向上和鼻侧拉起。接着进行玻璃体切除术。C. 2 个月后，视力提高到 20/30，黄斑神经感觉层恢复到接近正常位置。有一个相当大的、全厚度的视网膜裂孔（接近右上角），但在接下来的 3 年的随访中这并没有导致视网膜脱离。在 4 年的随访中，视力提高到 20/20（图片由 Diabetic Retinopathy Vitrectomy Study Research Group 提供）

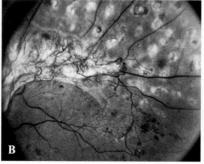

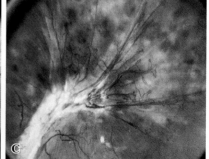

▲ 图 51-12 纤维血管增生收缩导致广泛的视网膜脱离

A. 这名 35 岁男性的左眼，诊断糖尿病时的年龄为 14 岁，新生血管网络沿着颞上静脉延伸到视网膜表面。初始的播散激光光凝治疗形成典型的瘢痕，瘢痕之间的间隙可用于补充 PRP 治疗。B. 4 个月后，新生血管增多，并出现致密的纤维组织。C. 7 个月后，纤维增生缩小。广泛的粘连使视网膜在图中所示的整个区域被向前拉（牵引性视网膜脱离）。光凝瘢痕被脱离的视网膜遮挡而显得模糊（并且不聚焦）（图片由 Diabetic Retinopathy Vitrectomy Study Research Group 提供）

一个相对薄的视网膜皱褶可能升高，只有一个狭窄的视网膜脱离区毗邻其基底，有时有色素分界线勾勒出来。在其他情况下，视网膜脱离可能更广泛，但通常保持典型的牵引性脱离的凹形。有时，在增生区附近可以看到小的、明显的全层视网膜裂孔。这些有时但并不总是，导致孔源性视网膜脱离。当这种脱离确实发生时，它倾向于有一个平坦或凸出的前表面，并且脱离范围更广，经常达到锯齿缘。视网膜脱离的发生和严重程度受玻璃体和纤维血管增生收缩的时间和程度，以及导致玻璃体视网膜粘连的新生收缩血管的类型、范围和位置的影响。粗大的新血管网伴随着较密的纤维组织，形成广泛、紧密的玻璃体视网膜粘连。这种增殖膜的收缩通常伴随着广泛的视网膜脱离（图 51-12）。伴有少量纤维组织的新生血管倾向于产生不太广泛的玻璃体视网膜粘连和范围较小的视网膜脱离风险，特别是当后玻璃体后脱离在新生血管形成后不久发生时（图 51-13）。有时，沿视网膜表面延伸相当长距离的新生血管似乎仅在其起始位置附着于视网膜，并仅在其远端附近附着于玻璃体。在这种情况下，在对视网膜施加牵引之前，玻璃体后表面可以从视网膜上拉开相当于血管长度的距离。当新生血管被限制在视盘表面时，由于没有玻璃体视网膜粘连，玻璃体后脱离可以在不产生视网膜牵引的情况下完成。视网膜脱离多半不发生在这种情况下，但复发性玻璃体积血是常见的。

（四）退化或"静止"的增殖性糖尿病视网膜病变 Involutional or "Quiescent" Proliferative Diabetic Retinopathy

糖尿病性视网膜病变最终进入退化期，视网膜病变已"烧尽"（burned out），称为"静止"（quiescent）。在此阶段，玻璃体收缩已完成，玻璃体与视网膜的所有区域分离，但与新血管相关的玻璃体视网膜粘连会阻止这种分离[40, 45, 52, 53]。玻璃体积血的频率和严重程度降低，可能会完全停止，尽管在大量玻璃体积血清除发生之前，可能会经过许多个月。在这个阶段可能会发生一定程度的视网膜脱离。如果脱离是局部的，黄斑保持完整，视力可能是好的。然而，黄斑牵拉或扭曲或长期黄斑水肿

可导致视力大幅度下降。在某些情况下，视网膜脱离累及整个后极，导致严重的视力丧失。虽然偶尔会发生自发性部分性复位，但如果黄脱离斑已经数月或数年，视力恢复是不可能的。

视网膜血管管径明显变细是这一阶段的特征。以前扩张或串珠状的静脉恢复正常口径或变得狭窄，并经常出现血管鞘。可见较少的小静脉分支。小动脉的变化往往更为显著，其管径变小，分支数目减少。一些小动脉可以看起来是呈白线，没有可见的血柱。典型的是，只有偶尔的视网膜出血和微血管瘤出现。新生血管通常变细和数量上减少，有时看不到特有的新生血管。纤维组织可能变得更薄和更透明，使视网膜被观察得更清楚。这一阶段的视力下降与黄斑脱离、黄斑缺血、慢性黄斑水肿、视神经疾病或屈光介质混浊有关。明显的视力丧失可能是由于严重的视网膜缺血所造成的。

四、增殖性糖尿病视网膜病变与糖尿病类型及病程的关系 Relationship of Proliferative Diabetic Retinopathy to Type and Duration of Diabetes

在 Klein 及其同事进行的一项基于人群的立体摄影研究中[54]，当糖尿病持续时间少于 10 年时，30 岁以下的胰岛素服用患者（完全或主要是 1 型）的 PDR 患病率接近于零，但在 20 岁或 20 岁以上的糖尿病患者中迅速上升到约 50%。来自 Joslin 50 年 Medalist 研究（Joslin 50-Year Medalist Study）的后续报告表明，在胰岛素依赖型糖尿病患者存活 50 年以上的情况下，PDR 的患病率仍然约为 50%[55]。在包括两种糖尿病类型的年龄较大（30 岁或 30 岁以上）胰岛素服用组中，PDR 的患病率稳步上升，从 5 岁以下糖尿病患者的 2% 上升到 20 岁或 20 岁以上糖尿病患者的 25% 左右。在老年起病的非胰岛素治疗（2 型）组中，PDR 的患病率仅随病程的延长而略有增加，从 20 年前的不到 5% 增加到 20 年后的约 5%（图 51-14）[56]。在 PDR 患者中，其严重程度在年轻发病组和合并老年发病组之间似乎没有差异。在每一个病例中，在更糟的眼中，约 25% 的患者有 DRS 的高危特征，15% 的患者视网膜病变严重程度不可分级，由于广泛的玻璃体积血、眼

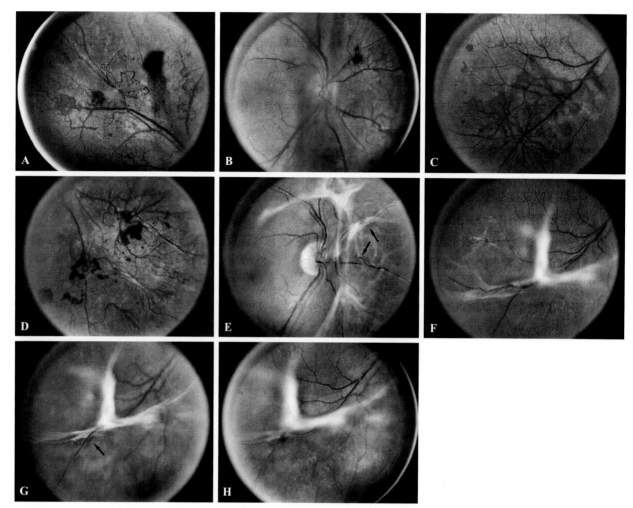

▲ 图 51-13　纤维血管增生的收缩伴有限的玻璃体视网膜粘连，导致视网膜血管拉起和局部视网膜脱离，以及新血管的自发消退
A. 图为 25 岁男子的右眼颞上象限，诊断糖尿病时的年龄为 8 岁，视网膜表面有几个小的轮状新生血管网，静脉串珠，视网膜内微血管异常，在成形的玻璃体中可见视网膜前远处的局限性出血。上面有几条白色细动脉，细动脉呈线状，视网膜无特特征，显示视网膜毛细血管床的大部分消失。B. 玻璃体积血使视盘和鼻侧的新血管模糊不清。黄斑在图左边缘的正常位置可见。C. 位于视网膜表面的新生血管沿颞下静脉走行，在静脉下方集中，形成约有半个视盘直径并沿着脱离的玻璃体后表面生长。D. 鼻下新血管和薄纤维增生到视盘。下方，新生血管在视网膜表面呈扁平状；上方，新生血管在视网膜前、脱离的玻璃体后表面呈半 DD 的升高。视网膜前出血标志着玻璃体后脱离延续到下段。视力为 20/20。E.1 年后，随着新生血管的自发消退和玻璃体后脱离的完成，大部分增殖膜位于视网膜的前方，并且远离了焦点。鼻下静脉被向上拉至水平子午线，其中一个被向前拉（下箭），没有邻近的视网膜脱离。鼻上静脉也被向前牵拉，同时视网膜上有一个狭窄的褶皱（上箭）。张力线穿过黄斑，使黄斑向下移位。F. 颞下静脉向前牵拉，视网膜皱褶狭窄，但邻近的视网膜平坦。视力为 20/30。G.（聚焦于升高的颞下静脉）3 年后，在颞下静脉最高升高点的正下方可以看到一个小的椭圆形视网膜裂孔（箭）。视网膜脱离在颞下部延伸过照片图的边缘。H.（聚焦于后部附着的视网膜）颞上静脉上方的视网膜保持平坦，视力提高到 20/20。G、H. 可以通过放松会聚（或使用底出棱镜）立体地观看（图片由 Diabetic Retinopathy Vitrectomy Study Research Group 提供）

球结核或 DR 并发症继发的眼球摘除[7]。在 PDR 患者中，黄斑水肿在合并老年发病组中更为常见，至少有 45% 的患者有视网膜增厚或先前局灶性光凝留下的瘢痕（而年轻发病组为 30%）[57]。

　　糖尿病视网膜病变玻璃体切除术研究（The Diabetic Retinopathy Vitrectomy Study，DRVS）发现，在玻璃体积血严重程度足以将视力降低至 5/200 或

以下至少 1 个月的患者中，糖尿病类型的 PDR 严重程度存在显著差异[58-61]。在这项研究中，2 型糖尿病患者新生血管、纤维增生和玻璃体视网膜粘连的严重程度显著降低（表 51-1）。

　　30 岁以后发病的糖尿病（典型的 2 型糖尿病）是年轻发病型（典型的 1 型糖尿病）的 8～10 倍，在临床实践中，PDR 在年轻和老年发病组中的发生

率大致相同。Klein 等估计[54, 56]，在他们调查的人群中，43% 的 PDR 患者属于年轻发病组，42% 在老年发病胰岛素治疗组，15% 属于非胰岛素治疗组。在 DRS 中，在 1742 名受检患者中，超过 90% 的患者至少有一只眼患有 PDR，44% 被归类为青少年发病（诊断时小于 20 岁，进入研究时服用胰岛素）；28% 为成人发病，可能是胰岛素依赖型（诊断时年龄大于 20 岁，不超重，服用胰岛素）；26% 为典型的成人起病（20 岁或 20 岁以上出现轻度症

状或无症状，研究开始时超重或未服用胰岛素）。剩余的 2% 无法分类[33]。Aiello 及其同事[62] 描述了 Joslin 诊所 244 名 PDR 患者在 5 个月期间糖尿病诊断的年龄分布情况：诊断年龄小于 20 岁，占 53%；20—39 岁，占 25%；40 岁或 40 岁以上，占 22%。

一项综合 Meta 分析包括 28 项前瞻性干预或观察研究，其中包括 27 120 名随访至少 10 年的糖尿病患者，在新近诊断为糖尿病的患者中观察到较低的 PDR 进展率和严重视力丧失[10]。1986—2008 年参与者中进展为 PDR 和严重视力丧失的 4 年风险（2.6% 和 3.2%）明显低于 1975—1985 年（19.5% 和 9.7%）。在 10 年的研究中，1986—2008 年研究的参与者在所有时间点的 PDR 和 NPDR 比例都低于 1975—1985 年研究的参与者，观察到类似的模式。基于全国人口的估计反映了 PDR 患病率下降的趋势，可能反映了血糖和系统控制的改善及视网膜并发症的早期发现[63]。第 47 章（糖尿病视网膜病变的流行病学研究）更详细地讨论了 PDR 降低和视力丧失的这些趋势。

五、增殖性糖尿病视网膜病变与血糖控制 Proliferative Diabetic Retinopathy and Blood Glucose Control

糖尿病控制和并发症试验（The results from the Diabetes Control and Complications Trial，DCCT）/糖尿病干预和并发症流行病学（Epidemiology of Diabetes Interventions and Complications，EDIC）

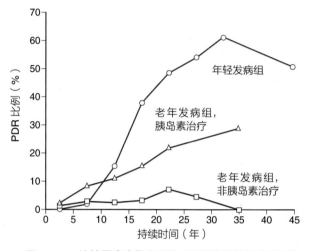

▲ 图 51-14　按糖尿病病程分列的三组增生性糖尿病视网膜病变患者的百分比

POR. 糖尿病视网膜病变。经许可，图片引自 Klein R, Davis M, Moss S, et al. The Wisconsin Epidemiologic Study of Diabetic Retinopathy:a comparison of retinopathy in younger and older onset diabetic persons. In:Vranic M, Hollenberg C, Steiner G, eds. Comparison of type I and II diabetes.New York:Plenum Press;1985.

表 51-1　糖尿病视网膜病变玻璃体切除术研究 H 组按糖尿病类型分为早期玻璃体切除、新生血管、纤维增生和玻璃体视网膜粘连的百分比

眼底异常	糖尿病类型[a]		
	1 型	混合	2 型
新生血管≥ 1 个视盘面积	81.1%	58.2%	42.2%
纤维增生≥ 2 个视盘面积	68.2%	47.7%	44.5%
玻璃体视网膜粘连≥ 4 个视盘面积	47.8%	34.5%	23.6%

a. 1 型，诊断时年龄为 20 岁或以下，在研究开始时服用胰岛素。混合型，诊断年龄为 21—39 岁，研究开始时服用胰岛素。2 型，诊断年龄在 40 岁或以上，或在研究开始时不服用胰岛素。

经许可，表格转载自 Diabetic Retinopathy Vitrectomy Study（DRVS）Research Group:report number 2. Arch Ophthalmol 1985；103：1644-52. © 1985, American Medical Association 版权所有

和英国前瞻性糖尿病研究（the United Kingdom Prospective Diabetes Study，UKPDS）的结果证实了强化血糖控制在降低 1 型和 2 型患者 DR 风险方面的益处[64-73]。这些大型多中心试验最终证明，通过强化治疗改善血糖控制，可以显著降低 DR 发展和进展的长期风险[64-73]。

早期治疗糖尿病视网膜病变研究（Early Treatment Diabetic Retinopathy Study，ETDRS）对进展为高危 PDR 的危险因素进行了多变量分析，提供了更多的证据，证明在严重 NPDR 或早期 PDR 患者中更好的血糖控制可以降低他们进一步进展的风险。基线时糖化血红蛋白（HbA1c）是一个很强的危险因素。糖化血红蛋白＞ 12% 的患者进展风险最高，糖化血红蛋白＜ 8.3% 的患者进展风险最低（OR = 1.59 vs. 1.00，$P <$ 0.0001）[74]。即使在最低的 A1c 分类中，严重 NPDR 引起高危 PDR 的 5 年发生率也很高（50%）。这些数据表明，即使发生了严重的 NPDR 或 PDR，更好的控制的好处仍然是显而易见的。

六、改善血糖控制后视网膜病变早期恶化 Early Worsening of Retinopathy With Improved Glycemic Control

在 HbA1c 检测、家庭血糖监测和持续皮下胰岛素输注广泛应用后不久，一些小型临床试验和病例系列报告，在胰岛素强化治疗开始后的前 3～12 个月内，DR 经常出现意外恶化（称为"早期恶化"）[75-79]。在大多数早期试验中，患者在基线时的 NPDR 不超过轻度到中度，早期恶化通常是轻度的［出现棉毛斑和（或）IRMA］和短暂的。然而，在一些报告中，当血糖控制非常差和（或）基线时视网膜病变更严重，一些患眼出现严重的 PDR 和（或）黄斑水肿和严重的视力丧失[75, 80]。在 DCCT 中，在 348 名没有视网膜病变的患者中，只有 1% 的患者出现棉絮斑或 IRMA，或两者兼而有之。在 60 例轻度非增殖性视网膜病变患者中，这一比例增加到 48%，其定义为存在微血管瘤、轻度视网膜出血和（或）硬性渗出。在 4 年的随访中，恢复快速，ETDRS 量表上与基线检查时相比，早期恶化的强化治疗组患者的进展与未恶化的常规治疗组患者的进

展大致相同（1.3 步 vs. 1.0 步）。在没有视网膜病变或仅累及一眼有微血管瘤的患者中，未观察到具有临床意义的早期恶化（定义为 PDR、严重 NPDR 或具有临床意义的黄斑水肿），但在 32 例中度 NPDR 患者中，有 6 例出现了早期恶化。对 DCCT 患者进行了密切的随访，早期恶化并没有导致严重的视力丧失，但 DCCT 的研究结果支持这样的结论，即早期恶化在更严重的视网膜病变和（或）血糖控制非常差的患者中可能更常见，并视力更具威胁。因此，在开始强化胰岛素治疗之前和之后的几个月内，应密切监测晚期非增殖性或活跃增殖性 DR 患者[70, 75, 80, 81]。当某些因素提示需要预防严重视网膜病变时，可考虑在开始治疗前进行全视网膜光凝。这些考虑包括重度的 NPDR 或活动性的 PDR，长期血糖控制非常差的和随访不佳的高危人群[75]。早期恶化的最重要危险因素是基线糖化血红蛋白水平升高和入组后糖化血红蛋白水平降低。可能的机制包括视网膜血流量的改变、视网膜循环的自动调节减少、营养基质减少引起的短暂缺血、胰岛素诱导的视网膜内稳态变化[75, 80]，导致 VEGF 等生长因子的增加[82-84]。由于改善血糖控制在降低视网膜病变进展风险方面的短期和长期益处是显著的[67]，并且由于对视力有威胁的视网膜病变的治疗在预防视力丧失方面是非常有效的，因此不应因为担心视网膜病变进展而阻止强化血糖控制[72]。

七、持续时间极短的糖尿病患者无增殖性糖尿病视网膜病变 Absence of Proliferative Diabetic Retinopathy in Individuals With Diabetes of Extreme Duration

尽管糖尿病患者在足够的时间内几乎普遍发生某种程度的视网膜病变，但 PDR 平台的发生率为 60% 左右。这一观察引起了重大的研究兴趣，因为它表明可能有保护机制，可以延迟或阻止进展到 PDR。已经发表了两个独特队列的 1 型糖尿病患者超过 50 年的报道。来自英国的黄金岁月队列（The Golden Years cohort）被认为具有特征性的正常体重、低胰岛素剂量、良好的脂质水平和与可能遗传决定的有利结果相一致的积极的长寿家族史[85]。Joslin

50 年 Msdalist 队列（The Joslin 50-year Medalist cohort）的特点是所有四个主要糖尿病血管并发症：视网膜病变、肾病、神经病变和心血管疾病。50 年 Msdalist 研究[84, 85] 已经证明，有相当比例的个体可以在糖尿病持续 50 年或更长的时间内存活，并且不存在包括 PDR 在内的晚期糖尿病血管病变（49.4%）。来自 97 名 Msdalist 的一个亚组的纵向数据平均随访 20.6 年和 39.4 次，表明视网膜病变恶化几乎完全发生在随访的前 20 年内，而没有发生 PDR 眼的视网膜病变进展速度较慢。这些发现有力地表明了存在一个亚群的个体，它们对高血糖的长期不利影响起到早期保护作用。此外，尽管多项研究表明，血糖控制差、高血压和高脂血症与病程较短的糖尿病患者更严重的糖尿病视网膜病变或糖尿病性黄斑水肿（DME）密切相关，但尚未发现这些因素与 Medalist 研究中 PDR 状态之间的关系。相反，初步研究结果表明，在这个独特的队列中，晚期糖基化终产物的特定组合可能与增加（羧乙基赖氨酸和戊糖苷）或保护（羧甲基赖氨酸和果糖赖氨酸）PDR 的风险增加有关。正在进行的 Medalists 研究和其他糖尿病持续时间极长的人群的研究可能会对 PDR 的发展保护机制产生更多的见解，包括新的遗传、生化和生理因素。

八、全身药物治疗与增殖性糖尿病视网膜病变 Systemic Medications and Proliferative Diabetic Retinopathy

全身性药物通常用于糖尿病的治疗，以达到最佳血糖控制和治疗并存的条件。这些药物对糖尿病性眼病的发生或发展有有利或有害的影响。越来越多的证据表明，口服全身药物可能通过其对血糖控制、血压和降脂作用以外的机制减少微血管并发症。血糖控制（DCCT[64, 68]、EDIC[72, 73]、UKPDS[65, 70, 71]、ACCORD[86]、ADVANCE[87]）、降脂药物（ACCORD-EYE[88]、FIELD[89]）和血管紧张素转换酶抑制剂（EURODIAB[90]、EUCLID[90]、ADVANCE[86]）、血管紧张素 II 1 型受体拮抗剂（DIRECT[90, 91]、RASS[92]）在第 47 章（糖尿病视网膜病变的流行病学研究）和第 50 章（非增殖性糖尿病视网膜病变与黄斑水肿）中详细讨论了视网膜

病变的进展。

支持使用系统活性治疗药预防或限制局部微血管并发症（如 PDR）的证据也在不断增加。噻唑烷二酮类是一类口服降糖药，用于治疗 2 型糖尿病，其激活过氧化物酶体增殖物激活受体 γ（PPARγ），已知调节主要位于脂肪组织中的基因表达的转录因子，但也存在于其他组织如视网膜中[93]。噻唑烷二酮罗格列酮已被报道延迟 PDR 的发生，可能是因为 PPARγ 激动剂活性介导的抗血管生成作用[94, 95]。Shen 及其同事[94] 对 124 例接受罗格列酮治疗的患者和 158 例未接受罗格列酮治疗的患者作为对照组进行了纵向病例回顾，他们的基线特征包括糖化血红蛋白水平相匹配。在接受罗格列酮治疗的重度 NPDR 患者中，3 年后进展为 PDR 的相对风险减少了 59%（P=0.045），并且这种影响持续了 5 年的随访。此外，在 5 年的随访中，罗格列酮组的患者中，视力下降 3 行或 3 行以上的比例明显较小（0.5% vs. 38.0%；P=0.03）。两组间糖尿病性黄斑水肿或有临床意义的黄斑水肿的发生率无差异（P=0.28）。初始病例系列和更多基于队列的电子病例回顾报道了噻唑烷二酮与 DME（OR = 2.6；95% CI 2.4～3.0）的相关性。然而，迄今为止最大的临床试验数据显示，在 2 型糖尿病患者中，噻唑烷二酮药物暴露与 DME 并没有显示明显相关性。因此，DME 可能与噻唑烷二酮的使用偶尔相关，虽然这种情况是相对罕见的。

九、糖尿病视网膜病变周边损害与视网膜病变进展的风险 Peripheral Diabetic Retinal Lesions and The Risk of Retinopathy Progression

多个独立的研究小组报告，在超广角视野成像中发现的周边视网膜病变表明，9%～15% 的眼睛的 DR 严重性增加[37, 38, 96]。主要周边视网膜病变（predominantly peripheral lesions, PPL）定义为超过 50% 的位于标准 ETDRS 视野外的特定 DR 病变，可能存在于多达 50% 的眼中。前瞻性纵向 4 年数据显示，PPL 的存在与 2 步或更多 DR 进展的风险增加 3.2 倍和 PDR 发展的风险增加 4.7 倍有关[97]。周边视网膜 DR 病变的出现被认为是潜在的毛细血管

无灌注所致，可能与 DR 的进展有关。此外，据报道，中周部毛细血管无灌注的程度与 DR 的严重程度平行增加 [27, 96]。毛细血管无灌注的程度被认为与组织缺氧相关，并且通常被视为是导致眼睛整体缺血的不可逆过程 [27]。伴有毛细血管无灌注的糖尿病 PPL 的出现可能解释了这些病变与视网膜病变进展风险增加之间的联系 [41]。

十、增殖性糖尿病视网膜病变的其他危险因素 Other Risk Factors For Proliferative Diabetic Retinopathy

大多数研究试图确定 PDR 发生的危险因素，首先是从具有不同程度 NPDR 或根本没有可见视网膜病变的患者开始，然后比较有和没有 PDR 发生的患者之间的基线因素。正如预期的那样，PDR 发生的重要危险因素包括 NPDR 严重程度增加、视力下降和 HbAlc 升高。其他危险因素包括糖尿病神经病变、血细胞比容降低、血清三酰甘油升高和血浆白蛋白降低 [74]。然而，应该注意的是，如果从严重 NPDR 进展到 PDR 的危险因素与那些介导早期 NPDR 的发病或进展的危险因素有很大的不同，以前的研究可能还没有很好地确定这些差异。

血脂升高与进展为高危 PDR 的风险增加相关，与硬性渗出物增多和视力下降相关 [98]，为降低糖尿病患者经常升高的血脂水平提供了额外的动力。ACCORD-EYE 研究的数据显示，尽管非诺贝特治疗的益处似乎独立于其对血脂水平的影响，但对于血脂异常的治疗，DR 进展率从安慰剂组的 10.2% 降至非诺贝特组的 6.5%（OR = 0.60；95%CI 0.42~0.87；P = 0.006）[88]。严重贫血是糖尿病患者中较少见的问题，但 ETDRS 分析和其他三份报告显示，严重贫血与严重视网膜病变风险增加有关 [74]。高血压未被确定为 ETDRS 中高危 PDR 发生的危险因素，而先前研究的结果是可变的 [7, 74]。在 UKPDS 中，高血压患者被随机分为高强度和低强度血压控制方案，前者的视网膜病变进展明显较少，光凝和视力下降 3 行或 3 行以上的发生率也明显减少。7.5 年后，这些结果的风险降低幅度在 35%~45%。进展到 PDR 的频率太低，无法进行有意义的分析。第 47 章（糖尿病视网膜病变的流行病学研究）详细讨论了 DR 的流行病学和危险因素。

十一、增殖性糖尿病视网膜病变的治疗 Management of Proliferative Diabetic Retinopathy

熟悉 PDR 的自然病程提示两种主要的治疗方法：一是防止或逆转新生血管的增生，二是防止或减轻玻璃体后表面收缩和纤维血管增生的影响。本节主要讨论第一个目标，第二个目标在第 115 章（增殖性糖尿病视网膜病变的手术治疗）中讨论。糖尿病眼保健的基石是维持强化的血糖控制，这对于降低 DR 的发病和进展风险以及 PDR 的发展是非常有效的 [64-73]。一旦开始活跃的增殖性改变，单靠血糖控制通常是不够的。20 世纪 60 年代，人们尝试了多种其他治疗方法（包括垂体切除术），40 多年来，垂体切除术被激光光凝迅速取代，成为首选治疗方法。近年来，抗 VEGF 治疗 PDR 已被证明是一种安全有效的替代激光治疗 PDR 的方法。此外，新的治疗干预措施也正在出现。以下部分讨论这些过去、现在和将来的方法。

（一）垂体切除术 Pituitary Ablation

基于 Biasotti 和 Houssay [99] 的发现，垂体切除术降低了胰腺切除狗的糖尿病严重程度，Luft 及其同事 [100] 进行了垂体切除术，以期改善糖尿病的血管并发症。Poulsen 关于产后垂体前叶功能不全（Sheehan 综合征）妇女 DR 病情缓解的报道 [100, 101] 提供了进一步的推动力。在接下来的 25 年里，使用了各种类型的垂体抑制，从外部照射到经额叶垂体切除术。这些手术的倡导者一致认为垂体前叶功能完全或几乎完全抑制（垂体消融术）可使严重 NPDR 的患眼迅速改善，并积极生长尚未伴有广泛纤维增生的新血管。虽然只有两个随机试验被报道 [101]，且都是小规模的，均未令人信服，但证据的分量支持这样的观点，即它有一些有益的效果。特别有说服力的是，比较放射性钇经蝶窦植入术后垂体前叶完全或几乎完全抑制的患者与很少或没有抑制的类似患者之间的差异。在前一组中观察到明显更好的结果 [102]。另一个支持是通过对具有非常广泛的新血管的眼睛和 IRMA 的非随机比较提供的，其中接受垂体切除术的患者的眼睛比接受光凝或不接受治疗的类似眼睛的结果更好[103]。垂体消融术现在只是历史性的兴趣，因为激光光凝和抗血管内皮生长因子治疗都是更有效的，而且也没有许多实质性的缺点，诱导和生活在垂体功能低下的状态，伴发糖尿病（如手术和术后即刻的风险、严重胰岛素反应的易感性增加、需要肾上腺皮质激素的持续替代、不孕症）。

垂体消融术对视网膜病变的有利作用被认为是通过抑制生长激素活性和影响胰岛素样生长因子 1（IGF-1）的作用介导的[104]。对 25 例非高危 PDR 患者每天皮下注射一种基因工程生长激素受体拮抗剂 pegvisomant，持续 3 个月。虽然血清 IGF-1（一种由生长激素刺激分泌的生长因子）的水平比基线水平相比平均降低了 55%，但没有任何患者出现新血管的消退[105]。在一项小型随机临床试验中，11 例重度 NPDR 或非高危 PDR 患者每日多次皮下注射奥曲肽（一种生长抑素类似物，可抑制生长激素和胰岛素样生长因子）。在 15 个月的随访中，22 名患者中有 1 名需要播散激光光凝，而随机分配到未经治疗的对照组的 12 名患者中，24 名患者中有 9 名需要激光光凝[106]。然而，更大规模的生长抑素类似物临床试验并没有被发现是有效的。

（二）早期激光试验 Early Laser Trials

早期观察发现，某些眼部条件似乎可以预防严重的糖尿病视网膜病变。此外，多达 10% 的患者经历了 PDR 的自发消退[53]。在这些患眼中，视网膜病变变得稳定，出血消退，视网膜血管变得静止，增殖组织变薄，视网膜静脉失去扩张的外观，视网膜动脉变小变细，观察到许多闭塞的血管分支。视网膜的外观与脉络膜视网膜瘢痕、视神经萎缩、高度近视、视网膜色素变性及垂体切除术后预期结果的终末期非常相似[107, 108]。Meyer-Schwickerath[109] 开发的氙弧光凝器最初用于 PDR 治疗时，直接治疗视网膜表面的新血管，特别是那些似乎是玻璃体积血来源的血管[110-112]。大的、缓慢的、中等强度的烧伤使邻近新血管的视网膜变白，有时导致血管变窄，血管内的血液流动减慢。这些效应是由视网膜色素上皮吸收光或视网膜内或表面出血产生的热

量引起的。直接破坏新生血管需要严重烧伤，烧伤通常累及视网膜全层，常导致神经纤维束缺损，尤其是视网膜或视网膜上有出血时。当新血管位于离视网膜色素上皮有一定距离时，无论是玻璃体还是视盘，都不能用氙弧光凝器直接治疗，因为它不可能在足够短的时间内集中足够的能量使快速流动的血液凝固。希望用窄的、强的、蓝绿色的氩激光束产生这种效果，是氩激光发展的部分理论基础。

在氩激光广泛应用之前，在认识到明显成功的直接治疗后 NVD 和升高 NVE 再生长的趋势之前，上述全视网膜光凝的新概念开始发展。在观察到单侧播散性脉络膜视网膜瘢痕、高度近视或视神经萎缩的糖尿病患者视网膜病变有利于受累眼睛的显著不对称性的观察，Beetham 和 Aiello 开始了一项研究，在该研究中，红宝石激光光凝从视网膜后极部到中周边视网膜[108, 113, 114]。希望诱导的瘢痕可以在视网膜上产生远达的影响，促进新生血管的消退，减少视网膜水肿和血管充血[108, 115, 116]。红宝石激光的波长长、曝光时间短，主要局限于视网膜外层，对视网膜表面的新生血管没有立即可见的影响。

全视网膜光凝介导其显著疗效的机制尚不完全清楚。一个理论上的可能性是视网膜细胞可能产生生长抑制因子，以应对光凝损伤。迄今为止，这些因素在体内尚未被证明是重要的[117, 118]。然而，现在有几种机制似乎有助于产生有益的效果。产生新生血管诱导生长因子（如 VEGF）的缺血视网膜被破坏，从而减少血管生成刺激。据认为，一个主要的中介因素是，由于治疗区视网膜变薄，通过激光瘢痕从脉络膜到内层视网膜的氧合增加[119-123]。事实上，视网膜血流减少，呼吸氧气的自动调节反应在散射光凝后得到改善，如果更多的氧气从脉络膜到达内层视网膜，这可能是意料之中的[124, 125]。此外，还利用眼内微量细胞仪直接测量了玻璃体氧含量的增加[126]。激光烧伤区玻璃体内的氧浓度远高于未经治疗的视网膜。无论这些机制的相对贡献如何，全视网膜光凝治疗 PDR 的显著疗效已在多个随机临床试验中得到充分证明。

（三）全视网膜光凝 Panretinal Photocoagulation

最初关于光凝治疗的报道受到患者数量少、

随访时间短或缺乏随机选择的对照组而受到限制[118]。需要进行随机临床试验，以充分评估这种治疗的可能益处和风险。20 世纪 70 年代早期开始了两项合作研究：采用氙弧光凝的英国多中心试验和国家眼科研究所的糖尿病视网膜病变研究（National Eye Institute's Diabetic Retinopathy Study，DRS），比较了氙弧和氩激光光凝与无光凝对 PDR 患者的影响[127, 128]。DRS 为建立现代全视网膜（播散）光凝［panretinal（scatter）photocoagulation，PRP］的安全性和有效性提供了初步证据。

DRS 确凿地证明 PRP 能显著降低 PDR 引起严重视觉损失（severe visual loss，SVL）的风险，特别是在存在高危 PDR 的情况下[1, 26, 129]。进入 DRS 的患者至少有一只眼出现 PDR，或双眼出现严重 NPDR。每只眼视力为 20/100 或以上。每个患者随机分为氙或氩治疗组。一只眼被随机分配到光凝治疗，另一只眼被无限期推迟治疗（即从未接受治疗），除非治疗有益的证据导致研究方案的改变。根据一项在标准照明条件下测量最佳矫正视力的方案，患者每隔 4 个月进行一次随访，每只患眼各有单独图表。视力检查人员不知道被治疗眼的身份或治疗类型，并试图通过敦促患者用每只眼尽量向下阅读图表，猜测字母，直到超过 1 行中有一个以上的字母被漏掉，从而减少患者的偏倚[1]。

表 51-2 总结了 DRS 治疗技术。这两种技术都包括播散光凝治疗，光斑间隔约为一半到一个光斑宽度，从后极延伸到赤道部，通常一次完成。氩处理技术规定了 800～1600（500μm）点播散光斑烧伤，持续时间为 0.1s，直接治疗视盘上的新血管（后来排除在直接治疗之外）和其他部位，无论是平的还是升高的。直接治疗也适用于微血管瘤或其他被认为引起黄斑水肿的病变。根据需要每隔 4 个月进行一次随访治疗。氙气激光技术是相似的，但烧伤光斑更少，持续时间更长，强度更强。直接治疗组未对升高的新生血管或视盘表面的血管进行直接处理。

DRS 的主要结果是在两次连续完成的随访中，每一次的视力＜5/200，间隔至少 4 个月（称为严重视力丧失）。视力＜5/200 被选为视力变得太差而不能用于走动或其他自理活动的水平。包括连续两

表 51-2　糖尿病视网膜病变光凝技术研究

	氩激光器	氙灯弧
播散治疗		
光斑点数	800～1600（500μm）或 500～1000（1000μm）	400～800（3 度）或 200～400（4.5 度）
曝光时间	0.1 s	未规定
直接治疗 a		
表面 NVE	+	+
升高 NVE	+	−
NVD	+	+
黄斑水肿	+	+
随访治疗	+	+

a. NVD. 位于视盘 1 个直径上或以内的新血管；NVE. 其他部位的新血管（距视盘 1 个直径以上）。

经许可，表格转载自 Diabetic Retinopathy Study Research Group. Photocoagulation treatment of proliferative diabetic retinopathy:clinical application of Diabetic Retinopathy Study（DRS）findings. DRS report number 8. Ophthalmology 1981; 88: 583–600. © 1981, American Academy of Ophthalmology 版权所有

次就诊的要求，因为在＜5/200 水平的单次就诊后，对照组和治疗组的视力恢复率分别为 29% 和 49%，而在两次就诊后，视力恢复率分别为 12% 和 29%，在三次就诊后，8% 和 21%[1]。因为在接受治疗的眼中恢复更为常见，所以选择的终点往往低估了治疗的益处。

表 51-3 显示了按基线视网膜病变严重程度和治疗分配分组的严重视力丧失的 2 年累计率[2]。如果在 2 年的随访中出现严重的视力丧失，视力在 20 个月内＜5/200。在未经治疗的对照组中，2 年内严重视力丧失的风险为 15.9%，治疗后，该风险降低到 6.4%。J 组风险最大（对照组 36.9%）。这些眼有视网膜前或玻璃体积血，NVD 超过改良 Airlie House 分类标准照片 10A（图 51-15）。对于无出血的 NVD 患者（I 组，对照组为 26.2%），其发病风险较低。H 组和 F 组未治疗眼、玻璃体或视网膜前出血眼和较轻的新生血管的风险相似（分别为 25.6% 和 29.7%）。在 DRS 中，这四组被称为具有高危特征的患眼，或者，有三个或四个新血管

表 51-3　按基线视网膜病变严重程度和治疗分配分组的严重视力丧失的 2 年累计率

视网膜病变严重程度组	NVE	NVD	VH/PRH	No. of NV-VH 风险因素	对照组		治疗组		Z-Value
					SVL (%)	No. at Risk^a	SVL (%)	No. at Riska	
A	0	0	0	0	3.6	195	3.0	182	0.4
B	0	0	+	1	4.2	11	0.0	16	1.0
C	< 1/2 DA	0	0	1	6.8	120	2.0	96	1.8
D	< 1/2 DA	0	+	2	6.4	18	0.0	19	1.1
E	≥ 1/2 DA	0	0	2	6.9	125	4.3	141	1.0
F	≥ 1/2 DA	0	+	3	29.7	40	7.2	41	3.0
G	+ 或 0	< 10A	0	2	10.5	114	3.1	126	2.4
H	+ 或 0	< 10A	+	3	25.6	39	4.3	35	2.9
I	+ 或 0	≥ 10A	0	3	26.2	150	8.5	174	4.7
J	+ 或 0	≥ 10A	+	4	36.9	76	20.1	107	3.2
All eyes					15.9	897	6.4	946	7.2

DA. 视盘面积（NVE < 1/2 DA 表示 NVE 不等于或超过标准视野中视盘面积的一半，NVE ≥ 1/2 DA 表示至少在其中一个视野中，NVE 等于或超过该面积）；NVD. 位于视盘 1 个直径上或以内的新血管；NVE. 其他部位（即外部）的新血管定义为 NVD 的区域；NV-VH 风险因素，新血管 – 玻璃体积血风险因素（见正文）；SVL. 严重视力丧失（按 4 个月间隔连续完成两次或两次以上随访时视力 < 5/200）；VH/PRH. 玻璃体 / 视网膜前出血；10A. 标准照片 10A 修改后的 Airlie House 分类（图 51-15）
a. 在 20~24 个月。

经许可，表格转载自 Diabetic Retinopathy Study Research Group. Indications for photocoagulation treatment of diabetic retinopathy. DRS report number 14. Int Ophthalmol Clin 1987; 27: 239–253.

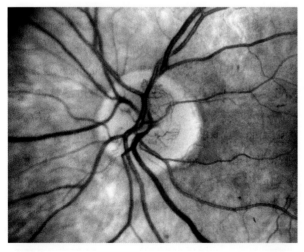

▲ 图 51-15　**Standard photograph 10A of the modified Airlie House classification, defining the lower limit of moderate new vessels on or within 1 disc diameter of the disc.**
Reproduced with permission from Diabetic Retinopathy Study Research Group. A modification of the Airlie House classification of diabetic retinopathy. DRS report number 7. Invest Ophthalmol Vis Sci 1981;21:210–226.

玻璃体积血（new vessel-vitreous hemorrhage，NV-VH）危险因素的眼，这些因素是：①新血管存在；②位于视盘（NVD）上或 1DD 内的新血管；③中到重度的新血管（NVD 等于或超过标准照片 10A 中的血管，或对于无 NVD 的眼，NVD 在至少一个摄影视野中等于或超过一半的视盘区域）；④玻璃体或视网膜前出血（或两者兼有）。在计算风险因素时，仅考虑无 NVD 的患眼中 NV 的存在和严重程度，因为亚组分析表明，在有 NVD 的眼中，中度或重度 NV 的存在不会进一步增加严重视力丧失的风险[2]。其余组（A 至 E 和 G）未经治疗的风险在 3.6%~10.5%。治疗降低了各组的严重视力丧失的发生率，其中以 F 组至 J 组最为明显，因为在 10%~20% 的治疗眼中，视力可能会出现小的永久性下降，DRS 研究人员在 1976 年得出结论，对于具有高危特征的眼，及时的光凝治疗通常是可取的。因此，该方案进行了修改，允许对最初分配给未经治疗的对照组眼进行治疗，前提是这些眼当时具有高风险特征或随后出现[1]。

在表 51-4 中，合并了表 51-3 中所列的视网膜病变严重程度组，并纳入了 1976 年方案变更后完成的随访观察结果[1]。在这项分析中，43% 的 2 年随访和所有 4 年随访都是在 1976 年方案变更后进行的。在 2 年的随访中，对照组有 12% 的患眼接受了治疗；而在 4 年的随访中，35% 的患眼接受了治疗。所有的患眼都被分为最初随机分配到的组，没有参照对照组患眼的治疗。对照组严重视力丧失的 2 年风险从 NPDR 组的 3.2% 增加到无高危特征的 PDR 组的 7%，高危特征组为 26.2%。这些组的 4 年患病率分别为 12.8%、20.9% 和 44.0%。除 NPDR 组在 2 年时外，治疗组在 2 年和 4 年时严重视力丧失的风险都降低了 50%～65%。

图 51-16 描绘了 6 年内按治疗分配（氩和氙组合并）的严重视力丧失的累计率。总结了两个独立的分析，一个排除、另一个包括 1976 年方案变更后的随访。对照组眼在随访的前 20 个月的曲线非常相似，治疗组的患眼在至少前 28 个月的曲线

相似。两个对照组曲线之间的差异可能是由于，至少部分原因是，在方案改变后，其中一些患眼经历了有益的治疗效果，而长期分析可能低估了治疗效果。在每一项分析中，治疗在 16 个月的随访中减少了 50% 或更多的严重视力丧失的风险[129]。在图 51-17 中，包括所有访问的图 51-16 分别表示氩和氙组。疝气组的治疗效果（即治疗组和对照组之间的差异）似乎稍大，但这种差异很小，其统计学意义不明显，其临床重要性被 DRS 氙气治疗的更大的有害影响所抵消。

在广泛的播散光凝术后，视力通常会暂时下降，大多数情况下在几周内恢复到预处理水平。在 DRS 中，14% 的氩治疗组眼和 30% 的氙治疗组眼的视力下降，其中 1 行或多行的视力没有恢复。在氙治疗组，视野损失也更为常见（表 51-4）[129, 130]。在一小群患有严重纤维增生或局限牵拉性视网膜脱离或两者兼而有之的患眼中，18% 的眼视力下降 5 行或更多，归因于患眼接受了氙治疗，但在氩治疗组中视力下降频率并不明显高于对照组[130]。

在图 51-18 中，对于表 51-4 中所示的三个亚组，分别显示在图 51-16 中。在每个亚组中，治

表 51-4　按基线视网膜病变严重程度和治疗分配分组的眼睛严重视力丧失的 2 年和 4 年累计率[a]

视网膜病变严重程度	组　别[b]	NV-VH 风险因素数量	随 访	对照组		治疗组		Z 值
				SVL (%)	风险数量[c]	SVL (%)	风险数量[c]	
NPDR	A	0	2 年	3.2	297	2.8	303	0.3
			4 年	12.8	183	4.3	188	3.6
PDR 无 HRC	B～E, G	1 或 2	2 年	7.0	603	3.2	615	3.1
			4 年	20.9	332	7.4	390	6.5
PDR 有 HRC	F, H～J	3 或 4	2 年	26.2	473	10.9	570	7.1
			4 年	44.0	238	20.4	324	8.5
所有眼睛			2 年	14.0	1278	6.2	1489	7.4
			4 年	28.5	754	12.0	903	11.0

HRC. 高危特征；NPDR. 非增殖性糖尿病视网膜病变；PDR. 增殖性糖尿病视网膜病变。

a. 见表 51-3。

b. NV-VH 危险因素，新血管 - 玻璃体积血危险因素（见正文）；SVL. 严重视力丧失（两个或两个以上视力＜ 5/200，连续完成随访，每隔 4 个月安排一次）。

c. 2 年期利率的间隔为 20～24 个月，4 年期利率的间隔为 44～48 个月。

经许可，表格转载自 Diabetic Retinopathy Study Research Group. Indications for photocoagulation treatment of diabetic retinopathy. DRS report number 14. Int Ophthalmol Clin 1987；27：239–253.

疗将严重视力丧失的风险降低到对照组眼的一半左右，但这种影响后来变得明显，随着视网膜病变严重程度的降低，接受治疗的患眼受益的百分比（治疗组和对照组之间的算术差异）变小。根据这一分析和表 51-5 总结的治疗有害影响的估计，DRS 证

实了其先前的结论，即对于具有高危特征的患眼，从治疗中获益的机会明显大于其风险，并建议对大多数此类患眼立即进行光凝[129]。

对于无高危特征的重度 NPDR 或 PDR 患者，DRS 的结论是，如果出现高危特征，及时治疗或

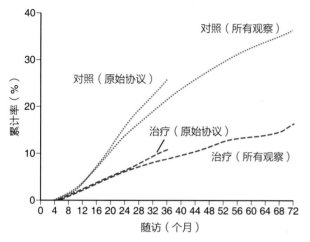

▲ 图 51-16　氩和氙组合并严重视力丧失的累积率，包括且不包括 1976 年方案改变后的观察结果
经许可，图片转载自 Diabetic Retinopathy Study Research Group. Photocoagulation treatment of proliferative diabetic retinopathy: clinical application of Diabetic Retinopathy Study（DRS）findings. DRS report number 8. Ophthalmology 1981;88:583-600. © 1981，American Academy of Ophthalmology 版权所有

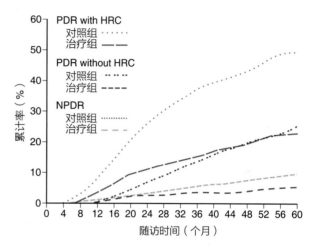

▲ 图 51-18　根据基线眼底照片、氩和氙组中增殖性视网膜病变和高危特征的存在分类的严重视力丧失的累计率。**NPDR.** 非增殖性糖尿病视网膜病变
经许可，图片转载自 Diabetic Retinopathy Study Research Group. Photocoagulation treatment of proliferative diabetic retinopathy: clinical application of Diabetic Retinopathy Study（DRS）findings. DRS report number 8. Ophthalmology 1981;88:583-600. © 1981，American Academy of Ophthalmology 版权所有

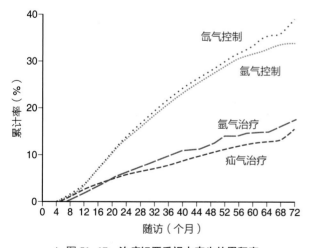

▲ 图 51-17　治疗组严重视力丧失的累积率
经许可，图片转载自 Diabetic Retinopathy Study Research Group. Photocoagulation treatment of proliferative diabetic retinopathy：clinical application of Diabetic Retinopathy Study（DRS）findings. DRS report number 8. Ophthalmology 1981；88：583-600. © 1981，American Academy of Ophthalmology 版权所有

表 51-5　糖尿病视网膜病变研究治疗引起有害影响的眼睛估计百分比

	氩（%）	氙（%）
视野（Goldmann IVe4 测试对象）收缩至平均值		
≤ 45°，＞ 30° / 子午线	5	25
每子午线 ≤ 30°	0	25
视力下降		
1 行	11	19
≥ 2 行	3	11

经许可，表格引自 Diabetic Retinopathy Study Research Group. Photocoagulation treatment of proliferative diabetic retinopathy: clinical application of Diabetic Retinopathy Study (DRS) findings. DRS report number 8. Ophthalmology 1981;88:583-600.

谨慎随访并及时治疗是令人满意的，DRS 的结果无助于在这些策略之间做出选择。在对无高危特征的 PDR 的 DRS 对照组的未经调整的分析中，三种视网膜病变特征中的每一种的严重程度与视力丧失的风险相关：视网膜出血或微血管瘤、小动脉异常和静脉口径异常。这些病变、软渗出物和 IRMA 也是 NPDR 对照组视力下降的危险因素[33]。包括所有 DRS 对照组眼在内的多变量分析发现，基线视力、NVD 程度、NVD 升高（测量玻璃体和纤维增生的收缩程度）、出血或微血管瘤的严重程度、小动脉异常、静脉口径异常，玻璃体或视网膜前出血都是视力下降的危险因素。无论是在这项分析中，还是在一个类似的仅限于无 NVD 的 DRS 对照组中，NVE 的程度都不是一个危险因素[131]。这些发现支持了临床印象，视网膜表面的 NVE 通常在一段时间内增殖和消退，除非开始玻璃体和纤维增生的收缩，否则无症状，并且视网膜内病变的严重程度可能比 NVE 的程度更重要。

当 DRS 首次报道了有益治疗效果的证据并修改了其方案，以鼓励对具有高危特征的对照组眼进行治疗时，也修改了其治疗方案。由于 DRS 氩治疗组的有害影响小于 DRS 中使用氙处理时观察到的有害影响，因此优先使用氩，并且为了进一步减少有害不良反应，播散光凝治疗通常间隔两次或多次（2～4 次）之间进行。然而，由于氙组（未对 NVD 或升高的 NVE 进行局部治疗）的有益治疗效果至少与氩组相同，氩方案中技术上困难的部分被放弃。两个大型病例系列和两个小型随机试验报告了与 DRS 相似的有益治疗效果[132-135]。

（四）早期治疗糖尿病视网膜病变的研究及治疗时机 Early Treatment Diabetic Retinopathy Study and the Timing of Treatment

如前所述，对于重度 NPDR 或早期（非高危）PDR 的眼睛，DRS 结果对于确定哪种治疗策略能获得更好的视觉效果没有帮助：立即光凝或只有在高危 PDR 发展的情况下，才频繁随访并迅速开始光凝。早期治疗糖尿病视网膜病变研究（ETDRS）是一项由美国国家眼科研究所赞助的随机临床试验，其目的之一是比较轻度至重度 NPDR 或早期

PDR 患者（有或无黄斑水肿）的这些替代疗法（分别称为"早期光凝"和"延迟光凝"）[136]。其他目的是评估光凝治疗糖尿病黄斑水肿，并确定阿司匹林对 DR 的可能影响[137, 138]。从 1980—1985 年，共有 3711 名患者被纳入研究，并随机分配到阿司匹林 650mg/d 或安慰剂组。每个患者的一只眼被随机分为早期光凝和延迟光凝组。随访 3～8 年。被分配到早期光凝的眼被随机分配到两个全部或轻度播散治疗方案中的任何一个。完全播散光凝方案要求 500μm，0.1s 氩蓝绿色或绿色中等强度的激光灼烧，1/2 光斑，从后极延伸到赤道部。在 1200 到 1600 点，分为两次或两次以上进行。轻度播散光凝方案是相同的，除了 400～650 个更广泛的光斑烧伤应用于同一个象限在一次完成。直接（局部）治疗是指对两个或两个以下的视盘区（一个光斑的面积约为视盘直径的 1.4 倍）的扁平面 NV 膜，采用融合的中度烧伤，烧伤范围超过光斑边缘 500μm。对于较大的 NV 膜或几个小的膜，单独完全播散光凝到这个区域是一个可接受的选择。未对 NVD 进行直接治疗[139]。

ETDRS 中使用的一个重要的结果指标是首次出现 DRS 中定义的严重视力丧失或玻璃体切除术[136]。这些事件是有关联的，因为进展到需要玻璃体切除的阶段，可能被认为是 ETDRS 合格眼的不良结果，并且由于在发生严重视力丧失（243 只接受玻璃体切割的 ETDRS 眼中的 68%）之前选择玻璃体切除的大多数眼如果没有进行玻璃体切除术，则会在一年内发生严重视力丧失。表 51-6 显示了严重视力丧失或玻璃体切除的 5 年生存率，以及与整个随访期延迟治疗相比早期光凝的相对风险。前两排包括黄斑水肿的眼睛，按视网膜病变的严重程度细分。正如预期的那样，在视网膜病变较严重的患者中，预后不良的发生率更高（在延迟治疗组中，重度 NPDR 或早期 PDR 的不良结局率为 10%，而轻度至中度 NPDR 的不良结局为 4%）。在这两个视网膜病变亚组中，早期治疗将事件发生率降低到延迟治疗组的一半左右，但接受治疗的眼受益的百分比仅为 2%～4%。表的第 3 行包括所有无黄斑水肿的眼，无论视网膜病变的严重程度如何（只有黄斑水肿出现时，轻度 NPDR 的眼才符合条件），结果介

于第 1 行和第 2 行之间。在 ETDRS 中也观察到播散光凝的一些有害影响，包括早期视力下降（在 4 个月的随访中，约 10% 的早期全播散光凝眼的视角增加了 1 倍或更多，而在延迟全播散光凝眼中则为 5%）和一些视野下降。有益和有害的影响都比轻度播散光凝要大一些。

图 51-19 显示了根据基线时视网膜病变的严重程度，分配到延迟光凝的 ETDRS 眼中高危 PDR 的累计发生率。值得关注的是，在中度 PDR 或重度 NPDR 的中、高危 PDR 的发生率大致相同，18 个月后的速率约为 50%。图 51-15、图 51-20 和图 51-21 给出了高危 PDR 和重度 NPDR 定义中使用的标准照片，这是应用于临床实践最重要的严重级别。用前面描述的 4-2-1 规则来表示严重和非常严

表 51-6　按基线视网膜病变状态和治疗组分列的严重视力丧失或玻璃体切除的 5 年累计率和整个随访期的相对风险

基线视网膜病变	治疗组				相对风险（99%CI）
	早期光凝		延迟光凝		
	基线检查时编号	5 年期利率（%）	基线检查时编号	5 年期利率（%）	
轻度至中度 NPDR 伴黄斑水肿（0.33～0.94）	1448	2	1429	4	0.55
重度 NPDR 或早期 PDR 伴黄斑水肿（0.47～0.99）	1090	6	1103	10	0.68
中度至重度 NPDR 或早期 PDR，无黄斑水肿	1173	4	1179	5	1.78（0.47～1.29）

CI. 置信区间；NPDR. 非增殖性糖尿病视网膜病变；PDR. 增殖性糖尿病视网膜病变
经许可，表格转载自 early photocoagulation for diabetic retinopathy. Early Treatment of Diabetic Retinopathy Study report number 9. Early Treatment of Diabetic Retinopathy Study Group. Ophthalmology 1991；98：766–785.© 1991, American Academy of Ophthalmology 版权所有

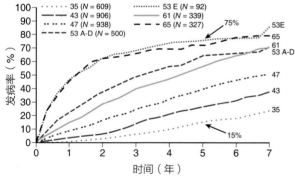

▲ 图 51-19　早期治疗糖尿病视网膜病变研究中分配到延迟光凝的患者的高危增殖性糖尿病视网膜病变的累计发病率
轻度非增殖性糖尿病视网膜病变（NPDR：35 级）的 5 年患病率为 15%。对于极重度 NPDR（53E 级）或中度 PDR（65 级）的眼睛，5 年发生率约为 75%，1 年发生率约为 50%。43 和 47 级代表中度 NPDR；53A-D 级代表重度 NPDR；61 级代表轻度 PDR（NV 小于一半视盘面积或仅纤维增生）经许可，图片转载自 Early Treatment of Diabetic Retinopathy Study Group. Early photocoagulation for diabetic retinopathy. ETDRS report no. 9. Ophthalmology 1991;98:766–785. © 1991, American Academy of Ophthalmology 版权所有

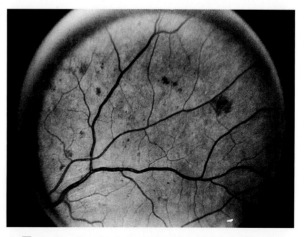

▲ 图 51-20　**Standard photograph 2A of the modified Airlie House classification, defining lower margin of the "severe" category for retinal hemorrhages and microaneurysms**
Reproduced with permission from Diabetic Retinopathy Study Research Group. A modification of the Airlie House classification of diabetic retinopathy. DRS report number 7. Invest Ophthalmol Vis Sci 1981;21:210–226.

重的 NPDR 的近似定义是方便的（框 51-1）。

ETDRS 建议，对于轻到中度 NPDR 的眼，不要使用播散光凝治疗，但对于接近高危阶段的眼（即具有非常严重 NPDR 或中度 PDR 的眼）应考虑散播光凝治疗，并且通常不应在高危阶段出现时延迟。建议对接近高危阶段的眼考虑光凝，因为尽管治疗的益处和风险都很小且大致平衡，但风险-效益比正接近一个明显有利的范围。持续观察的政策预计只会使少数眼免受治疗风险的影响，同时增加在随访期间可能出现快速进展的风险，进入高危阶段的风险可能以发生大的玻璃体积血为标志，使满意的治疗变得困难。在选择及时治疗和延迟治疗时，患者对仔细随访的承诺和对侧眼的状态是重要因素。如果播散光凝术后，另一只眼的视觉功能下降，则第二只眼的治疗可能需要延期。另一方面，如果患者的第一只眼未经光凝或 PDR 进展后才进行光凝的患者，及时治疗可能更为可取，尤其是在难以密切随访的情况下。

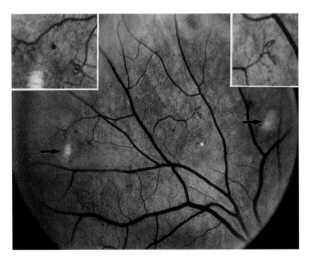

▲ 图 51-21 Standard photograph 8A of the modified Airlie House classification, defining the lower margin of the "moderate" category for intraretinal microvascular abnormalities（IRMAs) (and for soft exudates, indicated by arrows). IRMAs are prominent in three areas, two of which are shown in insets. Additional IRMAs can be seen when the color transparencies used in grading are viewed stereoscopically with 5× magnification

Reproduced with permission from Diabetic Retinopathy Study Research Group. A modification of the Airlie House classification of diabetic retinopathy. DRS report number 7. Invest Ophthalmol Vis Sci 1981;21:210-226.

这些最初的 ETDRS 建议是在不考虑患者年龄或糖尿病类型的情况下提出的。ETDRS 数据的后续分析表明，在视网膜病变处于严重 NPDR 到非高危 PDR 范围的患者中，2 型糖尿病患者或 40 岁以上患者及时治疗的益处更大（这些特征高度相关，其中一种分析的出的结果几乎相同（图 51-22）[140]。在 2 型组中，早期光凝组的 5 年严重视力丧失或玻璃体切除率约为 5%，而延迟组为 13%；而在 1 型组中，两个治疗组的 5 年严重视力丧失或玻璃体切除率约为 8%（图 51-19）。在接受延期治疗的眼中，前 3 年两种糖尿病患者的严重视力丧失或玻璃体切除发生率大致相同；显然，2 型糖尿病患者的治疗效果更好主要是因为对早期治疗的反应性更强。DRS 还发现光凝治疗对 2 型糖尿病患者更有利[140]。在其他研究中也观察到老年患者对光凝的反应性更强[141, 142]。这些研究与临床印象一致，即在 2 型糖尿病患者中，高危 PDR 通常是根据先前就诊时未观察到新血管的眼部有症状玻璃体积血首次发现的，而在 1 型糖尿病患者中，NVD 通常是高危 PDR 的第一个征象，光凝更容易控制。

因此，在有严重 NPDR 或早期 PDR 的老年 2 型糖尿病患者中，ETDRS 结果和临床印象表明，及时光凝可能比延迟光凝更安全。在 1 型糖尿病的年轻患者中，ETDRS 的结果表明，在假定适当的随访

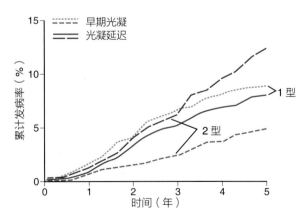

▲ 图 51-22 严重非增殖性视网膜病变或早期增殖性视网膜病变的严重视力丧失或玻璃体切除术的进展。1 型（*P*=0.43）和 2 型（*P*=0.0001）糖尿病患者的早期治疗眼与延迟治疗眼相比。治疗和类型的相互作用试验（*P*=0.0002）

经许可，图片转载自 Ferris F.Early photocoagulation in patients with either type 1 or type 2 diabetes.Trans Am Ophthalmol Soc 1996; 94: 505-537.

依从性的前提下，延迟播散光凝治疗直到高危 PDR 的发生几乎没有损失。然而，即使是年轻患者，当早期 NVD（小于图 51-15 所示）伴有严重或非常严重 NPDR 的视网膜内征象时（图 51-2），通常也建议立即治疗。另一方面，当年轻患者只有轻微的视网膜内病变，且 NVE（仅）看起来稳定时，一般建议进行初期观察。如果发现新血管正在生长，通常建议进行光凝。然而，这些眼睛在很多年里都没有症状，几乎没有新血管生长，并且经常表现出新血管的自发消退。在这种眼睛中，玻璃体视网膜粘连往往很脆弱，当发生后玻璃体脱离时，牵引性视网膜脱离的可能性较小。当这种眼睛的玻璃体后脱离过程已经完成时，新血管可能很少、狭窄、升高，并且部分被纤维增生所取代，除非发生玻璃体积血，否则在这个阶段光凝几乎没有效果。在玻璃体后脱离的背景下，新血管的侵袭性降低，可能是由于缺乏增殖的玻璃体后表面支架和视网膜牵引的可能性降低所致。

在决定是否对极重度 NPDR 或中度 PDR 患者进行治疗时，还应考虑全身因素。视网膜病变的进展可能在妊娠期间加速，发展为肾衰竭、极端疾病和血糖控制不良[143-145]。如果光凝延迟到高风险特征在这些情况下发展，这些更紧迫的问题可能使其难以提供及时和完整的光凝。

（五）全视网膜光凝与晚期增生性糖尿病视网膜病变 Panretinal Photocoagulation and Advanced Proliferative Diabetic Retinopathy

普遍认为，对于大多数具有 PDR 和高危特征的眼，PRP 应及时进行。然而，纤维增生的进行性收缩导致黄斑移位或脱离，在伴有广泛纤维增生的眼睛中，有时会发生在 PRP 之后（图 51-11）。在这种情况下，这种情况导致一些人不愿意建议光凝。DRS 中很少有这样的患眼，但对这些病例的分析表明，光凝比不光凝效果更好，并建议避免过度的治疗。不良反应仅在氩组明显，即使在氩组，治疗的益处也大于风险[130]。当明确存在高危特征时，尽管存在纤维增生或局限性牵引性视网膜脱离，但通常应进行 PRP。应避免直接在纤维增生和视网膜脱离区域进行治疗，治疗强度应为轻度至中度。前房

角广泛的新生血管是 PRP（和抗 VEGF 治疗）的一个强有力的指征，无论是否存在高危特征，因为在角广泛闭合之前这些新生血管的消退可以预防新生血管性青光眼[132, 146]。

十二、全视网膜光凝技术现状 Current Techniques of Panretinal Photocoagulation

DRS 和 ETDRS 验证了 PRP 的有效性，确定了几十年前治疗 PDR 的适应证和参数[129, 139]。由于其显著的功效，这些概念一直沿用至今。表 51-7 总结了 PRP 的现行方案。

（一）NVE 的直接（局部）治疗 Direct (Local) Treatment of NVE

在 ETDRS 中，研究者可以选择直接光凝（称为"局部治疗"）治疗视网膜上扁平的新血管。200～1000μm 光斑大小和 0.1～0.5s 持续时间的汇合氩激光烧伤的结果（图 51-23A）与轻度氩弧光凝非常相似。局部治疗局限于 NVE ＜ 2 个视盘区，以避免大的暗点或神经纤维束缺损。今天大多数视

表 51-7　全视网膜激光光凝治疗方案

灼烧特性	建　议
传统 SLITLAMP 激光传输系统	
光斑大小（视网膜上）	500μm（如使用 Rodenstock 透镜的 200μm 光斑尺寸的氩激光器或等效物）、400μm（如 200μm 光斑尺寸，使用 Mainster 165、Volk Quadrasic 或 SuperQuad 160）或 500μm 光斑大小，带 3 面镜接触镜
暴光时间	建议 0.1s，允许 0.05～0.2s
强度	轻度白色视网膜烧伤（即Ⅱ度～Ⅲ度烧伤）
分布	边缘 1 个光斑宽度
节段 / 象限次数	1～3
鼻侧接近视盘	不小于 500μm
颞侧靠近中心	不小于 3000μm
上 / 下象限	颞侧血管弓内不超过 1 排
范围	血管弓（距黄斑中心约 3000μm）至赤道
最终灼伤点数	1200～1600 个

（续表）

灼烧特性	建 议
波长	绿色或黄色（如果存在玻璃体积血，可使用红色，排除使用绿色或黄色）
自动模式扫描激光传送系统	
光斑大小（视网膜上）	400μm（如 200μm 斑点大小，带有 Mainster 165、Volk Quadraspheric 或 SuperQuad 160）
暴光时间	0.02s
强度	轻度白色视网膜烧伤
分布	边缘相隔 0.5 灼烧宽度
节段 / 象限次数	无限制（一般应在＜6 内完成）
鼻侧接近视盘	不小于 500μm
颞侧靠近中心	不小于 3000μm
上 / 下象限	颞侧血管弓内不超过 1 排
范围	血管弓（距黄斑中心约 3000μm）至赤道
最终烧灼点数	1800～2400 个
波长	仅绿色（532nm）
模式	2×2、3×3、4×4、5×5，以获得均匀的聚焦／摄取
间接激光发射系统	
光斑大小（视网膜上）	400～500μm 光斑尺寸，带有 20D、28D 或 30D 间接透镜（取决于间接透镜的屈光度）
暴光时间	0.050～0.10s
强度	轻度白色视网膜烧伤
分布	边缘 1 个光斑宽度
节段 / 象限次数	无限制（一般应在＜6 次内完成）
鼻侧接近视盘	不小于 500μm
颞侧靠近中心	不小于 3000μm
上 / 下象限	颞侧血管弓内不超过 1 排
范围	血管弓（距黄斑中心约 3000μm）至赤道
最终烧灼点数	1200～2000 个
波长	仅绿色（532nm）

改编自糖尿病临床研究网络程序手册

网膜专家不进行局部治疗，但没有局部治疗的 PRP 疗效，虽然明显很好，但并不确切地知道。

（二）全视网膜光凝的分布和强度 Distribution and Strength of Panretinal Photocoagulation

大多数播散光凝治疗方案的一个共同特点是烧伤的位置从黄斑中心开始 2～3DD，并从周边延伸到赤道。重要的是要认识到，烧伤的大小不仅取决于使用的光斑大小设置，还取决于透镜、功率和持续时间，因此很难根据烧伤的数量和理论大小，精确比较技术，即使是使用相同波长和光斑大小的技术。也很难描述燃烧强度。报告功率水平并不是特别有用，因为给定强度的烧伤所需的功率，即使光斑大小设置和持续时间保持不变，也取决于介质的清晰度和眼底的色素沉着。ETDRS 完全播散光凝治疗方案为初始治疗提供了有用的指导[139]，要求总共 1200～1600（500μm）0.1s 中等强度的氩激光烧伤，间隔（1/2）～1 次，分为两次或多次（两次至少间隔 2 周，三次或三次以上至少间隔 4 天）。烧伤似乎在应用后几分钟内略微扩大，导致图 51-23A 所示的散在烧伤间隔更近。然而，如下文所述，最近的研究表明，在一个设置中完成整个 ETDRS 型 PRP 与主要缺点无关，是一种可行的治疗选择[147]。

（三）模式扫描激光传输系统 Pattern Scanning Laser Delivery Systems

扫描激光传输系统［模式扫描激光器（PASCAL®，Topcon Medical Systems，Paramus，NJ；Visulas 532s VITE，Carl Zeiss Meditec，Dublin，CA；Vitra Multispot Laser，Quantel Medical，Bozeman，MT；MC-500 Vixi，Nidek，Fremont，CA）］的发展，使眼科医师有能力提供各种半自动操作者选择的多点烧伤模式。这些系统使用 532nm 倍频掺钕钇铝石榴石（Nd：YAG）固体激光器，每烧一次激光脉冲持续时间通常为 20ms，比传统激光器短 5～10 倍。这使得定义的多点模式几乎可以在一次踩下踏板的同时传递。持续时间越短，热损伤越小，烧伤扩散越小，在不明显影响疗效的前提下，有可能改善患者的舒适性和安全性。

不同脉冲持续时间影响的临床前动物实验表明，脉冲持续时间大于 20ms 的激光灼伤导致热的显著扩散，组织学检查中的病灶不均匀[148]。脉冲持续时间约 20ms 已被证明是在速度、空间定位和减少附带损伤的有利影响与足够的治疗窗口之间的最佳折衷[149]。模式激光系统的 10~30ms 脉冲与传统光凝相比，具有更均匀和可预测的烧灼尺寸，热扩散最小[148, 150, 151]。临床上，模式扫描激光烧伤通常强度较轻且更均匀，临床视网膜形态学研究证实，模式扫描激光烧伤的大小几乎相同，且与周围未经治疗的视网膜轮廓分明[152]。此外，组织破坏的区域仅限于视网膜外层，从外核层到视网膜色素上皮，反映的能量传播较少，对内层视网膜和脉络膜的损伤较小（图 51-23）[152]。

（四）用于播散光凝治疗的间隔次数 Number of Episodes Used for Scatter Treatment

在单独用于 PDR 的技术中，进行初始播散光凝的治疗次数为 1~4 次或更多。那些使用较少数量较大面积烧灼的技术倾向于单次完成，很少使用球后麻醉，而使用较多数量较小烧伤光斑的技术通常在没有这种麻醉的情况下被分为两次或两次以上完成。一般来说，多次光凝可以减少不适，但可能会给患者造成延误和不便。据报道，继发于周围脉络膜和睫状体的浆液性脱离的闭角型青光眼，在 1 或 2 周的时间内进行两次或两次以上的治疗中，并不常见[153]。

DRCR.net 进行了一项观察研究，比较 1 次和

4 次 PRP 对重度 NPDR 或早期 PDR 患者 DME 的影响，这些患者的视力相对较好，没有或轻度中心性黄斑水肿[154]。在一项非随机、前瞻性、多中心临床试验中，研究对象接受 1 次或 4 次 PRP 治疗。在 3 天（+9μm vs. +5μm，$P=0.01$）和 4 周访视（+13μm vs. +5μm，$P=0.003$）时，1 次组（$n=84$）的中央亚区厚度的中值变化略大于 4 次组（$n=71$）。在 34 周的主要结果访视中，轻微的差异已经逆转，4 次组的厚度略大于 1 次组（14μm vs. +22μm，$P=0.06$）。视力变化与 OCT 变化平行：3 天（3 个字母 vs. -1 个字母，$P=0.005$）、4 周（1 个字母 vs. -1 个字母，$P=0.37$）和 34 周（0 个字母 vs. -2 个字母，$P=0.006$）。这项研究的结果表明，在无中心性黄斑水肿和视力良好的患者中，单次使用 PRP 后 OCT 厚度或视力不太可能与 4 次有临床意义的差异。

（五）波长 Wavelength

氪 - 氩新生血管消退研究（The Krypton-Argon Regression of Neovascularization Study，KARNS）随机分配 907 只眼（696 名患者中），其 NVD 等于或超过图 51-15 中的数值，用蓝绿色氩或红色氪波长播散光凝（1600~2000 中等强度 500mm 烧伤）[141]。如果初次治疗后，NVD 增加超过 0.5 个视盘面积，建议再治疗（也可因其他原因，如 NVE 增加或玻璃体积血）。氩组和氪组的再处理率分别为 36% 和

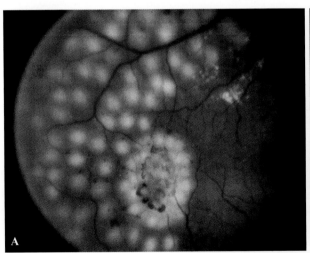
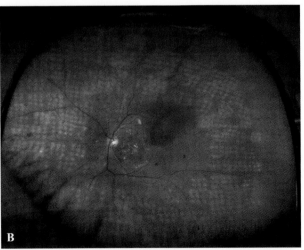

▲ 图 51-23　A. 治疗后即刻照片，显示糖尿病视网膜病变早期治疗研究全播散治疗和局部融合治疗四处可见的新生血管膜（NVE）；B. 治疗后 1 周模式扫描出现激光烧伤

经许可，图片 A 转载自 Early Treatment of Diabetic Retinopathy Study Research Group. Techniques for scatter and local photocoagulation treatment of diabetic retinopathy: the ETDRS report no. 3. Int Ophthalmol Clin 1987;27:254-264；图片 B 由 Beetham Eye Institute Library 提供

33%。各组中约 40% 的复治眼因 NVD 加重而复治。两组的 NVD 在 3 个月时分别为 41.4% 和 41.8%，在 1 年时分别为 55.0% 和 52.8%，两组的 NVD 在 3 个月和 1 年时消退的比例几乎相同。虽然球后麻醉更常与氪治疗一起使用，但氩与氪治疗的效果没有差异。在两个小的随机试验中，二极管（810nm）和倍频 Nd：YAG（532nm）激光器给出了与氩绿激光器相似的结果[155, 156]。

十三、初次光凝后新生血管的消退及复治指征 Regression of New Vessels After Initial Photocoagulation and Indications For Retreatment

普遍认为，新血管的实质性消退通常发生在初次应用播散光凝术后的几天或几周内，新血管在初次治疗后仍继续生长，或在部分或完全消退后复发的眼睛可能对额外治疗反应良好。然而，记录消退的快速性和完整性的资料并不多见，许多报道也没有根据需要将初治后的结果和初治加复治后的结果明确分开。表 51-8 总结了许多可用信息。从这些研究看来，平均约 2/3 的眼对最初的播散光凝治疗有满意的反应。这一比例在 2 型糖尿病患者中更为有利。严重的视网膜内病变和活跃生长的新血管的患者，通常有 1 型糖尿病，通常需要多种治疗[161]。

ETDRS 方案包含了似乎适合于一般用途的后续治疗指南。考虑 6 个因素：①末次就诊或末次光凝治疗后新血管的变化；②新血管的出现（管径、网络形成程度、伴行纤维组织的范围）；③自末次就诊或末次光凝治疗后玻璃体积血的频率和程度；④玻璃体脱离情况；⑤光凝瘢痕程度；⑥牵引性视网膜脱离及纤维增生程度[139]。如果新生血管看上去是活跃的，如形成紧密的网络，伴随纤维组织的缺乏，以及与前一次相比范围的增加，则考虑额外的光凝。如果新生血管的范围明显大于高风险特征的初始治疗时的范围，或者如果玻璃体或视网膜前出血反复发生（图 51-6），则额外治疗的可能性更大。新生血管变细和纤维增生的发展则表明视网膜病变正进入一个静止期，在这个阶段可

表 51-8 播散光凝后新生血管的消退

作者（出版年份）	眼睛数量	初始光凝			
		预处理视网膜病变严重程度（烧灼次数）	反应准则	评估时间	数量（%）反应良好
Doft and Blankenship, 1984[157]	50	高危 PDR（1200 一次）	无高危 PDR	3 天 2 周 3 周 6 个月	10 (20%) 25 (50%) 36 (72%) 31 (62%)
Blankenship. 1988[158]	31	NVD ≥ 1/4 视盘区	NVD < 1/4 视盘区	1 个月 6 个月	30 (97%) 24 (77%)
Vander et al., 1991[159]	59	高危 PDR（"全播散"）	无高危 PDR	3 个月	35 (59%)
KARNS, 1993[141]	907	NVD ≥标准 10A（1600～2000） NVD ≥标准 10A（1600～2000）	NVD < 50% 基线 NVD 50%～99% 基线	3 个月 3 个月	490 (54%) 172 (19%)
DRS, 1978[26]	188 163	NVD ≥标准 10A 氩（800～1000） 氩电弧（200～800）	No NVD 或 NVE NVD <标准 10A No NVD 或 NVE NVD <标准 10A	1 年 1 年 1 年 1 年	38 (20%) 64 (34%) 36 (22%) 62 (38%)
Rogell, 1983[160]	55 34	PDR（1100～1500 共两次） 重复治疗（300～400）	"实质性消退" "实质性消退"	1 个月 1 个月	21 (38%) 30 (88%)

NVD. 椎间盘新生血管；NVE. 新生血管在某处形成；PDR. 增殖性糖尿病视网膜病变

能不需要额外的治疗。单次玻璃体积血合并广泛的玻璃体后脱离，特别是如果仅存的玻璃体视网膜粘连在视盘上，比与此发生无关的复发性出血更不需要额外的光凝。在广泛的玻璃体后脱离的情况下，可能不需要额外的光凝，因为新生血管的额外生长和玻璃体视网膜粘连的程度是有限的。光凝斑的范围和位置也可能影响额外光凝治疗的决定。如果光斑的间隔很宽，或者在某些区域没有进行治疗，就更有可能从额外的光凝中获益。如果存在广泛的光斑，需要在旧光斑上进行额外的治疗，额外的治疗可能不太有益，并且会增加不良反应的风险，如视野丧失或夜盲症。在这种情况下，无限期延迟光凝治疗加或不加血管内皮生长因子治疗有时可能是最好的选择，即使在后脱离的玻璃体后表面上有广泛的新生血管和（或）偶尔发生小的玻璃体积血。如果发生严重的玻璃体积血或危及视力的增殖，则行玻璃体切除术，如果有未经光凝治疗的周边视网膜，使用术中激光可能是最好的治疗选择。

十四、PRP 并发症 Complications of Prp

尽管效果显著，但 PRP 可能引起威胁视觉的并发症（框 51-2）。重要的是，要及时发现和治疗此类并发症，以防止进一步的视力丧失。糖尿病影响大多数眼部结构，可能增加 PRP 后潜在并发症的风险。糖尿病相关角膜神经病变可使眼睛易受角膜上皮损伤，如果未被发现，可能导致继发感染或复发性角膜糜烂[162]。在激光治疗过程中，使用适当的耦合溶液、适当的放置和对接触镜的最小操作，可以最大限度地减少角膜表面的剪切和摩擦。虹膜炎或虹膜灼伤和晶状体灼伤可发生在瞳孔扩张不良、白内障或激光聚焦不当[163]。仔细聚焦和充分扩张瞳孔有助于避免这些并发症，特别是当使用高功率、长时间激光治疗时。大多数接受 PRP 的患者都有一定程度的不适。谨慎设定光斑强度，缩短曝光时间，避免损伤睫状神经将减少患者的不适。明智地使用球后麻醉、球周麻醉、Tenon 囊下麻醉或结膜下麻醉，可提高患者的舒适度，有效地完成部分患者的治疗。然而，绝大多数个人通常不需要这种程序。

框 51-2　播散（PRP）光凝并发症

视觉功能丧失
- 中度视力丧失
- 视野减弱或丧失
- 对比敏感度降低
- 色觉减弱
- 减少或失去暗适应

眼后段结构损伤
- 无意中造成中心凹或视盘损伤
- 视网膜神经纤维变薄
- 视网膜裂孔
- 脉络膜出血
- 脉络膜新生血管
- 玻璃体、视网膜前或内界膜下出血

血-视网膜屏障破裂相关并发症
- 黄斑水肿
- 脉络膜脱离/渗出和继发性房角关闭
- 虹膜炎和眼压升高
- 渗出性视网膜脱离

与手术破坏性有关的并发症
- 治疗期间和治疗后不久的疼痛
- 角膜上皮缺损和反复糜烂
- 调节性瞳孔扩张和麻痹
- 虹膜烧伤和损伤
- 晶状体烧伤或混浊

与纤维血管组织收缩有关的晶状体烧伤或混浊并发症
- 进行性牵引性视网膜脱离
- 玻璃体、视网膜前或内界膜下出血

PRP 固有的破坏性也可能对视网膜产生不良影响，包括黄斑水肿、浆液性黄斑/视网膜脱离、视网膜前膜收缩、脉络膜脱离和闭角型青光眼[164]。脉络膜积液常见于 PRP 后第 1 周内。这些渗漏通常无症状，但可能导致角闭合，特别是在有浅前房的易感远视眼。不慎直接光凝中央黄斑是一种潜在且明显有害的并发症，可导致永久性暗点和严重的视力损失。仔细注意解剖标志和坚持严格的标准化治疗方案可以降低这种风险。强烈的小光斑烧伤，特别是在红光光谱中，可能会导致 Bruch 膜破裂。临床上，Bruch 膜破裂与出血和继发脉络膜新生血管的风险相关。使用接触镜间断地直接按压眼球，通常可阻止任何相关的出血，低强度、融合性的大面积的大激光烧伤可应用于出血部位，以帮助控制出血。不慎光凝睫状后长神经可导致永久性散瞳和调节功能丧失[165]。高密度、高强度 PRP 可导致大量视野丧失，而中心视力突然下降可能与供应黄斑的有限剩余小动脉阻塞有关[131]。即使是简单的 PRP，也有一些视觉功能下降的报道，包括中度视力下降、夜视障碍、视野减退、色觉下降、对比敏感度降低[166]。

播散光凝后黄斑水肿有时会增加，至少是暂时性的，并且这种水肿可能会导致短暂或持续的视力下降[167-169]。在 ETDRS 中，18% 的眼睛在 4 个月时有累及中心凹的 DME 和较轻的视网膜病变，而在基线检查时没有中心受累[136]。DRS 还发现了早期的有害影响，在氙组更严重[131]。在治疗后 6 周的随访中，21% 的氩治疗眼和 46% 的氙治疗眼有 DME，并且在基线时没有高危特征，视力下降 2 行或更多，而未治疗眼视力下降了 9%。无 DME 或高危特征的眼睛的可比百分比为 9% 氩、18% 氙和 3% 未经治疗。在基线检查时有 DME 组随访 1 年后，未治疗眼视网膜病变进展更大，已赶上治疗眼，视力下降 2 行或 2 行以上的百分比为 32% 氩、33% 氙和 34% 未治疗眼[129, 170]。

十五、增殖性糖尿病视网膜病变的抗血管生成治疗 Antiangiogenic Therapies For Proliferative Diabetic Retinopathy

玻璃体腔内抗血管生成剂可导致缺血相关的眼部新生血管迅速广泛的消退。多种类型的 VEGF 抑制剂在 PDR 中显示出有益的活性。Mendrinos 及其同事发表了一份病例报告，显示在单次注射 pegaptanib 后，新生血管迅速消退，持续时间超过 15 个月[171]。Avery 等已证明贝伐单抗在注射后 24h 内可诱导 PDR 中新血管的消退，但其持续作用在 2~11 周[172]。Jorge 等证实[173]，尽管进行了全视网膜激光光凝术，但 15 名患者在玻璃体内注射贝伐单抗 6 周后，视网膜新生血管渗漏的短期缓解。12 周时，15 例患者中有 14 例出现复发性渗漏，但程度低于基线水平。其他研究也报道了贝伐单抗诱导视网膜新生血管消退方面类似的短期疗效[174-176]。

最近的一项 DRCR.net 研究比较了玻璃体内抗 VEGF 治疗（雷珠单抗）和延迟 PRP 促进 PRP 的安全性和有效性，结果表明，抗 VEGF 促进 PDR（DRCR.net 方案 S）治疗 2 年后的视力不降低[147]。

此外，这项试验发现，抗 VEGF 治疗的眼比接受 PRP 治疗的眼视力损失小，视野损失小，玻璃体切除术的必要性少，DME 的发生率低。这些结果提示抗 VEGF 可能是 PDR 患者 PRP 的合理替代方案，尤其是合并累及中心 DME 的患者。

该研究从 305 名受试者中随机抽取 394 只眼进行 PDR 治疗，这些受试者被随机分为两组，一组接受雷珠单抗（0.5mg）另一组接受 PRP 治疗。PRP 组在基线时接受激光光凝治疗。雷珠单抗组在玻璃体内注射雷珠单抗，在前 5 个月内每月重复一次，除非眼部没有新生血管，在这种情况下，注射可在第 3 个月后推迟。6 个月时，雷珠单抗组根据新生血管状况给予 prn 治疗。在基线检查时有或没有累及中心的 DME 的眼都可以被纳入研究，但如果有累及中心的 DME 存在，则在基线检查时接受雷珠单抗治疗。

在 2 年的过程中，随机分配给雷珠单抗的无基线 DME 的眼平均接受中位数为 10 次的注射，而有基线 DME 的眼平均接受中位数为 14 次的注射。雷珠单抗组中需要 PRP 的眼相对较少（12 眼，6% 接受 PRP），但 PRP 组中的多眼（92 眼，45%）在基线激光治疗后接受额外 PRP 的再治疗。

在 2 年时，与 PRP 组的 +0.2 相比，雷珠单抗组的平均视力改善为 +2.8（差异为 +2.2，95%CI-0.5~+5.0，非劣效性 $P < 0.001$）。根据视力结果曲线下面积，雷珠单抗组受益更大，两组间的平均差异为 +4.2（95%CI+3.0~+5.4，$P < 0.001$）。多个次要转归有利于抗血管内皮生长因子治疗的眼，包括视野敏感度损失（平均差异 372db，95%CI 213~531，$P < 0.001$）、玻璃体切除率（4% vs. 15%，$P < 0.001$）和 DME 发生率（10% vs. 27%，$P < 0.001$）。治疗组之间主要心血管或血栓栓塞事件的发生率没有显著差异。随机分配到雷珠单抗治疗的一只眼发生眼内炎（0.5%）。

鉴于本研究中雷珠单抗治疗获得了良好的视觉和解剖学结果，许多临床医师可能会选择抗 VEGF 作为 PDR 患者 PRP 的替代一线治疗方案。伴有 PDR 并伴有累及中心凹 DME 的眼可能将初始抗 VEGF 治疗作为 DME 的治疗方法。在这些眼中，由于抗血管内皮生长因子能很好地控制眼部新生血管且激光治疗对周边视野的不利影响，因此无须额外进行 PRP。虽然到目前为止只报告了 2 年的初步结果，但这项研究将继续进行 5 年的随访。这项试验的进一步结果将有助于更好地确定血管内皮生长因子抑制剂在糖尿病眼新生血管并发症治疗中的作用，并为长期暴露提供额外的重要安全数据。

十六、玻璃体切除术适应证 Indications for Vitrectomy

1970 年 Machemer 等[177] 首次提出玻璃体切除术时，PDR 的主要适应证是严重的玻璃体积血，1 年后未能自行清除，以及累及黄斑中心的牵引性视网膜脱离。随着这一方法的广泛应用，人们认识到，在严重的 PDR 过程中，它可能具有早期价值，并且其适应证已经扩大（框 51–3）[59, 60]。第 115 章（增殖性糖尿病视网膜病变的手术治疗）对糖尿病视网膜病变增殖性并发症的玻璃体切除和手术干预进行了更广泛的讨论。

框 51–3 玻璃体切除术适应证

- 使视网膜可视化和活动性视网膜病变的充分光凝
  - 严重非透明性玻璃体积血
  - 致密性内界膜下或黄斑前出血
  - 眼前段新生血管屈光间质不透明
- 减轻视网膜的牵引力
  - 累及或威胁中心凹的牵引性视网膜脱离
  - 玻璃体黄斑牵引、黄斑皱褶或变形导致视力丧失
  - 合并牵引 - 孔源性视网膜脱离
  - 视网膜前膜或后玻璃体混浊导致视力丧失
- 控制进行性视网膜病变或并发症，尽管有足够的视网膜光凝
  - 进行性纤维血管增生
  - 前部纤维血管增生
  - 鬼影细胞 / 溶血性青光眼

十七、增殖性糖尿病视网膜病变的远程医学检测 Telemedicine Approaches for the Detection of Proliferative Diabetic Retinopathy

目前 PDR 的治疗策略非常有效，可将严重损失的风险降低 95% 以上。然而，超过一半的糖尿病患者得不到适当的治疗，晚期 PDR 仍然是导致劳动年龄人群严重视力丧失的主要原因之一。目前的挑战在于正确识别有风险的患者，提高提供眼部护理的能力，最终保护视力和预防糖尿病相关的失明。远程医疗方法有可能满足这些需求，并将眼部护理的范围扩展到几乎任何地方，跨越不同护理障碍。在印度卫生部门，糖尿病视网膜病变远程医疗计划的使用增加了 DR 的检查和治疗率，导致 DR 监测率显著增加，DR 激光治疗率成比例增加，视网膜年度检查率从 50%（95%CI 44%～56%）增加到 75%（70%～80%）；$P < 0.000\ 001$），视网膜检查率增加 50%。激光治疗率从 1999 年的 19.6‰ 提高到 2003 年的 29.5‰，激光治疗率上升了 51%[178]。使用经验证的视网膜成像方法的目的眼科计划成本较低，且更有效，因其可准确评估 DR 严重程度，从而识别 PDR 眼并进行 PRP 治疗[179]。通过利用技术增强来优化图像采集和自动化图像分析及识别预测性新视网膜病变，最大限度地提高远程医疗的效果，可以潜在地改变糖尿病眼部护理的方式，同时显著扩大其覆盖范围。

十八、结论 Conclusion

增殖性糖尿病视网膜病变是严重威胁视力的糖尿病并发症。虽然 PDR 不能完全预防，但播散（全视网膜）激光光凝在保持视力和防止视力丧失方面是有效的。对 PDR 的生化机制的进一步了解为 PDR 提供了新的治疗方法，有望比目前的光凝技术更有效、破坏性更小。强有力的数据表明，抗血管内皮生长因子治疗 PDR 在 2 年的视力预后方面并不比 PRP 差，而且确实与视野损失小、玻璃体切除率低和 DME 发生率低有关。抗 VEGF 治疗的 PDR 患者很少需要 PRP。

重要的是要记住，糖尿病护理的综合方法对晚期视网膜病变患者尤其重要。只有在眼科护理提供者和糖尿病患者医疗护理团队的许多其他成员之间进行协调护理，才能实现最佳的眼科效果。PDR 的发生与严重的全身疾病密切相关。进行性视网膜缺血和局部生长因子的释放是 PDR 发生的主要致病机制。PDR 的自然病程涉及视网膜新生血管和纤维增生的高度活跃阶段，如果不治疗，可能导致视力丧失。及时的全视网膜激光光凝可以将严重视力丧

失风险降低 96%，并能长期保持视力。最近的数据表明，抗血管内皮生长因子治疗也是一种安全有效的治疗方法。这尤其适用于 PDR 患者，他们正在开始用抗 VEGF 治疗 DME，因为 PRP 通常可以安全地推迟到 DME 得到解决，此时可以重新评估其新生血管状态。多项研究表明，全身和玻璃体内的药物治疗可诱导视网膜新生血管的消退，阻止或减缓 PDR 的发生或进展。如果这些方法足够持久，并且在严格的临床试验中得到充分的支持和证明是安全有效的，将代表一个重大的治疗进展。幸运的是，通过及时和适当的护理，绝大多数严重的 PDR 视力丧失已经可以预防，尽管有潜在的不良反应和并发症。鉴于糖尿病的全身和眼部治疗的进展，PDR 治疗的未来很可能以更大的益处、更低的风险和更少的不良反应为标志。

高血压
Hypertension

Carol Yim-lui Cheung　Tien Y. Wong　著

一、概述 Introduction

高血压是全球心血管疾病（cardiovascular disease，CVD）和死亡率的主要危险因素[1]，预计到2025年高血压患者将达到15.6亿[2]。

高血压对眼部血管系统的结构和功能有着深刻的影响。视网膜、脉络膜和视神经循环因血压升高而发生一系列病理生理变化，导致一系列临床症状，分别称为高血压性视网膜病变、脉络膜病变和视神经病变[3]。高血压也是许多其他眼病的主要危险因素，包括糖尿病视网膜病变的发展和进展[4]、视网膜静脉阻塞[5]、视网膜动脉大动脉瘤[6]及可能与年龄相关的黄斑变性和青光眼[3, 7]。

二、高血压视网膜病变 Hypertensive Retinopathy

（一）定义和分类 Definition and Classification

视网膜病变是高血压最常见的表现，是由于急性和（或）慢性高血压引起的。高血压视网膜病变大致分为不同阶段[8]。对血压升高的最初反应是血管痉挛和血管舒缩张力增加，随之视网膜小动脉变窄，以控制最佳血容量［"血管收缩"（vasoconstrictive）期］。这一阶段临床上表现为广泛或弥漫性视网膜小动脉狭窄。

持续升高的血压导致"硬化"期（"sclerotic" phase），病理表现为内膜增厚、中膜增生和透明变性。这一阶段符合弥漫性和局限性（局灶性）视网膜小动脉狭窄、小动脉壁混浊［"银丝"（silver）或"铜线"（copper）］和小动脉结构改变［动静脉"刻痕"（nicking）或"夹闭"（nipping）］压迫小静脉。

随着血压持续升高，血 – 视网膜屏障被破坏。这一阶段的病理变化［渗出期（"exudative" phase）］包括平滑肌和内皮细胞坏死、血液和脂质渗出和视网膜神经纤维层缺血，导致视网膜微血管瘤、视网膜出血、硬性渗出和可见的棉絮斑。

非常严重的高血压［即"恶性高血压"（malignant hypertension）期］可能导致视盘肿胀，这可能反映了颅内压升高的潜在高血压脑病[3, 7-9]。

高血压视网膜病变的上述阶段并不总是连续的。例如，在血压急剧升高的患者中，反映"渗出"阶段（如视网膜出血）的视网膜病变征象可能存在，而没有"硬化"阶段的特征（如动静脉划痕）。此外，血压升高并不能完全解释高血压视网膜病变的所有病理生理机制。高血压视网膜病变发病的其他过程

包括炎症、内皮功能障碍、血管生成异常和氧化应激[10-13]。事实上，高血压视网膜病变的症状经常在没有已知高血压病史的人身上发现[14]。

高血压性视网膜病变有许多不同的分类。传统上，Keith-Wagener-Baker 系统将高血压患者分为四组，其严重程度依次递增[15]。然而，很难区分早期视网膜病变的分级（如第 1 组症状与第 2 组症状不易区分）[9, 16]。根据最近基于人群的数据中不同体征的预后，提出了高血压视网膜病变的简化分类，并已证明具有高度的可靠性[9, 17]：①无（none）：无可检测的迹象；②轻度（mild）：全身小动脉狭窄，局灶性小动脉狭窄、动静脉刻痕、动脉壁混浊（银或铜线）或这些征象的组合（图 52-1）；③中度（moderate）：出血（斑点、点状或火焰状）、微血管瘤、棉絮斑、硬性渗出物或这些症状的组合（图 52-2）；

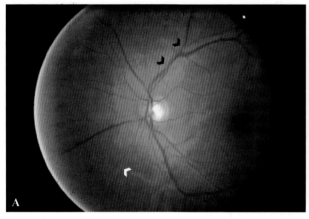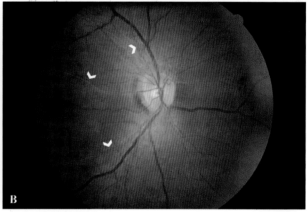

▲ 图 52-1 轻度高血压性视网膜病变
A. 显示动静脉压迹（黑箭）和局灶性变窄（白箭头）；B. 显示小动脉壁混浊（银或铜线）（白箭头）

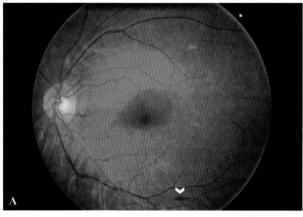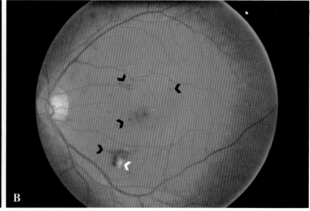

▲ 图 52-2 中度高血压性视网膜病变
A. 为火焰状视网膜出血（白箭头）；B. 显示棉絮斑（白箭头）、视网膜出血和微血管瘤（黑箭头）

④恶性（malignant）：中度视网膜病变合并视盘肿胀，伴有严重的血压升高（图 52-3）。

数字视网膜摄影和成像软件的应用使视网膜血管宽度的测量能够客观地量化广泛的小动脉狭窄[18, 19]。

使用这种方法的研究表明，广泛性视网膜小动脉狭窄与血压和高血压风险密切相关[20, 21]。也有证据表明视网膜静脉直径可能传递独立的预后信息[22]。然而，从照片上测量视网膜血管宽度很大程度上反映了红细胞柱的宽度（即内腔直径），并且由于血管壁对光是透明的，因此它不能捕捉血管壁。此外，使用这些方法测量视网膜血管宽度需要专业的计算机软件和训练有素的技术人员，因此还不能广泛用于临床。

有人认为，高血压视网膜病变体征的临床评估在高血压患者的治疗中附加价值有限[23]。然而，大多数国际高血压管理指南，包括美国全国高血压预防、检测、评估和治疗联合委员会（Treatment of High Blood Pressure，JNC）、英国高血压学会和欧洲高血压学会（British Society of Hypertension and the European Society of Hypertension，ESH）、欧洲心脏病学会（European Society of Cardiology，ESC）和美国国家高血压研究所健康与临床卓越（National Institute of Health and Clinical Excellence，NICE）[24-27]仍然强调高血压性视网膜病变（伴有左心室肥厚和肾功能损害）是靶器官损害的指标，它的存在应该是治疗这些高血压患者的更积极方法的一个指示[25]。视网膜检查是否应该由医师使用直接检眼镜，由眼科医师或通过使用数字视网膜摄影的标准化评估进行，目前尚不清楚。

（二）流行病学 Epidemiology

在过去的 30 年中，利用视网膜摄影和标准化评估方法记录和定义高血压性视网膜病变的流行病学研究，有助于加深对不同种族的普通人群样本中高血压视网膜病变症状的流行病学、危险因素和系统关联性[28]。

除视盘肿胀外，40 岁或 40 岁以上的人中普遍存在高血压视网膜病变症状，即使没有糖尿病，患病率也在 2%～17%[29-36]。这些研究还表明，高血压视网膜病变的症状随着年龄的增长而增加，并且可能因种族/民族（中国人高血压性视网膜病变的患病率高于白人）和性别（男性患病率高于女性）而异。

虽然高血压视网膜病变的体征与血压水平密切相关[28, 37, 38]，但新的流行病学研究显示了三个特别有趣的特征。首先，现在有很好的证据表明，某些症状，特别是广泛性视网膜小动脉狭窄，可能先于高血压的发展[20, 21, 39]。最近对 10 229 名无高血压、糖尿病或心血管疾病的参与者进行的 Meta 分析证实了视网膜小动脉狭窄与高血压发病之间的关系[40]。在一些研究中，有此症状的血压正常者更容易患高血压，而在轻度高血压者中，更容易发展到高血压的严重阶段[41]。因此，广泛性视网膜小动脉狭窄，可能反映更广泛的全身外周血管收缩，可能是高血压的早期临床前标志。

其次，对儿童的新研究表明，即使在 4—5 岁的儿童中，也可以观察到视网膜小动脉狭窄与血压升高之间的关系。这些发现表明，血压升高对视网膜微循环的影响发生在生命早期，甚至在显性高血压发病之前[42-44]，这种影响就可能"追踪"（track）到成年。

第三，现在有证据表明高血压视网膜病变的症状与过去的血压水平和其他血压参数有关。例如，广泛性视网膜动脉狭窄和动静脉划痕不仅与当前的血压水平有关，而且与过去测量的血压水平有关，这表明这两种视网膜征象反映了长期高血压的累积效应，是慢性高血压损害的持久标志。相反，

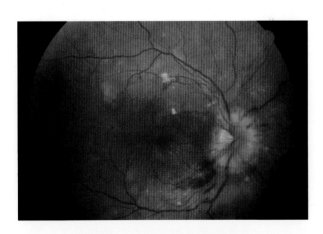

▲ 图 52-3　恶性高血压性视网膜病变
图片显示视网膜出血、棉絮斑、硬性渗出物和视盘肿胀

局灶性小动脉狭窄、视网膜出血、微血管瘤和棉絮斑只与同时测量的血压有关，反映了短期血压变化的影响[38]。此外，中心血压直接反映靶器官的血压负荷，与视网膜小动脉狭窄的关系比肱动脉血压更为密切[45]。就其他常见的临床高血压表型而言，视网膜小动脉狭窄也与隐性高血压和白大衣高血压相关，类似于持续性高血压[46]。

最后，视网膜静脉直径，传统上不被认为是高血压视网膜病变征象谱的一部分，可能会传递有关视网膜血管系统状态和系统健康的额外信息。研究发现，视网膜静脉增宽或扩张也与血压水平升高和高血压的发生有关[21, 22, 37, 40, 47]，提示在高血压存在的情况下，与小动脉相比，小静脉在整个血管网络中可能表现出不同的最佳血流特征[48]。这也可能表明，小静脉不仅仅是被动的传导血管，而是对微循环变化作出反应的动态成分[49]。视网膜静脉扩张是否应作为高血压视网膜病变分类的一部分目前尚不清楚。

（三）与脑卒中的关系 Relationship With Stroke

视网膜和大脑小血管具有相似的胚胎起源、解剖特征和生理特性。现在有许多研究报道高血压性视网膜病变的存在与亚临床和临床脑卒中及其他脑血管疾病之间有着密切的联系。

在一项大型多中心 US 研究中，有中度高血压视网膜病变征象的中年健康人比没有这些征象的人更有可能有亚临床 MRI 定义的脑梗死、脑白质病变、脑萎缩和脑微出血[50-54]。此外，在基线检查时有中度高血压症状的人比没有这些症状的人更容易发生偶发性临床脑卒中和腔隙性脑卒中[55-58]，即使控制了传统的危险因素[59]。另一项基于荷兰鹿特丹的大型队列研究进一步报道了视网膜静脉直径增大与出血性脑卒中发病率的关系[60]。

最近的一些研究进一步证明高血压视网膜病变可以进一步细化和分型脑卒中。在一项针对急性脑卒中患者的多中心研究中，不同的高血压视网膜病变征象与特定的脑卒中亚型相关[61]。例如，视网膜小动脉狭窄与腔隙性脑卒中有关，而视网膜出血与脑出血有关。这些发现提示高血压征象反映了特定的脑微血管病变，可能有助于进一步了解潜在的病理机制[59, 61-63]。

（四）与冠心病的关系 Relationship With Coronary Heart Disease

高血压视网膜病变征象的存在与亚临床动脉粥样硬化疾病的多个标志物相关，包括冠状动脉钙化、主动脉硬化、左心室肥厚和颈动脉内膜中层厚度[64-68]。也有证据表明高血压视网膜病变征象可预测临床冠状动脉疾病事件和充血性心力衰竭。然而，这些研究的结果显示，与脑卒中相比，相关性不太一致[69-71]。在一项研究中，患有中度高血压性视网膜病变的人患充血性心力衰竭的可能性是没有视网膜病变的人的 3 倍，同时控制其他心血管危险因素的存在[72]。

高血压视网膜病变也与心血管病死亡率、脑卒中死亡率和冠心病死亡率的增加相关[14, 73, 74]。在一项研究中，患有中度高血压视网膜病变的人比没有这种症状的人更有可能死于冠心病，其风险与糖尿病相似[73]。这些数据提示高血压性视网膜病变可能比其他心血管疾病的风险指标传达更多的预后信息。

（五）高血压与其他终末器官损害的关系 Relationship With Other End-Organ Damage of Hypertension

高血压视网膜病变体征作为危险指标的重要性在肾脏疾病患者中早已被认识[75]。视网膜病变征象也与高血压靶器官损害的其他指标有关，如微量白蛋白尿和肾损害[76-78]。这种联系独立于血压、糖尿病和其他危险因素，也见于无糖尿病或高血压的人。此外，高血压性视网膜病变与左室肥厚相关，即使是轻度至中度高血压性视网膜病变患者，这表明高血压性视网膜病变的存在是其他靶器官损害的一个指标[79-81]。

总的来说，这些数据表明高血压视网膜病变体征是系统性血管疾病的标志，它可能反映了脑和冠状动脉微循环的临床前结构变化，并且代表了更大的心血管危险因素负担，这些因素使人们容易患上心血管病。因此，高血压性视网膜病变的存在可能比心血管疾病的其他风险指标传达更多的预后信息。

（六）与痴呆症的关系 Relationship With Dementia

高血压也是认知障碍和痴呆症的危险因素[82]。许多研究已经证明高血压症状与认知能力差和痴呆症有关，甚至可以控制年龄、血压水平和传统的危险因素[83, 84]。例如，在一项多中心 US 研究中，视网膜病变症状与标准化认知测试分数下降有关，与一组老年妇女的改良简易精神状态检查（Modified Mini-Mental State Examination, 3MSE）的下降有关[85, 86]。另一项大规模的基于人群的前瞻性研究也报道了视网膜病变与普遍性痴呆的关系，以及与视网膜静脉扩张与痴呆发展的关系[87, 88]。然而，并非所有的研究都是一致的，其中一项研究表明，视网膜病变与偶发性痴呆或偶发性阿尔茨海默病和血管性痴呆均无关。最近的研究还表明，视网膜血管网络参数（如稀疏的视网膜血管）的更多定量变化与阿尔茨海默病有关[89-91]。这些研究可能为深入了解高血压与认知障碍之间的关系提供了基础。

三、高血压脉络膜病变 Hypertensive Choroidopathy

与高血压视网膜病变相比，高血压脉络膜病变的认识程度较低。高血压性脉络膜病的发病机制与脉络膜缺血有关，脉络膜缺血对视网膜色素上皮和视网膜有影响。与视网膜血管一样，脉络膜血管也可能在血压升高的情况下发生脉络膜毛细血管水平的纤维蛋白样坏死，导致高血压性脉络膜病症状，包括 Elschnig 斑（Elschnig spots，圆形深色视网膜色素上皮层的灰黄色斑块）和 Siegrist 条纹（Siegrist streaks，脉络膜动脉沿线的线状高色素条纹）。在严重的情况下，也可能有浆液性视网膜脱离，可导致视力下降[92-94]。

四、高血压视神经病变 Hypertensive Optic Neuropathy

双侧视盘肿胀或水肿通常由加速性或恶性高血压引起，在上述分类中代表"恶性高血压视网膜病变"阶段。加速高血压继发视盘肿胀的发病机制仍有争议。缺血、颅内压升高和高血压脑病都是导致视盘水肿的可能机制[94]。双侧视盘肿胀与 CVD 的危险性和死亡率密切相关[14, 15, 74]，这些患者需要紧急的降压治疗[9]。

五、未来方向 Future Directions

高血压性视网膜病变有几个研究领域。首先，数字眼底摄影和新的计算机软件分析的广泛应用为在更大人群和临床环境中以更客观的方式量化和监测高血压视网膜病变征象提供了机会。除了先前研究中使用的视网膜血管口径测量外，新的研究还发现了许多其他视网膜血管特征，如分支角、分叉、分形维数、弯曲度、血管长径比和壁腔比，这些特征也可能与高血压有关[95-100]。这些新的、定量测量的视网膜血管变化可能提供越来越准确和可靠的参数，反映早期和细微的视网膜血管异常，这有可能为 CVD 风险结局提供额外的预测价值。

第二，其他眼科成像技术，如使用自适应光学的细胞水平视网膜成像技术、使用视网膜血氧饱和度测量的视网膜血管饱和度技术，使用动态视网膜血管分析的闪烁光诱导血管扩张技术，使用多普勒光相干断层扫描的视网膜血流量技术，使用光谱域 OCT 和扫频源 OCT 深度增强成像的脉络膜血管成像技术，以及使用血管成像的毛细血管水平非染料成像技术，最近都得到了发展。这些技术有望更详细地分析眼部高血压的变化以及与系统终末器官损伤的关系。

第三，遗传流行病学研究为与高血压视网膜病变相关的新的血管病理生理过程提供了线索[47]。例如，一项基于人群的全基因组关联研究显示了四个与视网膜静脉口径相关的新位点，视网膜静脉口径是一种与临床心血管疾病相关的微循环内表型[101]。其他研究报道了与视网膜小动脉口径和高血压视网膜病变征象相关的基因位点[102, 103]。这些遗传学研究可能有助于了解构成心血管疾病基础的微循环变化的作用和生物学机制。

最后，对高血压视网膜病变征象的评估也允许研究高血压的新疗法。研究表明，高血压视网膜病变体征随着血压降低而消退，不同的降压方案（如血管紧张素转换酶抑制剂似乎对视网膜血管系统有更有利的作用）导致的消退模式不同[104-106]。高血压视网膜病变体征的消退与左室肥厚和靶器官损害程度的显著改善有关[107]。需要进一步的前瞻性对照试验来阐明高血压视网膜病变的特异性降低是否也能降低心血管疾病的发病率和死亡率。

六、结论 Conclusion

高血压对眼部血管有广泛的影响。高血压性视网膜病变征象常见于一般成人人群，与 CVD 的亚临床和临床指标有关。因此，高血压性视网膜病变患者可以从仔细评估血压和其他血管因素及适当的心血管疾病风险管理中获益。

糖尿病视网膜病变的远程筛查
Telescreening for Diabetic Retinopathy

Rajiv Raman　Tarun Sharma　著

第53章

一、概述 Introduction

1968年，世界卫生组织（World Health Organization, WHO）定义了人类疾病筛查标准[1]，糖尿病视网膜病变符合了所有这些要求。糖尿病视网膜病变导致的视力损害是一个重要的健康问题，但它有一个可识别的症状前阶段[2]。糖尿病控制和并发症试验（The Diabetes Control and Complications Trial, DCCT）和英国前瞻性糖尿病研究（UK Prospective Diabetes Study, UKPDS）证实，强化糖尿病管理以获得接近正常的血糖控制可以预防和延缓糖尿病患者糖尿病视网膜病变的进展[3, 4]。及时的激光光凝治疗也可以预防大部分有视力威胁的糖尿病视网膜病变患者的视力丧失[5]。糖尿病视网膜病变的筛查以相对较低的成本节省视力，这已在各种研究中得到证实[6, 7]。美国眼科学会（The American Academy of Ophthalmology）建议每年进行一次扩眼检查，从2型糖尿病患者确诊时开始[2]。对于1型糖尿病患者，建议在诊断后3~5年进行视网膜检查，此后每年进行一次检查[2]。成功筛查的障碍是多方面的，包括高昂的医疗费用、低的认识水平、疾病早期缺乏症状、社会经济因素及难以获得医疗服务的地理位置[8]。目前糖尿病视网膜病变的筛查项目以眼科医师为基础（筛查现场有眼科医师在场）或以眼科医师为主导（筛查现场没有眼科医师）。表 53-1 总结了两种模型之间的主要差异。视网膜病变筛查的远程医疗是一种由眼科医师主导的筛查模式，对于那些不符合眼科医师传统的面对面检查的患者来说，这可能是一种合乎逻辑的潜在选择。远程医疗是通过电子通信技术交换医疗数据，允许患者的医疗问题得到评估、监测和可能的治疗，同时患者和医师位于彼此物理上相距较远的地点[9]。

表 53-1 眼科医师主导的糖尿病视网膜病变筛查模型与眼科医师指导的糖尿病视网膜病变筛查模型之间的差异

	眼科医师主导模式 （远程筛选）	眼科医师模型
简要说明	辅助医务人员采集数据/图像，然后进行传输；由眼科医师解释	检查由眼科医师进行
可行性	是的，人力资源较少	需要训练有素的专家
维护	要求的	不需要
资本支出	更多	更少
收入支出	更少	更多
观察者间偏差	更少	更多
数字照片存档	是的	不
社区接受度	是的	是的

二、远程筛查项目指南 Guidelines for Tele-screening Program

美国远程医疗协会糖尿病视网膜病变远程医疗实践建议 American Telemedicine Association Telehealth Practice Recommendations for Diabetic Retinopathy

美国远程医疗协会（The American Telemedicine

Association，ATA）、眼科远程健康特别兴趣小组（Ocular Telehealth Special Interest Group）和美国国家标准与技术研究所工作组（National Institutes of Standards and Technology Working Group）制订了糖尿病视网膜病变远程筛查指南[10]。ATA 建议 DR 的远程健康项目应证明其与早期治疗糖尿病视网膜病变研究（ETDRS）胶片或数码摄影相比较的能力。对于转诊阈值较低的筛查项目，可使用国际临床糖尿病视网膜病变严重程度量表代替 ETDRS 量表，但是，方案应说明用于验证的参考标准和用于比较的相关数据集。

ATA 认可四类远程筛查项目，其中较高类别（3 和 4）通常不需要筛查不涉及糖尿病眼病实际管理的项目：

第 1 类：该计划允许识别无 DR 或 DR 最少的患者，并将与其 DR 最少的患者区分开来。

第 2 类：该计划允许识别没有视力威胁的 DR 患者，并将他们与那些有潜在视力威胁的 DR 患者区分开来。

第 3 类：该项目可确定 ETDRS 定义的非增殖性 DR（轻度、中度或重度）、增殖性 DR（早期、高危）和糖尿病性黄斑水肿的水平，准确度足以确定适当的随访和治疗策略。

第 4 类：该程序匹配或超过了 ETDRS 照片识别 DR 病变的能力，以确定 DR 和黄斑水肿水平的水平。从功能上讲，第 4 类验证表明一个程序可以替代任何临床或研究程序中的 ETDRS 照片。

美国远程医疗协会（American Telemedicine Association）所描述的这些验证级别会影响系统的实施成本，以及它们产生的信息和建议所带来的预期收益和节约。

三、筛查步骤 Steps of Telescreening

远程筛选过程的步骤流程如图 53-1 所示。简言之，在定义要收集的数据之后执行患者登记。由于糖尿病视网膜病变的眼科远程筛查服务符合低风险远程健康程序的标准，并且在普遍接受的实践标准范围内，可能不需要签名同意。然而，从业者应向患者提供他们合理希望了解的远程筛查计划的信息，包括使用眼部远程健康方法与传统面对面

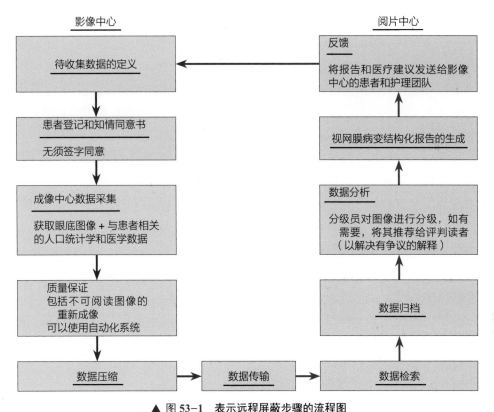

▲ 图 53-1　表示远程屏蔽步骤的流程图
此图显示了在成像中心和读取中心进行远程扫描的顺序步骤

治疗的区别，以及在患者现场和远程现场应做的工作的描述。收集的数据包括眼底图像、患者检查结果（身份、人口统计学和医学信息）及一些用于临床决策的形态学信息。患者双眼的眼底图像是根据固定的、预定的成像协议获得的。这些照片是由训练有素的技术人员用眼底照相机拍摄的。由于各种因素，所获取的图像的质量可能低于分级标准，因此不提供任何有意义的信息供读者检查。这可以通过使用自动图像质量评估模块来解决。自动图像质量评估模块将确保传输用于诊断的图像符合规定的分级标准。在质量保证过程中，选择可分级的图像进行压缩，而劣质图像的识别会触发技术人员重新成像。对包含临床数据和眼底图像的患者数据进行压缩，使其适合于低带宽网络连接。患者数据通过互联网或卫星传输到服务器。在阅读中心，根据视网膜病变的存在和糖尿病视网膜病变程度的测定对图像进行分级，必要时参考"下一级"分级者，并生成视网膜病变结构化报告。只有合格的读者才能进行视网膜图像分级和判读。如果读者不是有资质眼科护理提供者，则需要进行特定培训。拥有糖尿病视网膜病变专业知识和熟悉远程筛查程序技术的持证、合格的眼科护理提供者应监督读者。判读者（通过培训或经验获得糖尿病视网膜病变特殊资格的眼科医师）可以解决不同的解释。图像处理算法应该经过严格的临床验证。通过一个可访问的界面向远程站点的患者和护理团队可以获得一份报告，其中包含专家给出的调查结果、结果和医疗建议。

四、技术考虑 Technical Considerations

（一）图像采集 Image Acquisition

远程筛查的金标准是 ETDRS 散瞳标准 7 视野 35mm 立体彩色眼底照片[11]。然而，更实用的替代方法，如数字眼底摄影和非散瞳眼底摄影已经被评估[12-15]。数字成像具有更快、更易获取、传输和存储的优点。一些研究者报道了立体数字成像和幻灯片之间的高度相关性，以识别糖尿病视网膜病变的大多数特征[12, 13]。

对于非散瞳眼底照相，未散瞳与散瞳后照片相比，前者有更高的不可读照片率[14, 15]。糖尿病患者通常瞳孔较小，白内障发病率较高，如果是通过一个小瞳孔进行拍照，这可能会限制图像质量。使用 0.5% 托吡卡胺扩张瞳孔与最小闭角型青光眼风险相关。使用瞳孔扩张照相应该有一个明确的协议来识别和解决这个潜在的并发症。

非散瞳照相的图像质量不满意的情况导致了"靶向性散瞳"（targeted mydriasis）的概念，仅向预选的一组患者提供散瞳，在这些患者中，不散瞳的照片已知会产生令人沮丧的结果[15]。然而，确切的"目标"仍有待确定。基于 ROC 曲线分析，Raman 等[16]预先确定了视力 < 6/12（20/40 Snellen 当量）和年龄 > 59 岁的"靶向散瞳"组的临界值。阶段性散瞳（staged mydriasis）是另一种选择[17]。在该模型中，拍摄了一张用于筛选的非散瞳的单张数码照片。如果获得不满意的非散瞳照片，患者立即用 1% 托吡卡胺进行瞳孔扩张，然后重复拍摄。使用这个方案，75%～80% 的患者不需要散瞳。

根据 ATA 的建议，图像采集人员（"成像人员"）应具备独立成像的知识和技能，或通过电话进行协助和咨询，因为持照眼科护理专业人员可能无法在远程医疗会议期间随时实际到位。

采集后，图像的传输可以是"实时"的，也可以是"存储转发"（store-and-forward）的。在实时传输中，所捕获的图像和相关数据立即（同时）被远程眼科医师看到。在存储转发技术中，捕获的图像和数据被压缩、存储，然后转发给远程眼科医师以供日后检索。

Silva 及其同事[18]在糖尿病远程医疗项目中评估了实时超广角视野（UWF）图像对 DR 的评估，发现非物理成像仪对 UWF 图像的护理点评估对 DR 和可转诊 DR 的识别具有良好的敏感性和特异性，仅遗漏 0.1% 的可转诊 DR 病例，但它使阅览中心的负荷减少了 60%。

（二）压缩 Compression

数据和图像压缩有助于视网膜图像的传输和存储。图像压缩还可以大大减少传输所需的时间。

如果算法经过临床验证，则可以使用压缩。图像数据可以使用多种标准进行压缩，包括 JPEG、JPEG 无损压缩、JPEG 2000 和游程编码（RLE）。

国际标准组织（ISO/IEC JTC1/SC2/WG10）已经为连续色调静止图像的数字压缩和编码制订了国际标准 ISO/IS-15444-1（JPEG 2000 第 1 部分）。这个标准被称为 JPEG 2000 标准。医学数字成像与通信（DICOM）识别 JPEG 和 JPEG 2000，用于医学图像的有损压缩[19]。ATA 建议定期检查压缩类型和比例，以确保适当的临床图像质量和诊断准确性。一些研究试图通过主观和客观的参数来观察不同程度的压缩对图像质量的影响[20, 21]。可接受的压缩级别范围为（1∶52）～（1∶28）[20, 21]。

（三）数据传输、存档和检索 Data Transfer, Archiving, and Retrieval

先前报道的远程医疗模型使用互联网传输图像[22, 23]。在农村地区和移动诊所，由于基础设施差，卫星传输是更可取的选择。有多种技术可用于数据通信和传输。筛查项目应确定最适合其需要的传输技术规范。

图像和报告通过电子图像存档和通信系统（PACS）进行数字传输，这就消除了手动文件传输或检索的需要。PACS 由四个主要部分组成：成像仪器、用于传输患者信息的安全网络、用于解释和审查图像的工作站及用于存储和检索图像和报告的档案。PACS 图像存储和传输的通用格式是 DICOM。为了尽量减少错误，数据通信应符合 DICOM 标准。

远程筛查系统应提供符合设施、州和联邦医疗记录保留规定的存储容量。通过远程筛查获取的数字图像通常存储在本地 PACS 上，以便快速检索。过去的图像和报告也应可供检索。在美国，医疗保险便携性和责任法案（HIPAA）的安全规则的行政保障条款要求设施在发生错误或灾难时能够恢复图像，这一点很重要。

（四）安全和文件 Security and Documentation

视网膜成像研究的传输和研究结果应符合 HIPAA 隐私和安全要求。眼科远程医疗系统应该有明确的网络和软件安全协议，以保护患者的机密性和图像数据的识别。应采取保护措施，保护数据完整性，防止有意或无意的数据损坏。如果使用互联网，HIPAA 的安全规则的技术保护部分要求在传输过程中对图像进行加密。应通过至少 128 位加密和双因素身份验证技术确保隐私。

ATA 建议报告应基于 Health Level 7（HL7）和 DICOM 标准软件表单，并应符合互操作性标准。医学术语分类应符合系统化的医学临床术语命名（SNOMED CT®）标准。

五、操作注意事项 Operational Considerations

（一）糖尿病视网膜病变与黄斑水肿的检测 Detection of Diabetic Retinopathy and Macular Edema

根据 ATA 推荐，ETDRS 和国际临床糖尿病视网膜病变严重程度量表均可用于糖尿病视网膜病变和黄斑水肿的分类。非立体成像方法能很好地检测糖尿病视网膜病变，但不能可靠地检测糖尿病黄斑增厚。因此，为了准确评估黄斑水肿，所有非立体成像方法都需要额外的视网膜厚度信息。

（二）阅读中心在视网膜图像分级中的作用 Role of the Reading Center to Grade Retinal Images

1. 分级途径 Pathways of Grading

在阅读中心，分级机检查视网膜图像是否有糖尿病改变的迹象，并根据最小数据集评估这些图像是否有疾病。分级通道有两种可能的路径。

（1）途径 1：疾病 / 无疾病分级。这包括在提交仲裁级评分员之前的三个评分阶段：

阶段 1：分级者评估患者图像集，将其分为疾病和非疾病，而不分疾病级别。紧急转诊应通过眼科医师的即时评估。

阶段 2：随机抽取 10% 的患者无病图像集，连同所有疾病图像集，由经认证执行该级别分级的不同分级人员对初始完整疾病分级进行审查。二级分级者在评分前不应该看到一级分级者的评估。

阶段 3：这是在所有的情况下进行的初步全面疾病等级表明糖尿病视网膜病变的证据在眼睛。所有可参考的图像集都由另一个分级者重新评估，该分级者在对隐藏到初始分级图像执行第二个完整的疾病分级。

（2）途径 2：全面疾病分级。这包括在提交仲裁评分员之前的两个评分阶段：

阶段 1：分级者对所有图像集执行完整的疾病分级。紧急转诊应立即交由眼科医师到分级中心进行评估。

阶段 2：不同的蒙面分级者将随机评估 10% 无明显的糖尿病视网膜病变的图像，并对从阶段 1 分级的所有疾病图像集进行完整的二级评估。

2. 仲裁等级 Arbitration Grade

如果一级和二级评分员对疾病等级有不同意见，或者对是否应该转诊存在分歧，则在两个路径中执行仲裁分级程序。通常，这将由眼科医师或经验丰富的筛查人员完成，并获得该级别工作的认证。大多数分级中心发现，如果在转诊给眼科医师治疗之前对所有可转诊的视网膜病变诊断进行仲裁分级，以减少可避免的转诊给眼科诊所的负担，这是有帮助的。

为了充分利用有限的资源，有人提议，在经过短期培训后，可以由相对缺乏经验的"疾病 / 无疾病"分级者对图像质量和是否存在任何糖尿病视网膜病变进行评估。经验丰富的"完全疾病"分级者会识别出被认为有视网膜病变的患者，并将其转诊给眼科医师[24]。

3. 阅读人员 Reading Personnel

眼科医师的图像阅读金标准在农村地区是不切实际的。Ruamviboonsuk 等[25] 评估了非医务人员（当地眼科摄影师和经过认证的眼科护士，参加了该筛查项目的强化指导课程）和眼科医师（视网膜专家和普通眼科医师，无须额外培训）之间的观察者间差异和单视野数字眼底图像在糖尿病视网膜病变筛查中的应用。视网膜专家组间的一致性最好。摄影师比护士更可靠。作者认为视网膜专家应该是一个有效的阅读者，不需要额外的培训，一般眼科医师可能需要更多的培训，但非医务人员必须有全面的培训。

最近，众包的概念在 DR 评分中得到了探索。众包（crowdsourcing）是一种在线、分布式的问题解决和生产模式，它利用在线社区的集体智慧为特定目标服务。Brady 等[26] 探讨了是否可以使用众包界面来培训员工将眼底照片分类为正常或异常，然后对医师进行评分。他们将受训者的表现与专家评分者进行了分级。他们观察到，通过公共众包平台招募的未经培训的员工，只要接受最低限度的培训，就可以快速、准确地将图像分类为正常或异常，并具有很好的准确性。众包可能被证明是一个潜在的解决方案，有足够的和可用的分级者可以进行社区筛选。

4. 无法分级图像的处理 Handling of Ungradable Images

ATA 指南建议，不能获得或读取的图像应被视为一个积极的发现，不能获得或无法读取图像的患者应立即重新成像或交由眼科护理专家评估。Joslin Vision Network（JVN）的作者报道说，在那些被判定为不可分级的图像中，很大一部分具有需要转诊进行全面检查其病理学[27]。在 Gloucestershire 研究（Gloucestershire Study）中，3.7% 的患者有无法评估的图像（包括白内障），其中 10.3% 有可参考的视网膜病变[14]。

联合王国国家筛查委员会（The United Kingdom National Screening Committee，UKNSC）建议，应安排由眼科医师或由眼科医师监督的训练有素的合格人员（如苏格兰计划，the Scottish scheme）对图像不可分级的患者进行检查。由于一系列缺陷，可能仍然存在无法评估极少数患者（如患者可能无法保持静止在一个姿势进行评估或治疗）。应该注意的是，有些患者不可分级的图像可能不适合治疗，因为这种情况不会随着治疗的改善而改善。显然，在做出这样的决定之前必须非常小心。

在非散瞳照相筛查成功应用的同时，有报道称，在非散瞳视网膜照相中，有几个因素会导致图像不可分级。年龄增长是一个重要因素[28]。白内障和小瞳孔等介质混浊是其他主要因素。Scanlon 等[28] 建议，非散瞳照相的 20% 失败率是可以接受的。他们还支持对年龄小于 50 岁的人群使用非散瞳照相，如果筛查项目是为了检测威胁视力的糖尿病视网膜病变，那么这些人群的图像不可检测风险最低。

六、质量保证 Quality Assurance

2000 年，UKNSC 强调将质量保证作为糖尿病视网膜病变远程筛查项目的核心特征，并为每个质量保证目标提出了标准和最低 / 可实现的标准[29]。从那时起，其他正在进行的质量保证计划已经公布了他们的方法和结果[30, 31]。不同的筛选程序对图像重新分级有不同的标准，导致不同数量的视网膜照片需要重新分级以保证质量（6%～46%）[32]。

质量保证分为两类[33]：①内部质量保证，作为日常工作流程的一部分，纳入根据国家标准衡量的筛选计划；②外部质量保证有三个主要功能：根据质量标准监控正在进行的项目绩效，组织同行评审访问，以及管理所有分级评定者的外部能力测试系统。

国际上一致认为，糖尿病视网膜病变筛查项目至少应达到 80% 的敏感性、95% 的特异性和 < 5% 的技术失败率[34]。国家筛查委员会（the National Screening Committee）的质量保证小组建议，质量保证应包括对最初报告有糖尿病视网膜病变的所有图像及 10% 的阴性图像进行二次检查，作为内部质量保证体系的一部分[35]。

ATA 和 UKNSC 已经建立了糖尿病视网膜病变筛查项目质量保证的国家标准。ATA 规定了主要类别的性能评估，如适用于程序，则在起始站点和阅读中心进行评估。英国国家安全委员会为质量保证提供了 19 个标准或参数。几位作者提出了进一步的措施。Leese 等[32] 建议使用与手动分级并行运行的自动分级系统，并将质量保证集中在少数高危的非增殖性视网膜病变患者身上。

七、筛查项目评估 Evaluating Telescreening Programs

（一）功效 Efficacy

远程筛查已被证明可检测糖尿病视网膜病变和黄斑水肿，具有相当高的敏感性和特异性[9, 36]。Whited 等[36] 回顾了现有的文献，指出检测糖尿病视网膜病变的灵敏度和特异性值在 50%～93%。在眼科黄斑水肿检测和两种金标准（裂隙灯生物显微镜和立体摄影）方面，也报道了类似的高效性[36]。

Lili Shi 等[37] 最近在一项 20 项涉及 1960 名参与者的 20 项研究的 Meta 分析中报道了远程筛查的准确性。无 DR 和 PDR 的联合敏感度 > 80%，轻中度 NPDR 和黄斑水肿的联合敏感度＞ 70%，重度 NPDR 的联合敏感度＞ 53%。除检测轻度 NPDR 检出率为 89% 外，联合特异性＞ 90%。通过散瞳获得的数字图像比非散瞳获得的数字图像准确度高，广角（100°～200°）图像的准确度最高，尤其是对于无 DR 和轻度 DR 的检测。

（二）患者满意度 Patient Satisfaction

由于远程筛查涉及未经医师亲自评估的远程护理，因此存在患者满意度不足的问题。然而，研究表明，远程筛查的满意度与医生亲自评估的满意度相当，甚至更好[38, 39]。Paul 等使用患者满意度问卷评估了印度远程眼科会诊期间患者满意度水平和影响满意度的因素。他发现 37.34% 的患者认为远程筛查比亲自评估更令人满意，60% 的患者认为两种模式都同样令人满意。研究还指出，在筛查过程中提出问题的患者对目的眼科学的满意度是未提出问题的患者的 2.18 倍。Mansberger 等[40]表明，使用非散瞳照相机的远程医疗计划增加了糖尿病视网膜病变筛查的参与度。远程医疗可用于糖尿病患者的分类，以便与眼科护理提供者进行进一步的评估，特别是在少数民族和医疗条件差的环境中。

（三）成本效益 Cost-Effectiveness

Bjorvig 等[41]在一项经济分析中得出结论，远程医疗是在患者工作量较大的地方进行筛查的成本较低的选择。Aoki 等[42]也证明了远程医疗在监狱人口中的成本效益，在那里，由于与运送囚犯有关的成本和安全问题，远程医疗可能具有特殊用途。

Gomez-Ulla 等[6]从公共医疗系统和患者的角度对糖尿病视网膜病变远程筛查与标准检眼镜进行了成本比较分析。作者的结论是，从 PHS 的角度来看，由于购买数字成像设备需要较高的资本成本，直接眼底检查的成本低于远程筛查。然而，从全球角度来看，数字成像替代方案更为方便，因为患者的旅行成本和收入损失更低。

Jones 等[7]回顾了现有的成本效益证据。他们的结论是，远程医疗对偏远和农村社区及其他有旅行困难的群体的视网膜病变筛查具有成本效益，并且成本效益随着患者工作量的增加而增加。Rachanapalle 及其同事[43]评估了印度 DR 远程筛查

的成本效益，发现通过使用世卫组织的成本效益阈值，农村远程筛查具有成本效益（每 QALY 1320 美元），而从卫生提供者的角度来看，没有筛查。研究发现，在这些农村地区，每 2 年进行一次筛查更具成本效益。

八、远程筛查的进展 Advances in Telescreening

最近的进展导致更好更快的通信，包括数码相机在内的诊断设备的小型化及视网膜图像分析的自动化，为在更偏远地区扩展远程筛查服务提供了极好的机会。

（一）糖尿病视网膜病变筛查智能手机 Smartphones for Diabetic Retinopathy Screening

最新一代的智能手机拥有更快的处理器、增强的内存、更小的电池和高效的操作系统，能够实现高级功能，并为影响我们个人和工作环境的众多应用（应用）铺平了道路。新一代便携式摄像机可以配置基于智能手机的附件和集成镜头适配器[44-47]。人们使用智能手机内置摄像头进行图像采集，一些后来的版本还试图利用基于人工智能驱动算法的初步异常筛选应用程序。这些摄像系统和应用程序为糖尿病视网膜病变的低成本视网膜筛查解决方案提供了前景。

Welch Allyn iExaminer 是一种适配器，可将全景检眼镜转变为移动数字成像设备。它将 PanOptic Ophthalmoscope 的光学通道对准 iPhone 4 或 4S（Apple，Cupertino，CA）摄像头的视轴，以捕捉高分辨率（5/8 兆像素，取决于 iPhone 机型）后极的图像，包括黄斑和视神经。另一种基于手机的视网膜摄像头是眼内细胞镜（Ocular CellScope）[45]。它由一个移动电话、一个包含照明和收集光学元件的外壳及一个确保照明和收集光学元件与电话相机对准的集成电话支架组成。它使用一个单一的 54D 眼科透镜来聚焦和捕捉反射光，进而利用 iPhone 相机的自动对焦机制来校正受试者眼睛中的轴向长度和屈光误差的变异性。

便携式眼科检查工具包（portable eye examination kit，PEEK）是一款移动应用程序和可用于视网膜

成像的夹持式硬件。该系统为每个筛选出的患者存储 GPS 数据，以供日后参考。该设备在手机摄像头前使用一个 20D 或 28D 镜头，并利用手机内置的闪光灯系统作为强大的光源。

最近，Ryan 等[47] 在 DR（CAMARA 研究）中描述了基于智能手机的免散瞳摄影和散瞳摄影的比较结果。他们使用了一个 20D 镜头辅助的智能手机摄影系统，得出结论：智能手机和免散瞳摄影能够检测出 DR 和威胁视力的 DR。然而，免散瞳相机比智能手机更敏感地检测 DR。

（二）视网膜图像自动分析 Automated Retinal Image Analysis

人力短缺限制了为稳定增长的糖尿病患者提供远程医疗服务的筛查能力。因此，一个能够检测糖尿病视网膜病变的自动化图像分析系统是非常必要的，特别是在未来几年。

在过去的 10 年中，已经有几次尝试，即半自动化或完全自动化视网膜图像分析。人们已经开发了一些工具来分析和提高图像质量（校正光照、增加图像对比度、直方图均衡化、血管分割、边缘锐化和图像去卷积），并提供病理性视网膜病变的自动识别（神经网络、区域生长、形态学分析和分类算法）[48]。视网膜病变的自动识别可以基于微血管瘤和点状出血（暗病变，dark lesions）[49] 的检测来识别糖尿病视网膜病变的存在或不存在，也可以基于渗出物（亮病变，bright lesions）和斑点出血（暗病变，dark lesions）的检测来检测可参考的视网膜病变[50]。

Winder 等[48] 对数字彩色视网膜图像中视网膜病变的自动检测算法进行了结构化调查。作者指出在图像处理研究中需要明确的指导方针和目标，以避免产生在算法或技术的成功方面难以比较的结果。

由于较低的图像质量会大大降低其性能，因此必须针对在实际筛选设置中获取的图像进行测试。对标准视网膜图像数据库，如 STARE、DRIVE 或 MESSIDOR 的验证表明，大多数算法的灵敏度和特异性都在 90% 以上[51]。然而，它们可能无法反映"真实世界"设置中的性能。在实际的筛选设置中，由于许多因素，如摄影师质量的变异性、患者的合作、媒体的不透明性和小瞳孔，图像质量往往不太理想，而这些都是糖尿病和高龄患者常见的问题。需要在实际筛选设置中进行未来的验证研究。

九、结论 Conclusion

远程筛查在不影响护理质量的情况下为糖尿病患者提供远程护理方面具有巨大的潜力。然而，为了最大限度地获得成功的机会，重要的是所有的远程筛查都应该明确目标，建立适当的质量控制措施，并遵守法规和法定的要求。在将远程筛查策略作为糖尿病患者常规临床管理的标准之前，证明远程筛查方案减少糖尿病视网膜病变所致视力损失的前瞻性研究将是至关重要的。

视网膜动脉阻塞
Retinal Artery Occlusions

Purnima S. Patel　SriniVas R. Sadda　著

1859 年，von Graefe 报道了心内膜炎引起视网膜中央动脉阻塞的多发性全身性栓塞，首次描述了视网膜中央动脉阻塞[1]。从那时起，关于视网膜动脉阻塞的大量文献已经积累。下面，我们使用一个任意的分类，包括新发现的旁中心急性中层黄斑病变，来按顺序讨论这些疾病，具体如下。

- 视网膜中央动脉阻塞（CRAO）
- 视网膜分支动脉阻塞（BRAO）
- 睫状视网膜动脉阻塞（CLRAO）
- 视网膜动静脉联合阻塞
- 棉絮斑（cotton wool spots）
- 旁中心急性中层黄斑病变（PAMM）

一、视网膜中央动脉阻塞 Central Retinal Artery Occlusion

（一）流行病学 Epidemiology

CRAO 的真正发病率尚不清楚。据报道，三级转诊中心 CRAO 的发病率约为 1/10 000[2, 3]，而普通人群的发病率更低，约为 8.5/100 000。与其他血管疾病类似，CRAO 主要见于老年人，但也有儿童和青年人的病例报道[4, 5]。平均发病年龄在 60 岁初期，超过 90% 的发病年龄在 40 岁以上。男性更容易受到影响。目前尚无报道，好发眼别有倾向性；然而，1%～2% 的病例可能表现为双侧受累[6]。

（二）临床特征 Clinical Features

典型的急性 CRAO 患者表现为突然、单眼、无痛、严重视力丧失。在某些情况下，可报道先兆性黑矇（premonitory amaurosis fugax）。黑矇是暂时性急性视网膜缺血的表现，通常提示栓塞源性阻塞。与单纯的视网膜栓塞相比，一过性黑矇的存在与卒中的相关性也更高[7]。据估计，一过性黑矇后发生 CRAO 的风险仅为每年 1%[8]。尽管 CRAO 很少同时出现在双眼，但它可能是连续发生的[9]。

在 74%～90% 的眼睛中，视力下降的范围从数指到光感[6-10]。短暂性 CRAO 或睫状视网膜动脉灌注中心凹的患者，其中心视力可能接近正常。Connolly 等报道了巨细胞动脉炎继发 CRAO 患者的视力与其他主要由栓塞引起的患者相比有提高的趋势[11]。栓子的出现通常与视力下降有关。在 Hayreh 对 260 眼 CRAO 进行的前瞻性自然发病史研究中，在发病后 7 天内出现数指或视力较差的眼具有最佳的视力改善潜力[10]。无光感是很少见的。在这种情况下，应考虑伴有脉络膜循环受损（如眼动脉阻塞）或视神经受累[6]。视力往往只在发病后第 1 周内改善，随后出现明显改善的机会很小[11]。视力恢复与就诊视力和视力损害持续时间有关[12]。尽管高达 22% 的非动脉炎性 CRAO 患者的视力可以自发改善[11]，但只有不到 10% 的患者报告有意义的视力恢复[13]。

通常情况下，视网膜中央动脉阻塞后，无论黄斑部有无保留，在几秒钟内就会出现传入性瞳孔阻滞[4]。眼压通常在出现时是正常的，但在虹膜红变时可能升高。

在大多数急性 CRAO 患者中，眼前段检查最初是正常的。如果表现为就诊时的急性虹膜红变（rubeosis iridis），应考虑合并颈动脉阻塞。CRAO 的虹膜红变发生率为 16.6%～18.8%[14-16]。与视网膜中央静脉阻塞（CRVO）相比，虹膜红变倾向于在 CRAO 后早期发生，平均在发病后 4～5 周发生，而 CRVO 平均在发病后 5 个月发生。不足为奇的是，虹膜红变更常见于更严重和更完全的梗阻和广泛的非灌注。与发病后仅几天的阻塞相比，持续 1 周以上的阻塞更容易发生虹膜新生血管[14-16]。在颈动脉阻塞的情况下，虹膜红变可导致眼压升高，高于视网膜中央动脉灌注压，从而导致阻塞。全视网膜激光光凝诱导治疗能成功消退约 65% 的病例[17]。

在 1891 年的报道中，Nettleship 详细描述了 CRAO 的眼底外观。"视网膜中央区域典型的浓密白色薄雾状，黄斑处有明显的透明斑片，显示得很清楚，没有出血，动脉和静脉大小大致正常，但用手指压在眼球上，任何动脉和静脉都不能产生搏动"[18]。Hayreh 在 2007 年对 240 例 248 只眼的大型回顾性研究中调查了 CRAO 的眼底变化。在急性期，他的小组注意到樱桃红斑点（90%）、后极视网膜混浊或变白（58%）、视网膜动脉和静脉的盒状结构（box-carring，分别为 19% 和 20%）、视网膜动脉变细（32%）、视盘水肿（22%）和视神经苍白（39%）。视网膜主要位于后极，周边正常[19]。

典型地，视网膜后极变白和樱桃红斑是 CRAO 最早的特征性变化。视网膜变白对应于内层视网膜半部的缺血性损伤，伴随着视网膜神经纤维和神经节细胞层因轴浆转运停止而混浊。除中心凹区可见樱桃红斑点外（图 54-1），在检眼镜下，神经节细胞层厚度超过一个细胞的厚度，黄斑区处中心凹之外可见混浊。外核层和丛状层和光感受器保持完整，如组织学研究所示（图 54-2）[20, 21]。樱桃红斑点的大小取决于中心凹的宽度。樱桃红斑点实际上是正常的视网膜，与周围的混浊的视网膜形成高对比。在这个位置的视网膜薄，由下面的脉络膜循环滋养，因此不会变成缺氧或混浊，允许可视化正常的视网膜色素上皮和脉络膜[22]。同样，CRAO 的视网膜周边也很正常，因为视网膜也很薄，只有一层神经节细胞，这样内层视网膜层的营养就可以通过脉络膜循环来维持。樱桃红斑出现的概率随着 CRAO 发病时间的延长而降低：发病 1 周后 88%，2 周后 59%，3 周后 47%，4 周后 19%。通常情况下，视网膜混浊会在 4～6 周内消退，但至少有 17% 的完全性、非暂时性 CRAO 患者在 1 个月后出现视网膜变白[19]。病理学上，这种演变对应于最初急性缺

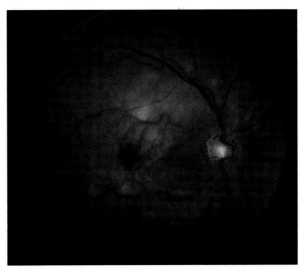

▲ 图 54-1　急性视网膜中央动脉阻塞。彩色眼底照片显示视网膜后极部浅层视网膜变白或混浊，有中央樱桃红斑点。在中心凹周围区，混浊最为突出

图片由 Dr. Steven Yeh，Emory Eye Center, Atlanta 提供

血诱导的细胞内水肿的消除，随后神经元细胞的丢失和内层视网膜无细胞瘢痕形成（图 54-2）[23]。

在大约 1/3 的病例中，可见供应部分或全部乳头黄斑束的睫状视网膜动脉。视网膜变白将在睫状视网膜循环灌注的黄斑区周围清楚地划分（图 54-3A）。在这些情况下，视敏度将取决于视盘黄斑束灌注的位置和范围[10, 24-26]。中心凹的保留可能与良好的视力有关，尽管与闭塞的区域相对应的视野明显缺损。

视网膜血管的出现在 CRAO 发病后很快就可以有很大的变化，因此，表现正常的血管并不排除诊断。Nettleship 在 19 世纪对 CRAO 的描述中，他注意到视网膜血管系统的出现使动脉血柱停滞而没有衰减[19]。在 Hayreh 的自然病史研究中[19]，只有 15% 的急性 CRAO 有正常的视网膜动脉。在红细胞和血清分离后，血管和动脉的血柱都可能发生盒状或分段。

视网膜栓塞在 20%～40% 的 CRAO 患者眼中可见[4, 27]。视网膜栓塞是非动脉炎性 CRAO 和 BRAO 最常见的病因[28]。最常见的变异是黄色的，可折射的胆固醇栓子（Hollenhorst 斑块）（图 54-4）。根据 Arruga 和 Sanders 的研究，74% 的视网膜栓塞由胆固醇构成，15.5% 的病例中含有钙化物质，15.5% 的病例中含有血小板和纤维蛋白[29]。这些胆固醇栓子通常起源于动脉粥样硬化性疾病的颈动脉，但也可以来自主动脉弓、眼动脉或近端视网膜中央动脉。胆固醇栓子通常很小，不会完全阻塞视网膜动脉血流，并且经常出现在分叉处（图 54-4）。栓塞通常是无症状的。视网膜栓塞消失的迁移是常见的[19]。钙化栓子比胆固醇栓子不常见，但通常较大，引起更严重或完全的梗阻。它们通常起源于心脏瓣膜[22, 30]。

几乎所有动脉炎性 CRAO 患者的视神经都是急性水肿，其原因是相关的前部缺血性视神经病变所致。在非动脉炎性 CRAO 的急性期，视盘可能正常、充血、水肿，很少苍白。急性期视神经苍白是由于表面神经纤维层的缺血性混浊，因为这一层是由视网膜循环供应的[31]。在急性 CRAO 中视盘的新生血管是罕见的，但据报道，通常与慢性缺氧视网膜（如伴随的糖尿病视网膜病变、缺血性 CRVO 或眼部缺血）有关[18, 19]。

慢性期 CRAO 最常见的表现是视神经萎缩（91%）、视网膜动脉衰减（58%）、睫状视网膜侧支循环（18%）、黄斑 RPE 改变（11%）和棉絮斑（3%）（图 54-5）。慢性期视神经苍白是由于视神经萎缩和神经纤维丢失（图 54-2 和图 54-10）。在动脉炎性 CRAO，相关的前部缺血性视神经病变也有助于苍白的发展[19]。在慢性 CRAO 中，视盘新生血管很少发生，这可能是因为与糖尿病视网膜病变或视网膜静脉阻塞的病例中出现的慢性缺血但存活的视网膜组织相比，不能存活的组织不易形成血管生成因子[32]。在一项回顾性研究中，视盘新生血管的发生率仅为 1.8%[33]。在慢性 CRAO 的环境中也可能伴发虹膜红变。视网膜动脉衰减在慢性期比急性期更常见[19]。急性 CRAO 数月后，由于视盘表面视网膜毛细血管和视神经头部深层睫状毛细血管之间的毛细血管吻合的代偿性扩大，可能形成睫状视网膜侧支循环。在一项研究中，在 CRAO 发病后 1 个月和 3 个月发生睫状体视网膜视盘侧支循环的概率分别为 4% 和 18%[20]。黄斑部 RPE 的改变在 CRAO 患者中可见，但远不如眼动脉阻塞患者常见，后者也累及脉络膜循环。

（三）辅助研究 Ancillary Studies

最初，CRAO 的荧光素血管造影几乎总是显示一些可变的残余视网膜循环、视网膜血管充盈延迟

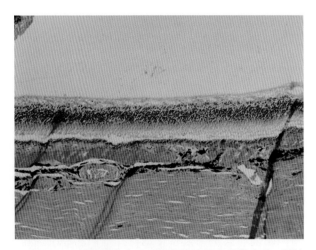

▲ 图 54-2　视网膜中央动脉阻塞的组织病理学表现。慢性期内层视网膜明显萎缩（HE 染色，25×）
图片由 Dr.Hans Grossniklaus, Emory Eye Center, Atlanta 提供

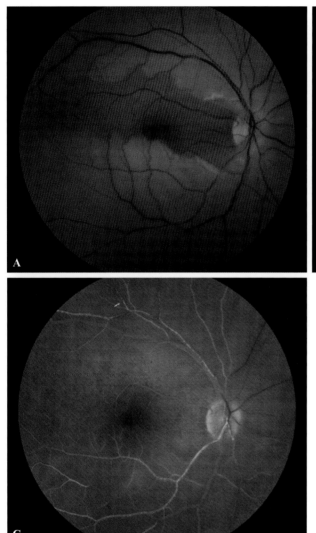

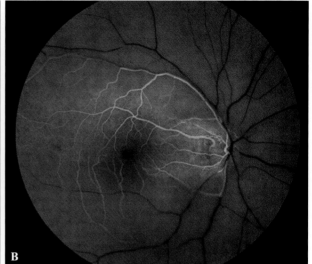

▲ 图 54-3　急性视网膜中央动脉阻塞伴睫状视网膜动脉保留
A. 视网膜混浊清晰地分布在睫状视网膜动脉灌注的黄斑周围。灌注区包括中心凹，因此患者的视力良好；B. 25s 时，睫状体视网膜动脉逆行灌注至视网膜静脉。C. 9min 时动脉循环仍未完全充盈，显示动静脉转运时间严重延迟（图片由 Dr. John Payne, Emory Eye Center, Atlanta 提供）

和缓慢。完全没有视网膜填充是罕见的。染料在视网膜中央动脉的出现染料通常延迟 5～20s。然而，视网膜分支动脉的延迟甚至更明显。荧光素染料以类似于正常视网膜静脉层流充盈的模式排列在动脉壁上。在可见动脉内栓塞的情况下，动静脉转运时间甚至可以进一步延迟（图 54-3B 和 C）[34]。阻塞和视网膜缺血的严重程度与初始视力较差有关。视盘的染色是可变的，但是视网膜血管的染色是罕见的。典型的是，视网膜循环在急性 CRAO 后重建，但此时内层视网膜组织通常已经梗死。因此，尽管荧光素血管造影可能会恢复到相对正常的外观，但视力下降、视神经萎缩和动脉狭窄的情况依然存在[22]。对于荧光素血管造影正常但没有发展成视神经萎缩的患者，真正的 CRAO 的诊断应该受到质

疑，尽管在不可逆损伤发生之前，有些人可能已经发生了再灌注。

在急性期，光相干断层扫描（OCT）显示内层视网膜的反射率增加。这与细胞内水肿相对应，并解释了 CRAO 或 BRAO 患者缺乏视网膜内低反射液体空间的原因。视网膜外层和视网膜色素上皮的反射率被高度反射的内层视网膜层所阻断。未发现继发于浆液性液体从视网膜毛细血管逸出到细胞外空间而引起的视网膜增厚（图 54-6）。慢性 CRAO 的 OCT 图像显示内层视网膜变薄和萎缩。OCT 对慢性 CRAO 有帮助，其眼底无特征，但 OCT 显示内层视网膜萎缩（不只是神经纤维层萎缩），同时保留了外层视网膜[35, 36]。

中心暗点是视野检查中最常见的缺损，其次是

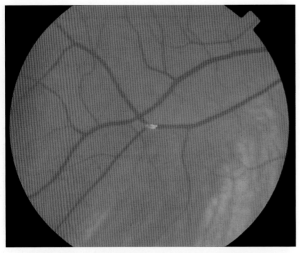

▲ 图 54-4　颞上血管弓动脉分叉处的胆固醇栓子

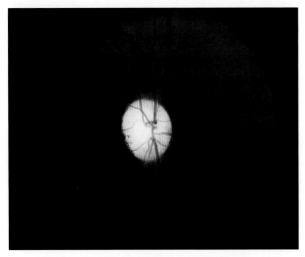

▲ 图 54-5　慢性视网膜中央动脉阻塞
由于萎缩和严重的动脉狭窄而导致的视神经苍白见于远端中央动脉闭塞的患者

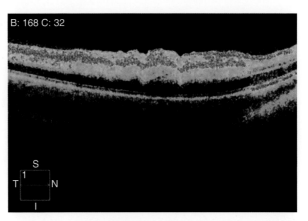

▲ 图 54-6　急性视网膜中央动脉阻塞的光谱域光相干断层扫描
中心凹轮廓不规则，内层视网膜高度反光，增厚。外层视网膜由于被增厚的内层视网膜阻挡而相对反射不足。外界膜、椭圆体带区和视网膜色素上皮完好无损，急性 CRAO 时也是如此

旁中心暗点。保留睫状体视网膜的患者显示了与睫状视网膜动脉未闭灌注区域相对应的保留的中央视觉岛。外周收缩是这些患者最常见的视野缺损[10]。在一些患者中可以看到保留的颞侧视岛，可能是继发于脉络膜源性的鼻侧视网膜灌注[24]。约 28% 的患者视野缺损改善，57% 保持稳定，7% 恶化[10]。

视网膜电图通常显示 b 波比 a 波衰减更严重，因为内层视网膜受到的影响更大——这会在暗视白色刺激下产生一个特征性的负波（图 54-7）。a 波和 b 波的减弱可能提示除了 CRAO 外，在眼动脉阻塞的情况下，继发于脉络膜血管灌注不足引起的视网膜外层损害[37]。

（四）系统关联 Systemic Associations

CRAO 的系统联系的分布因年龄而异。总的来说，颈动脉粥样硬化栓塞是最常见的病因。然而，颈动脉疾病在 40 岁以下的患者中相对少见，其中心脏栓塞是最常见的病因[4, 5, 38]。框 54-1 总结了与视网膜动脉阻塞相关的全身和眼部异常。

威斯康星州一项基于人群的大型研究"The Beaver Dam Eye Study"发现，10 年来视网膜栓塞的累计发病率为 1.5%。视网膜栓塞的发生率随年龄而变化，基线时 65 岁或 65 岁以上的患者发生视网膜栓塞的可能性是基线时 43—54 岁患者的 2.4 倍。男性比女性更易发生视网膜栓塞。双侧栓塞的发生率很低，但 1/3 的病例可同一只眼出现多发性栓塞。The Beaver Dam Eye Study 中有视网膜栓塞的人在 11 年内，其死亡证明上的中风诊断率是没有视网膜栓塞的人的 2.4 倍[39]。以人群为基础的大型研究，社区动脉粥样硬化风险（the Atherosclerosis Risk in Communities）（北卡罗来纳州）和心血管健康研究（the Cardiovascular Health Study）（澳大利亚），都着眼于一个双种种族人群，显示视网膜小动脉栓塞与高血压、较高的收缩压、颈动脉斑块、血浆纤维蛋白原水平升高、冠心病、血浆脂蛋白水平升高、吸烟有关。在多变量模型中，显著的独立预测因子是颈动脉斑块、高血压状态和吸烟[40]。在心脏，栓塞的来源是主动脉瓣或二尖瓣病变、卵圆孔未闭、

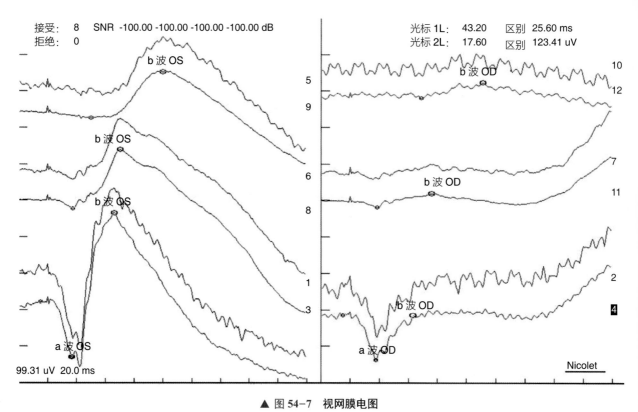

接受: 8　SNR -100.00 -100.00 -100.00 -100.00 dB
拒绝: 0

光标 1L: 43.20　区别 25.60 ms
光标 2L: 17.60　区别 123.41 uV

b 波 OS
b 波 OS
b 波 OS
a 波 OS
99.31 uV 20.0 ms

b 波 OD
b 波 OD
b 波 OD
a 波 OD
Nicolet

▲ 图 54-7　视网膜电图

左边为正常眼睛的反应。右边的痕迹来自视网膜中央动脉阻塞的眼。右下角的追踪显示了对暗视性白色刺激的最大反应。a 波振幅正常，但 b 波未到达基线，产生负波，这在 CRAO 中很常见

左心房肿瘤和黏液瘤[41-43]。

Hollenhorst 斑块或视网膜动脉阻塞的存在与需要颈动脉内膜切除术的颈动脉粥样硬化的低发病率相关。此外，与一过性黑矇相比，这些眼部表现与大脑半球神经事件的高风险无关[44]。然而，视网膜栓塞患者的死亡率确实较高[39, 41, 45, 46]。来自 Beaver Dam 眼病研究（the Beaver Dam Eye Study）和 Blue Mountain 眼病研究（Blue Mountain Eye study）的两个老年人群的汇总数据表明，视网膜栓塞预示着全因和卒中相关死亡率的适度增加，而与心血管危险因素无关[47]。糖尿病、高血压、缺血性心脏病、脑血管意外和吸烟在视网膜动脉阻塞患者中的患病率明显较高[6, 38-40, 44, 48-50]。

（五）评价 Evaluation

CRAO 患者通常在急性发作后几天就诊，因此，通常建议在门诊的基础上与初级保健医师一起进行病因检查。然而，排除 50 岁以上的巨细胞动脉炎患者对系统的积极评价确实代表了真正的紧急情况。巨细胞动脉炎的评估包括血小板计数、血沉和 C 反应蛋白。如果可疑度很高，患者应该开始类固醇治疗，并安排颞动脉活检，以防止在对侧眼视力下降[51]。

急性 CRAO 患者很少在视力缺损的最初几个小时内就诊。由于这些患者患脑梗死的风险更高，应立即入院观察、治疗和检查[13, 52]。出现短暂 CRAO 或视网膜短暂性缺血发作（TIA）或黑矇的患者也应作为医疗急救。这些患者应立即接受眼科医师的评估，以排除暂时性单眼视力丧失和巨细胞动脉炎的其他原因，然后紧急转诊到一个有 24/7 中风治疗团队的中心，并有能力进行紧急脑磁共振成像[53]。根据美国心脏协会的最新指南，波士顿的一项研究发现，栓塞性视网膜缺血与非栓塞性视网膜缺血（28% vs. 8%）及永久性视力丧失患者与视网膜短暂性脑缺血患者（13% vs. 18%）的 MRI 异常概率更高[54]。

评估栓塞源包括颈动脉多普勒成像和超声心动图，因为最常见的视网膜栓塞源来自颈动脉或心

框 54-1　与视网膜动脉阻塞相关的全身和眼部异常

栓子来源

- 系统性动脉高压（通过动脉粥样硬化斑块形成）[6, 22]
- 颈动脉粥样硬化[7, 98, 99]
- 心脏瓣膜病（风湿性[45]、二尖瓣脱垂[45, 46]、主动脉狭窄[45]、二尖瓣环钙化[56]）
- 左室肥厚和节段性室壁运动异常[56]
- 心肌梗死后血栓[56]
- 心脏黏液瘤[41-43]
- 肿瘤[47, 100]
- 颈动脉夹层[101]
- 静脉用药[102]
- 脂质栓塞（胰腺炎）[103]
- Purtscher 视网膜病变（外伤）[104]
- 罗阿丝虫病（Loiasis）[105]
- 放射学研究（颈动脉造影[101]，大脑血管造影[35]，心导管[60]，淋巴造影[61]，子宫输卵管造影[106]）
- 颈动脉内膜切除术[107]
- 深静脉血栓形成（通过心脏壁缺损的反常栓子）[108]

外伤

- 球后注射[67]
- 眶底骨折修复[68]
- 麻醉[69]
- 穿透性损伤[71]
- 鼻科手术[109]

凝血病

- 镰状细胞病[110]
- 高胱氨酸尿症[111]
- 狼疮抗凝剂[112]
- 蛋白 C 和（或）S 缺乏[113]
- 抗凝血酶 III 缺乏[113]
- 活化蛋白 C 抗性[114]
- 因子 V Leiden[115]
- 血小板异常[4]
- 口服避孕药[116]
- 妊娠[4]
- 白血病 / 淋巴结[85]

眼病

- 视盘前动脉环[117]
- 视盘 drusen[118]
- 眼压升高（通过玻璃体腔注射[87]、玻璃体切除术后气体扩张[119]、术中俯卧位[120]、球后出血[121]、眼眶气肿[122]）
- 视神经炎[123]

胶原血管病

- 巨细胞动脉炎[124]
- 系统性红斑狼疮[125]
- 结节性多动脉炎[126]
- 韦格纳肉芽肿[127]
- 纤维肌发育不良[128]

其他血管炎性疾病

- 眼眶毛霉菌[129]
- 弓形体[130]
- 毒理学[131]
- 莱姆病[132]
- Behçet 病[133]
- 猫抓病[134]
- 单纯疱疹相关的急性视网膜坏死[135]

其他综合征相关

- Susac 综合征[136]
- 美容面部填充[137]
- 偏头痛[138]
- 低血压[22]

Ryan SJ. Retina, 4th edn. Philadelphia: Elsevier/Mosby;2006.

脏。由于大多数视网膜栓塞相对较小，在评估颈动脉多普勒超声结果时，斑块的存在与否比是否存在明显的血流动力学狭窄更为重要，后者在确定颈动脉内膜切除的必要性时更为重要。颈动脉多普勒受颈动脉胸段和颅内部分成像缺乏及微栓子检测分辨率差的限制[55]。

虽然心源性原因不太常见，但鉴别是很重要的，因为慢性抗凝治疗可能是预防更严重的不良事件的指征。心脏评估对年轻患者和钙化栓塞患者尤为重要。在低心脏栓塞风险的急性视网膜动脉阻塞患者中，经胸超声心动图（transthoracic echocardiography，TTE）导致抗凝或心脏手术仅占 1.5%[56]。经食道超声心动图（transesophageal echocardiography，TEE）在评价视网膜动脉阻塞患者的心血管功能方面比经胸途径有更高的收益率。在没有心脏病史和 TTE 检查正常（包括正常大小和功能的心腔和正常瓣膜没有钙化及无房颤）的患者中，后续 TEE 用于鉴别心内病变的成功率较低。

然而，对于临床和 TTE 结果提示可能有心内或主动脉血栓的患者，TEE 应被视为全身检查的辅助手段[57]。在特殊情况下，如怀疑有颈动脉或主动脉夹层，应考虑 CT 血管造影或磁共振血管造影。由于视网膜动脉阻塞患者的心脏病发病率和死亡率都很高，因此建议进行基线心电图检查[9, 11]。

对于具有提示性病史（如既往血栓形成、流产或家族史）或未知栓塞源的 50 岁以下患者，应考虑进行高凝状态评估。检查包括血液中 V 因子 Leiden 突变、蛋白 C、蛋白 S 和抗凝血酶 Ⅲ 缺陷、同型半胱氨酸水平、镰状细胞病和抗磷脂抗体。根据临床情况，可能需要进行其他的单克隆丙种球蛋白病、癌症、感染和弥散性血管内凝血试验[13]。

（六）治疗 Treatment

CRAO 仍然是一个具有挑战性的疾病治疗。典型的治疗方法是保守治疗或侵入性治疗。由于发病率低，大多数治疗结果的报道都是传闻[58]。自发消退可发生在 22% 的患者中[11]，据报道在初次发作后 3 天内出现[59]。然而，只有不到 10% 的患者报告有意义的视力恢复[60, 61]。患者很少有完全自发的恢复[62]。

基于恒河猴 CRAO 的实验模型，急性 CRAO 后 97min 视网膜没有损伤，但 4h 后视网膜出现大量不可逆损伤。因此，在完全梗阻的情况下，在发病约 4h 后进行的治疗，从逻辑上讲不能恢复任何视力。此外，该模型显示缺血时间越长，恢复时间越长[10]。与动物模型不同，人类很少有完全梗阻，因此，建议在症状出现后 24h 内对 CRAO 进行治疗。鉴于 CRAO 的相对罕见性和呈现时间的可变性，治疗试验在样本量上受到限制，从而降低了检测微小治疗益处的能力。一种新的治疗方法要对本病的治疗产生重大影响，就需要将目前常规治疗的成功率提高 1 倍或 3 倍，但仍然保持较低的发病率和死亡率。

目前的常规治疗包括取出栓子、降低眼压和增加视网膜血流量、扩张眼血供、改善视网膜循环、减少视网膜水肿、维持视网膜氧合直至自发再灌注及对血栓起作用[13]。这些疗法都没有被证明有效。它们的使用主要基于轶事报道和小案例系列。在一项针对 11 名患者的小型研究中，Rumelt 等发现涉及多个序贯治疗步骤的系统治疗方案比采用保守措施的任意治疗有更好的视觉效果。治疗方案包括眼部按摩、舌下硝酸异山梨酯、静脉注射乙酰唑胺、静脉注射甘露醇或口服甘油、前房穿刺、静脉注射甲泼尼龙、链激酶和球后甲苯嗪。用一种或两种保守治疗方法通常是不够的[3, 63]。在一个 Cochrane 对照试验登记册（Cochrane Controlled Trials Register）中，Fraser 和 Siriwardena 对 CRAO 的任何治疗与另一种治疗进行了比较，发现没有符合纳入标准的随机对照试验。他们得出结论，没有足够的数据来决定是否存在对 CRAO 有益的治疗方法[64]。

眼部按摩是使用 Goldmann 隐形眼镜或数字按摩，通过内外移动来施加眼压，以去除可能阻塞的栓子。建议反复按摩 10~15s，然后突然放松。这个动作可以产生视网膜动脉血管舒张，从而改善视网膜血流[65]。可以提供 95% 氧和 5% 二氧化碳（carbogen）的混合物，以诱导血管舒张和改善氧合，但功效尚未被证实[66]。高压氧提供大气压水平的氧气。高压氧的目的是保持视网膜处于氧合状态，直到再通和再灌注发生，通常在 72h。高压氧增加动脉氧压，从而增加一氧化氮合成，导致血管舒张。已发表成功治疗的病例报告[67-69]。前房穿刺导致眼压突然下降，可能导致阻塞后的动脉灌注压力迫使阻塞的栓子顺流。在回顾性分析中，这种治疗已经显示出一些成功[70, 71]。然而，Atebara 等的一项研究比较了无干预的前房穿刺和无干预的碳源疗法，发现视觉效果没有显著差异[66]。已用于增加视网膜动脉阻塞的视网膜血流的血管扩张药物包括己酮可可碱、硝酸甘油和硝酸异山梨酯[3, 72, 73]。等容血液稀释是通过用相同体积的羟乙基淀粉代替 500ml 血液来增加视网膜组织的供氧。在血管疾病中，组织氧合的限制因素是血流而不是携氧能力。在这种情况下，通过降低血细胞比容和血浆黏度来降低血液黏度将提高组织氧水平[64, 74]。

各种外科技术也被用来治疗 CRAO。据报道，Nd-YAG 激光动脉切开术治疗 CRAO 患者栓塞，其视网膜中央动脉再通和视力恢复。眼底接触镜与激光以单脉冲模式配合使用。激光聚焦在栓子部位的血管壁稍深处，以避免上覆混浊的神经纤维层的光破坏。对于小栓子患者，激光聚焦在斑块中心。对于有细长栓塞的患者，激光稍微聚焦在远端或下游，以减少出血的机会。脉冲直接传递到栓子，从最低功率设置开始，然后增加能量，直到实现微动脉内栓子的光碎裂，而不在血管壁上形成开口，也不发生玻璃体出血，或者将微动脉内的栓子明显去除至玻璃体腔，通常与有少量玻璃体出血。如果发生出血，可以对眼球施加数字压力以帮助止血。

只有在怀疑巨细胞动脉炎引起的动脉炎性 CRAO 时才应使用皮质类固醇。对于那些有房颤、急性颈内动脉夹层或高凝状态等潜在全身疾病的罕见患者，抗凝药应保留用于脑梗死和眼梗死的二级预防[13]。

随着溶栓药物在急性脑血管意外中的广泛应用，其在急性脑血管病治疗中的潜在应用受到了重视。目前使用的静脉或动脉内溶栓药物包括链激酶、尿激酶和组织纤溶酶原激活剂（t-PA）。静脉注射相对容易，治疗前的检查也很少，包括血液检查和脑部 CT 检查。然而，静脉溶栓确实增加了系统性出血的风险。由于系统性风险增加，目前使用的大多数溶栓策略都是动脉内溶栓[13]。2010 年，欧洲眼内溶栓评估组（European Assessment Group for Lysis in the Eye，EAGLE）研究组公布了第一个前瞻性随机临床试验的结果，评估动脉内 t-PA 与保守治疗的疗效。值得注意的是，这项研究中没有真正的安慰剂组。1 个月时，两组的平均最佳矫正视力均显著提高，但两组间无显著差异。常规治疗组和溶栓组分别有 60.0% 和 57.1% 的患者出现临床显著的视力改善（0.3logMAR）。由于两组疗效明显相似，且动脉内 t-PA 组的不良事件（即脑出血）发生率较高，试验提前终止[74]。EAGLE 研究（The EAGLE study）强调了仔细的随机对照试验的重要性，因为传统治疗组的视力改善率高于先前回顾性研究的预期。

二、视网膜分支动脉阻塞 Branch Retinal Artery Occlusion

BRAO 被认为占所有急性视网膜动脉阻塞的 38%[24]。患者通常表现为单眼视力丧失，可能局限于视野的一部分。在 3/4 的患者中，初始视力优于

20/40[76, 77]。视野缺损包括中央暗点 20%，中央高度缺损 13%，扇形缺损 49%[77]。在检眼镜下，视网膜混浊呈扇形。在阻塞血管分布的后极，白化最为突出。在缺血区的边缘经常可以看到更强烈的白化区域（图 54-8）。当神经纤维层到达低氧视网膜时，这些可能是由于神经纤维层的轴浆流动受阻而继发发生的。BRAO 通常发生在血管分叉处，98% 颞侧血管受到影响，然而，这可能是由于表现偏倚，因为鼻侧可能是无症状和未被发现的。58%~62% 可见栓塞[76, 78]。

在 BRAO 慢性期，可见到节段性神经纤维层丢失和动脉衰减（图 54-9）。在慢性期，BRAO 术后很少出现后段和（或）虹膜新生血管，尤其是糖尿病患者[79]。BRAO 的病理诊断中，可见动脉间的侧支循环[80]。

有症状的 BRAO 患者的视力预后一般良好，视力通常提高到 20/40 或 80% 以上[4]。Hayreh 等在他们对 133 只眼睛的自然史研究中，报道了视力与中心凹受累和视网膜不可逆缺血性损伤程度的相关性[77]。Ros 等通过 Goldmann 视野计显示，在 201 只被调查的眼睛中，80% 的人视野缺损得到改善[76]。

BRAO 的风险因素与 CRAO 相似，因此通常建议进行类似的评估[76]。巨细胞动脉炎的表现往往很少出现在 BRAO。在分叉处阻塞的情况下，病因往往是栓塞。

由于视觉预后通常是好的，一般不进行积极治

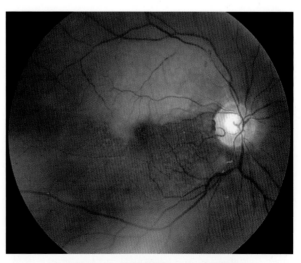

▲ 图 54-8　视网膜颞上分支动脉阻塞
黄斑上方的视网膜混浊可见颞上小动脉的分段

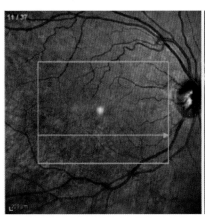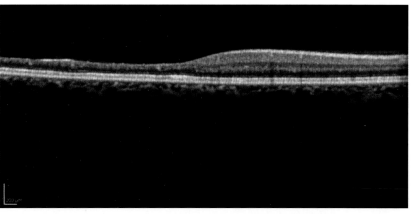

▲ 图 54-9　慢性视网膜分支动脉阻塞的光谱域光相干断层扫描显示，在颞下及黄斑部，内层视网膜层呈扇形萎缩，直至内核层

疗，除非出现明显的中心凹受累。此外，良好的预后使治疗的积极效果更难以从自然史中辨别。

三、睫状视网膜动脉阻塞 Cilioretinal Artery Occlusion

CLRAO 占视网膜动脉阻塞的 5%[81]。睫状视网膜动脉从颞侧视盘进入视网膜，与视网膜中央动脉分离，20% 的眼睛在检查时可见。在荧光素血管造影上，32% 的时间可以看到它们，并伴有脉络膜循环[25]。在检眼镜下，沿睫状视网膜动脉可见浅层视网膜变白。

在评估 CLRAO 时，通常发现三个不同的组：①孤立的 CLRAO；② CLRAO 与 CRVO 相关；③ CLRAO 与前部缺血性视神经病变相关。Brown 等发现，每组 90%、70% 和 0% 的眼睛分别达到 20/40 或更好的视力[82]。初始视野缺损包括中心盲点性暗点、中央暗点和中央上下视野缺损[77]。

孤立的 CLRAO 通常预后良好，近 90% 的患者视力达到 20/40 或更好，60% 的患者视力恢复到 20/20。即使视盘黄斑束严重受损，潜在的视力也相当好，可能继发于完整的上下神经纤维层束供应中心凹。

CLRAO 与 CRVO 一起构成 CLRAO 的 40%[82]。大约 5% 的眼睛与 CRVO 也有 CLRAO[83]。视力与静脉阻塞程度相关。静脉阻塞通常是非缺血性的，不易引起虹膜新生血管或新生血管性青光眼[82]。在视网膜静脉系统内静水压升高的情况下，睫状体动脉静水压降低可能导致睫状体动脉淤滞和血栓形成。视盘水肿也可能通过减少睫状视网膜动脉的面积从而减少血流而导致的[83]。

CLRAO 与前部缺血性视神经病变在 15% 的 CLRAO 患者中可见，视力预后差，从 20/400 到继发于视神经损伤后无光感。典型的充血或苍白水肿性视盘可见沿睫状视网膜动脉的浅层视网膜变白[82]。急性苍白肿胀更提示巨细胞动脉炎，通常伴有更严重的视力丧失。巨细胞动脉炎有选择性地累及睫状后动脉，导致其闭塞，进而导致动脉炎性前部缺血性视神经病变和 CLRAO 同时发生[77]。

系统评价与 CRAO 相似，但与 CRVO 相关的病例可能不需要对栓塞源进行调查。除非存在潜在的巨细胞动脉炎，否则一般不进行眼底治疗。

四、视网膜动静脉联合阻塞 Combined Retinal Artery and Vein Occlusion

CRVO 与 CRAO、BRAO 和 CLRAO 相关[84-87]。合并 CRAO/BRAO 和 CRVO 的患者通常表现为视力突然下降。眼底检查显示视网膜浅层变白，有樱桃红色斑点，有静脉阻塞的迹象，如扩张、扭曲的静脉、视网膜内出血、视盘水肿、棉絮斑和明显的视网膜增厚（图 54-10A 和图 54-11）[84]。伴有 CRVO 的 CRAO 可能不是真正的 CRAO，但可能继发于筛板区视网膜中央静脉阻塞。由于视网膜中央静脉完全阻塞，血液不能从视网膜血管床中排出，从而影响血液进入眼睛[55]。荧光素血管造影显示严重的视网膜毛细血管无灌注，视网膜中等大小的血管突然终止或中断。尽管有临床表现，但这些血管的闭合，黄斑部的渗漏很小[88]。

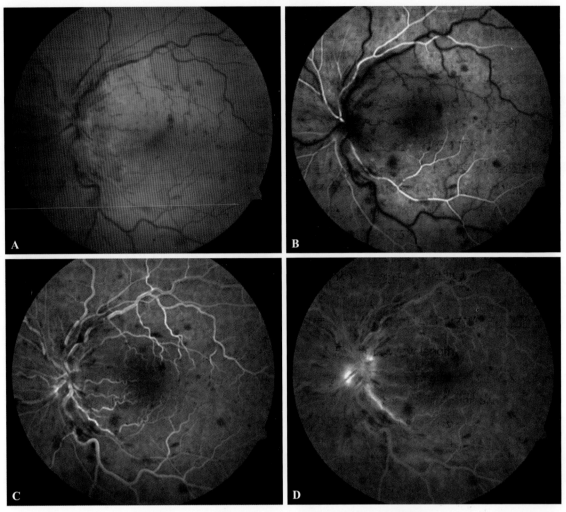

▲ 图 54-10　视网膜中央静脉阻塞合并视网膜分支动脉阻塞

A. 急性视网膜中央静脉阻塞合并视网膜分支动脉阻塞患者的眼底照片。视盘充血和水肿，静脉扩张和扭曲，视网膜内出血和棉絮斑，与 CRVO 一致。颞上至视盘，视网膜混浊与 BRAO 一致。B. 荧光素血管造影显示视网膜分支动脉的初始无灌注区位于中心凹上方。C. 明显的充盈延迟与闭塞过程一致。由于染料最终进入动脉，动脉闭塞并不完全。D. 在后几帧中，视盘渗漏与 CRVO 一致

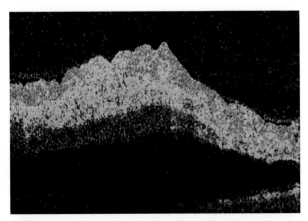

▲ 图 54-11　图 54-10 所示患者的光谱域光相干断层扫描

视网膜内层和外层水肿与视网膜中央静脉阻塞和视网膜分支动脉阻塞相一致。BRAO 引起的内层视网膜水肿的高反射性在内层视网膜引起阴影效应

视力预后一般较差，视力在手动范围内[88]。6~8 周后，视神经苍白，动脉严重衰减。慢性期的病理组织学显示出血性视网膜坏死和内层视网膜萎缩与 CRVO 和 CRAO 一致。黄斑部有典型的囊样改变。大约 80% 的眼出现虹膜红变，最终导致新生血管性青光眼[84]。这一现象最早出现在 1~2 周，但平均出现在 6 周左右。建议积极治疗全视网膜光凝[88]。

CRAO 和 CRVO 的联合与多种疾病相关，包括梅毒、视神经炎、白血病、淋巴瘤、颞动脉炎、眼眶炎性疾病、后巩膜炎、系统性红斑狼疮、外伤、球后注射和眼上静脉血栓形成[85]。玻璃体腔注射庆大霉素可能引起相似的外观。然而，血管造影显示脉络膜、视网膜动脉和静脉正常充盈[89]。

五、棉絮斑 Cotton-Wool Spots

棉絮斑通常被称为用词不当的"软性渗出"（soft exudates），并被描述为轻微升高的、小的、黄白色或灰白色的云状与流苏状病变，边界在浅视网膜（图 54-12A 和 B）。它们通常局限于眼底的后段，很少超过视盘面积的 1/3[90]。棉絮斑很少导致视力下降，除非它们累及中心凹，通常在 6～12 周内消失[90]，尽管在糖尿病患者中持续时间可能更长[91]。

棉絮斑可能是继发于视网膜小动脉阻塞而引起的缺血。局灶性缺氧导致神经纤维层内的轴浆流阻塞，随后轴突细胞器沉积[92]。对视网膜上的棉絮斑进行早期光镜检查，发现在肿胀的神经纤维层内存在一个细胞样体，一个圆形的、深色染色的"假核"（pseudonucleus）（图 54-13）。电镜技术的应用揭示了类细胞体的组成是由胞质内细胞器（主要是线粒体）和主要脂质成分堆积而成[93]。

糖尿病和系统性高血压是棉絮斑最常见的病因，其次是未确诊的糖尿病和高血压。在有棉絮斑且无已知糖尿病病史的患者中，20% 的患者血糖水平升高，50% 的患者血压升高（舒张压 90mmHg 或更高）。然而，可以观察到棉絮斑点与许多其他疾病有关（框 54-2）。幸运的是，大多数出现棉絮斑的患者有其他全身或眼部表现，有助于缩小其特定病因的范围。即使在正常眼底出现一个棉絮斑，也需要对系统性病因进行调查。巨细胞动脉炎的检查是不必要的，除非有一个积极的系统审查指出。在大约 95% 的情况下，可以发现系统性的潜在疾病。几乎任何可能导致 CRAO 或 BRAO 的病因也可能产生棉絮斑[94]。

六、旁中心急性中层黄斑病变（PAMM）Paracentral Acute Middle Maculopathy

2013 年，PAMM 首次被描述为光谱域光相干断层扫描（SD-OCT）成像在内核层（INL）水平上观察到的带状高反射，与生物显微镜或彩色摄影上的视网膜深部白化旁中心区域相关（图 54-14B）[95]。与棉絮斑相比，PAMM 病变更深、更灰、更暗（图 54-14A）。PAMM 被认为是中间毛细血管丛（intermediate capillary plexus，ICP）和（或）深毛细血管丛（deep capillary plexus，DCP）缺血的结果。因此，传统的荧光素血管造影难以显示 PAMM。迄今为止，近红外反射和 SD-OCT 成像是 PAMM 最敏感的成像方式。最近的 OCT 血管造影显示了这些病例中

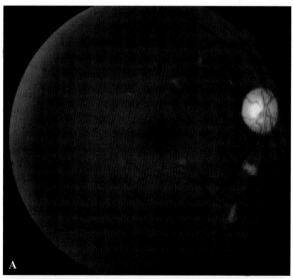

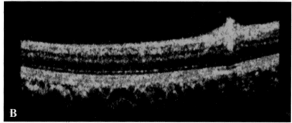

▲ 图 54-12 棉絮斑

A. 1 例干扰素 - β1a 视网膜病变患者眼底多处棉絮斑；B. 通过其中一个棉絮斑的光谱域光相干断层扫描显示神经纤维层的局灶性增厚和抬高

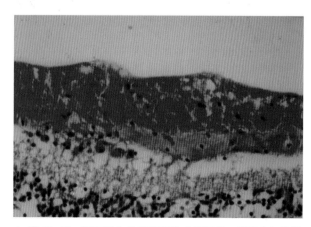

▲ 图 54-13 视网膜上的棉絮斑的光镜切片，显示有细胞样体（苏木精和伊红，100×）存在时神经纤维层肿胀

图片由 Dr. Hans Grossniklaus, Emory Eye Center, Atlanta 提供

ICP 和 DCP 的优先破坏（图 54-15）。PAMM 可使其他视网膜血管疾病复杂化，包括糖尿病视网膜病变、高血压视网膜病变、镰状细胞视网膜病变、Purtscher 视网膜病变、视网膜中央静脉阻塞和视网膜动脉阻塞[96, 97]。PAMM 也可能是特发性的，甚至在年轻健康患者和偏头痛的情况下发展。然而，PAMM 的存在应促使人们寻找系统性或外源性血管危险因素[96]。

框 54-2　棉絮斑的病因
缺血性
• 糖尿病
• 高血压
• 视网膜静脉阻塞
• 眼缺血综合征
• 严重贫血
• 高黏血症 / 高凝状态 / 蛋白异常
• 辐射
• 急性失血
栓塞
• 颈动脉栓塞
• 心脏栓塞
– 心脏瓣膜病
– 心内膜炎
– 风湿性心脏病
• 深静脉栓塞
• 白细胞栓塞 /Purtscher 和 Purtscher 样视网膜病变（头部外伤、长骨骨折、急性胰腺炎、胸部压迫伤、羊水栓塞、脂肪栓塞）
• 异物栓塞（静脉药物滥用、滑石粉）
胶原血管病
• 系统性红斑狼疮
• 皮肌炎
• 硬皮病
• 结节性多动脉炎
• 巨细胞动脉炎
感染性
• 艾滋病视网膜病变
• 真菌血症
• 细菌血症
• 落基山斑点热（立氏立克次体）
• 猫抓病
• 钩端螺旋体病
• 盘尾丝虫病
毒性
• 干扰素（α2a，β1a）
肿瘤性
• 白血病
• 淋巴瘤
• 转移癌
其他
• 创伤的
• 牵引性（视网膜前膜）
• 高海拔视网膜病变
• 视盘水肿 / 视盘炎

经许可，表格转载自 Brown GC, Brown MM, Hiller T, et al. Cotton-wool spots. Retina 1985; 5: 206–14.

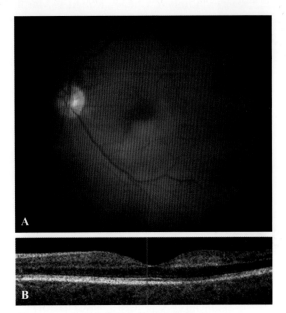

▲ 图 54-14　旁中心急性中层黄斑病变（Paracentral acute middle maculopathy）

A. 彩色眼底照片显示颞下中心凹深层视网膜白化；B. 光谱域光相干断层扫描表现为与眼底照片中视网膜白化区域相对应的内核层的颞侧中心凹带状高反射（图片由 Dr. David Sarraf, David Geffen School of Medicine, UCLA 提供）

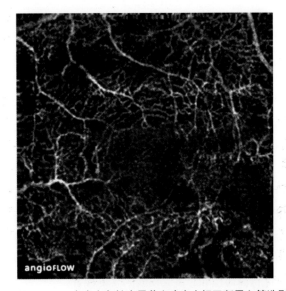

▲ 图 54-15　旁中心急性中层黄斑病变光相干断层血管造影

3mm × 3mm 黄斑立体深部毛细血管的正面成像显示深部毛细血管丛严重缺失（图片由 Dr. David Sarraf, David Geffen School of Medicine, UCLA 提供）

获得性视网膜大动脉瘤
Acquired Retinal Macroaneurysms

Emily Y. Chew　Robert P. Murphy　著

一、临床描述 Clinical Description

获得性视网膜大动脉瘤（acquiked retinal macroaneurysms）是发生在视网膜后极部小动脉分叉前三级内视网膜小动脉的梭形或圆形扩张[1]。

它们通常位于动静脉分叉处或动静脉交叉处（图 55-1）。颞上动脉是最常见的受累部位，因为有这种受累的患者更容易有视力损害。妇女占报道病例的大多数。大多数病例是单侧的，而 10% 可能是双侧的。在北京眼科研究中，估计每 9000 人中就有 1 人发生视网膜大动脉瘤[2]。

最常见的是，视网膜大动脉瘤影响患者的60—70 岁的生活。正如 Robertson[3] 所指出的，经常伴随着血管问题，如高血压和一般动脉硬化性心血管疾病，他首先创造了视网膜大动脉瘤这个术语。未控制的高血压可表现为视网膜动脉巨大动脉瘤及其伴随的玻璃体积血[4]。其他研究者已经证实这与高血压有关[5]。在这种情况下，血脂和脂蛋白异常也有报道[6]。对于患有视网膜小动脉瘤的患者，应进行高血压和心血管疾病的系统检查。

虽然视网膜小动脉巨大动脉瘤患者如果不累及黄斑可能无症状（图 55-2），但最常见的临床症状是由于视网膜水肿、渗出或出血导致的中心视力下降[7]。大动脉瘤出血可发生在视网膜下间隙、视网膜、内界膜下或玻璃体。所谓的沙漏出血（nourglass hemorrhage）是典型的。视网膜色素上皮下的出血可能产生一种类似于恶性黑色素瘤等眼部肿瘤的黑色病变[8]，或与年龄相关性黄斑变性相关的暗病变。玻璃体积血的并发症还包括闭角型青光眼的发生[9]。

出血也可能部分或完全掩盖动脉瘤（图 55-3）。偶尔会发生多发性大动脉瘤。其他与大动脉瘤相关的其他视网膜微血管改变包括动脉瘤周围动脉周围毛细血管游离区的扩大、毛细血管扩张和不灌注、微血管瘤和动脉 – 动脉侧支循环。

二、视网膜大动脉瘤的诊断 Diagnosis of Retinal Macroaneurysm

荧光素血管造影最初可能无法显示大动脉瘤，因为周围出血阻塞。视网膜致密出血可引起明显的低荧光。在这种浓密出血的情况下，吲哚菁绿血管造影可能是有用的，因为它的吸收和发射峰在近红外范围内允许光比荧光素血管造影更大程度地穿透出血[10]。一个使用吲哚菁绿血管造影的小病例系列已经证明这些病变是搏动性的，并且与动脉壁相连，诊断为孤立的视网膜动脉瘤[11]。大动脉瘤通常在血管造影的早期动脉期出现。荧光素血管造影晚

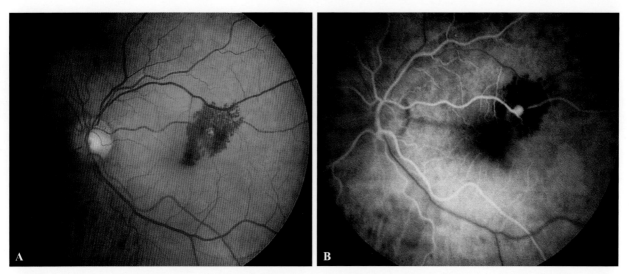

▲ 图 55-1　**A.** 一位 **62** 岁的高血压妇女患有视网膜下出血，并伴有左眼颞上动脉的巨大动脉瘤；**B.** 荧光素血管造影显示视网膜出血阻塞引起的遮蔽低荧光和视网膜大动脉瘤本身的高荧光，为位于小动脉分叉处的圆形扩张

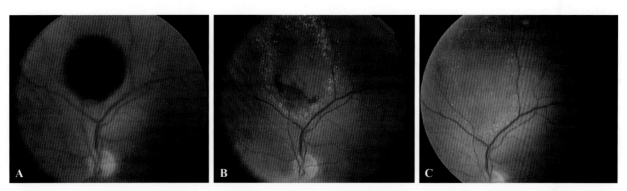

▲ 图 55-2　**A.** 视网膜出血高于视盘，并伴有视网膜大动脉瘤，没有引起眼部症状；**B. 6** 个月后，视网膜大动脉瘤部分被溶解性视网膜出血阻塞，周围有一圈脂质；**C. 8** 个月后，大动脉瘤自然消退，出血完全消失，血脂下降

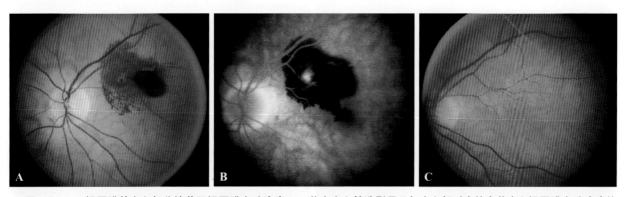

▲ 图 55-3　**A.** 视网膜前出血部分掩盖了视网膜大动脉瘤；**B.** 荧光素血管造影显示与出血相对应的高荧光和视网膜大动脉瘤的高荧光；**C. 20** 个月后，出血和视网膜大动脉瘤自发消退

期的表现各不相同，从血管壁的少量染色到明显的渗漏。周围扩张的毛细血管也可见渗漏。黄斑部的脂质通常不能阻断荧光素，除非脂质量很大。视网膜动脉瘤破裂后黄斑裂孔的形成也被报道[12, 13]。

大动脉瘤的组织病理学研究显示，累及的视网膜小动脉有明显的扩张。周围有纤维胶质增生、扩张的毛细血管、渗出的血液、脂肪样渗出物和含铁血黄素沉积。

应用光相干断层扫描技术对一系列视网膜大动脉瘤患者的视网膜结构进行了评估[14]。虽然大部分视网膜结构在初次检查时是完整的，但视网膜下出血或视网膜大动脉瘤引起的广泛渗出性改变可导致中心凹外感光层退化，视力不良。在渗出性黄斑病变（包括视网膜大动脉瘤和其他病理过程）的研究中，"珍珠项链"征（pearl necklace sign）被视为在视网膜外丛状层的囊性空腔内壁周围连续环形的高反射点[15]。这不是视网膜大动脉瘤的特异性，但可能提醒临床医师注意与这种渗出性疾病相关的几种原因。

三、视网膜大动脉瘤的自然病程与治疗
Natural Course and Treatment of Retinal Macroaneurysms

多个系列报道了大动脉瘤的自然史和治疗反应[6, 16, 17]。一些研究者认为，对于大多数有大动脉瘤且未接受治疗的患者来说，视力预后良好，因为病变可以形成血栓，并随着黄斑渗出物的清除而自发消退[2]。然而，有些患者的渗出过程可能会进展，并导致黄斑结构损伤和视力丧失（图 55-4）[18]。如果出血导致黄斑部继发性形态学改变，也可能出现

现代性视力丧失。目前还没有明确的激光光凝治疗的指征，而且这种治疗的有效性还没有得到证实。

最近，37 例有大动脉瘤且症状持续至少 2 个月的患者接受了三剂贝伐单抗玻璃体腔注射治疗[19]。在第 12 周视力的改善伴随着视网膜中央厚度的减少，这在临床上和统计学上都是显著的。一项回顾性病例对照研究评估了玻璃体腔注射贝伐单抗的使用，发现治疗后的眼睛出血和黄斑水肿的消退速度更快[20]。

玻璃体切除术用于清除与巨大动脉瘤破裂相关的黄斑出血[21]。玻璃体切除术的结果因视网膜大动脉瘤出血的部位而异。严重的黄斑下出血患者的视力尤其差[22]。

气动置换加或不加组织纤溶酶原激活剂也被用于治疗与大动脉瘤相关的黄斑下出血[23]。YAG 激光也被用来治疗这种黄斑旁出血[24]。2 例视网膜大动脉瘤的手术切除及术后引流被探讨，患者视力有一定改善[25]。

许多研究者认为，如果大动脉瘤的脂质渗出物威胁到中心凹，可以直接用激光光凝治疗。出血时的治疗充满困难。在治疗过程中也有阻塞视网膜小动脉的危险。当考虑治疗的小动脉远端供应黄斑时，必须始终考虑到这种潜在的并发症。

最近对接受治疗和未接受治疗的患者的回顾

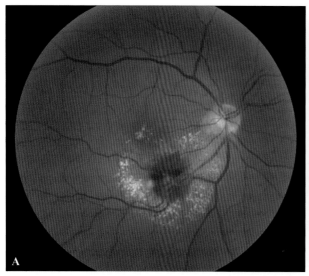
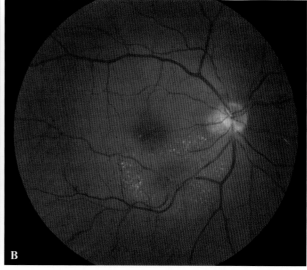

▲ 图 55-4　一名 65 岁男子注意到右眼视力下降至 20/32。他有高血压病史，是临界的糖尿病患者

A. 大动脉瘤位于视网膜颞下动脉，有视网膜下出血和明显的硬性渗出，延伸至黄斑中心；B. 超过 9 个月的观察显示视网膜硬性渗出物逐渐清除。视力为 20/25

性研究发现，无论是接受激光光凝还是玻璃体切除术，长期的视力结果都具有可比性[26]。

研究人员从这一系列病例中得出结论，在较长时间的随访中，大多数患者在接受或不接受治疗的情况下视力都相当好。当黄斑裂孔作为疾病的结果时，视力不太可能提高。

视网膜大动脉瘤的鉴别诊断包括其他视网膜血管异常、糖尿病视网膜病变、视网膜毛细血管扩张、视网膜毛细血管瘤、海绵状血管瘤、恶性黑色素瘤[8]、年龄相关性黄斑变性出血性色素上皮脱离[27]。

视网膜分支静脉阻塞
Branch Retinal Vein Occlusion

Angela Bessette Peter K. Kaiser 著

一、概述 Introduction

视网膜分支静脉阻塞（branch retinal vein occlusion, BRVO）是视网膜血管疾病的常见病因[1]。最近对来自 11 项研究的 50 000 名参与者进行的 Meta 分析发现，每 1000 名成年人中有 4.42 人患病，估计全世界有 1390 万成年人受到 BRVO 的影响[2]。

高血压、动脉硬化等系统性血管疾病是 BRVO 的危险因素。年龄也是 BRVO 的一个重要危险因素，许多流行病学研究已经证实，随着年龄的增加，BRVO 的患病率增加。它最常发生在 60—70 岁。男性和女性同样受到影响，需要进行更多的研究来确定是否存在种族 / 族裔差异，是否是高危人群中不受控制的风险因素更普遍的次要因素[2-4]。在这些眼睛中，静脉血流的病理性中断几乎总是发生在视网膜动静脉交叉处，即视网膜动脉穿过视网膜静脉。本节讨论 BRVO 患者的病理生理学、临床特征、评估和治疗。

二、危险因素 Risk Factors

除年龄外，全身性高血压和与之相关的视网膜小动脉改变，包括动静脉压迹和视网膜小动脉狭窄，也是公认的 BRVO 危险因素[3-7]。其他心血管危险因素，如糖尿病、吸烟、高脂血症、房颤、肾功能不全和动脉粥样硬化，也与 BRVO 风险增加相关[3-8]。高凝状态在 BRVO 发病机制中的作用是有争议的，研究显示了相互矛盾的结果。Rehak 及其同事报道了 RVO 患者中 V Leiden 因子突变的患病率增加。然而，Janssen 及其同事对血栓性危险因素的 Meta 分析发现，与高同型半胱氨酸血症和抗心磷脂抗体有关，但与 V Leiden 因子突变无关[9, 10]。另一项 Meta 分析确定血浆同型半胱氨酸升高和血清叶酸降低是危险因素[11]。因此，虽然高凝状态可能在年轻患者和没有典型心血管危险因素的患者中发挥作用[10]，但还需要更多的研究来提供更明确的联系。相反，血清高密度脂蛋白水平和轻至中度饮酒可能具有保护作用[8]。研究还表明，某些眼部危险因素与 BRVO 之间存在相关性，包括较短的眼轴和青光眼病史[3, 8, 12-15]。视网膜和系统性血管炎与 BRVO 的发生有关[16-18]。

三、发病机制 Pathogenesis

BRVO 眼的病理性静脉血流中断几乎总是发生在动静脉交叉处[19-22]。106 只 BRVO 眼中，99% 的眼动脉穿过阻塞的静脉[20]。这一观察结果加上 BRVO 与系统性高血压和动脉硬化的紧密联系，支持了机械压迫在 BRVO 发病中起作用的理论[20, 21]。组织病理学上，视网膜动脉和静脉有一个共同的外膜鞘，在某些情况下，还有一个共同的介质[23]。在一个正常的动静脉交叉点，静脉腔可能会被压缩到33%，而且由于动脉硬化，动脉壁僵硬和增厚可能会进一步加剧[22-24]。玻璃体也可能在易受影响的动静脉交叉部位的压迫中起作用，如研究表明，眼轴长度减少且在动静脉交叉处玻璃体附着的可能性较高的眼发生 BRVO 的风险增加[12, 15, 22]。

有人推测，交叉部位的血流紊乱会导致内皮细胞局灶性肿胀和静脉壁组织增厚，导致静脉阻塞[22, 23, 25]。根据组织病理学研究，其他人认为闭塞点静脉血栓形成是主要的病理事件[26]。

在高危人群中，BRVO 的发病机制可能是多因素的，包括机械性阻塞、血管壁变性和血液学异常，如炎症和血栓性疾病[24, 27]。

由此产生的静脉阻塞导致交叉口上游的静脉压力升高，可能导致侧支引流能力过载，从而导致内层视网膜出血、黄斑水肿和缺血[22, 28]。

四、临床特征 Clinical Features

（一）症状 Symptoms

BRVO 患者表现为突然无痛性视力丧失或视野缺损。如果累及黄斑远端的支流或鼻侧视网膜静脉，可能出现亚临床表现。很少情况下，如果最初的静脉阻塞未被发现，并且视网膜新生血管已经发生，BRVO 患者会出现玻璃体积血引起的漂浮物。

（二）体征 Signs

患者通常表现为视网膜内出血呈楔形分布，如果阻塞是灌注的（或非缺血），则不明显；如果阻塞是无灌注的（或缺血），且与视网膜毛细血管无灌注相关，则更广泛。分支静脉阻塞研究组（The Branch Vein Occlusion Study Group, BVOS）将缺血性 BRVO 定义为荧光素血管造影显示的总直径大于 5 个视盘直径的无灌注性 BRVO[1]。静脉阻塞的位置决定了视网膜内出血的分布。如果静脉阻塞在视神经头，可能累及两个象限的眼底，而如果阻塞在视盘周围，可能累及一个象限或更少。如果静脉阻塞是引流黄斑的支静脉周围，则可能没有黄斑病变，因此视力降低很小甚至没有。

BRVO 最常见的位置在颞上象限[20, 29]。这个有利的位置可能归因于颞上象限的大量动静脉交叉[20]。图 56-1 显示了右眼颞上象限 BRVO 的典型急性表现。在出血点附近，有时可以发现一条视网膜分支静脉穿过视网膜动脉。很少情况下，患者最初可能出现很少的视网膜内出血，然后在接下来的几周到几个月内变得更广泛。在这些情况下，可以推测动静脉交叉处的不完全闭塞已经发展到更完全的闭塞。

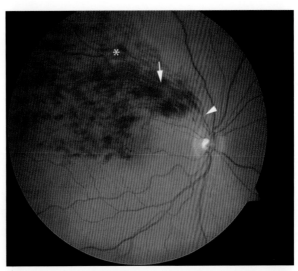

▲ 图 56-1　急性视网膜分支内出血呈楔形，描绘被闭塞静脉引流的区域
阻塞的血管常在视网膜动脉（箭头）下穿过。棉絮斑点（星）有时可见。注意扩张和弯曲的闭塞静脉（箭）与正常下游的视网膜静脉相比

随着时间的推移，视网膜内出血可能完全再吸收。如果没有视网膜内出血的特征性节段性分布，在这种情况下，检眼镜的诊断可能会更加困难，但在急性期发生的视网膜血管异常的节段性分布将持续存在并在 FA 上显现出来。在许多情况下，黄斑水肿可以通过光相干断层扫描（OCT）检测到。OCT B 扫描见视网膜内液体、视网膜下液体或黄斑囊样水肿，三维（3D）视图或视网膜厚度图可显示局部视网膜增厚区域。在疾病的慢性期，在视网膜内出血吸收后，诊断可能取决于检测视网膜血管异常的节段性分布，包括毛细血管未灌注、毛细血管扩张、微血管瘤、毛细血管扩张血管和侧支血管形成（图 56-2）。

（三）并发症 Complications

BRVO 常见的视力限制并发症有三种：①黄斑水肿；②黄斑缺血；③新生血管后遗症。

在急性期，广泛的视网膜内出血可能会阻塞黄斑部缺血和 FA 渗漏的视野。在这种情况下，由于出血本身阻碍了血管系统的观察，因此无法评估灌注状态。此外，中心凹中心出血可独立于任何黄斑水肿或缺血而导致视力下降。由于如果没有其他原因导致视力下降，如黄斑水肿或黄斑毛细血管不灌注，视力下降可能完全恢复，因此可以考虑在这些

情况下进行观察。当有广泛的中心凹出血时，OCT 是寻找黄斑水肿的重要辅助检查。

视网膜和虹膜新生血管、玻璃体积血、牵引性视网膜脱离和新生血管性青光眼是因缺血而在病程晚期出现的并发症。除黄斑缺血外，这些并发症在很大程度上可以治疗或预防。因此，密切关注 BRVO 患者是很重要的。

五、自然史 Natural History

了解 BRVO 的自然史，对于准确地指导患者的预后，权衡不同治疗方案的疗效具有重要作用。为此，Rogers 及其同事对 2008 年发表的所有 BRVO 文章进行了系统的回顾，发现在 1608 只眼中，尽管视力改善超过 20/40 并不常见，但未经治疗，视力普遍改善。黄斑水肿在 1 年内发生率为 5%～15%，在出现黄斑水肿的患者中，18%～41% 在 1 年内消失[2]。

BRVO 是一种广泛的视网膜血管疾病，可分为不同的亚型，以更好地预测视力预后和发展的视力限制并发症。在分支静脉阻塞研究中，31%～41% 的缺血性 BRVO 患者（定义为 FA 上无灌注的视盘直径大于 5）出现新生血管或玻璃体积血，而非缺血性 BRVO 患者为 11%[1]。因此，有缺血性 BRVO 的眼睛可能需要更密切的观察。

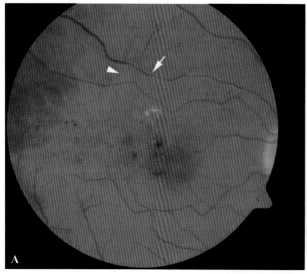
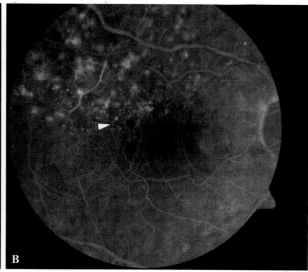

▲ 图 56-2　慢性视网膜分支静脉阻塞
A. 彩色眼底照片，显示微血管瘤、渗出物和硬化的视网膜静脉（箭头）流入鞘状血管（箭）；B. 相应的中晚期荧光素血管造影显示丰富的侧支（箭头）和突出的微血管异常

BRVO 也分为视网膜四大分支静脉之一受累的主要 BRVO 或只有较小的黄斑静脉闭塞的黄斑 BRVO。Hayreh 等发现视网膜和视盘新生血管仅发生在主要 BRVO。虽然黄斑水肿消退的时间在主要 BRVO 和黄斑部 BRVO 中相似（分别为 20.8 个月和 18.2 个月），但黄斑部 BRVO 眼与主要 BRVO 患者在黄斑水肿消退时的视力改善程度并不相同（分别为 58% 和 76%）[30, 31]。

六、临床评价 Clinical Evaluation

（一）临床检查 Clinical Examination

应进行全面的眼科检查，特别注意青光眼病史和眼内炎症迹象，因为这些可能是 BRVO 的危险因素。在适当的情况下，应仔细检查虹膜和房角，以监测虹膜红变的征象或新生血管性青光眼的早期症状。最初，当黄斑水肿和新生血管的风险较高时，应每月对患者进行随访。一旦稳定，如果视力明显的黄斑水肿和其他并发症不存在，可以延长随访。

1. 荧光素血管造影 Fluorescein Angiography

为了帮助证实诊断和评估并发症，应获得 FA 以描绘可能具有预后意义的视网膜血管特征：黄斑渗漏和水肿、黄斑缺血和可能预示最终新生血管形成的大段毛细血管不灌注。FA 是唯一能准确定义 BRVO 中毛细血管异常的技术，因此获得高质量的血管造影尤为重要（图 56-3）。

FA 的特点是视网膜静脉阻塞延迟充盈。不同数量的毛细血管不灌注、视网膜内出血引起的阻塞、微血管瘤、毛细血管扩张的侧支血管、黄斑水肿或视网膜新生血管引起的染料外渗是其他特征。在慢性病例中，当出血已经吸收时，FA 上的微血管变化可能提供先前 BRVO 的唯一线索。

当 FA 显示黄斑渗漏和水肿，中心凹囊样病变，但没有毛细血管不灌注时，推测黄斑水肿是视力丧失的原因。当 BRVO 后的前 6 个月内眼底出现黄斑水肿，FA 很少或没有渗漏时，黄斑缺血可能是黄斑水肿的原因。在这种情况下，水肿几乎总是在阻塞后的第 1 年自发地重新吸收，通常伴随着视力的提高[32]。关于黄斑区毛细血管无灌注的严重程度是否与视力的改善程度有关的研究显示了相互矛盾的结果。Finkelstein 的研究表明，中心凹毛细血管环破裂的眼视力比毛细血管灌注完整的眼有更大的改善，而 Hayreh 的回顾性研究未能证明这种相关性[31, 32]。

不幸的是，急性 BRVO 合并视网膜内出血，由于出血阻塞荧光，可能使 FA 解释具有挑战性。因此，只有在黄斑部视网膜内出血明显清除后，才可获得 FA。其他诊断测试，如 OCT，可以在急性期获得，以帮助诊断黄斑水肿。

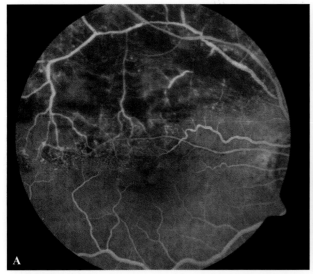
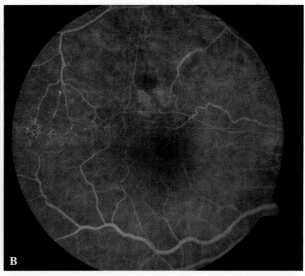

▲ 图 56-3　视网膜分支静脉阻塞荧光素血管造影

A. 视网膜内出血引起的荧光阻滞在急性视网膜分支静脉阻塞中很常见。注意横过中线形成侧支的毛细血管扩张血管，出血掩盖了毛细血管阻塞和水肿的潜在区域。B. 6 个月后，出血已经清除，显示出小斑块的无灌注区和黄斑水肿

2. 广域血管造影 Wide-Field Angiography

超宽视野荧光素血管造影目前还不是 BRVO 患者常用的影像学检查方法，但它可能有助于阐明视网膜周围血管病变在 RVO 患者视力丧失发病机制中的作用。描绘外周无灌注区，并根据灌注状态对患者分类是非常有用的。使用 Optos C200MA 超宽视野成像系统对分支和半侧视网膜静脉阻塞患者进行的回顾性研究表明，周边视网膜无灌注（图 56-4）与黄斑水肿和视网膜新生血管有关[33]。未来的研究需要确定以周边视网膜非灌注区为靶点的激光光凝是否能减轻 BRVO 患者的黄斑水肿、减轻治疗负担和减少新生血管的形成。

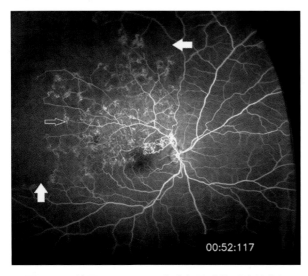

▲ 图 56-4 使用 Optos200TX 超宽视野成像系统的宽视野荧光素血管造影，显示颞上 BRVO 和慢性黄斑水肿患者的广泛周边无灌注区（实箭）和侧支形成（空心箭）

3. 光相干断层扫描成像 Optical Coherence Tomography

OCT 已成为治疗 BRVO 和黄斑水肿最重要的影像学检查手段。OCT 为定量测量黄斑水肿及其治疗反应提供了一种无创、快速的方法。OCT B 扫描 BRVO 的特征性表现为囊样黄斑水肿、出血或渗出物引起的视网膜内高反射、水肿和出血引起的阴影，偶尔出现视网膜下液（图 56-5A）[34, 35]。立方体或三维扫描也有助于描绘视网膜增厚的区域，并监测治疗过程中的变化。OCT 对 BRVO 患者黄斑水肿和视网膜下液的检测比临床检查或 FA 更为敏感，在视网膜内出血阻塞限制了 FA 的诊断时，OCT 对急性发病尤其有帮助[34]。长期黄斑缺血和黄斑水肿引起的光感受器椭圆区和外界膜异常也可见于慢性病例（图 56-5B）。BRVO 黄斑水肿患者在基线 OCT 上椭圆体带的完整性与黄斑水肿治疗后更好的视觉效果相关[36]。当这些结构被破坏或缺失时，视觉改善的可能性较小。

（二）诊断检查 Diagnostic Workup

1. 年轻患者 Young Patient

BRVO 通常发生在超过 60 岁的患者身上[2]。年轻的 BRVO 患者可能比同龄的患者有更高的心血管危险因素患病率，包括高血压、高脂血症和体重指数增加[37]。然而，如果没有心血管危险因素被确定，重要的是要排除任何其他易感情况。尽管在视网膜静脉阻塞中血栓性危险因素的作用仍有争

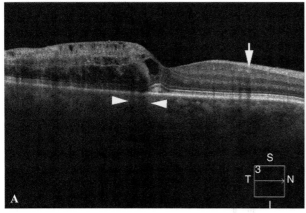
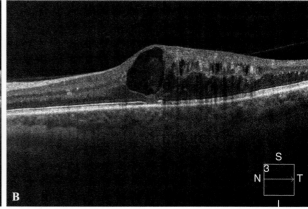

▲ 图 56-5 视网膜分支静脉阻塞眼的光谱域光相干断层扫描

A. 图 56-1 中 BRVO 的光栅扫描显示囊样黄斑水肿、视网膜内液体和阴影（箭头之间）。视网膜内血红素（箭）出现高反射，并在 OCT 产生阴影。B. 光栅扫描慢性 BRVO 伴内 / 外节段异常和大的囊样水肿

议，但已有系列病例表明，在呈现 RVO 的年轻患者中，血栓性疾病的风险更高，如 V Leiden 因子突变[38,39]。应详细记录个人或家族静脉血栓栓塞史或潜在高凝状态。全面的眼科病史和检查应评估可能导致 RVO 的眼病，如青光眼或葡萄膜炎。

根据病史和检查结果，应根据患者情况进行检查，并与内科医师协商。应检查全身血压，并对患者进行心血管危险因素筛查，包括高脂血症和糖尿病。

对于没有心血管危险因素或有凝血系统症状的年轻患者，检查应包括全血计数、凝血酶原时间/部分凝血活酶时间/国际标准化比值、血脂、血清同型半胱氨酸、抗心磷脂抗体、抗核抗体和狼疮抗凝剂，蛋白 C/S、抗凝血酶Ⅲ、活化蛋白 C 抵抗和 V Leiden 因子[10,40]。

2. 老年患者 Older Patient

在 60 岁以上的患者中，通常不需要额外的检查，因为大多数患者是特发性的，或者是由于高血压或动脉粥样硬化。

3. 双侧或多个 BRVO 患者 Bilateral or Numerous BRVO Patients

在双侧病例和有多发 BRVO 病史的病例中，寻找感染性或炎症性疾病或高凝状态可能是必要的。尽管这些病例绝大多数可归因于系统性高血压，但仍有许多病例报告有双侧静脉阻塞和全身炎症性疾病或高凝血症[41-43]。检查应按年轻患者所描述的方式进行。

七、治疗方案 Treatment Options

（一）潜在病因的治疗 Treatment of Underlying Etiology

1. 全身抗凝 Systemic Anticoagulation

如果确定有高凝状态，可以咨询内科医师考虑抗凝治疗。然而，在大多数情况下，抗凝治疗在预防或治疗 BRVO 方面并没有显示出益处。由于全身应用抗凝血药可能会导致全身并发症，并且理论上可能增加急性期视网膜内出血的严重程度，因此一般不建议采用此类治疗。

2. 玻璃体切除联合鞘切开术 Vitrectomy With Sheathotomy

BRVO 中的大多数静脉病变发生在动静脉交叉点的下游。在对 BRVO 患者的彩色照片和 FA 的回顾性研究中，Kumar 及其同事[22]发现交叉点处的静脉狭窄，在大多数情况下，血管造影显示下游血流动力学改变，包括静脉相渗漏、异常血流和假定血栓。作者认为动静脉外膜鞘切开术（sheathotomy）去除压迫因素是治疗 BRVO 的一种有效方法。

在 BRVO 鞘切开术的第一次报道中，Osterloh 和 Charles 报道了 1 个病例（20/200 到 20/25+ 超过 8 个月）的显著视力改善[44]。在第二份报道中，Opremcak 和 Bruce 报道了 15 名患者中 12 名（80%）的视力相同或改善[45]。其中 10 名患者（67%）术后视力提高，平均视力提高 4 行。三名患者视力下降，平均丧失 2 行视力。所有患者的视网膜内出血和水肿均明显缓解。Mester 和 Dillinger 报道 43 例 BRVO 患者行动静脉鞘切开术，结果相似。其中 16 例还进行了动静脉交叉区内界膜切除术[46]。尽管取得了这些有希望的结果，但对玻璃体切除术和鞘膜切开术的患者进行了许多病例系列和回顾性研究，并没有显示出术后中位视力在统计学上的显著改善[46-48]。有些作者在交叉处动脉和静脉分离时遇到困难。Han 及其同事报道了 20 例玻璃体切除术和尝试性的鞘膜切开术。虽然视觉结果与 Opremcak 和 Bruce 报道的结果相似，但在 20 例患者中，有 19 例无法将动脉和静脉分开[49]。目前还没有评价鞘膜切开术益处的随机对照研究发表。考虑到手术的潜在并发症，包括视网膜裂孔、视网膜脱离、血管出血、伴有相关暗点的神经纤维层缺损、玻璃体积血和术后白内障[50]，目前不将联合鞘膜切开的玻璃体切除术作为一线治疗。

（二）限制视力并发症的治疗 Treatment of Vision-Limiting Complications

新生血管与玻璃体积血的治疗 Treatment of Neovascularization and Vitreous Hemorrhage

激光治疗：协作性 BVOS（collaborative BVOS）是一项由国家眼科研究所（National Eye Institute）支持的多中心随机临床试验[1]，将 BRVO 患者随机分为两组，接受全视网膜播散光凝以预防新血管并发症[1]。他们报道说，缺血性 BRVO 眼，显示大面积（> 5 视盘直径）的视网膜毛细血管无灌注约有 40% 的机会发展成新生血管（NV），而 NV 眼约 60% 的概率发生新生血管经历周期性玻璃体积血。如果对大面积无灌注眼应用外周播散激光光凝，新生血管的发生率可从 40% 左右降低到 20%。然而，如果采用预防性治疗，许多（60%）永远不会发展成新生血管的患眼将接受外周播散激光光凝及此类治疗随后的不良反应。BVOS 的数据也有力地表明，新生血管形成后的光凝和新生血管形成前的光凝一样能有效地预防玻璃体积血 [1]。因此，建议在观察到新生血管后才进行激光光凝。

虹膜新生血管是 BRVO 罕见的并发症，然而，糖尿病（有或无视网膜病变）可能增加这种风险。视网膜新生血管在 BRVO 中尤其难以识别，因为频繁发育的侧支可能与新生血管相似。这些侧支可能起源于先前存在的毛细血管，在阻塞部位周围，穿过颞中缝，在其他部位以静脉 – 静脉通道的形式出现，以绕过阻塞的视网膜节段。这些侧支经常变得相当曲折，如果仅通过检眼镜检查，就容易被判断为新生血管的出现。当不清楚异常血管模式是否代表侧支形成或真正的新生血管时，FA（图 56-6）可能有帮助，因为新生血管的渗漏比侧支血管的渗漏更为突出。

当 FA 或 UWFA 明确证实新生血管时，外周播散射激光光凝可将玻璃体积血的可能性从 60% 降低到 30% [1]。如图 56-7 所示，播散激光光凝可与氩蓝绿激光一起应用，以实现"中等"白色烧伤（直径 200～500μm），间隔一个光斑宽度，覆盖毛细血管无灌注的整个区域，如 FA 所定义，但从中心凹的中心延伸不超过两个视盘直径，并且至少从周边延伸到赤道部。球后麻醉可用于与播散光凝相关的不适，但通常不需要。

熟悉激光治疗技术是个性化治疗的必要条件。重要的变量，如残余的视网膜内出血、水肿引起的视网膜厚度、侧支血管的位置和视网膜牵引的存在，会影响上述一般治疗指南中的确切治疗模式。激光光凝术有许多并发症，但一般认为只要注意细节，并发症就很少发生。治疗的不良反应，包括产生暗点，值得在开始治疗前仔细考虑和与患者讨论。特别重要的是要认识到，在分支静脉阻塞的急性期，激光光凝不应放在广泛的视网膜内出血上，

因为激光能量将被视网膜内出血吸收，而不是在色素上皮水平上吸收，可能损伤神经纤维层，可能促进视网膜前纤维化的发展。

在发生新血管形成的患者中，如果不进行治疗，大约有 60% 的患者会发生玻璃体积血。BRVO 中玻璃体积血的短期和长期视觉后果尚未仔细研究。在某些情况下，出血可能是轻微的，也可能是自发清除，而不会造成永久性的视力损害。然而，在一些患者中，新生血管引起的玻璃体积血可导致患眼长期视力障碍。当出血密集时，B 扫描可帮助排除相关的牵引性视网膜脱离。大多数眼睛都能被观察到。如果玻璃体积血在几个月内不能自行清除，可以考虑采用平坦部玻璃体切除术联合扇形腔

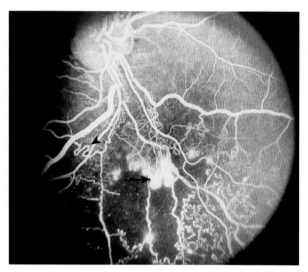

▲ 图 56-6　有渗漏的视网膜新生血管（箭）可与无渗漏的侧枝血管（箭头）区分

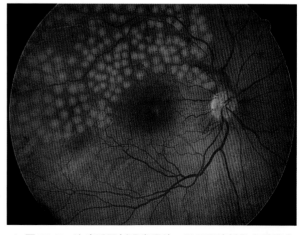

▲ 图 56-7　治疗后即刻眼底照片，显示周边播散光凝模式

内激光光凝。

（三）黄斑水肿的治疗 Treatment of Macular Edema

1. 激光治疗 Laser Treatment

一组单独的 BVOS 患者随机以确定氩激光光凝是否可以减少黄斑水肿引起的视觉损失。重要的合格标准包括荧光素证实，黄斑水肿累及中心凹，中心凹中心视网膜内出血清除，近期 BRVO（通常持续 3～18 个月），无糖尿病视网膜病变，最佳矫正屈光后视力下降至 20/40 或更差[51]。氩激光光凝以网格模式应用于 FA 显示的整个渗漏区域（图 56-8）。激光治疗不比毛细血管游离区边缘更接近中心凹，也不比大血管弓更接近周围。推荐的治疗参数包括持续时间 0.1s、直径 100μm 的光斑尺寸和足以产生"中等"白色烧伤的功率设置。在治疗后 2～4 个月重复 FA，如果视力持续下降，则对残余的渗漏区域进行额外的光凝。

有几种方法可以评估视力的改善[51]。当改善定义为在连续两次就诊时比基线检查时更好地阅读两条或更多 Snellen 线时，治疗眼比未治疗眼更经常显示视觉改善。经过 3 年的随访，63% 的治疗眼获得了两条或更多的视力线，相比之下，未治疗眼的比例为 36%。治疗眼的平均视力增加比未治疗眼 Snellen 视力表增加一行。

在进行激光光凝之前，获得高质量的黄斑 FA 是很重要的。FA 必须证明黄斑水肿累及中心凹，并且在毛细血管游离区附近没有大量的毛细血管不灌注，这不能解释视力丧失。此外，对患者进行足够长时间的随访，以确定黄斑水肿不是自发消退的，这一点很重要。在随访期间，应该证明视网膜内出血已经清除，中心凹没有出血，这可能是导致视力丧失的自发可逆原因。在格栅样光凝的应用中，激光吸收发生在色素上皮水平。光凝不能直接、立即地封闭毛细血管的渗漏和扩张。虽然还不清楚激光治疗如何减轻水肿，但有趣的是，在正常灵长类动物中的初步实验研究表明，当使用这种治疗方式以及当激光吸收发生在色素上皮水平时，毛细血管直径减小[52]。格栅样光凝的一个解释是，它导致视网膜（特别是外层视网膜）变薄，减少耗氧量，增加脉络膜向内层视网膜输送氧气，在渗漏区域产生视网膜血管的自动调节收缩，从而减少水肿。

在格栅样激光光凝的应用中，获得清晰的标志物是识别和避免激光误伤中心凹中心的关键。由于 BRVO 术后黄斑部的 land 标记常被模糊，因此在第一次手术中处理好周围的毛细血管游离区，可以更有效、更安全地良好处理此类病例。当患者在 2 个月后返回进行随访评估时，复查 FA 可以更清楚地确定需要在靠近毛细血管游离区边缘处应用的进一步治疗量，因为随后可以看到先前治疗的色素沉着。因此，如果由于持续的中心凹水肿和视力下降而认为有必要，下一次补充光凝时可以更接近毛细血管游离区的边缘。以这种重复分级的方式进行格

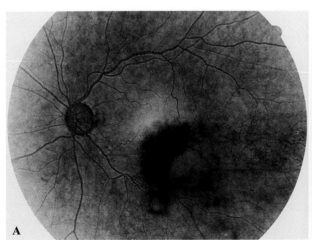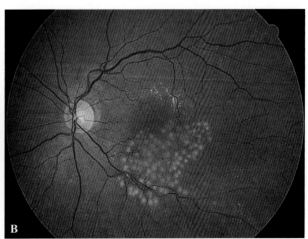

▲ 图 56-8　格栅样黄斑激光治疗黄斑水肿

A. 荧光素血管造影，晚期，黄斑水肿伴中心凹受累；B. 治疗后即刻眼底照片显示激光光凝的网格状

栅样激光治疗可能更安全，并且似乎与单一治疗一样有效。

对于用于 BVOS 的格栅处理，采用了氩蓝绿波长[51]。这是唯一被证明有效的波长，目前还不清楚氩绿和氪红光凝是否同样有效。在其他疾病中，当激光治疗应用于毛细血管游离区内时，人们认识到氪红和氩绿激光光凝被内层视网膜的叶黄素色素吸收的程度低于蓝绿色，叶黄素色素在靠近中心凹处的浓度增加。然而，由于处理从来没有比毛细血管游离区更接近中心凹，因此 BVOS 在该区域没有遇到氩蓝绿激光的任何问题。因此，继续推荐使用该激光。

过去，BVOS 急性分支静脉阻塞的总结性治疗建议强调在考虑激光治疗之前要等待几个月。如果视力下降到 20/40 或更差，建议临床医师等待 3～6 个月，以充分清除视网膜出血，从而获得高质量的 FA，然后评估黄斑水肿和黄斑缺血。如果灌注性黄斑水肿导致视力下降，且视力持续 20/40 或更差而无自发性改善，则应考虑格栅样黄斑光凝。然而，BVOS 的结论需要与使用抗血管内皮生长因子药物后视力的改善相平衡。一般来说，激光治疗是二线甚至三线治疗，因为抗血管内皮生长因子药物有相当好的疗效。还应注意的是，如果黄斑缺血导致视力丧失，则不建议进行激光治疗。

2. 类固醇治疗 Steroid Treatment

BRVO 中的黄斑水肿是血管通透性增加的结果，至少部分是由 VEGF 的上调介导的[53]。在动物模型中，玻璃体腔类固醇可抑制 VEGF 的表达，从而减少视网膜血管疾病中的黄斑水肿[54, 55]。此外，阻塞部位周围常有炎性细胞存在。虽然眼内皮质类固醇通常耐受性良好，但它们会有显著的不良反应，包括白内障形成和青光眼。一些试验已经评估了皮质类固醇在 BRVO 黄斑水肿治疗中的应用。

曲安奈德（Triamcinolone）：在视网膜静脉阻塞 BRVO 的标准治疗与皮质类固醇治疗研究（Standard Care vs Corticosteroid for Retinal Vein Occlusion, SCORE）中，评估了玻璃体腔注射醋酸曲安奈德（IVTA）治疗 BRVO 引起的黄斑水肿的有效性和安全性[56]。在这项多中心、随机对照研究中，411 名患者随机接受黄斑格栅状激光、1mg IVTA 或 4mg IVTA。除治疗成功、无效或禁忌证外，每组每 4 个月接受一次再治疗。各组在 12 个月后 OCT 测量的视力及黄斑水肿程度无显著性差异。激光组、1mg IVTA 组和 4mg IVTA 组分别有 29%、26% 和 27% 的眼睛视力得分 ≥ 15 个 ETDRS 字母。人工晶状体眼的亚组分析也未能显示出视觉上的显著差异。128 名患者的 3 年结果表明，激光组的视力平均增长率（12.9 个字母）明显高于两个 IVTA 组（4.4 个字母，1mg 和 8.0 个字母，4mg）。IVTA 的显著不良反应包括白内障形成和需要治疗的眼压升高。两种不良反应均呈剂量依赖性[56]。

由于这项研究的结果，IVTA 不推荐作为 BRVO 黄斑水肿的一线治疗。然而，在抗血管内皮生长因子注射或黄斑格栅激光无效的患者中可以考虑，因为治疗被发现是相对安全的，特别是在人工晶状体眼中。

地塞米松植入物（Dexamethasone Implant）：地塞米松在视网膜静脉阻塞合并黄斑水肿中的全球评价研究（Dexamethasone in Retinal Vein Occlusion with Macular Edema, GENEVA）中，评价了一种缓释的、可生物降解的地塞米松玻璃体内植入物（Ozurdex、Allergan、Irvine、CA）治疗视网膜中央静脉阻塞（CRVO）和 BRVO 患者的黄斑水肿[57]。Ozurdex 是一种含有微粉化地塞米松的聚（d，L- 丙酯 –coglycolide）酸（PLGA）的可生物降解共聚物。它通过使用 23G 定制注射器通过睫状体扁平部通道进行玻璃体内注射，并且通过 PLGA 将 Krebs 循环分解成乳酸和乙醇酸，并最终转化为水和二氧化碳，逐渐释放地塞米松的总剂量。在这项多中心随机对照研究中，30% 的 Ozurdex 0.7mg 组（$n=291$）、26% 的 0.35mg 组（$n=260$）和 13% 的假注射组（$n=279$）注射后 60 天（峰值反应）的 BRVO 患者（前两组每组分别与假注射组相比，$P < 0.001$），最佳矫正视力（BCVA）增加 ≥ 15 个 ETDRS 字母。注射后 90 天，两组与假注射组相比，差异有统计学意义。注射后 90 天，两组 OCT 测定的视网膜中央厚度均较假注射组明显改善（$P < 0.001$）。0.7mg、0.35mg 和假注射组 90 天时视网膜中央厚度的平均 SD 下降分别为 $208 \pm 201\mu m$、$177 \pm 197\mu m$ 和 $85 \pm 173\mu m$。OCT 结果来自包括

BRVO 和 CRVO 患者在内的汇总数据。与假注射组相比，Ozurdex 组的唯一并发症是眼压升高和前房细胞增多。大多数眼压升高的眼睛通过局部治疗获得成功，但 5 只眼需要手术来充分降低眼压。

该研究之后进行了 6 个月的开放标签延长（open-label extension），其中包括假注射组在内的所有组都有资格在第 180 天根据需要注射 0.7mg Ozurdex。结果表明，第二次治疗不会增加发生严重不良反应（包括眼压升高）的风险。但是，反复注射的白内障发生率在统计学上显著增加。第二次治疗后 BCVA 的改善与第一次治疗后的改善相似。然而，延迟治疗组（初始假注射组）BCVA 的改善与接受早期治疗的患者不匹配[58]。

GENEVA 研究和其他最近的 BRVO 研究之间的一个主要区别是没有黄斑格栅样激光组，或假注射组的补救激光治疗。GENEVA 研究表明，在适当的患者群体（即没有青光眼，人工晶状体眼）中，地塞米松植入物是黄斑格栅激光的替代疗法并得到 FDA 的批准。需要进一步的研究来确定再治疗的最佳间隔和标准。

3. 抗血管内皮生长因子治疗 Anti-VEGF Treatment

在 BRVO 患者中，视网膜缺血导致 VEGF 分泌，导致血管通透性增加、血管舒张、内皮细胞迁移和新生血管形成[53, 59, 60]。血管通透性增加和血管扩张可能导致视网膜水肿。因此，抑制 VEGF 对 BRVO 引起的黄斑水肿是一种有吸引力的治疗方法。目前有几种抗血管内皮生长因子药物用于治疗 RVO。我们将讨论使用雷珠单抗、贝伐单抗和阿非贝西普（Eylea）。雷珠单抗是一种结合所有 VEGF-A 亚型的亲和力成熟的人源化单克隆抗体片段（Fab）。阿柏西普（Aflibercept）是一种融合蛋白，由来自 VEGF 受体 1 和 2 的关键结合域融合到人免疫球蛋白 G 的 Fc 部分，结合 VEGF-A、VEGF-B、VEGF-C 和胎盘生长因子（PlGF）的所有亚型。贝伐单抗是一种全长的人源化单克隆抗体，可结合所有的 VEGF-A 亚型，FDA 批准用于结直肠癌，但在眼睛中使用时非标签的（off-label）。目前，雷珠单抗和阿柏西普均被 FDA 批准用于治疗 RVO 继发的黄斑水肿。

雷珠单抗（Ranibizumab）：视网膜分支静脉阻塞（The Branch Retinal Vein Occlusion，BRAVO）研究是一项前瞻性、多中心、随机对照研究，旨在评价雷珠单抗治疗 BRVO 引起的黄斑水肿的疗效和安全性[61]。将患者随机分为三组：①假注射（n=132）；② 0.3mg 雷珠单抗（n=134）；③ 0.5mg 雷珠单抗（n=131）。前 6 个月，每月注射一次。28 天的筛查期排除了视力自发快速改善＞ 10 个 ETDRS 字母的患者。在第 3 个月，如果观察到与 3 个月前访视相比，ETDRS 字母增加＜ 5 个，或中心亚区厚度改善＜ 50μm，则患者有资格接受补救激光治疗。如果在第 3 个月没有使用补救激光，则在随后的每个月访问中使用相同的标准来确定是否有资格使用补救激光。6 个月时，与对照组增加 +7.3 个 ETDRS 字母相比，两组均增加 +16.6 和 +18.3 个 ETDRS 字母（0.3mg 和 0.5mg 组）。改善超过 15 个 ETDRS 字母的患者百分比分别为 55.2% 和 61.1%（0.3mg 和 0.5mg 组），而对照组为 28.8%（每组与假注射组相比 $P < 0.0001$）。在前 6 个月，54.5% 的对照组需要激光治疗，而 0.3mg 和 0.5mg 雷珠单抗组分别为 18.7% 和 19.8%[61]。

前 6 个月后，如果视力≤ 20/40 或中心凹平均厚度≥ 250μm，允许三组患者每月接受一次"按需"（PRN）玻璃体腔注射（假注射组为 0.5mg，雷珠单抗组继续接受各自的剂量）雷珠单抗，两组患者的视力都保持在 12 个月。尽管对照组从 PRN 治疗方案中获益，但在 12 个月时获得的最终视力并不等同于立即接受雷珠单抗治疗时获得的视力[62]。

HORIZON 试验是 BRAVO 的一个开放性扩展试验，患者至少每 3 个月就诊一次，如果中心凹平均厚度≥ 250μm 或有持续性黄斑水肿被认为影响患者的视力，则给予 0.5mg 雷珠单抗。与试验第 1 年平均 2.4 针（0.3/0.5mg 组）、2.1 针（0.5/0.5mg 组）和 2.0 针（假注射组 /0.5mg 组）相比，患者接受的注射量明显减少，然而，其视力仍保持增长。在距 HORIZON 基线 12 个月时，0.3/0.5mg、0.5/0.5mg 和 sham/0.5mg 治疗组的 BCVA 字母评分的平均变化分别为 –2.3、–0.7 和 0.9。未发现其他不良事件[63]。

阿柏西普（Aflibercept）：VIBRANT 研究（The VIBRANT study）是一项双盲、主动对照、随机、多中心的Ⅲ期试验，比较了玻璃体腔注射阿柏西普和黄斑格栅样激光治疗 BRVO 伴黄斑水肿的安全性和有效性。每 4 周（连续 6 次注射，*n*=91）或格栅样激光（必要时进行抢救，*n*=92）随机给予 2mg 玻璃体腔注射阿柏西普（IAI）。主要结果是 24 周时获得≥ 15 个 ETDRS 字母的眼睛百分比。在 IAI 组中，52.7% 的眼睛达到了主要的治疗效果，而激光组为 26.7%。与激光组的 6.9 个字母（*P*=0.0003）相比，IAI 组平均获得 17.0ETDRS 字母，与激光组的 128μm 相比，中心视网膜厚度平均减少 280.5μm（*P* < 0.0001）。VIBRANT 是第一个直接用激光比较抗血管内皮生长因子治疗的试验，两组不良反应相似，结果强烈支持阿柏西普[64]。

贝伐单抗（Bevacizumab）：贝伐单抗目前被用于治疗与 BRVO 相关的黄斑水肿，与其他抗 VEGF 药物相比成本相对较低，是一种很有吸引力的治疗选择。虽然没有多中心随机对照试验评价贝伐单抗治疗 BRVO 引起的黄斑水肿的安全性和有效性，但已有大量病例系列和小型前瞻性研究表明，贝伐单抗在提高视力和减少黄斑水肿方面是有效的，与 OCT 所测得的结果一致[65-69]。最近，MARVEL 研究组发表了一项前瞻性、随机、非劣效性试验，比较 PRN 贝伐单抗和雷珠单抗治疗 BRVO 继发黄斑水肿的疗效。尽管研究显示非劣效性不足，但贝伐单抗组和雷珠单抗组的 BCVA（15.6 vs. 18.1 ETDRS 字母）增加和视网膜中央厚度（–201.7 vs. 177.1μm）也有相似的减少[70]。一项对比贝伐单抗和雷珠单抗治疗 RVO 继发性黄斑水肿（CRVO 和 BRVO）的回顾性研究也显示了类似的解剖和视力上的疗效[71]。因此，贝伐单抗是治疗 BRVO 继发性黄斑水肿的一种可行的方法。国家眼科研究所（The National Eye Institute）目前正在进行视网膜静脉阻塞 2 的比较治疗研究（Comparative Treatments for Retinal Vein Occlusion 2，SCORE2）。SCORE2 是一项多中心、前瞻性、随机的非劣效性试验，对视网膜中央静脉阻塞继发黄斑水肿的患眼，比较每 4 周一次贝伐单抗玻璃体腔注射和每 4 周一次阿柏西普玻璃体腔注射。合格的入选者将被随访 12 个月。

4. 无鞘膜切开的玻璃体切割术 Vitrectomy Without Sheathotomy

有证据表明，玻璃体黄斑附着本身可能有助于 BRVO 黄斑水肿的发展[72]。Saika 及其同事报道，玻璃体切除、后玻璃体脱离和眼内气体填充术后，19 只眼中有 10 只眼黄斑水肿减轻，中心凹轮廓恢复正常[73]。在一项前瞻性比较研究中，无鞘膜切开的单纯玻璃体切除术与玻璃体切除联合鞘膜切开术在减少黄斑水肿和提高视力方面同样有效，这些研究中临床改善的可能解释包括去除玻璃体牵引，增加黄斑的氧合，眼内气体填充顶压黄斑。

由于术中并发症的风险和微创替代手术的可用性，玻璃体切除术加或不加鞘层切开术作为一线治疗手段的临床应用受到限制。

八、随访 Follow-Up

导致 BRVO 患者视力下降的主要并发症包括黄斑水肿、黄斑缺血和新生血管。黄斑水肿和新生血管的治疗是可行的，应针对这些并发症的发展进行适当的监测。最初，每个月都应密切关注患者黄斑水肿和（或）新生血管的发展。抗血管内皮生长因子治疗应针对黄斑水肿而无自发性改善的患者。当抗血管内皮生长因子治疗不能显示出足够的疗效时，可以考虑使用格栅样激光和（或）类固醇。一旦黄斑水肿稳定或消退，对于稳定的慢性病例，随访时间可延长至 3～6 个月甚至更长。由于新生血管并发症的风险增加，对那些先前未经治疗的视网膜未灌注直径大于 5 个视盘直径的患者，应以更近的间隔（3 个月）进行随访。只有在药物治疗失败后，才应考虑手术治疗。

九、结论 Conclusions

BRVO 是导致视力下降的常见原因，但有许多治疗方法可供选择，新兴的治疗方法正在研究中。在过去的 10 年里，随着许多新的治疗方法的出现，未来的研究需要为 BRVO 的视力限制性并发症的治疗建立循证指南。BRAVO 和 VIBRANT 试验证实，玻璃体腔内抗血管内皮生长因子治疗比黄斑格栅样激光治疗有更好的视觉和解剖学结果，黄斑格栅样激光治疗在 25 年来一直是治疗与 BRVO 相关的黄斑水肿的标准[64]。目前，临床上有三种有效的抗血管内皮生长因子治疗方法。虽然有几项研究显示雷珠单抗和贝伐单抗有相似的疗效[70, 71]，但还没有多中心随机试验比较这三种药物治疗伴有 BRVO 的黄斑水肿的疗效。SCORE2 是对阿柏西普和贝伐单抗的正面评价。未来的研究也需要建立适当的治疗方案。在 VIBRANT 和 BRAVO 试验中，患者在前 6 个月每月接受一次注射 [61, 64]。目前尚不清楚患者是否能维持 PRN 注射的相同治疗效果，或者注射之间的持续时间更长。在临床试验的延伸研究中，PRN 治疗似乎是一种有效的长期治疗方案。SHORE 研究将接受 7 个月注射的黄斑水肿患者从 BRVO 随机分为每月组和 PRN 组。研究人员发现两组的视力结果相似 [75]。目前，类固醇注射是二线治疗，因为

不良反应包括眼压升高和白内障。最后，初步研究表明，联合治疗可能具有协同治疗效果，并减少治疗负担。Maturi 等表明，与单独使用贝伐单抗相比，玻璃体腔注射贝伐单抗和地塞米松的联合使用可以减少注射量，解剖上改善明显 [76]。另一组发现，地塞米松植入物和格栅样激光比地塞米松单独使用能产生更好的解剖和视力恢复效果 [77]。需要进行随机对照试验，以确定联合治疗在当前可用治疗模式中的作用和时机。

第57章 视网膜中央静脉阻塞
Central Retinal Vein Occlusion

Patrick Oellers　Paul Hahn　Sharon Fekrat　著

一、概述 Introduction

视网膜中央静脉阻塞（central retinal vein occlusion, CRVO）是一种视网膜血管疾病，可能导致严重的眼部疾病。它通常对男女产生同等影响，主要发生在 65 岁以上的人身上 [1-3]。在这些人群中，可能有相关的系统性血管疾病，包括高血压和糖尿病 [4]。临床表现为 CRVO 的年轻人可能有潜在的高凝或炎症病因 [5, 6]。基于人群的研究报道 CRVO 的患病率小于 0.1%～0.4% [2, 7, 8]。CRVO 通常是单侧的疾病，然而，在对侧眼发展 CRVO 的年风险大约为 1%，并且据估计高达 7% 的 CRVO 患者可能在第一眼发病 5 年内在对侧眼出现 CRVO [1, 9]。与对照组相比，CRVO 患者的视力相关生活质量显著下降，疾病负担增加，医疗费用和资源使用增加 [10-12]。CRVO 可能会影响一个人进行日常生活活动的能力，特别是在双侧 CRVO 的情况下，或者当并发的眼部疾病限制了对侧眼的视力时。

二、临床特征 Clinical Features

CRVO 通常表现为突然无痛性视力丧失，但也可能表现为视力逐渐下降的历史。CRVO 的典型临床表现包括眼底四个象限的视网膜内出血（浅表火焰状和深斑型），视网膜静脉系统扩张、扭曲。出血从视神经头放射出来，数量不一，可能导致典型的"血雷"（blood and thunder）外观（图 57-1）。视盘肿胀、碎片状出血、棉絮斑和黄斑水肿（macular edema, ME）都有不同程度的表现（图 57-2 和图 57-3）。也可观察到穿透性玻璃体积血。

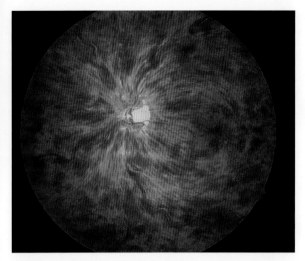

▲ 图 57-1　视网膜中央静脉阻塞伴广泛视网膜内出血的眼底照片
广泛的荧光素血管造影阻断妨碍了灌注状态的准确测定

睫状视网膜动脉阻塞很少与 CRVO 相关。总之，这些阻塞被假设构成一个独特的临床疾病，由 CRVO 引起的腔内毛细血管压力突然增加，导致灌注压力低于视网膜中央动脉的睫状视网膜动脉相对闭塞[13, 14]。很少情况下，视网膜中央动脉阻塞也可能伴随 CRVO[15]。

随着时间的推移，视网膜内出血的程度可能会随着继发性视网膜色素上皮改变的程度而减少或完全消失。出血消退的时间进程是不同的，取决于闭塞所产生的出血量。在 CRVO 的自然史中，尽

管视网膜内出血得到了解决，但 ME 仍常持续存在（图 57-4）。视网膜前膜形成和黄斑中心凹可能发生色素改变[16]。视神经头上可形成眼睫状"分流"（shunt）血管，这是脉络膜循环新形成侧支通道的标志（图 57-5）。视盘新生血管（NVD）或其他部位的视网膜新生血管（NVE）可能是继发性视网膜缺血的反应。构成 NVD 的血管通常比眼睫状分流血管的口径小，分支成网状的血管网，荧光素血管造影显示有渗漏。NV 引起的纤维血管增生可导致玻璃体积血或牵引性视网膜脱离。

我们对 CRVO 自然史的大部分知识来源于中央静脉阻塞研究（the Central Vein Occlusion Study, CVOS）的结果，该研究是一项对 728 只眼 CRVO 患者的随机、多中心临床试验。在这项研究中，视力在发病时是可变的，但却是最终视力结果的重要预后指标。29% 的患眼基线视力为 20/40 或更好，43% 为（20/200）～（20/50），28% 为 20/250 或更差，中位基线视力为 20/80[3, 17]。在最初视力为 20/40 或更好的人中，大多数人保持这种视力。中等视力（20/200）～（20/50）的个体有一个可变的结果：21% 的视力改善到优于 20/50，41% 的视力保持在中间组，38% 的视力低于 20/200。起病时视力差（低于 20/200）的人只有 20% 的改善机会[9]。

前段表现可能包括虹膜和（或）房角新生血

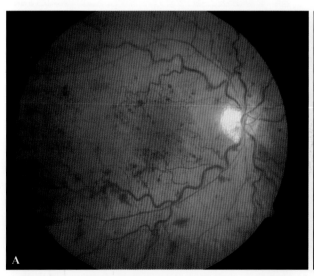
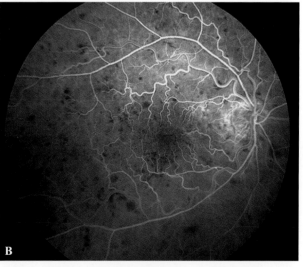

▲ 图 57-2　A. 视网膜中央静脉阻塞的眼底照片，显示眼底四个象限的静脉曲张、黄斑增厚和视网膜内出血的典型特征；B. 图（A）所示的眼底血管造影早期显示，在视网膜中央静脉灌注阻塞中有一个完整的中心凹旁毛细血管网

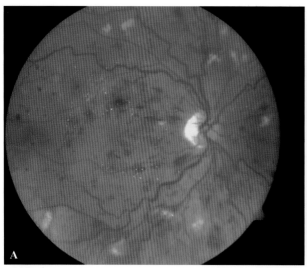
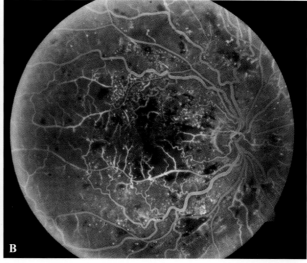

▲ 图 57-3　A. 视网膜中央静脉阻塞的眼底照片，显示视网膜内出血、静脉充血和棉絮斑；B. 图（A）所示的眼荧光素血管造影中期，显示中心凹中心的毛细血管无灌注。这只眼睛也有广泛的周边无灌注，是一个无灌注型中央视网膜静脉阻塞的例子

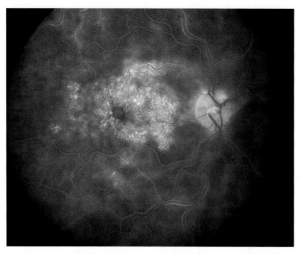

▲ 图 57-4　慢性中央静脉阻塞伴视网膜内出血缓解吸收，但连续性囊样黄斑水肿的荧光素血管造影表现为花瓣样渗漏

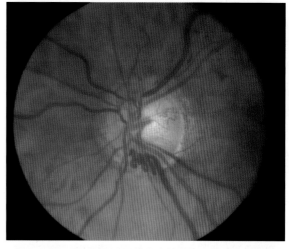

▲ 图 57-5　显示慢性视网膜中央静脉阻塞患者视神经下缘的眼睫状支分流血管（又名侧支血管）的眼底照片。荧光素血管造影显示这些血管没有渗漏

管（NVI/NVA）。NVI 通常开始于瞳孔边缘，但可能延伸到虹膜表面。NVA 在前房角镜检查中被检测为桥接巩膜突的细小分支血管，在 6%～12% 的缺血性 CRVO 患者中，NVA 可在无 NVI 的情况下发展[3, 9, 18]。CVOS 使用 NVI 或 NVA 的任何两个钟点作为显著的前段 NV 指数，在有 10～29 个视盘区血管造影无灌注的 16% 的患眼和有 75 个或更多视盘大小的血管造影无灌注区域的 52% 的患眼中发现[9]。在 CVOS 中，初始视力越差与 NVI/NVA 的发展相关：5% 的患者视力≥ 20/40 或以上，14.8%

的患者视力在（20/200）～（20/50），30.8% 的患者视力小于 20/200[9]。长期 NVA 可导致周边前粘连形成继发性房角关闭。与 NVI/NVA 相关的高眼压是新生血管性青光眼的特征。

三、灌注状态 Perfusion Status

CVOS 根据荧光素血管造影特征将 CRVO 的灌注状态分为灌注状态、非灌注状态或不确定状态。灌注状态的血管造影评估是基于 CVOS 摄影协议的，该协议使用传统的广角眼底照相机，在静脉注

射荧光素 30s 后对中周边进行扫描。

灌注型 CRVO（也称为非缺血、不完全或部分）在血管造影上显示＜10 个视盘大小的视网膜毛细血管无灌注区（图 57-2）。这些眼典型的表现为视网膜内出血时程度较轻。一般来说，灌注型 CRVO 的眼有更好的初始和最终视力。非灌注型 CRVO（也称为缺血、出血或完全）在血管造影上显示≥10 个视盘的视网膜毛细血管无灌注区（图 57-3）。急性时，这些眼常表现出比灌注 CRVO 眼更大程度的视网膜内出血、黄斑和视盘水肿及毛细血管无灌注。当有大量的视网膜内出血来阻止血管造影对灌注状态的测定时，CRVO 被归类为不确定。可能有助于确定灌注状态的其他检查特征包括基线视力、瞳孔传入性缺损、视网膜电图（可看到负波形）和 Goldmann 视野计[5, 9, 19, 20]。

初始灌注状态的 CVOS 分类对于确定疾病的自然史很重要[9]。视力差和视网膜毛细血管大面积无灌注是导致 NVI/NVA 风险增加的重要因素。在最初被归类为灌注型的眼中，10%（56/538）的眼出现了 NVI/NVA，而最初被定性为非灌注型或不确定型的眼为 35%（61/176）。3 年后，缺血性 CRVO 发病后发生新生血管性青光眼的概率为 45%[1]。总体而言，34% 的最初灌注型在 3 年后转为非灌注型，这与视力恶化有关[9, 21]。在 CVOS 中，有 38 只眼（83%）在基线时 CRVO 不确定，最终被确定为非灌注型。初始视力与无灌注程度高度相关，非灌注型 CRVO 的眼比灌注型 CRVO 的眼在初次就诊和最后就诊时视力差的可能性大得多[9, 16]。Hayreh 和 Zimmerman 回顾性研究了一个大的患者队列，发现缺血状态下眼部新生血管形成的风险远大于灌注型，并且在发病的前 6 个月内风险最大。在缺血性 CRVO 中，在 CRVO 发病 6 个月内 NVI 的累计发生率为 49%，NVA 37%，NVG 29%，NVE 9%，NVD 6%。在灌注型 CRVO 中，1.3% 的患者在有效的随访期间发生了新血管并发症[20, 22]。

超广角视野血管造影使周边视网膜非灌注成像不易用传统相机看到。根据超宽视野血管造影所拍摄的照片，正在制订非灌注分级的调整方案，这可能对重新定义灌注与非灌注 CRVO 的特性很重要[21, 23-26]。

四、发病机制 Pathogenesis

CRVO 的病理生理学尚不清楚。对 CRVO 眼球摘除的病理组织学研究表明，血栓形成阻塞了视网膜中央静脉的管腔，或位于筛板附近[27]，表明在筛板的发育过程中，筛板水平的解剖变异可能是重要的。在视神经的后层部分，视网膜中央动脉和静脉平行排列在一个共同的组织鞘中，当它们穿过筛板上坚硬的筛孔时自然受到压迫，但通常在穿透筛板之前会释放出分支的侧支血管。随着眼压的升高，这些血管可能会受到筛板机械拉伸的压迫，这可能会导致筛板后弯并随后撞击视网膜中央静脉。此外，局部因素可能导致视网膜中央静脉阻塞，包括视网膜中央动脉粥样硬化压迫或炎症导致的视网膜中央静脉原发性阻塞。

血流动力学的改变可能会在视网膜中央静脉产生血流停滞和随后的血栓形成，包括血流减少、血液黏度增加和腔壁改变（virchow 三联征）。实验中，视网膜中央动脉和视网膜中央静脉在筛板后和主干侧支前被阻塞，以产生出血性（缺血性）CRVO 的临床表现[16]。这意味着同时发生的视网膜动脉供血不足或阻塞可能在缺血性 CRVO 中起作用。据推测，出血较少、更可能是非缺血的 CRVO 可能是由于视网膜中央静脉在更靠后的位置阻塞，使得正常的侧支通道可以提供静脉引流的替代途径。

在最大规模的 CRVO 眼组织病理学研究中，我们回顾了 29 只眼因急性（6h 内）和慢性（长达 10 年）阻塞而摘除[27]，其中一些有并发新生血管性青光眼。急性闭塞时，筛板水平的血栓附着在缺乏内皮衬里的部分静脉壁上。随后，静脉内出现内皮细胞增生和继发性炎性细胞浸润。血栓的再通在阻塞后 1～5 年被证实。

缺血视网膜释放的生长因子调节前、后段的新生血管和 ME 的严重程度。Green 及其同事在 25% 因 CRVO 而摘除的眼中证实了视网膜内缺血性改变[27]。在一项对 CRVO 和新生血管性青光眼眼球摘除的研究中，发现视网膜缺血区产生了视网膜内血管内皮生长因子[28]。对 CRVO 患者玻璃体液的分析显示，VEGF 和其他细胞因子及生长因子水平升高[29-31]。眼内 VEGF 水平与眼部病变的严重程度相关，包括新生血管和血管通透性[32]，促使抗 VEGF 药物的开发用于 CRVO 的治疗。

五、风险因素和相关性 Risk Factors and Associations

并发系统性血管疾病是 CRVO 的危险因素（框 57-1）。眼病病例对照研究发现，患有系统性高血压和糖尿病的人患任何类型 CRVO 的风险都增加[4]。在其他研究中也发现了与系统性高血压相似的关系[36-40]。糖尿病在非灌注型 CRVO 患者中的患病率高于来自大量人群数据库的匹配对照组[36, 37]。特别是伴有终末器官损害的糖尿病可能会增加风险[33]。高脂血症、动脉硬化和吸烟也与静脉阻塞的发生有关[2, 34, 39]。最近一项基于保险计费代码的大型纵向队列研究表明，非裔美国人与 CRVO 的高风险相关[33]。

框 57-1　与 CRVO 关联的风险因素

- 种族：非洲种族
- 系统性血管疾病：糖尿病、高血压、颈动脉功能不全
- 眼部疾病：开角型青光眼、缺血性视神经病变，假性脑肿瘤，视盘倾斜，视神经 drusen
- 血液学改变：高黏滞综合征：蛋白异常（多发性骨髓瘤）、血液病（真性红细胞增多症、淋巴瘤、白血病、镰状细胞病或特征）、贫血、血浆同型半胱氨酸升高、因子XII缺乏、抗磷脂抗体综合征、活化蛋白 C 抵抗、蛋白 C 缺乏、蛋白 S 缺乏
- 炎症性 / 自身免疫性血管炎：系统性红斑狼疮
- 药物：口服避孕药、利尿药、乙肝疫苗
- 感染性血管炎：艾滋病毒、梅毒、带状疱疹、结节病
- 其他：球后阻滞、脱水、Valsalva 动作、妊娠后

数据源自参考文献 [5, 33, 34, 35]

血液学异常，特别是易导致高凝状态的疾病，已在 CRVO 患者中被发现。与全身性血管疾病危险因素发生率较高的老年人相比，60 岁以下的人可能与高凝状态和炎症状态有更大的关联[5, 6]。Lahey 及其同事发现了一个异常的实验室值，表明在 55 名 56 岁以下的患者中，27% 的患者存在全身高凝状态[41]。研究表明凝血级联异常的发生率增加，包括蛋白 C 缺乏、蛋白 S 缺乏、活化蛋白 C 抵抗、

V Leiden 因子、抗磷脂抗体、高同型半胱氨酸血症、抗凝血酶 III 缺乏、凝血酶原基因突变，纤维蛋白原水平异常[42-49]。CRVO 也报告了血液失调症、蛋白异常和脱水引起的高黏血症[50-53]。此外，静脉或颅内压的突然变化，如 Valsalva 动作引起的，也与 CRVO 的发病有关[54, 55]。

开角型青光眼患者 CRVO 的风险增加[4, 56]。导致视神经头和筛板变形或机械压迫的其他眼部疾病，包括缺血性视神经病变、视神经倾斜、视神经头 drusen、视盘牵引综合征和假性脑肿瘤[50, 57]，也与 CRVO 有关。甲状腺相关眼病、肿块性病变或伴有眼眶骨折的头部外伤引起的眼球和视神经外压迫也可能导致 CRVO[5]。

六、临床评价 Clinical Evaluation

在初次就诊时，仔细评估 CRVO 持续时间、ME 和视网膜缺血程度将决定治疗方案和随访计划表。眼部病史可以确定阻塞的开始，尽管如果另一只眼保持良好的视力，个体可能没有发现视力下降。应确定系统性疾病史，如高血压、糖尿病和心脏病及血栓形成或高凝状态的个人或家族史。

眼科检查应在双眼上进行，包括视力、瞳孔反应和眼压。采用无扩瞳裂隙灯检测 NVI。不扩瞳的前房角镜检查对于确定是否存在 NVA 或周围性前粘连的房角闭合证据至关重要，因为 NVA 可能存在于多达 12% 的眼中而不存在 NVI[18]。检眼镜检查将有助于区分 CRVO 和与颈动脉阻塞性疾病相关的视网膜内出血，其中斑点交错出血典型地局限于颞侧及中周部视网膜[58]。辅助成像研究，包括光相干断层扫描（OCT）和荧光素血管造影，有助于评估和跟踪 ME 的存在和灌注状态。

一般来说，对于 60 岁以上具有上述已知的 CRVO 系统性危险因素的患者，不需要进行系统性检查。年轻的患者更容易有诱发血栓性疾病的条件[6, 41]。在没有上述危险因素的年轻人中，以及对侧眼曾有阻塞、双侧同时 CRVO、混合型血管阻塞、严重恶化的非灌注、既往全身血栓疾病、血栓家族史的患者中，可考虑进行全身检查，或其他提示血液学或风湿病的症状（框 57-2）[9, 46]。

七、治疗方案 therapeutic options

视网膜中央静脉阻塞的治疗是针对 CRVO 的后遗症，特别是 ME 和新生血管，而不是潜在的病因。玻璃体腔内药物治疗的最新进展彻底改变了 CRVO 相关 ME 的治疗（表 57-1，图 57-6）[59-67]。虽然这些玻璃体腔内药物也可以改善继发性新生血管，但全视网膜激光光凝（PRP）仍是最终的治疗方法。替代性实验疗法试图改变被认为是导致 CRVO 的解剖学改变。当然，适当的血压和其他全身因素的管理总是至关重要的。

（一）黄斑水肿的治疗 Treatment of Macular Edema

1. 观察 Observation

CVOS 组 M 报告研究了格栅状氩激光光凝对 155 眼 CRVO 灌注相关 ME 及 20/50 或更差视力的改善作用[68]。激光治疗在中心凹 2 个视盘直径范围内，但不在中心凹无血管区内的毛细血管渗漏区域形成网格状。36 个月时，治疗组（20/200）和未治疗组（20/160）的平均视力无显著差异，尽管血管造影 ME 有所下降。中心凹周围毛细血管网的广泛损害被认为是导致视力恢复不足的原因之一。因此，CVOS 不建议对 CRVO 相关的 ME 进行格栅状激光光凝。在视网膜疾病的玻璃体腔内药物治疗出现之前，缺乏可靠的治疗方案[69]，因此 CRVO 相关 ME 的标准治疗为观察。

2. 皮质类固醇治疗 Corticosteroid Therapy

皮质类固醇调节视网膜水肿的确切机制尚不清楚。皮质类固醇通过调节细胞因子和生长因子（包括 VEGF）的产生来维持抗炎作用。皮质类固醇也被认为可以稳定血视网膜屏障，降低血管通透性[70, 71]。除非静脉阻塞与潜在的全身炎症性疾病有关，否则很少有证据表明全身应用皮质类固醇治疗

CRVO[72]。玻璃体内注射皮质类固醇提供药物的靶向递送到视网膜血管和黄斑组织，同时限制潜在的全身毒性。

在使用玻璃体腔注射曲安奈德（IVTA）治疗 CRVO 相关的 ME 的病例报道之后[73-76]，在视网膜静脉阻塞的护理标准与皮质类固醇（SCORE）研究中，在 271 只有 CRVO 眼中比较了两剂不含防腐剂的 IVTA（1mg 和 4mg）与护理标准（根据 CVOS 观察）治疗 ME 的疗效和安全性[60]。在这项随机、多中心临床试验中，除非符合某些标准，否则每 4 个月用 IVTA 复治 1 年。

SCORE 研究显示，与观察组相比，IVTA 组的视力有显著改善[60]。在 1 年时，4mg 组和 1mg 组分别有 26% 和 27% 的人获得了 ≥ 15 个字母，而未经治疗的人只有 7%。

主要的眼部不良反应包括白内障形成和眼压升高[60]。1mg 和 4mg IVTA 组的白内障形成率分别为 26% 和 33%，而观察组为 18%。超过 2 年，4mg 组 27% 的眼和 1mg 组 3% 的眼需要白内障手术，但观察组没有眼睛需要。1mg 和 4mg IVTA 组眼压分别升高 20% 和 35%，而观察组为 8%。

IVTA 治疗的反应持续时间有限，促使开发用于 CRVO 相关 ME 治疗的缓释皮质类固醇。在一个前瞻性的 24 只眼慢性 ME 继发于 CRVO 的视力丧失患者中，术后 3 年观察到玻璃体腔内缓释氟环松乙酰乙酸植入物（Retisert；Bausch & Lomb）对视力和 ME 的改善。在这一系列中，所有晶状体眼都出现了视觉上显著的白内障，33% 的人因眼压升高需要手术治疗，另外 38% 的人接受了眼压降低药物治疗[77]。2009 年，FDA 批准了一种玻璃体内地塞米松缓释给药系统 Ozurdex（Allergan）用于治疗 CRVO 继发的 ME。在 24 个国家的 167 个地点进行的一项多中心国际研究报道了 0.35mg 和 0.7mg Ozurdex 及假注射组对视网膜静脉阻塞继发 ME（一组由视网膜分支静脉阻塞和 CRVO 组成）患者的 6 个月疗效[61]。Ozurdex 植入物提高了平均视力，增加了 ≥ 15 个字母的增长率，降低了 ≤ 15 个字母的丢失率。对 136 例 CRVO 眼注射 Ozurdex 进行亚组分析。与假注射对照组相比，0.7mg 组在 30 天和 60 天时显著增加 ≥ 15 个字母，但在 90 天或 180 天时没有。

表 57-1 研究玻璃体腔内药物治疗 CRVO 相关性黄斑水肿的随机、假对照试验

研究	药物	干预	眼睛	持续时间	平均字母数	≥15 字母增益百分比	中央视网膜厚度	视觉不良反应	系统不良反应
Ip et al. 2009[60] (SCORE)	玻璃体内注射曲安奈德	当需要时每 4 个月 1mg vs. 观察组	271	12 个月	−1~2（1 和 4 mg）vs. −12 个（观察组）	26%（4 mg），27%（1mg），7%（假注射组）	12 个月没有区别	4mg 组白内障形成和高眼压	治疗组和对照组类似
Haller et al. 2010[61] (GENEVA)	玻璃体内注射地塞米松	CRVO 和 BRVO，IVDEX 0.35 和 0.7mg vs. 假注射组	437	6 个月	不适用	30 天：21%、20%、7%；60 天：在 0.7mg、0.35mg 和假注射组分别为 29%、33% 和 9%；90 天：24%（0.35mg）vs. 10%（假注射组）。0.7mg 和 180 天假注射组之间无明显差异	90 天的时候，实验组和假手术组差别很大，180 天的时候没有差别	视网膜脱离在 0.7mg 组和对照组中各 1 例	0.5mg 静脉注射液组 1 例，非致命性心肌梗死组 1 例
Brown et al. 2010[62] (CRUISE)	玻璃体内注射雷珠单抗	IVR 每月 0.3 和 0.5mg vs. 假注射组	392	6 个月	在 0.5mg、0.3mg 和假注射组分别为 14.9 个、12.7 个和 0.8 个	在 0.3mg、0.5mg 雷珠单抗和假注射组分别为 46%、47% 和 17%	在 0.5mg、0.3mg 和假注射组分别为 −45.2μm、−434μm 和 −167.7μm	没有视网膜脱离、裂孔或眼内炎	没有严重的系统性不良反应
Wroblewski et al. 2009[63]	玻璃体内注射 pegaptanib	IVP 每月 0.3 和 1mg vs. 假注射组	98	6 个月	在 0.3mg、1mg 和假注射组分别为 7.1 个、9.9 个和 −3.2。只有 1mg 有统计学意义	对比组间无差别	在 0.3mg、1mg 和假注射组分别为 −179μm、−243μm 和 −148μm	没有严重的视力问题	没有系统性血栓栓塞
Boyer et al. 2012[64] (COPERNICUS)	玻璃体内注射阿柏西普	IVA 每月 2mg vs. 假注射组	189	6 个月	17.3 个（IVA）vs. −4.0 个（假注射组）	56%（IVA）vs. 12%（假注射组）	−457.2 μm（IVA）vs. −144.8 μm（假注射组）	静脉滴注黄斑病变、动脉阻塞、眼内炎各 1 例	没有严重的系统性不良反应
Epstein et al 2012[65]	玻璃体内注射贝伐单抗	IVB 每 6 周 1.25 mg vs. 假注射组	60	6 个月	14.1 个（贝伐单抗）vs −2.0 个（假注射组）	60%（IVB）vs. 20%（假注射组）	−426 μm（IVB）vs. 102 μm（假注射组）	没有严重的视力问题	没有系统性血栓栓塞
Holz et al. 2013[66] (GALILEO)	玻璃体内注射阿柏西普	IVA 每月 2mg vs. 假注射组	177	6 个月	18.0 个（IVA）vs. 3.3 个（假注射组）	60%（IVA）vs. 22%（假注射组）	−448.6 μm（IVA）vs. −169.3 μm（假注射组）	没有视网膜脱离、裂孔或眼内炎	没有系统性血栓栓塞
Korobelnik et al. 2014[67] (GALILEO)	玻璃体内注射阿柏西普	当需要时 IVA 每周 8 次 vs. 假注射组		12 个月	16.9 个（阿柏西普）vs. +3.8（假注射组）	60%（IVA）vs. 32%（假注射组）	−423.5 μm（IVA）vs. 219.3 μm	青光眼及玻璃体积血各 1 例	没有系统性血栓栓塞

IVTA. 玻璃体内注射曲安奈德；IVDEX. 玻璃体内注射地塞米松；IVR. 玻璃体内注射雷珠单抗；IVP. 玻璃体内注射 pegaptanib；IVA. 玻璃体内注射阿柏西普；IVB. 玻璃体内注射贝伐单抗

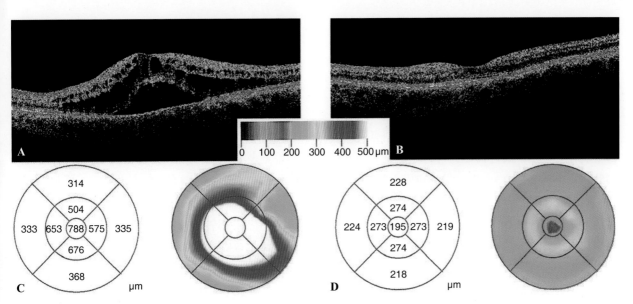

▲ 图 57-6　**67 岁男性，有 5 个月视网膜中央静脉阻塞导致视力下降的病史，接受一次玻璃体腔注射曲安奈德（4mg）治疗持续性囊样黄斑水肿**
A. 注射前光相干断层扫描显示黄斑区视网膜明显增厚，伴有视网膜内层和外层囊肿和视网膜下积液；B. 术后 4 个月 OCT 显示视网膜增厚减轻和恢复正常的中心凹轮廓；C. 视网膜厚度图及相应的（A）黄斑增厚颜色图；D. 视网膜厚度图和相应的颜色图来自（B）正常视网膜厚度测量

与假注射组相比，0.35mg 组在 30～90 天时显著增加了 ≥ 15 个字母，但在 180 天时没有。治疗组和未治疗组在白内障形成和白内障手术方面没有显著差异。在接受药物传输系统的患者中，有 4% 的人出现了高眼压，而且大多数患者能够通过局部用药控制。2 例视网膜脱离发生在研究中，1 例在假注射组，1 例在 0.7mg 组[61]。该研究之后是一个开放标签的 6 个月延长期，所有患者在基线检查后第 180 天服用 0.7mg Ozurdex，其视力结果相似。在 0.7/0.7mg Ozurdex 组中，30% 的人报道白内障进展，36% 的人开始接受眼压升高的药物治疗[78]。

3. 玻璃体内抗血管内皮生长因子治疗 Intravitreal Anti-VEGF Therapy

VEGF 在 CRVO 及其后遗症的病理生理过程中起着关键作用。缺血性 CRVO 患者玻璃体中 VEGF 水平明显升高[29]。据推测，血管内皮生长因子可能导致毛细血管内皮细胞增殖，导致血管进行性关闭，促进 CRVO 的不灌注[79, 80]。抗 VEGF 治疗可增强视网膜灌注，降低静脉压，使静脉直径和曲度恢复正常[22, 79]。有几种玻璃体腔内抗血管内皮生长因子治疗方法可供选择，包括雷珠单抗 [ranibizumab（Lucentis, Genentech）]、阿柏西普 [aflibercept（Eylea,

Regeneron）]、贝 伐 单 抗 [bevacizumab（Avastin, Genentech）] 和 pegaptanib（Macugen，Bausch & Lomb）。

4. 雷珠单抗 Ranibizumab

双盲、多中心、随机的 III 期视网膜中央静脉阻塞（central retinal vein occlusion，CRUISE）试验前瞻性地比较了每月玻璃体腔注射 0.3mg 或 0.5mg 雷珠单抗与假注射对照治疗 392 例 CRVO 和 ME 的疗效[62]。与假注射组 0.8 个字母的增加相比，接受 0.3mg 和 0.5mg 雷珠单抗治疗的眼在 6 个月时分别增加了 12.7 和 14.9 个字母。另外，46%（0.3mg）和 48%（0.5mg）经玻璃体腔注射雷珠单抗治疗的眼从基线检查时获得 ≥ 15 个字母，而假注射组仅为 17%，治疗组中央视网膜厚度显著降低。全身性和眼部不良反应很少（表 57-1）。

在 6 个月的终点后，所有组，包括假注射组，根据需要每月接受一次雷珠单抗，限制了关于 CRVO 自然史和任何长期比较的进一步信息[17, 81]。总的来说，雷珠单抗组保持了视力的提高，假注射组 /0.5mg 雷珠单抗组的视力和解剖结构也有改善[81, 82]。CRUISE 研究的结果促使 FDA 批准雷珠单抗治疗 CRVO。

在两项随访研究中，研究了雷珠单抗治疗的长期效果和相关的治疗负担。一项前瞻性的开放标签延长试验纳入了 304 名完成 CRUISE 研究的患者[83]。患者至少每 3 个月就诊一次，持续 12 个月，如果 OCT 中心亚区厚度超过 250μm，或者如果出现复发性或持续性水肿限制视力，则有资格进行玻璃体腔注射。有趣的是，与雷珠单抗 0.5mg 组（45% vs. 59%）和 0.3/0.5mg 组（39% vs. 47%）的 CRUISE 研究 12 个月终点相比，该给药方案减少了从初始研究基线获得≥ 15 个字母的患者百分比，而假注射组 /0.5mg 组保持稳定（38% vs. 38%）。在此之后，一个前瞻性的开放标签扩展试验，命名为因视网膜分支静脉阻塞或视网膜中央静脉阻塞研究而接受玻璃体腔注射雷珠单抗（RETAIN）治疗的 ME 患者的扩展随访，研究了一个完成 HORIZON 研究的亚群，该亚群再延长 2 年额外随访[84]。患者第 1 年每月就诊一次，第 2 年至少每 3 个月（最多每月）就诊一次。如果发现任何视网膜内液体，则给予玻璃体腔内注射 0.5mg 雷珠单抗。在最后一次访问中，53% 的人获得了≥ 15 字母的提高。与 CRUISE 终点相比，中位字母改善 14.0 无统计学差异。值得注意的是，与基线检查相比，少数患者在入组 CRUISE 4 年后视力下降。这与顽固性 ME 有关，色素改变被认为代表光感受器损伤，通常与中心凹缺血和视网膜前膜形成有关。这项研究揭示了长期的治疗负担。研究者注意到注射次数和治疗时间的巨大差异，直到 ME 稳定下来。在随访的第 4 年内，56% 的患者平均需要 6 次注射，而 44% 的患者在没有任何注射的情况下是稳定的。到目前为止，通过在无灌注区视网膜上添加扇形 PRP 来降低注射频率的尝试还没有被看好[85]。

5. 阿柏西普 Aflibercept

两个双盲、随机、前瞻性的三期临床试验命名为 COPERNICUS 和 GALILEO，研究玻璃体腔注射阿柏西普治疗 CRVO 相关性 ME[64, 66]。研究 COPERNICUS 在美国注册了 189 只继发于 CRVO 的 ME 眼，GALILEO 研究在欧洲和亚太地区注册了 177 只眼。两个试验都评估了每月注射 2.0mg 的玻璃体腔注射阿柏西普和假注射组 6 个月的效果。在 COPERNICUS 研究中，56% 的阿柏西普组获得

≥ 15 个字母，而假注射组为 12%。阿柏西普眼平均字母增加 17.3 个，而假注射组平均字母减少 4.0 个。在 GALILEO 组，60% 的治疗组获得≥ 15 个字母，而假注射组为 22%，平均字母增加 18.0 vs. 3.3。GALILEO 研究和 COPERNICUS 研究均未报道治疗组前 6 个月发生全身性血栓栓塞事件，眼部事件罕见（表 57-1）。基于这些研究，阿柏西普获得了 FDA 对继发于 CRVO 的 ME 的批准。

在最初的 6 个月后，所有入选 COPERNICUS 研究的患眼都转为每月 PRN（根据需要）阿柏西普，而在 GALILEO 研究，只有治疗组有资格每月 PRN 注射，但对照组一直保持假注射[67, 86]。这些研究的 1 年数据表明，治疗组保持了视力的提高。此外，COPERNICUS 研究发表了 2 年的研究结果，GALILEO 研究发表了 18 个月的研究结果，提供了有关长期视觉效果和相关治疗负担的进一步信息[87, 88]。在 COPERNICUS 研究中，从第 52 周开始，所有患者至少每季度（但最多每 4 周）进行一次评估，并在 PRN 基础上进行治疗。结果表明，在不太频繁的随访中，视力略有下降[87]。在 GALILEO 研究，从第 52 周到第 76 周，所有的患眼每 8 周按需接受一次玻璃体腔注射阿柏西普。在最后的随访中，治疗组的视力基本上均保持提高[88]。这两项研究都显示了 PRN 治疗期间所需注射次数的重要范围和异质性。

6. Pegaptanib

Pegaptanib（Macugen）是目前 FDA 批准的第三种玻璃体腔内抗 VEGF 药物，已被批准用于治疗新生血管年龄相关性黄斑变性，但不用于 CRVO。在 II 期双盲、多中心、随机试验中，连续 24 周每 6 周接受一次标签外 0.3mg 或 1mg pegaptanib 的 CRVO 患者与假注射对照组进行前瞻性比较[63]。各组间，0.3mg 和 1mg 的增益≥ 15 个字母无显著性差异。与假注射组相比，只有 1mg 组显示出轻微的统计学意义上的平均字母改善。鉴于其他抗血管内皮生长因子药物的疗效增强，pegaptanib 用于 CRVO 的作用仍然很低。

7. 贝伐单抗 Bevacizumab

我们对抗血管内皮生长因子药物在视网膜疾病治疗中的作用的大部分理解来自贝伐单抗的研究。

虽然贝伐单抗没有被 FDA 批准用于玻璃体腔内，但由于其低成本、报道的有效性和在雷珠单抗批准之前的可用性，其在眼科应用迅速增长。Epstein 及其同事对贝伐单抗与假注射进行了一项前瞻性、随机、双盲的研究，研究对象为 60 只眼 CRVO 继发 ME。在最初的 6 个月里，每 6 周注射一次。6 个月后，贝伐单抗组 ≥ 15 个字母增加者的百分比为 60%，假注射组为 20%[65]。在接下来的 6 个月里，所有的眼每 6 周接受一次玻璃体腔注射贝伐单抗。基线治疗 1 年后，贝伐单抗组获得 ≥ 15 个字母的百分比为 60%，而假注射组 / 贝伐单抗组为 33%[89]。没有眼内炎或视网膜脱离的报道，同样也没有严重的非眼部事件的报道。

贝伐单抗在国际上广泛的玻璃体腔内使用仍然是不规范的。一项前瞻性随机研究未能证明贝伐单抗对与 ME 相关的视网膜分支静脉阻塞的雷珠单抗的非劣效性，而两项关于新生血管年龄相关性黄斑变性的大型试验证实了非劣效性[90-92]。目前尚不清楚这些结果是否适用于 CRVO 的治疗。SCORE2 试验目前正在评估贝伐单抗是否优于阿柏西普。

玻璃体内的药物治疗，包括抗血管内皮生长因子药物雷珠单抗、阿柏西普和贝伐单抗及玻璃体内长期释放的地塞米松植入物和玻璃体内不含防腐剂的曲安奈德，大大扩展了我们的治疗选择。鉴于玻璃体腔内药物治疗 CRVO 的疗效和良好的不良反应，玻璃体腔内药物治疗已取代观察，成为 CVOS 为治疗 CRVO 相关的 ME 而制订的护理标准[59, 93]。有很好的证据表明，早期使用抗 VEGF 药物治疗优于延迟治疗，而且许多眼将继续需要频繁的长期注射。初始视力增加后随访频率降低及 PRN 给药方案可能导致视力下降[93]。关于不同抗 VEGF 方案的相对有效性，目前还没有成熟的循证信息[94]。关于玻璃体内抗血管内皮生长因子与皮质类固醇的疗效，目前知之甚少。一项小型前瞻性随机研究表明，注射皮质类固醇的需求减少，但这些都与更严重的不良事件相关，特别是眼压升高和视觉上显著的黄斑前膜[95]。另一个小的前瞻性试验测试了单次玻璃体内注射 Ozurdex 与贝伐单抗联合治疗的疗效，没有显示出明显的差异[96]。

在作者的临床实践中，CRVO 相关的 ME 通常采用连续的抗 VEGF 注射治疗。皮质类固醇药物用于严重或难治性病例，特别是在无青光眼的人工晶状体眼。进一步了解治疗选择上的差异及制订复杂的给药方案，可能会改善对患者的管理。

8. 抗血管内皮生长因子治疗中的新生血管生成 **Neovascularization During Anti-VEGF Therapy**

虽然抗 VEGF 治疗改变了 CRVO 的自然病程，新生血管事件减少但没有消除。即使在 CRUISE、COPERNICUS 和 GALILEO 的临床研究条件下，新生血管的发生率也在 5.3%～7.8%。在抗血管内皮生长因子治疗期间，CRVO 中的新生血管事件通常会延迟，特别是在随访频率降低期间或在 VEGF 治疗中断后，当疾病被认为不太活跃且在缺血而不是灌注 CRVO 的眼中发生的程度更高。DeCroos 及其同事回顾性分析了 32 例在抗血管内皮生长因子治疗过程中出现新生血管的患者[97]。新血管事件发生在平均治疗间隔 17.2 个月（标准差，10.3 个月），平均无治疗间隔 6.3 个月（标准差，7.3 个月）之后。值得注意的是，CRUISE 排除了相对传入性瞳孔阻滞或视力低于 20/320 的患者，从而限制了严重无灌注的信息。针对这个问题，Brown 及其同事前瞻性地调查了一组 20 只眼严重非灌注眼的 CRVO 队列[98]。他们发现，平均随访 24 个月（3～44 个月）后，50% 的眼在与雷珠单抗同时治疗期间出现新血管并发症。

（二）眼部新生血管的明确治疗 Definitive Treatment of Ocular Neovascularization

1. 激光光凝 Laser Photocoagulation

CVOS 组 N 的报道比较了 PRP 在研究进入时对无 NVI/NVA 证据的无灌注 CRVO（早期治疗组，n=90）的眼的疗效，但只有在检测到 NVI/NVA 时才立即应用 PRP（早期治疗组，n=91）[99]。NVI/NVA 在 20% 的早期治疗和 34% 的未早期治疗眼中出现。56% 的未早期治疗眼在 PRP 后 1 个月 NVI/NVA 的分辨率高于 22% 的早期治疗眼。因此，CVOS 建议在 NVI/NVA 发生后立即进行 PRP 治疗，但对于非灌注型 CRVO 患者不能预防性地进行 PRP 治疗。在大约 90% 的病例中，NVI/NVA 的消退发生在 PRP 的 1～2 个月内。应密切关注 PRP

后的持续性新生血管，并可能应用额外的 PRP 来阻止其进展。对于无 NVI/NVA 的 NVD/NVE 患者，如有增殖性糖尿病视网膜病变或视网膜分支静脉阻塞的患者，应采用 PRP 治疗，以防止眼前段新生血管形成。预防性进行 PRP 可考虑在非灌注型 CRVO 眼和发展 NVI/NVA 的危险因素（男性，CRVO 持续时间短，广泛的视网膜不灌注和广泛的视网膜出血）或在频繁的眼科随访不可能的情况下。

2. 药物治疗 Medical Therapy

局部或全身抗青光眼药物可能需要减少因 NVA 引起的眼压升高。局部皮质类固醇可以稳定新生血管组织的紧密连接，减少血管渗出，从而减少前段炎症。睫状肌麻痹药可防止虹膜和晶状体之间的后粘连形成。抗血管内皮生长因子药物可导致眼内新生血管迅速消退，但这些药物应作为一种临时性辅助措施，随后实施 PRP，以明确治疗 NVI/NVA/NVD/NVE [100]。药物治疗未能控制眼压可能需要手术治疗（如小梁切除术或置管）。

（三）全身疾病的治疗 Treatment of Systemic Medical Conditions

在 CRVO 患者中，系统性血管危险因素（如系统性高血压和糖尿病）的识别和治疗至关重要。强烈建议与内科医师协调。系统性抗凝的作用尚不清楚，因为没有证据表明阿司匹林或肝素等药物可以预防或改变 CRVO 的自然病程。服用华法林的患者尽管维持抗凝治疗水平，但仍然可以发展成 CRVO [101]。然而，预防性使用这些药物可能有助于预防非眼部血栓性事件，特别是已知的系统性血管疾病患者，并可考虑与患者的内科医师协同治疗。

口服己酮可可碱（pentoxifylline）是一种血管扩张剂和红细胞变形能力增强剂，用于全身血管疾病，以改善闭塞血管的灌注和加强侧支循环的发展。11 例患者口服 pentoxifylline（400mg，每日 3 次），平均 5 个月，显示体积 OCT 的黄斑增厚平均减少 10%，但未显示视力或灌注状态的改变 [102]。

据报道，CRVO 患者血浆黏度增加，促使人们对全身血液稀释增加视网膜供氧产生兴趣。对选定的 CRVO 患者进行的前瞻性随机对照临床试验表明，联合使用贝伐单抗可显著提高视力 [103]，减少向非灌注的转化，减少玻璃体腔注射贝伐单抗的需要 [104]。血液稀释可能不适合贫血、肾功能不全或肺功能不全的患者，这可能会限制其临床应用 [103,105]。

（四）针对潜在病因的替代治疗 Alternative Treatments Aimed at Underlying Etiology

1. 脉络膜视网膜静脉吻合术 Chorioretinal Venous Anastomosis

在灌注型 CRVO 的眼中，研究者通过在视网膜鼻侧静脉和脉络膜循环之间建立脉络膜视网膜吻合（chorioretinal anastomosis，CRA）绕过阻塞的视网膜中央静脉。成功的吻合可以使静脉血从视网膜逆行流出，防止视网膜缺血的发生或减少 ME。CRA 是通过外科经视网膜静脉穿刺技术 [106,107]，或者更常见的是，通过氩或 Nd-YAG 激光直接在视网膜分支静脉处传输，造成后静脉壁和 Bruch 膜破裂 [108,109]。McAllister 及其同事前瞻性地将非缺血性 CRVO 患者随机分为激光诱导 CRA 或假治疗组 [110]。治疗的眼显示出显著的视力提高，但这是被显著的不良反应抵消。

这种技术的直接并发症可能包括视网膜内、视网膜下或玻璃体积血，而长期并发症包括非透明性玻璃体积血、视网膜前血管增生、纤维血管增生、继发性新生血管（脉络膜、视网膜、脉络膜、前段）和牵引性视网膜脱离 [106,111,112]。尽管由于晚期视网膜缺血治疗静脉血栓形成而成功吻合，但视力恢复可能受到限制。

2. 组织纤溶酶原激活剂 Tissue Plasminogen Activator

溶栓剂被认为是治疗视网膜中央静脉血栓的一种方法。如果血栓确实是病因，建议在血栓形成后 21 天内溶解。重组组织纤溶酶原激活剂（rt-PA）是一种合成的纤维蛋白溶解剂，能将纤溶酶原转化为纤溶酶，并破坏血管内血栓的稳定性。减少血栓大小可能有助于清除整个血栓或阻塞的视网膜静脉再通。重组组织纤溶酶原激活剂通过几种途径给药：全身给药、玻璃体腔给药、视网膜血管腔内给药。

在两个中心研究了尝试了低剂量（50μg）前置 rt-PA 的全身给药，30%～73% 的患者视力得到改善 [113,114]。在一项对 41 例 CRVO 患者的前瞻性、多中心随机试验中，Hattenbach 及其同事证明，45% 接受低剂量 rt–PA 治疗的患者在 1 年内获得 3 行视力的显著改善，而接受血液稀释治疗的患者为 21%[115]。另一项检查高剂量（＜100μg）全身 rt-PA 治疗 96 例患者的研究报告称，3 例患者出现眼内出血，1 例患者出现致命脑卒中[116]。虽然在低剂量 rt-PA 的试验中，Hattenbach 没有观察到任何严重的不良反应，但这些并发症强调了谨慎对待 rt-PA 系统给药的重要性。

玻璃体腔内注射 rt-PA 具有潜在的优势，包括降低全身并发症的风险，直接将 rt-PA 注射到玻璃体腔，随后进入视网膜血管，手术后眼部发病风险低。在三项非对照研究中，47 人在缺血性和非缺血性 CRVO 持续时间少于 21 天的玻璃体腔内 rt-PA 治疗中，28%～44% 在 6 个月的随访中有 3 行视力改善[117-119]。给予 rt-PA 并没有显著改变最终的灌注状态，尤其是在缺血眼的预处理中[120]。尽管没有明显的治疗相关并发症，但纳入标准和 rt-PA 使用剂量的差异（66～100μg）限制了这些研究的推广。

血管内输注 rt-PA 包括通过神经放射学或玻璃体视网膜入路插管视网膜血管，将微量 rt-PA 直接输注到闭塞的静脉中，以溶解可疑的血栓[121, 122]。Weiss 和 Bynoe 报道了他们的玻璃体切除术，随后插入分支静脉，向视神经头注入 rt-PA[123]。在他们的非对照研究中，在平均随访 12 个月的 28 只眼中，50% 的 CRVO 持续时间大于 1 个月，术前视力低于 20/400 的患者恢复了 3 行以上的视力。并发症包括玻璃体积血 7 眼，视网膜脱离 1 眼。在另一项对 13 名接受血管内 rt-PA 治疗的患者进行的前瞻性研究中，视力恢复与成功的溶栓治疗不符，并发症包括视网膜脱离、眼球痨、新生血管性青光眼和白内障的发生率高得令人无法接受[124]。

（五）外科治疗 Surgical Treatments

1. 玻璃体切除术 Vitrectomy

玻璃体手术可能有助于解决 CRVO 的并发症，甚至试图改变疾病的自然过程。继发性视网膜新生血管导致非透明性玻璃体积血的眼可从手术中获益。在玻璃体切除术时，出血的清除可与视网膜前膜的清除、纤维血管增生的清除（如有）和完全 PRP 的放置相结合[125]。尽管这项技术可以预防或帮助前段新生血管的消退，但由于潜在的视网膜不灌注的程度，视觉效果可能受到限制[126]。在有广泛前段新生血管和新生血管性青光眼的患眼中，玻璃体切除术和腔内激光 PRP 可与青光眼引流装置的平坦部放置相结合，以避免置管时前房积血。

玻璃体切除术联合内界膜剥离在治疗继发于 CRVO ME 中的潜在作用也已被研究。小规模的研究表明，在提高敏锐度的同时，ME 的也有明显改善[127-129]。相反，一项研究显示，尽管中心凹厚度有所改善，但视力并没有明显改善[130]。

玻璃体切除联合膜剥离术治疗 CRVO 相关性 ME 需要进一步的随机试验研究，以确定其疗效，特别是考虑到有效和微创的玻璃体内药物的开发。玻璃体切除术改变了这些玻璃体腔内药物的药代动力学，这可能会缩短有效的持续时间，因此，使用玻璃体切除术治疗 CRVO 可能会导致进一步的玻璃体腔内药物治疗的疗效降低[131]。这应该与玻璃体切除术的预期益处仔细权衡。

2. 放射状视神经切开术 Radial Optic Neurotomy

Opremcak 及其同事首次报道了玻璃体切除联合放射状视神经切开术（RON），包括经玻璃体切开鼻侧巩膜环，以释放巩膜出口水平处视网膜中央静脉的压力。在连续 117 只眼行 RON 的非随机研究中，Opremcak 报道 95% 的眼 ME 解剖分辨率和 71% 的眼视力改善[132]。对这些令人印象深刻的结果的解释必须考虑到研究的非随机性和没有对照组。尽管随后关于放射状视神经切开术的报道，包括一项前瞻性随机试验，也显示了视觉改善[133-136]，但没有研究重复报道的 71% 的改善，一些研究报道说，RON 后的视觉改善与自然病程相当[135]。相比之下，其他的研究还没有显示在视力或中央视网膜血流动力学方面的改善，质疑 RON 在 CRVO 治疗中的作用[137-139]。重要的是，RON 与严重的风险相关，包括术后视野缺损、视网膜中央血管撕裂、眼球穿孔、脉络膜新生血管、视网膜下出血和视网膜脱离[133, 135-137, 140]。关于 RON 在 CRVO 治疗中的有效性的证据有限，但目前还不能清楚地证明其有益作用。随着有效的玻璃体腔内药物的可用性，RON 在

CRVO 中的应用已基本被放弃。

八、随访 Follow-Up

在对 CRVO 相关的 ME 进行玻璃体腔内药物治疗之前，CRVO 眼的随访通常是在最初视力的指导下进行的，以检测新生血管并发症。初始视力 ≥ 20/40 的眼一般每 1～2 个月检查一次，持续 6 个月，如果稳定，则每年检查一次。最初视力 < 20/200 的眼在最初的 6 个月内每月出现一次，然后在接下来的 6 个月内每 2 个月出现一次，因为这些眼无灌注程度更高和更高的发生 NVI/NVA 的风险。视力在（20/200）～（20/50）的眼有发展为 NVI/NVA 的中间风险，通常在前 6 个月每月检查一次。随访期间视力下降到 20/200 以下的眼将通过评估灌注状态和新生血管的存在进行重新评估，并建议每月对这些眼进行 6 个月的随访[9]。随着玻璃体内药物的发展，这种模式已经改变。目前，接受玻璃体腔内药物治疗的患者的随访间隔应基于对治疗的临床反应。为了防止复发性 ME 和新血管并发症，可能需要密切监测和数年的频繁治疗。

九、结论 Conclusion

CRVO 是一种严重威胁视力的疾病，其发病率高，包括 ME 和眼内新生血管。在玻璃体腔内药物治疗出现之前，护理标准以中心静脉阻塞研究的结果为指导，该研究建议观察 ME 和视网膜缺血，并使用 PRP 治疗新生血管后遗症。由于 CRVO 缺乏可靠的治疗方案[69]，其他治疗方法包括 rt-PA 的应用、建立脉络膜视网膜吻合术和各种手术干预，已报道成功率不一，且往往有不可接受的不良反应。最近，玻璃体腔注射皮质类固醇和抗血管内皮生长因子的药物已经证明在 ME、视力，甚至新血管并发症方面有了改善，并且有良好的反应。使用雷珠单抗（Lucentis）、阿柏西普（Eylea）和地塞米松缓释植入物（Ozurdex）治疗 CRVO 已获 FDA 批准。玻璃体腔内药物治疗已经取代了观察作为治疗 CRVO 的标准。

黄斑毛细血管扩张症
Macular Telangiectasia

Emily Y. Chew　Lawrence A. Yannuzzi　著

第 58 章

一、概述 Introduction

黄斑毛细血管扩张症（macular telangiectasia, mac tel），或特发性中心凹周围或近中心凹毛细血管扩张症，包括几种不同的影响后极毛细血管的血管疾病。虽然使用了复杂的分类，但基本上有两种不同的基本形式：①发育性或先天性，通常是单侧血管异常，这可能是 Coats 病更大范围的一部分，现在常被称为 mac tel 1 型；②在中老年人中发现的一种可能后天获得的双侧形式，它被称为黄斑、旁中心凹或中心凹周围毛细血管扩张，现在被称为 mac tel 2 型。本章将着重讨论 mac tel 2 型，即不明原因引起的双侧获得性中心凹周围毛细血管扩张，伴有

黄斑毛细血管特征性改变和神经感觉退行性变。

二、黄斑毛细血管扩张症的分型 Classification of Macular Telangiectasia

1968 年，Gass 认识到 Coats 病是一种发育性血管疾病，他还介绍了一种新的独特的疾病，称为特发性中心凹旁视网膜毛细血管扩张症（idiopathic juxtafoveolar retinal telangiectasis）[1]。这导致在 1993 年进行了广泛而详细的分类[2]。然而，Yanuzzi 在 2006 年进一步完善了这一分类，使用新的诊断辅助成像系统，如光相干断层扫描和高速立体血管造影，对 36 例不同类型的 mac tel 患者进行了队列研究。他介绍了"特发性黄斑毛细血管扩张症"

（idiopathic macular telangiectasia）的名称[3]。他提出 mac tel 1 型为"动脉瘤性"（aneurysmal）毛细血管扩张症，以前称为 Coats 病或 Leber 粟粒性动脉瘤。前一种情况，被 Gass 称为中心凹旁毛细血管扩张症，成为特发性黄斑毛细血管扩张症或 mac tel 2 型。在这个新的分类中，由于缺乏其他类别的受试者，与其他系统性疾病相关的其他现有类型的中心凹旁毛细血管扩张被排除在外。

三、流行病学 Epidemiology

疾病流行率：基于人群研究的评估 Prevalence of Disease: Estimates From Population-Based Studies

1. Beaver Dam 眼病研究（Beaver Dam Eye Study）

Beaver Dam 眼病研究[4] 对 4926 名 43—84 岁的受试者（其中 99% 是白人）的 mac tel 2 型眼的立体眼底照片进行了再分级。5 名患者，1 名女性和 4 名男性，被鉴定为 2 型 mac tel，这意味着患病率为 0.1%（95% CI 0.09%～0.1%）。平均年龄 63 岁，年龄范围为 52—68 岁。两例均为双侧表现。

2. 墨尔本协作队列研究（Melbourne Collaborative Cohort Study）

这项澳大利亚研究[5] 在一项人口研究中分析了 22 415 名白种人在非散瞳彩色眼底照片上是否存在 2 型 mac tel 的典型特征。12 例"可能"单侧 mac tel 2 型和 5 例双侧 mac tel 2 型。双侧病例的平均年龄为 63 岁，范围为 53—72 岁。5 例双侧病例中 3 例为女性。只有一个"很有说服力的病例，早期灰色光泽和中心凹颞侧扩张的毛细血管"的报道。作者的结论是，研究人群的发病率在 0.0045%～0.022%，这一患病率明显低于 Beaver Dam 眼病研究中发现的患病率。

3. 在非洲的研究 Study in Africa

在非洲国家的两个人群中进行了另一项研究[6]。在 8599 名参与者中，肯尼亚和尼日利亚的 2 型 mac tel 患病率分别为 0.06%（95%CI 0.02%～0.21%）和 0.06%（95% CI 0.01%～0.17%）。这些均为再次评估彩色眼底照片。

用于评估每一项研究的技术是不同的，可能解释了不同的比率。可能这三项研究都低估了真实患病率，因为只有彩色眼底图像可用。其他成像技术，如荧光素血管造影（FA）、光相干断层扫描（OCT）或眼底自发荧光（AF）已被证明在检测 mac tel 2 型的早期和无症状疾病阶段是敏感的[7]。

4. 黄斑毛细血管扩张症项目 The Macular Telangiectasia (MacTel) Project

黄斑毛细血管扩张症（MacTel）项目，由一个国际研究者联盟组成，评估这种眼部疾病的自然史，目的是进行临床试验，评估潜在的治疗方法，招募了一个以白人为主的人群。其他种族的参与并没有得到很好的研究。

尽管 Gass 和 Blodi 在 140 名患者（94 名 mac tel 类型 2）的队列中没有发现性别差异[8]，但 MacTel 项目（n=310）和 Yannuzzi 报道的女性比例分别约为 64% 和 58%[9]。平均而言，MacTel 项目参与者（平均年龄 61 ± 9 岁）的疾病诊断年龄为 57 岁（±9 岁）。

四、临床表现 Clinical Presentation

眼底外观 Fundus Appearance

这种病通常是双侧的，但一只眼可能比另一只眼更严重。所有的病变都倾向于从颞侧开始到中心凹中心，但随后可能累及整个中心凹旁区域。2 型 mac tel 最早的检眼镜表现是中心凹周围区域视网膜透明性的轻微丧失（图 58-1）[3]。随着时间的推移，这变得更加明显，颞侧中心凹区的中心凹旁毛细血管随之扩张，并可能延伸至中心凹周围。这些轻度扩张的毛细血管主要影响较深的毛细血管网（图 58-2）[2]。然而，也有人发现视网膜内外循环都有参与[3, 9]。与 mac tel 1 型相比，除非有新生血管的迹象，否则不能看到视网膜硬性渗出物。玻璃体视网膜界面的结晶沉积可在整个病程中看到（图 58-3）[2, 10]。

迂曲的、扩张的小静脉，无论是单个或多个血管，通常与扩张的毛细血管有关。当血管走向中心凹时，它们的直径通常会减小，但在 mac tel 2 型中，它们会扩张，并可能发生直角转向，潜入更深的视网膜层（图 58-4）。最终，视网膜内色素迁移和视网膜色素上皮增生可能沿着这些潜行扩张的小静脉发生（图 58-5）[3]。除了 RPE 细胞的迁移，神经感

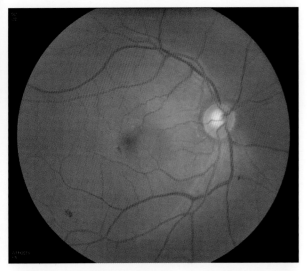

▲ 图 58-1　视网膜透明度的丧失，导致视网膜在中心凹周围呈灰色

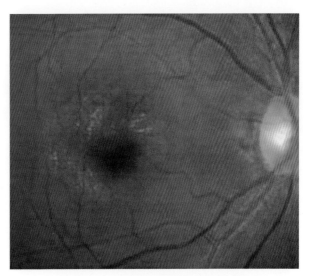

▲ 图 58-3　玻璃体视网膜界面可见结晶点

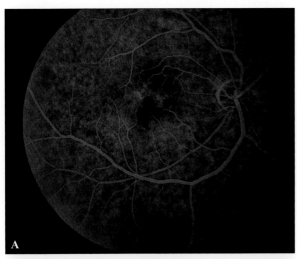

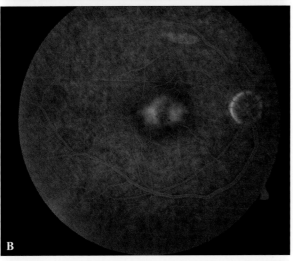

▲ 图 58-2　2 型黄斑毛细血管扩张症的早期荧光素血管造影表现（A）和晚期渗漏（B）

觉视网膜的萎缩性改变是另一个常见的发现。

黄斑或卵黄样病变在中心凹中心与轻微的中心凹的损失，可能在一些眼睛变得明显[3]。其他中心凹改变包括临床检查发现的板层或全层黄斑裂孔，有些已被 OCT 成像所证实[3, 11-15]。与这种疾病相关的变性和萎缩是形成这种黄斑裂孔的原因。手术修复不一定会导致结构或功能的改善[9]。

新生血管的形成是常见的，但并不总是先于直角小静脉和视网膜内色素增生，而色素增生通常位于中心凹颞侧[2, 3]。新生血管最常见于颞侧至中心凹区域[16]。可能发生视网膜硬性渗出、视网膜内水肿、视网膜下或视网膜内出血（图 58-6）。这些新生血管复合体起源于视网膜，从视网膜动脉的供血血管到引流小静脉（图 58-7）。这可能与脉络膜新生血管伴脉络膜视网膜吻合难以区分。盘状瘢痕可能是该过程的晚期（图 58-8）。

五、视网膜成像 Retinal Imaging

（一）眼底自发荧光 Fundus Autofluorescence

mac tel 类型 2 最早的症状之一是由于这种情况下黄斑色素的耗竭而导致蓝光 FAF 上正常可见的低荧光中心的丧失（图 58-9）。即使在没有任何荧光素渗漏或其他症状的情况下，特别是在不对称 mac tel 2 型患者中[7]，这也是对眼部疾病的诊断。视网膜色素增生区在 FAF 上出现低荧光（图 58-9）。

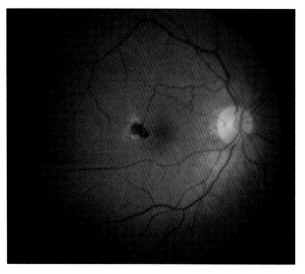

▲ 图 58-4　直角视网膜血管，表现为连接视网膜浅丛和深丛的变钝的小动脉或小静脉，是典型的 2 型黄斑毛细血管扩张的检眼镜特征。没有立体镜，直角血管可能很难发现。该患者的眼也有色素斑

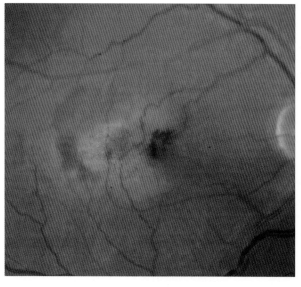

▲ 图 58-6　视网膜下新生血管是 2 型黄斑毛细血管扩张症的罕见并发症。如图所示，视网膜内和视网膜下出血是 2 型新生血管性黄斑毛细血管扩张症的特征

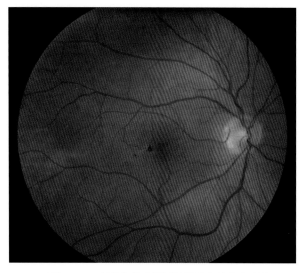

▲ 图 58-5　右眼小静脉周围视网膜色素上皮增生

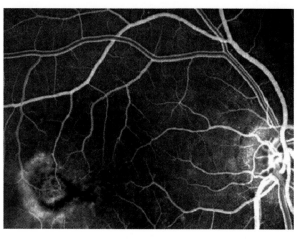

▲ 图 58-7　2 型新生血管性黄斑毛细血管扩张症显示视网膜下新生血管膜，由视网膜小动脉供血，然后由视网膜小静脉引流

（二）荧光素血管造影 Fluorescein Angiography

mac tel 类型 2 的特征性发现是 FA 上的毛细血管扩张，开始主要从颞侧到中心凹（图 58-10）。最终，整个旁中心凹区被累及（图 5-2）。立体血管造影显示，深层血管受累，但更多的浅表毛细血管也可能导致荧光素渗漏[2]。传统上，FA 在 mac tel 类型 2 的诊断中是必不可少的。然而，OCT 的变化，如下文所述，可能先于任何 FA 发现的发展。频谱域 OCT 血管造影成像也为 mac tel 2 型血管畸形的三维方面提供了新的见解[17, 18]。

（三）光相干断层成像 Optical Coherence Tomography

OCT 为 mac tel 2 型的诊断和自然病程提供了有价值的信息。最微妙和最早的变化可能是中心小凹的颞侧扩大，导致颞侧面积比鼻侧薄的不对称中央凹[7]。外核层和（或）光感受器层有相应的变化。随着时间的推移，可见光感受器内 / 外节段（IS/OS）连接的断裂，再次出现在中心凹的颞侧。随着

病程的进展，内层视网膜会出现低反射性空腔，临床上可称之为"假板层黄斑裂孔"，与这些低反射性空腔相对应的 FA 无渗漏。随着外层神经感觉视网膜中的低反射空腔的增加，疾病进展，最终导致萎缩（图 58-11）。视网膜色素增生的病灶表现为高反射性视网膜内病变，似乎转移到内层视网膜层，伴有后方形成的阴影。OCT 呈现的"en face"视图说明椭圆体带或 IS/OS 连接带丢失，这可能对 mac

tel 2 型临床研究中的结果测量有用。

（四）自适应光学成像 Adaptive Optics Imaging

自适应光学成像是一种校正眼睛光学像差的技术，通常使用扫描激光检眼镜，可以对视锥光感受器镶嵌区进行评估[20]。在 mac tel 患者中，尽管在 FA 上没有发现毛细血管异常，但视锥细胞密度评估已经确定了旁中心凹视锥细胞丢失的区域[21]。

其他研究者已经将来自光谱域 OCT 的"en face"视图的光感受器评估结果与使用分离检测器的自适应光学扫描激光检眼镜（AO-SLO）获得的结果进行了比较[22]。我们观察到了一些有趣的差异，其中 AO-SLO 在"en face"OCT 的低或缺失的椭圆体带反射区域显示了大量的光感受器。然而，这在使用泛光照明自适应光学相机进行的另一项研究中没有得到证明[23]。使用显微视野计对 AO-SLO 进行的其他研究表明，在先前认为有两只眼 mac tel 病变的区域，使用自适应光学系统可以显著提高视锥细胞的视觉敏感性和视锥可见度的恢复[24]。研究者认为，这种保留了外界膜的病变可能含有功能性锥体，但具有异常的散射和（或）导波特性，使得常规 AO-SLO 难以成像。这些研究强调了未来多模成像的必要性，以充分评估在所谓的"mac tel 区"

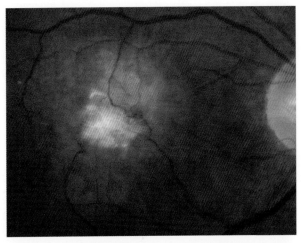

▲ 图 58-8　脉络膜视网膜吻合的纤维血管瘢痕是 2 型黄斑毛细血管扩张症发病过程的终点，与湿性黄斑变性的盘状瘢痕很难区分。但玻璃疣缺乏，通常视网膜色素增生显著

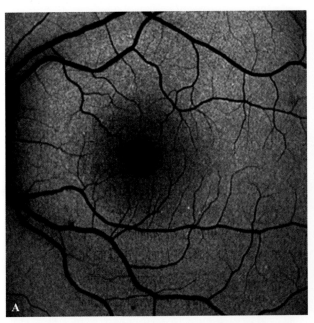
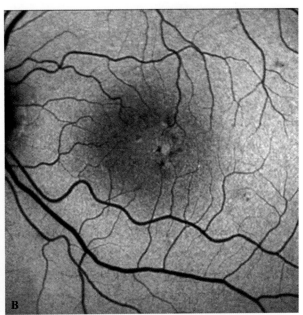

▲ 图 58-9　2 型黄斑毛细血管扩张黄斑中心凹叶黄素色素丢失是早期发现
A. 健康黄斑叶黄素遮蔽黄斑中心凹自发荧光；B. 视网膜内色素的高自发荧光和斑点状遮蔽荧光

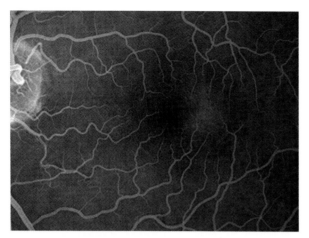

▲ 图 58-10　颞侧旁中心凹区域的晚期染色是 2 型黄斑毛细血管扩张症的早期血管造影特征

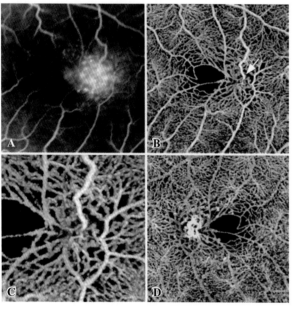

▲ 图 58-11　A. 中期荧光素血管造影显示继发于 2 型黄斑毛细血管扩张症的颞侧黄斑荧染。B. 同一位置的体绘制光相干断层成像血管造影。不正常的深血管大部分被上覆的视网膜血管遮住。注意视网膜血管是如何被吸引到颞侧黄斑的一个轨迹上的，即直角静脉进入视网膜深层的位置（箭）。C. B 的特写镜头显示视网膜静脉向下俯冲的血管解剖。注意容积再现过程提供的血管可视化的清晰性。D. 当从后面观察视网膜时，血管侵犯（以黄色显示）很容易被看到
图片由 Rick Spaide, MD 提供

内视锥细胞健康状况的自然过程。

1. 视觉功能 Visual Function

阅读视力受损是最常见的表现（79%），其次是在疾病的早期阶段出现视物变形（12%）[11, 25]。视力损害可能是轻微的，但是一只眼的视力丧失是经

常报道的[2]。随着疾病的发展，视力可能逐渐下降。视力低于 20/200（法定失明）是罕见的，但可以在中央光感受器明显萎缩或继发于大面积新生血管影响的晚期出现[2, 3, 16, 26]。在 MacTel 项目中，522 只未接受治疗的眼在基线时的平均视力为 20/40[8]。视力为 20/20 或更好的占 16%，20/32 或更好的占 50%。在这组人群中，与低视力相关的最常见的危险因素是在更晚期的疾病中发现的特征，即视网膜色素增生和直角小静脉（right-angle venules）。Gass 和 Blodi 报道了相似的视力结果[2]。在一项回顾性研究中，25% 的眼（6/24）在 10～17 年的随访期内保持稳定[26]。

尽管有轻微的视力损害，但与视力相关的生活质量却受到显著影响。在 MacTel 项目中，所有参与者进行了国家眼科研究所视觉功能问卷（the National Eye Institute Visual Functioning Questionnaire, NEI-VFQ-25）调查[27]。他们报道，与年龄相关性黄斑变性研究的一组参与者相比，所有领域的视觉相关功能都显著降低，而且他们的视力相似。这些参与者中的一个子集，参加了 MacTel 项目，使用视力损害影响问卷进行了测试[28]。在第二项研究中也发现了类似的结果。

2. 微视野计 Microperimetry

另一种评估功能的方法是使用微视野计，这可能有助于将结构变化与功能变化联系起来[29–33]。视网膜敏感度缺陷似乎与 OCT 成像所见的外层视网膜萎缩有关[34]。在视网膜色素增生的区域，常有密集的暗点。使用显微视野计与 OCT 上的变化相关联，可以得到一个合理的测量结果，用于测量随时间的变化，这对于设计用于测试各种疗法的临床试验可能特别有用。

六、分期和预后因素 Staging and Prognostic Factors

根据他们丰富的临床经验和对眼底照片的回顾，Gass 和 Blodi 得出结论：随着时间的推移，各种 mac tel 2 型病变以有序的方式出现[2]。有些病变，如视网膜混浊，由于图像质量的原因，很容易被忽略。目前尚无 OCT 或 FAF 这样的非侵入性工具来帮助他们对这种情况进行分类。然而，作者有着非

凡的临床敏锐性，并开发了一个量表，这是这项里程碑式的研究的一部分。然而，该量表目前的实用性还很有限，因为它没有将 OCT 纳入到 mac tel 类型 2 的自然历史的进一步研究中，而另一个包含新技术的量表可能有价值。研究 mac tel2 型治疗方法的一个主要挑战是发展可重复的和有临床意义的结果测量。当结构和功能相关时，这样的结果测量可能变得更加明显。

七、遗传学 Genetics

这种情况在单卵双胞胎、兄弟姐妹和家庭中的发生表明 mac tel2 型存在遗传关联。垂直传播模式也提示常染色体显性遗传模式[2, 7, 35-41]，但单卵双生子表现出不同的疾病严重程度时，可能存在不同的表达或外显率[7]。环境影响或基因间的相互作用可能是这种变异的原因。共济失调毛细血管扩张症突变基因（ataxia telangiectasia mutated gene，ATM）与共济失调毛细血管扩张综合征有关，参与了 mac tel 2 型的发病机制[42, 43]。一些已知可引起其他视网膜疾病的候选基因，如引起家族性渗出性玻璃体视网膜病变和 Norrie 病的基因，或那些在视网膜新生血管或黄斑色素代谢中起作用的基因，最近被排除在 mac tel 2 型的发病机制中[44]。对一个可能与叶黄素转运有关的基因的评估也没有显示出统计上的显著相关性[45]。

八、相关系统性疾病 Association of Systemic Diseases

早期报道显示，2 型 mac tel 患者患糖尿病的风险增加[38, 46]。到目前为止，MacTel 项目是 mac tel 2 型患者群体最多的一个项目，它发现糖尿病（28%）和高血压（52%）的患病率很高。在另一个系列中，有 8 个糖尿病和高血压的发病率惊人地相似[43]。对 MacTel 项目的进一步跟踪已经证明了糖尿病、肥胖和心血管疾病之间的重要联系[47]。这些危险因素可能进一步加深我们对该病发病机制的认识。

九、鉴别诊断 Differential Diagnosis

视网膜毛细血管扩张可由多种视网膜血管炎症或阻塞引起。然而，mac tel 2 型与视网膜毛细血管扩张是显著特征的疾病是完全不同的。视网膜分支静脉阻塞可引起节段性毛细血管改变，但这很容易区分，因为它涉及小动脉 – 静脉交叉点远端的分布区域，除非已经形成侧支，否则不会穿过水平缝。放射性视网膜病变通常累及较大的视网膜区域，并伴有棉絮斑和视网膜前新生血管，这两个特征都不是 mac tel 2 型的特征。眼睛、眼眶或头部的辐射史很容易被发现。2 型新生血管 mac tel 可能伪装成新生血管年龄相关性黄斑变性，反之亦然。由于数字血管造影（通常是单镜）已经在很大程度上取代了立体胶片法，精确定位显示高荧光的视网膜层可能更困难。然而，在新生血管年龄相关性黄斑变性中，drusen 和 RPE 的改变通常是存在的，而视网膜毛细血管疾病是不常见的。OCT 成像将有助于定位病变并显示其他典型特征，无论是在患眼，还是在对侧眼。然而，新生血管 mac tel2 型的晚期可能与年龄相关性黄斑变性伴脉络膜视网膜吻合的盘状瘢痕不易区分。在鉴别诊断中考虑的另一个疾病是他莫昔芬视网膜病变（tamoxifen retinopathy）[48]。最近的一份报道显示，他莫昔芬视网膜病变可能有假性囊性中心凹空腔化，类似于 mac tel2 型眼的空腔。

十、临床病理相关性 Clinicopathologic Correlation

令人好奇的是，血管改变不是早期 mac tel 2 型的显著特征，但中心凹反射减弱是典型的特点。根据荧光素在水肿轻微的患眼的视网膜染色，Gass 推测中心凹旁视网膜神经或 Müller 细胞可能存在原发性异常[49]。这在 OCT 以内层板层孔的形式改变和在典型血管改变发生之前 ERG 表现出的视锥反应减少的情况得到了说明[50]。叶黄素可能主要储存在 Müller 细胞中，这可能是该区域 Müller 细胞健康和浓度的一个替代指标。叶黄素浓度在 mac tel 早期已经降低[51]。58 岁 mac tel 2 型患者的眼部组织病理学检查未显示毛细血管扩张，但显示血管直径变窄。取而代之的是，在毛细血管壁及多层基底膜内发现周细胞变性和脂质积聚，这些都与糖尿病患者和糖尿病前期患者相似[52]。另一个组织病理学研究显示视网膜毛细血管扩张和增殖进入视网膜外、视网膜下和视网膜前间隙[53]。血管周围色素沿毛细血管扩张血管迁移。水肿性视网膜和非水肿性视网膜之间有一个清晰的界限，涉及视网膜的所有层，包括神经纤维层和神经节细胞层。迄今为止，最详细的组织病理学研究检查了一名患有 mac tel 2 型的 65 岁患者的眼睛，发现中心凹中 Müller 细胞特异性标记物的表达减少，这与该区域肉眼可见的色素耗竭有关[54]。这些研究人员在另一对尸检眼中证实了这些发现[55]。2 型 mac tel Müller 细胞丢失与黄斑色素耗竭区域相匹配。在这个例子中，在 OCT 上看到的 IS/OS 连接的丢失对应于视杆细胞耗尽但仍存在视锥细胞的区域。

十一、治疗方案 Therapeutic Options

对于与新生血管无关的 mac tel 2 型病变，目前尚无公认的治疗方法。有传闻的病例报告，但没有在这种眼部条件下进行随机对照临床试验。激光光凝或光动力疗法似乎不能改善或稳定非新生血管 mac tel 2 型患者的视力[56, 57]。尽管有血管造影和断层摄影的效果，抗血管生成药在大多数报道系列中似乎同样无效，尽管个别患者可能会体验到功能性益处。然而，据报道，抗血管生成治疗对非新生血管形式疾病的眼会产生潜在的有害影响[58-61]。

对于 mac tel2 型的新生血管并发症，经瞳孔治疗和光动力治疗已被报道有一定疗效，但最近已被抗血管生成剂取代，这可能能够稳定 mac tel2 型的新生血管并发症，甚至改善视力[62-66]。Mac tel2 型可能由于全层黄斑裂孔的形成而变得复杂。手术修复后的成功率似乎低于特发性黄斑裂孔，这可能取决于切向牵引与 mac tel 2 型中的神经退行性变所导致的黄斑孔的机制不同[14, 67, 68]。

为治疗神经退行性变，进行了睫状神经营养因子植入物的安全性试验[69]。7 名受试者在植入后 36 个月没有安全问题。其他神经保护药正在考虑未来的发展。

十二、总结与未来研究方向 Summary and Future Research Directions

尽管我们对 mac tel2 型的认识明显增加，但其发病机制仍不清楚。已经很好地证实，这是一种影响患者生命第六个 10 年的双侧眼病。尽管可以进行药物治疗、激光治疗和外科治疗尝试，而大多数患者从无症状但临床可识别的状态进展，通过特征明确的致病序列，最终发展为严重的视觉障碍。未来的研究将有希望揭示其分子基础，并确定更具体的治疗靶点。

Coats 病
Coats Disease

Nikolas J.S. London　Carol L. Shields　Julia A. Haller　著

第 59 章

一、历史 History

Coats 病是一种以毛细血管扩张和动脉瘤性视网膜血管伴视网膜内和视网膜下渗出和液体为特征的特发性疾病[1]。1908 年，苏格兰眼科医师 George Coats 首次描述了 Coats 病[2]。在他最初的分类中，Coats 把这个新疾病分成三个不同的组。第一组为视网膜下大量渗出，无明显血管异常。第二组为视网膜下大量渗出、多发性视网膜血管异常伴视网膜内出血。第三组包括视网膜下大量渗出和较多的视网膜动静脉畸形[2]。Eugen von Hippel 后来证明，Ⅲ组是视网膜血管瘤病［后来重命名的视网膜毛细血管瘤（retinal capillary hemangioma）或视网膜血管母细胞瘤（retinal hemangioblastoma）］的明显独立疾病，促使 Coats 将这一组从他的分类中剔

除。1912 年和 1915 年，Theodor von Leber 描述了一种类似毛细血管扩张和动脉瘤样视网膜血管的疾病，缺乏 Coats 描述的大量视网膜下渗出[3, 4]。这种情况后来被称为 Leber 多发粟粒性动脉瘤（Leber multiple miliary aneurysms）。在 1916 年的一篇论文中，Leber 总结说，他所描述的仅仅是 Coats 所确定的疾病过程的早期阶段[5, 6]。这一结论后来被 Reese 所证实，他描述了一只患有 Leber 粟粒性动脉瘤的眼睛，在长期随访中发展成 Coats 病的典型病例[7]。尽管一些作者不同意，但大多数权威人士今天将 Leber 病归为 Coats 病的早期或非进展型[5, 8, 9]。

二、组织病理学、病因学和发病机制 Histopathology, Etiology, and Pathogenesis

早期对 Coats 病的描述主要集中在疾病的形态

学上，试图仅根据检眼镜和组织病理学改变来解释疾病的过程[10, 11]。Coats 发表的第一个观察结果集中在他从不同同事那里得到的 6 只眼球的组织病理学检查[2]。从这些组织病理学标本中，Coats 描述了视网膜下的纤维组织块，这些纤维组织紧密地附着在视网膜外层。大多数眼睛伴有视网膜增厚、变性和脱离，以及弥漫性血管畸形。六只眼中有四只眼伴有视网膜出血，而且大部分有胆固醇晶体。一只眼睛有骨形成的迹象。Coats 认为血管的改变代表了潜在疾病的继发表现，渗出是继发于视网膜出血的组织和部分再吸收，因为他经常发现出血与渗出有关[2]。Coats 还推测，根据组织病理学检查发现的单核浸润，原发过程可能具有传染性。Coats 病的这种传染理论得到了许多其他报道的支持，包括 Evens[12]、Straub[13] 和 Müller[13] 的报道，他们怀疑弓形虫病是根本原因。随后的研究和抗炎促肾上腺皮质激素和类固醇治疗的失败，驳斥了早期关于原发性感染或炎症病因的理论[13, 14]。

Coats 病眼因可疑眼内肿瘤而进行眼球摘除，术后病理标本曾因此而一度很丰富[15]。此外，大多数组织病理学报告描述了疾病晚期的眼睛。眼球摘除的大体检查通常显示典型的大疱性视网膜脱离[16]。视网膜下液体黏稠，富含脂质，呈黄色，有结晶体闪烁[16]。显微镜下，视网膜下渗出物含有泡沫组织细胞和胆固醇裂隙[16]。外层视网膜因渗出物而增厚，其对内层视网膜层的穿透也不同[16]。内层视网膜也有许多扩张的毛细血管[16]。其他血管异常包括血管壁退化和细胞减少、管腔狭窄伴或不伴血栓、毛细血管脱落、新生血管、血管周围鞘和（或）色素沉着[1, 9, 17-23]。增厚的血管壁显示出特征性的重周期性酸 –Schiff- 阳性沉积[1]。胰蛋白酶消化制备的扁平制剂显示 50～350μm 的血管瘤，常形成较大的肠管样输出端，位于分流血管上[1]。晚期病例可能有眼内骨形成，超声和 CT 扫描有钙化迹象，可能与视网膜母细胞瘤的诊断混淆[24, 25]。电子显微镜证实视网膜血管的弥漫性结构异常。Tripathi 和 Ashton 描述了视网膜增厚区域视网膜血管的显著结构改变，增厚的壁大多被基底膜状材料的层状纤维层所代替[18]。大多数受累血管完全缺乏内皮细胞和周细胞，腔内充满红细胞、血浆和纤维蛋白。部

分区域血管壁呈斑片状变薄甚至缺失，管腔延伸至邻近胶质细胞基底膜[18]。最近，Kase 和助手注意到在视网膜下巨噬细胞以及分离的视网膜和血管中都存在 VEGF 免疫反应性，血管异常的眼中 VEGF 水平明显高于没有血管异常的眼。此外，他们注意到异常血管内皮中 VEGF 受体 2 的免疫反应性[26]。Coats 病眼房水 VEGF 水平也显著升高，且随病情加重而升高[27]。这些发现支持了广泛特有的观点，即 Coats 病是一种血管完整性紊乱，同时也指出了抗 VEGF 药物的潜在治疗选择。

事实上，分子遗传学的研究表明，Coats 病可能是被称为"视网膜少血管病"（retinal hypovasculo-pathies）的相关遗传病谱的一部分，包括 Norrie 病、家族性渗出性玻璃体视网膜病变（familial exudative vitreoretinopathy，FEVR）、面肩肱型肌营养不良（fascioscapulohumeral muscular dystrophy，FSHD）和骨质疏松假性胶质瘤综合征（osteoporosis pseudo-glioma syndrome）[28-37]。这些疾病具有相似的眼部表型，其特征是视网膜周边血管不能完全吻合，并伴有毛细血管扩张，残余血管功能不全。每一种情况都可能与视网膜血管生成过程中 Wnt 信号通路的异常有关[28, 29, 38]。

一些报道指出视网膜蛋白 Norrin 的缺乏与 Coats 病的发病有关[39, 40]。在一个病例报告中，一位单侧患 Coats 病的女性生下一个患 Norrie 病的儿子[39]。两者在染色体 Xp11.2 上均携带 Norrie 病假胶质瘤基因 NDP 的错义突变。进一步分析 9 名单侧患 Coats 病的男性行眼摘后的石蜡组织，发现一名患者的 NDP 发生了突变。Norrie 病模型发现敲除小鼠模型显示视网膜血管异常，包括毛细血管扩张、球状扩张和毛细血管床发育不全[41, 42]。缺氧诱导因子 –1α 和血管内皮生长因子的水平升高，以及这些小鼠的特征视网膜电图模式，证实内层视网膜缺氧[42]。此外，Norrin 在敲除小鼠中的异位晶体表达可诱导正常视网膜深部毛细血管的形成，并完全阻止视网膜血管生成的异常[43]。这些观察结果表明，Coats 病的遗传基础可能是 NDP 突变。

尽管 FEVR 和 Coats 病具有某些临床特征，但它们可能并不具有共同的遗传基础。Robataille 及其同事研究了 frizzled-4 基因 FZD4 在 68 例 FEVR

和 16 例 Coats 病中的 DNA 表达[44]。他们在 FEVR 病例中发现了 11 个 *FZD4* 突变，Coats 病病例中没有发现突变。他们得出结论，*FZD4* 的种系突变似乎不是 Coats 病的常见病因，这意味着 Coats 病不太可能代表不对称性 FEVR，是一种独特的眼部疾病。

其他的遗传途径已经被探索。Cremers 及其同事发现 55% 的视网膜色素变性和 Coats 样（Coats-like）继发性渗出性血管病变患者中有 *CRB1* 基因突变[45]。这表明 CRB1 可能与原发性 Coats 病及其他视网膜疾病和营养不良有关。最近，"Coats plus" 病被发现是 *CTC1* 基因突变的结果，*CTC1* 基因编码端粒维持成分 1，被认为是端粒完整性所必需的[46]。

三、临床表现 Clinical Presentation

Coats 病是一种典型的无痛性眼病。这种疾病影响男性的频率是女性的 3 倍，而且没有种族或民族偏好的报道[47]。Coats 病 80%～95% 为单侧性[5, 47, 48]。在过去的报道中，一些双侧病例可能表现为继发性双侧类 Coats 样视网膜病变伴全身性疾病，而不是真正的原发性 Coats 病。任何双侧假定 Coats 病的患者都应评估能引起渗出性视网膜病变的类 Coats 样视网膜病，如视网膜色素变性、平坦部炎、FSHD、FEVR 或其他疾病[49]。根据对 150 例连续病例的研究，诊断的平均年龄为 5 岁，年龄范围为 1 月龄至 63 岁[47]。有人推测这种疾病可能在出生时就存在[13, 50]。

在对 150 例连续的 Coats 病病例的分析中，症状包括视力下降（43%）、斜视（23%，图 59-1）、白瞳症 / 黄瞳症（20%，图 59-1）、疼痛（3%）、虹膜异色（1%）、眼球震颤（1%）和无症状（8%）[47]。视力为（20/50）～（20/20）占 12%，（20/100）～（20/60）者占 11%，20/200 数指者占 18%，手部运动无光感者占 58%。近 90% 的眼睛前段检查正常。发现者

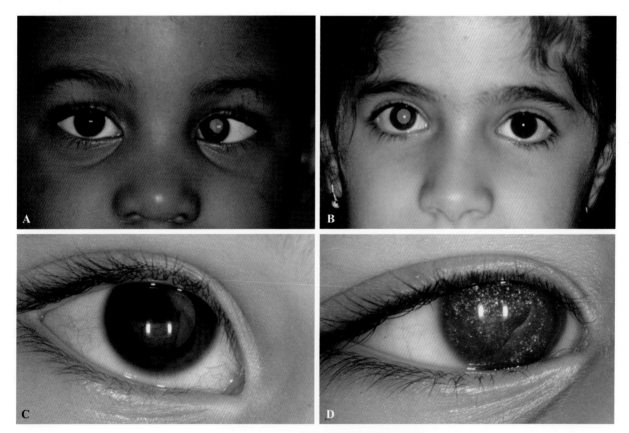

▲ 图 59-1　Coats 病偶尔出现的独特临床特征
A. 表现为左眼白瞳症和内斜视的年轻男孩。他患有 5 期 Coats 病，包括完全视网膜脱离、白内障和先天性白内障。医师做出了临床观察的决定。B. 右眼黄瞳症的年轻女孩。C. 一个年轻女孩，表现为完全视网膜脱离，毗邻晶状体后表面。D. 右眼前房充满胆固醇结晶的年轻女孩

包括白内障（8%）、虹膜新生血管（8%）、浅前房（4%）、角膜水肿（3%）、前房胆固醇（3%，图 59-1）[51, 52] 和大角膜（2%）。视网膜病变包括毛细血管扩张（100%）、视网膜内渗出（99%）、渗出性视网膜脱离（81%，42% 为部分性视网膜脱离，58% 为完全性视网膜脱离）、视网膜出血（13%）、视网膜大囊肿（11%）、血管增生性肿瘤（6%）和视盘新生血管（1%）。本组无一只眼出现玻璃体积血。其他研究已经描述了高达 23% 的患者有黄斑纤维化，在所有病例中，黄斑纤维化发生在先前有致密渗出的区域并累及黄斑中心凹[53]。

Coats 病的成人病例在临床表现和病程上相似，但通常受累面积较小，疾病进展缓慢，在较大的动脉瘤扩张血管附近出血更频繁，且通常不伴有斜视[54]。尽管成人型的这种疾病常被描述为与高胆固醇血症有关，但这种联系似乎并不发生在青少年型[14, 55]。

Coats 病典型的检眼镜下表现为局部黄色视网膜下渗出，伴有邻近血管异常，包括鞘层、毛细血管扩张、迂曲、动脉瘤扩张、毛细血管脱落区，偶尔有新生血管[13, 47]。这一临床表现存在变异性[47]。渗出、出血或并发症在疾病不太活跃的阶段出现的可能性很小，并可进展为大量的发现，在更具侵袭性的阶段使视网膜血管变得模糊。血管异常可以是细微的，临床上无法检测到的，也可以是明显的显性特征。临床过程也不尽相同，但通常进展缓慢。已观察到自发性缓解，但属例外[56]。视网膜下脉络膜新生血管很少发生在脂质沉积的区域，随着视网膜下液体和渗出物的增多，视网膜脱离不断进展，可以达到高度升高的状态，在晶状体后可见（图 59-1）。出血性和非出血性视网膜大囊肿可由慢性合并视网膜内囊样水肿引起[57]。严重者继发性并发症如虹膜睫状体炎、白内障、继发性新生血管性青光眼可导致眼球痨[2, 15, 58]。

已经提出了几种 Coats 病的分期方法[2, 59]。Shields 及其同事在 2000 年介绍了最新和最广泛使用的方法（表 59-1）[60]。1 期以视网膜毛细血管扩张为特征。2 期有毛细血管扩张和视网膜内渗出，中心凹外渗出定义 2A 期（图 59-2），而中心凹受累定义 2B 期。3 期定义为渗出性视网膜脱离，3A

期为次全性脱离，1 和 2 分别表示中心凹外受累和中心凹受累（图 59-3）；3B 期为全视网膜脱离（图 59-4）。4 期为完全视网膜脱离加上眼压升高（图 59-3）。5 期为终末期疾病，偶尔伴有眼球结核（图 59-1）。使用该分类法对 124 例患者进行分组，Shields 及其同事发现 1 期占 1%，2 期占 14%（2A 占 8%，2B 占 6%），3 期占 69%（3A1 占 19%，3A2 占 19%，3B 占 30%），4 期占 15%，5 期占 2%[60]。根据分类和治疗，视力在很大程度上取决于诊断阶段[4, 61]。在 Coats 疾病控制时，0% 的 1 期、53% 的 2 期、74% 的 3 期、100% 的 4 期和 5 期视力较差（20/200 或更差）[60]。

表 59-1　Coats 病的分期系统及其呈现的患病率

阶　段	简化形式	标　准	患病率
1	T	仅视网膜毛细血管扩张症（T）	1%
2 2A 2B	T+E	毛细血管扩张和渗出（E） 中心凹外 中心凹	14% 8% 6%
3 3A 3A1 3A2 3B	T+E+D	渗出性视网膜脱离（D） 中心凹下 中心凹外 中心凹 完全累及	69% 38% 19% 19% 30%
4	T+E+D+G	全视网膜脱离和青光眼（G）	15%
5	T+E+D+G+P	晚期终末期疾病常伴有眼球痨	2%

改编自 Shields 等[60]

四、诊断测试 Diagnostic Testing

当怀疑 Coats 病时，辅助检测可能有用，但必须排除其他临床疾病，尤其是视网膜母细胞瘤[62]。特别是当视网膜渗出脱离和扩张的视网膜血管共存时，即使是有经验的临床医师也很难在眼科学上鉴别这些疾病。荧光素血管造影术是重要的文献经典的发现，以确定诊断。超声检查可根据视网膜脱离的特征和视网膜下钙化的存在或不存在等特征区分 Coats 病和视网膜母细胞瘤。当视网膜母细胞瘤钙化不良时，超声检查不太有用，当存在严重

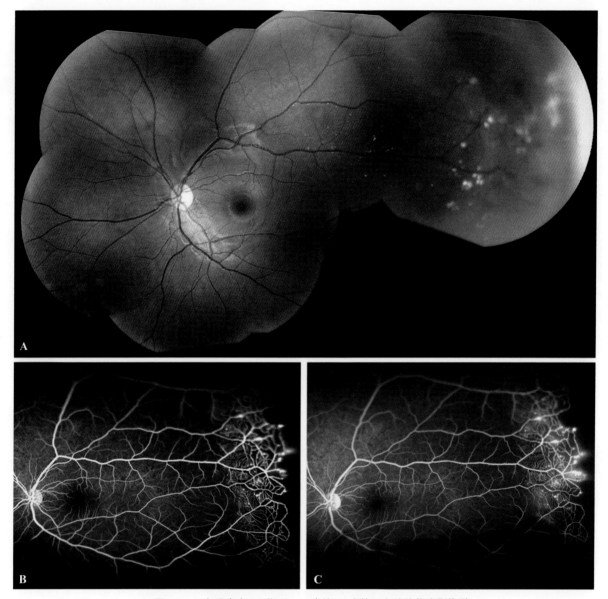

▲ 图 59-2　左眼患有 2A 期 Coats 病的 10 岁拉丁女孩的临床影像学

A. 彩色眼底照片拼图。注意颞侧远周边的渗出和血管毛细血管扩张。B. 同一患者的广角中期荧光素血管造影。注意远周边无血管区和邻近的扩张的毛细血管。C. 同一患者的晚期广角荧光素血管造影。注意毛细血管扩张引起的轻微荧光渗漏

钙化时，超声检查在检测视神经或视网膜母细胞瘤眼外延伸方面也有缺陷[63]。

（一）荧光素血管造影 Fluorescein Angiography

　　Coats 病的典型荧光素血管造影图像是伴有周边视网膜不灌注的视网膜血管系统的众多局部异常之一（图 59-2 至图 59-6）。毛细血管扩张、动脉瘤、血管壁串珠、各种血管交通通道与较大的血管。这些血管表现出早期和持续的渗漏，这证实了它们是渗出和出血的来源。这种渗漏代表血 – 视网膜屏障

的破坏，可通过玻璃体荧光光度法进一步检测[64]。微血管受累表现为毛细血管床弥漫性丢失或血管造影显示毛细血管完全不灌注。微血管受累的区域通常被小动脉和小静脉异常区域包围。尽管一些早期作者描述了大量渗出或出血的病例，但没有明显的血管受累区域，荧光素血管造影和组织病理学标本总是显示出未经怀疑的异常血管。识别所有异常血管的能力，特别是那些有最大程度渗漏的血管，使得充分治疗 Coats 病成为可能[5, 60, 65, 66]。

　　新技术使视网膜周边成像成为可能，如使

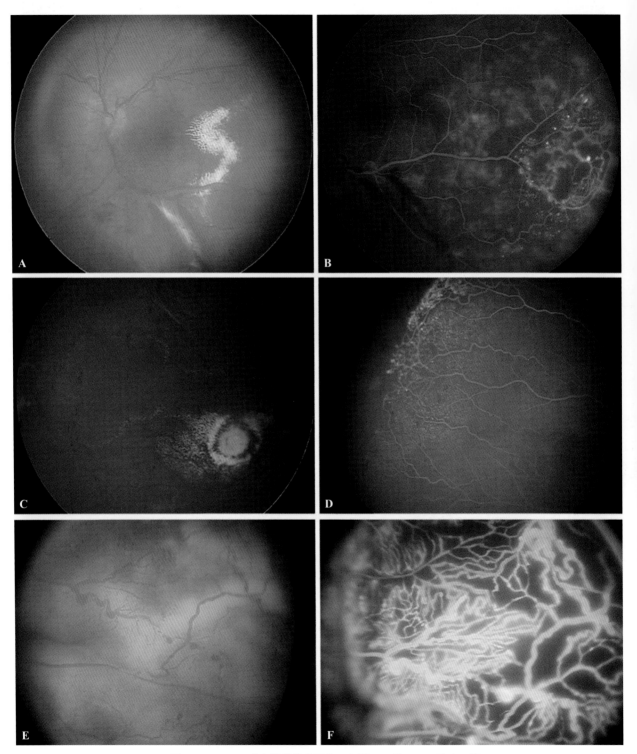

▲ 图 59-3　**Coats 病各期的临床图像，包括 3A1 期、3A2 期和 4 期**

A. 3A1 期患者彩色眼底照片，注意颞侧中心凹外渗出。B. 同一患者再循环期荧光素血管造影。注意颞侧异常血管，毛细血管无灌注区和血管周围荧光渗漏。C. 一位 3A2 期患者的彩色眼底照片，其病变伴有明显的中心凹渗出，同时也注意到细微的颞侧毛细血管扩张和动脉瘤样血管。D. 血管异常的程度在中期荧光素血管造影中更为明显，注意毛细血管扩张与周边较广泛的无血管区之间毗邻。E. 彩色眼底照片：一位患有 4 期疾病的患者，表现为完全的渗出性视网膜脱离和眼压升高。F. 荧光素血管造影显示扩张的异常血管之间明显的毛细血管无灌注

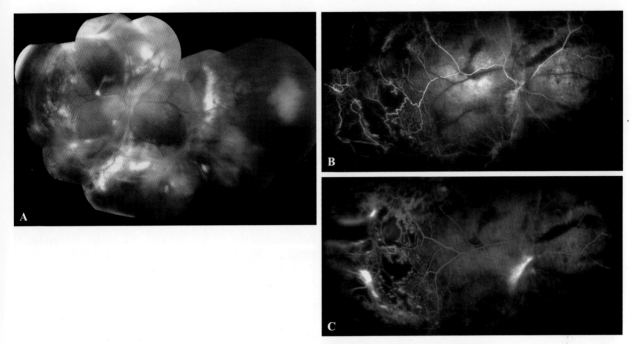

▲ 图 59-4　**17 岁美国黑人男子右眼 3B 期 Coats 病的临床影像学表现**

A. 彩色眼底照片拼图描绘广泛的视网膜下渗出，视网膜完全脱离，弥漫性中周部异常血管，视盘新生血管。B. 早期荧光素血管造影，照片一颞侧为中心，而非彩色照片，显示毛细血管扩张和动脉瘤样血管充盈，在颞侧周边最突出。邻近毛细血管样扩张血管的是大面积的视网膜毛细血管无灌注区。C. 在血管造影的后期，可见毛细血管扩张血管和视盘新生血管的荧光渗漏（图片由 Carl Regillo，MD，Wills Eye Institute 提供）

用 RetCam 和 Optos 相机。广域血管造影使周围血管的图像，可以帮助诊断微小病灶，并促进有针对性的激光治疗和监测疾病进展（图 59-2 和图 59-5）。RetCam 摄影在小儿周边眼底影像学中尤为重要[67]。

（二）计算机断层扫描 Computed Tomography

CT 因其能够表征眼内形态、量化视网膜下密度、通过对比增强识别视网膜下空间内的血管、检测眼眶或颅内空间可能相关的其他异常而具有重要价值。螺旋 CT 具有降低小儿麻醉风险、缩短采集时间、降低人员和设备监护要求等优点[68]。

（三）磁共振成像 Magnetic Resonance Imaging

磁共振成像（MRI）作为辅助检查是有用的，因为它允许多平面成像和优异的对比度分辨率，并产生对组织结构和组成的生化洞察[69, 70]。与超声或 CT 扫描相比，它在检测钙化方面作用不佳[63, 71]。对 28 例白瞳症或眼内肿块，或两者兼而有之的患者的 MRI 研究发现，视网膜母细胞瘤可以可靠地与 Coats 病、弓形体病和持续增生原始玻璃体鉴别[71]。

MRI 扫描不能可靠地发现钙化。

（四）多普勒超声 Doppler Ultrasonography

高分辨率多普勒超声被认为是一种辅助诊断手段，为实时成像和双脉冲多普勒评价提供了独特的信息[72]。这项技术可以描绘出 CT 或 MRI 未显示的结构异常。

（五）光相干断层扫描成像 Optical Coherence Tomography

光相干断层扫描（OCT）成像可以定量记录视网膜增厚，在治疗过程中监测黄斑病变尤其有用。典型的发现包括：①在检查和彩色眼底摄影中发现的硬性渗出物相对应的显著视网膜内高反射物质；②视网膜内囊状水肿；③不太常见的视网膜下液体。硬性渗出和囊状水肿在外层视网膜最为突出（图 57-7A）。硬渗出物通常导致更深结构的阴影缺陷，并可能形成"珍珠串"（string of peals）结构，在外丛状层的囊样空腔的内壁上有一排高反射点[73]。

OCT 血管造影（OCT angiography，OCTA）是

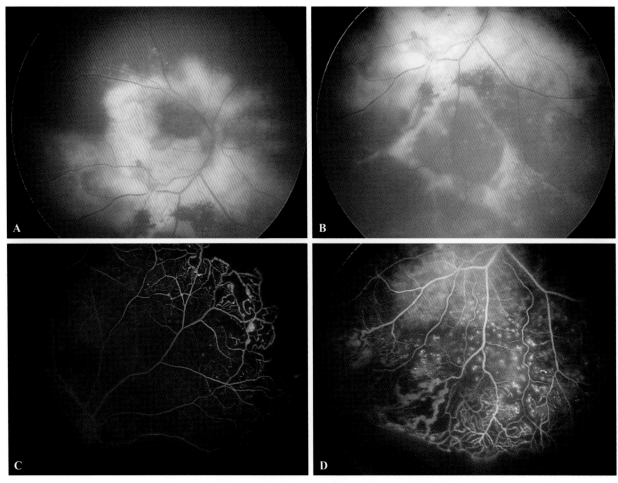

▲ 图 59-5　4 期 Coats 病患者的彩色眼底照片摄影和荧光素血管造影

黄斑（A）和下方（B）彩色照片，显示广泛的视网膜下渗出物。注意 B 图中升高的视网膜脱离。C. 鼻上周边视网膜早期荧光素血管造影。注意视网膜无血管区后方的钝性毛细血管扩张和动脉瘤样血管。D. 对应于 B 图的视网膜下方的中期荧光素血管造影，显示相似的血管造影表现及明显的腊肠状血管扩张

一项新兴技术，对多种视网膜血管疾病（包括 Coats 病）具有潜在的应用价值。通过比较同一位置的一系列 B 扫描的后向散射 OCT 信号强度，OCTA 可以显示红细胞的运动，以及血流。提供了从内界膜到脉络膜的单个血管网的体积血管造影信息。作为一种无创性的影像学检查方法，这在一种影响到大量儿童患者的疾病中特别有吸引力。然而，到目前为止，关于 OCTA 在 Coats 病中的作用的公开信息很少。图 59-7 显示了一位患有 Coats 病和影响右眼的相关黄斑水肿的年轻男性患者的 OCTA 黄斑扫描。由于固定不良而产生伪影，这是当前技术的常见问题，但有证据表明中心凹周围毛细血管密度轻度降低。随着技术的进步和更多数据的获得，OCTA 可能被证明在 Coats 病患者的评估中是有用的。

（六）血液学检验 Blood Testing

水乳酸脱氢酶和同工酶水平在区分 Coats 病和视网膜母细胞瘤方面没有价值。虽然很少使用视网膜下液检查，但是在没有肿瘤细胞的情况下，根据胆固醇晶体和富含色素的巨噬细胞来确诊 Coats 病是准确的[63]。

五、鉴别诊断 Differential Diagnosis

Coats 病的鉴别诊断包括其他引起白瞳症或斜视的疾病[19]，包括视网膜母细胞瘤、视网膜脱离、永存增生性原始玻璃体、先天性白内障、Norrie 病和 FEVR 等[15, 74, 75]。Shields 及其同事回顾了 150 例 Coats 病，发现 64 例（41%）诊断正确[47]。误诊为

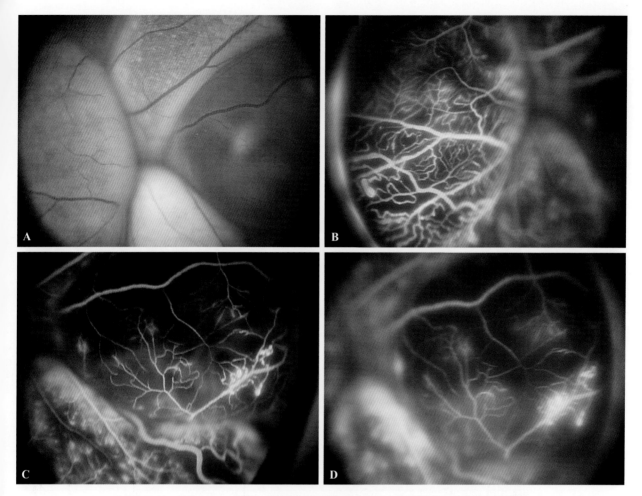

▲ 图 59-6　伴有 Coats 病的大疱性视网膜脱离患者的彩色眼底摄影和荧光素血管造影

A. 彩色眼底照片描绘了非常大疱性视网膜脱离；B 至 D. 同一患者的荧光素血管造影图像，描绘了 Coats 病的典型血管造影特征

视网膜母细胞瘤 43 例（27%），视网膜脱离 12 例（8%），视网膜出血 7 例（4%），弓蛔虫病 4 例（3%），脉络膜黑色素瘤 2 例（1%），脉络膜血管瘤 2 例（1%），脉络膜缺损 2 例（1%），眼内炎 2 例（1%），巨细胞病毒性视网膜炎、早产儿视网膜病变、外伤性视网膜病变和弓形体病各 1 例。18 例（11%）未确诊。

许多疾病被描述为呈现 Coats 样的图像，包括一些系统性疾病，Coats 病也可以模拟其他渗出性视网膜疾病，如 FEVR、周围血管炎、Eales 病和 FSHD（表 59-2）。FEVR 是一个重要的考虑因素，可表现为周围无血管性毛细血管扩张和渗出。FEVR 可根据典型的视网膜拖拽、阳性家族史和双侧性进行鉴别，所有这些在 Coats 病中都很罕见。已有报道耳聋和 FSHD 患者双侧视网膜毛细血管扩张和渗出的类 Coats 样图像 [75, 105, 106]。据认为，FSHD 的视网膜血管异常、肌营养不良和耳聋都可能是 Wnt 信号异常共同作用的结果 [37]。

与各种骨骼缺陷、小脑和锥体外系运动障碍、癫痫发作、白质营养改变和产后生长衰竭相关的 Coats 样病变被称为 "Coats plus 综合征" [107]。为了避免混淆，术语 "Coats 病" 应保留用于特发性视网膜毛细血管扩张伴视网膜内渗出，伴或不伴渗出性视网膜脱离，且无玻璃体视网膜牵引的病例 [7, 47]。

孤立病例报告描述了与 Coats 病同时发生的许多其他疾病，包括视网膜色素变性 [99, 108]、Senior-Loken 综合征 [84]、表皮痣综合征 hystrix 型鱼鳞病（ichthyosis hystrix variant of epidermal nevus syndrome）[81]、Turner 综合征 [109]、弥漫性中枢神经系统静脉畸形（diffuse central nervous system venous abnormality）[110]

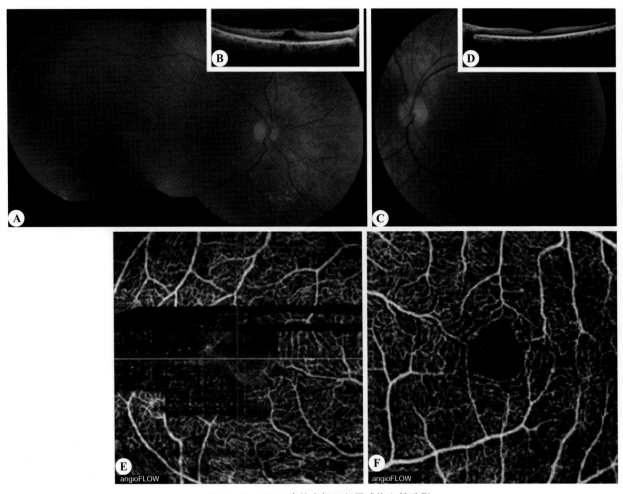

▲ 图 59-7　Coats 病的光相干断层成像血管造影

A. 右眼的彩色眼底摄影拼图显示颞侧和颞下方周围血管异常的细微证据及黄斑中心的轻度硬性渗出物；B. 黄斑中心的水平 OCT B 扫描显示玻璃体黄斑牵引、视网膜前膜和囊样黄斑水肿；C 和 D. 正常解剖的左眼彩色眼底照片和黄斑 OCT；E. 右眼 OCT 血管造影显示固定伪影和中心凹周围毛细血管密度轻度降低；F. 正常的左眼 OCT 血管造影显示健康的浅表毛细血管丛

和 Hallermann-Streiff 综合征（表 59-2）[88]。1968 年，Small 在四个兄弟姐妹中报道了同时患有精神智力低下、肌营养不良和渗出性血管病[76]。Egerer 及其同事注意到 9 只被诊断为 Coats 病的眼摘眼的视网膜发育不良的玫瑰花结特征的组织学证据[98]。Fogle 及其同事发现了一例视网膜色素变性患者的双眼脉络膜血管异常引起的渗出性血管病，其临床表现与 Coats 病相似[100]。尽管有这些报道，其他全身或眼部疾病与 Coats 病之间还没有明确的联系。

六、治疗 Treatment

Coats 病的治疗取决于疾病的阶段。轻度视网膜毛细血管扩张症（1 期）应采用彩色眼底摄影和广角荧光素血管造影进行记录，并进行保守治疗。如果出现视网膜下积液或渗出液，则必须进行干预。对于更晚期（2～4 期），治疗包括用光凝或冷冻疗法消融毛细血管扩张和视网膜不灌注区域。很少需要外科手术来修复牵引、出血或孔源性视网膜脱离。

（一）消融疗法 – 激光光凝和冷冻疗法 Ablative Therapies-Laser Photocoagulation and Cryotherapy

对于 Coats 病引起的渗出较轻的病例，无论是否伴有视网膜脱离，可选择氩或二极管激光光凝治疗（图 59-8）[111-113]。荧光素血管造影指导有助于

表 59-2　可出现视网膜毛样病变的临床情况

系统性 疾病	肌营养不良 [76-79]
	Turner 综合征 [80]
	表皮痣综合征 [81]
	Cornelia de Lange 综合征 [82]
	Alport 综合征 [83]
	Senior-Loken 综合征（家族性肾视网膜营养不良）[84]
	13q 缺失综合征 [85]
	肾移植 [86]
	Ch 3 inversion [87]
	Hallermann-Streiff 综合征 [88]
	再生障碍性贫血 [89]
	多发性血管球肿瘤 [90]
	鼻黏膜毛细血管扩张 [91]
	骨质疏松假性神经胶质瘤综合征 [92]
	局灶节段性肾小球硬化症 [93]
可模拟 幼年型 Coats 病的眼 病	视网膜母细胞瘤 [48]
	视网膜脱离
	先天性白内障
	Norrie 病 [39]
	持续性增生性原始玻璃体
	眼弓蛔虫病
	视网膜毛细血管瘤病
	视网膜海绵状血管瘤病
	血管增生性肿瘤
	家族性渗出性玻璃体视网膜病变
任何年 龄都能 模　拟 Coats 病的眼 部疾病	视网膜分支静脉阻塞 [94]
	Eales 病
	血管炎
	伴渗出的肿瘤
	糖尿病血管病伴脂质渗出
	眼弓形体病 [95]
	牵牛花样视盘异常 [96]
	特发性视网膜胶质瘤 [97]
	视网膜发育不良 [98]
	1 型特发性黄斑旁毛细血管扩张症
	视网膜色素变性 [99-104]
	视网膜大动脉瘤
	视网膜毛细血管瘤病
	家族性渗出性玻璃体视网膜病变
	任何引起渗出的血管病变
	视网膜前膜继发渗出

血管渗漏的直接治疗 [67, 114]。大多数波长的激光都足以治疗，尽管那些接近光谱黄色部分的激光在靶血管通道中有更好的血液吸收，如果血管在视网膜脱离的情况下，激光可能特别有用。使用中等强度的光直接治疗渗漏性病变（100～500μm，取决于靶病变的大小和位置）。播散光凝对广泛的无灌注区域具有未经证实的价值，但可以降低后期新生血管的风险。如果裂隙灯传输系统无法到达病变周边，可使用间接检眼镜安装激光、经巩膜激光或冷冻疗法 [115]。这些方法可能特别适用于儿童，他们通常需要全身麻醉进行治疗。值得注意的是，广泛的激光光凝可导致血液 - 视网膜屏障的短暂破坏，反而增加视网膜渗出。几个疗程，大约每 3 个月，产生完全吸收渗出或脱离往往是必要的 [60, 111, 116]。Coats 病的光凝并发症包括炎症、脉络膜脱离、进行性渗出、脉络膜与玻璃体视网膜吻合、视网膜前膜形成、交感性眼炎、孔源性视网膜脱离和出血。

双重冻融冷冻疗法（double freeze-thaw cryotheraphy）在视网膜受影响区域的消融中也很有用，在激光无效的情况下尤其有用，例如广泛的视网膜下渗出或视网膜脱离。在某些情况下，可能需要排出视网膜下液体以获得足够的视网膜血管冻结。与激光光凝一样，许多更为严重的病例需要多次治疗 [60]。为了尽量减少眼部血管广泛畸形的不良反应，建议每次使用 2 个或更少象限的冷冻治疗，同时避开睫状体。在一些晚期疾病和即将发生青光眼的病例中，治疗整个视网膜的四个象限是必要的。与激光相比，冷冻治疗与更多的炎症和患者不适及潜在的并发症有关，这些并发症包括包膜下白内障、增生性玻璃体视网膜病变和全视网膜脱离 [66]。

光动力学疗法联合玻璃体腔注射贝伐单抗治疗成人 Coats 病在 1 个病例报告中取得了明显的成功 [117]。

（二）药物疗法 Pharmacologic Therapies

玻璃体内皮质类固醇，包括曲安奈德（IVTA）和缓释地塞米松，可以有效地减轻黄斑水肿和视网膜下渗出 [118-121]。Othman 及其同事最近描述了他们在 15 只眼中使用 4mg IVTA 联合传统治疗的经验，并随访至少 1 年。尽管 40% 的患者需要白内障手术，

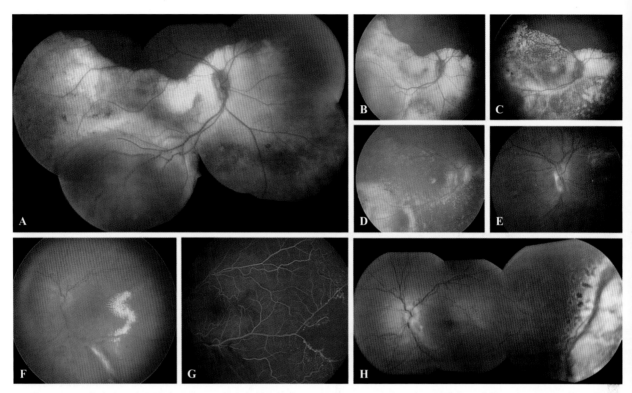

▲ 图 59-8　两位患者的彩色眼底照片显示激光光凝的效果。采用激光光凝治疗周边视网膜局灶渗漏，并对毛细血管无灌注区进行了治疗。烧伤面积 100 ～ 500μm，通过眼底接触镜中等强度

A. 4 期 Coats 病患者的彩色眼底拼接照片，注意有大量的渗出；B 至 E. 激光光凝治疗后连续彩色眼底照片，渗出和视网膜脱离的改善缓慢；F.3A1 期患者左眼黄斑的彩色眼底照片；G.同一患者的荧光素血管造影，描绘了用于指导激光光凝的视网膜无灌注区和血管异常区；H.同一患者接受激光光凝治疗后的拼接彩色照片。注意颞侧远周边的激光瘢痕及视网膜渗出的整体吸收情况，治疗后视力提高到 20/20

一名患者需要降低眼压，但所有患者的视力都有所改善[118]。IVTA 联合冷冻治疗严重渗出性脱离[122]。

据报道，玻璃体腔内抗血管内皮生长因子药物单独使用或与 IVTA、激光光凝或冷冻疗法联合使用可有效减少有 Coats 儿童的视网膜下液体和黄斑渗出[123-134]。眼内 VEGF 水平在 Coats 病患者中显著升高，玻璃体腔注射抗 VEGF 后明显下降[135, 136]。在一项对 4 只眼 Coats 病的研究中，眼内 VEGF 水平接近 2400pg/ml，而 5 只眼孔源性视网膜脱离的眼内 VEGF 水平为 15pg/ml[136]。在报道的 2B 期疾病的一眼中，单次注射贝伐单抗 1 个月后，眼内 VEGF 水平从 1247pg/ml 降至 20.4pg/ml，视力也相应提高。血管内皮生长因子的水平可能是视网膜缺血引起的异常血管。

尽管在大多数现有的报告中，抗血管内皮生长因子药物似乎具有良好的耐受性，但病例数量很少，随访有限。有证据表明抗血管内皮生长因子注射可能加速玻璃体纤维化的形成[127, 137]。在迄今为止发表的最大的 8 只眼系列中，Ramasubramanian 和 Shields 注意到 4 只眼在平均 1.75 次注射和 5 个月的随访后出现玻璃体纤维化。在其中三个患者中，进展为牵引性视网膜脱离[137]。同样需要注意的是，抗血管内皮生长因子注射不是一个明确的治疗方案，可能不会减少患者的总体治疗负担。Ray 等将 10 名接受抗血管内皮生长因子注射加消融治疗的患者与 10 名单独接受消融治疗的患者进行比较，发现抗血管内皮生长因子组的治疗次数更多，但在疾病控制时间上没有差异。值得注意的是，与联合治疗组相比，消融组有两次治疗失败[133]。重要的是要考虑到我们没有关于反复注射抗血管内皮生长因子对儿童的长期影响的数据。为了确定抗血管内皮生长因子在青少年 Coats 病中的安全性，有必要进行更大规模的研究，并进行更长的随访。

相比之下，抗血管内皮生长因子注射剂在成

人中的安全性已经很好的建立，并且一些小的研究已经表明抗血管内皮生长因子药物在成人发病的Coats病黄斑受累的有效性[138,139]。

（三）外科手术 Surgery

微创治疗通常是治疗渗出性视网膜脱离伴Coats病的有效方法。然而，与晶状体相邻的晚期视网膜脱离或具有孔源性成分的视网膜脱离可从手术修复中获益。

Machemer 和 Williams 报道了部分 Coats 病患者玻璃体手术的临床过程的改善，该手术包括去除玻璃体和视网膜前膜以消除牵引性脱离，并破坏渗漏血管[141]。另一些作者主张在施行血管消融术前，采用玻璃体切除术，视网膜下液体内引流使视网膜变平，并用气体或硅油填充眼内[142-144]。Silodor 及其同事在晚期大疱性视网膜脱离患者中成功地进行了眼内灌注、视网膜下液引流和冷冻治疗[145]。在他们的 13 例 Coats 病致盲儿童中，6 例未经手术随访，发生了需要摘除眼球的疼痛性新生血管性青光眼，7 例经手术修复，避免了青光眼的发生，眼睛的美容效果仍然可以接受。当需要经巩膜引流广泛的视网膜下液时，放置在前房的儿童输液套管可以很好地维持眼球（图 59-9）。

与新生血管或闭角型青光眼相关的终末期病例或盲痛眼可能需要摘除[60,146]。另外，患有新生血管

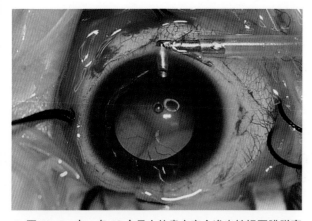

▲ 图 59-9　在一名 18 个月大的患有完全渗出性视网膜脱离的男童的眼，通过前房灌注、引流视网膜下液体和周围异常血管的 11 钟点的冷冻治疗，获得了解剖稳定性

经许可，图片转载自 Haller JA. Coats' disease and retinal telangiectasia. In：Yanoff M, Duker JS, editors. Ophthalmology. London：Mosby；1999.

性青光眼的眼可能对经巩膜二极管激光睫状体光凝术有反应[147]。

七、结果 Outcomes

Shields 及其同事于 2001 年发表的 103 只眼中，毛细血管扩张在治疗后平均 15 个月内完全（47%）或部分（53%）消失[60]。治疗后 17 个月，45% 的患者出现不活动的毛细血管扩张和陈旧性渗出[60]。残留的毛细血管扩张区通常未经治疗，尤其是在没有新鲜渗出物或视网膜下液体的情况下。治疗的目的是封闭毛细血管扩张，以阻止进一步的渗漏。在 7% 的病例中，10 年后残余毛细血管扩张或新毛细血管扩张可能会复发[60]。

解剖上，大多数病例（76%）在治疗后稳定或改善，少数（8%）逐渐恶化[60]。约 20% 新生血管性青光眼或疼痛性眼球痨需要摘除[60]。在 Shields 及其同事对 150 名患者进行的一系列研究中，117 名患者（124 只眼）接受了治疗，平均随访 23 个月，并确定了治疗结果。治疗方法包括观察 22 只眼（18%），光凝 16 只眼（13%），冷冻 52 只眼（42%），视网膜脱离修补术伴视网膜下积液引流及冷冻或光凝 20 只眼（17%），眼摘 14 只眼（11%）。通常需要多次治疗。从最初治疗到完全治愈毛细血管扩张的中位时间间隔为 10 个月（2~123 个月）。46 例（45%）渗出液在 12 个月内完全消失。在 88 只眼治疗前视网膜脱离中，50 只眼（57%）完全脱离。不幸的是，这种情况的视觉效果通常很差，因为中心凹渗出和视网膜脱离往往破坏黄斑功能。在这个系列中，最终视力为 20/50 或更好的有 16%，20/60 到 20/100 的有 8%，20/200 到数手指的有 29%，手动到无光感的有 47%[60]。严重的视力丧失是由于持续的中心凹渗出、视网膜脱离和（或）中心凹下纤维化。预测视力不良（20/200 或更差）的危险因素包括非高加索人种、赤道后（$P=0.01$）、弥漫性（$P=0.01$）或毛细血管扩张和渗出的上方部位（$P=0.04$）、治疗后视网膜下液体不吸收（$P=0.02$）和视网膜大囊肿（$P=0.02$）。眼球摘除的重要危险因素包括眼压升高（大于 22mmHg，$P < 0.001$）和虹膜新生血管（$P < 0.001$）。

渗出物消退后，广泛的视网膜下纤维化和色素沉

着，特别是在中心凹，可限制视力恢复。眼内手术治疗增加了眼内炎、视网膜撕裂形成、孔源性视网膜脱离和增殖性玻璃体视网膜病变的风险[5, 109, 148–151]。患者应终身随访复发情况（图 59-10）[60, 152–154]。

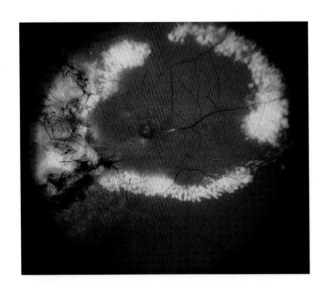

◀ 图 59-10 图示患者以前曾成功地治疗过 Coats 型渗出性视网膜病变（见照片左边的旧瘢和纤维化），现在已经发展出一个新的血管畸形和动脉瘤样扩张的邻近区域，伴有环状的脂质渗出

血红蛋白病
Hemoglobinopathies

第
60
章

Adrienne W. Scott　Morton F. Goldberg　Gerard A. Lutty　著

在 1910 年一篇具有里程碑意义的 *Archives of Internal Medicine article* 文 章 中[1]，James Herrick 博士描述了一名格林纳达的牙科学生的外周血涂片中出现的"奇特、细长、镰刀形的红细胞"该学生患有复发性发作的医疗疾病。他报道了镰状细胞病（sickle-cell disease，SCD）的第一篇书面描述[1-3]。1949 年，Linus Pauling 及其同事首次发现红细胞内的血红蛋白分子缺陷是导致这种疾病的原因[4,5]。

术语"镰状细胞病"包括以血管内溶血和氧转运缺陷为特征的一组血红蛋白病。在正常红细胞中，两个 α- 珠蛋白亚基、两个 β- 珠蛋白亚基和一个中心血红素分子结合形成成人血红蛋白（Hb A）。β- 珠蛋白基因是一种氧转运基因，位于 11 号染色体的短臂上[6,7]。血红蛋白 S（Hb S）是由一个单一的氨基酸点突变引起的，其中缬氨酸分子取代了位于细胞内第六位的谷氨酸 β- 珠蛋白链。血红蛋白 C（Hb C）是由谷氨酸对赖氨酸的变化引起的 β- 珠蛋白分子。

SCD 是通过常染色体隐性遗传方式传播的。Hb S 的两个拷贝可以相互结合（SS 病），或者 Hb S 的一个拷贝和另一个 β- 珠蛋白变体（如 Hb C）可以结合（复合杂合子 SC 病）[7]。具有一份 Hb A 和一份 Hb S 拷贝的个体被描述为具有镰状细胞特性，这是 SCD 的典型但并非总是无症状携带者状态。当 β- 珠蛋白减少时，β- 珠蛋白生成障碍性贫血发生。这种情况称为 β⁺ 地中海贫血，而缺乏 β- 珠蛋白称为 β⁰。这两种情况都可能与 Hb S 结合，导致复合杂合子状态[7]。

一、患病率 Prevalence

迄今为止，SCD 仍然是最常见的遗传性血液病，发生在 1/500 的新出生非裔美国人身上[8-10]。全世界每年约有 25 万名儿童出生时患有 SCD[7]。SCD 导致非洲 5 岁以下儿童死亡率约 5%，西非在 9% 以上，西非个别国家 5 岁以下儿童死亡高达 16%[11]。大约 8%（或 1/12）的美国黑人具有镰状细胞特征，这通常与死亡率或发病率增加（除前房积血）无关，并且被认为具有预防疟疾感染的作用[10]。镰状细胞特征的血红蛋白浓度通常为 35%~40% Hb S 和 55%~60% Hb A[7]。虽然镰状细胞特征受试者一般无症状，但在极端缺氧条件下，他们可能会遇到 SCD 的系统性并发症[12]。非裔人群的 Hb S 发生频率最高，地中海、加勒比、南美洲和中美洲、阿拉伯和东印度裔人群中也存在 SCD 的高危基因型[7]。HbSS 病发生在北美洲约 0.15% 的非洲后裔[7, 13]。患有 SS 疾病的人通常在生后 6 个月才会出现症状，这时胎儿血红蛋白（Hb F）被 Hb S 取代。这些人的预期寿命降低，因为他们容易发展成严重贫血，并且极易复发感染[14]。具有 HbSC 疾病的个体，即复合杂合子，通常表现出 50% Hb S 和 50% Hb C 血红蛋白，并且典型地具有来自 SCD 的系统并发症，通常具有较少系统性发病率，并且具有近似正常的预期寿命[7]。镰状 β- 地中海贫血患者通常出现在中非和地中海国家，其血红蛋白组成通常为 60%~90% 血红蛋白 S 和 10%~30% 血红蛋白 F[7, 15]。

二、遗传修饰物 Genetic Modifiers

SCD 在同一基因型人群中的表型表达差异很大。环境效应和多基因相互作用被认为是起作用的。此外，个体产生 Hb F 的能力可能导致疾病严重程度的降低。不同的 β- 珠蛋白簇单倍型可能导致不同水平的 Hb F[7, 16]。Hb F 水平与 SCD 的临床表现呈负相关[17]。Hb F 越高，镰状细胞病的表现越温和。羟基脲治疗可以增加 SCD 患者循环中 Hb F 的含量。

三、病理生理学 Pathophysiology

异常红细胞和缺氧、高渗或酸中毒条件之间的相互作用导致异常流变学和溶血，这是 SCD 的特征。在 Hb S 中，强疏水的非极性缬氨酸取代极性强亲水的谷氨酸残基[5]。在微循环中脱氧后，Hb S 内的疏水残基暴露出来，并与邻近分子的疏水区相结合。这种聚合作用导致 Hb S 产生刚性纤维，破坏红细胞膜和细胞骨架，使细胞呈细长的镰刀状。随着氧化作用的增加，这种聚合过程是可逆的，细胞可以恢复其原有的更柔韧的盘状形状。然而，红细胞反复镰状化和不稳定可能导致红细胞膜的永久性损伤、不可逆的镰状化和溶血。平均红细胞血红蛋白浓度（mean corpuscular hemoglobin concentration，MCHC）可能是影响 Hb S 聚合速率的最重要因素[5]。MCHC 越高，可参与聚合的血红蛋白分子越多，且这些分子之间的距离越近，进一步促进了 Hb S 聚合的有利环境[18, 19]。

红细胞的初始氧化状态也会影响聚合的程度和速率[15, 16]。正常红细胞的一个固有特性是容易变形，以便通过直径小于自身直径的毛细血管。红细胞变形能力降低和硬度增加可导致毛细血管通过时间增加，导致脱氧和镰状化。这些事件促进细胞膜对钾、钠和钙离子的渗透性增加，从而导致水从细胞中流出，细胞体积收缩，从而导致 Hb S 浓度增加[5, 19-21]。

除了致密的镰状红细胞对血管的机械性阻塞外，这些镰状红细胞与血管内皮细胞基质蛋白（如层粘连蛋白）的黏附性增强，从而对内皮细胞造成直接损伤。整合素 α4β1、整合素相关蛋白、硫酸化糖脂、lutheran 蛋白、磷脂酰丝氨酸、band3 蛋白和 CD36 是镰状红细胞表达的黏附分子，与细胞黏附和红细胞聚集有关[22-26]。血管内溶血后 SCD 未成熟红细胞和网织红细胞增多。这些细胞还增加了黏附分子，如整合素 α4β1，它促进了血管内皮的病理性黏附，特别是血管细胞黏附分子 -1（VCAM-1）。内皮细胞的直接激活反映于循环细胞因子的升高，

如肿瘤坏死因子 α（TNF-α）和白细胞介素 -1β（IL-1β），它们上调内皮细胞黏附分子如细胞间黏附分子 -1（ICAM-1）、VCAM-1、E- 选择素和 P- 选择素的表达[27-33]。

炎症可能在 SCD 的血管闭塞过程中起作用。Lutty 及其同事在缺氧条件下或 TNF-α 刺激后，在大鼠视网膜和脉络膜中富含网织红细胞的部分中存在不可逆的镰状 SS 红细胞和红细胞黏附 -α 刺激[34-36]。TNF-α 和 IL-1 可能通过促进血管内皮细胞上黏附分子的产生和激活多形核白细胞而促进血管闭塞[30]。更多的证据表明镰状细胞病中存在炎症介质，如 TNF-α 和 IL-1 在基线时 SCD 患者血清中的表达上调[31, 37, 38]。

一氧化氮（NO）是一种有效的血管舒张剂和调节血管张力的物质，它来源于血管内皮一氧化氮合酶。SCD 与活性氧升高有关，活性氧清除 NO 并代谢其前体精氨酸[7]。口服 L- 精氨酸可诱导转基因镰状细胞小鼠产生 NO，因此，口服精氨酸可能是改善血管舒张的潜在疗法，从而促进镰状细胞病的血流[38, 39]。

血管内皮生长因子（VEGF）存在于 SCD 患者的血清中，在缺氧状态下表达上调，在血管闭塞危象期间升高[40]。镰状细胞视网膜病变患者的血管内皮生长因子升高[41, 42]。VEGF 还可以增加细胞黏附分子的水平，如 ICAM-1 和 VCAM-1[43, 44]。血管生成素 -1（Ang-1）和血管生成素 -2（Ang-2）与内皮细胞 Tie-2 受体相互作用，调节血管生成。Ang-1 负责维持和稳定成熟血管，Ang-2 导致血管失稳和周细胞分裂，缺氧和 VEGF 上调血管生成[45]。这些蛋白之间的相互作用可能在 SCD 新生血管的病理生理学中起重要作用。

四、全身表现 Systemic Manifestations

近年来，随着 SCD 患者预期寿命的延长，这些患者所经历的慢性并发症也在增加[12, 46]。红细胞镰状化导致血管内溶血、血栓形成、缺血和组织坏死，可导致多种全身性并发症，包括脑血管意外、急性胸部综合征、肺动脉高压、脾脏隔离、阴茎异常勃起、骨坏死、胆石症、肺炎、腿部溃疡、再生障碍性危象、肾脏疾病，需要反复输血，偶发性疼

痛性血管闭塞性危象和引起过早死亡[7]。

增殖性镰状细胞视网膜病变（proliferative sickle-cell retinopathy，PSR）的并发症也可能导致严重的视力损害和失明。由于目前尚不清楚的原因，与 HbSS 患者相比，HbSC 患者的血红蛋白病的全身发病率通常较低，但他们比纯合 HbSS 患者更容易发生血管增生性视网膜并发症[47]。在一项研究中，33% 的 HbSC 患者发现视网膜病变，而 HbSS 患者只有 3%[37]。

有人提出了几种理论来解释这种差异。一种解释可能是 HbSS 患者的预期寿命通常比 HbSC 患者短，可能不足以显示视网膜疾病。另外，镰状细胞基因型之间视网膜病变的差异可能是由于与 HbSS 患者相比，HbSC 患者的血红细胞比容和细胞密度更高，Hb F 更低[7]。HbSS 患者血红细胞比容降低，血液黏度降低，可能对视网膜循环中的血管阻塞有相对的保护作用[48]。另一种理论认为，SS 病的视网膜血管阻塞可能非常彻底，以至于没有存活的组织能够产生增殖反应所必需的生长因子。在 HbSC 疾病中，血管闭塞可能不完全，并且它们可能发生在慢性缺氧的环境中，而不是完全缺氧状态。HbSS 患者更有可能出现完全血管闭塞，而 HbSC 患者可能表现为不完全性血管缺血的慢性状态，而不是完全性血管闭塞。因此，在 HbSC 中，可能会从剩余的存活组织中稳态释放血管生成生长因子，导致血管增殖[49]。最后，Lutty 及其同事在大鼠模型中发现，在缺氧条件下，不可逆的镰状的 HbSS 红细胞很容易被困在视网膜毛细血管和毛细血管前动脉[16, 35]。然而，无论氧水平如何，HbSC 细胞不太容易被困在视网膜微血管中。当细胞因子刺激血管内皮时，HbSC 细胞确实发生了滞留。作者认为，HbSC 血管闭塞可能是细胞因子、纤溶级联反应、白细胞相互作用、血管内皮细胞活化和黏附分子诱导的复杂相互作用的结果[13, 35]。这些数据表明，视网膜中的镰状细胞的滞留主要不是机械性的（刚性细胞保留在小腔中），而是由于缺氧启动的细胞因子及其受体引起的。

氯化钾（KCl）协同转运的改变在 HbSC 和 HbSS 中也显示出不同，并且这种差异已被证明具有临床意义[50]。一项研究表明，KCl 转运与镰状细

胞的形成有关，HbSC 患者血液中 KCl 转运较高。KCl 共转运活性的增加也与视网膜病变有关[50]。

五、眼科临床特点 Ophthalmic Clinical Features

（一）球后及眼眶受累 Retrobulbar and Orbital Involvement

SCD 累及眼眶是不常见的，但在临床上对其发生要有重要的认识。一项研究报道了血管闭塞危象期间眼眶周围肿胀[51]。发生眼眶骨梗死和眼眶血肿，可能导致眼眶压迫综合征。这些患者通常有眼睑水肿、发热、面部疼痛、眼球突出、活动受限和复视。这些综合征通常通过治疗潜在的危象、抗生素和类固醇来解决。由于球后缺血性视神经病变，SCD 中的眼眶受累可能会导致突然的永久性单侧视力丧失，而无法检测到视网膜动脉改变[7, 52]。这可能需要对眼眶进行紧急减压。复发性双侧泪腺肿胀也有报道[53]。

（二）眼前段受累 Anterior Segment Involvement

SCD 可累及眼前段。一个特征性的发现是最小结膜血管的囊状、管状或线形扩张[54]，在高倍镜下最容易看到（图 60-1）。Paton 描述了球结膜下血管中的这些逗号状孤立的线状毛细血管段，并创造了"结膜征"（conjunctival sign）一词，这种现象在高 Hb F 水平的患者中并不常见[55]。裂隙灯产生的局部热量会导致血管舒张，并使这些异常正常化，而局部血管收缩液会增加异常血管形态[56-59]。结膜血管的这些变化随氧合状态而变化，在 HbSS 疾病中比 HbSC 疾病更为普遍[55]。生物显微镜检查显示这些结膜血管在疼痛危象中收缩，恢复时血流量正常[59]。节段性虹膜萎缩可见于 SCD 患者（图 60-2）[60, 61]。虹膜萎缩可能由累及放射状虹膜动脉的局部缺血性坏死引起。虹膜间质的继发性新生血管也已被描述并记录在静脉荧光素血管造影中。在一个例子中，这种新生血管的叶子类似于 PSR 中经典的"海扇"（sea fan）[13, 62]。新生血管性青光眼很少发生[7, 63]。

SCD 患者和镰状细胞患者的前房积血是一种威胁视力的急症，即使眼压适度升高也会导致视网膜动脉阻塞导致永久性视力丧失[63-66]。镰状红细胞可能阻塞小梁网[62]，导致眼压升高。虽然对于前房积血的 SCD 患者建议加强药物治疗以降低眼压，但必须谨慎使用眼压降低药物。例如，碳酸酐酶抑制剂的反复使用在有前房积血的 SCD 患者中是禁忌的，因为这些药物中的一些会导致前房内酸中毒，从而加重红镰状变。应考虑早期手术治疗以控制眼压，特别是前房穿刺[67]。组织型纤溶酶原激活剂可能是治疗外伤后大面积前房积血的有效药物[68]。患者的高氧也可能有帮助。

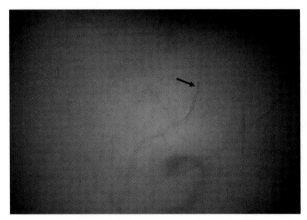

▲ 图 60-1 HbSS 患者的球结膜显示异常的线性扩张（黑箭），似乎与邻近的血管网断开

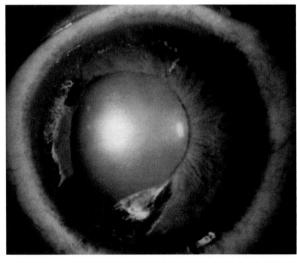

▲ 图 60-2 瞳孔边缘虹膜萎缩和不规则是镰状细胞病患者局部缺血性坏死的结果

（三）后段受累 Posterior Segment Involvement

1. 玻璃体视网膜界面 Vitreoretinal Interface

SCD 视网膜缺血导致的病理性视网膜新生血管可导致玻璃体积血引起视力丧失[69, 70]。其他异常的眼底已经被描述，如周边视网膜白化。这在 93% 的 HbSS 患者、83% 的 HbSC 患者和 82% 的 Hb S Thal 患者中都有描述[71-73]。

SCD 中还发现视网膜周边扁平、棕色、卵圆形的病变，称为"非压迫暗斑"（dark without pressure）。检眼镜下脉络膜正常，相应的荧光素血管造影也正常[13, 74, 75]。

2. 视神经 Optic Nerve

SCD 患者的视神经可在视神经显示扩张的毛细血管，呈小红点，表现为毛细血管前小动脉被镰状红细胞堵塞[13, 58, 71, 76]。这些变化在视觉上并不明显，因为血管闭塞是暂时的。视盘新生血管罕见，但已报道了 4 例 HbSC 患者和 1 例 HbSS 患者[13, 71, 77-80]。

3. 黄斑 Macula

虽然眼 SCD 的特征是周围性视网膜病变，但黄斑也易受血管闭塞性疾病的影响。"黄斑凹陷征"（macular depression sign）被描述为由于缺血性萎缩导致黄斑变薄而引起的明亮中心凹反射的椭圆形凹陷[81]。最好使用无红色照明来检测此发现。黄斑部血管改变的程度与视力无关。在一项研究中，荧光素血管造影发现 SCD 患者的中心凹无血管区（foveal avascular zone，FAZ）增大，与健康、年龄匹配的对照组相比[82]。在 SCD 组中，视力与 FAZ 大小无关。

OCT 提供黄斑形态异常的活体图像，即使在无症状的患者中也是如此[83]。Hoang 及其同事[84] 使用光谱域光相干断层扫描描述了黄斑部视网膜变薄，尤其是在中央黄斑和中心凹旁视网膜的较深视网膜层。此外，作者注意到无症状的 SCD 患者在 SD-OCT 上出现中心凹轮廓的"展平"（splaying）或变钝（blunting），伴有局灶性中心凹旁变薄（图 60-3）。旁中心急性中层黄斑病变也被描述为 SCD[85, 86]。这种情况可能出现在不明原因的急性视力丧失患者身上，并通过 SD-OCT 上中心凹内核层的高反射来诊断。另一项研究也描述了 SD-OCT 上

PSR 患者颞侧黄斑的变薄，并建议这一发现应引导临床医师进行周边宽视野检查血管造影评价视网膜周边缺血[87]。Mathew 及其同事在 40% 的患者中检测到 SD-OCT 上的黄斑展平，并注意到 SD-OCT 上颞部黄斑变薄区域的患者中增殖性镰状细胞视网膜病变的患病率较高。在有和无视网膜变薄的患者的脉络膜厚度没有显著差异[88]。黄斑裂孔、视网膜前膜、黄斑劈裂和后极新生血管均被报道为 SCD 的并发症（图 60-4）[89-92]。

4. 血管样条纹 Angioid Streaks

与 Bruch 膜线性断裂相关的血管样条纹与 SCD 有很好的相关性，发生在 1%～2% 的患者中[13, 71, 93]。这些不规则的浅红色视网膜条带最常见于 HbSS 基因型患者[71, 94]。这些眼睛中血管样条纹的发生率随着年龄的增长而增加[95]。SCD 中的血管样条纹可能是由于缺氧、炎性细胞因子释放和组织损伤引起的[7, 96]。在 1 例有血管样条纹的 HbSS 患者的尸体眼中，Bruch 膜出现严重钙化和破裂[97]。SCD 中的血管样条带通常是良性的，由此产生的脉络膜新生血管形成在 SCD 患者中是罕见的[13]。

5. 视网膜血管系统 Retinal Vasculature

HbSS 患者外周血管扭曲可能更常见[7]。一项研究报道 47% 的 HbSS 患者和 32% 的 HbSC 患者视网膜血管扭曲度增加[98]，而另一项研究报道 11% 的 HbSS 和 HbSC 患者都有血管扭曲度[71, 72]。这种差异可能是由于对血管扭曲的定义不精确[7]。

SCD 患者外周视网膜血管阻塞多发，外周视网膜无灌注是常见的表现。可能发生动静脉吻合（图 60-5）。视网膜小动脉的"银线"（silver-wiring）代表永久闭塞的小动脉（图 60-6）。

视其位置而定，血管阻塞可能导致暂时或永久性的视力丧失，或根本没有视力丧失。这些闭塞的原因可能是多因素的，可能涉及附着在血管内皮上的镰状红细胞，或凝血级联反应的激活，伴有继发性内膜损伤[2, 99]。在颞侧周边视网膜，血管变得明显狭窄，小动脉闭塞是常见的。尽管临床上闭塞似乎是在毛细血管前小动脉内，但血管闭塞实际上可能始于毛细血管床下游，在那里，镰状红细胞由于其不可变形性而难以穿过狭窄的管腔。

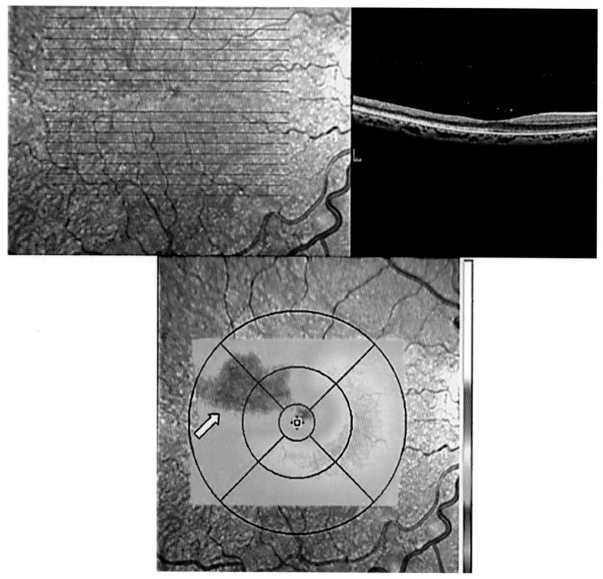

▲ 图 60-3　光谱域光相干断层扫描显示了 HbSS 患者颞侧中心凹区内的"中心凹展平"（foveal splaying）（中心小凹变浅）和局部变薄（白箭）

后睫状动脉循环引起的血管阻塞可能导致 SCD 脉络膜梗死。组织病理学研究显示脉络膜阻塞时红细胞受累，纤维蛋白增加，血小板纤维蛋白血栓[100, 101]。CNV 很少自发发生或由高能激光烧伤引起[102, 103]。

六、非增殖性镰状视网膜病变 Nonproliferative Sickle Retinopathy

（一）鲑鱼斑样出血 Salmon Patch Hemorrhages

鲑鱼斑病变是位于视网膜与其内界膜之间的粉红色橙色出血（图 60-7）。它们可能是由邻近非灌注区的视网膜出血引起的，并被描述为阻塞的小动脉的"爆裂"（blowout）[104, 105]。虽然出血最初是红色的，但随着时间的推移，可能会因为进行性溶血而变成鲑鱼色。局部的血液聚集可能留在内界膜下，进入视网膜下间隙或扩散到玻璃体[13, 104, 105]。

（二）彩虹样斑 Iridescent Spots

如果小动脉阻塞导致视网膜出血，出血的视网膜内部分溶解后，可能会形成一个小的劈裂腔[13]。空腔内可能含有含铁血黄素的巨噬细胞，这些巨噬细胞可出现多个不折射或彩虹色斑点（图 60-8）。

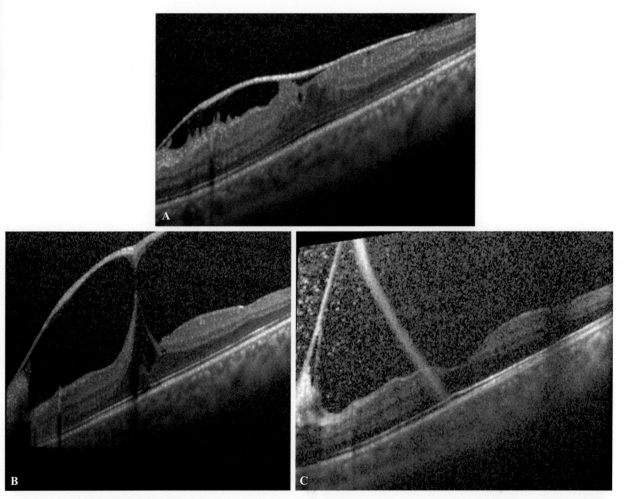

▲ 图 60-4　A. 有黄斑前膜 PSR 病史的 HbSC 患者；B. 周边视网膜激光光凝术后 1 个月发生玻璃体黄斑牵引；C. 激光光凝术后 2 个月 VMT 恢复正常中心凹轮廓。玻璃体积血导致图像质量下降

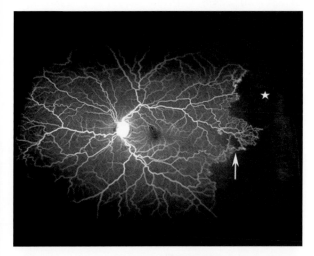

▲ 图 60-5　超广角视野荧光素血管造影显示视网膜颞侧有边界明显（星号）的周边无灌注性动静脉吻合（箭）

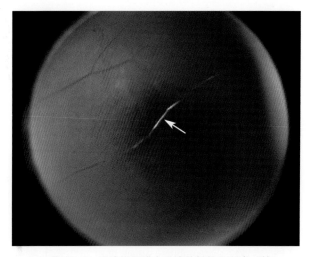

▲ 图 60-6　周边视网膜小动脉的银线和阻塞（箭）

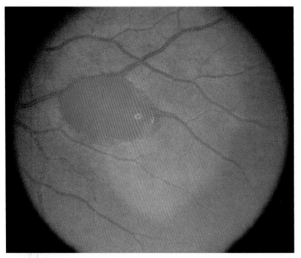

▲ 图 60-7 三文鱼斑样出血是由于视网膜小动脉阻塞引起的血液"爆裂"（blowout）。

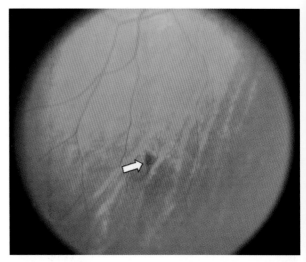

▲ 图 60-9 黑色的斑片（箭）可能代表视网膜色素上皮的局部肥大或增生

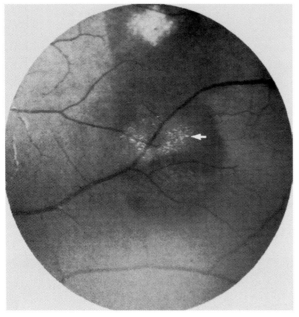

▲ 图 60-8 虹彩点（箭）显示在视网膜劈裂内，可能代表吞噬含铁血黄素的巨噬细胞

（三）黑旭日征 Black Sunbursts

黑旭日征是扁平的、星状的或圆形的色素沉着区域，当视网膜内出血进入视网膜下间隙时产生（图 60-9）[104, 106]。在组织病理学研究中，黑旭日征可以显示视网膜色素上皮（RPE）局灶性肥大[104]。这种"旭日征"（sunburst sign）也可能代表上覆视网膜色素上皮的局限性脉络膜缺血性损伤[107]。另一个假设是，黑旭日征可能是对潜在 CNV 区域的RPE 反应[102, 108]。

七、增殖性镰状视网膜病变 Proliferative Sickle Retinopathy

PSR 发展过程中的一个关键事件是海扇（sea fan）的形成，它的命名与海洋无脊椎动物 gorgonia flabellum（图 60-10）非常相似。周边视网膜小动脉阻塞是海扇形成的诱发因素。血管阻塞导致生长因子释放，从而形成这些新生血管的复叶。PSR 并发症是 SCD 视力下降的主要原因。海扇容易出血进入玻璃体，并导致玻璃体膜形成，牵引性视网膜劈裂，牵引性或合并孔源性牵引性视网膜脱离[48]。海扇常在动静脉交叉处形成，可能有多个供血动脉和引流静脉（图 60-11）[109]。

1971 年，Goldberg 设计了广泛使用的 PSR 分类系统（表 60-1）[110]。

Goldberg 阶段 Goldberg Stages

1. Ⅰ 期 Stage Ⅰ

Ⅰ期视网膜病变的定义是外周血管阻塞[58]。外周视网膜可同时显示多个小动脉闭塞，并可出现小动脉银丝。血管阻塞主要发生在颞侧周边视网膜，这是由于动静脉运输时间延长（脱氧）、可闭塞分叉点的数量增加，灌注减少所致。

2. Ⅱ 期 Stage Ⅱ

在这个阶段，在灌注和非灌注的视网膜边缘发生血管重塑。动静脉吻合通过预先存在的毛细血管在闭塞小动脉和相邻终末小静脉之间形成连接（图

60-5）。吻合点在荧光素血管造影上不渗漏，证实这些早期血管病变来自先前存在的具有完整的血-视网膜屏障的成熟血管，而不是真正的新生血管。

3. Ⅲ期 Stage Ⅲ

海扇叶（sea fan fronds）是Ⅲ期 PSR 的标志，可能是镰状细胞视网膜病变的标志性病变（图 60-10）。这些病变最常见于颞上视网膜，其次是颞下象限、鼻上象限和鼻下象限。海扇代表真正的新生血管，因此在荧光素血管造影上显示弥漫性渗漏（图 60-10）。海扇新生血管引起慢性渗出进入玻璃体，进而导致玻璃体变性和视网膜牵引，可能伴有玻璃体积血和视网膜脱离[13, 48, 58]。

大多数的海扇是在灌注和无灌注视网膜的边缘，它们向锯齿缘方向生长[48, 80]。海扇新生血管复合体通常起源于动静脉吻合的静脉方面，并在这些动静脉连接形成后发展约 18 个月（图 60-11）[13, 48]。视网膜周围慢性缺血导致血管生成因子增加，如 VEGF 和碱性成纤维细胞生长因子[13, 41, 100]。色素上皮生长因子（PEGF）/VEGF 平衡可能在这些病变的血管生成以及随后一些（但不是全部）新生血管复合体的自发消退中发挥作用[42]。

人们还提出了另一种海扇血管发展的潜在机制[101]。小动脉闭塞事件可能产生静水背压（hydrostatic back-pressure），导致阻塞血管的上游段挤压到视网膜前间隙。管腔内压的升高可能导致挤压血管的扩张，从而导致周细胞和内皮细胞的拉伸。这个过程可能刺激内皮细胞，导致内皮细胞增殖和随后的新生血管形成[101, 111, 112]。

海扇一般至少有一个供血动脉和一个引流静脉，最常见于动静脉吻合处和动静脉交叉处[109, 110]。这些具有多个吻合口的病变网络可发展为多个供血和引流血管，并可形成牵引性玻璃体条索。

4. Ⅳ期 Stage Ⅳ

玻璃体积血代表 Goldberg Ⅳ期。海扇生长或被拉入玻璃体腔，玻璃体对脆弱的新生血管叶的牵引可能导致玻璃体积血。玻璃体积血可局限于海扇上方，个别患者在视觉上可能无症状。然而，当出血扩散到玻璃体时，可能会发生戏剧性的突然视力丧失。玻璃体积血在 HbSC 比 HbSS 更常见[71, 93, 98]。如果一只眼有超过 60° 的视网膜周边新生血管，或

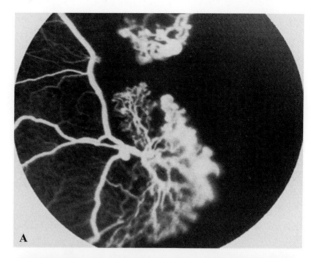

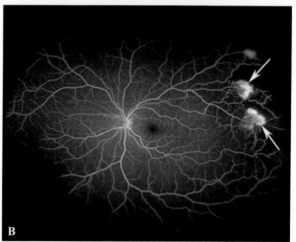

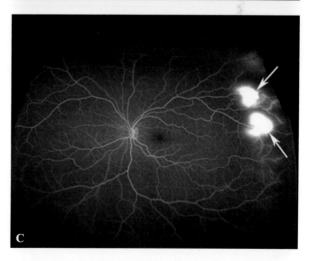

▲ 图 60-10　1 例 HbSC 患者的周边眼底可见海扇样病变。叶状血管结构通常出现在周边视网膜灌注和无灌注区的边缘
A. 一张 30° 的图片显示了一个海扇样病变的细节；B. 超广角视野荧光素血管造影显示另一位患者的海扇样病灶有明亮的高荧光；C. B 图中患者的血管造影晚期显示叶状新生血管的弥漫性渗漏（箭）

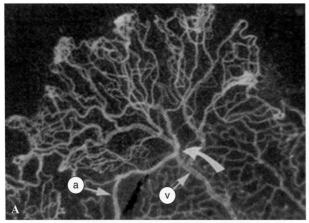

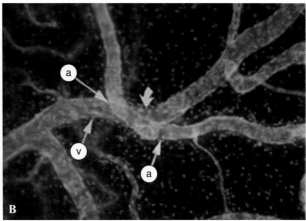

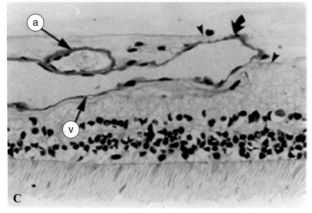

▲ 图 60-11　40 岁 HbSS 患者的扁平嵌入 ADPase 视网膜

A. 在切片前，在视网膜整体的暗视野照射下显示出海扇样病灶的形成。这种形成发生在动脉（a）和静脉（v）的交叉处（弯箭），有五个与动脉循环的连接，四个与静脉通道的连接；B. 动静脉交叉放大；C. 动静脉交叉的横截面显示，在灌注和无灌注视网膜的交界处，该区域的视网膜非常薄。经许可，图片转载自 McLeod DS, Fukushima A, Goldberg MF, et al. Histopathologic features of neovascularization in sickle-cell retinopathy. Am J Ophthalmol 1997;124:455–72.

表 60-1　增殖性镰状细胞视网膜病变的 Goldberg 分类

Ⅰ期	外周动脉闭塞
Ⅱ期	外周动静脉吻合
Ⅲ期	新生血管和纤维增生
Ⅳ期	玻璃体积血
Ⅴ期	视网膜脱离

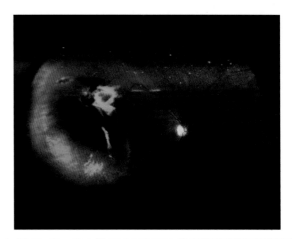

▲ 图 60-12　在 1 例 HbSC 和 PSR 患者的黄斑部可见牵引性孔源性视网膜脱离的海扇状新生血管

经许可，图片转载自 Moshiri A, Ha NK, Ko FS, Scott AW. Bevacizumab presurgical treatment for proliferative sickle-cell retinopathy-related retinal detachment. Retin Cases Brief Rep 2013;7:204–5.

者患者最初出现玻璃体积血，复发性玻璃体积血的风险也会增加[113]。慢性玻璃体积血可引起纤维胶质膜和玻璃体条索，产生牵引力，导致视网膜脱离[48, 58]。

5. Ⅴ期 Stage Ⅴ

牵引性和（或）孔源性视网膜脱离（TRD）的存在定义了 Goldberg Ⅴ期（图 60-12）。慢性玻璃体积血或新生血管组织慢性渗出导致玻璃体膜形成。视网膜裂孔也可能是由于局部视网膜萎缩和慢性血管阻塞和缺血导致的变薄所致[48]。

牵引也可能导致视网膜裂孔。与增生性糖尿病视网膜病变中常见的 TRD 不同，SCD 中的 TRD 最常累及周边视网膜而不是后极部。PSR 的替代分类方案已被提出，但尚未得到广泛的应用[114, 115]。

八、发病率/患病率 Incidence/Prevalence

HbSC 和 S-β 珠蛋白生成障碍性贫血患者 PSR 的发生率高于 HbSS 患者。在一项对 SCD 患者进行的 20 年以上纵向随访的自然史研究中，PSR 在 HbSC 患者中的患病率更高，到 24—26 岁时，43% 的 HbSC 患者和仅 14% 的 HbSS 患者发生了 PSR[116]。

九、危险因素 Risk Factors

Fox 及其同事描述了增加个人发展 PSR 可能性的危险因素[117]。在 HbSS 基因型中，男性高总血红蛋白和男性和女性低 Hb F 与 PSR 的发生有关。在 HbSC 基因型中，平均细胞体积增加和低 Hb F 增加了男性和女性的患病风险。在 HbSC 基因型的男性中，高总血红蛋白和高 MCHC 导致 PSR 风险较高[7, 117]。

十、自然病程 Natural History

增殖性镰状病变的自体梗死（autoinfarction）多发，32% 左右的眼可出现 PSR 自发消退[116]。自身梗死的机制尚不完全清楚。这一过程可能是由于海扇新生血管复合体血管通道内的慢性和重复性血管阻塞所致。在随访 10 年的 120 例 HbSS 患者和 222 例 HbSC 患者中，10% 的未治疗眼出现视力下降[118]。视力丧失最常见的原因是 PSR，特别是玻璃体积血、TRD 和视网膜前膜。非增殖性疾病患者在 10 年内视力丧失的发生率低于 PSR 患者[118]。

十一、眼科治疗 Ophthalmic Treatments

考虑到自发性出血的风险相对较低和自身梗死的概率相对较高，对于小的、平坦的、无症状的周围病变不需要干预[119, 120a]。如果海扇快速生长，出现大面积的、升高的海扇，自发性出血或双侧增生性疾病，可能需要治疗[13]。对这些病例进行干预的目的是防止Ⅲ期 PSR 进展到Ⅳ期或Ⅴ期。

播散激光光凝是目前 PSR 治疗的主要方法（图 60-13）。播散激光治疗的方法与传统治疗增殖性糖尿病视网膜病变的方法相似，后者通过激光光凝使缺血的视网膜消融，从而减少对病理生长因子

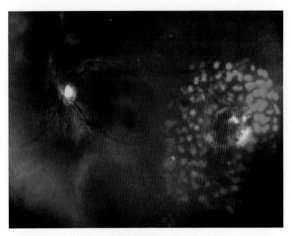

▲ 图 60-13　超广角视野眼底摄影显示 1 例 HbSC 患者在播散样激光治疗后海扇样病变立即出现局部出血

分泌的刺激。激光光凝缺血视网膜也有助于降低视网膜的整体氧需求。通过激光破坏缺血、受损的周边视网膜，血管内的氧气可以分流到更健康、更有活力的视网膜组织。缺氧诱导因子 1α 和 VEGF 在无血管视网膜、灌注和无灌注视网膜交界区和缺血后视网膜 PSR 区均有强表达[120b]。

抗 VEGF 药物已成功用于 PSR 的治疗。据报道，玻璃体腔注射贝伐单抗可导致 PSR 患者视网膜新生血管完全消退和玻璃体积血的消退[121, 122]。其中一组在 1 例 PSR 患者单次玻璃体腔注射 ranibizumab 后，发现新生血管完全消退，玻璃体积血完全消失，随访 9 个月后无复发[123]。玻璃体腔注射贝伐单抗也被用作与增殖性镰状细胞视网膜病变相关的视网膜脱离的术前辅助治疗。Moshiri 和我们的小组观察到，术前给予贝伐单抗玻璃体腔内注射可导致海扇新生血管的消退，有助于手术剥离和视网膜牵引条索的去除，并减少术中出血（图 60-12）[124]。进一步的研究有助于评价抗 VEGF 治疗在 PSR 中的作用。

玻璃体切除术可考虑用于非透明性玻璃体积血，并可用于改善视网膜病理的可视化，以促进光凝等治疗。一种可能的治疗方法是将玻璃体切除术和播散激光光凝结合起来，同时考虑在具有活跃 PSR 的眼内注射抗 VEGF。

换血、红细胞球和高压氧在过去被用来减少手术引起的前段缺血的并发症。这些方法没有明显的益处，并且与全身并发症有关[125]。在没有这些额外措施的情况下，采用现代玻璃体切除技术，对

PSR 眼进行玻璃体切除术是相当安全的。玻璃体视网膜手术医师应特别注意，通过避免在整个手术过程中及术后眼压升高，以最大限度地灌注眼球。在常规玻璃体切除术中，术中出血通常是由外科医师通过提高输液瓶的高度来暂时提高眼压，直到达到止血效果。有 PSR 的眼对短暂眼压升高引起的缺血损伤特别敏感。因此，应考虑采取措施减少术中出血可能性，如玻璃体腔内抗 VEGF 的预处理。同样重要的是，外科医师要与麻醉师协调，以确保患者在整个手术过程中和手术后都有良好的氧合。

考虑到周边视网膜裂孔和其他周边玻璃体视网膜病变的发展趋势，SCD 可考虑巩膜扣带术以减轻周边血管增生性病变的牵引力。尽管眼前节缺血是镰状细胞视网膜病变患者巩膜扣带术后的一个令人担忧的并发症，但巩膜扣带已安全地应用于镰状细胞视网膜脱离手术中[126]。

Williamson 及其同事报道了他们处理镰状细胞视网膜病变玻璃体视网膜并发症的经验[127]。

当用分层法（即视网膜表面前纤维组织的切向剥离）从萎缩、缺血的周边视网膜剥离膜时，发现医源性视网膜撕裂的比例很高。因此，这些作者推荐分割（去除前后牵引）技术，而不是分层。

十二、影像学 Imaging

所选择的成像方式有助于镰状细胞视网膜病变的诊断、监测和治疗反应的评估。吲哚菁绿（ICGA）血管造影已被研究作为评价脉络膜灌注的一种方法，但 ICGA 在镰状细胞视网膜病变中的应用尚不清楚[128]。使用超广角成像（UWF）有助于检测和监测周围病变（图 60-12）。超广角眼底摄影和 FA 是检测早期视网膜病变的最佳方法，因为血管阻塞位于远周边，许多摄影师用标准相机无法看到。FA 仍然是评价视网膜灌注和新生血管的金标准的成像工具。传统 FA 的一个潜在的局限性是难以对镰状视网膜病变患者的远周边视网膜的病理进行成像[114]。因此，UWF 成像已成为评价视网膜周边的有用手段。如前所述，SD-OCT 提供了有关中心凹解剖的重要细节，这可能有助于镰状视网膜病变的诊断和治疗，甚至在无症状患者中也是如此[81, 83-87]。

FA 的一个缺点是它具有侵入性和耗时性，并且缺乏捕捉毛细血管周围和深层毛细血管网络的能力。OCT 血管造影（OCTA）是一种新兴的无创成像方法。运动对比度用于创建详细的容积扫描，通过它可以看到视网膜微血管。OCTA 提供视网膜血流的结构和功能信息[129]。影像学研究表明镰状细胞病患者可能在深部毛细血管网络中遭受缺血，即使 FA 上的 FAZ 明显完整（图 60-14 和图 60-15）。我们的研究组对连续的镰状细胞病患者进行 OCTA 成像[130]。10 只眼中有 5 只眼在 SD-OCT 上发现视网膜变薄，每只眼在 OCTA 上都有相应的血管密度

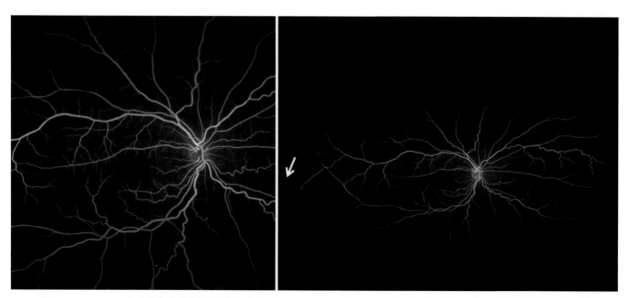

▲ 图 60-14　HbSS 患者的超广角视野荧光素血管造影显示黄斑灌注正常，颞侧视网膜周边非常细微的周边无灌注（箭）

丢失。这些 OCTA 图像支持这样一个概念，即在 SD-OCT 上，深毛细血管丛的不灌注可能是黄斑变薄的一些区域的原因，因为每个黄斑变薄的患者在 OCTA 上都有相应的血管流动损失，这种损失在深层血管丛中比在浅层血管丛中更明显[130]。OCTA 可检测到 FA 上未检测到的视网膜微血管的异常（图 60-14）[129]，尽管其作用尚不清楚，但 OCTA 可在了解 SCD 患者的视网膜血管病理学方面发挥作用。

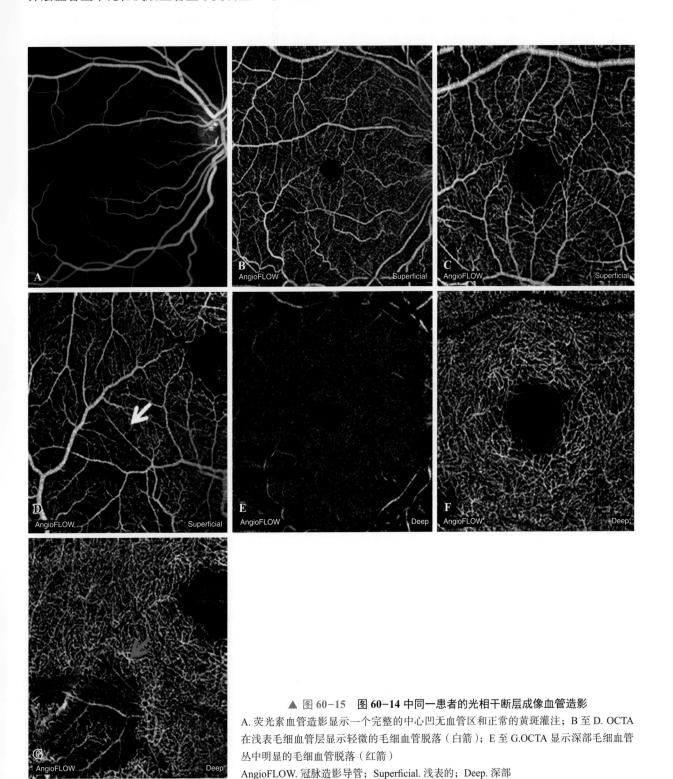

▲ 图 60-15　图 60-14 中同一患者的光相干断层成像血管造影
A. 荧光素血管造影显示一个完整的中心凹无血管区和正常的黄斑灌注；B 至 D. OCTA 在浅表毛细血管层显示轻微的毛细血管脱落（白箭）；E 至 G.OCTA 显示深部毛细血管丛中明显的毛细血管脱落（红箭）
AngioFLOW. 冠脉造影导管；Superficial. 浅表的；Deep. 深部

十三、健康维护与视网膜病变筛查
Health Maintenance and Retinopathy Screening

为筛选、监测和管理镰状细胞病的并发症提供指导的大型临床试验是有限的。专家共识建议确实存在健康维护，包括支持管理疼痛镰状细胞危象（表 60-2）[131]。强烈建议将 SCD 患者转至视网膜病变筛查的视网膜专科医师，从 10 岁左右开始筛查，对于那些筛查检查"正常"（normal）的患者，

在 1~2 年内复查。然而，尽管"强有力"（strong）的建议是基于专家的共识，但缺乏高质量的基于循证的数据作为筛选建议的基础。远程视网膜筛查在糖尿病性视网膜病变和早产儿视网膜病变等疾病中显示出良好的应用前景。非物理学家可以获得高质量的眼底图像，然后将其传输到远程阅读中心，由专家进行解释。远程医疗可能是一个潜在的未来战略，以确定哪些 SCD 患者将受益于转诊进行详细的眼科检查。

表 60-2　镰状细胞病的循证健康维护建议

SCD 循证健康维护建议 a	推荐力度	证据质量
预防侵袭性肺炎球菌感染		
在所有患有 HbSS 的儿童中，每天两次口服预防性青霉素（年龄＜3 岁者为 125mg，≥3 岁的为 250mg），直到 5 岁	强	适度
5 岁时停止使用预防性青霉素，除非他们有脾切除术或侵袭性肺炎球菌感染，确保在停用前完成肺炎球菌疫苗接种系列	适度	适度
确保所有年龄段 SCD 患者都接种过肺炎链球菌疫苗	强	适度
免疫		
6—18 岁患有功能性或解剖性无精症的儿童应接种 1 剂 PCV13（结合 130 价疫苗）	共识	适配 b
年龄≥19 岁，未接种肺炎球菌疫苗但有功能性或解剖性无精症，且之前未接种过 PCV13 或 PPSV23（23 价多糖疫苗）的成年人，应先接种 1 剂 PCV13，然后至少 8 周后再注射 PPSV23，后续剂量的 PPSV23 遵循目前 PPSV23 对高危成人的建议		
对于 19—64 岁患有功能性或解剖性无精症的 19—64 岁患者，建议在第一次服用 PPSV23 后 5 年再服用第二剂 PPSV23		
此外，那些在 65 岁之前接受过 PPSV23 治疗的人，如果从之前的 PPSV23 剂量到现在已经过去了至少 5 年，则应在 65 岁或更晚的年龄接受另一剂量的疫苗		
年龄≥19 岁、先前接种过 PPSV23 疫苗且患有功能性或解剖性痴呆的成年人，在最后一次 PPSV23 剂量后应给予≥1 年的 PCV13 剂量		
对于需要额外剂量 PPSV23 的患者，第一次剂量应在 PCV13 剂量后 8 周内和最近剂量 PPSV23 后至少 5 年内给予		
丙型肝炎筛查：对感染风险较高的人群（如多次输血者）进行丙型肝炎病毒感染筛查，并对 1945—1965 年出生的所有成年人进行一次丙型肝炎病毒感染筛查	共识	适配 c
心电图检查：不要用心电图筛查无症状的儿童或成人 SCD	弱	低
视网膜病变筛查		
从 10 岁开始，请眼科医师进行扩眼检查，以评估视网膜病变	强	低

（续表）

SCD 循证健康维护建议 a	推荐力度	证据质量
对于视网膜散瞳检查正常的人，每隔 1～2 年再进行一次筛检	共识	专家小组 d
使用神经影像学筛查中风风险		
对于 SCA 儿童，根据 STOP 研究中使用的方法，每年用经颅多普勒检查（从 2 岁开始，持续到至少 16 岁）	强	适度
具有预防中风长期输血治疗专业知识的专家 对于有条件（170～199cm/s）或经颅多普勒检查结果升高（≥ 200cm/s）的儿童，请咨询	强	高
对于 SCA 以外基因型的儿童（如 HbSβ*– 珠蛋白生成障碍性贫血或 HbSC），不要进行经颅多普勒筛查	强	低
对于无症状的 SCD 患儿，不要进行 MRI 或 CT 筛查	适度	低
对于无症状的成人 SCD，不要进行神经影像学（经颅多普勒、MRI 或 CT）筛查	适度	非常低
肺疾病筛查：不要用肺功能测试筛查无症状的儿童和成人	适度	低
避孕、生殖咨询和孕期阿片类药物的使用	共识	适应 e

a. 选择建议的顺序是为了反映它们可能需要执行的频率。例如，免疫接种建议适用于所有 SCD 患者，而可能只有一部分 SCD 患者需要肺功能评估或避孕信息。

b. 根据免疫实践咨询委员会（ACIP）2014 年建议改编的结论。

c. 共识采纳了美国预防性服务工作组（USPSTF）的建议。框 1 包含协商一致的标准建议 [131]。

d. 框 1 包含专家组一致意见的标准 [131]。

e. 共识采纳了世界卫生组织和美国疾病控制和预防中心的建议。框 1 载有经协商一致通过的建议的标准

CT. 计算机断层扫描；MRI. 磁共振成像；SCA. 镰状细胞贫血；SCD. 镰状细胞病；STOP. 镰状细胞性贫血的脑卒中预防试验

表格由 Yawn BP, Buchanan GR, Afenyi-Annan AN, et al. Management of sickle cell disease:summary of the 2014 evidence-based report by expert panel members. JAMA 2014；312；1033–48. 许可复制

十四、未来潜在的治疗选择 Potential Therapeutic Options For The Future

SCD 仍然是一种与多器官功能障碍和早死相关的毁灭性疾病。目前已知的镰状细胞病的唯一治疗方法是清髓治疗和 HLA 匹配的同胞供体的异基因干细胞治疗 [132]。降低 Hb S 和增加 Hb F 的治疗策略已被证明可降低 SCD 的全身发病率，因为较高的 HbF 可能会干扰 Hb S 的聚合。增加 Hb F 的药物包括羟基脲、ω-3 脂肪酸和促红细胞生成素。羟基脲是 SCD 唯一经批准的口服药物 [133]。Hb S 细胞的负荷可以通过输血或采血来减少。华法林、肝素和噻氯匹定也可以作为 SCD 患者的辅助治疗，因为这些药物可以作为抗血栓药物。其他未来的研究领域包括造血干细胞移植、基因治疗和自体基因矫正干细胞设计 [7, 133, 134]。

第61章 放射性视网膜病变
Radiation Retinopathy

Leigh Spielberg Patrick De Potter Anita Leys 著

一、概述 Introduction

放射性视网膜病变（radiation retinopathy，RR）是一种缓慢进行的、迟发性视网膜血管闭塞性微血管病，在视网膜暴露于电离辐射后，其潜伏期可变。1933 年，Stallard 首先描述了这个术语，它包含了所有视网膜血管的变化，包括缺血性（ischemic）和增殖性（proliferative RR，PRR）和辐射性黄斑病变[1]。它是眼睛暴露于任何放射源的潜在破坏性后遗症，包括局部敷贴放射治疗（brachytherapy，近距离放射治疗）、外照射放射治疗（external-beam radiation treatment，ERBT）、质子束放射治疗（proton beam radiation）、氦离子放射治疗和伽马刀放射治疗眼睛、眼附属器、眼眶和头颈部结构[2-6]。放射治疗为视网膜母细胞瘤、脉络膜黑色素瘤和眼转移癌患者提供了除眼球摘除外的另一种治疗方法[7-9]，并为眼眶、鼻窦和颅内肿瘤提供了挽救生命的治疗。由于协作性的眼部黑色素瘤研究（collaborative ocular melanoma study，COMS）显示，在放射治疗和摘眼手术后的生存率相似，因此向眼球挽救治疗策略的转变增加了放射治疗的使用，并因此增加了其并发症，报道的 RR 发生率从 3% 到 20% 以上[10, 11]。目前对放射治疗新血管年龄相关性黄斑变性的兴趣可能进一步增加这种并发症的风险[12-15]。

RR 的风险与放射治疗本身的特点、全身疾病的存在及暴露于化疗等放射增敏剂有关。检眼镜检查结果变化很大，从散在的视网膜出血、微血管瘤和棉絮斑到黄斑水肿、大血管阻塞、广泛的缺血性视网膜病变和黄斑病变，以及随之而来的视网膜和眼部新生血管。在视网膜内，后极部对这种病理改变特别敏感[16]，对视力预后有严重影响。事实上，累及中心凹的黄斑水肿是放射性视网膜病变患者视觉障碍的主要原因。此外，RR 具有很长的潜伏期，并且可能在 8 年或更长时间内无法在临床上检测到[17]。

虽然 RR 有一个可变的过程，但常为暴发性，其血管病变倾向于通过影响黄斑微血管而逐渐降低视力的趋势。此外，这种结构损伤往往是不可逆的，尤其是在黄斑无灌注和缺血的情况下。

二、病因学、发病机制及组织病理学 Etiology, Pathogenesis, and Histopathology

RR 可被描述为一种进行性闭塞性动脉炎，可引发退行性和增殖性血管改变和微血管功能障碍的特征性模式。放射疗法的治疗和肿瘤杀伤作用既直接通过对快速分裂细胞 DNA 的损伤产生，也间接通过自由基产生。然而，这些过程不仅损害肿瘤本身，也损害健康组织的血管和间质支持结构。这会导致急性渗出性和缓慢进行性闭塞性血管病[18]。最初的病理改变和基本的异常是视网膜血管内皮细胞损伤和丢失及相关的炎症[18-22]，主要发生在毛细血管中，随后毛细血管闭合，荧光素血管造影（FA）清晰可见[17, 23-25]，导致视网膜缺血、神经组织坏死和纤维血管增生[16, 21, 24, 26, 27]。

毛细血管细胞的丢失导致微血管瘤的发生，血流动力学的改变产生有孔的毛细血管扩张的视网膜血管。较大的视网膜血管在视网膜病变的后期才被累及。在动物模型中，视网膜主要动脉和静脉的直径减少了 75%[22]。血管闭合是 FA 最具特征性的发现，尽管其他异常，如视网膜血管瘤样增生，已经被描述[28]。检眼镜下可见鬼影血管（ghost vessels）。视网膜中央动脉阻塞和脉络膜循环中断都被认为是高剂量照射的结果[29-31]。治疗几个月后可发现脉络膜毛细血管灌注不足，导致脉络膜病变和脉络膜视网膜萎缩[31]。广泛的血管阻塞导致血管内皮生长因子的产生[21]，导致血管新生和血管通透性增加，两者都导致血管渗漏和组织水肿[32]。葡萄膜渗漏也可能存在[33]。

脉络膜毛细血管、视网膜色素上皮、光感受器和视网膜神经纤维的消失及白细胞的浸润，已在组织学上得到证实[34]。缺乏光感受器细胞的区域与黑素细胞数量减少的色素分散区域相对应。小动脉和毛细血管壁增厚，内皮细胞丢失。与糖尿病视网膜病变（周细胞最初受到影响）不同，RR 表现为内皮细胞的早期丢失。然而，在严重受损的毛细血管中，周细胞也会受到影响。

光相干断层扫描显示了内丛状层、内核层和外丛状层的明显变薄，提示原发性辐射损伤最初局限于视网膜的内层[35]。然而，继发性的功能改变可能发生在外层视网膜[36]。

三、自然病程及临床特点 Natural History and Clinical Features

RR 显示的临床和血管造影特征几乎与糖尿病视网膜病变相同[37]。这并不奇怪，因为辐射和糖尿病都主要损害视网膜毛细血管。在眼科镜下，微血管瘤是最早出现的。它们几乎是普遍存在的[38]，紧随其后的是视网膜内出血、黄斑毛细血管扩张和不灌注、神经纤维层梗死（棉絮斑；图 61-1 和图 61-2）[17]。视网膜水肿、硬性渗出物、毛细血管扩张和血管周围鞘层可能遵循不同的顺序和潜伏期。硬性渗出物在近距离放疗后更为普遍（图 61-3），而视网膜出血和微血管瘤则更常见于 EBRT 术后[16]。毛细血管扩张样血管（telangiectatic-like vessels）是视网膜病变的特征，可能代表毛细血管闭塞边缘的侧支血管系统[17]。毛细血管闭合的汇合区导致大面积视网膜毛细血管不灌注。荧光素血管造影的特征是视网膜毛细血管严重不灌注、毛细血管扩张和微血管瘤，常合并伴有黄斑水肿或缺血[16]。黄斑中心脉络膜视网膜吻合术也有报道[39]。新生血管可能在以后发展（图 61-1），约 32% 的 RR 眼中可见[40]。这种发展被称为增殖性放射性视网膜病变（proliferative radiation retinopathy，PRR），其存在是不祥的。与增殖性糖尿病视网膜病变类似，它提示严重缺血，对长期视力的预后更差。如果不进行治疗，可能会导致新生血管性青光眼、玻璃体积血和由纤维血管增生引起的牵引性视网膜脱离，类似于糖尿病视网膜病变。然而，与糖尿病视网膜病变和其他视网膜血管病变相比，新生血管并不典型地通过内界膜伸入玻璃体[21]。然而，玻璃体积血是可能发生的，它的存在与视力和眼球挽救及鬼影细胞或新生

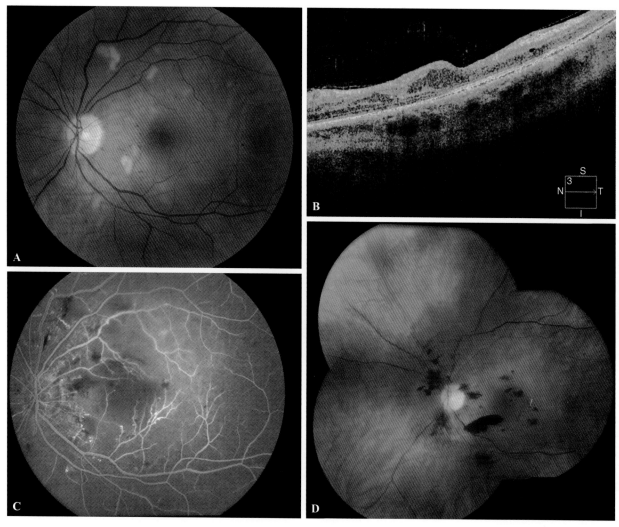

▲ 图 61-1　一位 32 岁女性接受 4 个周期的利妥昔单抗和分次外照射治疗（20×2Gy），治疗左上颌窦非霍奇金淋巴瘤

眼睑肿胀、上睑下垂、结膜红肿和干眼症是首要的眼部并发症。此后不久，由于放射性视网膜病变和视神经病变，出现大量棉絮斑、视网膜出血和视盘苍白（A），导致视力丧失。随后观察到黄斑水肿（B）和进行性毛细血管不灌注（C）。单次玻璃体腔注射类固醇。放射治疗后 2 年，诊断为放射性视网膜病变后 15 个月，因视盘新生血管导致内界膜下出血和玻璃体积血，以及广泛的视网膜无灌注（D）。没有观察到虹膜红变或眼压升高。然而，最终的视力下降到数指

血管性青光眼的预后不良有关。它还阻碍了临床医师监测视网膜病变和使用激光光凝治疗进展的能力（表 61-1）。

四、分类 Classification

　　目前还没有标准的 RR 分类方法，尽管已经开发了几种方法。可分为临床 / 眼科镜检查、荧光素血管造影检查或基于 OCT 检查。Finger 和 Kurli 提出了一个四阶段的预后相关分类法，利用检眼镜和荧光素血管造影结果对黄斑和黄斑外病变进行分类[41]。在这个系统中，第一阶段包括黄斑外缺血性改变，第二阶段包括黄斑缺血改变，第三阶段表明（额外）黄斑缺血改变和黄斑水肿和视网膜新生血管的存在，第四阶段包括玻璃体积血和至少 5 个视盘的视网膜缺血区，无论是黄斑还是黄斑外。

　　FA 允许临床医师确定黄斑的状况，允许黄斑病变被细分为缺血性和非缺血性，这对预后有重要意义。FA 还允许对黄斑水肿进行分类，如果进行格栅或局部激光光凝，这是有用的。早期治疗糖尿病视网膜病变研究（FTDRS）定义的有临床意义上的黄斑水肿已应用于黄斑水肿相关的放射损伤。在这些病例中，它被称为具有临床意义的辐射性黄斑

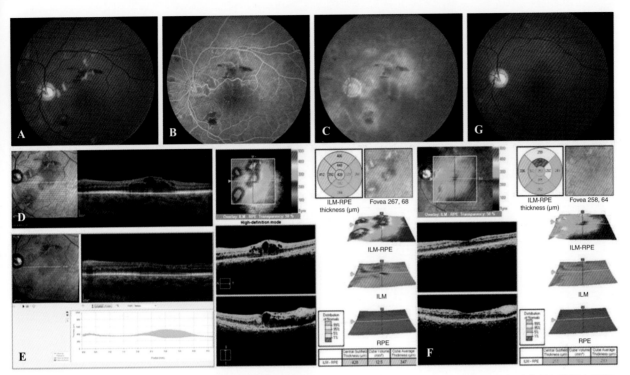

▲ 图 61-2　一位 63 岁男性在颞叶前脑膜瘤切除和随后的放射治疗（60 Gray in 2-Gray fractions）3 年后发现左眼视力下降
报告时，视力为 20/40。诊断为放射性视网膜病变，黄斑水肿，大量棉絮斑和后极部出血。荧光素血管造影显示毛细血管脱落（B）和
渗漏（C）。光相干断层扫描显示明显的囊样水肿（D）。贝伐单抗玻璃体腔注射 4 天后，水肿已经消退，Spectralis（E）和 Cirrus（F）
OCT 显示。在 27 个月的随访中，放射性视网膜病变仍然存在，但有好转，最后一次就诊（G）时视力为 20/32

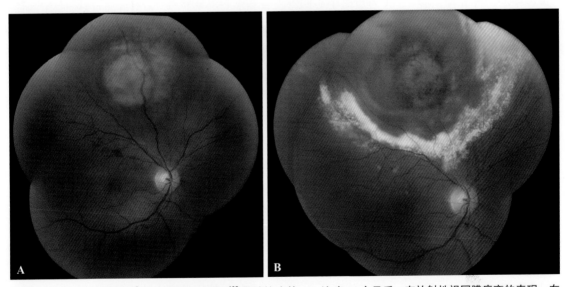

▲ 图 61-3　A. 大的蘑菇状脉络膜黑色素瘤 I^125 敷贴放疗前；B. 治疗 14 个月后，有放射性视网膜病变的表现，在
黄斑上方棉絮斑、渗出性视网膜脱离和威胁黄斑的硬性渗出物

水肿，其定义遵循 ETDRS：中心凹 500mm 范围内的视网膜增厚，中心凹 500mm 范围内与水肿相关的硬性渗出物，以及一个或多个视网膜增厚区≥1 个视盘区域，其中任何部分在中心凹 1 个视盘直径范围内[42]。在糖尿病视网膜病变的治疗中，OCT 是必不可少的。黄斑水肿在 OCT 上比临床上可检测到的放射性黄斑病变早 5 个月[43]。Horgan 等在标准参考 OCT 图像的基础上提出了一个基于 5 点

表 61-1　87 眼放射性视网膜病变的表现

并发症	发病率
黄斑缺血	76%
有临床意义的黄斑水肿	76%
非增殖性放射性视网膜病变	68%
放射视神经病变	55%
白内障	52%
增殖性放射性视网膜病变	32%
玻璃体积血	24%
青光眼	12%
放射性角膜病	10%
牵引性视网膜脱离	5%

图片改编自 Kinyoun JL. Long-term visual acuity results of treated and untreated radiation retinopathy (an AOS thesis). Trans Am Ophthalmol Soc 2008；106：325–35.

OCT 的分级标准：1 级为黄斑中心凹外非囊样水肿；2 级为黄斑中心凹外囊样水肿；3 级为黄斑中心凹非囊性水肿；4 级为轻度至中度黄斑中心凹囊样水肿；5 级为重度黄斑中心凹囊样水肿[43]。这项研究表明，在葡萄膜黑色素瘤的巩膜外敷贴放射治疗后 4 个月，OCT 显示黄斑水肿，其发病率在 12～18 个月达到高峰，并且与显著的视力下降有关。

OCT 血管造影术（OCTA）的引入使得在 OCT 检测到血管变化之前就可以看到血管变化。最近的一项研究表明，OCTA 有利于 RR 患者的诊断和随访，使早期检测和更精确的治疗成为可能[44]。

将 RR 分为增殖型（PRR）和非增殖型（NPRR）也具有重要的预后意义。采用 Kaplan-Meier 分析的回顾性研究报告了 3841 只眼在葡萄膜黑色素瘤的 5 年接受敷贴外放射治疗时的 PRR 率为 5.8%，在 10 年和 15 年为 7%[45]。

五、危险因素 Risk Factors

RR 发生的危险因素可分为内在因素（固有 / 患者）和外在（医源性）因素。主要的患者因素是伴随的血管疾病，如糖尿病[46]。由于糖尿病和辐射都主要损害视网膜毛细血管，这种协同效应是可以预期的，因为毛细血管由于糖尿病而经历周细胞的早期丢失和由于辐射导致内皮细胞的丢失。这两种细胞类型的破坏使毛细血管几乎没有细胞结构支持，从而导致毛细血管闭合、动脉瘤、血管渗漏和出血。合并糖尿病也是视力不良的预后指标，增加了近 300% 的视力丧失风险[47]。部分原因是糖尿病与新生血管并发症的发病率和严重程度增加有关，包括新生血管性青光眼和放射治疗后的放射性视神经病变[48-50]。其他易患 RR 的血管疾病有动脉高压和冠状动脉疾病[51]。肿瘤的特征也可能导致更差的预后，包括较大的肿瘤和接近黄斑和视盘的肿瘤[52]。一项大型回顾性的多变量研究分析表明，葡萄膜黑色素瘤巩膜外放疗后增殖性 RR 的三个主要危险因素：年轻人、糖尿病和距视盘较近的肿瘤[53]。

化疗无论是否与放疗同时进行，也会增加 RR 的风险[16, 54]，就像妊娠一样[55]。化疗增加了视网膜血管对辐射损伤的脆弱性，可能是通过增加氧自由基的作用[26]。它也增加了 PRR 的风险，PRR 的预后比 NPRR 差[56]。同时给予化疗会增加视觉并发症的风险[16, 26, 54, 57-59]，在较低的辐射剂量下会加剧 RR 的发展[16]，并可能缩短暴露和视网膜病变之间的潜伏期[54, 58, 60]。

六、发病率和剂量测定 Incidence and Dosimetry

最重要的外部或医源性危险因素与辐射本身有关。这些是辐射类型、治疗方式（外照射与近距离放疗或敷贴治疗）、总辐射剂量和该剂量的分级计划、辐射治疗过程中的总经过时间及治疗技术和（或）剂量计算中的错误[59, 61, 62]。

（一）辐射类型 Radiation Type

如果使用足够大的剂量，任何类型的辐射都可能导致视网膜病变及其相关并发症。87% 的视盘旁黑素瘤患者在敷贴放疗后出现 RR，89% 的质子束照射后出现放射性黄斑病变。然而，这两种放射类型与严重的视力限制性并发症（如虹膜红变和新生血管性青光眼）的相关性均不如伽马刀治疗高，伽马刀治疗可导致近 50% 的患者完全丧失视力[5]。

（二）治疗方式 Treatment Modality

需要考虑的一个重要因素是对眼睛暴露于 EBRT 的患者进行监测。与接受脉络膜黑色素瘤视网膜敷贴治疗的患者（由视网膜专家和眼科肿瘤专家定期评估）相比，接受 EBRT 治疗的患者在治疗数年后不太可能定期接受检眼镜检查。考虑到 RR 的进行性病理生理学和潜伏期，早期的治疗后检查可能是不够的，随后的眼科诊断和治疗的延迟可能导致长期黄斑水肿，导致缺血、纤维化和不可逆的视力丧失。

（三）总辐射剂量 Total Radiation Dose

剂量与 RR 之间的关系已得到很好的证实[29]。然而，精确的阈值很难确定。这种情况通常不会发生在总剂量 < 45Gy 时，除非存在糖尿病等其他危险因素[62, 63]。在一项对 68 只眼原发性颅外头颈部肿瘤行 EBRT 的研究中，视网膜病变的剂量 - 反应曲线的特点是发生率在 45～55Gy 显著增加[63]。几乎所有接受高剂量治疗的患者都会出现视网膜病变。最近的回顾性研究表明，超分割（每日两次剂量为 1.1～1.2Gy）EBRT 可显著降低发病率[62]。然而，在 70Gy 以上，视网膜病变的总发病率接近 40%。

（四）分馏计划 Fractionation Schedule

在 EBRT 过程中，增加的部分大小与视网膜并发症的发生率增加相关[16, 26, 59, 64, 65]。每部分剂量低于 1.9Gy/ 部分可以降低视网膜病变的发生率[63]。这被称为超分割（hyperfractionation），理论上允许视网膜有足够的时间来修复单链 DNA 断裂，在第二个邻近的损伤发生之前[62]。这减少了对视网膜的晚期毒性。然而，对于主要用于脉络膜黑色素瘤治疗的近距离放射治疗，由于辐射在一定时间内以预定剂量连续进行的，因此不可能进行分割。

（五）视网膜照射体积 Volume of Retina Irradiated

视网膜照射量也被证明是视网膜病变的重要预测因子。接受超过 50Gy 到超过 60% 视网膜的眼睛被证明更有可能发生 RR[29]。

（六）总运行时间 Total Elapsed Time

放射治疗与临床意义的视网膜病变发病之间的潜伏期可以为 1 个月到 15 年，但最常见的是 6 个月到 3 年。高剂量、单次治疗方案与更快速的起病相关[66]。

七、鉴别诊断与诊断评价 Differential Diagnosis and Diagnostic Evaluation

RR 可以在放射治疗后多年发生。由于这种潜在的延迟，RR 可能不被认为是视觉损失的原因。此外，由于检眼镜和血管造影的相似性，RR 可能被误诊为糖尿病或高血压性视网膜病变。然而，散瞳眼科检查加上仔细的病史，包括询问患者和彻底审查治疗记录以确定眼睛是否属于放射领域，通常会准确诊断。任何原因的头部放疗后都应考虑该诊断，包括治疗眼眶炎性疾病[67]，如甲状腺疾病和眼眶假瘤[68]，鼻窦恶性肿瘤和眼周皮肤病变。RR 区别于糖尿病视网膜病变的两个特征是放射治疗后 RPE 的萎缩和单侧病变的可能性。

骨髓移植视网膜病变可以模拟 RR，并且很难区分两者，除非受影响的患者有暴露于其中一种（如辐射）而不是另一种（如骨髓移植）的病史[69]。观察到的视网膜异常的其他潜在原因包括多支视网膜动脉阻塞、多发性视网膜静脉阻塞或其他原因引起的视网膜毛细血管扩张。在确诊 RR 之前，必须排除严重贫血、白血病和人类免疫缺陷病毒 / 获得性免疫缺陷综合征（HIV/AIDS）。

虽然诊断通常可以在临床上进行，但应考虑进一步的评估。荧光素和吲哚菁绿血管造影可用于确定视网膜缺血和血管异常的程度[70, 71]。如果怀疑黄斑病变，应进行 OCT 以确定黄斑水肿的程度，因为 OCT 上的黄斑厚度与敷贴治疗后 2 年的视力相关[43]。

八、预防和治疗 Prevention and Treatment

目前尚无广泛接受的 RR 治疗方案。迄今为止，治疗的基础是其临床、组织病理学和血管造影与糖尿病视网膜病变和视网膜静脉阻塞的相似性，这些疾病已经成功地进行了大规模的随机对照研究[24, 72, 73]。

视网膜激光光凝对缺血视网膜的保护作用已被证明是有效的，可预防视网膜和虹膜新生血管[74, 75]。其基本原理是破坏耗氧的光感受器细胞和 RPE 可降低眼内 VEGF 浓度，从而抑制活跃的视网膜新生血管形成[76]。然而，激光治疗的视力结果却令人失望。在敷贴近距离治疗后，提高视力的尝试包括用区域激光光凝和（或）Tenon 下注射曲安奈德和（或）反复玻璃体内注射抗血管内皮生长因子进行预防性治疗[77, 78]。在其他已确定 RR 的情况下，抗 VEGF 注射是目前治疗黄斑水肿和缺血性并发症的金标准。

Finger 等报道了利用激光光凝来消除敷贴近距离外放射治疗引起的缺血区[41]。他们观察了 64% 接受治疗的眼睛的早期 RR 消退情况，发现只有 18.75% 接受扇形播散激光预防性治疗的"高危"患者后来出现 RR。激光光凝也被用于治疗 RR 引起的黄斑水肿。虽然黄斑缺血目前还不能治疗，但经常伴随的黄斑水肿可能对光凝有反应。Hykin 等报道说，在 6 个月时，42% 的受影响眼睛在 Snellen 视力表上至少有一行视力改善，尽管在 12 个月和 24 个月时，治疗患者和对照组之间的差异不显著[79]。

皮质类固醇具有血管抑制和血管抗渗透特性，已被用于治疗新血管性 AMD、糖尿病性视网膜病变和黄斑水肿等各种疾病[80]。据报道，玻璃体腔注射曲安奈德在治疗放射性黄斑病变和视神经病变方面具有视觉和解剖学上的双重优势[81-83]。然而，与玻璃体腔注射相比，眼周注射曲安奈德可降低类固醇性青光眼、白内障、视网膜脱离和眼内炎的发病率[84-87]。最近，玻璃体腔内 0.7mg 地塞米松植入物的有益效果得到了证实[88-90]。

在过去的几年中，抗 VEGF 药物已成为治疗眼内新生血管和血管通透性的焦点。Finger 等首次报道了玻璃体腔注射贝伐单抗治疗放射性黄斑病变和视神经病变的疗效[91]。这导致视网膜水肿，出血，渗出物和新生血管在眼敷贴放射治疗后的消退。自这一早期报道以来，许多报道已经发表，表明玻璃体腔注射贝伐单抗和雷珠单抗在治疗因敷贴近距离放射治疗和 EBRT 引起的放射性黄斑病变和视神经病变中的关键作用[92-97]。高剂量（2.0mg）雷珠单抗也已成功地应用于标准剂量（0.5mg）抗血管内皮生长因子治疗失败的患者[98]。抗 VEGF 药物也被用于治疗 RR 的继发性并发症，即新生血管性青

光眼和渗出性视网膜脱离[99]。预防性使用抗血管内皮生长因子药物，或仅在病理发展时使用抗血管内皮生长因子药物是否最有效，目前还没有定论。然而，Gupta 等的一项小型研究提示黄斑水肿持续时间较短的患者比长期视网膜疾病患者受益更多[94]。此外，最佳治疗时间表尚未确定。

当然，预防是最理想的。减少剂量计算中人为错误的风险，改进屏蔽技术，以及增加对有发生 RR 风险的患者的监测是理想的目标。此外，患者应充分了解放射治疗的可能后果，特别是在对 Graves 眼病等非致死性病理状态进行治疗的情况下。

九、预后 Prognosis

视觉预后在很大程度上取决于毛细血管无灌注的程度和位置及新生血管的存在[100]。如果累及中心凹周围毛细血管网，由于视网膜萎缩或持续性黄斑水肿，以及在灌注和非灌注视网膜交界处以及视神经处发生的新血管化，中心视力的预后是不佳的。目前，约有 1/3 的 PRR 患者存在 RR，长期视觉预后（平均视力 20/440）比非增殖型（平均视力 20/100）可能更低，虽然这项回顾性研究有非常不同随访时间的 PRR（109 个月）和 NPRR（27 个月）[101]。同一研究报道黄斑水肿在 PRR（85.7%）比 NPRR（71.2%）更常见。Shields 等在敷贴放射治疗后的长期随访中发现视力不良的预测因素包括患者年龄 ≥ 60 岁，肿瘤基底 ≥ 10mm，肿瘤厚度 > 8mm，肿瘤基底的放射剂量 ≥ 33 300cGy，以及增加对视盘的放射剂量[102]。肿瘤的位置也很重要，肿瘤位于赤道后，则放射性黄斑病变和中心视力丧失的风险增加[103]。

十、结论 Conclusion

有两种完全不同的情况，应该考虑眼科医师治疗有风险的 RR 患者。在第一种情况下，患者将接受敷贴近距离治疗。他们可能会在含有敷贴的视网膜部分出现毛细血管不灌注，以及可能威胁黄斑的渗出性病变。因此，如有需要，必须密切随访患者，并可能使用扇形激光进行预防性治疗。在这些情况下，患者可能会被密切跟踪，并在此后不久确

定和治疗发展中的 RR。

第二种情况涉及除了近距离放射治疗外，还将接受非眼科医师使用其他技术治疗眼外肿瘤的患者。这些患者有很大的风险一直未确诊或诊断晚，因为他们不太可能像眼内疾病患者一样被密切跟踪。非眼科医师只有在患者抱怨视力下降时才会采取行动，这通常意味着视网膜病变已经发展到晚期。此外，许多患者只有在接受放射治疗多年后，即从放射治疗医师的护理中出院很久之后，才会出现视网膜病变。事实上，在患者发现视力下降之前，不会咨询眼科医师。

当遇到一个有棉絮斑、微血管瘤、渗出性改变和毛细血管脱落的视网膜血管疾病患者时，眼科医师必须考虑这个诊断，这些疾病看起来更为常见，尤其是糖尿病视网膜病变，但患者的放疗病史可能会损害了眼球后段结构。

第62章 眼缺血综合征
Ocular Ischemic Syndrome

Gary C. Brown　Sanjay Sharma　Melissa M. Brown　著

1963 年，Kearns 和 Hollenhorst[1] 报道了严重颈动脉阻塞性疾病继发的眼部症状和体征。他们称之为"静脉淤滞性视网膜病变"（venous stasis retinopathy），并指出其发生在大约 5% 的严重颈动脉供血不足或血栓形成的患者中。由于这个术语也被用来指轻度视网膜中央静脉阻塞，因此出现了一些混淆[2]。已经提出了许多其他的替代名称，包括缺血性眼炎（ischemic ocular inflammation）、缺血性眼病（ischemic oculopathy）和眼缺血综合征（ocular ischemic syndrome）[3-6]。对具有病变的眼进行的组织病理学检查通常不显示炎症[7, 8]，因此，本文作者和 Larry Magargal 博士提出的描述性术语是眼缺血性综合征[5, 6]。

一、人口统计学和发病率 Demographics and Incidence

眼缺血性综合征（ocular ischemic syndrome, OIS）患者的平均年龄约为 65 岁，一般在 50—80 岁。没有发现种族偏好，男性比女性受到的影响更大，比例约为 2:1。任何一眼都会受到影响，在大约 20% 的患者中，眼球受累是双侧的[5]。该病的发病率尚未得到广泛研究，但根据 Sturrock 和 Mueller[9] 的工作表明，每年可估计为 7.5 例 / 百万人。这个数字可能被错误地低估，因为有可能有一些病例被误诊。

二、病因学 Etiology

一般来说，同侧颈动脉系统 90% 或更大的狭窄存在于有 OIS 的眼中[5]。研究表明，90% 的颈动脉狭窄可使同侧视网膜中央动脉灌注压降低约 50%[10, 11]。阻塞可发生在颈总动脉或颈内动脉。在大约 50% 的病例中，受累的血管 100% 闭塞，而在 10% 的病例中，双侧颈动脉 100% 闭塞伴侧支血管[5]。动脉粥样硬化性阻塞在动脉分叉处更为常见。

偶尔，同侧眼动脉阻塞也是原因之一[5, 12, 13]。很少情况下，孤立的视网膜中央动脉阻塞可以模拟 OIS 患者眼内视网膜静脉扩张（但不是迂曲）和视网膜出血[14]。

颈动脉内动脉粥样硬化是绝大多数 OIS 的病因[5]。据报道，颈动脉夹层动脉瘤和巨细胞动脉炎、放射性损伤、烟雾综合征、视盘黑素瘤和大动脉炎都是其病因[15-20]。假设，诸如纤维肌发育不良、Behcet 病、创伤和其他导致颈动脉阻塞的炎症病变可能导致 OIS。同型半胱氨酸和 C 反应蛋白水平的升高与 OIS 有关[21-24]。

三、症状 Symptoms

（一）视力下降 Visual Loss

超过 90% 的 OIS 患者有患眼视力丧失的病史[5]。在 2/3 的病例中，它发生在几周内，但在大约 12% 的情况下是突然的。在后一组患者中，由于突然视力丧失，在眼底检查时经常出现樱桃红斑点（图 62-1）。

（二）延长光恢复 Prolonged Light Recovery

严重颈动脉阻塞患者暴露于强光照射后恢复时间延长[25]。这些病例在光照后也观察到视觉诱发反应的同时衰减。这种现象可归因于黄斑视网膜的缺血。在双侧严重颈动脉阻塞的病例中，双眼在强光照射下出现视觉丧失，类似于椎 – 基底动脉疾病引起的枕叶缺血[26]。

（三）闪烁暗点 Scintillating Scotomas

据报道，颈内动脉剥离导致类似偏头痛先兆的闪烁暗点[27]。虽然这些理论上可以与经典的 OIS 联系起来，但作者并没有观察到它们。然而，可以看到与椎 – 基底动脉供血不足相关的搏动性闪光[28]。在后一种情况下，经常出现眩晕、晕厥和（或）头痛。这是继发于 OIS 的光感受器病是不常见的[28]。

（四）一过性黑矇 Amaurosis Fugax

10%～15% 的 OIS 患者有一过性黑矇史[5, 29]。黑矇性眩晕，或短暂的几秒钟到几分钟的视力丧失，被认为最常见于视网膜中央动脉系统栓塞引起，尽管血管痉挛也可能起作用[30]。虽然大多数一过性黑矇患者没有 OIS，但它可以作为伴发的同侧颈动脉阻塞性疾病的指标。大约 1/3 的一过性黑矇患者有 75% 或以上的同侧颈动脉阻塞[31]。很少与眼动脉狭窄有关[31]。

（五）疼痛 Pain

大约 40% 的患者有眼部或眼眶疼痛[5]，我们称之为"眼绞痛"（ocular angina），通常，疼痛被描述为隐痛。它可能继发于新生血管性青光眼，但在眼压正常的情况下，病因可能是眼球和（或）同侧硬脑膜的缺血所致。

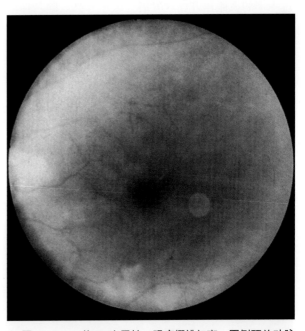

▲ 图 62-1　一位 66 岁男性，眼底樱桃红斑，同侧颈总动脉 100% 阻塞，有快速视力丧失的病史

四、体征 Signs

（一）视力 Visual Acuity

OIS 患者的呈现视力呈双峰分布，43% 的患眼视力在（20/20）～（20/50），37% 的患眼有数指或视力较差[32]。无光感通常在疾病的早期不出现，但在疾病的后期发展，通常继发于新生血管性青光眼。在所有 OIS 患者随访 1 年后，包括接受和未接受治疗的患者中，有 24% 患者视力在（20/20）～（20/50），58% 人为数指或更差的视力。除非颈动脉手术可以进行，否则视力预后通常很差[33-35]，尽管研究中有 1 例自发性消退。

（二）侧支血管 External Collaterals

额头偶尔可见明显的侧支血管（图 62-2）。这些血管连接着头部一侧的颈外动脉系统和另一侧的颈外动脉系统。这些血管侧支不应被误认为是巨细胞动脉炎所见的扩张的血管，因为颞动脉活检可能会关闭这一重要的侧支血流来源。

（三）眼前节改变 Anterior Segment Changes

虹膜新生血管在约 2/3 的 OIS 中出现（图 62-3）[5]。然而，即使前房角被纤维血管组织封闭，只有略超过一半的人眼压升高或发展为眼压升高。睫状体灌注受损，随后房水生成减少，可能是这一现象的原因。

虹膜红变（虹膜新生血管）常出现前房闪辉。根据 Schlaegel 分类，在近 1/5 的 OIS 患者眼中可

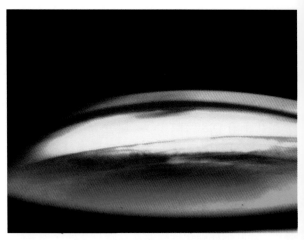

▲ 图 62-3　眼缺血综合征患者虹膜和角部新生血管的房角镜检查。纤维血管组织呈红色弧形，关闭前房角

见前房细胞反应，但很少超过 2+，在 0 到 4+ 范围内[36]。角膜后沉淀物可能存在，但通常很小。

在单侧病例中，每只眼的晶状体混浊程度一般没有什么差别。然而，随着疾病的进展，白内障晶状体的改变也会发展。在晚期，晶状体会明显混浊至成熟。

（四）后段表现 Posterior Segment Findings

视网膜动脉通常变窄，视网膜静脉通常扩张，但不迂曲（图 62-4）。静脉扩张可能伴有串珠，但通常不到明显的前增生性糖尿病视网膜病变的程度。静脉扩张可能是血流阻塞引起的缺血的非特异性反应。然而，在一些眼睛里，视网膜的动脉和静脉都变窄了。相反，视网膜中央静脉阻塞的眼睛通常也有扩张的视网膜静脉，但它们通常是迂曲的[5]。OIS 是继发于流入受损，而视网膜中央静脉阻塞通常与筛板处或其附近血栓形成导致的流出受损有关[37]，这可能是造成这种差异的原因。

大约 80% 的患眼可见视网膜出血。它们最常见于中周，但也可以延伸到后极（图 62-5 和图 62-6 在线）。虽然圆点出血和斑点出血是最常见的变异，视网膜浅部出血在神经纤维层偶尔可见。出血可能继发于视网膜小血管的渗漏，后者因缺血而造成内皮损伤。与糖尿病视网膜病变相似，它们也可能由微血管瘤破裂引起。一般来说，与伴有视网膜中央静脉阻塞的出血相比，OIS 出血的数量较少。它们几乎从不汇合。

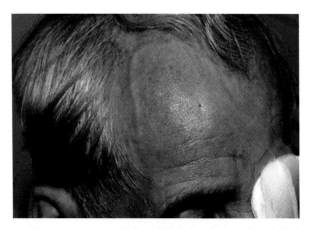

▲ 图 62-2　100% 左颈总动脉狭窄患者从右颈外动脉系统到左颈外动脉系统突出的侧支动脉

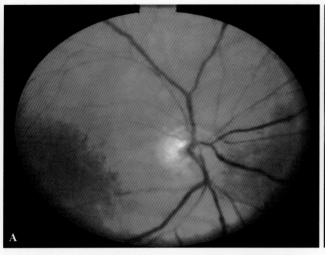
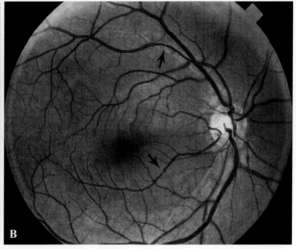

▲ 图 62-4　**A.** 眼缺血性综合征患者的视网膜动脉狭窄、串珠状，视网膜静脉扩张、串珠状，但不迂曲；**B.** 55 岁男性眼缺血性综合征合并双侧颈内动脉阻塞患者右眼视网膜动脉局灶性变窄（箭）

经许可，图片 B 转载自 Brown GC, Magargal LE. The ocular ischemic syndrome. Clinical, fluorescein angiographic and carotid angiographic features. Int Ophthalmol 1988；11：239-51.

微血管瘤多见于后极外，也可见于黄斑部。荧光素血管造影的高荧光（图 62-7）将这些异常与低荧光视网膜出血区分开来。视网膜毛细血管扩张也有描述[38]。

后段新生血管可发生在视盘或视网膜。约 35% 的眼睛出现视盘新生血管（图 62-8），约 8% 的眼睛出现视网膜新生血管[5]。在一项回顾性研究中，有 4% 的 OIS 眼因玻璃体牵引新生血管而发生玻璃体积血[5]。新生血管很少可以发展为严重的视网膜前纤维血管增生（图 62-9）。视网膜新生血管（图 62-10）出现在 8% 的眼睛缺血中。通常伴有视盘新生血管。

在 OIS 的大约 12% 的眼中可见樱桃红斑（图 62-1）[5]。它可能继发于视网膜中央动脉栓塞造成的内层视网膜缺血，但也可能在眼压超过视网膜中央动脉灌注压时发生，特别是在新生血管性青光眼患者眼中。

其他的眼后段征象[5] 包括 6% 的眼有棉絮斑（图 62-11），4% 的眼有自发性视网膜动脉搏动（图 62-12），2% 的眼有视网膜动脉内胆固醇栓塞[5]。与自发性视网膜静脉搏动（一种正常的变异，位于视盘大静脉的底部）相比，动脉搏动通常更为明显，可以从视盘向外延伸一个或多个视盘直径，进入周围的视网膜。在 OIS 眼也有前部缺血性视神

经病变（图 62-13）的报道[39, 40]。已有获得性视网膜动静脉交通的报道[41]。

表 62-1 列出了眼缺血性综合征的症状和眼前后段的征象[1-5, 9]。

五、辅助研究 Ancillary Studies

（一）荧光素血管造影 Fluorescein Angiography

与眼缺血性综合征相关的静脉荧光素血管造影征象如表 62-2 所示[5]。

在 OIS 中，臂 - 脉络膜和臂 - 视网膜循环时间延迟是常见的。然而，这些测量可能很难评估，因为它们取决于染料是注射在肘窝还是手部，也取决于注射速度。在静脉注射后，在视网膜动脉内观察到一个界限清楚的荧光素染料前缘是一个明显不寻常的发现。在继发于低灌注的 OIS 患者眼中可见（图 62-14）。

正常情况下，脉络膜填充在染料首次出现后 5s 内完成。60% 的 OIS 眼表现为斑片状和（或）延迟性脉络膜充盈（图 62-15）[5]。在某些情况下，充盈会延迟 1min 或更长时间。脉络膜充盈异常虽然不是最敏感的征象，但却是缺血性眼最特异的荧光素血管造影征象。

95% 的 OIS（高敏感性）患者视网膜动静脉传输时间延长，但在视网膜中央动脉阻塞和视网

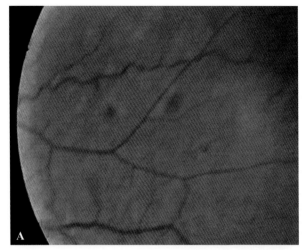

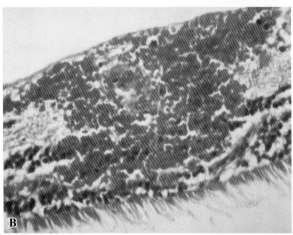

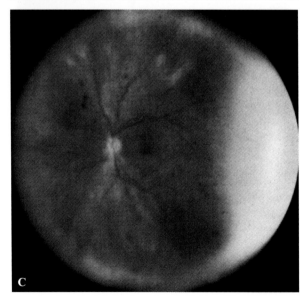

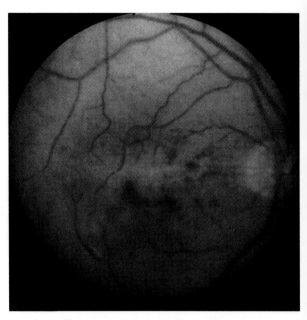

▲ 图 62-6　一名 35 岁男子的右眼底，有樱桃红斑点、虹膜红变和黄斑部视网膜出血。右颈内动脉 95% 的阻塞

膜中央静脉阻塞（低特异性）患眼中也可见[5]。正常情况下，在相应视网膜动脉内首次出现染料后 10～11s 内，颞侧血管弓内的视网膜主静脉完全充满。在极端的 OIS 病例中，视网膜静脉在整个研究过程中都无法充盈。在研究的后期阶段，视网膜血管的染色见于大约 85% 的眼睛（图 62-16 和图 62-17）[5]。大血管和小血管均可受累，动脉通常比静脉受累更多。慢性缺氧对内皮细胞的损害可能是染色的原因。相反，视网膜血管染色并不常见，仅视网膜中央动脉阻塞。视网膜中央静脉阻塞时，静脉可以显示晚期染色，但视网膜动脉一般不受影响。

　　约 1/6 的 OIS 患者在荧光素血管造影上可见黄斑渗漏和水肿（图 62-18）[42]。缺氧和随后较小的视网膜血管内的内皮损伤及微血管瘤的渗漏，可以解释这种现象（图 62-19）。染料积聚可能是轻微的或严重的，通常与视盘的高荧光有关。然而，视盘通常不肿胀。尽管荧光素血管造影有明显的渗漏，但检眼镜下黄斑水肿的囊性改变通常不如眼科手术后或糖尿病视网膜病变所见的那样明显。

　　视网膜毛细血管不灌注可在一些眼睛看到（图 62-20）。在组织病理学上观察到的视网膜毛细血管内内皮细胞和周细胞的缺失很可能与荧光素血管造

▲ 图 62-5　A. 眼缺血综合征患者眼底中周区圆形视网膜出血；B. 眼缺血性综合征视网膜出血的相关性组织病理学显示整个视网膜有血（HE 染色，60×）；C. 广角摄影显示眼部缺血综合征患者中周边视网膜出血
图片 B 由 W. Richard Green 博士提供

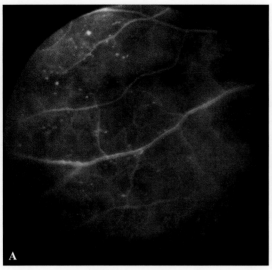
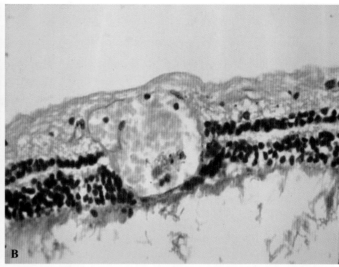

▲ 图 62-7 **A.** 眼缺血性综合征眼部：荧光素血管造影显示视网膜中周部有大量高荧光微血管瘤；**B.** 眼部微血管瘤与眼缺血性综合征的组织病理学相关性显示，该异常贯穿整个视网膜（过碘酸－希夫染色，**60×**）

经许可，图片 A 转载自 Brown GC，Magargal LE. The ocular ischemic syndrome.Clinical，fluorescein angiographic and carotid angiographic features. Int Ophthalmol 1988；11：239-51 许可复制

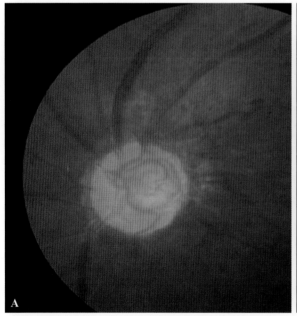
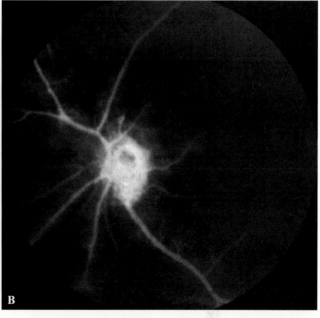

▲ 图 62-8 **A.** 眼部缺血性综合征患者的视盘新生血管；**B.** 在图 A 中，荧光素血管造影显示，由于新血管中的染料渗漏，导致明显的高荧光

经许可，图片转载自 Brown GC，Magargal LE，Simeone FA，et al. Arterial obstruction and ocular neovascularization. Ophthalmology 1982；89：139-46. © 1982, American Academy of Ophthalmology 版权所有

影所见的非灌注区相对应 [7, 8, 43]。

双侧同步的静脉荧光素血管造影是一种有助于诊断单侧 OIS 的技术 [44]。但是，这项技术需要专门的设备，而且检查通常不够方便。

（二）视网膜电图 Electroretinography

视网膜电图典型地揭示了有 OIS 的眼中 a 波和 b 波的振幅减小或消失（图 62-21）[5, 6]。b 波对应于 Müller 和（或）双极细胞的活动，因此对应于内

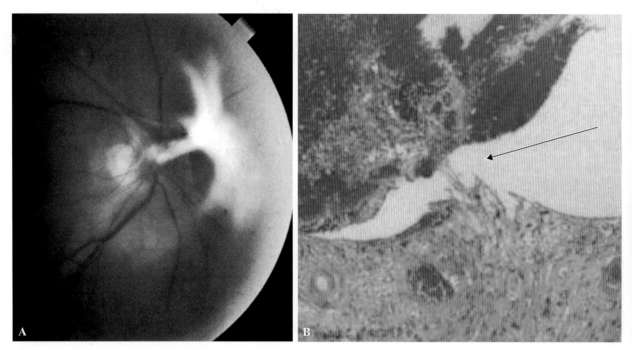

▲ 图 62-9 (A) Fibrovascular proliferation overlying the optic disc and causing retinal traction in an eye with the ocular ischemic syndrome. (B) Histopathology of an eye with ischemic retinopathy demonstrates a connection of neovascularization of the optic disc on stretch (arrow) between the inferior disc and the superior vitreous gel filled with blood. Presumably, the intravitreal blood occurred as a result of rupture of the thin-walled vessels on stretch (hematoxylin and eosin, ×60)

Panel A reproduced with permission from Brown GC, Magargal LE. The ocular ischemic syndrome. Clinical, fluorescein angiographic and carotid angiographic features. Int Ophthalmol 1988;11:239–51.

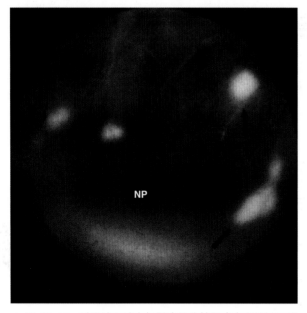

▲ 图 62-10 受眼缺血综合征影响的非糖尿病患者的视网膜新生血管（箭）。可见视网膜毛细血管无灌注区（NP）

经许可，图片转载自 Brown GC, Magargal LE, Simeone FA, et al. Arterial obstruction and ocular neovascularization. Ophthalmology 1982；89：139-46. Copyright © 1982, American Academy of Ophthalmology 版权所有

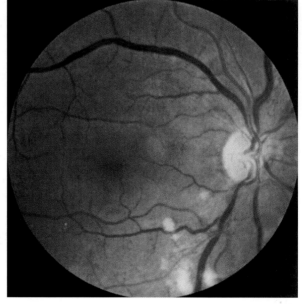

▲ 图 62-11 眼部缺血性综合征患者眼底棉絮斑。视网膜静脉不规则扩张也很明显

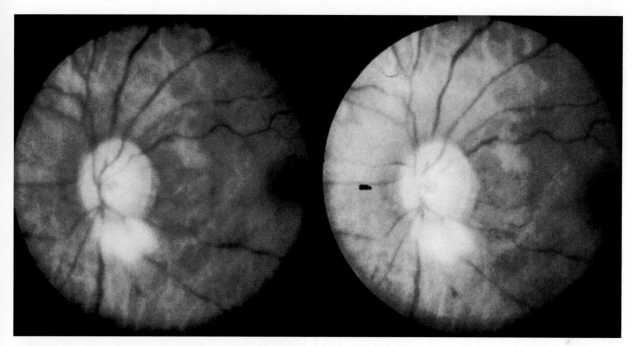

▲ 图 62-12　Photographs taken several seconds apart in a fundus affected by the ocular ischemic syndrome. Closure of the retinal arteries can be seen on the right

Reproduced with permission from Brown GC, Magargal LE. The ocular ischemic syndrome. Clinical, fluorescein angiographic and carotid angiographic features. Int Ophthalmol 1988;11:239–51.

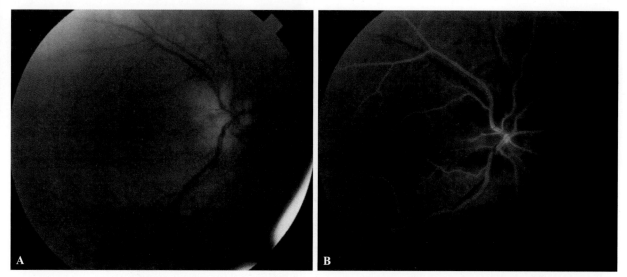

▲ 图 62-13　A. 一名 67 岁男性，右颈内动脉 100% 阻塞，因缺血性视神经病变导致的苍白视盘。视网膜中周部出血和虹膜新生血管也存在；B. 注射后 81s 对眼睛进行荧光素血管造影（A）。视神经为低荧光

经许可，图片转载自 Brown GC. Anterior ischemic optic neuropathy occurring in association with carotid artery obstruction. J Clin Neuroophthalmol 1986；6：39–42.

层视网膜功能，而 a 波则对应于外层视网膜光感受器的活动[45-47]。因此，视网膜中央动脉阻塞，实质上存在内层视网膜缺血，其 b 波振幅特征性降低。OIS 同时存在视网膜血管和脉络膜损害，分别导致内层视网膜外部缺血。因此，b 波和 a 波都受到影响。

在继发于颈动脉狭窄的视网膜缺血患者中，b 波振荡电位的振幅降低[47]。这在已证实患有颈动脉疾病的患者中可以看到，即使在正常的荧光素血管造影中也是如此。

表 62-1　眼部缺血性综合征的症状及眼前后节体征

	患病率
OIS 症状	
视力下降，通常是逐渐的	90%
眶周痛（眼绞痛）	495
隐匿性黑矇	10%～15%
长时间光感恢复	不确定
眼前节征	
虹膜红变	67%
新生血管性青光眼	35%
葡萄膜炎（细胞和闪辉）	18%
眼后节征	
视网膜动脉狭窄	大多数
视网膜静脉扩张	大多数
视网膜出血	80%
新生血管	37%
视盘	35%
视网膜	8%
樱桃红点	12%
棉絮斑	6%
自发性视网膜动脉搏动	4%
玻璃体积血	4%
胆固醇栓塞	2%
缺血性视神经病变	2%

改编自 Brown GC, Magargal LE. The ocular ischemic syndrome. Clinical, fluorescein angiographic and carotid angiographic features. Int Ophthalmol 1988；11：239–51.

表 62-2　眼部缺血性综合征的荧光素血管造影征象

体　征	患病率
延迟和（或）斑片状脉络膜填充	60%[5]
视网膜动静脉传输时间延长	95%[5]
视网膜血管染色	85%[5]
黄斑水肿	17%[42]
其他体征	
视网膜毛细血管未灌注	常见
视神经头高荧光	如果出现黄斑水肿
微血管瘤高荧光	多数病例

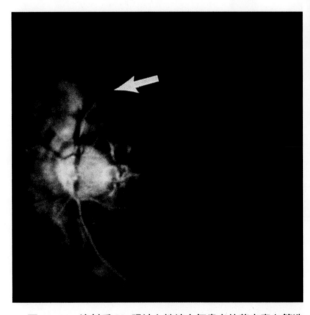

▲ 图 62-14　注射后 38s 眼缺血性综合征患者的荧光素血管造影。染料的前缘（箭）位于视网膜动脉内

经许可，图片转载自 Brown GC, Magargal LE, Simeone FA, et al. Arterial obstruction and ocular neovascularization. Ophthalmology 1982；89：139–46. © 1982, American Academy of Ophthalmology 版权所有

（三）颈动脉成像 Carotid Artery Imaging

颈动脉造影通常显示 OIS 患者同侧颈内动脉或颈总动脉 90% 或以上的阻塞（图 62-22）[5]。无创性检查，如双功超声和眼眶容积描记法，在检测 75% 颈动脉狭窄或大于该狭窄的准确率约为 88% 和 95%[48-50]。尽管如此，磁共振血管造影（MRI/MRA）和成像是这一领域的金标准，特别是因为

MRI/MRA 可以识别阻塞程度及斑块内出血、斑块溃疡、斑块新生血管、纤维帽厚度和富含脂质的坏死核心。这些因素似乎在斑块扩大和破裂的危险度分层中起作用[51]。计算机断层血管造影和成像可以非常有效地描绘斑块和阻塞程度，但在识别斑块成分方面不如磁共振成像技术有效。目前，对斑块组成和预后的研究是一个非常有意义的领域。

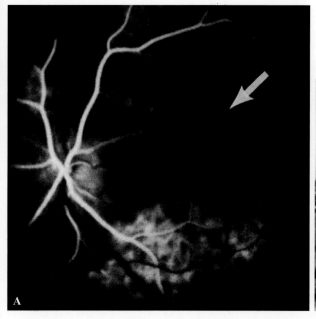

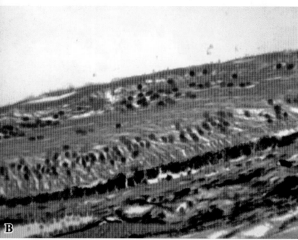

▲ 图 62-15 **(A) Fluorescein angiogram of an ocular ischemic syndrome eye at 44 seconds after injection shows patchy choroidal filling. A leading edge of dye (arrow) can again be seen within a retinal artery. (B) Histopathology of an ocular ischemic syndrome retina reveals a paucity of retinal ganglion cells, as well as cells in both the inner nuclear and outer nuclear layers, the latter the cell bodies for the rods and cones. These features occur secondary to panretinal ischemia from both retinal and choroidal hypoperfusion. The retinal pigment epithelial cells appear to be intact, correlating with the clinical picture that retinal pigment epithelial dropout and hyperplasia do not appear to be prominent funduscopic features associated with the ocular ischemic syndrome (hematoxylin and eosin, ×60)**

Panel A reproduced with permission from Brown GC, Magargal LE. The ocular ischemic syndrome. Clinical, fluorescein angiographic and carotid angiographic features. Int Ophthalmol 1988;11:239–51. Panel B courtesy of Dr. W. Richard Green.

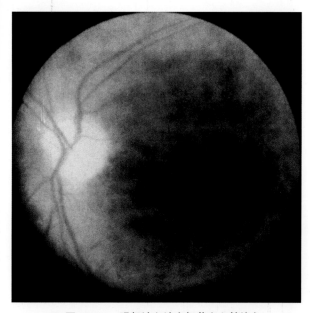

▲ 图 62-16 **眼部缺血综合征黄斑血管染色**

经许可，图片转载自 Brown GC, Magargal LE. The ocular ischemic syndrome. Clinical，fluorescein angiographic and carotid angiographic features. Int Ophthalmol 1988；11：239–51.

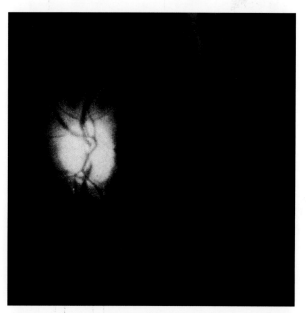

▲ 图 62-17 **眼缺血综合征患者荧光素血管造影晚期视网膜动脉的显著染色**

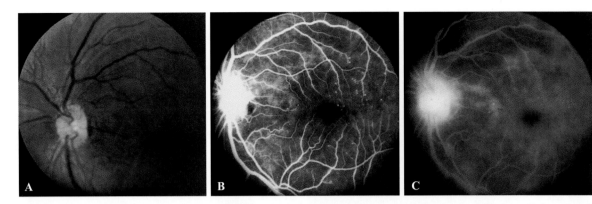

▲ 图 62-18　**A.** 60 岁女性 **100%** 左颈内动脉阻塞，左眼底可见视网膜扩张，但并不迂曲；**B.** 注射后 **60s** 以上，对眼睛进行荧光素血管造影（**A**）。可见有许多微血管瘤，视盘呈高荧光；**C.** 注射后几分钟，染料明显渗漏

经许可，图片转载自 Brown GC. Macular edema in association with severe carotid artery obstruction. Am J Ophthalmol 1986；102：442；American Journal of Ophthalmology. © Ophthalmic Publishing Group 版权所有

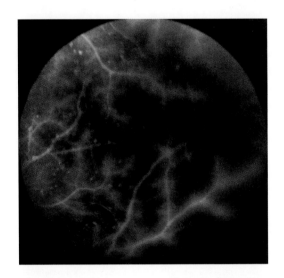

◀ 图 62-19　同一只眼的外周荧光素血管造影，如图 62-18 所示。可见许多高荧光的微血管瘤，视网膜血管染色也可见

经许可，图片转载自 Brown GC. Macular edema in association with severe carotid artery obstruction. Am J Ophthalmol 1986；102：442；American Journal of Ophthalmology. © Ophthalmic Publishing Group 版权所有

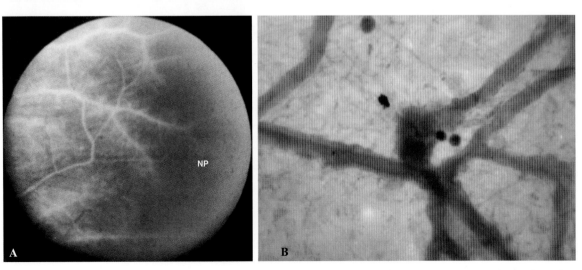

▲ 图 62-20　**A.** 荧光素血管造影显示眼缺血综合征患者的视网膜毛细血管无灌注；**B.** 对眼部缺血综合征患者视网膜血管的胰蛋白酶消化显示内皮细胞和周细胞（**HE 染色，200×**）的丢失

经许可，图片 A 转载自 Brown GC, Magargal LE. The ocular ischemic syndrome. Clinical, fluorescein angiographic and carotid angiographic features. Int Ophthalmol. 1988；11：239-51. 图片 B 转载自 courtesy of Dr. W. Richard Green.

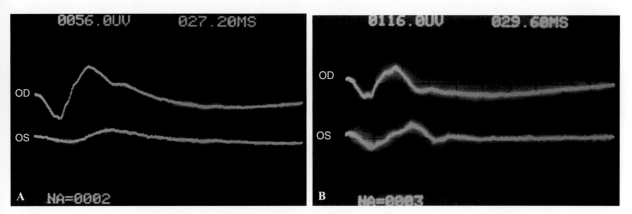

▲ 图 62-21　一位 62 岁女性患有眼缺血性综合征和严重左颈动脉狭窄的视网膜电图。右眼（OD）的轨迹见上图，左眼（OS）的轨迹见下图

A. 动脉内膜切除术前，左眼 a 波和 b 波明显减弱；B. 左动脉内膜切除术后，左眼 a 波和 b 波的振幅增加。视力相应地从数手指提高到 20/70

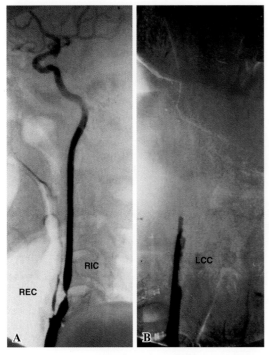

▲ 图 62-22　双侧眼缺血综合征患者的颈动脉造影

A. 右颈内动脉（RIC）和右颈外动脉（REC）可见明显狭窄；B. 左颈总动脉（LCC）100% 阻塞。经许可，图片转载自 Brown GC, Magargal LE. The ocular ischemic syndrome. Clinical, fluorescein angiographic and carotid angiographic features. Int Ophthalmol 1988; 11: 239–51.

（四）其他 Others

视觉诱发电位已用于研究严重颈动脉狭窄的眼。对于动脉内膜切除术后严重狭窄的患者，光应力（photostress）后主要阳性峰振幅的恢复时间有所改善[52]。

视网膜血管血压测量法（ophthalmodynamometry）有助于检测单侧 OIS 患者的眼灌注下降[10, 53]。在没有视网膜血管血压计的情况下，Kearns[53] 主张在检眼镜检查时对患眼的上眼睑施加轻微的压力。OIS 患者的眼睛通常容易诱发视网膜动脉搏动。这通常不是视网膜中央静脉阻塞的情况，这种情况可能与 OIS 混淆。

光相干断层扫描显示 OIS 眼脉络膜厚度减少[54]。未来利用 OCT 血管造影的研究有可能揭示 OIS 的其他异常情况。

六、系统关联 Systemic Associations

以某种方式与动脉粥样硬化相关的疾病常与 OIS 一起出现。73% 的 OIS 患者报告有系统性动脉高压，56% 的患者观察到合并糖尿病[55]。在 Framingham 研究（Framingham Study）的年龄匹配的历史对照人群中[56]，系统性动脉高压和糖尿病的相应患病率分别为 26% 和 6%。

在就诊时，近 1/5 的患者有外周血管疾病的病史，且此前需要进行搭桥手术[55]。OIS 患者的卒中率每年约为 4%[55]。

引起 OIS 的一个罕见但严重的原因是巨细胞动脉炎[57]。据报道，这种情况会导致双侧视力丧失，尽管使用类固醇治疗，但仍可能发生这种情况[58]。

死亡率数据显示[55]，OIS 患者的 5 年死亡率为 40%。死亡的主要原因是心血管疾病，约占 2/3 的病例。中风是第二大死因。因此，除了颈动脉检查外，大多数 OIS 患者应考虑进行心脏评估。

同样值得注意的是，Mizener 等指出[59]，在 69% 的患者中，OIS 是颈动脉闭塞性疾病的第一个临床表现，这一事实进一步强调了及时对这些患者进行系统评估的重要性。

七、鉴别诊断 Differential Diagnosis

最常与眼缺血性综合征混淆的疾病包括轻度视网膜中央静脉阻塞和糖尿病视网膜病变。表 62-3 列出了区分这些异常的特征。与 OIS 相比，轻度或非缺血性视网膜中央静脉阻塞的眼静脉往往扩张和迂曲。另外，在视网膜中央静脉阻塞的情况下，眼睑上轻微的指压很难诱发视网膜动脉搏动。对 OIS 来说不是这样。虽然这两个疾病通常有一个较长的视网膜动静脉转运时间，在视网膜中央静脉阻塞的眼中，荧光素血管造影通常没有脉络膜充盈缺损和突出的视网膜动脉染色。

糖尿病视网膜病变可与 OIS 同时存在。后极硬性渗出物的存在通常提示糖尿病视网膜病变，而不是 OIS[5]。与视网膜中央静脉阻塞一样，糖尿病视网膜病变患者的荧光素血管造影通常缺乏脉络膜填充缺损和视网膜动脉染色。

在某些糖尿病视网膜病变的病例中，OIS 可加重增殖性改变。颈动脉狭窄对增殖性糖尿病视网膜病变的发生具有保护作用，这一点尚未得到明确证明[60]。

八、治疗 Treatment

在视力而言，眼缺血性综合征的自然病程尚不确定。尽管如此，大多数眼睛与充分发展的疾病可能有一个不良的长期结果。当虹膜新生血管出现时，90% 以上的眼在发现后 1 年内就变成法定眼盲[32]。

（一）颈总动脉阻塞 Total Carotid Artery Obstruction

当颈动脉 100% 阻塞时，动脉内膜切除术通常是无效的，因为血栓通常向远端扩散到下一个主要血管。在这些病例中，颅外到颅内的搭桥手术，通常是从颞浅动脉到大脑中动脉，试图减轻阻塞。尽管有报道称，该手术最初有助于挽救 OIS 患者的视力[61-66]，但我们发现术后 1 年的视力预后普遍较差，尽管 20% 的患者在术后 3 个月内视力有所改善[32]。

▲ 表 62-3　鉴别眼部缺血性综合征、视网膜中央静脉阻塞和糖尿病视网膜病变的特征

临床特征	OIS	CRVO	糖尿病视网膜病变
偏侧性	80% 单侧	通常是单侧的	双侧的
年龄	50—80 岁	50—80 岁	多变的
眼底征			
静脉状态	扩张的（不弯曲的），串珠的	扩张曲折	扩张和串珠
出血	周边、点状和斑点	神经纤维层，后极	后极、点状和斑点
微血管瘤	在中周边	可变	出现在后极
渗出	缺乏	较少	普遍
视盘	正常	肿胀	视盘病变
视网膜动脉灌注压	降低	正常	正常
荧光素血管造影			
脉络膜填充	延迟，不完整	正常	正常
动静脉充盈时间	延长	延长	可能会延长
视网膜血管晚期染色	动脉	静脉	通常缺乏

此外，在一项大型随机研究中，还没有显示该方法有助于预防缺血性中风的风险[67]。

也就是说，一些作者提供了动脉内膜切除术后灌注改善的客观支持。Costa 等[68] 能够证明术后眼眶血管的平均峰值收缩期血流速度和舒张末期血流速度增加，视网膜中央动脉和睫状动脉的平均阻力指数显著降低[7]。

Kawaguchi 等[69] 评估了颞浅至大脑中动脉（STA-MCA）旁路术对一系列 OIS 患者的影响。这些作者比较了 32 例接受 STA-MCA 的 OIS 患者和 9 例没有 STA-MCA 的 OIS 患者的一些临床参数，包括颈动脉多普勒血流显像。术前 32 例患者的眼动脉均出现血流逆转。与基线时的 -0.26 相比，3 个月时平均收缩期峰值血流改善至 0.15m/s。此外，所有患者术前均出现眼动脉血流逆转，56% 的患者术后 3 个月出现顺行血流。在最后的分析中，47% 的患者术后视力得到改善。

（二）小于完全的颈总动脉阻塞 Less-Than-Total Carotid Artery Obstruction

虽然目前还没有随机对照研究，将这种疾病的自然史与颈动脉末端切除术后的病程进行比较，但对于在虹膜新生血管形成之前成功进行动脉内膜切除术的患者，这种手术也可以稳定或改善他们的视力[32, 70]。尽管如此，与这种治疗相关的视觉效果充其量是公平的。在 Sivalingam 等[32] 中，在 1 年结束时，接受动脉内膜切除术的 OIS 患者中，有 7% 的眼睛有视力改善，33% 视力无变化，60% 的视力较差。本组 60 只眼中，仅 3 只眼行动脉内膜切除术，无虹膜新生血管形成。随访 1 年后，1 例视力较好，1 例视力稳定，3 例视力较差。眼内动脉内膜切除术似乎很少导致虹膜新生血管的消退[71]。

最近的数据显示，颈动脉血管重建手术导致 80% 的患者视网膜血液改善，尽管长期的视觉影响尚不清楚[72]。在某些病例中也可以进行支架植入，以成功地恢复颈动脉内的血流[73, 74]。很少，双侧颈外动脉阻塞可引起 OIS[75]。在这种情况下，可以考虑颈外动脉内膜切除术。在同侧颈内动脉和颈外动脉阻塞的 OIS 病例中，两者的逆转似乎能产生最佳的眼部预后，但目前尚不确定。

值得注意的是，在同侧颈动脉内膜切除术后，患有 OIS 的眼睛偶尔会出现严重的眼压升高[76, 77]。这最有可能发生在虹膜新生血管和前房角因纤维血管组织形成的眼中。虽然这种眼睛的房水流出受损，但由于颈动脉狭窄，睫状体灌注和房水形成也减少。当颈动脉阻塞突然逆转时，睫状体灌注和房水形成增加，但前房角的流出道阻塞仍然存在。因此，眼压急剧上升。这些病例可能需要睫状体破坏术或青光眼滤过术。

（三）药物治疗 Medical Therapy

由于动脉粥样硬化是导致 OIS 的最常见原因，因此医学治疗应通过控制系统性动脉高压、吸烟、糖尿病和高脂血症等危险因素来治疗动脉粥样硬化性疾病。相当重要的一点是，高剂量（每天 40mg）瑞舒伐他汀治疗和高剂量（每天 80mg）阿托伐他汀治疗已被证明能减少冠状动脉粥样硬化病变的体积[83, 84]，这种情况可能会推广到身体其他部位的动脉粥样硬化。由于心脏病是与 OIS 相关的主要死亡原因，因此应考虑由心脏病学家进行评估[55]。

（四）直接眼部治疗方法 Direct Ocular Therapeutic Modalities

全视网膜播散激光光凝治疗继发于眼缺血的虹膜新生血管和（或）后段新生血管[70, 85, 86]。这通常包括 1500～2000 点 500μm 的氩绿激光光凝。与虹膜新生血管继发于糖尿病视网膜病变的情况不同，在大多数情况下，在全视网膜播散光凝术后大多数病例虹膜新生血管消退，约 36% 的 OIS 眼将显示全视网膜光凝治疗后虹膜新生血管的消退。如果前房角被纤维血管组织完全封闭，并且没有后段新生血管，除非考虑青光眼滤过手术，否则可能不需要全视网膜光凝，因为在进行 PRP 时，滤过手术的成功率较高[87]。

虽然在报道的文献中很少有关于这种情况下黄斑水肿的治疗，但 Klais 和 Spaide 报道了玻璃体腔注射曲安奈德治疗的患者，其液体的临床分辨率和视力的显著改善[88]。玻璃体腔注射贝伐单抗已被用于治疗虹膜新生血管和黄斑水肿相关的 OIS[89]。尽管如此，玻璃体腔注射贝伐单抗已被证明会因 OIS 眼循环障碍而导致视力下降[90]。任何注入 OIS 眼的眼内注射都会使眼压升高到脉络膜和视网膜中央动脉循环的眼压以上，两者的灌注压力相似。因此，注射后应非常仔细地监测这类眼睛，如果这些循环出现关闭（视网膜动脉非常狭窄、视盘苍白、眼底变亮），应考虑前房穿刺。

（五）颈动脉内膜切除术 Carotid Endarterectomy in General

关于颈动脉内膜切除术的适应证，已经发表了几项大型随机研究[78-81]。颈动脉内膜切除术在有症状的重度（70%～99%）颈动脉狭窄患者和大于（或等于）60% 狭窄的无症状患者中都被证明是有效的[79, 80]。特别是，北美症状性颈动脉内膜切除术试验研究（the North American Symptomatic Carotid Endarterectomy Trial）[79] 的研究者注意到，同侧卒中的 2 年累积风险从 26% 下降到 9%，绝对风险降低了 17%，将随机接受动脉内膜切除术的患者与接受药物治疗的患者相比，致死性同侧卒中的绝对风险降低 10%。欧洲颈动脉外科合作组（The European Carotid Surgery Trialists' Collaborative Group）[78] 研究也能证明颈动脉内膜切除术对 70%～99% 狭窄（3 年同侧卒中风险降低 6 倍）的患者有相似的治疗效果，但也发现在 0%～29% 狭窄组，手术早期风险（2.3% 死亡或致残与药物治疗相比，手术后 30 天内的中风）超过了 3 年的益处。无症状颈动脉粥样硬化研究（Asymptomatic Carotid Atherosclerosis Study）[65] 的研究者能够证明，与接受药物治疗的患者相比，随机接受手术的患者死亡或中风的总风险降低了 53%。颈动脉狭窄程度在 60% 或以上的无症状患者有资格受益。

Cochrane 数据库系统回顾（Cochrane Database Systematic Review）[82]，包括 35000 年的患者随访，最近证明颈动脉手术：①在狭窄小于 30% 的患者中增加了 5 年患同侧缺血性脑卒中的风险（$n=1746$，绝对风险降低（ARR）–2.2%，$P=0.05$）；②对 30%～49% 狭窄的患者（$n=1429$，ARR 3.2%，$P=0.6$）无显著影响，对 50%～69% 狭窄的患者（$n=1549$，ARR 4.6%，$P=0.04$）有边际效益，对 70%～99% 狭窄的患者（$n=1095$，ARR 16.0%，$P<0.001$）有高度效益。因此，任何有严重颈动脉狭窄的 OIS 患者都应该接受颈动脉内膜切除术或支架植入术的评估[74]。随着时间的推移，斑块组成和手术的意义应该变得更加清楚[51]。

凝血障碍疾病
Coagulopathies

Sandra Liakopoulos　　Florian M.A. Heussen　　SriniVas R. Sadda　　著

第 63 章

一、概述 Introduction

各种遗传性和后天性疾病都属于凝血障碍疾病（coagulopathies），这些疾病会影响凝血系统，导致高凝状态和易出血。重要的凝血病包括弥散性血管内凝血（disseminated intravascular coagulation，DIC）、原发性免疫性血小板减少症（primary immune thrombocytopenia，ITP，也称特发性血小板减少性紫癜）、血小板减少性紫癜（thrombotic thrombocytopenic purpura，TTP）和 HELLP 综合征［溶血性贫血（hemolytic anemia，H）、肝酶升高（elevated liver enzymes，EL）和血小板减少（low platelet count，LP）］。由于凝血病是多器官疾病过程，可能发生眼部受累，并表现出特征性变化，应得到眼科医师和视网膜专家的认知。

二、一般考虑 General Considerations

（一）弥散性血管内凝血 Disseminated Intravascular Coagulation

弥散性血管内凝血（DIC）常被描述为一种继发性疾病过程，通常与其他疾病相关[1]。DIC 的存在增加了原发性疾病以外的死亡率[2]。促凝血和纤溶的级联激活导致同时的、不受控制的出血和几乎影响所有皮肤黏膜组织和各种器官的大小血管的弥漫性血栓形成，最终导致终末器官衰竭（框 63-1）。因此，DIC 被认为是最常见的死亡原因之一。但并非所有 DIC 的表现都是致命的，它也可能表现为慢性或代偿性的低度疾病（low-grade disease）。

DIC 的触发事件是多方面的，范围从创伤到恶性肿瘤、败血症、产科并发症、心血管疾病、炎症性疾病和肾脏疾病，仅举几例。弥散性血管内凝血是否会持续一个暴发性或代偿性病程，与它相关的疾病密切相关。心血管疾病、自身免疫性疾病或血液病等慢性疾病往往与低级别 DIC 相关，而挤压伤等较急性的症状更容易引发暴发性 DIC，预后不良。此外，DIC 不局限于特定的年龄范围，可能发生在新生儿和老年人身上。

目前已建立的发病机制理论是炎症或组织和血管内皮细胞损伤后凝血级联反应的初步激活[3]。纤维蛋白形成导致微血管或大血管血栓形成。此后不久，纤溶功能上调，阻塞微循环中血小板的消耗导致全身血小板减少（细胞计数 < $100 \times 10^9/L$），从而产生同时凝血和出血挤出的环境。尽管有一个共同的病理生理途径，该疾病的临床表现可能有很大的不同（框 63-1），使诊断和治疗管理复杂化。

DIC 的发病通常以发热、休克、酸中毒为特征，更具体地说，是广泛的出血、肢端发绀、坏疽和终末器官衰竭。三个以上无关部位同时出血，且近期病史与已知的 DIC 病因相符，可指导临床医师进行诊断。明确诊断主要基于血小板计数、D-二聚体（纤维蛋白降解产物或 FDP）、抗凝血酶 – Ⅲ、蛋白 C、凝血酶原时间、部分凝血活酶时间和纤维蛋白原的实验室检测结果[4]。

DIC 的治疗是困难的，应该首先解决根本原因。在许多情况下，当潜在的致病性疾病得到有效治疗时，DIC 会自发地解决。然而，消除其病因并不一定能缓解所有情况下的进程。置换治疗，如冷冻血浆输注或输注抗凝血酶Ⅲ、纤维蛋白原和血小板浓缩物，有助于限制出血。如果血栓形成占优势，可能需要抗凝治疗。有人建议用活化蛋白 C 来治疗这种情况[5]。然而，最近的研究没有显示出这比安慰剂有任何优势，因此这种药物已经从市场上消失，相关的指导方针也已经修订[6, 7]。目前正在评估的一种新的有前途的辅助剂是人可溶性血栓调节蛋白[6, 8]。凝血酶与这个分子结合，然后将蛋白 C 转化为活性蛋白 C。

（二）血栓性血小板减少性紫癜与原发性免疫性血小板减少症 Thrombotic Thrombocytopenic Purpura and Primary Immune Thrombocytopenia

血栓性血小板减少性紫癜（TTP）是一种严重的血小板微血管病，由内皮细胞附着的超大血管性血友病因子多聚体（ULvWF）介导的血小板黏附和聚集引起。其根本原因是血管性血友病因子裂解蛋白酶 ADAMTS-13 的先天性或获得性（自身免疫）缺陷[9]，TTP 在年轻女性比男性或老年人中更常见。尽管家族性和继发性 TTP 已被描述，但大多数疾病的表现是特发性的。妊娠、某些药物（氯吡格雷、环孢素、他克莫司）治疗和恶性肿瘤与 TTP 的发病率较高相关。值得注意的是，贝伐单抗（一种抗血管内皮生长因子的单克隆抗体，常用于玻璃体内治疗眼部新生血管疾病）全身（非玻璃体腔）治疗可诱发 TTP 样微血管病变[10]。

TTP 伴有血小板减少、红细胞碎裂和血清乳酸脱氢酶（LDH）水平升高[11]。富含血小板的血栓阻塞局部血管可导致器官缺血。临床上，TTP 表现为发热、肾功能衰竭、神经症状、紫癜和溶血性贫血。前驱期通常包括头痛、头晕、恶心和腹痛，可能由内脏微梗死引起。尽管有慢性阴燃的疾病模式，急性和暴发过程并不罕见，如果不治疗，可能是致命的。在某些情况下，如下所述的眼部表现可能是该病的最初症状，因此，立即转诊血液科医师可能会挽救生命[12]。血浆置换是这种疾病的主要治疗方法，可以辅以免疫抑制治疗（皮质类固醇激素和利妥昔单抗），虽然复发通常是常见[13]。

虽然原发性免疫性血小板减少症（ITP，又称特发性血小板减少性紫癜）也以血小板减少和紫癜为特征，但其病理生理基础与 TTP 明显不同。ITP 是一种获得性自身免疫性疾病，以孤立性血小板减少为特征，常在缺乏任何可识别的沉淀剂的情况下发生[14, 15]。ITP 血小板减少症发病机制的最新概念包括血小板的免疫破坏和血小板生成受损[14]。幸运的是，ITP 在大多数情况下是自限性的，并且对皮质类固醇、静脉注射免疫球蛋白（IVIG）、抗 D 免

框 63-1　播散性血管内凝血的临床表现
出血事件
● 瘀点
● 紫癜
● 出血性大疱
● 血肿
● 伤口出血
外周血栓性事件
● 肢端发绀
● 坏疽
中枢 / 器官功能障碍
● 发热
● 低血压
● 酸中毒
● 蛋白尿
● 缺氧
● 中枢神经系统功能障碍

疫球蛋白（抗 –D）、利妥昔单抗或血小板生成素受体激动剂（TPO RA）的治疗反应良好。对于患有慢性或持续性 ITP 的儿童和青少年，如果有明显或持续的出血，并且对其他疗法缺乏反应性或不耐受性，可以考虑脾切除术[15]。ITP 中极低的血小板计数很少会导致严重的危及生命的并发症。

（三）HELLP 综合征 HELLP Syndrome

据报道，HELLP 综合征（妊娠毒血症）的发病率为所有妊娠的 0.2%～0.6%[16]。"HELLP" 是该综合征三个主要特征的缩写：溶血性贫血（hemolytic anemia，H）、肝酶升高（elevated liver enzymes，EL）和血小板减少（low platelet count，LP）。虽然被认为是一种类似于 TTP 的微血管病，但在 20% 的病例中，它也可以转化为暴发性 DIC。如果处理得当，死亡率约为 1.1%，但其他严重并发症，如胎盘早剥（16%）、急性肾功能衰竭（7.7%）或肺水肿（6%）可能更频繁发生[17]。

三、眼部受累 Ophthalmic Involvement

尽管在本章讨论的各种凝血病的潜在病因或治疗方面存在许多差异，但它们都可能出现类似的眼部表现（图 63–1 至图 63–3）。然而，眼部并发症的确切发生率尚不清楚，因为许多病例由于这些全身性疾病的生命威胁性而尚未被认识。关于 DIC 眼部并发症的报道相对较少，因为大多数病例是在患者死亡后诊断和报道的[18]。相比之下，在描述 TTP、ITP 或 HELLP 综合征的眼科表现的文献中可以找到更多的报道[19-37]。一些研究组报道，高达 14% 的 TTP 患者出现眼部症状和体征[22]。

这些人的高凝状态通常导致纤维蛋白血小板凝块阻塞脉络膜毛细血管，而皮下或结膜下、脉络膜、视网膜或玻璃体积血则被认为是血小板减少和贫血的表现[19, 21, 23, 24]。荧光素血管造影上脉络膜血管充盈的斑片状延迟可能是眼部并发症的早期征象。病理生理学上，脉络膜毛细血管中的微血栓导

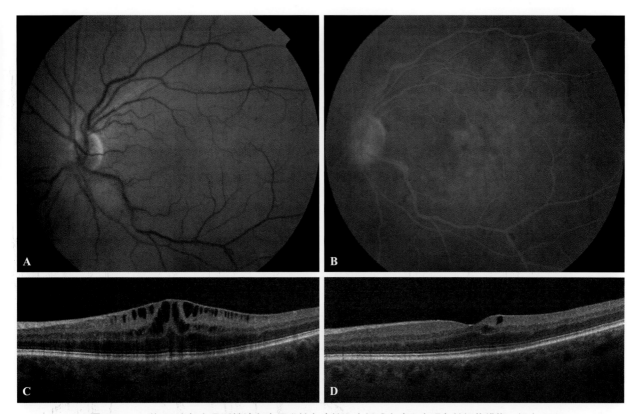

▲ 图 63–1　一位 75 岁妇女最近被诊断为原发性免疫性血小板减少症和左眼急性视物模糊，视力 20/60
A. 左眼的无赤光照片显示，所有象限都有少量散在的视网膜内出血，视盘下缘模糊，中心凹反射消失；B. 晚期荧光素血管造影显示中心凹旁毛细血管渗漏，囊样间隙有染料积聚，视盘高荧光和局灶性血管染色；C. 通过中心凹中心的光谱域光相干断层扫描显示黄斑囊样水肿累及多个视网膜层间；D. 单次注射 0.5mg 雷珠单抗治疗 2 周后进行 SD-OCT B 扫描。注意水肿明显减轻

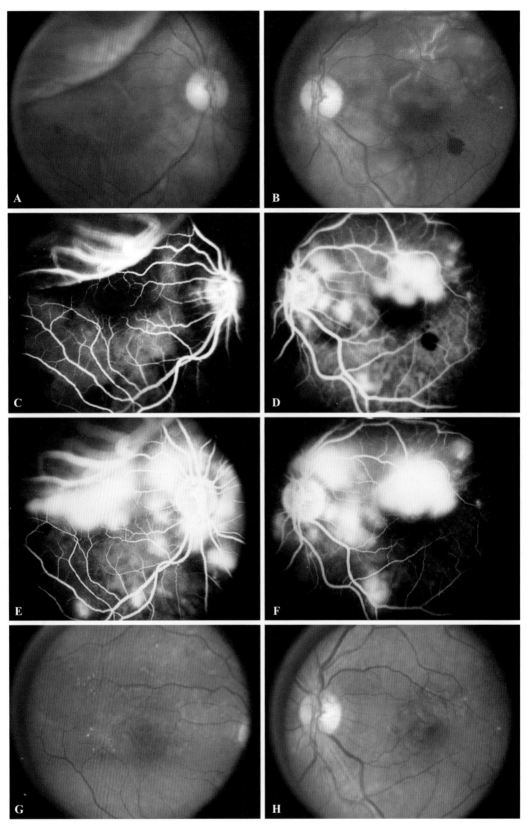

▲ 图 63-2　患有 HELLP 综合征的拉丁美洲年轻女性

A 和 B. 彩色眼底照相可见双眼严重的浆液性视网膜脱离，累及黄斑部及周边眼底，可见 Elschnig。C 至 F. 早期（C 和 D）和晚期（E 和 F）荧光素血管造影显示脉络膜多处渗漏。G 和 H. 在随访期间，观察到液体和出血吸收，尽管色素上皮改变仍然明显（图片由 David Sarraf, Stein Eye Institute, University of California-Los Angeles 提供）

致视网膜色素上皮局部缺血损伤，导致外层血视网膜屏障功能障碍，并降低 RPE 将液体从视网膜下空间输送出去的能力[25]。脉络膜血管的液体外渗可以通过视网膜色素上皮的小破裂，延伸到视网膜下间隙，表现为浆液性视网膜脱离[26]。视网膜内、视网膜下和视网膜色素上皮下积液已被报道[12, 33-35]。当全身状况改善时，液体积聚可能会自然消退，然而，液体消退后黄斑色素变化可能会持续。玻璃体腔内抗血管内皮生长因子治疗已经尝试过，但其疗效尚不确定（图 63-1）。

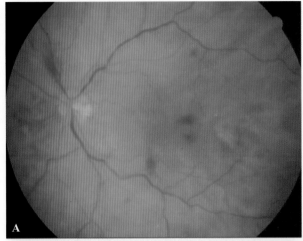

◀ 图 63-3　**45 岁女性，肾移植失败行动静脉分流术后，怀疑弥散性血管内凝血**
A. 彩色眼底摄影显示较多视网膜出血；B 和 C. 早期（B）和晚期（C）荧光素血管造影显示只有视网膜小血管轻微的渗漏，伴有视盘高荧光，晚期出现部分脉络膜高荧光（尤其是上方）；D. 光谱域光相干断层扫描显示视网膜内和视网膜下液体严重积聚；E. 1 个月后，尽管在椭圆体带水平上仍观察到变化，但在 OCT 上液体自发吸收

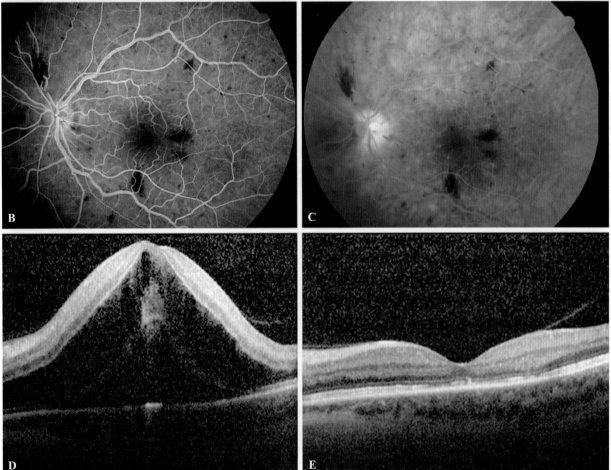

后段出血可能从亚临床小的视网膜内点状出血到广泛的 RPE 下出血、视网膜下出血或玻璃体腔出血，导致视力急剧下降 [19, 21, 24]。一些研究小组报告 RPE 的大撕裂导致急性视力丧失 [27]。脉络膜出血似乎更为特殊，除了本章所述的凝血障碍外，很少在其他情况下被描述。通常位于视盘周围的棉絮斑通常与高血压或其他全身性疾病等继发病因有关 [28]。由于积液和出血导致的视力下降可能在消退再吸收后恢复 [20]，而脉络膜梗死引起的视力损害通常是永久性的 [29]。

纤维蛋白形成和阻塞在后极脉络膜床的优先定位尚未完全解释。Cogan 提出了一个假设，即睫状后短动脉和脉络膜毛细血管窦之间的血流突然减速，极大地促进了该区域的血栓沉淀 [18]。视网膜血管病变很少被报道，其表现包括视网膜循环受损、视网膜动脉或视网膜静脉阻塞和 purtscher 样视网膜病变 [30, 36-38]。在这些病例中，作者推测潜在的疾病可能是视网膜血管改变的原因，而不是 DIC 的直接影响。最近，超宽视野荧光素血管造影显示一名 HELLP 综合征患者存在周边视网膜血管渗漏 [35]。Lin 等的结论是，除了浆液性视网膜脱离的脉络膜病因外，视网膜血管中明显的血 – 视网膜屏障的破坏也可能是观察到的结果的原因之一 [35]。

也有报道描述新生儿 DIC 和 TTP 的眼部损害 [39]。常见的机制包括前置胎盘、败血症、外伤、肝细胞衰竭或婴儿呼吸窘迫综合征（infant respiratory distress syndrome，IRDS）。眼底显示视网膜或玻璃体广泛出血，通常伴有局灶性视网膜脱离。在选定的新生儿病例中，还观察到前段表现有前房积血、虹膜和睫状体血栓、结膜下出血 [40]。

第 95 章（妊娠相关疾病）详细讨论了妊娠毒血症的眼部表现。由于 HELLP 综合征可能与 DIC 有关，所有上述并发症都可能发生在这种情况下。此外，高血压性视网膜血管改变并不少见。单纯存在浆液性视网膜脱离不应作为 DIC 的指标，因为这些也可能发生在妊娠期，而与是否存在 DIC 和妊娠高血压无关 [31, 32]。

四、结论 Conclusion

DIC 和相关的凝血病通常表现出非常相似的眼部表现，包括广泛的视网膜或玻璃体积血、视网膜下或视网膜内液体积聚和脉络膜梗死。前段很少参与这些疾病过程。虽然与这些疾病相关的视觉丧失通常不是潜在威胁生命的全身疾病治疗的主要驱动因素，但眼部发现可能是这些疾病诊断的最初表现。

小儿视网膜血管病
Pediatric Retinal Vascular Diseases

Thomas C. Lee   Michael F. Chiang   著

第 64 章

一、早产儿视网膜病变 Retinopathy of Prematurity

早产儿视网膜病变（retinopathy of prematurity, ROP）是一种影响早产儿视网膜的疾病。它的主要病理特征是局部缺血并随后出现视网膜新生血管，与其他增殖性疾病如糖尿病和镰状细胞视网膜病变有共同的特征。ROP 的独特之处在于，这种血管疾病仅见于有不完全血管化视网膜的婴儿。ROP 疾病的范围从无视觉后遗症的轻度病例到双侧不可逆性失明的晚期病例不等。

（一）历史回顾 Historical Perspective

1. 早期历史 Early History

ROP 最早描述于 1942 年，并很快成为发达国家儿童失明的主要原因[1-3]。Terry 最初的报道将这种情况命名为晶状体后纤维增生症（retrolental fibroplasia, RLF）因其认为它涉及胚胎玻璃样系统（hyaloid system）的增殖，但 Owens 和 Owens[4] 发现，玻璃样系统在出生时是正常的，RLF 在出生后发育。随着对其发病机制和临床表现的进一步了解，采用了"早产儿视网膜病变"一词。

20 世纪 50 年代发现了补充氧（supplementary oxygen）与 ROP 之间的关系[5-9]，导致育婴室严格限制了补充氧，随后 ROP 发病率急剧下降。不幸的是，这对婴儿的发病率和死亡率（如呼吸窘迫综合征、脑瘫、神经系统疾病）产生了不利影响[10-12]。

2. 早产儿视网膜病变与现代护理实践 Retinopathy of Prematurity and Contemporary Nursery Practices

到 20 世纪 70 年代初，动脉血气分析已普遍应用，呼吸窘迫综合征早产儿的需氧量得到了更好的记录[13]。这使得儿科医师能够滴定培养箱中的氧气浓度，以更接近满足早产儿个体的氧气需求。

现代经皮氧监测和连续脉搏血氧仪提供了额外的非侵入性工具，允许新生儿更密切地实时监测婴儿。这些刺激了研究，包括大型多中心氧限制试验，这些试验发现，较低的目标氧饱和度水平（如 85%～89%）与严重 ROP 的显著改善率相关，但也与死亡率增加相关[14-16]。目前，尚未就平衡 ROP 风险和死亡率的目标血氧饱和度水平达成共识。

随着新生儿学实践的进步，现在有更多的最小的早产儿存活下来。1950 年，8% 的低出生体重儿存活下来，但随着呼吸机、表面活性剂、静脉营养和其他知识的增加，存活率已经上升到 37%～72%[17-19]。显然，现在的婴儿存活下来的视网膜血管更不成熟，因此 ROP 的风险更高。因此，由于与其他增殖性血管疾病（如糖尿病视网膜病变）的共同病理生理学，人们对 ROP 越来越感兴趣[20-22]。

（二）氧气的作用 The Role of Oxygen

1. 临床表现 Clinical Findings

在 20 世纪 50 年代早期流行的 ROP 中，认为补充氧气是主要原因在对照婴儿研究的结果中得到了证实[5, 8]，并且在一项协作性随机对照试验中记录了延长氧气的作用[9]。

从那时起，试图描述产生 ROP 的临界血氧水平并没有得出明确的结论。在一项对 589 名婴儿进行的前瞻性研究中，对其进行了间歇性血气测量，临床目标是避免动脉血氧升高，而 ROP 的发生与动脉血氧水平无关[23]。只有氧暴露的时间是一个危险因素。有些出乎意料的是，在一项研究中发现，连续经皮监测血氧水平在预防视力残疾方面的价值不比间歇性监测高[24]。

最近的研究，包括大型多中心氧限制试验，发现较低的目标氧饱和度水平（如 85%～89%）与严重 ROP 的显著改善率相关，但与死亡率增加相关[14-16]。目前，尚未就最佳目标氧饱和度水平达成共识。

2. 实验结果 Experimental Findings

在 20 世纪 50 年代早期，实验猫模型被广泛应用，它产生了类似于人类 ROP 早期的病变，因为它显示了未成熟视网膜血管对氧气的选择性反应[6, 7]。在足月新生小猫中，未成熟视网膜血管形成与 6 个月妊娠时的人类胎儿相当，因此提供了研究未成熟视网膜对氧气反应的独特机会，尽管是在足月健康动物中[3]。当高氧研究被扩展到其他动物模型，如幼鼠和幼犬时[6]，增强了对未成熟视网膜血管的氧毒性的一般概念。

研究者[26, 27]指出了这些动物模型视网膜与人类视网膜的组织学差异，但无法解释为什么没有进展到视网膜脱离。值得注意的是，McLeod 等报道了在高氧暴露的幼犬玻璃体内新生血管的产生，并伴有牵引性视网膜皱褶[28]。这些发现增加了犬模型在研究这些阶段 ROP 的潜在应用（图 64-1 和图 64-2）。

高氧动物模型显示，只有不完全血管化的视网膜易受氧的不利影响，并且血管化越不成熟，对氧的病理反应越大[29]。这些发现支持了临床观察，即视网膜发育不成熟的婴儿对 ROP 的敏感性更高，视网膜血管完整的婴儿没有风险。因此，颞部视网膜，血管化的最后一部分，仍然最容易发生 ROP（图 64-3）。

（三）氧对未成熟视网膜影响的机制 Mechanism of Oxygen's Effects on the Immature Retina

1. 视网膜血管收缩和血管阻塞的初级阶段 Primary Stage of Retinal Vasoconstriction and Vascular Occlusion

任何视网膜中血氧升高的主要影响是血管收缩，如果持续，随后会出现某种程度的血管闭合。在幼猫中，最初的血管收缩发生在氧暴露后的几分钟内。血管口径最初减少约 50%，但随后又恢复到其原始尺寸。持续的氧暴露导致在接下来的 4～6h 内逐渐的血管痉挛，直到血管收缩约 80%[30]。在这个阶段，收缩仍然是可逆的。然而，如果动脉氧分压显著升高持续一段时间（如 10～15h），一些未成熟的外周血管就会永久性闭塞[7, 23]。

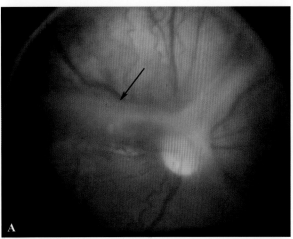

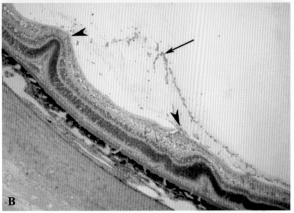

▲ 图 64-1　A. 一只 45 日龄犬在出生后的头 4 天暴露在 100% 氧气中，其检眼镜检查揭示了一个 2mm 宽的视网膜新生血管区域（箭），从视盘延伸到颞侧中周部。在 2 点钟和 5 点钟位置有两个类似的血管结构。B. A 中箭所示的颞侧视网膜新生血管（箭）区域显示视网膜（箭头）中的轻度褶皱（过碘酸 - 希夫和苏木精，50×）

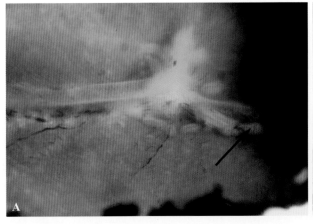

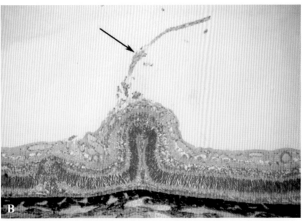

▲ 图 64-2　A. 图 64-1 所示的同一只 45 日龄犬的颞侧和两个较小区域的新生血管的大体外观。鼻下方有 2mm×0.5mm 的致密区（箭）。B.（A. 箭）显示附着在视网膜皱褶顶端的视网膜新生血管（箭）（过碘酸 - 希夫和苏木精，125×）

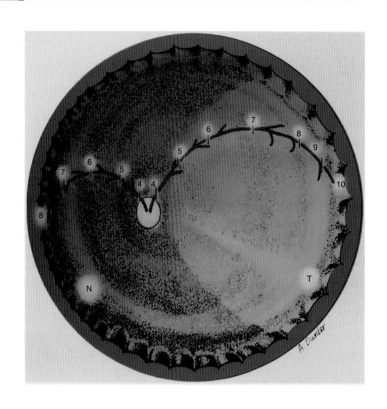

◀图 64-3　人视网膜血管发育示意图
妊娠 4 个月时血管从视盘生长，8 个月时到鼻侧锯齿缘，足月后不久到达颞侧锯齿缘。新生小猫的血管形成相当于 6.5 个月妊娠的人类胎儿。N. 鼻侧视网膜；T. 颞侧视网膜；数字是指胎龄

这种闭塞随着高氧持续时间的增加而进展，暴露 2～3 天后局部血管闭塞完成。在狗中，暴露于高氧后 4 天，大多数毛细血管消失，只有主要血管存活[31]。

电子显微镜观察显示，大多数未成熟的血管内皮细胞有选择性的高氧损伤，视网膜的神经元成分无明显改变[32]。

2. 视网膜新生血管继发期 Secondary Stage of Retinal Neovascularization

在持续高氧后将实验动物移到环境空气后，在高氧期间消融的视网膜毛细血管附近的残余血管复合体引起显著的内皮细胞增殖（图 64-4）。这可以在荧光素血管造影上得到证实（图 64-5）。增生的内皮细胞结节通过管道形成新的血管，这些血管不

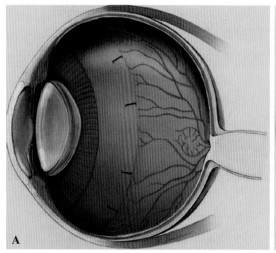
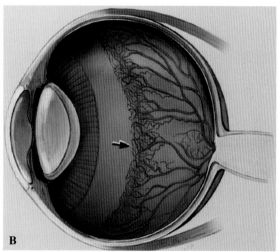

▲ 图 64-4　A. 暴露在高氧环境中相对较短时间的幼猫最前和最不成熟视网膜血管床（以括号表示）的血管闭合示意图。较成熟的后部血管不受影响。B. 将受试者置于（A）环境空气中 3 周后，毛细血管闭合区（箭）后立即出现新生血管
经许可，图片 B 转载自 Patz A. Oxygen studies in retrolental fibroplasia. IV. Clinical and experimental observations. Am J Ophthalmol 1954；38：291.

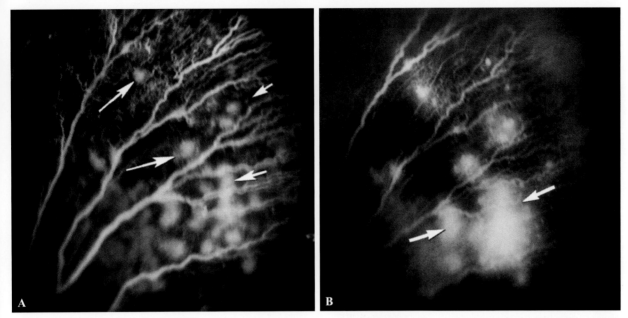

▲ 图 64-5　A. 幼猫氧诱导视网膜新生血管的荧光素血管造影（箭），血管造影的中期；B. A 图中幼猫血管造影晚期。注意新生血管的染料渗漏（箭）

仅生长在视网膜内，而且通过内界膜在其表面生长，类似于其他增生性视网膜病变中的新生血管（图 64-6 至图 64-9）。在狗和猫中，最初的视网膜前新生血管的形成类似于管腔很少的血管母细胞团［有时称为"爆米花"（popcorn）］，成熟为新生血管形成，包括有周细胞包埋的血管[33, 34]。虽然新生血管可能是广泛存在的，这通常是幼猫模型对氧的最大反应，随后是进行性血管重塑和异常退化。狗的视网膜前新生血管持续存在，可以发展成幕状膜，在视网膜上形成牵引性视网膜皱褶（图 64-1 和图 64-2）[28]。然而，小鼠和大鼠视网膜前新生血管的形成将在 5 天后消退[30-37]。尽管回退在小鼠中是快速自发的，但小鼠模型在评价局部和全身药物、实验性基因治疗策略及内源性抑制因子如色素上皮生长因子等方面具有重要意义[38-43]。

氧对视网膜原始毛细血管网的重建有重要影响[44]。毛细血管从氧气浓度较高的区域退化，并向氧气浓度较低的区域生长。Penn 等在大鼠幼鼠模型中用实验性的高氧和低氧交替周期来产生一种增殖性更强的视网膜病变[45]。Pierce 及其同事[21] 在小鼠幼鼠模型中使用高氧和低氧，以证明血管内皮生长因子（VEGE）蛋白产生与低氧期间及其在氧合期间消失的相关性。

（四）发病机制 Pathogenesis

1. 正常视网膜血管生成 Normal Retinal Vasculogenesis

回顾视网膜血管的正常发育是理解 ROP 发病机制的基础。Michaelson[33] 最初认为，视网膜毛细血管是由视神经头部的玻璃样血管所形成的动脉和静脉芽而成。Cogan[34] 提出了一个类似的机制，除了从玻璃样血管中实性内皮索出芽的假设。Ashton[37] 提示，血管前体间充质从视盘通过神经纤维层生长到视网膜周边。间充质前体细胞在人胎儿视网膜血管形成之前就已经被观察到[46]。在高级间充质的后缘，毛细血管的"铁丝"（chicken-wire）网发展并经历吸收和重塑，以产生被毛细血管网包围的成熟视网膜动脉和静脉[37, 44]。毛细血管发育的变化可能是种特异性的。然而，在迄今为止研究的所有物种中，VEGF 似乎是引导血管生长的一个关键因子，这与 Michaelson 提出的"X因子"的特性最为吻合[33]。在小猫中，Chan-Ling 和 Stone 证明了星形胶质细胞导致毛细血管网生长的作用[47-49]。Provis 等[50] 证明了 VEGF 信息在发育中的正常人视网膜中的预测位置的表达，就在发育中血管的前面（图 64-10）。

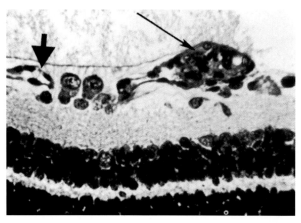

▲ 图 64-6　暴露于高氧环境中的 21 日龄小鼠的眼横截面
正常毛细血管出现在血管闭合区的正后方（短箭）；血管化视网膜最前部增生的内皮结节正通过内界膜（长箭）。经许可，图片转载自 Patz A, Eastham A, Higginbotham DH, et al. Oxygen studies in retrolental fibroplasia. Ⅱ . The production of the microscopic changes of retrolental fibroplasia in experimental animals. Am J Ophthalmol 1953；36：1511-22.

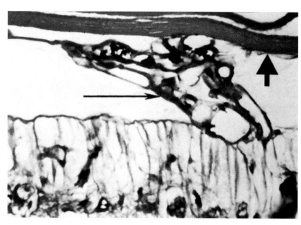

▲ 图 64-8　暴露于高氧环境下的幼猫视网膜横截面
玻璃体内新生血管出现在毛细血管闭合区的正后方（长箭）。短箭，晶状体囊。经许可，图片转载自 Patz A. Oxygen studies in retrolental fibroplasia. IV. Clinical and experimental observations. Am J Ophthalmol 1954；38：291.

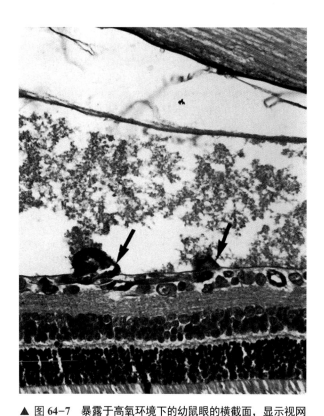

▲ 图 64-7　暴露于高氧环境下的幼鼠眼的横截面，显示视网膜表面毛细血管闭合区正后方的新生血管（箭）
经许可，图片转载自 Patz A. Clinical and experimental studies on retinal neovascularization. Am J Ophthalmol 1982；94：715.

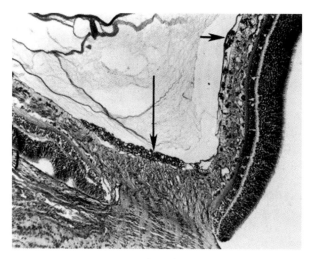

▲ 图 64-9　暴露于高氧环境下的幼猫视网膜切片
视盘表面可见新生血管（长箭）。短箭表示新生血管表面的小结节。经许可，图片转载自 Patz A. Oxygen studies in retrolental fibroplasia. IV. Clinical and experimental observations. Am J Ophthalmol 1954；38：291.

　　图 64-11 显示了未患 ROP 的早产儿的视网膜血管进入远视网膜周边的正常进展率，根据他们的产后年龄（出生时的胎龄加上年龄）。超过 80% 的早产婴儿在足月时已经观察到这种相对成熟的视网膜血管。

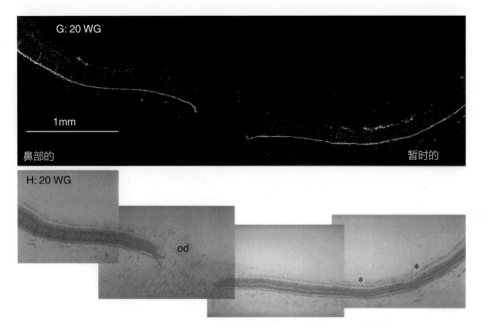

▲ 图 64-10　人胎儿视网膜血管内皮生长因子 mRNA 的表达

妊娠 20 周人胎儿视网膜横截面的亮（H）和暗（G）视野。在暗视野照明下，视网膜色素上皮明显。注意视盘右侧（颞侧）部分视网膜层的分化程度。血管层位于浅表，VEGF mRNA 的表达仅限于血管最远端（G），在亮视野图像（H）中用星表示。经许可，图片转载自 Provis JM, Leech J, Diaz CM, et al. Development of the human retinal vasculature – cellular relations and VEGF expression. Exp Eye Res 1997；65：555–68.

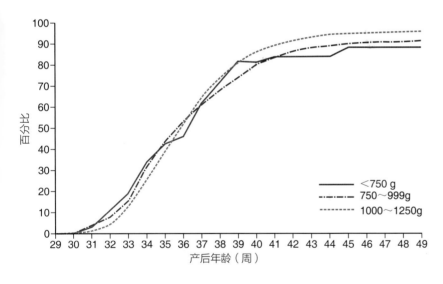

◀ 图 64-11　未发生早产儿视网膜病变且血管终末在Ⅲ区的婴儿的累积比例（按胎龄）

经许可，图片转载自 Palmer EA, Flynn JT, Hardy RJ, et al. Incidence and early course of retinopathy of prematurity. Ophthalmology 1991；98：1628–40.

2. 早产儿视网膜病变的发病机制 Pathogenesis of Retinopathy of Prematurity

上述描述了发育中血管的初始变化，历史上认为这是由"过量"氧气引起的损伤。Alon 等表明高氧导致 VEGF 的下调和内皮细胞的死亡，提示 VEGF 是内皮细胞的存活因子[51]。在这些生长血管闭合后的时间，分化的视网膜变得越来越缺血和缺氧，VEGF 上调[52, 53]，促进新生血管形成[48]。

理论上，增加氧气的供应应该会降低这种生长因子的释放，并允许新生血管以有序的方式重塑和退化。Szewczyk 提出了这一观点[54]，并通过让婴儿恢复氧气来治疗严重的 ROP。在没有对照的情况下，很难从他的报道中得知这一成功是否仅仅是由于 ROP 的自发退化。这一假设在氧诱导视网膜病变的小猫模型中得到了验证。全身轻度缺氧可加重视网膜病变[55]，而轻度高氧可改善视网膜病变[56]。在美国国立卫生研究院（NIH）的赞助下，由 Dale L.Phelps 主持的多中心补充治疗性氧供阈前 ROP（Supplemental Therapeutic Oxygen for Prethreshold ROP，STOP-ROP）试验发现，一旦建立 ROP，轻度提高氧饱和度不会损害 ROP，但也没有明显的益处[57]。

Flynn 及其同事的临床和组织病理学观察结果表明[58-62]，在假设人类 ROP 的发病机制中，事件的顺序如下：

(1) 内皮损伤发生在它刚从间充质分化形成原始毛细血管网的地方。这让人想起动物研究，在动物研究中，短暂的高氧导致毛细血管损伤局限于最近分化的血管复合体（图 64-4A）。目前认为，除氧气外的环境因素也与此有关。例如，Brooks 及其同事发现一氧化氮可能参与 ROP 的血管闭塞阶段[63]，而 Alon 等发现[51]，由于其作为生存因子的作用，VEGF 的减少可能导致内皮细胞的死亡。

(2) 血管内皮损伤后，间充质和成熟的动静脉存活下来，通过仅存的少量血管通道汇合，形成间充质动静脉分流术，取代破坏或受损的毛细血管床。

(3) 间充质动静脉分流位于无血管视网膜和有血管视网膜的分界处。它由原始间充质细胞和成熟的内皮细胞组成，由成熟的动脉和静脉供养。分流区未发现毛细血管。Flynn[60] 提示该结构代表急性 ROP 的病理学改变。

Flynn 描述了损伤后的一个休眠期（从数天到数月），在此期间视网膜表现相对稳定。构成分流的组织可能会变厚，结构的灰白色初始颜色从粉红色变为鲑鱼红色。他说："在视网膜血管生成活动恢复的这段时间里，眼睛的命运就决定了[60]。"Flynn 指出，当分流血管内的细胞分裂并分化为正常的毛细血管内皮细胞时，它们形成原始的内皮管，发出毛细血管的刷状边界，向前生长进入无血管视网膜。这代表了 ROP 退化，他观察到 90% 以上的病例在这个早期阶段出现了这种退化。然而，在进行性疾病中，分流血管内的原始细胞通过内界膜增殖和爆发，生长在视网膜表面并进入玻璃体。Flynn 说："正是由于细胞缺乏分化和破坏性增殖，以及它们侵入不属于它们的空间和组织，才是导致牵引脱离的膜增殖过程中的主要事件[60]。"

Foos[64-66] 根据组织病理学检查提示 ROP 的发病机制。他用"前锋"（vanguard）和"后盾"（rearguard）来描述视网膜发育过程中的细胞成分。前锋（前）部分含有被认为是胶质细胞的梭形细胞，在发育过程中起到滋养未成熟视网膜的作用[67]。后盾部分含有原始内皮细胞。随着视网膜的成熟，内皮细胞聚集成索状，根据 Foos[66] 研究，其随后管腔化，成为视网膜的原始毛细血管。正是从后防线和原始内皮细胞，ROP 新生血管的发展（图 64-12 和图 64-13）。Foos 指出，随着发展中的血管系统达到其最前端并成熟，前锋梭形细胞消失。Chan-Ling 等[46]、McLeod 等[68] 和 Provis 等[50] 的工作表明梭形细胞是内皮细胞的前体，在胎儿人和新生狗视网膜中[68]，前体组织和分化形成最初的视网膜血管系统[46]。

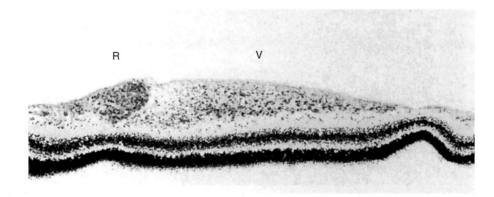

▲ 图 64-12　27 周死产婴儿的早产儿视网膜病变，2 期，显示视网膜嵴的经向部分，有一层较厚的梭形细胞，在前面逐渐变细（向右），代表增生的前锋区。增生的内皮细胞结节出现在后盾区

R. 后盾区（rearguard zone）；V. 前锋区（vanguard zone）。经许可，图片转载自 Foos RY. Retinopathy of prematurity –pathologic correlation of clinical stages. Retina 1987；7：260–76.

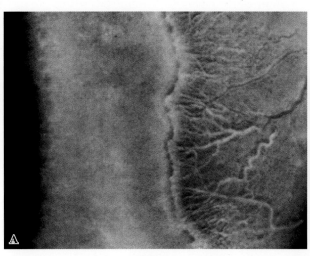
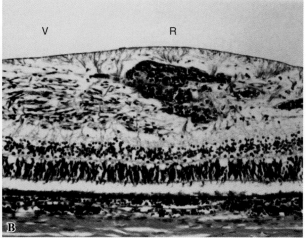

▲ 图 64-13　**A. 早产儿视网膜病变，29 周婴儿 2 期标本。显微照片显示中度隆起的嵴，嵴后视网膜血管扭曲。B. 前锋区（V）后突增厚，后盾区（R）血管扩张明显，临床表现为动静脉分流**

经许可，图片转载自 Foos RY. Retinopathy of prematurity – pathologic correlation of clinical stages. Retina 1987；7：260–76.

（五）国际分类 International Classification

ROP 的国际分类将视网膜分成三个前后区，并用 30° 子午线（时钟 - 小时）描述疾病的程度（图 64-14）。根据描述性和摄影标准，视网膜病变可分为严重程度不同的阶段[69]。

（六）视网膜受累区 Zones of Involved Retina

视网膜的三个区域都集中在视盘上（图 64-14）。Ⅰ区包括后极，定义为以视盘为中心的圆，其半径是视盘到黄斑中心距离的两倍。它向大约 60°的弧度方向延伸（图 64-15）。Ⅱ区从Ⅰ区的周边边界延伸到与鼻侧锯齿缘相切的同心圆。在颞侧，这个边界大致对应于解剖赤道。一旦鼻侧血管到达锯齿缘，Ⅲ区就是视网膜在Ⅱ区之前视网膜的剩余颞侧。离视盘最远的Ⅲ区是最后一个血管化的区域。如果鼻侧视网膜中仍有活跃的 ROP 或不成熟的血管，继续将 ROP 分为Ⅱ区具有重要的临床意义。

虽然不同区域的定义相当明确，但在床边的实际诊断可能是主观的，特别是对于Ⅰ区。因为早产儿的黄斑中心凹仍不清楚，所以黄斑中心是一个估计值。Chiang 等的研究表明，当 10 位专家回顾数字眼底图像时，对于 33% 的病例中哪些检查显示Ⅰ区 ROP 存在分歧[70]。

（七）早产儿视网膜病变程度 Extent of Retinopathy of Prematurity

根据所涉及的 12 个 30° 扇区来描述 ROP 变化的程度，标记为时钟的小时（图 64-14）：右眼鼻侧在 3 点钟位置，左眼鼻侧在 9 点钟位置。

（八）分期 Staging

异常的外周改变分为三个阶段，可能发展到视网膜脱离（阶段 4 和 5）（图 64-16 和图 64-17）。

1. 第 1 阶段：分界线 Stage 1：Demarcation Line
第 1 阶段的特征是存在一条分界线，这是 ROP 的第一个检眼镜征（图 64-16A）。这代表一种将前部无血管视网膜与后部有血管视网膜分离的结构。

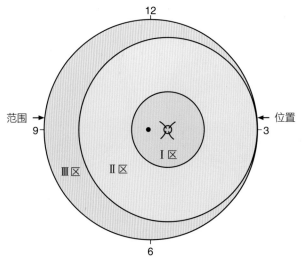

▲ 图 64-14　右眼示意图，显示视网膜区域和用于描述早产儿视网膜病变的位置和范围的钟点

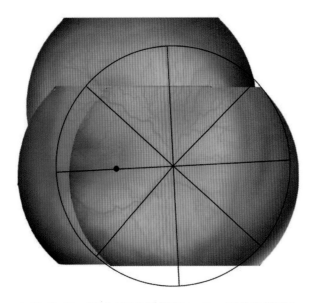

▲ 图 64-15　区域 1 网格覆盖在 RetCam 照片的拼图上：黑点表示中心凹。圆半径是视盘到中心凹距离的 2 倍。这幅图展示了早产儿视网膜病变如何同时累及同一只眼的 I 区和 II 区

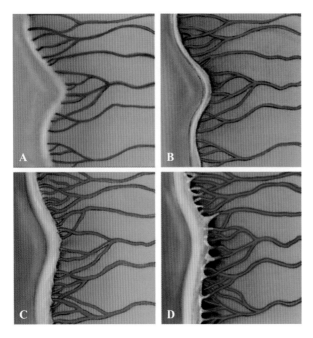

▲ 图 64-16　根据国际早产儿视网膜病变分类的彩色照片修改的图表。右侧可见血管化的成熟视网膜，左侧可见无血管的视网膜

A. 第 1 阶段的分界线；B. 注意到第 2 阶段的特征性嵴；C. "轻度"第 3 阶段视网膜外纤维血管增生组织；D. 视网膜外纤维血管组织在第 3 阶段的更晚期从嵴处呈"中度"增生。经许可，图片转载自 Committee for the Classification of Retinopathy of Prematurity. An international classification of retinopathy of prematurity. Arch Ophthalmol 1984；102：1130-4.

它呈扁平白色，位于视网膜平面内。血管的不正常分支或拱形延伸到血管线上。第一阶段是相对短暂的，通常在几周内进展到第 2 阶段或恢复到正常的血管。根据 Garner 的说法[71]，第 1 阶段的分界线在形态上包括两个相对不同的区域。更前面的前锋区是由大量梭形细胞形成的，梭形细胞是分化血管内皮的祖细胞。因此，它与正常胎儿发育中见到的原始间充质（梭形细胞）相对应，但细胞数量显著增加。正是这种增生，包括增厚和加宽，使分界线清晰可见[71]。

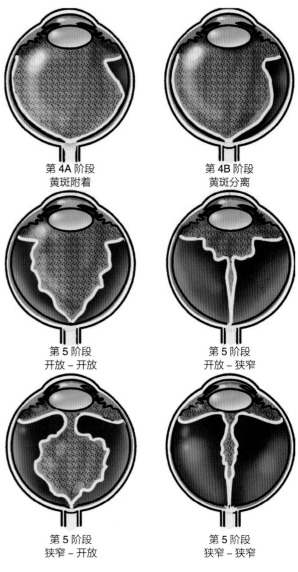

第 4A 阶段　　　　第 4B 阶段
黄斑附着　　　　　黄斑分离

第 5 阶段　　　　　第 5 阶段
开放 - 开放　　　　开放 - 狭窄

第 5 阶段　　　　　第 5 阶段
狭窄 - 开放　　　　狭窄 - 狭窄

▲ 图 64-17　早产儿视网膜病变视网膜脱离形态
上方 2 图，4a 和 b 分离；下方 4 图，第 5 阶段（图片由 Rand Spencer，MD 提供）

2. 第2阶段：嵴 Stage 2：Ridge

在第2阶段，分界线已经发展成一个具有高度和宽度的嵴，在眼球内部向心延伸（图64-16B）。嵴可能是白色或粉红色，很少有血管离开视网膜表面进入视网膜。小簇新生血管（"爆米花"病变）可能位于嵴状结构的后部，但不附着在嵴状结构上。嵴的表面没有纤维血管生长将此阶段和第3阶段分开。根据Garner的说法，第2阶段视网膜嵴是内皮细胞增殖的结果，"有一些证据表明有组织进入了可识别的血管通道。[71]"Flynn等[61]证明，在这一阶段，这些通道在血管造影检查中会泄漏荧光素。

3. 第3阶段：视网膜外纤维血管增生的嵴 Stage 3: Ridge With Extraretinal Fibrovascular Proliferation

第3阶段的特征是视网膜外，纤维血管组织从前嵴增生（图64-16C和D）。这种增生组织局限于连续的嵴的后部和内部，当增生增加进入玻璃体时，导致嵴参差不齐。与第2阶段一样，血管可能离开视网膜表面进入视网膜脊，可能被误认为视网膜劈裂甚至脱离。从视网膜表面到嵴高度的视网膜血管升高并不单独构成视网膜脱离[69]。然而，这可能意味着存在玻璃体牵引。根据Foos的研究，第3阶段的"视网膜外血管化"（extraretinal vascularization）可能出现盘状、息肉状或有蒂。盘状型是最常见也是最重要的，因为它与视网膜脱离的后续发展有关。Foos证明[66]，这些视网膜外血管显然来源于增生的内皮细胞，而不是基于his因子Ⅷ制剂的血管形成性间充质梭形细胞。他还观察到第3阶段玻璃体有明显的融合和冷凝。Foos认为玻璃体在嵴上的冷凝与透明质酸的解聚和胶原骨架塌陷成可见的结构有关[66]。

"Plus"和"Pre-Plus"病变。Plus病变，意味着一个更华丽的形式的ROP。增加视网膜血管的扩张和扭曲，虹膜血管充血，瞳孔强直和玻璃体混浊表明进行性血管功能不全。当血管的变化如此明显以至于后静脉扩张，小动脉弯曲时，这就代表了Plus病变，并且在ROP分期号中加上一个Plus标记。这一发现是预后恶化的关键标志[72]。图64-18A所示为经专家一致同意选择的已发表的标准照片，该照片已用于四个多中心临床试验，代表

了Plus疾病所需的最小动脉迂曲度和静脉扩张。人们越来越认识到ROP中系列的视网膜血管异常。2005年，修订后的国际分类定义了一个中间"pre-plus"分类，即异常的动脉迂曲和后极静脉扩张，不足以诊断Plus疾病[73]。研究表明，高达70%的pre-plus ROP患者将继续需要激光治疗[74]。研究表明，Plus病的诊断也可能是主观的和定性的，甚至在专家中也是如此，未来的定义可能基于更多的定量测量[75-77]。

Ⅰ区早产儿视网膜病变。位于Ⅰ区的ROP可能具有危险的欺骗性，因为第3阶段增生标志物可能在视网膜嵴线后面出现呈"扁平"分布，而不是升高[36]。在Ⅰ区内的严重Plus疾病病例中，视网膜嵴的向心增生可能与视网膜脱离同时发生。Flynn和Chan-Ling研究了血管生成（vasculogenesis，通过血管前体细胞的转化重新形成新血管）和血管发生（angiogenesis，从现有血管中出芽）之间的区别，以区分Ⅰ区和Ⅱ区ROP。他们认为Ⅰ区ROP与血管生成相关，因此对激光或冷冻治疗的敏感性较低，因为疾病机制不是VEGF介导的。他们提出，Ⅱ区ROP与血管发生相关，是由缺氧诱导的VEGF-165介导的，因此对激光或冷冻治疗更敏感[78]。

早产儿侵袭性后部视网膜病变。2005年修订的国际ROP分类将一种罕见的、严重的疾病称为"侵袭性后部ROP"（aggressive posterior ROP）。这种快速进展的疾病变体以前被称为"rush病"，其特征是位于Ⅰ区或Ⅱ区，周边视网膜病变性质不明确，与周围病变不相称[73]。这种诊断可以通过一次检查而无须连续评估，并且可能并非由非典型的Ⅰ～Ⅲ期进展而来。事实上，周围病变可能出现在血管性视网膜和无血管性视网膜交界处的一个扁平新生血管区。

（九）视网膜脱离的分类 Classification of Retinal Detachment

1987年，眼科学家和病理学家成立了第二个国际委员会，扩大了1984年国际分类，以描述视网膜脱离的形态、位置和范围（图64-17）[79]。这种分类是基于从外科经验和病理学中获得的对严重ROP发展的理解[80,66]。第4阶段（次全）视网膜脱离通

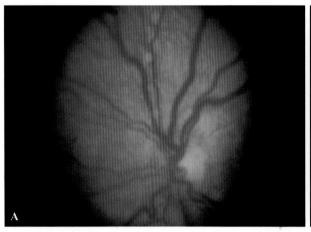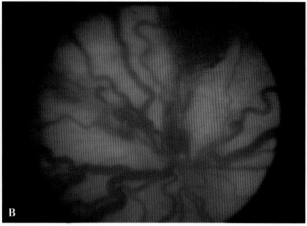

▲ 图 64-18 **Plus 病实例**

A. 国立卫生研究院早产儿视网膜病变研究中被认为是 Plus 病的视网膜血管最小扩张和扭曲的眼底照片；B. 眼底出现极严重程度的后极部的 Plus 病，很快发展为完全性视网膜脱离。经许可，图片 A 转载自 Cryotherapy for Retinopathy of Prematurity Cooperative Group. Multicenter trial of cryotherapy for retinopathy of prematurity：preliminary results. Arch Ophthalmol 1988；106：471-9 许可复制；图片 B 转载自 Ophthalmic Photography, Oregon Health & Science University, Portland.

常是牵引性升高加上第 3 阶段的发现，虽然也可能来自相邻活跃的第 3 阶段新生血管渗出液。

1. 第 4A 阶段：中心凹外视网膜脱离 Stage 4A: **Extrafoveal Retinal Detachment**

典型的是周边视网膜的凹陷性牵引脱离，不累及中央黄斑（图 64-19）。一般来说，这些脱离位于视网膜外纤维血管增生并伴有玻璃体牵引的部位。任何第 3 阶段病变在激光光凝或冷冻消融治疗后未完全消退的区域均可出现抬高，并可能形成环周。它们可以在周围延伸 360° 而不引起黄斑的隆起，也可以是节段性的，仅占周围的一部分。在无后伸的情况下，解剖和视觉预后相对较好。

2. 第 4B 阶段：包括中心凹在内的部分视网膜脱离 Stage 4B: **Partial Retinal Detachment Including the Fovea**

这可能是在第 4A 阶段的延伸之后，或者可能是从视盘穿过区域Ⅰ到区域Ⅱ和区域Ⅲ的褶皱（图 64-20）。一旦第 4 阶段脱离累及中心凹，恢复良好视力的预后较差。

3. 第 5 阶段：完全视网膜脱离 Stage 5: **Total Retinal Detachment**

这几乎总是漏斗形的。第 5 阶段分离的分类将漏斗分为前后两部分（图 64-17）。当向前和向后打开时，脱离呈凹形并延伸至视盘。另一种结构是漏斗在前后都很窄，脱离的视网膜就在晶状体后面。第三种，不太常见的是漏斗前开后缩。最不常见的是前窄后开的漏斗。

（十）与视网膜脱离有关的其他因素 Other Factors Related to Retinal Detachment

ROP 中视网膜脱离的分类主要集中在第 4 和第 5 阶段的某些物理表现上：

（1）晶状体后间隙的出现：这个空间可能被大量血管化的半透明组织占据，代表疾病活动。随着疾病的消退，占据这个空间的组织变白，血管稀少。这就是导致最初术语"晶状体后纤维组织增生"（retrolental fibroplasia）的出现。

（2）外围槽。外周红色反射的存在与明显的窄漏斗第 5 阶段视网膜脱离相结合，表明存在附着的或浅脱离的无血管、伸展的和无功能的外周视网膜。

（3）前段。在更严重的 ROP 病例中，前段可能会受到如下影响：①浅前房及角膜水肿。相对较浅的前房可能是早产儿眼中的正常早期发现；然而，当进行性浅前房与 ROP 中的视网膜脱离一起发展时，它具有严重的影响。一些病例进展为急性闭角型青光眼或扁平前房和角膜失代偿（见后文）。②虹膜异常。后粘连、虹膜萎缩、葡萄膜炎外翻是第 4 和第 5 阶段 ROP 常见的眼病。特别是在第 5 阶

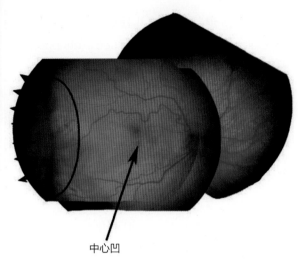

▲ 图 64-19　**第 4A 阶段早产儿视网膜病变**
右眼眼底照片拼图，显示视网膜在玻璃体牵引下不完全退变的
第 3 阶段 ROP 后极部抬高（箭）。卵圆形接近视网膜脱离区

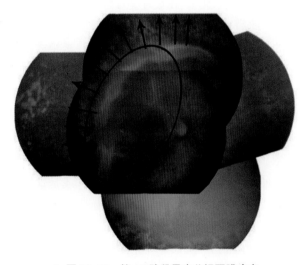

▲ 图 64-20　**第 4B 阶段早产儿视网膜病变**
右眼眼底照片拼图，显示不完全退行性第 3 阶段 ROP 纤维化嵴
后的视网膜抬高。远离视网膜嵴的箭表示玻璃体牵引，抬高视
网膜嵴和邻近的视网膜，包括黄斑。椭圆形轮廓接近视网膜脱
离区

段的眼睛，由于晶状体前囊粘连和瞳孔膜持久性及
其血管网的保留，虹膜可能变得僵硬，瞳孔很难扩
张。很少，瞳孔会隐匿，导致虹膜膨隆和房角关闭
（见后文）。

(4) 其他组织：视网膜下血液和渗出液可以通过
超声或光相干断层扫描来识别，但可能很难区分。
视网膜下纤维膜可能存在，但通常只有在手术中才
能重新识别。

（十一）早产儿视网膜病变退化 Involution of
Retinopathy of Prematurity

ROP 的退化通常始于 38 周的孕后 / 经后年龄，
其特征可能是分期降低和（或）视网膜血管生长到
更周边的区域[81]。

（十二）退行性 ROP：视网膜脱离、斜视
和 弱 视 Regressed ROP: Retinal Detachment,
Strabismus, and Amblyopia

尽管活动性 ROP 通常会退化而不进展为视网
膜脱离，但即使在这些情况下，瘢痕性后遗症仍
然存在[82, 83]。视网膜病变发展到一定程度后眼睛的
相对稳定状态称为退行性 ROP。在框 64-1 中，残
余变化分为影响视网膜周边和影响后极眼底的变
化。视网膜色素改变可能被误认为是治疗的不良
反应[84]。

框 64-1　早产儿视网膜病变
周边视网膜变化
血管的
● 周边视网膜血管化失败
－ 视网膜血管异常分支血管
－ 环向连通的血管弓
－ 毛细血管扩张样血管
视网膜的
● 色素变化
● 玻璃体视网膜界面改变
● 薄的视网膜
● 周边褶皱
● 有或无视网膜附着的玻璃体膜
● 格子样变性
● 视网膜裂孔
● 牵引或孔源性视网膜脱离
后极部改变
血管
● 血管扭曲
－ 颞侧血管弓变直
－ 颞侧血管弓大血管插入角度异常变窄或扩大
视网膜
● 色素变化
－ 黄斑变形与异位
－ 黄斑区视网膜向周边的伸展和折叠
－ 玻璃体视网膜界面改变
－ 玻璃体膜
－ 视网膜在视盘上的拖拽

退行性 ROP 最严重的并发症是晚期发展的视网膜脱离和闭角型青光眼。在新生儿期后的几乎任何年龄，特别是出生后几年，视网膜脱离仍然是 ROP 后遗症的一个主要风险。高度近视、周边视网膜色素改变或格子样变性、玻璃体视网膜界面改变、玻璃体冷凝、视网膜皱褶，都有发生视网膜破裂和脱离的危险。在阈值视网膜病变后 3 个月左右出现部分性视网膜脱离的眼仍有发生视网膜脱离进展的危险[85]。61 只眼的总体视力较差：只有 6 只眼的视力优于 20/200[85]。这些患者和他们的父母应该在孩子足够大的时候就对视网膜脱离的症状保持警觉，并及时报告。

退行性 ROP 患者有发展斜视和弱视的风险[86-90]。在早产儿视网膜病变冷冻治疗（Cryotherapy for Retinopathy of Prematurity, CRYO-ROP）研究中，3030 名出生体重＜ 1251g 的婴儿中有 200 名（6.6%）在 3 月龄检查时出现斜视。发现 ROP 的存在是 3 月龄时斜视的重要预测因素。亚组分析确定，随着 ROP 区域变得更后和阶段变得更严重，斜视的风险增加[91]。定期检查并注意屈光、视觉和眼外肌的状态，适用于所有 18 月龄前患有 ROP 的婴儿，此后如临床所示。

在多中心的 ROP 早期治疗（Early Treatment for ROP, ETROP）研究中，6 月龄矫正年龄的斜视在高危阈前 ROP 婴儿中的患病率为 20%，在低危阈前 ROP 婴儿中的患病率为 10%。在 9 月龄矫正年龄时，30% 的高危阈前 ROP 婴儿有斜视，与斜视发展相关的危险因素包括异常注视行为、弱视和出生时的出生状态（即在研究所在的附属医院之外出生）[92]。总的来说，眼科医师应该意识到有严重 ROP 病史的婴儿在早期的眼部排列有明显的变异性。

（十三）早产史 History of Prematurity

对于有早产史的患者，特别是儿童早期有明显近视的患者，建议仔细检查以排除任何退行性 ROP 的证据。不管患者的预诊年龄如何，都应该这样做。鉴于视网膜对黄斑视力的潜在影响相对较大，应特别注意颞侧周边的视网膜。

（十四）退行性早产儿视网膜病变的眼部表现 Ocular Findings of Regressed Retinopathy of Prematurity

1. 近视 Myopia

在 CRYO-ROP 研究中，20% 的出生体重＜ 1251g 的婴儿在出生后的前 2 年患上了近视。出生体重越低，近视的概率就越高。在 ROP 患儿中，近视的发生率与 ROP 的严重程度有直接关系。例如，在 Ⅱ 区、第 3 阶段 ROP（无 Plus 病）患者中，44%～45% 的患者在产后 12 月龄和 24 月龄时近视。相比之下，同一出生体重组中从未发生过 ROP 的婴儿近视率为 13%[93]。

在 ETROP 研究中，接受高危阈前 ROP 治疗的婴儿在足月 6 个月时近视患病率为 58%（定义为球形当量≥ 0.25d），在足月 9 月龄时近视患病率为 68%，此后直到出生后 3 年几乎没有变化。高度近视的患病率在 6 月龄到 3 岁稳步上升。近视或高度近视的患病率在 Ⅰ 区眼与 Ⅱ 区眼之间，或在有 Plus 病眼与无 Plus 病眼之间差异不大。然而，有视网膜残留如颞侧血管变直或黄斑异位的 ROP 患者近视和高度近视的患病率较高[94]。近视的确切机制尚不清楚。Fletcher 和 Brandon[95] 认为这可能是由于眼球的伸长，晶状体或角膜曲率的改变，或是这些因素的综合作用。

2. 其他屈光和双眼缺陷 Other Refractive and Binocular Defects

散光和屈光参差在退行性 ROP 患者中较为常见。在 CRYO-ROP 研究中，2518 名出生体重＜ 1251g 的婴儿在足月后 12 个月时发生屈光参差，3.3% 的婴儿有屈光参差。1548 例有不同程度 ROP 患者中，4.8% 有屈光参差[93]。在 ETROP 研究中，401 名单眼或双眼有阈前 ROP 的婴儿被随机分为早期治疗组（高危阈前 ROP 的激光光凝）和常规治疗组（仅在阈前 ROP 出现时）。所有婴儿在 6 月龄和 9 月龄的正确年龄，以及出生后 2 岁和 3 岁时进行屈光检查。早期治疗组和常规治疗组的散光患病率在每个测试年龄相似。两组散光（定义为＞ 1.00D）的患病率从 6 月龄时的 32% 增加到 3 岁时的 42%[96]。

大约 20% 的 ROP 病例在达到治疗阈值时是不

对称的，这种不对称可能有助于屈光参差。弱视、眼球震颤和斜视在 ROP 消退后也很常见[86, 87, 91, 97]。综上所述，这些发现强调了对有严重 ROP 病史的婴儿进行后续眼科检查的重要性。

3. 晶状体和角膜改变 Lens and Corneal Changes

在 CRYO-ROP 研究的 12 个月检查中，在自然史人群中，白内障的总发病率为 0.3%。有 I 区 ROP 或 II 区第 3+ 期 ROP 病史眼的白内障发生率约为 2.5%[98]。在 ETROP 研究的最后 6 年检查中，271 例对称性 ROP 患儿中，4.9% 的早期治疗眼和 7.2% 的常规治疗眼发现白内障或无晶状体[99]。Kushner[97] 指出，在视网膜异常的情况下，白内障的早期发展可能严重损害视力。有 ROP 病史的成人白内障手术效果满意[100]。ROP 患者也有更高的风险发展不规则的角膜曲率，带状角膜病变和急性水肿[72]。

（十五）早产儿视网膜病变中的青光眼 Glaucoma in Retinopathy of Prematurity

视网膜病变患者在以后的生活中可能会发展成急性或亚急性青光眼。在 ETROP 研究中，1.67% 的受试者在出生后的前 6 年内出现青光眼。这与浅前房和第 4B 阶段或更严重的视网膜脱离有关[101]。

这种并发症，并不总是典型的虹膜囊肿（iris bombé），可能发生在任何时候：在托儿所、出院后不久、整个童年。在可行的情况下，应指导家长认识到角膜混浊和巩膜血管充血的现象，并就这些问题寻求眼科咨询。在 ROP 引起的眼部损害的青光眼病例中，推荐局部类固醇和睫状肌麻痹药的试验[102]，并且可能需要进一步的青光眼治疗。

（十六）早产儿退行性视网膜病变的闭角型青光眼 Angle Closure Glaucoma in Regressed Retinopathy of Prematurity

即使在成年期，ROP 退行性变的眼发展为急性闭角型青光眼的风险也会增加[103, 104]。Kushner[102] 指出，某些 ROP 轻度退行性变的患者更倾向于发展为睫状体阻塞性青光眼。由于在某些病例中，这些形式的青光眼可以通过手术治疗，眼科医师和患者应该了解这些潜在的并发症、相关的症状和体征及它们的治疗方法。

（十七）鉴别诊断 Differential Diagnosis

尽管新生儿重症监护室（NICU）中早产儿的鉴别诊断几乎仅限于 ROP，但在较大的儿童中，有几种情况可以模拟 ROP。家族性渗出性视网膜病变、色素失禁症（incontinentia pigmenti, IP）和 Norrie 病都可伴有周围缺血性视网膜，导致继发于视网膜新生血管的牵引性视网膜脱离。在这些情况下，如果没有早产史，可以排除 ROP。视网膜母细胞瘤可以模拟视网膜脱离，尽管它是渗出性的，有一个凸面而不是凹面。与渗出性脱离相关的肿瘤通常很大，可以在超声上看到。永存胎儿血管（persistent fetal vasculature, PFV）可以有类似于 ROP 的外观，但通常是单侧的。Coats 病也通常是单侧性的，有大量的脂质渗出物，这在 ROP 中不常见。

（十八）危险因素 Risk Factors

一般来说，早产、低出生体重、复杂的住院过程和长时间的吸氧是 ROP 发生的危险因素[10, 73, 105, 106]。在没有明确指征的情况下，给予数周的补充氧气被大量证明是 20 世纪 50 年代流行性 ROP 的一个主要原因，但 20 世纪 70 年代中期以来出现的 ROP 病例中，补充氧气不再是主要因素。现在，新生儿的进步已经提高了极低出生体重儿的存活率。在这一组中，需要进行 ROP 治疗的风险更高，出生体重在 750g 或以下的儿童中，有多达 25% 的人会发生 Plus 病[107]。

血液二氧化碳水平在 ROP 的发展中的作用是有争议的。在 Flower[108] 观察到，二氧化碳增强了比格犬氧诱导的视网膜改变后，Bauer 和 Widmayer[109] 对低出生体重儿进行了回顾性分析。他们报道说，较高的动脉二氧化碳值是区分发生 ROP 的同等妊娠期婴儿和无疾病婴儿的最重要变量。Biglan 等[110] 和 Brown 等[105, 111] 未能证实这种联系，并且确实发现患有"瘢痕性早产儿视网膜病变"（scarring retinopathy of prematurity）的婴儿的二氧化碳血浓度较低。很可能这个参数和其他许多参数一样，与一个不稳定的临床过程（如 ROP）有关，但不一定与它有因果关系。

据报道，许多其他新生儿健康因素与 ROP 相关，包括发绀、呼吸暂停、机械通气、脑室内出血、癫痫发作、输血、败血症、宫内缺氧、贫血、动脉导管未闭和维生素 E 缺乏[13, 25, 89, 106, 108–117]。这些关联需要进一步研究以确定因果关系。在由 4099 名出生体重小于 1251g 的婴儿组成的 CRYO-ROP 自然史队列中，还发现了一些重要的附加因素，包括白人种族、多胞胎和被转移到其他地方接受重症监护。一旦发生 ROP，更大的风险与位于 I 区的 ROP、是否存在 Plus 疾病、分期的严重程度和周围受累的程度有关[118, 119]。在 CRYO-ROP 研究中所研究的危险因素被整合到一个数学模型中，该模型可以预测达到阈值前严重程度的特定眼出现不良结局的风险[120]。

（十九）托儿所检查程序 Examination Procedures in the Nursery

1. 检查的一般方面和时间安排 General Aspects and Timing of the Examination

在 CRYO-ROP 研究中进行的婴儿室监测提供了有关 ROP 早期病程的确切信息。这项研究的"自然史"部分记录了 4099 名出生体重小于 1251g 的婴儿的数据。研究表明，ROP 的发生是根据婴儿的校正年龄［母亲最后一次月经后的经后年龄（postmenstrual age），或孕后年龄（postconceptional age）］而不是出生后的时间［所谓的实足年龄（chronologic age）］按计划发生的（图 64–21）[118]。研究发现，对于出生体重类别的婴儿，发现第 1 阶段 ROP（且没有更严重）的婴儿在经后 34.3 周的中位数出现 ROP。无进展的第 2 阶段 ROP 发病的中位时间为 35.4 周，95% 的病例在 32 周或更晚时发病。对于眼睛达到治疗随机化"阈值"3+ ROP 阶段严重程度（I 区或 II 区至少 5 个连续或 8 个中断时钟小时）的患者，阈值中值达到 36.9 周（90% 的病例在 33.6～42.0 周的范围内）（表 64–1）。

2. 筛查指南 Screening Guidelines

由于 ROP 在出生后[121] 的前 3 个月可以发展为

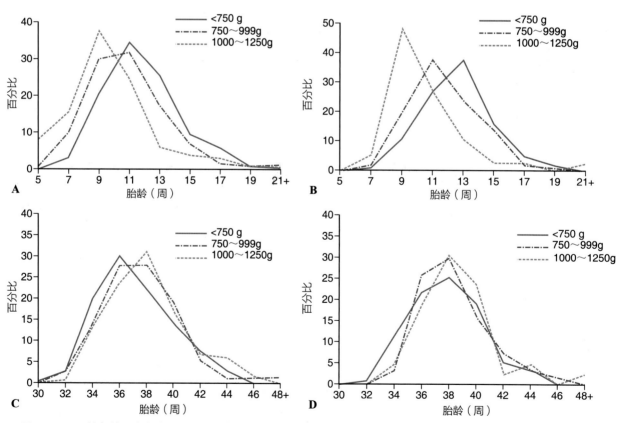

▲ 图 64–21　**A.** 按年龄和出生体重划分的早产儿阈前视网膜病变发病分布；**B.** 阈值 ROP 的可比数据；**C.** 按胎龄划分的阈值前数据，与 A（按年龄）进行比较；**D.** 按胎龄划分的阈值数据，用于与 B（按年龄）进行比较

经许可，图片转载自 Palmer EA, Flynn JT, Hardy RJ, et al. Incidence and early course of retinopathy of prematurity. Ophthalmology 1991；98：1628–40.

表 64-1　按胎龄（周）早产儿视网膜病变发病情况

分　期	第 5 百分位	中　值	第 95 百分位
1	—[a]	34.3	39.1
2	32	35.4	40.7
阈	33.6	36.9	42

a. 不可知，17% 的婴儿在第一次检查时患有第 1 阶段早产儿视网膜病变。

经许可，表格转载自 Palmer EA, Flynn JT, Hardy RJ, et al. Incidence and early course of retinopathy of prematurity. Ophthalmology 1991；98：1628-1640.

失明，并且在许多情况下可以通过治疗来阻止它，因此建议在这段时间内对早产儿的眼睛进行检查，以检测进展性 ROP 的发生，特别是阈前 ROP 的发展，定义为 CRYO-ROP 试验中严重程度低于阈值的 ROP：特别是 I 区的任何 ROP，或者 2+ 期或 3+ 期的 II 区 ROP 伴或不伴 Plus 疾病。美国眼科和儿科学会目前的建议是，出生在 30 周或 30 周以下，或体重低于 1500g 的儿童，应进行 ROP 筛查。特别是那些出生在胎龄 27 周或 27 周以下的婴儿应在 31 周时进行第一次检查，而出生在 28 至 32 周的儿童应在出生 4 周后进行第一次检查[122]。如本章末尾所述，后续检查时间表由初步检查结果决定。如果婴儿达到 45 周的胎龄而没有出现阈前 ROP 或更糟的情况，ROP 导致视力丧失的风险最小[76]。还应注意的是，这些数据来自美国，ROP 的自然历史在世界其他地区可能有所不同。

3. 检查的不良反应 Side-Effects of the Examination

极低出生体重的婴儿，他们仍然处于不稳定的一般情况下，必须小心管理。间接检眼镜检查的压力是必要的，只要存在可治疗疾病发展为失明的风险时，或当需要信息来协助一般医学评价[123]。筛查程序的设计必须考虑到程序可能会给婴儿带来压力。

4. 眼科检查技术 Techniques of Eye Examination

眼科检查应在主治新生儿学家的要求或批准下进行。使用环丙沙星滴眼液（环丙沙星 0.2% 和苯肾上腺素 1%）可有效扩张大多数婴儿的瞳孔，多余的滴眼液立即从眼睑吸干，以尽量减少系统性不良反应，如高血压和肠梗阻[123]。25～30min 后，使用双目间接检眼镜和开睑器进行检查。色素沉着较重的婴儿有时对散瞳液没有足够的反应，在这种情况下，0.5% 环戊酯或 1% 托吡卡胺，或两者兼有，2.5% 苯肾上腺素可以被替代并滴注两次。大多数检查者通常使用开睑器，现在有多种适合早产儿的设计（如 Barraquer、Sauer、Alfonso 镜）。婴儿的手应该受到约束，护士通常会协助检查。为预防病毒或衣原体感染，每个婴儿的开睑器必须无菌，每次接触到婴儿面部时，检查镜应在两个病例之间用酒精海绵擦拭。建议检查时戴手套的普遍预防措施。

一般情况下，严重到引起严重关注的 ROP 在眼底足够远的后方可见，无须巩膜压陷。然而，要确定视网膜血管的最终成熟度，需要在足月后进行一系列的检查，或者最好是对生长血管末端的鼻侧视网膜进行检查，以确定血管化是否已经进入 III 区[79, 118]。对于这种远鼻侧周边视网膜检查，通常需要巩膜压陷或眼睛定位。铝丝 Calgiswab 鼻咽培养拭子可以作为一种廉价、无菌、相对温和的工具。尖端可以弯曲到任何想要的角度，甚至像一个精细的肌肉钩。为婴儿检查设计的巩膜压迫器（如 Flynn 压迫器）也可在市场上买到。对于巩膜压迫，通常使用局部麻醉药，如普鲁卡因。建议在整个检查过程中有一名托儿所工作人员在场，以监测婴儿的气道、生命体征和行为，并处理可能发生的呼吸暂停或其他不良反应。

（二十）患儿家属的告知 Informing the Patient's Family

当婴儿达到医疗稳定时，ROP 往往变得很严重，尤其是对已经经历过很多焦虑的父母来说尤为困难。眼科医师或新生儿医师应随时向家属通报眼科检查结果。眼科医师应在第一次意识到 ROP 正在变得严重时联系家长，例如，当 ROP 在 I 区发展或 II 区达到第 3 阶段时。如果父母在眼睛发育的过程中不断了解眼睛的状况，如果 ROP 最终导致视力损害，它可能会缓和情绪影响，并有助于为讨论可能的手术干预铺平道路。

（二十一）预防与治疗 Prophylaxis and Therapy

1. 维生素 E 的作用 The Role of Vitamin E

维生素 E 具有抗氧化性，被认为是预防 ROP 的潜在药物。Johnson 等[124, 125] 在随后的对照临床试验中测试了大剂量维生素 E 的作用[126-133]。结果是模棱两可的，1986 年出版的医学研究所的一项报告得出结论："维生素 E 作为预防早产儿视网膜病变的预防药物，需要进行详细分析。该委员会没有发现服用维生素 E 有益或有害的确凿证据。对早产儿来说，维生素 E 的风险似乎很小，前提是要剂量适中，血液水平不超过 3mg/dl"[134]。目前，还没有关于维生素 E 在 ROP 治疗中应用的正式建议。

2. 光的作用 The Role of Light

历史上，人们对光与 ROP 之间可能存在的关系很感兴趣。在最初对 RLF 的描述中，Terry[135] 认为眼睛过早暴露于光线下是一种重要的病因可能性。

在认识到吸入氧水平在 ROP 中作用的重要性之前，有两项研究讨论了光的影响问题。20 世纪40 年代末，Hepner 等[136] 对 5 名早产儿从出生到体重 2000g 的过程中对眼睛进行了治疗。他们发现，5 名婴儿中有 4 名患上了 ROP，并得出结论，光不是其发育的一个因素。1952 年，Locke 和 Reese[137] 报道了一系列 22 名早产儿（出生体重小于 2000g）的情况，他们给每个婴儿的一只眼睛进行了治疗（patched）。两组均发现治疗眼与未治疗眼的 ROP 发生率无差异[136, 137]。

为了更明确地研究光暴露与 ROP 之间的关系，由 James D.Reynolds 主持的减光护目镜可行性试验（light-ROP 研究）于 1995 年在美国的三个托儿所由国家眼科研究所赞助。随机选择出生体重小于 1250g 的 409 名婴儿中的一半，戴上含 97% 中性密度滤光片的护目镜直到产后 31 周，或不进行特别的减光。这项研究的结论是，光照对 ROP 的发生和严重程度没有临床上重要的影响[138]。美国眼科学会（American Academy of Ophthalmology）和美国儿科学会（American Academy of Pediatrics）都没有提出任何限制早产儿眼睛周围光线的建议。

3. 冷冻疗法 Cryotherapy

从 1968 年开始，有报道认为，对早产儿视网膜周围进行消融治疗（ablative treatment）可以改善病情。这些早期报道表明光凝[139, 140] 或冷冻[141, 142] 疗法可以达到这个目的[139, 142]。整个 20 世纪 80 年代早期，关于冷冻治疗重度 ROP 的疗效和作用的

研究产生了相互矛盾的结果和观点[143-148]。这显然需要进行大规模的临床试验。

冷冻治疗的多中心试验（The Multicenter Trial of Cryotherapy）。CRYO-ROP 研究于 1985 年在 Earl A. Palmer 的主持下进行。在国家眼科研究所的支持下，这项研究于 1986 年开始招募出生时体重不超过 1250g 的早产儿。符合冷冻治疗试验条件的婴儿有第 3 阶段 ROP，在标准化 Plus 病变存在的情况下，视网膜在Ⅲ区后 5 个或更多钟点范围[69, 107]。CRYO-ROP 研究的结果是通过眼底照片对接受冷冻治疗的眼睛和未接受冷冻治疗的眼睛中客观可见的黄斑皱褶、视网膜脱离或晶状体后肿块的发生率进行遮罩比较来评估的[149]。冷冻治疗被发现在连续的检查访问中减少了列出的不利的眼底结果。在 10 年的结果评估中，27% 的治疗眼与 48% 的对照眼出现了不良眼底结果，44% 的治疗眼与 62% 的对照眼视力为 20/200 或更差[149]。

（二十二）早产儿视网膜病变的治疗现状 Current Concepts in Management of Retinopathy of Prematurity

治疗技术 Treatment Techniques

(1) 冷冻疗法：特殊考虑。CRYO-ROP 研究中使用的个体冷冻的平均数量为 50。与其他形式的眼科手术一样，在确定镇痛或麻醉的方法中考虑了许多因素，包括托儿所的物理布置、接近手术或手术室、麻醉医师的经验、婴儿的当前医疗稳定性、婴儿对先前应激性造作的耐受性、冷冻外科医师的经验和视网膜病变的后段程度的"跟踪记录"（track record）。

（2）激光：特殊考虑。在 20 世纪 90 年代早期，激光消融作为冷冻治疗的一种替代方法被广泛接受。一般来说，眼科医师发现 LIO 给药系统在技术上比冷冻疗法更容易，而且术后产生的后遗症（如炎症和肿胀）更少。而且，在Ⅰ区和Ⅱ区，阈值病的治疗效果明显优于冷冻治疗，至少相当于Ⅱ区疾病的冷冻治疗结果[150-159]。

当 LIO 传输系统在 1990 年左右问世时，唯一提供的激光是氩光凝器（488～532nm）。随后介绍了 810nm 半导体激光器光凝器。尽管情况可能需要

将患者带到手术室进行 ROP 激光治疗，但也可以在 NICU 中进行，患者在局部麻醉下，在有意识镇静或无意识镇静的辅助下进行。随后，大光斑激光间接头戴式激光问世，使单个光斑覆盖的面积增加了 3 倍。

NICU 中的激光治疗技术是将被包裹在毯子中的婴儿放在一个开放的加热器中。滴入散瞳液，在新生儿护士的帮助下进行治疗。如果需要复苏，婴儿室里新生儿医生必须随时待命。在整个过程中使用心率监测器、呼吸暂停监测器和脉搏血氧计。将表面麻醉注入待治疗的眼睛，并放置开睑器。在每个象限（0.25～0.3ml）结膜下注射 2% 利多卡因用于局部麻醉。麻醉药生效约 10min。然后开始使用 LIO 输送系统进行治疗，通常使用 28-D 聚光透镜。必须采取适当的激光安全预防措施，以保护所有相关人员。

光凝烧灼以融合方式分布，以尽量减少跳跃区域。治疗的目的是在整个周边非血管化视网膜上烧伤。治疗通常从有血管的视网膜的前边缘开始，然后使用 Calgiswab 或类似的眼睛定位和巩膜凹陷的仪器压迫锯齿缘。二极管激光器的初始设置为功率为 0.2W，脉冲持续时间为 0.3～0.4s。这种功率设置通常低于光凝阈值，并向上滴定，直到在视网膜中观察到黄灰色反应。在无血管视网膜的不同区域，功率和（或）脉冲持续时间通常有不同。

治疗特定眼所需的激光应用总数主要取决于眼睛中无血管区的大小。根据作者的经验，如果 ROP 位于中到外周 II 区，那么 1000 个激光点就足以覆盖整个非血管化视网膜。然而，如果待治疗的眼睛仅在 I 区有血管生长，那么使用 1500～3000 个激光点进行充分覆盖并不罕见。激光通常在一次治疗中进行，以防激光治疗后出现前房积血或玻璃体积血，从而妨碍后续治疗。但是，在能见度降低或患者痛苦等情况下，可能需要多次治疗。偶尔，在没有退化的情况下，不经意间跳过的 ROP 嵴附近的区域需要补充激光治疗。

（二十三）早产儿视网膜病变的早期治疗 The Early Treatment for Retinopathy of Prematurity Trial

1999 年，国家眼科研究所（National Eye Institute）资助了一项临床试验，由 William V.Good 主持，以研究最佳的 ROP 治疗指征。在这项被称为 ETROP 研究的试验中，当患眼达到阈值前 ROP 的高风险水平时，将其随机分为早期周边视网膜消融或常规治疗（观察直至制订阈值标准）。ETROP 研究显示早期治疗干预有显著的益处，早期治疗干预可通过矫正年龄 9 个月时的视力转归和矫正年龄 6 个月和 9 个月时的视网膜结构转归来衡量[160]。在所选的高危眼中，早期治疗干预的不良视力结果从常规治疗对照组的 19.5% 下降到 14.5%（$P=0.01$）。不良结构转归从对照组的 15.6% 降至早期治疗组的 9.1%（$P < 0.001$）。

2003 年 12 月发表的 ETROP 研究结果提出了一种新的临床算法，作为重度 ROP 眼治疗干预的指南[160]。对于 1 型 ROP 的眼睛，建议立即进行治疗，对于 2 型 ROP 的眼睛，建议继续连续观察而不进行治疗，如表 64-2 所示。ETROP 组警告说，Plus 疾病应该至少有两个象限（通常是六个或更多的钟点段），随着视网膜神经血管的扩张和弯曲，它们离开视神经，达到公布的标准（图 64-18A）。

在 6 岁时进行的最终研究结果检查中，1 型 ROP 患者的视力不良结果通过早期治疗从传统治疗对照组的 32.8% 降至 25.1%（$P=0.02$）。有趣的是，早期治疗组 2 型 ROP 患者的不良视力转归从常规治疗组的 19.4% 增加到 23.6%，尽管这一差异没有统计学意义（$P=0.37$）[99]。

二、视网膜脱离 Retinal Detachment

有必要对视网膜脱离的治疗方法进行随机试验。第 118 章（早产儿视网膜病变的手术治疗）讨论了目前治疗视网膜脱离的临床思路。

（一）ETROP 研究：更好的结果，改变临床策略 The ETROP Study: Better Outcomes, Changing Clinical Strategy

在 ETROP 试验中，只有 66% 随机选择接受常规治疗的高危眼继续接受激光治疗（很少使用冷冻疗法）。对大型数据库的二次分析对治疗适应证进行了简化修订，这是对用于选择研究对象的计算机生成算法的重大实际改进（表 64-2）[120]。

表 64-2　ETROP 治疗适应证

1 型 ROP（"新阈值"）	2 型 ROP
进行周边消融术治疗	等待和观察进展
Ⅱ区：加上第 2、3 阶段疾病	Ⅱ区：第 3 阶段无 Plus 病
Ⅰ区：Plus 病和第 1、2 或 3 阶段病变；第 3 阶段无 Plus 病	Ⅰ区：第 1 阶段或第 2 阶段病变无 Plus 病

ETROP. ROP 的早期治疗；ROP. 早产儿视网膜病变

如在 ETROP 研究所述，如果不进行新生儿眼部检查，早期治疗政策的一些优势可能会丧失，仔细阅读试验中使用的方法[161]，可以发现对重症监护病房的连续性 ROP 检查政策产生了真正的影响。因此，对于不符合治疗标准的婴儿，请考虑以下时间表[122]，具体如下。

2 型 ROP 的 1 周或更短时间（表 64-2）：①Ⅱ区第 3 阶段，无附加病变；②区域标记 1 或 2 和无附加病变

1~2 周随访：①Ⅱ区，无附加病变，第 2 阶段；②Ⅰ区，未成熟，无 ROP；③Ⅰ区，退行 ROP。

2 周随访：①Ⅱ区，无附加值，第 1 阶段；②Ⅱ区，回归 ROP。

2~3 周随访：①Ⅲ区，无附加病变，第 1 阶段或第 2 阶段；②Ⅱ区，未成熟，无 ROP；③Ⅲ区，退行 ROP。

与 ROP 的进展或退行有关的有利迹象包括，在不发生至少 2 型（如上所述）ROP 的情况下，达到 45 周的经后年龄，以及完全视网膜血管化的完成或视网膜血管化进展为Ⅲ区而之前没有的Ⅱ区 ROP[76]。

（二）抗 VEGF 治疗早产儿后视网膜病变 Anti-VEGF Therapy for Posterior Retinopathy of Prematurity

有许多试验证明贝伐单抗对患有脉络膜新生血管膜的成人患者在湿性年龄相关性黄斑变性中的益处。基于这一经验，许多研究者对使用类似的方法治疗侵袭性 ROP 很感兴趣。最近的一系列病例报道，玻璃体腔注射抗血管内皮生长因子抗体（如贝伐单抗）是治疗侵袭性 ROP 的一种非常有前途的方法，与激光相比，这种方法更容易给药和改善周边视网膜的保存[162-167]。BEAT-ROP 研究是一项前瞻性多中心试验，其中包括 150 名在Ⅰ区或Ⅱ区患有双侧 3+ 期疾病的婴儿，他们被随机分为玻璃体腔注射贝伐单抗（0.625mg）和常规激光治疗。结果表明，贝伐单抗治疗Ⅰ区 3+ 阶段疾病的婴儿在 54 周矫正胎龄时疾病复发率显著降低，结果预后较好，但Ⅱ区 ROP 的婴儿没有差异[168]。特别是 6% 的 1 区有治疗需要 ROP 的儿童需要额外的治疗。相比之下，42% 接受激光治疗的眼睛需要额外的治疗。值得注意的是，在 ETROP 研究中，Ⅰ区 3 阶段和（或）3 阶段以上的不良结构结果仅为 29.6%，Ⅱ区 3 阶段和非 3 阶段的不良结构结果仅为 22.2%。

虽然贝伐单抗有可能提高治疗效果，但据报道，注射后几个月，ROP 复发[168]。与激光治疗不同的是，激光治疗通常是持久和永久的，贝伐单抗注射后复发的可能性强调需要长期随访检查。在 BEAT-ROP 研究中，复发通常发生在初次注射后数月，平均发病时间为注射后 16 周[168]。这给家庭和筛查医师带来了一个特殊的负担，他们要继续频繁的随访，通常要超过 50 周的胎龄。Hu 等的早期复发报告指出，儿童最初对贝伐单抗治疗有反应，但随后复发严重，在某些情况下发展到第 4 或 5 阶段脱离[169]。这就强调了需要密切的随访，特别是对于那些尽管胎龄提前但仍保持在Ⅰ区或Ⅱ区的儿童。最近，雷珠单抗被用作初始单药治疗，大多数报道的初始反应与贝伐单抗相似[170]。随着使用的增加，一些中心报道雷珠单抗后复发率更高，有些中心在注射后 6 周内复发率高达 83%[170, 171]。

在预防 ROP 之前，护理早产儿的医师必须通过协调和及时的方法发现需要治疗的病例。新生儿学家、眼科医师、出院协调员和 ROP 协调员必须合作，遵守为这些婴儿制定的当地政策。

三、其他儿童视网膜血管疾病 Other Pediatric Retinal Vascular Diseases

（一）Coats 病 Coats Disease

Coats 病是由异常的毛细血管扩张引起的视网膜血管大量渗漏，导致视网膜水肿和渗出性脱离。

1908 年由 George Coats 首次描述，他注意到患有这种疾病的患者有单侧毛细血管扩张和相关的脂质沉积[172]。有趣的是，在最初的论文中所描述的患者都不是儿童，直到后来的观察，它在儿科人群中的发病率才得到重视。

儿童最初常出现白瞳症。这一点越来越被家长们所认识，他们注意到闪光照片的背景下有一种闪光，这种闪光是由于视网膜周围的远处毛细血管扩张引起的渗出性脱离或中心凹下脂质渗出所致。鉴别诊断包括视网膜母细胞瘤、家族性渗出性视网膜病变和 PFV。在只有毛细血管扩张血管和视网膜下脂质沉积的情况下，诊断相对简单，特别是在进行广角荧光素血管造影的情况下（图 64-22）。在有明显渗出性脱离的病例中，鉴别视网膜母细胞瘤和 Coats 病可能是一个挑战。一个有用的特征是视网膜下物质的颜色：视网膜母细胞瘤渗出性脱离通常在视网膜下可见肿瘤，呈白色或蛋黄酱状。相比之

下，Coats 病的视网膜下物质通常会呈现出更多的黄绿色和芥末状外观。此外，患有视网膜母细胞瘤的眼睛在超声波检查中通常会有一个巨大的穹顶状肿块。然而，毛细血管扩张血管的存在并不局限于 Coats 病，许多视网膜母细胞瘤的渗出性脱离也会有类似的血管。

2001 年，Shields 等提出了一种基于治疗反应的分类体系。第一阶段的眼只有毛细血管扩张。第2 阶段的眼在中心凹外（2a）或中心凹下（2b）都有渗出。第 3 阶段眼有渗出性脱离，为次全（3a）或全（3b）。在第 3a 阶段的眼中，如果累及中心凹，则为第 3a1 阶段，如果仍在中心凹外，则为第 3a2阶段。第 4 阶段为青光眼伴脱离（detachment with glaucoma），第 5 阶段为终末期疾病[173]。

Coats 病的主要治疗方法是直接对毛细血管进行激光光凝。广角荧光素血管造影有助于明确病变的全部范围。采用绿色 532nm 倍频钇铝石榴石

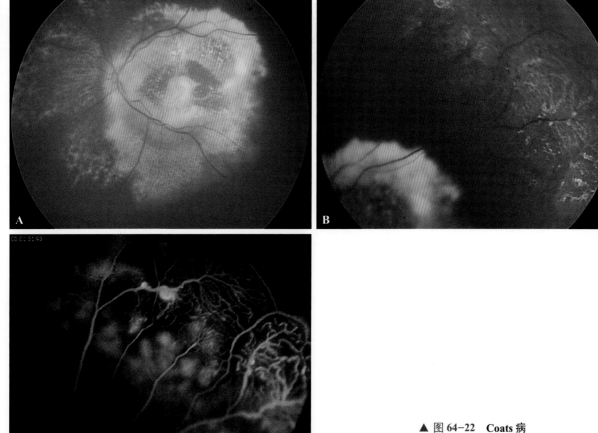

▲ 图 64-22　Coats 病
A. Coats 病的儿童眼底的黄斑渗出；B. 在颞侧周边可见毛细血管扩张；C. 荧光素血管造影显示毛细血管脱落和血管扩张

（YAG）激光间接照射，即使在视网膜完全脱离的区域也能使血管凝固[174]。这通常需要在连续几个月的麻醉下进行多次治疗。在更顽固的病例中，视网膜下液体引流有助于暴露更多的视网膜，因为视网膜脱离的程度可能会在前方隐藏。在严重的情况下，玻璃体切除加外引流可能是必要的。在考虑任何侵入性治疗之前，必须明确排除视网膜母细胞瘤。

贝伐单抗已经被一些中心使用，其基本原理是它可以降低血管通透性和视网膜下液体的量[175]。Ray 等最近的研究表明，在回顾性研究中，贝伐单抗联合常规激光治疗并不影响疾病的整体解决[176]。此外，Ramasubramanian 等还显示，在接受注射的 8 名患者中，有一半患者出现了玻璃体纤维化，一些患者出现了需要玻璃体切除的牵引性脱离[177]。在没有随机试验的情况下，贝伐单抗治疗 Coats 病的益处还不清楚。

关于 Coats 病的病因知之甚少。没有明确的遗传成分，也很少是双侧的。尽管对男性有轻微的性别倾向，而且在亚洲人群中可能更为常见，但几乎没有其他因素可以指出潜在的原因。有趣的是，虽然由于毛细血管脱落常有广泛的缺血，但很少有视网膜新生血管或玻璃体积血。尽管晚期病例中新生血管性青光眼的发病率很高。

（二）永存胚胎血管 Persistent Fetal Vasculature

最初被标记为永存原始玻璃体增生（persistent hyperplastic primary vitreous，PHPV），PFV 是原发性玻璃体血管不完全消退的结果，留下一段从视神经延伸到晶状体后囊的纤维血管组织[178]。这常常导致晶状体后面有一层白色不透明的膜，导致严重弱视。睫状突常向中央牵拉，并伴有一定程度的小眼畸形。视神经周围的视网膜可以被拉到视神经柄中，在某些情况下甚至可以累及整个视神经柄，因此手术切除纤维条索是有一定风险的。

有许多情况可以表现为牵引性脱离，包括家族性渗出性玻璃体视网膜病变（FEVR）、Norrie 病、色素失禁症和视网膜母细胞瘤。PFV 几乎都是单侧的，可以与基于双侧性的遗传条件区分开来。此外，条索的植入通常是在晶状体后囊中央，而在 FEVR、Norrie 和色素失禁症中，没有柱状条索，而是一个褶皱，通常延伸到颞侧锯齿缘。视网膜母细胞瘤的眼睛很少有小眼球，在超声检查中可能有钙化的肿块。

PFV 的治疗可以从观察到切除柱状条索。在某些情况下，条索是细软的，黄斑可以看到。如果视网膜是完整的，并且有黄斑结构，手术清除视觉通路是有帮助的。在某些情况下，晶状体后的斑块相当致密，柱状条索移除后，疾病严重程度降低，视网膜结构相对正常。有些人主张手术治疗严重变形的视网膜，即使是在视觉处于光感的情况下。在这些病例中，切除玻璃体纤维条索被认为是为了防止眼球痨并尽可能促进眼球继续生长[179]。

目前对 PFV 的发病机制知之甚少。原发性玻璃体经历了一个描述良好的程序性复旧，在 PFV 患者中，相信这个过程是改变的。最近的研究表明，星形胶质细胞可能在改变这一过程中发挥作用，并可能阻止玻璃体动脉在巨噬细胞介导的退化过程中发挥作用[180]。

（三）色素失禁症 Incontinentia Pigmenti

以前被称为 Bloch-Sulzberger 综合征，在两位皮肤科医师首次发现这种疾病，IP 是一种与眼部、中枢神经系统、皮肤科和牙科异常有关的 X 连锁显性疾病。它与 Xq28 上的 NEMO 基因突变有关。由此产生的蛋白质调节 NF-κB 的活性，增加细胞对凋亡信号的敏感性，导致内皮细胞死亡增加[181]。

眼部表现包括视网膜缺血和新生血管，可导致玻璃体积血和牵引脱离。仅基于眼部表现的鉴别诊断包括 ROP、FEVR 和 Norrie 病。然而，与这些疾病不同的是，IP 的缺血并不能模拟一种发育中的血管模式，即血管化视网膜的前后各有不同的区域。相反，外周缺血常伴有后极部视网膜血管化的缺血，在某些情况下也伴有黄斑（图 64-23A）缺血。通常，IP 的诊断是在出生后不久根据皮肤水疱的存在（图 64-23B）。约 1/3 的儿童 IP 有明显的视网膜检查异常，1/4 有牵引性视网膜脱离[182]。

IP 的眼部管理包括定期检查，包括在麻醉下进行的检查。有些人建议从出生到 4 月龄，然后每 3 个月检查一次，直到患者 1 岁。在 3 岁之前，每 6

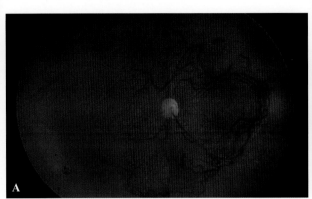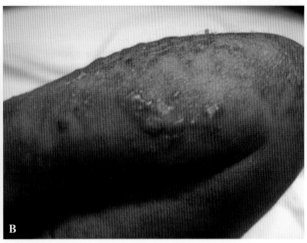

▲ 图 64-23　色素失禁症

A. 广泛的视网膜缺血，包括周边部和黄斑部；B. 新生儿 IP 的皮肤脓疱

个月进行一次检查，之后每 6 个月进行一次检查。荧光素血管造影有助于确定缺血的范围和程度。管理医师应该小心任何缺血的存在，因为这可能是进行性的，并可能导致新生血管和随后的视网膜脱离。有牵引脱离危险的眼可以用激光治疗缺血区。

（四）家族性渗出性玻璃体视网膜病变与 Norrie 病 Familial Exudative Vitreoretinopathy and Norrie Disease

FEVR 和 Norrie 病都是由影响 Wnt 途径的基因突变引起的。它们可以呈现类似的视网膜发现。这些突变导致视网膜血管发育不完全，类似于在 ROP 中所见。患者可以有周围性无血管视网膜、新生血管膜和牵引性视网膜脱离。除了视网膜的发现，Norrie 病是 X 连锁隐性遗传，也可能与听力损失和智力低下有关。两者的鉴别诊断包括 ROP、PFV/PHPV 和 IP。

任何考虑到 FEVR 或 Norrie 疾病的患者的治疗应包括麻醉下的仔细检查，并在可能的情况下进行荧光素血管造影。这两种情况都可以有不对称的表现，可以模仿 PFV。在这些情况下，假定未受累的眼可能有细微的检眼镜下异常，在门诊环境下甚至在麻醉下都可以忽略。广角荧光素血管造影可以提供对双眼的血管系统一个非常明确的评估，并可能显示周围血管过早终止和亚临床新生血管。在有缺血和新生血管但没有脱离的眼中，激光对无血管视

网膜的光凝可以诱导视网膜退行性变并防止脱离。当出现牵引性视网膜脱离时，一些人主张玻璃体切除术来缓解视网膜和睫状体上的压力，以减少出现低眼压的可能性，并在出现时维持光感视力[183]。

在 FEVR 中，突变发生在编码 frizzled-4 受体的 FZD4 基因中。该受体结合 Wnt 配体 3、5a 和 8a 及 Norrin，并触发 β-catenin 向细胞核的转移，从而激活参与细胞增殖的基因转录。在 Norrie 病中，突变发生在产生 Norrin 的 NDP 基因中，Norrin 是一种能结合 frizzled-4 的分泌蛋白[184, 185]。最近，另一个基因 TSPAN12 被发现促进 Norrin 与 frizzled-4 结合，在一些 FEVR 患者中发现 TSPAN12 缺失[186]。目前正在进行的研究是，这些基因的突变是否也可能增加发生侵袭性 ROP 的风险。

四、新生儿视网膜疾病筛查 Newborn Screening for Retinal Disease

除了 ROP 外，儿童视网膜疾病通常诊断得很晚，通常由父母首先发现。Abramson 等的一项大型研究结果显示，80% 的儿童视网膜母细胞瘤患者中，父母是最先发现白瞳症的，儿科医师是最初诊断白瞳症的仅有 8%[187]。这就提出了在儿童视网膜疾病出现症状之前使用筛查进行早期检测的论点。Li 等的一项大型前瞻性研究显示，在 3573 名新生儿的数字眼底检查中，0.5% 有视网膜病变，另外

6% 有黄斑出血[188]。

　　尽管本研究中使用的仪器（RetCam, Clarity-MSI）适用于新生儿托儿所环境，但在门诊儿科检查办公室进行检查是不切实际的。最近，一些基于智能手机的应用程序已经开发出来，用于评估非语言的儿童的弱视、白内障和视网膜疾病[189]。尽管仍处于早期评估阶段，但这些平台有可能缩短视网膜疾病的诊断时间，希望早期检测能够减少这一弱势群体的视力损失。

早产儿视网膜病变的远程筛查
Telescreening for Retinopathy of Prematurity

Michael F. Chiang　著

第65章

一、传统护理的局限性 Limitations of Traditional Care

传统的早产儿视网膜病变筛查包括在新生儿重症监护室（NICU）床边进行间接检眼镜检查。虽然这在识别需要疾病的重症治疗的婴儿方面是有效的[1-3]，但也有重要的局限性。检眼镜检查在后勤上很困难，需要大量的时间和协调。使用手绘草图记录研究结果，手绘草图是主观的和定性的（图 65-1）。在诊断 I 区和 Plus 疾病等关键特征时可能存在变异性[4,5]，并且存在巨大的法医学责任。调查发现，由于这些原因，愿意管理 ROP 病变的视网膜专家和儿童眼科医师的数量正在减少[6]。同时，由于世界各地早产率的增加和新生儿存活率的提高，更多的婴儿面临患病风险。

二、远程医疗作为一种新兴的方法 Telemedicine As An Emerging Approach

远程医疗（telemedicine）是一种新兴的方法，有可能提高医疗质量、交付和成本。这在那些难以获得护理的地区尤为重要。在这种方法中，新生儿重症监护室的训练有素的人员从婴儿的眼睛中采集临床数据和图像。数据传输给远程眼科医师进行审查，后者传达管理建议。图 65-2 显示了

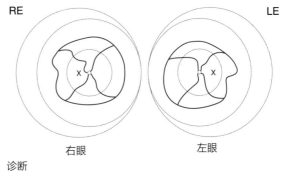

▲ 图 65-1　使用注释检查模板的传统间接检眼镜记录
局限性包括主观和定性文件，以及在连续检查期间难以准确识别变化

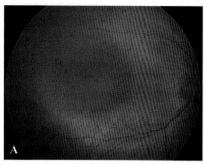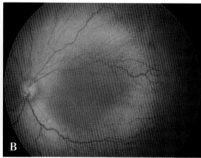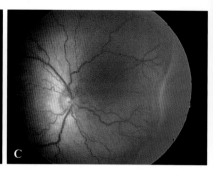

▲ 图 65-2　在使用广角相机（RetCam；Clarity Medical Systems, Pleasanton, CA）进行常规筛查期间，由训练有素的新生儿护士拍摄的 ROP 图像示例。图像显示视网膜无 ROP（A），2 型 ROP（B）基于Ⅱ区 3 期疾病的存在，1 型治疗需要 ROP（C）基于 3 期疾病和 plus 病的存在

使用商用相机（RetCam；Clarity Medical Systems, Pleasanton，CA）拍摄的广角图像的示例。研究表明，训练有素的新生儿护士可以采集到高质量的视网膜图像，而且这种图像对婴儿造成的生理压力比检眼镜检查伴巩膜凹陷症的婴儿小[7-9]。

在远程医疗方法中，存档视网膜图像的可用性将提供其他优势。婴儿照片可直接与参考图像进行比较[1]，并可安全地传送给专家，以征求第二种建议。图像提供临床发现的客观文档，提高对疾病进展的认识，加强沟通，并为教育和研究创造基础设施[10]。

三、评价研究 Evaluation Studies

（一）准确度 Accuracy

自 20 世纪 90 年代末以来，远程医疗对 ROP 的诊断准确性已经得到了评估，几乎所有的研究都使用了新生儿护士、眼科医师或眼科摄影师拍摄的广角数字图像。尽管这些研究在设计和结果测量方面有所不同，但大多数研究都将远程医疗的诊断性能与扩瞳检眼镜的参考标准进行了比较。Schwartz 等（10 名婴儿中的 19 只眼）在 30～32 周矫正胎龄（PMA）的选定婴儿组中检查了远程医疗的准确性，所有这些婴儿均患有中度或重度 ROP。远程医疗检测阈值前或更差 ROP 的敏感性和特异性分别为 89% 和 100%[11]。

从那时起，研究已经涉及越来越多的连续登记的婴儿队列。与间接检眼镜检查的参考标准（表 65-1）相比[7, 12, 13]，研究表明诊断任何 ROP 的敏感性为 46%～97%，特异性为 49%～100%。一般

来说，在检查 PMA 较低的婴儿和检测是否存在轻度 ROP（如 1 期）时，发现准确性较低。这可能是因为较年幼的婴儿有较轻的疾病和更细微的诊断特征，并因为它可能伴有小眼球与增加的屈光间质的混浊，因而在技术实施上存在困难[14]。

其他研究已经检验了远程医疗检测具有临床意义的 ROP 的准确性（表 65-2）。Ells 等（来自

表 65-1　使用任何广角摄像机拍摄的图像进行远程筛查以检测 ROP 的诊断精度 a

研　究	结果指标	敏感性 / 特异性
Roth et al., 2001[13]	任何 ROP	0.82/0.94
Yen et al., 2002[14]	任何 ROP 在 32～34 周 PMA 任何 ROP 在 38～40 周 PMA	0.46/1.00 0.76/1.00
Chiang et al., 2006[12]	任何 ROP	0.82～0.86/0.49～0.96
Shah et al., 2006[15]	任何 ROP	0.86/0.92
Chiang et al., 2007[7]	任何 ROP 在 31～33 周 PMA 任何 ROP 在 35～37 周 PMA	0.73～0.94/0.89～0.97 0.91～0.97/0.98～1.00
Dhaliwal et al., 2009[16]	任何 ROP 在 34 周 PMA 或 4～6 周 CA	0.60/0.91

a. RetCam；Clarity Medical Systems 公司，加利福尼亚州普莱森顿市。关于"具有临床意义的 ROP"（clinically significant ROP）的定义，见正文。参考标准为标准间接检眼镜。

CA. 视网膜变性；PMA. 经后年龄；ROP. 早产儿视网膜变性

36 名婴儿的 371 项检查）发现，在整个婴儿住院期间的连续检查中，诊断"转诊保证 ROP"的敏感性为 100%，特异性为 96%[17]。Wu 等（43 名婴儿的系列检查）对阈值前或更严重的 ROP 进行了远程医疗筛查，发现敏感性 100%，特异性 98%[18]。Chiang 等（64 名婴儿的 163 项检查）报道了检测 2 型或更严重 ROP 的敏感性 72%～83% 和特异性 90%～99%，以及检测需要 ROP 治疗的敏感性 85%～90% 和特异性 95%～97%[12]。多中心前瞻性 ROP 研究（The multicenter prospective Photo-ROP Study）（来自 51 名婴儿的 300 次检查）发现，在婴儿的整个住院过程中，每周检查中检测"具有临床意义的 ROP"的敏感性为 92%，特异性为 37%[19]。

在一项前瞻性研究中，Chiang 等（对 67 名婴儿进行了 248 次检查）研究了 PMA 和疾病严重程度对远程医疗准确性的影响。在 31～33 周 PMA 时，检测 2 型或更严重 ROP 的敏感性和特异性分别为 71%～86% 和 93%～97%，检测需要 ROP 的治疗的特异性为 94%～100%。在 35～37 周 PMA 时，检测任何 ROP 的敏感性和特异性分别为 91%～97% 和 98%～100%，检测 2 型或更严重 ROP 的敏感性为 100%，特异性 85%～94%，检测需要 ROP 治疗的敏感性为 100%，特异性 81%～94%[7]。在较大婴儿身上发现更高的准确率与先前的研究一致[14]。

Dhaliwal 等（来自 81 名婴儿的 245 项检查）进行了一项蒙面、双观察者前瞻性纵列队列研究。两名儿童眼科医师被随机分配使用远程医疗或检眼镜进行检查。检眼镜与远程医疗的绝对一致性在 3 期的检测中为 96%，在 Plus 疾病的检测中为 97%[16]。Dai 等（对 108 名婴儿进行了 422 次检查）进行了一项研究，所有婴儿都接受了儿童眼科医师的远程医学成像和检眼镜检查。图片由一名蒙面评分员独

表 65-2　使用广角摄像机拍摄的图像进行远程筛查以检测临床意义重大的 ROP 的诊断准确性 a

研　究	结果指标	敏感性 / 特异性
Ells et al., 2003[17]	在医院治疗过程中的任何时间，任何 ROP 区域 I，加重疾病的存在，或任何 ROP 阶段 3	1.00/0.96
Chiang et al., 2006[12]	2 型或更糟的 ROP 需要治疗的 ROP	0.72～0.83/0.90～0.99 0.85～0.90/0.95～0.97
Wu et al., 2006[18]	阈前或更糟的 ROP	1.00/0.98
Chiang et al., 2007[7]	31–33 周 PMA 时 2 型或更糟的 ROP 35–37 周 PMA 时 2 型或更糟的 ROP 31–33 周 PMA 时需要治疗的 ROP 35–37 周 PMA 时需要治疗的 ROP	0.71～0.86/0.93～0.97 1.00/0.85～0.94 NA/0.94～1.00 1.00/0.81～0.94
Photo-ROP Cooperative Group, 2008[19]	"具有临床意义的 ROP"	0.92/0.37
Dhaliwal et al., 2009[16]	34 周 PMA 时阶段 3ROP 或 4～6 周 CA 加重疾病的存在	0.57/0.98 0.80/0.98
Lorenz et al., 2009[20]	疑似需要治疗的疾病：区域 II 阈值性疾病，区域 I 阈值前疾病，或者可能需要治疗但无法从图像中分类的疾病	1.00/NA
Dai et al., 2011[21]	需要治疗的 ROP	1.00/0.98
Wang et al., 2015[8]	需要治疗的 ROP	1.00/1.00
Quinn et al., 2015[22]	任何 ROP 区域 I，加重疾病的存在，或任何 ROP 阶段 3	0.82/0.90（单眼），0.90/0.87（双眼）

a. RetCam；Clarity Medical Systems，Pleasanton，CA．"具有临床意义的 ROP"的定义见正文。参考标准为标准间接检眼镜。
CA. 年龄；NA. 不适用；PMA. 经后年龄；ROP. 早产儿视网膜病变

立审查。以检眼镜检查为参考标准，远程医疗对需要 ROP 治疗（即 1 型或更糟）的阳性预测值为 100%，阴性预测值为 98%。远程医疗对需要 ROP 治疗的阳性预测值为 86%，阴性预测值为 100% [21]。

Scott 等通过一项研究设计比较了远程医疗和检眼镜检查的准确性，在这个设计中，这两种方法由相同的专家在 67 个连续的婴儿身上进行。眼科镜检查与远程医疗之间的绝对等级内一致性为 86%（178/206 眼），Kappa 为 0.66~0.85。在 14%（28/206 只眼）的专家内部差异中，一些病例提供了影像学证据，表明检眼镜无法识别远程医疗检测到的轻度 ROP。此外，还存在与 I 区和 Plus 病相关的差异，其中远程医疗可能通过允许检查者回顾其诊断或对解剖标志物进行更精确的测量而提供了理论优势 [23]。

多中心 e-ROP 研究（对 1257 名婴儿的 5520 项检查进行分析）实施了一个系统，在该系统中，图像由受过训练的非物理成像仪采集，并由受过训练的非物理分级员进行解释。当将每只眼睛的图像集分级与间接检眼镜作为参考标准进行比较时，检测"转诊保证 ROP"的灵敏度为 82%，特异性为 90%。当考虑婴儿双眼时，敏感性为 90%，特异性为 87% [22]。

（二）图像质量 Image Quality

有几项研究检测了护士、眼科摄影师或眼科医师拍摄的图像的质量。Ells 等发现，96% 的检查成功地捕获了广角图像，94% 的图像集可以远程分级 [17]。Wu 等发现 79% 的初始视网膜图像和 78% 的重复图像是可接受的 [18]。Photo-ROP 合作组发现 92% 的图像集是可接受的 [19]。Chiang 等报道说，远程医疗分级者报告了一个"未知"诊断，因为图像质量不足或视网膜覆盖率不足，在 31~33 周 0%~41%PMA 检查和在 35~37 周 0%~7%PMA 检查 [7]。Lorenz 等报道说，在 6 年期间在 5 个 NICU 进行的 6460 次远程医疗成像会议中，近 98% 的会议质量合格 [20]。严重的眼底色素沉着、角膜和玻璃体混浊、较小的眼睑裂和有限的瞳孔扩张可能与图像质量下降有关 [7, 12, 15, 18]。Quinn 等在一项多中心研究中报道，在非医疗研究认证人员捕获的 5520 个

图像集中，91% 的图像质量合格，6% 的图像质量差，3% 的图像丢失 [22]。

（三）成本效益、速度和满意度 Cost-Effectiveness, Speed, and Satisfaction

远程医疗系统的长期可行性必须考虑经济和实用因素。有两项研究比较了远程医疗和检眼镜治疗 ROP 的成本效益。在美国进行的一项研究发现，远程医疗比传统的检眼镜更具成本效益［每质量调整生命年（quality-adjusted life year，QALY）3193 美元，每 QALY 为 5617 美元］[24]。在英国进行的第二项研究，模拟了使用远程医疗和检眼镜监测 ROP 的五种可能策略，研究发现，在 NICU 床边，使用图像采集和分级的远程医疗（每名接受检查的婴儿 175 英镑）和使用图像采集和远程眼科医师图像分级的远程医疗（每名接受检查的婴儿 201 英镑）比传统的检眼镜（每名接受检查的婴儿 321 英镑）更具成本效益 [25]。

其他的研究考察了后勤因素，如检查时间和患者的可接受性。Richter 等发现，远程医疗检查所需的医师时间明显少于检眼镜检查（每次远程医疗检查 1.02~1.75min，而每次检眼镜检查 4.17~6.63min）[26]。Lee 等开发并验证了一种调查工具，用于评估父母对数字成像和远程医疗的态度，并发现这些技术得到了高度认可。不过，家属的报告显示，与医师面对面接触很重要 [27]。

四、操作性 ROP 远程医疗方案的评估 Evaluation of Operational Rop Telemedicine Programs

现实世界的远程医疗计划已经在几个中心实施，通常依靠受过培训的新生儿技术人员或护士来采集图像和传输数据，供远程眼科医师进行解释。确诊为临床重大疾病的婴儿要么由眼科医师进行局部检查，要么转院进一步评估。

自 2001 年以来，一个涉及五个德国 NICU 的远程医疗计划已经开始运作。在这个项目中，所有有 ROP 风险的早产儿都要接受影像学检查，并接受当地眼科医师的检查。对 1222 例患儿进行 6460 次检查后，所有可疑的需行 ROP 分期治疗的患儿进行

了 100% 敏感性检测，总阳性预测值为 88.2%[20]。

自 2005 年以来，斯坦福大学（Stanford University）的远程医疗管理部门已将一项类似的计划用于常规远程医疗管理[8]，该项目涉及六个 NICU，护士接受了采集序列图像的培训。认为需要转诊（即 2 型或更糟）或需要治疗（即 1 型或更糟）ROP 的婴儿被转诊进行全面的眼科检查评估。在新生儿重症监护病房出院后的 1 周内，所有参与该项目的婴儿都接受了同一位视网膜专家的强制性检眼镜检查。据报道，远程医疗识别转诊保证和需要 ROP 治疗的敏感性为 100%，远程医疗识别需要 ROP 治疗的阳性预测值为 96%，阴性预测值为 100%。没有已知的需要治疗 ROP 病例漏诊，也无不良解剖结果[8]。

Weaver 和 Murdock 报道了蒙大拿州农村的一个真实的远程医疗系统，从 2007—2011 年，对 137 名婴儿进行了 582 次远程医疗检查。有转诊保证的 ROP（定义为 2 型或更糟；Ⅱ区，2 期，有 pre-Plus 疾病或视力不良）的婴儿在 24h 内转院。13 名婴儿被转诊，其中 9 名最终需要激光治疗。所有婴儿的即刻转移是可行的，在研究期间没有不良的解剖结果[28]。

Vinekar 等在印度实施了一个公私合作项目，该项目提供了由非物理学家进行的远程医疗 ROP 筛查，这可能成为中等收入国家推广筛查的一个模式。在 77 个月期间，从 36 个农村中心的 7106 名婴儿中采集了 20 214 次成像[29]。

五、障碍和挑战 Barriers and Challenges

尽管在支持远程医疗进行 ROP 管理方面取得了技术进步，但由于医疗许可证、缺乏一致的保险覆盖和报销政策等因素，远程医疗的广泛采用受到了限制。考虑到对法医责任的担忧，目前尚不清楚实施真实世界中的远程医疗系统所需的诊断准确性水平。此外，由于间接检眼镜的参考标准可能存在变异性，因此很难严格评估准确性。获取具有足够诊断质量的图像可能并不总是可行的，尤其是在婴儿的周边视网膜，需要通过重复成像或检眼镜进行重新评估。最后，为 ROP 实施远程医疗需要医师的批准和对新设备和信息技术的财政投资。

六、未来方向 Future Directions

远程医疗在 ROP 管理、教育和研究方面具有潜在的优势。研究表明，该方法对检测具有临床意义的 ROP 具有很高的准确性。应注意培训方案及新生儿和眼科人员的角色和职责分配。对于图像质量不合格的情况，以及由于全身疾病、感染接触预防措施或其他原因而无法进行数字成像的情况，必须定义规则。图像采集协议（capture protocols）的发展将有助于规范 ROP 远程医疗诊断过程。阅读软件，这有助于优化工作流程和降低风险，应该可以访问眼科医师和医院[30]。运营项目的成功表明这是可行的，但要维持可持续的 ROP 远程医疗项目将需要对这些挑战的通用解决方案。

七、公开声明 Disclosure

MFC 是 Clarity 医疗系统科学咨询委员会（Scientific Advisory Board for Clarity Medical Systems）（加利福尼亚州普莱森顿）的无偿成员，也是诺华（瑞士巴塞尔）的顾问。

第五部分

脉络膜血管 /Bruch 膜病

Choroidal Vascular/Bruch's Membrane Disease

第66章

年龄相关性黄斑变性的流行病学及危险因素
Epidemiology and Risk Factors for Age-Related Macular Degeneration

Johanna M. Seddon　Lucia Sobrin　Durga S. Borkar　著

一、概述 Introduction

年龄相关性黄斑变性（aged-related macular degeneration，AMD）是一种具有遗传和环境病因的复杂疾病，是导致不可逆转失明的主要原因[1, 2]。据估计，AMD 在美国发病人数超过 800 多万。这种疾病的晚期形式影响了 175 多万人[1]，对生活质量和日常生活活动产生不利影响，并使许多人在退休后丧失了独立性。尽管引进了新的治疗方法来预防和治疗 AMD，但预计到 2050 年 AMD 的患病率将增加 97%[3]。

虽然有一些治疗 AMD 的方法，包括针对干性 AMD 的特定营养摄入和膳食补充剂，以及针对新血管疾病（neovascular disease，NV）的抗 VEGF 治疗，但是需要采取预防措施来减轻这种疾病的负担。吸烟是公认的最易改变的危险因素[4-17]。肥胖也可能影响 AMD 的发病率和进展到晚期疾病[18]。在确定影响 AMD 风险的基因变异方面也取得了很大进展[19-36]。对该疾病遗传危险因素的认识，加上对非遗传风险因素的认识，提高了预测哪些患者将发展成该疾病的晚期形式的能力[2]。尽管在过去的 20 年里已经取得了很大的进展，但确定 AMD 的病因和机制仍然是一个挑战。

二、分类 Classification

研究人员必须使疾病及其亚型的定义标准化，以增强可比性并促进合作。为了实现这一目标，推荐了一种 AMD 的国际分类和分级系统，尽管它并不是普遍适用的[37]。在这个系统中，玻璃疣和 RPE 异常被称为年龄相关性黄斑病变，只有地图样萎缩（geographic atrophy, GA）和 NV 被称为 AMD。AMD 的临床表现可根据 AMD 的具体类型进行分类[10, 38]。例如，年龄相关性眼病研究（age-related eye disease study, AREDS）有一个 4 步量表，将非中心 GA 分为第 3 阶段，将中心 GA 和 NV 合并到第 4 阶段。被认为是由于 AMD 引起的视力丧失也被列为第 4 阶段。临床年龄相关性黄斑病变分期系统（clinical age-related maculopathy staging system, CARMS）将 GA 和 NV 分为两个不同的亚型，并仅根据其表型对个体进行分类[38]。中心 GA 和非中心 GA 都被划分为第 4 阶段，NV 被划分为第 5 阶段。CARMS 系统在临床管理和遗传流行病学研究中有着广泛的应用[9, 18, 27-36, 39, 40]。下文所述的一些基于人群的研究使用了更详细的系统[41, 42]，在 Beckman 黄斑研究倡议（Beckman Initiative for Macular Research）的主持下开发的最新分类可能对未来的研究有用[43]。随着遗传和流行病学研究对 AMD 发病机制的进一步深入，AMD 的新亚类将不断发展。

三、发病率和患病率 Incidence and Prevalence

基于人群的研究提供了美国 AMD 患病率的信息，包括国家健康和营养检查调查（National Health and Nutrition Examination Survey, NHANES）[44, 45]、Framingham 眼病研究（Framingham Eye Study, FES）[46]、Chesapeake Bay Watermen 研究（Chesapeake Bay Watermen Study）[41]、Beaver Dam 眼病研究（Beaver Dam Eye Study, BDES）[47]、Baltimore 眼病调查（Baltimore Eye Survey）[48] 和 Salisbury 眼科评估项目（Salisbury Eye Evaluation Project）[49]。美国以外的基于人群的研究包括荷兰的 Rotterdam 研究（Rotterdam Study）[50]、澳大利亚的 Blue Mountains 眼病研究（Blue Mountains Eye Study, BMES）[51] 和 Barbados 眼病研究（Barbados Eye Study）[52]。由于 AMD 定义的不同，所有类型 AMD 的患病率都有很大的差异，但"晚期 AMD"（advanced AMD）的患病率更为一致。

2004 年，根据美国国内外 7 项大规模人群研究的汇总结果，并将这些患病率应用于美国人群，估计了美国 AMD 的总患病率[1]。眼科疾病流行组的 Meta 分析计算出，美国 40 岁以上人群中，NV 和（或）GA 的总患病率为 1.47%。最近的 NHANES，2005—2008 年抽样检查约 5500 人[45]。美国 40 岁及以上平民非住院人群中 AMD 的总患病率为 6.5%，估计美国有 809 000 人患有晚期 AMD[45]。

在美国以外进行的研究发现，AMD 的发病率相似或更低。在 Rotterdam 研究（Rotterdam Study）中，AMD 的患病率比威斯康星州的 BDES 略低[50]。在澳大利亚的 BMES 中，作者还发现在每个年龄层与 AMD 相关的所有病变的患病率较低[51]。研究之间可能存在方法学上的差异，但在这些国家发现的较低的患病率也反映了与美国人口相比的遗传或环境差异。

已经做了一些研究来评估 AMD 的发病率。FES 根据该研究中对 AMD 的定义，使用特定年龄的患病率数据来估计 AMD 的 5 年发病率。这些估计值分别为 65 岁、70 岁和 75 岁的人分别为 2.5%、6.7% 和 10.8%[53]。BDES 发现，早期 AMD 的 5 年累积发病率从 43—54 岁的 3.9% 上升到 75 岁及以上的 22.8%。晚期 AMD 的 5 年总发病率为 0.9%。75 岁以上老年人晚期 AMD 发病率为 5.4%。澳大利亚墨尔本的视力损害项目发现，AMD 的 5 年总发病率为 0.49%[54]。在 40 岁及以上的人群中，早期 AMD 的总发病率为 17.3%。与 BDES 一样，AMD 的发病率随着年龄的增长而增加——在基线水平上，80 岁及以上人群的发病率高达 6.3%。巴巴多斯眼科研究（The Barbados Eye Study）表明，在黑人人群中，4 年内早期黄斑病变的发生率为 5.2%，渗出性 AMD 的发生率极低，这可能部分归因于该人群种族 / 族裔构成的差异（见下文）[50]。

四、生活质量 Quality of Life

与 AMD 相关的心理成本强调了这种疾病对日益增长的老年人口的重要性。因此，在 AMD 的研究中加入功能性成分是非常重要的。一项早期的研究发现，由 AMD 引起的视力丧失的患者经常报告这种疾病是他们最严重的医疗问题，并且生活质量下降[56]。同样，在一项关于幸福感的研究中，AMD 患者的得分与慢性阻塞性肺病和获得性免疫缺陷综合征（acquired immunodeficiency syndrome，AIDS）患者相当。AMD 患者的生活质量差与更大的情绪困扰、更差的自我报告总体健康状况和更大的日常活动困难度有关[57]。最近，国家眼科研究所的视觉功能问卷和黄斑疾病相关生活质量问卷被用于 AMD 的研究[58, 59]。

五、社会人口风险因素 Sociodemographic Risk Factors

（一）年龄 Age

所有研究都表明，随着年龄的增长，各种形式的 AMD 的患病率、发病率和进展都急剧上升。在 Framingham 研究（Framingham Study）中，年龄最大的年龄组患 AMD 的风险是年龄最小的年龄组的 17 倍[46]。在 Watermen 研究（Watermen Study）中，60 岁以后，中晚期 AMD 的患病率每 10 年增加一倍[41]。在 BDES 中，大约 30% 的 75 岁或以上的人有早期 AMD，其余的 23% 在 5 年内发展为早期 AMD[47, 60]。在这项研究中，75 岁及以上的老年人中，7.1% 患有晚期 AMD，而 43—54 岁年龄组和 55—64 岁年龄组分别为 0.1% 和 0.6%。一份流行率报告中的汇总数据显示了相似的发病率，80 岁以上的男性和女性的发病率都显著上升[1]。

（二）性别 Gender

几项研究显示，在控制年龄后，男性和女性之间的 AMD 频率没有总体差异[1, 46, 47, 50]。然而，在 NHANES Ⅲ 中，男性，无论种族和年龄，AMD 的患病率都低于女性[44]。Beaver-Dam 眼病研究人群的发病率也显示出性别差异[60]。年龄调整后，75 岁或以上的女性早期 AMD 的发病率大约是男性的 2 倍。一项使用美国医疗保险受益人中渗出性 AMD 发病率的研究支持了 Beaver-Dam 眼病研究的结果[61]。在 BMES 中，大多数 AMD 病变的患病率存在着一致的性别差异，尽管不显著，女性中软性、边界模糊的 drusen 患病率较高，但视网膜色素异常的患病率不高。一项 AREDS 病例对照研究也发现，女性患中间型 drusen 的风险更高[62]。"75 岁及以上"这一宽泛年龄类别中按年龄划分的残余混杂可能部分解释了研究之间的差异，因为该年龄组中女性多于男性。需要更多的研究来评估这些关联。

（三）种族 / 族裔 Race/Ethnicity

眼科医师观察到，与白种人相比，美国少数民族人群中由 NV 引起的视力损失较少。在 Baltimore 眼病调查（Baltimore Eye Survey）中，AMD 在白人和非裔美国人中分别占 30% 和 0%[63]。西印度群岛巴巴多斯的一项以人群为基础的黑人研究的数据显示，AMD 的发病率和 AMD 改变的迹象普遍存在，但频率低于其他研究中以白人为主的人群[52, 55]。与非西班牙裔相比，西班牙裔 AMD 的患病率也较低。在 BDES 中，晚期 AMD 在西班牙裔和非西班牙裔白人中的发生率明显降低（OR = 0.07，95%CI 0.01～0.49）[64]。洛杉矶拉美裔眼病研究（Los Angeles Latino Eye Study）表明，拉美裔有较高的早期 AMD 发病率，但晚期 AMD 发病率不高[65]。在 40—79 岁的人群中，晚期 AMD 在亚洲人中的年龄特异性患病率与白人人群中的发病率相当，但早期 AMD 症状在亚洲人中并不常见[66]。同样重要的是，考虑到大约一半的亚洲患者 AMD 实际上可能具有 AMD 的息肉型变异，这对于 NV 的标准化治疗可能有不同的反应[67]。这些变异表明种族和族裔都是 AMD 的重要决定因素。

（四）社会经济地位 Socioeconomic Status

教育水平低和收入低被证明与一些疾病的发病率和死亡率的增加有关[68]，AMD 的研究结果也不尽相同。眼病病例对照研究（The Eye Disease Case

Control Study，EDCCS）是一项由国家眼科研究所（National Eye Institute）赞助的多中心研究，旨在研究包括 NV 在内的几种黄斑病变的危险因素[69]。受教育程度较高的人患 NV 的风险稍有降低，但在调整其他风险因素后，这种关联性在统计学上并不显著[69]。在病例对照和基于 AREDS 人群的前瞻性研究中，教育程度与 AMD 呈负相关，甚至在多变量分析中也是如此[62, 70]。同样，新加坡最近的一项研究发现，在控制年龄、心血管危险因素和吸烟时，较低的教育水平与早期 AMD 的患病率显著升高相关，但与收入无关[71]。在 BDES 中，没有发现黄斑病变与教育、收入、就业状况或婚姻状况相关[72]。此外，虽然本报道中使用了不同的 AMD 定义，但与最近的研究相比，FES 中没有发现相关性[46]。教育可能是与 AMD 相关的其他行为和生活方式的替代标志，在 AMD 危险因素分析中考虑这一变量很重要。

六、眼部危险因素 Ocular Risk Factors

一些研究表明 AMD 与远视之间存在关联，这些结果的 Meta 分析支持了这一点[73, 74]。包括 BMES 在内的一些研究结果表明，这种关联可能只适用于早期 AMD[74, 75]。一个潜在的限制是进行这些研究的临床环境。由于眼科实践往往包含不成比例的近视患者数量，从这些实践中选择的对照往往比一般人群有更高的近视患病率。然而，两项减少这种偏倚的基于人群的研究，BMES 和 Rotterdam 研究，也显示了相似的结果[75, 76]。因此，这种联系可能暗示结构和机制的差异，使一些眼睛容易患上黄斑病变[77]。

与 AMD 与远视性屈光不正之间的关系一致，EDCCS 显示，杯盘比大的眼睛渗出性 AMD 的风险降低。这种影响甚至在多变量建模之后仍然存在[69]，虽对已知和潜在的混杂因素进行了调整。虽然这种联系已经在印度另一项基于人群的研究中得到证实[78]，但这一发现在 AMD 发展的相关机制方面是否有意义尚待进一步研究。

较高水平的黑色素可以防止光诱导的视网膜氧化损伤，因为黑色素可以充当自由基清除剂，并且可以具有抗血管生成功能。到目前为止，关于虹膜颜色与 AMD 的关系的文献还没有定论。一些研究发现深色的虹膜具有保护作用，但其他研究则没有[79]。不同研究之间的差异可能部分地与在某些研究中使用不同的疾病定义、同时评估的其他因素的不同数量和类型及按种族划分的残余混杂有关。

关于白内障和 AMD 之间关系的数据也不一致。FES 研究人员没有发现两者之间的关系[80]，而 NHANES 的数据确实支持 AMD 与晶状体混浊之间的关系[81]。在对晶状体和黄斑照片进行分级的 BDES 中，核硬化与早期 AMD（OR = 1.96，95%CI 1.3～3.0）的发病率增加有关，但与晚期 AMD 无关[82]。皮质或后囊下白内障与 AMD 无关。一项 1844 例和 1844 例对照的病例对照研究表明，晶状体混浊或白内障手术与 AMD 风险增加相关[83]。

虽然 AMD 患者在白内障手术后有更好的视觉功能和生活质量[84]，但在一些研究中发现白内障手术史与晚期 AMD 的风险增加有关[85, 86]。研究人员推测，这种联系可能是因为白内障晶状体可以阻挡破坏性的紫外线。白内障手术后的炎症改变也可能导致 AMD 从早期到晚期的进展。在 BDES 中，先前的白内障手术与 AMD 进展（OR = 2.7）和晚期 AMD 发展（OR = 2.8，95%CI 1.03～7.6）的风险显著增加相关[87]。BDES 最近的一项分析显示，在 20 年的时间间隔内检查这个问题有助于晚期 AMD 的发生。然而，在其他近期的前瞻性研究中，包括大型 AREDS 研究队列中，没有证据表明接受白内障手术的患者 AMD 的进展率更高[89, 90]。

七、行为和生活方式因素 Behavioral and Lifestyle Factors

（一）吸烟 Smoking

流行病学证据的优势表明，湿性和干性 AMD 与吸烟有很强的正相关关系。Seddon 等在一项前瞻性队列研究中，在护士健康研究中，目前每天吸烟 25 支或以上的女性患 AMD 的相对危险度（RR）为 2.4（95%CI 1.4～4），与从未吸烟的女性相比，过去吸烟的女性患 AMD 的相对危险度（RR）为 2.0（95%CI 1.2～3.4）[16]。AMD 与吸烟年限之间存在剂量 - 反应关系，戒烟后多年风险仍然升高。结果是一致的各种定义的 AMD，包括非渗出性和渗出性 AMD、不同程度的视觉损失及不同的吸烟定义[16]。据估计，该研究中 29% 的 AMD 病例可归因于吸烟。这些结果得到了参与医师健康研究（Physicians' Health Study）的男性参与者的研究结果的支持[91]。其他几项研究也显示吸烟者患 AMD 的风险增加[62, 92-95]。吸烟是 AMD 的一个重要的、独立的、可改变的危险因素。

吸烟可能增加 AMD 发病风险的机制包括其通过降低高密度脂蛋白水平和增加血小板聚集性和纤维蛋白原，增加氧化应激和脂质过氧化，以及降低血浆抗氧化剂水平而对血脂的不利影响[16]。研究表明，动物模型中，尼古丁可增加实验性 NV 的大小和严重程度，提示非神经元烟碱受体也可能参与吸烟对晚期 AMD 的影响[96]。即使调整了补体因子 H（CFH）Y402H 或 ARMS2/HTRA1 基因型（见下文），吸烟也与 AMD 独立相关[97-99]。

（二）饮食 Diet

富含抗氧化剂的水果和蔬菜的饮食与 AMD 风险较低有关。首次开展的是评估饮食和 AMD 的研究，即 EDCCS 的饮食摄入研究，显示渗出性 AMD 与饮食中类胡萝卜素的摄入呈负相关[5]。在 1994 年报道的那项研究中，富含类胡萝卜素叶黄素和玉米黄质的绿叶蔬菜的饮食与渗出性 AMD 的风险降低有关，它们也与黄斑色素有关[100-102]。每天摄入 6mg 叶黄素与 AMD 风险降低 43% 显著相关[17]。一项前瞻性双盲研究包括叶黄素和抗氧化剂在一组 90 个人中补充显示，10mg 的叶黄素或叶黄素 / 抗氧化剂配方可以改善视功能[103]。在一项针对 380 名男性和女性的英国研究中，较低的血浆玉米黄质水平也被发现与 AMD 风险增加有关[104]。一项前瞻性随访研究表明，水果摄入量与渗出性 AMD 呈负相关。与每天食用少于 1.5 份新鲜水果的参与者相比，每天食用 3 份或更多新鲜水果的参与者的 RR 为 0.64（95%CI 0.44～0.93）[4]。有关叶黄素对 AMD 风险有益作用的证据也得到了 ARED 饮食数据分析的支持[105]。

抗氧化剂维生素在 AMD 发病中的作用受到了广泛关注。抗氧化剂，包括维生素 C（抗坏血酸）、维生素 E（α- 生育酚）和类胡萝卜素（包括 α- 胡萝卜素、β- 胡萝卜素、隐黄素、叶黄素和玉米黄素），可能与 AMD 有关，这是由于它们的生理功能和这些营养物质在视网膜中的位置。微量矿物质如锌、硒、铜和锰也可能参与视网膜的抗氧化功能。抗氧化剂可以防止视网膜氧化损伤，进而阻止 AMD 的发展[5, 106]。视网膜光感受器细胞的损伤可能是光氧化或自由基诱导的脂质过氧化引起的，导致视网膜色素上皮功能受损[107, 108]，最终导致黄斑变性。氧化化合物在健康组织中的沉积可能导致细胞死亡，因为它们不易被细胞酶消化[108, 109]。抗氧化剂可以清除、分解或减少有害化合物的形成。这些早期的研究评估了膳食对 AMD 发病的影响，为随后的临床试验提供了背景，旨在研究膳食补充对干性 AMD 病程的影响。

膳食脂肪摄入量、ω-3 脂肪酸和 AMD 之间的关系于 1994 年首次报道并于 2001 年发表[7, 8]。这种联系主要是由于植物脂肪而不是动物脂肪。在多元模型中，二十二碳六烯酸（DHA）和二十碳五烯酸（EPA）ω-3 脂肪酸的消耗量较高，存在一种相反的保护性关联[8]。AMD 风险与总脂肪、蔬菜、单不饱和脂肪和多不饱和脂肪及亚油酸之间也存在关联。进展为晚期 AMD 的前瞻性纵向研究中，这些关系在一个独立队列中得到加强[9]。当亚油酸摄入量较低时，大量摄入鱼类和 ω-3 脂肪酸可降低这种风险[9, 18]。后来利用妇女保健倡议（Women's Health Initiative）、妇女健康研究（Women's Health Study）和澳大利亚的数据进行的研究证实，经常食用 ω-3 脂肪酸和鱼有益，它们与显著降低早期 AMD 的风险有关[110-112]。坚果也被证明可以降低 AMD 进展的风险。在 BDES 中，摄入更多饱和脂肪和胆固醇的个体也增加了早期 AMD 的风险[113]。对 AREDS 饮食数据的分析支持了先前的观察，即摄入更多的 ω-3 脂肪酸会产生有益的影响[114]。一项利用该人群数据的研究表明，摄入更多的 ω-3 脂肪酸不仅可以降低患 GA 的风险，而且遗传易感性也可能改变这种关系[115]。

（三）膳食补充剂 Dietary Supplements

AREDS 证实抗氧化剂和补锌可降低 AMD 进展和视力丧失的风险[10]。这项研究包括在美国各地的 11 个中心进行双盲临床试验，随机分配 3640 名参与者每天服用抗氧化剂、锌、抗氧化剂和锌或安慰剂。至少一只眼中，单独服用锌以及抗氧化剂和锌都能显著降低中度 AMD 症状（见第 68 章，年龄相关性黄斑变性：非新生血管性早期 AMD、中期 AMD 和地图样萎缩）的参与者中显著降低了患晚期 AMD 的概率。补锌包括氧化锌（80mg）和氧化铜（2mg），抗氧化剂补充剂包括维生素 C（500mg）、维生素 E（400U）和 β- 胡萝卜素（15mg）。

AREDS2 扩大了抗氧化剂维生素的使用，以预防 AMD 的进展[11]。AREDS2 的主要目标是评估含有叶黄素、玉米黄质和（或）ω-3 脂肪酸的补充剂在降低晚期 AMD 发病风险方面的疗效和安全性，正如前面对饮食摄入的观察研究所述。研究人员还调查了锌的用量远低于原 AREDS 配方及 β- 胡萝卜素的遗漏。值得注意的是，1994 年发表的饮食研究表明，饮食中的叶黄素和玉米黄质有好处，但饮食中的 β- 胡萝卜素对 NV 的发病风险没有益处[5]。AREDS2 招募了 4203 名参与者，年龄在 50—85 岁，他们被认为有发展为晚期 AMD 的风险。受试者被随机分为安慰剂、叶黄素 / 玉米黄质（10mg/2mg）、ω-3 脂肪酸 DHA（350mg）和 EPA（650mg）或叶黄素 / 玉米黄质和 DHA/EPA，此外还服用上述第一代 AREDS 补充剂。在大约 3/4（72%）的参与者中进行第二次随机分组，以研究消除 β- 胡萝卜素和锌水平从原来的 ARED 补充 80mg 降低至 25mg 的效果。

在最初的分析中，补充叶黄素 / 玉米黄质和（或）DHA/EPA 并不能降低进展为晚期 AMD 的风险[11]。然而，二次分析显示，叶黄素 / 玉米黄质有助于降低 AMD 进展的风险，特别是在基线水平的双侧大玻璃疣患者中[12]。二次分析的总体结果及目前和以前吸烟者服用 β- 胡萝卜素补充剂可能增加的肺癌风险，导致建议补充叶黄素 / 玉米黄质而不是 β- 胡萝卜素。低剂量补锌与原 AREDS 配方中高剂量补锌的比较没有显示出统计学上的显著差异。虽然 AREDS2 提供了有价值的信息，但也提出了一些问题，包括研究结果对营养不良人群的普遍性、复杂的随机化设计、缺乏真正的安慰剂组及试验持续时间相对较短。

（四）酒精摄入量 Alcohol Intake

对 AMD 与酒精消耗之间关系的研究结果喜忧参半。在 EDCCS 中，单因素分析没有发现酒精摄入与渗出性 AMD 有显著关系[69]，但在多因素分析中不能排除负相关。一项使用护士健康研究数据进行的研究发现，适度饮酒与 AMD 风险之间没有显著关系。然而，饮用 30g/d 或更多酒精的饮酒者患早期、干性 AMD 的风险略有增加[116]。在一项使用 NHANES I 数据的病例对照研究中，适度饮酒与 AMD 发病风险降低相关，尽管该分析没有控制吸烟的潜在混杂效应[117]。BDES 发现，重度饮酒者更可能发展为晚期 AMD[93]，而 BMES 发现，仅在目前的烈酒饮酒者中，早期 AMD 的风险增加[118]。一项前瞻性队列研究使用来自墨尔本合作队列研究（Melbourne Collaborative Cohort Study）的数据表明，每天饮用超过 20g 的酒精与早期 AMD 的概率增加大约 20% 相关，但没有复制这些结果以发现晚期 AMD[119]。迄今为止的证据并不能提供一致的支持，即饮酒对 AMD 的发展有很大的影响。

（五）肥胖与体育活动 Obesity and Physical Activity

AMD 进展到晚期与总体肥胖、腹部肥胖和腰臀比增高有关[18]。AMD 的早期与体重指数有关[120-125]。在一项 AMD 进展的前瞻性队列研究中，261 名至少一只眼有某种非进展性 AMD 症状，体重指数（BMI）在 25~29 的患者，与 BMI 小于 25 的患者相比，进展为进展性 AMD 的 RR 为 2.32（95%CI 1.32~4.07）[18]。在控制其他因素后，那些体重指数为 30 或更高的人的相对危险度为 2.35（95%CI 1.27~4.34），低于最低级别的人（体重指数＜ 25）。同样，腰围增加和腰臀比升高与 AMD 进展风险增加相关。在 BMES 中，肥胖与 10 年随访期间 AMD 的高发病率相关[124]，BDES 显示早期 AMD 风险增加与肥胖指标的增加相似[125]。与不进行体育锻炼相比，每周进行三次剧烈的体育锻炼可以减少 25% 的 AMD 进展风险[18]。肥胖和体力活动是可改变的因素，可能改变个人患 AMD 的风险，以及随着时间的推移到晚期疾病的进展。在一项研究中，与 CFH Y402H 相关的对晚期 AMD 的易感性被 BMI 改变，在同一基因型范畴内，较高的 BMI 和当前及过去吸烟都增加了晚期 AMD 的风险（见下文）[97]。

（六）日光照射 Sunlight Exposure

到目前为止，关于日光照射与 AMD 之间关系的文献是相互矛盾的。总的来说，虽然不能排除一个小的影响，但数据并不支持紫外线照射与 AMD 风险之间的紧密联系。在 BDES 研究中，夏季户外活动时间的增加与晚期 AMD 的风险增加 2 倍有关[126]。BDES 中早期 AMD 的 5 年和 10 年发病率证实了这种关联[127, 128]，尽管 10 年发病率研究显示环境光与早期 AMD 的发病率和进展之间几乎没有显著关联。法国的 EDCCS[69] 和 Oculaires-Liées à l'Age（POLA）眼病理学研究表明[129]，晚期 AMD 与日光照射之间没有显著相关性。对晒伤的敏感性也是一个危险因素。一项澳大利亚病例对照研究指出，皮肤对阳光敏感与新生血管性 AMD 的风险之间存在关联[130]。欧洲眼病研究（European Eye Study）发现总的日光暴露与新生血管或早期 AMD 之间没有关联。然而，亚组分析表明，在最低抗氧化水平摄入量（维生素 C、玉米黄质、维生素 E 和膳食锌）四分位数的个体中[131]，终身阳光暴露与 NV 呈正相关。这些研究的相互矛盾的结果说明了研究这种复杂的暴露所遇到的困难。这些困难包括测量短期和终身暴露的挑战及潜在混淆变量的影响，如日光敏感性和避光行为，甚至饮食组成。此外，研究还评估了不同 AMD 阶段的人群和不同暴露强度的人群。

（七）药物 Medications

某些药物的使用可能与 AMD 有关，尽管研究结果不一。一些研究显示，早期 AMD 风险增加与使用抗高血压药物，特别是 β 受体阻滞剂之间存在着统计学上的显著关联[132]。其他研究显示服用阿司匹林的 AMD 患者 NV 降低，但结果不一致[133]。类似地，他汀类药物与 AMD 之间可能存在的保护性联系也在众多研究中得到了研究[134]。他汀类药物的抗炎和抗氧化作用可能与 NV 降低有关[135]。AMD 患者 C 反应蛋白水平的升高强调了炎症在疾病病理生理学中的作用[136]，可能是他汀类药物的抗炎作用影响风险，而不是药物的降胆固醇作用。考虑到影响高密度脂蛋白水平的脂肪酶 C（LIPC）基因和其他胆固醇途径相关基因 [包括胆固醇酯转移蛋白（CETP）] 与 AMD 相关的发现，抗胆固醇药物之间的潜在联系更令人感兴趣[30, 31]。

八、心血管相关因素 Cardiovascular-Related Factors

（一）心血管疾病 Cardiovascular Diseases

研究可能的心血管危险因素不仅有助于了解 AMD 的病因，而且抗 VEGF 治疗可能有心血管危险。一些研究表明 AMD 与心血管疾病（cardiovascular disease，CVD）的临床表现有关。这些研究表明，许多心血管疾病的相同危险因素也与 AMD 相关。据推测，这两种疾病谱的发病机制可能有共同的致病途径，这有助于确定最有可能从疾病预防措施和相关机制中获益的易感个体[137]。在荷兰进行的一项基于人群的大型研究中，通过超声检测动脉粥样硬化病变的存在与黄斑变性的风险相关[138]。这项横断面研究的结果显示，与颈动脉分叉斑块相关的晚期 AMD（定义为 GA 或 NV）风险增加了 4.5 倍，与颈总动脉斑块相关的风险增加了 2 倍。下肢动脉疾病 [通过踝关节收缩压（SBP）水平与手臂收缩压（SBP）的比值来衡量] 也与 AMD 风险增加 2.5 倍有关。

此外，一项病例对照研究发现 AMD 与一个或多个 CVD 的病史之间存在关系[139]。NHANES I 研究报告 AMD 与脑血管疾病呈正相关，但与其他血管疾病呈正相关没有达到统计学意义[140]。芬兰的一项研究报道了 AMD 的发生与视网膜动脉硬化的严重程度之间的显著相关性[141]；然而，其他研究发现，有心血管疾病病史的人患 AMD 的风险并没有显著增加[69, 92, 142, 143]。同时，许多心血管疾病的危险因素与 AMD 有关[2, 137]。

（二）血压与高血压 Blood Pressure and Hypertension

血压在 AMD 病因中的作用尚不清楚。在三项基于人群的横断面研究中，AMD 与系统性高血压之间存在着小而一致的统计学显著关系[140, 144, 145]。BDES 报道称 SBP 与 RPE 脱色素的发生率、晚期 AMD 病变的 10 年发生率和 AMD 的进展有关[146, 135]。这项研究还表明动静脉切迹，一种与高血压相关的视网膜血管特征，与 AMD 发病率增加有关[147]。鹿特丹的研究（The Rotterdam Study）也显示 SBP 升高与 AMD 发病率之间的关系[148]。在黄斑部光凝研究（Macular Photocoagulation Study）中，在基线检查时，一只眼渗出性 AMD 患者的对侧眼渗出性 AMD 发病率增加与高血压相关（RR = 1.7，95%CI 1.2～2.4）[149]。在另一个病例对照研究中，干性 AMD 与高血压无关，但渗出性 AMD 与高血压和抗高血压药物使用均显著相关[132]。其他横断面研究[92, 138, 150]和病例对照研究[69]及前瞻性研究[142]均未显示 AMD 与当前高血压、收缩压或舒张压相关的风险增加。总体证据表明血压升高和 AMD 之间可能存在轻度到中度的联系。在有足够数量 AMD 晚期参与者的大型研究人群中，通过评估高血压持续时间及其对黄斑病变发病和进展的影响，可以加强对这种关系的评估。

（三）胆固醇水平 Cholesterol Levels

有证据表明胆固醇水平与 AMD 有关，但结果并不一致。EDCCS 报道了与最高血清胆固醇水平（> 4.88mmol/L）相关的渗出性 AMD 的风险增加了 4 倍，与最低胆固醇水平组相比，中等胆固醇水平组的风险增加了 2 倍，并控制了其他因素[69]。在基于人群的 POLA 研究[121]、Rotterdam 研究（Rotterdam Study）[151]和 EPIC-Norfolk 眼病研究中[152]，发现 AMD 的风险与 HDL 水平的升高呈正相关。一项病例对照研究显示高密度脂蛋白胆固醇水平有助于降低患 AMD 的风险[153]。BDES 发现，75 岁以上的女性和男性早期 AMD 与低总胆固醇水平有关。此外，患有早期 AMD 的男性有较高的 HDL 和较低的总胆固醇与 HDL 的比例[92, 146]。随着 EDCCS 中三酰甘油水平的升高，患湿性 AMD 的风险而不显著增加[69]。Rotterdam 研究[142]或 BDES 研究[97]均未发现这种趋势，但两项研究都有少量渗出性 AMD 病例。

与 AMD 相关的 HDL- 胆固醇途径相关的基因

在 HDL- 增加等位基因与 AMD 的保护或风险效应之间具有不一致的作用。LIPC 基因的 HDL 升高等位基因与 AMD 风险降低相关，而 CETP 的 HDL 升高等位基因增加 AMD 风险[30, 31]。此外，在一项研究中，与对照组相比，晚期 AMD 患者的平均 HDL 水平较低，这种相关性与 LIPC 基因型无关[153]。反过来，LIPC 基因型与晚期 AMD 相关，独立于 HDL 水平和其他因素，包括饮食中的叶黄素、吸烟、BMI 和其他 AMD 相关的遗传变异[154]。高密度脂蛋白胆固醇途径中的遗传变异对 AMD 风险的影响机制需要进一步研究。

总之，血清胆固醇水平可能与渗出性 AMD 有关，但与饮食脂肪摄入量的关系更为一致。HDL 相关基因变异影响 AMD 风险的机制不仅仅是通过其对血清 HDL 水平的影响。对高密度脂蛋白介导 AMD 风险的机制的剖析可能会阐明更多的治疗策略。这可能与胆固醇摄入有关，可能表明与动脉粥样硬化有关[137]。

（四）糖尿病 Diabetes

许多研究已经调查了糖尿病和 AMD 之间的关系，大多数研究都没有发现明显的关系。只有少数研究表明可能存在正相关[155]。与这些研究相关的一个困难是在糖尿病视网膜病变累及黄斑的情况下诊断 AMD 的不确定性。此外，许多 AMD 研究排除糖尿病视网膜病变患者。在已发表的研究中，这可能导致 AMD 与糖尿病之间的关系减弱。

九、激素和生殖因素 Hormonal and Reproductive Factors

有证据支持激素治疗对 AMD 的保护作用很小[156, 157]，但与妊娠或更年期的关系更为复杂[158, 159]。EDCCS 显示使用雌激素治疗的绝经后妇女患 NV 的风险显著降低[69]，横断面研究也显示了这一点[156]。在 BDES 中未发现雌激素治疗年限与渗出性 AMD ［OR = 0.9（每 1 年治疗），95%CI 0.8～1.1］或女性中任何较轻形式的 AMD 之间的关系[158]。然而，这项研究对检测雌激素治疗对晚期 AMD 的潜在影响的能力有限。包括 BMES 在内的一些研究表明 AMD 与激素替代治疗或绝经早期之间没有

关系 [159-161]。然而，BMES 确实描述了随着月经初潮和绝经之间的年数的增加，早期 AMD 的风险有小而显著的降低。一项对 799 名女性参与者的研究发现，雌激素疗法（激素替代疗法或避孕药）与 NV 之间存在保护性联系 [162]。妇女健康倡议视力检查研究（The Women's Health Initiative Sight Exam study）表明，雌激素和孕激素联合治疗与 NV 及软性 drusen 之间存在保护性关联 [163]，但与早期 AMD 无关。虽然证据稀少，结果各异，但雌激素对 AMD 的保护作用是可能的。

十、炎症因子 Inflammatory Factors

研究表明炎症在玻璃疣和 AMD 的发病机制中起一定作用 [136, 137, 164-166]。对组织样本的检查表明，RPE 细胞的"细胞碎片"（cellular debris）被困在 RPE 基底层和 Bruch 膜中，可能引起慢性炎症反应，从而促使玻璃疣的形成 [164]。玻璃疣含有与慢性和急性炎症反应 [165] 和其他年龄相关疾病相关的蛋白质，包括淀粉样蛋白 P 组分和补体蛋白 [166]。炎症也与血管生成有关，可能在晚期渗出型 AMD 的新生血管形成中起作用。

一项对 930 名患者的研究表明，晚期 AMD 患者的全身炎症标志物高敏 C 反应蛋白水平显著升高 [136]。研究表明，在调整了年龄、性别、BMI 和吸烟等变量后，AMD 患者 C 反应蛋白最高和最低四分位数的 OR = 1.65（95%CI 1.07～2.55，趋势 $P=0.02$）。在大多数基因型组中，CFH 和 ARMS2 基因中较高水平的高敏 CRP 和单核苷酸多态性（SNP）被发现与 AMD 的高风险独立相关 [167]。这些升高的水平表明减少炎症可能减缓 AMD 的进展。一些研究表明，具有抗炎特性的药物，如他汀类药物和曲安奈德 [134, 168]，可能是有益的。

多个补体相关的 AMD 风险等位基因的存在为 AMD 的炎症发病机制提供了进一步的支持，并阐明了补体替代途径不受控制的激活在本病中的作用（见下文）。CFH 通过阻断替代途径 C3 转化酶的形成和加速其衰变来抑制替代补体途径，它还作为因子 -1 介导的 C3b 裂解和失活的辅因子 [169]。CFH Y402H 变异株位于肝素和 C 反应蛋白的 CFH 结合位点内。与这些位点结合增加了因子 H（FH）对 C3b 的亲和力，进而增加了 FH 抑制补体作用的能力 [170]。

由于补体相关基因的发现，各种补体调节剂目前正在进行治疗 AMD 的临床试验 [171]。抗 C5 抗体 eculizumab 的全身给药用于研究地图样萎缩，Ⅱ期研究未能显示该治疗剂的疗效 [172]。临床试验不同阶段的其他药物包括玻璃体内 compstatin/POT-4（C3 抑制剂）、玻璃体内 ARC1905（C5 抑制剂）和玻璃体内 lampalizumab（抗补体因子 D 的抗体）。

十一、遗传因素 Genetic Factors

AMD 是一种复杂的多基因疾病，在这种疾病中，多个常见的基因变异都会增加少量到中度的风险，而罕见的变异有更高的风险，除了环境因素外，所有这些都会导致疾病 [2, 173]。有 AMD 家庭成员的人患 AMD 的风险比没有一级亲属的人高出 3 倍 [174, 175]。自 2005 年以来，一些遗传变异一直与 AMD 相关，包括 CFH 基因中常见和罕见的变异以及补体级联反应中其他几个基因的变异，包括因子 B（BF）/ 补体成分 2（C2）、补体成分 3（C3）[28] 和补体因子 I（CFI）[26-29, 33, 176-178]。CFH 基因中罕见的基因型变异，如 R121C 罕见变异，与较高的发病风险、广泛的 drusen 积累和晚期疾病的早发病有关 [40, 177]。

一些不参与补体级联反应的基因也被认为是 AMD 的危险因素。10 号染色体上 ARMS2/HTRA1 位点的变异与 AMD 有很好的相关性，其效应大小与 CFH 相似或大于 CFH [23-25, 179]。该基因的功能尚未完全阐明，但有证据表明，与 GA 相比，该基因可能导致湿性 AMD [33, 35]。LIPC 和金属蛋白酶组织抑制剂 3（TIMP3）在两项大规模全基因组相关研究中与 AMD 相关 [30, 31]。LIPC 参与高密度脂蛋白胆固醇代谢，TIMP3 参与孟德尔式早期黄斑变性、Sorsby 眼底营养不良 [180]。最近，在胶原 X 型 α1 前体 /fyn 相关激酶（COL10A1/FRK）基因和 VEGFA 基因附近的新变体被发现与晚期 AMD 相关，支持与 COL8A 基因的相关性 [34]，并强调细胞外基质生物学和血管生成在 AMD 中的重要性 [30, 34]。迄今为止发现的遗传变异解释了大约一半的 AMD 的经典同胞风险，目前可以对一些

AMD 风险变异进行商业遗传检测。对危险基因座遗传变异的了解增加了预测 AMD 进展的能力，超过了对人口统计学、眼部因素、吸烟史和 BMI 的了解[176, 178, 181–183]。尽管在如何将基因检测融入临床实践方面还没有达成共识，但基因分型可能成为一种有用的工具，可以用来识别疾病发病和进展风险较高的个体。这些患者可能受益于更严格的监测和（或）预防性治疗策略，并可能有助于设计临床试验[176, 178, 181–183]。

药物遗传学 Pharmacogenetics

药物遗传学研究已经探讨了 CFH 和（或）ARMS2/HTRA1 多态性与患者对抗 VEGF 治疗和抗氧化剂补充的反应之间的关联。一项回顾性队列研究发现，CFH Y204H CC 基因型患者在玻璃体腔注射贝伐单抗后的视觉效果比 CFH TC 和 TT 基因型患者差；他们发现与 ARMS2/HTRA1 没有药物遗传关系[184]。一项前瞻性研究证实了 CFH 基因型与玻璃体腔注射贝伐单抗视力下降的关系[185]。另一项仅评估 CFH 位点的回顾性研究发现，Y402H 风险等位基因纯合子的患者需要额外的玻璃体腔注射雷珠单抗的风险要高 37%[186]。与 ARMS2/HTRA1 没有明显的治疗交互作用。最近的一项研究评估了更多的 AMD 基因和非遗传因素作为抗 VEGF 治疗反应的预测因子，显示低风险 CFH 基因型和低 CFH 风险评分的受试者在 1 年后视力显著改善[187]。在两个比较抗 VEGF 治疗的大型临床试验的数据分析中，没有发现基因型方面的显著差异[188, 189]。

药物遗传学分析的结果以评估是否遗传易感性可能影响抗氧化剂 / 矿物质补充剂的反应一直是矛盾的。在 AREDS 数据的回顾性分析中，观察到 CFH Y402H 基因型与补充抗氧化剂加锌和锌的单独作用之间的相互作用[181, 190]。使用 AREDS 数据的两项研究建立了进展到 AMD 的风险预测模型，并显示了抗氧化剂矿物质补充 CFH 纯合子低风险基因型的益处，但对 CFH 纯合风险基因型的益处不

大[181, 182]。这些研究没有发现抗氧化剂 / 矿物质补充剂和其他遗传变异之间的任何相互作用。进一步的研究表明，某些基因型亚群对 AREDS 补充剂有中性或甚至不利的反应，并且与联合 AREDS 制剂相比，一些基因型亚组仅使用锌或抗氧化剂的疾病进展率有更大的降低[191, 192]。然而，对同一数据的一个亚组的单独分析表明，基因型和对 AREDS 补充剂的反应之间没有相互作用[193, 194]。亚组和分析方法的定义和样本量的差异可以解释结果中的一些变化。另一项使用更大 AREDS 队列并应用不同分析的研究发现，CFH 高危基因型的受试者之间没有有益的 AREDS 治疗效果，并且观察到 NV 亚型之间存在显著的相互作用[195]。另一方面，ARMS2 的高风险基因型组似乎从补充剂中获益更多，并且存在显著的交互作用[195]。目前还没有正式的遗传测试建议确定适当的抗氧化剂 / 矿物质补充。

十二、结论 Conclusion

AMD 是一种多因素的疾病，影响了很大一部分人口。迄今为止的研究已经为晚期渗出型 AMD 的发病提供了一些预防措施和一些有效的治疗方法，并且有正在进行的研究正在探索治疗晚期干性 AMD 的可能方法。已经确定了一些可以改变个体风险的因素，包括吸烟、膳食摄入 ω-3 脂肪酸、绿叶蔬菜和含有抗氧化剂的水果，包括叶黄素和玉米黄质，以及锻炼和保持健康的整体和腹部重量。研究表明，阳光照射、药物使用和酒精摄入会产生混合效应。在过去的 10 年中，对 AMD 遗传结构的认识有了很大的提高，这些途径强调了炎症、免疫机制、高密度脂蛋白胆固醇代谢、血管生成和细胞外基质蛋白功能障碍在 AMD 病因中的作用。这些遗传和非遗传因素的结合可以预测随着时间的推移进展到晚期 AMD 亚型的比例。正在进行的针对这些疾病机制的治疗研究可能会潜在地改变疾病晚期 AMD 的治疗模式，并可能导致高危人群的视力下降的 AMD 阶段的转化率。

第67章

早期黄斑变性的发病机制
Pathogenetic Mechanisms in Early Age-Related Macular Degeneration

Alan Bird 著

一、概述 Introduction

年龄相关性黄斑变性（age-related macular degeneration，AMD）可分为早期和晚期。在早期疾病中，视力很好，在眼底 Bruch 膜上可见局灶性沉积，称为 drusen。尽管其特征在个体的眼睛之间高度一致，drusen 的分布和大小因患者而异，这意味着其形态反映了个体疾病的危险因素。视网膜色素上皮（RPE）也可能有色素改变。

晚期 AMD 的三种类型导致中心视力丧失。除了少数例外[1]，最常见的形式是脉络膜新生血管（choroidal neovascularization，CNV），其中血管从脉络膜向内生长进入或穿过 Bruch 膜。视网膜色素上皮脱离（detachment of the retinal pigment epithelium，PED），在 RPE 和 Bruch 膜之间有液体积聚，是比较少见的。在地图样萎缩（geographic atrophy，GA）中，RPE 和光感受器细胞有明确的丢失。

一般认为 GA 是 AMD 早期发病过程的默认途径，CNV 是 AMD 早期变化过程中的一个反应性事件。CNV 的治疗已经很好地建立起来，在本书的其他地方也有描述。如果 AMD 早期至 GA 的默认途径是正确的，那么在 CNV 治疗成功后的某个阶段，GA 可能会出现，并且有证据支持这一结论[2, 3]。目前还没有一种公认的治疗方法可以改变导致早期 AMD 向 GA 转变的疾病机制。

早期 AMD 的结构包括外层视网膜的光感受器细胞、RPE、Bruch 膜和内层脉络膜的毛细血管床（脉络膜毛细血管）。在早期，所有这些组织都会发生 AMD 改变，尽管它们最显著的部位是黄斑部，在黄斑部有高密度的视锥细胞。根据目前对相关致病机制的了解，这些组织中的每一种变化都是潜在的治疗靶点。本章将描述每个组织的变化，并讨论各种治疗方法的逻辑。

二、结构变化 Structural Changes

（一）脉络膜 Choroid

在年轻人，脉络膜毛细血管床是由一个窦状隙复合物形成的，毛细血管床是有窗孔的，缺乏紧密的连接。脉络膜毛细血管的性质在很大程度上取决于血管内皮生长因子由 RPE 向脉络膜外的结构性表达[4-8]。在一项形态计量学研究中发现，在没有 AMD 的眼中[9]，脉络膜毛细血管的密度随着年龄的增长而降低，并且脉络膜管型显示毛细血管床可能变成管状[10]。随着 AMD 的进展，脉络膜毛细血管的丢失或狭窄可能变得更加明显[11-16]。

关于脉络膜毛细血管变化的可能临床检测线索来自于对 Sorsby 眼底营养不良的研究。Sorsby 眼底营养不良是一种单基因疾病，其特征是 Bruch 膜增厚，荧光素血管造影显示脉络膜充盈期延长[17]。据认为，弥散增厚的 Bruch 膜是 VEGF 向脉络膜扩散的屏障，导致毛细血管床改变为管状状态，并伴有窗孔缺失，导致脉络膜内荧光的获取不规则且延迟[18, 19]。这种血管造影征象在 AMD 患者中也被证实[20]。目前尚不清楚这一征象是否仅仅表明血液循环的改变，或者染料进入血管外腔的缓慢排出主要是由于窗孔缺失所致，脂质组织的扩散不良也可能导致这一血管造影异常。这一临床征象的潜在意义已被证实，表现为暗点阈值高达 3.4 个对数单位和暗适应缓慢的离散区域，这与脉络膜灌注异常区域密切相关[21, 22]。明视功能丧失不明显。随后的研究也表明，漂白后的恢复时间延长[23]，功能丧失对日常工作有影响[24]。

治疗意义 Therapeutic Implications

AMD 中脉络膜的改变很可能是对邻近组织改变的反应，而不是一种内在的改变，尽管由此引起的外层视网膜代谢供应的减少可能在疾病的发生中起到一定的作用。然而，不能排除脉络膜改变独立于其他组织改变发生的可能性。目前还不认为这是一个很好的治疗靶点。

（二）Bruch 膜 Bruch's Membrane

电子显微镜和光学显微镜均证实了年龄与 Bruch 膜厚度的直接关系[25, 26]，其中一项研究的相关系数（R^2）分别仅为 0.57 和 0.32，在老年人中变化很大[27]。因此，大约一半的厚度变化必须由年龄以外的因素解释，如遗传或环境影响。在 AMD 中，由于内胶原层（称为基底层沉积层）内部物质的积聚，其增厚比单独老化时更大[28]。

对沉积物的性质进行了几项研究。在讨论了 PED 的发病机制后，人们推测 Bruch 膜的导水性降

低会阻碍水向脉络膜的运动，从而导致其在 RPE 下空间中积聚[29]。这就要求 Bruch 的细胞膜含有高脂成分，这会增加流体流动的阻力。随后进行的一系列研究证实了这一假设，并从组织病理学、生化、生物物理学和临床观察中获得了支持。一项用组织化学染色法对年龄在 1—95 岁的人眼冷冻组织进行的研究表明，随着年龄的增长，老年人体内脂质的积累在数量和形式上都有很大的变化[30]。有些眼仅为中性脂质染色，有些主要为磷脂染色，另一些则为中性脂质和磷脂染色相同。为证实上述结论，研究采用薄层色谱和气相色谱法，对用通用脂质溶剂从新鲜眼库组织中提取的物质进行了分析[31, 32]。分离后，用质谱法鉴定其他化学成分，包括脂肪酸、胆固醇酯、三酰甘油和磷脂。研究证实了 Bruch 膜总脂含量随年龄增长而增加的结论。从 50 岁以下的供体标本中提取少量或不提取脂质。在来自 50 岁以上捐赠者的样本中，增长呈指数增长。60 岁以上捐赠者的眼睛显示，从相似年龄的捐赠者中提取的总脂质变化很大，不同标本的磷脂与中性脂肪的比例也不同。中性脂质与磷脂的比例与脂质总量无关。发现主要的脂质种类是磷脂和脂肪酸，而不是胆固醇和胆固醇酯，并且只有 50% 的磷脂是磷脂酰胆碱，从而得出结论，这些脂质是细胞（可能是 RPE）而不是血浆来源[32]。Curcio 及其同事使用不同的提取方法，报告胆固醇和胆固醇酯是主要脂质，而不是磷脂[33]。然而，与之前的研究一样，根据胆固醇的性质，我们得出结论，这些脂质是 RPE 的来源。与动脉粥样硬化不同的是，它几乎没有游离胆固醇。

最后，对 Bruch 膜的导水率进行了测定，结果表明，Bruch 膜的导水率随年龄的增长而降低[34, 35]。50 岁以后，膜的流动阻力与膜脂含量之间存在着密切的线性关系。

临床观察试图支持 Bruch 膜的生化含量和厚度影响后续临床行为的概念。据推测，在荧光素血管造影上高荧光的 drusen 必须是亲水性的，允许水溶性荧光素钠自由扩散到异常沉积物中，并且染料会与极性分子结合。相比之下，如果 drusen 是低荧光的，则意味着它们是疏水的，因为存在中性脂质。这一结论得到了组织学观察的支持，组织化学显示

荧光素钠的体外结合与玻璃疣的生化含量有很好的相关性[36]。富含中性脂类的 drusen 不与荧光素结合，而脂类含量低的 drusen 与荧光素结合强烈。

可以预测，当眼组织中存在足够的切向应力而导致其破裂时，Bruch 膜对水流和扩散的阻力最大。在那些注定要撕裂的人中，荧光素在 RPE 下空间的缓慢积累支持了这一概念。确定一只眼的撕裂意味着在另一只眼中发生类似事件的高风险[37]，为进一步检验这一概念提供了机会。将一侧撕裂眼的 drusen 与对侧眼因视网膜下新生血管所致视力丧失的 drusen 进行了比较。结果表明，前一组 drusen 比后一组玻璃疣更大、更融合、血管造影荧光更少[38]。因此，有充分的理由相信 Bruch 膜增厚和脂质积聚会阻碍代谢产物和水在 RPE 和脉络膜之间的运动。

通过 Bruch 膜有相当多的脂质转运，人们认为，脂质无法自由通过增厚的 Bruch 膜而积聚。这就要求 Bruch 膜变厚，这是脂质积累的先决条件。已经对老化 Bruch 膜中的蛋白质进行了分析，因为这可能会引起膜增厚。最近的研究表明，一些与免疫系统相关的蛋白质，如 C3、C5b～C9 和补体因子 H（CFH），在 AMD 的 Bruch 膜中大量存在[39]。这些观察结果强调了免疫系统紊乱对 AMD 的潜在意义。然而，与其他地方的炎症不同，在没有 CNV 的情况下，炎症细胞没有浸润。β 淀粉样蛋白也已被鉴定[40]。在 Bruch 膜的内部有高水平的卵黄蛋白[41-43]。这些蛋白质的来源是有疑问的，因为有一些成分的 RPE 表达，虽然一个主要贡献可能来自血浆。此外，目前还没有确定的机制，导致积累和稳定的蛋白质。蛋白质的状态尚不清楚，但间接证据表明它们是寡聚的，寡聚可能是由高浓度的锌或其他金属离子产生的[45]。在 Bruch 膜中锌的含量很高。生物可利用锌的水平是导致体外 CFH 齐聚所必需的许多倍，如果 CFH 与 C3 混合，寡聚发生在更低的水平[46]。因此，蛋白质可能不具有单体的生物学特性。锌的提取使极化逆转。

最近的一份报道描述了在 Bruch 膜中富含胆固醇的羟基磷灰石圆球的存在，这可能是导致蛋白质积累的另一个因素[47]。这些小球以前曾被描述过，但是它们的性质还没有确定。研究表明，这些小球被不同的蛋白质所覆盖，有人认为这些小球可能是寡聚反应的起始物。

进一步深入了解 Bruch 膜中物质积累的可能机制是通过对 CFH$^{-/-}$ 小鼠的观察得出的[48]。基因敲除不一定与多态性同源，小鼠免疫系统与人不同，小鼠没有黄斑。然而，如果降低 CFH 活性是重要的，正如遗传研究所总结的那样，这些观察可能有助于理解 AMD。这只小鼠的肾脏基底膜增厚，但令人惊讶的是，Bruch 膜比年龄相仿的老鼠要薄。这意味着，单靠免疫系统的失调可能无法解释 Bruch 膜的增厚，CFH 蛋白本身的存在可能对这一过程很重要。

治疗意义 Therapeutic Implications

如果 Bruch 膜增厚、代谢交换和液体运动的阻抗对 AMD 的发病有重要意义，可以考虑多种治疗方法。降低组成蛋白的可用性可能会减缓疾病的进程，例如可能通过长期使用抗炎药来实现。一旦增厚形成，就可以通过抗体或锌缓冲液来动员脂质或分解寡聚体，这在阿尔茨海默病中已被证实[49]。快速生成单体可能存在潜在风险[50]。另外，脂质可以被动员起来。所有这些方法都可以提高 RPE 和脉络膜毛细血管之间的导水率和代谢交换。此外，它还可能引起脉络膜循环和窗孔密度的增加。

（三）视网膜色素上皮 The Retinal Pigment Epithelium

荧光残留体的积累可作为 RPE 年龄变化的指标。通过光镜和电镜观察，供体眼的年龄、自发荧光和残余体质量均呈二次关系[27]。老年人的光感受器数量在晚年减少，因此老年人的光感受器积累速度减慢并不奇怪[51]。然而，年龄与自发荧光的关系并不密切，调整后的 R^2 仅为 0.45，而对于残存体，R^2 为 0.50，反映了老年供体眼的广泛差异[27]。因此，50% 的自发荧光或残存体的变异不能用衰老来解释，人们怀疑遗传或环境因素会在决定变异中起作用。最令人惊讶的是自发荧光与残余体积之间的关系。这种关系是直接的，这是预料之中的，因为正是从残余体中产生了自发荧光。然而，R^2 只有 0.26。回顾过去，标本之间的差异并不令人惊讶，因为残留体内只有一小部分物质发出荧光，而这一比例可能受到饮食中维生素 A 含量等情况的影响。

如果给啮齿类动物低维生素 A 饮食，残余体不会发光，而给幼鼠高维生素 A 的饮食，RPE 的残留含量是相似的，但它们会发出明亮的荧光[52]。从这一观察可以得出结论，那些具有高自发荧光水平的人饮食中维生素 A 含量很高。

通过 Fitzke 和 von Rückmann[53] 的努力，现在能够在活体内成像 RPE 自发荧光，这突出了这些发现的临床相关性。这是最初使用激发波长为 488nm 的共焦扫描激光检眼镜实现的。在 514nm 以上通过插入屏障滤波器记录发射。RPE 信号来源于脂褐素的证据来源于 Delori 及其同事的工作[54]。信号的光谱性质是脂褐素的特征，从脉络膜内部到脉络膜和神经感觉外层视网膜。研究表明，在早期 AMD 患者中，自发荧光的分布因患者而异。在大约一半的早期 AMD 患者中，自发荧光是均匀的，而在其余的患者中，可见弥散不规则或局部增强的自发荧光[55, 56]。Drusen 似乎无法解释这些差异，因为除了中心凹处的血清颗粒 drusen 外，AMD 患者的 drusen 对自发荧光无明显影响。研究表明，在双侧早期 AMD 中，自发荧光模式是对称的，这意味着自发荧光特征反映了个体的疾病形式，这可能是由遗传或环境影响决定的。在 AMD 单侧视力丧失的患者中，好眼局部增强的自发荧光与对侧眼的 GA 相关，并预测好眼 GA 的发展[56]。观察到，如果在 GA 周围发现高水平的自发荧光，该区域在 1 年内就会萎缩[57]，而没有边缘高自发荧光的病例则不会有 GA 的进展，这一观察结果进一步强化了这一印象。

RPE 变化导致 GA 形成的分子机制一直是争论的焦点。有人认为残余体占据的细胞质体积可能会干扰细胞代谢[58]。研究表明，脂褐素是一种自由基发生器，可引起细胞损伤[59]。此外，有证据表明个别脂褐素化合物的毒性作用。A2-E 是视网膜脱氢和乙醇胺的 Schiff 碱产物，在生物膜上具有类似表面活性剂的性质，在一项研究中发现，通过抑制 ATP 依赖的溶酶体质子泵（进而抑制溶酶体水解酶的活性）来增加溶酶体内 pH[60]。此外，A2-E 已被证明在体外引起溶酶体的渗漏[61]。溶酶体物质的释放可能导致 RPE 细胞进一步功能障碍和细胞死亡。另一项研究未能证实溶酶体 pH 的升高，这可能是

因为使用了较少的脂褐素，但它确实表明脂质降解减少[62]。因此，这两项研究都暗示脂褐素降低了吞噬体酶的活性。

已在体内研究了 RPE 溶酶体降解减少的可能后果。11 周龄的 Sprague-Dawley 大鼠通过玻璃体腔注射 5µl 溶酶体蛋白酶抑制剂 E-64（2.22µM）来干扰溶酶体的降解[63]。单次注射 E-64 可导致 RPE 中吞噬小体样包涵体的短暂聚集。此外，隔日注射两到三次会导致这些包涵体的大量积累，这些包涵体与细胞内细胞器的变化有关，如滑面内质网和 RPE 细胞构象的丢失。伴随着光感受器外节段的缩短和丢失，无先前的变形改变，光感受器丢失，脉络膜毛细血管的开窗减少，以及成纤维细胞和周细胞侵入 Bruch 膜。玻璃体腔内注射溶媒进行比较，没有引起这种结构变化。

我们认为 RPE 的改变可能反映了脂质代谢的减少和基底外侧 VEGF 表达的减少导致了窗孔的丢失。外节段的缩短和丢失被认为是由于外节盘膜的形态发生受损，而不是 E-64 对光感受器细胞的直接影响，因为外节盘膜没有泡囊形成。OS 缩短的原因可能是由于 RPE 不能分解和回收吞噬体的内容物导致有效脂质缺乏。这一发现意味着，与之前所考虑的相比，更依赖于吞噬体降解产物的可用性来更新 OS，而获取血浆衍生物质不足以完全维持这一过程。RPE 回收脂质的能力已得到很好的说明[64, 65]。大鼠体内观察到的变化在许多方面与人类视网膜色素上皮、光感受器和脉络膜的年龄变化相似，尽管这种急性实验与终身代谢活动的结果及大鼠和人类之间的物种存在重大差异。

因此，无论是实验证据还是临床观察都说明了 GA 的潜在致病机制，并解释了 GA 与局灶性增强的自发荧光之间的联系，假设后者被证明不能回收吞噬体的内容物。

脂褐素存在的另一个潜在的有趣结果是，荧光团的光降解产物诱导补体级联反应，这可能与 Bruch 膜增厚有关[66]。

自发荧光增强区域的视觉功能测量显示暗视功能的丧失远大于明视，且损失高达 3.5 个对数单位[67]。至于这种丧失是由于细胞丧失还是细胞功能障碍的问题没有得到解决。

此外，研究还表明，来自老年供体的 RPE 线粒体损伤在某些眼睛中是严重的[68, 69]，尽管这一发现与 RPE 和光感受器细胞丢失的相关性目前还没有研究。

治疗意义 Therapeutic Implications

如果脂褐素的增加对 GA 的发生很重要，那么它将反对饮食中补充维生素 A 或其前体。目前正在努力通过限制维生素 A 在视网膜的供应来减少脂褐素的积累。初步结果显示，这种方法在 ABCA4 基因敲除小鼠和人类试验中均体现出潜在益处[70-72]。增加溶酶体活性或降低吞噬体 pH 的药物也可能是有效的。从理论上讲，限制光照也可能有帮助。此外，用近红外光照射可以改善线粒体功能，从而解决 RPE 缺陷问题[73]。

（四）外层视网膜 Outer Retina

相对于其他结构，AMD 患者的视网膜神经感觉层的物理变化很少被关注。这是令人惊讶的，因为在早期的组织学研究中，有人得出结论，光感受细胞丢失发生在早期 AMD，尽管人们认为这可能是 RPE 功能障碍的结果[74, 75]。有相当多的证据支持这一结论，光感受器损失发生在某些患者的病程早期，RPE 内的疾病机制在早期 AMD 中很重要。

三篇文章报道了 GA 患者的光相干断层扫描的结果[76-78]。在萎缩边缘以外的眼底区域，其中视网膜在检眼镜检查中表现为正常通过成像确定光感受器层的厚度。在一些受试者中，从萎缩区缺乏光感受器细胞到外核层厚度正常的突变。然而，在其他情况下，有证据表明，在 GA 边缘以外相当长的一段距离内，存在主要的光感受器丢失。

对早期 AMD 的功能特性进行了一些研究。所有的研究报告都显示，在一定比例上，暗视敏感度的损失较大，而暗视敏感度的损失较小[21, 23, 67, 79-88]。在这些研究中，没有一项被认为是由于光感受器丧失或光感受器功能障碍引起的。

CFH 基因敲除小鼠的观察结果也可能与 AMD 中光感受器细胞的丢失有关[48]。研究表明，尽管缺乏预期的 Bruch 膜增厚，但与年龄相仿的小鼠相比，视觉功能下降。在这些小鼠中，光感受器外节段变形，外层视网膜 C3 表达增加。C3 与外节段形态或导致高水平 C3 的疾病机制的相关性尚不清楚。这些观察结果表明，高危 CFH 多态性的结果可能并不局限于其对 Bruch 膜的影响。可能相关的是 CFH 在体外的 RPE 表达似乎是从视网膜的顶端进入外层视网膜，而不是通过基底外侧区进入脉络膜[89]。这些观察结果增加了免疫系统在光感受器的健康中发挥作用的可能性，并且免疫系统的紊乱可能导致光感受器细胞死亡，这与 Bruch 膜或视网膜色素上皮的变化无关。同样令人感兴趣的是，有些人未能在敲除小鼠身上重现这一发现。有人怀疑，这种变化可能不会发生在没有病原体的动物房里。

关于 RPE 内 AMD 致病成分的进一步证据最初在 1990 年被描述为蓝光反射上的不规则外观[90]。据信，这与 RPE 内部的沉积物有关，称为网状假性 drusen（reticular pseudodrusen）[91]。该物质尚未完全表征，但声明不富含脂质，并含有胆固醇，但不含胆固醇酯。在这些方面，它们不同于 RPE 外部的沉积物[92]。

最近对供体眼进行了组织病理学研究[93]，用光相干断层扫描（OCT）检查了同样的问题。结果表明，在距 GA 边缘相当长的一段距离内，大多数眼的光感受器明显丧失（图 67-1 和图 67-2）。只有视锥细胞，没有外节段，少数视锥细胞有内节段。此外，在三个早期 AMD 的供体眼中，外核层减少到 2～3 层。因此，我们认为早期 AMD 的视觉损失至少部分是由于光感受器的丧失所致。此外，测量 GA 的面积并不是衡量光感受器细胞存活的好方法。

治疗意义 Therapeutic Implications

通过减少脂褐素的积累来改善 RPE 功能可能是保存光感受器细胞的最佳方法，而脂褐素的积累可以通过操纵光感受器外节段的双维甲酸形成来实现。限制维生素 A 的供应大概可以达到这个目的。神经保护剂在青光眼的治疗中可能是有益的[94]。这种方法可能会减缓或防止光感受器细胞的丢失，目前已尝试使用一种缓释装置，该装置使用嵌入在表达睫状神经营养因子（CNTF）基质中的细胞来实现[95]。有早期迹象表明，这可能是成功的治疗视网膜色素变性的方法[96]。免疫系统与视网膜健康的相关性和免疫功能障碍与 AMD 的发生尚不清楚，但可能是未来治疗的靶点。

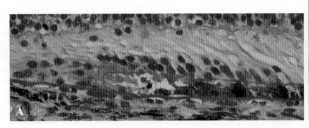
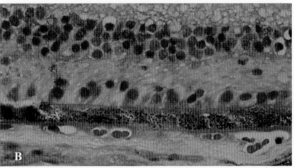

▲ 图 67-1　70 岁的地图样萎缩病变供体的光学显微照片显示，光感受器细胞仅局限于在 GA 边缘以外内节段的少数视锥细胞（A）。在 1400μm 的距离上，只看到内节段很少的视锥细胞（B）。几乎没有 Bruch 增厚，脉络膜毛细血管灌注良好，RPE 在生理上是异常的

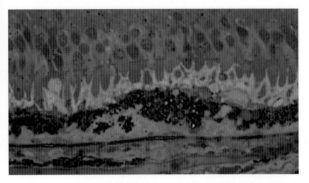

▲ 图 67-2　诊断为地图样萎缩的 78 岁女性供体的光学显微照片
在离 GA 边缘一定距离的地方，有明显的光感受器细胞丢失，Bruch 膜增厚，这主要是由于基底层沉积物的存在，脉络膜毛细血管无灌注

三、早期 AMD 组织变化的平衡 Balance of Tissue Change In Early AMD

在组织病理学研究中，AMD 发病机制所涉及的不同组织的变化有很大的差异（图 67-1 和图 67-2）[93]。当比较 RPE 的自发荧光和基底层流厚度时，发现两者之间存在相反的关系。这是可以理解的，因为 Bruch 膜的增厚代表了从脉络膜到视网膜色素上皮的扩散障碍，限制了维生素 A 进入视网膜，尽管其他解释可能解释了这一点。也有这样的情况，一些眼睛检查有严重的光感受器细胞丢失，而 Bruch 膜或 RPE 没有明显的物理变化（图 67-1）。这意味着在某些情况下，由于 RPE 内部的疾病机制，光感受器丢失可能发生。

四、结论 Conclusion

在年龄相关性黄斑变性中，脉络膜、Bruch 膜、RPE 和外层视网膜发生改变。遗传和环境的影响都被认为是疾病的危险因素，并可能通过其累积效应引发疾病。然而，对主要受这些因素影响的组织仍有疑问。很明显，各种组织变化的平衡因病例而异，这并不奇怪，因为引起风险的因素因病例而异。因此，在某些个体中，Bruch 膜增厚可能是最具威胁性的改变，而在其他个体中则可能是 RPE 的改变。在某些情况下，光感受器丧失也可能不是由于视网膜色素上皮或 Bruch 膜的结构或功能改变，而是局限于外层视网膜的异常所致。如果正确的话，针对疾病的某一方面的治疗应该留给那些特定组织以光感受器细胞存活为主要威胁的人。为了实现这一目标，有必要了解所涉及的各种组织的变化。如果表现型与遗传风险变异有很好的相关性，基因检测可用于选择特定治疗方法的病例。

光感受器的数量可以通过像 OCT 这样的成像，或者用自适应光学对光感受器细胞进行可视化来评估。同样的目标也可以通过心理物理手段来实现，如视野记录、微视野测量或精细的矩阵映射。用反射计评估可漂白视紫红质的浓度可能是测定活的感光细胞数量的最有效方法[97, 98]。无论使用什么样的测试设备，评估暗视系统和明视系统都是很重要的。RPE 的健康状况可以通过测量自发荧光的绝对水平来评估。在成像设备中使用内部标准有助于这种测量[99]。外部标准将是理想的，尽管尚不清楚如何实现这一目标。Bruch 膜的厚度是否可以在体内测量还存在一些疑问，但很可能脉络膜的状态是由 RPE 向外表达的 VEGF 决定的。因此，脉络膜厚度和脉络膜毛细血管流量会受到 Bruch 膜生物物理性

质的影响。这两个指标都是最近测量的，尽管正常人的变异还没有完全确定。以这种方式描述疾病对于选择特定治疗方法的患者和监测对治疗的反应具有重要意义。如果不根据表型对病例进行分离，那么在治疗试验中可能无法明显地对某一组分进行有效治疗，因为该治疗只适用于招募到试验中的一部分病例。诚然，这些组织在新陈代谢上是相互依赖的，一个组织中年龄变化的调节可能对其邻近组织有次要的好处。

在很大一部分病例中，一些治疗方法可能会改变疾病的进展。任何治疗的主要目的都是保持功能，无论疾病的性质如何，神经保护都是适当的。同样，免疫系统的调节可能在 AMD 的广泛范围内是有益的，尽管全身治疗可能不会影响 RPE 内补体诱导的改变。

Drusen 的存在已经被用来招募患者参加迄今为止的所有临床研究。这忽略了 Bruch 膜的弥漫性增厚、RPE 异常的自发荧光和光感受器细胞的丢失。尤其是网状假性 drusen，这无疑是 AMD 的一部分，可能会在 drusen 缺失的情况下发生，因此这种疾病在研究中代表性不足。最近，一项对 60 岁以上眼底正常的受试者进行的功能研究显示，在一定比例的受试者从漂白剂中恢复异常[100]。他们是否表现为 AMD 尚待商榷，但如果 OCT 显示光感受器丢失，那么可以合理地得出结论。因此，对 AMD 的研究是不完整的，在未来的研究项目中可以看到纳入标准的扩大。

年龄相关性黄斑变性：非新生血管性早期 AMD、中期 AMD 和地图样萎缩

Age-Related Macular Degeneration: Non-Neovascular Early AMD, Intermediate AMD, and Geographic Atrophy

Adam S. Wenick　Neil M. Bressler　Susan B. Bressler　著

第 68 章

一、概述 Introduction

年龄相关性黄斑变性（age-related macular degeneration，AMD）一直是 65 岁及以上患者法定失明的主要原因[1]，这仍是 2010 年发达国家最常见的总体致盲原因[2]。根据 2000 年人口普查的数据，估计在美国有超过 800 万人具有特定的 AMD 特征，这使他们有可能发展为晚期 AMD 和视力丧失[3, 4]。据预测，在 5 年的时间里，大约 130 万人会发展成晚期 AMD，即新生血管（NVAMD）性 AMD 或中心凹地图样萎缩（foveal geographic atrophy，FGA）[3]。AMD 对发达国家视力损害和失明患病率的相对贡献率继续上升，这是美国和其他工业化国家老年人比例增加，以及对其他眼病的管理得到改善的直接原因[2, 4-6]。在美国，预计将有数十万 75 岁及以上的老年人加入这一群体，在随后的 5 年里，他们发展成晚期 AMD 的风险将增加[7]。如果没有新的治疗或预防策略，与 AMD 相关的视力损害率有望进一步上升。据估计，到 2020 年，全球将有 1.96 亿人受到 AMD 的影响，到 2040 年将增至 2.88 亿人[8]。

在西方人群中，由于 NVAMD 而导致的晚期 AMD 的患病率与地图样萎缩（考虑到任何后极位置的 GA）的患病率估计范围为（1～2）：1[4-6]。与早期的研究相比，最近对欧洲血统个体之间基于人群的数据进行的综合 Meta 分析并未发现 NVAMD 患病率与 GA 相比存在年龄特异性差异。例如，晚期 AMD（NVAMD 或 GA）的患病率约为 50 岁以上每 10 年的 4 倍，与 ≥ 80 岁的老年人相比，年龄 ≥ 60 岁的晚期（late）AMD 的预测患病率从 5.2%（95%CI 3.8%～7.1%）上升到 13.2%（95%CI

9.5%～17.6%）[10]。

在过去的 10 年里，晚期 AMD 的新血管的治疗方法已经在发达国家得到了广泛应用。因此，在未来的几年里，与新生血管性 AMD 相关的视力受损或法定失明的 AMD 患者比例预计将大幅下降[11, 12]。最近的几项小群体研究已经报道了这种效应，引用了登记为 AMD 盲患者失明率的下降率，与临床上广泛使用玻璃体腔内抗血管内皮生长因子治疗 NVAMD 一致[13-15]。然而，尽管我们目前的治疗方法是最好的，由于人口老龄化，NVAMD 和非新生血管性 AMD（non-neovascular AMD，NNVAMD）的视力下降的总负担预计会增加。对于晚期非新生血管性 AMD（NNVAMD），即 FGA 或 GA（位于后极内的任何部位）的治疗也没有取得同样的进展。因此，晚期 NNVAMD（也称为萎缩性 AMD）作为导致视力损害的主要原因的重要性愈发受到重视。

当 Gass 阐明 drusen、老年黄斑变性（senile macular degeneration）和老年盘状黄斑变性（senile disciform macular degeneration）是一种单一的疾病时，我们朝着更好地理解 AMD 迈出了重要的一步[16]。从那时起，对于定义 AMD 的术语一直缺乏共识，并提出了不同的分类系统[17-20]。1995 年，国际年龄相关性黄斑病变研究小组（International Age-Related Maculopathy Study Group）设计了一个分类和分级系统，用于规范流行病学研究中使用的术语和分级[18]。这一分类系统已被广泛应用，并使用术语年龄相关性黄斑病变（age-related maculopathy，ARM）描述目前与 AMD 相关的早期改变，（drusen 和视网膜色素上皮异常，而不是 GA）有关，保留术语 AMD

的 NVAMD 或任何 GA。更近期的临床研究，如年龄相关性眼病研究（Age-Related Eye Disease Study，AREDS）认为所有这些临床表现都是 AMD 的不同阶段，省略了 ARM 一词，同时将 NVAMD 和 FGA 归类为 AMD 的晚期形式。为了帮助临床医师和研究人员管理 AMD，最近对 AMD 的术语和分类的标准化工作仍在继续[19, 20]。在这些更现代的分类系统中，有早期（early）、中期（intermediate）和晚期（late）AMD。"晚期" AMD 包括 NVAMD 和 GA，即在中心凹中心两个视盘直径内的任何地方发现的 GA（"任何" GA）[19, 20]，与 AREDS 中使用的术语不同，AREDS 在描述晚期 AMD 时将 GA 包括在 FGA 中[17]。

本章致力于描述老化黄斑的临床和组织病理变化，从被认为是正常的衰老到更显著的玻璃疣和视网膜色素上皮（RPE）变化的发展，这些变化可能损害视觉功能，被认为是任何一种晚期 AMD 发展的危险因素和对晚期非新生血管 AMD 本身的描述。此外，本章还着重讨论了黄斑病变的临床处理。新血管性 AMD 将是另一章的主题［见第 69 章，新生血管性（渗出性或"湿性"）年龄相关性黄斑变性］。AMD 一词将用于描述被认为是病理性的改变，有别于正常的衰老，并且可能导致晚期 AMD 的发生。非新生血管性 AMD 一词包括在没有脉络膜新生血管（CNN）或其后遗症的情况下的任何 AMD 特征，并且避免使用术语"干性"（dry）AMD，因为它被用于描述在没有脉络膜新生血管的情况下的任何 AMD 特征，被用作 GA 的同义词[18]，或用于描述萎缩性盘状瘢痕。

二、黄斑正常衰老 Normal Aging of the Macula

建立 AMD 分类系统的难点之一是将正常衰老与疾病的表现分开。衰老（aging）是一种基本的生物现象，即使在没有疾病的情况下也会发生，每个细胞都有基因程序化的寿命。由不经历有丝分裂更新的细胞类型组成的组织，如中枢神经系统和视网膜中的组织，更可能随着年龄的增长而发生变化。

（一）黄斑检查结果 Macular Examination Findings

随着年龄的增长，中心凹和小凹反射消失。这可能是由于视网膜内层细胞消失，中心凹凹壁变浅，毛细血管游离区扩大所致[21]。一些小而硬的玻璃疣在各个年龄段的人中几乎无处不在[22-26]。RPE 色素沉着的不规则性可能导致黄斑部出现细颗粒，而眼底通常表现为豹纹样背景。随着年龄的增长，年龄相关性豹纹样眼底（图 68-3A）越来越明显，但仍与正常视力保持一致。它与皮肤色素沉着无关，不同于年轻时的豹纹样眼底，因为随着年龄的增长，黄斑下的脉络膜血管变得可见。通常有一个 RPE 萎缩的毛细血管周围晕，暴露的血管可以被覆盖，血管间隙显得苍白。中心凹周围小动脉和小静脉数量较少[27]。

（二）年龄相关性黄斑的组织病理及成分变化 Histopathologic and Compositional Changes of the Aging Macula

RPE、Bruch 膜和脉络膜毛细血管具有为光感受器提供支持的综合功能。在老化之前（图 68-1A），存在大量的光感受器，RPE 是单层单细胞，Bruch 膜不增厚，脉络膜由三层血管组成。由于这些组织中的每一个曾一度被认为是促进 AMD 发展的主要原因，因此有必要考虑在没有 AMD 的情况下这些结构在生命过程中发生的变化（图 68-1B）。

1. 光感受器和神经节细胞 Photoreceptors and Ganglion Cells

中心凹中心的视锥细胞密度和数目在出生后的前 80 年没有显著变化[28-30]，这与正常衰老过程中中心凹视锥细胞的脆弱性相矛盾。中心凹视锥细胞的显著丢失可能发生在 90 岁以后，但这种丢失是可变的[31]。与中心凹视锥细胞密度的稳定性随年龄的变化相反，与年龄相关的中央和周围视杆细胞、赤道部视锥细胞和神经节细胞的丢失被认为是常见的[28, 30]。随着年龄的增长，视杆和视锥细胞的外节段变得杂乱无章、卷曲，可能是 RPE 吞噬功能受损的表现[28, 32]。这可能导致外节段物质积聚在 RPE 的顶端表面外部[31]和脂褐素沉积在视锥细胞体的内节段内[33, 34]。视杆细胞的损耗一般在 10—40 岁开始，每连续 10 年，损耗率可能会降低。中央神经节细胞

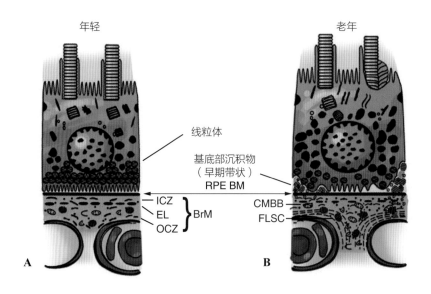

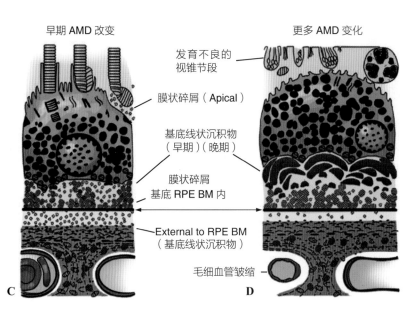

▲ 图 68-1　年龄相关性黄斑变性的超微结构特征和演变

Bruch 膜被定义为由弹力层（EL）分隔的内外胶原区（ICZ 和 OCZ），但不包括视网膜色素上皮（RPE-BM）和脉络膜毛细血管的基底膜。各阶段的主要特征是 RPE 基底层沉积物的数量和类型。A. 年轻。无 BlamD。线粒体位于细胞的底部。色素颗粒包括细胞顶端的椭圆形黑色素颗粒和朝向基底的吞噬体消化或脂褐素的未完全降解产物。B. 老年。在 RPE 基底膜的内侧出现早期的斑片或条纹状的 BlamD，细胞的基底内折减少。此外，根尖微绒毛较少。细长的视杆细胞外节段证明吞噬功能受损。脂褐素的逐渐积累导致 RPE 细胞增大。包衣膜结合体（coated membrane-bound bodies，CMBB）积聚在 Bruch 膜中，与纤维长间隔胶原（fibrous long-spacing collagen，FLSC）增加一起，导致 OCZ 增厚。C. AMD 早期组织学改变。早期的 BlamD 现在形成了一个连续的层面。在视网膜色素上皮（RPE）的顶端发现卷曲的脂膜状碎片，（1）呈视网膜下核仁样沉积，外节段变形较多；（2）在 RPE 的基底部，散布在成串的 BlamD 中，可能形成基底丘；（3）作为 RPE 基底膜和 ICZ（基底线状沉积物）之间的一层，它可能在那里形成软性 drusen；（4）在胶原带内。在延伸至脉络膜毛细血管外表面水平的毛细血管柱内可见包膜结合体和纤维状长间隔胶原在 Bruch 膜内积聚。D. AMD 更晚期的变化。存在一层厚的 BlamD，主要为非晶型。无定形层是一种后期发展，位于早期类型的内部，呈波浪状形成。视网膜色素细胞充满脂褐素，变得更圆，顶部微绒毛和基底内折都消失。细胞沉降发生，含有膜结合颗粒的细胞坏死部分释放到视网膜下空间。光感受器外节段消失，留下发育不良的视锥细胞内节段。膜碎片消失，形成基底膜内部的早期 BlamD 线与基底膜外部的软性 drusen 退行之间的"空白"。脉络膜毛细血管萎缩

层显示出与年龄相似的细胞丢失率，因此视杆细胞层和神经节细胞层的密度保持恒定的比例[28, 30]。随着年龄的增长，中心光感受器细胞镶嵌结构似乎没有改变，因为剩余的视杆细胞代偿性增大，占据了视杆细胞丢失所腾出的空间[28]。目前尚不清楚与年龄相关的中心视杆细胞丢失是由于视杆细胞本身的主要缺陷，还是由于RPE功能障碍而影响视杆的更新，而不是视锥体外节段[28]。

2. 视网膜色素上皮 Retinal Pigment Epithelium

在整个生命周期中，每一个RPE细胞负责吞噬掉已经脱落的光感受器外节段的昼夜循环。白天消化视杆细胞外节段，晚上消化视锥细胞外节段[35]。在一生中，这意味着一个沉重的负担，因为10%～15%的视杆细胞外节段每天被吞噬[36]。视杆细胞外节段具有约50%的磷脂和50%的蛋白质的独特组成，其中大部分蛋白质是视紫红质[37]。光感受器外节段分子的损伤，即包括外节段膜的磷脂分子的过氧化和对视紫红质和其他外节段蛋白的自由基损伤，可能是由于辐射、光或氧代谢引发的自由基连锁反应的结果[38, 39]。RPE吞噬后，溶酶体降解酶可能无法"识别"这些异常分子，导致分子降解失败，脂褐素在RPE溶酶体中积聚。随着时间的推移，RPE会积累脂褐素颗粒[38, 39]。自由基也可能损害RPE细胞自身的分子，有证据表明酶失活可能发生在老化的RPE细胞内。组织蛋白酶D是导致视紫红质降解的主要溶酶体蛋白酶，已经证实了这种失活[40]。除了处理脱落的光感受器外节段外，RPE还必须去除单个光感受器和RPE细胞死亡而积累的物质。最后，由于RPE是一个非分裂组织，细胞降解功能失调细胞成分的自噬过程也可能导致RPE内脂褐素的进一步积聚。

脂褐素在RPE中的积累已被证明随着年龄的增长而增加，最大的积累发生在生命的第二个10年，随后在剩余的生命中以较慢的速度逐渐积累[38, 41]。随着年龄的增长，视网膜色素上皮中黑色素溶酶体和黑色素脂褐素颗粒的数量也逐渐增多，且在黄斑部比周围更明显[41]。这些复合颗粒被认为是正在修复或降解的黑色素颗粒[41]。由于脂褐素颗粒、黑色素溶酶体和黑色素脂褐素随年龄增长而增加，RPE细胞质中未被色素占据的体积随年龄增长而减小[41]。

这可能降低RPE细胞功能，导致细胞死亡[29]。

除了色素颗粒的堆积外，随年龄的增长，RPE内还发生其他形态变化。正常的年轻RPE是由一层大小和色素沉着程度相同的六角形细胞组成的[42]。随着年龄的增长，细胞大小、形状和色素沉着的多形性增加[42]。黄斑部的RPE细胞也随着年龄的增长而变得越来越高而窄[42]。在没有任何临床发现提示AMD的情况下，随着衰老，RPE细胞底部或之下，也可能出现显著的组织学改变[43, 44]。这些变化包括基底内折的丢失和早期的斑片状物质沉积，在旧文献中称为"基底线性沉积"（basal linear deposits，BlamD），位于视网膜色素上皮基底膜之前和视网膜色素上皮基底表面之后（图68-1B）[43, 44]。在下文中讨论了这些BlamD的病理性进展性累积。

此外，RPE细胞数量随年龄增长而减少，尤其是在外周视网膜[29, 30, 45]。年龄相关性黄斑RPE细胞丢失的数据不太一致[29-31, 41, 45]。中心凹光感受器细胞与视网膜色素上皮细胞的比值随着年龄的增长保持稳定[30, 31]，平均视锥与RPE的比值为24∶1。

3. Bruch 膜 Bruch's Membrane

尽管解剖学家认为Bruch膜是一个五层结构，但通过简化Bruch膜，更容易理解这种变化，基本上排除了RPE和脉络膜毛细血管的基底膜，正如Gass提出的那样[46]。Bruch膜可以被认为是脉络膜基质最内层的3层片状结构紧密的组织，由一个由弹性层（elastic layer）分隔的内胶原带（inner collagenous zone，ICZ）和外胶原带（outer collagenous zone，DCZ）组成。Bruch膜内的三层内层厚度与年龄呈线性关系，0—10岁的平均厚度为2μm，到90—100岁，厚度增长为4.7μm[48]。ICZ的改变只占Bruch膜年龄相关厚度增加的一小部分，大部分增加的厚度发生在OCZ内[49]，而弹性层的厚度没有明显变化[47]。Bruch膜内发生的与年龄相关的正常变化可以在生命早期通过透射电子显微镜（TEM）和生化分析进行鉴定[47, 49-53]，然后再通过光学显微镜观察[43]。

在透射电镜下，胶原和弹性层中有三种类型的改变导致了这种与年龄相关的Bruch膜增厚。这些变化包括有涂层的膜结合体的沉积、以带状物质形式出现的胶原的沉积、矿化沉积物的形成[44, 47-50, 54-56]。此外，在正常老化条件下，也可以通过光学显微镜或透射电镜在 ICZ 和 RPE 基底膜之间发现少量玻璃疣的存在[43, 44, 50, 54]。这些玻璃疣，因为它们涉及正常的老化，将在本节后面描述。

(1) 被膜包裹的胞体：与年龄相关的正常 Bruch 膜增厚主要是由于圆形、有包膜、膜结合体的积聚[49]（图 68-1B 和图 68-2）。这种物质可能是由于多余的 RPE 基底细胞质通过 RPE 基底膜脱落所致[49, 50]。这些膜结合体是在将包被囊泡和颗粒物质的内容物溢出到 Bruch 膜的过程中发现的[49]。膜结合体在 ICZ 内的第一和第二个生命周期中被鉴定出来[49, 50]，而在 2 岁前则没有[47, 49]。膜结合体随后在 OCZ 中出现，甚至数量更多[49, 50]。在一项对 68 只眼的研究中，在 20—60 岁的供体 20 只眼中，90% 的人在 ICZ 和 OCZ 的黄斑部 Bruch 膜标本中有这种类型的沉淀物；在这个年龄范围内，剩下的少数人在两个位置都没有这种沉淀物。年龄在 60 岁以

上的 38 只眼，ICZ 和 OCZ 均出现这种变化，OCZ 的变化较年轻眼更为显著。在 20 岁以下（17 岁和 18 岁）的捐赠者的 10 只眼中，只有 2 只眼有这种类型的沉积物，1 只眼在 ICZ，另 1 只眼在 ICZ 和 OCZ[50]。

(2) 胶原蛋白：ICZ 和 OCZ 内胶原沉积普遍增加[47]。随着年龄的增长，64nm 带状纤维在这两层中的数量都在增加，被认为是 I 型胶原纤维[51]。长间隔胶原纤维束也聚集在一起，条带周期在 100~133nm[47, 49, 51, 57]。长间隔胶原的分子组成尚不确定，但它似乎类似于 BlamD 的带状物质[43, 44, 50]。这些间隔较长的胶原沉积主要存在于 OCZ 中或嵌入在脉络膜毛细血管的基底膜中（图 68-1B）[47, 57]。这些沉淀物早在 19 岁就被发现，且随着年龄的增长[57]，其患病率逐渐增加，以至于 40 岁及以上的所有眼睛都有这种沉淀物[49]。随着年龄的增长，Bruch 膜溶解度呈显著的线性下降，这可能是由于胶原交联增加所致[51]。通过生化或免疫电子显微镜（EM）分析，随着年龄的增长，Bruch 膜中的其他成分包括 III、IV 和 V 型胶原、纤维连接蛋白、硫酸软骨素、硫酸皮肤素和蛋白多糖[51, 55]。

(3) 矿化沉积物：矿化沉积物的累积频率低于上述变化，在年轻人的 ICZ 中被描述为胶原纤维上的细颗粒[47, 49, 50]。然而，它们更常见于中年人眼睛的弹性层[47, 49, 50]。

除了上述的 Bruch 膜增厚外，光镜下可见的 Bruch 膜最显著的其他组织学表现直到 40—50 岁才变得明显[43]。这些变化包括玻璃样变和斑片状嗜碱性粒细胞[43]。随着年龄的增长，玻璃样物质的扩散沉积出现在胶原区，也可以向下延伸到毛细血管柱间[43]，即脉络膜毛细血管之间的空间。在 30 岁以上的人中，60% 的眼睛可以在 Bruch 膜内发现钙沉积[43, 44]。

经生物显微镜和光镜、电镜观察，Bruch 膜脂含量在 30—40 岁后也有所增加[52, 53, 56]。脂质随年龄呈指数增长，主要由磷脂、三酰甘油、脂肪酸和游离胆固醇组成[52, 53]。Bruch 膜中胆固醇酯的缺乏表明 Bruch 膜中的脂质来源可能与血流无关。同样，Bruch 膜中的过氧化脂质随年龄呈指数增长[58]。过氧化脂质来源于长链多不饱和脂肪酸，特别是

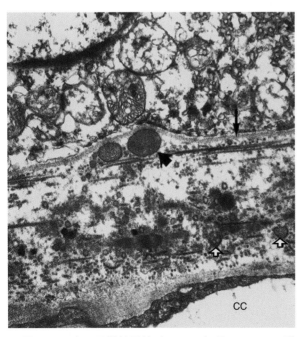

▲ 图 68-2　电子显微镜照片（11 800×）显示了 Bruch 膜中碎片的堆积

患者 62 岁，视力为 20/20，但这一过程最早可在 10—20 岁被发现。包衣膜结合体（短箭）明显夹在视网膜色素上皮基底膜（长箭）和内胶原区（包埋部位）之间。其他则位于外胶原层（黄箭）。一些已经破裂，释放出囊泡和颗粒物质以及包膜的碎片（图片由 MC Killingsworth 提供）

二十二碳六烯酸（DHA）和亚麻酸，它们是存在于光感受体外节段的多不饱和脂肪酸[58]。脂质过氧化物已被证明通过诱导血管生成细胞因子的级联诱导视网膜和脉络膜新生血管形成[59, 60]。

小而硬的玻璃疣在眼底大体正常的眼睛中很常见[43, 44]。在光学显微镜下，这些主要表现为 ICZ 和 RPE 基底膜之间的玻璃样球状物质[43]，并且在老年人（60 岁以上）的眼睛中经常含有钙[44, 45]。超微结构上，最小的由类似细胞质的物质或具有细胞器的细胞碎片组成，包括线粒体和包膜小泡，最早出现在 30—40 岁[54]。小的玻璃疣，在年轻的眼睛稍大（跨越 2～4 个 RPE 细胞的宽度），含有细小的颗粒、许多"弯曲的纤维"和大量的嗜碱性物质，类似于核质[54]。

上述 Bruch 膜的结构和超微结构变化可能会降低液体通过 Bruch 膜的速度。导水率是测量流体在压力作用下通过测试膜的体积流量。研究表明，随着年龄的增长，通过 Bruch 膜的导水率降低。电导率的下降在生命的前 40 年是最大的[61, 62]，然后随着年龄的增长，它继续以较慢的速度下降。这就提出了这样一个问题：随着年龄的增长，Bruch 膜的厚度呈线性增加[48]，脂质呈指数增长[52]，这就意味着导水率的下降速度将更接近于这些变化。

利用准分子激光产生超薄的 Bruch 膜屑，在整个生命周期中，Bruch 膜对水流的最大阻力存在于 ICZ 内[62]。连续的超薄切片导致了对 Bruch 膜连续水平的孔隙度的估计，并证实了 ICZ 具有最低的孔隙度。基于孔径和长度的计算进一步证实了 ICZ 也具有最低的流量。这也与上面提到的组织学研究相矛盾，后者组织学研究表明，在 OCZ 中 Bruch 膜增厚的程度更大。显然，需要进一步的研究，因为只有少数年轻的眼睛接受了检查。随着年龄的增长，由于结构和（或）生化变化导致的 Bruch 膜通透性降低，可能反过来损害 RPE 的结构和功能。

4. 脉络膜 Choroid

随着年龄的增长，脉络膜也发生进行性组织学改变。与正常人出生后 1 年、10 年的黄斑相比，脉络膜毛细血管密度呈线性下降 45%，直径下降 34%，平均脉络膜厚度从 200μm 下降到 80μm[48]，

脉络膜毛细血管的减少使较大的脉络膜血管更容易在临床检查中发现，这是年龄相关性豹纹样眼底（senile tigroid fundus）的原因（图 68-3A）。

（三）年龄相关性黄斑病变的眼底影像学表现 Age-Related Macular Changes as Seen on Fundus Imaging

如前几节所述，在正常衰老过程中观察到的结构变化与在活体中进行的临床影像学观察结果相关。荧光素血管造影显示随着年龄的增长，中心凹无血管区（foveal avascular zone，FAZ）所占的面积增加，40 岁以下的个体 FAZ 的平均面积估计为 0.53mm^2，而 40 岁以上的个体 FAZ 的平均面积为 0.61mm^2 [21]。使用蓝光刺激和扫描激光多普勒血流计的研究也显示老年人视网膜黄斑部毛细血管的血流减少[63, 64]。每一个观察结果都可能与年龄引起的中央枢神经节细胞丢失有关。

脉络膜的增强深度成像光相干断层扫描（EDI-OCT）（使用光谱域 OCT 和 1050nm 波长光源进行）证实了黄斑部脉络膜毛细血管密度降低和脉络膜厚度随年龄增加而减少的组织学发现。尽管正常人的脉络膜厚度测量值具有显著的变异性，但 20—68 岁受试者的脉络膜中央亚区厚度测量值平均每年减少约 2μm[65]。一项更大规模的研究包括 50—93 岁的患者，报道中心脉络膜厚度每连续一年下降 4μm[66]。24—66 岁个体的 enface 扫描 OCT 图像证实了与年龄相关的脉络膜变薄，特别是脉络膜毛细血管变薄，脉络膜深层没有明显变化[67]。如预期的那样，根据激光多普勒血流测定，正常人的脉络膜血流也随着年龄的增长而减少[68]。吲哚菁绿血管造影显示与年龄相关的充盈模式改变。年轻受试者表现为中心凹早期小动脉充盈，周围细小、弯曲、多分支小动脉迅速扩张，而老年受试者脉络膜小动脉更稀疏、更厚、更直，分支更少（图 68-4）[69]。

眼底自发荧光成像（FAF）也证实了与衰老相关的组织学表现。脂褐素是体内 FAF 的主要荧光团，体内 FAF 的定量显示黄斑 FAF 与年龄相关的增加，这是基于脂褐素在 RPE 内随年龄增长而累积的结果[70]。

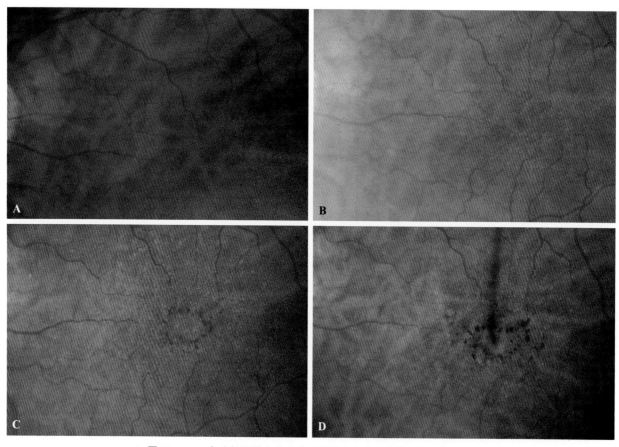

▲ 图 68-3　16 年来视网膜色素上皮异常演变为地图样萎缩（续图 68-38）

A. 68 岁时，患者左眼底正常，呈年龄相关性豹斑样变（视力 20/15）；B. 73 岁时，中心出现小的 drusen 样点，大小不超过 63μm（视力 20/20）；C. 77 岁时，中心凹周围形成一圈色素团；D. 79 岁时，固定周围的色素团增多，视力仍为 20/20。脉络膜血管模式在中心凹变得更加突出，与非地图样萎缩一致。经许可，图片转载自 Sarks JP, Sarks SH, Killingsworth M. Evolution of geographic atrophy of the retinal pigment epithelium. Eye 1988; 2: 552–577.

三、非新生血管性 AMD 的病理学研究
Pathology of Non-Neovascular AMD

　　当在检查后极时发现广泛的小玻璃疣或任何大中型 drusen [17, 19]，伴或不伴 RPE 异常时，AMD 的临床诊断是合适的。描述 drusen 大小和范围（涉及面积）的临床参数及色素异常的存在是至关重要的，因为它们是 AMD 进展到晚期的最强预测因子 [71, 72]。评估老年人眼组织病理学的研究，包括那些患有 AMD 的眼，通常没有把重点集中在描述 drusen 大小和范围的大体眼底外观上。此外，在组织加工过程中，drusen 成分经常丢失。因此，对 AMD 的不同组织病理学定义被描述为很难与主要关注 drusen 程度的临床分级标准相关联 [43, 73-75]。病理组织学研究对于促进我们对疾病过程的理解是至

关重要的，而临床研究提供的关于疾病过程机制的信息更为有限，但对于理解临床疾病演变是必不可少的。将临床表现与组织病理学表现相关联是一个挑战，因为 AMD 的一些最佳描述的组织病理学特征，如病理性基底沉积（如下所述），在眼科镜下是看不到的，并且目前还没有与后极活体视网膜成像相关联的发现。高分辨率 OCT 的出现，提供了类似于组织切片的图像分辨率，提高了我们将 AMD 的临床表现与良好描述的组织学表现相关联的能力。然而，目前利用这些仪器在体内成像以提供直接临床（OCT）病理比较的眼部组织学标本的可用性有限。本节描述了 NNVAMD 患者眼部组织病理学改变的范围，并总结了我们目前对这些发现的临床检查特征和视网膜成像相关性的最新理解。

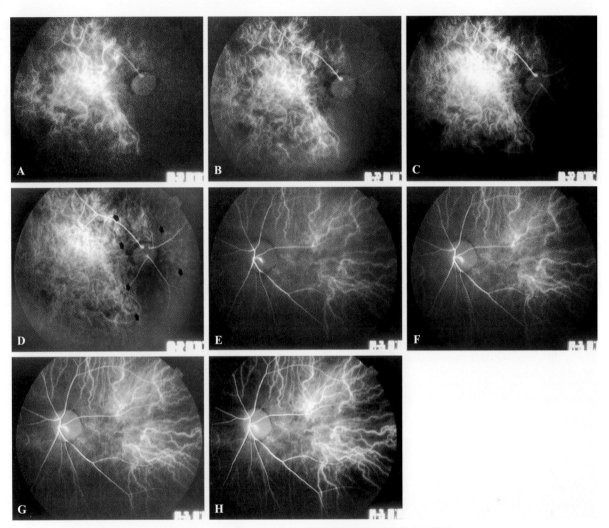

▲ 图 68-4　正常人吲哚菁绿血管造影时的初始动脉充盈模式

A 至 D. 22 岁男子。小动脉的充盈开始于中心凹下区，呈放射状向周围基底部方向发展。染料迅速填充，小动脉在整个时间过程中以精细、曲折和多分支的方式运行。通过视盘的垂直分水岭区域清晰可见（箭）。E 至 H.62 岁男子。后极部眼底脉络膜小动脉稀少。血管增厚，走向变直，分支减少。分水岭区域模糊。经许可，图片转载自 Ito YN，Mori K，Young-Duvall J，et al. Aging changes of the choroidal dye filling pattern in indocyanine green angiography of normal subjects. Retina. 2001；21（3）：237–42.

（一）非新生血管性 AMD 的组织学改变在检眼镜上可能不明显 Histologic Alterations of Non-Neovascular AMD that May Not Be Apparent on Ophthalmoscopy

1. 基底沉积物 * 和膜碎片 Basal Deposits* and Membranous Debris

在组织病理学检查中，RPE 的变性及膜碎片、基底膜线性沉积和广泛的基底层沉积（后两者统称为基底膜沉积物）是 AMD 的特征[43, 75, 77]。BlamD 位于视网膜色素上皮细胞和视网膜色素上皮基底膜之间，在视网膜色素上皮基底膜外和 Bruch 膜内形成 BlinD[76]（图 68-1C 和 D）。两种沉积物在检查时均不可见，需要透射电镜才能明确区分[78]。下面

---

* 通过光学显微镜的原始观察仅区分了一个沉积物。这被称为基底线性沉积，并证明是一个有用的组织学标志的阶段性疾病[43]。随后的电子显微镜研究表明，最初通过光学显微镜观察到的沉积物位于 RPE 基底膜内部。因此，该沉积更名为基底层状沉积（basal laminar deposit）。然而，也可以显示另一层，位于基底膜的外部。Green 和 Enger[76] 建议保留基底膜内部物质的术语"基底层状沉积"（basal laminar deposit），但在外观上恢复囊泡和颗粒物质扩散层的术语"基底线状沉积"（basal linear deposit）。然而，以前使用的首字母缩略词 BLD 可以用来表示这两种类型的沉积中的任何一种。本章将使用首字母缩略词"BlamD"表示基底层状沉积，而"BlinD"表示基底线状沉积，并将它们统称为基底沉积，正如 Curcio 和 Millican 提出的那样[77]。

将更详细地描述本段中定义的这些基底沉积物以及膜状碎屑。

（1）基底层状沉积（Basal Laminar Deposits）：早期和晚期形式。基底层状沉积（完全）位于 RPE 后，RPE 细胞质膜和细胞基底膜之间（图 68-1C 和 D，图 68-5 至图 68-9）[43]。这与 drusen 形成对比，drusen 位于 RPE 基底膜的外部。BlamD 可以在 60—70 岁得到持续的证明，但即使在 40—50 岁也被发现[44]。最初，沉积物呈斑片状分布于 Bruch 膜增厚或嗜碱性段之前、毛细血管间柱之前或小 drusen 之前[43]。沉积物在组织学上可分为 1 类（发生在小的、孤立的斑块中）、2 类（组织切片上的连续薄层）或 3 类（厚层，至少为 RPE 细胞高度的一半）[44]。如上文所述，这种沉积可以是正常老化的一部分，但只有 1 类沉积与正常老化一致，而 2 类和 3 类沉积与 AMD 的存在，通过临床或组织病理学定义有强烈的相关性[43, 44, 75, 77]。

沉积物有两种不同的表现，被称为"早期"（earrly）和"晚期"（late）的 BlamD。早期形态见于正常衰老和 AMD 的早期或晚期，晚期形态见于 AMD 的晚期（GA 和 CNV）患者[43, 75]。早期的 BlamD 在光镜下表现为淡染的嗜酸性物质，用 picro-Mallory 染色呈蓝色，并显示微弱的前后条纹（图 68-5）。与之相反，晚期 BlamD 的光镜下表现为一层厚的透明层，用 picro-Mallory 染色呈红色，类似于透明的 bruch 膜，并且比早期的带状结构更具过碘酸 - 希夫阳性染色（图 68-7 和图 68-8）。作为一个后来的发展，它形成了一个独特的前表面层（图 68-2D，图 68-7 和图 68-8），可以近似正常 RPE 的厚度，偶尔在其内表面上显示结节状隆起（图 68-8）[43, 75, 78]。

在电子显微镜下，BlamD 由三种表型组成：纤维型、聚合型和无定形型。纤维型和聚合型在早期

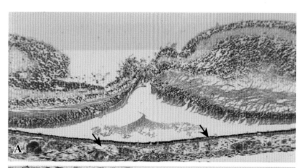

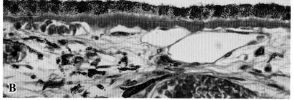

▲ 图 68-5　A. 一位 79 岁男子的黄斑部眼底正常，视力 20/30。早期的基底层状沉积在视网膜色素上皮下呈连续的蓝色染色层。未染色的空间（右箭）在电子显微镜上与膜碎片相对应。左箭表示图 B 中放大的区域（75×）。B. 基底层状沉积主要位于 Bruch 膜的较厚部分。Bruch 膜的透明化延伸到毛细血管柱之间（picro-Mallory 染色；500×）

经许可，图片转载自 Sarks SH. Aging and degeneration in the macular region: a clinico-pathological study. Br J Ophthalmol 1976；60：324-41.

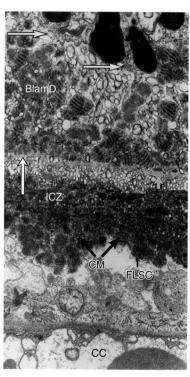

▲ 图 68-6　电子显微照片显示了在年龄相关性黄斑变性中发展的弥漫性基底层沉积和弥漫性基底线性沉积，对应于图 68-1C

水平黄箭表示视网膜色素上皮的基底质膜。早期类型的 BlamD 从 RPE 基底膜（白箭）向内突出，主要由带状物质组成，类似纤维状长间隔胶原。具有双层脂质结构的卷曲膜位于成团的 BlamD 中，似乎穿过基底膜，位于基底膜和内胶原区之间，这是 BlinD 的一个组成部分，并过滤到膜本身。Bruch 膜内可识别的结构包括包膜碎片和纤维长间隔胶原。脉络膜毛细血管（11 780×）。经许可，图片转载自 Killingsworth MC, Sarks JP, Sarks SH. Macrophages related to Bruch's membrane in agerelated macular degeneration. Eye 1990；4：613-621.

视网膜色素变性中存在，纤维型仅表现为位于原视网膜色素上皮基底膜前表面的不规则结节。聚合形式类似于 Bruch 膜内的纤维状长间隔胶原，也存在于角膜、小梁网和身体其他衰老组织中[57]。它从原始 RPE 基底膜（图 68-6）向前突出[79]，解释了早期组织学上可见的条纹或灌木状外观。BlamD 的无定形形式在晚期 BlamD 中有所体现。它具有絮状物的外观，主要由早期形成的无定形物质组成（图 68-7 和图 68-8）[75]。它通常与上覆 RPE 的衰减有关（图 68-10）。

BlamD 与基底膜的相似性及其与 RPE 细胞基底上的粗面内质网的接近性表明它是 RPE 的分泌产物[79, 80]。它与抗Ⅳ型胶原、硫酸乙酰肝素蛋白多糖和层粘连蛋白的抗体发生反应[80]，但在生化上与 RPE 基底膜不同，错误的降解过程而不是增强的合成可能是其在老年黄斑积聚的原因[50, 55]。

在检查时，在眼底尚未明确发现 BlamD，但是当临床检查出现明显的色素改变时，可以推测晚期 BlamD 的组织病理学存在[75]。

(2) 基底线性沉积物（Basal Linear Deposits）：

BlinD 在 RPE 基底膜和 Bruch 膜 ICZ 之间形成一薄层（图 68-6 和图 68-9D）。这些沉积物很难用光学显微镜区分，但是用透射电镜可以很好地观察到。BlinD 可以与软性玻璃疣连续，软性玻璃疣可能在该层内形成（见后文）（图 68-11）[75-77, 81]，沉积物本身有时被称为弥漫玻璃疣[77, 78]。这些沉积物主要由膜状碎片组成，而 BlinD 的另一个主要成分是非膜结合的电子透明液滴[77]。BlinD 似乎干扰了 RPE 与 Bruch 膜的正常附着，形成了一个分裂面。在这个分裂面中，RPE 脱离可能由于血液或浆液性液体而发展，早期脉络膜新生血管可能生长到这个分裂面上[82]。

(3) 膜状碎片（Membranous Debris）：经透射电镜（TEM）鉴定，膜碎片在 AMD 眼的三个部位积聚：RPE 基底膜前（与 BlamD 一起）（图 68-12）、RPE 基底膜后（作为 BlinD 的一个组成部分，在这个平面上发育的软性玻璃疣内）、RPE 顶端的视网膜下间隙（图 68-13）[73, 75]。当样本经过处理以保存脂质时，膜碎片与周围的细胞或囊泡不相似，因为它是由固体脂质颗粒组成的，而不是具有水性内部[83]。

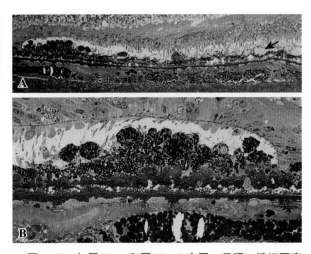

▲ 图 68-7　与图 68-3 和图 68-38 中同一只眼，横切面穿过萎缩区的颞侧边缘

A. 当光感受器接近边缘时，光感受器变少，外节段变宽，发育不良。视网膜色素上皮下出现空泡是由于膜碎片的消失。在 RPE（箭）的内（顶端）表面可见膜碎片的聚集，可能是由于吞噬功能（150×）的丧失。B. 临床上发现的高色素边缘对应于一个双层 RPE，内层代表在被清除过程中坏死的高色素细胞。晚期无定形的基底层沉积位于条纹状内部，具有多层状外观，表明根据 RPE 水平在连续条纹中形成（图 68-1D）。光感受器消失，外界膜终止于 BlamD（亚甲蓝和碱性品红；500×）。经许可，图片转载自 Sarks JP, Sarks SH, Killingsworth M. Evolution of geographic atrophy of the retinal pigment epithelium. Eye 1988；2：552-577.

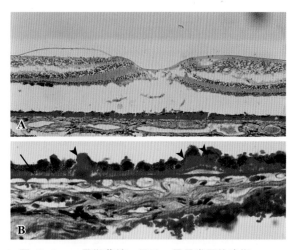

▲ 图 68-8　A. 早期萎缩，显示一层异常厚的晚期 BlamD。这种材料是透明的，过碘酸 - 希夫染色阳性；在电子显微镜下，它会有相应的无定形外观。视网膜色素上皮在表面形成一层非常薄的层，隐约可见（过碘酸 - 希夫染色；45×）。B. 同一只眼的旁中心凹区域显示出不同的沉积物。两种形式的 BlamD 是可见的：蓝色染色，早期形式（长箭），在其内表面，呈结节聚集的晚期玻璃化形式（箭头）。BlamD 之外有两个典型的 drusen；在左边的箭头下面是一个小的硬性 drusen，在右边的两个箭头下面是一个软性 drusen（picro-Mallory 染色；500×）。经许可，图片转载自 Sarks SH. Aging and degeneration in the macular region: a clinico-pathological study. Br J Ophthalmol 1976；60：324-41.

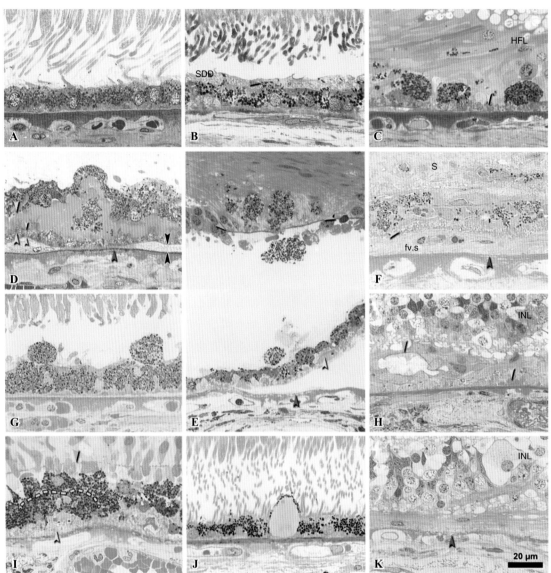

▲ 图 68−9　Grades of retinal pigment epithelium (RPE) morphology in late age-related macular degeneration (AMD). Submicrometer epoxy resin sections were stained with toluidine blue. Epithelial RPE and RPE morphologies with epithelial components (A,B,D,E,G,I,J); nonepithelial (noncontinuous) morphologies (C,F); atrophic RPE (H,K). (A) "Nonuniform" RPE: slightly "Nonuniform" morphology and pigmentation with small patches of early basal laminar deposit (BLamD). (B) "Very Nonuniform" RPE: more nonuniformity in shape and pigmentation; melanosomes within apical processes (pink arrowhead). Subretinal drusenoid deposits (SDD) localize to RPE apical aspect. (C) "Dissociated" RPE: individual RPE cells with or without nuclei in atrophic area, adherent to early BlamD. Some RPE granules are translocated among HFL fibers. (D) "Shedding" RPE: basal translocation of shed RPE fragments into a thick continuous layer of BlamD (late and early forms shown by large and small yellow arrowheads, respectively); BlinD (black arrowheads). (E) "Intraretinal" RPE: anterior migration through ELM. Epithelial component remains atop BlamD (bottom), which in turn overlies an artifactually empty soft druse. Photoreceptors have degenerated. Retina is artifactually detached. (F) Cells "entombed" by a subretinal scar(s) together with nonpigmented cells. Persistent BlamD divides subretinal fibrocellular scar in the subretinal space from fibrovascular scar (fv.s) in sub-RPE space. This histologic phenotype occurs only in neovascular AMD and is therefore not describe further in the text. (G) "Sloughed" RPE: release of spherical cells into the subretinal space; the epithelial component overlies BlamD (blue) and BlinD (gray). (H) "Atrophy with BlamD"：absent RPE and persistent BlamD. Photoreceptors have atrophied. ELM delimits endstage outer retinal tubulation. (I) "Bilaminar"：double layers of epithelial RPE (delimited by dotted line) adherent to BlamD. (J) "Vacuolated" RPE: cells with a single large vacuole delimited apically by extremely effaced cytoplasm. (K) "Atrophy without BlamD"：absent RPE, absent BlamD. Photoreceptors have atrophied. Yellow arrowheads, BlamD; red arrowheads, calcification in BrM; green arrowheads, ELM. HFL, Henle fiber layer; INL, inner nuclear layer

Reproduced with permission from Zanzottera EC, Messinger JD, Ach T, et al. The Project MACULA retinal pigment epithelium grading system for histology and optical coherence tomography in age-related macular degeneration. Invest Ophthalmol Vis Sci. 2015;56(5):3253–68.

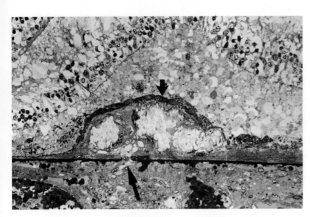

▲ 图 68-10　地图样萎缩区 drusen 退化的例子

Drusen 被晚期无定形的 BlamD（短箭）所覆盖，并有营养不良的钙化。一个临床上未被怀疑的小血管穿过了 Bruch 膜上的一个缺口，这个缺口位于 drusen 下面（长箭）。一层纤维组织（F）位于 Bruch 膜的前表面。（亚甲基蓝和碱性品红，240×）。经许可，图片转载自 Sarks JP, Sarks SH, Killingsworth M. Evolution of geographic atrophy of the retinal pigment epithelium. Eye 1988; 2: 552-577.

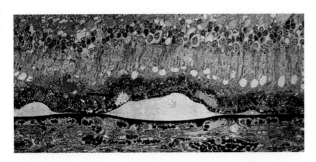

▲ 图 68-11　图 68-22 所示患者左眼中等大小的软性 drusen 的半薄切片

由于这些沉积物是一个连续的碎片层的局灶堆积物，它们的边缘界限不清，很容易汇合。脉络膜新生血管就是在这个平面上生长的，附近有一层新生血管膜。在该放大倍数下，drusen 看起来是中空或非常细的颗粒。箭指向一个形状相似的小基丘，位于 drusen 之上。放大倍数如图 68-27 所示（亚甲蓝和碱性品红，240×）。经许可，图片转载自 Sarks JP, Sarks SH, Killingsworth MC. Evolution of soft drusen in age-related macular degeneration. Eye 1994; 8: 269-283.

当膜碎片出现在视网膜色素上皮基底膜前时，它与持续的早期或晚期损伤相关。在无 BlamD 的情况下，在组织平面中未发现（图 68-6）[74, 75]。在这个特殊的位置，膜碎片形成层，然后在 RPE 基底膜内部形成基底丘（图 68-1C 和图 68-12）。在传统的光镜组织学切片上，这个位置的膜碎片没有被很好的显示出来，因为丘状物仅表现为 BlamD 内小而未染色的空间（图 68-14）。伴随着与 BlamD 相关的膜状碎片的扩大和融合，覆盖在其上的 RPE 显

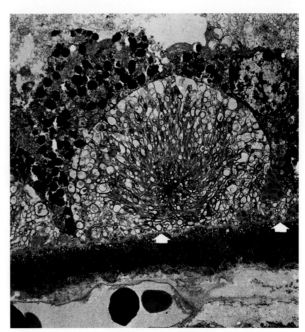

▲ 图 68-12　视网膜色素上皮基底膜内的基底丘

电子显微照片显示，卷曲的膜碎片将异常的 RPE 与其基底膜分离。这些集合被称为"基底丘、"，可能解释了临床上可见的 drusen 样点状结构。只有很薄的一层膜样碎片位于基底膜的外侧（箭），因此没有软性 drusen（1680×）（图片由 M.C.Killingsworth 提供）

示出更多的紊乱和细胞脱落[75]。

视网膜色素上皮基底后的膜碎片是 BlinD 的主要组成部分（如上所述），视网膜下间隙的膜碎片与视网膜下 druseniond 样沉积（网状假性 drusen）的临床表现有关，下文将进一步描述[73, 84]。

（4）基底沉积物和膜碎片的意义（Significance of Basal Deposits and Membranous Debris）：光镜下发现连续性 BlamD 被认为是 AMD 的标志。然而，经透射电镜观察，膜碎片与 AMD 的临床症状关系更为密切。尤其是，积聚增加与晚期 AMD 相关[75, 77]。Sarks 及其同事们注意到了这种联系[75, 81]，Curcio 和 Millican 以更正式的方式对其进行了研究[77]。在后一项研究中，根据玻璃疣和 RPE 变化的组织病理学证据，评估了 AMD 患者和非 AMD 患者的 TEM 表现，以确定各种 TEM 特征对 AMD 诊断的敏感性和特异性。BlinD 或大玻璃疣（均为 RPE 基底膜外膜碎片）诊断 AMD 的特异性为 0.73，敏感性为 0.9，而连续性膜碎片诊断 AMD 的特异性为 0.68，敏感性为 0.7。BlinD 和持续性 BlamD 的特异性是相似的，这意味着大多数具有这两种特征的眼都有 AMD。

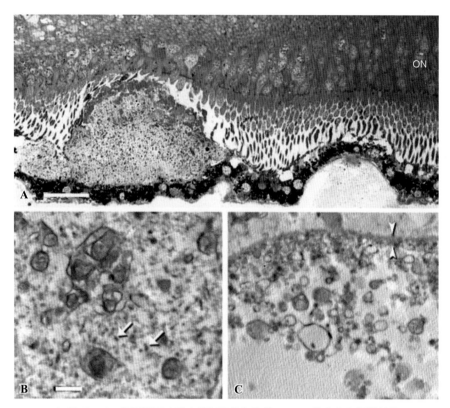

▲ 图 68-13　视网膜下玻璃疣样沉积物和软性 drusen 的分布和超微结构

切片后用锇鞣酸对苯二胺法测定中性脂质，在 1μm 处切片，甲苯胺蓝（A）染色，透射电镜（B 和 C）切片。A. 相邻的视网膜下 drusen 样沉积无（左）和软性 drusen（右），附着在视网膜色素上皮上。视网膜下的 drusen 样沉淀物形成良好，其上覆光感受器细胞偏转或缩短。它包括一个顶帽样物质，在染色密度和大小上都不同于外节段。软性 drusen 有部分染色很浅的内容物。在沉淀物下方和上方的 RPE 均受到轻微破坏。比例尺：25μm。B、C. 视网膜下 drusen 样沉积物的内部有复杂的膜样涡轮结构，中性脂质分布在含有球状蛋白的基质中（箭）。相比之下，软性 drusen 有形状更简单的膜碎片，大多是球形，大小不一。Drusen 的大部分内容物都消失，这与已知的这些病变的物理脆弱性一致。B 图中存在的球状蛋白在 C 图中不存在。比例尺：1μm。箭头表示视网膜色素上皮基底层。经许可，图片转载自 Spaide RF，Curcio CA. drusen characterization with multimodal imaging. Retina. 2010；30（9）：1441–54.

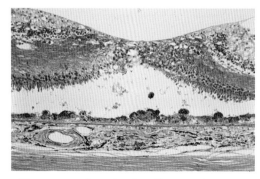

▲ 图 68-14　一位 83 岁男性的黄斑部切片，其色素变化在临床上是明显的

视网膜色素上皮变薄、色素减退，呈团状排列，富含色素的细胞从中进入视网膜下间隙。基底层沉积物较厚，包括早期和晚期两种形式。RPE 下方未染色的小斑块与电镜下的膜碎片堆相对应（525×）。经许可，图片转载自 Sarks SH. Aging and degeneration in the macular region: a clinico-pathological study. Br J Ophthalmol 1976；60：324–41.

然而，与 BlinD 相比，持续性 BlamD 的敏感性较低，这意味着许多 AMD 的眼在可能失明的情况下没有持续性 BlinD。与持续性 BlamD 相比，任何一种 BlamD 眼在评价时，敏感度增加，特异度降低，说明 AMD 眼多数存在一定的 BlamD，但许多 BlamD 不一定具有 AMD 的典型临床特征[77]。这与一个概念是一致的，即一些 BlinD 与正常的衰老是一致的，任何形式的膜碎片的存在（在 BlinD 中、在大玻璃疣内、与 BlinD 有关）都表示 AMD 的病理状态。

2. 视网膜色素上皮和光感受器 Retinal Pigment Epithelium and Photoreceptors

在正常衰老过程中，脂褐素和复杂的黑色素脂褐素颗粒在 RPE 细胞中积累，细胞在大小、形状和色素沉着程度上呈现多形性。在 AMD 中所描述的 RPE 的病理变化包括这些物质的持续积累，同时细胞扩大并失去其规则的形状[75]。细胞的后表面或基底表面显示基底内折的丢失和相应的表面积减少。RPE 越来越与基底膜分离，其原因是 BlamD 和更多的膜碎片增厚[75]。偶尔细胞会发生脂肪样变性或空泡化[75, 85, 86]。最后，这种吞噬细胞超载导致的色素沉着细胞逐渐变圆，除了少数顶端微绒毛外，其他细胞都消失了[75]。这可能表明它们丧失了吞噬能力[75]。脂褐素被包裹在大的变性视网膜色素细胞或膜结合体中，并可被脱落到视网膜下或视网膜色素上皮下间隙（图 68-1D，图 68-9E 至 G 和图 68-14）[75]。

上述变化可在黄斑部检查中显示为高色素或低色素的小病灶。局灶性色素沉着与视网膜色素上皮细胞肥大的局部区域在组织学上相关，可能伴随着视网膜色素上皮下空间、视网膜下空间（图 68-14）中的色素沉着细胞团，并迁移到神经感觉视网膜的外核层（ONL）[75, 86]。使用 SD-OCT 和超高分辨率（UHR）OCT[87-89]，在活体内，在这些不同的平面内发现了中到强的高反射沉积。这些发现与临床检查或眼底照片上的色素沉着病灶相符。有 drusen 的眼通常在 drusen 正前方的组织病理学或 OCT 上发现这些视网膜内沉积，主要位于视网膜下间隙或 ONL，但迁移可能发生在更多的视网膜前层[43, 86, 88]。局灶性色素减退与色素沉着细胞周围的色素沉着减弱、脱色的 RPE 细胞有关[78]。

根据对不同时期 AMD 患者的 RPE 细胞的组织学检查，Sarks 等提出了进行性 RPE 萎缩发生的序列[75]。当一个 RPE 细胞死亡时，其产物被其邻近细胞吞噬。这些细胞依次充满脂褐素并变圆，丧失吞噬能力。当死亡细胞被丢弃时，附近的活细胞迁移并增加表面积。这会导致邻近局灶性色素沉着的细胞变薄，色素减退。最后，相邻的细胞再也无法伸展来填补间隙而萎缩。因此，色素沉着过多先于色素减退，而这反过来又是萎缩斑块形成的前奏[75]。

RPE 的进行性紊乱伴随着光感受器的脱落，ONL 中的细胞核数量减少。内节段趋向于变得更短和更多的球茎，外节段可能终止于 RPE 顶端表面的膜集合（图 68-7）[75]。在本主题的后面部分，我们将进一步讨论遗传性白内障患者视网膜色素上皮和光感受器细胞中发生的更高级的渐进性变化。

3. Bruch 膜和脉络膜 Bruch's Membrane and Choroid

在患有 AMD 的眼中，Bruch 膜的透明化和致密化沿着毛细血管柱间向后延伸，甚至可能包围脉络膜毛细血管（图 68-5 和图 68-9）[43]。Bruch 膜的某些部分很薄，并在其内部形成小的裂痕[79]。在 BlinD 中发现的非膜结合电子透明液滴也可以在 ICZ 和 OCZ 中被识别。

黄斑脉络膜静脉密度明显降低[74]。除萎缩区域外，脉络膜毛细血管面积百分比和毛细血管直径与对照眼相比无显著差异[90]。然而，与对照组相比，即使在视网膜色素上皮覆盖完整的区域，GA 组的每根毛细血管上的开窗也较少[90]。

除了脉络膜和 Bruch 膜内发现的结构变化外，巨噬细胞、巨细胞、成纤维细胞和偶尔的淋巴细胞在 Bruch 膜外表面附近的脉络膜毛细血管占据的空间内被发现[79, 91]。这种慢性低度炎症反应可能是由于 RPE 退行性变释放的膜碎片引起的，常见于 Bruch 膜破裂处的脉络膜[79, 92]，可能是导致 CNV 和进行性萎缩的一系列事件中的一个环节。

（二）Drusen

如上所述，AMD 的临床特征是至少存在一个中等大小的 drusen 或广泛的小 drusen，伴有或不伴有 RPE 异常[17, 19]。Drusen 的频谱、drusen 如何演变及 drusen 的组织病理学和影像学特征将在本节详细介绍。AMD 临床分级系统的描述，突出了 drusen 特征和这些变量对预后的影响，将在 NNVAMD 的管理部分进一步讨论。

（三）用检眼镜或眼底摄影确定 Drusen 特征 Drusen Characteristics Identified With Ophthalmoscopy or Fundus Photography

Drusen 可以用大小、颜色、形态和范围来描述[81, 93]。Drusen 大小是通过比较 drusen 的最短直径和视网膜主静脉穿过视盘边缘时的宽度来估计的[72, 94]。在该部位，视网膜静脉的直径约为 125μm，当 drusen 小于参考静脉宽度的一半（63μm）时，被标记为小；被标记为中等时，drusen 至少等于静脉宽度的一半，但小于全宽度（63～125μm）；当它们至少和视网膜全静脉宽度一样大时（＞125μm），被标记为大。在研究中，通过将已知直径的圆叠加到眼底图像上并选择包含最短 drusen 直径的最小圆直径（图 68-15）或使用数字软件测量数字眼底图像上的单个 drusen 直径，可以更精确地估计 drusen 的大小[95]。Drusen 的颜色从白色到淡黄色，再到亮黄色。围绕 drusen 的形态，包括它的边界和中心物质，drusen 可以大致分为硬性和软性两类，软性 drusen 进一步细分为软性模糊或软性清晰，这建立在进一步分析了 drusen 边界的清晰度基础上[17]。软性 drusen 一般中等大小或更大，有一个无定形的外观中央和沿边界。从立体角度看，它们似乎具有固有的厚度。软性 drusen 可能会聚或成为彼此融合，并表现出在大小和形状上的异质性。硬性 drusen 往往是小的，在整个沉积物中有尖锐或明显的外观，它们往往彼此独立存在。由于 drusen 的大小和形态

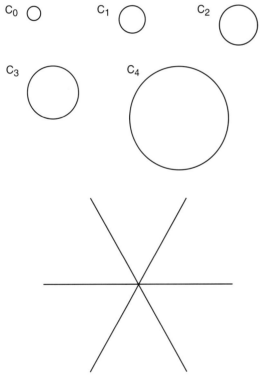

▲ 图 68-15　用于分级指定病灶大小的标准圆 C_0、C_1、C_2、C_3 和 C_4

它们在透明片上减小到（1/24）～（1/3）视盘直径的范围，因此分别代表 63μm、125μm、175μm、250μm 和 500μm。C_0 圈用于区分中、小 drusen，C_1 圈用于区分中、大 drusen，C_2 圈表示定义地图样萎缩的最小区域。对角线有助于定位中心点和估计病变的大小。经许可，图片转载自 Bird AC, Bressler NB, Bressler SB, et al. An international classification and grading system for age-related maculopathy and age-related macular degeneration. Surv Ophthalmol 1995；39：367–374.

是高度相关的，目前 drusen 的描述已经很大程度上转移到只包含大小，因为这可以得到比描述 drusen 形态更客观的结果。

黄斑病变的程度或严重程度可以通过记录 drusen 数或 drusen 所占黄斑面积来评估[17, 71, 93]。在临床检查中，drusen 数目的分类可能比在头脑里把所有 drusen 都扫描到一个区域并估计"浓缩" drusen 数所占区域的大小要简单得多。在下列条件下，drusen 可以被描述为最小或非扩张：当少于 5 个且最大的 drusen 存在时是小的；当少于 20 个且最晚期的 drusen 存在时是软性的、模糊的，并且不存在广泛的软的、明显的 drusen；或当黄斑部检查中有少于 65 个软而清晰的 drusen 而无广泛的软而模糊的 drusen 时。当超过这些 drusen 亚型中 drusen 的数量时，就会出现中等或广泛的 drusen。Drusen 占据的区域主要用于研究目的，因为它需要借助描述区域大小光谱的模板来研究眼底照片，以估计 drusen 的总面积。或者，可使用与人类操作员或自动化程序一起使用的软件程序，在眼底的数字彩色图像或 OCT 图像上识别和勾勒黄斑内的每个 drusen，然后将这些区域相加，得出 drusen 所占的黄斑总面积[95, 96]。Drusen 所占的总面积是 AMD 恶化的唯一最重要的预后特征，并在 NNVAMD 的治疗章节中讨论。

与年龄相关的 drusen 分布的不同模式已被报道[97]。后极上方和颞侧象限典型地与软性不明显的 drusen 受累的最大面积相关。然而，在调整了由 ETDRS 6mm 直径网格（图 68-16）中所示的九个子视野所映射的绝对区域的差异之后，drusen 占据的面积百分比最高的是中心子视野[97]。视网膜下 drusenoid 沉积（网状 drusen）最常见于上方、颞侧子视野，中央稀疏[73, 98]。对双侧 NNVAMD 患者的双眼进行比较，可以证明在 drusen 数目、类型和分布上具有相当程度的对称性[97, 99]。

Drusen 可能有一个生命周期，因为 drusen 数可能随着时间的推移而增加或减少，而大小和形态也可以发生变化。一些 drusen 直径可能增大，高度可能升高，并融合，而其他可能自发退化。drusen 退行性变的特征是黄色减少，厚度减少，drusen 边界更清晰，可能出现闪光钙化，出现 RPE 萎缩或脱色（图 68-17）[81, 100, 101]。这将在本节后面进一步讨论。

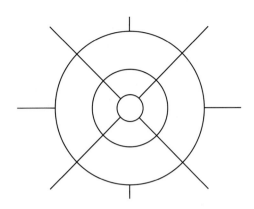

▲ 图 68-16　年龄相关性黄斑变性分类的标准环状网格

对于 30° 眼底照相机，中心圆、中间圆和外周圆的直径分别为 1000μm、3000μm 和 6000μm。这些圆表示中心、内部和外部亚区。对角线有助于定位黄斑网格中心。经许可，图片转载自 Klein R，Davis MD，Magli YL，et al.The Wisconsin age-related maculopathy grading system. Ophthalmology 1991；98：1128–34.

（四）Drusen 的临床病理特征 Clinicopathologic Characteristics of Drusen

典型的与年龄相关的 drusen 是细胞外物质的沉积，位于 RPE 细胞的基底膜和 Bruch 膜的 ICZ 之间（图 68-18），在同一组织平面上发现 BlinD[81]。本节开头提到的 drusen 的临床描述涉及在固定时间点的检眼镜外观有关。已经对 drusen 的不同组织学分类系统进行了描述[76, 78, 81, 102]，其中一些仅依赖于 drusen 的超微结构分类[102]，另一些结合了临床病理相关性和对黄斑组织学特征的更全面的评估[76, 78]，以及其他结合临床检查、影像学和组织病理学评估的历史性变化[81]。由于这些研究各有侧重、方法不同，很难统一这些分类体系[102]。此外，描述 drusen

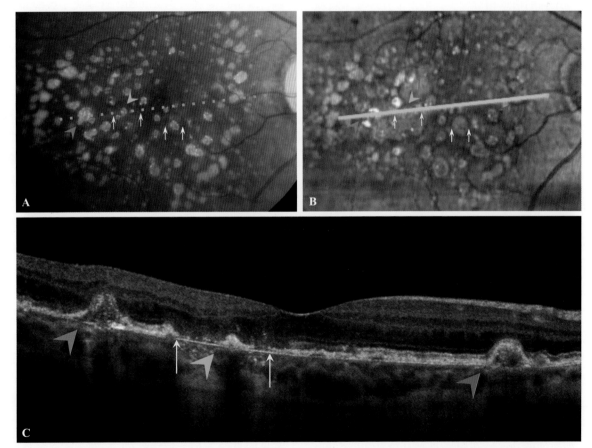

▲ 图 68-17　76 岁白人女性右眼非新生血管性年龄相关性黄斑变性和左眼新生血管性 AMD 的图像

图像显示在 drusen 消退和 GA 进展的不同阶段，右眼出现钙化 druse 和多灶、中心凹保留的地图样萎缩。彩色眼底照片（A）和 Zeiss Cirrus 光谱域光相干断层扫描的近红外反射（NIR）图像（B），C. 高分辨率 SD-OCT 扫描彩色摄影显示为蓝色虚线，近红外图像显示为蓝色实线。蓝箭头显示退化钙化的 drusen，伴随着 GA 的发展。在 OCT 图像上，视网膜色素上皮、椭圆体带和覆盖在 drusen 上的外界膜不可见。可见高反射物质。绿色箭头显示退化，GA 区域内钙化的 druse（GA 面积之间的黄箭）。红色箭头显示大 drusen，彩色照片和检查无明显钙化。在 SD-OCT 成像上，这种 drusen 具有内部高反射和低反射特性。上覆椭圆体带层及 ELM 完整。白箭表示退化钙化 drusen 周围有一个小的局灶 GA。与彩色照片相比，近红外图像中 GA 的程度更为明显。在显示的 SD-OCT B 超图像中未捕获此区域

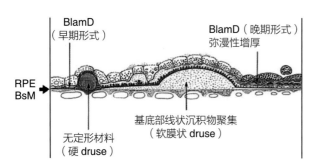

▲ 图 68-18　显示了年龄相关性黄斑变性演变过程中，视网膜色素上皮基底膜沉积物聚集在 RPE 下的关系

基底层沉积物位于 BsM 内部，典型的 drusen 沉积位于外部。BlamD 以早期、条纹状（蓝色）和晚期无定形形式（棕色）存在。卷膜既存在于 BsM 的内部，如 RPE 底部的丘，也存在于 BsM 的外部，如 BlinD，在那里它可以形成柔软的膜状 drusen。硬性 drusen 主要由非晶态材料组成

组成和结构的信息相对较少，可用于直接临床病理相关性的眼数量相对有限。此外，软性 drusen 的内容物在组织病理过程中很容易丢失，因此这些 drusen 的所有成分可能尚未被鉴定。drusen 超微结构的描述与基于临床描述的 drusen 成分假设之间也存在不一致。例如，Hageman 所描述的四种超微结构表型中的每一种都可能在临床上出现在 drusen 大小的范围内，这在检眼镜检查中从小到大都可能出现[102]。临床表现为小 drusen 与硬性形态相关，大drusen 与软组织形态相关，临床表现为硬、软两种不同的超微结构表型。可以认为，任何现有的分类系统可能不能广泛推广到临床研究结果。此外，虽然在现代视网膜成像时代，针对 drusen 的临床病理相关性研究有限[103]，尚无研究将组织学描述的 drusen 与现代的检查 FAF 和 SD-OCT 图像的观察结果联系起来。因此，在以下章节中，可以参考这些先前的分类方案，但在本讨论中将不强调区别[76, 78, 81]，特别是在这些分类系统下不同的软性drusen 类型之间的区别。

1. 小而硬的 drusen Small, Hard Drusen

小而硬的 drusen 在眼底只有直径是 30～50µm才可见，相当于 2～3 个 RPE 细胞的宽度。在轻度色素沉着的眼底很难看到它们，但使用无红光可能有助于鉴别。小而硬的 drusen 可能首先出现在距中心凹 1500µm 的范围内，但当数量众多时，它们最常见于中心凹颞侧[97]。它们往往成簇出现。这种类型的 drusen 的另一个常见的模式是血管弓外的一条宽带，它延续到鼻侧直到视盘，保留了后极。在赤道方向，它们呈线性排列，与多角形的色素沉着线有关，引起色素上皮的网状（蜂窝状）[reticular（honeycomb）] 变性。

通过跟踪一些患有小而硬的玻璃疣的患者，Sarks 及其同事描述了这些 drusen 融合形成大drusen 的过程，他们称之为"假软性"（pseudosoft）drusen。最初形成簇状的小而硬的 drusen 在检眼镜上可能仍然是不连续的沉积物，即使他们看起来彼此接触，也可能在检眼镜上留下不连续的沉积物。当 drusen 变得更紧密时，这个团簇会变成一个较大的沉积物，临床上看起来很软。然而，小 drusen 通常仍然可以在无红光下辨认出来（图 68-19）。这些融合 drusen 直径可达 250µm，这取决于簇中 drusen的数量。如果高度足够高，它们可能会覆盖视网膜色素上皮和视网膜，这可能会在沉积物的基底周围形成一个红色光晕（图 68-20）[81]。这些融合的、小的、坚硬的 drusen 团在中年时就可以找到。其中一些 drusen 在多年后逐渐消退，留下一个 RPE 萎缩或 GA 的局灶性斑块（图 68-20）。这一循环可能在年轻人中完成，在 AMD 的 BlinD 和膜性碎片形成之前。因此，这些集群衍生的大 drusen 可以独立于AMD 的中期或晚期发生。

2. 大而软的 drusen Large, Soft Drusen

对于他们认为与 AMD 相关的 drusen，Sarks 等区分了更大、更明显的软性 drusen[它们称之为"颗粒状软性"（granular soft）drusen]（图 68-21）和更浅、边界更模糊的中等大小 drusen[它们称之为"软膜性"（soft membranous）drusen]（图 68-22）。这一命名是基于临床病理数据（详细如下）中有限的患眼总结而来，这些特点已遵循多年。前者的直径约为 250µm，呈黄色，固体状，其汇合形成新月形或弯曲形（图 68-21）。后者通常小于 250µm，最常见的直径为 63～175µm。它们的边缘通常是模糊的，很容易汇合（图 68-22）。他们描述这些 drusen在中度或晚期 AMD 的眼中常见[81]。

大于 250µm 且大于 500µm 的软 drusen 可能有浆液性液体积聚，在后照下可能是半透明的，可称为 drusen 样 PED（druseniod PED）（图 68-23 和

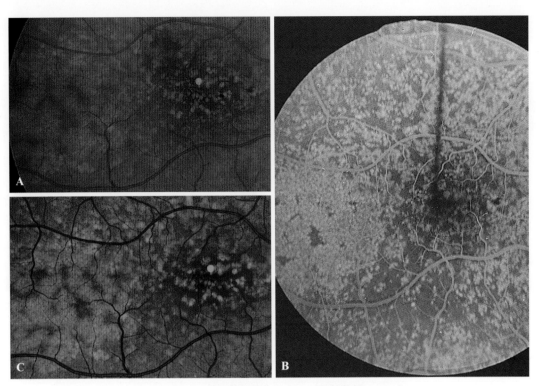

▲ 图 68-19　软性簇状衍生 drusen（假性软性 drusen）

右眼底，50 岁，视力 20/20（A）。中心凹处可见一组主要由小而硬的 drusen 组成的色素沉着。大的、软的、汇合的 drusen 似乎位于中心凹的颞侧，但在无赤光照片（C），特别是在荧光素血管造影（B），可见软性 drusen 是由小，硬玻璃疣集群组成

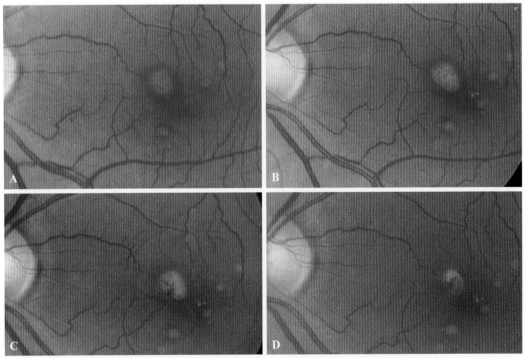

▲ 图 68-20　患者图示基底周围有光晕的大的假软性 drusen，明显来自小而硬的 drusen 的融合

照片描绘了 drusen 在 9 年中的演变轨迹。drusen 位于中心凹正上方，视力未受影响。A. 在 48 岁时，drusen 被一个红色光环包围；B. 52 岁时，drusen 看起来更白，表面有色素斑点；C. 54 岁时，随着 drusen 变浅，光晕逐渐褪去，在形成一块地图状萎缩之前，有大量的色素沉着；D. 在 57 岁时，drusen 物质发生再吸收，GA 样斑片形成。这种现象可能被称为早期 GA。经许可，图片转载自 Sarks SH. drusen patterns predisposing to geographic atrophy of the retinal pigment epithelium. Aust J Ophthalmol 1982；10：91-97.

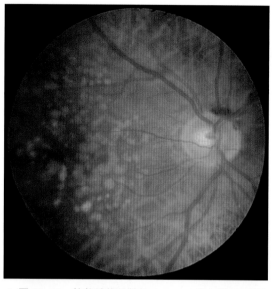

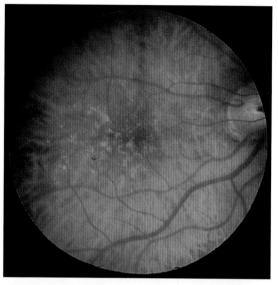

▲ 图 68-21　粒状结构的软性 drusen。在一位 72 岁的老人的右眼中有许多柔软的、黄色的 drusen

软性 drusen 的融合形成波浪状图形。3 年后患者死亡，相应的组织病理学（图 68-26）显示一个颗粒结构，来源于小而硬的 drusen 的破裂。经许可，图片转载自 Sarks SH. drusen and their relationship to senile macular degeneration. Aust J Ophthalmol 1980；8：117–130.

▲ 图 68-22　一名 71 岁男子右眼彩色照片，显示由膜碎片构成的、模糊的软性 drusen

这只眼睛在患者 75 岁死亡前不久出现出血性盘状病变。左眼有类似的 drusen，也被证明含有早期活跃的新生血管膜。左眼 drusen 的形态如图 68-11、图 68-27 和图 68-28 所示。经许可，图片转载自 Sarks JP, Sarks SH, Killingsworth MC. Evolution of soft drusen in age-related macular degeneration. Eye 1994；8：269–283.

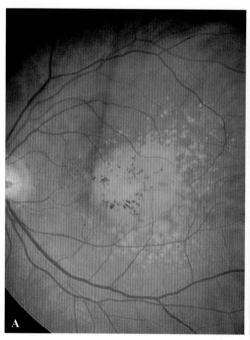

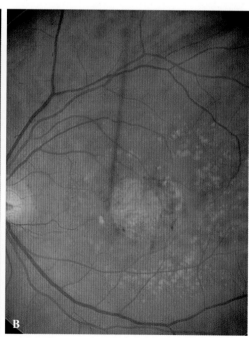

▲ 图 68-23　Drusen 样色素上皮脱离塌陷后发生的地图状萎缩

A. 一位 65 岁女性的左眼，有一个 drusen 样的 PED，检查所见是由软性 drusen 融合而成。在 PED 的表面形成了大量的局灶性色素沉着（视力 20/50）。在荧光素血管造影上未发现脉络膜新生血管丛，而 PED 是明亮的荧光。B. 3 年后，PED 已经崩塌，一个局灶性的地图样萎缩取代了大部分的 PED 区域。许多周围的软性 drusen 也自发地吸收了，在这些区域，并没有明显的非地图状萎缩发生的迹象

图 68-24)[104-107]。液体成分被认为是由于它们在后照时的外观，激光光凝 drusen 样 PED 的边缘会出现液体的快速吸收[108]。这些 drusen 被 Sarks 等描述为一个独立的临床病理分类，但它们可能代表了与其他 drusen 类型不同的一个连续发展过程[81]。它们似乎是从现有软性 drusen 的渐进融合演变而来的，通常保留一个扇贝形轮廓，代表着原始单个 drusen 在融合之前的边界[81, 107]，它们通常长到大于一个视盘直径（DD）（2.54mm²），一项前瞻性研究显示，最初出现时的平均大小为 4.19mm²，16 个 drusen 样 PED 中有 14 个大于 1DD。在另一份回顾性报道中，61 个 drusen 样 PED 中有 1/3 在就诊时大于 1DD[107]。Drusen 样 PED 有可变的高度或增厚程度不一，但比浆液性 PED 浅，比纤维血管性 PED 的可变性小。随着时间的推移，drusen 样 PED 的高度和范围都可能增大，并最终退化，无论有或没有 NGA 和 GA 的发展。随着上覆色素沉着和色素减退的发展，通常以放射状色素图形的形式出现，内容物变得更白和更浓。一旦出现大量色素团簇，drusen 样 PED 通常开始塌陷，并可能被 GA 取代(图 68-23)[75, 104]。相对于其他类型的 PED，drusen 样 PED 有独特的眼科和血管造影特征（如下所述）。

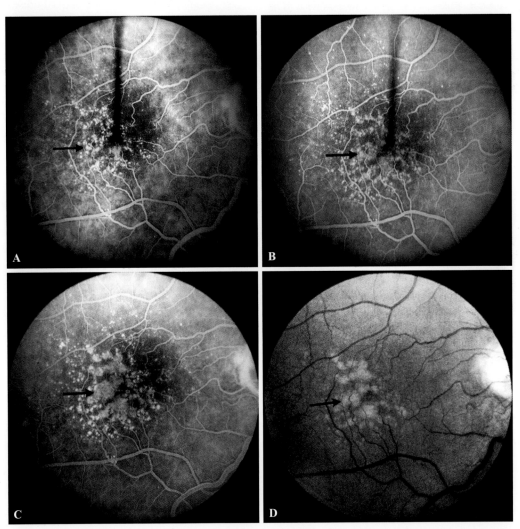

▲ 图 68-24　患者显示了小而硬的 drusen 簇演变成较大、柔软、融合的 drusen 簇（箭），推测是由于浆液性液体的增加所致

55 岁（A）、58 岁（B）和 61 岁（C）男性右眼的荧光素血管造影图。离中心凹最远的 drusen 保持离散状态。在黄斑内部，它们形成簇状结构，由于发生融合和破裂，单个 drusen 更难区分。在荧光素血管造影中，更为中心的 drusen 簇变得完全均匀。D. 61 岁患者的无赤光照片显示了相应的临床特点。均匀化的簇状结构有一个柔软的、黄色的外观。视力保持在 20/20，尽管患者已经意识到一些视力的恶化

所有 drusen 类型可能会在时间上消失[7, 26, 109]，但这并不一定意味着恢复到一个更正常的状态，因为 drusen 区域可能会被其他微妙或更严重的 AMD 表现所取代。当 drusen 消退时，一些眼看起来"改善"了，但这是否与 AMD 晚期风险的降低有关还有待观察。由于荧光素血管造影可能显示在 drusen 已经消退的地方荧光透射增强，因此 RPE 在这些位置是否不受影响是值得怀疑的。

Drusen 通常会随着上覆 RPE 失效而开始退化，当 drusen 的内容物变得浓缩时，通常会呈现出更白更硬的外观（图 68-20）。色素沉着和色素减退通常发生在 drusen 的表面。后来边缘变得不规则，可能出现钙化灶，特别是 60 岁以后。最终，drusen 消失，可能留下多灶性非地图样萎缩（NGA）和 GA 斑块，反映其原始分布。在这些萎缩的地区，闪光的钙沉积可能会持续很多年（图 68-17）。

（五）Drusen 的组织病理学 Histopathology of Drusen

1. 小而硬（透明、结节状）的 drusen Small, Hard (Hyalinized, Nodular) Drusen

在组织学上，小而硬的 drusen 是沿 Bruch 膜内侧的玻璃化物质的局灶性球状沉积物，其染色特性类似于玻璃化 Bruch 膜（图 68-8）[81]。它们也被称为结节状 drusen（nodular drusen）。病理组织学标本显示，在临床上明显的硬 drusen 簇的区域内，常常有许多小得不能在临床检查中看到的中间型 drusen（"微小 drusen"）[81]。这是年轻人死后标本中发现的主要 drusen 类型，而且它们普遍存在，83% 的捐赠者年龄在 36—94 岁（平均 67 岁）[110]。Bruch 膜的某些变化可能先于这些 drusen 的形成。在只有少数 drusen 的眼中，可以观察到 Bruch 膜致密化的小玻璃样斑块，有时扩展到 OCZ，甚至延伸到脉络膜的前表面。

这些 drusen 在电子显微镜下呈无定形外观（图 68-25）[81]。另一个早期变化，仅通过电子显微镜观察到，是包膜结合体，无论破裂和完整（图 68-2），它们被困在 RPE 基底膜和内胶原带（包埋部位）之间及 OCZ 中[111]。在各个年龄段的标本中都发现了包埋位点，可能表明存在正常的老化现象。

在有许多小而硬的 drusen 的眼中，上面提到的 Bruch 膜的发现变得更加广泛。透明的 drusen 形成于这些变化之前，随着它们的生长，它们变成半球形或几乎球形。当小而硬的 drusen 生长大于 63μm 时，无定形成分变得不那么致密和苍白，这一过程开始于 drusen 的后部。在电子显微术中，电子密度在边缘更高，而在中心处电子密度较小[81]。在 drusen 之间的中间空间可以看到由非常致密的无定形材料组成的直径为 2μm 的圆形凸起的微型 drusen。单个硬性 drusen 很少超过 125μm，进一步增大是多个 drusen 融合的结果，这些 drusen 被称为"簇源性 drusen"（cluster-derived drusen）[81]。随着 drusen 前面的 RPE 退化，drusen 的内容物变得越来越分散（图 68-25），尤其是在老年患者中，呈粗粒状（图 68-26）。Drusen 边缘的软化与 drusen 基底部沿着 Bruch 膜的扩展有关（图 68-25 和图 68-26）。

除上述发现外，还有一个关于硬性 drusen 产生的假说，即一些硬性 drusen 实际上是 RPE 细胞的脂样变性[78, 85]。

2. 软性 drusen Soft Drusen

虽然不同的临床病理类型的软性 drusen 已被描述，这些 drusen 类型可能只在其组成材料的相对比例上有所不同。在透射电子显微镜（图 68-26）上，粒状软性 drusen 具有粗粒状结构，由无定形材料的膜结合球、小膜碎片和其他细胞碎片组成。微 drusen 的存在和这些 drusen 中的一些接近玻璃化（硬）drusen（图 68-25）可能表明粒状内容部分地代表了原始硬性 drusen 分解的簇源性 drusen。事实上，最初受到影响的似乎是位于簇源性 drusen 中心的 drusen（图 68-25），因为小而硬的 drusen 可能在 drusen 团周围仍然可以识别。在 FA（图 68-24）或组织学切片上检测到这种不均匀成分，因此命名为半固态[112]。这种颗粒状物质的薄层看起来类似于 Green 描述的软性 drusen，在一只弥漫性 BlamD 的眼里，它是 RPE 的局部分离和 BlamD 沉积（图 68-26）[76, 78]。

其他 drusen 包含大部分膜碎片，可以认为是与 BlinD 相同或相似物质的局部堆积。Sarks 等称之为"膜样"drusen，Green 称之为"视网膜色素上皮和基底膜线性物质在弥漫性 BlinD 和 BlamD 的眼中的局部脱离"，或"基底膜线性物质在弥漫性

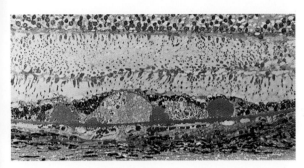

▲ 图 68-25　电子显微照片显示了由直径 250μm 的小的硬性 drusen 组成的旁中心凹的簇状 drusen 的连接与融合

其中较大的 drusen 正在分解成透明的球状物质，在周围留下小的透明 drusen。最小的 drusen 在临床上可能不可见，但它们可以假设出现在较大的、可见的 drusen 的周围。大 drusen 上方的视网膜色素上皮变薄。眼底只显示了几个 drusen 簇。患者在 81 岁死亡前视力为 20/20；晶状体混浊和痴呆阻止了进一步的记录。该 drusen 簇显示为一个均质单一的沉积物，荧光素血管造影（未执行）显示明亮的荧光染色，在均匀的中心周围是小的 drusen（亚甲蓝和碱性品红，290×）

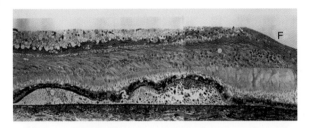

▲ 图 68-26　通过图 68-21 所示的黄斑中心凹（F）边缘的半薄切片显示三个软性 drusen 的融合

Drusen 具有颗粒状结构，由大小不一的球状非晶态物质组成，有一些膜结合。这种物质可能来源于破裂后的小而硬的 drusen，它们中一些仍然存在于这些 drusen 的边缘。注意，随着内容物的分解，drusen 倾向于丢失融合簇中存在的锐边和结节表面抬高的部分（图 68-8 和图 68-18）。另一只眼也显示出类似的 drusen 外观，但许多是正在退化的（亚甲基蓝和碱性品红，115×）。经许可，图片转载自 Sarks JP, Sarks SH, Killingsworth MC. Evolution of soft drusen in age-related macular degeneration. Eye 1994；8：269–83.

BlamD 但不是弥漫性 BlinD 眼中的局部积聚而导致的局部脱离"。根据 Sarks 所描述的"膜样" drusen，这两种分类是基于是否存在弥漫性 BlinD[78]。在光学显微镜下，这些 drusen 呈淡染，呈微弱的过碘酸 – 希夫阳性，呈细颗粒状或磨玻璃状外观，它们甚至可能在光学上看起来是空的。然而，在电子显微镜下，它们包含紧密堆积的卷膜（图 68-11，图 68-13 和图 68-27）。卷膜中可能存在少量无定形物质，因此其内容物也被描述为囊泡状和颗粒状电子密度高、富含脂质的物质[76, 78]。这种膜状碎片在

形态上与 RPE 基底膜内形成基底丘的碎片相似，有时可以观察到丘和 drusen 之间通过基底膜的连续性（图 68-27）。

在这些 drusen 之前的 BlamD 通常是早期的类型，因为膜物质随着晚期 BlamD 的出现而减少。尽管这些软性 drusen 被认为是从头开始发展的，但小而硬的 drusen 通常也存在，然后被合并到膜性 drusen 中，硬性 drusen 的无定形成分分解（图 68-28）。

在某些情况下，drusen 样 PED 在 RPE 的基底膜和 Bruch 膜的 ICZ 之间有大量的膜碎片堆积[78]。据推测，由于 Bruch 膜中的脂质碎片造成疏水屏障，RPE 无法从该区域泵出水，液体可能被困在 drusen 样 PED 中[113]。

3. drusen 的退行 Regressing Drusen

在组织病理学检查中，RPE 和退行性 drusen 前的光感受器消失，在 druse 的顶端留下一层厚的晚期无定形的 BlamD（图 68-10）。退行性 drusen 的

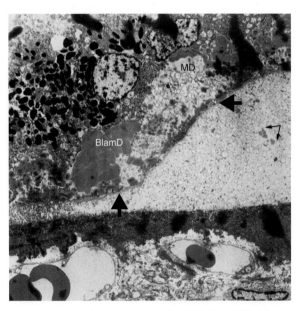

▲ 图 68-27　对应于图 68-11 所示区域的电子显微照片，显示由位于视网膜色素上皮基底膜外部的卷曲脂质膜构成的软 drusen 的形成（箭）

膜首先出现在 RPE 的底部，在那里它们可能形成基丘（basal mounds, MD）。在右箭的位置，可以在 RPE 的基膜内看到一些膜，似乎是从基丘进入软性 drusen。一些卷曲膜看起来是空的，而其他卷曲膜则含有无定形物质（双箭）。这些 drusen 是年龄相关性黄斑变性的特例，因为它们只有在膜碎片形成后才能发现（×2210）。经许可，图片转载自 Sarks JP, Sarks SH, Killingsworth MC. Evolution of soft drusen in age-related macular degeneration. Eye 1994；8：269–283.

巨噬细胞侵袭导致了一种假说，即它们有助于清除膜碎片。未被清除的物质会被胶质细胞或胶原纤维侵入，或发生营养不良钙化。

（六）Drusen 的影像学 Imaging of Drusen

1. 血管造影：荧光素和吲哚菁绿 Angiography: Fluorescein and Indocyanine Green

（1）小 drusen：小而硬的 drusen 可以用 FA 看到，即使小到 25μm，在中静脉期也可以看到明亮的荧光，在脉络膜背景荧光消失后不久即消失（图 68-24）[81]。随着小而硬的 drusen 的合并，FA 继续显示出明亮的不均匀荧光，这些 drusen 经过中期后，在晚期褪色。边缘最初保持清晰，但随着 drusen 边缘的软化，可能变得模糊。然而，单个小的 drusen 的存在通常仍然可以在 FA 上看到（图 68-19）。与 FA 相比，ICGA 不能在 ICG 研究的早期或晚期观察到老年人的小而硬的 drusen[114]。

（2）中等和较大的 drusen（包括 drusen 样 PED）：与小而硬的 drusen 相反，软的 drusen 在 FA 的早期阶段通常不是高荧光的（图 68-29）。它们在后期出现高荧光，比硬 drusen 弱的强度和一些固有的强度变异性（图 68-29）。在 FA 后期，一些柔软的

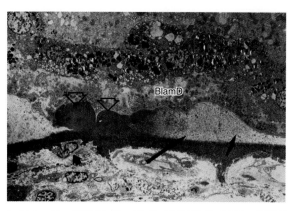

▲ 图 68-28　与图 68-11、图 68-22 和图 68-27 同一只眼的电子显微照片，显示了一组亚临床的、小的、坚硬的 **drusen**（开口箭），明显被膜碎片侵蚀并分解成小的膜结合颗粒（中心箭）

在右边（短箭），drusen 由更具特征的膜碎片组成。这种情况表明，一旦膜碎片发展，小的硬性 drusen 将成为软性 drusen。早期型的基底层积位于 drusen 之上。注意，基底层沉积和视网膜色素上皮仍然锚定在硬性 drusen 的位置，但被软 drusen 从两侧的 Bruch 膜上分离。左侧的实心箭头指向与 Bruch 膜外表面相邻的巨噬细胞型细胞，视网膜仍附着在该细胞上（1260×）（图片由 MC Killingsworth 提供）

drusen 褪色，而另一些染色。

图 68-24 所示的 6 年时间内 drusen 变化的演变表明，小 drusen 可能融合并入大 drusen。在黄斑的较周边，小 drusen 的明亮荧光保持离散。在中央黄斑部，它们形成簇状结构，其中单个 drusen 逐渐变得更难区分。这些 drusen 填充荧光比周围的 drusen 更慢，但在沉积物边缘经常显示出一些明亮的荧光亮点。离中心凹最近的 drusen 簇在 FA 期间可能在强度和充盈特性上变得完全均匀。

Drusen 样 PED 呈浅的隆起，表现出微弱的晚期荧光，类似于周围软液性 drusen 的充盈[104]。覆盖在 drusen 样 PED 上的色素沉着在其前表面形成低荧光图形。

在 ICGA 中，55 岁及 55 岁以上的个体的软性 drusen 在整个研究过程中相对于背景脉络膜荧光模式倾向于低荧光（较暗），drusen 的外侧在晚期出现一个薄的高荧光边缘（图 68-29）[114]。ICG 也是一种水溶性染料，在可能存在疏水中性脂类的中心 drusen 物质内不积累。ICGA 的低荧光在早期、中期和晚期更为突出，由于上覆有厚的 drusen 样 PED，遮蔽了下伏脉络膜血管[107]。

2. 眼底自发荧光 Fundus Autofluorescence

除非与上覆 RPE 改变有关，否则 FAF 成像通常看不到小 drusen。软性 drusen 的 FAF 成像可能在 drusen 边缘或整个 drusen 显示轻微（轻度）高自发荧光（图 68-30）。低自发荧光区可能显示软性 drusen 的早期萎缩[115]。

3. 谱域 OCT　Spectral Domain OCT

使用 SD-OCT 成像，小的或硬的 drusen 显示为 RPE 的轻微隆起，而软性 drusen 显示为 RPE 后面 63～1000μm 宽的沉积物（图 68-30D）。尽管在临床检查中，整个单眼后极部的软性 drusen 可能看起来相似，但它们通常表现为各种 OCT 表现（图 68-17C 和图 68-30D）。最常见的外观是具有均匀介质内反射率的凸形沉积物（图 68-30D）。在年龄相关性眼病研究 2（Age-Related Eye Disease Study 2，AREDS2）的辅助研究中，几乎所有患有中度 AMD 的眼睛（99%）都出现了这种模式。图 68-31 显示了本研究中 314 只患有中度 AMD 的眼（314 名参与者）的 SD-OCT 结果[117]。具有高和低内反射的 drusen 比

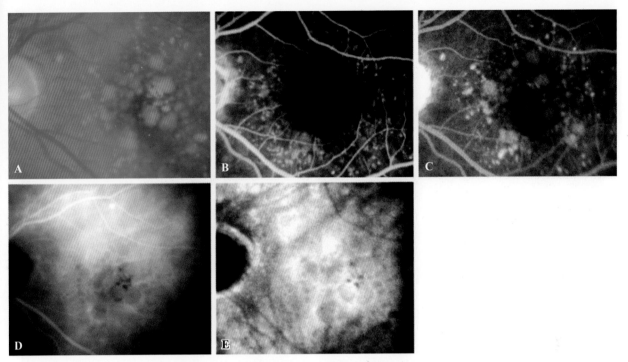

▲ 图 68-29　73 岁患者软性 drusen 周围环绕硬性 drusen 的视网膜

A. 视网膜彩色照片；B. 早期眼底荧光素血管造影显示硬性 drusen 早期高荧光；C. 晚期荧光素眼底血管造影显示软性 drusen 后期着染；D. 早期吲哚菁绿血管造影显示软性 drusen 的中央呈低荧光。硬性 drusen 无法辨别；E. 晚期 ICGA 显示软性 drusen 持续低荧光。注意 drusen 的边缘环绕着相对的高荧光。硬性 drusen 是等荧光的。经许可，图片转载自 Chang AA, Guyer DR, Orlock DR, et al. Age-dependent variations in the drusen fluorescence on indocyanine green angiography. Clin Exp Ophthalmol. 2003；31（4）：300-4.

较少见，分别出现在 43% 和 61% 的眼中。Drusen 出现低或高反射（图 68-25C）存在于大约 25% 的眼。在 drusen 上方，90% 以上的眼在一些 drusen 上的光感受器层变薄，椭圆体带有不同程度的改变（图 68-17C 和图 68-30D）。在 drusen 上方的神经感觉视网膜中，高反射率的病灶约占一半[117]，可能与色素或 RPE 细胞迁移到视网膜有关（图 68-30D）[86]。

已经开发出自动算法，应用于 SD-OCT 图像，以量化黄斑部 drusen[96] 和 drusen 样 PED 所占的二维面积和三维体积[105]。这些软件程序很可能会在市场上出售。使用这些算法的测量具有高度的可重复性，drusen 面积和体积的内相关系数大于 0.99[96]。随着时间的推移，使用这些程序进行的连续成像证实了黄斑 drusen 的动态演变。在一项对 100 名患者 143 只眼的前瞻性研究中，平均 drusen 体积和面积随着时间的推移而增加。在 12 个月时，drusen 体积增加了 48%，40% 保持稳定，12% 的眼下降。如果随访时的数值在基线测量的 95% 试验 – 再试验公差范围内，drusen 体积测量值被定义

为稳定，如果测量值超出此范围，drusen 体积测量值被定义为增加或减少。在基线 drusen 容积较大的眼中，drusen 容积减少更为常见[118]。在对 130 例（186 眼非晚期 AMD）患者的前瞻性自然史研究中，11 例患者中有 16 眼发现了 drusen 样 PED。其中 8 只眼在随访结束前（平均 18.5 个月）仍有 drusen 样 PED。在剩下的 8 只眼中，7 只眼在 drusen 样 PED 体积增大，而 drusen 样 PED 体积减小与进展为 GA（5 只眼）或 CNV（2 只眼）相关。一只眼的 drusen 样 PED 体积至少减少了 50%，但没有进展为 GA 或 CNV[105]。

在扫描激光检眼镜获得的近红外反射（NIR）成像中，通常在获得 SD-OCT 时，软性 drusen 相对于周围背景的亮度会降低[103]。

（七）Drusen 组织化学 Histochemistry of Drusen

已有 5 种 drusen 亚结构表型被描述，但它们与临床 drusen 表型没有很好的相关性，因为不同的临床表型由相似的分子组成[102]。Drusen 含有中性脂

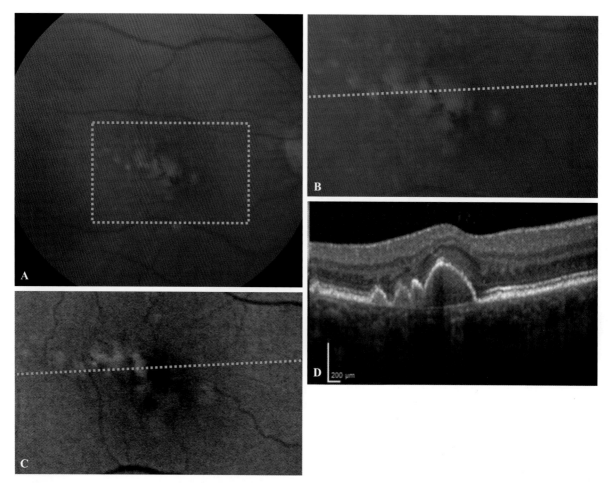

▲ 图 68-30　一名 **72 岁白人女性**的右眼彩色眼底照片（**A 和 B**）、眼底自发荧光（**FAF**）图像（**C**）和海德堡光谱域光相干断层扫描（**D**）图像，该女性患有中度非新生血管性年龄相关性黄斑变性，伴有大的 **drusen** 和视网膜色素上皮改变。（**B 至 D**）（**A**）中蓝色框中的放大的区域。FAF 成像（**C**）上的超自发荧光区域对应于彩色照片（**A 和 B**）上的一些软性 **drusen** 和 RPE 变化。在 **SD-OCT** 图像（**D**）上，相应的 **drusen** 出现在该区域。在这些 **drusen** 上还发现了椭圆体带破裂

肪和磷脂[119]，以及含有特定碳水化合物残基的糖复合物[120, 121]。后者在 drusen 的所有种类中都有发现，这表明硬性 drusen 和软性 drusen 可能有相似的起源[121]。许多硬的和软的 drusen 含有特定的核心与碳水化合物丰富的组成局限于不同的领域。这些核心位于 drusen 中心，通常并置于 bruch 膜[120]。一些研究者认为，它们可能代表了一个早期的成核位点，其他 drusen 相关分子（包括脂类）随后在这个位点沉积[92, 120]。

硬性和软性 drusen 所有表型共有的其他不同成分包括载脂蛋白 E、免疫球蛋白、因子 X、淀粉样蛋白 P 成分、补体 C5 和 C5b-9 末端复合物、纤维蛋白原和血栓反应蛋白[121]。玻连蛋白（vitronectin）是硬性 drusen 和软性 drusen 的主要成分，玻连蛋白

mRNA 在 RPE 中有局部表达，提示玻连蛋白可能参与 AMD 的发病机制[122]。许多与 drusen 相关的成分参与体液和细胞免疫，包括一些急性期反应物、血浆蛋白，在炎症刺激下迅速升高。

（八）NNVAMD 眼中可能发现的 Drusen 和 RPE 异常的其他类型 Other Patterns of Drusen and RPE Abnormalities that May be Found in Eyes With NNVAMD

1. 视网膜下 Drusen 样沉积 Subretinal Drusenoid Deposits

（1）临床表现：视网膜下 drusen 样沉积[73, 84, 123]（网状假性 drusen[124]、网状 drusen[25, 93]）呈淡黄色交错网状，每个直径约 250μm（范围 25～1000μm），类似于软性融合的 drusen[93, 103]。当用蓝光检查眼

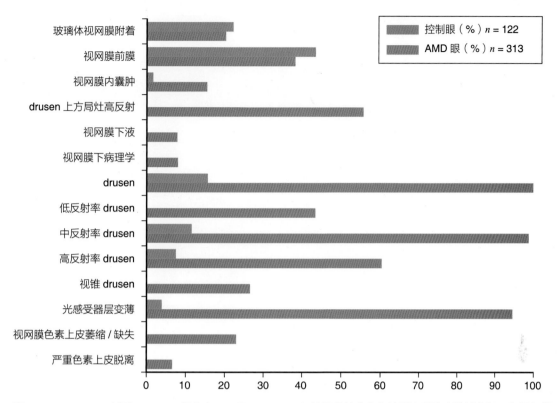

▲ 图 68-31　AREDS2 辅助 SD-OCT 研究中 313 只 AREDS 3 年龄相关性黄斑变性研究眼的光谱域光相干断层扫描视网膜改变和 drusen 特征的患病率

经许可，图片转载自 Leuschen JN, Schuman SG, Winter KP, et al. Spectral-domain optical coherence tomography characteristics of intermediate age-related macular degeneration. Ophthalmology. 2013；120（1）：140-50.

底时，它们更容易被发现[84, 103, 125, 126]。最初，它们在黄斑上方最为突出（图 68-32），尽管在保留中心凹的情况下，这种网状结构可能慢慢延伸到其他象限[73, 98]。

（2）组织学：通过光学显微镜观察，网状假性 drusen 的基底似乎由位于视网膜下间隙的絮状物质组成[84, 127]。这种物质有一个致密的帽状结构，里面有折射物质[84, 127]。这些沉积物前面的光感受器显示外节段缩短或丢失，内节段偏转或丢失[73]，并且该物质可以延伸超过内/外节段连接（图 68-33 和图 68-13）[127]。它们可以单独存在，也可以融合成 drusen 样存在，形状可以是圆顶状或扁平状[73, 103]。经透射电镜观察，视网膜下 drusen 样沉积物与 Sarks 等所描述的视网膜下间隙中的膜碎片相对应[73, 75, 84, 103]，它们由膜碎片和絮状物质（图 68-13B）的堆积组成，其外观与 BlinD、BlamD 和软性 drusen 相似（图 68-13C）[73, 75, 123, 127]。免疫组化显示，这些沉积物含有未酯化胆固醇、载脂蛋白 E、补体因子 H 和卵黄连蛋白成分，这些成分也存在于软性 drusen[127]。

（3）成像：在 en face 观察时，最好使用彩色照片的蓝光成像（图 68-32A 和 B）或最好使用无红色照片或扫描激光检眼镜获得的近红外图像进行拍摄。对于后者，它们看起来比周围不相关的区域更暗（图 68-32C）[103]。同样，在自发荧光成像中，它们看起来比周围区域更暗[103]。对于 FA，这些沉积物要么没有可见的外观，要么显示最小的低荧光（图 68-32D）[103]。SD-OCT 图像显示视网膜下间隙 RPE 前的物质沉积（图 68-32E）[84, 103]。这种物质可以被配置成相对平坦的聚集体，形成延伸到光感受器内部和外部节段之间区域的锥形丘。与彩色照片或 OCT 图像相比[103]，近红外扫描激光检眼镜图像上的沉积物似乎较小，与彩色照片相比，OCT 图像上的沉积物看起来更广泛[123]。视网膜下 drusen 样沉积消退后，SD-OCT 显示无明显 GA 的外层视网膜萎缩[128]。

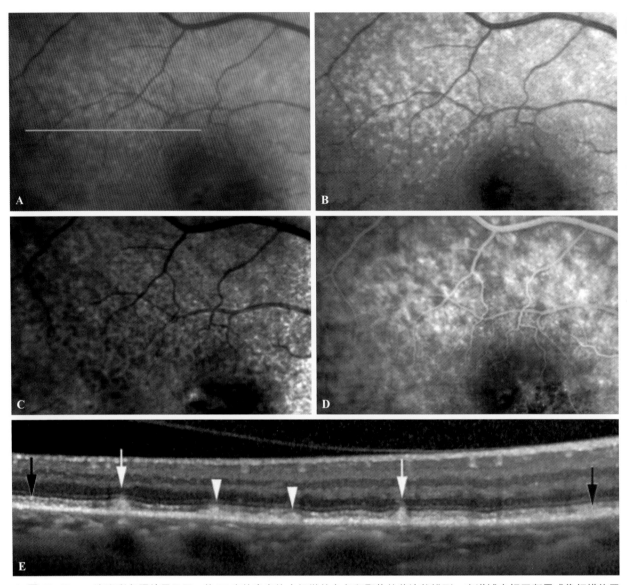

▲ 图 68-32　A. 这张彩色照片显示了一位 78 岁的患者体内细微的白色积聚物的花边状排列。光谱域光相干断层成像扫描位置显示为绿线。B. 积累的物质在彩色照片的蓝色光中很明显。C. 近红外成像显示密集的暗灰色物质。D. 晚期荧光素血管造影显示背景荧光有细微变化。E.OCT 扫描显示视网膜下间隙有 drusen 样沉积（第 1 阶段：视网膜色素上皮和椭圆体带之间的弥漫性物质，黑箭；第 2 阶段：足以改变椭圆体带轮廓的物质，箭头；第 3 阶段：该物质突破椭圆体带，白箭）。注意本节中缺少 **RPE** 下 **drusen**

经许可，图片转载自 Zweifel SA, Spaide RF, Curcio CA, et al. Reticular pseudodrusen are subretinal drusenoid deposits. Ophthalmology. 2010; 117(2): 303–12 e1.

2. 非新生血管性 AMD 的卵黄样病变 Vitelliform Lesions in Eyes With Non-neovascular AMD

黄斑中央有淡黄色的视网膜下物质，这与表皮 drusen（见下文）[129] 有关，或者是现在被称为图形状营养不良的一系列变化的一部分 [130]。这种物质也可以积聚在典型 AMD 的黄斑部（通过组织病理学或临床上出现大 drusen 来定义）（图 68-34）[131, 132]。卵黄样病变（vitelliform lesions）不是 AMD 的常见表现，其存在与 AMD 的任何特定组织学阶段均无相关性 [131]。因此，目前尚不清楚这种物质的积累是否作为 AMD 发病机制的一部分积聚，或是否与同时存在第二个疾病过程相关的伴随发现 [131, 132]。

在检眼镜检查和彩色照片（图 68-34A）上，这些病变表现为黄色、半透明、稍增厚的沉积物，边界模糊，有时可以在黄色病变内部或后部看到色素沉着过度的区域。当出现时，它们通常作为一个

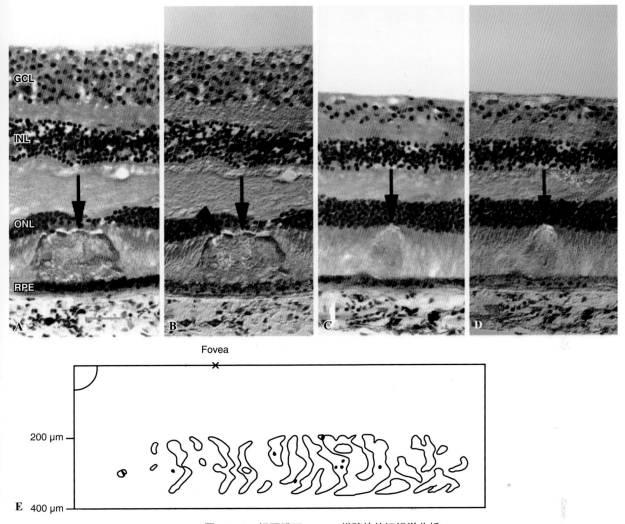

▲ 图 68-33　视网膜下 drusen 样碎片的组织学分析

10μm 厚的冰冻切片用苏木精染色，用亮视野（A 和 C）和相干对比显微镜观察（B 和 D）。比例尺：50μm。A. 注意视网膜色素上皮上方的物质积聚（箭）。这种视网膜下的 drusen 样沉积（箭）有一个松散的絮状基底部和致密的帽状物。注意上覆的光感受器细胞核数目减少。B. 帽状结构上有折射物质（箭头）。C. 在一个单独的部分可见，视网膜下的 drusen 样沉积（箭）从视网膜色素上皮延伸到外核层。D. 在矿床的上表面有折射材料。E. 通过检查 100 个冰冻切片（每个切片长度约为 11mm），评估视网膜下 drusen 样沉积物（所有＞ 20μm 宽）的分布，这些切片从中心凹下方 200μm 开始，以 X 标记。典型的 drusen 样沉积物（所有＜ 45μm）显示为黑点。视网膜下的 drusen 样沉积形成一个相互连接的分支模式。GCL. 神经节细胞层；INL. 内核层；ONL. 外核层；RPE. 视网膜色素上皮。经许可，图片转载自 Zweifel SA, Spaide RF, Curcio CA, et al. Reticular pseudo 玻璃疣 are subretinal drusenoid deposits. Ophthalmology. 2010; 117(2): 303-12 e1.

单一的病灶出现在中心凹，也可以在非黄斑中心凹的位置出现多个[133]。在 AMD 患者眼中，这些病变的最大线径范围为 350～1760μm。随着时间的推移，这种物质可能会扩大或自发溶解，并发展为外层视网膜和视网膜色素上皮萎缩的地方。

在 FAF 成像中，这些病变始终是高自发荧光（图 68-34B），高自发荧光模式与淡黄色物质的范围密切相关[132, 133]。在 FA 过程中，由于卵黄样物质阻挡背景脉络膜荧光，这些病变在早期阶段呈低荧光。然而，在研究的后期，由于染料染色卵黄状物质，会产生强烈的高自发荧光[133]。卵黄样病变的晚期强荧光可以模拟脉络膜新生血管的荧光，因此研究早期血管造影对区分这两种过程至关重要。FA 上不太强烈的晚期染色也可导致 RPE 萎缩，该萎缩可能伴随卵黄样病变的自发消退。在 SD-OCT 成像中，卵黄样物质在视网膜下空间被识别为一个相当均匀的高反射沉积物（图 68-34C），厚度范围为32～580μm[132]。这些病变也可能在视网膜内或邻

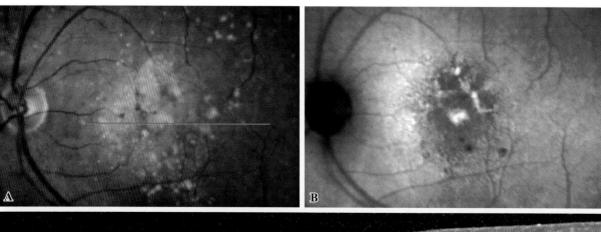

▲ 图 68-34　A. 诊断为非新生血管年龄相关性黄斑退行性变的 83 岁女性左眼彩色眼底照片，显示黄斑中心有卵黄样病变，周围有几个大 drusen；B. 眼底自发荧光显示黄斑部与卵黄样病变相对应的高自发荧光和眼底照片上可见的色素沉着增加的区域；C. 光谱域光相干断层扫描显示视网膜下存在与卵黄状物质相对应的高反射物质（宽箭）。大 drusen 也位于卵黄样物质（箭）的下方

图片由 Lima LH, Laud K, Freund KB, et al. Acquired vitelliform lesion associated with large drusen. Retina. 2012; 32(4): 647–51 许可复制

近有低反射的视网膜下间隙，这些间隙被认为反映了在没有 CNV 的情况下可能发生的视网膜下液体成分。卵黄样病变可能位于 drusen 或视网膜色素上皮脱离（PED）的前面。卵黄样病变前的椭圆体带可能从完全完整到完全破裂或缺失[133]。在卵黄样病变随时间消退的眼中，OCT 显示椭圆体带和 RPE 萎缩。

在组织学检查中，这种细胞外物质以碎片的形式出现在视网膜下空间，与光感受器细胞物质一致，表现出淡染的圆形 picro-Mallory 小体[131]。其机制可能是光感受器外节段吞噬功能受损。可见上覆的感光细胞丢失和潜在的 RPE 色素沉着中心丢失，色素颗粒释放。病变边缘可见色素沉着和 RPE 重叠[131]。超微结构分析证实光感受器外节段结构紊乱，存在来自光感受器外节段的碎片和来自 RPE 的色素[131]。

3. 基底层状 drusen/ 表皮 drusen Basal Laminar Drusen/Cuticular Drusen

Gass 于 1977 年首次将这种综合征称为基底层状或表皮 drusen。这种情况有别于 AMD，最常见

的诊断是在 40—50 岁高度对称的双眼。经检查，存在无数直径为 50～75μm、均匀、圆形、密堆积和透明的 RPE 下沉积物（图 68-35A），这些沉积物在逆光照射下最为清晰可见。视网膜下黄色卵黄样物质也可能存在于后极部之内。

基底层状 drusen 最初归因于 RPE 基底膜的内部结节性[129]，但随着时间的推移，弥漫性 drusen 更准确地被认为是结节性[135, 136]。组织学标本稀少，但显示这种物质积聚在 RPE 基底膜和 Bruch 膜的 ICZ 之间，与典型的 drusen 位于同一位置[136]。Green 把这种疾病归类为"弥漫性 drusen 伴内部结节"[78]，认为这种物质代表布 Bruch 膜的内部增厚，而不是位于 ICZ 的前面[78, 135]。这些沉淀物似乎伸入 RPE 中，而覆盖在上面的 RPE 细胞已被发现在沉淀物的顶端变薄，并显示出退化的迹象[103, 136]。在超微结构水平上，已经描述了两种不同的成分，它们可以并排出现在同一只眼中，一种是由均匀的材料组成，大部分是 20nm "颗粒"[136]。另一种是异质性的，由电子致密和电子透明的包裹体、各种直径

的球形轮廓、纤维蛋白样轮廓、曲线轮廓和可能代表细胞碎片的物质组成。第二种类型通过含钙包裹体做进一步区分 [135, 136]。它们的成分似乎也与"典型"drusen 的成分相似 [136]。

在 FA 过程中，基底层状 drusen 显示早期和晚期针尖样高荧光点，并且出现比临床检查所能看到的更多。它们在 FA 上产生一个"星空"（starry-sky）样外观，如无数的小而硬的 drusen 荧光（图 68-35B）。不同于早期 AMD 患者眼中的小而硬的 drusen，基底层状 drusen 在早期出现轻微的高荧光，而在晚期 ICGA 出现高荧光 [137, 138]。如果卵黄样物质也存在，这种物质在 ICGA 的整个时间过程中出现低荧光 [138]。利用自发荧光成像，这些 drusen 是低自发荧光的，可能是沉积物顶端的 RPE 变薄所致。在 SD-OCT 上，它们呈钝角的三角形形状，并且彼此接近，形成锯齿形图案（图 68-35C）[103]。

（九）视网膜色素上皮异常：非地图样萎缩、局灶性色素沉着和 GA　Retinal Pigment Epithelial Abnormalities: Nongeographic Atrophy, Focal Hyperpigmentation, and GA

与 drusen 一样，AMD 的另一个特征是 RPE 异常。这是一个集合术语，包括从局灶性高色素和低色素到地图状萎缩的一系列变化。这类异常增加了眼睛随后疾病进展的风险，与可能同时出现的 drusen 特征无关。最极端的 RPE 异常，GA，在临床上被认为是 RPE 丢失的界限区域，通过它可以看到其下方的脉络膜血管 [93]。GA 眼的组织病理学检查发现视网膜色素上皮减退或缺失的区域界限清楚，伴随着上覆光感受器细胞和下伏脉络膜毛细血管的丢失。临床上已经描述了一系列色素异常，可能最终导致 GA，而组织学研究也补充了这一点，即进行性 RPE 异常是 NNVAMD 进展的标志 [75, 86]。

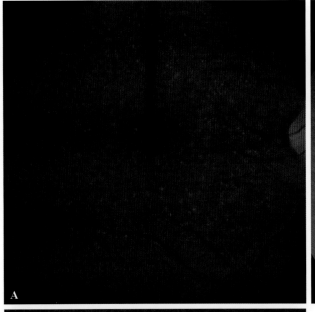

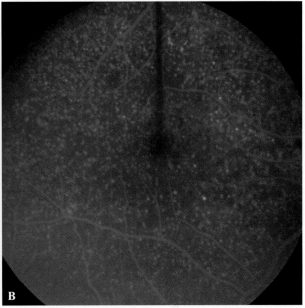

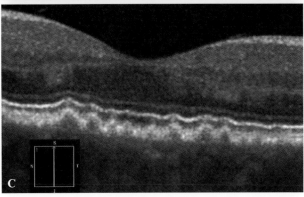

▲ 图 68-35　一位 62 岁的非裔美国女性的右眼彩色照片（A）和晚期荧光素血管造影图像（B），她有基底层状 / 表皮型 drusen。请注意，FA 上的高荧光 drusen 比彩色照片上的更多（"星空外观"）。C. 一位 51 岁白人女性，其左眼基底层状 / 表皮型 drusen 的垂直高分辨率光谱域光相干断层成像显示了视网膜色素上皮升高的特征性"锯齿"样模式。与 drusen 的边缘相比，通过 drusen 顶点后的 RPE 的信号传输增加，在这幅图像中清晰可见，已经被描述并归因于在该类型 drusen 顶点的 RPE 相对变薄，而边缘的 RPE 相对增厚所致 [103]

通过临床病理学评估，包括使用 SD-OCT，在临床明显变化和组织学描述之间得出了一些相关性。如正常衰老部分所述，RPE 细胞的某些丢失和功能障碍 / 不规则被认为是正常衰老的一部分。然而，作为 NNVAMD 的一部分，RPE 发生了更显著的变化可能导致 RPE 细胞广泛死亡和 GA 的形成。

（十）RPE 异常进展为 GA 的临床表现 Clinical Findings in the Progression of RPE Abnormalities to GA

1. 非地图状萎缩（早期萎缩、RPE 变性、RPE 脱色、色素减退）Nongeographic Atrophy (Incipient Atrophy, RPE Degeneration, RPE Depigmentation, Hypopigmentation)

非地图状萎缩（nongeographic atrophy, NGA）[22] 可能被认为是早期萎缩，因为它可能在同一位置的地图样萎缩之前发生。这些改变没有明显的边界，但被认为是 RPE 变薄或脱色或色素减退的斑块，其内部或沿区域边界可能有相关的色素团。由于视网膜色素上皮的衰减和脉络膜血流的部分显示，受累区域可能比正常的眼底背景呈现更多的黄色或粉红色。

2. 局灶性色素沉着 Focal Hyperpigmentation

局灶性色素沉着可以在没有 drusen 的区域发展（图 68-3C 和 D），但更常见的是在 drusen 边缘周围或在 drusen 或 drusen 样 PED 前（图 68-23A 和图 68-30）。在立体检查中，局灶性色素沉着可能出现在视网膜色素上皮水平或视网膜内。局灶性色素沉着比色素减退或脱色更常见。AREDS 集中阅读中心检测了 3212 只眼的 9 级严重度，发现 25%（800 只眼）有色素改变。419 眼为黄斑脱色素，748 眼为色素沉着。局部色素沉着可能先于脱色素，或增加鉴别脱色素的可能性（可能是细微的），因为只有 52 只脱色素的眼没有局部色素沉着[71]。

3. GA 的发展 Development of GA

许多进展到 GA 的眼都经历大 drusen，衰退后发展成 GA（图 68-17）[75, 82, 139]。事实上，drusen 的黄斑总面积是一个确定的进展为 GA 的危险因素[71, 140]。RPE 退行性变通常在 drusen 前方更为严重，临床上可理解为 drusen 前表面的 RPE 团块或 RPE 脱色（图 68-20，图 68-23 和图 68-30）。随着

drusen 表面 RPE 蚀变的进行，drusen 物质可能退化，GA 的模式可能基本上反映了过去 drusen 的分布（图 68-17）。在年轻患者中，以这种方式形成的 GA 病灶可能在许多年内保持为离散的小叶状（图 68-20），但是当进展性 AMD 表现影响离散区域之间的 RPE 时，GA 的斑块可能以不规则的方式扩大和合并（图 68-17 和图 68-36）。对于更为晚期的 GA 的眼中，其通过与 drusen 相关的多灶分布进化的唯一证据，可能是 GA 内部的分散钙化沉积物及 GA 周围的一些小岛[100, 101]。

一些眼可能同时显示所有这些 NNVAMD 表现的连续性。图 68-37 所示为一只眼睛，在 NGA 的一个大中央区域周围的黄斑边缘，有许多大而汇合的 drusen。在 NGA 内有一个局灶性色素沉着区，至少在中心凹外 GA 区存在一个位于黄斑颞上的色素，在黄斑上方存在另一个可疑的色素沉着。NGA 和 GA 的区域在 FA 上可能更明显，其中黑色、白色和灰色变化的对比比临床检查中发现的红色、橙色、粉色和黄色的不同深浅更显著。

在 AREDS 中，95 只眼在最初 4 年的随访中出现 GA。回顾性分析 GA 形成前的年度眼底照片，确定了最终形成 GA 的部位有以下特征：drusen ＞ 125μm 占 96%，融合 drusen 占 94%，色素沉着过度占 96%，drusen ＞ 250μm 占 83%，色素减退占 82%，23% 的可折射沉积物被认为是钙化[101]。从记录这些特征到 GA 事件之间的时间因具体特征而异，从融合 drusen 的 6 年到色素减退或折射沉积物的 2.5 年不等。此外，随着 drusen 的进展，这些特征的有序序列被分类，包括色素沉着的部位，然后显示出 drusen 物质的退化。这些区域逐渐演变成色素上皮减退的部位，并最终演变成 GA。其中一些观察结果在年龄相关性黄斑变性预防试验（Complications of Age-Related Macular Degeneration Prevention Trial, CAPT）的并发症中得到证实，在观察臂中 114 只眼中，84% 的眼发生偶发性 GA，这是在 drusen 以前存在的区域[100]。

RPE 向 GA 的演变通常始于中心凹周围，但随着时间的推移，GA 小叶的缓慢扩张对中心凹功能的威胁越来越大。当 GA 最初被发现时，它可能以单个或多灶小叶的形式存在，而不是中心凹中心。

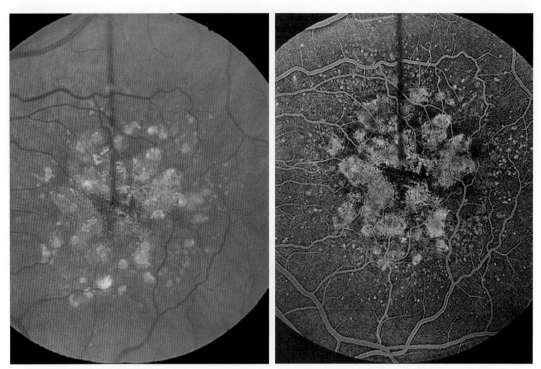

▲ 图 68-36　**drusen** 的消退，显示 **69** 岁患者的多灶性地图状萎缩

单独的 GA 斑块已经扩散到周围的视网膜，许多融合在一起产生了这种外观模式。这些区域内的 drusen 已经消失，只剩下钙化颗粒。视力为 20/40，视网膜中心凹色素上皮岛部分保留，但患者无法沿着一条线进行阅读

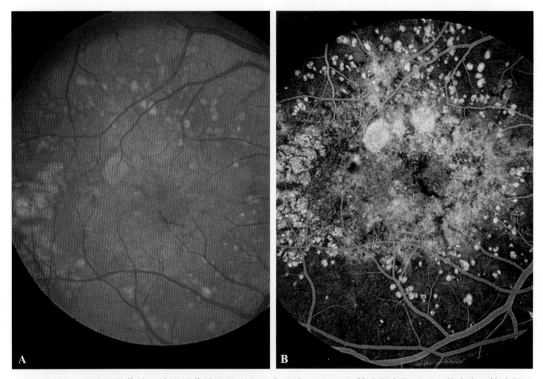

▲ 图 68-37　非地图样萎缩和地图样萎缩眼的彩色眼底照片（**A**）和血管造影中期（**B**）。荧光素血管造影显示大量，小的硬性 **drusen**，虽然许多聚集成团。**Drusen** 在视网膜色素上皮早期萎缩的区域中央逐渐消失，表现为眼底的粉红色区域（**A**），表现为弥漫性高荧光（**B**）。地图样萎缩开始于圆形、更局限、更明亮的窗样缺损内的早期萎缩（**B**）。视力仍然是 **20/15**

然而，有些眼确实存在影响中心凹中心的 GA。在 CAPT 中，GA 20% 累及中心凹，18% 位于中心凹 250μm 以内，61% 位于中心凹 250～1500μm，1% 大于中心凹 1500μm。

值得注意的是，GA 也可能独立于 drusen 的位置而形成。这可能发生在大的 drusen 在任何时间点都没有被大量捕获的眼中。RPE 色素沉着和中小型 drusen 可能共存，但 GA 的发生与个体 drusen 无关[75]。相反，萎缩可能开始于中心凹周围的微网状色素沉着带（图 68-38），尽管情况并非总是如此（图 68-39 和图 68-3）[75]。继续扩散到视网膜，受到 NGA 的影响，当色素团环明显时可以迅速扩散。这种 GA 模式倾向于在中心凹周围以马蹄形结构扩张，或者在中心凹周边的几个区域同时发展，最终合并[75, 141]。马蹄形的鼻侧或颞侧最终被累及，形成一个完整的围绕着中心凹的牛眼样图案。保存下来的中心凹岛最终会随着 GA 的同心圆样缓慢扩张而消失。

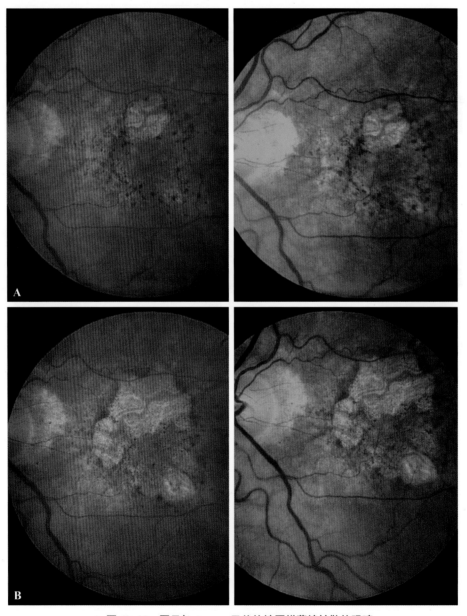

▲ 图 68-38　图示与 drusen 无关的地图样萎缩扩散的眼睛

A. 在 68 岁时，GA 的形成与一个环状非地图性萎缩有关，该萎缩也包含网状色素沉着，位于中心凹周围；B. 随着 GA 的扩大，1 年后，它以马蹄形的方式取代了非地样性萎缩（早期萎缩）

GA 也可能出现在 drusen 样 RPE 脱离后（图 68-23），特别是由大的软性 drusen 融合形成的 drusen 样 RPE 脱离（drusenoid RPE detachment）[104, 106]。在这种情况下，GA 的出现与上述 drusen 相关 GA 的机制一致，但是，应将其与纤维血管性 PED（fibrovascular PED，FVPED）消退引起的萎缩区分开来。鉴于 CNV 的存在，后者被认为是萎缩性瘢痕而不是真正的 GA。同样在 CNV 和 FVPED 的存在时，RPE 撕裂也可能发生。色素上皮的收缩形成了一个明显界限分明的 RPE 脱离区，其中可以看到明显的脉络膜血管。这种区域可以模拟 GA 的区域。有助于区分 RPE 撕裂和 GA 的特征包括：在急性期明显的视网膜下和视网膜内液体覆盖该区域，在剥脱的 RPE 边缘可见 RPE 的卷曲或聚束，在荧光素血管造影上有强烈的早期高荧光，在卷曲的 RPE 沿高荧光区域的边缘，可见线性的结构。

（十一）与进展为 GA 的 RPE 异常相关的组织病理学改变 Histopathologic Alterations Associated With RPE Abnormalities With Progression to GA

1. RPE 异常 RPE Alterations

RPE 在进展为 GA 的过程中发生的许多组织学变化见上文。Zanzoterra 等最近描述了晚期 AMD 中 RPE 发生的变化，包括有 GA 的眼，并提出了引入新命名的形态学分级系统[86]。他们描述的最早的 RPE 改变是 RPE 细胞的"不均匀"（nonunifoorm）形态和色素沉着，与早期 BlamD 的斑块形成相关（图 68-9A）。这可能进展为"非常不均匀"（very nonuniform）的外观形状和 RPE 细胞的素沉着，其中含有黑素小体聚集在顶端突起中（图 68-9B）。这与 BlamD 及视网膜下 drusen 样沉积增多有关。后来的变化包括 RPE 细胞的"脱落"（图 68-9D），这被描述为 RPE 细胞在基底的移位或碎片成一个连续的厚层 BlamD，以及"脱落"的 RPE 进入视网膜下间隙（图 68-9G）。"脱落"的视网膜色素上皮被认为是"视网膜内"视网膜色素上皮的前体，该前体已经迁移过外界膜（ELM）（图 68-9E）。ELM 的存在表明一个不存在 GA 的区域。进一步的进展导致 RPE"分离"，即在 GA 的区域其缺乏上皮细胞的特征（图 68-9C）。这些细胞被发现与伴有 BlamD

的区域有关，其中在缺少 ELM 的区域中退化的 ONL 的时间仅为 34%，在 Henle 纤维层中退化的时间为 60%，在中心凹的内核层中退化的时间为 6%。"有 BlamD 的萎缩"（图 68-9H）和"无 BlamD 的萎缩"（图 68-9K）被用来描述没有剩余 RPE 细胞的区域。进一步分类描述了"双层"（bilaminar）RPE、"空泡状"（vacuolated）RPE（图 68-9J）和"嵌入"（entombed）RPE（CNV 瘢痕内）（图 68-9F）。除最后一类外，所有的视网膜病变都出现在 GA 患者的眼中，与 GA 患者相比，"双层"RPE 在 CNV 患者的眼中更为常见。随后的变化（"分离"和"伴或不伴 BlamD 的萎缩"）在中央部位更为突出，早期的变化出现在中央和黄斑上方的区域[86]。与上述许多改变相关的临床影像学将在下面的影像学部分讨论。

2. 光感受器的变化 Photoreceptor Changes

如前所述，RPE 的进行性紊乱伴随着光感受器的脱落、ONL 中细胞核数量的减少、内节段的缩短和球状增多，以及外节段在 RPE 顶端表面上膜集合的终止（图 68-7 和图 68-9B）。通过组织病理学检查，只有少数的 GA 患者在 GA 的边缘区域有明显的光感受器细胞丧失的区域[142]。更常见的是发现一个宽的过渡区，显示视杆细胞的丧失和视锥细胞的变化。视锥细胞失去外节段，部分丧失内节段[142]。在过渡区，在接近 GA 时，ONL 逐渐变薄[142]。

3. 脉络膜和 Bruch 膜的改变 Changes to Choroid and Bruch's Membrane

在显示 GA 的眼中，在还存留 RPE 的黄斑部，脉络膜毛细血管保持相对正常。然而，在进行性 RPE 丧失的区域，脉络膜毛细血管也在进行性丧失[90]。在不受 GA 影响的黄斑部，脉络膜毛细血管面积（定义为血管占脉络膜毛细血管层的百分比）为 72%，与无 AMD 的年龄匹配眼无显著差异。在 GA 边缘区域，这一比例下降到 52%，而在 GA 地区，这一比例下降到 38%[90]。同样，未受 GA 影响的区域的平均毛细血管直径为 13.9μm（与无 AMD 的年龄匹配眼无显著差异），边缘区域为 10.3μm，GA 区域为 7.9μm[90]。

在 GA 的情况下，脉络膜毛细血管的消失伴随着 Bruch 膜的毛细血管柱的侵蚀，并且在长期的情况下 Bruch 膜变薄。成纤维细胞和巨噬细胞的突起与 Bruch 膜的外表面接触，通常会分裂成碎片，甚至穿过 Bruch 膜的小裂口[92]。色素细胞，可能起源于 RPE，被描述为"俯冲"（subducted）细胞，也可能与 Bruch 膜相关[143]。

在长期的 GA 中，大的脉络膜血管较少，暴露的脉络膜动脉壁可能显示白鞘，甚至出现无血流（图 68-39D）。这种现象以前被称为老年脉络膜硬化（senile choroidal sclerosis），但在组织学检查中，白色纤维样变的表现并非硬化所致。大多数动脉仅表现为中膜被纤维所替代，管壁不增厚，管腔较宽。相反，这种现象是脉络膜萎缩的表现[82]，因为脉络膜毛细血管的丧失和血管中层的消失使其剩余较大血管变得更加更突出。白鞘是由于在变薄的脉络膜，血管壁变得扁平而不成比例增厚，但在许多情况下，它也反映出血柱减少。

（十二）非地图样萎缩与地图样萎缩的影像学研究 Imaging of Nongeographic Atrophy and Geographic Atrophy

1. 荧光素血管造影 Fluorescein Angiography

对于 FA，NGA 区域显示弥漫性高荧光，然而荧光强度不如 GA 的亮度（图 68-37）。常与 NGA 相关的网状或点状色素沉着（图 68-37）是荧光受阻区域出现低荧光的原因。GA 被认为是在血管造影的过渡期出现的高荧光的小叶，有时可见脉络膜血管穿过该区域（图 68-36 和图 68-40A）[144]。在 GA 的边缘可能有一个被色素遮蔽的荧光边缘。在后期影像中，该区域的强度可能降低，但一些染色可能会持续（图 68-40B）。这些界限分明的区域是明亮的，但从来没有 RPE 撕裂那么强烈的荧光。与传统的彩色眼底摄影相比，小面积的 GA，特别是在弥漫 NGA

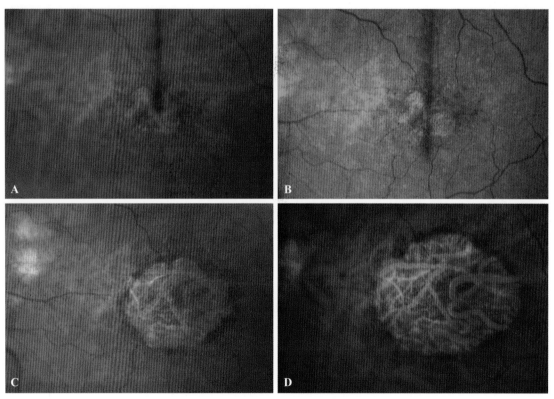

▲ 图 68-39 这是与图 68-3 所示的同一患者

A 和 B.81 岁时的彩色（A）和无赤光眼底图像（B）。患者眼底的两个小的地图样萎缩区域占据了以前的局灶性色素沉着的地方。色素团和小的 drusen 样斑点围绕着 GA。这种周围的非地图样萎缩对应于 GA 随后在（C）和（D）中发展的位置，视力仍然是 20/30。C. 在 82 岁时，GA 已经扩展到中心凹，斑点也逐渐消失。视力下降到 20/200。D.84 岁时，GA 的范围几乎扩大了 1 倍，视力是 20/400。脉络膜萎缩导致裸露的血管呈白色。患者死于 85 岁。这只眼的病理如图 68-7 所示。经许可，图片转载自 Sarks JP，Sarks SH，Killingsworth M. Evolution of geographic atrophy of the retinal pigment epithelium. Eye 1988；2：552–577.

的环境中更明显，并且可以更容易地使用 FA 识别 GA（图 68-36）[100]。

2. 吲哚菁绿血管造影 Indocyanine Green Angiography

NGA 的 ICGA 发现比 FA 要微妙得多。要么是看不到明显的变化，要么是脉络膜毛细血管造成的均匀背景荧光消失。然而，当 GA 存在时，ICGA 的变化更为明显。在早期 ICGA 图像中，GA 显示为一个清晰的区域，更大的脉络膜血管的可见性增加（图 68-40C）。这些区域对应于 GA 在 FA 上显示的窗样缺损的区域。在 GA 区的早期图像上，正常脉络膜毛细血管的均匀灰色高荧光消失，中小型脉络膜血管不同程度闭合。与 FA 相比，ICGA 的晚期在 GA 区表现为低荧光，两种荧光所成像的病灶大小相同（图 68-40D）[144]。

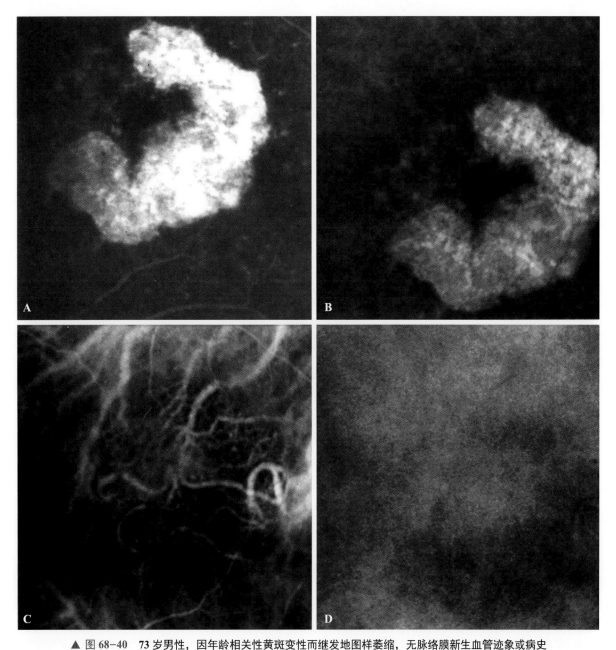

▲ 图 68-40　73 岁男性，因年龄相关性黄斑变性而继发地图样萎缩，无脉络膜新生血管迹象或病史

A. 早期荧光素血管造影显示在透见缺陷区域有高荧光；B. 晚期脉络膜区域可见高荧光或脉络膜和巩膜染色；C. 早期吲哚菁绿血管造影显示脉络膜血管在 FA 明显的透见缺陷区域有较好的可见性或高荧光。脉络膜毛细血管的灰色面纱状荧光不明显；D. 晚期 ICGA 在透见缺陷区域显示均匀的低荧光，没有晚期高荧光的迹象。经许可，图片转载自 Schneider U，Sherif-Adel S，Gelisken F，et al. Indocyanine green angiography and transmission defects. Acta Ophthalmol Scand. 1997；75(6)：653-6.

3. 眼底自发荧光 Fundus Autofluorescence

由于黑色素颗粒对激发光的吸收，NGA 中相关的色素沉着可能更容易在自发荧光图像上被描绘成缺乏 FAF 的区域。或者，如果黑素脂褐素在色素沉着的部位积聚，相关的色素沉着可能会表现为 FAF 病灶的增加[145]。色素减退区通常与 FAF 降低有关，提示 RPE 细胞或退化的 RPE 细胞缺乏，脂褐素含量降低[145]。

在 FAF 成像中，由于 RPE 丢失和相应的脂褐素积累丢失，GA 的实际病变显示为清晰且均匀的低自发荧光区域（图 68-41 和图 68-42）。萎缩组织和非萎缩组织"交界"（junctional）区阈的 FAF 模式有着更为多样的外观。在交界区，发现了三种高强度 FAF 模式，包括"带状"、"局灶性"和"斑片状"。在 AMD 中还描述了另外五种更为弥漫的高自发荧光模式（图 68-42）。在这些弥漫型中，FAF 增加出现在 GA 的边缘和后极的其他部位。FAF 增高的模式可能为 GA 增大的发生率和部位提供预后信息。有 GA 和高自发荧光的眼和局灶性模式的眼进展缓慢，而带状模式或任何弥漫模式的眼进展更快[145]。当 FAF 的扩散模式被识别，如现有的

GA 扩大，或 GA 形成的新区域，它们会在之前显示 FAF 增加的区域发生这样的变化。与 GA 个体间 FAF 模式的高度变异相反，双侧 GA 患者的 FAF 增加模式具有高度对称性。有证据表明，交界区 FAF 增加的特定模式与 GA 生长率相关，一些评估干预措施以限制 GA 生长的临床试验目前要求这些"高风险"模式，尤其是带状或弥漫模式，在研究开始时出现[145]。

在 GA 中，一种特殊的 FAF 模式被称为"弥漫 - 滴流"（diffuse-trickling）表型（图 68-42），它与 GA 的快速生长有关。在临床检查中，这种 FAF 模式表现为中央黄斑部密集的颗粒状色素沉着改变及 GA 边缘的色素沉着。通常，大的或软性 drusen 不存在于这些眼中[146]。这种快速进展的 GA 至少包含在一些 GA 病例中，这些病例被描述为独立于 drusen 所发生的 GA[75, 100]。

4. 谱域光相干断层扫描成像 Spectral Domain Optical Coherence Tomography

如前所述，在 SD-OCT[87] 和超高分辨率（UHR）OCT[88, 89] 中，RPE 异常的最早发现之一是视网膜不同平面内的中度至强烈高反射病灶，与临床检查

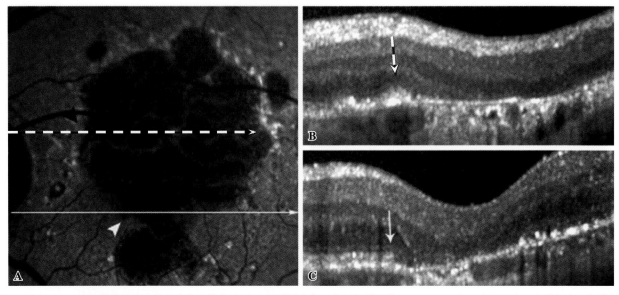

▲ 图 68-41　地图样萎缩患者的眼底自发荧光（A）和频谱域光相干断层扫描图像（B 和 C），在两个不同水平上进行水平扫描。（B）SD-OCT 图像显示不规则边缘，外层视网膜结构改变（黑白虚箭），对应于鼻侧 FAF（黑箭头）增加。（C）水平扫描无异常 FAF（白箭头）区域，SD-OCT（白箭）边缘平滑。在 B 和 C 中，脉络膜的增强信号对应于 GA 的区域。在 B 组中，外核层的逐渐变薄出现在地图样萎缩的更中心（老）部分

经许可，图片转载自 Brar M, Kozak I, Cheng L, et al. Correlation between spectral-domain optical coherence tomography and fundus autofluorescence at the margins of geographic atrophy. Am J Ophthalmol. 2009；148 (3)：439–44.

或眼底照片上的高色素沉着病灶相对应。有 drusen 的眼通常在 drusen 正前方的组织病理学或 OCT 上发现这些视网膜内沉积，主要位于视网膜下间隙或 ONL，但在视网膜前层中可以发生更多的迁移[43, 86, 88]。它们的组织病理学相关性被认为是视网膜色素上皮的"脱落"（sloughed）和"视网膜内"（intraretinal）分级，常见于 GA 的非营养区（图 68-9E 和 G）[86]。在 AREDS2 中，一项对受试者样本的 SD-OCT 结果的辅助研究表明，在 2 年的观察期内，SD-OCT 上这些高反射病灶的数量逐渐增加，并且随着时间的推移，在视网膜的前层中越来越常见。在这项辅助研究中，drusen 眼中的高反射病灶在 2 年内进展为 GA 的概率增加了 4.7 倍[147]。此外，GA 进展风险增加的程度受基线高反射病灶数目和高反射病灶更靠前的位置的调节[147]。

在上述 AREDS2 辅助性 SD-OCT 研究中，23% 的临床确诊为中度 AMD 的患者出现 RPE 萎缩或丢失，2.5% 的患者出现 RPE 萎缩斑，其直径超过

360μm，延伸至中心凹下方。如果中心凹 GA 的这些区域在临床上是明显的，会被分为晚期 AMD 而不是中度 AMD，但是，无论是临床检查还是立体彩色照片都没有揭示黄斑中心凹 GA 的存在[117]。因此，与眼底摄影相比，SD-OCT 可能是一种更敏感的检测小面积 GA 的方法。与普遍存在的中等反射率的 drusen 相比，具有高反射率、低反射率和带核的 drusen 并不常见（图 68-30）。然而，含有这些特征的 drusen 的眼，而不是仅具有中等均匀反射率的 drusen 的眼，更有可能出现 RPE 萎缩或缺失的区域[117]。

在临床上明显的 GA 背景下，SD-OCT 图像显示了几种结构的缺失，包括 ONL、ELM 和椭圆体带层，以及 RPE 和 Bruch 膜复合体的缺失或明显衰减（图 68-17，图 68-41 和图 68-43）[148, 149]。由于这些改变，有脉络膜信号增强或相对脉络膜高反射率（图 68-17，图 68-41 和图 68-43）。这组 OCT 改变对应于 FAF 图像上 FAF 信号严重减弱的同一

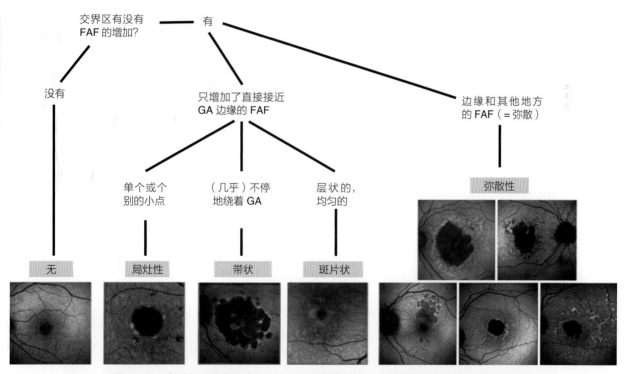

▲ 图 68-42 年龄相关性黄斑变性引起的地图样萎缩患者交界区眼底自发荧光模式的分类

FAF 强度完全没有增加的眼被评为"无"（进展缓慢）。FAF 增高的眼根据萎缩周围 FAF 增高的形态分为两组。显示 FAF 增加的区域直接邻近萎缩斑边缘和其他地方的眼称为"弥漫性"（进展迅速），分为五组。从左到右：（顶行）细颗粒，分枝，（底行）滴流，网状，细颗粒，有节点。根据萎缩周围的典型 FAF 模式，仅在地图样萎缩边缘出现 FAF 增加的眼被分为三种亚型［"局灶性"（进展缓慢）、"带状"（进展迅速）、"斑片状"（进展状态不清楚，很少发生）］经许可，图片转载自 Schmitz-Valckenberg S，Fleckenstein M，Scholl HP，et al. Fundus autofluorescence and progression of age-related macular degeneration. Surv Ophthalmol. 2009；54（1）：96–117.

区域[149]。GA 与周围黄斑的交界区在椭圆体带层、RPE/Bruch 膜复合体突然断裂，ELM 与萎缩区融合时末端卷曲。与未显示 FAF 增加的 GA 边界相比，GA 眼 FAF 图像上 FAF 增加的区域与高反射物质和 RPE 水平增厚及外层视网膜改变的增加相对应（图 68-41 和图 68-43）[150]。在现有 GA 的区域上，随着时间的推移，ONL 逐渐变薄，并且外丛状层（OPL）逐渐接近 RPE 的水平（图 68-41）[148]。

在一项前瞻性观察研究中，对 42 例 GA 患者的 81 只眼进行了 SD-OCT 和 FAF 成像的比较，结果表明，使用 OCT 软件算法来描绘 GA 的边界，该算法考虑了 OPL、ELM、RPE 和脉络膜信号增强的特征，并与丢失的 FAF 面积相关。多因素分析显示完全脉络膜信号增强、OPL 移位和 ELM 丢失与 FAF 上的低自发荧光区有很强的相关性[151]。在这项研究中，与 FAF 图像相比，SD-OCT 对保留中心凹的 GA 的鉴别有较好的一致性，OCT 的结果与视力（VA）测量有更高的相关性。与彩色照片相比，近红外光谱（NIR）也可以更容易地识别 GA 的区域（图 68-17A 和 B，图 68-43）。在年龄相关性黄斑变性的眼底自发荧光研究［（fundus autofluorescence in age-related macular degeneration，FAM）study］中，应用半自动软件工具结合近红外和 FAF 图像，对 36 例保留黄斑中心凹的患者 47 只眼进行了可靠的 GA 进展监测[152]，这些结果将在下一节中进一步讨论。

在晚期 AMD（GA 或 CNV）患者中 SD-OCT 的另一个发现是外层视网膜小管（outer retinal tubulation，ORT）[153, 154]。ORT 是一条厚的反射线，环绕着 ONL 内有时是粗大且分叉的管状低反射腔（图 68-44C、D）[153]。由于只有在低反射区周围有一个高反射边界，因此可以将 ORT 与囊样病变区分开来（图 68-44C、D）。最近发现，ORT 与早期 AMD 患者的组织病理学发现相关[153, 155]。组织病理学上，ORT 由退化的红绿色视锥细胞和围绕这些结构的 Müller 细胞组成（图 68-44A 和 B）[155]。高反射边界被认为是由于退化光感受器内节段的线粒体造成的。当 SD-OCT 图像中 ORT 腔内存在高反射物质时，这与 ORT 腔内组织病理切片上的 RPE 细胞或巨噬细胞相对应[153]。

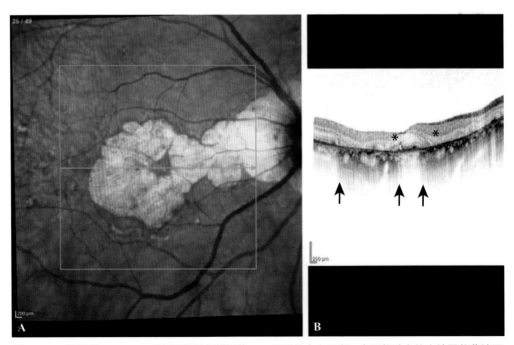

▲ 图 68-43　海德堡 Spectralis 光相干断层扫描图像，一只眼的中心凹有一个环状融合的大地图状萎缩环
A. 近红外图像；B. 通过中心凹中心进行 B 超。B 超图像显示中心凹内保存的组织岛两侧有两个 GA 区。黑箭表示来自脉络膜的增强信号，与 GA 区域相对应（黑箭标记此区域的开始和结束位置）。在脉络膜信号增强区的正前方有以下几层的衰减或丢失：Bruch 膜、视网膜色素上皮、椭圆体带和外界膜。注意保留的中心凹岛与萎缩区（星）合并时，其外侧边缘 ELM 的弯曲末端

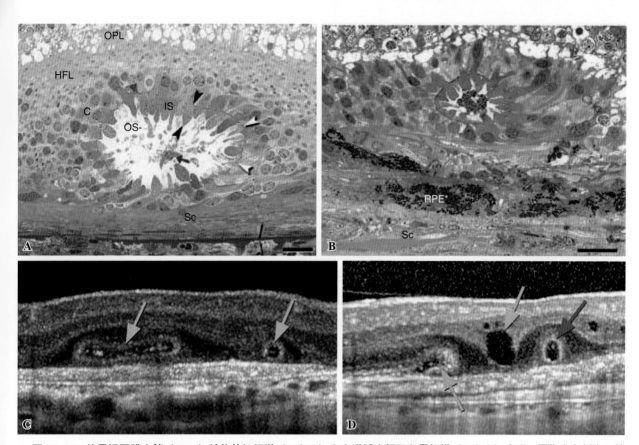

▲ 图 68-44　外层视网膜小管（ORT）结构的组织学（A 和 B）和光谱域光相干断层扫描（C 和 D）表现。图像来自新生血管性黄斑变性患者，但这一发现也存在于患有地图样萎缩且没有脉络膜新生血管的眼中

A 和 B. 甲苯胺蓝染色，0.8μm 厚，用锇单宁酸对苯二胺法固定。比例尺：25μm。（A）闭合 ORT：视锥细胞核（C）由外界膜包围的管腔（白箭头）。视锥细胞内节段和有些外节段，突出到管腔，保持径向组织突向于管腔中心。内节段有含有椭圆体带的线粒体，不常见的是肌样体（一个细胞含有黑箭头所指的两个细胞）。管腔中有一个细胞含有绿色的脂褐素颗粒（红箭）。Henle 纤维层（HFL）横截面含有深色染色的视锥纤维。Sc. 纤维细胞瘢痕。绿箭头，Bruch 膜，在这张图中被打破（79 岁男子）。B. 在 ORT 管腔中，有核视网膜色素上皮细胞；RPE*. RPE 衍生细胞有球形黑素小体；Sc. 纤维血管瘢痕（87 岁男性）。C 和 D. 海德堡光谱 OCT 成像（信号平均）；C. 具有高反射边界（橙箭）的扁平卵圆形截面的内腔中具有高反射物质。圆形截面具有呈高反射的边界（绿箭）。D. 一种横截面，显示一个形成的小管结构，其边缘可滚动（橙箭），靠近一个内部呈低反射且无高反射边界的卵圆形横截面，位于外丛状层（囊状空间，绿箭）。此外，在外层核层有一个厚的高反射边界（粉箭）的 ORT 的圆形截面。经许可，图片转载自 Schaal KB, Freund KB, Litts KM, et al. Outer retinal tubulation in advanced age-related macular degeneration: optical coherence tomographic findings correspond to histology. Retina. 2015；35(7)：1339-50

SD-OCT 也被用来量化 GA 存在时脉络膜变薄的程度，这些发现与组织病理学检查结果相平行[74, 90, 156, 157]。SD-OCT 显示所有脉络膜层明显变薄[156,157]。

（十三）地图样萎缩的生长 Growth of Geographic Atrophy

在各种临床研究中，使用连续彩色眼底照片、SD-OCT、FAF 图像和 NIR 图像能可靠地监测 GA 的进展。GA 的年增长率与基线时的 GA 总面积相关，更大的病变以更快的年增长率扩展[158, 160-162]。

然而，在应用平方根变换（调整生长率以解释基线病变大小的差异）后分析面积时，这种关联不再存在[160]。在 AREDS 中，根据连续彩色眼底照片的回顾，GA 面积的平均变化（跨越病变大小的范围）为每年 1.78mm²。虽然 GA 的生长速度在群体水平上与双侧 GA 个体的眼相关，但在个体水平上左右眼之间存在中等程度的变异[158]。一项对 64 名受试者 86 只眼进行的前瞻性纵向自然病程的研究显示[160]，使用连续的 SD-OCT 图像，平均年增大率为 1.2mm²；与其他研究相比，GA 的基线尺寸较小被

假设为进展速度较慢的原因。在一项关于 GA 的自然史队列研究 FAM 研究中，根据 FAF 表型，使用连续 FAF 图像，GA 的年生长率为 1.52mm²，进展率范围为每年 0.38～3.02mm² [161]。与上述 SD-OCT 研究中的 3.15mm² 相比，本研究中 GA 的中位基线面积更大，为 7.04mm²。

FAM 研究中，在 36 例（平均 73.8±7.5 岁）保留中心凹的 GA 患者的 47 只眼中，FAF 和 NIR 被用来监测 GA 向周围和向中心凹的生长，平均随访时间为 25.2±16.9 个月。GA 向周围的年平均进展为 2.27±0.22mm²，向中心凹的年平均进展为 0.25±0.03mm²。当进行平方根转换分析时，这表明萎缩向周围发展的速度比向中心凹发展的速度快 2.8 倍 [152]。这与临床观察相符，一些中心凹组织通常保持完整，直到 GA 进展很晚。Sarks 以前曾注意到，当中心凹完全受累时，GA 总面积平均为 13.5mm²，或大于 5DD [75]。

也有一些证据表明，GA 区外层视网膜小管的存在与 GA 生长速度减慢有关 [159]。这种关联值得进一步研究，因为它可能是一个潜在的混杂变量，需要在旨在限制遗传生长的干预试验中加以考虑。

四、非新生血管性 AMD 的预后与治疗 Prognosis and Management of Nonneovascular AMD

本节重点介绍 NNVAMD 患者的临床护理，并详细说明由于前几节所述变化的存在而导致未来视力丧失的风险。这些改变对视觉功能的影响及 NNVAMD 患者的具体治疗将被回顾。后者包括讨论微量营养素补充剂对疾病进展的作用、患者自我监测设备的使用和标准护理监测战略，包括讨论建议的就诊频率、白内障手术的考虑因素，植入式微型望远镜在终末期 NNVAMD 患者中的应用，以及目前治疗 GA 的 3 期临床试验。

（一）AMD 解剖进展的风险 Risk of AMD Anatomic Progression

AREDS 试验为被分配安慰剂的参与者提供了描述 AMD 至少 5 年自然病程的自然史数据。早期 AMD 眼，广泛（累及面积大于 125μm 直径的圆形）小 drusen 或非广泛性（总面积小于 360μm 直径软模糊或直径小于 660μm 的软性 drusen）中间 drusen，在 5 年以上有大约 1% 的进展为晚期 AMD 的机会。患有中度 AMD 的个体（广泛的中间 drusen，即大于上述中间 drusen 的面积；至少有一个大 drusen；或非中心凹的 GA）在其进展型的眼中有 18% 的概率在 5 年内进展为晚期 AMD。在中晚期 AMD 患者中，每只眼有大 drusen 或至少有 1 只眼有非中心凹 GA 的患者在这段时间内有 27% 的概率进展为晚期 AMD，而在没有这些特征的中晚期 AMD 患者中有 6% 的概率。最高风险组被确定为单侧晚期 AMD 患者的另一只眼，或第一只眼 AMD 视力下降到 20/32 以下。在这些参与者中，健康的对侧眼有 43% 的概率在 5 年内进展为晚期 AMD（图 68-45A）[163]。

AREDS 研究人员还为 AMD 制订了一个详细的严重程度分级，主要是为了研究目的，因为它是基于对立体彩色眼底照片的仔细定性和定量审查 [71]。研究开始时的照片和 AREDS 参与者在第 2 年开始的年度照片根据 drusen 特征（大小、类型和面积）、RPE 异常（色素增加、色素脱失和 GA）以及是否存在与新生血管性 AMD 一致的异常存在进行分级。通过 5 年检查，探讨不同基线特征组合与晚期 AMD（NVAMD 或中心凹 GA）发展之间的关系，以制订一个 9 级严重程度量表，将进展为晚期 AMD 的 5 年风险从步骤 1 的小于 1% 分到步骤 9 的约 50% [71]。大约一半的眼在基线检查和 5 年检查之间至少有 3 个阶段的进展，通过在干预访视时的干预严重程度显示出逐步的进展 [71]。

基于在 9 级严重程度评分中具有最大预后价值的眼底特征，AREDS 组开发了一个简单的分级评分表，用于在临床实践中量化患者风险。一个人的每只眼都是单独评分的，对于有大 drusen 的眼和 RPE 异常的眼各算一分。计算从 0 到 4 的累积个人得分。将这个简化的量表应用于单侧晚期 AMD 患者计算对侧眼患病的风险，患中心凹 GA 或 NVAD 的患者的得分为 2，这样患者的得分范围为 2～4。任何一只眼没有大 drusen，但表现为双侧中等 drusen 的个体可获得 1 个总分，如果出现 RPE 异常则可获得额外积分。每个人的得分都与估计的 5 年风险（0.5%～50%）[72]和 10 年风险（1.5%～71%）有关[164]，至少有一只眼会发展到晚期 AMD（表 68-1）。

这个简化的严重程度量表作为更详细的多变量分析的基础，以建立一个模型，预测 AREDS 参与者进展为晚期 AMD（CNV 或任何 GA）的风险。最终的风险评估模型包括其他因素［个人年龄、家族史、吸烟状况、是否存在非常大的（≥ 250μm）drusen，补体因子 H（CFH）］和 ARMS2 基因多态性可改变 AMD 进展率[94]。该模型中预测值最高的

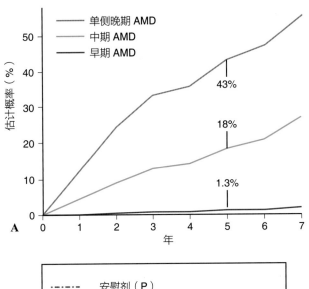

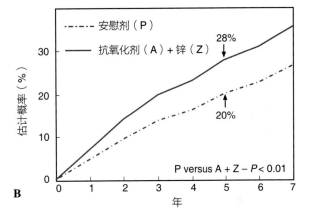

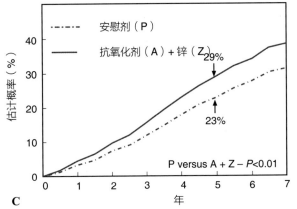

▲ 图 68-45　年龄相关性眼病研究临床试验结果
A. 早期 AMD、中期 AMD 和单侧晚期 AMD 患者服用安慰剂后 5 年内进展为年龄相关性黄斑变性的风险；B. 抗氧化剂和锌对中度或单侧晚期 AMD 眼的治疗作用；C. 抗氧化剂和锌对中度或单眼晚期 AMD 患者视力丧失 ≥ 15 字母的影响

表 68-1　根据基线时的简单量表个人得分，每年至少 1 只眼出现晚期 AMD 的风险

简单量表得分	年									
	1	2	3	4	5	6	7	8	9	10
0	0.1	0.1	0.4	0.5	0.5	0.6	0.8	0.8	1.2	1.5
1	0.5	1.7	2.4	3.1	4.1	4.7	5.1	6.3	7.2	8.4
2	1.1	3.2	5.8	7.5	9.4	14.0	17.1	21.5	23.6	27.6
3	2.7	8.8	15.8	21.9	26.2	30.4	36.2	42.1	46.9	52.7
4	2.8	14.2	27.6	35.6	44.5	49.3	54.1	62.0	67.5	71.4

AMD. 年龄相关性黄斑变性

经许可，数据转载自 Chew EY, Clemons TE, Agron E, et al. Ten-year follow-up of age-related macular degeneration in the age-related eye disease study：AREDS report no. 36. JAMA Ophthalmol. 2014; 132 (3): 272-7.

变量仍然是 AREDS 简单量表评分，AMD 进展的危险比（HR）为 50.65，而简单量表评分为 4 到 0。尽管在这项多变量分析中，其他人或眼部特征仍然显著，但与 GG 相比，TT 的 ARMS2 基因型的危害比为 55 岁以上的每一年 1.03～2.00，其影响程度明显较小（表 68-2）。最后一个模型没有包含 C2、C3、补体因子 I 和载脂蛋白基因的多态性，因为这些没有改变多变量分析中的进展风险。该模型的有效性通过将其应用于 CAPT 研究参与者的一个子集而得到证实[94]。这个模型可以通过网站在线访问，允许用户输入患者数据（可选包括基因型）来计算患者特定的疾病进展概率。

由于临床检查中发现的眼底 AMD 特征（AREDS 简易量表评估中反映的特征）是疾病进展的最有力预测因素，因此即使在没有眼底表型的情况下结合其他人口统计学信息，也不推荐进行基因检测。例如，使用该模型，对于一个简单量表得分为 0 的 70 岁患者，如果没有其他危险因素（表型除外）存在，5 年内晚期 AMD 的风险评估在 0%，而在存在最高风险基因型和所有其他预测因素的情况下，风险评估仅在 3%。然而，如果简单标度值为 2，且 drusen ≥ 250μm，则这 3% 的风险将飙升至 53%。虽然不能孤立地使用基因检测和眼底表型以外的因素，但它们可以改变风险，为任何给定的患者增加显著的预测能力。仅使用简单量表，一名得分为 4 分的 70 岁患者在 5 年内进展为晚期 AMD 的概率为 50%。然而，使用全风险评估模型，该患者的风险将得到细化，实际范围可能在 19%～93%。此外，该模型还预测了晚期 AMD、GA 和 CNV 两种亚型的发展。

（二）基于特定 AMD 表现的 AMD 进展风险 Risk of AMD Progression Based on Specific AMD Manifestations

1. 小 drusen Small Drusen

基于人群的研究[22, 24-26, 109]报道，一个或多个小 drusen 通常出现在黄斑部。在一项基于人口的调查中，43—86 岁男性（平均 62.3 岁）的 95.5% 和 49 岁以上参与澳大利亚人口调查的 98.8% 中发现了小 drusen[24, 25]。病理学研究支持这样的结论，即少数小而硬的 drusen 的存在并不是 AMD 的危险因

表 68-2　基于 Klein 等开发的风险评估模型中的多元分析晚期 AMD 发展的危险比

变　量	合计（%）	HR（95%CI）	P 值
简单量表得分			
0	1006（39）	—	—
1	444（17）	6.38（3.48～11.69）	< 0.001
2	444（17）	14.12（8.06～24.75）	< 0.001
3	329（13）	34.53（19.79～60.26）	< 0.001
4	376（14）	50.65（28.86～88.89）	< 0.001
CFH, rs1061170			
TT	789（30）	—	—
CT	1177（45）	1.28（1.02～1.61）	0.03
CC	636（24）	1.44（1.14～1.83）	0.003
ARMS2, rs10490924			
GG	1324（51）	—	—
GT	1005（39）	1.56（1.30～1.86）	< 0.001
TT	273（10）	2.00（1.59～2.50）	< 0.001
非常大的玻璃疣 a			
否	2105（81）	—	—
是	497（19）	1.79（1.50～2.14）	< 0.001
吸烟			
否	2448（94）	—	—
是	154（6）	1.78（1.37～2.31）	< 0.001
家族史 b			
否	2178（84）	—	—
是	424（16）	1.40（1.16～1.70）	< 0.001
单眼晚期 AMD			
否	2229（86）	—	—
是	373（14）	1.21（1.02～1.45）	0.03
平均年龄（岁）（SD）	68.12（4.96）	1.03（1.01～1.05）	< 0.001

a. 玻璃疣 250μm 或更大；b. 有 AMD 病史的家庭成员
表格数据引自 Klein ML, Francis PJ, Ferris FL, 3rd, et al. Risk assessment model for development of advanced age-related macular degeneration. Arch Ophthalmol. 2011；129（12）：1543-50.

素，因为它们在 50 岁及 50 岁以上的个体的组织学标本中普遍存在[110]。然而，几项研究发现[7, 109, 165]，随着小 drusen 数量的增加（或被小 drusen 占据的面积的增加），随着时间的推移，眼睛更容易长出大 drusen。在 Beaver Dam 眼病研究中，在基线时只有小的硬性 drusen 的参与者中，中等大小 drusen 的 5 年发病率根据基线时小 drusen 所占的面积而变化。基线小 drusen 面积＞ 9086μm² 的眼有 17% 进展为中等 drusen，而面积＜ 2596μm² 的眼有 8% 进展[165]。AREDS 研究证实，小 drusen 的眼可能进展为大 drusen。基线时只有小 drusen 的 AREDS 参与者进展为大 drusen 的 10 年的概率是 12.8%[9]。

至少持续 5 年的纵向临床研究表明，晚期 AMD 很少发生在只有小 drusen 的眼中，无论涉及的面积有多大[7, 94, 163]。在 AREDS 中，只有小 drusen 的患者 10 年内发展为晚期 AMD 的比例为 1.5%，在对侧眼没有晚期 AMD 的参与者中观察到更低的发病率[164]。

2. 中等或大 drusen 和 RPE 变化 Intermediate or Large Drusen and RPE Changes

中等大小的 drusen 眼有发展成大型 drusen 和晚期 AMD 的危险。在 AREDS 中，37% 和 4.6% 的受试者在随访的 10 年内，在他们进展型的眼中有中等大小的 drusen（他们最大的尺寸）分别发育成大 drusen 和晚期 AMD。这些情况的患病率更高，分别为 71% 和 14%，这些参与者在基线时每只眼都有中等大小的 drusen[164]。

与中等大小 drusen 眼相比，大 drusen 眼患发展为晚期 AMD 的风险更高。在没有基线 RPE 异常的情况下，双侧 drusen 大的 AREDS 参与者在 10 年进展为晚期 AMD 的 36%，而当 RPE 异常伴有双侧 drusen 大时，发病率攀升到 66%[164]。这突出了 RPE 异常独立于 drusen，增加了 AMD 进展风险的事实。

由于 AREDS 是一项前瞻性研究，在随访中发现了最初出现大 drusen 和 RPE 异常的眼。共有 570 只眼，所有的参与者在进入时无晚期 AMD，其中探讨了这些眼底特征的发展和 AMD 的进一步进展之间的时间关系。9% 的患者在发现大 drusen 和 RPE 异常后 5 年内发展为晚期 AMD，NVADM 与 FGA 的比例约为 3：1。

大 drusen 所处的位置也调节疾病进展的风险。当大 drusen 仅出现在中心凹中心（中心区）1DD 内时，在两只眼中均无晚期 AMD 的情况下，22% 在 10 年内进展为晚期 AMD，相比之下，大的 drusen 位于中心凹中心 1～2DD（外部区）的眼有 4% 会进展为晚期 AMD。当 drusen 同时占据两个区域时，发生率更高（38%），如果 RPE 出现异常，发生率甚至更高。到了第 10 年，近 60% 的中央和外周区域有大 drusen 的眼，与 RPE 异常相关，进展到晚期 AMD[164]。

基于人群的研究也表明，进展为晚期 AMD 的风险与 drusen 的大小和范围及 RPE 异常的存在与否有关。在 Beaver Dam 眼病研究中，晚期 AMD（任何 GA 或 CNV）的 15 年累计发病率在基线时 drusen 面积大于 700μm 直径圆的参与者中接近 40%。相比之下，晚期 AMD 的 15 年累计发病率在最大 drusen 为中等大小、累计 drusen 面积大于 320μm 直径圆时仅为 8%，在只有小 drusen 存在时为 2%[166]。对于基线 drusen 面积在最大四分位数的参与者，同时出现 RPE 异常将晚期 AMD 的 15 年风险从约 30%（无 RPE 异常的眼）增加到＞ 50%。应用 AREDS-AMD 严重程度量表对 Beaver Dam 眼病研究参与者的眼底照片进行研究，在基线水平和晚期 AMD 的 15 年进展率中，AMD 水平增加一步的 OR 值为 2.7（95%CI 2.3～3.1）[166]。

3. 地图状萎缩风险 Risk of Geographic Atrophy

在 Beaver Dam 眼病研究中，任何类型 GA15 年的累计发病率，在基线时有中等大小 drusen 的眼大约为 1%，有大 drusen 的眼 7%。当基线 drusen 面积大于直径 700μm 的直径时，24% 的患者发展为 GA。

RPE 异常与大 drusen 共存的严重程度越大，与原发的 NVAMD 相比，发生晚期 AMD 与 FGA 或 NVAMD 的可能性就更大。当基线时有双侧大 drusen 和至少一侧的 RPE 异常共存时，进展为 FGA 是常见的，在 AREDS 研究的患者中 10 年内 44% 发生为 FGA[164]。在基线没有色素变化的情况下，即使基线双侧大 drusen ＜ 1%，AREDS 研究的参与者在 5 年时出现 FGA，10 年时有 10% 出现 FGA，而 10 年时出现 NVAMD 的患者为 32%[164]。

4. NVAMD 的风险 Risk of NVAMD

在 Beaver Dam 眼病研究中，NVAMD 的 15 年累计发病率，在基线时中等大小 drusen 约为 2%，大 drusen 为 10%。当大 drusen 眼的基线 drusen 面积大于 700μm 直径圆时，该风险上升到 20%。

当出现双侧大 drusen 时，进展为 NVAMD 是常见的，32% 的 AREDS 患者无 RPE 异常，45% 患者在 10 年内至少有单侧基线 RPE 异常[164]。GA 的发展并不保护眼免发展为 NVAMD。事实上，在 GA 存在的情况下，新生血管性 AMD 的风险相当高。在 AREDS 随访期间 981 只出现 GA 的眼中，当一只眼在基线检查时没有 NVAMD 时，16% 进展为 NVAMD，而当一只眼有新生血管性 AMD 时，36% 进展为 NVAMD。

(1) drusen 样 PED：在 AREDS 中，前瞻性地随访 282 眼有 drusen 样 PED 的眼（在没有晚期 AMD 的情况下诊断）至少 5 年。在 5 年内，42% 的发展为晚期 AMD 的 FGA：NVAMD 比例约为 1∶1[106]。早期进展为晚期 AMD 更可能表现为 NVAMD。然而，Kaplan-Meier 分析显示，在 7 岁时，出现 FGA 的眼的累计百分比超过了患有 NVAMD 的眼的数量。这组受试者 5 年进展为晚期 AMD 的比例（42% vs. 25%，$P < 0.001$）和特异性 FGA 的比例（18% vs. 7%，$P < 0.001$）均高于 drusen 和色素异常的受试者。那些没有发展为晚期 AMD 的患者仍然倾向于显示疾病进展的证据，包括钙化、色素改变（典型的色素减退）和非中心性 GA[106]。到 10 年前，55% 的有 drusen 样 PED 眼将发展成 FGA 和 40% 的 NVAMD。

在一项回顾性研究中，32 例患者的 61 只眼出现 drusen 样 PED（定义为黄斑中心下 0.5DD 软性融合的 drusen），平均随访 2 年（范围 1~17 年），Kaplan-Meier 生存分析显示，这些眼在 7 年内发生 GA 的概率为 50%[107]。具有更大的 drusen 样 PED 和视物变形的眼比其他眼更容易发展 GA，并且仍然处于发生 CNV 的最高风险[107]。

(2) 对侧眼的晚期 AMD：在对 101 例单眼 NVAMD 患者随访 9 年进行回顾性分析，对侧眼进展为晚期 AMD 的年发病率为 5%~14%[167]。Drusen 的数目、大小和融合是这些对侧眼进展的重要预测因

素[167]。在 670 例单侧 CNV 患者参与黄斑部光凝研究的前瞻性研究中，对侧眼进展为 NVAMD 的危险因素包括 5 个或更多 drusen（任何大小）或 ≥ 1 个 drusen > 63μm[168]。

当一个人患有单侧晚期 AMD 时，使用 AREDS 简易量表评分系统的 5 年进展率对每个人的评分都略高[72]。基于 AREDS 数据的风险评估模型显示，与双眼无晚期 AMD 的患者相比，单侧晚期 AMD 患者中对侧眼发生晚期 AMD 的 HR = 1.21（95%CI 1.02~1.45），（表 68-2）[94]。无 drusen 或 AREDS 中只有小 drusen 的单侧晚期 AMD 患者对侧眼的 10 年进展率为 8.6%，而基线无任何晚期 AMD 患者的 10 年进展率为 0.7%[164]。类似地，一眼有晚期 AMD 调节有中度 drusen 的对侧眼进展为晚期 AMD10 年的进展率为 26%，而在一眼没有晚期 AMD 的情况下，对侧眼进展为晚期 AMD 的风险为 4%。在有大 drusen 和 RPE 异常的眼中，10 年进展为晚期 AMD 的比例为 77%，而对侧眼没有 drusen 的 50% 进展为晚期 AMD[164]。

(3) 视网膜下 drusen 样沉积：尽管患有软性 drusen 的眼也可能含有视网膜下 drusen 样沉积，但视网膜下 drusen 样沉积是进展为晚期 AMD 的独立预测因素。然而，与软性 drusen 相关的风险远远超过与网状 drusen 相关的风险。在一项前瞻性病例对照研究中，患有软性 drusen 的眼出现任何 GA 或 CNV 的 OR = 16.6（95%CI 7.5~14.9），而视网膜下 drusen 样沉积的 OR = 2.6（95%CI 1.1~6.5）[123]。

（三）NNVAMD 对视觉功能的影响 Impact of NNVAMD on Vision Function

1. 早中期 NNVAMD Early and Intermediate NNVAMD

(1) 视力：轻度视力下降，如果有的话，VA 的下降通常与早期和中期 AMD 有关。在中心凹外 CNV 的黄斑光凝研究（Macular Photocoagulation Study，MPS）中，128 名参与者在基线检查时对侧眼有 NNVAMD。在 5 年的检查中，76 只眼没有发生新生血管性 AMD。基线检查和 5 年检查时，这些眼的平均视力为 20/20[169]。AREDS 研究的眼在入组时要求 VA ≥ 20/32，实际的中位基线视力为 83 个字母（Snellen 等效值为 20/20⁻）。在 10 年的

检查中，在亚组中有大 drusen 的眼，没有进展为晚期 AMD 的，平均 VA 为 81 个字母（Snellen 相当于 20/25⁺）[164]。

　　Drusen 样 PED 可能存在于视力 20/40 或更好的眼中，伴或不伴有视物变形[107]。在 AREDS 中，有 282 只眼在没有晚期 AMD 的情况下有 drusen 样 PED。初始平均 VA 约为 80 个字母（Snellen 相当于 20/25），5 年后在 57% 未进展为晚期 AMD 的患者中降至 72 个字母（Snellen 相当于 20/40）。中度视力减退（≥ 3 行）的发生率为 21%，高于基线有大 drusen 和局灶性色素沉着，但未进展为晚期 AMD 的患者（21% vs 13%，P=0.01）。视力下降似乎与早期 RPE 萎缩（非地图样萎缩）的发生有关，位于 drusen 样 PED 前的光感受器功能丧失。有 drusen 样 PED 进展为 FGA 的眼中，VA 的下降幅度更大[106]。

　　(2) 其他视功能测量：虽然 VA 在早期或中期 AMD 患者中通常保持正常或接近正常，但其他视觉功能指标可能反映病理变化。最近的一项研究通过 24–2HVF 测试评估了 640 名参与者 1260 只眼的 VA、低亮度敏锐度、暗适应、黄斑光敏感度和空间对比敏感度。这项研究包括 60 岁以下无 AMD 眼底病变（1007 只眼）和彩色眼底照片上"早期" AMD（253 只眼）的参与者[170]。如果没有 RPE 异常，总 drusen 面积＜ 125μm，则视为正常（无 AMD）；而"早期" AMD 反映了 ARDES ADM 9 级严重程度量表的第 2、3 或 4 步，对应于存在 RPE 改变的最大玻璃疣区＜ 0.2DA 不存在 RPE 变化，或＜ 0.028 DA，存在明显的 RPE 变化[71,170]。正常眼平均（± SD）VA 为 logMAR 0.043 ± 0.13（Snellen 当量 20/22），AMD 眼为 logMAR 0.069 ± 0.13（Snellen 当量 20/23）。与对照组相比，AMD 眼的视杆细胞介导的暗适应能力显著降低，但其他视觉功能测试结果无显著差异[170]。

　　Midena 等评估了最小年龄为 50 岁、VA ＞ 20/25、中心凹 1500μm 范围内中或大 drusen ＞ 10 的个体的黄斑功能[171]。47 名参与者每人一只研究眼。34 名受试者的每只眼都有 NNVAMD（如果每只眼的视力相同，则选择视力较好的眼或随机选择的眼），13 名受试者的另一只眼有 CNV。36 个年龄匹配的对照组各贡献一只研究眼。值得注意的是，10% 的

NNVAMD 患者存在非中心性 GA，1/3 的 NNVAMD 患者存在局灶性色素沉着。静态和动态对比敏感度函数（正弦空间频率光栅是静态的或随时间变化的）、强光刺激后黄斑恢复功能和 10–2Humphrey 视野测量的中心视野敏感度均受损，达到临床相关程度，NNVAMD 组与年龄匹配的对照组比较（P 值为 0.001～0.008）。在这项研究中，AMD 和对照组之间唯一没有显著差异的测试类型是 Farnsworth–Munsell 100 色调测试。

　　微视野检查也发现了 NNVAMD 患者的眼部缺陷。当 AMD 黄斑部视网膜敏感度被分为 AREDS 2 类（164 眼）或 AREDS 3 类（155 眼）时，与 200 名年龄匹配的对照组相比，AMD 黄斑部视网膜敏感度在中心凹周围 5 个环测试点中的每一环相对于对照组均降低[172]。这项测试覆盖了中心 10°，与 2 级眼相比，3 级眼 AREDS 的视力下降幅度更大[172]。年龄匹配对照组的平均敏感度为 29.8 ± 1.7，2 级眼为 24.9 ± 3.9，3 级眼为 21.8 ± 5.34（P ＜ 0.001）[172]。虽然一些研究表明，当直接在大 drusen 上进行检测时，灵敏度相对降低[173]，但其他研究无法证实这一点，而只有当检测位于没有 drusen 临床症状的区域时，才能进行类似的观察[174]。这一相互矛盾的数据可能反映了 RPE 和光感受器可能在解剖和功能上受到上覆 drusen 影响的程度。为了支持这一概念，已经证明，融合软性 drusen 的眼敏感度降低的区域对应于 OCT 椭圆体带丢失或 RPE 不规则的区域[175]。

　　据报道，有视网膜下 drusen 样沉积的眼在对比敏感度阈值和微视野测量方面有异常[176, 177]。对 36 例 NNVAMD 患者的 51 只眼进行 Pelli-Robson 对比敏感度测试，发现视网膜下 drusen 样沉积与对比敏感度评分呈负相关（P=0.012）[176]。在一个前瞻性病例系列中，18 例 22 只眼视网膜下 drusen 样沉淀物界限清楚，与无沉淀物的区域相比，在有可见的视网膜下 drusen 样沉淀物的区域内，暗视阈值降低、界限尖锐，表明损害了暗视或视杆细胞介导的功能[177]。

2. 地图样萎缩 Geographic Atrophy

　　当 GA 影响中心凹时，VA 的损害可能是中等到严重的。然而，在中心凹明确受累之前，GA 的

眼可能有更隐匿的视力丧失。在 CAPT 中，91 只眼在没有其他视网膜疾病或 CNV 的情况下，在研究开始后 2 年或 2 年以上出现 GA[100]。为了评估 GA 对 VA 的影响，87 只眼分别与一只未发生 GA 或 CNV 的对照眼匹配。病例和对照眼的平均最佳矫正视力为 81 个字母（20/25[+2]）。在 GA 病例的眼底照片上发现 GA 的 1 年前，VA 字母评分相对于基线平均下降了 5（±9）个字母（±SD）。在对照组中，字母评分在同一时间点平均下降了 0.7（±6）。在 GA 病例中，当最初检测到 GA（位于黄斑部的任何地方）时，VA 的平均变化与基线相比为 –7（±12）个字母。然而，第一次检测到 GA 时的视力损伤程度与发生 GA 的位置直接相关。发生 FGA 平均损失 24 个字母，GA 扩展到 FAZ 的为 5 个字母，当 GA 近端边缘从中心凹中心超过 250μm 时，为 2 个字母[100]。

这些观察结果在 AREDS 中得到了证实，因为在随访期间 685 只发生 FGA 的眼中，在 FGA 确诊前 1 年就诊时，平均 VA 为 77 个字母（Snellen 当量为 20/32[+]）[164]。中位视力从确诊 FGA 前的 1 年下降了 12 个字母，在记录 FGA 的访视中达到 65 分（Snellen 相当于 20/50）[164]。在 FGA 发展 10 年后，中位视力进一步下降到 27 个字母（约 20/320）[164]。在 AREDS 中发生 GA 的病例中，35% 为 FGA。在其余 65% 从非 GA 转化为 FGA 的患者中，非 GA 转化为 FGA 的中位时间为 2.5 年[158]。在 AREDS 中，686 名受试者的 895 只眼在基线检查时没有任何 GA 或 CNV，在中心凹 1500μm 范围内出现 GA。209 名受试者中，第二眼 GA 平均发生时间为 7 年[158]。

GA 进行性 VA 损伤的时间过程高度依赖于 GA 的初始位置及其增长率（见上文）。因此，预测需要对每个病例进行单独评估。几个案例系列提供了自然历史数据[75, 141, 162, 178–180]。在一项 74 只眼的纵向队列研究中，在中心凹 1DD 内至少有一个面积（直径≥ 500μm）的 GA，入组时 VA ≥ 20/50，2 年时 50% 丧失≥ 3 行视力，25% 丧失≥ 6 行视力[180]。

单用 VA 可能不能准确地反映 GA 患者的视力损害程度。单个或多个区域的大面积萎缩可能会避开中心凹，并对阅读等近视力活动产生很大影响。旁中心暗点使阅读速度减慢，一些患有地图样萎缩

的眼也表现出异常的中心凹暗适应敏感性及弱光照下的 VA 降低和对比敏感度降低[180]。即使中心凹与 GA 有关，视功能也可能因患者在萎缩区内找到存活的视网膜岛或在萎缩区外找到受影响最小的视网膜部分的能力而改变[179]。似乎有一种倾向，即在感兴趣的对象的右侧固定暗点，倾向于在阅读时看到 1 行的开头，而不是文本的结尾[181]。视觉再训练可以使患者使用视网膜最接近的可行区域。然而，放大辅助设备往往不能帮助这些人阅读，因为放大后的图像被投射到 GA 的部位。在大多数患者中，合并退变和萎缩的进行性扩大，发生在双侧，可导致视觉功能的显著损害[162, 179]。

（四）微量营养素补充剂在非新生血管性 AMD 中的作用：AREDS 和 AREDS2 The Role for Micronutrient Supplements in Management of Non-Neovascular AMD: AREDS and AREDS2

AREDS 证明微量营养素补充剂由特定抗氧化剂（500mg 维生素 C、400U 维生素 E 和 15mgβ- 胡萝卜素）和矿物质（80mg 氧化锌、2mg 氧化铜，以降低锌诱发的铜缺乏性贫血的风险）减少晚期 AMD 的进展。然而，这些益处仅在中度或单侧晚期 AMD 患者中明显（图 68–45A）[163]。尽管建议所有参与者在试验的随机部分结束时使用联合补充剂，但通过 10 年的随访（图 68–46）证实了治疗益处[164]。当 90% 的参与者完成 5 年的随访后，临床试验结束。由于没有确切的证据表明 GA 的发展或进展受到影响（图 68–46A），因此结果是由 NVAMD 的风险降低驱动的[163, 164]。

Klein 等首先报道了 AREDS 研究中根据 CFH 基因型对补充剂可能的不同反应[182]。Awh 报道了利用 AREDS 数据进行的分析，结果表明只有 CFH 和 ARMS2 基因型的受试者从补充剂中受益，而这些基因型的 AREDS 受试者对补充剂表现出不利的反应[183, 184]。Chew 及其同事也分析了 ARED 在这方面的数据[185]，并没有发现基于基因型的补充剂的差异效应，他们认为 Awh 及其同事的分析是有偏见的，因为他们是对数据的事后分析。美国眼科学会在 2015 年更新的 AMD 首选实践模式中处理了这些报道，在考虑补充剂使用建议时，不建议进行基因

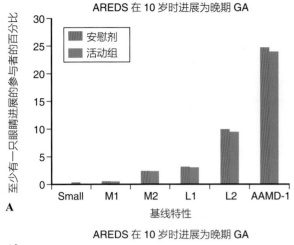

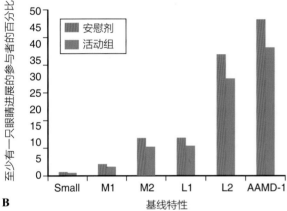

▲ 图 68-46　与活动组与安慰剂组的基线特征相关的年龄相关性眼病研究（AREDS）中 10 岁时进展为晚期年龄相关性黄斑变性的比例

A. 进展为中央地图样萎缩的比例与基线严重程度相关，但不受补充剂的影响；B. 进展为新血管性 AMD 的比例与基线严重程度相关，并通过服用补充剂而降低。AAMD-1. 基线检查时对侧眼晚期 AMD；L1. 一只眼大的 drusen 为晚期特征；L2. 双眼大 drusen 为晚期特征；M1. 一只眼中等 drusen 为晚期特征；M2. 双眼中 drusen 为晚期特征；仅基线检查时患侧小 drusen。经许可，图片改编自 Chew EY, Clemons TE, Agron E, et al. Ten-year follow-up of age-related macular degeneration in the age-related eye disease study: AREDS report no. 36. JAMA Ophthalmol. 2014; 132 (3): 272-7.

检测。需要一个随机、前瞻性的试验来证明基因测试在这个环境中的实用性。

　　AREDS2 的目的是确定叶黄素 / 玉米黄质（L/Z 10mg/2mg）和（或）二十碳五烯酸（EPA）（650mg）和二十二碳六烯酸（DHA）（350mg）形式的 ω-3 长链多不饱和脂肪酸的组合在添加到 AREDS 补充剂中时是否能进一步减少进展为晚期 AMD [186, 187]。第二个目的是探讨与原配方相比，对原 AREDS 配

方的修改是否能保持微营养素补充剂的益处并提高其安全性。这些修改包括将锌的用量减少到 25mg 和完全消除 β- 胡萝卜素 [187]。本前瞻性临床试验的强制性一级和自愿性二级随机分组如图 68-47 所示。入组时，受试者年龄应至少 50 岁，在一只眼没有晚期 AMD 或大 drusen 和对侧眼没有晚期 AMD 的情况下，有双侧大 drusen（2 只眼）的证据。在初步分析中，中位随访 5 年，当比较叶黄素 / 玉米黄质和（或）DHA/EPA 组与对照组时，进展为晚期 AMD 的概率没有显著降低 [186]。在 5 年的 4 个治疗方案中，进展到晚期 AMD 的比例约为 30%。被称为"主要效应"的探索性二次分析将所有接受 L/Z 治疗的受试者分组，并将其与未接受 L/Z 治疗的受试者进行比较，基本上使分析中的眼睛数量增加了一倍，增加了分析的能力，以发现统计上的显著差异。这项分析表明，L/Z 可以降低进展到晚期 AMD 的危险比（HR）为 0.90（95%CI 0.82～0.99，$P=0.04$）[188]。二次随机化分析显示，排除 β- 胡萝卜素或减少锌的用量对晚期 AMD 的发生无显著影响 [186]。另一个探索性的二级亚组分析利用了整个队列的 1/3 来确定在一级随机化中分配给对照组的参与者和在二级随机化中分配给原始 AREDS 配方的参与者，并将他们与在一级随机化中分配给仅 L/Z 臂的参与者和在无 AREDS 补充的情况下分配给仅 L/Z 臂的参与者进行比较任何 β- 胡萝卜素在二次随机分组中。这项研究探索了与 AREDS 补充剂相关的功效，其中 L/Z 本质上取代了 β- 胡萝卜素。这项分析为晚期 AMD 提供了 HR = 0.82（95%CI 0.69～0.96），主要是由于 NVAMD 减少（HR = 0.78，95%CI 0.64～0.94）[188]。所有的分析都没有发现两组或亚组之间至少中度视力丧失率的差异。与解剖或功能结果的原始配方相比，该研究没有对原始配方的任何改变进行预先指定的非劣效性分析。因此，关于 AREDS2 推荐的用 L/Z 代替 β- 胡萝卜素的配方是否能达到与原配方相似的解剖和功能结果，仍存在疑问。在四个主要治疗组中，严重不良事件的发生率没有差异。然而，在 β- 胡萝卜素亚组和无 β- 胡萝卜素亚组中发现更多肺癌病例（2% vs. 0.9%，$P=0.04$），主要发生在前吸烟者中 [186]。

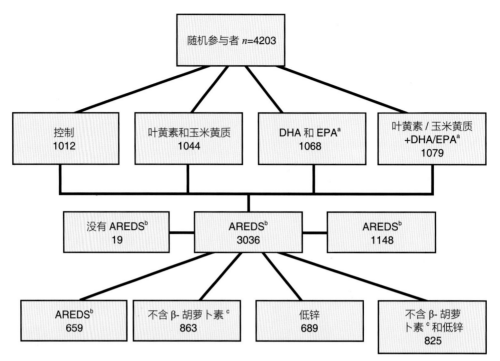

▲ 图 68-47　年龄相关性眼病研究 2 研究设计

初步随机分为四组：对照组（不含叶黄素 / 玉米黄素或 DHA/EPA）、叶黄素 / 玉米黄素、DHA/EPA 或叶黄素 / 玉米黄素和 DHA/EPA。参与者可选择继续使用原 AREDS 配方（n=1148）或进行二次随机分组，分为四组：原 AREDS 配方、原配方不含 β- 胡萝卜素、原配方含还原锌或原配方不含 β- 胡萝卜素和还原锌。19 名患者拒绝了 AREDS 补充剂的二次随机化和使用。a. DHA 和 EPA= 二十二碳六烯酸和二十碳五烯酸；b. AREDS 补充剂：维生素 C（500mg）和维生素 E（400U）、β- 胡萝卜素（15mg）、锌（氧化锌 80mg）和铜（氧化铜 2mg）；c. 吸烟者被随机分配到两个无 β- 胡萝卜素组中的一个组；低锌 =25mg/d。经许可，图片转载自 Chew EY, Clemons T, SanGiovanni JP, et al. The Age-Related Eye Disease Study 2 (AREDS2)：study design and baseline characteristics (AREDS2 report number 1).Ophthalmology. 2012；119 (11)：2282-9.

AREDS 和 AREDS2 结果的临床应用 Clinical Application of the AREDS and AREDS2 Results

非新生血管性 AMD 的治疗首先要对有患病风险的个体进行筛查，主要是对 50 岁及以上的人群。根据 2000 年美国人口普查报告中基于人口的研究得出的疾病流行率，估计 800 万年龄 ≥ 55 岁的美国人至少有一只眼有大 drusen（ ≥ 125μm）[4, 163]。到 2020 年，估计美国将有 640 万人在至少 1 只眼发生大 drusen[4, 163]。据推测，这些人中的大多数是无症状的，可能出现在常规眼科检查的情况下，或 AMD 以外的眼科疾病中出现。在这样的检查中，从业者应该考虑 AMD 的筛查。如果检查发现有视网膜下或视网膜内液体、出血、脂质或视网膜色素上皮升高，则可能存在新生血管性 AMD。如第 69 章［新生血管性（渗出性或"湿性"）年龄相关性黄斑变性］所述，荧光素血管造影和 OCT 可用于确认 NVAMD 的诊断和辅助治疗。

假设没有明显的新血管性 AMD 迹象，那么医师应该评估 RPE 异常和 drusen。如果没有 AMD 的证据，或者如果临床评估与早期 AMD 一致（作为两眼最先有晚期 AMD 的特征），那么就不需要补充剂。这是基于这些个体在 ARED 内接受积极治疗时没有任何益处。补充剂并没有减少这些眼中向中度或晚期 AMD 的进展。这些人可能会被告知，他们在未来 5 年内患视觉疾病的风险非常低。有理由建议他们每年进行一次重新评估，以寻找中期 AMD，因为通常 1/3 的 AREDS 参与者在最初 5 年内，会由早期 AMD 进展到中期 AMD[163]。

如果至少有一只眼出现中度 AMD，那么考虑饮食补充剂，如 AREDS 或 AREDS2 中使用的补充剂是合理的，前提是个人的医师不知道长期使用这些高剂量补充剂的禁忌证。在至少 10 年的随访中，被分配到 AREDS 抗氧化剂和锌的原始配方的患有至少单侧中度 AMD 或单侧晚期 AMD 的患者，

AMD 进展率（图 68-45B）和中度视力丧失率（图 68-45C）较低。

尽管使用这些补充剂的风险很小（表 68-3 和表 68-4），但讨论适度的治疗益处和最小的风险是合适的。

表 68-3　安全性 - 抗氧化剂

条　件	无抗氧化剂（%）	抗氧化剂（%）
轻 / 中度症状住院	10.1	7.4
感染住院	0.8	1.6
循环系统	0.8	0.3
皮肤，皮下组织	1	2.2
肤色变化	6	8.3
胸痛	23.1	20.2

表 68-4　安全性 - 氧化锌

条　件	无锌（%）	含锌（%）
轻 / 中度症状住院	7.8	9.7
泌尿生殖科住院	4.9	7.5
男性泌尿生殖系统疾病住院治疗	4.4	8.6
循环系统	0.3	0.9
贫血	10.2	13.2
吞咽药丸困难	15.3	17.8

治疗益处的大小受治疗开始时 AMD 状态的影响，其中 AMD 患者中已经丧失功能的患者获益最大。目前吸烟的人应该被告知，在评估肺癌风险队列中 β- 胡萝卜素的随机试验中，β- 胡萝卜素补充剂与肺癌和死亡率的微小但明确的增加有关[189, 190]。对于这些患者，使用类似 AREDS 的补充剂，代替 β- 胡萝卜素并包括 L/Z（一种由 AREDS2 组推荐考虑的配方）可以达到预期的 AMD 进展的减少，同时避免肺癌的高风险。类似的讨论对于那些曾经是吸烟者的个体来说是合理的，因此他们可以做出明智的决定，认为他们认为哪些补充是最合适的，以最大程度地保护他们免受 AMD 进展和视力丧失，并将其发病率和死亡率的风险降到最低。

如果一个人患有单侧晚期 AMD（中央 GA 或新生血管性 AMD/ 盘状瘢痕），则其对侧眼的风险最高，特别是如果其对侧眼有大的 drusen 和 RPE 异常。应鼓励这些患者（不管这只眼睛中有无特定的非新生血管性 AMD 表现）使用 AREDS 补充剂，并注意上述吸烟史。

如果一个人的双眼都患有晚期 AMD，那么如果在 CNV 存在的情况下至少 1 只眼的视力相对较好（20/100 或更好），医师可以考虑推荐 AREDS 型补充剂。这一考虑是基于 AREDS 的数据，显示在 NVADM 眼中进一步中度视力丧失的风险降低。然而，该观察仅适用于基线时有 CNV 且视力 ≥ 20/100 的眼（表 68-5）。在接受抗血管内皮生长因子治疗的双侧 CNV 患者中，微量营养素补充剂的潜在作用尚不清楚，因为在 AREDS 或 AREDS2 中没有对此进行评估。

表 68-5　治疗对基线检查时新生血管年龄相关性黄斑变性患者中度视力丧失风险的影响

	优势比	99%CI	P 值
基线 VA20/100 或更好（n=260）[a]			
抗氧化剂与不含抗氧化剂	0.54	0.30～0.95	0.005
锌与不含锌	0.99	0.56～1.74	0.96
抗氧化剂与安慰剂	0.35	0.15～0.81	0.001
锌与安慰剂	0.65	0.28～1.50	0.18
抗氧化剂 + 锌与安慰剂	0.53	0.23～1.24	0.05
基线 VA20/200 或更好（n=352）[b]			
抗氧化剂与不含抗氧化剂	0.66	0.40～1.07	0.03
锌与不含锌	1.10	0.67～1.79	0.62
抗氧化剂与安慰剂	0.56	0.27～1.13	0.03
锌与安慰剂	0.93	0.46～1.89	0.79
抗氧化剂 + 锌与安慰剂	0.72	0.36～1.46	0.24

VA. 视力
a. 167 名受试者有中度视力丧失
b. 206 个参与者有中度视力丧失

AREDS 的数据建模和美国人口报告 AMD 患病率的流行病学调查表明，如果所有 800 万 AMD 进展风险人群都被确定，大约 300 000 个人将在 5 年期间避免在至少 1 只眼中发展为晚期 AMD，在补充剂的使用方面受过教育，并且遵守 AREDS 型补充剂方面的使用。尽管如此，在同一时期，另外 100 万人仍将发展为晚期 AMD 在同一时间段，其中约 2/3 将发展 NVAMD。随着我们目前对新生血管性 AMD 有效的抗 VEGF 治疗的应用，早期诊断新生血管性 AMD 变得越来越重要。由于抗 VEGF 治疗是最有效的防止视力丧失，与视力改善相比，开始治疗前视力中度受损是至关重要的视觉结果 NVAMD 患者。因此，中度 AMD 或单侧 AMD 患者通常被要求定期回到眼科，原因如下：①更新 AMD 的分期，并更新 AMD 的管理方法；②重新评估与萎缩性改变进展相关的视力损害增加相关的功能需求；③确定任何无症状的新血管性 AMD，及时治疗可能有利于最终视力结果；④回顾定期自我监测的常规需要和方法，以增加个体在最小视力损失的情况下识别进展为 NVAD 的可能性；⑤如果怀疑有进展症状，提醒其及时联系眼科医师。单侧或双侧 NNVAMD 患者的定期就诊频率（或接受单侧 NVAMD 治疗的患者的 NNVAMD 眼睛检查频率）应取决于根据眼睛出现玻璃疣和 RPE 异常预测的 NVAMD 发展风险。

（五）进展为 NVAMD 的家庭监测 Home Monitoring for Progression to NVAMD

Amsler 网格测试已被证明对先前记录的 NNVAMD 眼中的 NVAMD 事件的检测灵敏度有限[191-195]，例如，当 Amsler 网格测试在办公室进行时，对事件 CNV 的检测灵敏度为 0.42（95%CI 0.15～0.72）[194]，对任何 CNV 的检测灵敏度为 0.526[195]。尽管有这些观察结果，许多眼科护理提供者还是建议有 AMD 进展风险的人使用它。最近，一种视野测量设备，优先超灵敏周长（PreView PHP, Carl Zeiss Meditec, Dublin, CA）在办公室环境中显示，当在 19 名新生血管性 AMD 患者中进行 Amsler 网格测试时，与 Amsler 网格测试相比，对 NVAMD 的检测具有更高的灵敏度：PHP 的灵敏度为 100%，Amsler 网格的灵敏度为 53%，$P=0.004$（191）。另外，在办公室的研究表明，该装置可以区分新生血管性 AMD 和中度 AMD 的眼睛，两者都具有高

灵敏度（85%）和高特异度（85%）[196]。在胡萝卜素和抗氧化剂年龄相关性黄斑病变（Carotenoids and coantioxidants in patients with Age-Related Maculopathy, CARMA）临床试验中，类似的装置（ForeseePHP 2.05 Notal Vision, Ltd, Tel Aviv, Israel）在巢式病例对照研究中被评价为类胡萝卜素和抗氧化剂的一部分。在将该装置纳入后续临床访视之前进展为 CNV 的眼睛比在将该装置作为后续访视方案的一部分之后进展为 CNV 的眼在基线视力和 CNV 检测时脉络膜新生血管病变大小方面的损失更大。在这项研究中，在加入 PHP 装置后，10 名参与者发展出 CNV，其中 9 人用 PHP 装置进行了测试，所有 9 人都用 PHP 装置进行了检测[197]。

同样的技术已经发展成为家庭监护设备（ForeseeHome, Notal Vision, Ltd, Tel Aviv, Israel），并在 AREDS2 临床试验现场进行了大规模临床试验和家庭研究[198]。共 1520 名参与者（年龄 53—90 岁）被随机分配到标准护理家庭监护加上家庭监护设备与标准护理监护单独（有或没有 Amsler 网格表）。主要结果是基线检查和 CNV 检查之间最佳矫正视力字母评分的变化。参与者有双侧大 drusen（2 个潜在的研究眼）或 1 只眼大 drusen（研究眼），另一只眼有晚期 AMD，研究眼视力至少为 20/60。分配到该设备的人员被要求每周至少测试两次，但鼓励他们每天进行测试。设备组 51 只眼进展为 CNV，平均视力丧失 4 个字母，而标准护理组 31 个 CNV 事件平均视力丧失 9 个字母，$P=0.021$）。由于研究开始时中位视力为 20/25，这相当于 87% 的设备组在 CNV 检测时保持至少 20/40 的视力，而标准护理组为 62%（$P=0.014$）。设备组的假阳性率相当低，平均每个患者每年有 0.24 个假阳性设备启动警报，相当于每个设备用户每 4.2 个监测年有 1 次假阳性就诊。如在家庭研究中评估的那样，纳入家庭监测策略，应该能识别出在诊断 CNV 时保持较好视力的更大比例的 CNV 患者。当这些眼睛接受抗血管内皮生长因子治疗时，这反过来会转化为更好的视觉效果。即使像这样的设备有可能提高我们检测疾病进展的能力，包括在更好的视觉保存环境下的进展，也不太可能用这种方法检测出所有的 CNV 病

例。相当一部分 NNVAMD 患者将无法使用该设备，使用者的依从性可能下降，对 CNV 事件的敏感度不是 100%。因此，仍然需要定期进行办公室检查，以确定未能认识到新症状或对新症状采取行动的个人的进展情况，并加强定期进行自我视力检查的必要性。

（六）中期年龄相关性黄斑变性与白内障手术 Intermediate Stage of Age-Related Macular Degeneration and Cataract Surgery

在老年人群中，白内障摘除的问题通常会出现，需要估计术后视力和预期视力受益的持续时间。尽管 AMD 共存，当晶状体混浊被评估为先前存在的视力损害的一个组成部分时，大多数个体可以在白内障手术后获得视力提高。在 AREDS 期间，1939 只眼接受了白内障手术。虽然没有 AMD 的眼（$n=626$）在两次研究访问之间的视力变化最大，为 8.4 个字母，这两次访问立即跨越白内障手术的时间，轻度（早期）AMD 的眼（$n=406$）增加了 6.1 个字母，中度 AMD 的眼（$n=712$）增加了 3.9 个字母，即使是晚期 AMD 的眼（$n=195$）也增加了 1.9 个字母[199]。在每个 AMD 亚组中，这些改善与基线相比表现出显著的统计学变化，并且与每个 AMD 亚组中的 10 个或更多字母改善相关，如下所示：无 AMD 41%，轻度 AMD 32%，中度 AMD 29%，晚期 AMD 24%。对白内障手术后至少 1 年的长期随访的眼进行分析表明，在所有 AMD 亚组中，视力的早期改善是持续的[199]。

1232 只眼在参与 AREDS2 治疗期间接受了白内障手术，覆盖了 AMD 的严重程度，证实了白内障手术后的良好结果。在 AREDS2 期间进行白内障手术的眼使用 AREDS-AMD 严重程度量表进行分类[71]。轻度 AMD（严重程度 1～3，$n=30$）的眼增加了 11.2 个字母，中度 AMD（严重程度 4～6，$n=346$）增加了 11.1 个字母，重度 AMD（严重程度 7～8，$n=462$）增加了 8.7 个字母，非中心性 GA（严重程度 9，$n=70$）增加了 8.9 个字母，中心性 GA 和（或）新血管疾病（严重程度 10～11，$n=324$）在比较两次立即跨过白内障手术的研究访问之间的视力变化时获得 6.8 个字母[71]。这确实代表了每

一个 AMD 亚组术前视力的显著平均提高。在轻度 AMD 亚组中，改善 10 个或更多字母的患者比例最高，为 37%，并且在 AMD 谱上依次下降，但在晚期 AMD 患者中仍为 24%。12%～20% 的患者白内障手术后改善了 15 个或更多字母，AMD 亚组之间的变化最小[71]。

AREDS 和 AREDS2 的发现提供了证据，证明白内障手术对加速 AMD 进展的有害影响，流行病学研究的发现引起了人们的关注。生物学上的争论是白内障手术时或术后的光损伤和与手术相关的炎症可能引发 AMD 的进展。对两项基于人群的调查（海狸坝和蓝山眼科研究）的联合分析表明，白内障手术在 5 年内将发生新血管性 AMD 的风险增加了 5 倍[200]。这些观察结果可能是由于手术后的眼底更容易的可视化和术后识别的新血管 AMD，这实际上是白内障手术前存在的。与基于人群的调查相比，AREDS 具有定期前瞻性数据收集的优势，后者在不同时间点评估横断面结果。在 AREDS 中，各种分析方法被用来探讨白内障手术后新生血管 AMD 或中央 GA 的发展，没有发现任何明显的有害影响[201]。

目前最好的证据表明，AMD 患者可以从白内障手术中获得视力益处，白内障手术似乎不会增加 AMD 进展的风险。如果并发白内障，不应阻止这些患者进行白内障手术。眼科医师应该意识到，尽管术前有影像学表现，但晚期 AMD（尤其是金色眼底或 CNV 有少量视网膜下液体、出血、脂质或瘢痕的区域性萎缩）的眼可能不容易通过白内障看到。先前存在的 AMD 可以解释患者经历的视力丧失，这可能被错误地归因于白内障。在这种情况下，白内障手术后的视力结果比没有晚期 AMD 时的预期更为温和。且当如果白内障手术后的视力继续恶化，尽管白内障手术前没有发现 AMD，但它仍然存在，由于白内障手术的时间关系，患者可能不恰当地将 AMD 的进展和视力丧失与白内障手术本身联系起来，从而做出更为恰当的 AMD 分期诊断。因此，在任何有 AMD 风险的个体白内障手术前，仔细检查眼底有无晚期 AMD 的迹象是很重要的。白内障后可能存在晚期 AMD 的潜在线索包括对侧眼中存在晚期 AMD、黄斑色素异常（可能

与不可见萎缩或 CNV 相关）或钙化（通常与地图状萎缩相关）。白内障手术前的荧光素血管造影和 OCT 的表现可潜在地识别视觉显著萎缩的区域或提高对先前存在的 NVAMD 的怀疑。其中任何一种的存在都可能影响白内障手术的决定，并有助于制订预后和 AMD 治疗计划。即使在检查、血管造影术或 OCT 怀疑萎缩时，模糊的标志物和较差的图像质量也很难判断中心凹的中心位于与先前存在的 RPE 异常之间的关系，以及是否感觉神经视网膜的各个层是完整的。

（七）NNVAMD 视力损害的治疗 Management of Visual Impairment From NNVAMD

单侧或双侧晚期非新生血管性 AMD 患者，以及非地图样萎缩、非中心性 GA 或融合性中心凹玻璃疣或玻璃疣样 PED 所致视力损害的患者，应考虑低视力康复服务。有经验的眼科护理和社会服务专业人员可以确定哪些服务或设备可能有助于个人优化视力功能，同时适应和应对视力障碍。可能需要考虑特定于驾驶的问题。

在患有双侧晚期和终末期无法治疗的 AMD（中央 GA 或稳定的 NVAMD 盘状瘢痕）的有晶状体眼患者中，可以考虑植入视觉假体装置，也称为可植入微型望远镜（IMT；VisionCare Ophthalmic Technologies，Saratoge，CA）（图 68-48）[202]。该装置提供中央视野的 2.2～3 倍的放大倍数，并提供与类似强度的外部望远镜相关的大约 2 倍的视野。一项前瞻性、开放性、多中心临床试验对 217 名与中央 GA 或稳定盘状瘢痕相关的双侧中心视力丧失［（20/80）～（20/800）］患者（年龄 55—93 岁）进行了评估，将纳入范围限制在入组前通过外窥镜至少显示 5 个字母改善的个体。此外，研究参与者可能已经在家里用一个外部望远镜进行了几天的实验，以评估使用望远镜时双目望远镜和周边视力的损失。这些个体的对侧眼被用作对照组，他们没有接受植入物，而对侧眼被期望为参与者提供周边视觉。217 只眼中有 206 只眼（95%）植入了该装置，其中 11 只眼在手术时失败。两个装置（1%）在放置 1 个月后需要手术取出，因植入时装置损坏导致伸缩筒内冷凝。术后，患者被要求参加 6 次视觉康

复训练，学习如何适应日常生活中使用望远镜。这些访问包括学习使用眼睛之间的交替观察进行外围和中心任务的培训。据报道，在 192 只植入眼中，67% 的植入眼获得了至少 3 行的远距视力，而对侧植入眼只有 13%。在近距离和距离上至少有 3 行的改善发生在 53% 的 IMT 患者和 10% 的对侧眼中[202]。1 年的安全性问题包括观察到 5% 的人在远处或附近至少有 2 行视力丧失。此外，植入装置后 3 个月平均内皮细胞死亡率为 20%，12 个月为 25%[202]。本研究的一个潜在限制是缺乏在没有 IMT 的情况下接受强化视力康复的对照组，因此安慰剂效应与该装置和强化康复对研究结果的影响程度尚不清楚。

该装置已被 FDA 批准用于 75 岁及 75 岁以上的晚期 AMD 患者。术后视力康复对于管理植入该装置的患者至关重要，与低视力专家一起进行彻底的术前评估也是如此。此外，手术后视网膜检查和治疗的新病理学设备仍然是一个潜在的问题，尽管已经描述了一个使用扫描激光超宽场自发荧光和荧光素血管造影的 IMT 患者的成功成像[203]。因此，考虑谁是真正的终末期，而不是 AMD 治疗的候选人是重要的。

（八）NNVAMD 管理的未来方向 Future Directions for Management of NNVAMD

AMD 的未来研究可能集中在病理生理学、新的干预措施及预防疾病发展和进展的增强手段上。即将到来的是两个 III 期临床试验的结果，这些试验评估了限制进行性 GA 所致视力损害的治疗方法。正在研究的干预措施不会逆转萎缩，但可能限制 GA 的进行性扩大。

盐酸埃米司他丁（emixustat hydrochloride）（ACU-4429；Acucela, Inc., Tokyo, Japan）是一种口服的小分子，其被设计为抑制视环异构酶（RPE 特异性 65kDa 蛋白，RPE65），作为减少维生素 A 基毒素的积聚的手段，如 N- 视黄醇 -N- 维脑乙醇胺（A2E）[204]。减少这种毒素在 RPE 内的浓度可能会减缓 GA 的进展。根据其作用机制，有望抑制视杆细胞的活动，这可能会产生不良的临床不良反应。在一项针对 72 名 GA 患者的 II 期、随机、安慰剂对

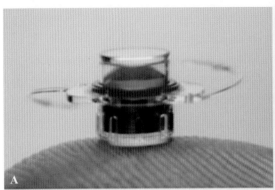
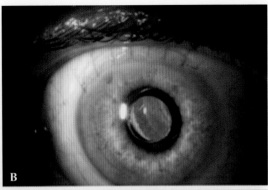
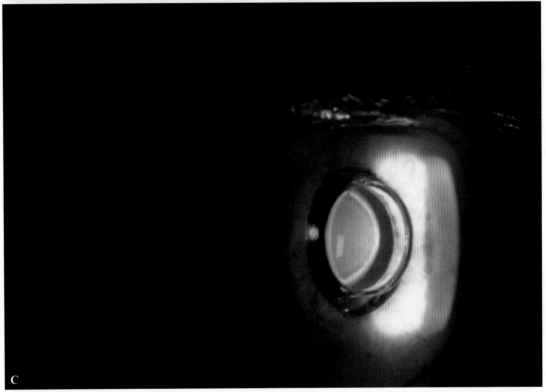

▲ 图 68-48　**A.** 可植入微型望远镜的侧视图（顶部是装置的前部）。前石英高加广角微光镜位于前窗和折射空气空间的后面。后面的广角微光镜是看不见的，因为它隐藏在套管内，防止光线在设备筒的后部散射。**B.** 研究眼植入术后 **6** 周。在虹膜后面可以看到蓝光限制器。**C.** 前微光学元件可在装置前窗后面看到照明。前窗从虹膜平面边缘突出

图片 B 和 C 来自 *James P. Gilman*，经许可，图片转载自 Hudson HL, Lane SS, Heier JS, et al. Implantable miniature telescope for the treatment of visual acuity loss resulting from end-stage age-related macular degeneration：1–year results. Ophthalmology.2006；113(11)：1987–2001.

照研究中，54 名受试者被随机分为 emixustat 组（每天一次口服 2mg、5mg、7mg 或 10mg），18 名受试者被随机分为安慰剂组[204]。主要目的是探讨 3 个月的安全性和耐受性，并评价药物的药效学[204]。与安慰剂组相比，服用该药的受试者经常报告色盲（54% vs. 17%），表现为对视力的深色或有色及暗适应缺陷（48% vs. 6%）。10mg 治疗组的发病率最高

（83%）。与安慰剂组相比，emixustat 联合治疗组的其他不良事件更为普遍，包括以下主诉：视力损害（26% vs. 6%）、视物模糊（15% vs. 6%）和视野缺损（15% vs. 0%）。在研究药物的使用中，最佳矫正视力下降的客观测量也更为普遍（11% vs. 0%）。由于眼部不良事件的发生率，研究药物在 7mg 和 10mg 组（中位数为 25 天）过早停药。85% 的眼部不良事件

在研究期间或停药后 2 周内得到解决，大约一半的色盲病例在仍服用研究药物期间得到解决[204]。ERG 测量的视杆光感受器活性抑制在剂量反应后出现，在停药后 7～14 天恢复到基线水平。视锥光感受器功能未见改变[204]。Emixustat 目前正在对 GA 患者进行为期 2 年的 Ⅱb/ Ⅲ 期（NCT01802866）随机安慰剂对照临床试验。有效治疗组分为 2mg、5mg 或 10mg 剂量。研究完成日期为 2016 年 7 月[205]。

对于处于后期开发阶段治疗晚期 GA，另一个积极干预措施是 lampalizumab（FCFD4514S；F.Hoffmann La Roche，Ltd，Basel，Switzerland）。该生物制品为抗补体因子 D 单克隆抗体片段[206]。作为替代补体途径的一部分，因子 D 作用于补体因子 H 的上游，是级联反应激活的限速步骤，其水平低于其他补体因子[206, 207]。补体途径的激活与 GA 的发病机制有关，既有 AMD 和 GA 眼病理标本补体分子水平较高的证据，也有补体基因多态性，特别是补体因子 H，与 GA 的风险增加有关[208]。在 18 名受试者的 Ⅰa 期试验中，单一玻璃体腔注射 0.1～10mg 的 lampalizumab 的安全性和耐受性被认为是可接受的[206]。

MAHALO 研究（The MAHALO study）（NCT 01229215）是一项玻璃体腔注射用 lampalizumab 的 Ⅱ 期试验，每月 10mg（$n=43$）或每隔 1 个月（$n=44$）与每月假注射（$n=21$）或每隔 1 个月（$n=21$）进行一次，在 2013 年加拿大多伦多美国视网膜学会专家会议上报告了研究开始时 18 个月的 GA 患者的主要结果发现[205]。研究结果目前还没有出现在同行评议的文献中。然而，该药物的进一步开发仍在进行中，希望它能减缓 GA 的进展，特别是在具有补体因子 I 多态性的个体亚群中。CFI 也在补体级联反应中起作用，具有这种多态性的个体在基线时有更大的 GA 面积或更快的 GA 扩增率，可能在这个亚组中观察到更大的治疗益处。两个设计相同的平行、双掩蔽、随机、国际三期临床试验评估了 lampalizumab 单抗的安全性和有效性（与假注射相比，每 4 或 6 周静脉注射 10mg lampalizumab），目前纳入了 GA：SPECTRI（NCT02247531）和 CHROMA（NCT02247479）的参与者。1879 例双侧 GA 患者的 1 只眼睛将被纳入这些研究，主要结果是 48 周 GA 面积的变化，而视觉功能的测量，包括视觉功能问卷评分和在 1 和 2 年的高对比度和低亮度视力，将提供重要的进一步结果[205]。每个治疗组将包括 CFI 生物标记物阳性或阴性的患者。

在这些随机临床试验的同时，有两个单独的平行的，前瞻性的观察研究的 GA 患者，目前正在招收参与者。在这两项研究中，共有 560 名参与者被跟踪 48 个月，中期分析为 24 个月。这些研究试图更好地描述视觉功能与遗传进展之间的关系，并产生基因型与遗传进展之间关系的新信息[205]。这些研究中的一项，Proxima A（NCT02479386），将招募双侧 GA 的受试者，另一项研究，Proxima B（NCT02399072），将招募参加者单侧 GA 在两个队列中，1 只眼有 CNV 对侧眼没有 CNV[205]。这些观察研究的结果可能有助于设计治疗 GA 的未来临床试验，并可以确定潜在的治疗新靶点。

新生血管性（渗出性或"湿性"）年龄相关性黄斑变性

Neovascular (Exudative or "Wet") Age-Related Macular Degeneration

第69章

Christopher J. Brady   Neil M. Bressler   Susan B. Bressler   著

一、流行病学 Epidemiology

年龄相关性黄斑变性（age-related macular degeneration，AMD）未经治疗是导致老年人严重视力丧失的主要原因[1, 2]。大多数 AMD 患者有黄斑玻璃疣或视网膜色素上皮异常，或两者兼有[3]。大约 10% 的 AMD 患者表现出新生血管形式的疾病[4]。新生血管性 AMD 包括脉络膜新生血管（choroidal neovascularization，CNV）及相关表现，如视网膜色素上皮脱离（retinal pigment epithelial detachment，PED）、视网膜色素上皮撕裂、纤维血管盘状瘢痕形成和玻璃体积血[3]。在缺乏抗血管内皮生长因子治疗的情况下，绝大多数 AMD 严重视力丧失（两眼视力下降 20/200 或更严重）的患者都有新生血管形成[4]。

二、危险因素 Risk Factors

随着年龄的增长，至少有一只眼睛的 AMD 相关视力下降的患病率增加。例如，AMD 是导致白人失明的主要原因（患病率为 2.7/1000；95%CI 1.2～5.4），但不是随机选择参加巴尔的摩眼科调查的黑人。在这项研究中，导致失明的 AMD 影响了 3% 的 80 岁以上的白人受试者[5]。

AMD 可能是一种多因素综合征，其病因不同，损害黄斑，导致临床上公认为 AMD 的常见临床表现。临床和实验室研究涉及的危险因素包括玻璃疣、可见（但不是紫外线）光损伤、血清水平或饮食史测量的微量营养素缺乏、吸烟、家族史（遗传倾向[6, 7]）和心血管危险因素（包括系统性高血压）[8-10]。最近的流行病学研究发现阿司匹林的使用与新血管性 AMD 有关联[11]，但许多作者认为，在临床实践中与阿司匹林使用相关的任何广泛变化发生之前，必须证明两者之间存在因果关系[12-15]。同样，一项前瞻性研究没有证实白内障摘除可能导致新血管性 AMD[16]。第 66 章（年龄相关性黄斑变性的流行病学及危险因素）回顾了有关 AMD 流行病学的更详细信息。

三、临床表现 Clinical Presentation

（一）概述 Overview

大多数 CNV 患者首先注意的症状是视物模糊和扭曲，尤其是近视物扭曲[3, 17]。患者也可能会抱怨视力下降、减退、变形或暗点。然而，很多时候他们自觉没有症状或只报告模糊的视觉症状[18]。症状通常由 RPE 下或视网膜下液体、视网膜内液体、血液或视网膜下或视网膜下空间增生的纤维细胞或纤维血管组织破坏光感受器和视网膜色素上皮引起[19-22]。在一些情况下，但不是所有的情况下，变形或暗点区域可以绘制在 Amsler 网格表。视力虽然经常下降，而且经常累及双眼，但并不总是受到影响，也可能只影响 1 只眼。随着 Snellen 视力，功能性视力通常会下降，尤其是视力更好的情况下。因此，视力较好的 Snellen 视力差的患者通常报告说，用患眼执行功能性任务（如面部识别、告知时间）的能力下降[23]。

（二）生物显微特征 Biomicroscopic Features

在一些 AMD 患者中，CNV 可能表现为视网膜深部组织的灰绿色隆起，伴有上覆的神经感觉性视网膜脱离（图 69-1）。灰绿色可能是由于 CNV 引起的 RPE 增生引起的，通常见于患有眼组织胞浆菌病综合征（ocular histoplasmosis syndrome, OHS）[24]、病理性近视和其他 CNV 合并症的患者，通常是年轻人。这种灰绿色的外观并不总是出现在老年 AMD 患者身上。在视力下降的老年患者中，血液或脂质或感觉性视网膜脱离常提示 CNV 的存在。当上覆 RPE 萎缩时，CNV 毛细血管网络可能变得更加明显。偶尔，浅层神经感觉分离可能是潜在 CNV 的唯一表现。RPE 升高，也称为色素上皮脱离（PED），即使没有覆盖视网膜下液，也可能提示 CNV 的存在，随后可通过荧光素血管造影进行鉴别。与浅 RPE 隆起相关的 RPE 褶皱通常指示 CNV 的存在[25]。这些微妙的临床发现很容易被忽略，如果没有仔细的立体裂隙灯生物显微镜检查，而在间接镜下更可见。

（三）视网膜色素上皮脱离 Retinal Pigment Epithelial Detachments

视网膜 PED 在临床上表现为界限清晰的 PRE、穹顶状隆起（图 69-2）。如果主要充满浆液性液体，它们通常会透照。常伴有 RPE 萎缩和色素图形（pigment figure）的形成。色素图形是一种色素增

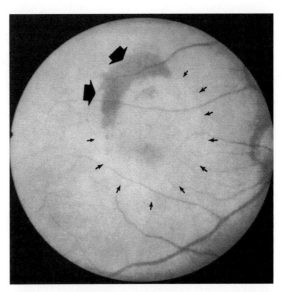

▲ 图 69-1　脉络膜新生血管的眼底照片。注意出血区域（大箭）及神经感觉性视网膜脱离（小箭）

经许可，图片转载自 Elman MJ. Age-related macular degeneration. Int Ophthalmol Clin 1986；26：117–44.

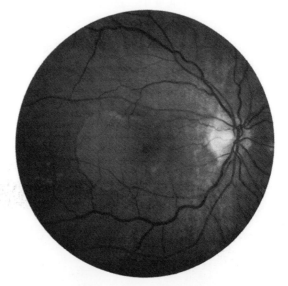

▲ 图 69-2　眼底照片，圆形、边界锐利的丘状突起显示视网膜色素上皮脱离

经许可，图片转载自 Bressler NM，Bressler SB，Fine SL. Age-related macular degeneration. Surv Ophthalmol 1988；32：375–413.

加的网状图案，呈放射状延伸到 PED 上方，可能是由于视网膜色素上皮细胞迁移到外层视网膜空间所致，表明疾病是慢性的，可能没有预后意义。PED 的存在可能是 CNV 的一个特征，这取决于 PED 下方或上方是否存在新生血管[26]。荧光素血管造影模式（见下文）可以将没有 CNV 的 drusen 样 PED 与隐匿 CNV 的纤维血管 PED 及可能覆盖或不覆盖 CNV 区域的浆液性 PED 区分开来[27]。一些临床症状表明，在生物显微镜下确定的 PED 区域下存在 CNV，包括上覆的感觉性视网膜脱离和脂质、血液和从 PED 放射出脉络膜皱褶[3]。尽管光相干断层扫描显示上覆的感觉性视网膜脱离可能是 PED 下 CNV 存在的线索[28]，有时，由于生理性 RPE 泵的破裂或相邻 RPE 细胞间紧密连接的断裂，在荧光素血管造影上没有发现 CNV，可能导致浅层神经感觉分离。与 PED 不同，神经感觉分离的边界没有明显的界线。PED 内或周围的血液暗示 CNV 的存在（图 69-3）。当局限于 RPE 下间隙时，血液可能会出现一个离散升高的、绿色或暗红色的土丘。出血可以通过 RPE 剥离进入感觉下视网膜间隙或视网膜。很少情况下，血液可以通过视网膜进入玻璃体腔，引起广泛的玻璃体积血。黄斑下手术试验（submacular surgery trials，SST）研究组认为，这种情况更可能发生在主要出血性病变中，这些病变很大（> 12 个视盘区域），或在视网膜专家面前表现出非常差的视力（低于 20/1280 Snellen 当量）[29]。

（四）视网膜下大出血 Massive Subretinal Hemorrhage

视网膜下大出血是新生血管性 AMD 的一种罕见并发症。如果（极少数）完全出血性视网膜脱离发生，则可能发生继发性闭角型青光眼。这些患者可能会报告突然视力丧失，然后疼痛[30]。抗凝治疗可导致视网膜下大出血。在一份报道中[31]，19% 的 AMD 合并视网膜下大出血的患者服用华法林或阿司匹林，尽管在年龄相关性黄斑变性治疗试验中，抗凝或抗血小板治疗与视网膜下出血的相关性仅见于高血压患者[32]。虽然华法林治疗可能导致新生血管性 AMD 视网膜下大出血，抗血小板治疗（阿司匹林）可能是一个偶然的关联，因为一些黄斑光凝研究报告（macular photocoagulation study，MPS）没有观察到阿司匹林使用增加出血风险[33-35]。此外，比较 SST 组 N 试验（SST Group N Trial）中脉络膜新生血管病变为主的受试者和出血性病变为主的受试者的基线特征[36]，未发现阿司匹林的使用存在差异[29]。流行病学研究发现阿司匹林的使用与上述新生血管性 AMD 有关[11]，但这一发现并不一定证实或反驳阿司匹林与主要出血性病变或视网膜下大出血的发生之间的因果关系[37]。

▼ 图 69-3　出血性视网膜色素上皮脱离
A. 出血性脱离的草图，其中血液也在感觉视网膜下被分离；B. 出血性色素上皮脱离的眼底照片。经许可，图片转载自 Bressler NM, Bressler SB, Fine SL. Age-related macular degeneration. Surv Ophthalmol 1988；32：375-413.

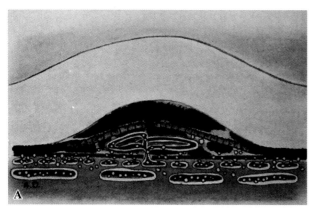

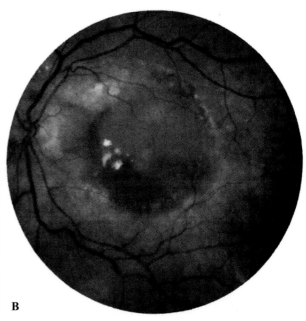

最有力的证据表明，AMD 患者如果需要服用阿司匹林，应该继续服用，而不必担心会增加视网膜下出血的风险。

（五）穿透性玻璃体积血 Breakthrough Vitreous Hemorrhage

在大多数新血管性 AMD 病例中，周边视野未受影响。然而，如果出血通过视网膜进入玻璃体腔，患者可能会抱怨严重和突然的视力丧失，包括周边视野和中心视野。

（六）视网膜色素上皮撕裂 Retinal Pigment Epithelial Tears

RPE 裂开或撕裂被描述为与 CNV 相关的并发症，通常发生在有浆液性或纤维血管性 PED 的眼中[38-41]。撕裂发生在连接和分离的 RPE 的连接处，也许当 PED 不再能够抵抗来自潜在隐匿 CNV（图 69-4）的 RPE 下空间流体的拉伸力，或者来自可能与上覆 RPE 密切相关或缠绕的潜在纤维血管组织的收缩力。当 RPE 撕裂时，RPE 的自由边缘收缩并向纤维血管组织的隆起处滚动。急性的感觉性视网膜的浆液性脱离可能是由暴露的脉络膜毛细血管的液体泄漏引起的[26]。撕裂几天后很少看到。尽管一些眼科医师认为抗血管内皮生长因子治疗会导致 RPE 撕裂，但在三项雷珠单抗Ⅲ期试验中，1298 名患者的数据显示，与对照组相比，活性雷珠单抗组 RPE 撕裂的形成率没有差异[42]。

（七）盘状瘢痕 Disciform Scars

组织学上，CNV 通常伴有纤维组织，即使在眼科医师初次就诊时没有纤维组织[21, 43, 44]。这种纤维组织可能伴有 CNV（纤维血管组织）或不伴有 CNV（纤维胶质组织）[21]。纤维组织复合体可能位

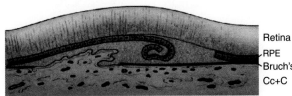

Retina
RPE
Bruch's
Cc+C

▲ 图 69-4　视网膜色素上皮（RPE）破裂或撕裂示意图，显示收缩性 RPE 撕裂。C$_C$+C. 脉络膜毛细血管和脉络膜
经许可，图片转载自 Bressler NM, Bressler SB, Fine SL. Age-related macular degeneration. Surv Ophthalmol 1988；32：375-413.

于 RPE 下方（通常在异常增厚的 Bruch 膜的内部增殖），被称为 Ⅰ 型，或者在 RPE 和光感受器细胞之间，被称为 Ⅱ 型[45]。虽然一些作者推测这些组织病理类型分别对应于隐匿型 CNV 和经典型 CNV[46, 47]，但很少有证据支持这种组织病理相关性的普遍性[48]。通常，随着时间的推移，RPE 的平面被纤维血管或纤维胶质组织破坏，因此 CNV 相对于 RPE 的位置不再容易识别。当纤维组织在临床上变得明显时，CNV 和纤维组织复合体可称为盘状瘢痕。

临床上，盘状病变的颜色可能不同，尽管通常表现为白色到黄色。根据瘢痕组织内 RPE 增生的程度，可能存在色素沉着区。盘状纤维血管瘢痕可能继续生长，新的新生血管区域沿着边缘增生，侵入视网膜以前未受影响的区域（图 69-5）。不同程度的视网膜下出血和脂质可能覆盖或包围瘢痕。偶尔，纤维血管瘢痕可能导致大量液体渗出，类似于视网膜脱离。瘢痕可能伴有大量脂质，如 Coats 病引起的视网膜毛细血管扩张，因此在 AMD 中，历史上有时被称为"成人 Coats 反应"（senile Coats response）[19]。当看到实质性色素时，盘状瘢痕偶尔伪装成脉络膜肿瘤[49]。视网膜和纤维血管组织之间的吻合并不少见[20]。通常，大多数纤维血管瘢痕累及中心凹，导致严重的视力丧失。然而，在一些瘢痕中，组织学上观察到的完整光感受器细胞的存活岛可能解释了比仅从形态学上预测的更好的视觉表现。阅读视力很少超过 20/200，在大多数情况下会严重受损，留下广泛的瘢痕。

四、辅助检验 Ancillary Testing

光相干断层扫描 Optical Coherence Tomography

随着视网膜成像技术的发展，抗血管内皮生长因子药物的发展，使得临床医师能够观察和记录客观的、相对较小的视网膜厚度随时间的变化。在光（OCT）相干断层扫描发展之前，临床检查、彩色眼底摄影和 FA 一直是视网膜评估的标准方法，但在最近的研究中，如 AMD 治疗对比试验（Comparison of AMD Treatments Trial, CATT），研究者可自行决定使用 OCT 或 FA 继而思考再治疗决定，95% 以上的决定是基于 OCT 的发现[50-52]。第 3 章（光相干断层扫描）详细讨论了 OCT 的基础技术及其临床

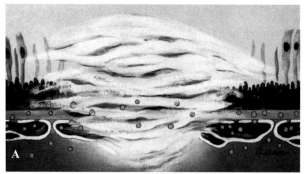

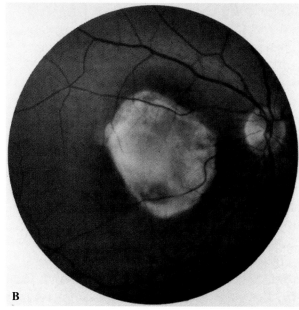

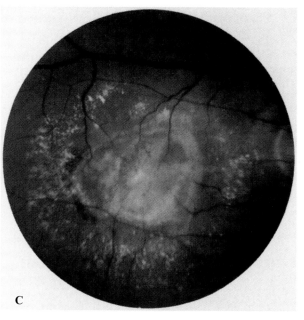

▶ 图 69-5 盘状瘢痕

A. 示意图显示大部分感觉性视网膜、色素上皮和内层脉络膜已被纤维血管瘢痕所取代；B. 脉络膜新生血管形成后盘状瘢痕的眼底照片；C. 盘状瘢痕的眼底照片，可见纤维组织周围脉络膜新生血管形成的持续性视网膜下液体和脂质。经许可，图片转载自 Bressler NM，Bressler SB，Fine SL. Age-related macular degeneration. Surv Ophthalmol 1988；32：375–413.

应用，并详细讨论了新生血管性 AMD。

与 AMD 中评价 CNV 的标准 OCT 相比，OCT 血管造影是一项新技术，最近被 FDA 批准在美国用于 AMD 诊断。通过对血细胞流量的差分测量，无须使用荧光等造影剂即可获得视网膜和脉络膜血管网的图像。在新血管性 AMD 患者的治疗中的实用性尚待证实，但可能提供有用的信息，而无须额外的不适和注射荧光素的风险[53]。此外，如果该技术能够可靠地识别 CNV，OCT 血管造影可能特别有助于确定在传统 FA 上难以解释的病变中是否存在 CNV，例如是否存在卵黄样病变或是否存在潜在的中心性浆液性脉络膜视网膜病变。

五、荧光素血管造影 Fluorescein Angiography

（一）概述 Overview

每当怀疑有可能需要治疗的 CNV 时，应考虑

迅速获得立体 FA，即使是在光谱域 OCT 无处不在的时代。治疗眼科医生即将开始一项建议，涉及风险大、可能花费巨大的药物及多年的随访。尽管临床图像可能是"明显"的 CNV，但伪装成 CNV 的其他病变可以存在（见下文）。在诊断时做荧光素血管造影可以减少诊断错误的可能性。在对使用多种成像方式的试验进行系统回顾中，OCT 对活动性新血管性 AMD 的敏感性为 85%，但特异性仅为 48%，这表明单独使用 OCT 来决定治疗或再治疗方案可能会导致过度治疗[54]。这一点尤其重要，因为"根据需要"（as needed）和"治疗和延长"（treat and extend）等治疗方案旨在尽量减轻治疗负担，但往往是在缺乏 FA 的情况下基于 OCT 评估。重要的是要考虑到，尚未公布基于使用其中一种或两种测试结果的治疗决定的结果比较。

此外，FA 经常允许人们确定荧光模式（经典型或隐匿型）、边界（定义明确或定义不明

确）、成分（如主要成分是 CNV、经典 CNV、具有最低经典成分的 CNV、具有无经典成分的隐性 CNV、出血性），新血管病变相对于中心凹无血管区（faveal avascular zone，FAZ）的几何中心的位置。尽管许多医师不再参考 CNV 成分，但本章后面引用的大多数治疗试验的进入标准在一定程度上依赖于病变成分。如果选择只治疗符合条件的患者，例如 MARINA 试验，基线血管造影是必要的。由于目前临床试验（https://clinical trials.gov/show/NCT02462486，https://clinicaltrials.gov/show/NCT02418754）的资格仍然取决于病变成分，因此，参与新血管性 AMD 临床试验的临床医师科学家仍应考虑了解该疾病的血管造影特征。最后，一些治疗方法可能对不同的病变亚型有不同的效果，对组成的了解可能会使这些亚型的治疗效果更好[55]。关于 FA 的其他技术细节见第 1 章（荧光素血管造影：基本原理和解释）。

高质量的立体荧光素血管造影及细致的裂隙灯生物显微镜检查（理想情况下，使用表面麻醉和硬性接触镜湿润溶液进行接触镜检查，以避免在使用眼科消毒剂时可能出现的任何后续图像采集退化）有助于在血管造影上发现 CNV 的明显和细微特征[27, 56, 57]。需要注意的是，下面的描述术语是指在多中心临床试验和实践中证明可靠和可重复的

FA 荧光模式[27, 58, 59]，与基于其他成像的术语（如 OCT、吲哚菁绿血管造影、组织病理学或免疫组化）无关。对于对新生血管性 AMD 感兴趣的临床医师和研究人员来说，FA 的综合评价仍然是高度相关的。

（二）经典型脉络膜新生血管 Classic Choroidal Neovascularization

经典型 CNV 的荧光素血管造影表现为一个离散的、界限分明的高荧光病灶区，在造影早期可以分辨出来，有时在脉络膜填充期间染料完全填充视网膜血管之前[27, 58, 59]。虽然荧光素偶尔可以在血管造影的早期在 CNV 的实际毛细血管网络中观察到（图 69-6A），但在诊断典型 CNV 时不需要可视化实际新血管的外观，也不是典型 CNV 与隐匿 CNV 的一个特异性特征[27, 58-60]。当血管造影在经典 CNV 区域内进行评估时，高荧光强度增加，并通过中晚期帧超出血管造影早期确定的高荧光区域的边界。荧光素也可能聚集在经典 CNV 上的感觉下视网膜液中（图 69-6B），在立体图像上观察经典 CNV 的早期和晚期帧时最为明显。经典型 CNV 的出现与 FA 上 RPE 萎缩区域形成对比，后者与经典型 CNV 一样，在血管造影早期呈高荧光（图 69-7A）。通过萎缩斑块的荧光增强是由于荧光素通过上覆 RPE 的透见增加，色素减少，通常遮盖脉络膜腮红（有

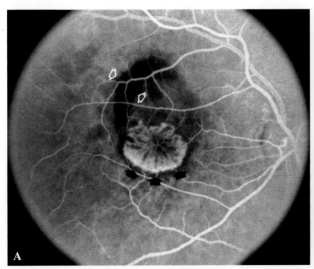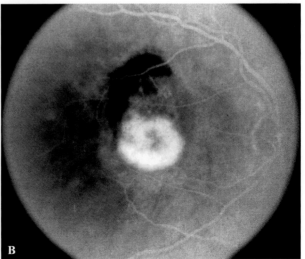

▲ 图 69-6　**A.** 荧光素血管造影早期的过渡期，显示与部分脉络膜新生血管病变相对应的细小血管网（黑箭）；**B.** 荧光素血管造影的晚期，显示荧光的程度和范围增加。在图（A）和图（B）中，由于上覆的出血（白箭）导致荧光被遮蔽
经许可，图片转载自 Elman MJ. Age-related macular degeneration. Int Ophthalmol Clin 1986; 26: 117–44.

时称为窗样或透见缺损）。与经典 CNV 荧光渗漏引起的高荧光程度和强度的增加不同，RPE 萎缩不显示荧光素通过中、晚期帧在其边界处渗漏。荧光在几分钟后消失（图 69-7B），没有荧光泄漏超过早期定义的高荧光边界。AMD 的另外两个病变可能在血管造影早期显示一个离散的高荧光区域，包括一个浆液性 PED 和一个 RPE 撕裂（血管造影特征，区分这些异常和典型的 CNV 稍后讨论）。后一种异常均不应在血管造影晚期早期高荧光边界处出现荧光素渗漏。

（三）隐匿性脉络膜新生血管 Occult Choroidal Neovascularization

隐匿性 CNV 指 FA 上的两种高荧光形式[27, 58, 59]。第一种模式，称为纤维血管色素上皮脱离（fibrovascular pigment epithelial detachment，FVPED），最佳立体视图，通常在染料注射后 1～2min。它表现为 RPE 的不规则隆起，常有高荧光点点缀（图 69-8）。当荧光素聚集在 FVPED 上的视网膜下空间的纤维组织或池中时，边界可能会或可能不会在晚期帧中显示渗漏。FVPED 的确切边界通常只有在荧光清晰地勾勒出升高的 RPE 时才能最准确地确定。仰角的大小取决于立体照片的质量和纤维血管组织的厚度。荧光素血管造影立体图像对有时有助于识别升

高的 RPE 的边界，尽管并不总是如此，因为升高可以逐渐下降到 RPE 的正常水平。第二种模式，未确定来源的晚期渗漏（图 69-9），是指晚期脉络膜渗漏，在血管造影的早期或中期没有明显可识别的典型 CNV 或 FVPED，以解释晚期渗漏的面积。这种隐匿的 CNV 通常表现为斑点状高荧光，斑点上覆盖着视网膜下空间的染料聚集。通常这类 CNV 的边界无法精确确定。

（四）与脉络膜新生血管荧光素血管造影解释相关的其他术语 Other Terms Relevant to Interpreting Fluorescein Angiography of Choroidal Neovascularization

在讨论荧光素对 CNV 的解释和治疗时，区分什么是"病变"（lesion）和构成病变的各种"病变成分"（lesion components）是很重要的[27, 58, 59]。病变组分可描述为典型或隐匿性 CNV 或四种血管造影特征中的任何一种，这些特征可能会模糊典型或隐匿性 CNV 的边界。这四个特征包括：①彩色眼底照片上可见的血液，其厚度足以掩盖正常的脉络膜荧光；②由于增生色素或纤维组织引起的低荧光，或彩色眼底照片上看不到的血液；③视网膜色素上皮的浆液性脱离（图 69-10）；④ CNV 引起的瘢痕，它可以染色或阻断荧光（取决于瘢痕内 RPE

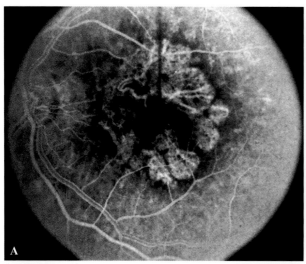
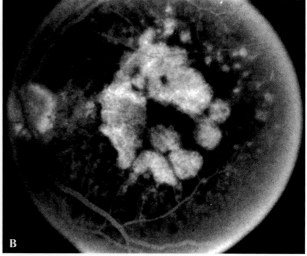

▲ 图 69-7　A. 荧光素血管造影的过渡期，显示与视网膜色素上皮萎缩区（透见或窗状缺损）和容易看到的脉络膜血管（太大而不是脉络膜新生血管）相对应的高荧光；B. 高荧光不会随着血管造影的晚期而增强或减弱。这与脉络膜新生血管形成的模式相反（图 69-5）

经许可，图片转载自 Elman MJ. Age-related macular degeneration. Int Ophthalmol Clin 1986；26：117-44.

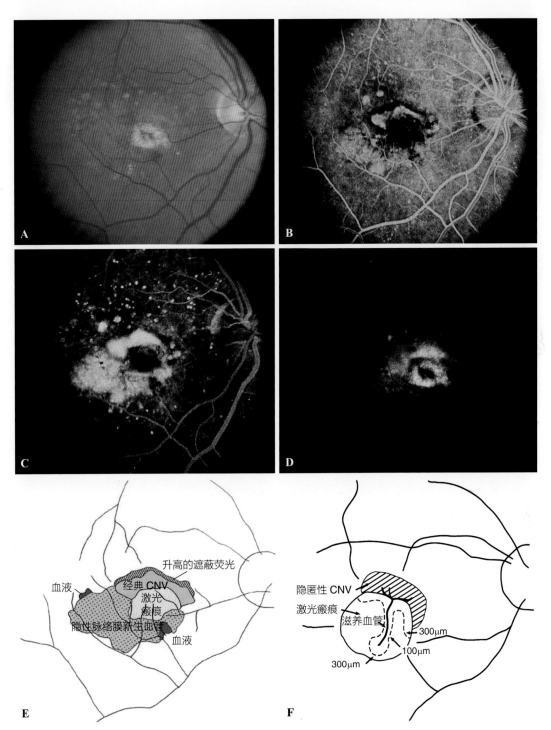

▲ 图 69-8　边界清楚的经典型和隐匿性脉络膜新生血管

A. 彩色照片显示先前光凝留下的瘢痕，周围有多条提示复发性 CNV 的线索，包括视网膜下出血、视网膜下脂质、先前激光治疗区域下方视网膜色素上皮不规则升高以及上方覆盖的视网膜下液体。B. 早期荧光素血管造影显示典型 CNV 区，激光治疗后瘢痕，RPE 不规则升高，点状高荧光表现为瘢痕下方和颞侧的纤维血管色素上皮脱离。C. 注射荧光素 1min 后同一只眼的照片。注意典型 CNV 的荧光素渗漏已经明显，并且相应于纤维血管 PED 的点状高荧光增强。纤维血管 PED 的边界仍然很清楚。D. 注射荧光素 10min 后的血管造影显示荧光素染色持续存在，并且在覆盖病变的感觉性视网膜脱离内出现荧光渗漏。仅从这些照片很难确定勾勒出升高的 RPE 的荧光的精确分界。尽管在（C）中可以看到一个相当清晰的边界，但在这些后期照片中，升高的 RPE 边界处的荧光强度是非常不规则的，除升高的 RPE（D）外的剩余区域的荧光减弱。E 和 F. 多张血管造影立体照片的复合图显示解释病变边界。在每一个钟点，病灶的边界都被清楚地划分出来。病灶包括典型的 CNV，它位于中心凹。经许可，图片转载自 Macular Photocoagulation Study Group. Subfoveal neovascular lesions in age-related macular degeneration: guidelines for evaluation and treatment in the Macular Photocoagulation Study. Arch Ophthalmol 1991；109：1242–57.

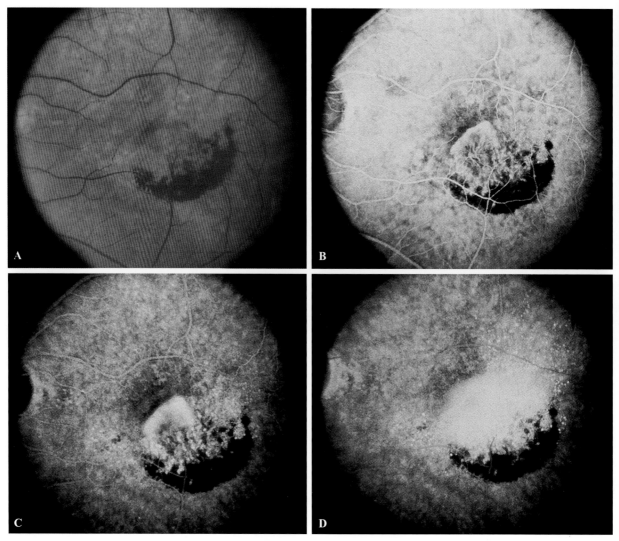

▲ 图 69-9　隐匿性脉络膜新生血管伴典型 CNV

A. 视网膜下积液和眼出血。B. 早期荧光素血管造影显示典型 CNV 的供血血管和纤维血管色素上皮脱离。由于出血致密而导致荧光遮蔽使隐匿的 CNV 下边界模糊。C.血管造影的中期立体照片显示典型 CNV 的渗漏。D. 晚期血管造影显示其他未确定来源的晚期漏血区域，在早期或中期血管造影中未发现典型 CNV 或纤维血管 PED 的明显、离散、界限清楚的高荧光区域，可能被认为是晚期漏血的来源。这种病变的界限尚不清。经许可，图片转载自 Macular Photocoagulation Study Group. Subfoveal neovascular lesions in age-related macular degeneration: guidelines for evaluation and treatment in the Macular Photocoagulation Study. Arch Ophthalmol 1991; 109: 1242–57.

的程度）。这四个特征中的前两个阻止了脉络膜的血管造影视图，使得无法确定 CNV 是否位于该成分的区域。与 RPE 浆液性脱离相关的明亮、合理均匀的早期高荧光（稍后描述）可能掩盖了经典或隐匿 CNV 的高荧光，因此干扰了判断 CNV 是否延伸到浆液性脱离区域下方的能力。术语"病变"依旧指的是病变成分的整个复合体。

术语"定义明确"（等同于划分明确）和"定义不明确"（等同于划分不明确或定义不明确）是指对整个病变（而不是单个病变成分）边界的描述。在定义明确的病变中，360°的整个边界被很好地划分（图 69-6，图 69-11 和图 69-12）。如果整个边界在 360°范围内没有很好的划分，那么病变就很难界定（图 69-9）。因此，定义明确的术语和经典的术语不应互换使用，也不应定义模糊和神秘。

术语"主要是 CNV"（predominantly CNV）表示至少 50% 的病变由经典 CNV 或隐匿 CNV 或两者组成，而术语"主要是出血性"（predominantly hemorrhagic）表示至少 50% 的病变由出血组

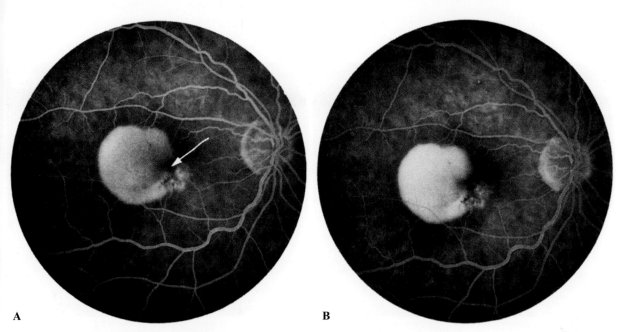

▲ 图 69-10 浆液性视网膜色素上皮脱离荧光素血管造影

A. 荧光素血管造影的早期过渡期显示在脱离的穹隆下有均匀的荧光。注意由高荧光切迹（箭）造成的圆形脱离的变形；B. 荧光素血管造影的晚期显示持续的高荧光，不超过早期过渡期所见的高荧光边缘（图片由 Bressler NM, Bressler SB, Fine SL. Age-related macular degeneration. Surv Ophthalmol 1988; 32: 375–413 许可复制）

成[58, 59]。这些术语在 AMD 的治疗中仍然是至关重要的，因为 CNV 的抗 VEGF 治疗，或较少使用激光光凝、光动力疗法（photodynamic theraphy, PDT）或手术治疗，只在以 CNV 为主或出血为主的病变中进行过试验。在确定病变的成分是否主要是 CNV 之后，应该确定病变是否主要是经典型，而不是微小经典型或隐匿型。如果主要是经典型，那么治疗可以考虑是否有近期疾病进展的证据（正式定义为与 CNV 相关的血液证据，或 3 个月内视力明显下降，或 3 个月内病变明显生长）。与未经治疗且有近期疾病进展的证据相比，仅经正式证实，对非经典病变的微小或隐匿型 CNV 治疗是有益的。抗血管内皮生长因子治疗的治疗试验可考虑在视力丧失和视网膜内或视网膜下液体的情况下进行，这些液体被认为是导致视力丧失的因素，并被认为在抗血管内皮生长因子治疗开始后可能解决。

（五）年龄相关性黄斑变性视网膜色素上皮脱离 Retinal Pigment Epithelium Detachments in Age-Related Macular Degeneration

患有 AMD 的眼睛的各种变化可能导致 RPE 的升高或脱离，如立体生物显微镜或血管造影评估所见。在眼科文献中，继发于 AMD 的 RPE 脱离或视网膜色素上皮脱离一词仍然令人困惑，因为不同的 RPE 脱离可能具有完全不同的成分、荧光素血管造影表现、预后和治疗。幸运的是，这些不同的 RPE 脱离通常可以根据荧光素血管造影模式来区分。这些模式包括：①纤维血管性 PED，一个隐匿性 CNV 的亚型（图 69-8 和图 69-9）[27]；② RPE 浆液性脱离（图 69-10）[61]；③ RPE 出血性脱离，其中脉络膜新生血管病变的血液可见于 RPE 的下方或外部（图 69-3）；④ drusen 样 RPE 脱离，其中可见大面积汇合的软性 drusen[28]。在血管造影的中期，纤维血管性 PED 在 RPE 表面呈现点状荧光，晚期则可能在视网膜上覆的感觉下间隙出现染料聚集（图 69-8）。相反，浆液性 PED 在早期表现出均匀、明亮的高荧光，中期可见 RPE 轮廓光滑，晚期 PED 边缘很少（如有）渗漏（图 69-10）。浆液性 PED 的荧光图案遮蔽了确定经典或隐匿性 CNV 是否存在于浆液性 PED 区域内或下方的能力。

RPE 出血性脱离会阻断脉络膜荧光，因为 RPE

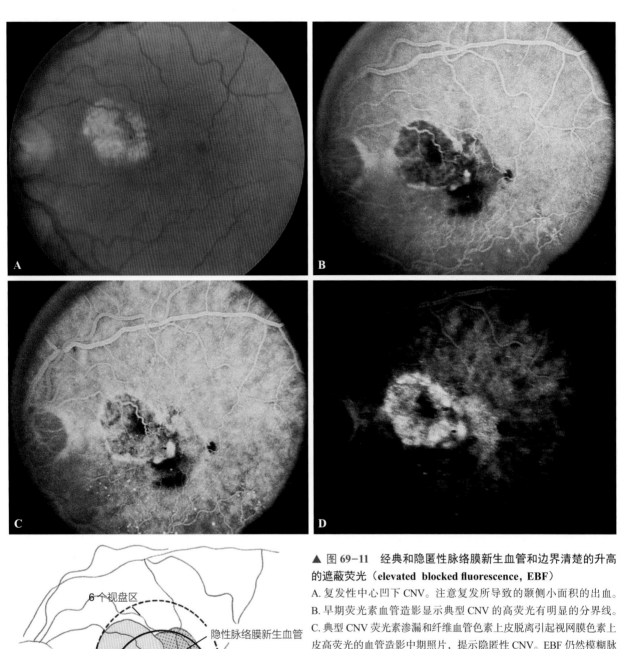

▲ 图 69-11　经典和隐匿性脉络膜新生血管和边界清楚的升高的遮蔽荧光（elevated blocked fluorescence，EBF）

A. 复发性中心凹下 CNV。注意复发所导致的颞侧小面积的出血。B. 早期荧光素血管造影显示典型 CNV 的高荧光有明显的分界线。C. 典型 CNV 荧光素渗漏和纤维血管色素上皮脱离引起视网膜色素上皮高荧光的血管造影中期照片，提示隐匿性 CNV。EBF 仍然模糊脉络膜荧光，可能是 CNV 的下界。D. 晚期血管造影显示典型和隐匿性新生血管均出现荧光素渗漏。注意几乎看不到 EBF。E. 利用多张血管造影立体照片的复合图显示解释病变的边界。由于每个病变成分（经典 CNV、隐匿性 CNV、血液和 EBF）都有明显的界限，因此整个病变的边限被认为是很好的界限。经许可，图片转载自 Macular Photocoagulation Study Group. Subfoveal neovascular lesions in age-related macular degeneration: guidelines for evaluation and treatment in the Macular Photocoagulation Study. Arch Ophthalmol 1991；109：1242-57.

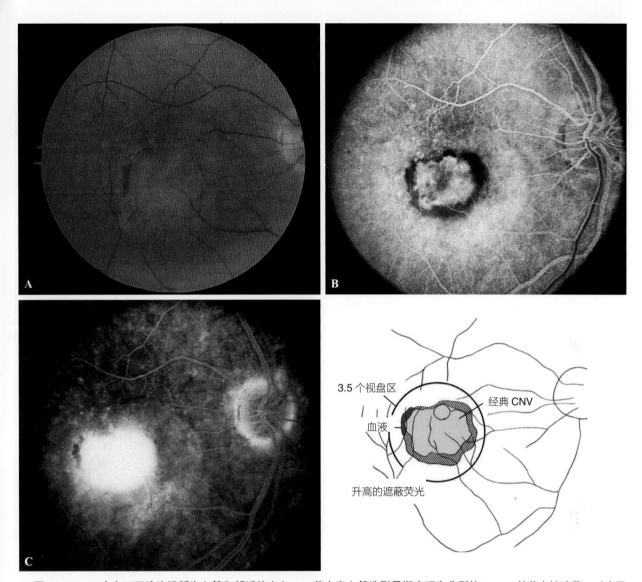

▲ 图 69-12 **A.** 中心凹下脉络膜新生血管和邻近的出血；**B.** 荧光素血管造影早期表现为典型的 **CNV**，其荧光被遮蔽，对应于边界模糊的 **CNV** 颞侧相邻的血液。**CNV** 周围残留的荧光素被遮蔽（立体观察时抬高）可能是 **CNV** 的纤维成分所致；**C.** 晚期荧光素血管造影显示，**CNV**、血液和（**D**）中抬高的遮蔽荧光（分别为绿色、红色和蓝色）的边界来自于根据研究方案拍摄的整个立体荧光素血管造影；**D.** 图纸显示，血液和抬高的遮挡 **CNV** 边界的遮蔽荧光结合区并没有超过可见 **CNV** 的面积

经许可，图片转载自 Macular Photocoagulation Study Group. Subfoveal neovascular lesions in age-related macular degeneration: guidelines for evaluation and treatment in the Macular Photocoagulation Study. Arch Ophthalmol 1991；109：1242–57.

下方有丘状的血液聚集（图 69-3）。偶尔，RPE 出血性脱离可能被误认为脉络膜黑色素瘤，但 RPE 出血性脱离通常在脉络膜黑色素瘤的特征性 A 超上不显示低内反射。最后，一个 drusen 样 RPE 脱离代表了大面积的 [26] 融合的 drusen。Drusen 样 RPE 脱离可与浆液性 RPE 脱离区分，前者在传输过程中微弱荧光，在造影晚期不发展为明亮的高荧光。此外，与浆液性 RPE 分离相比，drusen 样 RPE 脱离

通常边界不光滑、不清晰。Drusen 样 RPE 脱离与纤维血管性 PED 的区别在于缺乏点状高荧光，血管造影晚期缺乏持续性染色或渗漏。由于大的软的融合的 drusen 引起的 RPE 脱离通常比纤维血管性 PED 更小、浅、轮廓更不规则。此外，drusen 样 RPE 脱离物常有网状色素团覆盖在大的、柔软的、融合的 drusen（扇形边缘）上，与早期相比，晚期荧光较少。

（六）其他血管造影特征 Other Angiographic Features

1. 斑点状高荧光 Speckled Hyperfluorescence

在没有荧光素泄漏的情况下，斑点状荧光（图 69–13A）由多个高荧光点组成，通常在注射荧光素后 2~5min 内彼此之间的 500μm 范围内可见，与 drusen 相比，在早期无法检测到[56]。这些斑点的荧光在血管造影晚期持续或强度增加（图 69–13B），与 RPE 的 drusen 或萎缩相反，后者在血管造影晚期不保持明亮的高荧光。典型的是，斑点簇出现在 CNV 病变的边缘，而不是 drusen 在整个黄斑区的典型分布。这一血管造影特征曾被报道与复发性 CNV 有关[56]。如果在 RPE 未升高的情况下，在晚期帧中发现荧光渗漏的斑点状高荧光，这将被认为是隐性 CNV。

2. 视网膜病变吻合术（"视网膜血管瘤样增生"、"RAP 病变" 或 "脉络膜视网膜吻合"）Retinal Lesion Anastomosis（"Retinal Angiomatous Proliferans," "RAP Lesion," or "Chorioretinal Anastomosis"）

视网膜血管可与 AMD 的 CNV 吻合[62]。从视网膜表面到新生血管病变（如特发性中心凹旁毛细血管扩张症）可以看到血管以直角分开。在盘状瘢痕处也可见这些血管。对这些血管的一些描述表明，它们可以在 CNV 形成之前形成（如视网膜下新生血管可以在患有特发性中心凹旁毛细血管扩张症的个体中形成）。理论上，这些描述似乎是合理的，如果足够的血管内皮生长因子的产生，这通常会涉及 CNV 的发展，首先导致视网膜毛细血管的发展。然而，在组织病理学上没有证据表明这些血管是在 AMD 没有 CNV 的情况下形成的。此外，大多数病例在视网膜血管与新生血管病变吻合的情况下显示 CNV 的证据，而那些没有显示明显 CNV 的病例往往有难以解释的血管造影来确定 CNV 不存在。吻合区，当在广泛可见的瘢痕组织形成之前发现时，在早期常显示明亮的荧光区，偶尔伴有小面积的视网膜内出血。虽然有报道指出，有这些吻合口的病变的自然病史比没有这些吻合口的病变的自然病史更糟，但目前没有有力的证据支持这种印象。

3. 泡状液 Loculated Fluid

这种液体由一个界限分明的高荧光区组成，该区似乎代表脉络膜新生血管渗漏前的一个分隔空间中的荧光素聚集，通常见于血管造影的晚期[63]。尽管泡状液体可能符合典型的囊样黄斑水肿的模式，但它也可以聚集在感觉视网膜深处的一个区域内，形状与囊样黄斑水肿不相似。

4. 视网膜色素上皮撕裂 Retinal Pigment Epithelial Tears

RPE 撕裂具有特征性的荧光素血管造影表现[64]。脱离的 RPE 显示出明显的早期高荧光。随后，脉

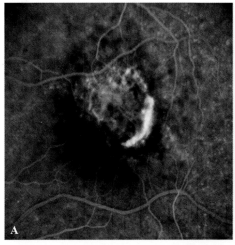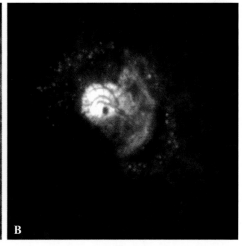

▲ 图 69–13　脉络膜新生血管眼中的斑片状荧光示例。在后框（B）中，500μm 范围内的多个高点片状荧光斑，但在早期框（A）中则无法检测到。注意 CNV 病变边缘典型的斑点簇（© Neil M. Bressler, MD, Johns Hopkins University, 2011）

络膜和巩膜染色，但荧光素一般不会从脱离区域漏出。折叠的色素上皮丘阻断了荧光，然而在血管造影过程中，这个区域可能会在晚些时候泄漏，可能是来自潜在的 CNV。在没有 CNV 的情况下，浆液性 PED 的发展可能会发生撕裂。此外，CNV 发展后可能出现撕裂，有时伴有大面积出血。这些情况中的任何一种都可能在未经任何前期治疗的情况下发生撕裂，或在治疗后不久发生撕裂，并且不需要因为担心撕裂恶化而排除进一步的治疗[42]。

5. 盘状瘢痕 Disciform Scars

纤维血管瘢痕常因荧光蛋白渗漏和染色而高荧光。如果有 RPE 色素反应，也可以观察到由于阻塞引起的低荧光。

（七）吲哚菁绿血管造影 Indocyanine Green Angiography

吲哚菁绿（indocyanine green，ICG）是一种比荧光素钠结合率更高的染料，在近红外波段发出荧光。这些特性被认为对 CNV 的评价和治疗是有用的（见第 2 章，吲哚菁绿血管造影诊断的临床应用）。在 CNV 的 ICG 血管造影中，有三种基本的荧光模式在 FA 上被判断为隐匿型：一个小的、局部的"热点"（荧光的明亮区域多于一个盘区，通常由血管造影的中期显示），一个斑块（一个界限清楚的荧光区域大于一个视盘，在血管造影中相对较晚出现），荧光不清晰[65, 66]。EVERES 研究小组定义的几种类型的病变表明息肉状脉络膜血管病变（CNV 的一种类型，正像经典和隐匿的 CNV 是荧光素血管造影上的 CNV 类型一样），包括立体观察的结节性息肉、结节周围的低荧光晕、异常的血管通道供应息肉，息肉搏动性充盈，与血管造影上高荧光息肉对应的橙色视网膜下结节[68]。PCV 还伴有 RPE 异常的多灶性区域，类似于或可能有时是由于中心性浆液性脉络膜病变的潜在特征。PCV 还显示 CNV 的多灶区，常在后极外，伴有 PED 的多灶区，有时伴有穿透性玻璃体积血[69]。然而，到目前为止，还没有证据表明 ICG 对 EVEREST 研究患者预后的检测或定性有益处，其他研究，如 PLANET（https://clinicaltrials.gov/ct2/show/NCT02120950）和 EVEREST2（https://clinicaltrials.gov/ct2/show/

NCT01846273）正在进行。在精心设计之前，进行的随机临床试验表明，ICG 指导下治疗 AMD 相关 CNV（临床检查、FA 和 OCT 未发现的 CNV），无论有无 PCV 模式，都能获得比不治疗更好的视觉效果，我们无法确定这种特殊的诊断干预或对这种伴或不伴 ICGA 的 CNV 模式的认识是否有益[70]。ICGA 在 CNV 息肉状脉络膜血管病变模式中的作用也在第 74 章（息肉样脉络膜血管病变）中进一步讨论。

六、发病机制 Pathogenesis

（一）脉络膜新生血管 Choroidal Neovascularization

1. 组织病理学 Histopathology

CNV 表现为新生血管芽，通过 Bruch 膜的断裂生长在 RPE 下面或通过 RPE 生长（图 69-14 和图 69-15）[20]。通常与成纤维细胞、肌成纤维细胞、淋巴细胞和巨噬细胞相关[71]。多种生长因子可能参与了 CNV 的发生发展，如血管内皮生长因子（VEGF）[72]。不过，很明显还有其他因素参与其中，因为糖尿病性黄斑水肿和视网膜静脉阻塞引起的黄斑水肿等疾病对 VEGF 阻断有反应，但不会发展成 CNV。穿透 Bruch 膜的内部后，新血管在 RPE 和 Bruch 膜之间横向增殖[20]。随着这些新生血管小枝的成熟，它们形成了一个更加有组织的血管系统，来源于脉络膜外的供血血管主干及纤维组织的增殖。树状新生血管丛中的内皮细胞缺乏较成熟内皮细胞的屏障功能。因此，这些新血管可以在视网

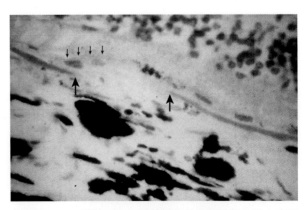

▲ 图 69-14　通过 Bruch 膜破裂生长的视网膜色素上皮下脉络膜新生血管（小箭）的显微照片（大箭）
经 Elman MJ 许可，图片转载自 Age-related macular degeneration. Int Ophthalmol Clin 1986；26：117–44.

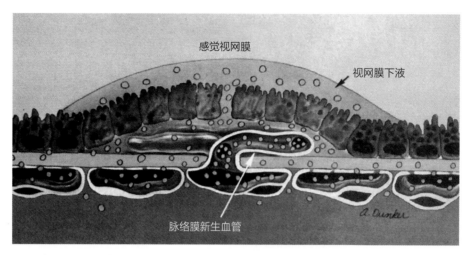

感觉视网膜

视网膜下液

脉络膜新生血管

a. Dunker

▲ 图 69-15　脉络膜新生血管示意图，显示脉络膜毛细血管通过 Bruch 膜的破裂，长入视网膜下色素上皮间隙

经许可，图片转载自 Bressler NM，Bressler SB，Fine SL. Age-related macular degeneration.Surv Ophthalmol 1988；32：375–413.

膜的神经感觉层、神经感觉层下和 RPE 层漏出液体（和荧光素）。蛋白质和脂质可能伴随这一过程并在视网膜的任何一层沉淀。此外，脆弱的血管容易出血。偶尔，血液可能会穿过视网膜的所有层，进入玻璃体腔。最终，在缺乏治疗的情况下，会产生纤维血管瘢痕，通常会导致上覆感觉视网膜组织破裂和死亡，并伴有严重的视力丧失。

2. 相关因素 Associated Factors

脉络膜血管内生长的刺激因素尚不清楚，但已有多种理论提出。软性 drusen 与 CNV 有组织病理学联系。软性 drusen 代表膜碎片（超微结构称为基底线性沉积物）的局灶性堆积，在 RPE 基底膜和 Bruch 膜的内部之间形成一个弥漫的浅层[19, 20, 22, 73–78]。这种物质不应与基底层沉积相混淆，基底层沉积是在 RPE 质膜和 RPE 基底膜之间聚集的物质，随着年龄的增长而累积，但可能不会导致 CNV 引起的视力丧失或地图样萎缩，因此可能不是 AMD 的一部分[73, 74]。这个术语也不应与基底层状 drusen 混淆，也被称为表皮样 drusen，它通常出现在中年，有无数的小的半透明 drusen，在荧光素血管造影上看起来像星空，可能与卵黄状黄斑脱离有关，如下文所述[3, 79]。一些研究者认为软性 drusen 是 RPE 产生的细胞外基质材料[73, 80]。这种物质的沉积可能意味着广泛的 RPE 异常[73]。弥漫性增厚的区域是弱附着的，允许发展为局限性脱离，临床上被视

为软性 drusen。这些局限性脱离可以合并成较大的 drusen 样或浆液性 RPE 分离[22]。另外，drusen 可能通过从脉络膜吸引巨噬细胞作为间接的血管生成因子[71]。

Bruch 膜的断裂允许脉络膜毛细血管新生。然而，在没有脉络膜新生血管长入的情况下也可以看到这些破裂。一些研究者认为，生长的 CNV 的内皮细胞实际上可能在 Bruch 膜中产生断裂，而不是通过 Bruch 膜上已有的断裂而生长[81]。与 AMD 相关的炎症成分可能在 CNV 的发生发展中起作用[82]。与无 AMD 的对照组相比，患有 AMD 的眼 Bruch 膜内淋巴细胞、成纤维细胞和巨噬细胞的患病率增加。然而，这些发现并不是针对新生血管性 AMD 的眼[82, 83]。Bruch 膜破裂处巨噬细胞和淋巴细胞的存在提示白细胞可能参与了 CNV 生长的诱导和内皮细胞胶原酶的释放。推测白细胞可能首先刺激新生血管的增殖，促进导致 Bruch 膜破裂的因子的释放，甚至影响（周细胞）新生血管的扩张[84]。这些炎性细胞是作为 Bruch 膜退行性改变的介质，还是直接刺激新血管的生长尚不清楚。最后，如上所述，其他血管生成因子，如 VEGF 或血小板衍生生长因子[72, 85, 86]，可能有助于新生血管从脉络膜经 Bruch 膜长入 RPE 下间隙。导致新生血管形成的生长因子可能是由刺激和抑制化学调节剂之间的不平衡引起的。RPE 被认为是这些因子的来源，但 RPE

细胞也可能通过巨噬细胞的吸引间接起作用[87]。

（二）临床表现鉴别诊断 Differential Diagnosis by Clinical Presentation

1. 脉络膜新生血管 Choroidal Neovascularization

CNV 可能与 AMD 以外的许多疾病有关，如假眼组织胞浆菌病综合征、病理性近视、血管样条纹（特别是与弹性假黄瘤相关）、脉络膜破裂和特发性病因。当 50 岁以上没有玻璃疣的患者出现 CNV 时，AMD 是否存在是有争议的。

CNV 可伪装为中心性浆液性脉络膜视网膜病变。虽然 CSR 的典型例子在 FA 上显示了一个"炊烟样"（smokestack）结构，但更常见的表现是一个高荧光点，它仅仅增加了荧光的大小和强度，很像一小块 CNV。我们必须强烈考虑 50 岁及以上患者的 CNV，这些患者甚至有典型的 CSR 表现，因为后者最常出现在 50 岁之前。

基底层（或表皮样）drusen 可能是复杂的中心凹脱离卵黄状物质在一个或两个眼睛，可能模仿新血管性 AMD。这些病例的角膜接触镜检查显示，其外观与猪皮相似，有无数的小圆 drusen。从血管造影上看，成百上千的亮点出现在血管造影的早期，这种现象被称为"星空"。这些患者通常没有症状，直到他们在中心凹积聚卵黄样病变。这种物质引起的中心凹脱离，可以是单侧的，也可以是双侧的，模拟了中心凹下 CNV 发生的中心凹脱离。高荧光通常逐渐填满卵黄样物质的区域，而不是早期显示一个典型的 CNV 晚期渗漏的荧光区域。与凹下 CNV 不同，CNV 通常进展为盘状瘢痕、视力为 20/200 或更差，继发于表皮样 drusen 的中心凹脱离的眼没有瘢痕。视网膜可能有一个 RPE 萎缩的区域，大小约为一到两个视盘区域，但视力通常在（20/125）～（20/80）。

当发现任何卵黄样脱离的情况时，确定晚期明亮荧光是卵黄样物质的进行性荧光素染色还是 CNV 的荧光素渗漏是关键，这可能有助于开始治疗。RPE 的图形样营养不良也可能导致卵黄样脱离，其中血管造影模式可以模拟 CNV。重要的是要认识到，表皮样 drusen 或图形样营养不良患者仍然可以发展与 AMD 或实际 CNV 相关的典型 drusen。

2. 玻璃体积血 Vitreous Hemorrhage

如果一个新患者的一只眼睛有玻璃体积血（VH），另一只眼睛有 AMD 的症状，那么必须首先排除玻璃体积血的其他原因。VH 的常见原因包括视网膜撕裂形成和视网膜血管疾病，如糖尿病视网膜病变或分支静脉阻塞。超声通常能将继发于新生血管性 AMD 或视网膜血管性疾病的突破性 VH 与肿瘤引起的 VH 区分开来（图 69-16）。

七、自然病史 Natural History

大多数 CNV 的前瞻性自然史数据来自于在抗 VEGF 时代之前参与随机临床试验的对照组（未治疗组）。因此，自然病史信息是特定于这些试验的合格标准不能反映人群脉络膜新生血管病变的自然史。考虑到这一点，回顾这些试验的自然史，为未经治疗的这些病变的结果提供一些证据。在黄斑光凝研究（MPS），50%～60% 的未经治疗的眼在 2～3 年内失去 6 行或更多的视力[34, 35, 88-91]。

用光动力疗法（photodynamic therapy，PDT）研究治疗年龄相关性黄斑变性的一组更广泛的中心凹下病变，其预后略好，50%～60% 在 2 年后丢失 3 行或更多行视力，20%～30% 丧失了 6 行或更多行视力[83, 92]。随着以典型病变为主要表现的病变面积的增加，平均视力更可能恶化 2 年[93]。

各种研究表明，以 CNV 为主的病例，其组成

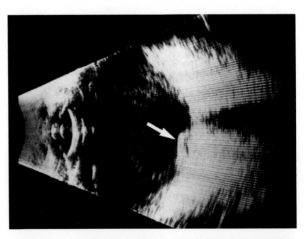

▲ 图 69-16　伴有新生血管年龄相关性黄斑变性的玻璃体积血的超声图像，其中一个相对平坦且基底广泛的后极病变（箭），具有非常均匀一致的模式，且未发现脉络膜凹陷征
经许可，图片转载自 Bressler NM, Bressler SB, Fine SL. Age-related macular degeneration. Surv Ophthalmol 1988；32：375-413.

是隐匿的，没有经典 CNV，或最小经典 CNV，有一个更加异质的结果 [93-99]。这些信息大多来自临床试验中的一系列假定的最近的疾病进展。有些病例可以在数年内保持稳定而不出现视力丧失，而其他病例可能出现严重的视力丧失，其发生率与仅典型 CNV 病例的恶化率相似。此外，无典型病变的最小典型或隐匿性病变的增大与更差的自然史结局无关 [93]。

在无典型 CNV 的病例中，50% 的病例可能在 1 年内发展成典型 CNV [94-96, 100]。出现典型 CNV 的病例更可能出现严重的视力丧失 [95, 96, 100]。多个临床试验的结果表明，有典型 CNV 但无隐匿 CNV 的病变自然史比有典型 CNV 和隐匿 CNV 或无典型 CNV 的病变自然史差 [96, 98, 101]。经典型和隐匿型 CNV 的自然病程可能介于单纯经典型 CNV 和隐匿型 CNV 的自然病程之间 [96]。

（一）AMD 中心凹下大面积出血的自然病程 Natural Course of Large Subfoveal Subretinal Hemorrhage in AMD

一些伴有黄斑变性的视网膜下出血的眼预后较差。然而，对侧眼的视力不会恶化或可能自发地提高 [102-104]。这些发现强调了在随机临床试验中仔细评估这些病例的治疗干预风险的重要性，例如视网膜下出血和相关 CNV 的手术 [105-107]。SST B 组对相对较大的，主要是出血性的凹下病变的试验表明，尽管 36% 的未治疗眼有严重的视力丧失，但 41% 的未治疗眼在 24 个月的随访过程中保持稳定或改善 [29]。此外，该试验还发现，当血液从视网膜下间隙经视网膜进入玻璃体腔时，18% 的大的视网膜下出血发展为玻璃体积血 [36]。

（二）视网膜色素上皮撕裂 Retinal Pigment Epithelial Tears

累及中心凹中心的 RPE 撕裂患者最初可能保持良好的视力，但通常会出现严重的视力丧失。然而，有报道的病例 RPE 撕裂通过中心凹并保持良好的视力 [108]。不幸的是，对侧眼存在很大 AMD 相关的视觉损失的风险。Schoeppner 及其同事报道 [109]，

1 年后，患有视网膜色素上皮撕裂的患者，其患眼视力丧失的累计风险为 37%，2 年后为 59%，3 年后为 80%。视觉损失通常是由 PED、RPE 撕裂或 CNV 的发展引起的。

八、治疗 Treatment

（一）抗 VEGF 药物治疗 AMD 并发 CNV 的综合治疗 Pharmacologic Therapy With Anti-VEGF Products and Overall Management Approach to CNV in AMD

图 69-17 总结了目前治疗新生血管性 AMD 的方法。根据对 AMD 中 CNV 抗 VEGF 治疗的几个临床试验的结果 [50, 51, 86, 110, 111] 及 Cochrane 对文献的系统回顾 [112]，提出了目前 AMD 中心凹下 CNV 的治疗方法，其中 CNV 是主要成分（图 69-18 总结了任何典型 CNV 加上任何隐匿 CNV 的面积至少为病变面积的 50%）。间断治疗试验中使用的再治疗标准见表 69-1。病变特征越像这些试验中登记的病例，这些试验的结果就越有可能适用于这些病例。治疗方案越类似于这些试验中遵循的方案，患者的结果越有可能遵循试验中指出的结果。对于以瘢痕为主或以浆液性 PED 为主的病变，尚不清楚是否有任何治疗是有益的。对于以出血为主的病变（血液面积至少占病变面积的 50%），抗血管内皮生长因子治疗可考虑降低额外严重视力丧失的风险，尽管不知道与未治疗相比，这种治疗是否会增加视力改善的机会 [114, 115]。前瞻性病例系列的结果表明 [114]，抗血管内皮生长因子治疗可降低玻璃体积血的严重视力丧失或出血突破玻璃体的风险，CATT 调查包括一些病变以出血为主的病变 [50]。

Pegaptanib 钠（Macugen®）是 FDA 批准的第一种治疗新生血管性 AMD 的玻璃体内抗 VEGF 注射液。虽然最初的试验结果显示与 PDT 相比视力损失减少，但这种抗血管内皮生长因子的治疗方法已经被替代，主要是基于使用 0.5mg 雷珠单抗（Lucentis®）[86, 110]、重新包装或复合 1.25mg 贝伐单抗（Avastin®）[50, 51] 和阿柏西普（EYLEA®）的更有利结果 [111]。

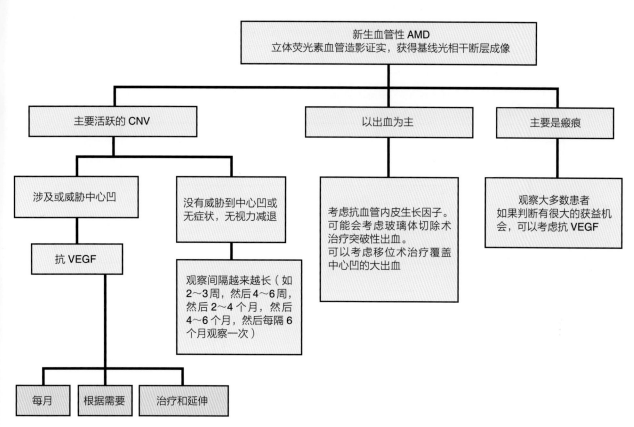

▲ 图 69-17　根据新生血管年龄相关性黄斑变性的临床表现决定开始治疗

AMD. 年龄相关性黄斑变性；CNV. 脉络膜新生血管膜；VEGF. 血管内皮生长因子（© Johns Hopkins University, 2015）

（二）雷珠单抗与 PDT 联合维替泊芬治疗典型中心凹下 CNV 病变的疗效比较 Efficacy of Ranibizumab vs. PDT With Verteporfin for Predominantly Classic Subfoveal CNV Lesions

ANCHOR 研究的试验参与者以典型 CNV 为主的病变（至少占病变总面积的 50% 为典型 CNV）[110]。与 MARINA 研究的资格要求不同（见下文），参与者不需要假定最近的疾病进展（通常定义为有血液存在、有记录最近的视力丧失或有记录最近的 CNV 病变生长）。实验组受试者 24 个月内每月接受一次雷珠单抗治疗。

0.5mg 雷珠单抗组基线视力平均得分为 47.1（近似 Snellen 当量为 20/125^{+2}）。对于主要结果（12 个月时视力较基线下降少于 15 个字母，临床上判断与新血管性 AMD 患者的平均视力为 20/80 至 20/100 相关的数量），0.5mg 组（$n=140$）的 96.4% 和维替泊芬组（$n=143$）的 64.3% 避免了这一损失（$P < 0.001$）[110]。对于大多数受试者，这些结

果维持在 24 个月，0.5mg 组的 89.9% 和维替泊芬组的 65.7% 避免了 3 行或以上的视力损失。研究人员还报道，与 12 个月时 5.6% 的维替泊芬组（$P < 0.001$）相比[110]，0.5mg 组 40.3% 的患者视力提高了 15 个字母或更多，而 0.5mg 组 41.0% 的患者视力提高了 3 行或更多行，而 24 个月时维替泊芬组只有 6.3%。早在 1 个月时，就发现平均视力与基线视力的差异，0.5mg 雷珠单抗组出现 8.4 个字母的改善，而 PDT 组出现 0.5 个字母的改善（$P < 0.001$）[110]。12 个月时，0.5mg 雷珠单抗组的平均视力提高了 11.3 个字母，而维替泊芬组的平均视力下降了 9.5 个字母（$P < 0.001$）[110]。在 24 个月时，0.5mg 雷珠单抗组的平均视力提高了 10.7 个字母，而维替泊芬组的平均视力下降了 9.8 个字母。

尽管 PDT 产生的结果可能比疾病的自然病程要好，24 个月的数据加强了先前公布的 12 个月数据的结论，并表明与 PDT 的标准应用相比，每月使用玻璃体腔注射雷珠单抗避免 15 个或更多字母丢失和获得 15 个或更多字母的机会持续至少 2 年。

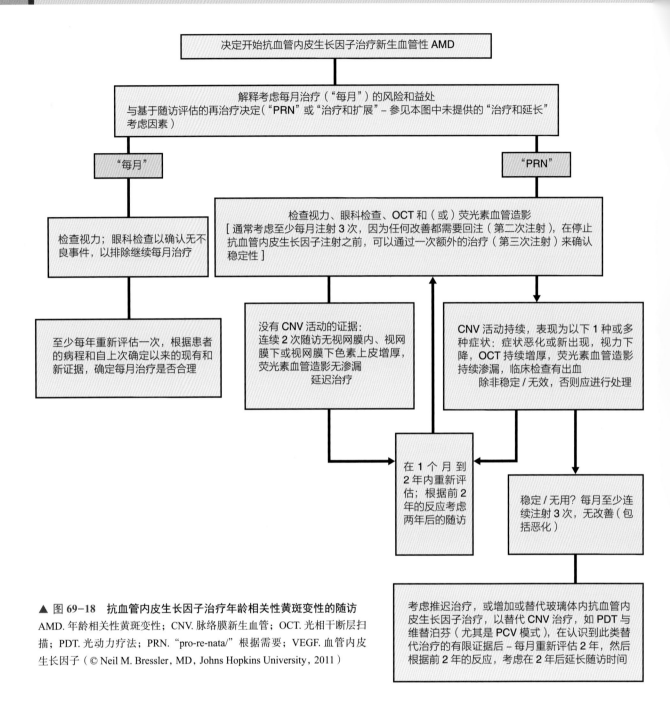

▲ 图 69-18　抗血管内皮生长因子治疗年龄相关性黄斑变性的随访
AMD. 年龄相关性黄斑变性；CNV. 脉络膜新生血管；OCT. 光相干断层扫描；PDT. 光动力疗法；PRN. "pro-re-nata/" 根据需要；VEGF. 血管内皮生长因子（© Neil M. Bressler, MD, Johns Hopkins University, 2011）

（三）雷珠单抗与假手术治疗无典型中心凹下脉络膜新生血管病变和假定近期疾病进展的经典或隐匿性疾病的疗效比较 Efficacy of Ranibizumab vs. Sham Treatment for Minimally Classic or Occult With No Classic Subfoveal Choroidal Neovascular Lesions and Presumed Recent Disease Progression

在一项Ⅲ期、双盲、假对照、随机临床试验中，合格标准包括中心凹下 CNV，FA 上的病变成分为最小典型或隐匿型，无典型成分并伴有假定

的近期疾病进展[86]。在 0.5mg 雷珠单抗组中，基线时的平均视力字母评分为 53.7（20/80^{-1}）[86]。以视力从基线下降少于 15 个字母的主要结果作为疗效衡量标准，0.5mg 雷珠单抗组和假注射组分别有 94.6% 和 62.2% 在治疗 12 个月后达到了主要目标（$P < 0.001$）[86]。24 个月时，0.5mg 雷珠单抗组和假注射组分别有 90.0% 和 52.9% 达到了主要目标（$P < 0.001$）[55]。

12 个月时，与假注射组的 5% 相比，0.5mg 雷

表 69–1　"按需"治疗试验中使用的再治疗标准 [a]

IVAN	每次恢复治疗需要连续 3 次治疗。 OCT 时视网膜内液体增多，新鲜血液或持续性视网膜内积液，视力下降 过去 3 个月内视力 ≥ 10 个字母，如有不确定性，则测得 FA 如果荧光素渗漏大于病变的 25%，则给予再治疗 CNV 的周长或扩张
CATT	时域或光谱 OCT 上的液体（"连续 3 个月注射后液体没有减少的眼睛除外"），或 新的或持续性出血或视力下降 既往检查或荧光素染料渗漏或病灶增大 荧光素血管造影
VIEW1 和 VIEW 2（第 2 年）	自上次注射后 12 周或 OCT 上新的或持续的液体或视网膜中央厚度增加 ≥ 100μm 与先前最低值或新发的经典新生血管或新发或持续性荧光素渗漏相比 血管造影或 新发黄斑出血
HARBOR	前次就诊视力下降 ≥ 5 个字母 波谱域 OCT 上的任何疾病活动迹象（如视网膜内液体、视网膜下液体或视网膜下色素上皮下液体）

a. 一些临床试验中使用的治疗标准包括间断治疗

CNV. 脉络膜新生血管膜；FA. 荧光素血管造影；OCT. 光相干断层扫描

表格经许可复制，©Johns Hopkins University，2015

珠单抗组的 33.8% 视力提高了 15 个或更多字母（$P < 0.001$）[86]。0.5mg 雷珠单抗组的受试者平均视力增加 7.2 个字母，而假注射组平均视力下降 10.4 个字母（$P < 0.001$）[68]。在 24 个月时，0.5mg 雷珠单抗组的参与者平均获得 6.6 个字母的视力，而假注射组的参与者平均失去 14.9 个字母（$P < 0.001$）[86]。

在 12 个月和 24 个月时，除了在客观可测量的视力结果方面有所改善外，接受雷珠单抗治疗的患者更有可能在自我报告的视力相关生活质量（quality of lift，QOL）方面有所改善[23, 116, 117]，无论视力更好或更差的眼是否得到治疗。这些信息是对上述视力结果的补充，因为尽管大多数医师和患者根据功能参数（如患者阅读、观看电视的能力）做出决定，并避免因视力而依赖他人，在最近评价新生血管性 AMD 治疗方法的试验中，主要的观察指标是治疗眼的视力[86, 110]。尽管视力表上的视力变化对理解治疗效果很重要，但视力的测量并不总是完全反映视觉功能的程度。临床医师可能会认为视觉功能或患者对视觉功能的感知随着视力的提高而提高，然而，情况并非总是如此[118]。在 MARINA 参与者中，与需要近视力（如缝纫）和远视力（如看电视）

的活动相关的国家眼科研究所视觉功能问卷 –25（NEI VFQ-25）的分数更有可能提高 10 分或更多，这与临床相关，雷珠单抗组明显高于假注射组（$P < 0.001$）[116]。此外，接受雷珠单抗治疗的患者由于视力的原因，不太可能认为自己依赖他人[116]。ANCHOR 试验也证实了类似的结果。

（四）非劣效性结果对阿柏西普或贝伐单抗作用和治疗频率的影响 Impact of Noninferiority Results on the Role of Aflibercept or Bevacizumab and on Frequency of Treatment

年龄相关性黄斑变性治疗试验（CATT）方案[50, 51] 的比较旨在回答两个与 AMD 中 CNV 治疗相关的重要问题：① 贝伐单抗每 4 周注射一次是否能提供不差的视力结果（严格地说，与每 4 周注射一次具有可接受安全性的雷珠单抗相比；② 贝伐单抗或雷珠单抗在"按需"（as needed）提供时是否产生与每 4 周注射一次雷珠单抗后相同的视力结果？这里，"按需"是指首次注射，随后每 4 周至 2 年进行一次眼部检查。在任何检查时，如果发现任何疾病活动，则进行重复注射。活动性病变包括视网膜下或视网膜内液体或 OCT 增厚、CNV 新出血或持续出血、CNV 持续荧光素渗漏或荧光素血管造影 CNV 生长，或自最近一次注射后的视力下降。

与这些重要问题相关的第一年的主要结果包括：①每 4 周使用贝伐单抗的视力结果并不比每 4 周使用雷珠单抗的视力结果差（非劣效）；②每 4 周检查一次，根据需要使用雷珠单抗的视力结果与 4 周使用雷珠单抗时的视力结果相当；③每 4 周一次将贝伐单抗与雷珠单抗进行比较时的视力结果是不确定的，即可能不差，但也可能差；④根据需要分配给雷珠单抗的 CATT 参与者在第 1 年平均接受 7 次治疗，根据需要分配贝伐单抗的受试者平均接受了大约八次治疗，这一差异可能是真实的，但可能与临床相关，因为注射的总数超过 2 年；⑤尽管在有心肌梗死、脑血管意外或眼内炎的受试者比例方面，雷珠单抗组和贝伐单抗组没有区别，但贝伐单抗联合组的全身严重不良事件（AE）发生率高于雷珠单抗联合组（24% 贝伐单抗，19% 雷珠单抗）——值得注意的是，贝伐单抗按需给药组的系统性严重不良事件点数估计高于贝伐单抗每 4 周给药组，贝伐单抗组的风险可能更大，因为贝伐单抗组的基线特征轻微失衡，有利于这些严重的系统性不良事件的发生；⑥第 1 年，雷珠单抗组每位患者的平均药物成本为 23 400 美元，每 4 周为 13 美元，雷珠单抗按需组为 800 美元，贝伐单抗组为 595 美元，每 4 周一次。2 年的数据证实，贝伐单抗每 4 周相当于雷珠单抗，贝伐单抗引起严重系统性不良事件（AE）的风险增加是持续的，贝伐单抗和雷珠单抗组的平均视力从第 1 年到第 2 年持续下降[49]。综上所述，如果成本不是患者个人的考虑因素，那么与贝伐单抗相比，雷珠单抗的疗效和安全性存在一些差异，尽管巨大的成本差异使贝伐单抗从社会角度或从保险公司的业务角度来看更具成本效益。

HARBOR 试验证实了采用每月监测的"按需"方法的有效性，但主要考虑在决定再治疗的过程中使用 OCT（前次就诊视力下降 ≥ 5 个字母），或 SD-OCT 有任何疾病活动迹象（如视网膜内液、视网膜下液，或视网膜色素上皮下液）[119]。在这项研究中，受试者在 3 个月的负荷期后每月或"按需要"接受雷珠单抗。24 个月后，每月组的平均视力增加为 9.1 个字母，而"按需"组为 7.9 个字母。

HARBOR 还探讨了使用 2.0mg 雷珠单抗治疗新生血管性 AMD，但在这种较高的剂量下，平均视力增益稍低，因此没有理由超过标准批准的 0.5mg 剂量。

IVAN 试验比较贝伐单抗和雷珠单抗的 1 年结果以及连续和间断治疗证实[120]，贝伐单抗组在 1 年时的平均视力增益似乎比雷珠单抗组稍小（当将连续和间断治疗组结合时），并且间断组（在恢复治疗时需要连续每月 3 次注射）与连续组（结合雷珠单抗组和贝伐单抗组）相比，平均视力的提高似乎稍小。对 2 年随访数据的分析在贝伐单抗组与雷珠单抗组的非劣效性或劣效性方面同样是不确定的，在连续治疗与间断治疗（相当于 1 年后）方面也是不确定的[121]。这项试验的两个重要区别是使用了 3.5 个字母的非劣效限值（与 CATT 中的 5 个字母相比），并且合并了贝伐单抗和雷珠单抗方案之间的比较，这样就没有对每种药物的"按需"方案进行比较。同样，贝伐单抗按需与每月一次的雷珠单抗没有进行比较，因此，不能自信地证明按需贝伐单抗与每月一次的雷珠单抗（在 CATT 中观察到）的非劣性，不能在 IVAN 中得到证实或反驳。

随着 VIEW1 和 VIEW2 结果的公布，另一种抗血管内皮生长因子的药物阿柏西普也开始用于治疗新生血管性 AMD。这些试验证实，每 4 周注射一次阿柏西普，连续 3 次，然后每 8~48 周注射一次，每 4 周给一次雷珠单抗，其疗效相当[111]。与 ANCHOR 和 MARINA 试验不同，这些试验的第二年测试了每种药物的间断治疗。至少每 12 周给予一次阿柏西普或雷珠单抗，以及根据临床参数（包括每 4 周评估的 OCT）判断是否需要复治。在第 2 年，每组的平均视力都有小幅下降。由于没有与贝伐单抗进行头对头（head-to-head comparison）比较，因此前瞻性试验数据不能用于评价贝伐单抗与阿柏西普治疗新生血管性 AMD 的相对疗效。这个问题具有相关性，因为在一项随机临床试验中，阿柏西普在视力相对受损（20/50 或更糟）时，对涉及黄斑中心的糖尿病性黄斑水肿的疗效进行比较，结果显示阿柏西普抗优于贝伐单抗[122]。糖尿病性黄斑水肿的治疗在第 50 章（非增殖性糖尿病视网膜病变与黄斑水肿）中详细讨论。

（五）抗 VEGF 治疗的安全性 Safety of Anti-VEGF Therapy

抗血管内皮生长因子玻璃体内注射的安全性问题包括药物或注射剂引起的局部眼部不良反应及药物潜在的全身不良反应。眼部 AE 可分为常见但不严重，罕见但可能严重。常见但不严重的不良反应包括结膜下出血、药物或玻璃体积血引起的玻璃体漂浮物，以及注射前用于准备眼表的防腐剂引起的不适。眼内炎是一种罕见但潜在严重的眼部不良反应，无论注射什么，在任何玻璃体内注射后都可能发生。究竟有多少准备是必要的，以尽量减少感染后的发展是有争议的。根据糖尿病视网膜病变临床研究网络的数据，很少有证据支持治疗前或治疗后局部抗生素的必要性[123]。一些临床医师使用无菌手套和窗帘。所有的临床医师似乎都同意，用眼睑镜或手动收缩眼睑，并用聚维酮碘治疗至少 30s 覆盖接受注射的区域，以尽量减少眼内炎的风险。其他罕见但严重的眼部不良反应包括无菌性炎症、玻璃体积血、视网膜撕裂或脱离以及眼压升高，在 ANCHOR 试验和 MARINA 试验中，这被列为严重不良反应（SAE），但治疗眼科医师可能并不总是将其视为 SAE。

玻璃体内抗血管内皮生长因子药物引起的全身性不良反应可能是一个理论上的问题，如果不是真的问题。VEGF 抑制剂进入全身循环，可能会损害依赖于 VEGF 的眼外功能，如伤口愈合和缺血时心脏或大脑周围新血管的形成。AMD 患者由于年龄的关系已经比普通人群有更高的心血管疾病风险，而有这种风险的患者并没有被系统地排除在这些临床试验之外。因此，对 VEGF 抑制剂临床试验的参与者进行了仔细的监测，以确定血压可能升高、心肌梗死 / 脑卒中和非眼部出血的发生率。

没有证据表明 0.5mg 雷珠单抗与 ANCHOR 的舒张压或收缩压升高有关。事实上，与 0.5mg 雷珠单抗（140 例中的 9 例，占 6.4%）相比，治疗相关的高血压在 PDT 患者中出现的比例更大（143 例中的 12 例，占 8.4%）[110]。在 MARINA 试验的参与者中，0.5mg 雷珠单抗和假注射组中约有 16% 人发生高血压[86]。

非眼部出血包括脑出血或胃肠道出血。在 ANCHOR 试验中，0.5mg 雷珠单抗组的非眼部出血发生率（6.4%）高于 PDT 组（2.1%）。在 MARINA 试验中，到第 24 个月，假注射组非眼部出血的累积频率为 5.5%（236 例中的 13 例），而 0.5mg 雷珠单抗组为 8.8%（239 例中的 21 例）。

关于心血管或脑血管事件，在 ANCHOR 试验期间，PDT 组 1 名受试者（0.7%）和雷珠单抗 0.5mg 组 3 名受试者（2.1%）出现非致命性心肌梗死，尽管事件发生的时间与治疗无关。在 ANCHOR 试验中，脑卒中（每组 1 例）和脑梗死（每组 0 例）的发生率太低，无法得出有意义的结论。

24 个月时，0.5mg 雷珠单抗组和假注射组在 MARINA 试验中心血管系统事件的总体频率相似。假注射组（3.8%）与雷珠单抗 0.5mg 组（4.6%）在血栓栓塞事件发生率上仅存在微小差异。雷珠单抗 0.5mg 组和假注射组的死亡率（2.5%）相同。每组有两人死于卒中。一项对五项雷珠单抗临床试验的综合分析显示，在 2 年内，脑血管意外（cerebrovascular accident，CVA）的风险有增加的趋势，尽管还不能确定确切的风险。0.5mg 雷珠单抗与对照组（OR =2.2，95%CI 0.8～7.1），但在心血管病高危患者中，优势比更高（OR = 7.7，95%CI 1.2～177），尽管如果控制多重分析，或由于本研究中进行的多重分析而使用 99% 可信区间，置信区间将超过 1.0，排除了一个确定 CVA 高危患者的风险是否增加的可能性[124]。

一项关于雷珠单抗和贝伐单抗系统安全性的 Cochrane 系统评价分析了 9 项非行业赞助研究（包括 CATT 和 IVAN）的数据，包括 3665 名受试者[125]。除了胃肠道疾病外，作者无法确定治疗前 24 个月死亡原因、所有严重全身性不良事件或特定不良事件亚组之间的差异。作者确实注意到了纳入试验的受试者的异质性，但得出的结论是，没有足够的证据表明，应将系统安全性作为政策授权一种抗血管内皮生长因子药物优于另一种的理由[125]。尽管抗血管内皮生长因子药物对这些脑血管或心血管事件的发生率似乎较低，但眼科医师应讨论这些风险的理论可能性，因为目前的文献中只排除了事件发生率的中等或较大差异，而非小的差异。

由于雷珠单抗是一种重组单克隆抗体（mAb），包含小鼠和人源性片段，因此人源性片段被设计成单克隆抗体，以尽量减少患者免疫系统对 mAb 产生反应的机会。尽管如此，一些接受雷珠单抗治疗的患者可能会产生抗雷珠单抗的抗体。因此，雷珠单抗试验包括使用电化学发光分析对参与者进行抗 anibizumab 抗体的常规试验。

在 ANCHOR 试验中，8% 的 0.5mg 雷珠单抗受试者和 1.5% 的 PDT 受试者在基线时雷珠单抗的抗体水平较低。试验结束时，3.9% 的 0.5mg 雷珠单抗受试者产生了雷珠单抗抗体，而 PDT 组为 0%。在 MARINA 试验中，0.5mg 雷珠单抗组和 0.5% 假注射组的受试者在基线时均未出现雷珠单抗抗体。24 个月后，接受 0.5mg 雷珠单抗治疗的受试者中有 6.3% 和假注射组中有 1.1% 产生了雷珠单抗抗体。

雷珠单抗的基线和暴露后免疫反应的临床意义尚不清楚。尽管数量很小，ANCHOR 试验中免疫反应的受试者比未发生免疫的受试者更容易发生炎症。在 ANCHOR 和 MARINA 的 HORIZON 开放标签延伸研究中，受试者"按需"接受治疗，在 36 个月、48 个月、60 个月或早期终止访视时，在最初接受雷珠单抗治疗的受试者和未接受雷珠单抗治疗的受试者中检测到抗雷珠单抗抗体的受试者均 < 2.8%，尽管这是一个更小的群体（*n*=63）。在获得抗体状态的 15 名眼内炎症患者中，1 名患者抗体阳性，另一名患者的抗体数据缺失[126]。

（六）临床实践的循证推荐 Evidence-Based Recommendations for Clinical Practice

根据上述总结和其他随机临床试验的信息，应考虑以下影响。

如果因 AMD 而导致 CNV 的患者需要开始使用贝伐单抗治疗，则应告知患者，使用贝伐单抗，至少在下一年内每 4 周治疗一次，且不依赖 OCT 或其他影像学检查。CATT 显示，每 4 周治疗一次相当于使用雷珠单抗。眼科医师应记住，当贝伐单抗或雷珠单抗从治疗开始，或从治疗开始后 1 年开始接受阿柏西普治疗时，视敏度结果的比较是"根据需要"给予的，每 4 周检查一次，视敏度结果平

均出现轻微恶化。虽然，在开始治疗 1 年后，稍差的结果可能不具有临床相关性，但如果开始治疗后平均视力的下降持续 2 年或更长时间（至少在开始治疗后 1~2 年）则与此相关。此外，眼科医师和患者必须牢记以下几点：根据需要使用雷珠单抗或根据需要使用阿柏西普，或在几个月注射后每隔一个月使用阿柏西普，与根据需要使用贝伐单抗的结果相比（不必每月使用贝伐单抗），可能会有略好的视力结果。然而，从社会角度或保险公司业务的角度来看，应考虑到贝伐单抗的使用与雷珠单抗或阿柏西普的使用相比，能更经济有效地治疗这种疾病。

根据需要给予雷珠单抗，每 4 周检查一次，包括 OCT，以检测表明需要再治疗的特征，在 1 年和 2 年时，每 4 周给予与雷珠单抗一次，可获得相当的视力结果，但该方案在 2 年后尚未进行评估，医师必须根据患者在过去 2 年的反应来进行管理。3 次给药后，每 4 周注射一次，然后每 8 周至 1 年一次，也能提供与每 4 周注射一次雷珠单抗相当的结果。当给予该方案的组从 1 年开始接受按需方案时，平均视力下降了 2 年，尽管下降幅度与临床无关。然而，如果在开始治疗 3 年或 5 年后的治疗期间继续这种下降，这种下降可能与临床有关。

（七）决定开始抗血管内皮生长因子治疗新血管性 AMD 的随访 Follow-Up After Deciding to Initiate Anti-VEGF Therapy for Neovascular AMD

图 69-18 提供了一种方法来考虑是否每月使用贝伐单抗或雷珠单抗进行抗 VEGF 治疗[113]，或使用 3 个月剂量的阿柏西普，然后每 2 个月使用一次阿柏西普。只要在主观症状、视力、生物显微镜检查、OCT 或荧光素血管造影方面有所改善，该方法考虑重复治疗。这种方法在治疗方面是错误的，因为当 VEGF 存在时，如果不治疗，可能会导致视网膜纤维化或 RPE 导致不可逆的视力丧失。

另一种被称为"治疗和延长"（treat-and-extend，T&E）的方法在美国被广泛使用[127]。在这个方案中，每月进行一次治疗，直到黄斑部 OCT 没有液体，然后延长治疗间隔，通常延长 1~2 周[128]。一

些回顾性研究[129-131]和非对比性前瞻性试验[132, 133]已经证明，使用 T&E 方法可以提高视力。目前的回顾性研究的局限性包括：随访失败，可能导致结果的偏差；回顾性数据收集，也可能导致结果的偏差；以及无法知道每月采用"按需"的方案随访 2 年，这些病例是否可能做得更好（或更差）。一项前瞻性试验的 1 年结果显示，将每月一次使用雷珠单抗的治疗和使用雷珠单抗的 T&E 方案比较发现，T&E 方案组视力变化不比（不低于）每月一次的治疗组差，且无劣效性边缘（组间结果差异的 95% 可信区间的下限）5 个字母数。然而，正式的非劣效性结果没有发表在出版物中，也没有每个治疗组的基线特征的细节。在这项相对较小的研究中，基线特征的差异可能会使所提供的结果产生偏差[134]。其他的前瞻性试验正在进行或正在计划中[128]，这可能有助于澄清这三种药物之间的疗效等级。

（八）抗血管内皮生长因子治疗的远期疗效 Long-Term Results of Anti-VEGF Therapy

之前提到的大多数抗 VEGF 药物的临床试验每月跟踪受试者 24 个月。有几份长期随访的报道显示[126, 135, 136]，对于新生血管性 AMD，使用抗 VEGF 治疗可能会导致随访损失很大，使结果看起来比实际效果更好，所有这些报道都显示，在 5～7 年内，视力会下降回到接近基线水平。没有一项研究继续每月一次进行治疗或评估，所有研究的随访率都很高。一些研究者注意到，长期抗 VEGF 治疗的 GA 的发病率或增长率增加[137]，包括在 CATT 中出现明显的"剂量反应"（dose-response），每月使用一次雷珠单抗比贝伐单抗引起更多的萎缩，在连续组和"按需"组中出现更多的萎缩[138, 139]，尽管尚不清楚这些病变是否是潜在疾病的结果（drusen 因抗血管内皮生长因子治疗避免了 CNV 和瘢痕而导致的 GA），是纤维化瘢痕（类似于地图样萎缩的薄萎缩瘢痕）的替代品，或者 VEGF 阻滞剂的实际不良反应增加了 drusen 进展为 GA 的机会，而不管是否未给予抗 VEGF 治疗[140-142]。由于其中一些研究表明，接受抗 VEGF 治疗的眼的地图样萎缩进展与未接受 VEGF 治疗的眼的地图样萎缩进展相似，至少一些

进行性的地图样萎缩可能是由于玻璃疣在没有 CNV 和抗 VEGF 治疗所避免的瘢痕的情况下发展为地图样萎缩的自然史所致。

九、以前使用的疗法 Previously Employed Therapies

在抗血管内皮生长因子治疗出现之前，有几种治疗方法被用于治疗新血管性 AMD，但目前很少使用。本卷前一版对这些问题进行了全面讨论，以下仅作简要总结[143]。

（一）脉络膜新生血管病变的激光治疗 Laser Treatment of Well-Defined Choroidal Neovascular Lesions

激光光凝对不累及黄斑中心凹中心的明确病变或累及中心凹中心的小病变有明显的疗效[33-35]。如果不能覆盖整个病灶，则会增加 CNV 复发和额外视力丧失的可能性[144-147]。由于治疗会破坏视网膜组织（和相应的功能），这种治疗通常只适用于中心凹外的情况，在这种情况下，判断激光光凝所致的暗点优于抗血管内皮生长因子治疗[146]。

（二）光动力疗法 Photodynamic Therapy

直到 1999 年，在大规模的随机临床试验中，除了激光光凝治疗外，尚无其他治疗方法能降低 AMD 所致 CNV 患者视力丧失的风险。TAP 研究组报道说[92, 148]，在以典型的中心凹下病变为主的患者中，应用维替泊芬的 PDT 可以减少中重度视力丧失的风险至少 2 年[101]。对于无典型病变的隐匿性 AMD 患者，在光动力疗法（verteporfin in photodynamic therapy，VIP）试验中发现，PDT 可以在 2 年内降低中度和重度视力丧失的风险，但不能达到主要结果[99]。

PDT 包括静脉注射光敏剂和低强度激光联合使用，通过光激活药物的光化学反应造成脉络膜新生血管组织的损伤，这种光化学反应似乎会导致直接的细胞损伤，包括血管内皮细胞损伤和血管血栓形成[149, 150]。虽然大多数人在 PDT 后会丧失一些视力，但这可能不适用于 CNV 的息肉状脉络膜血管病变类型的患者，正如在亚洲人群中的小规模研究所建

议的那样[151]。PCV 在第 74 章（息肉样脉络膜血管病变）中进一步讨论。

十、黄斑下手术 Submacular Surgery

包括 Cochrane 系统评价在内的研究表明，AMD 患者中，眼底手术的视敏度与中心凹下 CNV 的观察结果无明显差异，其中大部分病变为 CNV，有典型 CNV 的证据[36]。此外，还探索了其他手术方法来治疗 CNV 及其新生血管并发症，包括黄斑移位[153]和眼内注气置换较大的黄斑下出血机械移位的方式。一项 2008 年 Cochrane 系统回顾仅确定了一项比较黄斑移位与 PDT 的随机对照试验，发现证据不足以推荐这项干预措施[154, 155]，如果与抗 VEGF 治疗相比，必须认识到可能存在更大差异的结论。在对 255 例有完整记录的患者中的 56 例患者的 5 年回顾性研究中，他们的平均视力比基线水平提高了 1.5 行。这使得作者建议只对那些不太可能对抗 VEGF 治疗有反应的双侧疾病患者考虑黄斑移位[156]，即使如此，当近 80% 的病例在 5 年的随访中消失时，结果仍存在很大的偏差，这表明对这一结论极为谨慎。

当 AMD 相关的 CNV 与大的黄斑下出血时，眼内注射气体，无论是否行玻璃体切除术，面朝前或面朝下，都可能导致血液的机械性移位，至少有可能暂时恢复视力[157-160]。如果潜在的新生血管病变及其伴随的视网膜（而不是血液）破坏决定了最终的视觉结果，那么这种改善可能不会有长期的益处。因此，单用抗血管内皮生长因子疗法就足以治疗这些病变[115]。也可以考虑采用玻璃体平坦部切除术来清除玻璃体腔的出血，其风险可能低于视网膜本身的机械操作手术。

（一）放射治疗 Radiation Therapy

在 AMD 中使用放射治疗 CNV 是基于放射能损伤迅速增殖的新生血管组织的可能性。一些早期的研究在记录这种方法的益处方面是不一致的，要么使用外部射线、敷贴，要么使用带有局部照射的探针[161-163]。2010 年，Cochrane 对 13 个不同设计的试验进行了系统的回顾，同样得出结论，文献正文并没有为这种方法提供支持，并敦促在未来的试验

中考虑某种形式的盲法试验[164]。最近的一项随机对照试验比较了 494 名接受单纯治疗的患者的视网膜前黄斑近距离放射治疗，结果显示，放射治疗加雷珠单抗低于季度加"按需"雷珠单抗[165, 166]。评价这些疗法减少玻璃体腔注射次数的潜力的研究没有提供与减少玻璃体腔注射次数相关的类似或改善视力结果的伴随证据[167]。

（二）其他药物疗法和联合疗法 Other Pharmacologic Therapies and Combination Therapies

许多其他药物疗法正在研究中，包括血小板源性生长因子抑制剂、补体和炎症调节药治疗新血管性 AMD[168-170]。此外，用于药物治疗的新型给药装置和治疗组合正在研究中，用于递送抗 VEGF 和其他血管生成抑制剂的基于病毒载体的基因治疗也在研究中[171-175]。鉴于 AMD 患者 CNV 对公众健康的重要性和视力预后的生物可变性，AMD 患者 CNV 治疗的变化应受到大规模、设计合理、随访充分的随机临床试验的强烈影响，这些试验在新疗法被纳入标准实践之前显示出益处。

十一、脉络膜新生血管的早期识别 Early Identification Of Choroidal Neovascularization

在可能仍处于可治疗阶段的情况下，鉴别那些在发展成 CNV 后很快就有视力丧失的高危眼睛已变得至关重要。不幸的是，找到能从治疗中获益的病例的可能性似乎是随时间而变化的。FA 研究表明 CNV 病变以平均每天 10~18μm 的速度生长[176, 177]。Grey 及其同事报道[178]，AMD 急性视力丧失的患者，如果在症状出现后的第 1 个月内接受检查，他们更有可能仍然有中心凹外 CNV。

显然，在病灶延伸到中心凹下方之前，或者更经常的情况下，在即使病灶延伸到中心凹下方，视力损失也可能很小时，识别病灶是值得的。此外，在视力相对较好的情况下识别病变可能会导致更好的最终视力水平，因为大多数使用抗血管内皮生长因子治疗的病例避免了严重的视力损失，但只有不到 50% 的病例有显著的视力增加。年龄相关性眼病研究 2 的一个亚研究，即用超灵敏视野装置

将有 CNV 高风险的患者随机分为两组，与常规监测相比，评估了 CNV 检测时视力的下降。数据和安全监测委员会在预先指定的中期分析中提前终止了这项研究，因为获得了统计显著性，与标准护理监测（9 个字母）相比，设备组中从基线丢失的字母平均较少（4 个字母）[179]。类似的技术也可能被证明有助于监测已经接受新血管性 AMD 治疗的患者[180]。其他设备，比如那些可以在智能手机上使用的设备，是否能够提供类似或更好的结果，还有待于进一步的研究证明。

十二、脉络膜新生血管的预防 Prevention Of Choroidal Neovascularization

年龄相关性眼病研究（AREDS）表明，维生素 C、维生素 E、β- 胡萝卜素和锌的饮食补充可以减少大玻璃疣患者的 CNV 发生的机会，特别是当视网膜色素上皮出现异常以及这些特征出现在双眼时[181]。同样，AREDS 2 的研究表明，与 β- 胡萝卜素制剂相比，叶黄素和玉米黄质替代 β- 胡萝卜素并没有减少 CNV 的进展，但这种替代可能降低当前或近期吸烟者患肺癌的风险[182]。年龄相关性黄斑变性预防试验（Complications of Age-related Macular Degeneration Prevention Trial，CAPT）的并发症未能证明，与玻璃疣视力下降相关的激光光凝可以预防 AMD 合并视力下降的并发症，包括 CNV 和 GA[183]。

十三、对侧眼受累的风险 Risk Of Fellow-Eye Involvement

当一只眼睛出现 CNV 时，对另一只眼睛进行 CNV 监测是很重要的[184]。第二只眼 CNV 的发展可能是毁灭性的，因为患者可能在其对侧眼视力良好的情况下功能相当好，但随着双眼 CNV 的发展，第一次会突然面临严重的生活方式障碍。因此，尽早发现和治疗 CNV 以最大限度地检测可治疗病变的可能性是至关重要的。因为患者只有在中心凹受累时才意识到症状，因此根据眼底外观对风险进行分层是有用的，并且可能对那些被认为有高风险的患者采用更积极的监测策略。

MPS 组的研究者研究了 670 名接受激光治疗的

中心凹外、近中心凹和中心凹下 CNV 患者的眼睛，以确定可以预测未受累对侧眼 CNV 发展的眼底特征[185-187]。随访 3～5 年，总发生率 35%，与以往报道的数字一致。应用生命表估计方法得出 1 年、3 年和 5 年的累计发病率分别为 10%、28% 和 42%。中央黄斑的三个特征和一个系统性因素与 CNV 发病风险的增加独立相关：5 个或更多 drusen、1 个或多个大 drusen、局灶性色素沉着和系统性高血压。根据存在的危险因素数目，预后有显著差异。估计的 5 年发病率从没有危险因素的亚组的 7% 到有所有四个危险因素的亚组的 87% 不等。同样，在 AREDS 中，仅在研究开始时一只眼患晚期 AMD（新血管性 AMD 或 RPE 中央萎缩）的受试者在 5 年内患晚期 AMD 的概率为 43%[181]。患眼 CNV 的类型，经典型与隐匿型，似乎对对侧眼 CNV 的发生率没有影响。必须强调的是，这些数字不适用于非新生血管异常患者的双眼。然而，在咨询刚经历过一只眼 CNV 初期发展的 AMD 患者的预后和随访频率以保护另一只眼的视力方面，它们是非常重要的。

十四、患者教育与康复 Patient Education And Rehabilitation

患者教育是 AMD 患者管理中极为重要的一环。所有 50 岁以上患有 drusen 的患者都应意识到定期对每只眼睛进行中心视力测试的重要性，以促进 CNV 的早期检测。尽管 Amsler 表检查经常被推荐，但它不是特别敏感或特殊的。通常，近或远视力的变化预示着患者在 Amsler 表没有检测到潜在的新生血管，对于有新生血管风险的患者，应鼓励他们及时与眼科医师联系。虽然患者应该被告知严重中枢性视力丧失的风险，但他们也应该放心，AMD 几乎永远不会导致完全失明。有风险的患者应该被告知，在其更严重的新生血管形式中，中枢视觉任务可能会受到严重和永久性的损害。鉴于提示及时抗血管内皮生长因子治疗的治疗意义，必须强调对所有患者迅速报告新的视觉症状的重要性。同时，应该让他们放心，继续阅读或执行常规的视觉任务不会造成伤害。相反，应鼓励患者继续阅读，并积极从事他们喜欢的任何视觉活动。

当诊断确定或应用抗血管内皮生长因子治疗时，治疗不会在医师办公室结束。视觉康复是 AMD 患者护理的重要组成部分。对中枢性视力损害的患者应进行评估，并在使用放大镜等视觉辅助设备方面进行教育。通过明亮的照明放大和提高对比度灵敏度特别有用。为了达到最佳的放大效果，首先要做一个完全的低视觉评价。此外，还应向患者提供低视力材料，如大型印刷报纸、杂志和书籍及具有高对比度屏幕和可放大字体的平板电脑和电子阅读器。大型印刷材料或电子放大文本允许许多无法阅读正常印刷品的人在相当长的一段时间内继续阅读。许多报纸和期刊目前以大号印刷版出版，或通过因特网以电子方式出版。当地图书馆可以帮助挑选大号印刷的杂志和书籍。华盛顿特区的国会图书馆（Library of Congress）保存着一份可借阅的书籍和杂志的清单，几乎每一个主题都免费。明亮的光照、强大的放大倍数、高对比度和大字体的结合使得除了最严重的受损患者之外的所有患者都可以继续阅读，尽管阅读的范围更为有限。阅读技巧经常需要在一个艰苦而缓慢的过程中重新学习。尽管如此，即使在有限的基础上，继续阅读的能力也可能给这些患者带来巨大的心理益处。一些 AMD 患者可能发现使用闭路电视观看有助于阅读。这台机器使用投影装置把一个或几个字放大到电视屏幕上。不幸的是，这种仪器很大，而且相当昂贵。因此，它通常是由有足够经济手段的人购买的，主要用于一个地点，例如在工作或家中。然而，几乎无所不在的电子平板电脑，以其放大能力，已证明有益于取代更笨重的闭路电视系统。对于那些不能利用大号印刷材料或不能使用放大设备的患者，可以使用有声读物或录音。这些资料可以通过当地图书馆或国会图书馆借阅。许多书店和 Audible.com 等网络服务也出售流行书籍的录音。

严重视力丧失的患者需要尽早转诊到适当的机构进行低视力治疗，以便他们能够利用社区支持服务。信息可通过美国盲人基金会从美国视障人士服务机构名录中获得。美国盲人基金会还提供有关其他辅助工具的信息，如有声读物、时钟和手表，这些都能听得见时间。

由于 AMD 可以对许多活动进行严格的限制，如驾驶和快速阅读小字，因此视觉康复工作旨在尽可能保持患者的独立性。为此，社会服务咨询是无价的。此外，由旨在帮助视障人士的机构进行的内部评估有助于帮助开展日常生活活动。简单的建议，比如在厨房的白色或黑色背景上使用色彩鲜艳的器具，以及改善现有照明的建议，都会带来巨大的好处。旨在增加对比度的类似想法可能会改善这些患者的生活质量。患者常常因为无法完成某些精细的视觉任务而感到沮丧，比如阅读和缝纫。不能从房间的另一头认出面孔，患有 AMD 视力丧失的患者可能会感到孤立，并退出社交活动。在没有任何外在的失明迹象的情况下，亲朋好友可能会将缺乏认识归因于突然的"势利"，而不是视力受损。患者和家人都应该接受有关这些问题的教育。特别是，应该鼓励患者变得更加外向，这反过来又通过言语而不是视觉来促进对他人的认可。医师对患者问题的讨论常常有助于减轻患者的许多负担。

眼科医师必须认识到，老年患者可能难以应对新出现的严重视力丧失。患者可能出于各种原因拒绝使用放大设备，包括拒绝和二次获得。通常颤抖会干扰患者使用某种帮助的能力。所有这些条件可能会增加抑郁症或焦虑的倾向，这发生在许多视力丧失的患者，包括 AMD 患者[188, 189]。除了爱护眼睛之外，眼科医师还应充当患者的倡导者，为患者的利益调动自己的资源。这包括富有同情心的支持、教育患者和家庭，以及进行适当的转诊以维持患者的生活质量。在患者的全面护理下，许多面临新血管性 AMD 风险或严重视力丧失的患者可以继续享受充实的生活。

声明 Acknowledgment

约翰斯·霍普金斯大学医学院接受 Bayer、Genentech/Roche、Lumenis、Novartis、Optovue、Regeneron 的研究资助，用于 N.M.B. 或 S.B.B. 在这些行业的研究活动。

年龄相关性黄斑变性的药物治疗
Pharmacotherapy of Age-Related Macular Degeneration

Loh-Shan B. Leung　Marco A. Zarbin　Philip J. Rosenfeld　Brian Toy

Daniel F. Martin　Mark S. Blumenkranz　著

第70章

一、概述 Introduction

年龄相关性黄斑变性（age-related macular degeneration，AMD）是一种与年龄相关的疾病谱，其共同特点是由于中央视网膜及其底层支持成分 [主要是老年人的视网膜色素上皮（retinal pigment epithelium，RPE）和脉络膜] 的功能障碍而导致视力逐渐下降[1]。尽管这种疾病在所有种族和民族中都有，但在女性和浅肤色个体中更为常见，通常在60—70 岁出现[2-5]。这种疾病传统上分为早期、中期和晚期[1]。

早期包括黄斑色素上皮的着色改变，包括色素沉着的减少和增加及直径大于 125μm 的 drusen。早期被称为非渗出性、血管前性或干性 AMD（图 70-1）。疾病的中期包括更广泛的中型或大型 drusen。相反，渗出性或新生血管性 AMD 是一种迟发现象，发生在具有高风险特征的眼中，包括广泛的软性 drusen、Bruch 膜增厚和局灶性色素沉着。这一阶段疾病的特点是在 6～12 个月的时间内迅速丧失视力，并发展成中央盘状纤维瘢痕。在没有干预的情况下，在该阶段开始后的 12 个月内，视力通常下降到 20/200 或更差的范围[3, 5]。鉴于在过去 5～10 年中对这种情况的治疗有了重大改进，以前采用的治疗形式，包括热激光光凝和外科手术，现在被认为对这种情况的益处有限，特别是当它涉及中心凹时[6-10]。近年来，AMD 的治疗越来越针对特定的分子途径。AMD 和新生血管的多个基因和标记物的发现为药物治疗确定了许多新靶点。

与本章的目的相关，重要的是理解 AMD 的视力丧失机制因阶段不同而不同，并且不同的阶段可能适合不同的攻击点[2, 5]。重要的是，渗出性 AMD 至少有两种不同的视力丧失机制：①新生血管增生，伴有继发性纤维化，色素上皮和外层视网膜组织紊乱，这是一个渐进的过程；②视网膜和脉络膜血管通透性的继发性改变，伴有 RPE 功能障碍，导致 RPE 下、神经感觉视网膜下或视网膜内的浆液

性或血性液体积聚，并与更急性的视觉功能障碍有关。预防与晚期非变性疾病相关的视力丧失已被证明更具挑战性。近年来，对 drusen 形成、色素上皮衰老、光感受器和脉络膜毛细血管丧失等机制的进一步了解，使得从治疗上解决由萎缩型疾病引起的视觉功能障碍变得更加可行（图 70-2）。

二、病因 Etiologic Factors

许多因素被认为在 AMD 的发展中起作用，包括遗传易感性、局部炎症状态和许多潜在可改变的环境因素，包括吸烟、合并症、饮食、药物和光照[11]。

AMD 补体的遗传学研究 The Genetics of Complement in AMD

在过去的 10 年中，高分辨率的基因组扫描显示，无论是脉络膜新生血管（CNN）、地图样萎缩（GA），或者两者都丰富的人群显示了许多染色体上的易感基因座。表 70-1 列出了一些候选基因及其功能。对 AMD 的遗传学和假想机制的详尽讨论超出了本章的范围，然而，有几个基因值得一提。

2005 年 AMD 遗传学研究取得重大突破，发现 1q31.3 染色体补体激活位点（regulation of the complement activation locus，RCA）调控的单核苷酸多态性（single nucleotide polymorphism，SNP）增加了 AMD 的发病风险。RCA 位点包含编码补

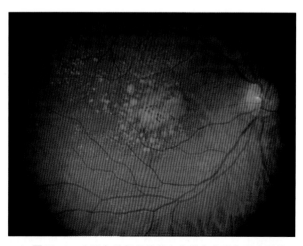

▲ 图 70-1　右眼年龄相关性黄斑变性患者彩色眼底照片
注意整个后极部广泛的 drusen，其中一些出现钙化，其他是大而软的 drusen。患者尚未发展到局部萎缩或脉络膜新生血管的阶段

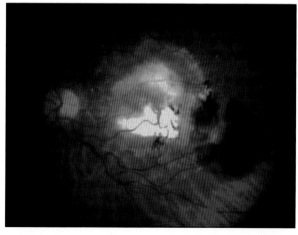

▲ 图 70-2　另 1 例晚期渗出性年龄相关性黄斑变性患者的左眼彩色照片
注意视网膜下广泛的瘢痕、出血和脂质渗出

表 70-1　年龄相关性黄斑变性候选基因

位　置	基　因	功　能	关联强度
1p22.1	ABCA4	ATP 结合 /ATP 酶	可能的
1q25–1q32	HMCN1	细胞外基质	可能的
1q31.3	CFH	补体成分	建立
3p21.3	CX3CR1	免疫反应趋化因子受体调节因子	可能的
4q35.1	TLR3	Toll 样受体：炎症细胞因子对病毒 dsRNA 反应的激活剂	可能的
6p12	VEGFA	血管生成调节因子与血管通透性	可能的
6p21.3	C2	补体成分（经典途径）	可能的
6p21.3	CFB	补体成分（交替途径）	可能的
6q24–q14	ELOVL4	长链脂肪酸光感受器特异性伸长酶	可能的
9p24	VLDLR	VLDL 转输	可能的
9q32–q33	TLR4	激活炎症免疫应答细菌脂多糖	可能的
10q26.13	HTRA1	丝氨酸蛋白酶	基因座建立，个体基因贡献未知
10q26.13	PLEKHA1	磷脂结合蛋白	
10q26.13	ARMS2	未知	
12p11–p13	LRP6	Wnt 信号蛋白	可能的
14q32.12	FBLN5	ECM 蛋白，促进内皮细胞黏附	可能的
19p13.3	C3	补体成分	可能的
19q13.2	APOE	脂蛋白结合、内化、代谢	建立
22q12.3	TIMP3	金属蛋白酶抑制剂（细胞外基质蛋白）	可能的

体因子 H（complement factor H，CFH）的基因。tyr402his 蛋白多态性使 AMD 的风险增加了 2.7～7.4 倍，占 AMD 可归因风险的 43%～50%。此外，有人认为 CFH 基因型可能影响个体对某些治疗方式和药物的反应，包括贝伐单抗、维替泊芬光动力疗法和 AREDS 营养补充[12-16]。CFH 负责下调补体系统的激活，包括 c5b-9，被称为膜攻击复合物（membrane attack complex，MAC）。MAC 被认为是免疫介导的脉络膜毛细血管和 RPE 的重要损伤，也是玻璃疣的重要致病成分[17, 18]。

最近的两项研究发现，补体成分 C2（比值比 0.35～0.46）和补体因子 B（complement factor B，CFB）（比值比 0.35～0.44）的遗传多态性与晚期 AMD 的发生有关。补体成分 C3 是补体级联反应的中心部分，其位于 19 号染色体上的基因是 AMD 的候选基因，部分原因是其切除成分 C3a 已在玻璃疣中鉴定出来[19, 20a, 20b]。此外，C3 还与 GA（比值比 2.66～3.9）的发生有关。图 70-3 说明了 AMD 发病机制有关的其他补体成分。

其他相关基因 Other Associated Genes

染色体 10q26 上的遗传位点是三个与 AMD 相关的基因 PLEKHA1、ARMS2 和 HTRA1 的家系。其中，ARMS2 是最为一致的关联，但其功能还不清楚。相比之下，HTRA1 已经被定位于 drusen，但

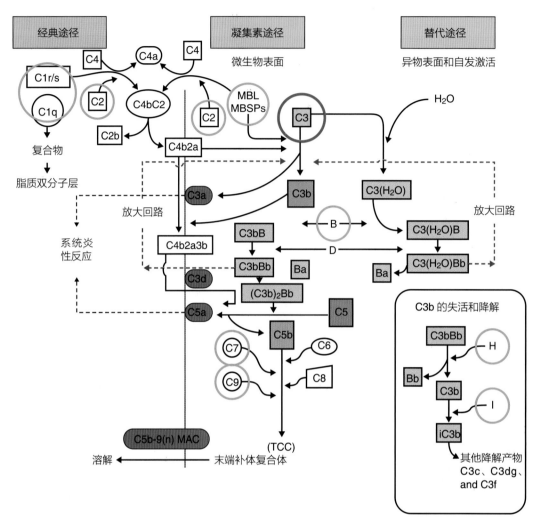

▲ 图 70-3　补体级联反应中 AMD 的相关突变

已知补体系统有四种主要激活途径，并举例说明其中的三种。补体系统的激活在免疫中起着重要的作用。补体激活不当会损伤组织。多种补体成分与 AMD（绿圈）有关，包括 drusen、地图样萎缩和脉络膜新生血管。补体 C3（红圈）是所有激活途径融合的关键点。经许可，图片转载自 Zarbin M, Rosenfeld, PJ. Review of emerging treatments for age-related macular degeneration. In: Stratton RD, Hauswirth WW, Gardner TW, editors. Oxidative stress in applied basic research and clinical practice: Studies in retinal and choroidal disorders. New York: Humana Press; 2012.

它与 AMD 的关联并不一致[20c]。金属蛋白酶组织抑制物 3（TIMP-3，22 号染色体）和内皮生长因子（EGF）的基因产物，含有纤维蛋白样细胞外基质蛋白 1（EFEMP-1，2 号染色体），其作用是抑制血管内皮生长因子（VEGF）对血管细胞的刺激作用，与前面提到的基因组扫描中的晚期 AMD 独立相关[21, 22]。编码 TIMP-3 基因第 5 外显子中的多个不同等位基因与 Sorsby 眼底营养不良有因果关系，Sorsby 眼底营养不良是渗出性黄斑变性的一种常染色体显性遗传形式，与渗出性 AMD 表型相似[23-25]，尽管人们认为它不能解释大多数渗出性 AMD 患

者[26]。TIMP-3 的数量也在增加，并与老化过程中的 Bruch 膜增厚有关，包括在 drusen 和 RPE 内[27-29]。EFEMP-1 中的 Arg-to-Trp 突变被认为是导致蜂巢状视网膜（malattial eventinese）营养不良广泛 drusen 异常积聚的原因。蜂巢状视网膜营养不良是一种遗传性黄斑变性疾病，其表型特征与晚期非变性AMD 密切相关[27, 30]。

以脂褐素在 RPE 内积聚为特征的早期黄斑视网膜变性，如 Stargardt 病，已经揭示了视网膜色素上皮细胞凋亡的病理生理学和潜在的治疗途径[31, 32]。虽然最初的报道也表明 ABCR 基因可能与

Stargardt 病有关，也可能是 AMD 的一个显性易感位点，但随后的研究人员无法证实这种明显增加的频率[33, 34]。尽管如此，脂褐素在 Stargardt 病和非渗出性 AMD 的早期都有增加，并且这两种疾病在其后期都以 GA 为特征，这表明了解这两种不同疾病表达的共同途径可能提供一些药理学上的见解。对 Stargardt 病和 AMD 中发现的脂褐素的生化研究证实，主要成分是 A2E，它在 RPE 细胞中积聚，导致 RPE 细胞凋亡、光感受器死亡和视力下降[18, 35, 36]。这一过程被认为是由视紫红质作为 A2E 生物合成的第一反应物在正常的视觉传导过程中的光激活引起的。异维甲酸能减缓 11 顺式视黄醛的合成和视紫红质的再生，并能减缓脂褐素在 ABCR 基因敲除小鼠和老年野生型小鼠体内的积累[35]。这表明，具有类似于异维甲酸的作用机制的化合物，在结构上与维生素 A 有关，可能是减缓或预防 AMD 的另一种治疗途径[18, 32, 34-36]。

三、环境因素 Environmental Factors

（一）饮食 Diet

与年龄相关的黄斑变性相关的主要环境因素包括饮食、吸烟史、光照和补充药物的使用。早期的 AREDS 报告已经证实饮食摄入 ω-3 长链多不饱和脂肪酸与降低新生血管性 AMD 风险（比值比 0.61）及从玻璃疣进展到 GA 之间的关系[37-39]。一项大型病例对照研究表明，较高的类胡萝卜素（尤其是叶黄素和玉米黄质）摄入量与 AMD 风险较低相关，最高五分位数的 AMD 风险比最低五分位数的降低43%。在这项研究中，没有发现口服维生素 A、维生素 E 或维生素 C 的减少[40]。随后的研究表明使用食物，每天食用 3 份或更多的食物，特别是富含抗氧化剂和类胡萝卜素的水果，与每天食用少于 1.5份的人相比，则多变量综合相对风险降低 0.64[2]。然而，已经有一些研究表明，饮食疗法几乎没有益处[21, 41-44]。AREDS2 研究了叶黄素、玉米黄质和 ω-3脂肪酸的补充（见下文）。

（二）吸烟[a] Smoking[a]

大多数研究一直认为吸烟是晚期 AMD 发生的一个具有统计学意义的危险因素[2, 47]。在对来自美国、荷兰和澳大利亚的三项联合研究的 Meta 分析中，吸烟是与 AMD 和血清总胆固醇仅有两个显著相关性。目前吸烟导致新血管性 AMD 的风险增加了 4.55 倍（与"从不"吸烟相比）和萎缩性 AMD 的风险增加了 2.54 倍（与"从不"吸烟相比）[48]。根据对数据的综合分析，一旦戒烟，新生血管和萎缩性 AMD 的风险似乎都会降低[48]。

（三）光照 Light Exposure

尽管有大量令人信服的实验数据表明视网膜辐照度增加与晚期 AMD 的可能性增加正相关，但支持这一假设的流行病学证据并不充分[3, 49, 50]。在 Beaver Dam 眼病研究中，与每天暴露少于 2h 的参与者相比，在选定的时间段内每天暴露在夏季阳光下 5h 以上的参与者在 10 年的随访后视网膜色素增加（相对风险 3.17）和早期 AMD（相对风险 2.14）的风险增加[50]。

假设增加的光应激易患 AMD 的基本原理取决于光感受器的光漂白和较小程度的色素上皮细胞所固有的氧化应激的作用。特别是活性氧中间体（reactive oxygen intermediates，ROI），包括过氧化氢、单线态氧和其他作为细胞代谢的副产物出现的短命物种，已知对细胞膜具有毒性作用[41]。据认为，慢性低水平的这些物种的累积效应通过脂质过氧化、线粒体 DNA 损伤和诱导细胞凋亡而对视网膜和色素上皮造成严重损害[2, 41]。实验研究证实了慢性光和特别是蓝色和紫外光对 RPE 的有害影响，部分是通过产生脂褐素的主要成分 A2E 氧环而产生的。从膳食中提取的天然抗氧化剂，包括叶黄素、玉米黄质、番茄红素和抗坏血酸，被认为可以通过猝灭自由基和其他中间物种减轻光氧化的影响[41]。据推测，这代表了 AREDS 研究中抗氧化剂的一种，但不是唯一的作用机制[51]。

---

a. 改编自 Zarbin 和 Rosenfeld，2010[45]，以及 Zarbin 和 Rosenfeld 2010[46]

（四）药物的使用 Use of Medications

综合前瞻性研究的 Meta 分析表明，某些药物可能与年龄相关性黄斑变性风险的增加或降低有关。抗高血压药物，特别是 β 受体拮抗剂，与中度风险增加相关，而女性激素替代疗法和三环类抗抑郁药，则提供了一些相对保护[52a]。他汀类药物对 AMD 进展的潜在影响已作为年龄相关眼病研究 2（AREDS2）的预先计划队列进行研究，与晚期 AMD 的进展无显著相关性（HR 1.08，0.83～1.41）。然而，最近的一项介入性初步研究显示，26 例有大量软性玻璃疣样沉积的患者服用 80mg 阿托伐他汀后，10 例患者的玻璃疣消退，这些患者的平均视力增加了 3 个字母[52b]。这些观察结果除了可以避免潜在的有害药物相互作用外，还可以进一步用于开发新的药物类别。

四、渗出性 AMD 的病理生理：细胞因子的关键作用 The Pathophysiology of Exudative Amd: The Crucial Role of Cytokines

（一）血管生成的定义和步骤 Definition and Steps in Angiogenesis

血管生成是指从现有血管中产生新的血管，因此与在子宫中以新生血管为特征的血管生成过程形成对照。血管生成的过程被描述为发生在一系列有序的事件中（改编自血管生成基金会，https://www.angio.org/learn/angiosing/）：①监测和提供足够量的氧气到周围组织，血管具有氧和低氧诱导的传感器或受体，这允许血管重塑相应地调节血流；②缺氧或其他内源性信号激活细胞并诱导释放信号因子（如 VEGF、Ang-2、成纤维细胞生长因子和趋化因子）促进新血管毛细血管从先前存在的血管中生长；③周细胞与血管分离，血管扩张时内皮细胞被激活并失去紧密接触；④在血管芽形成过程中，选择一个顶端细胞，释放基质金属蛋白酶，降解基膜，重塑细胞外基质；⑤顶端细胞被极化并延伸出许多丝状体，引导芽向血管生成刺激方向迁移；⑥茎细胞跟随顶端细胞增殖，延伸萌芽，增殖的茎细胞与邻近的内皮细胞建立连接，释放与细胞外膜

成分结合并调节血管腔形成的信号；⑦当两个顶端细胞相遇，建立 EC-EC 连接，形成连续的管腔时，相邻分支融合，细胞外基质沉积以建立新的基底膜，内皮细胞停止增殖，周细胞被招募以稳定新血管；⑧一旦血流建立，氧气和营养物质的灌注减少血管生成刺激，使内皮细胞氧传感器失活，重建血管的静止状态。目前正在研究的抗血管生成疗法被认为在这一过程的不同阶段抑制血管生成。

（二）血管内皮生长因子及其他血管生成调节剂 VEGF and Other Modulators of Angiogenesis

无论在病理性新生血管形成过程中是否存在刺激因素，VEGF 不仅在 AMD 的新生血管形成中起主要作用，而且在糖尿病视网膜病变、虹膜新生血管和早产儿视网膜病变中也起重要作用。此外，其他细胞因子也可能发挥重要作用，包括成纤维细胞生长因子（fibroblast growth factor，FGF）、色素上皮衍生因子（pigment epithelium-derived factor，PEDF）、整合素、血管生成素和基质金属蛋白酶抑制剂（matrix metalloproteinase，MMP）[2, 23, 53-56]。

毫无疑问，VEGF 是 Michaelson 首先提出的与病理性新生血管形成相关的假定因子 X[2]。该分子最初被描述为一种与肿瘤相关的血管通透性因子，后来被克隆并具有良好的表征[57, 58]。VEGF 在 AMD 新生血管形成中的作用有两个重要特征：①通过内皮细胞增殖、迁移和新生血管形成诱导血管生成；②增强血管通透性。

（三）血管通透性 Vascular Permeability

VEGF 使离体微血管的水力传导率显著增加，这是由钙内流的增加和一氧化氮合成酶（nitricoxide synthetase，NOS）诱导引起的一氧化氮水平的变化所介导的。虽然在体外和体内，当外源性地给予 VEGF 诱导这些效应时，VEGF 是必要的和充分的，但众所周知，许多其他生长因子也参与了这一过程。一些代表了由 VEGF 启动的级联过程中的步骤，而另一些则作用于上游[59, 60]。VEGF 的化学结构是一种肝素结合的 45kDa 的同型二聚糖蛋白[57]。VEGF 与 PDGF 具有显著的同源性。人 VEGF 基因由 7 个内含子组成 8 个外显子，定位于 6p21.3 号染色体。尽管 VEGF-A 只有一个基因，但

翻译后外显子的交替剪接导致在信号序列切除后分别产生 4 种和 6 种不同的亚型，分别具有 121、145、165、183、189 和 206 个氨基酸（图 70-4）[56, 57]。$VEGF_{165}$ 以可溶性和结合形式存在（图 70-5）[57]，并被认为是病理性新生血管形成的主要原因。

尽管 VEGF 抑制剂在减轻 VEGF 对正常组织和新生血管组织的增殖和通透性方面有着共同的尝试，但由于几个原因，在药物选择的有效性和安全性可能存在差异。从理论上讲，由于 $VEGF_{165}$ 是参与病理性新生血管形成的主要亚型，有人认为，保持其他三种主要亚型的完整（121 种主要以可溶性形式扩散，189 种和 206 种主要通过高亲和力肝素结合位点与基质结合）可以避免干扰血管内皮生长因子表达的正常稳态机制的可能性。事实上，以前的动物研

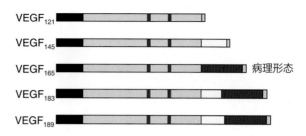

▲ 图 70-4　血管内皮生长因子的多种亚型存在于自然界中，在血管生成的正常事件及对局部刺激产生血管生成的病理事件中参与程度不同

尽管 VEGF 只有一个基因，但细胞外基质中的交替剪接和纤溶酶原的转录后修饰却决定了正常血管内稳态和病理性新生血管之间的相对平衡。较短的氨基酸长度亚型 $VEGF_{121}$ 和 $VEGF_{145}$ 主要以可溶性形式存在，而较长的剪接长度 183、189 和 206 主要由肝素组织固定和结合。$VEGF_{165}$ 被认为可以刺激病理性新生血管，并且以可溶性和组织固定的形式存在

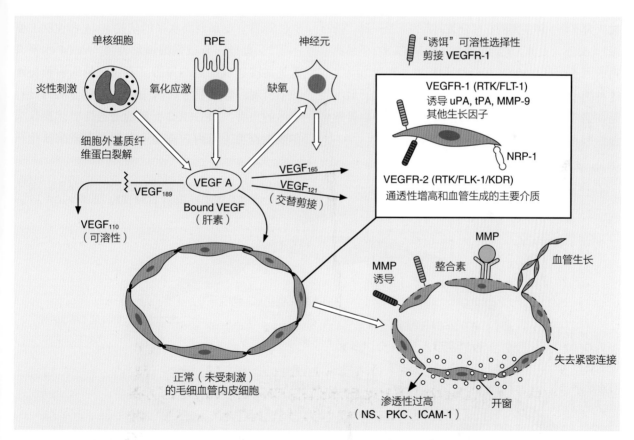

▲ 图 70-5　图示了血管内皮生长因子的表达途径及其对血管细胞的影响

多种细胞参与 VEGF 的释放，包括单核细胞、视网膜色素上皮细胞和对炎症、氧化应激和缺氧反应的神经元。这些和其他类型的细胞主要产生 VEGF-A，它通过转录和翻译后的步骤以不同的亚型表达。$VEGF_{165}$ 和 $VEGF_{121}$ 是主要的形式，$VEGF_{189}$ 在细胞外基质中被激活的纤溶酶裂解成一种可溶性形式 $VEGF_{110}$。这些分子中的每一个，但主要是 $VEGF_{165}$，通过特异性受体 VEGFR-1 和 VEGFR-2 与内皮细胞结合。一系列事件通过随后的细胞内信息传递系统及导致单个内皮细胞之间紧密连接丧失的细胞外事件启动，在内皮细胞和钙介导的通透性通道内形成开窗，导致正常的内外血视网膜屏障丧失。此外，基质金属蛋白酶的激活是通过其与整合素受体 $\alpha_v\beta_3$ 和 $\alpha_v\beta_5$ 的相互作用来实现的，整合素受体 $\alpha_v\beta_3$ 和 $\alpha_v\beta_5$ 仅在内皮细胞通过激活 VEGFR-1 诱导后才在内皮细胞表面发现

究表明，阻断 VEGF$_{164}$ 在小鼠（相当于在人类中阻断 VEGF$_{165}$）与非选择性抗体介导的血管内皮生长因子（VEGF）阻断在缺氧诱导血管生成模型中预防病理性新生血管形成同样有效，同时不干扰视网膜血管系管正常生理发育[61, 62]。然而，随着贝伐单抗和雷珠单抗（抗多种 VEGF 亚型的单克隆抗体）的广泛应用，非选择性阻断对正常视网膜血管生理几乎没有不良影响。

（四）血管内皮生长因子受体 VEGF Receptors

VEGF 通过两种高度相关的受体酪氨酸激酶（VEGFR-1 和 VEGFR-2）对细胞发挥作用[57]。VEGFR-1 也被称为 FLT-1（FMS 样酪氨酸激酶），但其作用仍有待讨论。与 VEGF 一样，VEGFR-1 通过缺氧诱导因子（hypoxia-inducing factor, HIF）依赖性机制上调。受体对 VEGF 的反应是弱酪氨酸自磷酸化。它被认为不是一种主要的有丝分裂刺激，而是一种"诱饵"（decoy）受体，它通过隔离并使 VEGFR-2 不易获得的因子而下调 VEGF 的活性（图 70–5 和图 70–6）。这种因子在胚胎发生过程中可能是最重要的，而不是在病理性新生血管形成过程中，以及在造血骨髓源细胞和神经信号传导过程中[57, 63]。

（五）VEGFR-2（人类的 KDR 或小鼠的 FLK-1）VEGFR-2 (KDR in Humans or FLK-1 in Mice)

与 VEGFR-1 相比，VEGFR-2 以较低的亲和力结合 VEGF，但被认为是 VEGF 促有丝分裂、血管生成和通透性增强作用的主要介质。VEGFR-2 上 VEGF 的结合位点被定位于第二和第三 IgG 样结构域，并经历二聚作用和强配体依赖性酪氨酸磷酸化，产生有丝分裂趋化和促生存信号。它似乎至少有两个单独的酪氨酸磷酸化位点。VEGFR-2 被认为是一种关键的生存因子，在缺乏 VEGFR-2 的情况下会发生凋亡。

大量证据支持 VEGF 在新生血管型 AMD 中的关键作用，可能是限速作用。在灵长类动物的 CNV 区域及在手术和尸检后切除的患者提取的新生血管膜中观察到高水平的信使 RNA 和 VEGF 受体[2, 64]。此外，有很强的迹象表明，VEGF 水平升高是高渗透性的近端原因，不仅在糖尿病黄斑水肿中出现，也见于与 CNV 相关的亚感觉和局灶性液体的患者。VEGFR-2 引起的通透性变化被认为在很大程度上是由内皮型一氧化氮合成酶产生一

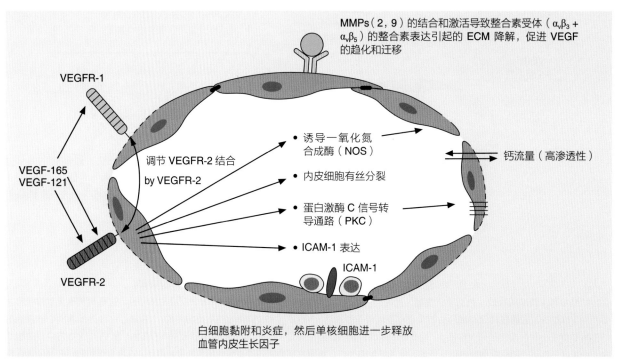

▲ 图 70–6　细胞内信号转导，包括诱导一氧化氮合酶、蛋白激酶 C 活化和 ICAM-1 表达，导致白细胞黏附和钙流量和蛋白激酶 C 介导的通透性进一步改变

氧化氮水平的增加和钙通量的相关变化所介导的（图 70-6）。这些改变可以通过直接阻断血管内皮生长因子（VEGF）、受体或使用敲除模型的一氧化氮合酶（NOS）来逆转 [2, 58, 59]。用抗可溶性 VEGF 的单克隆抗体灭活可溶性 VEGF 或抑制 ICAM 也似乎是有效的。其他直接抑制 VEGF 的方法包括通过全身给药或基因转移抑制其酪氨酸激酶受体（VEGFR-1 和 VEGFR-2）[65]。VEGF 效应的间接抑制可以通过调节细胞内黏附分子（intracelluar adhesion molecule，ICAM），或间接影响一氧化氮磷脂酶、一氧化氮合成酶或蛋白激酶 C（另一种调节剂）来实现。

许多其他的细胞因子和因子已经被证实影响血管生成过程中 VEGF 或 VEGF 的相关作用 [2, 66-74]。下文将更详细地描述选定的感兴趣因素，并说明可能的干预目标。

1. 血小板衍生生长因子 Platelet-Derived Growth Factor

PDGF 是一种同源或异二聚糖蛋白，在血管生成过程中促进周细胞和血管平滑肌细胞的募集，对新血管的维持和存活至关重要。PDGF 受体（PDGFR-A 和 PDGFR-B）是酪氨酸激酶，在不同细胞类型上有差异表达，其中 PDGFR-B 在内皮细胞、血管平滑肌细胞和成纤维细胞等中的表达更为广泛 [75, 76]。在 PDGFR-B 信号缺失的情况下，血管周细胞分离，血管完整性丧失。未成熟血管在周细胞募集和覆盖之前对 VEGF 的提取高度敏感；相反，当周细胞覆盖完成时，新血管对 VEGF 的提取具有抵抗力。这就是所谓的可塑性窗口（plasticity window），在此期间，血管可以随着生长因子暴露的变化而迅速退化 [77, 78]。PDGF 阻断角膜新生血管的动物模型，可预防和消退新生血管 [79, 80]。因此，PDGF 单独阻断或联合 VEGF 抑制（利用可塑性窗口）可作为新血管性 AMD 的有效抑制剂。

2. 基质金属蛋白酶及其组织抑制剂 Matrix Metalloproteinases and Tissue Inhibitors of Metalloproteinases

基质金属蛋白酶（matrix metalloproteinases，MMP）及其相关 RNA 的表达，特别是 MMP-2 和 MMP-9 的表达与病理性新生血管的形成有关。这两种基质金属蛋白酶都被 VEGF 和其他调节性细胞因子激活，并消化细胞外基质，从而促进内皮细胞的增殖和趋化，因为它们聚集在一起形成新的毛细血管 [2]。基质金属蛋白酶似乎受到自然产生的金属蛋白酶组织抑制剂（TIMP）的调节和主要下调，其中 TIMP-1、TIMP-2 和 TIMP-4 被认为是可溶性的，TIMP-3 主要与细胞外基质结合。TIMP-3 被认为在 Bruch 膜基质金属蛋白酶调节的自然调节中起着重要且可能是关键的作用，在玻璃疣和 AMD 相关的增厚基底膜中发现 TIMP-3 的含量增加 [24, 25, 28, 29, 81]。通过基因治疗增加 TIMP-3 表达量或诱导 TIMP-3 的过度表达的实验模型，证明了该分子的有效抗血管生成作用 [82, 83]。

3. 组织因子 Tissue Factor

组织因子（TF）是凝血因子Ⅶ / Ⅶ a 的跨膜受体 [84]。血管损伤时，TF 与Ⅶ因子形成复合物，启动凝血级联反应。TF（和 TF/Ⅶ a 复合物）在血管内皮细胞内的组成性表达，其次级活性包括促进炎症和血管生成。在肿瘤生物学中，TF 与 VEGF 之间的联系已经在许多肿瘤中得到证实，并且 TF 被认为部分通过 VEGF 诱导血管生成 [85, 86]。除了在 drusen 中发现的淀粉样蛋白、载脂蛋白 E 和补体因子外，还发现了与 AMD 相关的因子 X 和纤维蛋白原，它们与 TF 活性密切相关 [87, 88]。组织因子本身已通过免疫染色在有 CNV 的尸检眼、手术切除的 CNV 病变及 AMD 动物模型中的 RPE 细胞和巨噬细胞中鉴定 [64, 88]。在激光诱导的 CNV 动物模型中，通过Ⅶ因子的抗体靶向抑制组织因子可以消除病变 [89, 90]。

4. 血管生成素类 Angiopoietins

血管生成素对内皮细胞也有高度的特异性，可执行与支持细胞和细胞外基质相关的多种其他调节活动。一项实验室研究表明，两种不同的亚型，血管生成素 1 和血管生成素 2，似乎对血管系统有差异和反作用。血管生成素 2 通过缺氧和 VEGF 上调，与内皮细胞受体 TIE2 结合，增强 VEGF 介导的视网膜新生血管形成，但在体外不能单独刺激内皮细胞或体外增殖 [2, 91]。血管生成素 1 似乎发挥成熟作用，与非渗漏行为相关，并可能通过抑制炎症途径具有潜在的治疗益处 [2]。另一种蛋白，促血管生成素样蛋白 4（AngPTL4），最近发现在增殖性糖尿病视网膜病变眼房水内水平升高，并被缺氧和 HIF 上调，且对于促进视网膜血管生成既必要又充分[92]。目前尚不清楚这是否也可能在 CNV 中发挥作用。

5. 色素上皮衍生因子 Pigment Epithelium-Derived Factor

已知多种自然产生的细胞因子对血管生成具有下调作用，对细胞具有 VEGF 介导的作用。值得注意的是，色素上皮衍生因子（PEDF）由色素上皮在体内和细胞培养中分泌，在生物学上与野生型视网膜母细胞瘤抑癌基因的产物相同，被认为可以诱导视网膜母细胞瘤细胞分化，抑制小胶质细胞生长，以及除对血管生成的影响外，还有其他重要的调节功能[49]。它与 AMD 的相关性可能与其对抗 VEGF 的作用有关。在一项对患有和不患有 AMD 的供体人眼的研究中，用免疫反应性测定法测定了 VEGF 和 PEDF 的相对水平。有趣的是，即使在出现晚期渗出性改变的情况下，两组眼之间的 VEGF 水平也没有显著差异。相反，AMD 眼的 RPE 和脉络膜中 PEDF 水平较低，提示眼内 PEDF 水平较低可能是 CNV 形成的原因[93]。体外研究结果表明，PEDF 的作用是调节或抑制 VEGF 受体信号传导，而不是直接拮抗 VEGF[94]。

（六）萎缩性 AMD 的致病因素 Pathogenic Factors in Atrophic AMD

导致轻度或中度 AMD 进展为晚期萎缩性 AMD（地图样萎缩）的因素尚不清楚。很明显，免疫失调、炎症和氧化应激在 AMD 的发生和发展中起着关键的作用，血管生成是慢性局部炎症状态的晚期结果之一。补体系统的遗传学及其与 AMD 的关系已经在上面讨论过了，尽管还不清楚补体的基因型变异是如何导致 AMD 表型的。临床病理标本显示 AMD 眼玻璃疣膜中存在炎性细胞，C3（C3a）和 C5（C5a）活性片段、RPE 细胞中血管内皮生长因子表达增高[95, 96]。在 CNV 患者的尸检标本中，脉络膜也常见炎性病灶和白细胞[64, 95-100]。GA 与调节酶 DICER1 的缺失，以及与随后一种叫 NRLP3 炎症小体的炎症复合物的上调有关，其导致多种炎性细胞因子的分泌，包括 IL-6、TNF-α、IL-1β 和 IL-18[101, 102]。这一过程可能由 N- 视黄内酯 –N- 视黄烷乙醇胺（A2E）及与脂褐素的这一成分的形成相关的自由基和活性氧中间产物触发，最终刺激凋亡和血管生成信号（图 70–7）[18, 41, 103]。炎性级联反应进一步特征为视网膜小胶质细胞活化和脉络膜巨噬细胞浸润[104, 105]。鉴于炎症对 AMD 的发生和发展具有因果作用的有力证据，旨在通过补体抑制或调节、免疫调节或稳定细胞内细胞器（如溶酶体和由此产生的蛋白质分解）来减轻炎症的治疗可能是成功的药理学策略[104, 105]。

Drusen 的组成成分包括原纤维淀粉样蛋白，特别是淀粉样蛋白 –β，它与阿尔茨海默病、亨廷顿病、唐氏综合征和其他神经退行性疾病有关[106]。在视网膜内，淀粉样蛋白定位在 drusen 内的囊泡中，并且视网膜长期暴露于淀粉样蛋白，导致过表达促炎性细胞因子如 IL-1β 和 IL-8，它们在产生活性氧和趋化作用中发挥作用。淀粉样蛋白 –β 也被证实在退化的大脑中通过补体系统引起慢性炎症，并可能在视网膜中发挥类似的作用。事实上，在 drusen 发现淀粉样蛋白与补体因子 C3 共定位[107, 108]。作为 drusen 的一个组成部分，淀粉样沉积可能导致 RPE 功能障碍并最终导致萎缩。

脉络膜缺血可能是导致萎缩性黄斑变性的另一个因素。研究表明，年龄相关性黄斑变性的眼在吲哚菁绿血管造影上动脉血流量减少[109]。此外，新的成像技术，如高分辨率超声及增强深度成像的光谱域光相干断层扫描，揭示了 AMD 患者脉络膜缺血的特征[110, 111a]。此外，对尸检眼的组织病理学研究表明，即使在中度 AMD 中，脉络膜毛细血管也有重塑和丢失[111b]。

五、正在使用或正在研究的药物：新生血管性 AMD Agents Currently in Use or Under Investigation: Neovascular Amd

（一）VEGF 抑制：单一疗法 VEGF Inhibition: Monotherapy

现在有多种方法可以直接抑制 $VEGF_{165}$ 分子及其各种其他异构体。这包括使用针对一个或多个亚型的单克隆抗体、抗体片段和针对一个或多个 VEGF 受体的分子，包括天然诱饵、酪氨酸激酶抑制剂、融合蛋白和经修饰的天然蛋白质。此外，由

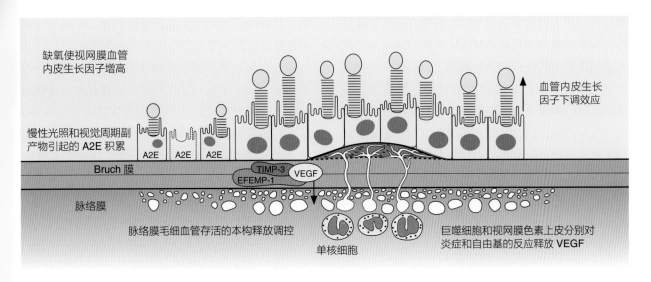

▲ 图 70-7 萎缩性和渗出性年龄相关性黄斑变性的发病机制示意图

血管内皮生长因子的正常组成性释放，通过基底侧分泌向外维持对正常脉络膜毛细血管的窗孔和其他理想的通透性效应，似乎被抑制血管生成的细胞因子的顶端分泌有效地抵消，包括色素上皮源性（PEDF）。如右图所示，这会导致外层视网膜的相对缺血。在慢性光照和与视觉周期相关的磷脂氧化反应中，A2E 及其他氧化副产物积聚在视网膜色素上皮细胞中，这是眼底摄影所见的特征性自发荧光。它们还导致色素上皮的衰老和凋亡死亡，与上覆光感受器和下伏脉络膜毛细血管的继发性萎缩效应有关，如图左侧所示。增加的脂蛋白和包括 TIMP-3 和 EFEMP-1 在内的其他糖蛋白的累积使得 Bruch 膜的增厚，这种情况在病情较严重的患者眼中很常见（见中央）。低级别的炎症、单核细胞的化学吸引、色素上皮和炎症细胞的促血管生成信号，通过钙化和破裂的 Bruch 膜缺损，导致脉络膜血管内生长

于 VEGF 最初被认为启动细胞内信号级联，随后是细胞外事件，因此可以通过阻止分子的分泌、直接抑制细胞外空间的分子、阻断受体或通过阻断下游细胞内信号通路导致细胞内和细胞外事件[112]。最后，正在探索新的持续药物递送技术。

1. 单克隆抗体：贝伐单抗 Monoclonal Antibody: Bevacizumab

贝伐单抗（Avastin; Genentech/Roche, South San Francisco, CA, USA）是一种抗人血管内皮生长因子 a 的人源化单克隆抗体（IgG1），可选择性抑制 VEGF-A 的所有亚型和生物活性蛋白分解产物。贝伐单抗是一种免疫球蛋白 G 分子，由约 93% 人和 7% 鼠的氨基酸序列组成。对多种肿瘤细胞系及不同形式的眼部新生血管的动物模型进行的临床前研究表明，全尺寸抗体对 VEGF 亚型的原发性渗透和增殖作用具有良好的疗效。经过广泛的临床试验，发现它通过影响血管生成而有效地减缓肿瘤生长[57]。贝伐单抗在 2004 年被 FDA 批准作为转移性结直肠癌的治疗药物，当时静脉注射剂量为 5mg/kg，每 2 周与氟尿嘧啶联合注射一次。贝伐单抗与伊立替康、氟尿嘧啶和白细胞介素治疗转移性结直肠癌

相比，贝伐单抗可提高转移性结直肠癌的生存率、缓解率和缓解期[113]。此后，贝伐单抗的其他三期临床试验已获得 FDA 对肺癌、肾癌和脑癌治疗的批准。

2004 年，Bascom Palmer 眼科研究所发起了一项研究，调查全身贝伐单抗在渗出性 AMD 患者中的应用（全身阿伐司汀治疗新生血管性 AMD-SANA）。本研究首次证明贝伐单抗对该病有效。在这项开放性、非对照研究中，18 名患者接受了两到三次贝伐单抗静脉注射（5mg/kg），以评估 6 个月内全身贝伐单抗的潜在安全性和有效性[114, 115]。尽管使用玻璃体腔注射 pegaptanib 和雷珠单抗治疗 CNV 的临床试验正在进行中，但之前使用贝伐单抗治疗人类眼病的任何途径都未经试验。虽然没有观察到严重的不良反应，而且只发现血压有轻微的短暂升高，但 SANA 研究太小，无法确定贝伐单抗的安全性。然而，在视力和 OCT 中心视网膜厚度（CRT）测量方面的显著改善与早期雷珠单抗试验中观察到的变化相当。

虽然全身贝伐单抗（5mg/kg）可减少渗出性 AMD 的 CNV 的渗漏，降低 OCT 中心视网膜厚度

测量值，显著改善渗出性 AMD 的视力，但静脉注射贝伐单抗治疗渗出性 AMD 从未被广泛采用，因为玻璃体腔入路使用的药物减少了 500 倍，价格也便宜得多，而且由于药物剂量较小，被认为更安全。在第一例报道的玻璃体腔注射贝伐单抗的病例中[116]，一个继发于 AMD 的复发性 CNV 患者，之前曾接受过维替泊芬光动力疗法和曲安奈德联合治疗，随后接受了 pegaptanib 注射治疗，在单次注射 1.0mg 贝伐单抗后的 1 周内，OCT 中心视网膜厚度和视网膜下液的减少及主观视物变形的改善均显示出改善。

注射用贝伐单抗为市售形式，100mg 和 400mg 无防腐剂，一次性使用，体积为 4ml 或 16ml（25mg/ml）。100mg 产品由 240mgα、α- 海藻糖二水合物、23.2mg 磷酸钠（一元酸、一水合物）、4.8mg 磷酸钠（二元酸、无水）、1.6mg 聚山梨酸盐 20 配制而成，并在静脉注射前用水稀释。对于非标签（off-label）玻璃体腔注射，贝伐单抗不被稀释，而是分配到玻璃体腔注射用的单个注射器中，注射量（剂量）在 0.05ml（1.25mg）~0.1ml（2.5mg）。

最初，有人担心与 1/3 大小的雷珠单抗相比，149kD 贝伐单抗这样大的分子能穿透视网膜，有效治疗 CNV 然而，根据 OCT 检查时视网膜下液体减少和治疗患者视力提高的经验观察，贝伐单抗可以穿透视网膜。随后，Han 等首次证明，玻璃体腔注射全长免疫球蛋白大小的贝伐单抗能够穿透兔视网膜[117]。Sharar 等用定性免疫荧光法证实，玻璃体腔注射贝伐单抗能够在 24h 内完全穿透视网膜，注射后 4 周基本消失[118]。此外，Dib 等在玻璃体腔注射贝伐单抗 0.05ml（1.25mg）2h 后，在所有 6 只眼的视网膜下空间都存在贝伐单抗分子，证实了最初的观察结果，即该分子可以迅速通过视网膜扩散[119]。

猴和兔玻璃体腔注射的其他各种单克隆抗体的眼药代动力学显示其半衰期约为 5.6 天[120, 121]。对贝伐单抗在兔子和猴子体内的研究表明，贝伐单抗的半衰期在 4~6 天[122-124]。一项人类研究报告称，单剂玻璃体腔注射贝伐单抗的半衰期为 3 天，并且有可能在至少 4 周内完全阻断玻璃体腔血管内皮生长因子[125]。一项人类研究表明半衰期为 6.7 天，而另一项研究则报道半衰期长达 9.8 天[126, 127]。贝伐单抗

的人体眼药代动力学可能因患者而异，这取决于玻璃体液化程度和眼部有晶状体状态等因素。

自从报道第 1 例用贝伐单抗玻璃体腔注射治疗渗出性 AMD 以来，大量的回顾性研究和一些使用 1.0~2.5mg 剂量范围的小的前瞻性研究已经发表，所有的研究都表明平均视力有显著的临床改善，在贝伐单抗治疗的患者中，高达 90% 的患者荧光素血管造影漏血减少，OCT 水肿消失。这些报道也支持贝伐单抗明显的临床安全性。截至本报道撰写时（2015 年），尽管雷珠单抗在 2006 年获得批准，但在美国，玻璃体腔注射贝伐单抗的 off-label 使用已成为渗出性 AMD 最常见的治疗方法[128, 129]。此外，它还被广泛应用于其他形式的黄斑新生血管，包括病理性高度近视、多发性脉络膜炎和眼组织胞浆菌病。它也被成功地用于治疗糖尿病视网膜病变、视网膜静脉阻塞和早产儿视网膜病变引起的具有临床意义的黄斑水肿[130-138]。与 FDA 批准的雷珠单抗相比，其疗效在 CATT 研究中得到证实（稍后描述）。

2. 抗原结合片段：雷珠单抗 Antigen Binding Fragment: Ranibizumab

雷珠单抗（Lucentis；Genentech/Roche, South San Francisco, CA, USA）是一种人源化抗 VEGF-A 重组 Fab 片段，其亲和力已成熟，可增加其与 VEGF-A 的结合亲和力。雷珠单抗在 VEGF-A 的所有生物活性亚型的血管内皮生长因子受体结合域内结合。两个随机、双盲、关键的 3 期临床试验表明，每月玻璃体腔内注射雷珠单抗是治疗 AMD 患者中心凹下 CNV 有效和安全的方法[139, 140]。

MARINA 研究评估了最小经典或隐匿型 CNV 对雷珠单抗的反应[139]。患者（n=716）被随机分配接受假注射（n=238）、0.3mg（n=238）或 0.5mg（n=240）雷珠单抗。经过 4 个月的随访，90% 的雷珠单抗治疗的患者在 Bailey Lovie（ETDRS）图上丢失了少于 15 个字母，而假注射患者的丢失率为 53%。这种治疗反应与病变的大小、初始视力、病变是否被分为轻度典型病变或隐匿性病变、荧光素血管造影上无典型 CNV 无关。随访 24 个月时，接受 0.5mg 雷珠单抗治疗的患者中，约 33% 的患者的视力至少提高 15 个字母，而假注射患者的视力提高了 4%（图 70-8）。接受玻璃体内雷珠单抗治疗的约 1% 的

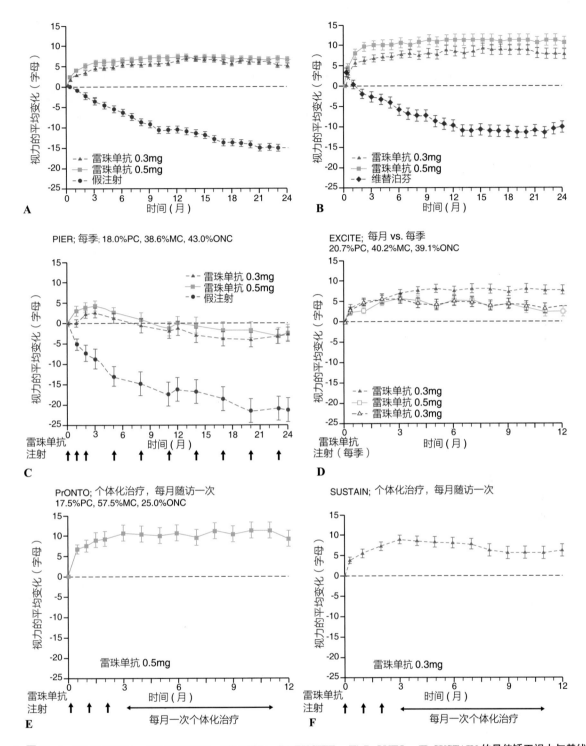

▲ 图 70-8　**(A) MARINA、(B) ANCHOR、(C) PIER、(D) EXCITE、(E) PrONTO、(F) SUSTAIN 的最佳矫正视力与基线的月平均变化**

图片 A 由 © 2006, Massachusetts Medical Society 版权所有；图片 B 经 Elsevier 许可，转载自 Brown DM, Michels M, Kaiser PK, et al. Ranibizumab versus verteporfin photodynamic therapy for neovascular age-related macular degeneration：2-year results of ANCHOR Study. Ophthalmology 2009；116：57–65；图片 C 经许可，转载自 Regillo, et al. Ranibizumab (Lucentis) in treatment of neovascular age-related macular degeneration (AMD)：2-year results of PIER study, poster PO459 presented at the AAO；图片 E 经 Elsevier 许可，转载自 Fung AE, Lalwani GA, Rosenfeld PJ, et al. An optical coherence tomography-guided, variable dosing regimen with intravitreal ranibizumab (Lucentis) for neovascular age-related macular degeneration. Am J Ophthalmol 2007；143：566–83. 经许可，转载自 Mitchell P, Korobelnik JF, Lanzetta P, et al. Ranibizumab (Lucentis) in neovascular age-related macular degeneration：evidence from clinical trials. Br J Ophthalmol 2010；94(1)：2–13 汇编

患者发生眼内炎。白内障的风险约为 0.2%。在接受玻璃体腔内治疗的患者中没有视网膜脱离的病例。尽管存在全身血管并发症的理论风险，但治疗组和对照组在高血压方面没有失衡，假注射组、0.3mg 组和 0.5mg 组的心肌梗死风险分别为 1.7%、2.5% 和 1.3%。三组脑卒中风险分别为 0.8%、1.3% 和 2.5%。三个队列的非眼出血风险分别为 5.5%、9.2% 和 8.8%。这些差异都没有统计学上的显著性，尽管作者承认这项研究没有能力发现微小的差异。

ANCHOR 研究通过荧光素血管造影评估以典型 CNV 为主的患者的反应[140]。患者（n=423）被随机分配接受维替泊芬 PDT 加假注射（n=143）或假 PDT 加 0.3mg（n=140）或 0.5mg（n=140）雷珠单抗注射。在 12 个月的随访中，雷珠单抗治疗组约有 95% 的患者视力下降不到 15 个字母，而维替泊芬主动治疗对照组为 64%。在接受 0.5mg 雷珠单抗治疗的患者中，40% 的患者至少提高了 15 个字母的视力，而在维替泊芬治疗队列中，这一比例为 6%。在第 24 个月，雷珠单抗的视觉受益仍然具有统计学意义（P < 0.0001 vs. PDT 患者），且具有临床意义：89.9%～90.0% 的雷珠单抗治疗患者从基线检查时丢失 < 15 个字母（vs. 65.7% 的 PDT 患者）；34%～41.0% 的患者获益 ≥ 15 个字母（vs. 6.3% 的 PDT 患者）；并且，平均而言，视力从基线检查时提高了由 8.1 至 10.7 个字母（与 PDT 组平均下降 9.8 个字母相比）[141]。荧光素血管造影上病变解剖特征的改变也有利于雷珠单抗（所有比较 P < 0.0001 vs PDT 患者）。总的来说，严重眼和无不良事件眼的发生率在各组之间没有失衡。在联合使用雷珠单抗组中，277 名患者中有 3 名（1.1%）在研究眼内出现了假定性眼内炎（每次注射的比例为 3/5921，OR = 0.05%）。在维替泊芬组（0.7%）和 0.3mg 雷珠单抗组中观察到 1 例视网膜脱离（0.7%）。无晶状体损伤病例。所有队列的高血压风险相同。维替泊芬组、0.3mg 雷珠单抗组和 0.5mg 雷珠单抗组的心肌梗死风险分别为 0.7%、0.7% 和 2.1%。三个队列的脑卒中或脑梗死风险均为 0.7%。三个队列中非眼出血的风险分别为 2.1%、5.1% 和 6.4%。治疗前维替泊芬组、0.3mg 雷珠单抗组和 0.5mg 雷

珠单抗组对雷珠单抗的免疫反应性分别为 1.5%、3.2% 和 0.8%。治疗 12 个月后，这些队列中分别有 1.6%、1.6% 和 3.9% 的患者出现免疫反应。关于免疫反应性的担忧是，发生免疫反应的患者在玻璃体腔内注射后可能出现眼内炎症的增加，因此可能对药物没有反应，以及没有表现出这种反应的患者。实际上，大多数外层视网膜科医师都没有观察到这种现象，而且这种药物在测试剂量中的免疫原性很低[142]。

在 MARINA 和 ANCHOR 试验中，视力改善似乎在 4 个月的时间点达到了一个平台（图 70-8）。由于每月注射被认为对一些患者及其家庭成员来说既不方便又令人生畏，而且会带来风险和相当大的费用，因此进行了研究以评估替代治疗方案。PIER 和 EXCITE 研究提供了这方面的有用信息[143, 144]。PIER 是一项 Ⅲb 期多中心、随机、双盲试验，中心凹下型 CNV 患者被随机分为假注射（n=63）、0.3mg 雷珠单抗（n=60）或 0.5mg 雷珠单抗（n=61）。患者每 4 周接受一次假注射或雷珠单抗注射，连续 3 次，然后每 3 个月进行一次额外治疗。到第 12 个月，假注射组、0.3mg 组和 0.5mg 组与基线视力相比的平均变化分别为 –16.3、–1.6 和 –0.2 个字母（P ≤ 0.0001，每种雷珠单抗剂量与假注射组相比）。雷珠单抗抑制了 CNV 的生长，减少了 CNV 的渗漏。然而，在季度给药期间，雷珠单抗组的治疗效果下降。例如，在第 3 个月，0.3mg 和 0.5mg 剂量组的平均视力变化分别为 +2.9 和 +4.3 个字母。在研究第 2 年，合格的假注射组患者每季度服用 0.5mg 雷珠单抗。在第 2 年晚些时候，所有符合条件的随机患者每月给药雷珠单抗 0.5mg。在研究的前 3 个月，接受雷珠单抗治疗的患者的平均视力有所改善，但这种改善并没有持续。尽管如此，到第 12 个月时，0.5mg 雷珠单抗组的平均视力变化比假注射组好 16 个字母（P < 0.0001）。到第 24 个月时，假注射组、0.3mg 组和 0.5mg 组的视力较基线平均下降了 21.4、2.2 和 2.3 个字母（每个雷珠单抗组与假注射组的视力差异均 P < 0.0001）。假注射患者的视力随着时间的推移逐渐下降，10 个月后平均下降 3.5 个字母。在 0.3mg 和 0.5mg 的队列中，转为每月注射雷珠单抗的患者的视力在过渡期 4 个月后分别平均提高了

2.2 和 4.1 个字母。这些数据表明，至少在治疗的前 12 个月内，每 3 个月每月注射一次雷珠单抗（在诱导期后，即 3 个月每月注射一次）不会产生与每月注射相同的视觉效果。雷珠单抗似乎能为那些转入每月给药的患者提供额外的视觉益处，但对那些在超过 14 个月的假注射后开始接受雷珠单抗的患者则没有。

EXCITE 研究是一项为期 12 个月、多中心、随机、双盲、主动对照的Ⅲb 期研究，旨在证明 AMD 相关 CNV 患者的每季度治疗方案与每月玻璃体腔注射雷珠单抗治疗方案的非劣效性[145]。AMD 继发原发性或复发性中心凹下 CNV 患者（353 例），包括以典型、最小典型或隐匿（无典型成分）病变为主的患者。患者被随机（1∶1∶1）至 0.3mg 每季度，0.5mg 每季度，或 0.3mg 每月剂量的雷珠单抗。治疗包括连续 3 个月每月注射一次，然后是 9 个月的维持期（每月或每季度注射）。在每方案人群（293 名患者）中，0.3mg/ 季度（104 名患者）、0.5mg/ 季度（88 名患者）和 0.3mg/ 月（101 名患者）给药组的视力从基线到第 12 个月分别增加了 4.9、3.8 和 8.3 个字母。在意向治疗（intent-to-treat，ITT）人群（353 名患者）中观察到类似的结果。ITT 人群从基线检查到第 12 个月的 CRT 平均下降量为：0.3mg/ 季度 –96.0μm，0.5mg/ 季度 –105.6μm，0.3mg/ 月 –105.3μm。在第 12 个月，每月治疗组的视力增长高于每季度治疗组。参照 5.0 个字母，没有达到每季度方案的非劣效性。

SUSTAIN 研究是一项为期 12 个月的多中心、三期、开放标签、单臂研究，涉及 513 例未接受雷珠单抗治疗的 AMD 相关 CNV 患者[146]。在这项研究中，患者最初连续 3 个月每月注射 1 次雷珠单抗（0.3mg），然后根据需要（prorenata，PRN）根据预先指定的再治疗标准进行 9 个月的再治疗。在欧洲获得批准后，患者改用 0.5mg 雷珠单抗。从第 3 个月到第 11 个月的平均复治次数为 2.7 次。平均最佳矫正视力（BCVA）从基线到第 3 个月稳步上升，达到 +5.8 个字母，从第 3 个月到第 6 个月略有下降，从第 6 个月到第 12 个月保持稳定，到第 12 个月达到 +3.6 个字母。CRT 从基线检查到第 3 个月的平均变化为 –101.1μm，从基线检查到第 12 个月的平均变化为 –91.5μm。

总之，来自 ANCHOR、MARINA、PIER、EXCITE 和 SUSTAIN 研究的数据表明，与每季度或 PRN 注射相比，在 3 个月每月注射一次的负荷剂量周期后，随后每月注射一次的雷珠单抗可获得更好的视力结果（图 70-9）。

在 PrONTO（眼内 Lucentis 治疗的新生血管性 AMD 患者的前瞻性 OCT 成像）研究中，患者（$n=40$）在入组、第 1 个月和第 2 个月接受了 0.5mg 雷珠单抗[147]。OCT 测量在基线和至少每月注射后（更频繁地在注射后的前 2 个月）获得。在基线检查时和此后每 3 个月进行一次荧光素血管造影。只有在观察到以下一种或多种情况时，才使用雷珠单抗进行再治疗：① OCT 中心视网膜厚度增加 100μm；②与视网膜下液体相关的≥ 5 个字母的视觉损失（根据 OCT 判断）；③新发经典 CNV；④新发黄斑出血；⑤上次注射后 1 个月出现持续性视网膜下或视网膜内液体。第一次注射后第 1 天，平均 OCT 厚度下降 47μm，到第 12 个月，平均视力提高 9.3 个字母（$P < 0.001$），平均中心厚度比基线下降 178μm（$P < 0.001$）。平均视力改善 9.3 个字母，平均 RCT 下降 178μm，第 1 年平均注射次数 5.6 次。35% 的患者视力提高≥ 15 个字母，一旦黄斑液体完全吸收，再次注射前的平均间隔为 4.5 个月。在第 2 年，如果使用 OCT 检测到液体量的任何质的增加，则对再处理标准进行修改为包括再处理[148]。40 名患者入选，37 名完成了为期 2 年的研究。24 个月时，平均视力提高 11.1 个字母（$P < 0.001$），CRT 下降 212μm（$P < 0.001$）。43% 的患者视力提高了 15 个字母或更多。这些视力和 OCT 结果在 24 个月内平均注射 9.9 针。PrONTO 研究数据表明，OCT 指导下的可变剂量雷珠单抗玻璃体腔注射方案能够获得与Ⅲ期临床研究相当的视力结果，但玻璃体腔注射次数较少。

尽管在这些Ⅲ期研究中，经雷珠单抗治疗的患者发生动脉血栓栓塞事件的风险在统计学上没有显著增加（在第 1 年，经雷珠单抗治疗的患者总体风险约为 2.1%，而对照组为 1.1%，但当与替代疗法相比，一些人对安全性表示担忧，抛开疗效，因为两种不同剂量的雷珠单抗之间的研究没有统计学意义。MARINA 研究的第 2 年数据表明，在 0.5mg 雷

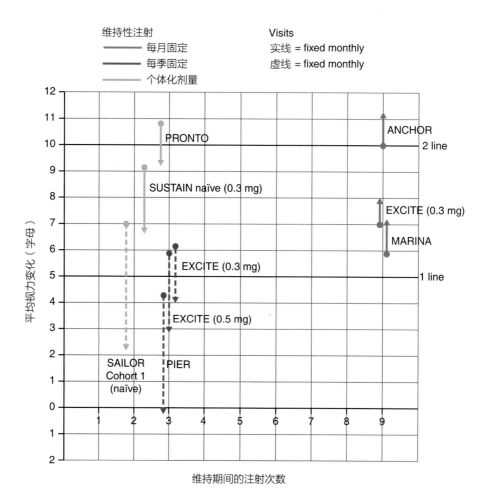

▲ 图 70-9　在负荷阶段（●）结束时和 12 个月时（箭头）相对于维持阶段 9 个月内注射次数的平均视力变化（雷珠单抗 0.5mg 数据，除非另有说明）

经许可，图片转载自 Mitchell P, Korobelnik JF, Lanzetta P, et al. Ranibizumab（Lucentis）in neovascular age-related macular degeneration: evidence from clinical trials. Br J Ophthalmol 2010; 94: 2–13.

珠单抗、0.3mg 雷珠单抗和对照组中，抗血小板试验者协作（antiplatelet trialists' collaboration，APTC）定义的动脉血栓栓塞事件（包括非致命性心肌梗死、非致命性脑卒中和血管或未知原因死亡）的总发生率分别为 4.6%、4.6% 和 3.8%，以及分别控制队列。ANCHOR 研究的第 2 年数据显示，在 0.5mg、0.3mg 和维替泊芬 –PDT 队列中，APTC 动脉血栓栓塞事件的总发生率分别为 5%、4.4% 和 4.2%。PIER[143, 144] 和 EXCITE[145] 研究在这方面有相似的结果。

SAILOR 研究是一项Ⅲ b 阶段的研究，其目的是评估 0.3mg 和 0.5mg Lucentis 治疗 AMD 相关中心凹下 CNV 的安全性。在本研究的队列 1 中，根据复治标准，随机分配剂量，每月给药一次，持续 3 个月，然后根据再治疗标准按需给药。在 SAILOR 研究中，0.5mg 雷珠单抗的脑血管脑卒中发生率高于 0.3mg 雷珠单抗（1.2% vs. 0.7%），这在有卒中史的患者中没有统计学意义[150]。在 SUSTAIN 研究中，共有 249 名患者（48.5%）报告了眼部不良事件，5 例（1.2%）发生眼部严重不良事件（视网膜出血、白内障、视网膜色素上皮撕裂、视力下降、玻璃体积血），19 例（3.7%）发生动脉血栓栓塞事件，8 例（1.5%）死亡[46]。研究眼最常见的不良反应是视力下降（18.5%）、视网膜出血（7.2%）、眼压升高（7.0%）和结膜出血（5.5%）。总的来说，考虑到适当选择的患者视力改善的相关可能性，与使用雷珠单抗相关的眼部和全身风险似乎较低且在合理范围内（表 70-2）。

表 70-2　雷珠单抗临床试验中主要眼部和非眼部不良事件总结

	MARINA (24 个月的数据)			ANCHOR (12 个月的数据)			PIER (12 个月的数据)			EXCITE (12 个月的数据)			SUSTAIN (12 个月的数据)
	雷珠单抗 0.3mg (n=238)	雷珠单抗 0.5mg (n=240)	假对照 (n=238)	雷珠单抗 0.3mg (n=137)	雷珠单抗 0.5mg (n=140)	维替泊芬对照 (n=143)	雷珠单抗 0.3mg (n=59)	雷珠单抗 0.5mg (n=61)	假对照 (n=63)	雷珠单抗 0.3mg control (n=101)	雷珠单抗 0.3mg (n=104)	雷珠单抗 0.5mg (n=88)	雷珠单抗 0.3mg (n=69; interim data)
主要的严重眼部不良事件													
眼内炎前期	2 (0.8)	3 (1.3)	0	0	2 (1.4)	0	0	0	0	0	0	0	0
培养阳性	0	0	0	0	1 (0.7)	0	0	0	0	0	0	0	0
培养阴性	1 (0.4)	3 (1.3)	0	0	0	0	0	0	0	0	0	0	0
没有培养	1 (0.4)	0	0	0	1 (0.7)	0	0	0	0	0	0	0	0
葡萄膜炎	3 (1.3)	3 (1.3)	0	0	1 (0.7)	0	0	0	0	0	0	0	0
视网膜脱离	0	0	1 (0.4)	1 (0.7)	0	1 (0.7)	0	0	0	0	1 (0.8)	0	0
视网膜裂孔	1 (0.4)	1 (0.4)	0	NA	NA	NA	0	0	0	0	0	2 (1.7)	0
视网膜出血	NA	NA	NA	NA	NA	NA	1 (1.7)	0	2 (3.2)	0	0	1 (0.8)	1 (1.4)
视网膜色素上皮脱离	NA	NA	NA	NA	NA	NA	NA	NA	NA	0	0	0	1 (1.4)
玻璃体出血	1 (0.4)	1 (0.4)	2 (0.8)	1 (0.7)	0	0	0	0	0	0	0	0	0
主要的非眼部不良反应													
高血压	41 (17.2)	39 (16.3)	18 (16.1)	3 (2.2)	9 (6.4)	12 (8.4)	4 (6.8)	6 (9.8)	5 (8.1)	8 (7.0)	10 (8.3)	6 (5.1)	3 (4.3)
主要动脉血栓栓塞事件（非致命）													
心肌梗死	6 (2.5)[a]	3 (1.3)[b]	4 (1.7)	1 (0.7)	3 (2.1)	1 (0.7)	0	0	0	1 (0.9)	1 (0.8)	0	0

（续表）

	MARINA (24 个月的数据)			ANCHOR (12 个月的数据)			PIER (12 个月的数据)			EXCITE (12 个月的数据)			SUSTAIN (12 个月的数据)
	雷珠单抗 0.3mg (n=238)	雷珠单抗 0.5mg (n=240)	假对照 (n=238)	雷珠单抗 0.3mg (n=137)	雷珠单抗 0.5mg (n=140)	维替泊芬对照 (n=143)	雷珠单抗 0.3mg (n=59)	雷珠单抗 0.5mg (n=61)	假对照 (n=63)	雷珠单抗 0.3mg control (n=101)	雷珠单抗 0.3mg (n=104)	雷珠单抗 0.5mg (n=88)	雷珠单抗 0.3mg (n=69; interim data)
脑卒中	3 (1.3)[c,g]	6 (2.5)[b,d]	2 (0.8)[e,f]	0	1 (0.7)	1 (0.7)	0	0	0	1 (0.9)	0	0	0
脑梗死	NA	NA	NA	1 (0.7)	0	0	NA	NA	NA	0	0	1 (0.8)	0
死亡													
血管原因	3 (1.3)[b]	3 (1.3)[b]	4 (1.7)[i]	1 (0.7)[j]	2 (1.4)[k]	1 (0.7)[j]	0	0	0	1 (0.9)[l]	0	1 (0.8)[m]	0
非血管原因	2 (0.8)	3 (1.3)	2 (0.8)	2 (1.5)	0	1 (0.7)	0	0	0	1 (0.9)	0	1 (0.8)	0
非眼部出血	22 (9.2)	21 (8.8)	13 (5.5)	7 (5.1)	9 (6.4)	3 (2.1)	2 (3.4)	4 (6.6)	3 (4.8)	NA	NA	NA	NA

NA. 不适用

a. 一位患者发作 2 次
b. 一位患者有心肌梗死和出血性脑卒中，都不是致命的
c. 一位患者存在非致命性缺血性脑卒中，死因不明
d. 一位患者发生了脑缺血事件，被归类为缺血性脑卒中
e. 假手术组的一名患者在脑卒中发病前 8 个月左右，接受了 0.5mg 的雷珠单抗误服剂量
f. 一位患者再次脑卒中，导致死亡。
g. 两位患者死于心肌梗死，一位死因不明
h. 一位患者死于小肠梗死，两位死于脑卒中
i. 两位患者死于脑卒中，一位死于心力衰竭，一位死因不明
j. 一位患者死于心脏骤停
k. 一位患者死于心力衰竭，一位死于慢性心力衰竭恶化
l. 一位患者死于脑内出血
m. 一位患者死于心肺停搏

经许可，表格转载自 Mitchell P, Korobelnik JF, Lanzetta P, et al. Ranibizumab（Lucentis）in neovascular age-related macular degeneration: evidence from clinical trials. Br J Ophthalmol 2010; 94(1): 2-13.

3. HARBOR 研究 HARBOR

HARBOR 研究是一项为期 24 个月的 III 期随机临床试验，其中活动性凹下型 CNV 患者随机分为 1：1：1：1 接受雷珠单抗玻璃体腔注射，每月 0.5mg，每月 0.5mg×3 负荷剂量，每月随访，并根据需要额外注射，每月 2.0mg，或 2.0mg×3 负荷剂量，每月随访，并根据需要额外注射（图 70-10）[151, 152]。PRN 队列中的患者将接受额外的注射，如果与上次就诊相比 ETDRS 字母减少 ≥ 5，或者在 SD-OCT 上有任何疾病活动的证据。主要终点是 12 个月时 BCVA 与基线的平均变化。次要终点包括 24 个月时 BCVA 较基线的平均变化、注射雷珠单抗的平均次数、SD-OCT 与基线的中心凹厚度随时间的平均变化，以及 BCVA 中获得 ≥ 15 个 ETDRS 字母的患者比例。在 0.5mg 每月和 2.0mg 每月队列（约 9 ETDRS 字母增益）之间的视觉结果没有显著差异，并且在 0.5mgPRN 和 2.0mgPRN 队列（8 ETDRS 字母增益）之间的结果没有显著差异（图 70-11）。每个剂量的雷珠单抗在每月组和 PRN 组之间的 BCVA 结果没有临床上的重要差异。值得注意的是，0.5mgPRN 组在 24 个月的随访中平均接受了 13.3 次注射（每月组为 21.4 次），2.0mgPRN 组在 24 个月的随访中平均接受了 11.2 次注射（每月组为 21.6 次）。因此，在 24 个月的随访期内，PRN 注射疗法（包括 3 个月的负荷剂量）在不影响 BCVA 结果的情况下，可使注射次数减少 40%～50%。事实上，在 0.5mgPRN 队列中只有 7% 的患者和 2mgPRN 队列中只有 2% 的患者在 24 个月的随访中需要每月注射。在 24 个月的随访中，所有队列的中心凹厚度的平均变化具有可比性（从基线下降约 175μm），大多数下降发生在第 3 个月。在所有队列中，获得 ≥ 15 个 ETDRS 字母的患者比例是可比的（30%～35%）。较高剂量的雷珠单抗与系统性并发症的风险增加无关，如抗血小板试验协作动脉血栓栓塞事件、死亡、非致命性心肌梗死或非致命性脑血管意外。

用荧光素血管造影和彩色眼底照片评价了 GA 在 HARBOR 试验中的发展。萎缩被定义为脉络膜血管直径至少 250μm 的清晰脱色区域，对应于荧光素血管造影上清晰染色的平坦区域。不包括无 RPE 撕裂相关的萎缩。雷珠单抗治疗眼的萎缩率在第 3 个月为 9%，第 12 个月为 21%，第 24 个月为 29%。这些比例与 CATT（20%，第 24 个月）和 IVAN（28%，第 24 个月）试验中报告的相似。在基线检

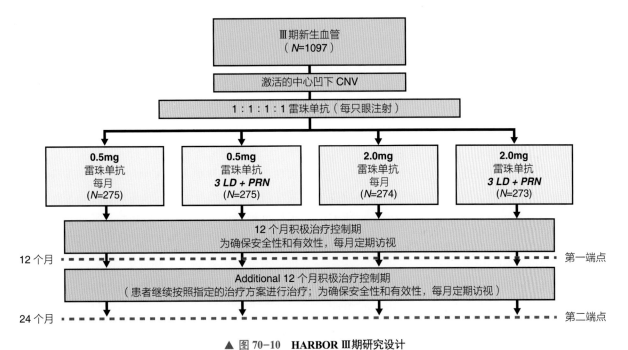

▲ 图 70-10 HARBOR III 期研究设计

AMD. 年龄相关性黄斑变性；CNV. 脉络膜新生血管；LD. 负载剂量；PRN. 按需。经许可，图片转载自 Busbee et al. Ophthalmology. 2013；120 (5)：1046-1056; Ho et al. Ophthalmology. 2014; 121 (11): 2181-9.

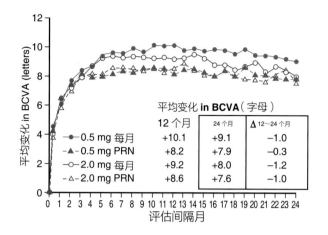

▲ 图 70-11　HARBOR Ⅲ期研究视觉效果

经许可，图片转载自 Busbee et al. Ophthalmology. 2013；120 (5)：1046-1056；Ho et al. Ophthalmology. 2014；121 (11)：2181-92.

查时，有 GA 与无 GA 组患者的视觉结果相似，这表明即使 GA 出现在基线检查时，即使治疗增加了发展 GA 的风险（仍然是一个未经证实的假设），在 24 个月时，使用 0.5mg 雷珠单抗治疗的活动性中心凹下 CNV 的 BCVA 结果仍然远远好于未使用雷珠单抗组。在 HARBOR 试验中，GA 的危险因素包括在基线时视网膜内囊肿的存在（经 OCT）和在对侧眼中 GA 的存在。在基线检查时视网膜下液的存在似乎与 GA 发生的风险降低有关。值得注意的是，在整个 HARBOR 试验期间，视网膜下液患者按照其预先指定的方案进行治疗，以达到观察到的视觉效果。与 0.5mg PRN 组相比，2.0mg PRN 每月组有增加 GA 风险的趋势，但风险差异无统计学意义。与每月接受 0.5mg 雷珠单抗治疗的患者与按需接受 0.5mg 雷珠单抗治疗的患者相比，发生 GA 的风险在统计学上显著增加。因此，每月一次的治疗可能会增加 GA 的发病风险。HARBOR 研究中 GA 的相关数据应谨慎解释，因为：①该分析是事后进行的；②没有自然史对照组；③ GA 的检测方法不是最佳的（如没有获得眼底自发荧光）；④未获得进展的定量数据。

4. 年龄相关性黄斑变性治疗比较的试验 Comparison of Age-Related Macular Degeneration Treatments Trial（CATT）

尽管 2011 年之前缺乏一级证据，贝伐单抗已经成为世界上应用最广泛的 AMD 药物，这是由于许多因素，包括它比雷珠单抗成本低，治疗机制相似，以及在 FDA 批准雷珠单抗之前可供医师使用。来自回顾性研究、介入性病例系列和病例报告的大量数据为医师提供了支持贝伐单抗继续非标签使用的证据。然而，在没有一个比较贝伐单抗和金标准疗法雷珠单抗的大型随机临床对照试验的情况下，出现了几个问题：①一种疗法是否能提供优于另一种疗法的视觉效果？②最佳治疗方案和时间间隔是什么？③贝伐单抗的安全性与经过严格的第 1 阶段至第 4 阶段评估的雷珠单抗相当吗？CATT 旨在解决这些问题 [129]。

CATT 是一项多中心、随机的临床试验，共纳入 1208 例 AMD 患者，其先前未经治疗的中心凹下 CNV，是通过荧光素血管造影和时域 OCT 液体渗漏来测定。研究的主要结果指标是视力变化。研究设计人员还选择视力、注射次数、OCT 液体和厚度、荧光素血管造影病变大小、眼部和全身不良事件发生率及年治疗费用方面存在 15 个字母差异的患者比例作为次要治疗终点。将患者随机分为四组：①雷珠单抗 0.5mg/ 月（每 28 天一次）；②贝伐单抗 1.25mg/ 月；③雷珠单抗按需注射组（出现活跃的新生血管迹象时）；④贝伐单抗按需注射组（具有与第 3 组相同的复治指征）。本研究旨在确定一个治疗组相对于其余三个组的非劣效性，使用统计上可靠的 99.2% 置信区间和 5 个 ETDRS 字母的非劣效限。

1105 例患者在 1 年内获得了视力数据。六组比较显示：①贝伐单抗每月注射（+8.0 个字母）和雷珠单抗每月注射（+8.5 个字母）产生同等的视觉效果；②贝伐单抗按需注射（+5.9 个字母）也相当于雷珠单抗按需注射（+6.8 个字母）；③雷珠单抗按需注射相当于每月给予雷珠单抗；④每月给予雷珠单抗也相当于每月给予贝伐单抗；⑤按需要给予贝伐单抗与每月给予贝伐单抗；或⑥每月给予雷珠单抗，不是非劣效的（不确定）。详细的视觉和解剖结果数据如图 70-12 和表 70-3 所示。

次要性视力结果相似，91.5%（贝伐单抗 PRN）~95.4%（雷珠单抗 PRN）的患者视力较基线水平下降不超过 15 个字母，24.9%（雷珠单抗 PRN）~34.2%（雷珠单抗每月）至少增加 15 个字母。解剖结果

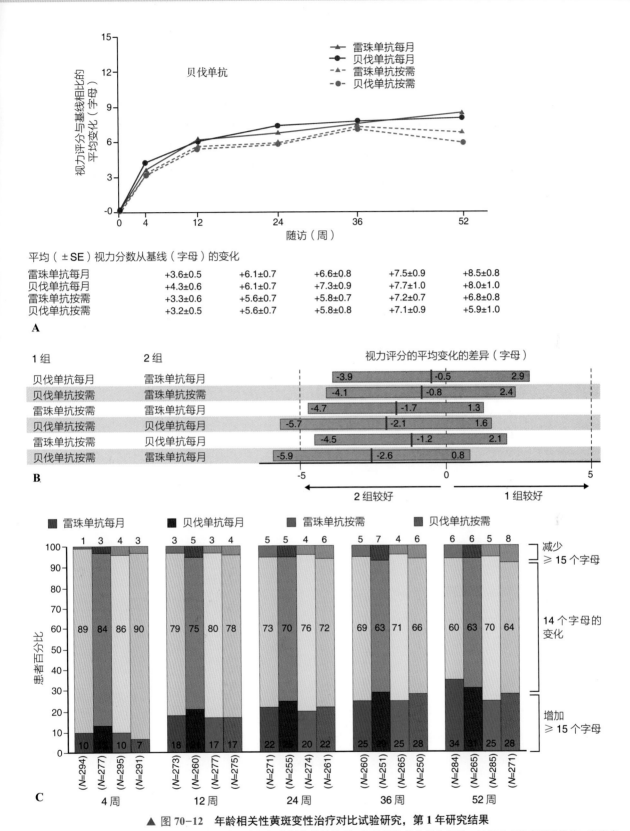

▲ 图 70-12　年龄相关性黄斑变性治疗对比试验研究，第 1 年研究结果

A. 随访第 1 年视力评分的平均变化。B. 两组研究组之间视力评分从基线到 1 年的平均变化存在差异。红色垂直线表示平均值，灰色条表示 99.2% 的置信区间。负值反映了第 2 组的平均增长率更高。–5 和 +5 个字母（虚线垂直线）内的置信区间表示这两组是等效的。超出非劣效限 –5 个字母的置信区间表明，两组的比较对于非劣效性是不确定的。C. 在第一个研究年度，每组患者的比例与基线值相比减少了 15 个字母或更多，变化在 14 个字母以内，或增加了 15 个字母或更多。经许可，图片转载自 Martin DF, Maguire MG, Ying GS, et al.Ranibizumab and bevacizumab for neovascular age-related macular degeneration. N Engl J Med 2011；364：1897–1908.

显示，所有组的视网膜厚度在 1 年时都有明显的下降，尽管每月一次的雷珠单抗组的视网膜厚度下降幅度（196±176μm）大于按需接受贝伐单抗组（152±178μm，$P=0.03$）。PRN 组的平均注射次数为 7.7±3.5（贝伐单抗）和 6.9±3.0（雷珠单抗）在 13 种可能的治疗方案中，平均年费用分别为 385 美元和 13 800 美元。每月注射贝伐单抗的患者平均费用为 595 美元，而注射雷珠单抗的患者平均费用为 23 400 美元（表 70-3）。

1 年内，整个研究组有 2.0% 的人死亡，两组之间没有显著差异。各组动脉血栓事件的发生率为 2%～3%，也无显著性差异。286 名每月接受贝伐单抗治疗的患者中，有 4 名出现静脉血栓事件（各组之间的差异 $P=0.08$），但在所有组中均不常见。当严重的系统性不良事件在药物特异性组中汇总时，接受贝伐单抗治疗的患者中发生率为 24.1%，而接受雷珠单抗治疗的患者中发生率为 19.0%（$P=0.04$）。眼内炎发生率占总注射次数的 0.05%，用药组间无

表 70-3　CATT 一年转归：主要转归（视力）和附加转归

结　果	雷珠单抗		贝伐单抗		P 值
	每月 $n=284$	按需 $n=285$	每月 $n=265$	按需 $n=271$	
ETDRS 字母分数（Snellen 视力表等值），字母数（%）					
83～97 [(20/20)～(20/12)]	42 (14.8)	38 (13.3)	45 (17.0)	40 (14.8)	
68～82 [(20/40)～(20/25)]	149 (52.5)	141 (49.5)	134 (50.6)	127 (46.9)	
53～67 [(20/80)～(20/50)]	52 (18.3)	66 (23.2)	47 (17.7)	57 (21.0)	0.45
38～52 [(20/160)～(20/100)]	23 (8.1)	23 (8.1)	21 (7.9)	24 (8.9)	
≤ 37 (≤ 20/200)	18 (6.3)	17 (6.0)	18 (6.8)	23 (8.5)	
平均字母分数（±SD）	68.8 ± 17.7	68.4 ± 16.4	68.4 ± 18.2	66.5 ± 19.0	
与基线视力相比的变化，字母数（%）					
≥ 15 增加字母数	97 (34.2)	71 (24.9)	83 (31.3)	76 (28.0)	
5～14 增加字母数	90 (31.7)	103 (36.1)	98 (37.0)	90 (33.2)	
≤ 4 增加字母数	62 (21.8)	75 (26.3)	50 (18.9)	59 (21.8)	0.16
5～14 增加字母数	19 (6.7)	23 (8.1)	18 (6.8)	23 (8.5)	
≥ 15 增加字母数	16 (5.6)	13 (4.6)	16 (6.0)	23 (23.8)	
平均变化（字母数 ±SD）	8.5 ± 14.1	6.8 ± 13.1	8.0 ± 15.8	5.9 ± 15.7	
OCT 中心凹厚度（μm）[a]					
平均总厚度 [b]	266 ± 125	294 ± 139	300 ± 149	308 ± 127	0.002
与基线 [c] 相比的平均变化	−196 ± 176	−168 ± 186	−164 ± 181	−152 ± 178	0.03
平均注射次数	11.7 ± 1.5	6.9 ± 3.0	11.9 ± 1.2	7.7 ± 3.5	
平均年费用 / 患者	$23 400	$13 800	$595	$385	< 0.001

a. 中心凹总厚度包括视网膜、视网膜下液、脉络膜新生血管和视网膜色素上皮升高

b. 数据缺失的患者有 4 例，雷珠单抗组 4 例，贝伐单抗每月组 4 例，贝伐单抗按需组 5 例

c. 数据每月雷珠单抗组缺失 4 例，雷珠单抗按需组 6 例，而雷珠单抗按需组则为 6 例

表格由 Martin DF, Maguire MG, Ying GS, et al. Ranibizumab and bevacizumab for neovascular age-related macular degeneration. N Engl J Med 2011；364：1897-908 许可复制

显著性差异。所有其他严重眼部不良事件的发生频率都很低（表 70-4）。

为期 1 年的 CATT 研究结果的影响是显著的，建立了每月给予雷珠单抗和贝伐单抗的等效视觉效果。尽管贝伐单抗按需时，与雷珠单抗或贝伐单抗每月注射比较，结果没有定论，但所有其他组显示出相似的疗效。Rosenfield 解释，贝伐单抗的治疗效果在某些患者中可能不太持久，因此，更频繁的注射可能会改善该亚组的视觉效果[153a]。重要的是，第 1 年的研究结果似乎也证实了根据需要雷珠单抗（及每月贝伐单抗）与每月雷珠单抗一样有效，这不仅具有显著的治疗成本的影响，而且还为注射相关不良事件的累积风险，以及患者的焦虑治疗管理也有重要影响。有趣的是，尽管雷珠单抗药物对视网膜厚度的影响更为显著，但与贝伐单抗相比，这并不能转化为更好的视力。最后，研究作者认识到，CATT 不足以确定罕见全身和眼部不良事件的差异，

尽管贝伐单抗与全身不良事件的总体发生率较高相关，这些事件涉及器官系统通常与全身抗血管内皮生长因子治疗无关。尤其是，两种药物的动、静脉血栓事件发生率无差异，且各组均较低。此外，不良事件的风险与药物暴露的增加没有关系，按需接受注射的患者发生率更高。

第 2 年的 CATT 结果发表在 2012 年年中，描述了第 1 年后从每月治疗转为 PRN 治疗的视觉影响，以及疾病活动或进展的任何差异，如 OCT 上的液体、荧光素血管造影上的渗漏和病变大小。此外，在第 2 年使用高分辨率光谱域 OCT 可以比较标准成像和高分辨率成像在疾病活动检测中的作用。

在研究的第 52 周，对研究组进行了修改，使得每月的治疗组被随机重新分配，以维持每月的剂量或按需切换到相同药物的剂量。现有 PRN 组维持相同的给药方案。在第 2 年，没有对每个药物方案组进行比较，因为重新分配导致更多的组，从而

表 70-4　CATT 研究第 1 年严重不良事件

事件类型	雷珠单抗		贝伐单抗		P 值	
	每月 n=301	按需 n=298	每月 n=286	按需 n=300	按组	按药物
系统性事件						
死亡（所有原因）	4 (1.3)	5 (1.7)	4 (1.4)	11 (3.7)	0.18	0.22
动脉血栓事件	7 (2.3)	6 (2.0)	6 (2.1)	8 (2.7)	0.97	0.85
非致命性心肌梗死	2 (0.7)	3 (1.0)	2 (0.7)	1 (0.3)	0.78	0.73
非致命性脑卒中	3 (1.0)	1 (0.3)	2 (0.7)	2 (0.7)	0.88	1
血管性死亡	2 (0.7)	2 (0.7)	2 (0.7)	5 (1.7)	0.57	0.38
静脉血栓事件	0	2 (0.7)	4 (1.4)	1 (0.3)		0.28
短暂性脑缺血发作	1 (0.3)	2 (0.7)	0	3 (1.0)	0.48	1
高血压	0	0	2 (0.7)	0	0.06	0.24
一个或多个系统性事件	53 (17.6)	61 (20.5)	64 (22.4)	77 (25.7)	0.11	0.04
眼部事件						
眼内炎	2 (0.7)	4 (1.4)	0	0	0.03	0.45
假性眼内炎	1 (0.3)	0	0	0	1	1

a. 同一类别中的多个事件只计算一次

b. 包括心肌梗死、脑卒中或心脏骤停后的死亡

经许可，表格转载自 Martin DF, Maguire MG, Ying GS, et al. Ranibizumab and bevacizumab for neovascular age-related macular degeneration. N Engl J Med 2011; 364: 1897–908.

减少了组规模和统计能力。相反，该分析比较了贝伐单抗和雷珠单抗，以及每月按需给药组。

在为期 2 年的研究期间，维持相同给药方案（每月或按需）的患者，视力变化保持相似，其中每月一次的雷珠单抗显示出最大的视力改善（+8.8 个字母），其次是每月一次的贝伐单抗（+7.8），按需雷珠单抗（+6.7），按需贝伐单抗（+5.0）。所有雷珠单抗组与所有贝伐单抗组相比无显著性差异（相对于雷珠单抗组，增加 1.4 个字母），但 PRN 治疗组与每月治疗组相比视力改善 2.4 个字母（$P=0.046$）。次要视力结果也相似，包括最终平均视力（所有组的 Snellen 当量约为 20/40），增加或减少 15 个字母的比例，以及最终视力为 20/20 或更好或 20/200 或更差的比例。值得注意的是，按需接受贝伐单抗治疗的患者在整个研究过程中需要更多的注射（总注射量为 14.1 次），而按需接受雷珠单抗治疗的患者需要更少的注射（12.6 次），这一显著差异与可检测液体的较高就诊比例相一致。

解剖结果显示每月治疗的患者视网膜厚度比按需治疗的患者有所改善（29μm 差异，$P=0.005$）。此外，经 OCT 检测无液体的患者比例，雷珠单抗组和每月组均较低（每月组高达 45.5%）；同样，每月治疗的患者中，无荧光素渗漏的患者比例较高，并且这些患者的病变面积保持稳定，而按需组则有所增长。然而，研究还发现，每月接受治疗的患者中，每月发生 GA 的患者比例显著高于按需治疗组，每月接受雷珠单抗治疗的患者中，发生 GA 的比例最高（视力和解剖结果见图 70-13 和表 70-5）。

与维持每月治疗 2 年的患者相比，那些在第 52 周转为按需治疗的患者在第 1 年后从 1.8 个字母（雷珠单抗）减少到 3.6 个字母（贝伐单抗）（每月与 PRN 相比，$P=0.03$），自两种药物的研究登记以来，维持按需治疗的患者的视觉结果非常相似。所有组的最终视力相似，贝伐单抗和雷珠单抗之间，或每月和按需治疗之间没有显著差异。解剖上，视网膜厚度显著增加，从 19μm（雷珠单抗）到 31μm（贝伐单抗）的患者被重新分配到按需治疗。在接受贝伐单抗治疗的患者和转换方案的患者中，OCT 上无液体的患者比例明显降低。与第 2 年接受相同治疗方案的患者一样，切换患者出现

染料渗漏的比例更高。尽管两组的病变面积没有显著差异，但雷珠单抗患者和接受每月给药的患者的 GA 发生率较高（表 70-6）。

与研究的第 1 年相比，当所有研究患者只接受时域 OCT 测试时，在第 2 年，22.6% 的扫描是在高分辨率光谱域 OCT 上进行的。在第 2 年，68.5% 的雷珠单抗组和 69.6% 的贝伐单抗组的治疗决定与 OCT 液体的读取中心解释一致；95% 的这些病例导致治疗不足（读取中心解释液体，但患者没有接受注射）。频谱域 OCT 的使用似乎没有增加治疗医师和阅读中心之间的一致性，频谱域组的一致性为 70.1%，时域组为 68.7%。

结果的第 1 年报告显示，贝伐单抗组的全身不良事件发生率明显高于雷珠单抗组，分别为 39.9% 和 31.7%，仅第二年为 24.4% 和 18.0%。有趣的是，这种差异甚至在排除了以前与全身性抗血管内皮生长因子药物相关的血管事件后仍然存在。此外，如第 1 年所述，在 2 年的治疗过程中，按需治疗的患者的系统性严重不良事件发生率高于每月治疗的患者（风险比为 1.30，$P=0.009$），尽管仅第 2 年的这一差异并不显著。两种药物在患者死亡比例（6.1% vs. 5.3%）或动脉血栓（5.0% vs. 4.7%）或静脉血栓形成事件（1.7% vs. 0.5%）方面没有差异。7 名接受贝伐单抗治疗的患者和 4 名接受雷珠单抗治疗的患者（$P=0.38$）发生了眼内炎，其中 10 名患者每月接受一次治疗（表 70-7）。

CATT 的第 2 年设计不是用来确定每种药物的每种给药方案的相对疗效。但是，可以得出以下结论：

第一，与第 1 年的结果相比，长期随访显示，按需治疗在视觉增益方面总体上不如每月治疗有效。

第二，视力和视力增加与视网膜厚度或液体的存在有关，但并不密切相关。

第三，每月一次连续一年的治疗似乎不会使病变稳定，随后改变为按需治疗。

第四，当按需时，贝伐单抗比雷珠单抗需要更频繁的注射，在两年内平均要多注射 1.5 次。

第五，在每月接受治疗的患者中，地图样萎缩的发生频率似乎更高。

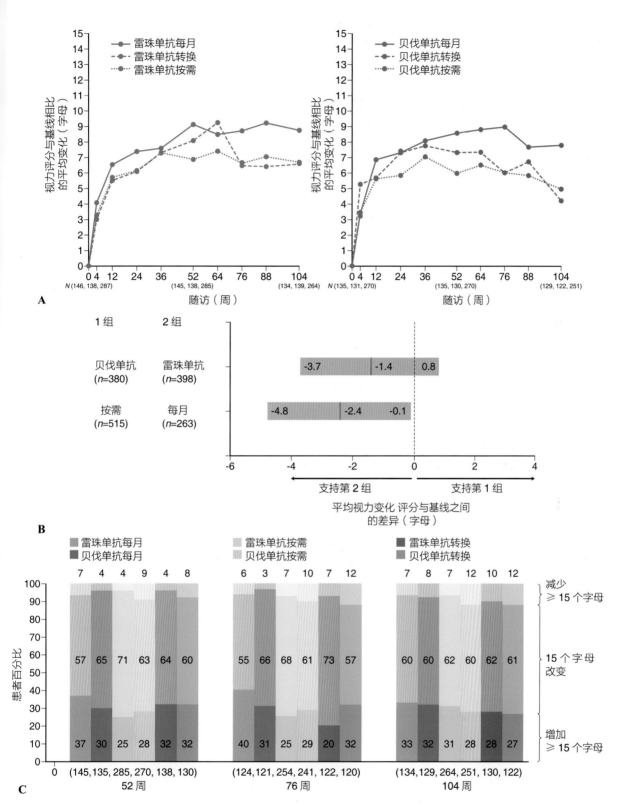

▲ 图 70-13　**A.** 雷珠单抗（左）和贝伐单抗（右）药物组随时间变化的平均视力；**B.** 相同给药方案治疗 **2** 年的患者在 **2** 年和 **95%** 可信区间的平均视力变化差异；**C.** 按治疗组和随访时间分组的 **3** 行视力变化

经许可，图片转载自 Martin DF，Maguire MG，Fine SL，et al. Ranibizumab and bevacizumab for treatment of neovascular age-related macular degeneration：two-year results. Ophthalmology. 2012；119(7)：1388–98.

表 70-5 CATT 2 年疗效：采用相同给药方案治疗 2 年的患者

结　果	雷珠单抗		贝伐单抗		*P* 值	
	每月 *n*=134	按需 *n*=264	每月 *n*=129	按需 *n*=251	按药物	按样品
视力得分（字母）（Snellen 等值），字母数（%）						
83～97 (20/12～20)	24 (17.9)	44 (16.7)	17 (13.2)	35 (13.9)		
68～82, (20/25～40)	67 (50.0)	123 (46.6)	61 (47.3)	121 (48.2)		
53～67 (20/50～80)	23 (17.2)	59 (22.3)	31 (24.0)	46 (18.3)	0.17	0.41
38～52 (20/100～160)	11 (8.2)	23 (8.7)	14 (10.9)	28 (11.2)		
≤ 37 (≤ 20/200)	9 (6.7)	15 (5.7)	6 (4.7)	21 (8.4)		
平均字母 (SD)	68.5 (18.9)	68.5 (15.3)	68.2 (16.1)	66.0 (19.9)		
与基线检查相比视力得分的变化（字母），字母数（%）						
增加≥ 15	44 (32.8)	81 (30.7)	41 (31.8)	71 (28.3)		
增加 5～14	49 (36.6)	78 (29.5)	36 (27.9)	79 (31.5)		
≤ 4 改变	22 (16.4)	62 (23.5)	31 (24.0)	49 (19.5)		
减少 5～14	10 (7.5)	24 (9.1)	11 (8.5)	23 (9.2)		
减少≥ 15	9 (6.7)	19 (7.2)	10 (7.8)	29 (11.6)		
平均字母 (SD)	8.8 (15.9)	6.7 (14.6)	7.8 (15.5)	5.0 (17.9)	0.21	0.046
平均治疗 2 年字母 (SD)	22.4 (3.9)	12.6 (6.6)	23.4 (2.8)	14.1 (7.0)	0.01[a]	—
药物 / 患者的平均成本	44,800 美元	25,200 美元	1170 美元	705 美元		
中心凹总厚度（µm）						
平均 (SD)[b]	267 (143)	293 (129)	274 (137)	306 (134)	0.26	0.005
基线平均改变 (SD)[c]	−190 (172)	−166 (190)	−180 (196)	−153 (189)	0.38	0.08
视网膜厚度和中凹下液厚度（µm）						
平均字母 (SD)[b]	162 (81)	167 (75)	166 (79)	169 (83)	0.63	0.53
基线平均改变 (SD)[c]	−91 (152)	−78 (131)	−84 (133)	−84 (145)	0.86	0.54
OCT 液体，数量（%）						
无	61 (45.5)	59 (22.3)	39 (30.2)	35 (13.9)	0.0003	＜ 0.0001
现有	69 (51.5)	198 (75.0)	87 (67.4)	212 (84.5)		
未知 / 缺失	4 (3.0)	7 (2.7)	3 (2.3)	4 (1.6)		
血管造影染色渗漏，例（%）						
无	102 (76.1)	183 (69.3)	97 (75.2)	161 (64.1)	0.24	0.002
现有	24 (17.9)	75 (28.4)	27 (20.9)	81 (32.3)		
未知 / 缺失	8 (6.0)	6 (2.3)	5 (3.9)	9 (3.6)		
病变面积，mm²						
平均字母 (SD)[d]	6.7 (7.8)	8.5 (7.4)	7.8 (8.5)	8.6 (8.3)	0.44	0.04
基线平均改变 (SD)[e]	−0.4 (6.8)	1.9 (6.5)	1.6 (5.9)	3.0 (7.0)	0.006	0.0003

（续表）

结　果	雷珠单抗		贝伐单抗		*P* 值	
	每月 *n*=134	按需 *n*=264	每月 *n*=129	按需 *n*=251	按药物	按样品
地图样萎缩，数量（%）[f]						
无	90 (70.3)	205 (84.0)	99 (80.5)	200 (85.8)	0.13	0.007
非中心凹	27 (21.1)	28 (11.5)	17 (13.8)	20 (8.6)		
中心凹	6 (4.7)	9 (3.7)	5 (4.1)	10 (4.3)		
未知 / 缺失	5 (3.9)	2 (0.8)	2 (1.6)	3 (1.3)		

OCT. 光相干断层扫描成像；SD. 标准差。破折号表示 *P* 值的计算不合适。治疗组是由给药方案定义的，因此，随机变化在按方案产生差异方面的作用并不相关，因为根据定义，它们是不同的。

a. 比较仅限于需要的群体

b. 每组未知或缺失的未知数：3、3、3、1

c. 每组未知或缺失的编号：3、3、6、2

d. 包括脉络膜新生血管、出血、荧光受阻、浆液性色素上皮脱离、瘢痕、地图样萎缩、非地图样视网膜色素上皮萎缩或撕裂，邻近脉络膜新生血管的位置。每组人数不明或缺失：12、8、16、18

e. 每组人数未知或缺失：16、12、22、27

f. 直径≥ 250μm 的色素减退或高荧光，具有≥ 2 个以下特征：圆形，边缘清晰，可见脉络膜血管。符合这个定义的瘢痕周围的区域不被认为是地图样萎缩。排除了纳入时有地图样萎缩的患者：6 例（4.4%），6 例（4.7%），20 例（7.8%），18 例（7.2%）

经许可，表格转载自 Martin DF，Maguire MG，Fine SL，et al. Ranibizumab and bevacizumab for treatment of neovascular age-related macular degeneration：two-year results. Ophthalmology 2012；119（7）：1388-98.

表 70-6　CATT 2 年结果：在 1 年时重新分配给药方案的患者

结　果	雷珠单抗		贝伐单抗		*P* 值	
	按月 *n*=134	控制 *n*=130	按月 *n*=129	控制 *n*=122	按药物	按样品
视力得分（字母）（Snellen 当量），字母数（%）						
83～97 (20/12～20)	24 (17.9)	22 (16.9)	17 (13.2)	23 (18.9)		
68～82 (20/25～40)	67 (50.0)	61 (46.9)	61 (47.3)	54 (44.3)		
53～67 (20/50～80)	23 (17.2)	23 (17.7)	31 (24.0)	19 (15.6)		
38～52 (20/100～160)	11 (8.2)	13 (10.0)	14 (10.9)	11 (9.0)		
≤ 37, ≤ 20/200	9 (6.7)	11 (8.5)	6 (4.7)	15 (12.3)		
平均字母 (SD)	68.5 (18.9)	67.7 (18.5)	68.2 (16.1)	65.0 (21.8)	0.39	0.23
1 年后视力得分的变化（字母），字母数：（%）[a]						
增加≥ 15	4 (3.0)	6 (4.6)	8 (6.2)	2 (1.7)		
增加 5～14	34 (25.6)	19 (14.6)	21 (16.3)	17 (14.0)		
改变≤ 4	58 (43.6)	66 (50.8)	63 (48.8)	61 (50.4)		
减少 5～14	28 (21.1)	27 (20.8)	27 (20.9)	26 (21.5)		
减少≥ 15	9 (6.8)	12 (9.2)	10 (7.8)	15 (12.4)		
平均 (SD)	−0.3 (11.1)	−1.8 (11.2)	−0.6 (10.3)	−3.6 (12.1)	0.29	0.03

（续表）

结　果	雷珠单抗		贝伐单抗		*P* 值	
	按月 *n*=134	控制 *n*=130	按月 *n*=129	控制 *n*=122	按药物	按样品
平均治疗 2 年的字母 (SD)	10.5 (3.1)	5.0 (3.8)	11.3 (2.3)	5.8 (4.4)	0.11[b]	—
药物 / 患者成本	$21,000	$10,000	$565	$290		
中心凹总厚度 µm						
平均 (SD)[c]	267 (143)	295 (135)	274 (137)	334 (190)	0.09	0.001
1 年内平均改变 (SD)[d]	1 (78)	31 (78)	−9 (94)	19 (114)	0.18	0.0004
视网膜厚度和中心凹下液厚度，µm						
平均 (SD)[c]	162 (81)	162 (63)	166 (79)	189 (116)	0.04	0.14
1 年内平均改变 (SD)[d]	12 (51)	10 (46)	−5 (61)	16 (92)	0.35	0.12
OCT 上的流体						
无	61 (45.5)	25 (19.2)	39 (30.2)	22 (18.0)	0.03	< 0.0001
现有	69 (51.5)	100 (76.9)	87 (67.4)	97 (79.5)		
未知 / 缺失	4 (3.0)	5 (3.8)	3 (2.3)	3 (2.5)		
血管造影染料渗漏						
无	102 (76.1)	88 (67.7)	97 (75.2)	80 (65.6)	0.59	0.01
现有	24 (17.9)	37 (28.5)	27 (20.9)	36 (29.5)		
未知 / 缺失	8 (6.0)	5 (3.8)	5 (3.9)	6 (4.9)		
病变面积，mm²						
平均 (SD)[e]	6.7 (7.8)	9.0 (8.1)	7.8 (8.5)	8.2 (7.8)	0.80	0.06
1 年内平均改变 (SD)[f]	0.7 (4.5)	1.7 (5.3)	1.1 (4.0)	1.8 (5.7)	0.63	0.08
地图样萎缩，数量（%）[g]						
无	90 (70.3)	97 (80.8)	99 (80.5)	97 (86.7)	0.05	0.02
无中心凹	27 (21.1)	16 (13.3)	17 (13.8)	6 (5.4)		
中心凹	6 (4.7)	4 (3.3)	5 (4.1)	6 (5.4)		
未知 / 缺失	5 (3.9)	3 (2.5)	2 (1.6)	3 (2.7)		

OCT. 光相干层析成像；SD. 标准差。破折号表示 *P* 值的计算不合适。治疗组是由给药方案定义的，因此，随机变化在按方案产生差异方面的作用并不相关，因为根据定义，它们是不同的。

a. 每组中未知或缺少的成员：1、0、0、1

b. 比较仅限于需要的组

c. 每组未知或缺失的编号：3、3、3、1

d. 每组数据未知或缺失：5、3、4、5

e. 定义见表 70-5。每组人数不明或缺失：12、8、8、6

f. 每组未知或缺失的人数：22、17、15、14

g. 定义见表 70-5。排除那些基线时有地图样萎缩的患者：6、10、6、10

经许可，表格转载自 Martin DF, Maguire MG, Fine SL, et al. Ranibizumab and bevacizumab for treatment of neovascular age-related macular degeneration: two-year results. Ophthalmology 2012; 119 (7): 1388-98.

表 70-7　入组 2 年内的 CATT 不良事件

事件类型	雷珠单抗 (*n*=599), no. (%)	贝伐单抗 (*n*=586), no. (%)	*P* 值
严重的系统性			
死亡，所有原因	32 (5.3)	36 (6.1)	0.62
动脉血栓事件	28[b] (4.7)	29 (5.0)	0.89
非致命性卒中	8 (1.3)	8 (1.4)	1
非致命性心肌梗死	9 (1.5)	7 (1.2)	0.80
血管性死亡	12 (2.0)	14 (2.4)	0.70
静脉血栓事件	3 (0.5)	10 (1.7)	0.054
高血压	3 (0.5)	4 (0.7)	0.72
一个或多个严重事件	190 (31.7)	234 (39.9)	0.004
先前与抗血管内皮生长因子治疗相关			
是	45 (7.5)	62 (10.6)	0.07
否	170 (28.4)	202 (34.5)	0.02
MedDRA 系统器官 [d]			
心脏病	47 (7.8)	62 (10.6)	0.11
感染	41 (6.8)	54 (9.2)	0.14
神经系统疾病	34 (5.7)	36 (6.1)	0.81
损伤和手术并发症	23 (3.8)	35 (6.0)	0.11
良性和恶性肿瘤	27 (4.5)	22 (3.8)	0.56
胃肠道疾病	11 (1.8)	28 (4.8)	0.005
任何其他系统器官类别	81 (13.5)	104 (17.8)	0.046
眼部事件，研究眼			
眼内炎	4 (0.7)	7 (1.2)	0.38
假性眼内炎	1 (0.2)	1 (0.2)	1

MedDRA. 调节活动医学词典

a.Fisher 精确检验

b. 一名患者同时患有非致命性卒中和非致命性心肌梗死

c. 动脉血栓事件、全身出血、充血性心力衰竭、静脉血栓形成事件、高血压和血管死亡

d. 数据仅列出有 35 个或更多事件的系统器官类别

经许可，表格转载自 Martin DF，Maguire MG，Fine SL，et al. Ranibizumab and bevacizumab for treatment of neovascular age-related macular degeneration：two-year results. Ophthalmology. 2012；119 (7)：1388–98.

第六，谱域 OCT 似乎不能提高治疗医师识别视网膜液体的准确性。

第七，雷珠单抗和贝伐单抗治疗的患者眼内炎的发生率相似，尽管（如人们所料）它似乎与注射率增加有关，最常见于每月治疗的患者。

第八，贝伐单抗系统性严重不良事件的发生率在第 2 年持续上升。作者仍然不确定系统性不良事件风险比增加的原因。与第 1 年一样，两组先前抗血管内皮生长因子治疗相关的血管事件发生率相似。

两年的 CATT 结果肯定支持了贝伐单抗用于渗出性 AMD 的持续非标记使用。此外，似乎每月一次的抗血管内皮生长因子治疗剂量比按需给药有更好和更持久的视觉效果。然而，考虑到每月治疗的费用（大约是每种药物按需治疗费用的 2 倍），以及 GA 可能增加的风险（尽管未经证实），在决定哪种治疗方案时应慎重考虑，因为在一个治疗过程中，GA 可能会导致严重的视力丧失。2016 年公布了 CATT 的 5 年成果。914 名在世患者中，647 名患者获得了随访视力，结果表明，在研究结束后的 3 年内（基线检查时为 –3 个字母，第二年为 –11 个字母），前 2 年获得的视力增益丧失。50% 的患者至少有 20/40 的视力，10% 保持 20/20 的视力，20/200 或更差的患者占 20%。研究完成后 3 年内视力下降的主要原因是视网膜变薄（＜ 120μm）患者增多，GA 患病率增加，病变面积增大。虽然还不能就特定治疗方案或药物提出结论，但 5 年的结果就证实了抗血管内皮生长因子治疗 AMD 的作用。

5. IVAN 和其他试验 IVAN and Other Trials

与 CATT 相似，IVAN（年龄相关性脉络膜新生血管中抑制 VEGF 的替代治疗）试验也比较了连续或方案中给予雷珠单抗和贝伐单抗的效果。试验将 628 名患者（610 名正在接受治疗）随机分为 4 组（雷珠单抗每月或 PRN，贝伐单抗每月或 PRN），主要疗效指标为最佳矫正视力（由 ETDRS 字母测量）。次要疗效指标包括安全 / 不良事件、生活质量评估、成本和资源使用，尤其是血清 VEGF 水平。试验规定非劣效限值为 3.5 个字母。与 CATT 相比，符合再治疗标准（任何视网膜下或视网膜内液体或新鲜血液增加、视力下降，或在无视力或 OCT 改变的情况下荧光素血管造影的特定标准）的眼需要额外的 3 个月注射周期。

525 名患者在 IVAN 研究中完成了 2 年的随访。每组的视力结果相似（雷珠单抗组：67.8 个字母；贝伐单抗组：66.1 个字母；连续治疗组：66.6 个字母；间断治疗组：67.3 个字母，图 70–14）。贝伐单抗既不劣于也非劣于雷珠单抗，间断方案既不劣于也不非劣于连续方案（未确定）。与 1 年的结果一样，接受持续治疗的患者的神经感觉视网膜厚度和病变厚度较低（314.7μm vs. 338.5μm）。与连续给药相比，

间断给药也与 OCT 上的积液率和活跃的新生血管形成率显著增高相关。这些指标无明显药物差异。与 CATT 相似，连续治疗组新 GA 的发生率显著高于对照组，尽管在这种情况下没有药物差异。

各药物组的死亡率相似，但间断组的死亡人数多于连续组。所有组的动脉血栓性事件或心力衰竭的发生率相似，至少发生一次全身性严重不良事件的发生率也相似。

IVAN 的作者汇集了来自 IVAN 和 CATT 研究的数据，证实贝伐单抗非劣于雷珠单抗，但也表明间断治疗在最佳矫正距离视力方面不如连续治疗（图 70–15）。重要的是，从 CATT 中发现，连续治疗导致 GA 的发生率高于间断治疗，这在 IVAN 试验中也得到了证实。Meta 分析还显示，间断治疗的死亡率和严重不良事件的风险都较高，因此作者推测，间歇给药的免疫增敏可能起作用；比较两种药物时，死亡率、严重不良事件或血管 / 动脉血栓事件没有差异（图 70–16）。与 CATT 一样，IVAN 试验表明，贝伐单抗和雷珠单抗，连续和间断，有相似的疗效（或至少很少有临床显著性差异）。然而，作者的结论是，选择单一的最佳治疗策略仍然具有挑战性，特别是考虑到支持连续治疗的死亡率差异，与支持间断治疗的 GA（及成本差异）增加率形成对比。

自 CATT 以来，其他几项研究也比较了雷珠单抗和贝伐单抗的不同治疗策略。法国 Avastin vs. Lucentis（GEFAL）评估组的研究是在法国进行的一项非劣效性试验，初始负荷剂量期（3 个月注射）后，在每月随访的情况下，将 501 名患者随机分为贝伐单抗和雷珠单抗治疗组。贝伐单抗和雷珠单抗在 BCVA（分别为 5.4 和 3.6 个字母）和患者获得或失去 5 或 15 个字母的百分比中显示出相同的变化，并且所需注射次数相似（6.8 和 6.5）。不良事件发生率无差异。这些结果与 CATT 结果一致，尽管由于 GEFAL 基线时视力较差（＜ 20/200）的患者比例较大，因此该亚组的视力增加少于 CATT [154]。类似地，奥地利多中心抗血管内皮生长因子试验（Multicenter Anti-VEGF Trial in Austria, MANTA）将 321 名患者 1∶1 随机分为贝伐单抗组和雷珠单抗组，在 3 个月的负荷注射后给予 PRN（每月随

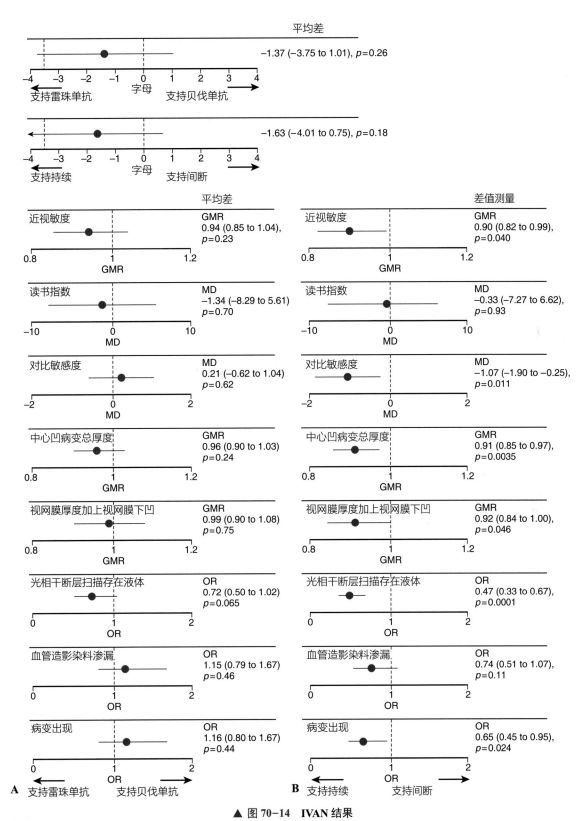

▲ 图 70-14　IVAN 结果

上图：2 年最佳矫正距离视力的平均差异。按药物（上）和方案（下）。黑色虚线表示 –3.5 个字母的非劣性限制。根据随访 0、3、6、9、12、15、18、21 和 24 的数据估计的平均差异，并根据中心大小进行调整。95% 的顺式结构用括号表示，并用条形图表示。下图：2 年的次要结果：（A）药物；（B）方案。95% 的可信区间用括号表示，并用条形图表示。GMR. 几何平均比；MD. 平均差；OR. 比值比。经许可引自 Chakravarthy U, Harding SP, Rogers CA, et al.Alternative treatments to inhibit VEGF in age-related choroidal neovascularisation: 2-year findings of the IVAN randomised controlled trial. Lancet. 2013;382(9900):1258–67, Figs. 1,2.

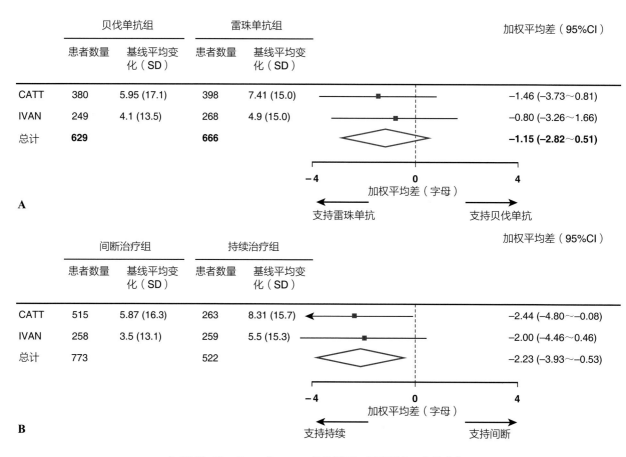

	贝伐单抗组		雷珠单抗组		加权平均差（95%CI）
	患者数量	基线平均变化（SD）	患者数量	基线平均变化（SD）	
CATT	380	5.95 (17.1)	398	7.41 (15.0)	−1.46 (−3.73～0.81)
IVAN	249	4.1 (13.5)	268	4.9 (15.0)	−0.80 (−3.26～1.66)
总计	**629**		**666**		**−1.15 (−2.82～0.51)**

A

	间断治疗组		持续治疗组		加权平均差（95%CI）
	患者数量	基线平均变化（SD）	患者数量	基线平均变化（SD）	
CATT	515	5.87 (16.3)	263	8.31 (15.7)	−2.44 (−4.80～−0.08)
IVAN	258	3.5 (13.1)	259	5.5 (15.3)	−2.00 (−4.46～0.46)
总计	773		522		−2.23 (−3.93～−0.53)

B

▲ 图 70-15　CATT 和 JVAN 最佳矫正、距离视力 2 年的变化

A. 药物治疗；B. 样本方案；线条表示 95%CI。CATT. 年龄相关性黄斑变性治疗试验的比较；IVAN. 年龄相关性脉络膜新生血管试验中 VEGF 的抑制作用。经许可，图片转载自 Chakravarthy U, Harding SP, Rogers CA, et al. Alternative treatments to inhibit VEGF in age-related choroidal neovascularisation: 2-year findings of the IVAN randomised controlled trial. Lancet. 2013; 382（9900）: 1258-67, Figs. 1, 2.

访）。两组的主要结果（1 年时 BCVA 的增加）相似，贝伐单抗和雷珠单抗分别增加 4.9 和 4.1 个字母，平均需要注射 6.1 和 5.8 针。与之前的研究一样，两组患者中 5 个或 15 个字母的增加或减少比例相似，重大不良事件的发生率也相似[155]。与 GEFAL 和 MANTA 相比，贝伐单抗（Avastin）和雷珠单抗（Lucentis）在渗出性年龄相关性黄斑变性（exudative age-related macular degeneration, BRAMD）中的比较研究将 327 名患者随机分为贝伐单抗和雷珠单抗，每月一次。尽管两组间 BCVA 的增加相似（贝伐单抗和雷珠单抗分别为 5.1 和 6.4 个字母），但接受贝伐单抗的患者与雷珠单抗相比，至少有 15 个字母的增加（24% vs. 19%）或减少（11% vs. 5%）。与之前的研究一样，解剖结果显示接受贝伐单抗治疗的患者在 OCT 上有液体的比例更高。两组的安全性结果相似[156]。

许多医师已经采用所谓的"治疗和延长"（treat-and-extend，T&E）疗法作为一种治疗策略，以减少注射负担，同时保持对活动性渗出性疾病的定期监测。挪威的 Lucentis 与 Avastin 比较研究（Lucentis Compared to Avastin Study, LUCAS），是一项随机对照试验，首次提出了这个方案。纳入 441 名患者，试验随机分配患者接受雷珠单抗或贝伐单抗，每 4 周给药一次，直到 OCT 和眼底生物显微镜确定无活动性渗出性疾病[157]。接下来的随访和注射，每次延长 2 周（间隔 6 周，然后间隔 8 周，以此类推），直到活动的新血管疾病被检测到，最多 12 周。如果研究检查者确定有疾病复发或持续性活动，则间隔时间每次缩短 2 周，直到疾病再次变为无活动状态，随后延长至比先前复发的间隔最多缩短 2 周。无反应者（前三次注射后视网膜中央厚度没有变化或增加的患者）可以退出研究（20 名患者）。这项研究被设计为非劣效性试验，限 5 个字母。在完成 1 年随访的 86% 研究患者中，贝伐单抗（+7.9 个字母）组和雷珠单抗（+8.2 个字母）组的 BCVA 变化相等，患者获得或失去 5 或 15 个字母的比例也相似。解剖结果显示两组 CRT 的减少相似（贝伐单抗 –112μm，雷珠单抗 –120μm）。然而，贝伐单抗组所需的平均治疗次数明显高于对照组（8.9 次注射 vs. 8.0 次注射，P=0.001）。雷珠单抗组的动脉血栓性事件，特别是非致命性心肌梗死（MI）的发生率较高（尽管在基线检查时，该组有 MI 病史的患者较多）。研究作者得出结论，贝伐单抗和

雷珠单抗在治疗和延长方案中的使用是等效的[157]。

上述比较贝伐单抗和雷珠单抗的研究结果似乎支持相同的结论：尽管雷珠单抗可能会导致稍好的解剖结果，但这并不一定转化为更好的视力。此外，在其他研究中还没有证实在 CATT 中接受贝伐单抗治疗的患者所发生的较高的全身不良事件率。

6. 可溶性受体：阿柏西普 Soluble Receptor: Aflibercept

阿柏西普（aflibercept）（VEGF-TRAP EYE, Eylea™; Regeneron pharmaticals, Tarrytown, NY, USA）是一种可溶性融合蛋白，它结合从 VEGF 受体 1 和 2 的

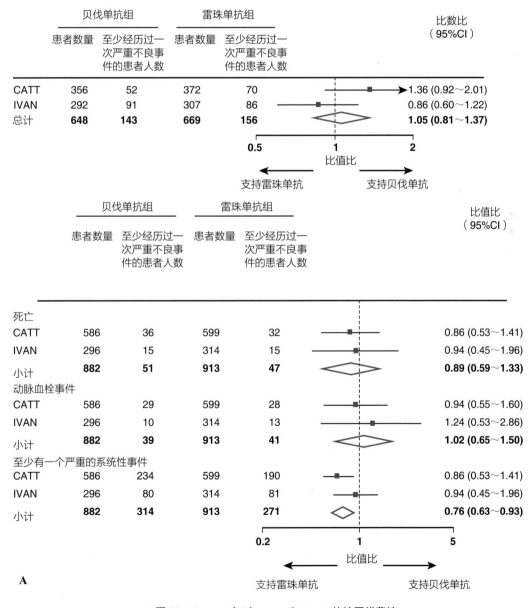

▲ 图 70-16　A. 2 年时 CATT 和 IVAN 的地图样萎缩

1375

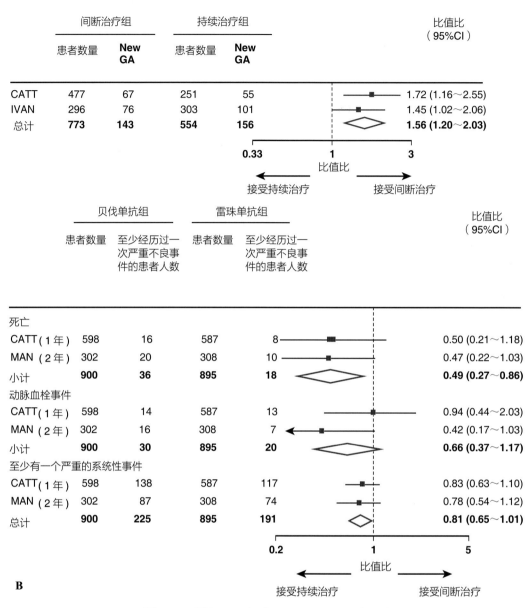

▲ 图 70-16（续） B. 2 年时 CATT 和 IVAN 的安全结果

A. 给药；B. 95% CI 以条形图显示。CATT. 年龄相关性黄斑变性治疗试验的比较；GA. 地图样萎缩；IVAN. 年龄相关性脉络膜新生血管试验中 VEGF 的抑制（图片由 Chakravarthy U, Harding SP, Rogers CA, et al. Alternative treatments to inhibit VEGF in age-related choroidal neovascularisation：2-year findings of the IVAN randomised controlled trial. Lancet. 2013；382（9900）：1258-67, Figs. 1, 2.

细胞外成分中提取的配体结合元素，融合到 IgG1 的 Fc 部分[158]。与雷珠单抗一样，它对血管内皮生长因子有很高的亲和力，而阿柏西普被认为渗透到视网膜的所有层[159, 160]。与贝伐单抗和雷珠单抗只抑制 VEGF-A 不同，阿柏西普还结合 VEGF-B 和 PlGF[159, 161]。阿柏西普的第 1 阶段研究称为 CLEAR-IT 1（视网膜玻璃体内抗血管生成的临床评价；Clinical Evaluation of Anti-angiogenesis in the Retina Intravitreal Trial），显示 0.5mg 和 2mg 剂量的阿柏西

普是安全的，并且功能和解剖结构得到了改善[162]。第二阶段试验被称为 CLEAR-IT 2，评估了渗出性 AMD 患者在 12 周固定给药（fixed-dosing）期内生物学效应和安全性，随后 PRN 给药 1 年[163, 164]。在固定给药阶段（第 1 天至第 12 周）：患者被随机分为 1∶1∶1∶1∶1 给药：第 1 天和第 4 周、第 8 周、第 12 周，每 4 周 0.5 或 2mg；或每 12 周的第 1 天和第 12 周给予 0.5mg、2mg 或 4mg。在第 12 周，使用阿柏西普治疗后，所有组的 CRT 均较基线显著降

低（$P < 0.0001$）。每 4 周 2mg 和每 4 周 0.5mg 的降幅明显大于每季度给药方案。联合用药组 12 周时视力显著提高，平均提高 5.7 个字母（$P < 0.0001$），每月给药组最大平均提高 > 8 个字母。

在研究到第 52 周的 PRN 给药阶段，在第 12 周观察到的 CRT 相对于基线的减少在第 12 周到第 52 周仍然显著（从基线到第 52 周为 –130μm），CNV 大小较基线有消退。在 12 周内视力显著改善后，持续 40 周的 PRN 给药将视力改善维持到 52 周（5.3 个字母增加；$P < 0.0001$）。最有力的改善和视力的持续维持通常发生在最初每 4 周给予 2mg 的患者，持续 12 周。这些患者在 52 周时显示增加了 9 个字母。总的来说，在 12 周固定给药阶段后平均注射 2 次，首次回注的平均时间为 129 天。19% 的患者没有接受注射，45% 的患者接受了 1～2 次注射。在为期 1 年的研究中，在 16～52 周给药的 PRN 给药维持了在 12 周固定给药阶段建立的显著的解剖和视力改善，且再注射频率较低，药物总体上安全且耐受性良好。

根据第 2 阶段的结果，与雷珠单抗和贝伐单抗相比，阿柏西普似乎是一种新的抗血管内皮生长因子治疗方法，需要较少的玻璃体腔内注射。这一假设在第三阶段的 VIEW 1 和 VIEW 2 研究 [VEGF Trap-Eye：湿性 AMD 的疗效和安全性研究（VEGF Trap-Eye：Investigation of Efficacy and Safety in Wet AMD）] 中得到了验证，在这两个研究中，阿柏西普与 0.5mg 雷珠单抗（NCT00509795）的标准每月给药方案进行了比较。在这两个平行的 Ⅲ 期研究中（美国和加拿大的 VIEW 1，欧洲、中东、亚太和拉丁美洲的 VIEW 2），渗出性 AMD 患者被随机分为 1 : 1 : 1 : 1，0.5mg/ 月（0.5q4），2mg/ 月（2q4），在研究的第 1 年（Rq4），阿柏西普每 2 个月给药 2mg（在三个月的负荷剂量后 –2q8），或雷珠单抗每月给药 0.5mg。在每项研究中，超过 1200 名患者被随机分配。这些研究被设计为非劣效性试验，主要终点为与雷珠单抗相比，维持视力超过 52 周的患者比例。

1 年后，至少 94% 的组达到了 ETDRS 丢失 < 15 个字母的主要终点。与雷珠单抗组比较，三组的治疗结果无差异[165-167]。在比较次要结果时，VIEW 1 研究表明，第 2 季度组 BCVA 的平均变化明显高于雷珠单抗组（10.9 个字母 vs. 8.1 个字母），尽管 VIEW 2 似乎显示了相反的效果，雷珠单抗组的平均改善 2.1 个字母（无统计学意义）。当数据整合时，VIEW 1 和 VIEW 2 中的所有其他组均无显著差异。最值得注意的是，每 2 个月注射一次玻璃体腔注射阿柏西普和每月注射一次雷珠单抗之间没有差别。在视力改善、OCT 中心视网膜厚度和安全性方面都是如此。与 IVAN 试验中出现的矛盾剂量反应相似，暴露于阿柏西普（2q4）最高的组经历了最低的全身不良反应发生率。具体来说，在动脉血栓栓塞事件发生率和死亡率方面，雷珠单抗和阿柏西普没有差异。在 2011 年向 FDA 提交 1 年数据时，专家组一致建议予以批准。

在 52 周结束后，所有治疗组从固定的每月或双月注射计划切换到可变的剂量计划，至少每季度注射一次[168]。每月随访一次，根据视觉和解剖标准允许再注射。在 96 周时，91.5%～92.4% 的患者保持视力，Rq4、2q4、0.5q4 和 2q8 组的平均视力提高了 7.9、7.6、6.6 和 7.6 个字母，与第一个研究阶段相似，第二个研究阶段患者的视力提高了 15 个字母或更多（图 70-17）。在此期间，所有治疗组的 OCT 中心视网膜厚度平均增加，OCT 上无液体的患者百分比略有下降。除 2q8 组平均注射 11 次外，其余各组平均注射次数相似（96 周研究期间约 16 次）。在 52 周的数据中，安全性是可比的，在所有严重不良事件或动脉血栓事件中，两组之间没有显著差异。作者的结论是，在 96 周的研究期间，阿柏西普提供的视觉和解剖学结果与雷珠单抗相似，而且注射次数可以减少，平均注射次数 5 次[169]。

7. 康柏西普（Conbercept，以前是 KH902）Conbercept（Previously KH902）

康柏西普（成都康宏生物科技有限公司，四川，中华人民共和国）是一种融合蛋白，将取自 VEGF 受体 1（Flt-1）第二胞外结构域和 VEGF 受体 2（KDR）第三和第四结合结构域的配体结合元件结合到 IgG1 的 Fc 部分[170]。与阿柏西普相比，VEGF 受体 2（KDRd4）额外的胞外结构域 4 的加入可以稳定三维结构，提高二聚化效率[171]。由于这个额

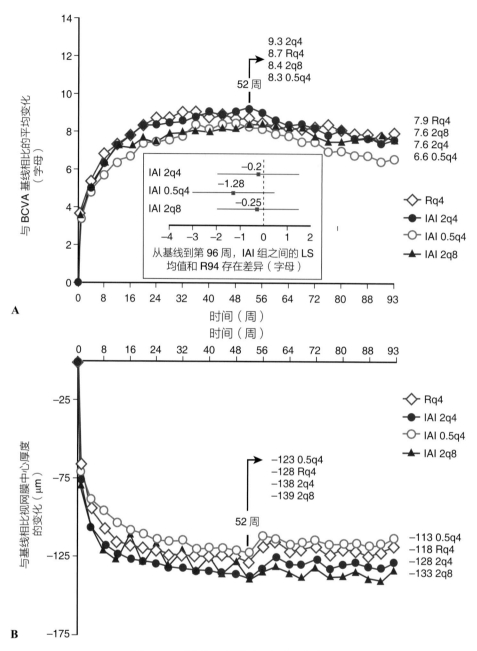

▲ 图 70-17　视图 1/2 研究队列视力和解剖结果

A. 基线最佳矫正视力的平均变化。插图显示了从基线到第 96 周的 BCVA 变化中，玻璃体腔注射阿柏西普和雷珠单抗（阿柏西普减去雷珠单抗）之间的最小平方平均值（95% 置信区间）的差异；B. 与基线中心视网膜厚度的平均变化，全分析集。缺失值采用末次观察结转法估算。在第 52 周和第 96 周，阿柏西普组和雷珠单抗组的结果相似。经许可，图片转载自 Schmidt-Erfurth et al., Ophthalmology 2014; 121 (1): 193–201, Figs. 1B and 2A.

外的细胞外结构域，康柏西普对血管内皮生长因子有更高的亲和力，并且可能在玻璃体中有更长的半衰期[170, 172]。此外，康柏西普对胎盘生长因子（placental growth factor，PlGF）有亲和力，PlGF 是与 CNV 发生有关的 VEGF 家族的另一成员[173, 174]。临床前体内实验表明，在 300µg 和 500µg 的剂量下，

玻璃体腔注射康柏西普能够抑制恒河猴 CNV 的泄漏和生长，而无毒性迹象[170]。在第 1 阶段剂量递增研究中，28 名患者对玻璃体腔注射康柏西普至 3.0mg 的剂量耐受良好。在单次注射后的第 42 天，与基线相比视力的平均变化为 +19.6 个字母，没有受试者失去 1 个字母或更多，57% 的受试者获得 15

个字母或更多。中心点视网膜（center point retinal thickness）厚度较基线平均变化为 –77.2μm，CNV 面积平均减少 12.6%。单次玻璃体腔注射后未发现安全问题。

在中国进行的第 2 阶段研究（AURORA）将 122 名患者随机分为 0.5mg 或 2mg 剂量，每个月给药连续 3 次的负荷剂量，然后在 12 个月研究的剩余 9 个月内，再次随机分为每月给药（Q1M）或相同剂量的 PRN 给药。3 个月时，0.5mg 组的视力改善率接近 9 个字母，而 2mg 组为 10.4 个字母。12 个月时，四组的视觉增益相似：9.3（0.5mg Q1M），14.3（0.5mg PRN），15.4（2mg Q1M），12.4（2mg PRN）。15 个字母增加的患者比例相似，0.5mgQ1M 组、0.5mgPRN 组、2mgQ1M 组和 2mgPRN 组分别有 31%、50%、46.7% 和 42.3% 的眼睛达到这个阈值。在所有组中，至少 96% 的眼丢失少于 15 个字母（图 70–18）。OCT 显示视网膜中央厚度明显减少，12 个月时荧光素血管造影显示 CNV 大小和渗漏面积也明显减少，各组间无显著差异。在 12 个月期间，每个 PRN 组只注射了不到 5 次，而正如预期的那样，每个月一次组在维持阶段接受了 8 次以上的注射。

研究中的大多数患者报告了不良事件，尽管大多数是轻度或中度和自限制性的。与研究干预相关的严重不良事件包括一只眼白内障进展，需要白内障摘除，以及一名注射后培养阴性眼内炎患者，接受抗生素治疗。在研究期间没有全身性不良事件，包括动脉血栓、心血管或脑血管并发症。

基于有希望的第二阶段结果，启动了第 3 阶段 PHOENIX 试验，将 125 名患者按 2∶1 随机分配到

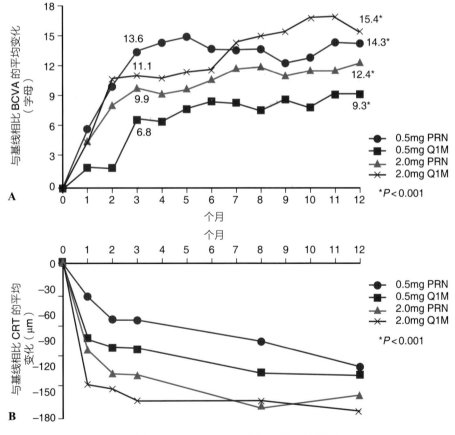

▲ 图 70–18　AURORA 研究视觉和解剖结果

A. 四个给药方案治疗组患者从基线到 12 个月的最佳矫正视力随时间的平均变化。B. 使用四种给药方案至 12 个月期间，中心视网膜厚度从基线水平随时间的平均变化。在第一个 3 个月的负荷期，CRT 迅速下降，然后一直下降到第 12 个月。经许可，图片转载自 Li X，Xu G，Wang Y，et al. Safety and efficacy of conbercept in neovascular age-related macular degeneration：results from a 12–month randomized phase 2 study：AURORA study. Ophthalmology. 2014；121（9）：1740-7.

治疗组，连续 3 个月每月注射 0.5mg 康柏西普，然后连续 2 次每月假注射一次和每 3 个月注射一次康柏西普，直到第 12 个月（在第 0、1、2、5、8 和 11 个月治疗）；或假注射组，在第 0、1 和 2 个月接受三次假注射，然后交叉进入治疗组。12 个月的结果显示治疗组有 10 个字母的改善。术后 3 个月 OCT 中心黄斑厚度下降 79μm。在出版时没有其他安全数据[175]。根据第三阶段的结果，在治疗负担和成本方面，康柏西普的季度给药潜力与雷珠单抗（每月给药）和阿柏西普（每两个月给药）相比是有利的，特别是在中国。在出版时，贝伐单抗的非标签使用仍然是被禁止的。康柏西普于 2013 年被中国国家食品药品监督管理总局批准用于渗出性黄斑变性。

8. 正在研究的抗血管内皮生长因子药物 Anti-VEGF Agents Under Investigation

(1) RTH258（原名 ESBA1008）：RTH258（Alcon/Novartis，Fort Worth，TX，USA）是一种单链抗体片段，靶向 VEGF-A 的所有亚型。分子量为 26kDa，它比其他 VEGF 抑制剂小得多，理论上可以增加视网膜穿透，使靶组织药物浓度更高，并减少全身暴露，所有这些都得到了动物研究的支持。在取得令人鼓舞的第一阶段结果后，与雷珠单抗（最近的剂量增加）相比，显示出良好的视力改善，最近一项剂量递增的随机第二阶段试验比较了单次注射药物与雷珠单抗 0.5mg 治疗 194 例患者。主要终点是 1 个月时 OCT 中心视网膜厚度的变化，在两个最高剂量组（4.5mg 和 6mg）达到非劣效终点[176]。此外，在单次注射后，与雷珠单抗组的相对增加相比，OCT 厚度在第 1 个月和第 2 个月内保持相对稳定，这意味着研究药物的作用持续时间更长。视力结果相似，最高剂量组达到 10.4 个字母，而雷珠单抗达到 6.5 个字母。这项研究没有发现不良事件的差异，但也没有明显的担忧。在第二阶段 II 研究中，OSPREY 试验在 56 周研究的第 12 周和第 16 周将 RTH258 6mg 与阿柏西普 2mg 进行了比较。从第 8～32 周，每 8 周给药一次，然后每 12 周给药一次，直到研究结束，在两次计划注射之间，每月给药一次抢救性治疗。89 例患者的研究显示非劣效性，无明显不良反应。重要的是，在

研究的两个阶段中，RTH258 组需要更少的抢救治疗，大约一半的患者维持每 12 周注射一次[177]，这些结果支持进一步研究该药物在 III 期试验中治疗新血管性 AMD，特别是在持续给药装置中的潜在应用，其中高局部浓度和长作用持续时间具有特殊价值。

(2) DARPins 和 Abicipar Pegol：设计的 ankyrin 重复蛋白（designed ankyrin repeat proteins, DARPin）是一个小的（14～21kDa）单结构域蛋白家族，通过基因工程与靶蛋白结合，具有高度的亲和力和特异性。DARPin 来源于天然的 ankyrin 重复蛋白，由一个重复蛋白结构域组成，其本质上的目的是将一个目标与任何数量的后续作用结合起来。作为一种治疗剂，DARPins 解决了抗体的许多缺点：只有 IgG 抗体的 1/10 大，具有良好的组织渗透性；它们具有特殊的热稳定性，在某些情况下半衰期超过 60 天；由于缺乏 Fc 抗体部分，它们具有非常低的免疫原性风险；它们可以被纯化并浓缩到高水平；而且重要的是，它们很容易产生[178]。

DARPin abicipar-pegol（原名为 MP0112; Molecular Partners，Zurich-Schlieren Switzertand）是一种有效的 VEGF-A 亚型拮抗剂，具有高亲和力（Kd 1～4pM）。另外，玻璃体内的半衰期至少为 2 周。相比之下，雷珠单抗的 VEGF-A 活性亚型 Kd ≤ 192pM，半衰期约为 7 天[179]。与目前使用的 VEGF 拮抗剂类似，abicipar 通过直接结合抑制 VEGF-A 活性。

在法国、瑞士和捷克共和国进行了 I/II 期试验（NCT01086761），检查 abicipar 的安全性和剂量[180]。这项非随机研究共纳入 32 名患者，一只眼注射一剂 abicipar。该研究的主要目的是评估安全性和耐受性，并将疗效作为次要的结果指标。以剂量递增设计给药，6 个剂量组（0.04mg、0.15mg、0.4mg、1mg、2mg 和 3.6mg）。没有对照组，尽管允许抢救治疗，具体标准因地区而异。2mg 队列中的一位患者发生眼内炎，被认为是无菌性，因此，1mg 被确定为最大耐受剂量，并且没有患者被登记在最高剂量队列中。轻微的炎症反应（包括前部和后部）也可以通过类固醇治疗或不进行任何干预来观察和解决。其他不良事件包括结膜出血、玻璃体积血和高血压，每例均发生在一名患者身上。值得

注意的是，在 8 名患者中检测到血清抗药物抗体。在所有给药组中，CRT 在第 1 周后降低，而在第 4 周，高剂量组的 CRT 进一步降低。第 4 周荧光素血管造影也显示病灶大小和渗漏面积减少。在整个研究期间，所有队列的视力保持稳定，16 周时没有明显的增加或减少。在 16 周的研究过程中，在 0.04～0.4mg 组的 22 名患者中，20 名患者需要抢救治疗，在接受 1～2mg 组的 10 名患者中，4 名患者需要抢救治疗，在高剂量组抢救治疗的时间更长（最多 10 周，而在低剂量组抢救治疗的时间为 5～7 周）。仅在最高剂量的队列中，药物在 2 周以内的血清中才能检测到。

研究作者得出结论：abicipar/MP0112 不存在系统性安全性问题，剂量限制性眼内炎症可能与药物加工过程中的杂质有关，因此启动了新的纯化过程。尽管他们承认这项研究规模小且无对照组，但初步的疗效结果表明，DARPins 确实比抗体治疗提供了更好的作用持续时间，而且还需要进一步的研究。

（二）持续给药 Sustained Drug Delivery

虽然 VEGF 抑制剂是 AMD 治疗的主要药物，但其有效性受到眼内分子半衰期的限制。经玻璃体腔注射贝伐单抗后，消除半衰期为 8～11 天，可检测抗体长达 2 个月[181]。雷珠单抗的半衰期稍短，只有 7 天多一点[179]，制造商建议每月给药一次。许多研究已经证明了使用 PRN 或治疗和延长（T & E）策略的视觉效果具有可比，然而，PRN 给药需要每月随访，许多临床医师仍然倾向于至少每季度给药一次以维持疗效。此外，随着玻璃体内药物浓度的下降，在治疗间隔结束时，再激活和突破性出血的风险增加。当前治疗的这些局限性可能会给患者带来相当大的治疗负担，药物和设备制造商因此研究了各种方法来增加抗血管内皮生长因子治疗的持续时间。

1. 包埋细胞技术 Encapsulated Cell Technology

包埋细胞技术（encapsulated cell technology，ECT）是将活细胞插入组织中，产生并分泌重组基因产物。这些细胞被包裹在半渗透性聚合物中，防止宿主抗体和免疫细胞的免疫反应，同时允许氧气和营养物质的扩散来滋养细胞。该技术是灵活的，允许任何数量的基因产物分泌，并允许剂量修改或删除，如果不再需要治疗，不同于基因疗法。

与玻璃体腔注射疗法相比，植入物的组成性分泌物可能也允许治疗效果所需的较低浓度。

Neurotech 公司（Zincoln，RI，USA）开发了一种专门用于眼部的 ECT 植入物。它有 6～8mm 长，设计通过一个 2～3mm 长的平坦部切口放置。NT-503 植入物由一个封装的人 RPE 细胞系构成，该细胞系被转染后可分泌可溶性 VEGF 受体 Fc 融合蛋白（VEGF-R）。临床前数据表明，VEGF 拮抗剂的玻璃体腔内浓度可以维持在与贝伐单抗相当或超过贝伐单抗注射剂的水平[183]。人类研究表明，种植体具有良好的耐受性[184]，细胞株产生的 VEGF-R 与靶细胞结合紧密。当两个装置植入同一只眼睛时，第二代装置显示出安全性和有效性，初步结果显示视力改善（7 例患者中的 5 例）和 OCT 液体减少（6 例患者中的 5 例）[185]。最新一代的植入物 NT-503-3 包含多个腔室，允许以高达 12μg/d 的速率释放更高剂量的治疗剂，以及在同一装置内使用多个细胞系进行联合治疗的可能性（图 70-19）。在未能达到主要终点后，Ⅰ/Ⅱ期研究于 2016 年终止。一种同时释放抗 PDGF 和抗 VEGF（NT-506）的植入物目前正处于临床前开发阶段（见下文）。NT-501 植入物分泌睫状神经营养因子（CNTF）治疗 GA 的Ⅱ期研究中进行了评估，尽管该公司尚未进一步研究这一途径[186]。

2. 端口药物递送系统 Port Delivery System

ForSight VISION4（Menlo Park，CA，USA）开发了一种可重复充装的端口药物递送系统（port drug delivery system，PDS），并于 2010 年与 Genentech/Roche 签订了一项合作协议，以使用这种方式开发抗血管内皮生长因子疗法。PDS 是一种可植入的装置，通过 3.2mm 无缝线切口经平坦部手术放置。雷珠单抗溶液被预加载到该装置中，该装置可在办公室执行补药程序之间控制药物的持续释放。一项Ⅰ期研究在 20 名患者中植入 PDS，每月随访一次，使用 OCT 和视力来确定何时重新填充装置。PDS 再灌满 500μg，其中 250μg 以一次给药，250μg 随时间释放。

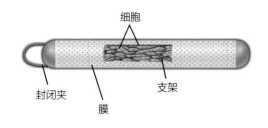

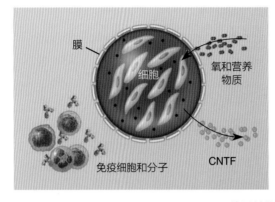

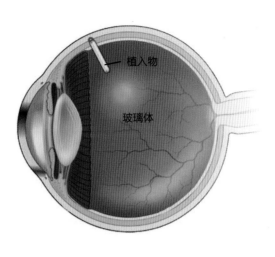

▲ 图 70-19　使用封装细胞技术的植入物示意图

植入物（A）由一段含有细胞和支架的半透囊膜组成。囊膜两端用缝合夹封闭，一端固定在巩膜上。囊膜允许氧气和营养物质扩散进入和治疗剂（在这种情况下，碳纳米管）扩散出去。它还可以将免疫系统的成分排除在外（B）。种植体长 6mm，直径 1mm。当固定在巩膜上时，位于眼球的视轴外（C）。经许可，图片转载自 Wen R, Tao W, Li Y, et al. CNTF and retina. Prog Retin Eye Res.2012；31（2）：136-51.

术后 12 个月视力和解剖有明显改善，平均增加 12 个字母。50% 的患者增加了 3 行或更多。患者在 12 个月内平均需要 4.2 次再填充。20 例患者中有 4 例发生与植入物相关的不良反应：1 例发生眼内炎，2 例发生玻璃体积血，1 例发生与植入术相关的外伤性白内障。

由于这项研究是为了验证概念和评估安全性而设计的，所以疗效不是首要目标。因此，6 个植入物在 12 个月后被移除，以检查整个研究过程中的完整性，并发现其性能与新植入物相似。Ⅱ期 LADDER 研究正在进行中，测试了三个剂量雷珠单抗，而每月治疗时间超过 9 个月[187]。

3. 补充微量泵 Replenish MicroPump

微型泵是一种微机电系统（microelectromechanical systems，MEMS）装置（MicroPump、Replenish、Inc.、Pasadena，CA，USA），设计用于将药物从可再充装的储液罐以可控速率释放到眼中。以类似青光眼引流装置的方式植入，泵系统被缝合到结膜和腱膜下的巩膜上，并通过平坦部插入一个套管。药物包含在药物贮存器中，通过套管泵入，通过单向止回阀

进入眼睛。尽管第一代装置是手动驱动的，但根据作用于装置上的持续时间和压力，药物递送有显著变化[188]。在第二代装置中，药物贮存器包含一个电流调节的电解泵，它将水转变为氢气和氧气，在贮存器中产生正压力，将药物泵入眼睛（图 70-20）[189]。通过一个专有的遥测系统，通过无线方式对药物输送和与设备的通信进行精确控制。储液罐可以通过 31G 针重新加注。

临床前研究显示良好的生物相容性，在动物研究中，植入物周围只有轻微的慢性炎症和包膜形成，在组织病理学上没有挤压装置或纤维生长通过套管道的迹象[190]。预计植入装置在眼睛内的功能将维持 5 年以上。对糖尿病性黄斑水肿患者的可行性研究表明，在 11 名研究患者中，7 名患者在 90min 内，泵在输送预先设定剂量的 0.085mg 雷珠单抗，泵功能正常。手术植入术耐受性好，无并发症，90 天的研究期间无严重眼部不良反应[191]。这项研究首次在视网膜疾病患者的眼睛内植入电子药物输送泵，并证明其作为未来治疗黄斑变性的潜在途径的可行性。

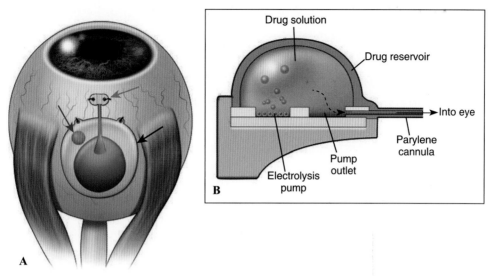

▲ 图 70-20　(A) Schematic representation of the Posterior MicroPump Drug Delivery System (PMP; Replenish, Inc) implanted into the subconjunctival space between the superior and lateral rectus muscles. Blue arrow indicates the intraocular cannula at the pars plana location. Red arrow indicates the refill port. Black arrow indicates the body of the PMP that contains the hermetic sealing package with all electronics, the drug reservoir, and the check valve. (B) Gas bubble evolution resulting from electrolysis in drug reservoir of packaged electrically controlled device

Panel A reproduced with permission from Humayun et al., Transl Vis Sci Technol. 2014;3(6):5; panel B reproduced with permission from Saati et al., Trans Am Ophthalmol Soc. 2009;107:60–70.

4. 腺相关病毒载体（AAV）基因转导 Adeno-Associated Viral Vector (AAV) Gene Transduction

另一个重要的策略是通过病毒载体基因转导进行基因治疗。已经探索了几个目标，包括 VEGFR-1 和 PEDF。

如前所述，VEGF 的血管生成作用是通过内皮受体酪氨酸激酶、VEGFR-1（也称为 Flt-1）和 VEGFR-2（Flk-1/KDR）介导的，Flt-1 对 VEGF 的亲和力高 10 倍[192]。自然存在的可溶性 Flt-1（sFlt-1）没有跨膜结构域，因此没有信号转导特性，而是形成 Flt-1 和 Flt-1 胞外结构域的异源二聚体[193]。该分子为利用腺相关病毒载体进行基因治疗提供了一个独特的靶点。

AAV 载体具有免疫原性和致病性低，以及在眼睛中诱导长期基因表达等特点，特别适合于基因治疗。它们已成功用于 CNV 动物模型的 PEDF 基因转导，并已在 RPE65 相关的 Leber 先天性黑矇的人体试验中进行了试验[194-197]。此外，对于可溶性基因产物，如 sFlt-1，基因治疗可能特别有效，因为转导不需要细胞特异性[192]。

AAV 介导的 sFlt-1（及相关融合蛋白）基因治疗已成功应用于多种动物模型，包括啮齿动物和灵长类动物[192, 198-201]。Lai 等在小鼠和猴子身上用注射了带有全长 sFlt-1 的 AAV 载体进行了基因转移试验[192]。在小鼠中，他们发现，与未注射和对照的 AAV 绿色荧光蛋白（GFP）注射眼相比，sFlt-1 转导眼的荧光素血管造影高荧光明显减少。在形态学上，他们发现与 sFlt-1 眼相比，CNV 诱导的光感受器丢失更广泛地发生在未注射眼和对照眼。视网膜电图研究显示，sFlt-1 转导没有导致功能的明显丧失。灵长类动物研究显示同样令人鼓舞的结果，包括预防激光诱导的 CNV，没有组织学毒性的证据。重要的是，在注射后 17 个月检测到 sFlt-1 mRNA，可以检测到转基因产品的长期表达。最近一项类似的灵长类动物研究测试了一种 AAV 载体，该载体与 sFlt-1 单一结构域和人类 IgG1 重链 Fc 片段（称为 sFLT01）的新融合蛋白基因相关联，发现两者在 5 个月以上的长期表达，以及以剂量依赖的方式抑制 CNV[200]。

最近对编码 sFLT-1 的重组 AAV 载体（rAAV）的 I 期试验结果于 2015 年公布[202]。本研究以 3 : 1 的方式将 8 名患者随机分为低剂量（1×10^{10} 载体基因组）或高剂量（1×10^{11} 载体基因组）视网膜下注射基因治疗或不进行基因治疗。在最初 8 周安全性评估期后，将患者随机分为低剂量组，将第二组随机分为高剂量组。值得注意的是，以前接受过抗血管内皮生长因子治疗的患者并未被排除在外，在基线检查前没有洗脱期。所有患者在基线检查时和第 4 周接受雷珠单抗注射。根据抢救标准给予额外的雷珠单抗，提示 CNV 进展活跃。在接受治疗的 6 名患者中，有 5 名患者的 BCVA 比基线时有所改善，其中 3 名患者至少增加了 10 个字母，1 名患者增加了 15 个字母。在 52 周的治疗过程中，两名患者需要用雷珠单抗进行一次抢救性注射。一名患者在整个研究过程中抗 AAV2 抗体增加，但不被认为与安全性或疗效相关。作者的结论是 rAAV2.sFLT-1 是安全和耐受性好的，有可能作为 AMD 的长期治疗选择。读者可以参考第 36 章，视网膜疾病的基因治疗，了解更多关于这一发展技术的信息。

5. 其他靶向分子 Other Targets

(1) hI-con1：hI-con1（ICON-1；Iconic-Therapeutics, Inc., South San Francisco, CA, USA）是一种以 TF 为靶点的重组蛋白，由两条相同的突变人因子Ⅶ（fⅦ）链组成，与人 IgG1-Fc 融合。为了降低 fⅦ 与 TF 结合诱导弥散性血管内凝血的风险，在 hI-con1fⅦ 结构域引入氨基酸替代物，抑制凝血途径的启动。一项为期 24 周的Ⅰ期试验（NCT01485588）以剂量递增的方式确定了渗出性 AMD 患者单次玻璃体腔注射 hI-con1 的安全性和耐受性。2012 年 11 月在美国眼科学会视网膜亚专业日发表的研究结果显示，该化合物耐受性良好，无眼部或全身安全问题，视力提高，OCT 厚度改善，血管造影病变大小减小。2015 年 2 月启动了Ⅱ期随机双盲对照试验（NCT02358889），并将 hI-con1 作为单药治疗与使用 hI-con1 和雷珠单抗的联合治疗进行比较，并与每月使用雷珠单抗作为对照进行比较。

(2) 雷戈拉非尼（regorafenib）：雷戈拉非尼（德国，拜耳）是一种多激酶抑制剂，用于肿瘤治疗，靶向多种细胞内和膜结合受体酪氨酸激酶，参与肿瘤血管生成、肿瘤发生和维持。其靶点包括 VEGF 受体 1–3 和血小板衍生生长因子受体 β（PDGFR-β）。最初是一种口服制剂，拜耳公司开发了一种局部眼用制剂（BAY-73-4506）。在健康志愿者中进行的一期研究表明，局部滴眼液具有良好的耐受性，并且动物研究已经在角膜和 CNV 模型中建立了有效性[203–205]。一项非人灵长类动物的研究发现，CNV 型病变的发生率降低，与使用雷珠单抗的发生率相似[204]。基于这些令人鼓舞的结果，在渗出性 AMD 患者中对雷戈拉非尼外用滴剂进行人体试验（NCT02222207）的Ⅱ期试验已经开始。

(3) 补体抑制剂：[a] 补体抑制剂被认为是治疗萎缩性和渗出性 AMD 的一类有前途的药物。POT-4（AL-78898A，Alcon/Potentia pharmaticals, Fort Worth, TX and Crestwood, KY, USA）是 Compstatin 13 氨基酸的环肽衍生物，是通过玻璃体腔注射给药的 C3 抑制剂。当 POT-4 在高浓度（> 0.45mg 剂量）下注射时，玻璃体中形成凝胶状沉积物，这种沉积物可能持续 6 个月，从而提供一个缓释传递系统。AMD 合并 CNV 患者眼内 POT-4 的Ⅰ期研究在剂量高达 1.05mg（NCT00473928）的情况下成功完成，尽管玻璃体腔给药的全身效应尚不清楚。2013 年完成了Ⅱ期研究（NCT01157065），未显示任何阳性结果。对该化合物的进一步研究已经结束。然而，2014 年，Apellis 制药公司获得了 POT-4 的知识产权，更名为 APL-2。目前正在分析Ⅰ期数据：C3 抑制剂应阻止由许多目前描述的补体途径突变引起的补体激活，因为经典的凝集素、纤溶和替代途径都产生生物活性片段 C3a 和 C5a 及膜攻击复合物（C5b、C6、C7、C8、C9）通过 C3 裂解（图 70-3）。这是针对相对较大人口的 AMD 患者，然而，广泛的补体抑制理论上可能增加玻璃体腔注射相关眼内炎的风险。在小鼠模型中，C3 缺乏似乎不会增加金黄色葡萄球菌眼内炎的风险[206]。相反，在豚鼠模型中，眼镜蛇毒因子补体缺失似乎确实增加了金黄色葡萄球菌、表皮葡萄球菌和铜绿假单胞菌眼内炎的风险[207–209]。其他与补体因子相关的治疗方法正在非渗出性 AMD 的背景下进行研究（见下文）。

---

a. 经许可改编自 Zarbin 和 Rosenfeld，2010[45]，以及 Zarbin 和 Rosenfeld，2012[46]。

（三）综合治疗 [a] Combination Therapies[a]

在治疗艾滋病病毒等传染病或癌症治疗中，联合治疗的原则已经确立。例如，将 VEGF 阻断剂（如贝伐单抗）与化疗或放疗相结合，比单独使用两种疗法产生更大的抗肿瘤效果[211, 212]。将 AMD 治疗与不同的作用机制结合起来可能会产生协同效应，可能导致：①更好的视觉效果；②减少治疗频率；③患者更方便（如结膜下与玻璃体内注射）；④降低发生眼内炎等不良事件的风险；⑤"逃逸"的可能性较低（一种现象，即细胞，如传染源或肿瘤细胞，发展出替代途径，使其能够克服对其生存或生长所必需的途径的抑制）。过去研究过许多变化，包括用抗血管内皮生长因子疗法和（或）眼内或眼周曲安奈德或地塞米松进行的维替泊芬光动力疗法的回顾性和前瞻性试验[213-227]。下面讨论新的靶向治疗。

1. Pegpleranib（PDGF 抑制）Pegpleranib (Fovista) (PDGF Inhibition)

在血管生成的早期，周细胞收缩并减少与血管内皮细胞的接触[228-232]。内皮细胞增殖和迁移，然后周细胞迁移到形成的血管床。内皮细胞缺乏周细胞时，对 VEGF 的抑制非常敏感。一旦周细胞与内皮细胞重新建立了密切的关系，它们就可以向内皮细胞提供 VEGF，并利用其他信号系统，如 ang-1/Tie-2，促进内皮细胞的存活[233]，从而使成熟的毛细血管网对 VEGF-A 的抑制产生抗药性，如阿柏西普、贝伐单抗、雷珠单抗。

血小板衍生生长因子（platelet-derived gnwth factor, PDGF）由血小板、RPE 细胞、成纤维细胞和巨噬细胞产生，除其他外，促进细胞外基质沉积[234]。PDGF 刺激周细胞募集，促进新生血管床的成熟。PDGF 家族共有 5 个成员（均为二聚体：AA、AB、BB、CC、DD），内皮细胞主要表达 PDGF-B，PDGFRα 和 PDGFRβ 受体均为酪氨酸激酶[235]。PDGFβ 与 PDGF-B（BB，AB）和 PDGF-DD 结合，VEGF 通过刺激 VEGFR2-PDGFβ 复合物的形成而损害血管成熟，抑制 PDGF 信号通路[236]。PDGF-B 介导周细胞向生长中的内皮细胞管的募集。

在临床前模型中，在多个血管生成模型中，使用 PDGF 抑制剂和 VEGF 信号转导的联合治疗优于使用 VEGF 抑制剂的单一治疗[237]。最重要的是，这些实验表明，新生血管在成熟时对 VEGF-A 缺乏变得不耐受，但联合治疗可诱导此类血管的消退。已经开发了几种靶向 PDGF 信号的试剂，如 CR002（anti-PDGF-D, CuraGen Corp., Branford, CT, USA）[238]、mAb 3G3（anti-PDGFRα, ImClone Systems, Branchburg, NJ, USA/Eli Lilly, Indianapolis, IN, USA）[239] 和 Pegpleranib（Fovista, E10030）（anti-PDGF-B, Ophthotech Corp.New, NY, USA）。

Pegpleranib 是一种 50kDa 的聚乙二醇化 DNA 适体，与 PDGF-B 结合，亲和力约为 300pM。Ⅰ期试验（NCT01089517）纳入 57 例晚期 AMD 相关 CNV 患者[240]。患者接受单剂量 0.03mg Pegpleranib+3 个月一次的雷珠单抗注射或 3 个月一次的 Pegpleranib（0.3mg、1mg 或 3mg）与三个剂量 0.5mg 雷珠单抗联合治疗。在 4 周、8 周和 12 周完成随访的患者中，32%（Pegpleranib 0.3mg 队列）、45%（Pegpleranib 1mg 队列）和 60%（Pegpleranib 3mg 队列）的患者获得至少 15 个 ETDRS 字母。BCVA 的平均改善率分别为 +11.1、+13.4 和 +15.7 个字母。OCT 测量的中心凹厚度也显著降低，荧光素血管造影显示 85% 的眼睛 CNV 消退。无药物相关不良事件。此外，还进行了一项为期 24 周的Ⅱb 期优势试验，共有 449 名患者被随机分配接受每月 0.5mg 雷珠单抗或每月 0.5mg 雷珠单抗和 Pegpleranib（0.3mg 或 1.5mg）[241]。Pegpleranib 1.5mg 联合治疗组与雷珠单抗单药治疗组相比，分别平均提高 +10.6 个 ETDRS 字母和 +6.5 个字母（$P=0.019$）（图 70-21 和图 70-22）。无论 CNV 亚型如何，联合治疗组与单药治疗组在视力、中心凹厚度和血管造影 CNV 消退方面的改善更大。除了联合治疗组的短暂眼压升高外，未发现安全信号。然而，2015 年公布的两项平行Ⅲ期研究（NCT01944839 和 NCT01940900，1248 名患者入选）的 12 个月结果显示，Pegpleranib 和雷珠单抗联合治疗与雷珠单抗单药治疗相比，不能达

---

a. 经许可改编自 Zarbin 和 Rosenfeld, 2010 [45]，以及 Zarbin 和 Rosenfeld, 2012 [46]。

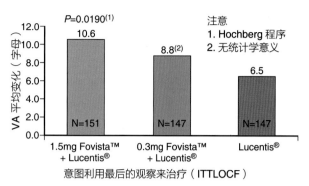

▲ 图 70-21 Fovista（抗 PDGF）Ⅱb 阶段 24 周结果。经许可，图片转载自 Ophthotech.

到视力优势的主要终点。24 个月的研究提前结束。另一项试验（NCT01940887）联合应用 Pegpleranib 和贝伐单抗或阿柏西普，目前正在进行中，其他正在开发的联合疗法可能提供协同生物效应，可以改善视觉效果，减轻治疗负担，最终，降低 AMD-CNV 的治疗总成本和致盲率。

2. OHR-102/ Squalamine（角鲨胺）OHR-102/ **Squalamine**

角鲨胺（Ohr Pharmaceuticals，New York，NY，USA）是一种抗血管生成的氨基甾醇，来源于角鲨的软骨，通过钙调素结合靶向血管内皮生长因子（VEGF）、血管内皮生长因子（PDGF）和碱性成纤维细胞生长因子（bFGF）。经静脉注射可抑制虹膜新生血管形成，但经玻璃体腔注射无效[242, 243]。角鲨胺还诱导小鼠实验性早产视网膜病变的消退[244]，并在一项关于 CNV 的 Ⅰ 期研究中对无安全性问题的患者进行了测试，继而导致 Ⅱ 期试验。最初的视觉效果是有希望的，在接受高剂量药物治疗的患者中有改善或稳定。有趣的是，那些患有晚期黄斑变性的非研究眼在给药后也显示出显著的改善。已开始进行 Ⅲ 期研究，但是，制造商放弃了进一步的开发。

OHR 制药后来开发了一种局部配方的角鲨胺（0.2%），修改以减少房水渗透，并最大限度地经巩膜渗透到脉络膜组织[245]。在 Ⅱ 期的 IMPACT 研究中，OHR-102 滴剂与雷珠单抗联合使用，每日两次，与雷珠单抗与安慰剂（载体滴剂）相比。根据 OCT 标准在 PRN 基础上注射。这项为期 9 个月的研究共纳入 142 名患者。尽管在研究中期的结果对于完成研究的前 62 名入选患者来说是令人鼓舞的（联合治疗组与雷珠单抗治疗组相比有 10 到 6 个字母的改善），到研究结束时，联合治疗组和单一治疗组之间总体上没有显著差异（分别为 +7.8 和 +5.3

基线
视网膜下高反射物质的存在

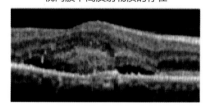

24 周
视网膜下高反射物质缺失

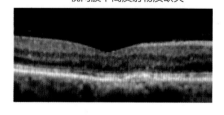

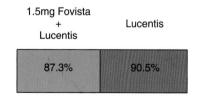

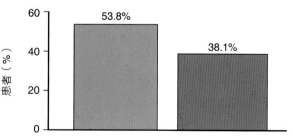

Ⅱb 期研究

▲ 图 70-22 Fovista（抗 PDGF）Ⅱb 期结果显示视觉增益显著的患者视网膜下高反射物质的吸收

经许可，图片转载自 Ophthotech

个字母，所需注射次数没有差异）[246]。然而，在亚组分析中，当考虑到含有典型 CNV 的病变时，存在差异，增加 11 个字母与 5 个字母，增加 3 条视觉线分别为 42% 与 28%。同样，与单药治疗相比，联合治疗组中有更高比例的患者获得了 4 和 5 条视觉线。早期的事后分析发现，病灶大小可能对治疗反应也有影响，较小（< 10mm²）的隐匿病灶对联合治疗的反应明显更好。这些数据支持在更具针对性的患者群体中进行Ⅲ期试验。

3. X-82

双激酶抑制剂 X-82（Tyrogenex, West Palm Beach, FL, USA）是一种针对 VEGF 受体和 PDGF 受体的小分子。在肿瘤学文献中，该化合物作为下一代酪氨酸激酶抑制剂已被进一步开发，可口服，且具有更好的安全性[247]。一项Ⅰ期剂量递增研究纳入了 35 名先前接受过渗出性 AMD 治疗的患者，结果于 2015 年在 ARVO 公布。在完成 24 周治疗的 27 名患者中，大多数患者的视力在基线水平上保持或改善，89% 的患者不需要使用雷珠单抗进行抢救性治疗。第二期 APEX 研究由 Tyrogenex 启动，以视力变化和注射减少为关键终点。

4. Zimura

如前所述，补体被认为在 AMD 的发病机制中起重要作用。补体因子在 drusen 中被分离出来，补体因子多态性与 AMD 风险相关。抑制 C5 阻断末端补体活性，但近端补体功能保持完整，例如 C3A 过敏毒素产生、C3B 调理和免疫复合物和凋亡体清除。Zimura（以前是 ARC1905；Ophthotech 公司，普林斯顿，新泽西州，美国）是一种通过玻璃体腔注射的抗 C5 适体药物。它以高亲和力（KD≈700pM）结合 C5，并防止裂解为 C5a 和 C5b。Zimura 的Ⅰ期试验已完成，结果于 2010 年报告。在这项非随机安全性研究中，Zimura 和每月注射 0.5mg 雷珠单抗。没有安全问题或剂量限制性毒性。在接受 6 个月注射的 43 名患者中，0.3mg、1mg 和 2mg 剂量组在 24 周时的平均视力变化分别为 +13.6、+11.7 和 +15.3 个字母[249]。Ophthotech 已经启动了Ⅱ / Ⅲ期试验的计划。佐治亚州 Zimura 的Ⅰ期试验（NCT00950638）也已完成。

六、非新生血管性 AMD　Non-Neovascular AMD

（一）抗氧化剂、维生素和辅因子 Antioxidants, Vitamins, and Cofactors

抗氧化剂、多种维生素和其他辅因子的使用原理基于多种证据，包括维生素 A 在视觉转导周期（visual transduction cycle）中的重要作用，氧化应激导致活性氧中间产物的已知和预测效应，以及某些关键金属离子（包括锌）在关键蛋白酶和其他天然发生的抗氧化损伤防御机制中的作用。在 AREDS 研究的数据发布之前，关于抗氧化剂复合维生素治疗是否有效仍存在一些争议，一些研究表明有保护作用，而其他研究则没有[42, 43, 250]。

1. 年龄相关眼病研究和 AREDS2　Age-Related Eye Disease Study (AREDS) and AREDS2

AREDS 试验是一个大型多中心 RCT，评估高剂量维生素 C 和维生素 E、β- 胡萝卜素和锌补充剂对 AMD 进展和视力的影响。共有 4757 人被纳入，并被分为四类疾病的严重程度日益增加。由于第 1 类进展率低，玻璃疣面积小于 5 个 63μm 或以下的小玻璃疣，仅对其余 3640 例第 2、第 3、第 4 类患者进行统计分析。只有后两种（第 3 类和第 4 类）最终被发现有轻微的进展风险。2 类患者至少有一个中等大小的玻璃疣，但没有广泛的玻璃疣，到第 5 年进展为晚期 AMD 的概率只有 1.3%，无论是否进行干预，都无法对其风险做出有意义的推断。第 3 类患者有广泛的中间玻璃疣、大玻璃疣或非中心性 GA，第 4 类患者由于一只眼的 AMD 而视力低于 20/32 与 GA 累及黄斑中心或另一只眼的 CNV 有关，而不是研究眼，而研究眼的视力为 20/32 或更好。3640 名年龄在 55—80 岁的研究对象的平均随访时间为 6.3 年，与安慰剂相比，抗氧化剂加锌治疗的患者在发展晚期 AMD 方面有统计学意义的显著减少（OR = 0.72，99%CI 0.52～0.98）。单独服用锌和抗氧化剂单独的比值比分别为 0.75 和 0.8，并且当只有第 3 类或第 4 类 drusen 患者被包括在内时，其优势降低估计值增加，抗氧化剂加锌、单独的锌和抗氧化剂分别减少到 0.66、0.71 和 0.76。这些数据进一步反映在图 70-23 中。

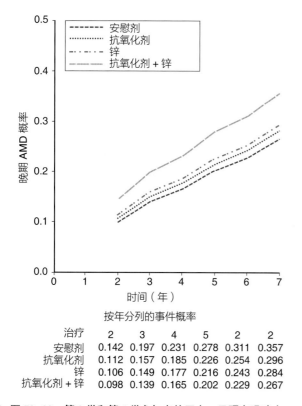

按年分列的事件概率

治疗	2	3	4	5	6	7
安慰剂	0.142	0.197	0.231	0.278	0.311	0.357
抗氧化剂	0.112	0.157	0.185	0.226	0.254	0.296
锌	0.106	0.149	0.177	0.216	0.243	0.284
抗氧化剂 + 锌	0.098	0.139	0.165	0.202	0.229	0.267

▲ 图 70-23　第 3 类和第 4 类参与者的至少一只研究眼睛中至少 15 个字母的视力评分损失概率的重复测量估计值

经许可，图片转载自 AREDS Research Group. Arch Ophthalmol. 2001; 119（10）: 1417-1436.

根据这些发现和对美国高危人群的推断，据估计，在美国至少 800 万年龄在 55 岁或以上的 AMD 患者中，如果高危人群（包括第 3 类和第 4 类）接受 AREDS 试验所用制剂的治疗，则在 130 万处于进展最高风险的人群中，有 30 万人可能避免进展为严重的疾病[251]。此外，根据最近的流行病学数据，基于理论上肺癌风险增加，建议对有吸烟史或吸烟史较长的人排除 β- 胡萝卜素。

黄斑类胡萝卜素被认为是黄斑黄色的主要成分，包括叶黄素和玉米黄质。一项研究表明，在饮食大量摄入这些类胡萝卜素可以预防 AMD，当使用的上四分位数与最低四分位数相比较时，AMD 的风险降低 43%[40]。AREDS 的报告支持这些发现，在队列研究中显示，那些饮食中摄入大量叶黄素和玉米黄质的人患 AMD 的可能性较低，以及大量或广泛的中间 drusen[252]。AREDS 研究人员还发现，饮食中摄入大量 ω-3 长链多不饱和脂肪酸与 GA 和新血管性 AMD 的进展呈负相关[37-39]。因此，

AREDS2 随机多中心Ⅲ期临床试验（NCT00345176）旨在解决：①叶黄素和玉米黄质及 ω-3 长链多不饱和脂肪酸 – 二十二碳六烯酸和二十碳五烯酸在预防 GA 或 CNV 发展中的作用；②可能的 β- 胡萝卜素的缺失和每日氧化锌剂量从 80mg 降至 25mg 的效果。

4203 名 AREDS2 研究参与者（6916 只眼）被随机分为四种干预措施：①安慰剂（最初有 AREDS 补充，因此不是真正的安慰剂组）；②叶黄素（10mg）和玉米黄质（2mg）；③ DHA（350mg）和 EPA（650mg）；④叶黄素 / 玉米黄质和 DHA/EPA。二级随机分配 3036 名患者（4987 眼）接受：①原始 AREDS 补充剂；② AREDS 补充剂不含 β- 胡萝卜素；③ AREDS 补充剂含低剂量锌；④不含 β- 胡萝卜素和低剂量锌。主要观察指标是中央 GA 或 CNV 的发展。

在初次随机分组中，所有组 5 年进展为晚期 AMD 的情况相似（安慰剂组为 31%，叶黄素 + 玉米黄质组为 29%，DHA+EPA 组为 31%，叶黄素 + 玉米黄质和 DHA+EPA 组为 30%）。没有干预导致进展到晚期 AMD 的显著减少（图 70-24）。同样，二次随机化分析显示，在降低锌或消除 β- 胡萝卜素时，进展无差异。任何补充剂对中度视力丧失（15 个或更多字母）的风险没有影响。初次随机化的所有组都有相似的安全性结果，在严重不良事件方面没有显著差异；然而，在第二次随机化中，β- 胡萝卜素组比无 β- 胡萝卜素组患肺癌的人数更多（其中 91% 以前是吸烟者）。

尽管对 AREDS2 的初步分析表明，当叶黄素和玉米黄质替代 β- 胡萝卜素或添加 DHA 和 EPA 时，没有额外的益处，目前和以前吸烟者服用 β- 胡萝卜素可能增加患肺癌的风险，这表明天然黄斑色素叶黄素和玉米黄质具有更有利的安全性。此外，在一项预先指定的二级分析中，补充叶黄素和玉米黄质对这些营养素摄入量最低的患者进展为晚期 AMD 有保护作用。这项研究还发现，那些被分配到接受包括 β- 胡萝卜素在内的补充剂的患者的血清叶黄素和玉米黄质水平较低；先前的临床前动物和人类研究表明，同时服用 β- 胡萝卜素和叶黄素 + 玉米黄质可能由于竞争性吸收而导致血清和组织中叶黄素 +

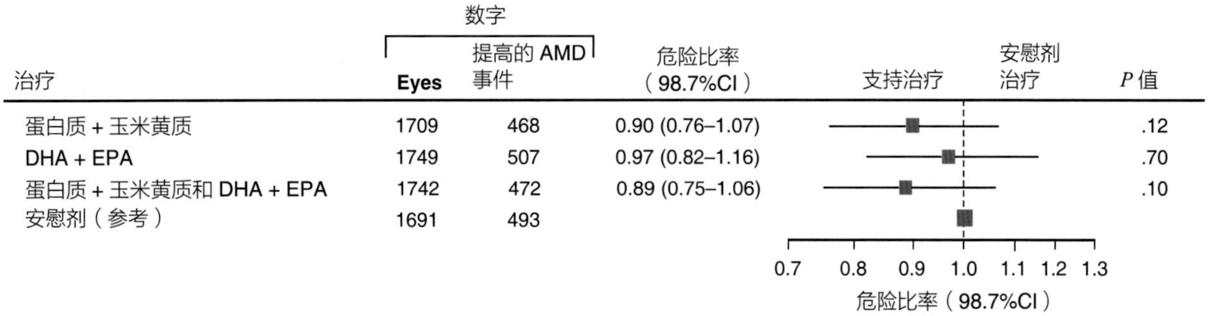

治疗	数字		危险比率 （98.7%CI）	支持治疗	安慰剂 治疗	P 值
	Eyes	提高的 AMD 事件				
蛋白质 + 玉米黄质	1709	468	0.90 (0.76–1.07)			.12
DHA + EPA	1749	507	0.97 (0.82–1.16)			.70
蛋白质 + 玉米黄质和 DHA + EPA	1742	472	0.89 (0.75–1.06)			.10
安慰剂（参考）	1691	493				

```
0.7  0.8  0.9  1.0  1.1  1.2  1.3
        危险比率（98.7%CI）
```

▲ 图 70-24　**叶黄素 + 玉米黄质 + ω-3 长链多不饱和脂肪酸与安慰剂治疗年龄相关性黄斑变性进展的初步分析。** 被分配到安慰剂组的受试者也在 AREDS 补充剂的四个变体的二次随机分组内或外接受了年龄相关眼病研究（AREDS）补充剂。因此，没有真正的安慰剂组。

DHA. 二十二碳六烯酸；EPA. 二十碳五烯酸。经许可，图片转载自 Age-Related Eye Disease Study 2 Research Group. Lutein + zeaxanthin and omega-3 fatty acids for age-related macular degeneration: the Age-Related Eye Disease Study 2（AREDS2）randomized clinical trial. JAMA. 2013；309（19）：2005–15.

玉米黄质的水平降低，这导致了一种假设，即叶黄素和玉米黄质在没有额外 β- 胡萝卜素的情况下可以降低进展的风险。

对 AREDS2 数据的额外二次分析探索了这一假设，发现单独叶黄素 / 玉米黄质与单独 β- 胡萝卜素相比，显示叶黄素 / 玉米黄质在降低进展为新血管性 AMD 的风险方面有良好的效果，尽管不是中央 GA（图 70-25）。在叶黄素 / 玉米黄质中添加 β- 胡萝卜素时没有明显的额外协同作用，因为与单独添加 β- 胡萝卜素相比，进展的危险比仍然相似[253]。叶黄素 / 玉米黄质与 β- 胡萝卜素在 AREDS-AMD 分级中的疾病进展及在双侧大玻璃疣患者中进展为晚期 AMD（尽管一眼中基线晚期 AMD 患者不适用）。与 AREDS 相比，AREDS2 的视力损失没有减少，除了对严重视力损失率（＜ 20/100）进行探索性分析。在非吸烟者的二次分析中，接受 β- 胡萝卜素治疗的患者比不接受 β- 胡萝卜素治疗的患者（其中 91% 以前是吸烟者）更容易患肺癌。

AREDS2 的数据支持补充叶黄素 / 玉米黄质可以减少晚期 AMD 的进展，并支持 AREDS 的发现，即 β- 胡萝卜素会增加当前和以前吸烟者患肺癌的风险。综合以上发现，叶黄素 / 玉米黄质可能是比 β- 胡萝卜素更合适的类胡萝卜素补充剂，在安全性方面，同时也可以防止新血管性 AMD 发生。

2. 视觉周期抑制剂[a] Visual Cycle Inhibitors[a]

视觉周期调节剂旨在减少 RPE 细胞中有毒荧光基团如 A2E 的积累。芬利替尼（Fenretinide）（ReVision Therapeutics, Inc., San Diego, CA, USA）是一种合成维生素 a 衍生物，通过竞争性地从 RBP 中置换视黄醇，以及干扰 RBP（retinal binding protein, RBP）与甲状腺素（TTR）的结合，导致循环视黄醇结合蛋白和视黄醇的剂量依赖性可逆性降低，从而通过肾小球滤过促进它们的消除。在 ABCA4–/– 小鼠中，芬利替尼可以减少 RPE 脂褐素和 A2E 的积累，尽管它在黑暗适应中引起适度的延迟[254]。然而，值得注意的是，尽管血液中视黄醇水平较低，RPB–/– 小鼠在 5 月龄，仍然获得了正常视力，当给予足够的维生素 A 饮食，仍能获得正常视力[255, 256]。因此，目前尚不清楚通过抑制维生素 A 与 RBP 的结合而阻断维生素 A 向 RPE 的转运将阻止 RPE 在长期给药期间摄取维生素 A，除非膳食维生素 A 也受到限制。在口服芬利替尼的 Ⅱ b 期临床试验中，246 名患者随机接受安慰剂、100mg 或 300mg 每日剂量，持续 24 个月（NCT00429936）[257]。在为期 2 年的研究结束时，通过彩色眼底摄影对 GA 病变生长的分析显示，在 300mg 芬利替尼剂量组中，病变生长有减缓的趋势，特别是血清 RBP 水平 ≤ 2mg/dl 的患者（1.70 ± 0.77mm²/ 年 vs. 2.03 ± 1.24mm²/ 年，

---

a. 改编自 Zarbin 和 Rosenfeld, 2010[45]，以及 Zarbin 和 Rosenfeld, 2012[46]。

治疗	治疗 进展型 AMD 眼事件		对照组 进展型 AMD 眼事件		危险比率 （95%CI）	支持治疗	P 值
进展型 AMD							
叶黄素 + 玉米黄质	3451	940	3440	1000	0.90 (0.82–0.99)		.04
AREDS 补充叶黄素 + 玉米黄质和没有 β 胡萝卜素与原 AREDS 补充 β 胡萝卜素	1114	310	1117	347	0.82 (0.69–0.96)		.02
新生血管 AMD							
叶黄素 + 玉米黄质	3451	607	3440	655	0.89 (0.79–1.00)		.05
AREDS 补充叶黄素 + 玉米黄质和没有 β 胡萝卜素与 AREDS 补充 β 胡萝卜素	1114	209	1117	248	0.78 (0.64–0.94)		.01
中心凹地图样萎缩							
叶黄素 + 玉米黄质	3451	367	3440	398	0.92 (0.78–1.07)		.27
AREDS 补充叶黄素 + 玉米黄质和没有 β 胡萝卜素与原 AREDS 补充 β 胡萝卜素	1114	112	1117	117	0.94 (0.70–1.26)		.67

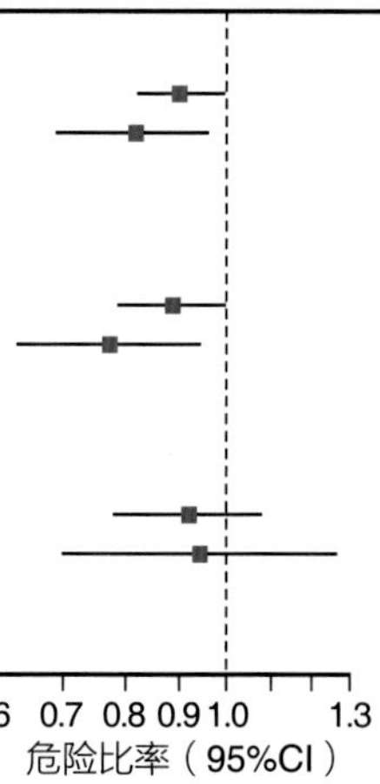

0.6 0.7 0.8 0.9 1.0 1.3
危险比率（95%CI）

▲ 图 70-25　叶黄素 + 玉米黄质主要作用的亚组分析，以及随机接受叶黄素 + 玉米黄质和年龄相关病研究补充叶黄素 + 玉米黄质和无 β - 胡萝卜素的参与者与随机接受初始 AREDS 补充 β - 胡萝卜素的参与者的比较进展为年龄相关性黄斑变性和两种类型的 AMD，新血管性 AMD 和中央性萎缩

经许可，图片转载自 Age-Related Eye Disease Study 2 Research Group.Lutein + zeaxanthin and omega-3 fatty acids for age-related macular degeneration：the Age-Related Eye Disease Study 2（AREDS2）randomized clinical trial. JAMA. 2013；309（19）：2005–15.

P=0.1848）。更重要的是，一项探索性和特别的数据分析显示，安慰剂组 82 名患者中有 15 名（18.3%）进展为 CNV，而接受任一剂量芬利替尼的 163 名患者中有 15 名（9.2%）进展为 CNV（P=0.06），尽管与安慰剂组相比，发生 CNV 的基线风险更高（基于以前的对侧眼 CNV）[257]。尽管芬利替尼可以影响暗适应 [258-265] 和 ERG 读数 [266-269]，并且与干眼症相关 [263, 264]，但在本研究中芬利替尼的耐受性良好，有 4 名患者（2.5%）由于暗适应并发症退出研究，300mg 组中还有 4 名患者因视力障碍而退出治疗。

Emixustat（以前是 ACU-442；Acucela，西雅图，瓦城，美国）是一种口服化合物，它通过阻断 RPE65 来抑制全反式视黄酸酯转化为 11 顺式视黄醇，作为减少视觉周期毒性代谢物的一种手段。Emixustat 可以减少 ABCA4$^{-/-}$ 小鼠 RPE 中脂褐素和 A2E 的积累。在 46 名健康志愿者中成功完成了高达 75mg 剂量的一期临床试验（NCT00942240）[270]。最常见的不良反应与视力相关，发生在接受药物治疗的患者中占 50%，包括色差（32%）、不明视力障碍（29%）、夜盲（18%）、视物模糊（11%）和畏光（8%）。所有不良事件的强度均为轻度或中度，性质为短暂性，在发病后几天内即可解决。如预期

的那样，ERG b 波有剂量依赖性抑制。同样，在第二个、多剂量、安慰剂对照的 I 期研究中，另外 40 名健康志愿者（30 名研究药物患者，10 名安慰剂）口服一疗程 Emixustat 14 天，剂量高达 40mg。平均消除半衰期为 4.6~7.9h，每次给药后 3~5h 内血浆浓度达到峰值。无明显血浆积聚或全身不良反应。视觉不良反应与上述相似。

完成了一项双盲、剂量递增阶段 IIa 研究，2015 年报告了研究结果（NCT01002950）[271a]。72 名 GA 患者以 3：1 的方式随机分为 5 个剂量组（每天早晨服用 2mg、5mg、7mg、10mg，或每天晚上服用 5mg），每天服用 Emixustat（n=54）或安慰剂（n=18）90 天。药物对视觉周期的影响通过测量光漂白后 ERG 视杆细胞的敏感性来评估。给药 14 天后，Emixustat 组出现剂量依赖性视杆细胞抑制，其中 2mg 组抑制最少，10mg 组抑制最多。停药后 1~2 周，漂白后振幅恢复正常，但 10mg 组中有一名异常患者的结果与该组的结果不符。对视锥体 ERG 没有影响。53% 接受 Emixustat 治疗的患者完成了这项研究，较高剂量组（7mg 和 10mg）因不良事件而提前停止，这些不良事件发生在 18 名患者中的 7 名。总共有 8 名受试者（均接受研究药

物）因眼部性质的不良事件而停止使用研究药物。93% 的 Emixustat 受试者出现眼部不良反应（最常见的视觉障碍，如色差和延迟的黑暗适应），57%的受试者出现全身性不良反应。这些事件中的大多数在停用研究药物后 7～14 天内得到解决。第二阶段的研究证明了 Emixustat 确实可以调节视觉周期，具有暂时性和可逆性的视杆抑制和轻度到中度的眼部不良反应。还计划进行其他研究，然而，值得注意的是，组织病理学研究表明，GA 中的异常眼底自发荧光可能主要是 RPE 细胞垂直叠加或分层的结果，而不是细胞内脂褐素积聚的结果。因此，对于针对这一疾病过程的视觉周期的实用性仍然存在一些争论[271b, 271c]。

（二）补体抑制 Complement Inhibition

因子 D 是补体替代途径激活的限速酶。它在正反馈回路中起重要作用，导致促炎效应物的扩增[272]。Lampalizumab（前身为 FCFD4514S；Genentech/Roche，Sounth San Francisco，CA，USA）是一种针对 D 因子的单克隆抗体片段。一项 18 例 GA 玻璃体腔治疗的开放性递增剂量阶段 Ⅰa 临床试验（NCT00973011）表明，该药物耐受性良好，没有显著的不良事件达到最大测试的 10mg 剂量。随后的 Ⅱ 2 期 MAHALO 研究（NCT01229215）招募了 143 名患者（包括 14 名患者的 Ⅰb 期加入），测试了 10mg 剂量 Lampalizumab。安慰剂对照研究每月或每 2 个月给药一次 Lampalizumab，与同样给药频次的假注射相比，随机 1:2:1:2，是治疗组的 2 倍。主要研究终点是根据眼底自身荧光测定的从基线到 18 个月的 GA 面积的平均变化。其他终点包括 GA 彩色眼底照片和 BCVA。在研究终点，与联合假注射组相比，每月注射 Lampalizumab 组的 GA 病变扩大率降低了 20.4%，具有统计学意义，预定 P 值为 0.2。每 2 个月给药的 Lampalizumab 组和假注射组的 GA 扩增率没有差异。在对具有探索性生物标志物（CFH、C3、C2/CFB 和 CFI 突变，57% 的受试者阳性）的患者进行亚组分析时，与假注射相比减少了 44%（$P < 0.005$，$n=28$）。所有组的最终 BCVA 均较基线差，无差异，尽管该研究未能检测到视力的差异。虽然治疗组

有 7 例眼部不良反应（4 例为每月注射组，3 例为 2 个月注射组），但没有明显的安全性问题。在每一个研究组中，都有一个疑似由研究药物引起的非眼部不良事件。MAHALO 研究是第一个证明对 GA 进展有任何积极影响的研究，其结果促进了 Ⅲ 期试验。

抑制 C5 末端补体活性，与近端补体功能保持完整，例如，C3a 过敏毒素（C3a anaphylatoxin）产生，C3b 调理，免疫复合物和凋亡体清除。先前的试验试图通过抑制 C5（或其裂解产物 C5a）的作用来减缓 GA 的进展速度，但没有证明其有效性[95, 273]。值得注意的是，一项对 C5 系统性抑制剂 Eculizumab 进行的双盲随机临床试验，未能证明 30 名患者在 6 个月内的 GA 进展有任何差异[273]。然而，研究者们仍然对这一领域仍有兴趣。单克隆抗体 LFG316 以高亲和力结合 C5，防止其裂解为 C5a 和 C5b[274, 275]。24 例晚期 AMD 患者的一期剂量递增试验表明，单次玻璃体腔注射 5mg 是安全的。无明显不良反应，血清 C5 水平无变化，也无血清替代补体途径激活的证据。Ⅱ 期试验正在进行（NCT01527500）。

补体因子 C3 也是干型 AMD 的一个重要靶点。环肽 POT-4 最初是在宾夕法尼亚大学开发的，是第一个在 AMD 患者中测试的补体抑制剂。该化合物阻断 C3 和所有下游效应器通路。一项 Ⅰ 期研究（NCT00473928）对新生血管性 AMD 患者进行了单次玻璃体腔注射 POT-4 的试验，发现 POT-4 是安全和耐受的[276]。Alcon 爱尔康 / 诺华公司（Fort Worth，Texas，USA）批准了 POT-4，并启动了第 2 阶段试验，但随后终止了其开发。Apellis Pharmaceuticals（Crestwood，KY，USA）于 2014 年获得 POT-4 的使用权，并继续开发 APL-2 技术，具有相同的治疗靶点，但半衰期更长。新血管性 AMD（NCT02461771）的 Ⅰ 期试验正在进行中，GA（NCT02503332）的 Ⅱ 期试验正在计划中。图 70-26 说明了不同研究阶段的补体途径和化合物。

（三）其他制剂 Other Agents

1. 西罗莫司 Sirolimus

西罗莫司（或雷帕霉素；MacuSight/Santen，Union

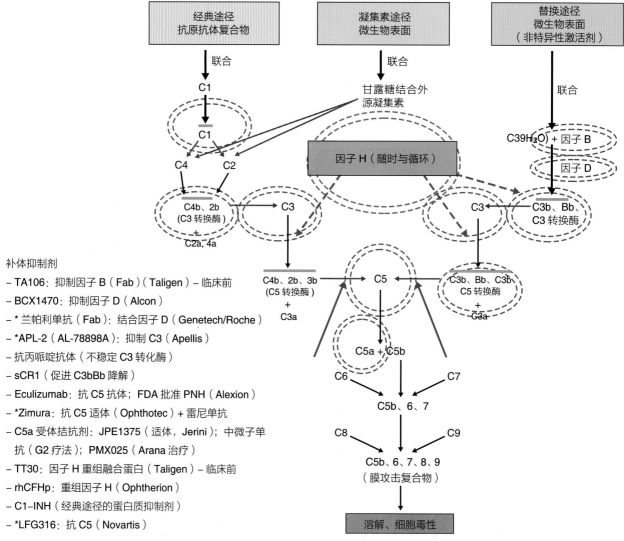

补体抑制剂

- TA106：抑制因子 B（Fab）（Taligen）– 临床前
- BCX1470：抑制因子 D（Alcon）
- * 兰帕利单抗（Fab）：结合因子 D（Genetech/Roche）
- *APL-2（AL-78898A）：抑制 C3（Apellis）
- 抗丙哌啶抗体（不稳定 C3 转化酶）
- sCR1（促进 C3bBb 降解）
- Eculizumab：抗 C5 抗体；FDA 批准 PNH（Alexion）
- *Zimura：抗 C5 适体（Ophthotec）+ 雷尼单抗
- C5a 受体拮抗剂：JPE1375（适体，Jerini）；中微子单抗（G2 疗法）；PMX025（Arana 治疗）
- TT30：因子 H 重组融合蛋白（Taligen）– 临床前
- rhCFHp：重组因子 H（Ophtherion）
- C1–INH（经典途径的蛋白质抑制剂）
- *LFG316：抗 C5（Novartis）

▲ 图 70-26　许多调节补体途径的化合物正在为 AMD 治疗的临床试验开发中

* 目前正用于 AMD 的研究中。红色圆圈表示补体途径中被修改的部分。所示补体途径改编自 Donoso 等[277]。经许可，图片转载自 Zarbin MA，Rosenfeld PJ. Pathway-based therapies for age-related macular degeneration：an integrated survey of emerging treatment alternatives. Retina 2010；30：1350–67，with permission of Springer Science+Business Media.

City，CA，USA）是一种大环的天然内酯，最初从吸水链霉菌中分离出来，在寻找新的抗真菌药物的过程中从 Rapa Nui（复活节岛）取名。西罗莫司与蛋白激酶相互作用，蛋白激酶是雷帕霉素（mTOR）的机制靶点，调节细胞功能的各个方面，包括代谢和凋亡途径。此外，通过其固有的免疫调节作用，可以减少巨噬细胞趋化和活化，并抑制 T 细胞和 B 细胞的增殖。

已经证明通过直接抑制血管内皮生长因子和内皮细胞对 VEGF 的反应来抑制血管生成[278]。通过腹腔给药，在早产视网膜病变和激光诱导的新生血管形成的小鼠模型中显示了抑制作用[279]。虽然西罗莫司已作为一种新血管性 AMD 的药物进行了研究[280]，但作为一种治疗非渗出性疾病的药物，目前有更多的兴趣。

一项单中心、开放标记的 I/II 期研究检查了西罗莫司结膜下给药治疗 GA（NCT007666649）。该研究共纳入 11 名患者，其中 8 人完成了 24 个月的随访。西罗莫司每季度给药一只眼，另一只眼作为对照。虽然西罗莫司耐受性良好，但没有明显的安全性问题，也没有明显的益处[281]。在 24 个月时，研究眼的平均 GA 面积增加了 54.5%，而对侧眼的平均 GA 面积增加了 39.7%（$P=0.41$），与研究药物相关的视力损失明显增加（研究眼与对侧眼相比，减少了 21 个字母 vs. 3 个字母）。Drusen 面积、视网膜厚度和黄斑敏感度没有差异。据推测，结膜下给药可能不足以到达眼后段。因此，第二项研究检查了通过玻璃体腔注射西罗莫司的效果（NCT01675947）。在 6 名研究参与者中，有 2 名在治疗眼中出现视网膜加速变薄，其中一名与病变旁眼底自发荧光改变有关。出于安全考虑，这项研究被终止[282]。

2. 淀粉样蛋白 Amyloid

如上所述，淀粉样蛋白被认为是 AMD 补体系统的激活因子[106-108]。GlaxoSmithKline 开发了一种抗 β 淀粉样蛋白的单克隆抗体，称为 GSK933776，通过静脉注射给药。临床前动物实验表明，该抗体可减少 Bruch 膜内 β 淀粉样蛋白和 C3a 的沉积。Ⅰ 期试验已经完成，一项多中心、双盲、安慰剂对照的 Ⅱ 期试验正在进行[283]。

3. 脉络膜血流量增加 Increasing Choroidal Blood Flow

在正常衰老的眼睛中脉络膜血流减少，脉络膜低灌注与 AMD 的发病有关[284-286]。因此，增加脉络膜血流可能是降低进展为晚期新生血管或萎缩性 AMD 风险的一种方法。MacuCLEAR 开发了一种脉络膜血管扩张剂 MC-1101，可以局部给药。MC-1101 部分是通过生产一氧化氮来工作的，但因为其给药途径，理论上没有明显的全身性不良反应。Ⅰb 期试验完成，给药后 1h 脉络膜血流量显著增加（超过 5 倍）。目前正在进行 Ⅱ/Ⅲ 期试验（NCT01601483）。

4. 神经保护 Neuroprotection

在许多退行性视网膜疾病中，如视网膜色素变性，一种治疗方法是神经保护，将退行性组织暴露于一种能延缓细胞群死亡的药物中。尽管不同的疾病过程，凋亡性变性似乎在遗传性视网膜变性和黄斑变性中都起作用，研究人员正在探索一些相同的治疗原则[287]。睫状神经营养因子（cilievry neurotrophic factor，CNTF）是 IL-6 细胞因子家族的一员，在多种遗传性视网膜退行性变动物模型中，它可以减缓光感受器的丢失[288-290]。在一项概念验证、随机 Ⅱ 期临床试验中，CNTF 通过胶囊细胞技术给药（ECT-NT-501，有关此技术的更多背景及其在新生血管性 AMD 中的作用见上文[186]。研究共纳入 51 例患者，其中 27 例接受高剂量植入，12 例接受假或小剂量植入，随访 12 个月。高剂量植入组的视力保持稳定，96.3% 的患者视力丧失低于 15 个字母，而假注射组为 75%（$P=0.078$）。这一差异在基线视力较好的患者中具有统计意义（> 20/63）：高剂量组有 10/10 的患者保持视力，而联合低剂量 / 假注射组有 5/9 的患者保持视力，差异有统计学意义（$P=0.033$）。黄斑 OCT 测量显示接受研究干预的患者无论剂量如何，其体积都显著增加，且不包括任何病理变化（如 CNV、黄斑水肿、视网膜前膜）。各组 GA 无明显变化。没有治疗相关的严重不良事件的报道。这项研究证明了 CNTF（OCT 黄斑体积的增加）的生物学效应，也证明了 CNTF-ECT 植入物的概念。不过，目前还没有计划对这一迹象进行进一步的试验。

长期以来，Brimonidine 作为一种神经保护剂被认为对青光眼有额外的益处。多种动物模型在许多细胞类型中都显示了这种效应，包括视网膜神经节细胞、双极细胞和光感受器[291-293]。神经保护的机制尚未阐明，但可能是由于诱导表达或上调营养因子，如脑源性神经营养因子（brain-derived neurotrophic factor，BDNF）和抑制凋亡途径和刺激的细胞因子[294, 295]。Brimonidine 缓释玻璃体腔植入物由 Allergan[296]（Irvine，CA，USA）开发，并在为期 2 年的 GA Ⅱ 期研究中进行了测试（NCT00658619）。随机双盲假对照试验共纳入 119 例双侧 GA 患者，其中一只眼作为研究对象或假眼，另一只眼作为假对照。在研究的第 1 天和第 6 个月分别给予研究眼 200μg 或 400μg 植入物或假治疗，主要结果是从基线到 1 年的 GA 变化。在撰写本文时，第二阶段 Ⅱ 期研究已经完成入组（NCT02087085）。

5. 强力霉素 / 基质金属蛋白酶抑制剂 Doxycycline/ Matrix Metalloproteinase Inhibitor

如上所述，基质金属蛋白酶，如 MMP-2 和 MMP-9，被认为在 AMD 的血管生成过程中起作用，并且已知在从中心凹下 CNV 患者切除的脉络膜新生血管膜中表达[82]。

强力霉素（doxycycline）长期以来被认为是一种有效的基质金属蛋白酶抑制剂（matrix metallo proteinase，MMP），通过与这类蛋白质中心的锌或钙的相互作用发挥非竞争性抑制剂的作用。在 CNV 动物模型中，给予强力霉素可显著降低激光诱导的 CNV 大小。基于这种活性和基质金属蛋白酶可能与黄斑变性的发病机制相关，一项 II/III 期试验已经开始，测试强力霉素对 GA 的疗效。

七、AMD 的家庭监控 Home Monitoring for AMD

目前治疗 AMD 的药物治疗的目标是保护视网膜结构和功能。治疗研究表明，在开始治疗时视力改善的患者的视觉效果更好[298-300]。因此，早期发现治疗性疾病对于改善治疗的视觉效果至关重要。

由于 AMD 患者定期临床访视的时间间隔可能长达 1 年，因此人们关注的一个领域是开发非办公室工具，以帮助诊断和监测患者治疗所需疾病，特别是 CNV 的发展或再激活。

病理学[301]和心理物理[302]研究表明，在干性和湿性 AMD 中，中心凹旁视杆细胞光感受器存在早期易感性。已经开发了若干有针对性的监测工具。对年龄匹配的对照组和对给定患者基线的连续测量的验证表明，在分别检测新发和复发治疗保证疾病方面有希望。

在家自我监测的效用仍然取决于患者是否遵守测试程序，并可通过更好的患者教育和工具加以改进。例如，视觉和记忆刺激杂志（Keep-Sight；Hebron，CT），其中包括一个用于家庭测试的 Amsler 类型的表格，展示了对每周测试的依从性（80% vs. 50%，$P=0.002$）和患者对自我监控的信心（$P=0.002$）[317]。

（一）超视锐度试验 Hyperacuity-Based Testing

超视锐度（hyperacuity or vernier acuity）依赖于视网膜某一区域的视觉输入的整合，因此，视敏度高的任务可以检测到视觉细胞光感受器感镶嵌的细微缺陷。

1. Amsler 表格 Amsler Grid

传统的 Amsler 黄斑表格是一种手持式的纸基测试，在这种测试中，患者将注意力集中在一个网格上，每个块都有大约 1° 的视角，记录暗点或变形的区域[303]。Amsler 网格检测与 RPE 萎缩区相关良好（$r=0.73$，$P < 0.001$），Meta 分析显示[304]，检测新血管性 AMD 的敏感性和特异性分别为 64%～87% 和 91%～99%[305]。因此，自 20 世纪 60 年代以来，它一直是 AMD 门诊筛查的主要手段。

2. 超灵敏视野计 Preferential Hyperacuity Perimetry/ForeseeHome

ForeseeHome 超灵敏视野计（Notal Vision，Ltd；Tel Aviv，Israel）是一种固定的、基于设备的优势超敏视野（preferential hyperacuity perimetry，PHP）测试，向患者呈现视网膜 14° 直径范围内的虚线刺激，并且其中一个子点未对准。在测试过程中，患者的任务是指出错位的位置[306]。最近对评价优先超敏视野检查的研究进行的 Meta 分析发现[305]，检测新血管性 AMD 的灵敏度和特异性分别为 80%～89% 和 82%～91%。最近一项前瞻性、随机、无遮蔽的临床试验比较了 ForeseeHome 设备加标准护理和标准护理在早期功能丧失（20/32 vs. 20/40，4 vs. 9 ETDRS 基线字母，$P=0.021$）中的作用[307]。

3. 辨形超敏仪 / myVisionTrack Shape Discrimination Hyperacuity/myVisionTrack

myVisionTrack（Vital Art and Science，Inc；Richardson，TX）是一种基于智能手机的手持式形状辨别超敏（smartphone-based shape discrimination hyperacuity，SDH）测试，在该测试中，患者被呈现一个交替的强制选择任务，以确定位于视网膜直径 3° 区域周围的三个圆形中的哪一个是径向扭曲的[308]。对 32 例 AMD 患者和 10 例年龄匹配的对照组进行的横断面研究中，31 例 AMD 患者的 SDH 评分（97%）明显低于平均对照评分，测试敏感性和特异性分别为 97% 和 100%[309]。在一项对 37 例 AMD 患者和 27 例年龄匹配的对照组的横断面研究中，SDH 恶化与 OCT 中心亚区厚度增加相关（$r=0.56$，$P < 0.0001$）[308]。在这两项研究中，AMD 患者的 SDH 评分明显低于对照组，其程度与疾病

的严重程度相关。其他的研究正在进行中，以评估这个测试的有效性，以发现早期治疗保证 AMD。

4. Rarebit/MultiBitTest

Rarebit 是一种小刺激，用于评估感受野基质的短暂持续时间。MultiBitTest（MBT；Visumetrics AB；Gothenburg，Sweden）是一种基于智能手机的手持 rarebit 整合测试，患者的任务是识别被分割成感受野大小的刺激的数字，这些刺激总共覆盖了视网膜直径 7° 的区域。在对 28 例 AMD 患者和 20 例老年对照者的横断面研究中，MBT 显示接收器操作特性曲线下的面积为 0.95，表明有可能检测到疾病[310]。

（二）基于视野的测试 Perimetry-Based Testing

基于视野的测试，如微视野检查，通过直接刺激来定位绝对暗点和相对暗点的区域[311]。

黄斑映射试验 Macular Mapping Test

黄斑映射测试（macular mapping test）（MMT；Aston University；Birmingham，UK）是一种基于计算机的测试，其中 Sloan 字母显示在距固定点 18° 的偏心位置，这是保持一个径向对称的车轮模式。询问患者对信件的检测和识别。在对 29 只眼 AMD 患者和 31 只眼年龄匹配的对照组进行的横断面研究中，晚期 AMD 患者与对照组的 MMT 平均得分有显著性差异（$P < 0.001$），表明有可能发现疾病[312]。

（三）基于亮度的测试 Luminance-Based Testing

由于 AMD 患者早期存在着优先的中心凹旁视杆细胞大于视锥细胞丢失[301, 313]，因此 AMD 患者的暗适应和光应力恢复等低亮度任务受到影响[314]。

低亮度视力 / 技能卡 Low Luminance Visual Acuity/SKILL Card

Smith–Kettwell Institute 低亮度（Smith–Kettlewell Institute Low Luminance，SKILL）卡测量标准高对比度与低亮度、低对比度近视力之间的差异[315]。在一项对 17 名 AMD 患者和 20 名年龄匹配的对照组进行的横断面研究中，晚期 AMD 患者的平均技术得分与对照组相比有显著性差异（$P=0.01$）[316]。

八、总结 Summary

各种分子，特别是针对不同病理途径的 AMD，已被确定其治疗潜力。此外，我们对 AMD 的遗传基础的认识继续迅速增加，这为药物治疗提供了系统合理的基础。许多相关的基因和等位基因已经被识别出来，这些基因和等位基因已经被鉴定出具有风险或对疾病具有保护作用，随着相关途径的阐述，我们不仅能够以高度的特异性来针对这些途径，而且能够识别那些最有可能从特定疗法中获益的个体。学术实验室和制药行业都在积极开展临床前模型研究，包括近年来的大量早期临床试验。VEGF 抑制剂的成功表明，靶向治疗是黄斑变性治疗的关键组成部分。预计能够调节和抑制疾病各个阶段的药物，特别是与 RPE 功能、视觉传导周期和炎症途径相关的多个阶段的药物，将单独或联合发挥重要作用。除了标准的血管内皮生长因子抑制剂和其他种类的小分子和特异性单克隆药物外，越来越有可能不仅针对特定分子途径的治疗，而且基因转化和替换也应成为治疗这种疾病越来越重要的工具。

第71章

病理性近视
Pathologic Myopia

Kyoko Ohno-Matsui　Tatsuro Ishibashi　著

　　病理性近视（pathologic myopia，PM）是世界范围内法定盲和低视力的主要原因，其发病率在现代社会中呈上升趋势[1-5]，可能是由于近距离活动的增加。病理性近视患者后极眼底出现各种黄斑病变，是视力损害的原因[6,7,1-5]。病理性近视的发病机制和黄斑并发症的治疗有了新的思路。虽然病理性近视眼黄斑病变是一种无法治愈的退行性疾病，近年来抗血管内皮生长因子治疗近视脉络膜新生血管[6-9]和玻璃体视网膜手术治疗近视牵引性黄斑病变的应用，使这些病理性近视并发症的治疗成为可能[10-18]。随着这些进展，病理性近视在一定程度上已成为一种可治愈的疾病。

一、流行病学 Epidemiology

　　近视在亚洲人群中更为常见，尤其是在东亚国家，比白人、黑人或西班牙裔人更常见。据报道，在亚洲人群中，近视的患病率[等效球镜（SE）< −0.5 或 −1.0 屈光度（D）]在 17%～43%[19-27]。据报道，在欧洲、美国和澳大利亚的白人中，这一比例在 13%～27%[28-31]。据报道，在西班牙裔和黑人中，这一比例分别为 17% 和 21%[29,32]。高度近视（SE < −5.0 或 −6.0D）在亚洲人群中的患病率也高于白人、西班牙裔和黑人人群（分别为 2.0%、2.4% 和 1.0%），从 1.7% 到 9.1% 不等[19-32]。

　　病理性近视是世界范围内引起视力损害和失明的主要原因之一。例如，近视性黄斑变性在日本是致盲的主要原因，是丹麦和中国的第二大致盲原因[23]，也是美国 40 岁及以上拉丁美洲人致盲的第三大原因[3]。近视性黄斑变性是荷兰 55—75 岁人群视力受损的主要原因[34-36]。在意大利和中国台湾，这是导致视力低下的第二大原因[37, 38]。近视性视网膜病变对视力损害的影响是非常令人关注的，因为它通常是双侧的，不可逆的，并且经常影响到个人在他们最有生产力的年龄段[39, 40]。

迄今为止，已有三项基于人群的研究估计了近视性视网膜病变的患病率。澳大利亚的蓝山眼病研究（Blue Mountains Eye Study）主要针对白人人群，报告近视性视网膜病变的患病率为 1.2%[40]。在中国的北京眼研究和日本的 Hisayama 研究中，患病率分别为 3.1% 和 1.7%[41]。研究参与者的特征、方法和研究设计（如近视视网膜病变的定义）在这些研究中是不同的，因此近视视网膜病变患病率的确切种族差异是未知的。但东亚人群的近视率可能高于白人，高度近视的患病率也可能较高。

在这些基于人群的研究中，近视性视网膜病变的患病率随着年龄的增长而增加。组织学研究表明，随着年龄的增长，光感受器细胞、神经节细胞、视网膜色素上皮和视神经纤维的密度降低[42, 43]。然而，一些使用光相干断层扫描（OCT）的研究已经检查了既没有高度近视也没有远视的健康眼睛的受试者，并报告视网膜厚度与年龄呈负相关[44, 45]。除了高度近视眼的眼球轴向伸长，年龄的增加可能通过引起视网膜变薄导致近视视网膜病变的发病。

虽然据报道男性的眼轴长度比女性长[46, 47]，但许多基于医院的研究表明女性近视视网膜病变的患病率高于男性[48-50]。例如，Hayashi 等显示，在 429 名连续病理性近视患者中，147 名男性和 282 名女性，女性患者数量是男性患者的 2 倍[39]。在基于人群的研究中也观察到了类似的结果。在蓝山眼科研究中，男性近视性视网膜病变的患病率为 0.06%，女性近视性视网膜病变的患病率为 0.4%。在 Hisayama 的研究中，近视性视网膜病变在男性和女性中的患病率分别为 1.2% 和 2.2%。北京眼科研究没有报告近视性视网膜病变的性别患病率，但有近视性视网膜病变和无近视性视网膜病变的受试者的男女比例分别为 75∶57 和 570∶489。提示近视视网膜病变的发病不仅与眼轴长度有关，还与遗传因素、生活方式等因素有关。

二、发病机制 Pathogenesis

遗传或遗传因素在病理性近视的发生发展中起重要作用。有一项关于家族性高度近视的大型国际连锁研究，其中对来自亚裔、非裔美国人和高加索人家庭的 1201 个样本进行连锁分析，发现 MYP1、MYP3、MYP6、MYP11、MYP12 和 MYP14 位点是重复的[51]。最近的全基因组研究确定了近视眼在 15q14 和 15q25 的易感位点[52, 53]。近视与远视的风险在 15q14 位点的顶端 SNP 的风险等位基因纯合子携带者和杂合子携带者中的比值比（OR）分别为 1.88 和 1.33。15q14 区含有 GJD2 基因，编码连接蛋白 36，它与视网膜的神经传递有关[54, 55]。然而，遗传因素对近视性黄斑变性的影响尚不清楚。与 HTRA1 的 rs11200638 和补体因子 H（CFH）的 rs1061170（Y402H）相关的年龄相关性黄斑变性的遗传危险因素似乎对高度近视的日本老年人群 CNV 的发生没有显著的影响[56]。据报道，近视型 CNV 对 PDT 的反应性与常见的凝血平衡基因多态性有关[57]。

在高度近视眼黄斑变性的发生发展过程中，除了遗传因素外，还受到年龄、生物力学等多种因素的影响[58-60]。眼轴过度延长和后巩膜葡萄肿（posterior staphyloma）形成是病理性近视的关键特征，这些被认为是近视性黄斑变性的发生和发展的重要因素[59]。大规模的研究表明，视乳头周围萎缩、脉络膜视网膜萎缩和后巩膜葡萄肿与轴长增加有关[41, 59]。最重要的是，视乳头旁萎缩弧（peripapillary crescent）的发生率、大小和类型与轴向长度的相关性最强[59, 61]，超过 95% 的眼轴长度为 26.5mm 或更多的眼有视乳头旁萎缩弧，而 0% 的轴长为 21.4mm 或更小的眼有视乳头旁萎缩弧[59]。脉络膜视网膜萎缩也直接与增加的轴向长度有关。

除了生物力学因素的影响外，年龄是影响后巩膜葡萄肿和近视黄斑变性的重要因素。40 岁以下高度近视患者很少发现后巩膜葡萄肿[62]。后巩膜葡萄肿随着患者年龄的增长而发展，这加速了后极部眼底的进一步机械扩张，导致近视性黄斑变性的发生。近视性脉络膜视网膜萎缩的发生率随着年龄的增长而增加，这些变化在 20 岁以下的人中很少见到[59, 61]。儿童高度近视不会发展为近视黄斑变性或后巩膜葡萄肿[63]。

近视脉络膜新生血管（近视 CNV）和漆膜裂纹的发展与轴向长度没有直接关系。近视性 CNV 的发病率在 30—40 岁达到高峰。新生血管膜的形成可能有眼轴伸长或老化外的生物学机制[61]。Steidl 和 Pruett[64] 报道说浅后巩膜葡萄肿的眼睛有较高的 CNV 频率。他们认为，浅后巩膜葡萄肿的眼可能更健康，代谢更活跃，脉络膜视网膜组织灌注良好，对新生血管的生长损伤有良好的反应能力。衰老和机械因素的影响是相当复杂的，不同的病变当然可能有不同的致病影响。

三、组织病理学 Histopathology

（一）巩膜 The Sclera

巩膜变薄和后巩膜局限性扩张是病理性近视眼的特征性改变。Vurgese 和 Jonas 报道，在轴向伸长的眼睛中，巩膜变薄发生在赤道后和后极，在人眼中更明显地靠近于后极[65]。显微镜下，正常巩膜由胶原纤维交织成的带或束组成[58]。它们通常很好地结合在一起，在纵剖面上，在其整个范围内呈现出相对均匀的外观。病理性近视眼纵行纤维的结构改变包括胶原纤维束变薄、束边缘折射减少和纵行纤维条纹丢失。横截面纤维表现出离解，使得单个纤维彼此分离。单个分离纤维的尺寸也会减小。在后极和毛细血管周围巩膜区发现了更明显的结构紊乱的例子。也有报道称巩膜内的弹性纤维数量明显减少。

电镜分析表明，胶原纤维直径较小的占优势，平均直径在 60～70nm 以下[58]。还观察到直径非常细的纤维。此外，横切面的纤维显示出裂缝或"星形"形式的患病率显著增加。大多数近视巩膜的超微改变表明，纤维的生长和组织紊乱。这些可能是纤维生成缺陷的产物。这些方面的发展被认为是在控制下的酸性糖胺聚糖组成的纤维间质。也可以想象，这张照片对应于巩膜破裂或分解代谢加剧时的异常纤维生长。

Ohno-Matsui 等使用扫描源 OCT 分析了一系列

高度近视患者的巩膜厚度和巩膜曲率[66]。高度近视眼巩膜厚度以全层为主，高度近视眼平均巩膜下厚度为 227.9μm。高度近视眼巩膜内表面的曲率可分为向视神经倾斜的曲率、对称的以中心凹为中心的曲率、不对称的曲率和不规则的曲率（图 71-1）。巩膜曲率不规则与近视黄斑并发症的发生率有关。

（二）脉络膜和视网膜色素上皮 Choroid and Retinal Pigment Epithelium

病理性近视的退行性改变最初表现为脉络膜 –Bruch 膜 – 视网膜色素上皮复合体。据报道，随后影响脉络膜的变化基本上是退行性和萎缩性的。据报道，脉络膜变薄，脉络膜毛细血管消失（图 71-2）。脉络膜血管闭塞是本病的一个显著特征，这个过程似乎最初影响到直径较小的血管。脉络膜血管似乎比正常情况少，壁薄。脉络膜的正常结缔组织框架普遍丧失，血管有一定程度的密集。虽然大尺寸的脉络膜血管往往是最具抵抗力的，但这些血管也可能在疾病晚期发生阻塞。最近使用光相干断层扫描（EDI-OCT）或高外显率 OCT 增强深度成像的研究也显示高度近视眼脉络膜明显变薄[67]。

RPE 细胞被认为比平常更扁平和更大，这可能是被动扩张的结果。RPE 细胞也可出现色素沉着、色素减退和多层聚集。Bruch 膜可能表现出多种变化，包括变薄、分裂和破裂。

（三）动物模型 Animal Models

恒河猴、鸡、鱼、树鼩、绒猴和豚鼠长期以来一直被用作实验性近视的动物模型，通过眼睑缝合或戴塑料护目镜诱发形觉剥夺性近视[68-70]。长期以来，小鸡一直是实验性近视的主要动物模型，因为戴塑料护目镜可在 2 周左右诱发近视眼并伴有眼轴长度急剧增加[71]。因此，许多研究都是利用小鸡实验性近视模型进行的。这些研究确定了导致眼睛过度生长的因素。然而，鸡的巩膜与人类不同。鸡有典型的脊椎动物巩膜，由一层软骨组成，周围有一层纤维结缔组织，而在大多数哺乳动物，包括灵长类和啮齿动物，软骨已经丢失。

基于具有相似巩膜成分的优点，小鼠通常被用作实验性近视[72, 73]，尽管有一些缺点，由于小鼠不是"视觉动物"（visual animal），诱导的近视眼不如

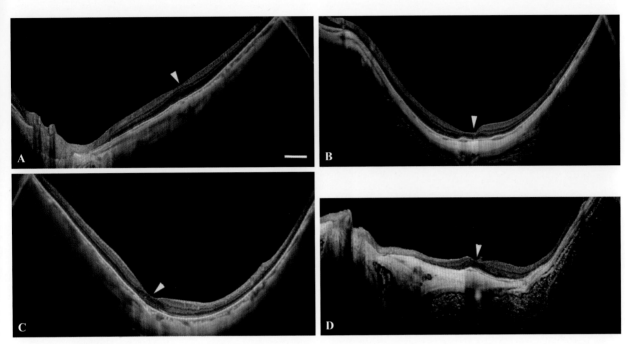

▲ 图 71-1 Different curvature patterns of the sclera in highly myopic eyes. (A) The curvature is sloped toward the optic nerve. The curve of inner scleral surface is straight (arrowhead), and the optic disc is at the bottom of the posterior segment of the eye. Scale bar: 1 mm. (B) The curvature is symmetric around the fovea. The sclera is strongly bowed posteriorly; however, the curve is symmetric around the fovea (arrowhead), and the fovea is situated on the bottom of posterior segment of the eye. (C) Asymmetric curvature around the fovea. The sclera is strongly bowed posteriorly, and the most protruded point is away from the central fovea. The fovea (arrowhead) is on the slope. (D) Irregular curvature. The sclera is irregular and does not have a smooth curvature. The arrowhead indicates the fovea

With permission from Ohno-Matsui K, Akiba M, Modegi T, et al. Association between shape of sclera and myopic retinochoroidal lesions in patients with pathologic myopia. Invest Ophthalmol Vis Sci 2012;53(10):6046-61.

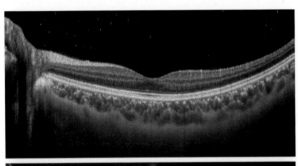

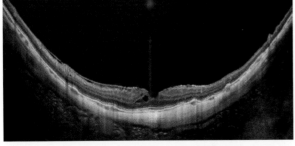

▲ 图 71-2 病理性近视脉络膜变薄

与正视眼（上）相比，病理性近视（下）的脉络膜极为薄变。大的脉络膜血管偶尔保留下来，并随上覆的视网膜色素上皮而凹陷

鸡严重。小鼠模型的优点还包括许多敲除突变体的可用性，更先进的基因用于筛选转录组的微阵列，以及完全测序的基因组。此外，Olivier 等报道了 Lrp2 条件灭活的小鼠表现为先天性高度近视。除后房室过度延长外，Lrp2 缺陷眼眼压正常，出现脉络膜视网膜萎缩和葡萄肿，类似于人类病理性近视[74]。

一般来说，实验性近视的动物模型不会出现视网膜并发症。这可能是由于动物寿命短，近视持续时间短。作为一个例外，Hirata 和 Negi[75] 报道了实验性近视雏鸡出现漆裂纹的发展（图 71-3）。这一结果很有趣，因为它表明，漆裂纹纯粹是由眼球的机械拉伸引起的，而受老化的影响较小。

用 Affymetrix 基因芯片小鼠基因组 430 2.0 阵列分析了无 RPE 的神经感觉性视网膜单侧视网膜图像退化后的转录组，并鉴定了一些改变的基因，包括早期生长反应 1（Egr-1）基因的下调[76]。纯

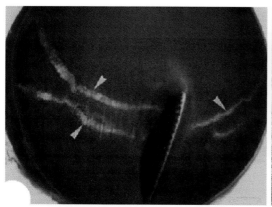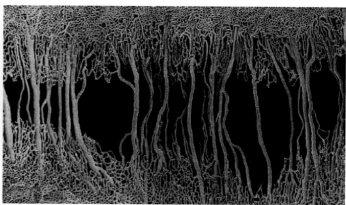

▲ 图 71-3　实验性近视雏鸡模型漆裂纹的发展

在后极部眼底（左）观察到漆裂纹呈线状。漆裂纹区域的电子显微镜照片显示脉络膜毛细血管破裂（右）。病变处可见大的脉络膜血管穿过病变区。经许可，图片转载自 Hirata A，Negi A. Lacquer crack lesions in experimental chick myopia.Graefes Arch Clin Ophthalmol 1998；236（2）：138-45.

合 Egr-1 基因敲除小鼠的屈光度与野生型相比，远视度降低了 4～5 倍[77]。斑马鱼也被认为是实验性近视的模型。斑马鱼 lumican 基因表达下调表现为类似于轴性近视的眼球扩大，由于巩膜中胶原纤维排列的破坏而导致巩膜变薄[78]。lumican 基因编码脊椎动物角膜和巩膜中主要的硫酸角质蛋白聚糖之一，与人类的轴性近视有关。Veth 及其同事[79] 利用斑马鱼鉴定了一种基因复杂的隐性突变，它显示了青光眼的危险因素，包括成人发病的严重近视、眼压升高和进行性视网膜神经节细胞病变。一个非补体等位基因的位置克隆和分析表明，低密度脂蛋白受体相关蛋白 2（lrp2）的无义突变是突变表型的基础。

（四）后巩膜葡萄肿 Posterior Staphyloma

后巩膜葡萄肿是眼球后部各层向外突出，被认为是病理性近视的标志性病变。直到最近，对后巩膜葡萄肿还没有一个统一的定义。因此，作者经常提到近视眼后极的异常，甚至那些不涉及外翻的异常，作为"后巩膜葡萄肿"。Spaide[80] 最近提出了后巩膜葡萄肿的一个明确定义，即病理性近视患者的"眼球壁外翻，其曲率半径小于眼球曲率半径"（图 71-4）。

根据 Curtin，后巩膜葡萄肿有 10 种不同类型（图 71-5）[62]。Ⅰ型至 Ⅴ型为基本型巩膜葡萄肿，Ⅵ型至 Ⅹ型为复合型巩膜葡萄肿。后巩膜葡萄肿在病

理性近视儿童中并不常见，年龄较大的后巩膜葡萄肿的发生率明显高于年龄较小的后巩膜葡萄肿（50岁以上者为 96.7%，50 岁以下者为 80.7%）[46]。

然而，这一分类是根据检眼镜的表现和眼底图，是主观分类。此外，有些类型是罕见的，最近使用 OCT 的研究表明[66, 81-86]，后巩膜葡萄肿区域内巩膜曲率的不规则性比 Curtin[87] 发现的要复杂得多。为了解决这些问题，我们采用了眼球三维磁共振成像（3D-MRI）和超宽视野眼底成像技术[88]，根据 Spaide 的定义，分析了后巩膜葡萄肿的存在和类型。Ohno-Matsui 报道，在大约一半高度近视眼（平均眼轴长度，30mm）中，没有观察到葡萄肿，并且眼睛只是拉长（图 71-6）。后巩膜葡萄肿

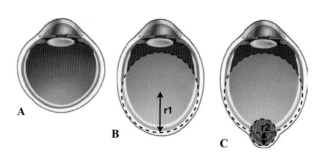

▲ 图 71-4　后巩膜葡萄肿的定义

A. 正常眼球的形态。B. 在赤道区发生的轴向长度延长，不会引起眼球后部曲率的任何改变。这只眼睛有轴性近视，但没有后巩膜葡萄肿。C. 第二曲率出现在眼睛的后极部，并且第二曲率的曲率半径（r_2）比环周的眼球壁（r_1）短。第二曲率是由葡萄肿引起的。经许可，图片转载自 Spaide RF，Ohno-Matsui K，Yannuzzi LA.Pathologic myopia. New York：Springer；2014.

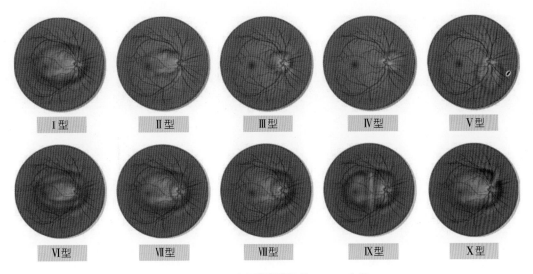

▲ 图 71-5　后巩膜葡萄肿的 **Curtin** 分类

经许可，图片转载自 Curtin BJ. The posterior staphyloma of pathologic myopia. TransAm Ophthalmol Soc 1977；75：67-86.

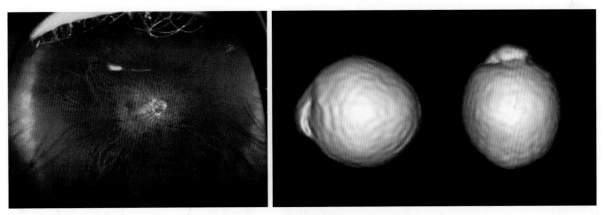

▲ 图 71-6　无后巩膜葡萄肿的高度近视眼

广角眼底照片（左）显示后极部眼底弥漫性脉络膜视网膜萎缩。在眼球的三维磁共振成像中，眼球只被拉长扩张了，在从鼻侧（中）和从下方（右）看的图像中，都没有明显的巩膜葡萄肿。经许可，图片转载自 Ohno-Matsui K. Proposed classification of posterior staphylomas based on analyses of eye shape by threedimensional magnetic resonance imaging. Ophthalmology 2014；121（9）：1798-1809.

最常见的类型是宽黄斑型（wide macular）（图 71-7），其次是窄黄斑型（narrow macular）。后巩膜葡萄肿的类型已根据区域重新命名：宽黄斑、窄黄斑、视乳头周围、鼻侧、下方和其他便于记忆的类型（图 71-8）。

四、近视性黄斑病变的分类 Classification of Myopic Maculopathy

病理性近视可出现各种黄斑病变，如弥漫性脉络膜视网膜萎缩、斑片状脉络膜视网膜萎缩、漆裂纹、近视性脉络膜新生血管、CNV 相关性黄斑萎缩（图 71-9）[1, 2 58, 61, 64]。

根据近视性黄斑病变自然进展的长期数据（图 71-10）[39]，Ohno-Matsui 和 META-PM 研究组研究员[89] 提出了一个国际分类（表 71-1）。根据自然进展的主要途径，提出将其分为 5 类：0 类，无黄斑病变；1 类，豹纹样眼底；2 类，弥漫性脉络膜视网膜萎缩；3 类，斑片状脉络膜视网膜萎缩；4 类，黄斑萎缩。独立于主要进展模式发展的病变被认为是"plus 病变"，它们包括漆裂纹、近视 CNV 和 Fuchs 斑（近视 CNV 的瘢痕期）。病变严重程度大于或等于 2 类或伴有"plus 病变"的眼被认为是"病理性近视"（pathologic myopia）。

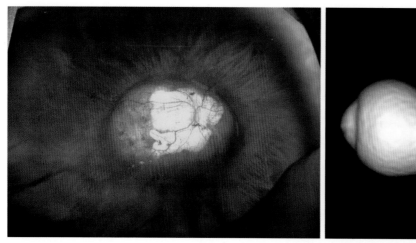
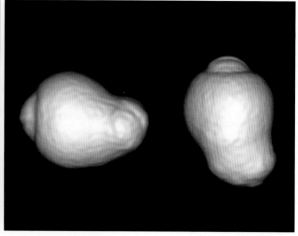

▲ 图 71-7　高度近视眼伴广泛的黄斑后巩膜葡萄肿

广角眼底照片（左）显示黄斑萎缩和大的圆锥状改变。广泛的黄斑后巩膜葡萄肿的上缘清晰可见。在全眼球三维磁共振成像（3D-MRI）中，从鼻侧（中）和下方（右）两个方向观察，均可见眼后段大面积的外展。经许可，图片转载自 Ohno-Matsui K. Proposed classification of posterior staphylomas based on analyses of eye shape by three-dimensional magnetic resonance imaging. Ophthalmology 2014；121（9）：1798-1809.

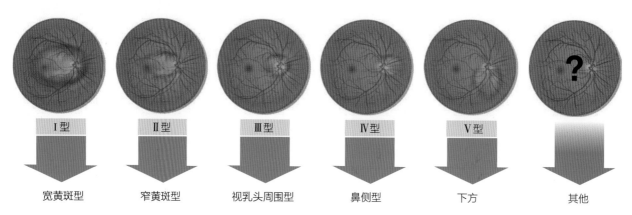

▲ 图 71-8　后巩膜葡萄肿的重命名

Curtin Ⅰ型为宽黄斑型，Ⅱ型为窄黄斑型，Ⅲ型为视乳头周围型，Ⅳ型为鼻侧型，Ⅴ型为下方后巩膜葡萄肿，以及其他

五、近视性脉络膜视网膜萎缩 Myopic Chorioretinal Atrophy

后极部眼底有两种类型的近视性脉络膜视网膜萎缩。Tokoro 认为，有弥漫性脉络膜视网膜萎缩（diffuse chorioretinal atrophy）和斑片状脉络膜视网膜萎缩（patchy chorioretinal atrophy）[6]。弥漫性脉络膜视网膜萎缩表现为黄白色，脉络膜视网膜萎缩界限不清。弥漫性脉络膜视网膜萎缩的特点是 OCT 图像中脉络膜明显变薄。由于大部分脉络膜消失，只有大脉络膜血管零星残留。斑片状脉络膜视网膜萎缩为灰白色，界限清楚的脉络膜视网膜萎缩。斑片状萎缩区在弥漫性萎缩区域内发展（图 71-11）。整个脉络膜不存在于斑片状萎缩，伴视网膜色素上皮和光感受器的丢失的区域，OCT 图像中内层视网膜直接位于巩膜上。

六、漆裂纹 Lacquer Cracks

漆裂纹被认为是高度近视眼黄斑部 Bruch 膜的线性破裂，在黄斑部可见淡黄色的线性病变。在组织病理学研究中已发现 Bruch 膜缺损的存在[90]。然而，由于缺乏临床病理学研究，目前尚不清楚在高度近视眼中观察到的黄色线性病变是否真的代表 Bruch 膜破裂。此外，利用 OCT 技术检测如此狭窄

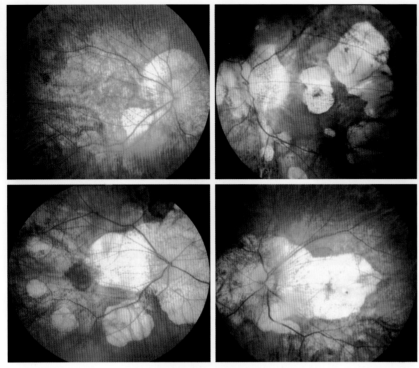
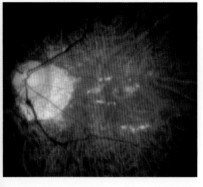

▲ 图 71-9　近视性黄斑病变的各种病变

在最上面一排，弥漫性脉络膜视网膜萎缩（左），斑片状脉络膜视网膜萎缩（中），和漆裂纹（右）。最下面一排是近视性脉络膜新生血管（近视性 CNV；左侧）和黄斑萎缩（最常见的是 CNV 相关性黄斑萎缩；右侧）

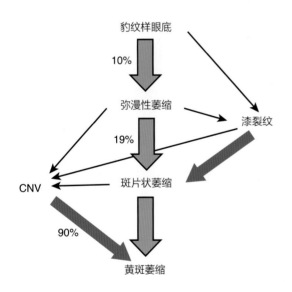

▲ 图 71-10　近视性黄斑病变自然进展模式

经许可，图片转载自 Hayashi K, Ohno-Matsui K, Shimada N, et al.Long-term pattern of progression of myopic maculopathy: a natural history study. Ophthalmology 2010; 117（8）: 1595-1611.

的病变仍有一定的难度。

　　通过荧光素血管造影、眼底自发荧光成像和吲哚菁绿血管造影更容易发现漆裂纹[64, 65]。随着时间的推移，漆裂纹数量增加，宽度也增加（图 71-12）[66]。当出现新的漆裂纹时，脉络膜毛细血管也会受损，

表 71-1　近视性黄斑病变的国际摄影分级系统

	近视性黄斑病变	"Plus"病变
0 类	无黄斑病变	
1 类	豹纹样眼底	漆裂纹 近视脉络膜新生血管 Fuchs'spot（Fs）
2 类	弥漫性脉络膜视网膜萎缩	
3 类	斑片状脉络膜视网膜萎缩	
4 类	黄斑萎缩	

Ohno-Matsui K, Kawasaki R, Jonas JB, et al. International photographic classification and grading system for myopic maculopathy. Am J Ophthalmol 2015; 159（5）: 877-83 e7.

并可能发生视网膜下出血[67]。无 CNV 的视网膜下出血是新漆裂纹形成的明显征象，出血吸收后，漆裂纹呈淡黄色线状病变。漆裂纹被称为近视 CNV 的前驱病变[65, 68]。通常，CNV 倾向于沿着脉络膜视网膜萎缩的中心凹边缘发展，而脉络膜视网膜萎缩是由漆裂纹的宽度增加而形成的。

　　Shinohara 等报道了近视性拉伸线（myopic stretch lines）（图 71-13）作为需要与漆裂纹区分的线性病变[91]。近视性牵张线被认为代表严重弥漫性萎缩区域中由大脉络膜血管凹陷的 RPE 细胞的增殖。

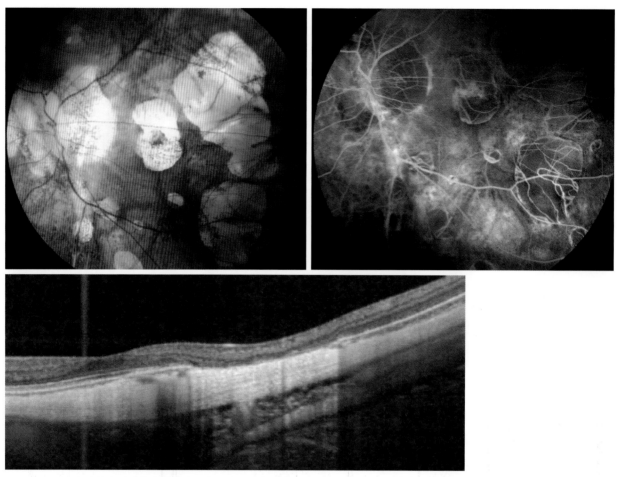

▲ 图 71-11　斑片状脉络膜视网膜萎缩。左眼底（左上）显示多处白色斑片状萎缩。荧光素血管造影（右上）显示斑片状萎缩区脉络膜充盈缺损。光相干断层成像显示整个脉络膜、视网膜色素上皮和光感受器缺失。内层视网膜直接位于巩膜上

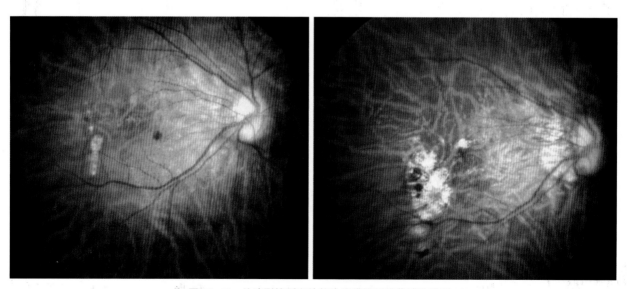

▲ 图 71-12　从漆裂纹到斑片状脉络膜视网膜萎缩的进展
右眼底显示垂直线漆裂纹位于中心凹颞侧（左）。15 年后，漆裂纹的宽度变宽，并逐渐发展为斑片状萎缩（右）

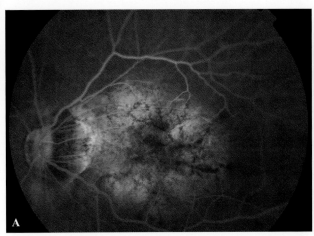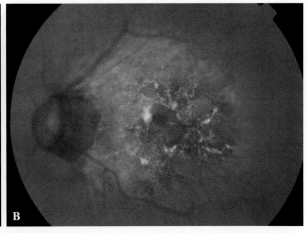

▲ 图 71-13　近视拉伸线

在荧光素血管造影（A）中，病变表现为放射状低荧光。在眼底自发荧光（B）中，病变被视为高自发荧光和低自发荧光的混合物

七、近视性脉络膜新生血管 Myopic Choroidal Neovascularization

黄斑部 CNV 是病理性近视患者最常见的降低中心视力的并发症之一（图 71-14）。近视 CNV 在高度近视的患者中发生率为 10%[68]，一只眼有 CNV 的患者中有 30% 最终在另一只眼发生 CNV。由于眼底薄而伸展，出血通常不会覆盖 CNV，因此在检眼镜下很容易观察到 CNV。近视型 CNV 几乎总是所谓的经典 CNV，CNV 在整个血管造影阶段都表现出明显的高荧光。尤其对于小 CNV，荧光素血管造影是检测 CNV 的有力工具。

由于 CNV 活性较低，大多数情况下，近视 CNV 经吲哚菁绿血管造影均未显示高荧光。OCT 显示 CNV 是视网膜下间隙的隆起性病变。然而，大多数近视的 CNV 并不表现出渗出性改变，如视网膜水肿或视网膜脱离。因此，OCT 不能区分病理性近视眼视网膜下出血是否伴有 CNV。

（一）近视性 CNV 的自然病程 Natural Course of Myopic CNV

近视型 CNV 活动性不强，因此有自发退行的趋势，并从活动期进展到瘢痕期。在瘢痕期，CNV 被增生的 RPE 细胞覆盖，并被观察为一个暗色素斑（Fuchs'spot）。CNV 消退后，Fuchs 斑周围的脉络膜视网膜萎缩逐渐发展和扩大，并导致长期进行性视力下降。这个阶段叫做萎缩性 CNV。

近视型 CNV 预后差。一项 10 年随访的自然史研究显示，在 CNV 发病时，70% 的患者视力优于20/200，22% 的患者视力优于 20/40。CNV 发病 3 年后，56% 的患者视力保持在 20/200 以上。但在发病后 5 年和 10 年，视力分别下降到 20/200 或更低，分别为 89% 和 96%[37, 77]。

病理性近视眼退行性 CNV 周围脉络膜视网膜萎缩的发生和扩大机制尚不清楚。由于 CNV 周围的脉络膜视网膜萎缩影响近视 CNV 患者的最终视力，我们需要确定治疗近视 CNV 对脉络膜视网膜萎缩发展的影响。

（二）近视性 CNV 的治疗现状 Current Treatment of Myopic CNV

抗血管内皮生长因子（VEGF）治疗近视 CNV 已成为近年来的一线治疗方法。在 REPAIR 研究[92]、RADIANCE 研究[9] 和 MYRROR 研究中，有大量临床试验检测了雷珠单抗和阿柏西普的有效性和安全性[5]。在 REPAIR 研究中[92]，65 名近视 CNV 患者在 12 个部位接受了雷珠单抗治疗。在 12 个月时，86% 的患者表现出最佳矫正视力（BCVA）平均得分的改善，37% 的患者 BCVA 增加 ≥ 15 个字母。在 RADIANCE 研究中[9]，277 名近视性 CNV 所致视力损害的患者被纳入研究，结果显示，在基线至第 3～12 个月的平均 BCVA 变化方面，雷珠单抗治疗（以视力稳定为指导或以疾病稳定为指导）的平均 BCVA 变化优于光动力治疗。在 MYRROR

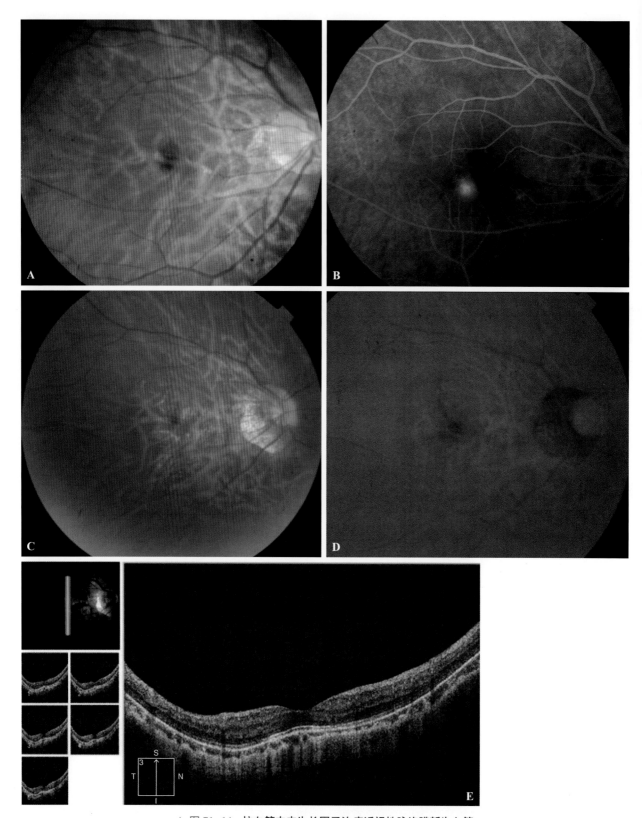

▲ 图 71-14　抗血管内皮生长因子治疗近视性脉络膜新生血管

起病时（A 和 B）在眼底照片（A）和荧光素血管造影（B）中可观察到小的 CNV。最佳矫正视力（BCVA）为 0.7。在单次注射贝伐单抗（C 至 E）6 年后，在眼底图像（C）和光相干断层图像（E）中几乎无法检测到 CNV。眼底自发荧光未显示 CNV 相关性黄斑萎缩（D）的发生。BCVA 为 1.0

研究中[5]，共有 122 名近视 CNV 患者被分为阿柏西普组和假注射组。在第 24 周和第 48 周，玻璃体腔注射阿柏西普组的患者的视力明显高于假注射组。

抗血管内皮生长因子治疗对非中心凹型 CNV 尤其有效[93]。一些非中心凹性近视的 CNV 患者显示 CNV 在长期内完全消失，而没有出现 CNV 相关的黄斑萎缩（图 71-13）。然而，一些患者表现出 CNV 相关黄斑萎缩的发展和扩大（图 71-15）。抗血管内皮生长因子治疗的长期视觉效果需要澄清，因为一些研究显示长期视觉下降[6, 94]。抗 VEGF 治疗对近视 CNV 周围脉络膜视网膜萎缩的影响也需要评估。Wong 等提出了近视性 CNV 的治疗指南[95]（图 71-16）。

八、其他黄斑病变 Other Macular Lesions

（一）穹窿状黄斑（图 71-17）Dome-Shaped Macula

Gaucher 等[92]首次将穹顶状黄斑（dome-shaped macula，DSM）描述为 OCT 图像中高度近视眼黄斑的凸出。Imamura 和 Spaide[84]使用 EDI-OCT，结果表明 DSM 是高度近视眼黄斑下巩膜相对局部增厚的结果。Caillaux 等将 DSM 分为圆形穹顶、水平椭圆形穹顶和垂直椭圆形穹顶。

Liang、Ohno-Matsui 及其同事[96]检查了一系列高度近视患者，结果显示约 20% 的高度近视眼存在 DSM，表明 DSM 是病理性近视的常见并发症。黄斑并发症，如浆液性视网膜脱离和黄斑裂孔，已报道发生在有 DSM 的眼[96]。

（二）近视性牵引性黄斑病变 Myopic Traction Maculopathy

近视性黄斑视网膜劈裂（myopic macular retinoschisis，又称近视性黄斑劈裂[69]或近视性牵引性黄斑病变[70]）于 1999 年首次被发现[8]。近视性黄斑裂劈裂在 9% 的合并后巩膜葡萄肿的高度近视眼中发现[71]，50% 的患者在 2 年内发展为全层黄斑裂孔或黄斑视网膜脱离等严重并发症[72]。近视性黄斑视网膜劈裂是由多种因素引起的。内界膜（ILM）的韧性可引起视网膜的显著牵拉[4]。OCT 检查显示，在近视性黄斑视网膜劈裂病变中，在后极部血管弓常发现血管旁板层孔、血管微皱褶、血管旁视网膜囊肿等血管旁异常[73-75]。虽然这种情况的发展机制尚不完全清楚，但存在于视网膜血管周围的胶质细胞如星形胶质细胞可以通过血管旁板层孔迁移和增殖。这些细胞能产生胶原，促进 ILM 的增殖和收缩反应。研究表明，玻璃体切除术是治疗近视黄斑视网膜劈裂的有效方法[69, 76]。术后或术中出现黄斑部全层裂孔是一种严重的并发症。为了避免因内膜剥离而对中心凹造成机械性损伤，采用了非中心凹的

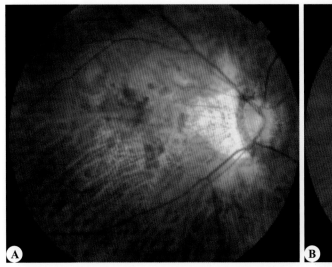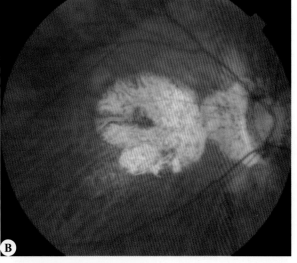

▲ 图 71-15　抗血管内皮生长因子治疗后黄斑萎缩的长期发展

A. 开始时，脉络膜新生血管（CNV）伴随出血。最佳矫正视力为 0.2。B. 在一次注射贝伐单抗 6 年后，CNV 已经缩小，并被视为一个小的 Fuchs'spot。然而，大的脉络膜视网膜萎缩已经发展，BCVA 已经下降到 0.08

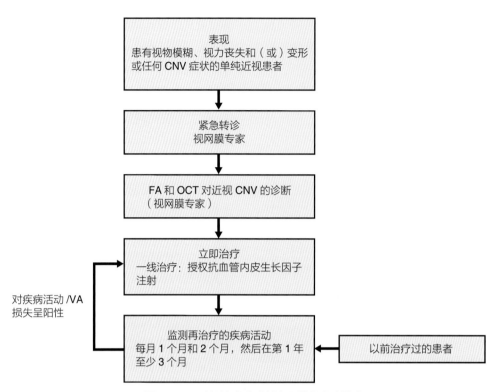

▲ 图 71-16 近视性脉络膜新生血管的治疗算法

经许可，图片转载自 Wong TY, Ohno-Matsui K, Leveziel N, et al. Myopic choroidal neovascularisation：current concepts and update on clinical management. Br J Ophthalmol 2015；99（3）：289-96.

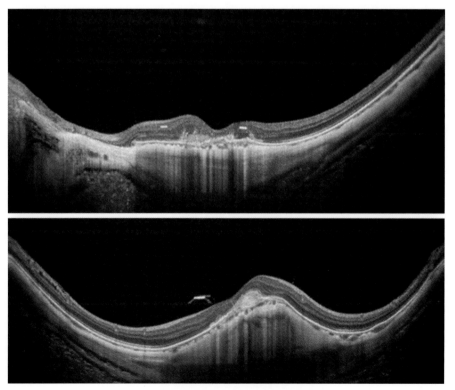

▲ 图 71-17 穹顶状黄斑

在光相干断层成像中，由于黄斑下巩膜增厚，黄斑垂直切面（底部图像）可见穹隆状突起。DSM 在水平部分（上图）不明显。在穹顶观察到脉络膜新生血管

剥膜（nonfoveolar peeling）[15] 或保留中心凹的内界膜剥除（foveal- sparing ILM peeling）（图 71–18）[11]，取得了良好的手术效果。

九、结论 Conclusion

病理性近视是导致全世界范围内视力损害的主要原因之一，相关的视力丧失是由于近视性黄斑变性的各种病变继发于后巩膜葡萄肿的形成和随着年龄的增长而逐渐变薄的 RPE- 脉络膜。在近视性黄斑变性的各种病变中，近视性 CNV 可采用抗 VEGF 治疗或光动力治疗。同时，OCT 技术的进步也使近视性黄斑视网膜劈裂的发病机制得到了评价，玻璃体切除术被证明是治疗近视性黄斑劈裂的有效方法。进一步的研究评估抗血管内皮生长因子治疗近视性 CNV 和玻璃体切除术治疗近视性黄斑劈裂的长期疗效。

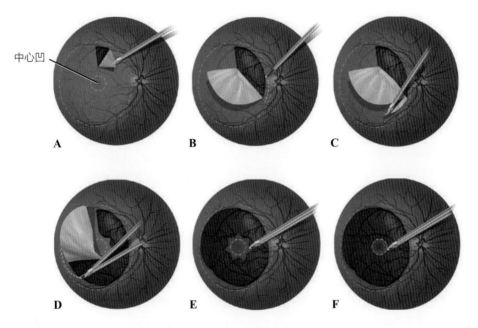

▲ 图 71–18　保留中心凹的内界膜剥离示意图

从中心凹开始剥离 ILM。继续剥离 ILM。当剥离的膜瓣接近中心凹时，停止并开始从新的部位再剥膜。继续从新部位剥离 ILM，特别注意不要剥离中心凹周围的 ILM。从几个新的部位开始剥离膜，然后从远离中心凹的整个黄斑区开始剥离膜。用玻璃体切除机修剪中心凹上和周围的膜。经许可，图片转载自 Shimada N, Sugamoto Y, Ogawa M, et al. Fovea-sparing internal limiting membrane peeling for myopic traction maculopathy. Am J Ophthalmol 2012；24：24.

血管样条纹
Angioid Streaks

Linda A. Lam　著

一、概述 Introduction

Doyne 于 1889 年首次将血管样条纹描述为钝性外伤后视网膜出血的一只眼睛中，从视神经延伸到周边视网膜的不规则的放射状的线条[1]。"血管样条纹"（angioid streaks）一词起源于检眼镜下出现的类似血管的条纹[2]。组织病理学研究发现，血管样条纹表现为 Bruch 膜胶原部分和弹性部分的不规则裂开[3, 4]。血管样条纹与全身性疾病如弹性假黄瘤（Grönbald–Strandberg 综合征）、变形性骨炎（Paget 病）、血液病如镰状细胞贫血（sickle-cellanemia）、弹性纤维异常增生（Ehlers–Danlos 综合征）和肢端肥大症有关联[5, 7–15]。然而，血管样条纹也可能发生在没有相关全身疾病的患者[16]。有血管样条纹的

患者通常无症状，除非出现黄斑部脉络膜新生血管（CNV）等并发症[5, 16]。在黄斑部受累的情况下，预后往往很差，大多数眼睛在未经治疗的情况下发展为法定盲[5, 6, 16]。多种治疗策略已被用于治疗继发于血管样条纹的 CNV，包括氩激光光凝、经瞳孔温热治疗、光动力疗法（PDT）、外科手术、pegaptanib、bevacizumab 或 ranibzumab、aflibercept 的玻璃体内抗血管内皮生长因子（VEGF）治疗[17–41]及联合治疗[42–44]。

二、组织病理学 Histopathology

血管样条纹表现为 Bruch 膜的不规则破裂，常伴有上覆视网膜色素上皮（RPE）的萎缩性改变和钙化变性[4]。Klien 提出了血管样条纹形成的双重

机制，包括 Bruch 膜纤维的原发性异常和金属盐沉积增加或其病理位置有增加的趋势[3]。钙的沉积可能导致 Bruch 膜更脆，并发展为脉络膜破裂[4]。免疫组化研究显示，在有血管样条纹的眼 CNV 区 Bruch 膜 RPE 上方有明显的钙沉积和血管化组织浸润[45]。

组织金属蛋白酶，特别是 MMP-9，在一只有血管样条纹的眼的 CNV 区域切除的 Bruch 膜中发现高浓度。MMP-9 可诱导基底膜破坏和血管生成[45]。

在早期，血管样条纹是增厚和钙化的 Bruch 膜的部分破裂，伴有 RPE 变薄，这些事件不会引起上覆视网膜层的解剖变化[46]。随后，Bruch 膜出现全层缺损，随后脉络膜毛细血管、视网膜色素上皮和光感受器细胞萎缩。脉络膜的纤维血管增生可能通过 Bruch 膜破裂发生，导致 CNV 和随后的盘状瘢痕形成[4, 10, 46]。这个过程通常会导致缓慢进行性黄斑改变和视力丧失。突然的视力丧失可能是由于 CNV 周围的浆液性或出血性脱离，或是由于轻度外伤导致脉络膜破裂和 Bruch 膜的脆性引起的黄斑下出血[4, 10]。

三、系统性疾病相关 Systemic Associations

血管样条纹最常见于全身性疾病[5-15]，如弹性假黄瘤［pseudoxanthoma elasticum（Grönbald-Strandberg syndrome）］、变形性骨炎［osteitis deformans (Paget disease)］、高弹性纤维发育异常［fibrodysplasia hyperelastica（Ehlers-Danlos syndrome）］、肢端肥大症（acromegaly）、Marfan 综合征和血液病，如镰状细胞贫血、珠蛋白生成障碍性贫血［地中海贫血（thalassemia）］和球形红细胞增多症（spherocytosis）。有下列情况的患者也有血管样条纹：α-β- 脂蛋白血症、获得性溶血性贫血、血色素沉着症、高血压、糖尿病、高钙血症、高磷血症、弥漫性脂肪瘤病、Sturge-Weber 综合征、结节性硬化、神经纤维瘤病、矮小症、癫痫、老年性弹力纤维病、皮肤钙质沉着和创伤[5, 6, 16]（框 72-1）。

在一项大型研究中，对 50 例有血管样条纹的患者进行了相关的系统诊断，其中一半的患者被发现有相关的系统疾病[5]。25 例患者中 17 例诊断为弹性假黄瘤（pseuaoxanthoma elasticum，PXE），5 例诊断为 Paget 病，3 例诊断为镰状细胞病[5]。其余一半有血管样条纹的患者没有表现出相关的全身疾病[5]。

血管样条纹最常见的系统性联系是 PXE，一种遗传性疾病，与皮肤、胃肠道、心血管和眼组织中的弹性纤维变性有关。PXE 占血管样条纹病例的 59%～87%[7]。在 PXE 中，主要发现是结缔组织中的弹性纤维变性，然后是继发性钙沉积[4, 10]。除了血管样条纹外，眼睛还显示出所谓的"橙色"色素改变、影响黄斑的网状色素营养不良、视网膜色素上皮萎缩性病变、结晶体和视盘 drusen（在 21% 的 PXE 和血管样条纹患者中）[47]。首诊后 20 年，几乎所有的 PXE 患者都出现血管样条纹[16]。

Paget 病患者可出现广泛的 Bruch 膜钙化和血管样条纹，随后出现 CNV 和盘状瘢痕[9, 10]。大约 10% 的晚期 Paget 病患者出现血管样条纹[9, 10]。

在镰状细胞血红蛋白病患者中，通过组织化学

框 72-1　与血管样条纹相关的全身状况

- 弹性假黄瘤
- 变形性骨炎
- 高弹性纤维发育不良
- 肢端肥大症
- 马凡综合征
- 镰状细胞性贫血
- 地中海贫血
- 球形细胞增多症
- 获得性溶血性贫血
- 血色病
- α-β- 脂蛋白血症
- 高血压
- 糖尿病
- 高钙血症
- 高磷血症
- 弥漫性脂肪瘤病
- Sturge-Weber 综合征
- 神经纤维瘤病
- 结节性硬化
- 矮小症
- 癫痫
- 皮肤钙质沉着
- 创伤

和电子显微镜的研究，在 Bruch 膜上发现了类似的显著钙沉积[13]。铁钙复合物在 Bruch 膜水平上的存在曾被认为是血红蛋白病患者血管样条纹的病因。然而，组织病理学研究显示 Bruch 膜铁沉积没有增加[47]。与 PXE 相比，发生 CNV 和随后视力丧失的患者比例较小[6]。

四、眼部表现与临床病程 Ocular Manifestations and Clinical Course

血管样条纹通常起源于视神经，可以向外放射或呈同心圆状环绕，并显示为宽度不等的不规则线[6]。视网膜下线的直径范围为 50～500μm[16]。血管样条纹的颜色因眼底色素沉着而变化，浅色个体呈红色，深色个体呈棕色（图 72-1A 至 D）[16]。

在新生儿中没有血管样条纹的报道，在 10 岁以下的个体中很少有病例被描述[6]。血管样条纹会随着时间的推移而保留，不会退化，而且条纹的长度和宽度可能会随着时间的推移而增加[84]。新的条纹可能在旧病灶附近形成。随着时间的推移，邻近的 RPE 和脉络膜毛细血管可能会发生萎缩[48]。

大多数血管样条纹患者是无症状的，除非累及黄斑，伴随着创伤性的 Bruch 膜破裂或 CNV 的发展（图 72-1B 和图 72-2A 和 B）。如果黄斑部受累，患者可能会报告视物变形或视物模糊。

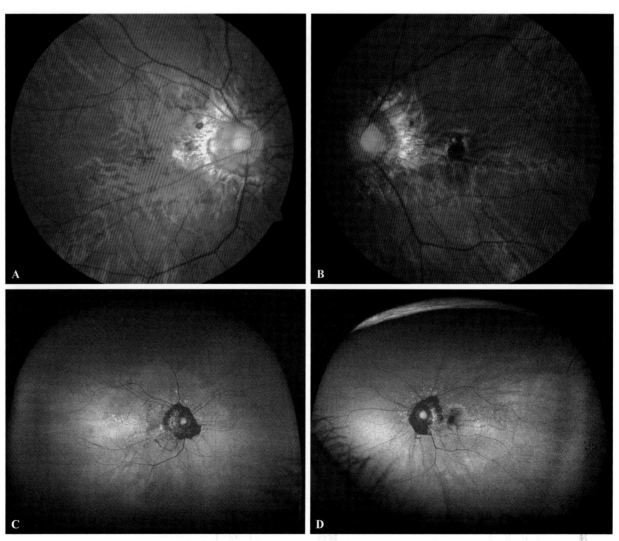

▲ 图 72-1 一位 63 岁的亚洲女性，有弹性假黄瘤和血管样条纹

右眼（A）和左眼（B）的广角成像显示，血管样条纹（较暗的线）从视盘以放射状发出。激光光凝术（A）后在鼻侧至中心凹处形成的色素沉着的瘢痕。激光治疗在使用玻璃体内抗血管内皮生长因子治疗之前进行。眼底自发荧光成像显示右（C）眼和左（D）眼有血管样条纹。该患者的光谱域光相干断层成像如图 72-3 所示

轻度头部或眼部损伤后，由于钙化的 Bruch 膜的脆性，患者可能出现 Bruch 膜破裂。外伤后 Bruch 膜破裂可能伴有视网膜下出血。高达 15% 的血管样条纹患者在轻度头部损伤后出现明显的视觉丧失。

血管样条纹最常见和最显著的并发症是 CNV 的发展，CNV 通常是双侧的，发生在 72%～86% 有血管样条纹的眼睛中[16]。CNV 通常是双侧的，但不对称的，在初始和对侧眼 CNV 的发生间隔约为 18 个月[7]。与其他全身疾病患者相比，PXE 患者 CNV 发生的风险更高。到 50 岁时，大多数 PXE 患者的视力下降低于 20/200。与 CNV 无关的地图样脉络膜视网膜萎缩（GA）是 PXE 眼视力丧失的另一原因[49]。在一个系列中，41 只眼（20%）的 PXE 检查中有 8 只眼显示 GA，GA 的生长与萎缩性年龄相关性黄斑变性相似[49]。46%～59% 的 PXE 患者存在图形样营养不良[49]。

五、眼部影像学与诊断 Ocular Imaging and Diagnosis

（一）荧光素血管造影 Fluorescein Angiography (FA)

通常血管样条纹的诊断是在检眼镜检查时做出的，但当发现不明显时，FA 可能有助于检测条纹和相关的 CNV。血管样条纹的不规则高荧光发生在早期血管造影期间，随后在后期出现不同程度的染色[4]。在一些脉络膜组织色素沉着的个体中，血管样条纹可能很难在血管造影上被发现。而在色素沉着较轻的个体中，FA 可能有助于在检眼镜检查之前识别血管样条纹（图 72-2C）[4]。

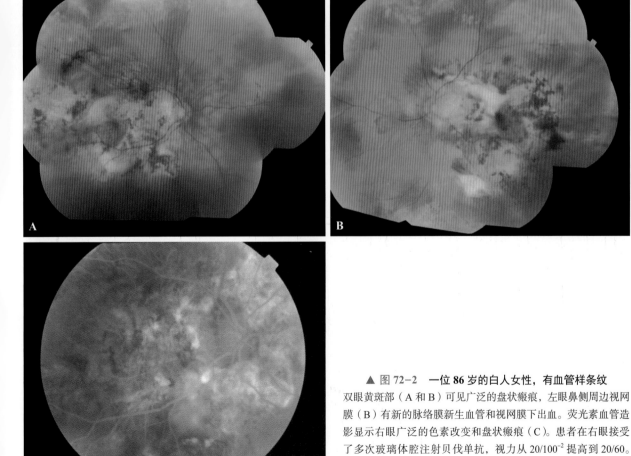

▲ 图 72-2　一位 86 岁的白人女性，有血管样条纹

双眼黄斑部（A 和 B）可见广泛的盘状瘢痕，左眼鼻侧周边视网膜（B）有新的脉络膜新生血管和视网膜下出血。荧光素血管造影显示右眼广泛的色素改变和盘状瘢痕（C）。患者在右眼接受了多次玻璃体腔注射贝伐单抗，视力从 20/100^{-2} 提高到 20/60。左眼视力为 20/400

（二）眼底自发荧光 Fundus Autofluorescence (FAF)

自发荧光成像利用脂褐素在 RPE 细胞中的光发射来反映 RPE 的代谢活性。血管样条纹可显示眼底自发荧光增强或减弱。自发荧光通常显示视网膜色素上皮萎缩的范围比检眼镜或前房角镜更广，因此，FAF 可能是一个有用的无创性工具，用于监测与血管样条纹和 CNV 相关的 RPE 变化进展（图 72-1C 和 D）。血管样条纹的 FAF 与图形样营养不良的 FAF 图像相似。FAF 显示大面积融合的低自发荧光，显示 PXE 眼中 RPE 细胞广泛丢失[50]。

（三）吲哚菁绿血管造影 Indocyanine Green Angiography (ICGA)

一项对血管样条纹和 PXE 患者采用多种模式（FA、ICGA、FAF 和共焦近红外反射）的研究表明，Bruch 膜进行性钙化的离心扩散始于后极，并向视网膜周边发展[51]。晚期 ICGA 后极为中心的荧光减弱区，而偏心区则为正常荧光区[51]。

（四）光谱域光相干断层扫描成像 Spectral Domain Optical Coherence

在有晚期眼底病变（如大面积萎缩和纤维化）的眼睛中，在眼底摄影、荧光素血管造影或眼底自发荧光成像上无法检测到潜在的 Bruch 膜破裂[46]。SD-OCT 可以检测到 Bruch 膜的异常，以及在 FAF、FA 或 ICGA 萎缩区域难以识别的视网膜下纤维化和沉积[52]（图 72-3）。

（五）扫频 OCT Swept Source OCT

一个前瞻性病例系列显示，与正常年龄匹配的对照组相比，无 CNV 的血管样条纹患者的平均脉络膜厚度相似[53]。然而，在那些有血管样条纹和 CNV 的眼中，脉络膜要薄得多[53]。脉络膜变薄的程度与 CNV 治疗史无关：CNV 治疗组的脉络膜厚度与先前用抗 VEGF 或 PDT 治疗组相比无差异[53]。研究中的小样本可能不足以检测出差异。

六、治疗 Therapy

除了预防眼外伤之外，目前尚无已知的预防措施。目前的治疗策略是针对有 CNV 的眼睛。未经

治疗的 CNV 在 50 岁时的平均视力为 20/200，这是通过收集来自多个研究的 147 只眼的数据发现的[54]。一项研究发现，在一组 26 只未经治疗的眼中，无论是活跃的 CNV 还是继发于血管样条纹的盘状瘢痕，最终视力为 20/640[19]。未经治疗的 CNV 在大多数已发表的报告中会导致视觉效果不佳。

（一）激光光凝 Laser Photocoagulation

激光光凝治疗黄斑部 CNV 的结果显示，复发率高达 77%，总体视觉效果差[17-19]。温热激光是治疗黄斑部 CNV 的最早疗法之一（图 72-1B）。在一个病例系列中，用激光治疗黄斑部 CNV 的眼睛进一步发展为 CNV 生长和视力下降[8]。然而，其他研究表明，与血管样条纹相关的中心凹外 CNV 激光治疗比未治疗的眼睛有更好的视觉效果[17]。不建议在 CNV 发展之前对血管样条纹进行预防性治疗[47]。激光光凝可使 CNV 短期停止生长，但鉴于暗点形成和早期复发，其他治疗方案如抗血管内皮生长因子治疗应被视为一线治疗[54]。鉴于有更好的治疗方案，激光光凝治疗中心凹外 CNV 仍有争议。

（二）经瞳孔温热疗法 Transpupillary Thermotherapy

使用波长为 810nm 的半导体激光束，经瞳孔热疗（transpupillary thermotheraphy，TTT）可以更好地穿透脉络膜毛细血管，并且对 RPE 的损伤较小。TTT 采用一个阈值较低的二极管以避免产生热烧伤。然而，一项回顾性研究发现，TTT 在治疗中心凹下脉络膜新生血管中的应用在减少 CNV 的生长或改善视力没有显著的长期益处[20]。

（三）光动力疗法 Photodynamic Therapy

回顾性和前瞻性病例组的数据显示，光动力疗法（photodynamic therapy，PDT）治疗后的视力转归存在差异[55]。一些早期的研究报告显示，与单纯的自然病史相比，在有血管样条纹的眼睛中使用 PDT 可以减少 CNV 的进展[21, 55]。一项回顾性安慰剂对照病例系列研究发现，未经治疗（从 20/160 到 20/640）的患者在 18 个月的平均随访期内的平均视力较经 PDT 治疗（从 20/126 到 20/500）的患者下

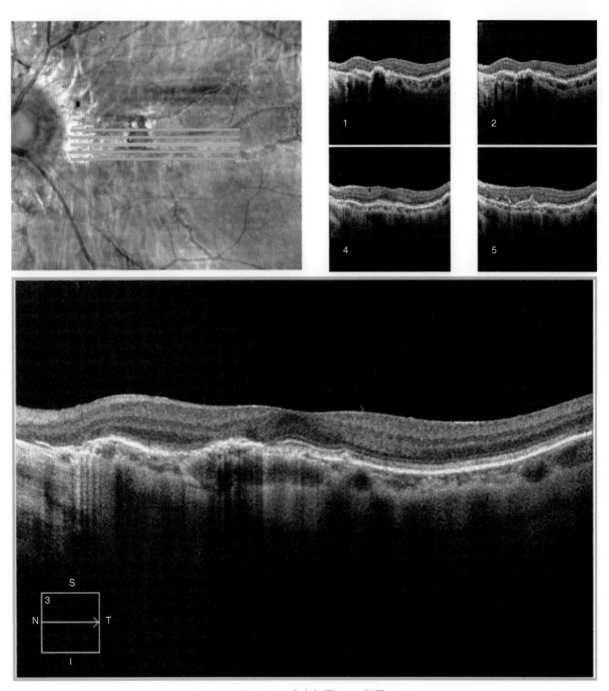

▲ 图 72-3 患者与图 72-1 相同

波谱域光相干断层扫描显示脉络膜视网膜萎缩对应于左眼中心凹鼻侧的激光瘢痕，其最佳矫正视力为 20/25。右眼视力为 20/25

降更大[21]。然而，另一项研究发现 PDT 治疗后平均视力从 20/400 下降到 20/600[56]。延长最初的研究，再随访 2 年，证实了 PDT 治疗后视力的逐渐下降[57]。在最近的一项关于 PDT 结果进行的汇总回顾性分析中，发现 PDT 治疗后病变的大小增加，这可能是 PDT 治疗后持续性疾病活动的指标[54]。与自然病史相比，PDT 治疗后的结果相似[23]。

（四）外科治疗 Surgical Therapies

在使用抗 VEGF 治疗 CNV 之前，黄斑移位和 CNV 切除是治疗的选择。移位术是一种手术技术，用于移动黄斑区神经视网膜，使其位于视网膜色素上皮之上，去除形成的脉络膜新生血管。在一些采用黄斑移位术治疗 CNV 相关血管样条纹的研究中，报道了不同程度的短期视力改善，但治疗的眼数量（少于 10 只眼）有限[25, 26]。黄斑移位和 CNV 切除均伴有常见的并发症，如增生性玻璃体视网膜病变、视网膜脱离和出血。目前，CNV 的外科治疗是不推荐的[25, 26]。

（五）抗血管内皮生长因子治疗 Anti-VEGF Treatment

与抗血管内皮生长因子治疗后的视觉结果相比，激光光凝、TTT 和 PDT 在降低视觉丧失程度方面并不成功。抗血管内皮生长因子治疗，如贝伐单抗、雷珠单抗和阿柏西普治疗，已证明治疗眼的视力下降率明显低于未治疗眼[28-41]，但随访时间短，缺乏随机试验。总的来说，贝伐单抗和雷珠单抗在血管样条纹的 CNV 治疗中的疗效没有明显的差异。但是，每个研究中的治疗眼的数量小，不足以检测安全性或有效性的差异[28-39]。注意到治疗方案的变异性，主要是贝伐单抗研究中使用的 prn（pro-re-nata）剂量，而雷珠单抗治疗的眼睛更可能使用每月治疗方案[54]。目前还没有足够的证据表明 prn 与固定剂量方案相比在血管样条纹 CNV 治疗中的优越性[54]。

1. 贝伐单抗 Bevacizumab

在 12～28 个月的长期随访中，大多数继发于血管样条纹的 CNV 眼经玻璃体腔注射贝伐单抗治疗后，平均视力得到改善或稳定[28-34]。一些回顾性病例系列报道，贝伐单抗治疗后 87%～100% 的眼视力稳定或改善，随访 12～28 个月[28-32]。贝伐单抗治疗 12 个月后，44%～62% 的眼睛平均视力提高了 3 行或更多[29, 31]。在一项涉及继发于 PXE 的血管样条纹患者的研究中，平均视力从 20/80 提高到 20/40，平均 28 个月的随访中平均注射 6.5 针[28]。在同一研究中，患有早期疾病的眼睛显示出更好的视觉效果，平均视力为 20/25，而患有晚期疾病的眼的最终平均视力为 20/63[28]。有 CNV 的眼最初接受玻璃体腔注射贝伐单抗治疗，每 4～6 周随访一次[28-32]。如果发现 CNV 有活性，则再次注射贝伐单抗[28, 31]。

多个至少随访 12 个月的研究，报道了在 12～18 个月中，平均注射贝伐单抗 4 次（1.25～1.5mg）[29-31]。

CNV 复发是常见的，在一个病例组 19 个月内发生在 33% 的眼中[32]。CNV 不仅可以在同一部位复发，而且新的 CNV 也可以在需要再治疗的不同部位发展[32]。到 19 个月时，67% 的患者的眼内 CNV 的血管造影分辨率达到了要求[32]。在 12～19 个月的最后随访中，一些研究显示贝伐单抗治疗后视网膜中央厚度减少了 67～103μm[29, 31]。

尽管在使用贝伐单抗治疗继发于血管样条纹的 CNV 的研究中，大多数眼在最后的随访中显示出稳定或改善的视力，但 8%～13% 的眼显示出进一步的视力下降[28, 31, 32]。在接受贝伐单抗治疗后视力下降的眼睛中，视力下降被认为与黄斑萎缩性改变有关，而不是与活跃的脉络膜新生血管有关[28, 31]。

2. 雷珠单抗 Ranibizumab

与贝伐单抗试验中的视觉结果相似，在 3～24 个月的最后随访中，大多数接受玻璃体腔注射雷珠单抗治疗的眼显示出改善或稳定的视觉结果[35-39]。在一些前瞻性和回顾性病例系列报告中，66%～93% 的接受雷珠单抗（0.3～0.5mg）治疗的眼的最终视力结果稳定或改善[35, 36, 38, 39]。虽然大多数接受玻璃体腔注射雷珠单抗治疗的眼睛保持或改善视力，但 7%～33% 接受雷珠单抗治疗的眼睛在研究结束时视力下降[35-39]。

在两项前瞻性研究中，所有的眼睛都接受了 3 个月或 4 个月的雷珠单抗负荷量[38, 39]。然后采用"按需"（as needed）治疗方案：如果检测到 CNV 活性，则再次注射雷珠单抗。在两个前瞻性试验中，平均注射 5～7 次雷珠单抗，随访时间分别为 14～16 个月[38, 39]。一项前瞻性试验发现，78% 的眼在前三次注射雷珠单抗后需要再治疗。66% 的患者在接受雷珠单抗治疗后出现血管造影上可分辨的 CNV[36]。在 OCT 测试中，一项前瞻性研究显示 1 年后平均下降 107μm[38]。据报道，经雷珠单抗治疗后，尽管 CNV 消退，但仍有人因视网膜变性而视力下降[40]。

3. 阿柏西普 Aflibercept

到目前为止，一个病例报告记录了两个单次注射治疗的患者使用阿柏西普[41]。一名患者在 12 个月时视力从 20/25 提高到 20/20，而另一名患者在 9 个月注射一次后视力从 20/200 提高到 20/50[41]。

4. 联合治疗 Combination Therapy

一些研究探讨了联合治疗是否优于单一治疗[42-44]。一项前瞻性试验研究了用减少注量的 PDT（25J/cm²）和玻璃体腔注射雷珠单抗（0.5mg）治疗与血管样条纹相关的未经治疗眼（treatment-naïve eyes）CNV 的疗效[42]。在 12 个月的随访中，10 只眼中有 9 只眼显示视力稳定或改善，6 只眼显示 2 行或 2 行条以上的视力提高[42]。一只眼睛的视力下降超过 3 行。复发率降低，但视觉效果与仅用雷珠单抗相似[42]。另一项研究检测了 PDT 加贝伐单抗与单独贝伐单抗的疗效，发现两种治疗方案的疗效相似[43]。一份 5 只眼的报告指出，当联合眼内注射曲安奈德时，PDT 治疗的需求较少[44]。鉴于这些研究的小样本，需要进一步的联合治疗研究，以确定单用抗 VEGF 治疗是否比单一治疗更有益处。

七、结论 Conclusion

Bruch 膜钙化和退变是血管样条纹的眼底和组织病理学表现的原因。血管样条纹与多种全身疾病有关，包括 PXE、Paget 病、Ehlers-Danlos 综合征及镰状细胞贫血等各种血液疾病。如果血管样条纹仍在黄斑外或脉络膜新生血管未形成，则它们可能不会显著影响视力。然而，脉络膜新生血管在大多数有血管样条纹的眼中都有报道，而且通常是双侧的。激光光凝、光动力疗法和手术治疗并没有得到持续的视力改善。然而，在使用抗血管内皮生长因子治疗后，视觉效果显著改善。早期的良好结果是否能持续更长时间的随访，还需要进一步的研究。在有血管样条纹的 PXE 患者中，GA 也是导致视力下降的一个因素，未来抑制 GA 进展的治疗可能是有益的。

第73章 眼组织胞浆菌病
Ocular Histoplasmosis

Justis P. Ehlers Andrew P. Schachat 著

一、历史视角 Historical Perspective

1942 年，Reid 首次描述了一例急性播散性组织胞浆菌病患者的组织胞浆菌病相关眼部异常[1]。在 Reid 的描述之后，更多的报告显示萎缩性脉络膜视网膜病变与组织纤溶酶阳性皮肤试验相关[2-4]。1959 年，Woods 和 Wahlen[4] 发表了一系列 62 例肉芽肿性葡萄膜炎的病例。其中 19 名患者"表现出一种特殊且一致的眼部病变模式"，包括离散性萎缩、稀疏的色素沉着或无色素沉着的周边病变

[通常称为"组织斑"（histo spots）]和后来黄斑囊性病变。19 例患者的皮肤组织纤溶酶试验均为阳性。Woods 和 Wahlen 的结论是，19 例患者的眼部表现与先前的良性系统性组织胞浆菌病有关[4]。几年后，Schlaegel 和 Kenney[5] 证明视神经周围的萎缩性病变也是眼组织胞浆菌病综合征（ocular histoplasmosis syndrome，OHS）临床谱的一部分，通常称为眼组织胞浆菌病或假性眼组织胞浆菌病综合征（presumed ocular histoplasmosis syndrome，POHS）。

二、眼组织胞浆菌病的临床特点 Clinical Features of Ocular Histoplasmosis

与眼部组织胞浆菌病相关的症状范围广泛，且取决于目前的病理。萎缩性病变通常无症状。脉络膜新生血管（CNV）的存在常导致可变视力丧失和视物变形。最近，一篇关于眼组织胞浆菌病的最新综述概述了眼组织胞浆菌病的许多临床特征治疗模式的最新变化[6]。

眼部组织胞浆菌病的临床诊断是基于在没有眼部炎症的情况下，在一只眼或两只眼睛中至少存在以下两种眼底病变[7, 8]：①黄斑或周围的离散、局灶性、萎缩性［即穿孔（punched out）］脉络膜瘢痕，其大小小于视盘（组织斑）（图 73-1）；②视乳头周围脉络膜视网膜瘢痕（即视乳头周围萎缩）（图 73-2）；③ CNV 或相关后遗症（出血性视网膜脱离、纤维血管盘状瘢痕）（图 73-3 至图 73-5）。

大多数情况下，双眼都有典型的病变，尽管最初的表现可能并不对称。Woods 和 Whalen 所描述的眼部组织胞浆菌病的早期肉芽肿阶段在临床上很少见到[4, 7]。最初的局灶性瘢痕可能太小，用检眼镜看不到。Gass[7] 推测，周围组织的淋巴细胞浸润会在数年内导致病变扩大，从而使其成为临床可检测的病变。

鉴别诊断 Differential Diagnosis

眼组织胞浆菌病的鉴别诊断包括多种疾病：

(1) 多发性脉络膜炎伴全葡萄膜炎：以多发性脉络膜视网膜瘢痕为特征，与眼组织胞浆菌病有相似的表现。活动期出现明显的前、后节炎症，并可能伴有 CNV。一项研究比较了多灶性脉络膜炎与眼组织胞浆菌病的区别特征[9]。多灶性脉络膜炎更具

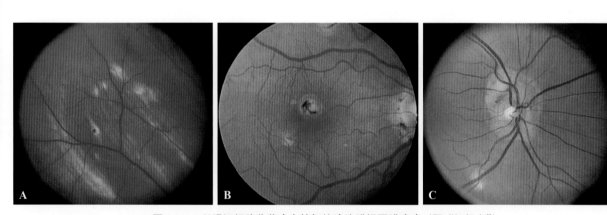

▲ 图 73-1　以眼组织胞浆菌病为特征的脉络膜视网膜瘢痕（即"组织斑"）

A. 周边视网膜的组织斑点；B. 黄斑组织斑。色素增生的较大病变可能表现为自发性脉络膜新生血管；C. 组织斑和视盘周围瘢痕。视盘颞上病变和视乳头周围瘢痕内可能代表自发性退行性 CNV

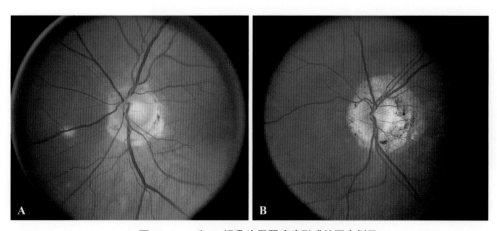

▲ 图 73-2　A 和 B. 视乳头周围瘢痕形成的两个例子

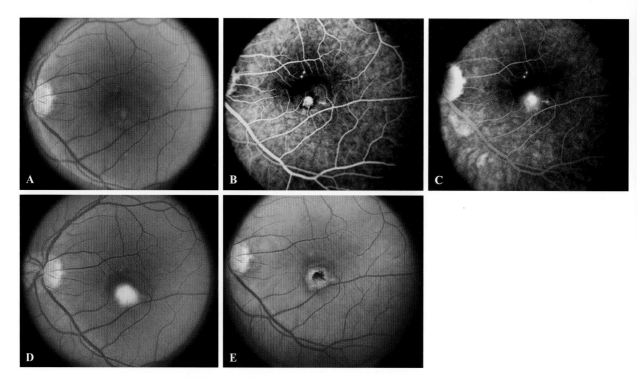

▲ 图 73-3 A. 眼组织胞浆菌病继发黄斑部脉络膜新生血管合并视网膜下液体；B. 早期荧光素血管造影显示中心凹外 CNV；C. 晚期荧光素血管造影显示荧光素染料渗漏增加；D. 激光光凝术后 1 天拍摄的彩色照片显示治疗后视网膜变白；E. 激光光凝术后 2 年治疗瘢痕，CNV 无复发迹象

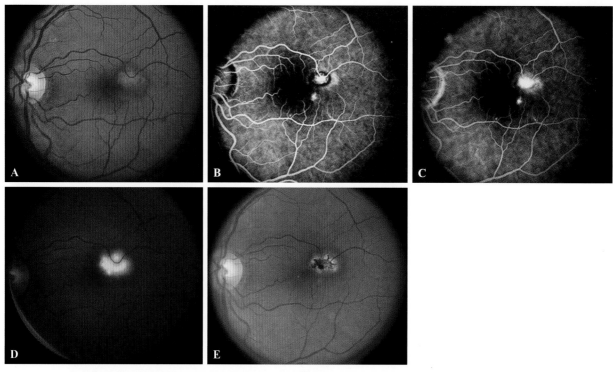

▲ 图 73-4 A. 眼组织胞浆菌病继发黄斑部脉络膜新生血管合并视网膜下液体；B. 荧光素血管造影的早期图像可见中心凹外 CNV；C. 晚期荧光素血管造影显示 CNV 荧光染料渗漏增加；D. 激光光凝术后 1 天拍摄的彩色照片显示治疗后视网膜变白；E. 激光光凝术后 2.5 年瘢痕萎缩治疗，CNV 无复发的迹象

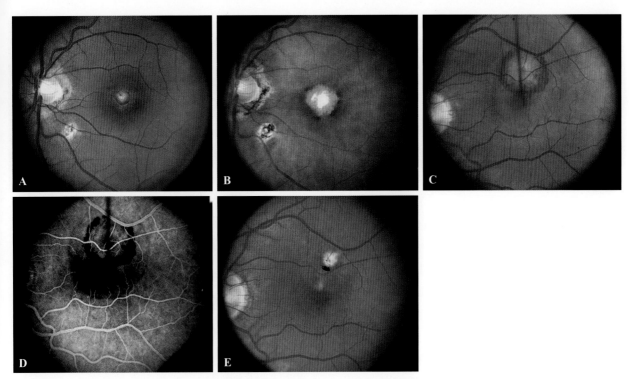

▲ 图 73-5　黄斑部光凝研究组证明，在延缓或防止视力丧失方面，激光治疗符合条件的脉络膜新生血管病变优于不治疗。但也有部分 CNV 自发消退。图中这两位患者没有接受激光治疗，他们的脉络膜新生血管自然退化

A. 第一位患者的中心凹旁 CNV；B. 4 年后盘状瘢痕；C. 这个患者有中心凹外 CNV，照片上可见出血边缘；D. CNV、出血和视网膜下液体在荧光素血管造影的早期图像上都可见；E. 4 年后可见色素增生的小瘢痕。治疗后 3 个月视力恢复到 20/20，5 年随访期间视力保持在 20/20

特征性的发现包括病变的进行性生长、桥接瘢痕、色素的进行性增殖、近视性视盘改变、病变的聚集（如黄斑、赤道）、视盘肿胀、视网膜下纤维化和血管狭窄 / 血管鞘形成[9]，这些特征对于鉴别静止性多灶性脉络膜炎和眼组织胞浆菌病可能特别重要（见第 79 章，白点综合征及相关疾病）。

(2) 近视性退行性变：近视性退行性变患者可出现视乳头周围萎缩和 CNV。脉络膜视网膜萎缩的白色小病灶区和线性萎缩区（如漆裂纹）也可能出现在后极（见第 71 章，病理性近视）。

(3) 多发性一过性白点综合征（Multiple evanescent white dot syndrome，MEWDS）：视网膜色素上皮 / 外层视网膜的白色病变可能与中心凹的颗粒样改变有关。通常，视力会短暂下降，伴随着盲点的扩大。可能存在轻度炎症。瘢痕和永久性脉络膜视网膜病变不被观察到（见第 79 章，白点综合征及相关疾病）。

(4) 特发性 CNV：这是一项排除诊断。特别是在年轻人中，特发性 CNV 表现为无其他眼部组织胞浆菌病、年龄相关性黄斑变性、血管样条纹和其他 CNV 相关症状下考虑。

(5) 脉络膜破裂伴 CNV。通常有外伤史。呈半环形向心性脉络膜视网膜黄斑瘢痕是典型的改变，并与 CNV 有关。不存在视盘旁毛细血管萎缩和相关的周围脉络膜视网膜萎缩（见第 94 章，外伤性脉络膜视网膜病变）。

(6) 点状内层脉络膜病变（punctate inner choroidopathy，PIC）：可能存在轻微的炎症。萎缩性瘢痕可能与 CNV 有关。斑点通常比眼组织胞浆菌病小。主要见于女性。通常不存在视盘旁毛细血管萎缩。急性症状［如幻视（photopsias）］通常与白色病变的初始诊断相关，并可能与病变的位置相关（见第 79 章，白点综合征及相关疾病）。

(7) 新生血管性 AMD：通常是老年患者（即 50 岁以上）。常伴发 drusen。局灶性萎缩的区域可能存在于黄斑部，在周边视网膜不常见。视乳头旁毛细血管萎缩通常少见［见第 69 章，新生血管性（渗出性或"湿性"）年龄相关性黄斑变性］。

(8) 结节病（sarcoidosis）：可存在散在的活动

性炎性脉络膜病变。通常伴有前 / 后节炎症。CNV 和视盘旁毛细血管萎缩不典型。血管紧张素转换酶升高。在胸片或胸部 CT 扫描中常与肺门结节病有关（见第 81 章，结节病）。

三、眼部疾病与全身感染的关系 Relationship of Ocular Disease to Systemic Infection

经呼吸道感染荚膜组织胞浆菌（Histoplasma capsulatum）被认为是眼组织胞浆菌病发生前的初始事件。虽然 H.capsulatum 与眼部疾病之间的确切因果关系尚未被证明完全满足 Koch 的假设，但灵长类动物持续的实验工作最终可能满足这一要求。

有几项观察支持 H. capsulatum 菌与眼组织胞浆菌病综合征之间的因果关系。

- 在美国，几乎所有被诊断为眼组织胞浆菌病的患者都在一个流行地区的生活史[14, 15]。
- 与对照组相比，眼组织胞浆菌病患者的组织胞浆蛋白皮肤试验阳性率更高[15-17]。
- 已报告在组织胞浆菌素皮肤试验后，眼部组织胞浆菌病病灶激活[2-4, 17-19]。
- 已从先前诊断为眼组织胞浆菌病的摘除眼球中分离出荚膜梭菌 DNA[20]。
- 已从诊断为急性眼组织胞浆菌病的患者的外周血中分离出荚膜组织胞浆菌 H. capsulatum DNA，与系统性疾病相关，也与组织胞浆菌病一致[21]。

其他的观察结果可以用来质疑荚膜组织胞浆菌与眼部综合征之间的因果关系。在英国和欧洲，可能会出现与眼组织胞浆菌病几乎相同的临床综合征[22-26]。然而，这些患者从未在流行区居住或探访过，只有一小部分欧洲人对组织纤溶酶皮肤试验呈阳性反应[22-27]。此外，在英国尚未发现荚膜 H. capsulatum[27]。当然，在这些地区，存在另一种生物可能导致类似的眼部综合征的可能[24]。两性霉素 B 全身抗真菌治疗眼部疾病的疗效尚不明显[28]。

全身感染的临床特点 Clinical Features of Systemic Infection

Goodwin[29] 根据宿主的免疫状态和暴露类型对全身感染进行分类。通常的组织胞浆菌病感染是一种相对较轻的疾病，有流感样的呼吸道症状。大多数患者不求医。田纳西州的研究表明，近 90% 的 13 岁儿童对组织纤溶酶皮试呈阳性反应[30]。阳性反应在居住区的分布有很大的变化[31, 32]。很少会发生更严重甚至致命的播散性感染病例，但这些病例通常与免疫系统缺陷有关，如获得性免疫缺陷综合征（AIDS）。偶尔，系统性疾病暴发的流行病可能会发生，通常与高水平的环境暴露有关（如挖掘工作、旧建筑中的建设项目、在鸡或其他家禽栖息地工作或在蝙蝠居住的洞穴中暴露）[33-48]。

四、眼组织胞浆菌病流行病学研究 Epidemiology of Ocular Histoplasmosis

（一）荚膜梭菌（H. capsulatum）在美国的地理分布 Geographic Distribution of H. capsulatum in the United States

俄亥俄州和密西西比河流域是"组织带"（histo belt）的最大组成部分，那里 60% 或更多的终身居民的组织纤溶酶皮肤测试呈阳性[49]。Comstock 将主要的地方性组织胞浆菌病区域描述为三角形，其顶端位于内布拉斯加州、俄亥俄州中部和密西西比州西南部[31]。

（二）患病率和发病率 Prevalence and Incidence

美国流行地区（如俄亥俄州、马里兰州）无症状眼组织胞浆菌病的患病率在 1.6%～5.3%[15, 16, 50]。同一地区盘状病变患病率为当地人群的 0.0%～0.1%[15, 16, 50]。在有萎缩斑的眼中，盘状病变的发生率为 4.5%[50]。

新生血管性盘状病变和萎缩性病变的发病率尚不清楚。据报道，每年每 10 万人口中约有 2 人出现最初的新生血管性盘状病变[51]。对侧眼新生血管病变发每年的发病率为 0.0%～12%[52-56]。

（三）年龄 Age

威胁视力的盘状病变患者的中位年龄通常在 30—50 岁，年龄范围为 10—81 岁[14, 18, 51, 57-60]。据各种研究人员报道，患有萎缩性瘢痕的人的中位年龄为 40 岁、50 岁、60 岁[16, 61]。然而，这些报道是关于发现时的年龄，而不一定是萎缩性病变发展的年龄。这些病变很可能是在生命早期发生的，只是在眼科检查中偶然发现的，原因是视觉症状可能与眼组织胞浆菌病有关，也可能与眼组织胞浆菌病无关。

（四）性别和种族 Gender and Race

眼部组织胞浆菌病无性别倾向。绝大多数盘状病变发生在白种人，在非裔美国人中仅报道了十几例[62]。有趣的是，在一些研究中，组织斑和阳性皮肤测试在白种人和非裔美国人中也有相似的患病率[16, 63]。其他研究发现，与西班牙裔或非裔美国人相比，高加索人的患病率要高得多（即几乎 100% 的病例）[15, 17, 50, 57]。

（五）组织相容性抗原与遗传易感性 Histo-compatibility Antigens and Genetic Predisposition

在盘状病变中，人类白细胞抗原（HLA-B7）和 HLA-DRw2 在病例中的发病率是对照组的 2～4 倍[64-66]。在组织斑中，病例中的 HLA-DRw2 是对照组的 2 倍，但两组之间的 HLA-B7 差异较小[66, 67]。这些发现提示了眼部组织胞浆菌病的潜在遗传易感性或易患眼组织胞质菌病。目前尚不清楚这种遗传倾向是否特异性地反映了对眼部组织胞浆菌病或荚膜菌 H.capsulatum 感染的易感性。尽管这些关联存在，但由于缺乏显著的阳性和阴性预测值，通常不进行与眼组织胞浆菌病有关的 HLA 分型的常规测试。

最近一项对眼部组织胞浆菌病患者的分析发现，在年龄相关性黄斑变性中，有几个基因导致 CNV 风险增加，包括 ARMS2、C3、MT-NDH2 和 CFH[68]。在 93 例患者中，62 只眼有继发于眼组织胞浆菌病的 CNV，31 眼无 CNV。基因检测未发现与 CNV 风险相关。这项研究表明，与年龄相关性黄斑变性相比，继发于眼组织胞浆菌病的 CNV 可能有其他遗传危险因素。

五、发病机制 Pathogenesis

关于眼组织胞浆菌病的发病机制，人们提出了许多理论。最广泛接受的理论涉及全身感染时脉络膜的局灶性感染。局灶性炎症/感染过程导致萎缩性瘢痕，破坏 Bruch 膜。或者，感染可累及视网膜

色素上皮和脉络膜毛细血管，可迅速发展为视网膜下出血、渗出和纤维血管盘状瘢痕（图 73-6）。

萎缩性瘢痕处 CNV 的形成可能是多种因素共同作用的结果。Bruch 膜破裂为新生血管提供了进入视网膜下空间的途径[69]。脆弱的血管容易出血和渗出，通常最终导致视网膜色素上皮和神经感觉视网膜的紊乱，最终形成纤维血管瘢痕。

CNV 开发的发起程序未知。HLA 分型结果提示眼部组织胞浆菌病从萎缩性瘢痕发展为盘状病变可能有遗传易感性[64-67]。其他的假说将这些现象归因于真菌的初始接种量较大[12, 70]、再感染[4, 71]、超敏反应及其他危害血管系统或免疫系统的因素的存在[4, 15, 72-74]。CNV 的发生也与血管内皮生长因子等促血管生成因子有关[75]。

最近的一项研究检查了 568 名眼部组织胞浆菌病患者，其中 142 名患者被诊断为相关的 CNV。在本研究中，logistic 回归分析确定年龄、文化程度和吸烟是 CNV 发展的重要危险因素。教育程度与 CNV 风险呈负相关（弱相关）（OR = 0.95，95%CI 0.92～0.98）。吸烟是最显著的危险因素，OR = 2.83（95%CI 1.8～4.31）[76]。

用动物模型研究眼组织胞浆菌病一直是一个难题。组织胞浆菌病在许多动物中都有发生[77-81]。然而，建立眼组织胞浆菌病动物模型的努力受到两个主要因素的阻碍：①非眼病患者没有具有特殊解剖、生理和神经学特征的黄斑；②据信从最初感染荚膜 H.capsulatum 到出现典型的黄斑病变需要几十年的时间损伤。最有前途的动物模型是灵长类动物，在灵长类动物中产生了全身感染和眼部损伤[12, 13]。

六、眼组织胞浆菌病自然病史及公共卫生意义 Natural History of Ocular Histoplasmosis and Public Health Implications

黄斑区外的组织斑通常是无症状的，尽管偶尔有与萎缩性瘢痕的位置相关的视觉症状的报道[82]。活动性 CNV 可导致继发于出血或渗出的视力突然下降。这种疾病的视力丧失通常发生在中年人身上，他们正处于生命中最活跃、最富有成效的阶段[14, 18, 51, 57-60]。黄斑部光凝研究（MPS）[53, 58] 和其他

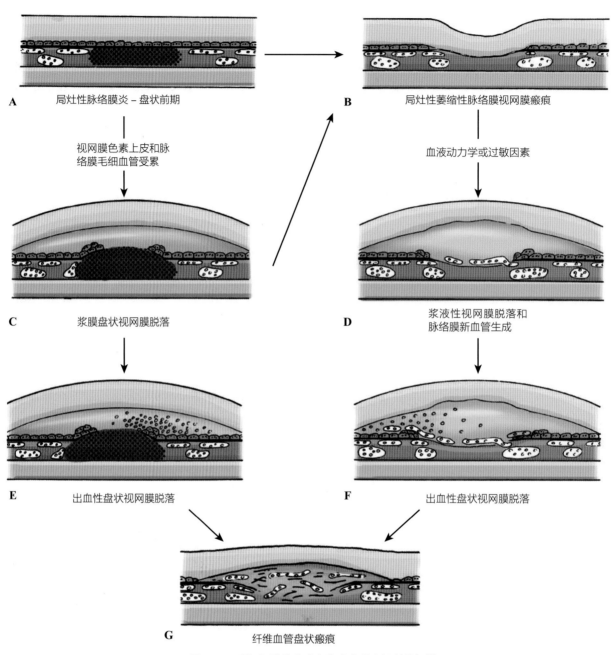

A 局灶性脉络膜炎 – 盘状前期

B 局灶性萎缩性脉络膜视网膜瘢痕

视网膜色素上皮和脉
络膜毛细血管受累

血液动力学或过敏因素

C 浆膜盘状视网膜脱落

D 浆液性视网膜脱落和
脉络膜新血管生成

E 出血性盘状视网膜脱落

F 出血性盘状视网膜脱落

G 纤维血管盘状瘢痕

▲ 图 73-6　眼组织胞浆菌病盘状病变发病机制的假说

局灶性脉络膜炎（A）损害脉络膜 – 毛细血管、视网膜色素上皮和 Bruch 膜，导致视网膜渗出性脱离（B）或出血到视网膜下间隙（C）。这三个阶段中的任何一个都可以吸收，留下视网膜色素上皮、Bruch 膜和脉络膜（D）萎缩的局部区域，或者在视网膜下出血的情况下，留下盘状瘢痕（G）。无论是在没有进一步炎症的情况下，还是在炎症复发的影响下，萎缩性脉络膜视网膜瘢痕（D）周围的脉络膜血管都可能失代偿并引起浆液性渗出、脉络膜新生血管和视网膜短暂的浆液性脱离（E）。这一过程反过来又可能导致视网膜出血性脱离（F），最终形成盘状瘢痕（G）。经许可，图片转载自 Gass JDM. Stereoscopic atlas of macular diseases，vol. 1：Diagnosis and treatment. St. Louis：Mosby；1987. p. 6.

研究者报道了中心视力的自发恢复[83-85]。

　　有两项研究表明，眼组织胞浆菌病作为视力损害原因的公共卫生重要性。田纳西州的一项研究发现，在盲人援助申请者中，眼组织胞浆菌病导致了 2.8% 的视力损害[51]。在马里兰，一项比较有组织斑的人和没有组织斑的人 15 年视力损害发生率的研究发现，视力损害的发生率没有差别[52]。黄斑下手术试验研究组（The Submacular Surgery Trials Research Group）发现，单侧和双侧 CNV 患者的视觉功能有明显的缺陷，与新生血管年龄相关性黄斑变性患者相似[86]。毫不奇怪的是，研究表明，双侧 CNV 患者的功能损害在所有组中都明显加重，但单侧 CNV 患者的功能损害也明显[86]。

七、治疗 Treatment

许多治疗眼组织胞浆菌病的方法被提出，包括避免应激、避免阿司匹林、避免 Valsalva 动作、组织胞浆菌素低致敏、使用免疫抑制剂和光凝[10]。组织纤溶酶脱敏[87]、两性霉素 B[18, 28] 和其他预防性干预已被许多研究者尝试并丢弃[88, 89]。目前还没有一种治疗方法可以防止非活动性病变引起渗出性或出血性的新生血管复合物，这些复合物通常以盘状黄斑瘢痕结束。系统性皮质类固醇也被提出，特别是在 "活跃" 组织斑和中心凹下 CNV 的情况下[7]。然而，在抗血管内皮生长因子和光动力疗法的时代，系统性皮质类固醇的使用，甚至在中心凹下的病例，其应用也已成为一个重要的历史课题。是否有一个作用来管理活跃的组织斑点是不清楚的，因为许多或可能是最自发的退化。

（一）激光光凝 Laser Photocoagulation

始于 1979 年黄斑部光凝研究（macular photo-coagulation study，MPS）小组在两个随机临床试验中证明了激光治疗对明确定义的中心凹外或中心凹旁 CNV 患者的有效性[58, 59, 90, 91]。第一次试验共纳入界限清楚的中心凹外 CNV 患眼 262 例[59, 90]。这些病变的后缘离中心凹无血管区中心的距离不能小于 200μm，患眼的初始最佳矫正视力为 20/100 或更好。符合条件的患眼被随机分配到氩激光治疗或不治疗。每年复查两次，测量最佳矫正视力并拍摄彩色照片。在研究开始时、入组后 6 个月和 12 个月以及之后每年进行荧光素血管造影。

1983 年，MPS 数据和安全监测委员会认为氩激光光凝与未经治疗的观察相比，有助于预防或延缓视力的大幅度丧失，于是终止了注册。从 18 个月到 5 年，治疗组有 10% 的眼丧失 6 条或更多的 VA 线，而对照组有 40%。治疗组基线时的平均 VA 为 20/25，5 年后降至 20/40，而对照组为 20/80[90]。在激光治疗组中，26% 的眼睛有持续性 CNV 或瘢痕边缘 CNV 复发，7% 的眼睛出现了与激光瘢痕不

相邻的新 CNV[90]。

1981 年，MPS 组启动了第二次试验，以治疗中心凹旁 CNV 患者[91]。在这项试验中，研究对象的最佳矫正视力被允许低至 20/400。共 289 只眼随机分为氩激光治疗组和未治疗组。试验开始 5 年后，MPS 数据和安全监测委员会再次停止了注册，因为他们得出结论，接受氩激光治疗的眼比未经治疗的眼丧失视力的可能性更小。与 30% 的对照组相比，11% 的治疗组出现 6 条或更多的眼线消失[91]。大约 1/3 的治疗患者有持续或复发的 CNV 与激光治疗区相邻，2% 的治疗眼出现新的、不相邻的 CNV 区[91]。MPS 组对位于中心凹和视神经之间的 CNV 的亚组分析显示，激光治疗视盘黄斑束病变没有禁忌证[92]。MPS 组的一部分人对继发于眼组织胞浆菌病的中心凹下 CNV 进行了激光光凝治疗，但与观察结果相比，没有观察到短期的益处[93]。

鉴于 MPS 研究中对中心凹外 CNV 甚至近中心凹 CNV 的治疗效果非常好，激光光凝治疗可以考虑用于这些病变。此外，与抗血管内皮生长因子治疗相比，激光光凝治疗的成本较低，避免了使用抗血管内皮生长因子药物进行玻璃体腔内注射的许多眼部和可能的全身风险。如果出现中心凹下疾病复发或原发性中心凹下疾病，应考虑 PDT 和（或）抗 VEGF 治疗（见下文）。

（二）光动力疗法 Photodynamic Therapy

2002 年首次提出 PDT 治疗继发于眼组织胞浆菌病的中心凹下 CNV[94]。自那项小型研究以来，已经发表了许多研究，探讨 PDT 在眼组织胞浆菌病中的应用。事实上，PDT 现在已经被美国食品药品管理局（FDA）批准用于治疗继发于眼组织胞浆菌病的中心凹下 CNV。

对 PDT 合并眼组织胞浆菌病的研究大多是回顾性病例。在 2003 年的回顾性研究中，38 只中心凹旁 CNV 眼经 PDT 治疗后，与自然病史组相比，在相对应的 MPS 临床试验中，接受 PDT 治疗的眼有 2 倍以上的视力改善或稳定。69% 的眼视力改善或稳定，44% 的眼至少改善了 2 行。近 40% 的眼在 PDT 前接受过黄斑下手术[95]。2004 年对 11 只眼进行了回顾性分析，其中 5 只眼有中心凹旁 CNV，6

只眼有中心凹下 CNV，记录了类似的结果。中心凹旁组 80% 的眼视力稳定或改善。有中心凹旁病变的眼有 60% 最终视力达到 20/40 或更好。有中心凹下病变的眼也有类似的结果，83% 的眼视力稳定或改善。50% 的眼中心凹下 CNV 患者的最终视力也达到 20/40 或更好[96]。在 2005 年，回顾性检查 23 只有中心凹旁 CNV 的眼与眼组织胞浆菌病相关，大约 82% 的眼视力稳定（丢失小于 2 行）或有改善。30% 的眼视力提高超过 2 行。大约 60% 的患者只需要一次 PDT 治疗。PDT 后，16% 的患者因 CNV 发生进展而进行了黄斑下手术[97]。

2006 年，回顾性分析了 6 例年轻人接受 PDT 治疗继发于 AMD 以外病因的 CNV，其中包括 6 例伴有中心凹下 CNV 的眼组织胞浆菌。治疗前平均视力为 20/50，治疗后平均最终视力为 20/50。其中 3 眼（50%）需要至少一次 PDT 重复治疗。6 例患者中有 1 例视力改善超过 1 行，4 只眼（67%）视力保持稳定（即视力下降或上升少于 2 行），1 只眼视力上升超过 2 行，1 只眼视力下降 2 行[98]。

一项非对照性前瞻性试验评估了 26 只眼继发于 POHS 的中心凹下型 CNV 的 PDT 治疗效果。初始治疗 2 年后对 22 只眼的检查显示，45% 的眼视力提高 1.5 行或更多。18% 的眼视力下降 1.5 行或更多，9% 的眼视力下降超过 3 行或更多。治疗的平均次数在第 1 年为 2.9 次，第 2 年为 1 次。2 年后，只有 15% 的眼有持续的血管造影渗漏[99]。

（三）抗血管内皮生长因子治疗 Anti-VEGF Therapy

在过去的几年中，抗血管内皮生长因子药物的

使用改变了治疗 CNV 相关疾病，特别是新生血管性 AMD 的治疗格局。病例报告和病例系列表明，抗 VEGF 药物也可能有效治疗继发于眼组织胞浆菌病的 CNV（图 73-7）。2007 年发表了第一个病例报道，记录了一名 23 岁的女性，突然视力下降至 20/200，并伴有中心凹下 CNV。单次玻璃体腔注射贝伐单抗后，随访 6 个月，视力提高到 20/30[100]。

当然，上述 MPS 研究的对照组显示可以发生自发复旧（spontaneous involution），但在本病例报道之后，陆续又发表了回顾性的连续病例系列，研究玻璃体腔注射贝伐单抗治疗眼组织胞浆菌病中的 CNV。一项研究检测了 24 只治疗未经任何治疗的眼接受玻璃体腔注射贝伐单抗。平均年龄 43 岁，平均每年注射 6.8 针。3 个月后，视力从平均基线视力 20/114 提高至 20/55（约 3 行）。58% 的眼在最后的随访中有 20/40 或更好的视力，而在基线时只有 21%。9 例患者随访 12 个月，平均视力从 20/150 提高到 20/45（即 6 行）。无明显并发症发生[101]。

第二项研究检测了贝伐单抗在 28 只眼组织胞浆菌病继发 CNV 中的应用。所有患者都有活动性 CNV 伴中心凹下积液，有中心凹旁或中心凹下 CNV。这项研究允许既往或同时有 PDT 治疗。7 例未经治疗，16 例 PDT 治疗失败，5 例 PDT/bevacizumab 联合治疗。平均年龄 46 岁，平均随访 5 个月。总的来说，平均初始视力为 20/88，平均最终视力为 20/54。93% 的患者视力稳定（＜ 1.5 行丢失）。此外，43% 的眼经历了 3 行或更多的视力获益。但这两项检查贝伐单抗的研究都是回顾性的，在方法学上有明显的缺陷，结果应该谨慎解释[102]。

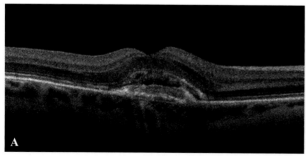
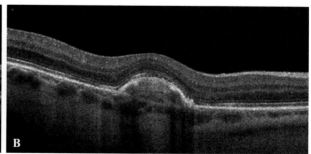

▲ 图 73-7　中心凹下脉络膜新生血管（CNV）的光相干断层成像

CNV 可见于有视网膜下液（A）覆盖的中心凹下区域。在玻璃体腔注射贝伐单抗后，尽管 CNV 仍然存在（B），但视网膜下液体明显有吸收

另一项回顾性研究报道了 52 例 54 只眼用贝伐单抗或雷珠单抗治疗继发于组织胞浆菌病的 CNV 患者。平均年龄 47.6 岁。平均基线视力为 20/53，最终平均视力为 20/26（ $P < 0.005$ ）。既往经过的治疗包括 PDT，是允许的。结果表明，有 81% 的眼视力改善，13% 的眼视力稳定，6% 的眼视力下降[103]。

我们进行了一项为期 12 个月的随机 I 期临床试验，评价雷珠单抗治疗 AMD 以外的继发性 CNV 的疗效。研究随机将患者随机分为两组，一组每月注射一次雷珠单抗，一组每月一次，连续 3 个月注射后每月复查按需（PRN）给药。试验中有 9 只眼（30 只眼）为眼组织胞浆菌病，其中 4 只眼为每月给药组，5 只眼为 PRN 组。入组前允许采用其他治疗方式进行治疗。未对入组的每个诊断进行亚组分析。每月注射组与基线相比的视力平均变化为 +7.4 行，PRN 组为 +5.0 行。66.7% 的每月注射患者和 57% 的 PRN 治疗患者视力有 3 行或以上的提高。在任何时间点，两组之间没有统计学上的显著差异。未观察到严重的眼部或全身不良事件，但需要更大的样本量来检测罕见的严重不良事件[104]。

抗血管内皮生长因子治疗在眼组织胞浆菌病继发 CNV 治疗中的作用有待进一步研究。早期的研究表明，它可能在这种情况的治疗中起着重要作用。

（四）联合疗法 Combination Therapy

与 AMD 相似，联合治疗也被考虑用于继发于眼组织胞浆菌病的 CNV。联合治疗可以减少玻璃体腔注射的次数。与单纯抗 VEGF 治疗相比，PDT 或激光光凝可能提供更持久的疗效。增加抗 VEGF 治疗可减少这两种激光治疗方式所需的光斑大小。2010 年，一个小的回顾性病例系列检查联合抗 VEGF 药物和 PDT 治疗 CNV 的疗效，包括 3 只眼继发于眼部组织胞浆菌病的 CNV。治疗包括 PDT 和玻璃体腔注射贝伐单抗，同时每 10～12 周进行一次 PDT 再治疗，每 4～6 周进行一次贝伐单抗再治疗。再治疗的标准为持续性水肿或视网膜下积液。3 只眼中有 3 只眼（100%）在最后的随访中改善了 2 行或更多[105]。

如前所述，使用贝伐单抗治疗继发于眼部组织胞浆菌病的 CNV 的回顾性病例系列研究，包括 5 只眼同时接受 PDT 治疗。对这 5 例患者的亚组分析显示，所有 5 只眼的视力都得到了稳定或改善，平均提高了 2.4 行[102]。

2012 年，发表了一个回顾性比较病例系列，对贝伐单抗玻璃体内注射与贝伐单抗和 PDT 联合应用进行了对比研究。研究共 151 只眼，104 只眼至少随访 12 个月。平均随访 21.1 个月。贝伐单抗组与联合用药组在 12 个月或 24 个月时的视力无差异[106]。

（五）玻璃体腔注射曲安奈德 Intravitreal Triamcinolone

鉴于眼组织胞浆菌病可能潜在的炎症致病机制，玻璃体腔注射类固醇可用于治疗继发于眼组织胞浆菌病的 CNV。本文回顾性分析了 10 例继发于眼部组织胞浆菌病的 CNV 患者（5 例中心凹下和 5 例中心凹旁）行玻璃体腔曲安奈德治疗的临床资料，平均随访 17 个月。80% 的眼视力提高或稳定，其中 30% 的眼视力提高 1 行或更多。20% 的视力下降了 1～3 行，没有发现有视力下降超过 3 行的眼。白内障的进展和眼压升高与药物在眼部的不良反应有关[107]。

（六）黄斑下手术与黄斑移位 Submacular Surgery and Macular Translocation

在 PDT 和抗 VEGF 治疗之前，眼组织胞浆菌病继发 CNV 的黄斑手术是许多严重视力丧失患者的重要治疗选择[108-110]。与许多治疗 CNV 的方法一样，CNV 的复发是一个主要问题。事实上，术后复发率高于激光光凝术后的复发率[111]。1997 年，美国国立眼科研究所（National Eye Institute）和国家卫生研究所（National Institutes of Health）发起了黄斑下手术 H 试验（Submacular Surgery Trials group H trial），以比较手术组和观察组患者的视功能结果和生活质量（图 73-8）。该试验包括 225 例非 AMD 合并 CNV 的患者，视力为（20/800）～（20/50）。225 例患者中，192 例有眼组织胞浆菌病。2 年后，接受手术治疗的患者中，视力改善或保持稳定的患者比观察组多 20%[112]。结果差异无统计学意义。

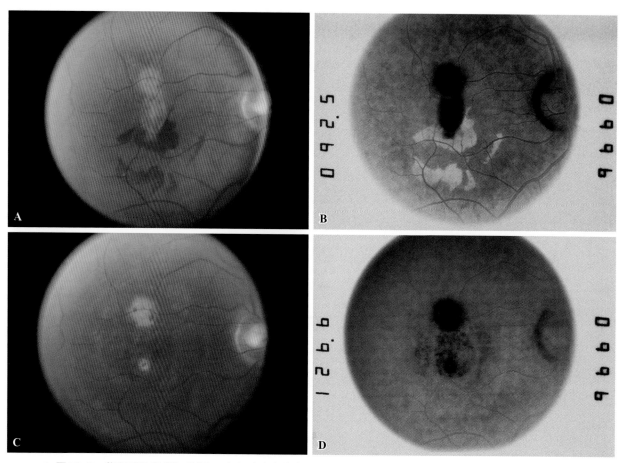

▲ 图 73-8　黄斑下手术试验（试验 H 组）中患有中心凹下脉络膜新生血管（CNV）的眼进行用黄斑下手术治疗

彩色照片（A）和早期荧光素血管造影（B）显示一只眼睛的中心凹下 CNV，为眼部组织胞浆菌病的特征性病变。术后 6 个月的彩色照片（C）和早期荧光素血管造影（D）显示视网膜色素上皮损伤区界限清楚

亚组分析显示，几乎所有在手术中获益的都是基线视力为 20/100 或更差的眼。这个亚组的 92 只眼中，76% 的手术眼与 50% 的观察眼相比，视力保持稳定或改善。此外，随着手术的实施，生活质量评分提高了很多[113]。

黄斑移位也被用于治疗与眼组织胞浆菌病相关的双侧视力丧失患者[114]。一个报道描述了 3 例用 360° 黄斑移位治疗的眼组织胞浆菌病。3 例中有 2 例视力有所提高。3 例中 2 例出现复发性 CNV，2 例出现慢性囊样黄斑水肿[114]。也有关于眼组织胞浆菌病的黄斑局限性转位的报道，但具体的视力结果并没有从更大的研究中分离出来，其中主要包括 AMD 病例，因此不能得出关于眼组织胞浆菌病的局限性转位有效性的结论[115]。尽管在某些情况下手术治疗仍然是可行的选择，抗 VEGF 治疗和 PDT 是治疗继发于眼组织胞浆菌病的中心凹下和中心凹旁 CNV 的主要方法，激光光凝常被推荐用于中心凹外 CNV。

息肉样脉络膜血管病变
Polypoidal Choroidal Vasculopathy

Xiaoxin Li　著

一、概述 Introduction

息肉状脉络膜血管病变（polypoidal choroidal vasculopathy，PCV）是一种渗出性黄斑病变，其特征类似于新生血管年龄相关性黄斑变性（AMD）伴色素上皮脱离（PED）和神经感觉脱离，部分伴有出血。PCV 的发病机制目前尚不清楚，但目前已被广泛认为是新生血管年龄相关性黄斑变性的一个亚型。

PCV 在非白人人群（包括黑人、西班牙裔和亚洲人）中更为常见[1]。据报道，中国和日本渗出性AMD 患者中 PCV 的发病率远高于白种人[2-7]。如果不进行吲哚菁绿（ICGA）血管造影，其真正的患病率和后果可能会被低估。ICGA 的广泛应用提高了 PCV 的诊断水平。

在 1982 年美国眼科学会年会上（Annual Meeting of the American Academy of Ophthalmology），Yannuzzi

等首次将息肉状脉络膜血管病描述为一系列患者（10/11 为女性）的息肉状、视网膜下、血管病变，伴有视网膜色素上皮的浆液性和出血性脱离[8]。该病最初被称为特发性息肉状脉络膜血管病变（idiopathic polypoidal choroidal vasculopathy，IPCV）。Kleiner 等在 1984 年描述了一种特殊的黄斑出血性疾病[9]，其特征是中年黑人妇女视网膜下和视网膜下色素上皮反复出血，他们称之为后葡萄膜出血综合征（posterior uveal bleeding syndrome，PUBS）[10]。后来，来自同一组作者的一项研究显示，PCV 的临床谱扩大，影响到不同年龄、性别和几个种族的人群[11]。本章将使用 PCV 术语，提到 IPTV 和 PUBS 术语是为了说明历史。

在过去的 10 年里，人们对渗出性黄斑病变的认识和对 PCV 重要性的认识有了显著的提高，尤其是在亚太地区。PCV 圆桌会议专家小组建议，PCV 的血管造影定义为：在注射吲哚菁绿后的最初 6min

内，脉络膜循环出现单个或多个高荧光灶结节区，伴有或不伴有脉络膜相互连接的血管网。视网膜下橙红结节伴吲哚菁绿高荧光是 PCV 的病理学特征[12]。这一定义的含义显而易见，但有重复之处。PCV 的定义依赖于 ICGA。一般不使用 ICGA 的视网膜专家往往不诊断 PCV。在这一章的后面，还有 PCV 的临床定义。

二、发病机制 Pathogenesis

PCV 被认为主要是脉络膜血管的一种原发性异常，其特征是脉络膜内血管网以动脉瘤样隆起或向外突出为终末，通常可见红橙色、球状、息肉样结构。PCV 主要累及脉络膜内血管，组织学上与中、大脉络膜血管有很好的区别[13]。

Kuroiwa 报道了 5 例经 ICGA 诊断的 PCV 患者手术切除标本的组织病理学特征。结果表明，动脉硬化是 PCV 患者脉络膜血管的重要病理特征[14]。在 Nakashizuka 等的另一份组织病理学报告中，检查了从 5 例 PCV 患者的 5 只眼手术取出的样本，病理结果显示任何样本中几乎没有肉芽组织的形成；另一方面，所有样本均表现出大量渗出性改变和渗漏，所有的血管都呈玻璃样变，脉络膜毛细血管消失，即使在保留 RPE 的病例中也是如此[15]。免疫组化显示 PCV 与脉络膜新生血管（CNV）不同。CD34 是血管内皮细胞表达的标志物，CD34 染色显示血管内皮细胞不连续，透明血管平滑肌肌动蛋白（SMA）呈阴性，平滑肌细胞分裂损伤导致血管扩张。血管内皮细胞 VEGF 抗体阴性。这些组织病理学结果表明，脉络膜血管的玻璃样变，如动脉硬化，是 PCV 的特征[15]。关于 CNV 和 PCV 的遗传学研究在已发表的论文中一直存在争议[16, 17]。最近，我们通过一系列的 Meta 分析来研究 AMD 的 CNV 与 PCV 之间的关系。我们发现许多基因与 PCV 和 CNV 有共同的联系。例如，单核苷酸多态性（SNP）rs10490924（TT ∶ GG，在 ARMS2 基因内，先前被鉴定为 LOC387715）[18] 与 CNV 之间的合并优势比（OR）为 4.23（95%CI 3.53～5.06），而单核苷酸多态性（SNP）与 PCV 之间的合并优势比（OR）为 5.13（95%CI 3.40～7.75，数据未公布）。补体因子 3（C3）基因内的单核苷酸多态性 rs9332739 也与 CNV（GG ∶ CC，合并 OR = 2.12，95%CI 1.81～2.47）和 PCV（合并 OR = 3.52，95%CI 1.43～8.69）有共同的关联。此外，补体因子 H（CFH, rs1061170, CC ∶ TT）和 SERPING1（C1 抑制剂, rs2511998, GG ∶ AA）也有类似的趋势。Kondo 等在 2008 年发现的弹性蛋白基因破坏了 Bruch 膜的弹性区域。他发现一种常见的弹性蛋白基因（ELN）变异与 PCV 易感性显著相关[19]。随着人们对 AMD 的遗传决定因素的了解越来越多，研究人员试图寻找遗传证据来确定新生血管性 AMD 与 PCV 之间的关系。在多个队列中复制的 CFH 单核苷酸多态性已被证实与新生血管性 AMD 和 PCV 有关，这证明了支持新生血管性 AMD 和 PCV 相似性的主要遗传证据。有一项研究报道称，PCV 与年龄和性别有很强的相关性（P < 0.0005，有无年龄和性别调整）。CFH 位点的 11 个 SNP 均与 PCV 显著相关，经年龄和性别调整后，11 个 SNP 标记中有 8 个显示 AMD 与 PCV 之间存在显著的异质性（P < 0.05）[20]。

此外，还进行了一系列的 Meta 分析，以探讨 CNV 和 PCV 的危险因素的集合或相互关系。我们发现 CNV 和 PCV 有许多共同的危险因素，如吸烟和糖尿病。例如，吸烟与 CNV 的合并 OR 介于两者之间为 1.78（95%CI 1.52～2.09）[21]，而吸烟与 PCV 的合并 OR 介于两者之间为 1.51（95%CI 1.06～2.16，数据未公布）。糖尿病与 CNV 的合并 OR 介于两者之间为 1.66（95%CI 为 1.05～2.63）[21]，而糖尿病与 PCV 的合并 OR 介于两者之间为 1.94（95%CI 为 1.29～2.92，数据未公布）。然而，高血压与 CNV 的合并 OR 两者之间的比值为 1.02（95%CI 0.77～1.35）[21]，而高血压与 PCV 的合并 OR 两者之间的比值为 1.60（95%CI 1.17～2.18，未公布数据）。因此，高血压只与 PCV 有关。这与病理结果一致：PCV 病变血管壁增厚、玻璃样变，与高血压相似[22]。

三、临床特征 Clinical Features

（一）流行病学 Demographics

据报道，美国、比利时、意大利、格里克、日本、中国和韩国人群中假定为 AWD 的 PCV 患病率分别为 7.8%[1]、4.0%[23]、9.8%[24]、8.2%[25]、23.0%～

54.7%[26]、22.3%~49%[7, 27] 和 24.6%[28]。患病率因年龄而异[29]。总之，PCV 在黑人、日本人、中国人和其他亚洲人中的发病率高于白人，而 AMD 的发病率在白人中很高，在黑人中很低。这两种疾病在亚洲人中的发病率都很高。

尽管早期报道显示 PCV 是一种以中年妇女人群发病为主的疾病[11]，并且 PCV 比典型的 AMD 发病早 10~20 年，但它最常见于 50—65 岁的患者[30]。然而，在中国人群中，受试者的平均年龄为 66.1±9.6 岁[29]。高加索人患者通常在老年时出现 PCV[31]。后来证实，PCV 在男女中都有发生（而且在亚洲男性中比女性更常见）[29]。虽然在一些报道中，女性比男性更易患此病，但在中国患者中，仍有更多的男性表现出这种疾病[7, 29, 31, 32]。PCV 通常是一种双侧疾病。大多数有一只眼 PCV 症状的患者最终在另一只眼出现类似的病变。

PCV 的自然病程是可变的：可能是相对稳定的，也可能是反复出血和渗漏，伴有视力下降和脉络膜视网膜萎缩，伴有或不伴有纤维化瘢痕。单独的红橙色结节或结节和视网膜下小出血，并没有硬性渗出物，仍可能允许良性的临床进程和稳定的视力[33, 34]。

PCV 与其他疾病的关系尚不确定。PCV 伴严重血小板减少和大出血已被报道[35]，PCV 还与镰状细胞病和放射治疗有关[36]。一些专家认为，对 PCV 患者进行高血压和血小板计数筛查是可取的，但高血压在老年患者中很常见，而且已经在就诊期间进

行了监测，血小板数据还没有完全确定。遗传和环境因素在其病因中的作用尚不明确，需要进一步研究。

（二）临床表现 Clinical Findings

临床上，PCV 的特征是突出的橙红色隆起性病变，常伴有 RPE 结节性隆起，在常规眼底检查中可通过检眼镜和隐形眼镜裂隙灯生物显微镜观察到。光相干断层扫描（OCT）成像可以很容易地观察到 RPE 结节状隆起。PCV 的特点是结节性病变仅在使用 ICGA 时观察到。结节性病变表现为息肉样（polyp-like）或葡萄状（grape-like）成簇团块（图 74-1）[11, 15]。结节性病变伴有浆液性渗出和出血，可导致视网膜色素上皮剥离，有时还可导致神经感觉层的视网膜脱离[34]。相关特征为复发性网膜下出血和玻璃体积血（图 74-2）。

结节性病变主要位于黄斑区，尽管这可能是由于 ICGA 倾向于观察黄斑区而导致的确定偏差。在一份报道中，69.5% 的结节性病变位于黄斑区，15% 的 PCV 病变位于颞侧视网膜血管弓下，4.5% 的 PCV 病变位于视盘周围（视盘边缘一个视盘直径内）。PCV 病变也会位于中周部视网膜[29]。

PCV 病变可以是活动的或非活动的（图 74-3）。如果有下列任何一项的临床、OCT 或荧光素血管造影证据，则认为 PCV 是活跃的：视力丧失 5 个或更多字母（ETDRS 图表）、视网膜下液伴或不伴视网膜内液、色素上皮脱离、视网膜下出血或荧光素渗漏（框 74-1）。目前还没有一个公认的标准来定

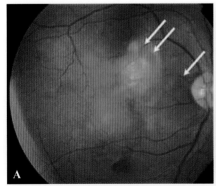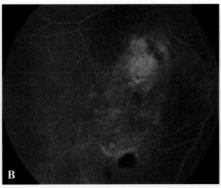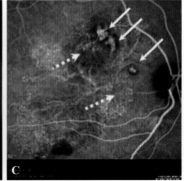

▲ 图 74-1　A. 右眼视物模糊 2 年的 53 岁男性彩色照片；视力为 20/200。黄斑上部有突出的橙红色隆起性病变（箭）。B. 同一眼底荧光素血管造影显示隐匿的脉络膜新生血管。C. 6 分 3 秒的吲哚菁绿血管造影显示黄斑中央有一个分支血管网和息肉样病变（箭），息肉样病变连接到一个分支血管网（虚箭）且对应于橘红色的视网膜下结节

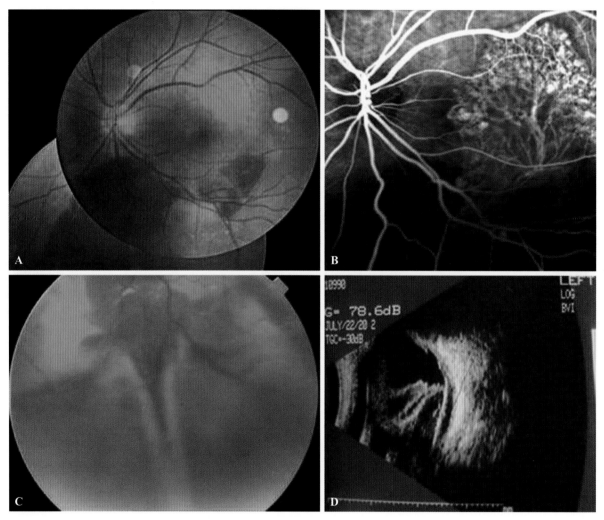

▲ 图 74-2　**A.** 一名 65 岁男子，发现视物模糊 18 个月的彩色眼底照片。中心凹颞侧有一大片橘红色隆起的病灶。**B.** 同一眼底的吲哚菁绿血管造影。**C.** 1 个月后视力下降到手动，彩色照片显示中心凹下方出血性视网膜脱离。**D.** 1 周后 B 超显示视网膜下出血及玻璃体积血

义 PCV 的疾病活动性，治疗应针对活动性和症状性 PCV，以及考虑为活动性、无症状的 PCV[12]。

脉络膜血管通透性增高是中心性浆液性脉络膜视网膜病变（CSC）的特征性表现，可能在 PCV 的发病机制中起一定作用。PCV 伴血管样条纹继发于弹性假黄瘤也有 1 例报道[37, 38]。

一些学者报道了 PCV 合并 CNV 的病例[31]。从理论上讲，PCV 可引起缺血性改变、炎症、PRE 病变和 Bruch 膜破裂。这些变化可能有助于 CNV 的发展，并可能导致纤维化和瘢痕形成。纤维化瘢痕可由视网膜下出血引起。

（三）血管造影特征 Angiographic Features

ICGA 比 FA 能更好地显示 PCV，因为吲哚菁绿吸收并发射近红外光，很容易穿透 RPE，增强脉络膜病变的可视性。此外，吲哚菁绿与血浆蛋白的结合亲和力较高，这意味着它不会像荧光素那样迅速地从脉络膜毛细血管渗漏[39]。近年来，ICGA 已被公认为诊断 PCV 的金标准，并作为立体血管造影鉴别 PCV 与视网膜血管样增生的特异性标准之一[6]。PCV 的 ICGA 特征包括脉络膜内血管分支网络[2, 6, 22, 40-42]，以及这些异常血管网络边缘的结节性息肉状动脉瘤样扩张，与橙色视网膜下结节相对应[2, 6, 11, 21, 32, 34, 40, 42]。前 6min 脉络膜循环出现单灶或多灶高荧光结节区（低荧光晕）（框 74-2）。息肉和（或）相关脉管系统的搏动报道较少，只能通过视频动态 ICGA 观察到[43, 44]。

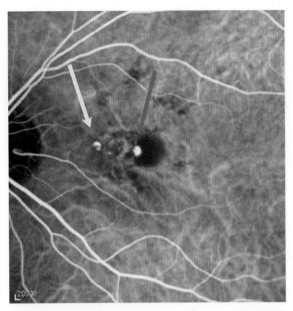

▲ 图 74-3　73 岁男性息肉状脉络膜血管病患者的吲哚菁绿血管造影

患者左眼有 7 个月的视力下降史。黄斑部有两个息肉样病灶。黄箭表示不活动的息肉，红箭表示周围有低荧光的活动性息肉

框 74-1　活动性息肉状脉络膜血管病的特征

- 神经感觉层脱离
- 色素上皮脱离
- 视网膜下脂质渗出
- FA 活动性的证据是高荧光，主要以"隐匿"的模式渗露
- 视网膜下出血
- 息肉周围有液体（ICGA 中呈低荧光晕）

FA. 荧光素血管造影；ICGA. 吲哚菁绿血管造影

框 74-2　息肉状脉络膜血管病的 ICGA 特征

- ICGA 上显示为典型结节性高荧光的息肉样病变，符合以下血管造影标准之一
- 息肉内部脉络膜分支血管网、结节性息肉状动脉瘤或这些异常血管网络末端血管的异常扩张，存在低荧光晕（前 6min）
- 可在视频 ICGA 观察到息肉的脉动血管搏动

ICGA. 吲哚菁绿血管造影

当常规检眼镜检查显示血清性黄斑病变（serosanguineous maculopathy）具有以下特征之一时，应考虑 ICGA 辅助 PCV 的诊断：临床可见的视网膜下橙色 – 红色结节，自发性大量视网膜下出血（如果不是严重到排除所有 ICG 视图），在某些情况下有切迹或出血性色素（PED）上皮脱离，或对抗 VEGF 治疗缺乏反应。PCV 的总病变面积是 ICGA 所观察到的所有息肉和分支血管网（branching vascular network，BVN）的面积。这对于激光和光动力治疗方式很重要。

（四）分类 Classification

PCV 最初由日本 PCV 研究小组（Japanese Study Group on PCV）进行分类[2]。PCV 圆桌会议专家小组建议将 PCV 分为三类[12]：① 静止性（quiescent）：无视网膜下或视网膜内液体或出血的息肉状病灶；②渗出性（exudative）：无出血的渗出，可能包括视网膜神经感觉层增厚、神经感觉层脱离、PED 和视网膜下脂质渗出；③出血性（hemorrhagic）：任何有或无其他渗出特征的出血。

还有其他分类供讨论。Akiyuki Kawamura 将 PCV 分为两种类型：1 型，在 ICGA 上可以看到滋养和回流血管，血管网络众多；2 型，不能检测到滋养和回流血管，血管网络数量很少[46]。根据 ICGA 上存在分支血管网和 FA 上 PCV 病变晚期渗漏的情况，Tock-Han-Lim 分为三种类型：A 型（ICGA 上的血管交通支）为 22.4%；B 型（FA 无渗漏的分支血管网）为 24.3%；C 型（分支血管网伴 FA 晚期渗漏）107 例，占 53.3%。中度视力丧失（丧失 ≥ 3 行）发生率最高的是 C 型 PCV（5 年时 B 型和 A 型分别为 57.7% 和 0%，$P < 0.001$）[47]。

四、鉴别诊断 Differential Diagnosis

（一）新生血管年龄相关性黄斑变性 Neovascular Age-Related Macular Degeneration

一些作者将 PCV 归类为新血管性 AMD 的一个亚型[6]。由于类似的特征（图 74-4A）、血管内皮生长因子水平升高、相似的组织学及生长因子和受体抗体的表达，PCV 被认为是隐匿 CNV 的一部分或类似于隐匿性 CNV。我们认为 PCV 是一种特殊的疾病。据文献报道，PCV 中 VEGF 的升高水平低于 AMD-CNV 或近视型 CNV。PCV 中 VEGF 水平是轻度到中度升高。PCV 的临床特点与新生血管性 AMD 不同。PCV 与从内层脉络膜平面投射到外层视网膜

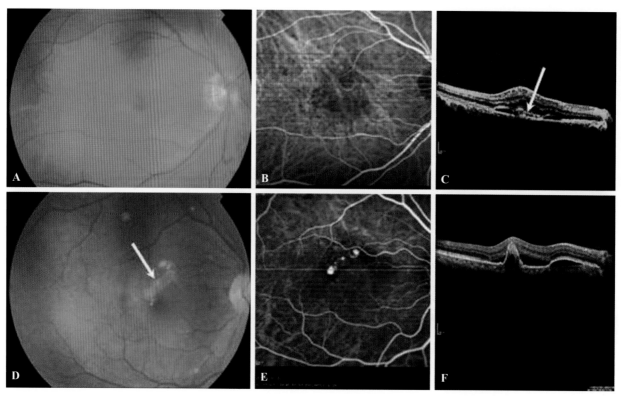

▲ 图 74-4 A. 视力 20/20 的 72 岁男性彩色照片；B. 吲哚菁绿血管造影显示在中心凹的上方有脉络膜新生血管；C. 同一眼底的光相干断层扫描，箭指向视网膜色素上皮带上方的 CNV 成分，RPE 带断裂；D. 66 岁女性的彩色照片，视力 20/100，黄斑区有橙红色视网膜下结节（箭）；E. 同一眼底的 ICGA 显示与橙红色病变相对应的息肉状病灶；F. 同一眼底的 OCT 显示视网膜下积液伴大面积视网膜色素上皮脱离的息肉样病变呈"后弯"（bent back）状脱离

或 RPE 的息肉样结构有关。RPE 基本上是完整的，而在新生血管性 AMD 中，脉络膜新生血管团可能侵入并穿透 Bruch 膜，或通过 Bruch 膜缺陷生长，并在 RPE 下间隙（Ⅰ型 CNV）或视网膜感觉层下间隙（Ⅱ型 CNV）增殖[47]。从脉络膜延伸至 RPE 下间隙的新生血管的生长是隐匿性 CNV 最重要的组织病理学改变（图 74-4B）。

OCT 结果（图 74-4C 和 F）有助于了解受这两种临床病变影响的视网膜结构的差异，也有助于 PCV 和新血管性 AMD 的鉴别诊断[13]。

（二）中心性浆液性脉络膜视网膜病变 Central Serous Chorioretinopathy

中央浆液性脉络膜视网膜病变（CSC）以透明液体的积聚和黄斑视网膜圆形浆液性脱离为特征。它被认为是由于视网膜色素上皮水平的一个或多个缺损引起的局灶性渗漏，使得脉络膜毛细血管中的浆液性液体扩散到视网膜下间隙。有人假设，脉络膜毛细血管微循环的长期紊乱导致液体漏入 RPE 下间隙。脉络膜高通透性和视网膜色素上皮功能受损共同导致视网膜色素上皮下间隙积液，最终通过视网膜色素上皮漏入视网膜下间隙。ICGA 扩展了我们对 CSC 的认知。一个一致的发现是 CSC 中 ICGA 期间脉络膜的高通透性。ICG 中的多灶脉络膜高荧光斑块显示多灶脉络膜血管高渗区[42]。

在伴有持续性和（或）复发性渗出的 CSC 中，有报道称 PCV 伪装成 CSC，大量的视网膜色素上皮改变可能使其难以与 PCV 鉴别。在这些患者中，ICGA 有助于区分这两种病变。准确的临床诊断很重要，因为 CSC 和 PCV 在危险因素、自然病程、视觉预后和治疗方面存在差异[48]。

五、治疗 Treatment

（一）温热激光光凝 Thermal Laser Photocoagulation

激光光凝被认为是有益的，尽管仅短期的随访。最大的好处可能是中心凹外 PCV[49]。在一些分析报道视力结果的研究中，ICGA 引导的激光光凝术成功地稳定或改善了 55%～100% 的眼的视力；然而，视力丧失发生在 13%～45% 的眼[32, 49-51]。与单纯息肉相比，光凝治疗整个病变似乎更为有效[51]。

（二）光动力疗法 Photodynamic Therapy

维替泊芬光动力疗法（PDT）通过其血管闭塞作用机制导致息肉消退或吸收。在 Everest 试验中，71.4% 的患者在不到三次治疗后，息肉[12]完全闭塞，渗出性改变消失，ETDRS 表上的字母丢失减少不到 15 个，1 年后 80%～100% 的患者视力得到改善[52, 53]。对于未接受治疗的患者，应治疗 ICGA（息肉加分支血管网）所示的整个 PCV 病变。

维替泊芬 PDT 治疗的常见并发症有视网膜下出血、PCV 复发伴分支血管网（branching vascular network，BVN）渗漏、RPE 损伤或撕裂、纤维瘢痕形成。视网膜下出血是常见的，可导致玻璃体积血，结果很差[52-54]。PDT 术后出血的危险因素是病变面积大、血管网渗漏[53]。

（三）抗血管内皮生长因子治疗 Anti-VEGF Therapy

PCV 患者 VEGF 水平升高[43]。最近的研究表明抗 VEGF 治疗 PCV 是有效的。息肉样复合体的数量减低，其中 4/12（33%）眼用玻璃体腔注射雷珠单抗治疗[55]，1/11（9.09%）眼用玻璃体腔注射贝伐单抗治疗[56]。

LAPTOP 研究是一项为期 12 个月的 IV 期前瞻性多中心随机临床试验：PDT 与雷珠单抗，结果显示玻璃体腔雷珠单抗在获得视觉增益方面优于 PDT 单药治疗[54]。据报道，使用玻璃体腔注射康柏西普治疗 PCV：在基线检查时确认 53 例 PCV 患者。在第 12 个月，0.5mg 组（n=25，P＜0.001）和 2.0mg 组（n=18，P=0.011）的最佳矫正视力（BCVA）的平均变化分别为 14.4±14.1 个字母和 14.2±21.0 个字母。分别有 48.0%（12/25）和 44.4%（8/18）接受 0.5mg 和 2.0mg 康柏西普的患者出现 ≥ 15 个字母的增加[57]。Aflibercept 也有类似的结果：48% 和 27% 的 PCV 患者在 aflibercept 治疗 3 个月后，每月出现完全或部分息肉消退[58]。

（四）联合疗法 Combination Therapy

EVEREST 试验是一项多中心、双盲、ICGA 指导的随机对照试验，研究有症状的 PCV 患者。用维替泊芬 PDT 单药治疗，0.5mg 雷珠单抗治疗，或联合治疗[1]。在第 6 个月时，联合治疗和维替泊芬 PDT 单药治疗在息肉完全消退方面均优于雷珠单抗单药治疗。BCVA 和中央视网膜厚度（central retinal thickness，CRT）的改善也有利于联合治疗[12]。

最近一个相对较大的比较病例系列的作者报道，联合应用维替泊芬 PDT 加贝伐单抗治疗比单独应用维替泊芬 PDT 治疗有更好的早期 BCVA 结果（3 个月时平均 BCVA 变化与基线值的差异 P=0.0016，12 个月时 P=0.048）[31]。联合治疗也降低了 PDT 相关出血的发生率［分别为 3/61（4.9%）和 15/85（17.6%）］，但不影响病灶的消退和复发[31]。

这些试验支持选择 ICGA 引导的维替泊芬联合 PDT 或不联合雷珠单抗作为标准的首选治疗方案。

第75章

中心性浆液性脉络膜视网膜病变
Central Serous Chorioretinopathy

Dennis Lam　Sudipta Das　Shirley Liu　Vincent Lee　Lin Lu　著

一、概述 Introduction

Albrecht von Graefe 首先描述了一种引起复发性浆液性黄斑脱离的疾病，并在 1866 年创造了"中心性复发性视网膜炎"（central recurrent retinitis）一词[1, 2]。100 年后，Bennet 使用了"中心性浆液性视网膜病变"（central serous retinopathy）一词[3]。1967 年，Gass 提出了这种疾病的发病机制和临床特征的经典描述，并称之为特发性中心性浆液性脉络膜病变（idiopathic central serous choroidopathy，CSC）[4-6]。目前，这种脉络膜视网膜病变被称为中心性浆液性脉络膜视网膜病变（central serous chorioretinopathy，CSCR）。

CSCR 是一种病因多、发病机制复杂的疾病。它典型地影响中年男性，其特征是视网膜后极的浆液性神经感觉层脱离（serous neurosensory detachment，NSD）。CSCR 多为特发性，3~4 个月内自发消退，视力预后良好[7]。然而，一些患者患有慢性形式的疾病，伴有持续性或复发性浆液性黄斑脱离并进行性视力丧失。吲哚菁绿（ICGA）血管造影和光相干断层扫描（OCT）的进展，使人们对 CSCR 的病理生理学和治疗有了更深入的了解。低剂量、低通量的光动力疗法（photodynamic therapy，PDT）彻底改变了症状性 CSCR 的治疗方法。最近，以抗血管内皮生长因子和盐皮质激素受体（mineralocorticoid receptor，MR）拮抗剂的形式治疗方案似乎是有希望的，但在将其纳入常规临床实践之前，还需要来自随机对照试验（RCT）的更多支持。

二、定义、发病机制、危险因素和流行病学 Definition, Pathogenesis, Risk Factors, and Epidemiology

（一）定义 Definition

中心性浆液性脉络膜视网膜病变（Central serous chorioretinopathy，CSCR 或 CSC）是一种以神经感觉性视网膜局限性浆液性脱离伴或不伴局灶性色素上皮脱离（pigment epithelial detachments，PED）和视网膜色素上皮（RPE）改变为特征的疾病。由于黄斑区出现浆液性视网膜脱离（serous retinal detachments，SRD），该病引起中心视觉症状。有报道称，无症状患者出现一次或多次黄斑外的 SRD，如在活动性 CSCR 患者的对侧眼中观察到的，或在检查 CSCR 患者亲属的眼睛时观察到[8, 9]。

这种被称为"CSCR"的疾病分为急性和慢性两种类型。这种区别在某种程度上取决于 SRD 的持续时间和是否存在延长的 RPE 变化。急性期通常在 3~4 个月内消退，少数患者出现颜色辨别缺陷[7]。慢性型，最初被 Yannuzi 等于 1992 年 10 月称为"弥漫性视网膜上皮病变"（diffuse retinal epitheliopathy）[10]，其特征是 RPE 萎缩的广泛轨迹显示伴有或不伴有 SRD 的眼底自发荧光（FAF）降低[11, 12]。在这种慢性疾病中，除了慢性 SRD 和多灶 RPE 萎缩区外，还可出现不规则的 RPE 脱离和长期存在的视网膜内囊状空腔，通常病程超过 5 年[13, 14]。

（二）发病机制 Pathogenesis

CSCR 的病理生理学被认为涉及多种病因和机制，最终导致广泛的脉络膜循环异常和随后的 RPE 紊乱[15]。脉络膜的高通透性可能是由于淤滞、缺血或炎症所致，这在 ICGA 中期的内层脉络膜染色中是明显的[16-19]。增强深度成像（EDI-OCT）发现 CSCR 患者双眼脉络膜增厚进一步证实了这一点[20]。这些高渗透性脉络膜血管，假设会导致组织静水压增加，克服 RPE 的屏障功能，导致 PED 的形成。荧光素血管造影上与 RPE 渗漏灶相邻的脉络膜染色区域支持了这一现象[16, 21, 22]。脉络膜静水压的进一步增加导致视网膜色素上皮破裂，使液体进入视网膜下间隙。CSCR 患者 ICGA 低荧光区显示的脉络膜毛细血管不灌注，导致脉络膜静脉扩张和充血，也被认为是可能的原因之一[16-18]。视网膜色素上皮细胞极性的局灶性丧失也被认为是通过主动向视网膜下空间泵入液体而引起 CSCR 的原因[23]。

最近，新的研究表明醛固酮 / 盐皮质激素受体途径可能参与 CSCR 的发病机制。在临床前动物模型中，玻璃体腔注射醛固酮引起血管扩张、增厚和脉络膜血管渗漏，RPE 细胞延长，视网膜下液体积聚，与 CSCR 相似[24]。

（三）危险因素 Risk Factors

1927 年，Horniker 提出精神障碍与 CSCR 有关[25]。然而，1987 年 Yannuzi 观察到 CSCR 和"A型"人格模式之间存在一定的联系[26]。随后，抗精神病药物的使用、心理压力和抑郁被描述为 CSCR 的独立危险因素[27, 28]。最近，Carlesimo 等提出了自恋人格与 CSCR 之间可能的联系，接受皮质类固醇治疗的患者更容易发生 CSCR[29-32]。虽然全身摄入类固醇（口服和静脉）是 CSCR 的一个独立危险因素[27, 32, 33]，但在通过吸入、鼻内、硬膜外、关节内、局部皮肤和眼周途径局部注射类固醇后也有描述。此外，有两篇报道提示玻璃体内注射曲安奈德后 CSCR 的加重和 CSCR 的诱导 [34-42]。类固醇诱导的 CSCR 在某些个体中可能是一种特异性反应，具有较少的男性偏好、频繁的双侧性和常见的非典型表现 [43, 44]。激素治疗后葡萄膜炎过程中，激素诱导的 SRD 具有欺骗性，一旦确诊应立即停止激素治疗 [43]。肾、骨髓和心脏移植后也有 CSCR 的报道 [45-48]。与内源性皮质醇生成增加相关的疾病，如库欣病和妊娠，增加了发生 CSCR 的风险。在妊娠期，风险在妊娠晚期最大，通常在分娩后消失 [33, 49-51]。高血压和阻塞性睡眠呼吸暂停患者也有较高的发生 CSCR 的风险 [52]。凝血和血小板聚集异常被认为是 CSCR 发病的危险因素 [54]。CSCR 患者的房水样本分析显示血小板衍生生长因子（platelet derived growth factor，PDGF）水平较低。提示 PDGF 可能在 CSCR 的发病机制中起一定作用 [54]。VEGF 在 CSCR 中的作用尚未在研究中得到证实 [55]。胃食管反流和幽门螺杆菌感染已被单独报道与 CSCR 相关，治疗上述情况已被证明可加快视网膜下液体的溶解速度 [56-58]。吸烟、抗组胺药、饮酒和过敏性呼吸道疾病都会增加 CSCR 的风险 [59]。最近，65% 的转移癌患者口服 MEK 抑制剂（binimetinib）可产生短暂性双侧 SRD [60, 61]。尽管磷酸二酯酶 -5 抑制剂（西地那非、他达拉非、伐地那非）的使用被证明会引起 CSCR，但在不同的研究中，关于停用后疾病的消退存在矛盾的证据 [62, 63]。

迄今为止，已有文献报道家族性 CSCR 病例，但尚未发现与该病相关的明确传播模式或基因型 [64-66]。在最近对 5 个家系的分析中，50% 的 CSCR 患者亲属的眼睛脉络膜厚度超过 395nm，这表明厚脉络膜可能是 CSCR 的表型指标之一，CSCR 可能具有显性遗传模式 [8]。

（四）流行病学 Epidemiology

目前，CSCR 是仅次于年龄相关性黄斑变性（AMD）、糖尿病性视网膜病变（DR）和视网膜静脉阻塞（RVO）的最常见的威胁视力的疾病 [8]。在 72%～88% 的病例中，男性受影响最大 [68]，在一项基于人群的研究中，男性的年发病率是女性的 6 倍 [69]。最近的流行病学数据表明，受影响患者的平均年龄高于一般的假设，介于 39—51 岁 [69, 70]。儿童 CSCR 很少报道 [71]。老年患者（即 50 岁以上）的 CSCR 流行病学表现出更多的双侧性、慢性 CSCR 的特征、女性患病和发展脉络膜新生血管（CNV）的风险 [69, 72]。在这个年龄组中，人们应该考虑和排除其他鉴别诊断，如 AMD 和息肉状脉络膜血管病变（PCV）[73]。

三、临床特征 Clinical Features

（一）人口统计学 Demographics

CSCR 的发生率因民族而异。与黑人相比，亚洲人和白人中的 CSCR 频率更高，后者表现更为积极，视觉力较差 [73, 74]。在亚洲人群中，CSCR 是常见的，与其他族群相比，在这一人群中，双侧多灶性 CSCR 更常见 [75]。高 SRD 和大的色素上皮脱离（PED）也见于亚洲人群，常被误诊为原田病 [76]。

（二）症状 Symptoms

急性 CSCR 患者通常抱怨与黄斑部 SRD 定位相关的症状（图 75-1）。这些主要是视物模糊，相对中心暗点，视物变形，轻度至中度色觉障碍，远视，视物变小和对比敏感度降低。前移的神经感觉视网膜使眼睛变得远视，患者经常从远视矫正镜片的添加中获益。

（三）体征 Signs

急性 CSCR 的特征是后极部 NSD 的一个界限清楚的圆形或椭圆形区域。这可能与一个或多个浆液性 PED 有关。尽管间接检眼镜检查足以诊断 SRD，但有时使用 78D 透镜的裂隙灯生物显微镜可以更好地检测到最小的视网膜下液体或小的 PED。在这些患者中，中心凹反射消失为诊断提供了线索。由于叶黄素色素的可见度增加，这些患者的中心凹常有黄色变色 [4, 50, 68, 77]。被吞噬的外层视网膜光感受器外节段有时在 RPE 内表面出现微小的黄点（图 75-2）[78]。急性 CSCR 的视网膜下液通常是透明的，但偶尔会因视网膜下或 RPE 下纤维蛋白沉积而混浊（图 75-3）[4, 68]。这种纤维蛋白通常随着时间的推移而溶解，但有时会合并导致视网膜下纤维化，导致视力永久性下降。CSCR 患者也可表现

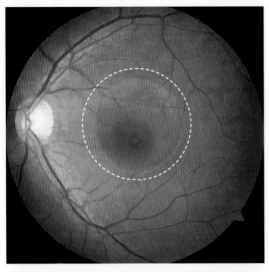

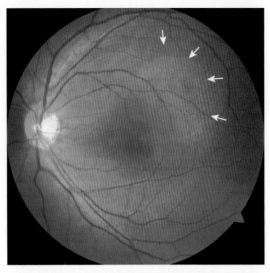

▲ 图 75-1　典型中心性浆液性脉络膜视网膜病变的年轻男性患者的彩色眼底，表现为后极部的环状神经感觉层视网膜脱离（被白色环包围）

▲ 图 75-2　中心性浆液性脉络膜视网膜病变患者的彩色眼底照片，显示中心凹区的神经感觉性视网膜脱离，视网膜脱离的后表面有黄点（白箭）

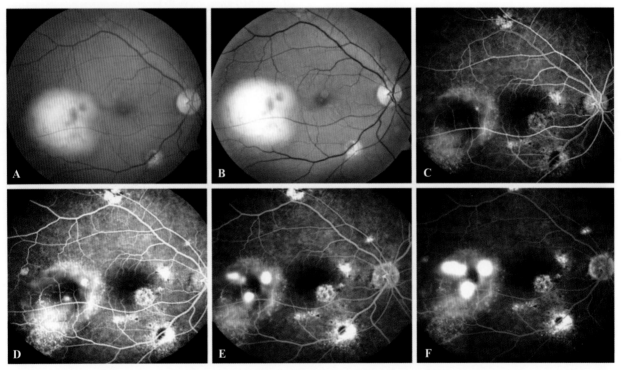

▲ 图 75-3　慢性中心性浆液性脉络膜视网膜病变患者显示视网膜下有排列有序的纤维蛋白，视网膜下液体位于黄斑部。荧光素血管造影显示视网膜色素上皮萎缩区，纤维蛋白旁有多处针孔样渗漏

为下方大疱性渗出性视网膜脱离[79, 80]。在慢性病例中，由于长期存在的视网膜下液体的重力作用，视网膜色素上皮改变的区域和典型的视网膜色素上皮萎缩的区域位于下方。也可表现为慢性黄斑囊样水肿、视网膜下脂质沉积和继发 CNV。

四、鉴别诊断 Differential Diagnosis

（一）年龄相关性黄斑变性 Age-Related Macular Degeneration

CSCR、CNV 和 PCV 可根据"脉络膜增厚"

（pachychoroid）情况的疾病谱分为三组[81]。AMD 是 50 岁以上 CSCR 患者最重要的鉴别诊断[18]。慢性 CSCR 患者在随访期间或激光光凝后可发生继发 CNV（主要为 2 型）。尽管每种疾病都有其自身的 FA 和 ICGA 特征，但由于弥漫性和不明确的渗漏，很难区分这两种疾病。OCT 可显示 AMD 的新生血管复合体，对这些病例有帮助。

（二）息肉状脉络膜血管病变 Polypoidal Choroidal Vasculopathy

由于 ICGA 上的浆液性黄斑脱离、RPE 改变和脉络膜通透性增高，PCV 与慢性 CSCR 很难鉴别。ICGA 上有利于诊断息肉的要点是视网膜下出血、分支血管网和息肉渗漏。OCT 表现为典型的浆液性、有切迹的或出血性 PED，视网膜下液的光密度较高[82]。

（三）视盘小凹 Optic Disc Pit

视盘小凹是位于视神经头颞侧的局部凹陷，在玻璃体腔、视网膜下间隙和某种程度上与蛛网膜下腔之间形成联系。在视网膜内囊样水肿的患者中，约 45% 的患者在内层视网膜裂孔后出现慢性或复发性浆液性视网膜脱离。通过仔细的视盘周围检查和视盘凹陷处的 FA 无渗漏，可在临床上确诊。

（四）炎症和感染性疾病 Inflammatory and Infectious Diseases

Vogt-Koyanagi-Harada（VKH）病是一种多系统疾病，伴有双侧肉芽肿性全葡萄膜炎，常表现为类似 CSCR 的多发性浆液性视网膜脱离。除了全身、神经和皮肤的症状外，玻璃体也有炎症存在，超声上脉络膜增厚，以及 FA 上的多灶性渗漏都很容易将其与 CSCR 区分开来。后巩膜炎也可表现为浆液性视网膜脱离。然而，在这种情况下，患者经常在眼球运动时感到疼痛，B 超显示脉络膜上间隙增厚，并伴有特征性 T 征（T-sign）。因此，对这些疾病的鉴别是至关重要的，因为与 CSCR 不同，全身类固醇是主要的治疗。引起 SRD 的其他炎症条件包括交感性眼炎、葡萄膜积液综合征和脉络膜良性反应性淋巴增生。认为眼组织胞浆菌病综合征（POHS）是一种可能引起

SRD 样 CSCR 的感染性疾病，但具有突出的穿凿样（punched-out）周边脉络膜视网膜病变和视盘周围萎缩的特点。

（五）自身免疫和血管疾病 Autoimmune and Vascular Disorders

系统性红斑狼疮、结节性多动脉炎和硬皮病等自身免疫性疾病可导致脉络膜血管的纤维蛋白样坏死。疾病过程本身，有时全身类固醇治疗可导致 SRD，使结果复杂化。一些非自身免疫性疾病，如恶性高血压、妊娠期毒血症和播散性血管内凝血，也可出现继发于脉络膜动脉阻塞的 NSD。

（六）眼内肿瘤 Intraocular Tumors

各种类型的脉络膜肿瘤，包括脉络膜血管瘤、脉络膜黑色素瘤、脉络膜骨瘤和脉络膜转移癌，可引起类似 CSCR 的渗出性黄斑脱离。区分恶性和潜在致死性疾病与 CSCR 是很重要的。大多数情况下，临床上会发现大肿瘤，但有时小肿瘤，特别是脉络膜血管瘤，在视网膜下液体的存在下很难识别。超声检查有助于发现和鉴别肿瘤的性质。在血管瘤中，ICGA 在血管造影晚期表现出典型的"冲刷"现象，EDI-OCT 显示肿瘤中的大、中脉络膜血管管径增大，脉络膜毛细血管正常[83]。

（七）穹窿状黄斑 Dome-Shaped Macula

穹窿状黄斑（dome-shaped macula）是近视眼后极葡萄肿内黄斑的前突，约 50% 的近视眼可见波动性浆液性中心凹脱离[84]。这种情况可能与 FA 上的点状渗漏、小的 PED 和 OCT 上更大的中心凹下脉络膜增厚有关，使其难以与 CSCR 鉴别[85]。在大多数情况下，SRD 可自发吸收。在慢性和持续性 SRD 中，有研究报道了半注量 PDT 和口服螺内酯的良好效果[86, 87]。

五、辅助检查 Ancillary Testing

（一）光相干断层扫描成像 Optical Coherence Tomography (OCT)

光谱域（SD-OCT）和最近的增强深度成像和扫描源技术，使得神经感觉层视网膜、RPE、脉络膜和脉络膜血管进行全深度可视化，使人们更好地

理解了 CSCR。SD-OCT 上的高反射点出现在视网膜下间隙和视网膜层间，与 FAF 上的高自发荧光区相对应[88-90]。在整个发病过程中，荧光点数目的增加往往与最终的视力下降有关[91]。黄斑部 SRD 区光感受器外节段延长是 CSCR 中常见的 SD-OCT 表现。在 SD-OCT 上，光感受器外节段的侵蚀经常出现在渗漏处，这表明通过 RPE 断裂处的主动流出造成了机械磨损。50%～100% 的 CSCR 眼可见浆液性 PED[92, 93]。在活动性 CSCR 病例中，SD-OCT 和 FA 联合检测发现在大多数或所有病例中识别出渗漏部位的 RPE 或 PED 升高（图 75-4）[94]。与健康受试者相比，CSCR 患者的患眼和对侧眼的脉络膜厚度均增加[94, 95]。SD-OCT 上，PED 定位于脉络膜大血管扩张和脉络膜增厚区域（图 75-5），在 ICGA

上血管通透性增高，提示脉络膜血流失调在 PED 发机制中的作用[94]。在慢性 CSCR 中，Bruch 膜上可能存在高反射成分，在 OCT 形成"双层征"（double layer sign）[93]。连续采集的定量测量和厚度图可用于评估疾病进展和治疗反应。当用 EDI-OCT 评估光动力疗法（PDT）的治疗反应表明，半注量治疗后 1 年，中心凹下脉络膜厚度减少了 20%[96]。OCT 上的外核层变薄、慢性囊样变性和椭球体带区（感光细胞内外节段的连接处）破裂与视力下降有关[89]。

（二）眼底自发荧光 Fundus Autofluorescence

FAF 主要来源于 RPE 脂褐素，反映 RPE 的健康状况。它允许无创检测在不同阶段和不同形式的 CSCR 所见的变化。在 70%～100% 的眼中观察到与

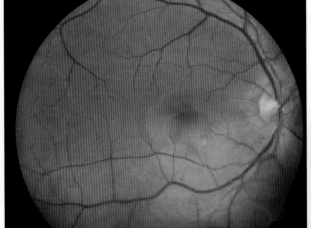

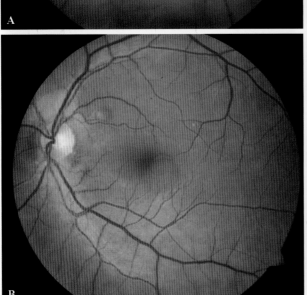

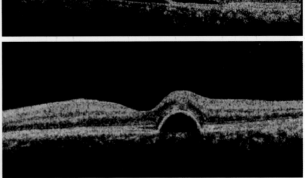

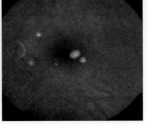

◀ 图 75-4　这名 45 岁男性在 3 周内出现右眼相对暗点 A. 临床检查显示黄斑部有视网膜下液体和色素上皮脱离。光相干断层扫描显示 PED 伴视网膜下积液。荧光素血管造影显示 PED 中最初有染料集存，随后出现渗漏。B. 左眼在眼底照片和 OCT 上显示 PED，FA 上有池样荧光染色

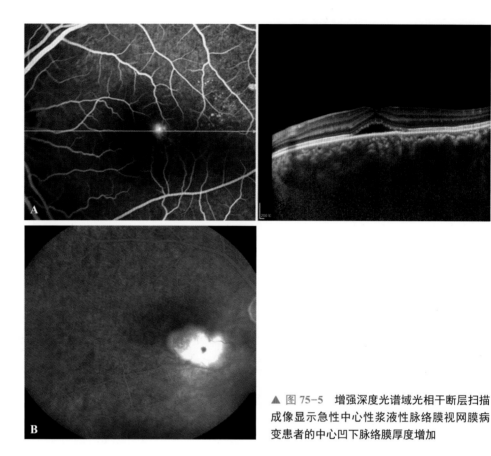

▲ 图 75-5　增强深度光谱域光相干断层扫描成像显示急性中心性浆液性脉络膜视网膜病变患者的中心凹下脉络膜厚度增加

急性 CSCR 渗漏点相对应的低自发荧光灶区域。这支持了局部 RPE 缺陷或脱离的假设（图 75-6）[90]。急性 CSCR 的 SRD 还表现为低自发荧光，这是由于 SRF 和延长的光感受器的掩蔽效应所致。随着疾病的进展到持续或慢性，随着视网膜下液体的消退和非脱落荧光团的积累，有越来越多的高自发荧光。FAF 的这种变化模式已被证明与视力有关[97]。

在慢性 CSCR 中，FAF 可以通过多个低自发荧光"重力轨迹"（gravitational tracks）和周围高自发荧光的薄边界进行病理诊断（图 75-7）。

（三）荧光素血管造影 Fluorescein Angiography (FA)

急性 CSCR 的 FA 表现为典型的墨迹和炊烟样渗漏。在前一种情况下，渗漏开始于早期的一个点，然后在晚期同心扩大，出现墨迹（图 75-8）。在炊烟样出现时，渗漏在早期再次以点状开始，但高荧光逐渐上升和扩展，形成蘑菇云或伞状外观。炊烟样模式（图 75-9）发生率较低，仅出现在 10%～15% 的急性 CSCR 患者中，尤其是在早期[100]。它是由视网膜下液中蛋白质浓度增加引起的。慢性 CSCR 表现为 RPE 萎缩所致的弥漫性 RPE 窗样缺损和斑片状高荧光（图 75-3）。多灶性 CSCR 显示多个渗漏部位（图 75-7）。FA 也有助于鉴别 CSCR 与 CNV 和 VKH 等其他疾病，并有助于诊断未被注意到的黄斑外渗漏。

（四）吲哚菁绿血管造影 Indocyanine Green Angiography

ICGA 是 CSCR 中最重要的研究之一，因为它显示了脉络膜血管的变化，这些改变有助于疾病的进程，并且可以作为光动力疗法等治疗的指南。CSCR 的 ICGA 显示早期脉络膜充盈延迟，由于脉络膜毛细血管未灌注而出现低荧光区。这导致脉络膜静脉扩张，导致区域性地图状的高荧光，这表明脉络膜在中期通透性过高（图 75-10）。在晚期，要么是冲刷，要么是持续的高荧光。此外，80%～90% 的活动性 CSCR 患者中晚期常出现点状高荧光点[101]。ICGA 中的脉络膜血管异常区域通常是双侧的，通常比 FA 上的渗漏更为广泛。

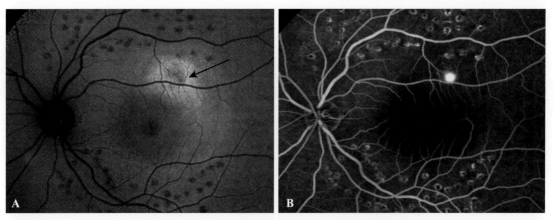

▲ 图 75-6　这位 38 岁的中心性浆液性脉络膜视网膜病变患者左眼荧光素血管造影示针尖样渗漏，随后患者接受针对渗漏点的激光光凝治疗。眼底自发荧光显示自发荧光增强，提示在点状低自发荧光（黑箭）周围视网膜下液体长期存在，与血管造影上的渗漏点相对应

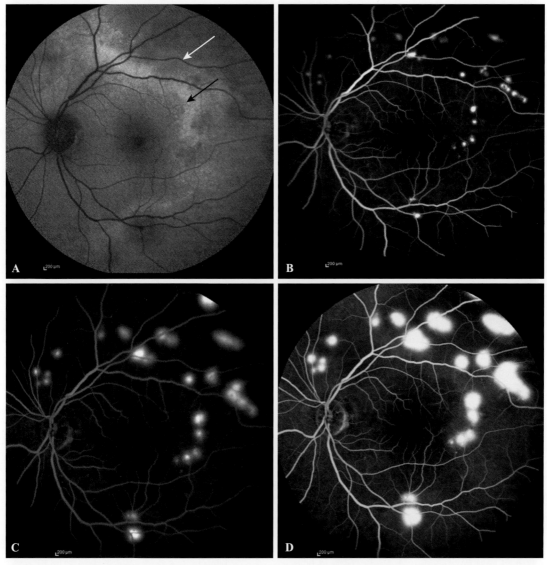

▲ 图 75-7　肾移植患者接受长期全身类固醇治疗，左眼显示中心性浆液性脉络膜视网膜病变的多灶性点状渗漏。注意低自发荧光斑块（白箭）和周围的高自发荧光（黑箭），提示慢性疾病的性质

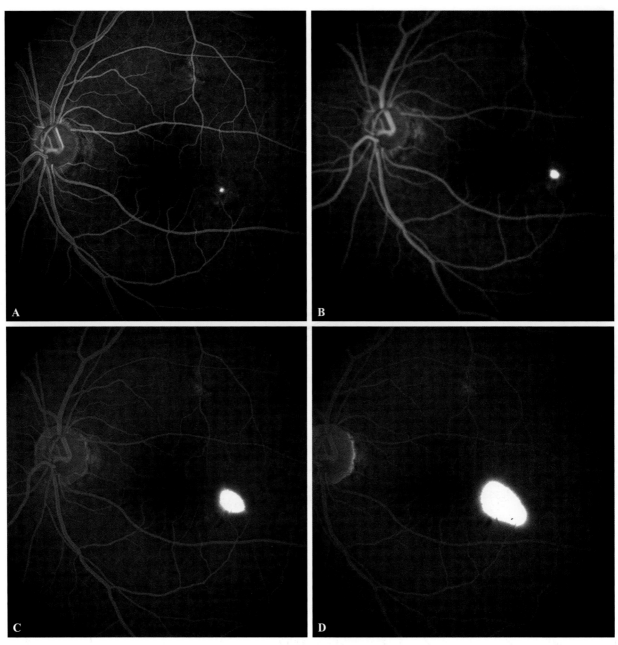

▲ 图 75-8　墨迹样渗漏（荧光素血管造影）

高荧光起初是一个针尖，然后沿圆周缓慢放大，在后期产生强烈的高荧光，类似于一滴墨水在一张纸上出现的晕染状态

（五）多焦视网膜电图 Multifocal Electroretino-graphy

多焦视网膜电图（mfERG）可显示 CSCR 中广泛存在的视网膜功能障碍，超出临床检查的范围。CSCR 患者的一阶和二阶中心 mfERG 反应振幅降低[102]。一阶中心 mfERG 波幅在中心降低，二阶反应主要在外周视网膜降低。这表明，尽管外层视网膜功能障碍局限于中心，但内层网膜功能障碍

可能延伸到可见 SRD 的边界，也可以在另一只眼中看到。与 OCT 不同，mfERG 反应幅度与视力相关[102, 103]。视网膜下液吸收后 mfERG 波幅明显改善，但未恢复到基线水平。

（六）微视野计 Microperimetry

微视野检查可以对 CSCR 患者的黄斑敏感度进行功能评估。在急性 CSCR 中，视网膜下液的存在导致中央和旁中心区域黄斑敏感度降低。它已经被

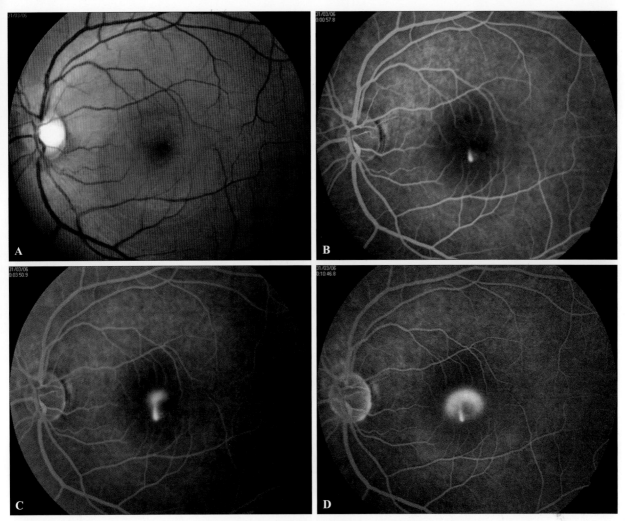

▲ 图 75-9　炊烟样外观（荧光素血管造影）
高荧光点开始是一个针尖，然后向上和横向扩散，形成蘑菇云或伞状外观

证明是改善的，然而，无论是否经过治疗，在视网膜下液体吸收后，情况永远不会恢复正常[104, 105]。更常见的是敏感性降低的残余病灶区，与 OCT 上椭圆体带的 RPE 不规则或缺陷相对应。此外，黄斑敏感性与 OCT 黄斑中心厚度和视力呈正相关，提示 CSCR 存在结构和功能相关[106]。

六、自然病程 Natural History

大多数急性 CSCR 患者在 3～4 个月内出现自发视力恢复。然而，一些患者可能发展为慢性或复发性疾病，导致视网膜色素上皮萎缩和黄斑区色素沉着，随后视力下降。视力低下和长期黄斑脱离提示预后较差。高达 50% 的 CSCR 患者在第 1 年内复发[107]。精神疾病史，特别是抑郁症，与较高的复发率有关。一小部分患者由于严重的视网膜色素上皮萎缩、视网膜下纤维化、CNV（每年每位患者0.3%～2%）或慢性囊样黄斑变性（cystoid macular degeneration，CMD）而出现不可逆的视力丧失（图 75-11）[108]。根据 Ooto 等的研究，与对照组相比，具有 20/20 或更好视力的 CSCR 分辨率的眼在用自适应光学扫描激光检眼镜分析时，在保留椭圆体带的情况下，视锥细胞密度降低[109]。这解释了即使在急性 CSCR 消退后视力恢复良好的患者中，仍然存在变形、暗点、对比度降低和颜色敏感度降低等残留症状。因此，在视力良好的眼中，光感受器的丧失强调了即使在 CSCR 的一次发作后，患者也可能经历的亚临床功能丧失。

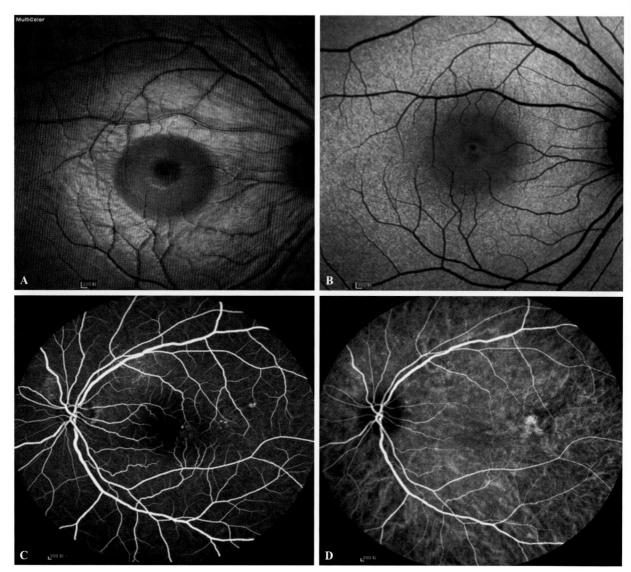

▲ 图 75-10　共焦扫描激光检眼镜可同时扫描中心性浆液性脉络膜视网膜病变患者的黄斑改变，并提供更多信息
A. 多色成像显示穹窿状神经感觉层脱离（neurosensory detachment, NSD）；B. NSD 低自发荧光；C. 荧光素血管造影显示点状渗漏；D. 吲哚菁绿血管造影显示脉络膜血管扩张

七、治疗 Treatment

（一）观察是否排除危险因素 Observation With or Without Removal of Risk Factors

急性 CSCR 是一种自限性疾病，大多数病例在 3～4 个月内发生神经感觉层视网膜再附着。由于这种有利的自然历史，观察被认为是一种适当的一线方法 [19]。由于高水平的内源性或外源性皮质类固醇被认为是 CSCR 的病因之一，因此提倡停用任何形式的类固醇（即全身性、鼻腔喷雾剂、关节内注射、局部软膏）。在可能的情况下，纠正皮质类

固醇水平可导致 90% 的病例脱离。生活方式的改变、睡眠呼吸暂停的治疗和心理社会治疗也有助于易受心理压力影响的 CSCR 患者 [110, 111]。在 CSCR，20%～50% 的患者在 1 年内复发。复发频繁或慢性神经感觉性视网膜脱离 4 个月左右的患者，可能出现中心凹变薄、囊样黄斑变性和广泛的视网膜色素上皮萎缩，导致永久性视觉功能丧失 [112]。因此，尽管观察是大多数急性或典型 CSCR 的标准初始治疗，但当症状持续超过 3 个月时，应开始积极治疗 [113]。治疗通常加速视觉恢复，但没有治疗可以最大限度地提高最终视觉增益 [111]。在这种情况

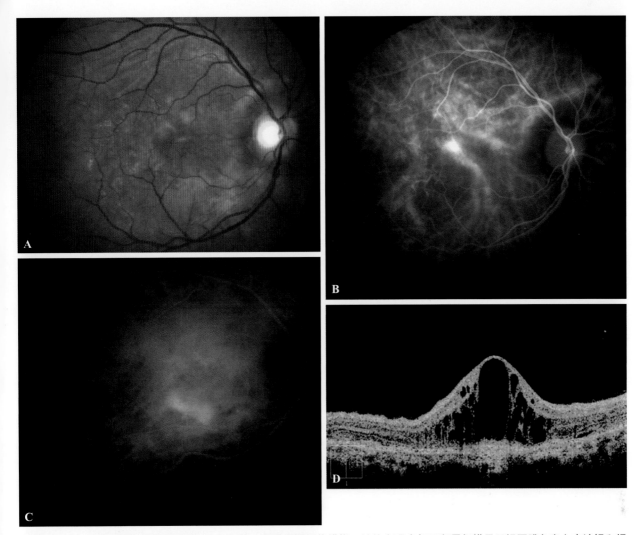

▲ 图 75-11　这位长期口服类固醇的 52 岁女性，双眼长期视物模糊。她的右眼光相干断层扫描显示视网膜色素上皮缺损和慢性囊样黄斑变性，提示慢性中心性浆液性脉络膜视网膜病变。吲哚菁绿血管造影显示早期脉络膜血管扩张，晚期弥漫性斑片状高荧光

下，除了观察以外的任何治疗都应该明智地应用于易感患者，这些患者有持续的浆液性黄斑升高和 RPE 萎缩区，FA 上有细微的渗漏[10, 68]。如果由于职业或其他原因需要快速恢复视力，以及未经治疗的 CSCR 先前导致对侧眼视力不良，建议早期治疗[114]。

（二）早期的热（氩）激光器光凝与微脉冲半导体激光器 Historical Thermal (Argon) Laser Photo-coagulation and Micropulsed Diode Laser

当激光光凝作用于 RPE 的渗漏点时，会对 RPE 的局部缺陷产生直接的热封效应，从而促进愈合反应，并有利于刺激周围的 RPE 细胞[115]。这通常会加速 NSD 的消退，但很少改变最终的视觉结果或复发率[28]。这可能是由于脉络膜毛细血管的区域性高灌注和高通透性（CSCR 的假定病理生理学）不适于激光光凝治疗[96]。由于永久性暗点、RPE 瘢痕扩大、二次激光诱导 CNV 形成等显著的不良反应，近年来，这种起初被认为很有前途的治疗方法越来越不受欢迎，而且在中心凹下或邻近中心凹的渗漏病例中，偶尔会有无意间造成黄斑中心凹光凝[115-117]。热激光光凝现在被用于治疗具有持续性 NSD 的离散、孤立的中心凹外漏点的 CSCR（图 75-12）。对于多发性渗漏、中心凹下或中心凹旁渗漏以及大疱性渗出性 RD 的情况，用安全性增强的 PDT 比氩激光光凝治疗更好。

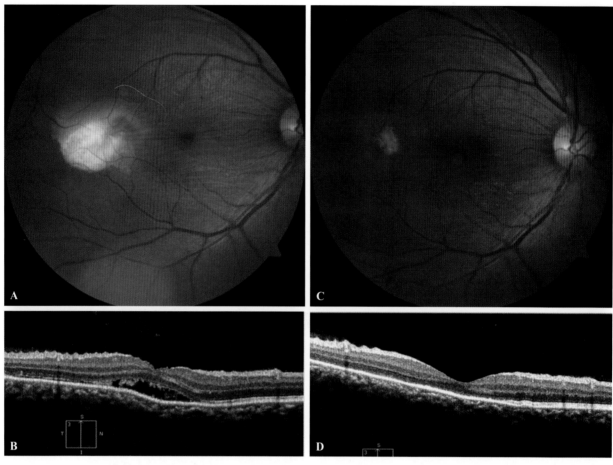

▲ 图 75-12 局灶性激光治疗中心凹外漏后长期中心性浆液性脉络膜视网膜病变的视网膜下纤维蛋白和视网膜下液的吸收

用微脉冲半导体激光器代替传统的氩激光光凝治疗 CSCR 引起了人们新的兴趣[118-122]。具有超短810nm 微脉冲发射的二极管激光能够在没有明显烧伤终点的情况下对视网膜色素上皮和脉络膜进行阈下治疗，降低了结构和功能性视网膜损伤的风险。在 30 例患者中，二极管组比氩激光组有更快的视力恢复和更好的最终对比敏感度，没有任何持续性暗点[123]。一个小的病例系列也证明了使用吲哚菁绿染料增强微脉冲二极管激光光凝在 1 年随访结束时的有益效果[122]。然而，对于慢性 CSCR 中常见的涉及多个漏点的情况，微脉冲半导体激光器的有效性和安全性尚未得到证实，RCT 是充分证实微脉冲半导体激光器治疗 CSCR 的有效性和安全性的必要手段。

（三）光动力疗法 Photodynamic Therapy (PDT)

TAP 和 VIP 在 PDT 治疗年龄相关性黄斑变性中的研究结果鼓励一些研究人员在选定的 CSCR 患者中使用 PDT[73, 124]。大多数病例证实 ICGA 引导 PDT 治疗 CSCR 的疗效和良好的视觉效果[22, 125-129]。PDT 导致脉络膜毛细血管狭窄、脉络膜低灌注和脉络膜血管重塑的作用机制分析支持其作为 CSCR 的治疗方法，CSCR 被认为主要是一种脉络膜血管疾病。PDT 的成功也取决于 ICGA 的通透性[128-132]。然而，在 AMD 患者中，常规 PDT 显示 RPE 萎缩、脉络膜毛细血管缺血和继发 CNV 是潜在的威胁视力的并发症[127, 128]。因此，近年来一直致力于以最安全的方式应用 PDT，以降低症状性 CSCR 患者的医源性不良反应风险。

1. 正常剂量和注量的常规 PDT Conventional PDT With Normal Dosage and Fluence

治疗新生血管性 AMD 的标准 PDT 使用 6mg/m² 的维替泊芬（Visudyne，Novartis AG，Bülach，Switzerland）。注射 30ml 维替泊芬 10min，然后在注射开始后 15min 以 689nm 的激光传输。总光能

50J/cm²，强度 600mW/cm²，光敏化时间 83s，光斑直径大于病灶最大线性尺寸 1000μm。在一些初步研究中，PDT 治疗的病例中，充血的脉络膜血管口径已经正常化，血管外漏减少[128]。在最近的 Meta 分析中，所有 10 项符合标准频闪标准的研究显示[133]，常规 PDT 治疗后，最佳矫正视力有显著改善[134]。然而，治疗后可能出现的视力丧失、潜在的脉络膜缺血、RPE 萎缩和 CNV 发生的风险限制了临床医师在 CSCR 患者中广泛应用标准剂量 PDT[111, 127, 135, 136]。

2. 降低维替泊芬剂量的安全增强 PDT　Safety-Enhanced PDT With Reduced Verteporfin Dosage

由于传统的 PDT 治疗对患者的视力有一定的潜在医源性危害，许多 CSCR 的研究都试图通过改变维替泊芬的剂量或减少激光照射的影响来提高 PDT 的疗效，同时尽量减少其不良反应[111, 135]。研究表明，静脉滴注 10min 后，维替泊芬的浓度在脉络膜循环中最高，在视网膜外节段最低[137]。在 PDT 中，脉络膜的光化学反应是剂量-反应依赖性的，这些研究的目的是在不影响 PDT 血管重建能力的前提下降低视网膜脉络膜并发症的风险[96]。安全增强 PDT 是用正常剂量的一半的维替泊芬，剂量为 3mg/m²，输注 10min，5min 后进行 689nm 激光照射。在 83s 内，总光能达到 50J/cm²[135]。众所周知的安全性问题，如全剂量 PDT 引起的视网膜功能损害，在这个半剂量方案中得到了缓解[135, 138]。在一项 RCT 中，Chan 及其同事在 1 个月和 12 个月时分别显示了 79.5% 和 94.9% 的半剂量 PDT 治疗眼的液体完全吸收，仅有 1 例复发[135]。最近，一项研究报道了在无后极囊样视网膜变性的慢性 CSCR 患者中使用半剂量 PDT 的长期结果，在 12 个月的随访中，所有 27 只眼均出现干燥的黄斑（图 75-13）[139]。无 PED 眼、CSCR 持续时间小于 6 个月、年龄小于 45 岁的患者在治疗后更有可能获得更好的视觉效果。尽管研究尝试了低剂量的维替泊芬，但在 6 个月的随访中，3mg 组在 BCVA 和中心凹厚度（central foveal thickness，CFT）降低方面效果最好（图 75-14）[135, 140-142]。尽管半剂量 PDT 在 CSCR 治疗中的安全性方面取得了令人鼓舞的结果，但由于缺乏记录治疗并发症的大型 RCT，因此个体化的治

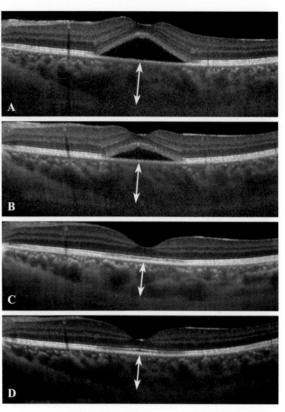

▲ 图 75-13　这名 33 岁男性在 3 个月以上出现右眼相对暗点
A. 光相干断层扫描显示黄斑部神经感觉层脱离。B 至 D. 光动力治疗后 OCT 显示视网膜下液体的吸收和黄斑正常结构的恢复。在长期随访中，PDT 治疗后脉络膜厚度也降低

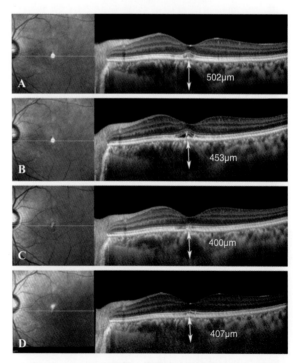

▲ 图 75-14　**42 岁男性，左眼中心暗点持续 4 个月以上**
A. 光相干断层扫描显示黄斑部轻度神经感觉层脱离（B）。C 和 D. PDT 治疗后视网膜下液体吸收，脉络膜结构恢复相对正常

疗计划是非常必要的。PDT 在 CSCR 中的作用和局限性应明确强调给患者，因为大多数患者都具有良好的视觉潜力，并且有零星观察到使用半剂量 PDT 时多焦 ERG 反应的短暂损害和中心凹旁 CNV 的发展[143]。

3. 降低激光注量的安全增强 PDT Safety-Enhanced PDT With Reduced Laser Fluence

与药物剂量类似，激光注量的强度也是提高 PDT 安全性的另一个参数。例如，在慢性 CSCR 的治疗中，低注量 PDT 的疗效和安全性得到了改善[144-146]。Bae 等[146] 的 RCT 比较了 16 只眼慢性 CSCR 患者的半注量 PDT 与玻璃体腔注射雷珠单抗（0.05ml）的疗效，发现 75% 的半注量 PDT 组在 6 个月时 SRF 完全消失，而雷珠单抗组为 25%。低注量 PDT 组在 9 个月后 CFT 明显降低。在另外两项研究中，Shin 等[145] 和 Reibaldi 等[144] 比较了标准和半注量 PDT，两位作者都报道了半注量组在 12 个月随访结束时比标准组的 BCVA 更好。最近一项对 56 例慢性 CSCR 患者进行的回顾性研究显示，在 1 个月和 12 个月时，分别有 19 例（61.3%）和 26 例（83.9%）的半注量 PDT 治疗眼 SRF 完全消退。半剂量组的对应值分别为 25 例（86.2%）和 29 例（100%），两组间 BCVA 无统计学差异。半注量 PDT 组和半剂量 PDT 组分别有 15 例和 5 例复发[147]。Erikitola 等的 Meta 分析也得出结论，在 1 年的随访期内，100% 的受试者在低剂量组和 42.9% 的受试者在半剂量组中复发[134]。因此，半剂量 PDT 在维持黄斑干燥较长时间和较少再治疗方面比半注量 PDT 更具成本效益和优越性。然而，缺乏鉴别短期或长期安全性的高质量随机对照试验，再加上并发症的报告，足以提醒临床医师在减少剂量或降低 PDT 注量的 CSCR 治疗中，谨慎和个体化的重要性。

（四）抗血管生长因子注射 Anti-Vascular Growth Factor (VEGF) Injections

抗血管内皮生长因子治疗黄斑部疾病的良好结果导致了对 CSCR 患者抗血管内皮生长因子的研究。尽管 CSCR 与 VEGF 水或血浆水平的升高无关[148]，抗 VEGF 治疗 CSCR 可降低脉络膜通透性[149]。有限数量的介入性病例系列报道了贝伐单抗在改善视力和减少 SRF 方面的有益效果，且无明显的并发症[150-152]。在两项随机研究中，Lim 等的第一项研究显示贝伐单抗组和对照组在视力增加、CFT 降低或 SRD 持续时间方面没有差异[153]。Bae 等的第二项研究表明，半注量 PDT 比雷珠单抗有更好的疗效[146]。最近，阿柏西普被用于 12 例持续性体液超过 6 个月的患者的初步研究，结果显示，阿柏西普对 SRF 和 CFT 的降低有中等作用[154]。最近对包括急性和慢性 CSCR 在内的 4 项研究的 Meta 分析显示，与观察、PDT 或激光光凝相比，玻璃体腔注射贝伐单抗在最终视力和黄斑中心厚度方面没有显著改善[149]。虽然贝伐单抗、雷珠单抗和阿柏西普在 CSCR 相关 CNV 中的作用已被接受[155-157]，但不同类型 CSCR 的长期效益和安全性问题仍值得进一步研究。

（五）其他处理 Miscellaneous Treatments

1. 经瞳孔温热疗法 Transpupillary Thermotherapy

经瞳孔温热疗法（TTT）是一种长脉冲、低能量、810nm 的近红外激光，可引起脉络膜血管血栓形成，用于脉络膜肿瘤的治疗。一些人表示他们更喜欢在聚集在中心凹旁的渗漏处进行 TTT，而不是使用热激光[158]。Wei 及其同事首先报道了 TTT 在 CSCR 中的应用，描述了 1 例慢性 CSCR 患者 TTT 后 4 周视网膜下液体的完全溶解，但没有观察到视力的改善[159]。在一项大型非盲法、非随机、前瞻性队列研究中，对照组为 15 只眼，25 只接受 TTT 治疗的患者中，96% 在 3 个月时神经感觉性视网膜脱离和 FA 局灶性渗漏完全消失。与对照组的 33% 相比，92% 的患者视力显著提高[160]。由于对照组的病程较长，很难自信地接受本研究的结果。因此，控制好、匹配好的随机对照试验有助于确定 TTT 在 CSCR 管理中的确切作用和有效性。

2. 全身用药 Systemic Medications

抗皮质类固醇治疗。CSCR 患者通常有内源性高皮质醇血症，这导致了针对皮质醇途径的药物试验[161]。这些药物包括酮康唑、米非司酮（mifepristone，RU486）、非那雄胺、利福平和抗肾上腺素药。酮康唑通过抑制 11-b- 脱氧皮质醇转化为皮质醇，部分干扰内源性糖皮质激素的产生。两组研究了酮康唑作为 CSCR 的治疗方法，但无明显疗效[162]。Nielsen 及其同事研究了口服米非司酮，一种具有糖皮质激素受体拮抗剂特性的堕胎药，在 16 名慢性 CSCR 患者有不同的反应[163]。非那雄胺是 5-α 还原酶的抑制剂，能将睾酮转化为强效雄激素二氢睾酮[164]。Packo 等发现，利福平是一种半合成的抗结核抗生素，对内源性类固醇生成有抑制作用，可导致最初怀疑患有结核病的 CSCR 患者黄斑水肿和视网膜下液体的消退。利福平已在一个小系列中进行了研究，但进一步研究使用皮质类固醇拮抗剂治疗 CSCR 是有必要的[165]。肾上腺素能阻断治疗 CSCR 的基本原理是糖皮质激素介导的肾上腺素能受体表达增加[166]。Yoshioka 的猴子模型通过阻断 α 肾上腺素能受体阻止了实验性 CSCR 的发展[167]。在最近的一个回顾性连续病例系列中，患者接受口服依普利酮，一种竞争性的盐皮质激素受体拮抗剂（MR），治疗慢性 CSCR。脉络膜血管 MR 的激活与 CSCR 的发病有关。每天口服依普利酮 25mg 和 50mg 的 13 例患者中，共有 17 只眼的 logMAR 视力从基线时的 0.42 提高到了 0.29，6 个月时，中心凹下厚度从 339.5μm 降低到 270μm[168]。虽然这些研究为 CSCR 的医学治疗提供了希望，但在这些药物作为 CSCR 的主要口服治疗之前，还需要进行更广泛的研究和更长的随访。

碳酸酐酶抑制剂。口服乙酰唑胺治疗 CSCR 的基础上，抑制 RPE 中碳酸酐酶似乎促进 SRF 的吸收和视网膜粘连[169]。接受乙酰唑胺治疗的患者视觉主观改善更快，但不会改变最终的视觉结果或复发率[170]。

阿司匹林。一份报告显示 CSCR 患者血浆纤溶酶原激活物抑制物水平较对照组升高，从而提出高凝状态可能在 CSCR 发病机制中起作用的假设[171]。在一个非随机、开放标签的病例系列中，109 名患者每天服用 100mg 阿司匹林连续服用 1 个月，然后交替服用 100mg，连续服用 5 个月，比对照组有更快的视力恢复、降低复发率和略好的视力转归。

抗幽门螺杆菌治疗。对 25 例幽门螺杆菌阳性 CSCR 患者采用标准幽门螺杆菌根除方案（甲硝唑和阿莫西林 500mg，每日 3 次，持续 2 周，奥美拉唑每日 1 次，持续 6 周）进行前瞻性研究，与 25 例对照组相比，显示完全视网膜下液再吸收，对最终视觉结果和复发率没有任何影响[172]。上述系统治疗 CSCR 的确切药典尚不清楚，需要精心设计的研究来确定其长期疗效和安全性。

八、结论 Conclusion

CSCR 的病理生理学尚不清楚。它是一种多因素疾病，似乎是已知和未知的环境和遗传因素的复杂相互作用的结果。脉络膜血管通透性增高与紊乱的盐皮质激素途径在 CSCR 发病中的作用是有趣的，但需要更多的科学支持。尽管 CSCR 的自然病史被认为是有利的，但经常有报道称即使是轻微的病程也会导致严重的解剖和功能丧失，并且有频繁复发的风险，因此需要早期有效的治疗。影像学技术的进步不仅使诊断和治疗更加准确，而且也为新的治疗方法的发展拓宽了视野。到目前为止，我们还没有适当的指导方针来管理 CSCR，新的治疗模式正在定期开发。我们试图强调一种简单的基于证据的诊断和治疗算法，这有助于在日常实践中处理 CSCR 患者（图 75-15）。在所述治疗方案中，使用低剂量的安全性增强 PDT、口服皮质类固醇拮抗剂、玻璃体腔内抗 VEGF 治疗和微脉冲二极管激光确实值得进一步研究。涉及上述治疗方式的联合治疗可能在预防这种所谓良性疾病的永久性视力丧失方面发挥作用，因此需要以大规模随机试验的形式进行更多的研究。

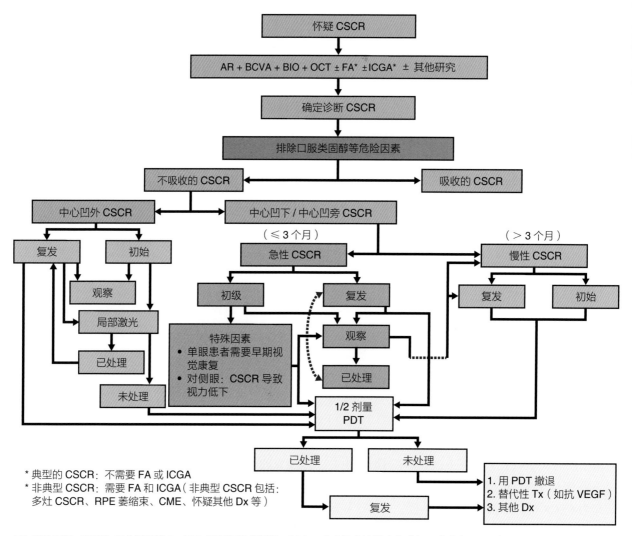

* 典型的 CSCR：不需要 FA 或 ICGA
* 非典型 CSCR：需要 FA 和 ICGA（非典型 CSCR 包括：
  多灶 CSCR、RPE 萎缩束、CME、怀疑其他 Dx 等）

AR. 自动折射；BCVA. 最佳矫正视力；BIO. 双目间接检眼镜；CSCR. 中心性浆液性脉络膜视网膜病变；Dx. 诊断；FA. 荧光素血管造影；
ICGA. 吲哚菁绿血管造影；OCT. 光相干断层成像；PDT. 光动力疗法；Tx. 治疗

▲ 图 75-15　中心性浆液性脉络膜视网膜病变的诊断和治疗算法

葡萄膜渗漏综合征与低眼压性黄斑病变
Uveal Effusion Syndrome and Hypotony Maculopathy

Cagri G. Besirli　　Mark W. Johnson　著

睫状体和脉络膜外层异常浆液性积液的临床观察称为葡萄膜渗漏（uveal effusion）。脉络膜和睫状体的渗出性脱离也称为睫状脉络膜积液（ciliochoroidal effusion）、睫状脉络膜脱离（ciliochoroidal detachment）、脉络膜积液（choroidal effusion）或脉络膜脱离（choroidal detachment）。在本章中，这些名称可以互换使用。葡萄膜渗漏不是指一个特定的病变，但这个名称是作为一个共同的术语来描述一个病理解剖条件引起的一些眼部和全身的疾病。葡萄膜渗漏常与非孔源性视网膜脱离有关，继发于脉络膜中富含蛋白质的液体的慢性积聚和视网膜色素上皮液屏障的破坏。"特发性葡萄膜渗漏综合征"（idiopathic uveal effusion syndrome）或简称"葡萄膜渗漏综合征"（uveal effusion syndrome）是指在没有其他已知的眼部或全身疾病的情况下，眼睛出现睫状脉络膜腔渗漏积液。葡萄膜渗漏综合征通常发生在健康的中年男性。

低眼压性黄斑病变（hypotony maculopathy）是指低眼压眼黄斑区的结构改变和相关的视觉功能障碍。除了黄斑区的变化外，低眼压还可能与其他后段异常有关，包括视神经肿胀、血管扭曲和脉络膜视网膜皱褶。在持续性低眼压的情况下，视力下降可能是很严重的，但在眼压恢复后，视力可以达到典型的改善。

一、葡萄膜渗漏综合征 Uveal Effusion Syndrome

（一）概述 Introduction

自发性脉络膜和睫状体渗出性脱离最早由Schepens 和 Brockhurst 于 1963 年报道[1]，这些作者在描述这种疾病时使用了"葡萄膜渗漏"（uveal effusion）一词。将近 20 年后，Gass 和 Jallow 在 1982 年创造了"特发性葡萄膜渗漏综合征"（idiopathic uveal effusion syndrome）一词来描述脉络膜、睫状体和视网膜的特发性浆液性脱离[2]。葡萄膜渗出综合征是一种罕见的眼部疾病，通常表现在健康的中年男性。在他们最初的报道中，Schepens 和 Brockhurst 描述了 17 名患者，其中只有一名是女性。葡萄膜漏出综合征的诊断是基于特征性的临床表现和排除其他已知的葡萄膜漏出原因。双侧受累是常见的，单侧病例往往发生在老年男性。除睫状体和脉络膜内有浆液性液体积聚外，葡萄膜渗漏综合征患者常出现非孔源性视网膜脱离，伴有明显的视网膜下液移位。视网膜脱离往往开始于下方，如其他原因的渗出性视网膜脱离。其他眼部表现包括巩膜上血管扩张、Schlemm 管内的血液、正常眼压、轻度玻璃体细胞、豹纹样视网膜色素上皮改变、视网膜下液蛋白水平升高和脑脊液蛋白升高。如果不进行治疗，经过数月至数年内出现缓解和恶化的长期临床过程，可能会导致严重的视力下降和发病率。与其他导致睫状脉络膜积液的原因不同，特发性葡萄膜渗漏综合征患者对非手术治疗反应不佳，包括皮质类固醇或抗代谢药物。同样，在葡萄膜腔渗漏综合征中，使用常规技术（包括巩膜扣带术或玻璃体切除术）对非孔源性视网膜脱离进行手术治疗，由于持续性浆液性渗出，无法使神经感觉视网膜复位。在大多数情况下，非孔源性视网膜脱离的成功复位需要巩膜板层切除术，包括象限部分厚度巩膜板层切除术（quadrantic partial-thickness sclerectomies）和巩膜造口术（sclerostomies）。

（二）睫状脉络膜积液的病理生理学研究 Pathophysiology of Ciliochoroidal Effusions

1. 一般机制 General Mechanisms

由于特发性葡萄膜渗漏综合征仅占睫状脉络膜腔渗漏的一小部分，因此探讨睫状体和脉络膜浆液性积聚的一般机制具有重要意义。大多数睫状脉络膜渗漏可分为以下病理生理类型之一：①流体动力性；②炎症性；③肿瘤性；④与巩膜异常有关[3]。在生理条件下，正常眼的跨壁静水压梯度（定义为血管内血压和眼压之差）与脉络膜毛细血管的胶体渗透压梯度之间保持平衡（图 76-1）。白蛋白是脉络膜毛细血管中最丰富的蛋白质，是胶体渗透压的

主要驱动因素。这种压力梯度将液体吸入血管，并由于血管外胶体浓度较低而保持脉络膜上间隙的相对脱水[4]。脉络膜上有窗孔的毛细血管使白蛋白逃逸到血管外。为了维持胶体渗透梯度，白蛋白穿过巩膜离开脉络膜，眼压促进了这种跨巩膜的蛋白质流动[5-7]。

脉络膜各层的流体平衡可能受到多种因素的干扰，这些因素影响这个复杂系统一个或多个组成部分[3]。低眼压降低了经巩膜蛋白流的驱动力，增加了跨壁静水压梯度。这些变化促进了脉络膜上间隙中蛋白质和液体的积累。升高的葡萄膜静脉压力增加了跨壁静水压梯度，导致更多的液体进入血管外空间。炎症可能会损害血管功能，从而增加毛细血管蛋白的通透性和血管外空间的蛋白质积聚。这降低了胶体渗透压梯度和吸收血管外液体进入毛细血管。异常的巩膜成分或厚度可能增加对经巩膜蛋白外流的抵抗力和脉络膜上腔富含蛋白液体的积累[8]。当同时存在两个或两个以上时，这些改变更可能影响脉络膜流体动力学。事实上，在动物模型中产生睫状体脉络膜渗漏需要两个或多个病理生理因素的实验性改变[9, 10]。

2. 特发性和小眼球葡萄膜渗漏 Idiopathic and Nanophthalmic Uveal Effusion

在葡萄膜渗漏综合征或与之密切相关的小眼球（nanophthalmos）疾病患者中，巩膜异常，这里指巩膜病（scleropathy）是最有可能影响脉络膜流体动

脉络膜毛细血管

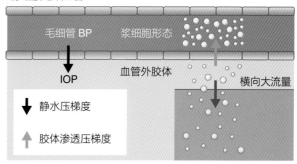

▲ 图 76-1　在正常脉络膜毛细血管中，跨壁静水压梯度与胶体渗透压梯度平衡。在眼压的驱动下，游离于有孔毛细血管中的胶体在巩膜上形成集流

经许可，图片转载自 Johnson MW. Uveal Effusion. In: Guyer DR, Yannuzzi, L.A., Chang, S., Shields, J.A., Green, W.R., editor. Retina-Vitreous- Macula. Philadelphia：W.B.Saunders.

力学的原发性眼部异常。在小眼球，巩膜病是先天性的，合并其他眼部异常。获得性巩膜病可能是继发于系统性疾病，如系统性淀粉样变性中淀粉样蛋白的积累或 Hunter 综合征中黏多糖的积累[11, 12]。在葡萄膜渗漏综合征中，巩膜病继发于糖胺聚糖样沉积的异常积聚和巩膜增厚，而没有任何已知的全身性疾病[13-15]。Ward 等报道，切除巩膜的电子显微镜显示巩膜纤维之间的糖胺聚糖样沉积增加[15]。在接下来的报道中，Forrester 及其同事对葡萄膜渗漏综合征患者巩膜进行了组织化学研究，结果显示糖胺聚糖硫酸蛋白皮肤素和少量硫酸蛋白软骨素沉积，提示巩膜蛋白皮肤素代谢的原发性缺陷，表现为一种眼部黏多糖沉积症[13]。Uyama 等证明了葡萄膜渗出综合征患者的巩膜和小眼球之间的组织学相似性，他们发现 6 只小眼球眼和 11 只非小眼球眼葡萄膜渗漏综合征患者紊乱的巩膜纤维和蛋白多糖沉积[14]。如上所述，异常的巩膜成分增加了对经巩膜蛋白流出的抵抗力，进而导致脉络膜血管外腔中蛋白质（主要是白蛋白）的积累和较高的胶体渗透压[8]。这导致液体从脉络膜上间隙进入脉络膜毛细血管的运动减少，并导致浆液性睫状脉络膜积液。体外实验证据与该模型一致，因为去除糖胺聚糖的软骨素酶 ABC 消化可改善人尸体眼的巩膜运输[16]。

葡萄膜腔渗漏综合征行象限式板层巩膜切除术（quadrantic partial-thickness sclerectomies），可成功治疗睫状脉络膜腔积液和非孔源性视网膜脱离[17, 18]。板层巩膜切除术后浆液性液体的消失与异常增厚巩膜阻止蛋白外流的假说一致，提示通过减少巩膜厚度和阻力可以改善血管外多余蛋白的清除。在正常情况下，先天性或后天性巩膜病的眼脉络膜蛋白转运机制可能有足够的冗余，以实现生理体液平衡和脉络膜上腔脱水。然而，当脉络膜流体动力学进一步受到其他病理因素的压力时，如涡静脉受压，这些代偿机制可能不再足以克服脉络膜上间隙中胶体增加的影响，从而导致血管外液体潴留和脉络膜睫状体脱离。

1975 年，Schaffer 首次提出涡静脉受压迫是青光眼滤过术后小眼球葡萄膜渗出的可能机制[19]。涡静脉受压后静脉流出受阻，可引起脉络膜毛细血管充血，改变跨壁静水压梯度，增加了脉络膜上间隙的液体潴留。Brockhurst 报道了涡静脉减压术后小眼球眼视网膜复位和睫状脉络膜积液的消退[20]。Casswell 及其同事报道了葡萄膜渗漏综合征患者涡静脉减压后视网膜脱离的消退，为继发于眼静脉引流减少的血管内压力增加在葡萄膜渗漏中的作用提供了额外的证据[21]。Gass 提出，在葡萄膜渗漏综合征中，巩膜异常增厚压迫涡静脉可能导致脉络膜和睫状体中液体潴留和浆液性渗出增加[17]。

（三）临床特征 Clinical Features

葡萄膜腔渗漏综合征中的睫状脉络膜脱离为棕色 - 橙色，呈实性隆起，表面光滑凸出（图 76-2）。对眼球的透照证实了渗出液的浆液性。脉络膜脱离不随眼球运动而出现明显波动，这有助于区分他们与孔源性视网膜脱离。在早期或轻度病例中，当锯齿缘可见，即使没有继发的扁平部和周边脉络膜浅隆起脱离时，也建议诊断时考虑该疾病（图 76-3）。随着积液的进展，可看到环状或小叶状脉络膜脱离。特征性的四叶结构是由于脉络膜附着在涡静脉壶腹的巩膜上。由于脉络膜与巩膜之间的前连接纤维长且呈切线方向，不同于后连接纤维短且更直接地从葡萄膜到巩膜，因此液体的积聚总是在前部更明显[22]。

长期的葡萄膜渗漏导致视网膜色素上皮液屏障失代偿，导致视网膜下间隙蛋白质和液体积聚增加，并发展为非孔源性视网膜脱离（图 76-4）。与

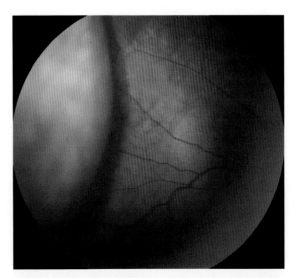

▲ 图 76-2　睫状体脉络膜渗漏，表现为脉络膜特征性隆起的肿块，表面光滑、凸出

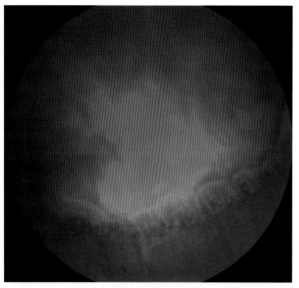

▲ 图 76-3　有睫状体脉络膜渗漏的眼，由于平坦部和周围脉络膜的浅隆起，在不使用巩膜压陷的情况下即可见锯齿状缘

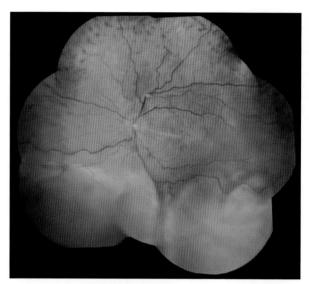

▲ 图 76-4　葡萄膜渗漏患者的非孔源性视网膜脱离
视网膜下液体的位置取决于重力作用。上方可见较明显的豹斑视网膜色素沉着

蛋白质流出相比，视网膜下间隙对液体的吸收更大，导致蛋白质浓度升高，随着头部位置的变化，视网膜下液体明显移位。进行性视网膜下积液可导致视网膜完全脱离。慢性浆液性渗出和视网膜下积液可导致视网膜色素上皮的弥漫性脱色素和多灶性增生，形成特征性的临床表现豹斑状眼底（图 76-4 和图 76-5）。

葡萄膜渗漏综合征患者的眼前节检查可能显示巩膜上血管扩张。在前房角镜检查中，Schlemm 管内可能有血。前房无任何炎症的迹象，前房细胞的存在会增加对另一种伴有继发性葡萄膜渗漏的眼部疾病的怀疑。可能存在轻度玻璃体细胞。葡萄膜腔渗漏合征患者眼压正常，低眼压可能提示存在其他病因。视网膜下液蛋白水平升高已被证实 [2, 23, 24]。虽然今天还没有普遍的测试，但早期对葡萄膜渗漏综合征患者的研究显示，在某些病例中，脑脊液压力和蛋白质水平升高 [1, 2]。

（四）诊断研究 Diagnostic Studies

除了临床检查外，辅助研究对于葡萄膜渗漏综合征的诊断，以及更重要的是，对于排除其他更常见的睫状脉络膜渗漏的病因也很重要。

1. 眼科超声 Ophthalmic Ultrasound

B 超检查通常显示一个光滑、厚、穹窿状的膜，很少有后运动 [25]。睫状脉络膜渗漏可通过延伸到锯

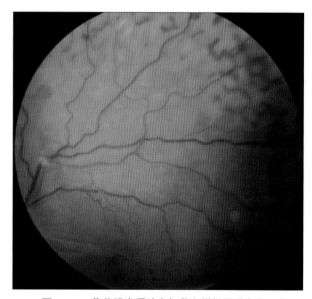

▲ 图 76-5　葡萄膜渗漏综合征豹斑样视网膜色素沉着

齿缘前的脱离而与视网膜脱离相区别。高度大泡性睫状脉络膜脱离可向后延伸，并插入视神经边缘附近。A 超评估显示组织敏感度为 100% 的厚峰，在低敏感度时通常可以看到双峰 [25]。在葡萄膜渗漏合征的早期表现中，高频超声生物显微镜下睫状体上渗出的细微程度可能是唯一的证据。可见后脉络膜弥漫性高反射性增厚（图 76-6）。低反射性脉络膜增厚应引起对继发于炎症或肿瘤的浸润过程的怀疑 [25]。

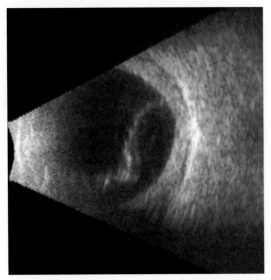

▲ 图 76-6 葡萄膜渗漏综合征患者的 **B** 超显示脉络膜增厚和下方非孔源性视网膜脱离

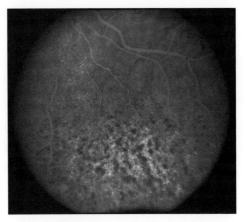

▲ 图 76-7 葡萄膜渗漏综合征患者的荧光素血管造影显示豹斑呈现高荧光和低荧光

2. 血管造影和光相干断层扫描 Angiography and Optical Coherence Tomography

荧光素和吲哚菁绿血管造影及光相干断层扫描对葡萄膜渗漏综合征的诊断价值有限，主要用于排除其他病因。血管造影可显示高荧光和低荧光的豹斑外观（图 76-7）。局灶性荧光素渗漏和局灶性色素上皮脱离的存在，应增加对特发性中心性浆液性脉络膜视网膜病变作为潜在诊断的怀疑。多发的针尖样渗漏可能表明存在炎性或肿瘤性脉络膜浸润。吲哚菁绿血管造影显示早期弥漫性颗粒状脉络膜高荧光，提示脉络膜血管通透性明显增高[14]。这种脉络膜高荧光持续到血管造影的晚期，变得更加弥漫，显示脉络膜积液增多。光谱域光相干断层扫描可显示对应于豹斑区域的视网膜色素上皮层的局灶性增厚[26]。

（五）鉴别诊断 Differential Diagnosis

葡萄膜渗漏综合征是一种排除诊断。鉴别诊断可按引起睫状脉络膜腔渗漏的主要致病因素分类（框 76-1）。如上所述，睫状体和脉络膜的浆液性渗出通常需要同时存在多种致病因素。

1. 先天性和后天性巩膜病 Congenital and Acquired Scleropathies

如上所述，巩膜异常增厚的先天性或后天性巩膜病可显著改变脉络膜流体动力学，并可能导致葡

框 76-1 睫状脉络膜积液的鉴别诊断

巩膜病变
- 先天性
  - 葡萄膜渗漏综合征
  - 真性小眼球
- 获得性
  - 淀粉样变性
  - 黏多糖贮积病

流体力学因素
- 低眼压
  - 伤口渗漏
  - 滤过过强
  - 睫状体分离
  - 穿透性眼外伤
  - 孔源性视网膜脱离
  - 睫状体功能障碍
- 葡萄膜静脉压升高
  - 动静脉瘘
  - Sturge-Weber 综合征
  - 特发性巩膜上突出血管
  - 涡静脉受压
  - Valsalva 动作
- 恶性高血压

炎症因子
- 创伤或手术后
- 光凝或冷冻治疗后
- 药物反应
- 葡萄膜炎
- 巩膜炎
- 眼眶蜂窝织炎
- 特发性眼眶炎症

肿瘤
- 转移癌
- 恶性黑色素瘤
- 淋巴增生性和黑色素细胞性脉络膜浸润

萄膜渗漏，特别是在存在其他致病因素的情况下，如静脉流出减少的涡静脉压迫和葡萄膜静脉压升高。葡萄膜渗漏综合征和小眼球可以被认为是先天性原发性巩膜异常的同一个疾病谱。继发性巩膜异常与全身疾病有关，包括淀粉样变或黏多糖症[11, 12]。

小眼球眼患者的葡萄膜渗漏与特发性葡萄膜渗漏综合征患者的葡萄膜渗漏非常相似。小眼球是一种单纯的小眼症，其特征是眼球小和极厚的巩膜，没有其他可识别的眼部或全身异常。轴长一般小于20mm，高度远视（＞+7D）为典型。其他发现包括小角膜、浅前房、晶状体和眼的体积比升高，具有强烈发展为闭角型青光眼的倾向[27]。葡萄膜渗漏和非孔源性视网膜脱离可自发发生，小眼球经常由内眼手术所诱发[27, 28]。在任何计划的内眼手术之前，小眼球的检测都是很重要的，因为预防性的巩膜切除术可以预防术后因葡萄膜渗漏而引起的严重并发症。

2. 流体动力渗漏 Hydrodynamic Effusions

与睫状脉络膜渗漏相关的流体动力因素包括低眼压、葡萄膜静脉压升高和恶性高血压。长期低眼压可导致葡萄膜渗漏，并可能因睫状体脱离而恶化。低眼压最常见的原因是青光眼滤过或引流术后，特别是在术后早期。重建巩膜瓣、巩膜片修补、自体血液注射等方法已在文献中被描述用于逆转术后低眼压[29-31]。眼前节手术并发的低眼压和葡萄膜渗漏通常继发于伤口漏或滤过泡过强所致。其他可能导致低眼压和继发性睫状脉络膜渗漏的眼部疾病包括睫状体离断、眼球穿通伤、孔源性视网膜脱离和睫状体功能障碍。

在颈动脉 – 海绵窦瘘或硬脑膜动静脉瘘的情况下，可以看到葡萄膜静脉压力升高和脉络膜血管渗出增加。当怀疑葡萄膜渗漏、非孔源性视网膜脱离和其他相关表现的患者存在颅内瘘时，应进行神经影像学检查。特发性巩膜上血管突出（idiopathic prominent episcleral vessels）或 Sturge-Weber 综合征患者的巩膜上静脉压升高，并可能继发脉络膜毛细血管压升高，这使他们在内眼手术中当眼压降至零时，有更高的发生显著的睫状脉络膜渗漏的风险[32]。巩膜扣带术后涡静脉受压及眼静脉回流受阻可导致葡萄膜渗漏。

严重肾脏疾病或妊娠引起的恶性高血压可导致睫状体脉络膜渗漏和非孔源性视网膜脱离，通常通过控制血压来解决。

3. 炎症因子 Inflammatory Factors

穿透性眼外伤除了引起眼压降低外，还可引起明显的眼内炎症，导致血管通透性增加。内眼手术后也可能出现慢性低度炎症，脉络膜毛细血管通透性增加。全视网膜光凝或经巩膜冷冻术后，可出现短暂的血管渗漏和浆液性睫状脉络膜积液。自身免疫或感染性病因引起的葡萄膜炎症可并发睫状脉络膜渗漏和非孔源性视网膜脱离。葡萄膜炎症综合征（uveitic syndrome）通常是这些患者在其他眼科检查发现的。葡萄膜渗漏患者的疼痛或红眼可能继发于巩膜炎、特发性眼眶炎症或眼眶蜂窝织炎。要鉴别特发性葡萄膜渗漏和葡萄膜炎，需要仔细检查，尤其是在大剂量皮质类固醇治疗无效的情况下[33]。

巩膜扣带术后并发巩膜炎症患者的葡萄膜渗漏，扣带感染应始终作为鉴别诊断。

4. 肿瘤性渗漏 Neoplastic Effusions

脉络膜转移瘤或恶性黑色素瘤可能很少出现睫状脉络膜渗漏和非孔源性视网膜脱离。对于脉络膜和视网膜下积液广泛的病例，只有在眼科超声检查后才能明确诊断。除了眼部实体瘤外，肿瘤浸润和继发性葡萄膜增厚可能导致非孔源性视网膜脱离，偶尔在淋巴增生性疾病或黑色素细胞增生中引起浆液性葡萄膜渗漏。

（六）特发性葡萄膜渗漏综合征的治疗 Treatment of Idiopathic Uveal Effusion Syndrome

大多数特发性葡萄膜渗漏综合征患者，当来自下方的非孔源性视网膜脱离的视网膜下液向上进展并引起黄斑脱离时，引起相应的临床症状。视网膜下液体反复发作转移到黄斑，可引起黄斑损伤。一些患者可能最初被误诊为其他原因引起的渗出性视网膜脱离，无法进行正确的医学治疗恢复视力。需要通过外科治疗来促进视网膜下液体的吸收，防止进一步的黄斑损害。在已知的特发性葡萄膜渗漏综合征和其他无症状眼（如单眼出现症状的患者的对侧眼）的患者中，在进行任何内眼手术前应考虑巩膜减薄术的预防性治疗，以防止术后睫状脉络膜积液和非孔源性视网膜脱离。

1. 巩膜减薄术 Scleral Thinning Procedures

Gass于 1983 年首次提出巩膜切除术（sclerectomy）联合巩膜造口术（sclerostomy）治疗葡萄膜渗漏综合征[17]。在一名葡萄膜渗漏综合征患者尝试涡流静脉减压术失败后，产生了实施该手术的想法。Gass 对 1 例厚巩膜、葡萄膜渗漏的患者双眼进行了手术，并在减压术中试图切断或破裂涡静脉。尽管双眼发生脉络膜上腔出血，但术后双眼睫状脉络膜及非孔源性脱离均得到解决。这一观察结果使他假设在涡静脉部位切除大的巩膜瓣是成功的原因。为了验证这一假设，他对一位长期葡萄膜渗漏和大疱性非孔源性视网膜脱离的患者进行了象限性部分厚度的巩膜切除术和巩膜造瘘术，但未行涡静脉减压和视网膜下液体引流，术后 10～12 周睫状脉络膜和视网

膜下液完全吸收[17]。1990 年，Johnson 和 Gass 对 20 例葡萄膜积液综合征患者的 23 只眼进行了回顾性研究，这些患者在没有行涡静脉减压的情况下进行了巩膜减薄手术[18]。研究人员观察到 96% 的眼在一次或两次手术后视网膜下和脉络膜液上的液体完全吸收。葡萄膜积液和非孔源性视网膜脱离的平均消退时间为 2.4 个月。其他研究者报道了用巩膜减薄术治疗与 Hunter 综合征、小眼球和葡萄膜渗漏综合征相关的葡萄膜渗漏和非孔源性视网膜脱离，得到了相似的结果[12, 14, 21, 34, 35]。

巩膜减薄的手术过程包括在每个象限制作 5mm×7mm、（1/2）～（2/3）厚的巩膜瓣并切除，切除部位选赤道前 1～2mm 为中心，在每两条涡静脉之间的范围，以避免伤及其在巩膜内的部位（图 76-8）[17, 18, 36]。巩膜切除术的切除巩膜长轴向心

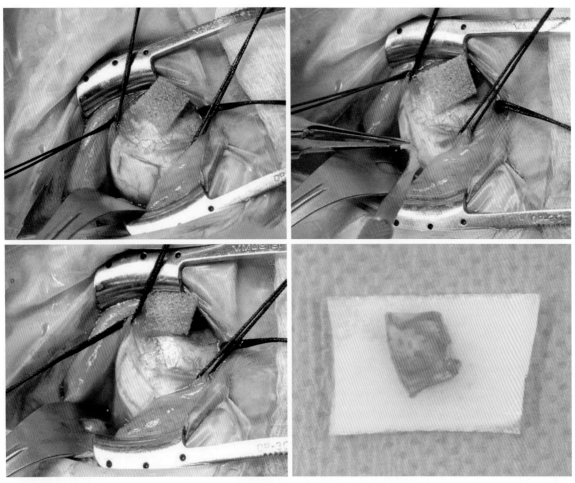

▲ 图 76-8　葡萄膜渗漏综合征的板层巩膜切除术

巩膜切除术的边界是在巩膜增厚部分做巩膜切口（左上角）。进行（1/2）～（2/3）厚度的板层巩膜剥离（右上角），形成巩膜窗（左下角）和切除的下方异常增厚巩膜（右下角）

方向排列。在每个巩膜切除床的中心可以建立一个近似 2mm 的巩膜造口，并用 1～2mm 巩膜穿孔器扩大。其他人也报道了类似的巩膜减薄技术治疗小眼球或特发性葡萄膜渗漏 [14, 37]。术后持续性或复发性葡萄膜渗漏和非孔源性视网膜脱离可能继发于巩膜切除术和巩膜造瘘术后的纤维化和瘢痕。抗代谢药，如丝裂霉素 C（MMC），可降低重复进行巩膜变薄术后复发性纤维化的风险 [38]。最近报道了一种新的不需巩膜切除的体外分流装置 Ex-PRESS 钉来引流脉络膜液体的方法 [39]。

2. 平坦部玻璃体切除术 Pars Plana Vitrectomy

巩膜减薄术后视力改善的程度可能受到慢性视网膜脱离继发的光感受器和视网膜色素上皮损伤的限制。在 Johnson 和 Gass 报道的系列中，56% 的眼视力提高了 2 行或更多（Snellen 视力表），35% 的眼保持稳定，9% 的眼发生恶化 [18]。总视力在 96% 的眼为 20/400 或更好，在 35% 的眼为 20/40 或更好。最终视力低于 20/40 的 23 只眼中，12 只眼的主要的视力限制因素是慢性视网膜脱离引起的光感受器细胞萎缩和视网膜色素上皮损伤。本组巩膜减薄术后视网膜复位时间平均为 2.4 个月。为促进视网膜快速复位，防止对光感受器和视网膜色素上皮的持续损害，Schneiderman 和 Johnson 在一位 73 岁葡萄膜渗漏综合征和非孔源性视网膜脱离黄斑脱离的患者，进行象限性板层巩膜切除术的同时，施行了平坦部玻璃体切除术和视网膜下液体内引流术 [40]。术后 1 年，患者视力由手动改善到 20/70。联合板层巩膜切除术和玻璃体切除术，治疗葡萄膜渗漏综合征中的非孔源性视网膜脱离黄斑脱离，使得光感受器和视网膜色素上皮快速接近，防止光感受器细胞进一步的死亡。另一种方法是视网膜下液的外引流 [24]，这会导致视网膜下出血、严重的低眼压和难治性向后极汇聚的视网膜下液。

3. 涡流静脉减压 Vortex Vein Decompression

1980 年，Brockhurst 报道了巩膜减薄联合涡静脉减压术在治疗小眼球睫状脉络膜渗漏中的成功经验 [20]。他描述了分离涡静脉的巩膜内部分，并对所有四条涡静脉进行减压。由于单用巩膜板层切除术治疗葡萄膜渗漏综合征是成功的，大多数玻璃体外层视网膜科医师不再采用涡静脉减压术治疗葡萄膜

渗漏综合征或小眼球的睫状脉络膜渗漏。

（七）结论 Conclusion

特发性葡萄膜渗漏综合征是一种罕见的疾病，通常出现在健康的中年男性，伴有睫状体和周围脉络膜的自发性脱离。这种情况常与非孔源性视网膜脱离有关，由于其蛋白质含量异常增高，视网膜下液体明显移位。其他眼部表现包括巩膜血管扩张、Schlemm 管内血液、正常眼压、轻度玻璃体细胞和豹纹样色素上皮改变。目前的证据表明，葡萄膜渗漏综合征患者的主要病理异常是先天性巩膜病，表现为糖胺聚糖样沉积异常和巩膜增厚。葡萄膜渗漏综合征的诊断是基于临床特征，排除其他已知的引起睫状体脉络膜渗漏和非孔源性视网膜脱离的原因。自然病程通常随着病情缓解和恶化而延长，如果不进行治疗，患者可能会出现永久性视力丧失。治疗主要是外科手术，需要进行象限性板层巩膜切除术和巩膜造瘘术。

二、低眼压性黄斑病变 Hypotony Maculopathy

（一）概述 Introduction

外伤或眼科手术后眼压降低的患者可能出现中心视力丧失。低眼压导致视力下降的原因之一是后极部脉络膜、神经感觉层视网膜和视网膜色素上皮的显著皱褶，1972 年被 Gass 称为低眼压性黄斑病变（hypotony maculopathy）[42-44]。与低眼压相关的眼底改变的最初描述可以追溯到 20 世纪 50 年代，当时 Dellaporta 描述了青光眼手术或眼球穿孔损伤后视力下降的患者 [41]。他指出，低眼压与一些眼底异常有关，包括视神经肿胀、血管扭曲和脉络膜视网膜皱褶 [41]。在青光眼滤过手术中引入抗代谢药物后，低眼压性黄斑病变的发生率显著增加 [45-47]。低龄、近视和男性是青光眼术后发生低眼压性黄斑病变的重要危险因素 [46-48]。

（二）临床特征 Clinical Features

低眼压黄斑病变患者的后段检查显示神经感觉层视网膜、视网膜色素上皮和脉络膜不规则折叠（图 76-9）。这些褶皱最初宽而不明显，并倾向于以分支形式从视盘颞侧向外辐射，在鼻侧呈同

心状或不规则状。在中心凹周围，视网膜皱褶呈星状排列。褶皱隆起的顶峰呈黄色，中间有暗而窄的谷槽。眼球前后径减小引起相对远视。可能存在明显的视盘水肿。视网膜血管是典型的扭曲，一些眼睛有充血。如果有睫状脉络膜渗漏，前段检查可能显示浅前房。当眼压恢复正常时，脉络膜皱褶变平甚至可能消失。如果低眼压是慢性的，永久性的视网膜色素上皮改变可能导致眼底的色素沉着。

（三）诊断 Diagnosis

1. 荧光素血管造影 Fluorescein Angiography

荧光素血管造影有助于显示脉络膜视网膜皱褶，特别是在轻度的改变而眼底检查正常的情况下。在低眼压的初始阶段，荧光素血管造影显示背景脉络膜荧光不规则增加，对应于脉络膜皱褶的顶峰（图 76-10）。这会产生在动脉早期可见的高荧光条纹。这些高荧光的条纹是多因素的：①皱褶顶部的视网膜色素上皮变薄；②皱褶峰下的脉络膜荧光素聚集；③血管造影时蓝色入射光和黄绿色反射光发生的过程较短。而皱褶的凹陷处被受压的视网膜色素上皮细胞占据，减少了背景脉络膜荧光的传输，导致血管造影上的低荧光。视神经毛细血管内可见荧光素渗漏，视网膜毛细血管内则无典型渗漏[49]。长期低眼压时，血管造影可显示视网膜色素

上皮的永久性改变。脉络膜视网膜皱褶可与神经感觉视网膜皱褶区分开来，但不改变背景荧光。

2. 眼部超声 Ocular Ultrasound

B 超通常显示巩膜和脉络膜后极扁平和增厚（图 76-11）[50]。超声生物显微镜下的前段评估可能有助于鉴别低眼压的潜在病因。只有在超声生物显微镜下才能看到睫状体离断或前部睫状体脱离[51, 52]。

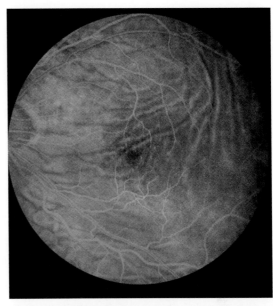

▲ 图 76-10　低眼压性黄斑病变的荧光素血管造影显示对应于脉络膜视网膜皱褶峰顶的高荧光条纹

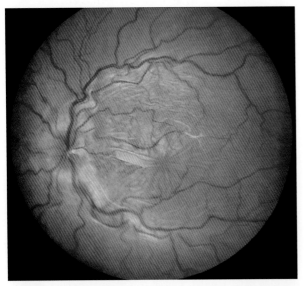

▲ 图 76-9　低眼压黄斑病变患者的脉络膜视网膜皱褶和视盘水肿

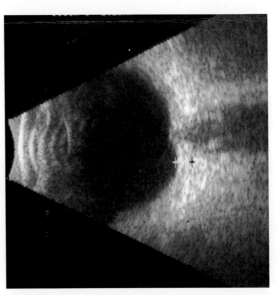

▲ 图 76-11　低眼压患者的 B 超表现为特征性的后极部巩膜和脉络膜的扁平和增厚

3.光相干断层扫描成像 Optical Coherence Tomography

在低眼压和视力下降的患者中，后极的光相干断层扫描（OCT）成像有助于显示黄斑部细微的脉络膜皱褶，否则在生物显微镜下很难发现（图 76-12）[53-55]。高分辨率 OCT 可在早期低眼压时检测到脉络膜视网膜皱褶，此时的荧光素血管造影时背景脉络膜荧光可能无明显变化[54]。然而，对于视力不变的患者，OCT 检测到的细微脉络膜视网膜皱褶的临床意义尚不清楚。OCT 在有症状的低眼压性黄斑病变和有典型的生物显微镜表现的患者中，通常显示典型的脉络膜 - 视网膜皱褶（图 76-12）。

（四）发病机制 Pathogenesis

1.低眼压 Hypotony

眼压降低可能是继发于房水生成减少或房水流出增加。在大多数情况下，低眼压眼的房水生成减少和房水流出增加。框 76-2 列出了眼压下降的各种病因，其中一些将在下文简要讨论。

2.房水生成减少 Decreased Aqueous Production

房水生成减少是一种罕见的低眼压病因。导致水生成减少的因素可能是炎症性、血管性或结构性异常。葡萄膜炎患者的睫状体炎症可能损害房水的生成。内眼手术后即刻出现严重的眼内炎症可减少房水的分泌。外伤可能与严重的虹膜睫状体炎和低

框 76-2 低眼压的原因
术后
• 伤口渗漏
• 滤过过强
眼外伤
• 睫状体分离
• 穿孔伤
炎症性
• 虹膜睫状体炎
视网膜脱离
睫状脉络膜脱离
睫状体低灌注
• 颈动脉阻塞
• 巨细胞动脉炎
睫状体光凝或冷冻消融
全身药物治疗眼压过度降低
系统性
• 高渗剂
• 脱水剂
• 尿毒症
• 糖尿病酮症酸中毒
• 强直性肌营养不良

眼压有关，由于睫状体离断或眼球破裂导致的房水流出增加可能使之恶化。血管炎或动脉阻塞患者眼内灌注减少可能导致睫状体缺血。房水生成减少的其他原因包括继发于睫状脉络膜渗漏、外伤或增殖性玻璃体视网膜病变继发睫状体脱离。

3.房水流出增加 Increased Aqueous Outflow

当房水产生的量不再足以匹配其增加的流出量，则发展为低眼压。大多数的低眼压是继发于房水流出的增加。在生理条件下，房水主要通过小梁网和 Schlemm 管以压力依赖的方式离开眼球，通过葡萄膜巩膜途径引流出一小部分的房水。一些因素可能会增加房水流出，包括前段手术后的伤口渗漏和青光眼滤过术后或引流装置手术后的房水滤过过强。尤其在青光眼滤过术中引入抗代谢药物后，低眼压的发生率增加[45]。抗代谢物质抑制结膜下愈合和结疤，从而增强了滤过。随着无缝线微创玻璃体切除技术的引入，玻璃体视网膜手术患者术后出现低眼压的频率越来越高[56]。眼外伤可能与巩膜破裂和伤口渗漏有关。术后或外伤性的睫状体离断在前房和脉络膜上间隙之间建立了沟通，增加了葡萄膜巩膜液体的流出。

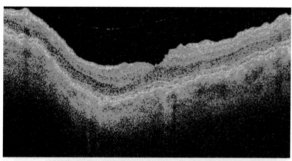

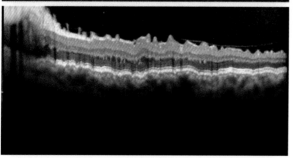

▲ 图 76-12 高分辨率光相干断层扫描可显示低眼压黄斑病变中细微的（上图）或显著的（下图）脉络膜视网膜折叠

4. 黄斑病变的发病机制 Mechanism of Maculopathy

由于巩膜的收缩和巩膜内表面积的缩小，脉络膜视网膜皱褶形成于低眼压眼。这种表面积的丧失会导致脉络膜内部和外层视网膜的折叠[57-60]。当围绕中心凹中心的神经感觉层视网膜形成星状皱褶时，黄斑病变就会发展。中央的星状视网膜皱褶是由巩膜后壁和脉络膜增厚，从而取代了黄斑周围正常厚度的视网膜所致[49]。神经感觉层视网膜的折叠、皱褶形成是导致低眼压性黄斑病变视力下降的主要原因。年轻近视患者患低眼压性黄斑病变的风险最高，这可能表明年轻患者的巩膜更容易肿胀和收缩。

5. 视盘水肿的机制 Mechanism of Optic Disc Edema

眼压降低可能导致视神经周围脉络膜肿胀和视网膜折叠，这可能导致视盘水肿[49]。另一个可能的机制是筛板的前弓和巩膜层轴突束的收缩，导致视神经的正、反向的轴浆运输减少和肿胀[61]。在先前存在视神经疾病，轴突丧失的眼中，视盘水肿则可能不那么明显。

（五）鉴别诊断 Differential Diagnosis

脉络膜视网膜皱褶的发现可见于任何因巩膜增厚或收缩从而巩膜内表面积缩小的情况（框 76-3）。

框 76-3　低眼压性黄斑病变的鉴别诊断

- 特发性脉络膜视网膜皱褶
- 球后肿块
- 巩膜炎
- 巩膜扣带
- 脉络膜肿瘤
- 脉络膜新生血管
- 局部脉络膜视网膜瘢痕
- 视神经病变
- 视网膜皱褶

---

1. 特发性脉络膜视网膜皱褶 Idiopathic Chorioretinal Folds

在常规检查中，年轻的远视患者可以看到水平的黄斑部脉络膜视网膜皱褶及从视神经发出的皱褶[58, 62]。这些特发性脉络膜视网膜皱褶通常局限于黄斑和视神经周围，但有时可能累及大部分后极部。患者通常不会报告任何视觉功能障碍。皱褶的外观在双眼中通常是对称的，但偶尔可以看到单侧出现。顾名思义，这些脉络膜视网膜皱褶的病因尚不清楚，可能继发于早年炎症过后的眼内纤维膜的萎缩[49]。

2. 球后肿块 Retrobulbar Mass Lesions

眼眶内任何占位性肿块均可引起巩膜水肿、脉络膜充血和脉络膜视网膜皱褶[63, 64]。位于肌锥外的肿块可能引起散光，而病变的位置在肌锥内则可能导致获得性远视[63]。良性和恶性肿瘤均报道有脉络膜视网膜皱褶形成。

3. 巩膜炎 Scleral Inflammation

伴有水肿、增厚和脉络膜充血的巩膜炎症可导致脉络膜视网膜皱褶的形成。甲状腺眼病、特发性眼眶炎症和其他自身免疫性或感染性葡萄膜炎伴巩膜炎均可能伴有脉络膜视网膜皱褶[49, 65, 66]。

4. 巩膜扣带 Scleral Buckle

孔源性视网膜脱离修补术后的患者中，偶尔可因巩膜扣带术后，嵴的后坡巩膜增厚可导致出现脉络膜视网膜皱褶。

5. 脉络膜肿瘤 Choroidal Tumors

恶性黑色素瘤或脉络膜转移性病变可引起血管充血、脉络膜水肿和巩膜增厚，导致肿瘤周围出现脉络膜视网膜皱褶[49]。

6. 脉络膜新生血管 Choroidal Neovascularization

视网膜下的色素上皮脉络膜新生血管膜的自发或激光诱导收缩，可诱发脉络膜视网膜皱褶的形成，膜呈放射状[67]。

7. 局灶性脉络膜视网膜瘢痕 Focal Chorioretinal Scars

脉络膜和视网膜的局灶性瘢痕有时会引起收缩，形成向瘢痕中心放射状的脉络膜视网膜皱褶[68]。

8. 视盘异常 Optic Nerve Head Disorders

特发性颅内高压和视盘水肿可能与脉络膜视网膜皱褶有关。这些褶皱在黄斑部通常是水平的，并在肿胀的视神经的鼻侧汇合[69, 70]。不明原因的视神经萎缩患者也可见脉络膜视网膜皱褶[71]。在一些颅内压升高的患者中，在没有任何可检测到的视盘水肿征像的情况下，可能会出现脉络膜视网膜皱襞，并且可能需要进行腰椎穿刺以排除特发性颅内高压[72]。

9. 视网膜皱褶 Retinal Folds

视网膜皱褶常被误认为是脉络膜视网膜皱褶。通常，视网膜神经感觉层的皱褶很窄，呈放射状，多见于局限的黄斑皱褶，或继发于脉络膜视网膜瘢痕的外层视网膜收缩（图 76-13）[49]。荧光素血管造影有助于区分视网膜皱褶和脉络膜视网膜皱褶，因为神经感觉层视网膜皱褶不会形成荧光改变，也不会在血管造影上看到。

（六）治疗 Treatment

有效治疗低眼压黄斑病变需要纠正潜在的眼部异常，恢复正常眼压。由于术后低眼压占低眼压黄斑病变患者的很大一部分，治疗通常由前节外科医

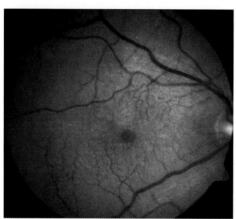

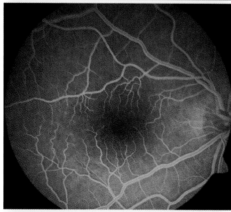

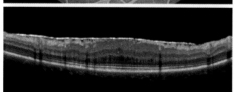

▲ 图 76-13　后极部的无赤光照片（上面板）和高分辨率光相干断层扫描（底面板）显示与视网膜前膜相关的细微的视网膜皱褶。荧光素血管造影显示没有与这些褶皱相关的荧光变化（中间板）

师进行。前房注射黏弹性或液体以增加眼压会产生短暂的效果。前段手术后的伤口渗漏需要立即用绷带隐形眼镜或缝合伤口以防止进一步的水分流失。眼部炎症需要局部或口服皮质类固醇治疗。外伤后的睫状体离断可能需要激光或手术来恢复眼压。青光眼手术后滤过过强可能需要巩膜瓣移植、供体巩膜补片移植或自体血液注射[29-31, 73]。

眼压恢复正常后，脉络膜视网膜皱褶可能会消失。在慢性低眼压的情况下，视网膜色素上皮会出现永久性的改变，包括在皱褶的凹陷处出现色素沉着，通过荧光素血管造影检测到后极不规则的深色色素线[49]。脉络膜和巩膜恢复正常厚度，视网膜血管的扭曲和充血消失。

早期发现低眼压性黄斑病变对实施必要措施恢复正常眼压及视力恢复具有重要意义。视力恢复的预后取决于低眼压的持续时间和脉络膜视网膜皱褶的慢性程度。脉络膜和神经感觉层视网膜的长时间折叠可能导致黄斑部不可逆的结构改变和眼压正常后视力恢复不良。然而，一些慢性低眼压患者在治疗后仍可能出现明显的视力改善[74]。Duker 和 Schuman 报道，对于一个既往滤过泡修正术后眼压升高后视力恢复极差的患者，玻璃体平坦部切除术和后极机械压平术中滴注全氟化碳液体可显著提高视力[75]。这种方法的有效性尚未在较大的患者队列中得到证实。另一些人主张在近视合并低眼压性黄斑病变的患者中使用气体填充物并进行内界膜剥除[76]。

（七）结论 Conclusion

低眼压黄斑病变的特征是低眼压和后极部脉络膜、神经感觉层视网膜和视网膜色素上皮的皱褶形成。神经感觉层视网膜的折叠被认为是视力丧失的主要原因。除脉络膜视网膜皱褶外，获得性远视、视盘水肿和视网膜血管扭曲可能与低眼压性黄斑病变有关。荧光素血管造影显示背景脉络膜荧光不规则增加，对应于脉络膜皱褶的部位。B 超显示后极部巩膜、脉络膜扁平增厚。高分辨率光相干断层扫描可以早期发现临床检查可能难以诊断的脉络膜视网膜皱褶。早期发现和治疗对于防止视网膜永久性结构改变和最大限度地恢复视力非常重要。

第六部分

炎症性病变 / 葡萄膜炎

Inflammatory Disease/Uveitis

第一篇 炎 症
Inflammation

第77章

交感性眼炎
Sympathetic Ophthalmia

Daniel Vítor Vasconcelos-Santos　　Narsing A. Rao　著

一、概述 Introduction

交感性眼炎（sympathetic ophthalmia，SO），又称交感性眼内炎（sympathetic ophthalmitis）和交感性葡萄膜炎（sympathetic uveitis），是一种罕见的双侧弥漫性肉芽肿性葡萄膜炎，发生在穿透性外伤或手术创伤后数天到数十年。受伤的眼睛通常被称为"诱发"（exciting）眼，对侧眼则被称为"交感"（sympathizing）眼，都会受到影响。葡萄膜组织损伤和（或）嵌顿是几乎所有交感性眼炎的特征。临床症状和体征通常在交感眼外伤后的前3个月内出现在对侧眼[1, 2]。

一只眼睛受伤可能对另一只眼产生影响的观点可以追溯到远古时代，希波克拉底（公元前460—公元前370年），但阿加提亚斯也在康斯坦提乌斯·塞菲利斯（Constantius Cephalis，公元1000年）的一份汇编中报道过[1, 3]。然而，1830年，William Mackenzie首次提供了全面的临床描述，并率先使用"交感性眼炎"一词来描述这一疾病[1, 3]。1905年，Ernst Fuchs详细描述了其特征性的组织病理学特征[4]。然而，尽管经过多年的研究，交感性眼炎的发病机制仍然是一个谜。现在有一些实验证据表明，对黑素细胞或酪氨酸酶肽抗原的自身免疫性迟发型超敏反应可能是一种发病机制。

二、流行病学 Epidemiology

交感性眼炎是一种相对罕见的疾病，虽然确切的数字很难确定，因为发病或诊断，或两者兼而有之，往往在最初的损伤后延迟数月至数年。此外，大约只有三分之一的疑似病例获得了明确的组织病理学确认，但在其他未经临床怀疑的病例中也可能获得组织病理学确认[2]。1972 年，Liddy 和 Stuart[5] 报道了穿透伤后交感性眼炎的发病率为 0.19%，内眼手术后为 0.007%。据估计，在普通人群中，交感性眼炎的发病率为每年 10 万人中 0.03%[6]，可能相当于所有葡萄膜炎病例的 1%～2%[7]。可能导致交感性眼炎的手术包括白内障摘除、虹膜切除术、穿刺术、睫状体离断术、粘连松解术、视网膜脱离修补术、角膜切削术、玻璃体切除术、眼内容摘除术、睫状体光凝术、质子束照射等[2, 3, 8]。

虽然现代手术技术的进步可能有助于降低交感性眼炎的发病率，但对严重创伤的眼进行更积极的手术治疗可能部分抵消了这一点，因为在过去，严重创伤的眼可能会被迅速摘除。事实上，交感性眼炎的流行病学已经发生了变化，与意外的穿透性眼外伤相比，现在更多的病例与内眼手术有关[3, 6, 7, 9, 10]。平坦部玻璃体切除术是目前导致交感性的主要手术之一，其风险约为 0.01%[1, 2]。即使在小切口无缝线玻璃体切除术出现后，也有病例报道[13, 14]。因此，交感性眼炎不应被视为一种正在消失的疾病，因此不应被忽视。

一些研究显示男性患者占优势，但这被认为是男性意外创伤发生率较高的反映。事实上，当只考虑手术创伤时，男女比例是相似的[15]。在 Winter 的 257 例交感性眼炎中，年龄无差异[16]。其他作者报道了儿童和成人早期的相对峰值，认为反映了这些年龄段意外创伤的发生率较高，另外一个高峰出现在 50—70 岁，被认为代表了这个年龄段人群中外科手术的发生率增加[17]。

三、发病机制 Pathogenesis

交感性眼炎的确切病因尚不清楚。临床研究表明，主要的易感因素是意外的穿透性眼外伤，占 60%～70% 的病例，穿透性眼外伤手术造成的占近 30%。最近的研究指出，这一比例出现倒置，许多病例出现在与外科手术相关而不是意外创伤有关[6, 7, 10, 11]。有一小部分病例是由挫伤伴有隐匿性巩膜破裂和穿透性角膜溃疡所致。绝大多数病例的共同点是存在穿透性损伤，其中伤口愈合因虹膜、睫状体或脉络膜嵌顿而复杂[2]。

历史上，交感性眼炎的发病机制一直被怀疑是感染性的。然而，从来没有从交感性眼炎病例中分离出任何病原体，而且感染性药物也没有在实验动物中能诱发这种疾病。交感性眼炎也可能发生在外伤后或术后感染性眼内炎的环境中，这种感染可能会加剧这些病例中交感性眼炎的发生[1, 18-20]。然而，大多数交感性眼炎是在没有眼内感染的情况下发生的[17]。

一些研究者提出了交感性眼炎的免疫学基础，其中 T 细胞介导的针对葡萄膜的抗原蛋白，特别是葡萄膜酪氨酸酶肽自身免疫反应可能参与其中[21-25]。Marak[26, 27] 和 Wong 等[21] 显示组织培养中暴露于同源葡萄膜视网膜提取物时，组织学证实的交感性眼炎患者外周血淋巴细胞的转化增强，提示这些患者的淋巴细胞对葡萄膜视网膜抗原的某些成分敏感。当从视网膜提取的抗原注射到豚鼠体内时，这些动物会发生类似交感性眼炎的眼内炎症[27]。一些研究确实表明，交感性眼炎可能是由于 T 细胞对与视网膜光感受器细胞膜（特别是视网膜 S 抗原）或其他视网膜或脉络膜黑素细胞抗原相关的可溶性蛋白之一的反应改变所致[22-24, 27, 28]。然而，最近的研究表明，T 细胞对酪氨酸酶肽的免疫反应可能在交感性眼炎的发展中起作用，如 Vogt-Koyanagi-Harada 病[23, 29-31]。

交感性眼炎可能有遗传倾向。人类白细胞抗原（HLA）在交感性眼炎中的相关性已被报道，包括 HLA-A11、HLA-B40、HLA-DR4/DRw53 和 HLA-DR4/DQw3 单倍型[32, 33]。来自亚洲和欧洲的研究发现，HLA-DRB1*4 和 HLA-DQB1*04 与交感性眼炎的发生有显著相关性[34-36]。在 Vogt-Koyanagi-Harada 病患者中也发现了类似的关联。最后，遗传背景也可能与疾病的严重程度相关，可能是通过某些易感 HLA 单倍型如 HLA-DRB1[34]，或是通过细胞因子多态性如白细胞介素 –10，改变免疫应答和疾病复发的风险[37]。

四、免疫病理学 Immunopathology

在交感性眼炎中，免疫病理改变在诱发眼和交感眼中相似，典型的表现为葡萄膜束弥漫性肉芽肿性炎症，由淋巴细胞、浆细胞和上皮样组织细胞巢组成，色素常存在于这些上皮样细胞和巨细胞中（图 77-1）。在大多数情况下，炎症过程不涉及脉络膜毛细血管或视网膜。无坏死是另一个特征。脉络膜广泛受累并增厚，主要是淋巴细胞浸润、上皮样细胞聚集和一些巨细胞，很少见到中性粒细胞。浆细胞可能存在，特别是在接受皮质类固醇治疗的患者中。嗜酸性粒细胞也可以发现，并经常集中在内层脉络膜，特别是在色素沉着的患者。视网膜色素上皮和 Bruch 膜之间常可见含有色素的上皮样细胞结节簇，临床上表现为 drusen 样黄白色小点，称为 Dalen–Fuchs 结节（图 77-2）[1, 2, 4, 16, 17, 38, 39]。虹膜中的淋巴瘤细胞浸润可能导致虹膜增厚的临床表现。

视网膜通常没有炎症浸润。然而，交感性眼炎的摘除眼中很少显示血管周围的单核细胞聚集，偶尔累及 Dalen–Fuchs 结节上的区域和平坦部区域。其他病理改变包括巩膜受累伴发炎性浸润，浸润于静脉导管周围，肉芽肿的改变延伸至视神经和周围脑膜鞘，也有黑素细胞存在的部位[1, 4, 17, 40, 41]。在一些具有交感性眼炎组织学特征的眼，也有晶状体囊破裂具有晶状体过敏症（phacoanaphylaxis）的特征，可进一步显示晶状体周围，晶状体悬韧带的肉芽肿性炎症反应[40]。尽管交感性眼炎的典型特征包括非坏死性肉芽肿性葡萄膜炎，但也有一些病例表现出非典型特征，如非肉芽肿性脉络膜炎，眼球摘除伴长期眼内炎症可能表现为脉络膜视网膜粘连，炎性过程累及脉络膜毛细血管，如慢性 Vogt- Koyanagi–Harada 病所见[16, 40]。

免疫组化研究显示葡萄膜束中主要有 T 淋巴细胞浸润[38, 42]。B 淋巴细胞也可能存在，特别是在长期疾病中，以及在接受皮质类固醇治疗的个体中[41, 43, 44]。在 T 淋巴细胞中，观察到了辅助性细胞（CD4+）和抑制／细胞毒性（CD8+）细胞，并通过分泌促炎细胞因子如干扰素 –γ 和 IL-2 来驱动 Th1 应答[38, 42, 54]。据报道，M1 巨噬细胞在肉芽肿中占优势，IL-23、CCL19 和 CXCL11 表达显著。IL-17 在 SO 眼的炎性浸润中也有较高水平的表达[46]。炎性细胞可能通过在葡萄膜束中选择性表达细胞间黏附蛋白（特别是一些整合素）及巨噬细胞和 RPE 细胞中的一些其他分子（包括趋化因子）而进入眼睛[47]，如单核细胞趋化蛋白 –1（CCL2/MCP-1）、基质细胞衍生因子 –1（CXCL12/SDF-1）和金属蛋白酶（明胶酶 –B）[44]。

脉络膜毛细血管在急性期的相对保存可能与 RPE 分泌抗炎细胞因子有关[28]。最近的一项研究表明，诱发眼结膜下表达 HLA-DR 的 CD4+T 淋巴细胞和富含黑色素的巨噬细胞，提示抗原处理和递呈可能最初发生在该部位，进一步导致淋巴细胞活化和肉芽肿反应[48]。

尽管视网膜在交感性眼炎的病理过程中似乎相对幸免，但肿瘤坏死因子 α（TNF-α）介导的线粒体氧化应激已被定位在眼球摘除的外层视网膜上（图 77-3）。这与光感受器凋亡有关，这种光感受器损伤可能是交感性眼炎导致视力下降的早期机制[49, 50]。有趣的是，在这些眼睛的外层视网膜上也

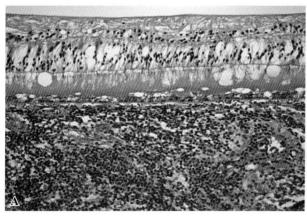
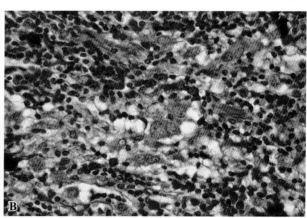

▲ 图 77-1　交感性眼炎的组织病理学特征

A. 脉络膜肉芽肿性炎症伴视网膜局灶性浆液性脱离（HE 染色，130×）；B. 多核巨细胞和上皮样组织细胞的细胞质中含有色素（HE 染色，565×）

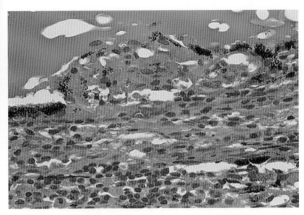

▲ 图 77-2　组织病理学上，Dalen-Fuchs 结节由 Bruch 膜水平的上皮样细胞（苏木精和伊红，250 倍）的局灶性聚集特征化

发现了热休克蛋白 α-A 晶状体的过度表达，这与防止氧化损伤和降低光感受器细胞凋亡有关[51]。

最近的一项研究[52]也表明 microRNA（负调控基因表达的小的非编码 RNA）参与了交感性眼炎免疫反应的协调。四种 microRNA（hsa-miR-1、hsa-let-7e、hsa-miR-9 和 hsa-miR182）的下调与促炎性细胞因子的表达有关，尤其是 TNF-α 和 NF-κB，它们对疾病的发病机制至关重要[52]。

五、临床表现 Clinical Findings

交感性眼炎的临床发作通常是由交感眼出现明显的轻度眼内炎症和对侧眼炎症恶化所预示的。据报道，交感眼从受伤到发炎的时间间隔最短为 5 天，最长为 66 年[1, 3, 53]。然而，一般情况下，交感性眼炎很少在外伤后 2 周内出现，80% 的病例发生在穿透伤后 3 个月内，90% 发生在穿透伤后 1 年内[2, 7, 11]。发病高峰出现在意外创伤后 4～8 周，而手术创伤后的病例发病可能延迟[54]。

交感眼的症状包括轻度疼痛、畏光、流泪增多、视物模糊、视觉疲劳，甚至调节障碍。诱发眼可能有视力下降和畏光增加。此外，双眼可能出现睫状体注射（ciliary injection），瞳孔部分扩张，光反射反应迟钝[1, 2, 9, 11]。

临床症状多变，可能是隐匿的，也可能是相当迅速的发病。眼前节的改变是前葡萄膜炎、睫状体注射、角膜后沉淀物、闪辉、前房炎症细胞。虹膜增厚，甚至可见虹膜结节，后粘连常见。交感性眼炎的后段表现包括玻璃体的炎性细胞浸润、视盘充血和水肿、视网膜弥漫性水肿和渗出性脱离，以及视网膜色素上皮（RPE）下的小黄白色沉积物，即所谓的 Dalen-Fuchs 结节[1, 2, 9, 11, 16, 17]。周围视网膜也可见大泡性浆液性脱离。偶尔，可能出现多个深部不明确的淡黄色病变，对应于脉络膜肉芽肿（图 77-4）。炎性巩膜受累在临床上很少见到，但在眼球摘除的显微镜检查中是常见的。随着时间的推移，患者可能会出现脉络膜色素脱失，导致所谓的晚霞样眼底（sunset glow fundus）及 RPE 改变，

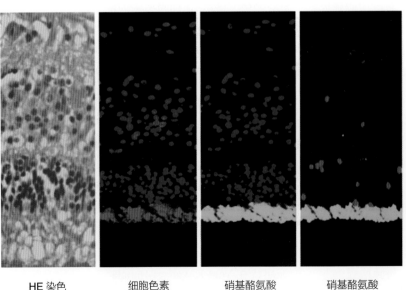

HE 染色　　细胞色素　　硝基酪氨酸　　硝基酪氨酸 TUNEL

节细胞层

内核层

外核层

内节段

◀ 图 77-3　交感性眼炎患者视网膜线粒体氧化应激和凋亡
细胞色素 C 和硝基酪氨酸免疫定位于光感受器细胞的内节段。用末端脱氧核苷酸转移酶介导的 dUTP 缺口末端标记法（TUNEL）检测到凋亡神经元主要分布在外核层和内核层，而神经节细胞层则没有。左侧可见相应的 HE 染色切片

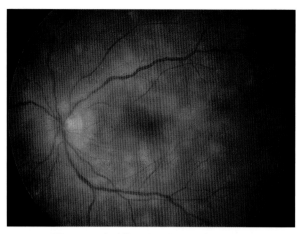

▲ 图 77-4　交感性眼炎的多发性脉络膜肉芽肿

这在患有慢性 Vogt-Koyanagi-Harada 病的患者身上可以看到[55, 56]。虽然比 Vogt-Koyanagi-Harada 病更不常见，但交感性眼炎患者也可能存在眼外受累，包括脑膜炎、听力减退、白癜风、脊髓灰质炎和脱发[2, 55, 57, 58]。

六、诊断 Diagnosis

交感性眼炎的诊断基本上是临床诊断[1, 2, 11]。没有血清学或免疫学测试可帮助诊断。尽管没有系统化的诊断标准，但穿透性眼外伤（意外或手术）的存在是一个基本特征。双侧眼内炎症也应存在，并可能在发病早期伴有渗出性视网膜脱离和（或）视盘水肿，或慢性病例伴有脉络膜色素脱失（晚霞样眼底）和 RPE 改变，类似于 Vogt-Koyanagi-Harada 病[59]。然而，这种临床表现的变化可能挑战或延迟诊断。一些影像学研究，如荧光素血管造影（FA）、吲哚菁绿（ICGA）血管造影、B 超、光相干断层扫描（OCT）等，可能有助于更好地揭示或描绘交感性眼炎的一些支持性特征[10]。

荧光素血管造影通常可显示 RPE 水平上的多个渐进性荧光点（针尖样渗漏，图 77-5）及视盘渗漏，也可见于 Vogt-Koyanagi-Harada 病。染料从这些病灶的聚结发生在渗出分离区[2, 60, 61]。较少出现背景脉络膜荧光的早期局灶性阻塞，这一发现也见于急性后极部多灶性盘状色素上皮病变（actue postertor multifocal placoid pigment epitheliopathy）[62]。在 ICGA 上，中间期可见大量低荧光斑，可能与脉络膜肉芽肿相对应。其中一些可能在后期变成等荧光[63-65]。

超声检查可显示脉络膜增厚和渗出性视网膜脱离，特别适用于有不透明介质的诱发眼[11, 18]。通常脉络膜增厚在视盘周围更为突出，在前部脉络膜则较少。OCT 能很好地描述渗出性视网膜脱离的病灶，在适当治疗后的分辨率（图 77-6）及脉络膜增厚的逐渐减少，神经感觉视网膜和视网膜色素上皮的变化[62, 66, 67]。

特别是那些严重创伤的眼睛，后来需要眼摘，组织病理学检查可能有助于作出或确认诊断[2, 17, 18, 40, 41]。

七、鉴别诊断 Differential Diagnosis

交感性眼炎必须区别于几种传染性葡萄膜炎和其他非传染性葡萄膜炎，包括梅毒、结核病、结节病、多灶性脉络膜炎和全葡萄膜炎。其他细菌和真菌感染也可产生前葡萄膜炎和（或）后葡萄膜炎肉芽肿，通常根据病史和相关临床表现进行鉴别。感染性眼内炎必须始终考虑到任何穿透性外伤的眼。尤其是毒性较低的微生物，如痤疮丙酸杆菌和一些真菌，可能导致慢性眼内炎，应与交感性眼炎相鉴别。损伤后原有葡萄膜炎的再激活或外伤后虹膜炎或虹膜睫状体炎的发展中也可能发生[2, 11]。

晶状体过敏性眼内炎也可以非常类似交感性眼炎的临床表现，这两种疾病甚至可能共存于同一只眼中。虽然单眼发病可能是线索，但晶状体过敏也可能是双侧的，但这种双眼发病是罕见的。在交感性眼炎的病例中，晶状体过敏的发生率为 4%～25%。与交感性眼炎不同的是，在双眼晶状体过敏反应中，当一只眼睛开始发炎时，最先受累的眼通常是安静的。此外，超声检查通常显示晶状体过敏性眼内炎的前葡萄膜明显增厚，而交感性眼炎的后葡萄膜增厚更为明显。裂隙灯检查时，仔细寻找破裂的晶状体囊和前房晶状体皮质碎片。在晶状体过敏性眼内炎中，晶状体摘除可以治愈，从而避免不必要的剜除[18, 68]。

Vogt-Koyanagi-Harada 综合征是一种双侧肉芽肿性全葡萄膜炎，常伴有脑膜和听觉症状的前驱症状。在急性期和慢性期，该病的临床和组织病理学特征可能与交感性眼炎相同。然而，白癜风和脱发等症状在 Vogt-Koyanagi-Harada 综合征比交感性眼炎更常见。有穿透性外伤史有助于鉴别诊断[2, 55, 56]。

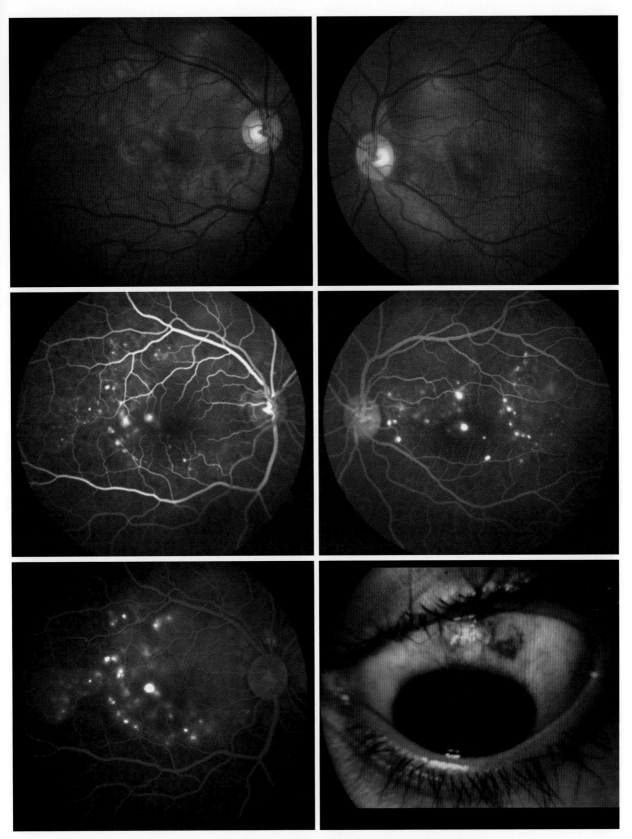

▲ 图 77-5　左眼穿透性巩膜损伤后交感性眼炎的眼底和血管造影特征

渗出性视网膜脱离病灶可见于双眼后极部。荧光素血管造影显示视网膜色素上皮层有多处针尖样渗漏

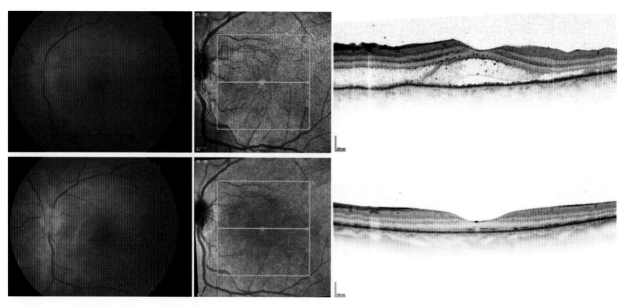

▲ 图 77-6　交感性眼炎患者大剂量口服皮质类固醇治疗前（上）和治疗后（下）**2** 个月的眼底和断层特征。渗出性视网膜脱离完全消失

图片由 Centro Brasileiro de Ciências Visuais，Belo Horizonte，Brazil 提供

八、病程及并发症 Course and Complications

未经治疗的交感性眼炎有一个漫长、多变、复杂的过程，最初表现为活跃的眼内炎症发作，随后是可以持续数月至数年的静止期。随着时间的推移，这种疾病可能会变得长期活跃，最终导致不可逆转的眼部损伤，甚至导致眼球痨。交感性眼炎的长期并发症包括白内障、继发性高眼压或低眼压、青光眼、持续性囊样黄斑水肿或视网膜脱离、脉络膜视网膜瘢痕（包括视网膜前膜形成）、脉络膜新生血管、视网膜下纤维化和视神经萎缩[2, 17, 69]。尽管进行了治疗，但每年每位患者发生这些眼部并发症的总风险达到 40%，其中大约 1/2 的患者视力下降到 20/40 以下，大约 1/4 的患者最终发展为法定盲[54]。

九、治疗 Therapy

虽然皮质类固醇在预防交感性眼炎方面尚未得到有效的证明，但它们确实是其治疗的主要手段[2, 6, 9]。大剂量皮质类固醇应在发病早期给予，并至少持续 6 个月。第 1 周，每天口服泼尼松（或等效物）1.5～2.0mg/kg 体重，然后在葡萄膜炎的临床

反应后几个月内逐渐减少。或者，可以考虑静脉注射甲泼尼松（每天 1g，持续 3 天）进行冲击治疗，以及补充 Tenon 囊下注射曲安奈德（20～40mg）。根据需要，局部使用皮质类固醇和散瞳剂/睫状肌麻痹剂。应特别注意监测系统性皮质类固醇的不良反应，包括定期测量血压、体重、血脂、血糖，以及胃十二指肠保护和预防骨质疏松症（用钙和维生素 D 补充）[70]。

在许多患者中，医疗问题或全身或眼科并发症可能会阻止长期使用高剂量类固醇。在这些患者中，每天用 2～4mg/kg 的硫唑嘌呤、环孢素 2.5～5mg/(kg·d)、霉酚酸酯 1～1.5g 每日 2 次、甲氨蝶呤，15～25mg/周的补充治疗已经被证明能有效地抑制炎症，允许减少糖皮质激素降至无毒水平（＜10mg/d），而且，在某些情况下，诱导疾病缓解。建议每 4～6 周在内科医师的监督下仔细监测其不良反应。长期使用这些药物可引起骨髓抑制、肾和（或）肝毒性[70]。烷基化剂环磷酰胺［2～3mg/(kg·d)］和氯霉素［0.1～0.2mg/(kg·d)］是为更严重和难治性病例保留的[70, 71]。这些药物需要仔细监测不良反应，包括出血性膀胱炎症和恶性肿瘤的发展。最近一项有趣的研究证实[72]，大剂量短期苯丙胺（中位累积剂量：1449mg；中位持续时间：14 周）可导致大多

数常规治疗难治的 SO 患者持续缓解，在 8 年（范围：4～37 年）的中位随访中，不良反应最小。

生物制品，特别是抗 TNF 药物，如英夫利昔单抗和阿达木单抗，也可用于对常规免疫调节剂无反应的交感性眼炎的情况下，并且在这种情况下，在最近的文献中有传闻的有利结果[73-75]。然而，这些药物的长期安全性仍不确定[76]。

眼内应用皮质类固醇，也可以作为玻璃体腔注射（曲安奈德 4mg）或作为缓释装置，如氟辛醇或地塞米松玻璃体腔植入物，也可以使用，尤其是不能耐受全身药物的患者[77-80]。应特别注意与这些玻璃体腔内装置相关的白内障和继发性青光眼的高风险。

十、预防 Prevention

预防交感性眼炎需要仔细的显微外科伤口和迅速关闭所有穿透性损伤。应尽一切努力挽救任何一只视力预后良好的眼睛，但对于视力差或无视力，且眼球结构受损严重的眼，伤后 2 周内摘除可能是明确预防交感性眼炎发展的唯一方法。曾经，人们认为在穿透性损伤后使用类固醇在某些情况下会阻止交感性眼炎的发展，但事实并没有证明这一点。

一旦交感性眼炎开始，诱发眼的眼球摘除一直是一个相当有争议的话题。一些研究表明，早期摘除诱发眼可能改善交感眼的预后[17, 81]，然而，仔细回顾这些研究中的数据并不支持这一结论[82]。Winter 对 257 例经组织学证实的交感性眼炎的回顾性研究表明，无论是在损伤后不同时间间隔的交感性眼炎发生之前、伴随或随后短暂地进行诱发性眼球摘除，对交感性眼炎均无益处[16]。这也得到了一项前瞻性研究结果的支持[6]。事实上，诱发眼有可能最终保持更好的视力，因此眼球摘除将剥夺患者的视觉潜能[82]。另一个争议是眼内容剜除术和眼球摘除术的不同效果[83]。尽管从技术上讲，剜除术可能更容易，恢复更快，但它可能无法预防交感性眼炎的发展，这可能是因为巩膜中保留了葡萄膜残余物[84]。眼内容剜除术后发生交感性眼炎的病例在过去的文献中已被描述[84, 85]。目前，眼内容

剜除术后的发交感性眼炎的病例是罕见的，但最近的病例也有报道[86-89]。由于这种情况远不如过去常见[90, 91]，而且交感性眼炎的治疗也有了显著的改善[6, 9, 11]，因此出现了一个问题，即在严重创伤和（或）感染后，是否确实应首选剜除术而不是眼摘术[66]，特别是在眼盲患者中。事实上，外科医师越来越多地建议用眼内容剜除代替去眼球摘除手术。然而，这一问题尚未得到解决，特别是考虑到交感性眼炎的发病率很低，以及从创伤后到手术后的变化趋势[7, 9]。这场争论的另一个并发症是无意中切除隐匿性肿瘤的风险[93]，甚至可能超过交感性眼炎本身的风险。建议有穿透性眼外伤的患者，以及那些正在接受眼内手术的交感性眼炎风险增加的患者（如玻璃体切除术），在外伤或手术损伤后的早期甚至很长一段时间内，对其发展疾病的可能性进行咨询。

十一、预后 Prognosis

在使用皮质类固醇之前，交感性眼炎的视力预后一般较差。然而，在皮质类固醇和最近的免疫抑制剂出现之后，结果显著改善[9, 11]。Makley 和 Azar 发现，在单纯使用全身皮质类固醇治疗的患者中，大多数患者的视力达到 20/60 或更高，但复发率为 60%，有时在疾病最初缓解后长时间[69]。Chan 等报道，50% 接受类固醇和免疫抑制剂治疗的患者的视力为 20/40 或更好[94]。及时、积极的皮质类固醇治疗和免疫抑制剂，根据需要，许多有交感性眼炎的眼睛应保持合理的视力。

综上所述，交感性眼炎是一种严重的眼部炎症性疾病，常伴有许多加重和持续进展的过程，可能导致视力非常差。随着眼球修复的改善，与穿透性意外创伤相关的病例逐渐减少，但另一方面，眼内（尤其是玻璃体视网膜）手术后的病例正在增加。这些患者的长期随访是必要的。我们希望，在疾病早期迅速和积极地使用皮质类固醇，并在需要时补充免疫抑制剂，这些患者的预后不必像过去那样糟糕。

第78章

Vogt-Koyanagi-Harada 病
Vogt-Koyanagi-Harada Disease

Hiroshi Goto P. Kumar Rao Narsing A. Rao 著

一、概述与历史回顾 Introduction and Historical Aspects

沃格特 – 小柳木 – 原田（Vogt–Koyanagi–Harada，VKH）病是一种双侧肉芽肿性葡萄膜炎，常伴有渗出性视网膜脱离和眼外表现，如脑脊液中细胞增多症，有时还伴有白癜风、毛发变白、脱发和听力减退[1]。阿拉伯医师 Ali ibn Isa 于公元 1 世纪首次描述了与眼部炎症相关的毛发变白（Pattison 引用）[2]。这种联系随后由 Schenkl 在 1873 年，Hutchinson 在 1892 年和 Vogt 在 1906 年报道的。Harada 描述了原发性后葡萄膜炎伴渗出性视网膜脱离，并伴有脑脊液细胞增多[3-6]。

3 年后的 1929 年，小柳木（Koyanagi）描述了 6 个患有双侧慢性虹膜睫状体炎、皮肤斑驳样脱色、斑驳样脱发、头发特别是睫毛变白的患者[7]。这一系列的发现被称为"葡萄膜炎伴毛发变白、白癜风、脱发和失聪。"[7]。1932 年的 Bruno 和 1945 年的 Bruno 和 McPherson 结合了沃格特、小柳木和原田（Vogt, Koyanagi and Harada）的发现，提出这些过程代表了同一疾病的一个连续体，此后被认为是沃格特 – 小柳木 – 原田综合征（Vogt–Koyanagi–Harada syndrome）[8, 9]。

当患者出现眼及眼外表现时，VKH 的诊断是肯定的。然而，眼外表现如听力减退、皮肤病变等相对少见，皮肤病主要发生在病程晚期[1, 10]。由于 VKH 临床表现的多样性，美国葡萄膜炎学会（American Uveitis Society, AUS）在 1978 年推荐了以下诊断标准：没有任何眼外伤或手术史，并且至少存在以下四种症状中的三种：①双侧慢性虹膜睫状体炎；②后葡萄膜炎，包括渗出性视网膜脱离、不完全型渗出性视网膜脱离、视盘充血或水肿和"晚霞样"（sunset glow）眼底；③耳鸣、颈部僵硬、颅神经或中枢神经系统紊乱或脑脊液多细胞症等神经症状；④脱发、毛发变白或皮肤白癜风的表现[11]。

由于 VKH 的表现因临床病程的不同而不同，根据 AUS 标准，一个特定的患者最初可能不具备诊断 VKH 所需的所有特征。Read 和 Rao 评估了现行 AUS 标准在 71 例连续 VKH 患者中的实用性，这些患者根据临床特征和病程进行诊断，结合荧光素血管造影，对所选病例进行超声检查或不进行超声检查[12]。作者认为 AUS 诊断 VKH 的标准可能不够。考虑到 VKH 的多系统性，并考虑到该病早期和晚期的不同眼部表现，第一次 VKH 国际研讨会提出了修订的诊断标准，以包括疾病不同阶段的临床表现[13]。修订后的诊断标准汇总在框 78-1 中。

过去，由这些眼部症状和体征组成的一系列表现被称为"综合征"，但近年来，该疾病已被很好地描述；此后，VKH 国际研讨会采用了"Vogt-Koyanagi-Harada disease"一词[13]。

二、流行病学 Epidemiology

VKH 的发病率是可变的。它似乎在日本更为常见，占所有葡萄膜炎转诊病例的 6.7%[14]。在美国，它占所有葡萄膜炎临床转诊的 1%～4%。

VKH 倾向于影响更多的有色人种，如亚洲人、西班牙裔、美洲印第安人和亚裔印第安人[1, 15]。在美国，VKH 病患者的种族分布似乎存在差异[1, 11, 16, 17]。在北加州，VKH 主要见于亚洲人（41%），其次是白人（29%），西班牙裔（16%）和黑人（14%）[17]。相比之下，南加州的报道显示，78% 的 VKH 患者是西班牙裔，3% 是白人，10% 是亚洲人，6% 是黑人[1]。美国国立卫生研究院（National Institutes of Health, NIH）的一系列报道显示，50% 的 VKH 患者是白人，35% 是黑人，13% 是西班牙裔[17]。然而，NIH 系列报道的大多数患者都有遥远的美洲印第安血统。大多数研究报道说，女性比男性更容易受到影响，然而，日本调查人员还没有发现女性有这种倾向性[15]。

框 78-1　第一届 Vogt-Koyanagi-Harada 病国际研讨会提出的修订诊断标准 *

完全型 VKH 病

1. 双眼受累（必须符合 a 或 b，取决于检查患者时的疾病阶段）
- 疾病的早期表现
  - 必须有弥漫性脉络膜炎（伴有或不伴有前葡萄膜炎、玻璃体炎性反应或视盘充血）的证据，可表现为以下之一：
    - 视网膜下液灶区
    - 大疱性浆液性视网膜脱离
  - 对于模棱两可的眼底发现，还必须出现以下两种情况：
    - 脉络膜灌注延迟的病灶区、多灶性针尖样渗漏区、大的片状高荧光区、视网膜下液积存和荧光素血管造影的视神经染色（按顺序排列）
    - 弥漫性脉络膜增厚，超声检查未见后巩膜炎
- 疾病的晚期表现
  - 病史表明有感冒样前驱症状，或者有眼部色素减退和其他眼部症状如下，或者其他眼部症状有多个迹象：
  - 眼部色素减退（以下任一表现都足够）：
    - 晚霞样眼底
    - Sugiura 征
  - 其他眼部症状：
    - 钱币样脉络膜视网膜脱色瘢痕
    - 视网膜色素上皮聚集和（或）迁移
    - 复发性或慢性前葡萄膜炎

2. 神经系统 / 听觉发现（可能在检查时已解决）
- 脑膜炎（不适、发热、头痛、恶心、腹痛、颈背僵硬或这些不适的混合发生；但是，仅仅头痛不足以满足脑膜炎的定义）
- 耳鸣
- 脑脊液细胞增多症

3. 皮肤改变（不是在中枢神经系统或眼部疾病之前）
- 脱发
- 毛发变白
- 白癜风

不完全性 VKH 病（必须出现第 1 点和第 2 或第 3 点）

1. 完全型 VKH 病的双侧眼部受累
2. 上述完全性 VKH 病的神经系统 / 听觉表现
3. 上述定义的完全性 VKH 病的皮肤改变

可能的 VKH 病

上述病定义完全型 VKH 的双侧眼部受累

---

*. 在所有的病例中，在葡萄膜炎的初始发病之前，不应该有穿透性眼外伤或手术的病史，也不应该有任何临床或实验室证据提示其他眼部疾病标准。

改编自 Read RW, Holland GN, Rao NA, et al. Revised diagnostic criteria for Vogt-Koyanagi-Harada disease: report of an international committee on nomenclature. Am J Ophthalmol 2001; 131: 647–52.

大多数患者发病时 20—50 岁，但儿童也可能受到影响[1,18]。根据过去 10 年在日本进行的两次以大学医院为基础的全国性调查，在所有葡萄膜炎患者中，VKH 病的发病率稳定在 7% 左右[19]。

三、临床描述 Clinical Description

VKH 的典型临床特征包括伴有渗出性视网膜脱离的双侧全葡萄膜炎、伴有头痛和脑脊液细胞增多症的脑膜炎、耳鸣或听力丧失以及皮肤变化，如脱发、毛发变白和白癜风。然而，所有的皮肤变化在最初的表现中很少见到，并且临床特征根据疾病的阶段和药物治疗的效果而变化。存在眼部和两个或两个以上的眼外特征被认为是 VKH 疾病的一种完全形式[13]。不完全性 VKH 病包括双侧典型的眼部受累加上神经 / 听觉或皮肤改变，而可能的 VKH 病仅由眼部表现组成[13]。然而，一些可能的 VKH 患者在慢性或慢性复发阶段会出现皮肤表现。

（一）前驱期 The Prodromal Stage

VKH 疾病的最初表现可能包括非特异性病毒感染样疾病，通常称为前驱期。这个阶段可能只持续几天，可能仅限于头痛、恶心、头晕、发热、眼眶疼痛和脑膜炎。在出现上述症状后的 1～2 天内，可能会出现光敏感和流泪。这些神经症状包括颅神经麻痹和视神经炎。脑脊液分析通常显示为细胞增多症。

（二）急性葡萄膜炎期 The Acute Uveitic Stage

这一阶段遵循前驱阶段，呈现双眼视物模糊。一只眼睛可能首先受到影响，几天后第二只眼睛也会受到影响。尽管症状延迟，但仔细检查会发现双侧后葡萄膜炎。葡萄膜炎包括后脉络膜增厚、视盘周围视网膜脉络膜层升高、多发性浆液性视网膜脱离（图 78-1）、视盘充血和水肿。

很少 VKH 病可出现视盘充血和水肿而无浆液性视网膜脱离（图 78-2）。没有典型浆液性视网膜脱离的视盘肿胀的 VKH 患者更有可能是女性，年龄较大，并且他们比典型 VKH 表现的患者更容易患慢性病[20]。

脉络膜增厚可用超声检查（图 78-3）。FA 很容易观察到与多灶性脉络膜炎相关的视网膜色素上皮（PRE）的改变，早期显示低荧光点，晚期可见多灶性渗漏和视网膜下积液（图 78-4）。

吲哚菁绿（ICGA）血管造影（图 78-5）可用于评估脉络膜炎性改变，如早期脉络膜基质血管高荧光和渗漏，脉络膜水平的低荧光暗点[21,22]。

炎症最终扩散到前段，并在前房显示出闪辉和细胞的存在。羊脂状角膜后沉淀物、虹膜表面和瞳孔边缘的小结节较少见[1]。然而，这些前节炎性改变在复发期更常见。睫状体和脉络膜的炎性浸润可导致晶状体虹膜隔膜向前移位（图 78-6），导致急性闭角型青光眼或环状脉络膜脱离[23,24]。这些眼内改变通常是双侧的，很少只局限于一只眼[25]。

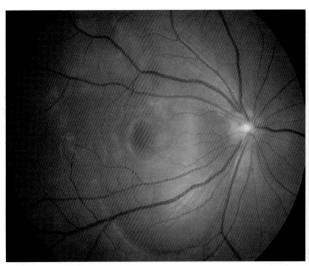
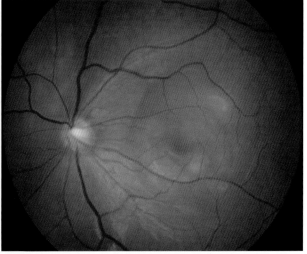

▲ 图 78-1 Vogt-Koyanagi-Harada 病急性葡萄膜炎期双侧多发性浆液性视网膜脱离

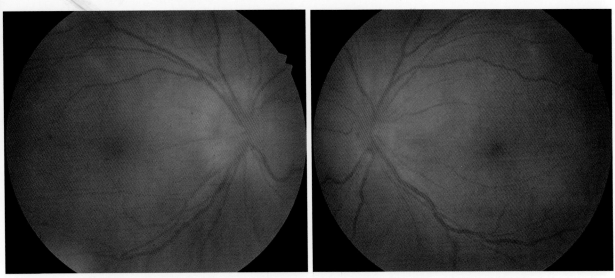

▲ 图 78-2　Vogt-Koyanagi-Harada 病急性葡萄膜炎期双侧视盘充血水肿，无浆液性视网膜脱离

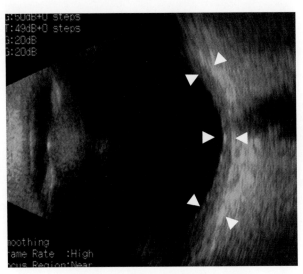

▲ 图 78-3　超声显示脉络膜增厚（箭头）

（三）慢性葡萄膜炎期 The Chronic Uveitic Stage

慢性期或恢复期发生在急性葡萄膜炎期数周后，其特征是白癜风（图 78-7）、毛发变白和脉络膜色素脱失。角膜缘的白癜风，也被称为 Sugiura 征（Sugiura's sign）（图 78-8），在这个阶段 Vogt 栅栏黑变病（melanosis at the palisade of Vogt）患者中可能会发展，如日本患者[1, 13]。

脉络膜色素脱失发生在葡萄膜炎期几个月后。这导致了特征性的视盘苍白，并伴有鲜红色 - 橙色脉络膜，称为晚霞样眼底（图 78-9）。在西班牙裔，晚霞样眼底可能显示 RPE 的病灶改变，表现为色素沉着或色素减退。视盘旁区域可能出现明显的脱色素。在这个阶段，小的、黄色的、界限清楚的脉络膜视网膜萎缩区域可能出现，主要在眼底的中周部。这一恢复期可能持续几个月。

（四）慢性复发期 The Chronic Recurrent Stage

慢性复发期包括严重的全葡萄膜炎和肉芽肿性前葡萄膜炎急性发作性加重。复发性后葡萄膜炎伴渗出性视网膜脱离并不常见。前葡萄膜炎可能对局部和全身皮质类固醇治疗效果不明显。虹膜结节可在这一阶段看到（图 78-10）。在这个阶段，慢性炎症使视力损害最明显的并发症是视网膜下新生血管膜的产生[26]。后囊下白内障及青光眼，无论是闭角或开角，也可以看到后粘连[27, 28]。眼内炎症复发可导致广泛的脉络膜视网膜萎缩。

（五）临床特征鉴别率 Frequency of Distinguishing Clinical Features

用逐步 logistic 回归模型分析 180 例 VKH 病患者和 967 例非 VKH 病患者的眼表和眼外表现的临床特征见表 78-1[29]。急性期以渗出性视网膜脱离多见，慢性期以晚霞样眼底多见。在急性葡萄膜炎早期接受全身皮质类固醇治疗的患者中，发生晚霞样眼底的患病率较低（67.5%）[27]。

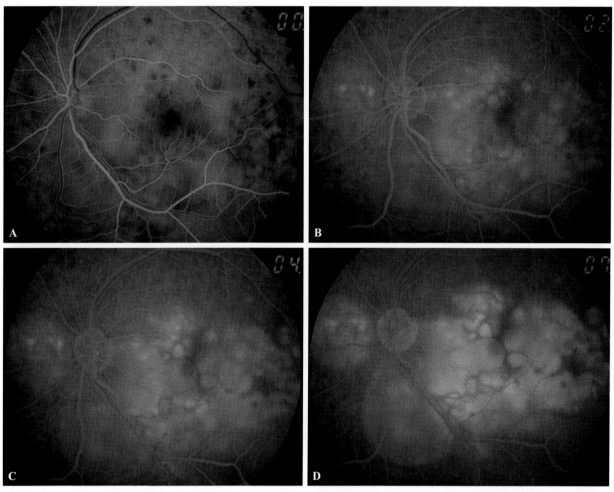

▲ 图 78-4　**A.** 荧光素血管造影早期动静脉期显示多个低荧光点以及不规则背景高荧光；**B.** 随后，视网膜色素上皮层出现多个高荧光点；**C.** 造影中期有染料渗漏；**D.** 晚期浆液性视网膜脱离区的视网膜下池样荧光染色

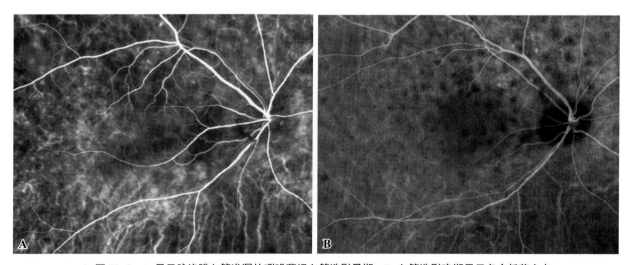

▲ 图 78-5　**A.** 显示脉络膜血管渗漏的吲哚菁绿血管造影早期；**B.** 血管造影晚期显示多个低荧光点

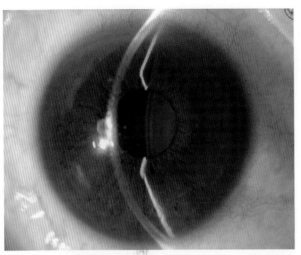

▲ 图 78-6　睫状体炎性浸润使得晶状体前移位引起的浅前房

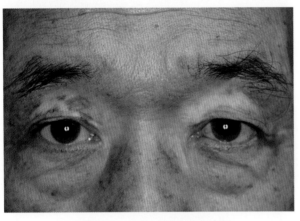

▲ 图 78-7　双侧上睑皮肤白癜风

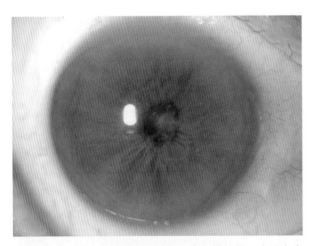

▲ 图 78-8　**Vogt-Koyanagi-Harada** 病的慢性期，表现为广泛的瞳孔后粘连和角膜缘色素脱失（**Sugiura** 征）

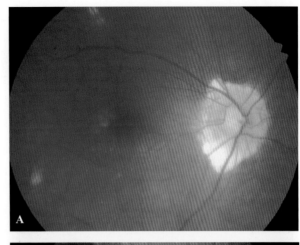

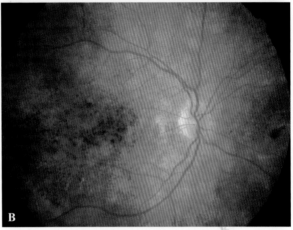

▲ 图 78-9　亚洲患者（**A**）和西班牙裔患者（**B**）的 **Vogt-Koyanagi-Harada** 病慢性期，显示晚霞样眼底，视盘周围色素脱失，椭圆形视网膜色素上皮萎缩

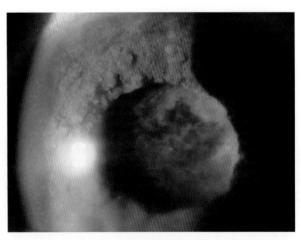

▲ 图 78-10　慢性复发期多发的虹膜结节

表 78-1　急性和慢性 Vogt-Koyanagi-Harada 病的临床特征[26]

因变量 =VKH	优势比估计（95%CI）	P 值
急性发病		
渗出性视网膜脱离	＞ 999 (48.02, ＞ 999)	＜ 0.0001
脱发	81.23 (2.47, ＞ 999)	0.01
视盘充血	5.28 (1.02, 27.42)	0.05
亚洲裔	24.48 (2.38, 251.9)	0.007
西班牙裔	59.76 (3.77, 948.2)	0.004
慢性发病		
眼底晚霞样	141.66 (54.65, 367.2)	＜ 0.0001
白癜风	11.73 (3.59, 38.33)	＜ 0.0001
脱发	3.20 (1.40, 7.31)	0.0005
脉络膜视网膜结节性瘢痕	2.83 (1.34, 5.98)	0.01
玻璃体细胞	0.39 (0.18, 0.83)	0.02
亚洲裔	3.48 (1.60, 7.60)	0.002
西班牙裔	13.25 (4.63, 37.88)	0.0003

经许可，图片转载自 Rao NA, Gupta A, Dustin L, et al.Frequency of distinguishing clinical features in Vogt–Koyanagi–Harada disease. Ophthalmology 2010；117：591–9 [Table 8].

四、病理与发病机制 Pathology and Pathogenesis

　　VKH 是一种非坏死性弥漫性肉芽肿性炎症，累及葡萄膜。虽然肉芽肿过程是该病的主要特征，但组织病理学变化因疾病的阶段而异[30]。葡萄膜由于淋巴细胞和巨噬细胞的弥漫浸润而增厚，与上皮样细胞和含有黑色素颗粒的多核巨细胞混合。神经视网膜与视网膜色素上皮分离，视网膜下间隙含有蛋白质液体渗出物（图 78-11）。Dalen-Fuchs 结节位于 Bruch 膜和 RPE 之间，是上皮样组织细胞与 RPE 混合的局灶性聚集[31]。在恢复期，脉络膜黑素细胞数量减少并消失（图 78-12），导致眼底出现晚霞样眼底[31]。在慢性期，检眼镜下在周边眼底可见大量黄色椭圆形或圆形病灶，组织学表现为 RPE 细胞局灶性丢失和脉络膜视网膜粘连形成[31]。在长期的慢性复发期，视网膜色素上皮和神经视网膜表

现出退行性改变（图 78-13）。视网膜色素上皮可显示增生和纤维化生，伴有或不伴有视网膜下新生血管[31]。尽管针对黑色素细胞的炎症的确切原因尚不清楚，但目前的证据表明，它涉及一种由 T 淋巴细胞驱动的自身免疫过程，对抗一种与黑色素细胞相关的尚未确定的抗原[1, 32, 33]。诱导葡萄膜自身免疫反应的抗原肽可能包括酪氨酸酶或酪氨酸酶相关蛋白[34, 35]。实验动物研究及从 VKH 患者外周血中提取的酪氨酸酶家族蛋白特异性 T 细胞克隆表明，抗酪氨酸酶和（或）酪氨酸酶相关蛋白的自身反应

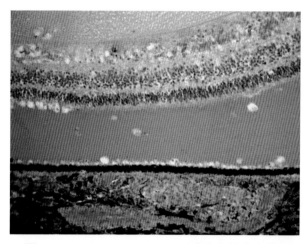

▲ 图 78-11　Vogt-Koyanagi-Harada 病的急性葡萄膜炎期显示视网膜的浆液性脱离，脉络膜毛细血管受炎性细胞浸润，脉络膜增厚，肉芽肿性炎性细胞浸润（HE 染色）
图片由 H. Inomata 教授提供

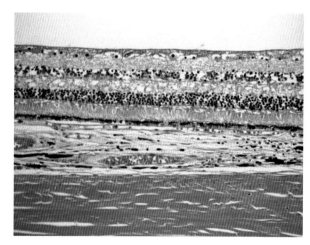

▲ 图 78-12　Vogt-Koyanagi-Harada 病的恢复期，表现为脉络膜黑素细胞的丢失和脉络膜中淋巴细胞和浆细胞的浸润。注意相对完整的视网膜色素上皮和神经感觉视网膜（苏木精和伊红）
图片由 H.Inomata 教授提供

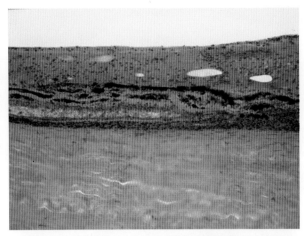

▲ 图 78-13　**Vogt-Koyanagi-Harada 病的慢性复发期显示脉络膜炎症、视网膜色素上皮增生和上覆的视网膜（苏木精和伊红）变性**
图片由 H.Inomata 教授提供

性 T 细胞可能在遗传易感个体 VKH 的发育中发挥作用[35]。

细胞因子在 VKH 病的发病机制中起重要作用。白细胞介素 –21（IL-21）是 IL-2 家族的一员，对免疫系统有多种作用，可能通过促进 IL-17 的分泌而参与 VKH 的发病[36]。

CD4+cd25 高 T 调节（Treg）细胞参与了自身免疫性疾病的发病机制。据报道 VKH 患者 CD4+cd25 高 Treg 细胞数量减少或功能受损[37]。日本 VKH 患者与人类白细胞抗原 DR4 有很强的相关性，这些患者和韩国个体具有 DRB1*0405 和 HLA-DRB1*0410 优势等位基因[38]。中东地区 VKH 患者与对照组之间 HLA-DRB1*0405 的患病率也有显著性差异[39]。然而，在其他种族群体中，如南加州的西班牙裔混合个体中，84% 的 VKH 患者中发现 HLA-DR1 或 HLA-DR4[40]。事实上，HLA-DR1 的相对危险度高于 HLA-DR4（分别为 4.11 和 1.96）。89% 的混合墨西哥患者中也有相似的 HLA-DR1 和 HLA-DR4 亚型[41]。这些研究表明，特定的 HLA 基因可能与 VKH 疾病的发生有关。

五、调查 Investigations

（一）影像学研究 Imaging Studies

在绝大多数病例中，当患者出现眼部和眼外表现时，VKH 疾病的诊断是临床诊断。然而，当疾病没有眼外改变时，FA 是诊断的关键。ICGA 也有助于评价脉络膜炎性改变。

对于因后粘连或致密玻璃结炎导致瞳孔扩张不足而使眼底视野模糊的患者，超声检查可能有助于确定诊断[42]。葡萄膜炎期的超声生物显微镜检查和其他最新的眼科观察系统可显示浅前房、睫状脉络膜脱离和增厚的睫状体。

除了血管造影和超声外，光相干断层扫描（OCT）和扫描激光检眼镜（SLO）也被发现有助于证实诊断。OCT 可清楚地观察到浆液性视网膜脱离（图 78-14）。增厚的脉络膜可以通过 OCT 增强深度成像显示（图 78-15）。OCT 不仅可用于辅助诊断，还可用于皮质类固醇和免疫调节疗法监测浆液性视网膜脱离和脉络膜厚度的消退[43-46]。在急性期脉络膜波动和向内隆起也被 OCT 清楚地显示出来[47]。在慢性期，RPE 的变化可以清楚地描述为眼底自发荧光降低（图 78-16）[48, 49]。

（二）腰椎穿刺 Lumbar Puncture

虽然腰椎穿刺对于典型眼外表现的 VKH 病的诊断是不必要的，但对于非典型性症状的病例，此方法是一种有用的辅助检查。Ohno 等发现，超过 80% 的 VKH 病患者有脑脊液细胞增多，主要由淋巴细胞组成[17]。在他们的研究中，80% 的患者在葡萄膜炎发作后 1 周内出现了细胞增多，97% 的患者在葡萄膜炎发作后 3 周内出现了细胞增多。然而，脑脊液多细胞症是暂时性的，即使在眼内炎症复发的患者中也会在 8 周内消失。细胞学检查可发现细胞增多症患者中有含黑色素的组织细胞[50]。

六、鉴别诊断 Differential Diagnosis

VKH 病的鉴别诊断包括交感性眼炎、葡萄膜渗漏综合征、后巩膜炎、急性后多灶性盘状色素上皮病变（acute posterior multifocal placoid pigment epitheliopathy，APMPPE）和结节病[1]。交感性眼炎可表现为伴有视网膜脱离和脑膜炎的双侧全葡萄膜炎。然而，有穿透性眼外伤史是这种疾病的发病规律。在交感性眼炎中可出现眼外表现，如失聪、白癜风、毛发变白和脱发，但很少见[51]。

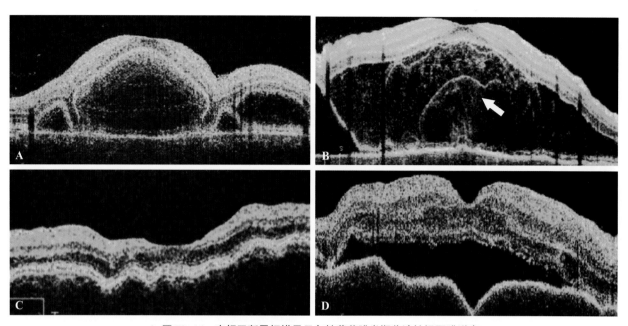

▲ 图 78-14　光相干断层扫描显示急性葡萄膜炎期浆液性视网膜脱离
注意多发性浆液性视网膜脱离伴间隔（A）、视网膜下间隙有纤维蛋白（箭）（B）、视网膜色素上皮呈波浪状（C）和脉络膜脱离（D）

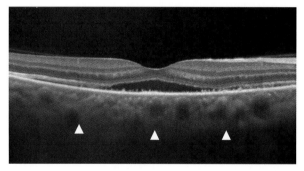

▲ 图 78-15　全身皮质类固醇治疗后 9 天光相干断层扫描显示黄斑区脉络膜增厚（箭头）

葡萄膜渗漏综合征临床上可能与 VKH 病相似。从血管造影上看，葡萄膜渗漏综合征在浆液性脱离期可在视网膜下间隙显示大量荧光斑点。该综合征可累及双眼，但并非同时发生。与 VKH 病不同，葡萄膜渗漏综合征缺乏眼内炎症，尤其是玻璃体的炎症。后巩膜炎以女性为主，常为双侧。患者可能出现疼痛、畏光和视力丧失，玻璃体常显示细胞。渗出性视网膜脱离和脉络膜皱褶可被注意到。超声检查有助于后巩膜炎与 VKH 病的鉴别诊断。前

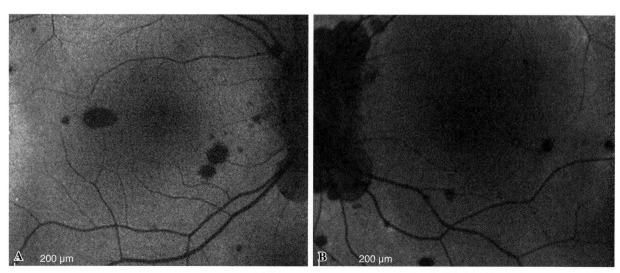

▲ 图 78-16　眼底自发荧光成像显示萎缩性瘢痕处自发荧光减弱

者表现为眼球后部扁平，眼球后筋膜增厚，球后水肿，增厚的巩膜内部反应性高。其他疾病，如结节病和 APMPPE，可以根据其临床特征，超声和 FA 来区分。

七、治疗 Treatment

尽管缺乏随机试验的数据，但早期积极使用全身皮质类固醇，然后在 3～6 个月内缓慢减量，是抑制眼内炎症和防止与眼内炎症相关并发症发展的可接受的治疗选择[1]。这种治疗可以防止疾病发展到慢性复发阶段，也可以降低眼外表现的发生率和（或）严重程度。如果全身皮质类固醇逐渐减少后眼部炎症复发，则复发可能反映皮质类固醇逐渐减量过快。这种复发变得越来越激素抵抗，细胞毒性或免疫抑制剂通常需要控制炎症。前房炎性细胞浸润的患者需要局部使用皮质类固醇和睫状肌麻痹来减少睫状体痉挛和防止后粘连的形成。

大剂量口服皮质类固醇，每天 1～2mg/kg 泼尼松或 200mg 甲泼尼龙静脉注射，持续 3 天，然后口服大剂量皮质类固醇并缓慢减量，是治疗 VKH 疾病的主要方法[52, 53]。一些人建议使用静脉注射皮质类固醇，最多 1g/d，持续 3 天，然后缓慢减量。然而，Sasamoto 等发现，每天静脉注射皮质类固醇 1g 或 200mg 对减少眼内炎症有类似的有益效果[53]。当然，与通常使用皮质类固醇的情况一样，应注意可能的风险和不良反应。皮质类固醇的全身给药途径包括口服和静脉注射，然后是口服。然而，国际 VKH 研究组的结论是，给药途径对视力结果和视力显著并发症的发生没有显著的可检测的影响[54]。

尽管在大多数静脉和（或）口服皮质类固醇的病例中，葡萄膜炎的初始发作可以被成功地控制，但很少有患者可能需要额外的免疫调节剂，如环孢素、甲氨蝶呤或霉酚酸酯。与此相反，复发对全身皮质类固醇治疗反应欠佳[1]。这些患者可能对 Tenon 囊下注射曲安奈德后出现一些初始反应，但他们通常需要免疫调节剂，如环孢素、甲氨蝶呤、硫唑嘌呤、霉酚酸酯、环磷酰胺和氯霉素[55-58]。缓释性类固醇，如氟西诺酮－乙酰奈德玻璃体腔植入物，可以控制眼内炎症，减少 VKH 慢性期患者对全身性皮质激素和（或）免疫抑制剂的依赖[59]。

当眼内炎症对皮质类固醇耐药或患者因长期使用皮质类固醇而出现无法忍受的不良反应时，通常首选环孢素 2.5～5mg/(kg·d)。近年来，生物制剂、利妥昔单抗和抗 TNF-α 抗体，英夫利昔单抗已被报道用于 VKH 病的治疗[60]。

免疫调节药和生物制剂的使用需要仔细的预处理评估和后续的评估，以便在后续检查中发现与治疗相关的任何不良反应。在框 78-2 中总结了用于治疗 VKH 病的各种免疫抑制剂和细胞毒剂。

框 78-2　用于治疗 Vogt-Koyanagi-Harada 病的免疫抑制 / 细胞毒性药物

- 皮质类固醇[1, 53]
- 最初每天口服泼尼松 1～2mg/kg，随后在 3～6 个月内逐渐减量
- 甲泼尼龙的冲击剂量为 1g/d，持续 3 天，随后口服泼尼松的剂量在 3～6 个月内逐渐变细
- 静脉注射甲泼尼龙 100～200mg/d，持续 3 天，然后口服泼尼松在 3～6 个月内逐渐减量
- 免疫抑制药[1]
- 环孢素 2.5～5mg/(kg·d)
- FK506 0.1～0.15mg/(kg·d)
- 细胞毒素[1]
- 硫唑嘌呤 1～2.5mg/(kg·d)
- 霉酚酸酯 1～3g/d
- 环磷酰胺 1～2mg/(kg·d)
- 氯霉素 0.1mg/(kg·d)；每 3 周调整一次剂量，最多 18mg/d
- 抗 TNF-α 单克隆抗体[59]

八、并发症及处理 Complications and Management

对 101 例 VKH 病患者在 Doheny 眼科研究所的随访记录进行回顾性分析，发现 51% 的眼至少出现一种并发症[61]。白内障 42%，青光眼 27%，脉络膜新生血管 11%（图 78-17），视网膜下纤维化 6%（图 78-18）。与未发生并发症的患者相比，发生这些并发症的患者的中位病程明显更长，复发率也明显更高。此外，就诊时具有较好视力的眼在最后的随访时具有较好的视力，而年龄越大出现 VKH 的患者视力较差[61]。普遍认为白内障手术应推迟至眼内炎症消退，才能顺利完成后房型人工晶状体植入术。偶尔，有明显玻璃体混浊和碎片的患者可能需

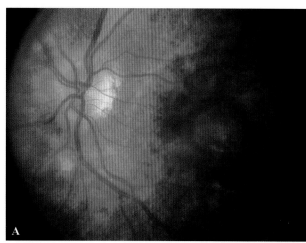 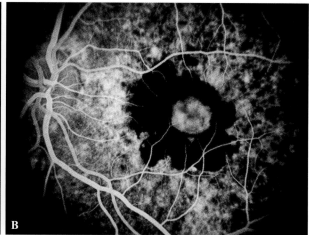

▲ 图 78-17　慢性复发期（A）的脉络膜下新生血管膜和出血；荧光素血管造影显示典型的新生血管膜（B）

要玻璃体切除术和晶状体切除术的联合手术。

　　周边前粘连和后粘连引起的房角关闭可引起青光眼[27]。急性闭角伴眼压升高已被报道为 VKH 病的先兆症状。虽然持续性高眼压可以通过药物治疗单独控制，但大多数患者需要手术干预，如虹膜切除术、5- 氟尿嘧啶或丝裂霉素 C 小梁切除术和导管分流术。

　　慢性复发性前葡萄膜炎和眼底色素紊乱似乎使患者易患脉络膜新生血管（图 78-18）[26]。这些视网膜下新生血管膜出现隆起的肿块，可能与视网膜下出血有关。荧光素血管造影、ICGA、OCT 血管造影有助于发现新生血管膜，光凝治疗有助于治疗。维替泊芬光动力疗法治疗中心凹下脉络膜新生血管已取得一定的成功[62]。玻璃体腔注射抗血管内皮生

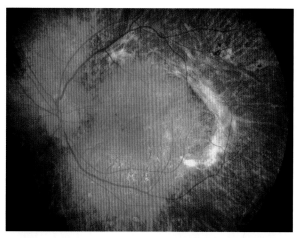

▲ 图 78-18　Vogt-Koyanagi-Harada 病慢性复发期患者的视网膜下纤维化

长因子可能是治疗 VKH 眼 CNV 的一种选择[63]。

九、预后 Prognosis

　　一般来说，接受大剂量全身皮质类固醇治疗后逐渐减量的 VKH 患者通常具有良好的视力预后，近 2/3 的患者保持 20/40 或更好的视力[1, 53]。平均而言，大多数患者需要 4～6 个月的治疗。慢性复发性 VKH 的并发症包括白内障、青光眼、脉络膜新生血管、视网膜下纤维化和视神经萎缩[1, 52, 61, 64]。

　　Jap 等报道，低剂量泼尼松龙（小于 1mg/kg）治疗的患者随着复发率的增加和更频繁的发作，视乳头周围萎缩的发生率更高[65]。

十、结论 Conclusion

　　VKH 是一种典型的双侧肉芽肿性全葡萄膜炎，伴有渗出性视网膜脱离，最初可表现为后葡萄膜炎伴局灶性或多灶性浆液性视网膜脱离，有脑膜刺激征迹象，有或没有眼外表现，如毛发变白、白癜风和听觉障碍。然而，一般情况下，皮肤眼外表现在疾病的慢性期发展。在大多数情况下，诊断是临床诊断，但非典型病例的诊断可能需要使用 FA，腰椎穿刺和超声检查。VKH 最初用大剂量全身皮质类固醇治疗。成功的效果需要在 3～6 个月内逐渐减少皮质类固醇的用量。并发症包括白内障、青光眼、脉络膜新生血管和视网膜下纤维化。诊疗得当的患者的总体预后是良好的，近 60%～70% 的患者保持 20/40 或更好的视力。

白点综合征及相关疾病
White Spot Syndromes and Related Diseases

Rukhsana G. Mirza　　Lee M. Jampol　著

第79章

一、概述 Introduction

白点综合征（white spot syndromes，WSS）是一组以外层视网膜、视网膜色素上皮、脉络膜或其他组合炎症和功能障碍为特征的疾病。它常常给临床医师和研究人员带来诊断和治疗上的挑战。WSS 的病因尚不清楚。本章讨论了鸟枪弹样脉络膜视网膜病变（birdshot chorioretinopathy，BCR）、急性后极部多灶性盘状色素上皮病变（acute posterior multifocal placoid pigment epitheliopathy，APMPPE）、匐行性脉络膜炎（serpiginous choroiditis）、持续性盘状脉络膜炎（relentless placoid chorioretinitis）、持续性盘状黄斑病变（persistent placoid maculopathy）、多灶性脉络膜炎（multifocal choroiditis，MFC）、点状内层脉络膜病变（punctate inner choroidopathy，PIC）、多发性一过性白点综合征（multiple evanescent white dot syndrome，MEWDS）、急性区域性隐匿性外层视网膜病变（acute zonal occult outer retinopathy，AZOOR）和急性黄斑神经视网膜病变（acute macular neuroretinopathy，AMN）。这些疾病的鉴别诊断包括许多疾病种类，包括肉芽肿性疾病，如肉瘤样病、结核和交感性眼炎；伪装综合征，如梅毒和眼内淋巴瘤；感染性疾病，包括弓形体病和肺囊虫病脉络膜病变；其他疾病，如假性眼组织胞浆菌病和 Behçet 病[1]。此外，在某些情况下，退行性过程，如玻璃疣可能出现类似于白黄色病变的 WSS。

每类 WSS 都有不同的特性，但也有一些共同之处。视物模糊、视力减退、视野变化、眼前漂浮物和对比敏感度变化都可能发生。虽然这些病变被认为是炎症性质，但玻璃炎和虹膜炎不是一个必要的发现。白点本身可能是微小的或显著的发现。炎性多灶性脉络膜视网膜病变实际上可能是一个更具描述性的术语。

白点综合征可出现在单眼或双眼。如果是双侧的，它们可能是不对称的。发病年龄一般大于 50 岁（MEWDS 和 MFC/PIC 除外），但可从 20—60 岁不等。

一种自身免疫性的病因已经被假设和提出[2]，特别是针对鸟枪弹样脉络膜视网膜病变、急性区域性隐匿性外层视网膜病变（AZOOR）和多发性一过性白点综合征（MEWDS）[3]。虽然感染性病因已经被假定了。到目前为止，还没有发现抗视网膜抗体的特征性模式。这些病种需要区别于已知肿瘤的疾病，如癌症相关视网膜病变（cancer-associated retinopathy，CAR）或黑色素瘤相关视网膜病变（melanoma-associated retinopathy，MAR）。它们有相似的特征，包括全视网膜功能障碍、进展快速、ERG 改变、自身免疫性疾病家族史、Western-blot 上的视网膜抗体活性及免疫抑制症状的改善。研究表明，在 WSS 患者及其一级和二级亲属中，系统性自身免疫的患病率均增高[4]。这表明，这类疾病发生在遗传性免疫失调的家族中，易导致自身免疫。

还有人提出，其中一些病种可能是"相关"的，甚至代表同一进程的一个谱系。多灶性脉络膜炎（MFC）、点状内层脉络膜炎（PIC）、MEWDS、急性黄斑神经视网膜病变（AMN）和 AZOOR 有共同点，Gass 称之为 AZOOR 复合体（AZOOR complex）[5]。这包括女性占优势、通常与盲点相邻的视野缺失、盲点扩大、闪光感和视网膜电图变化（如振幅降低）。这些疾病很少重叠，并且可以通过多模态成像技术进行清晰的区分。急性特发性盲点扩大症（acute idipathic blind spot enlargment，AIBSE）先前由 Fletcher 及其同事于 1988 年描述[6]，有时也包括白点综合征。在先前描述这个疾病的病例系列中[8]，有许多患者今天可以被区别为具有其他不同的 WSS。我们认为盲点扩大可能是本章提到的白点综合征和其他疾病的一个特征，并不是一个特定的疾病。

二、鸟枪弹样脉络膜视网膜病变
Birdshot Chorioretinopathy

术语鸟枪弹样视网膜脉络膜病变最早由 Ryan 和 Maumenee 于 1980 年使用[8]。这是一个描述性的术语，用于描述有多个小的、米色眼底发现的患者。这些病变散布在视盘周围，以"火枪"（shotgun）的形式辐射到赤道。其他术语，如白癜风样脉络膜视网膜炎也被使用[9]。由于病理组织学证据表明该病的原发病灶位于脉络膜，因此被称为鸟枪弹样脉络膜视网膜病变（birdshot chorioretinopathy，BCR）[10]。这是一个双侧慢性过程，伴有玻璃炎、视网膜血管炎和囊样黄斑水肿（cystoid macular edema，CME）。此外，它证明了任何 HLA Ⅰ类抗原与疾病之间的最强联系[11]。

（一）临床病程 Clinical Course

1. 临床症状 Clinical Symptoms

患者有视物模糊、漂浮物和视力下降的症状。大多数人都有 20/40 或更好的视力[10]。眼睛一般不红也不痛。尽管视力正常，但严重的夜盲症也可能是一种症状[12]。个体也可以描述色觉或视野的改变[13, 14]。尽管 Gass 描述了一些同时患有皮肤白癜风的患者[9]，但 BCR 被认为是一种纯粹的眼部疾病。

2. 流行病学 Epidemiology

BCR 是一种罕见的慢性后葡萄膜炎。Shah 及其同事在 2005 年对英国文献进行了广泛的回顾，并报道了以下流行病学特征[10]。鸟枪弹样脉络膜视网膜病变占葡萄膜炎三级中心患者的 0.6%~1.5%，或后葡萄膜炎患者的 6%~7.9%。在文献中，女性占优势，占 54.1%~58%[10, 15]。发病时的平均报道年龄为 53 岁。这一般不是儿童的疾病。最迟的发病年龄为 79 岁。患者主要是白人。最后，HLA-A29 等位基因（约 7% 的白种人中存在）与 BCR 密切相关[16]。这种等位基因的存在与发生 BCR 的危险因素 50-224 有关。90% 以上的 BCR 患者 HLA-A29 阳性。该等位基因的进一步测序发现了 11 个亚型。HLA-A29*02 亚型在白种人中的患病率是 HLA-A29*01 亚型的 20 倍，其余亚型极为罕见[17]。HLA-A29*02 亚型最常

与 BCR 相关。

3. 眼底发现 Fundus Findings

重要的是要认识到症状可能早于典型的眼底表现数年[18]。有一系列与 BCR 相关的病变表现。这些鸟枪弹样病变可以是椭圆形或圆形，通常直径约为视盘直径的一半或四分之一，出现在视网膜的深层（图 79-1）。它们可以是微小的，双眼之间的表现可不对称。病变可以明显或界限不清，偶尔融合。它们倾向于聚集在神经附近，最常见的是和视盘的鼻侧和下方[19, 20]。从神经到周围呈线性放射状（图 79-2）[7]。它们也可能出现在脉络膜血管周围。无色素沉着或斑块。视网膜色素上皮和上覆的视网膜是完整的。在 BCR 的症状出现之前，已经有一个关于这些脉络膜病变的报道，但这并不是常有的[21]。

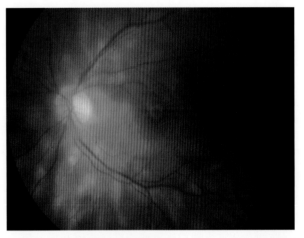

▲ 图 79-1　左眼后极部的眼底照片，显示一个模糊的视图和乳脂状椭圆形深层病变的分布

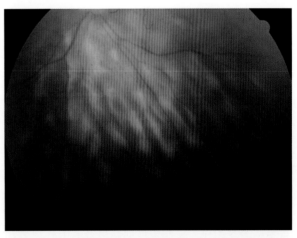

▲ 图 79-2　显示从视神经到周边眼底呈线性延伸的"鸟枪弹样"模式的眼底照片

4. 其他眼部发现 Other Ocular Findings

眼前节一般有轻微的炎症，没有明显的角膜后沉淀物。非常细小的角膜后沉淀物在一些病例系列中也有被描述[20]。由于眼前节的炎症性质温和，不发生后粘连。后部炎症包括视网膜血管炎、视盘水肿、CME（约 50% 的患者）[22] 和视网膜前膜（epiretinal membrance，ERM）形成。孔源性视网膜脱离也有报道[8, 23, 24]。其他常见表现包括视网膜小动脉弥漫性狭窄、血管周围神经纤维层出血和视网膜血管扭曲。脉络膜新生血管（CNV）可以发生[11, 25, 26]。据推测，这是由于引起 CNV 的葡萄膜炎成分而不是缺血性因素造成的[27, 28]。

2006 年发表了关于 BCR 诊断标准的共识文件[29]。所需特征包括双侧发病、至少一只眼中存在至少三个视神经下或鼻侧的视神经周围病变、低度前段炎症（小于或等于 1+ 细胞）和低度玻璃体炎症（小于或等于 2+ 玻璃体混浊）。支持性发现包括 HLA-A29 阳性、视网膜血管炎和 CME。最后，排除标准包括明显的 KP、后粘连，或可能导致多灶性脉络膜病变的感染性、肿瘤性或炎症性疾病。

5. 临床病程及预后 Clinical Course and Prognosis

这种疾病是慢性的，不会消退。同样，视物模糊、色差、对比敏感度问题和视野问题的症状可能在眼底病变开始前的数年内出现。尽管有这些问题，视力还是正常的。它仍然是一种不太为人了解的疾病，在管理和治疗方面还没有达成共识。尽管接受了治疗，许多患者的视力仍有缓慢下降。据报道，75.1% 的患者在最佳视力下的最终视力为 20/40 或更好。然而，9.8% 的患者在随访时是成为法定盲（在 Shah 及其同事的文献回顾中[10]）。一般来说，黄斑水肿是视力下降的最常见原因，占 50.5%[10]。5% 的眼出现脉络膜新生血管膜[25, 26]。这些发生在视盘附近，可以是双侧的。最后，视盘水肿导致视神经萎缩也会影响视力预后。然而，在最近对 46 例患者的分析中，治疗方法与视力结果相关[30]。Tomkins-Netzer 及其同事将患者分为：①未接受治疗；②短期（小于或等于 1 年）局部或全身治疗；③使用二级免疫抑制剂的全身类固醇。他们发现，与短期治疗相比，长期免疫抑制患者的中心视力和视野维持的预后得到改善[30]。

（二）影像学 Imaging

1. 荧光素血管造影 Fluorescein Angiography

乳白色的斑点在荧光素血管造影（FA）上有不同的外观，并且这种疾病在临床上可能比这种成像方式更明显（图 79-3）。病变早期可低荧光，晚期可弥漫性高荧光（图 79-4）。有一种理论认为，病变很可能在外层脉络膜，与脉络膜大血管有关，因此许多病变在任何阶段都不表现出低荧光或高荧光。可见的弥漫性高荧光可能代表积聚荧光素的深部炎性病灶[20]。血管造影结果可能包括充盈时间延长及视网膜血管渗漏导致 CME、视盘高荧光（图 79-5）和视盘或视网膜新生血管形成[9, 31, 32]。

2. 吲哚菁绿血管造影 Indocyanine Green Angiography

吲哚菁绿血管造影（ICGA）是一项重要的诊断检查。在活动性疾病中[32]，鸟枪弹样病灶在血管造影的中期阶段出现低荧光，并且与中、大血管交界（图 79-6）[32-34]。低荧光病灶可能发生在临床病变之前[35]。脉络膜血管模糊。ICGA 晚期可见弥漫性脉络膜高荧光。解释这种早期低荧光现象的理论包括脉络膜缺血与炎性浸润阻塞。然而，在鸟枪弹样脉络膜视网膜病变中，大家一致认为病理部位主要是脉络膜。在急性期，炎性浸润可能更密集，并阻断荧光。在疾病的晚期，人们认为病变变得更加萎缩，脉络膜血管可能变得更加明显。在疾病的这个阶段，病变可能变得更为等荧光，或者它们可能保持低荧光[31, 32]。

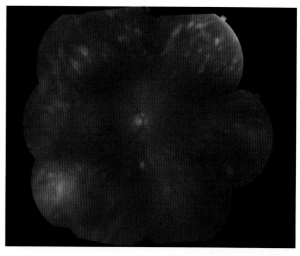

▲ 图 79-3　右眼显示斑点分布的彩色眼底照片拼图

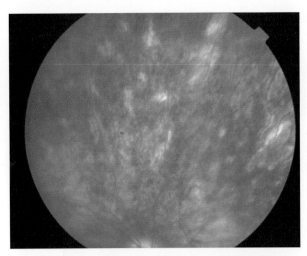

▲ 图 79-4 周边荧光素血管造影显示病变呈高荧光

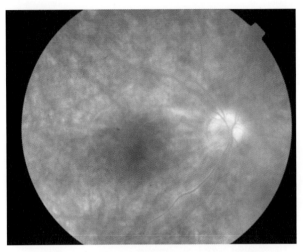

▲ 图 79-5 荧光素血管造影显示视神经高荧光

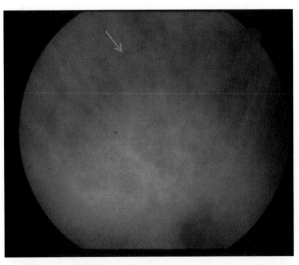

▲ 图 79-6 吲哚菁绿血管造影显示低荧光病变超过临床所见数目

3. 光相干层扫描成像 Optical Coherence Tomography

这种成像模式主要用于跟踪 CME，CME 是 BCR 中最常见的视力丧失原因（图 79-7）[36]。光感受器丧失在本病早期并不明显。Keane 及其同事创建了一个使用增强深度成像（EDI）光相干断层扫描黄斑外层视网膜的协议[37]。他们观察了四个部位：主要血管弓的上方和下方、黄斑的颞侧及除黄斑外的鼻侧到视神经。他们发现周边视网膜和脉络膜明显的变薄。正常视网膜与异常视网膜之间有明显的过渡区。他们建议使用这个方案并观察椭圆体带来监测疾病的进展[37]。他们还发现了离散的外层视网膜和脉络膜的高反射病灶，这些病灶被认为是炎症性的[38]。Birnbaum 及其同事观察了 14 名正在接受治疗的患者的发现，对临床症状进行了分级，并用 EDI 分析了谱域 OCT[39]。他们描述了脉络膜上间隙的低反射率，发现如果存在这种"液体"，它与症状的出现直接相关[39]。另一组 11 名患者在 SD-OCT 上观察脉络膜的特征。大多数患者临床上不活跃[40]。他们发现，尽管临床上没有活动性，但患者的脉络膜明显比同龄对照组薄[40]。

4. 眼底自发荧光 Fundus Autofluorescence

Giuliari 及其同事观察了 18 只眼的眼底自发荧光（FAF），发现了一系列的模式[36]。他们发现 FAF 上的低自发荧光损伤并不一定与临床鸟枪弹样的损伤相对应。一般（15/18 眼）表现为 RPE 缺损的 FAF 病变多于临床病变。Koizumi 及其同事观察了 8 名患者。他们发现，这些低荧光病变中的一些可能是涉及黄斑的盘状病变[41]。此外，两组研究者都注意到血管周围（视网膜）线性低荧光 FAF 模式[36, 41]。这一发现可能提示视网膜血管可能在 RPE 的炎症驱动损伤中起作用，并作为炎症因子的通道。临床的脉络膜病变并不总是与 FAF 缺损相对应，这表明脉络膜和 RPE 可能是独立受影响的[41]。此外，黄斑部 RPE 缺损也可能是这些人视力下降的另一个原因。在另一组 76 例多中心接受广角 FAF 的患者中，80% 的患者出现了与视力下降相关的低自发荧光病变。他们注意到色素上皮的弥漫性受累[42]。FAF 可能有助于评估这些患者，因为病变在临床上可能很难看到。

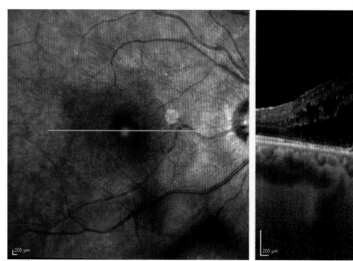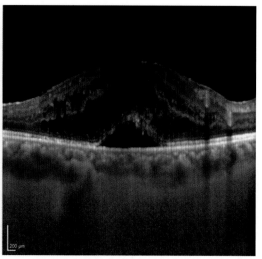

▲ 图 79-7　光相干断层扫描显示鸟枪弹样脉络膜视网膜炎患者的黄斑囊样水肿和中心凹下积液
图片由 Deborah A.Goldstein 医学博士提供

（三）电生理学 Electrophysiology

1. 视网膜电图 Electroretinogram

视网膜电图（ERG）是观察 BCR 的重要指标。88.8% 的患者出现视网膜电图异常[10]。存在两组患者：一组在发病早期出现异常的 ERG，另一组在发病后期出现 ERG 的异常结果[43]。早期 ERG 可显示异常的 ERG 振幅，这可能与视网膜炎症有关。在这个阶段，b 波振幅可能比 a 波振幅有更大的下降[24, 43]。这是一个负的 ERG 模式，并不是 BCR 的病理特征。这表明 Müller 和双极细胞比感光细胞 - 视网膜色素上皮复合体受到的影响更大。这在自身免疫性视网膜病变中已被发现。视杆功能障碍可能发生在视锥功能障碍之前：大多数患者视杆 b 波可能在明视 b 波和闪烁反应之前受到影响。在疾病的晚期，a 波和 b 波振幅逐渐降低。30Hz 闪烁内隐时间在基线时有 70% 的患者是异常的，是一个重要的随访指标[22, 44]。ERG 的结果会随着治疗的进行而得到改善[45]。一些作者认为，ERG 异常的可逆性提示了非缺血性病因[17]。视网膜血管炎症可导致内层视网膜功能障碍，脉络膜炎症可导致外层视网膜功能改变。多焦 ERG 也被使用，并显示与其他功能测试相关的损害[46]。

2. 眼电图 Electrooculogram

Shah 及其同事发现，文献报道 66.5% 的 EOG 发现有异常结果[10]。据报道，Arden 比例降低，代表 RPE 功能障碍[43]。这些比例随着疾病的进展而进一步下降。

（四）视野检查 Visual Field Testing

BCR 患者存在视野异常。这些包括外周收缩、扩大盲点、中心或中心旁暗点和全阈敏感性降低[9, 19, 20, 23, 47]。目前尚不确定这些视野缺损是否由于神经节细胞、视神经或外层视网膜功能障碍引起的，但鸟枪弹样的损伤本身不太可能造成盲点[10]。视野异常可能免疫抑制有关，是可逆的[48]。这也是监测疾病的重要方式之一[49]。

（五）系统关联 Systemic Associations

没有明确的系统相关的疾病或改变。Shah 及其同事对文献的回顾显示[10]，一些患者听力下降。如前所述，皮肤白癜风伴 BCR 也有少数患者报道[9, 20]。此外，Priem 和 Oosterhuis 报道在他们的系列中血管疾病的发病率增加。102 例中，高血压 16 例，冠心病 5 例，脑血管意外 2 例，视网膜中央静脉阻塞 2 例[20]。考虑到患者的年龄，这些数字并没有太多的说服力。

（六）发病机制 Pathogenesis

BCR 的发病机制尚不清楚。炎症似乎是主要特征。本文报道了少数 BCR 眼的组织病理学表现[51, 52]。这些提示这些斑点可能与脉络膜中淋巴细胞的多水平积聚有关，偶尔伴有出血[51]。BCR 呈非肉芽肿性结节状脉络膜浸润[52]。部分病灶与脉络膜血管相邻。RPE、睫状体和虹膜均未受累。视网膜血管周围及视盘内可见淋巴细胞。淋巴细胞以 CD8+T 淋巴细胞为主。炎症与 HLA-A29 密切相关，提示该病遗传易感性。然而，事实上 HLA-A29 存在于 7% 的白人人群中，BCR 非常罕见，这告诉我们其他因素也在起作用。其他基因被高度怀疑。在患者房水和血清中发现 IL-17 水平升高[22, 53]。这可能是一个 T 辅助（Th）17 特异性自身免疫过程。然而，抗 IL-17 的初步研究并不是有效的[22]。其可能有自身免疫的家族史[2]。

（七）鉴别诊断 Differential Diagnosis

鸟枪弹样脉络膜视网膜病变通常可以通过病史和体征与其他疾病区别开来。然而，如扁平部炎、眼内 B 细胞淋巴瘤、梅毒性脉络膜视网膜炎、结节病、交感性眼炎和其他白点病，特别是多灶性脉络膜炎和全葡萄膜炎综合征，应予以考虑。无痛性非进展性多灶脉络膜病变也有类似的表现，单侧时应予以考虑[54]。结节病（见第 81 章，结节病）和 BCR 可能是最难区分的[10]。

（八）处理／治疗 Management/Treatment

在 Shah 及其同事对文献的回顾中[10]，大多数病例得到了治疗。然而，研究没有给出开始治疗的明确指南。这种慢性进行性疾病在早期可能不会对视力造成威胁，但最终结果是黄斑水肿伴视网膜损伤、光感受器功能障碍、RPE 萎缩和视神经损伤。皮质类固醇一直是治疗的主要药物。已使用口服、Tenon 下注射、眼内注射和最近的缓释氟辛醇酮丙酮的应用[8, 24, 55-57]。皮质类固醇可以减轻 CME、炎症和视盘水肿[56]。据报道，它们还可以减少其他症状，如夜盲症和对比敏感度降低[12]。全身性类固醇治疗也有风险存在。局部注射类固醇会增加白内障的风险，并反复给药引起青光眼。已经证明，植入氟环松 - 乙酰乙酸缓释装置已被证明无须进行全身治疗。但是，它也具有白内障进展和青光眼的高风险[55, 58]。

免疫抑制疗法 Immunosuppressive

当低剂量类固醇不足以控制疾病和长期治疗难治性病例时，使用常规二线免疫抑制治疗[59]。目前使用三种免疫抑制剂。环孢菌素具有抑制 T 淋巴细胞和防止 S-Ag 诱导的实验性葡萄膜炎的作用[11]。小剂量环孢素已被证实与类固醇或单独使用具有积极的视觉效果[60]。肾毒性是主要不良反应，高血压是另外一个问题[60]。硫唑嘌呤、霉酚酸酯、甲氨蝶呤等抗代谢药物已作为辅助药物或用于单药治疗。这些药物的不良反应包括骨髓抑制和肝毒性[61]。甲氨蝶呤在一个系列中显示出比不治疗或类固醇治疗更好的疗效[62]。有学者报道了烷基化剂环磷酰胺和氯霉素的使用。值得注意的是，必须权衡骨髓抑制和恶性肿瘤发展等相关不良反应。Daclizumab 是一种抗 T 细胞 IL-2 受体 α 亚单位的单克隆抗体，在治疗 BCR 中有一定的应用价值[61, 63]。需要确定这些药物的长期疗效，并权衡潜在的不良反应。其他生物制品，如英夫利昔单抗和阿达木单抗，也被用于支持疗效的证据[59]。一种靶向的 IL-17 人单克隆抗体 secukinumab 在早期试验中未被发现有效[59]。静脉注射免疫球蛋白 G（IVIG）和干扰素（IFN）也进行了研究[59]。

抗血管内皮生长因子（VEGF）治疗在治疗炎性脉络膜视网膜病变相关的 CNV 中具有重要作用[64]。抗 VEGF 在 CME 的治疗中也有一定的作用[65]。然而，它在控制炎症成分方面并没有那么有效[59]。在我们的随访中，我们建议每年进行一次 ERG 检查，至少每年进行一次 Goldmann 视野检查，密切监测视力，OCT 评估视网膜前膜和 CME，FA 评估视盘和视网膜血管渗漏。

（九）总结 Summary

鸟枪弹样脉络膜视网膜病变是一种以鸟枪弹样的深层圆形病变为特征的双侧慢性进行性疾病。症状包括视物模糊、闪光感、暗点、夜盲症和对比敏感度差。这些症状可以在眼底发现前几年出现。这个过程与前节和后节的低度炎症有关。视觉预后受到 CME、RPE、光感受器细胞萎缩及视神经萎缩的最终发展的威胁。慢性免疫抑制是治疗的主要手段。

三、盘状病变 Placoid Diseases

急性后部多灶性盘状色素上皮病变（acute

posterior multifocal placoid pigment epitheliopathy, APMPPE）、匐行性脉络膜炎（serpiginous choroiditis, SC）、持续性盘状脉络膜视网膜炎（relentless placoid chorioretinitis, RPC）和持续性盘状黄斑病变（persistent placoid maculopathy，PPM）由于病变的"盘状"（placoid）性质而被归为一组。这些病变的病理生理学仍知之甚少。它们在荧光素和吲哚菁绿血管造影上有相似之处，在这些研究中看到的低荧光的性质存在争论。一些人认为原发性脉络膜缺血是病理学原因，而另一些人认为这是由于外层视网膜肿胀或 RPE 阻塞所致。实际上，这可能是这些因素的结合，因为新的 OCT 研究表明外层视网膜可能是原发性损伤的部位。已经尝试使用新的多模成像来分离这些情况。到目前为止，单个病变看起来非常相似，包括 OCT 成像。然而，这些情况在其临床过程中确实不同，并且几乎总是可以彼此分离的。APMPPE 显示多发性病变，通常在双眼，在没有明显视网膜或脉络膜萎缩的情况下迅速愈合。匐行性脉络膜炎通常是活跃的，陈旧瘢痕常见。未经治疗的病变比 APMPPE 病变更易发生萎缩。持续性盘状脉络膜视网膜炎显示新的病变在好几个月中会持续发展（不同于其他疾病），往往需要免疫抑制来阻止这一过程。持续性盘状黄斑病变显示几乎对称的损害，持续数月，有时更长。尽管个别病变的病理生理学可能相似，但这些临床表现可能会不同。

诊断可能决定了什么是必要的治疗。APMPPE 显示明显的愈合，虽然可能有永久性损伤，但通常并不严重。许多视网膜学家不治疗它，尽管有些使用皮质类固醇。匐行性脉络膜炎通常导致更多的视网膜和脉络膜萎缩。这通常需要立即治疗，皮质激素常用。持续性盘状脉络膜视网膜炎需要长期的免疫抑制，可能表现出对免疫抑制的反应，但同时需要对脉络膜新生血管进行治疗。脉络膜新生血管往往会发展。所有这些疾病，脉络膜新生血管的治疗是必要的，适当的免疫抑制也应该使用。

（一）急性后部多灶性盘状色素上皮病变 Acute Posterior Multifocal Placoid Pigment Epitheliopathy

Gass 于 1968 年首次报道了急性后部多灶性盘状色素上皮病变（APMMPPE）[66]。他介绍了三位健康的年轻女性患者，她们在外层视网膜和 RPE 层出现了与多灶性盘状病变相关的急性双侧中心视力的丧失，尽管他也曾考虑过原发性脉络膜炎。关于病变部位和病因学的讨论将继续下去，因为该病在以后的几年中得到了进一步的描述[67-76]。

1. 临床病程 Clinical Course

(1) 临床症状：患者出现中心性视力丧失，可被描述为视物模糊、旁中心暗点、视物变形、眼前"斑点"和闪光感[77]。约 77% 的患者在出现时的初始视力为 20/25 或更差，约 58% 的眼视力为 20/40 或更差[77]。病变可以是单侧或双侧（更常见的 75%）[78]。如果是单侧的，第二只眼可以在几天或几周内受累。头痛、颈部僵硬和不适可能伴随这些眼部症状。可获得既往病毒综合征史或近期疫苗接种史。

(2) 流行病学：男性和女性同样受到影响，一般在年轻人多见，发生在 20—50 岁，平均发病年龄为 26 岁[77, 78]。最近，Taich 和 Johnson 描述了一种老年人（50 岁以上）类似 APMPPE 的综合征[79]。这些老年患者的特点是视力的结果会更差，由于发展的地图状萎缩和 CNV，导致中度或严重的视力损失。这些患者类似于持续性盘状黄斑病变（见下文），有些可能没有 APMPPE。一般来说，APMPPE 不是一种复发性疾病，但偶有复发。本文报告了 15 年中 11 例复发的病例[80]。

(3) 眼底表现：Gass 报道多发圆形融合奶油色扁平病灶，边缘不清，散在于后极。在赤道前临床上没有发现典型的病变。然而，随着新的成像方式，可以看到前部病变[81]。病变通常是双侧的（图 79-8 和图 79-9）。新的病灶可能在接下来的几周内形成，因此不同年龄的病变可以看到。盘状病变开始时趋向于中央清除，留下色素减退。后来有轻微的色素色斑，发展成色素的凝聚。最后，愈发显得粗糙的色素聚集程度增加（图 79-10）。这些病变可以扩大。在最初的文章中，没有描述浆液性黄斑脱离与 APMPPE 相关。然而，后来的报道描述了局限性浆液性视网膜脱离[71, 74, 82-86]，OCT 成像经常显示液体。基于这一特征，有报道称外观上与原田病相似[83, 87-90]。现代成像技术可以很容易地区分这两个

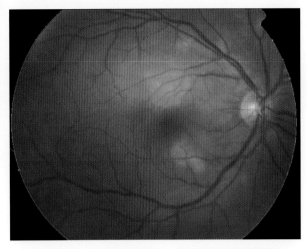

▲ 图 79-8　右眼眼底照片，显示急性期盘状混浊

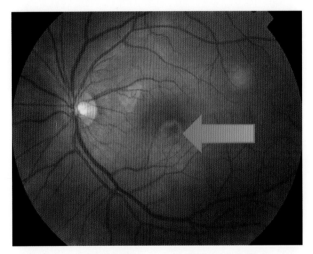

▲ 图 79-9　左眼眼底照片。可见不同年龄段的病变。可见一些轻微的色素斑点（箭）

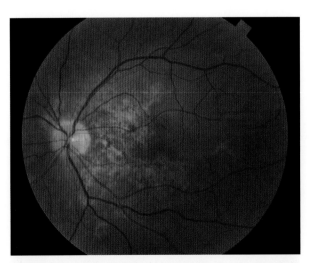

▲ 图 79-10　治愈的急性后多灶性盘状色素上皮病变的彩色眼底照片

病变。这最近由 Goldenberg 及其同事提出了一种基于 OCT 分类的分期方案，该方案与上述临床发现相关[91]。在他们的四阶段分类系统中，病变的描述范围从亚急性期到消退期不等。Gass 指出在疾病过程中脉络膜和视网膜保持相对完整的程度。Spaide 描述了急性 APMPPE 患者周边的脉络膜浸润[92]。此外，多个作者描述了视网膜血管炎和视网膜静脉阻塞的关系[93-95]。其他的发现包括内界膜下出血和罕见的 CNV[96]。病例报告也显示视神经浸润与视盘水肿[93, 97]。

(4) 其他眼部发现：尽管玻璃体炎通常不是 APMPPE 的重要表现之一，但眼部炎症的程度差别很大。前葡萄膜炎和肉芽肿性前葡萄膜炎已被描述。此外，还提到了罕见的角膜基质浸润[98-100]。

(5) 临床病程及预后：一般在 2～4 周内视力症状会有所改善。APMPPE 与其他盘状白点综合征相比，预后相对较好。然而，Fiore 及其同事回顾了文献及来自他们自己的机构的队列研究[77]，显示大约 50% 的患者有中心视力不完全恢复，25% 的患者有 20/40 的视力或更差。60% 的眼有残留的视觉症状。中心凹受累是一个重要的预测因素。88% 的无中心凹受累的眼可以完全恢复中心视力，而有中心凹受累的眼只有 53% 恢复视力。不幸的是，大约 70% 的眼睛出现中心凹受累。光感受器受累可能是最终限制视力预后的因素。视力的逐渐提高通常伴随着病变的消退。Gass 最初报道，视力恢复可以在病变消退后持续的数月中，甚至长达 6 个月[66]。然而，大多数视力恢复发生在 1 个月内[68, 70, 71, 74, 77, 82]。

2. 影像学 Imaging

(1) 荧光素血管造影：Gass[66] 将早期病变描述为无荧光（图 79-11），同时脉络膜荧光被遮蔽。在随后的血管造影过程中，病变呈进行性、不规则染色（图 79-12）。Ryan 和 Maumenee 推测这可能是 RPE 或脉络膜毛细血管的解剖定位，而不是表明外层脉络膜的浸润[67]。Gass 还指出，在损伤愈合病变下方的脉络膜循环看起来是完整的[66]。然而，后来的 ICGA 研究表明脉络膜低灌注确实存在[101, 102]。这将在下面讨论。随着该过程变得不活跃，与 RPE 中斑驳的窗样缺损相对应的高荧光出现，染色不再明显（图 79-13）。在融合性萎缩的区域可以看到大

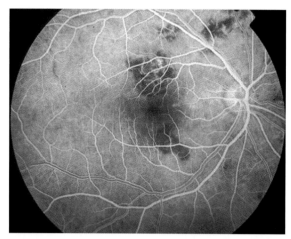

▲ 图 79-11　急性病变：荧光素血管造影早期显示盘状低荧光区

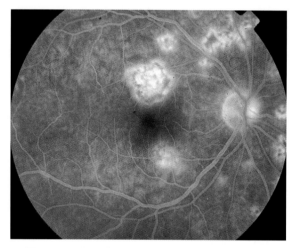

▲ 图 79-12　急性病变：荧光素血管造影晚期显示病变为高荧光

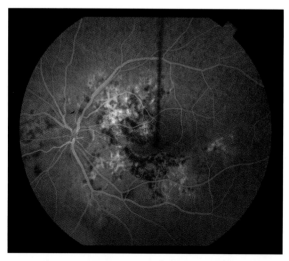

▲ 图 79-13　治愈的病变：早期荧光素血管造影。当病灶静止时，表现为窗样缺损。可见色素团簇，也遮蔽荧光

的脉络膜血管。然而，并非所有区域都存在这种情况，这意味着一些 RPE 保持完整[72]。视网膜血管和视神经通常是正常的，然而，一些报道描述了与视网膜血管炎、视网膜静脉阻塞和视盘水肿的关系。

(2) 吲哚菁绿血管造影：由于 ICGA 研究的重点是脉络膜循环，其在 APMPPE 中的发现对发展发病机制理论具有重要意义[102-107]。急性病变显示早期低荧光（图 79-14）。在晚期，这些病变在形态上变得更加明显。这些区域比临床所见的盘状病变要多。随着疾病的治愈，晚期的低荧光变得越来越不明确，越来越小。这为脉络膜缺血作为 APMPPE 发病机制的潜在因素的理论提供了一定的支持。据推测，急性期由于脉络膜缺血（临床表现为盘状病变）引起的外层视网膜或 RPE 细胞肿胀而出现更多的低荧光。当这些物质消失时，遮蔽就少了，因此低荧光也就少了。光感受器损伤也可能在这方面发挥作用，正如 OCT 研究所阐明并在下文讨论的。研究表明，晚期低荧光也可以完全好转[101]，提示如果存在脉络膜血管病，可能是一个短暂的过程。

(3) 光相干断层扫描成像：许多研究已经在 APMPPE 中描述了 OCT 的表现[88, 108-113]。Garg 和 Jampol 用时域技术报道了 APMPPE 外层视网膜的异常。浆液性视网膜脱离常见，并在视网膜下液（subretinal fluid，SFR）中含有反射物质。推测这可能是蛋白质物质或水肿的 RPE。浆液性脱离和这些物质都会迅速吸收消失[85]。

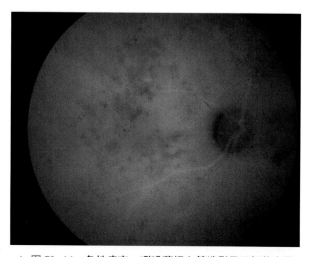

▲ 图 79-14　急性病变：吲哚菁绿血管造影显示低荧光区

Lofoco 及其同事发现，在急性期，时域 OCT 显示在视网膜色素上皮上方的光感受器细胞层上有一个轻微的高反射区，对应于盘状病变。随后，OCT 扫描显示 RPE 平面有结节状高反射性病变，伴有轻度的后向散射。他们推测，高反射区可能表明炎性组织和炎性细胞或外层视网膜存在缺血性水肿[113]。随着超高分辨率（UHR）OCT 的发展，Scheufele 及其同事发现在疾病早期外层视网膜受到破坏（图 79-15）。随着病变的愈合，RPE 中断[114]。UHR 急性炎症期也可见向后散射。他们发现随着病变开始愈合，光感受器萎缩，并在消退后持续存在。他们认为，外层视网膜急性损伤的后向散射代表着光感受器细胞的炎症或损伤。除了说明光感受器和视网膜色素上皮变性外，谱域 OCT 还显示，在一些伴有渗液的盘状病变患者中，实际上可能存在视网膜内液（intraretinal fluid, IRF）的积聚，而不是渗出性视网膜脱离[85, 108]。

(4) 眼底自发荧光：FAF 成像是针对视网膜色素上皮层，因此在 APMPPE 中特别有价值。一些研究描述了 FAF 的发现（图 79-16）[88, 110, 112, 115, 116]。

Spaide 比较了血管造影结果和自发荧光。他指出，在血管造影上看到的早期低荧光与可观察到的 RPE 变化并不完全匹配，他认为这意味着存在脉络膜毛细血管灌注损伤。在血管造影的晚期，一些病灶被染色。这些晚期染色病灶与眼底自发荧光所见病灶的大小和形状相符。随着病变的临床好转，它们成为中心脱色的色素晕。在自发荧光上，中央有强烈的高自发荧光，脱色晕则呈低自发荧光，提示

萎缩。他假设是一个向心性收缩的盘状病变，产生了这种外观。同时，他也注意到自发荧光的变化滞后于临床表现。此外，他发现在荧光素和吲哚菁绿血管造影上脉络膜异常似乎更多。他认为 RPE 异常是脉络膜异常的结果[116]。

(5) 自适应光学：作为一项新技术，文献中对自适应光学扫描激光检眼镜（adaptive optics scanning laser ophthalmoscopy, AO-SIO）作了有限的描述。这种成像方式目前最擅长分析视锥细胞镶嵌。在 1 例急性 APMPPE 的病例中，APMPPE 的表现为暗环，与成像中视锥细胞的丢失相对应[117]。他们还描述了斑片状高反射，这些斑点对应于 OCT 上的穹顶状隆起病变。随着疾病的进展，有必要进行进一步的研究看到这些细胞随疾病进展的过程。

3. 电生理学 Electrophysiology

尽管这些功能研究在 APMPPE 的诊断中不是必需的，但它们确实强调了 Fishman 及其同事所描述的 RPE 参与的作用。视网膜电图（EOG）从正常到极低。然而，EOG 上有异常的光暗比记录，提示存在弥漫性 RPE 问题。此外，ERG 和 EOG 异常可以正常化，这表明这可能是一个短暂的 RPE 问题[72]。然而，尽管恢复良好，但在某些情况下，视野异常可能会持续存在[95]。

4. 系统关联 Systemic Associations

APMPPE 与中枢神经系统表现有关，包括脑血管炎、脑膜脑炎和脑卒中[95, 118-133]。APMPPE 合并第 VI 对脑神经麻痹和暂时性听力损失的病例也被引用[134, 135]。头痛是一种常见的症状，而且 APMPPE

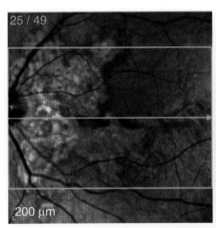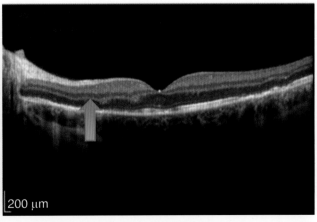

▲ 图 79-15 亚急性病变：光相干断层扫描显示外层视网膜层破坏

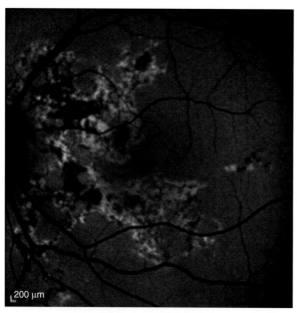

▲ 图 79-16 亚急性病变：眼底自发荧光显示与色素沉着的临床变化相对应的高和低的自发荧光区域

有类似偏头痛的先兆[95, 136]。尽管许多患者有病毒病史，但不适感和头痛的症状可能与广泛的潜在血管炎有关。脑脊液分析显示有细胞增多症[137]，这一点提供了证据。中枢神经系统受累是严重的，死亡虽然不常见，但却是可能的。在一个病例中，这与强的松的快速减量有关[138]。神经科或风湿病会诊是必要的。MRI 和 CSF 检查对这些患者很重要[95]。中枢神经系统受累应考虑使用类固醇激素治疗。

系统性血管炎与 APMPPE 样患者有关，并在 P-ANCA 阳性患者中被描述[139-141]。其与结节性红斑[68, 76]、溃疡性结肠炎、甲状腺炎、肾炎和幼年类风湿关节炎的其他导致潜在的免疫介导或炎症的疾病关联[142-148]。其他相关疾病包括肉芽肿性疾病，如肉芽肿伴多发性脉管炎、肺结核和结节病[121, 149]。

5. 发病机制 Pathogenesis

当 Gass 第一次描述 APMPPE 时，他认为异常主要在 RPE 水平。他认为由于 RPE 细胞受损，荧光被阻断，这些细胞在晚期染色。他说视网膜和脉络膜的循环看起来非常完整[66]。Van Buskirk 及其同事首先提出了另一种理论，即脉络膜灌注是主要问题，血管造影显示的低荧光是由于脉络膜毛细血管灌注不足所致[76]。ICGA 研究发现脉络膜确实出现

了上述的低灌注。然而，Fishman 及其同事对 ERG 和 EOG 的研究表明，ERG 和视网膜与 EOG 相比仍然相对完整。因此，弥漫性 RPE 过程与疾病的急性期有关。它也证实了这个过程的暂时性，因为 EOG 可以正常化[72]。ERG 基本正常的事实也不支持原发性广泛的脉络膜毛细血管缺损的理论。

目前，一些人认为有血管损伤影响脉络膜，可能导致部分脉络膜缺血导致 RPE 改变，并最终影响光感受器。此外，这种疾病的系统性联系提示潜在的血管炎。原发性病变累及外层视网膜和视网膜色素上皮可能继发于血管造影引起脉络膜异常。可能有一个触发因素，在性质上是发炎性的或感染性的，刺激了这个过程。此外，还描述了与 HLA-B7 和 HLA-DR2 的关联[150]，这表明某些个体更易受此过程的影响。

虽然确切的病因尚不清楚，但与病毒性感染性疾病有关[151]，特别是腮腺炎、腺病毒和柯萨奇 B 病毒的感染[152-155]。在 Ryan 和 Maumenee 提交的半数病例中，有明显的病毒性疾病的前驱症状[67]。除了病毒感染外，与细菌感染的关联也被描述。两个病例报道与 Lyme 病有关[156, 157]。另一个病例报道描述了急性细菌感染 A 组链球菌后的 APMPPE[158]。在流感、水痘、脑膜炎球菌 C 结合物和乙型肝炎等多种疫苗接种后也发现了 APMPPE[159-162]。在这些疫苗接种后的 APMPPE 病例中存在分子模拟[159]。引入的抗原和眼睛之间的序列相似性可以激发免疫反应。

迟发型超敏反应（delayed-type hypersensitivity, DTH）可能将所有这些联系在一起[105]。在这个过程中，各种刺激物如细菌、病毒和真菌激活了致敏 T 淋巴细胞。先前启动的 T 细胞释放淋巴因子，然后激活巨噬细胞和细胞毒性 T 细胞。巨噬细胞会产生上皮样细胞和巨细胞，从而导致肉芽肿。如上所述的中枢神经系统炎症等系统性联系可以用这种方式解释。荧光素和 ICGA 的发现也可以解释脉络膜 DTH 反应导致脉络膜血管阻塞。

脉络膜的血栓形成过程也被假定。急性 APMPPE 患者抗心磷脂抗体升高。指标水平在疾病消失 1 年后是正常的[163]。视网膜静脉阻塞支持血栓前状态。此外，抗心磷脂抗体升高与一些病毒感染有关，在

许多情况下还与血栓形成有关[164]。

6. 鉴别诊断 Differential Diagnosis

APMPPE 的诊断是根据检查、病程和影像学特征进行的。其他白斑性扁桃体病在鉴别诊断中，应予以考虑。其中包括匍行性脉络膜病变（应在复发性、慢性病例中考虑）、持续性和复发性病例中应考虑的持续性盘状脉络膜视网膜炎及持续性盘状黄斑病变。其他考虑因素包括弥漫性单侧亚急性神经性视网膜炎、原田病[88, 87-89]、结核、肉瘤、真菌病、脉络膜转移或淋巴瘤浸润[67]，尤其是梅毒[165]。

7. 处理 / 治疗 Management/Treatment

实验室检查通常是不必要的。某些检查可能对严重或有问题的个例有意义。脑脊液分析中有细胞增多和抗心磷脂抗体阳性[139, 163]。

急性 APMPPE 的治疗尚无确切的证据。对皮质类固醇文献资料的回顾并没有提供明确的方向[77]。然而，有些人支持在中枢神经系统受累时使用类固醇[166]。近年来，肿瘤坏死因子阻滞剂在重度 APMPPE 患者中的应用已有报道[167]。

CNV 很少会发展。与匍行性脉络膜炎相比，Bruch 膜在 APMPPE 中的影响较小，因此 CNV 的发病率较低。抗血管内皮生长因子药物被发现在治疗 CNV 中是有用的[168, 169]。光动力疗法也被应用，但是还需谨慎使用，因为它会加剧急性期的 APMPPE 炎症和可能的脉络膜缺血[96]。

8. 小结 Summary

APMPPE 是一种双侧炎症过程，涉及视网膜色素上皮、脉络膜毛细血管和外层视网膜。男女发病率相等。病毒性前驱症状常与此相关。头痛是一种常见症状，发生神经系统的症状需要治疗。荧光素血管造影有特征性表现，包括急性期早期低荧光和晚期染色。在没有干预的情况下，这一过程在数周内变得不活跃，与其他 WSS 相比，它具有相对良好的预后。其发病机制仍有争议，外层视网膜可能是损伤的主要部位，但脉络膜低灌注可导致视网膜色素上皮和光感受器的损伤。

（二）特发性匍行性脉络膜炎 Idiopathic Serpiginous Choroiditis

匍行性脉络膜炎（Serpiginous choroiditis, SC）是一种罕见的病因不明的疾病，以前也被称为螺旋样视乳头周围脉络膜视网膜变性（helicoid peripapillary chorioretinal degeneration）[170]、地图样螺旋样视乳头周围脉络膜病变（geographic helicoid peripapillary choroidopathy）[171]和地图样脉络膜病变（geographical choroidopathy）[172]。它通常最终是双侧的、慢性的、渐进的。病变累及外层视网膜、视网膜色素上皮、脉络膜毛细血管和脉络膜大血管[173]。患者表现为急性的地图状或蛇形病变，呈灰色或灰黄色（由于视网膜色素上皮和外层视网膜破裂）。

1. 临床病程 Clinical Course

(1) 临床症状：在病灶影响中心凹之前，患者通常无症状[174, 175]。此时会出现视物模糊。虽然这是一种双侧疾病，但典型的是患者单侧出现症状并伴有中心凹受累，可能存在小的中心或旁中心暗点。它们在急性期是绝对的，并与治愈相关[175]。

(2) 流行病学：特发性 SC 通常是健康人患病。发病年龄通常在 30 到 70 岁之间。然而，在年轻人中也有 SC 病例的报道[175]。SC 的大多数报道涉及白种人，然而，SC 也在亚洲人、非裔美国人和西班牙裔人中报道过[175-177]。这些研究反映了男性更容易罹患该病[173]。该病没有家族史。在芬兰人群中进行的一项研究显示，SC 患者中 HLA-B7 较高[178]。

(3) 眼底表现：特发性 SC 有两种类型。典型的表现开始于视盘周围区域的一个或几个灰色或乳黄色的片状病变[173]。它通常以离心的方式发展，有手指状或蛇形突起。在一个病例报道中，描述了向心的方向[174]。急性时，外层视网膜出现水肿，可见浆液性视网膜脱离[179, 180]。

在接下来的几周内，随着这些活动性病变的消退（有无治疗），出现广泛的 RPE 和脉络膜毛细血管萎缩（图 79-17）。SC 有复发，因此在同一时间看到新旧病变的交替存在。复发可发生在旧瘢痕的边缘（图 79-18），但并不总是如此。随着疾病变得慢性，脉络膜视网膜萎缩，视网膜下纤维化和视网膜色素上皮团块可见[173]。由于大多数患者只有在中心凹受累时才会出现症状，约三分之二的患者出现双侧脉络膜视网膜瘢痕[181]。

黄斑匍行性脉络膜炎是第二种类型（图 79-19 至图 79-22）[176, 177]。黄斑部匍行性脉络膜病变与视乳头周围病变除部位不同外无明显差异[178]。由于黄斑中心凹在病情开始时即受到影响，因此黄斑类型的预后通常较差。视力丧失也可能与 CNV 的后续发展有关[177]。然而，Sahu 及其同事在最近的一份报告中提出，没有观察到 CNV 出现在他们的病例系列中[182]。黄斑 SC 可误诊为黄斑变性、黄斑营养不良或弓形体病[173]。

(4) 其他眼部发现：虽然特发性匍行性脉络膜炎通常不伴有明显的炎症反应，但非肉芽肿性前葡萄膜炎已被发现[183, 184]。更常见的是，大约三分之一的患者有细小的玻璃体细胞[180]。眼睛是白色的。更多的视网膜发现已经被描述。其中包括 CNV（影

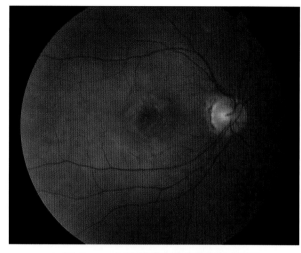

▲ 图 79-19　亚急性黄斑脉络膜炎眼底照片

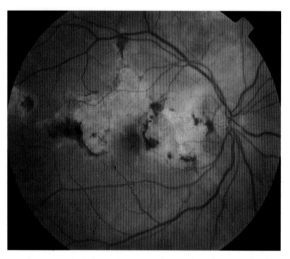

▲ 图 79-17　匍行性脉络膜炎眼底照片，显示了静止期的地图状投影（图片由 Alice T.Lyon, MD 提供）

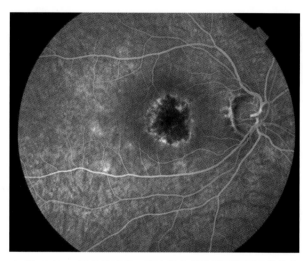

▲ 图 79-20　亚急性病变：荧光素血管造影早期显示低荧光

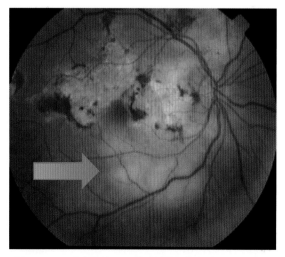

▲ 图 79-18　眼底照片显示瘢痕边缘附近的匍行性脉络膜炎的急性复发

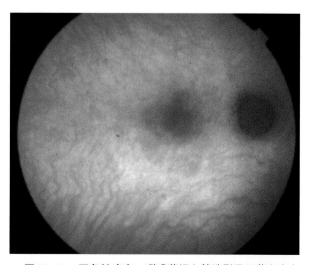

▲ 图 79-21　亚急性病变：吲哚菁绿血管造影显示黄斑中心低荧光

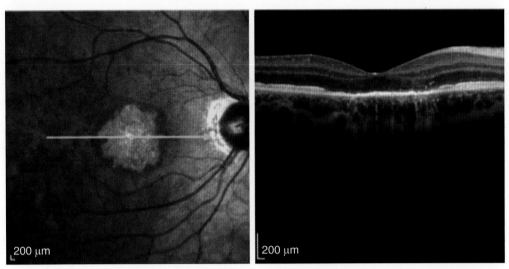

▲ 图 79-22　治愈的病变：匐行性脉络膜炎的黄斑部光相干断层扫描显示外层视网膜层破坏

响 13%～20% 的眼 [185-190]）、静脉阻塞 [191, 192]、视网膜血管炎（通常是静脉周围炎）[192]、CME [193] 和双侧全层黄斑裂孔 [194]。在脉络膜炎活动期可见视神经异常，如视盘水肿 [174] 和视盘新生血管 [189]。

(5) 临床病程及预后：匐行性脉络膜炎的特征是每隔数月至数年出现多次复发。个别病灶在 2～8 周内愈合 [178]，但新病灶出现较晚 [173, 174]。一般急性病变在一段时间内只在 1 只眼发现。

视觉丧失与病变部位距离黄斑中心凹的邻近程度相关。可能会有一些不完全的恢复，但 75% 的未经治疗的患者复发后会出现 1 只眼或双眼中心视力丧失。高达 25% 的患者最终视力低于 20/200 [195]。

2. 影像学 Imaging

(1) 荧光素血管造影：在急性 SC 中，病变在研究的早期阶段显示出低荧光（图 79-23）[171]。这可能是由于外层视网膜肿胀、视网膜色素上皮增生和（或）脉络膜毛细血管无灌注造成的。病变边缘可能是高荧光，代表完整的脉络膜毛细血管。随着研究的进展，先前的低荧光病变变为高荧光，并且随着时间的推移而增强，表现为急性病变的染色（图 79-24）。活动性病变附近可见视网膜血管染色，然后色素变化发展，逐渐出现萎缩。这一阶段的血管造影显示斑驳的高荧光，晚期荧光增强，代表病变周围受损的脉络膜毛细血管的染料渗漏。CNV 可以发生并表现为晚期渗漏，通常出现在瘢痕边缘。

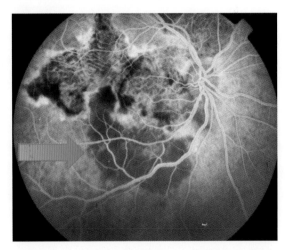

▲ 图 79-23　荧光素血管造影显示与新病变相对应的低荧光（箭）
图片由 Alice T. Lyon, MD 提供

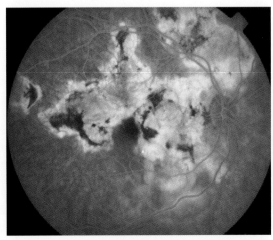

▲ 图 79-24　荧光素血管造影晚期显示此前的低荧光病灶变为高荧光

（2）吲哚菁绿血管造影：ICGA 在评估 SC 时很有用[196-199]。Giovannini 及其同事描述了 ICGA 如何使人们更好地了解该疾病。ICGA：①允许更好的 SC 分期，在没有临床或 FA 证据的情况下显示脉络膜改变；② ICGA 也更好地识别活动性病变，与相应的视网膜病变相比，活动性病变在脉络膜水平似乎更大；③即使视网膜活动消失[198]，脉络膜活动依旧具有持续性。ICGA 模式的特点是从早期到晚期持续存在低荧光区（图 79-25）。据报道，低荧光在晚期不太明显，这可能代表灌注延迟而不是无灌注[200]。与临床检查和荧光素血管造影相比，ICGA 上的低荧光病变更为广泛。

（3）光相干断层扫描成像：已经有作者描述了 OCT 的发现[201-205]。光谱域 OCT 所见的慢性改变说明了视网膜萎缩的发展，并破坏了受影响区域的光感受器细胞层。RPE 变薄，可见 IRF 包括囊性改变[201]。脉络膜和视网膜深层的反射率增加。可见外核层和 Henle 层的混浊。光感受器内 / 外节段的破坏可以在活动和非活动两种病灶中均能看到（图 79-26）。值得注意的是，在急性病变中，内层视网膜保留的区域可以看到外层视网膜和脉络膜受累。在晚期，由于 RPE 的迁移，内层视网膜层也会出现变化[206]。OCT 有助于发现黄斑囊样水肿、视网膜前膜和脉络膜新生血管，这些都可以在匐行性脉络膜炎中发生[206]。

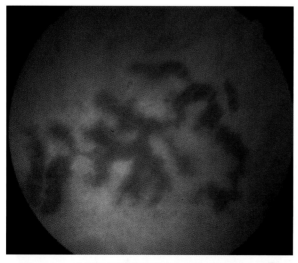

▲ 图 79-25　本例匐行性脉络膜炎患者的吲哚菁绿血管造影表现为特征性持续的低荧光
图片由 Manjot K.Gill，MD 提供

（4）眼底自发荧光：由于特发性 SC 影响 RPE，FAF 图像有助于界定本病[201, 205, 207]。新病灶出现高自发荧光，旧病灶出现低自发荧光（图 79-27）。复发的特征是在旧的低自发荧光区边缘出现高的自发荧光病变[207]。急性病变出现 2～5 天后可以检测到高的自发荧光[205]。Piccolino 及其同事将 FAF 与 ICGA 和 OCT 进行了比较，发现急性期高自发荧光区的范围小于 ICGA 所描绘的明显灌注缺损区[205]。与 OCT 相比，高自发荧光区对应的光感受器细胞层反射率的增加。随着病情的发展，高自发荧光区变为低自发荧光区，光感受器的改变持续存在。后来的研究也证实了这一点[208, 209]。病变呈均质[207]。

3. 电生理学 Electrophysiology

ERG 结果正常[175, 180]，EOG 仅在有广泛病变时异常[180]。

视野检查：Goldmann 视野检查显示与活动区域相对应的暗点可能不是永久性的[175]。与眼底病变相对应的暗点是存在的，但并不是绝对的，通常集中在中央，周围较少。最近，微视野研究也证实了这一发现[210]。微视野计可以检测到亚临床病变[206]。

4. 系统关联 Systemic Associations

有报道称 SC 见于各种系统性疾病，包括：克罗恩病[211]、系统性红斑狼疮（SLE）[212]、腹腔疾病[213]和锥体外系肌张力障碍[214]。这些可能是巧合。系统性血管炎可引起脉络膜缺血性综合征，可能类似于 SC。

5. 发病机制 Pathogenesis

匐行性脉络膜炎的发病机制尚不清楚。假定的病因包括自身免疫、感染、血管性和变性性因素[173]。

组织病理学支持该病的炎症性质，脉络膜中有炎性淋巴细胞浸润（病变边缘更明显）[188, 215]。临床上，前葡萄膜炎、玻璃炎和视网膜血管炎的存在也表明了炎症的病因。与 HLA-B7 相关的报道表明，一些人更容易受到这个过程的影响[178]。Broekhuyse 发现 SC 患者对 S 抗原敏感[216]。急性 SC 损伤对皮质类固醇和免疫调节剂的反应符合免疫介导的过程。

有学者提出了 SC 的微生物感染学说，但证据并不令人信服。在房水中发现了疱疹病毒[217]，在

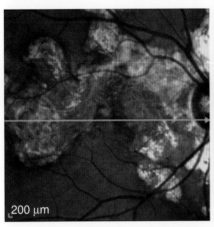 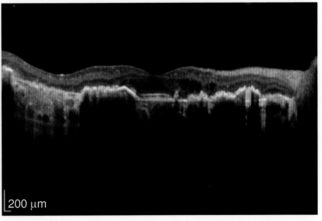

▲ 图 79-26　治愈的病变：光相干断层扫描显示视网膜萎缩和光感受器层破裂，并可见囊性液体。中心凹保留

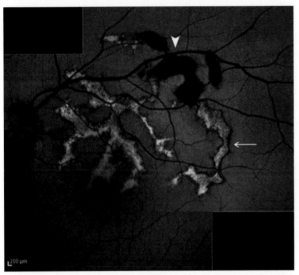

▲ 图 79-27　眼底自发荧光图像显示与旧病变相对应的低自发荧光病变，亚急性病变则为高自荧光

图片由 Manjot K.Gill, MD 提供

一部分 SC 患者的房水中检测到 VZV 和 HSV DNA，提示这些病毒可能与此有关。相反，Akpek 和 Chan 在一名 SC 患者的尸检中描述了脉络膜组织中缺乏疱疹病毒 DNA[215]。未扩增出病毒 DNA，包括 HSV、CMV、EBV、VZV 或 HHV-8。此外，在抗病毒治疗期间也有复发的报道[195]。Pisa 及其同事研究了 5 名 SC 患者，通过检测血清样本中的抗体来评估是否存在真菌感染[218]。其中 4 名患者的念珠菌抗体明显。也有人提出了原发性或继发性血管病的可能[173, 200, 219]。静脉炎和视网膜分支静脉阻塞的临床表现支持这种理论。King 及其同事注意到与 SC 相关的因子Ⅷ升高[220]。如硬皮病、雷诺病、风湿

性多肌痛和颞动脉炎等疾病所见，这可能导致血管内皮损伤导致血管闭塞现象。FA 和 ICGA 也提示血管受累。Hayreh 的早期研究表明，睫状视网膜血管的关闭可以产生类似 SC 的病变[221]。SC 不合并系统性血管疾病，因此，目前并不支持血管病变的病因假说。

最后，有作者提出了退行性病因学。SC 的慢性和渐进性的性质及后来在生活中的晚发性对此提供了一些支持[173]。一个病例显示与单侧锥体外系肌张力障碍有关[214]，这可能是支持性的或巧合的。炎症的存在和缺乏家族遗传、SC 的散发性、偶尔的视力恢复，这些都不支持退行性疾病的病因学说。

6. 鉴别诊断 Differential Diagnosis

鉴别诊断必须考虑 APMPPE。APMPPE 患者通常较年轻。急性病变为双侧，散在后极。复发非常罕见。CNV 是 APMPPE 中较少见的并发症。APMPPE 的视力预后较好。持续性盘状黄斑病变和持续性盘状脉络膜视网膜炎也应予以考虑，并将在本章后面讨论。其他的白点综合征类疾病，如鸟枪弹样脉络膜病变、多灶性脉络膜炎和全葡萄膜炎综合征及假性眼组织胞浆菌病也是要考虑的鉴别诊断。

其他诊断考虑包括结核性的匐行性脉络膜炎（见下文和第 85 章，分枝杆菌感染）、结节病、全身非霍奇金淋巴瘤、抗磷脂抗体综合征、弓形体病、梅毒和后巩膜炎[222-226]。

对于黄斑部 SC，在鉴别诊断时必须考虑脉络膜缺血[177]。这可能与系统性红斑狼疮、妊娠毒血

症、弥散性血管内凝血、血栓性血小板减少性紫癜和恶性高血压等系统性血管疾病一起作为黄斑部视力丧失的病因。

7. 处理 / 治疗 Management/Treatment

尽管临床病史、检查和影像学特征怀疑该疾病的诊断，但初步检查可包括结核皮肤试验、胸片检查、提示是否为肺结核的定量金试验（quantiferon gold test，QGT）[227]、ACE、VDRL、荧光螺旋体抗体吸附试验、弓形体滴度和病毒筛查。Abrez 及其同事建议，如果前房发现细胞，则应进行房水抽提并通过 PCR 评估病毒的病因 [184]。提示需要进行更广泛检查的情况包括多灶性病变、主要累及黄斑、保留视盘周围区域的病变和前房细胞及玻璃炎 [206]。由于 SC 是一种罕见的疾病，目前还没有比较治疗方法的对照试验。我们所知道的大部分来自于小案例病例系列报道 [228]。由于 SC 的复发和进行性，理想地治疗将解决急性炎症发作和防止疾病复发。

皮质类固醇已成为急性治疗的主要药物，有多种给药途径：口服强的松 [179]、Tenon 囊下注射曲安奈德、静脉脉冲甲泼尼龙治疗 [229]、玻璃体腔注射曲安奈德和玻璃体腔注射氟西诺酮曲安奈德 [234]。全身强的松治疗 60～80mg/d 是一种常用的治疗方案。然而，中心凹的急性病变或威胁中心凹可能受益于立即玻璃体腔内注射皮质类固醇。积极的皮质类固醇治疗在治疗急性发作时是有用的，但由于皮质类固醇是逐渐减量的，在防止复发方面的作用有限。在逐渐减少药物治疗后，复发是很常见的。一个病例报道描述了使用玻璃体内氟西诺酮 – 乙酰乙酸植入物，在术后 14 个月的随访中病情得到持续控制 [234]。这种药物传递方式避免了全身皮质类固醇的不良反应。然而，这种给药途径引起的白内障和青光眼是常见的。

皮质类固醇可以单独使用或与其他免疫抑制疗法联合使用 [235, 236]，已使用 T 细胞抑制剂（环孢素）[237, 238]、抗代谢药（硫唑嘌呤）[239] 和烷基化剂（环磷酰胺和氯霉素）[240, 241]。单用环孢素的效果不一。Hooper 和 Kaplan 描述了环孢素、硫唑嘌呤和泼尼松的三联免疫抑制剂 [242]。他们报道了 5 例双眼 SC 患者，在这种治疗方案下，促进了视力恢复。减量前给予 8 周治疗，其中 2 例复发。另一项研究

报道了 4 名患者在 12～69 个月内持续接受低剂量的三联疗法。3 例患者在停药后病情缓解 [235]。烷基化剂已显示出一些前景，但不良反应多，包括骨髓抑制、恶心、疲劳，以及加重了 1 例膀胱移行上皮癌的发展 [240]。基于上述原因，这些药物可以在常规免疫抑制治疗失败、威胁视力患者中应用 [173]。其他最近的治疗方法包括英夫利昔单抗和干扰素 α-2a [206, 243, 244]。它们似乎很有希望，但应权衡其具有系统性不良反应的风险。接受 SC 系统治疗的患者通常与风湿病学家、内科医师或肿瘤学家共同协作治疗。

SC 治疗也旨在控制 SC 的并发症，包括 CNV 和 CME。有报道称将抗血管内皮生长因子药物用于炎症性脉络膜视网膜疾病 [245-249]。SC 中的 CNV 也对该治疗有反应。光动力疗法也取得了一些成功 [250, 251]。然而，临床医师应该注意脉络膜缺血和炎症是 SC 固有的，并且可能会因这种疗法而加剧。对于中心凹外 CNV，激光光凝是可行的。

乙酰唑胺 [252] 可能有助于治疗与 SC 相关的 CME。有人认为 CME 是由 RPE 功能障碍引起的。治疗 2 周后，1 例 CME 完全消失，视力提高。

随访包括患者使用 Amsler 网格表监测复发和中心凹受累的情况。

8. 结核性匐行性脉络膜炎 Tuberculous Serpiginous Choroiditis

结核性匐行性脉络膜炎与特发性脉络膜炎相似。有人可能称之为一种蛇状脉络膜病，但术语多灶性匐行性脉络膜炎（multifocal serpiginoid choroiditis，MSC）被认为是一个首选术语，并出现在最近的主要文献综述中 [206]。与匐行性脉络膜炎相比，结核性匐行性脉络膜炎与更多的玻璃体炎相关。此外，结核性脉络膜炎患者有更多累及周围的多灶性病变。SC 比 TB 有更大的病变，并且更可能有从视神经延伸的病变 [253]。荧光素血管造影不能区分这两种病变。眼底自发荧光也许有提示。与结核性疾病的杂色模式和点状高自发荧光相比，SC 中 RPE 丢失所对应的低荧光更为均匀 [205]。据报道，图拉弗朗西斯菌（Francisella tularensis）和亨塞拉巴尔通体菌（Bartonella henselae）也能形成类似 SC 的临床图像 [254]。这些作者认为，特发性 SC 和那些具有

感染性病因的 SC 应该是一个疾病谱上的同类分组，因为它们具有相似的临床影像[254]。在发展中国家，特别是印度，有肺结核证据的人通常可能有匐行性病变。（见下文和第 85 章，分枝杆菌感染）。SD-OCT 可能有助于鉴别结核性 SC 和特发性 SC。脉络膜浸润在结核相关疾病的病例中已有报道，而在特发性 SC 中没有[255]。AF 可能有助于区分 SC 的病变和结核相关疾病。结核病相关疾病通常有与病灶相对应的点状低自发荧光，其不像 SC 那样均匀[207]。

9. 小结 Summary

特发性匐行性脉络膜炎是一种慢性、进行性、常为双侧的疾病。病程包括脉络膜毛细血管破坏、视网膜色素变性和上覆视网膜萎缩。治疗的药物使用免疫抑制，有显著的不良反应。视觉预后取决于活动性疾病与黄斑中心凹的距离。必须考虑并排除结核性 SC。

（三）持续性盘状脉络膜视网膜炎 Relentless Placoid Chorioretinitis

Jones 及其同事在 2000 年描述了持续性盘状脉络膜视网膜炎（RPC）[256]。他们报道了 6 例类似 APMPPE 和匐行性脉络膜炎的患者，但病程和视网膜病灶分布不典型。ampiginous 这个词被用来描述类似的患者[257]。很可能先前对多灶性匐行性病变和复发性 APMPPE 的一些描述代表了这个疾病[259]。

1. 临床病程 Clinical Course

（1）临床症状：最常见的主诉是突发的无痛性视物模糊[260]。患者还描述了视物变形、漂浮物，或最初可以是无症状的。

（2）流行病学：Jones 及其同事的报道中，患者年龄在 17—51 岁[256]，没有性别偏好。但在 Jyotirmay 及其同事的一系列研究中，发现男性占优势，平均年龄为 34 岁[260]。患者没有相同的疾病或病毒前驱症状。

（3）眼底表现：在大多数情况下，患者在 RPE 水平有双侧后极部冰激凌样乳白色病变（图 79-28）。病变面积（几乎所有病例）往往小于 APMPPE（大约一半的视盘面积）（图 79-29）[260]，可以在双眼同时呈活动性病变。痊愈后，色素性脉络膜视网膜萎缩会继续发展。病变可以持续并不断生长。这种

疾病的一个特征是最终出现大量（＞50，至数百）病变，累及赤道前后。这与 APMPPE 形成对比，APMPPE 主要局限于后极部。一项研究发现，病变首先出现在外周视网膜，然后出现在后极部[260]。通常累及中心凹。

其他表现包括轻度玻璃体炎，偶尔 SRF 和视盘肿胀[260]。在对 16 名患者 26 只眼的研究中，Jyotirmay 及其同事发现视网膜下纤维化及视网膜前膜罕见[260]。有趣的是，CNV 没有被描述[252, 260, 261]。

（4）其他眼部发现：Jones 等在他们的系列报道中描述了 1 例疱疹性角膜炎和角膜浸润患者。虹膜炎与 KP 及上巩膜炎也可以发生[256, 261]。

（5）临床病程及预后：临床病程延长，复发。在最初的 6 例患者中，有 4 例同时出现双侧活动性病变。这与通常一次只有一只眼活动的匐行性脉络膜视网膜炎形成对比。色素性脉络膜视网膜萎缩在几周内发展。在整个漫长的临床过程中，病变持续并发展。治疗后 5~24 个月仍有新病灶出现，受累眼出现 50 个或更多病灶。有些患者在发病数月至数年后出现复发。这些可能发生在长时间不活动之后。

永久性视力丧失通常是轻微的。然而，所有未经治疗的病例的中心视力都受到影响。在 Jones 等的研究中，视力在急性期下降了 6 行[256]。一些患者的视力有所改善。接受长期全身类固醇治疗的患者似乎降低了活动性，改善了视力。在最初的病例系列研究中，只有六分之二的患者的最终视力低于 20/40。Jyotirmay 及其同事报道 96% 以上的患者有良好的视力预后[260]。

2. 影像学 Imaging

（1）荧光素血管造影：与 APMPPE 和 SC 类似，荧光素血管造影研究显示早期低荧光是由于阻塞或脉络膜毛细血管无灌注所致。晚期染色。

（2）吲哚菁绿血管造影：ICGA 在与临床病变相对应的区域显示低荧光，一直持续到晚期。这再次显示了与 APMPPE 和 SC 的相似性。

（3）光相干断层扫描成像：只有有限的报道。在活动期有中心凹病变时，OCT 表现为中心凹下积液[262]。此外，视网膜的内层、外层和色素上皮脱离伴高反射。另一份报道通过 SD-OCT 描述了一名患者的三个炎症区域[263]。病灶中心呈穹顶状隆起，

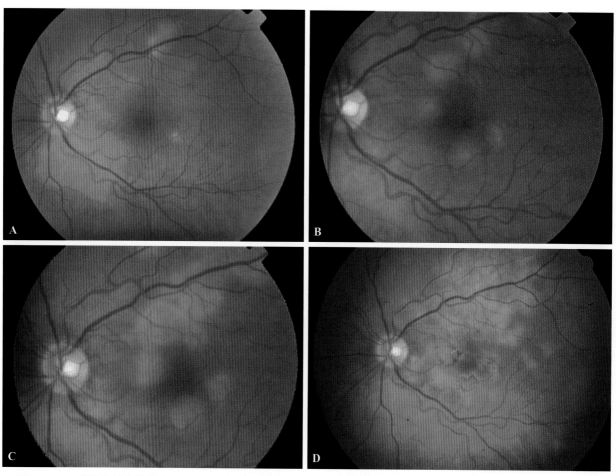

▲ 图 79-28　1 例持续性盘状脉络膜视网膜炎患者的眼底照片，记录了后极部眼底在一个月内位于视网膜色素上皮水平的冰激凌样乳白色病变的进展（A 至 D）

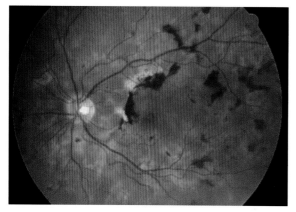

▲ 图 79-29　同一患者 2 年后的眼底照片。治愈的病变显示色素性脉络膜视网膜萎缩。中心凹保留

累及 IS/OS 交界处，伴有 IS/OS 带丢失和 SRF 相关的 RPE 变薄。仅此之外，IS/OS 带增厚，也与 SRF 有关。最外层区域显示正常的 IS/OS 带和轻度高反射的外层视网膜层。这是三个同心区（1~3 区），

也对应于自发荧光的表现[263]。在一项对三名患者的研究中，脉络膜厚度也有报道。他们发现在静止期脉络膜厚度与未受影响的眼睛没有区别[264]。作者认为，这是 RPC 的一个显著特征，与 SC 等其他类盘状病变不同[264]。这值得进一步研究。

(4) 眼底自发荧光：RPC 的 FAF 在广泛的脉络膜视网膜萎缩区域显示出明显的低自发荧光[265]。在另一个患者描述了一种"帽章型"（cockade pattern）的 FAF[263]。病灶中央（1 区）有暗的低自发荧光，周围有一个相对高自发荧光的"白色圆圈"（2 区），最外面的同心圆也是低自发荧光的（3 区），但低于 1 区。作者将此与上述 OCT 结果直接相对应[263]。

3. 电生理学 Electrophysiology

据报道，眼电图和视网膜电图结果（暗视、明视和闪烁）都有所下降[256]。其他报道未显示此

发现[262]。

4. 系统关联 Systemic Associations

在 Jones 及其同事的病例系列中，有一名患者患有桥本甲状腺炎和无菌性脑膜炎。另外两名患者出现非特异性上呼吸道感染[256]。Jyotirmay 等的系列报道了两名桥本甲状腺炎患者和一名 1 型糖尿病患者[260]。最近 1 例 20 岁男性 RPC 与中枢神经系统损害有关[266]。

5. 发病机制 Pathogenesis

与 APMPPE 和匐行性脉络膜炎的相似性表明存在一些共同的病理生理过程。甲状腺炎患者并发 RPC 的报道可能提示炎症或免疫过程。

无论是原发性还是继发于炎症病因的脉络膜缺血都是一个考虑因素，因为它在 APMPPE 和 SC 中存在。中枢神经系统病变患者的合并 RPC，可能表明存在小血管炎[266]。

6. 鉴别诊断 Differential Diagnosis

APMPPE 和匐行性脉络膜炎是主要考虑因素（表 79-1）。病程及病变的数量和位置可以区分这些疾病。可能与其他白点病有一些相似之处，包括多灶性脉络膜炎和鸟枪弹样脉络膜视网膜病变。也可考虑其他病程，如原田病、脉络膜肿瘤浸润、梅毒感染和肉芽肿性疾病（如结核病和结节病）[256]。

7. 管理 / 治疗 Management/Treatment

目前尚无最好的治疗方法。Jones 等描述了长期使用类固醇治疗的患者与未使用或治疗不太积极的患者相比，病变活动性降低和视力改善[256]。抗病毒治疗无效。环孢素的免疫抑制也被描述，但当它

逐渐减少时，复发被注意到。霉酚酸酯与强的松联合应用于 1 例中枢神经系统病变患者[267]。Jyotirmay 及其同事使用类固醇（包括 Tenon 囊下注射）与硫唑嘌呤或环磷酰胺联合治疗。

8. 小结 Summary

持续性盘状脉络膜视网膜炎是一种病因不明的疾病，类似于 APMPPE 和匐行性脉络膜炎。它有一个漫长的复发过程。许多乳脂状病变出现在周边、中周边眼底和黄斑区。它们体积增大，最终愈合，留下色素性脉络膜视网膜萎缩。通常活动性病变是双侧发病的。这种疾病的一个特征是在整个眼底出现五十到数百个病变。尽管分布广泛，包括中心凹受累，但视力预后相当好。积极的长期免疫抑制治疗似乎可行。观察 OCT 和 FAF，RPE 和外层视网膜可见受累。根据这一罕见疾病的现有的一小部分病例，脉络膜可能与该病无关。

（四）持续性盘状黄斑病变 Persistent Placoid Maculopathy

持续性盘状黄斑病变（PPM）是一种罕见的疾病，表面上类似于黄斑匐行性脉络膜炎，但其临床病程和视力预后不同[268]。它最初是由 Golchet 及其同事在 2006 年描述的。最近，同一组学者和其他人描述了使用多模式成像的一系列患者[269, 270]。萎缩是 PPM 的一个常见特征，也是视力丧失的主要原因[270]。CNV 经常发生。

1. 临床病程 Clinical Course

(1) 临床症状：患者表现为逐渐的、无痛的视力

表 79-1 APMPPE、匐行性脉络膜炎和持续性盘状脉络膜视网膜炎的比较

	APMPPE	匐行性脉络膜炎	持续性盘状脉络膜视网膜炎
年龄	年轻	年轻到中年	年轻到中年
病程	病变数周后愈合	几个月后就能痊愈	持续活动，病变生长，新病变
视觉结果	很好	如果累及中心凹则差	如果累及中心凹则差
眼部受累	通常是后极部	后极部，通常是视乳头周围	后极部和赤道前
全身累及	头痛，中枢神经系统症状	没有	没有
复发	通常为单眼	与旧病灶相邻的复发	非连续性复发
治疗	不经治疗常有好转	免疫抑制	免疫抑制

下降，多见于1只眼。可有闪光感和色觉下降[268]。

（2）流行病学：在最初的描述中有六个患者。其中5人是男性，年龄在50—68岁，没有一致的系统相关疾病[268]。

（3）眼底表现：患者几乎总是在外层视网膜和视网膜色素上皮水平出现双侧几乎对称的白色斑块状病变（图79-30）。这些病变集中在中心凹，与视盘不相连。病灶边缘有一个拼图样改变。在病程中，所有患者的白色病变都逐渐消退[268]。这可能需要数月到数年的时间。这是区别于APMPPE的一个显著特征[270]。除了中心病变外，卫星样病变也有出现[270]。无CNV时会出现RPE斑点和色素团形成。CNV可导致色素沉着、萎缩或瘢痕增多。

（4）其他眼部发现：患者前房无细胞，但有玻璃

体细胞的描述[270]。

（5）临床病程及预后：这种黄斑病变表面上类似于黄斑匐行性脉络膜炎。在CNV发展或萎缩之前，视力通常受影响小。

2. 影像学 Imaging

（1）荧光素血管造影：在急性病变中，FA表现为早期低荧光，晚期表现为从充盈到轻度点状高荧光。未发现渗漏或染色，除非出现CNV（图79-31和图79-32）。在1例患者中出现视神经高荧光[269]。在愈合的病灶中，除非出现萎缩或瘢痕，FA是正常的。然而，有些病例确实存在持续的低荧光[270]。

（2）吲哚菁绿血管造影：ICGA显示整个血管造影中持续的低荧光（图79-33）[270]。受影响的区域

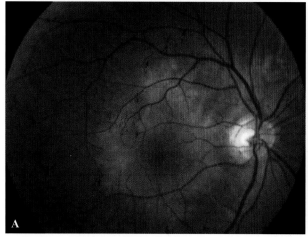
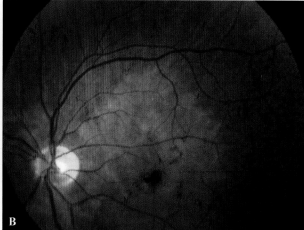

▲ 图 79-30　持续性盘状黄斑病变患者右（A）眼和左（B）眼的眼底照片。可见双侧白色斑块。它们以中心凹为中心。左眼也显示黄斑出血与脉络膜新生血管相一致

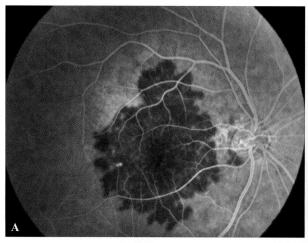
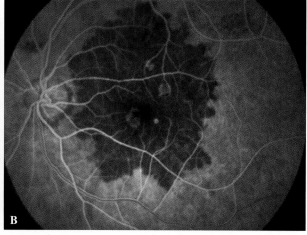

▲ 图 79-31　右（A）眼和左（B）眼荧光素血管造影早期显示与临床所见黄斑病变相对应的低荧光

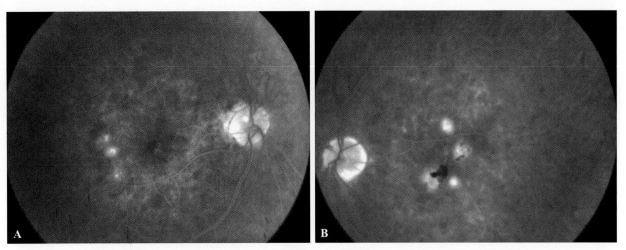

▲ 图 79-32 右（A）眼和左（B）眼的荧光素血管造影晚期显示，与病变相对应的可能存在一些轻微的高荧光。有一些局部区域的高荧光，对应于脉络膜新生血管

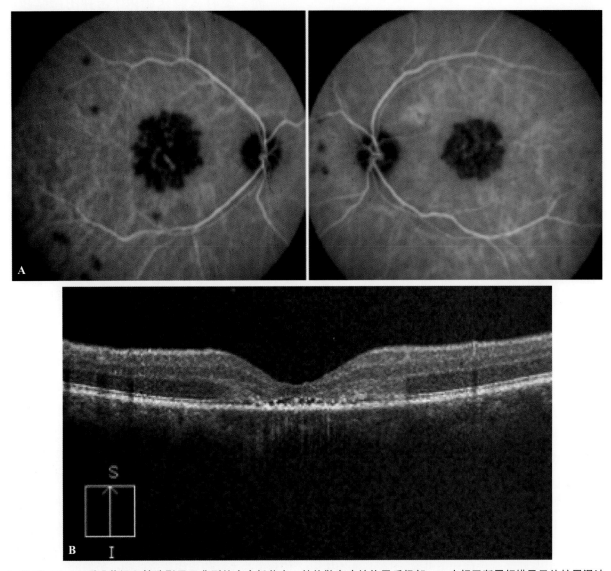

▲ 图 79-33 A. 吲哚菁绿血管造影显示典型的中央低荧光，其他散在病灶位于后极部；B. 光相干断层扫描显示外核层混浊，部分中心凹变薄，少量视网膜下积液，视网膜色素上皮不规则

可见大的脉络膜血管。1 例在随访中发现低荧光部分消失[268]。

（3）光相干断层扫描成像：Gendy 等描述了 5 名患者的多模式成像[270]。研究组发现，在所有病例中都发现，外核层（outer nuclear layer，ONL）都有高反射，ELM 和椭圆体带都有破坏。在某些情况下，在外节段的水平面上有一条低反射的线条。在某些病例下，在严重破坏的 RPE 下，脉络膜毛细血管呈均匀的固体等反射模式。在治愈的病变中，如果没有进展到萎缩，可以看到外层视网膜结构完全恢复。

（4）眼底自发荧光：与 RPE 损伤相关的低荧光是意料之中的，并且在一个报道的病例中可以看到[271]。这是在一个并发 CNV 的患者身上发现的。在 Gendy 等的系列研究中，急性病变中出现了高自发荧光、低自发荧光和无变化。愈合的病灶在萎缩性病灶中呈现混合性的高、低荧光[270]。FAF 也能显示远周边的病变[269]。

3. 电生理学 Electrophysiology

1 例患者的视网膜电图正常[268]。

4. 系统关联 Systemic Associations

目前还没有明确的系统联系。高血压很常见[268, 269]。

5. 发病机制 Pathogenesis

关于病理生理学的推测与其他盘状白点疾病相似。脉络膜低灌注、RPE 细胞肿胀造成的阻塞、外层视网膜的炎性病变或这些因素的结合，被认为是 ICGA 荧光降低的原因[272]。然而，在保持良好视力的患者中，没有发生广泛的脉络膜低灌注。Nika 及其同事认为脉络膜浸润是继发 RPE 和外层视网膜层改变的主要病理基础，这是基于三个接受免疫抑制治疗的患者的多模态成像研究发现的[269]。

6. 鉴别诊断 Differential Diagnosis

除了黄斑匍行性脉络膜炎，其他考虑因素还包括 APMPPE、持续性盘状脉络膜视网膜炎和梅毒性后极部盘状脉络膜视网膜炎[268]。随时间进程的视力结果，对称的白色病变及与 CNV 的共同联系，使其区别于其他白点病变。梅毒的荧光素血管造影显示与 PPM 不同的晚期染色，以及显示感染性病因引起的炎症的临床症状（见第 87 章，螺旋体感染）。

7. 处理 / 治疗 Management/Treatment

口服或眼周皮质类固醇的使用对随后的视力改善有帮助。最近的一系列病例表明，使用高剂量类固醇至少有 1 只眼有显著改善[269]。类固醇的作用需要进一步研究。抗血管内皮生长因子药物已被用于治疗 CNV，在一些报道中取得了良好的效果[273-275]。

8. 小结 Summary

持续性盘状黄斑病变是一种独特的盘状白斑疾病。双侧几乎对称的白色病灶集中在黄斑部，与视神经不相连。这些会在数月到数年内消失。它们可能与色素改变和萎缩有关。视力结果与 CNV 或萎缩的发展有关，后者是非常常见的。

四、多灶性脉络膜炎 / 点状内层脉络膜病变 Multifocal Choroiditis/Punctate Inner Choroidopathy

特发性多灶性脉络膜炎（idiopathic multifocal choroiditis，MFC）［包括点状内层脉络膜病变（punctate inner choroidopathy，PIC）］是一种以视网膜色素上皮和外层视网膜水平炎症为特征的疾病。Jampol 及其同事将 MFC 和 PIC 归类为同一种疾病[276, 277]，因为它们的检眼镜下表现和临床病程相似。多模成像进一步支持了这一理论[277-279]。此外，MFC 和 PIC 与 IL-10 和 TNF 基因座具有单倍型关联[280]。出于历史目的，对每一疾病都进行了简要介绍。MFC 并不是单纯的脉络膜炎。炎症留下脉络膜视网膜瘢痕。MFC/PIC 的病因和发病机制尚不清楚。

（一）多灶性脉络膜炎 Multifocal Choroiditis

1973 年，Nozik 和 Dorsch 首次在两名年轻患者中描述 MFC[281]。他们报道了一种脉络膜视网膜病变，类似于假性眼组织胞浆菌病（POHS），但与双侧前葡萄膜炎有关（见第 73 章，眼组织胞浆菌病）。后来，Dreyer 和 Gass[282] 创造了多灶性脉络膜炎和全葡萄膜炎的术语，描述了 28 例葡萄膜炎患者和 RPE 和脉络膜毛细血管水平的病变。Deutsch 和 Tessler[283] 在 1984 年报道了一系列 28 例患者，他们称之为炎性假组织胞浆菌病。他们的系列包括并发系统性疾病的患者，如肺结核、结节病和梅毒。

2 年后，Morgan 和 Schatz[284] 报道了 11 例复发性特发性多发性脉络膜炎。"多灶性脉络膜炎"术语应作进一步的描述，因为它是一个混淆的主题。MFC 可继发于其他疾病：感染性细菌（包括结核、梅毒、真菌/POHS）、病毒性或非感染性（肉瘤样）。本章讨论的 MFC 是特发性的。然而，即使在特发性范畴内，也有 MFC 表现为轻微的前房细胞或玻璃炎，并有明显的细胞反应；后一类有时表现为多灶性脉络膜炎和全葡萄膜炎（multifocal choroiditis and panuveitis，MFCPU）。我们的葡萄膜炎同事经常看到 MFCPU。我们认为这是一系列疾病谱。

（二）点状内层脉络膜病变 Punctate Inner Choroidopathy

该病的图片最初描述于 1984 年[285]。Watzke 报道了 10 例近视妇女，视物模糊，有闪光感，或存在旁中心暗点，内层脉络膜和 RPE 有小的黄白色病变。这些病变与上覆 SRF 有关。急性病变愈合为萎缩性瘢痕，并随着时间的推移出现更多的色素沉着。半数以上的人出现脉络膜新生血管膜[286]。PIC 的病变仅局限于后极（图 79-34 和图 79-35）。

许多视网膜专家认为 MFC 和 PIC 是同一个病变，在本章中称为 MFC/PIC 或 MFC[276, 277]。一般来说，当病变/瘢痕局限于后极时使用 PIC，当瘢痕也出现在周围时使用 MFC。然而，这些区别是比较随意的[277]。一些 MFC 病变有明显的纤维化成分，严重者称为进行性视网膜下纤维化和葡萄膜炎综合征（progressive subretinal fibrosis and uveitis syndrome）[287]。我们认为纤维化是同一疾病过程的一个阶段。除局灶性病变外，MFC 可表现为光感受器细胞的丢失[288]。我们认为这是伴有脉络膜视网膜萎缩的 MFC[289]。如果严重的话，这些病例被认为是 Gass 所述 AZOOR 中的一类，但我们现在认为，在多模态成像上，这些病例与 AZOOR 是不同的[288, 289]。

1. 临床病程 Clinical Course

(1) 临床症状：患者表现为中心视力下降、闪光感、漂浮物、视物变形、旁中心或颞侧暗点、眼部不适或畏光，也可以有无症状的病变。视力下降常与视盘周围区域的病变有关，表明疾病具有活动性。视力范围从 20/20 到光感。超过一半的人视力

低于 20/100[282, 284]。

在 Gerstenblith 及其同事对 77 名 PIC 患者进行的一项调查中[290]，91% 的患者以暗点瘤为主诉，其次是视物模糊（86%）、闪光感（73%）、眼前漂浮物（69%）、视物变形（65%）和外周视力下降（26%）。大多数（85%）表现为单眼的症状。

(2) 流行病学：据报道，MFC 主要发生在高加索人群[291]，女性患者往往在 10—60 岁发生近视[282, 284, 290]。大多数患者 30 岁。此外，大多数从未生活在组织胞浆菌病的流行区域。平均屈光度为 −4.6D[292]。

(3) 眼底表现：在急性期，在外层视网膜和 RPE 可见黄色圆形或椭圆形病变，数目从一个到几十个不等，大小在 50～1000μm，多见于后极部、视乳

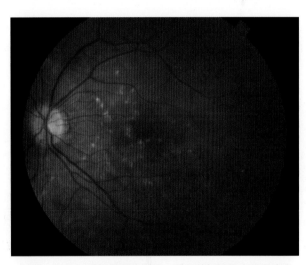

▲ 图 79-34 后极部眼底照片，显示特征性的小圆形病变

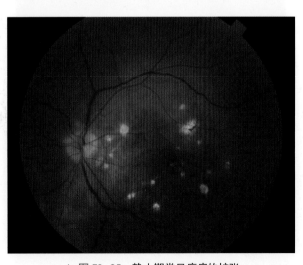

▲ 图 79-35 静止期常见瘢痕的扩张

头周围和中周部视网膜。鼻侧视网膜常表现出聚集性团簇状[293]。当局限于后极部时（图 79-34）[290]，偶尔会出现线状的模式。最初病变在 RPE 下，可能存在神经感觉层脱离。病变会累及上方的视网膜。随着时间的推移，这些斑点常演变成萎缩性脉络膜视网膜瘢痕。2～3 年后，它们变得更明显，有色素形成，并出现类似于 POHS 的穿凿样病变（图 79-35）。部分病灶消失无后遗症。CNV 普遍发生。病变也可以在周边眼底排列成与平坦部平行的线状瘢痕（Schlaegel 线）（图 79-36）[294]。以前，这种线性外观被认为是 POHS 的病理学特异表现[295, 296]。可见到类似 MEWDS 的白点状病变。活动性病变可能与 SRF 有关。随着炎症的消退，病变可能消失或萎缩，并伴有不同数量的色素［"穿凿样"（punched-out）外观］沉着。它们也可以变大。在盘状或萎缩性瘢痕之间可存在桥接性视网膜下瘢痕[297]。Cantrill 和 Folk 描述了 5 名患者，当病变愈合时，他们出现了锐利的视网膜下瘢痕[298]。他们注意到由于病变合并黄斑部有广泛的瘢痕形成，并且可能与浆液性和出血性黄斑脱离有关。在活动期，渗出性视网膜脱离可能覆盖活动性病变的区域。

疾病反复发作时，会出现新的脉络膜视网膜病变，可见视盘水肿，也可出现萎缩。视盘新生血管很少见到[283]。视乳头周围区域有被描述为"餐巾环"（napkin ring）样结构的特征性视网膜下纤维

化（图 79-37）[299]，中周部视网膜可有类似花的分叶状病变。视网膜血管可能变窄。可能发生静脉周围炎。黄斑囊样水肿发生在 10%～20% 的患者中。25%～30% 的病例出现 CNV，CNV 可作为临床表现之一[282, 284, 291]。

多模成像有助于表征 MFC 的其他改变。Jung 及其同事描述了 13 例（21 只眼）特发性 MFC 伴离散性脉络膜视网膜病变。其中伴有弥漫性（13 只眼）、多发性（6 只眼）或带状（2 只眼）视网膜或脉络膜视网膜萎缩[288]。外层视网膜萎缩主要发生在视神经周围、中部、远周变的地图状域或弥漫性发生。在弥漫性病变中，多灶性色素性脉络膜视网膜瘢痕与萎缩和纤维增生的汇合区有关，发生在大血管和视乳头周围。这种情况更常见于双侧。萎缩向中心发展，但直到疾病晚期才侵害黄斑区。萎缩的发生与 Goldmann 视野的变化相关，要么有明显的收缩，要么有一个大的累及生理盲点的暗点。ERG 显示有视杆和视锥细胞抑制。多焦 ERG 显示中央黄斑信号保留，但周围抑制（图 79-38）。多灶性疾病的特征是多发性、萎缩性、色素性脉络膜视网膜瘢痕和色素减退的地图样萎缩。萎缩遍及眼底，包括视盘周围和黄斑。在一位患者中，多灶性疾病在 14 年的时间里发展成弥漫性疾病。1 例带状病变发生于双眼。该患者有典型的 MFC 病变，但视野暗点和局灶性视乳头周围区外层视网膜的萎缩。ICGA 和 FAF 均未显示与视野改变相关的任何

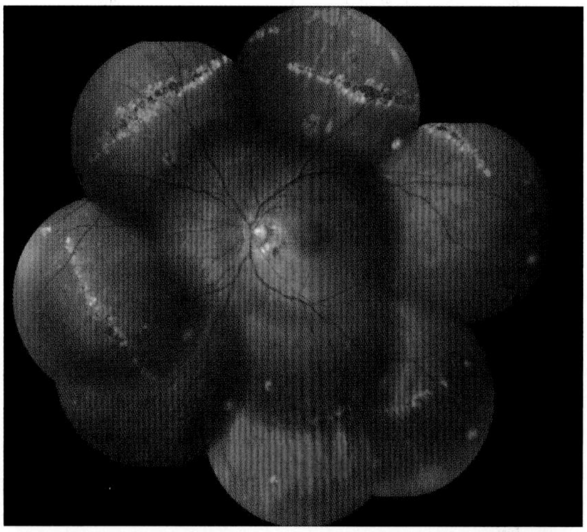

▲ 图 79-36　周边眼底可见与锯齿缘平行的线状瘢痕
图片由 Medical University of Innsbruck，Austria 提供

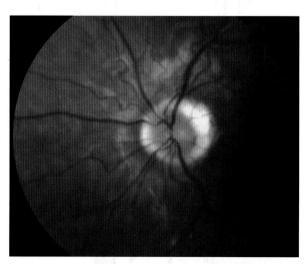

▲ 图 79-37　眼底照片显示特征性视网膜下纤维化（"餐巾环"）

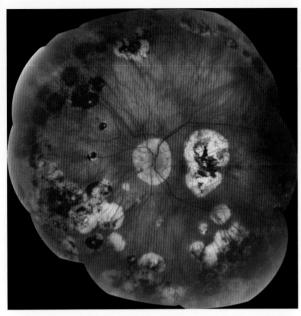

▲ 图 79-38　多灶性脉络膜炎伴脉络膜萎缩的彩色眼底照片

异常，但 SD-OCT 显示光感受器衰减。这表明是光感受器功能障碍，而不是 RPE 或脉络膜功能障碍。值得注意的是，在这些病例中，正常视网膜和异常视网膜之间没有出现高自发荧光的分界线。这是区分 AZOOR 的一个重要因素[288]。Munk 及其同事描述了一种与视网膜或脉络膜视网膜萎缩的相关的 MFC 变异。他们报道了 8 例与急性光感受器丧失或功能障碍相关的 MFC/PIC 患者的发现，这些患者光感受器丧失或功能障碍的程度与临床可见的病变不成比例[289]。在这些患者中，OCT 显示典型的 MFC 病变，伴有外界膜、椭圆体带区和嵌合体区的大面积衰减。这些区域在 FAF 上是高自发荧光的，在正式测试中与 VF 丢失相对应。全视野 ERG 常表现为视杆和视锥的凹陷。一些患者在解剖上恢复是可能的，但嵌合体区仍然受到影响[289]。

(4) 其他眼部发现：MFC/PIC 可能没有葡萄膜炎的症状或轻度至中度前葡萄膜炎。可出现非肉芽肿性角膜 KP 和虹膜后粘连。虹膜异常，如新生血管或荧光素血管造影上的异常无血管区，目前已有报道[300]。如果存在玻璃炎，通常是轻度或中度的。其表现可能是不对称的。

(5) 临床病程及预后：MFC 病情兴衰交替，有增有减，最终视力会下降。大多数患者会反复发作，可能会累及中心或周边视力。病情可以自行缓解或借助免疫抑制剂治疗。有些患者视力很好，但有持续性的闪光感。大约 25% 的患者有更慢性的过程，涉及更多的炎症或发生 CNV。复发性炎症可导致 CME、玻璃体混浊、视网膜下瘢痕和陈旧性瘢痕周围肿胀（图 79-39）。与旧瘢痕不毗连的新病变可以发展。CNV 是 MFC 中最常见的引起视力丧失原因，可见于无活动性的黄斑瘢痕或复发性炎症病灶。MFC 长期的视觉预后是可变的。Brown 及其同事[293]对 41 例（68 只眼）进行了平均 39 个月随访。他们发现 66% 的眼最终视力达到 20/40 或更好。只有 21% 的眼会出现 20/200 或更糟的情况。大多数视力低下的病例是由于 CNV 所致，CME 较少见。黄斑中心凹萎缩和葡萄膜炎性新生血管性青光眼是这些病例系列的其他原因。大约 1/3 的患者出现 CNV。Thorne 及其同事[301]研究了 66 名患者（122 只眼），发现 55% 的患者视力低于 20/50，38% 的患者视力低于 20/200。22% 的患者在就诊时发现 CNV，CNV 是导致视力下降的最常见原因。视网膜前膜和 CME 是导致视力下降的其他原因。使用免疫抑制剂治疗可降低 83% 的后极并发症风险，包括新的或复发的 CNV。Brown 及其同事对局限于后极部病变的患者进行了平均 51 个月的随访[293]。他们发现 77% 的眼的最终视力为 20/40 或更好。23% 的人为 20/50 或更糟的视力。20% 的人为 20/200 或更糟的视力。造成视力低下的主要原因是 CNV。Essex 及其同事[292]报道了 136 例（271 只眼）局限于后极（PIC）病变的临床特征和预后，平均随访 6.2 年。他们发现有 63 只眼就诊时是正常的。其中，56 人（88%）保持不变。仅 3 例（5%）出现病变，4 例（6%）出现 CNV。病变眼 74 只眼中 49 只眼（66%）无变化。9 只眼（12%）出现新病变，16 只眼（22%）出现 CNV。一般来说，局限于后极的 MFC 预后很好[302]。

2. 影像学 Imaging

(1) 荧光素血管造影：急性期，FA 出现低荧光。在血管造影后期，病灶染色（图 79-40 和图 79-41）。CNV 可能存在于视乳头周围或黄斑部。在愈合阶段，病变萎缩，血管造影显示窗样缺损。最近一项对 MFC 中 CNV 的研究表明，除非被视网膜下出血遮蔽，大多数 CNV 的荧光都是典型且清晰的[303]。研究人员观察了 OCT（包括 stratus 和 spectralis），

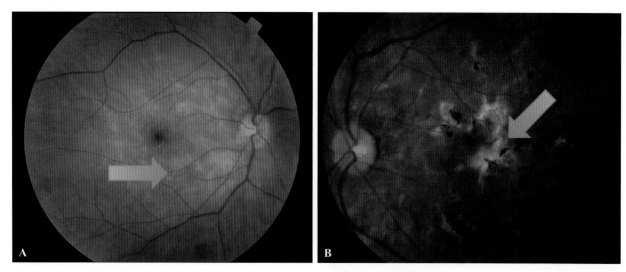

▲ 图 79-39　右（A）眼和左（B）眼眼底照片

右眼显示轻微急性病变（箭）。左眼显示慢性病变。在瘢痕之间可见桥接纤维化（箭）

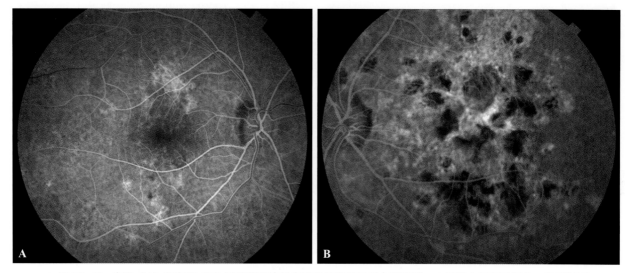

▲ 图 79-40　右眼（A）和左眼（B）出现新发症状患者的早期荧光素血管造影。左眼视力不佳已经有一段时间了

发现这种成像模式可能会遗漏 CNV。他们建议在怀疑有新生血管的病例中使用 FA。PIC 病变可以在动脉期出现高荧光，也可以出现阻塞荧光（图 79-42A）。在晚期，病灶染色（图 79-42B）[285]。FA 上可见的病变比临床可见的要多。后极部可见少量点状高荧光病灶。在疾病的后期，随着 RPE 萎缩，可以看到窗样缺陷。荧光素也可能漏入视网膜下间隙。

Olsen 及其同事描述 6 例 PIC 患者的 CNV 发现[304]。他们发现 CNV 发展伴随着纤维化反应，并且经常出现哑铃状的视网膜下纤维化。

(2) 吲哚菁绿血管造影：ICGA 显示低荧光的圆形斑点灶，其数量可能远多于临床检查和荧光素血管造影所见（图 79-43）[305-308]。MFC/PIC 病变在 ICGA 的早期、中期和晚期出现低荧光（图 79-44）[309, 310]。Tiffin 及其同事描述了脉络膜血管的异常[310]。除了在某些病例中与临床所见病变相对应的低荧光病变外，还可见较大的脉络膜血管穿过这些区域。一些脉络膜血管的管壁也显示高荧光。他们推测在低荧光区存在局灶性的脉络膜缺血，在血管壁高荧光区可能有血管炎。

(3) 光相干断层扫描成像：对 MFC/PIC 的 OCT 发现的表征一直是许多主要论文的主题[279, 311-313]。Spaide 及其同事将急性 MFC/PIC 病变描述为 RPE

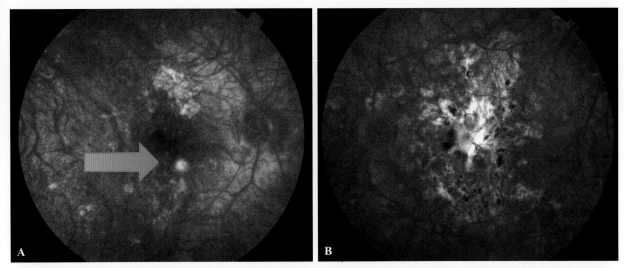

▲ 图 79-41 右（A）眼和左（B）眼的荧光素血管造影晚期显示右侧的急性高荧光病变（箭）。左眼可见瘢痕有荧光着染

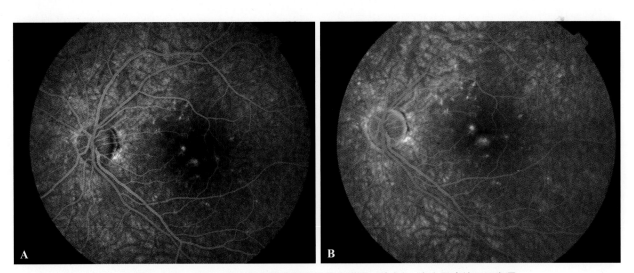

▲ 图 79-42 A 和 B. 荧光素血管造影显示荧光增强（染色），有少量病灶可见渗漏

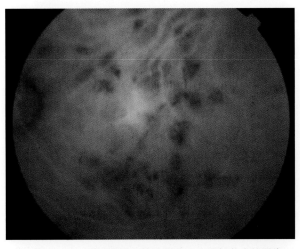

▲ 图 79-43 吲哚菁绿血管造影显示大量低荧光的圆点

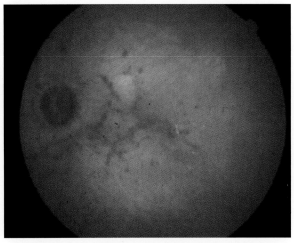

▲ 图 79-44 吲哚菁绿血管造影显示许多低荧光点

下的结节状聚集，破裂后，使炎症物质进入视网膜下间隙和外层视网膜（图 79-45）。Vance 及其同事描述了急性病变的 SD-OCT 成像，显示 RPE 和 Bruch 膜之间的 drusen 样物质及该物质下方的局部脉络膜高反射[314]。这些病变在治疗后消失。Zhang 及其同事描述了病变从脉络膜浸润、RPE 下结节、脉络膜视网膜结节、退行性变和发展到视网膜疝的五个阶段的演变过程[312]。我们和其他作者也注意到了脉络膜的局部凹陷[315]。如前所述，MFC/PIC 病变可能与结节区之外的广泛外层视网膜层物质丢失有关[279, 288, 289]。

CNV 也出现在 OCT 上，通常可以通过信号的异质性、与 IRF/SRF 的相关性及与 MFC/PIC 病变相比，CNV 病变更大，而 MFC/PIC 病变更均匀、更小，这些特征有助于区别 CNV 与 MFC/PIC 病变[316]。OCTA 在其他检测结果对 CNV 不确定的情况下，它对 CNV 的鉴别诊断具有重要意义。

(4) 眼底自发荧光：新鲜病灶区可见高自发荧光。当免疫抑制开始时，该病变可消退。在大多数患者中，FAF 上可见点状低自发荧光点，对应于脉络膜视网膜萎缩区域（非活动性病变）（图 79-46）。当弥漫性和多区域性疾病出现明显萎缩时，可看到更大的低自发荧光斑块[288]。在急性光感受器丧失或功能障碍患者的光感受器受累区域，早期出现高自发荧光，与临床可见的病变并不成比例[289]。

3. 电生理学 Electrophysiology

Dreyer 和 Gass[282] 报道了 16 例 29 只眼的 ERG。他们观察到 41% 的患者表现正常或处于临界状态，17% 的患者出现中度下降，21% 的患者出现重度下降。Oh 及其同事使用多焦 ERG（mfERG）来研究治疗前后的结果。然而，由于这个测试的敏感性，它几乎所有活动性 MFC 都呈熄灭反应[318]。此外，全视野 ERG 显示 MFC 中的视锥和视杆细胞衰退，以及伴有视网膜和脉络膜萎缩与光感受器细胞丢失有关[288, 289]。电生理检查不常用于 MFC 的治疗中。

4. 视野检查 Visual Field Testing

盲点扩大是多发性脉络膜炎的一种表现，在 1991 年被报道[319]。在正常视神经周围可见扩大的盲点，称为急性特发性盲点扩大（acute idiopathic blind spot enlargement，AIBSE）。这种盲点的扩大被认为是由于视盘周围的视网膜功能障碍，而不是视神经的异常[320]。它可以在 MFC 和 MEWDS 中看到。据报道，这些患者的色觉和瞳孔反应是正常的，这一点也得到了证实。扩大的盲点可以在疾病的稳定期吸收。视野检查也可能显示暗点与光感受器丧失、脉络膜视网膜瘢痕或与活动性病变相关的浆液性脱离有关。视野是监测 MFC 的重要手段。

5. 系统关联 Systemic Associations

MFC 与 EB 病毒之间的关联已经被提出，但

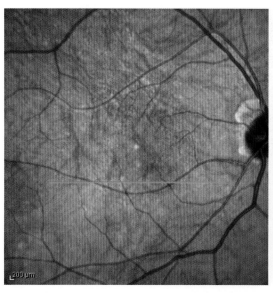
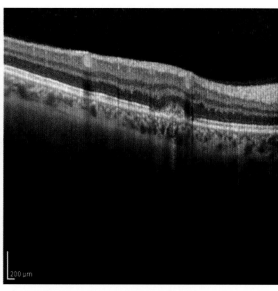

▲ 图 79-45　右眼光相干断层扫描显示与急性病变相对应的外层视网膜高反射病灶

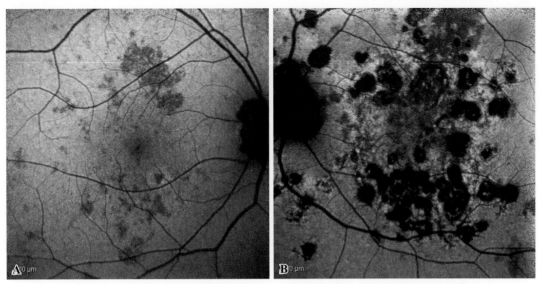

▲ 图 79-46　（A 和 B）眼底自发荧光与脉络膜视网膜瘢痕所形成的静止病灶相对应

从未被证实[321]。据推测，EBV 引发免疫反应，从而引发持续性眼内炎症反应。研究表明，针对病毒衣壳抗原或 Epstein-Barr 早期抗原的免疫球蛋白 M 抗体，在 MFC 患者中以一个系列存在，而对照组中则没有[321, 322]。然而，这是无法重复的[323]。一些 MFC 患者也可能有或发展为结节病。这些患者往往无法与那些有特发性 MFC 患者区分开来。

6. 发病机制 Pathogenesis

MFC/PIC 的原因尚不清楚。它通常影响年轻健康的近视女性。在外层视网膜层可见黄色病变，从 OCT 可见病变始于 RPE。MFC/PIC 的病变最终萎缩，与 POHS 的穿凿样病变相似。CNV 可以发展，导致桥接瘢痕和视网膜下纤维化。患者也可能出现盲点和暗点，无论是否接受治疗，视力都会有所改善。据报道，类似 MFC 的病变可发生在其他白点综合征的患者中，如 APMPPE 和 MEWDS[324, 325]。Jampol 和 Becker 提出了自身免疫参与这些炎症过程的共同遗传假说[2]。遗传学、免疫失调和环境触发因素的相互作用可能在这些临床疾病的不同表现中发挥作用。Atan 及其同事研究了 MFC 和 PIC，发现它们与 IL-10 单倍型相关的相似性，与 TNF 单倍型呈负相关。这些基因位点已知与非感染性葡萄膜炎和自身免疫有关。他们说，有确凿的证据将需要进行全基因组序列分析。然而，他们的数据支持遗传因素对临床表型有强烈影响的观点。

7. 鉴别诊断 Differential Diagnosis

MFC/PIC 的鉴别诊断包括假眼组织胞浆菌病综合征、结节病、Vogt-Koyanagi-Harada 综合征、交感性眼炎、近视性变性黄斑病变和其他白点综合征，如匐行性脉络膜炎和鸟枪弹样脉络膜视网膜病变。

考虑到患者的病史和健康状况，可考虑多灶性脉络膜炎的感染性病因。其中包括病毒（单纯疱疹、带状疱疹、Esptein-Barr 病毒、巨细胞病毒、柯萨奇病毒）、细菌（梅毒、结核病、伯氏疏螺旋体、化脓性脉络膜炎、转移性眼内炎）、真菌（组织胞浆菌病、隐球菌病、球虫病、念珠菌）、原生动物（弓形体病、卡氏肺孢子虫）和蠕虫（弥漫性单侧）亚急性神经性视网膜炎）。非感染性病因包括结节病和眼内淋巴瘤等肿瘤。

8. MFC 与 POHS 的区别 Differentiation of MFC and POHS

两种疾病都可能显示出穿凿样的脉络膜视网膜瘢痕、视盘周围瘢痕和 CNV。经典的教科书知识指出，这两个疾病之间的区别是存在与 MFC 有炎症而 POHS 缺乏炎症病因。然而，MFC 也可以出现没有炎症的迹象。Parnell 及其同事[297] 根据临床特征、拍摄的眼底病变形态学和荧光素血管造影鉴别了 MFC 和 POHS。在临床上，MFC 患者可能会出现视疲劳和视野缺损。临床上，MFC 的显著特征包括多个白色小病灶聚集在黄斑、鼻侧视网膜或赤道部，急性和非活动性病灶相混合，病变呈进行性生长，以及伴有瘢痕间桥接组织的视网膜下纤维化生。其他变化包括神经周围的增生性变化（"餐巾环"）、近视样神经病变、血管鞘或血管变细及炎症反应，如 CME、玻璃炎或视盘水肿（见第 73 章，眼组织胞浆菌病）。

9. 处理 / 治疗 Management/Treatment

治疗主要针对炎症及其并发症（CME 和 CNV）。多灶性脉络膜炎可能与显著的前后节炎症有关。这可以通过局部、眼周、眼内或全身皮质类固醇治疗。当类固醇不耐受或反复发作时，使用类固醇保留剂。即使没有明显可见的炎症，MFC/PIC 病变对免疫抑制药物也有反应。如果有进展性病变和光感受器细胞的受累，要考虑应用免疫抑制[289]。CNV 可以用抗 VEGF 治疗，无论是否使用皮质类固醇。抗血管内皮生长因子已成为标准的治疗策略。Amer 和 Lois[286] 在他们对 PIC 的大量文献回顾中认为 PDT 可以更好地关闭已经形成的新生血管，而免疫抑制剂可能在 CNV 的早期发展中最有效。抗 VEGF 治疗在 MFC/PIC 引起的 CNV 的一些研究中被发现是有效的[326-332]。由于人口统计（年轻女性）的原因，这些患者的另一个并发症是伴随妊娠。妊娠期间类固醇治疗是可能的，其他药物可能影响生育，致畸是一种潜在的风险。

10. 小结 Summary

多灶性脉络膜炎 / 点状内脉络膜病是一种以年轻、健康、近视女性患者为主的疾病。它可能表现为单侧或双侧的小病灶和多灶性。随着新的影像技术的发展，外层视网膜和视网膜色素上皮似乎是该病受累的区域。它有不同的视力结果，视觉预后通常取决于黄斑的状态和 CNV 或纤维化的发展。治疗的目的是逆转这些过程。

五、多发性一过性白点综合征 Multiple Evanescent White Dot Syndrome

多发性一过性白点综合征（multiple evanescent white dot syndrome，MEWDS）最初于 1983 年在 ARVO 上提出[333]，1984 年出版，是一种急性、多灶性、通常单侧的视网膜病变，影响年轻人。在视网膜的外层可见多个白点。

（一）临床病程 Clinical Course

(1) 临床症状：患者通常一只眼出现急性视物模糊。他们也可能会主诉周围有盲点或与颞侧生理盲点相关的周边"斑点"。闪光感（特别是暂时性的）很常见。患者也可能出现流感样症状[333]。

(2) 流行病学：目前尚无特别的种族或地区倾向的 MEWDS 的相关报道。女性占优势（75%）。初始视力从（20/300）~（20/20）不等，平均持续约 6 周后，几乎会恢复到正常水平。患者年龄小，据报道 10 岁以下儿童和 67 岁的患者中有 MEWDS 病例[334, 335]。然而，大多数患者聚集在平均 27 岁附近。据报道，近视的发病率很高[336, 337]。

(3) 眼底发现：在检眼镜下可见许多小的（100~200μm）白点（图 79-47）。白点主要集中在黄斑旁区域，通常保留中心凹本身，在血管弓外少见突出和大量的白点[333]。视网膜上的这些小"点"与多模成像（ICGA 和 FAF）上的大"点"不同，后者看起来更深。在 ICGA 晚期，这些小点显示为小的低荧光病灶覆盖在较大的低荧光病灶（斑点）上[338]。下面将进一步讨论这一点。玻璃体细胞，视网膜静脉鞘，视盘边缘模糊。典型的黄斑表现呈颗粒状（图 79-48）。在表现不典型的病例中，这可能是主要特征[339]。白点在数周或数月后完全消失。它们可能被轻微的色素斑点所代替，或者很少有脉络膜视网膜瘢痕，类似于多灶性脉络膜炎。在白点消失后，会出现短暂的棕色区域。这些类似于 AMN 的病变，但数量更多，分布更广[340]。在最近公布的最大病例系列中，32 名患者中有 27 名有视神经水肿[337]。很少有进展性的围绕视盘周围的地图样脱色素改变，表现为白色的大病灶，可以作为一个表征[341]，并且在急性病灶愈合后可以看到视盘周围的瘢痕[342]。

MEWDS 也发现了罕见的晚期 CNV 病例[343, 344]。一些"特发性"CNV 病例可表现为 MEWDS，其他眼部改变出现前消失[345, 346]。

(4) 其他眼部发现：可能有轻度虹膜炎。玻璃炎可能是可变的。

(5) 临床病程及预后：MEWDS 通常是一种自限

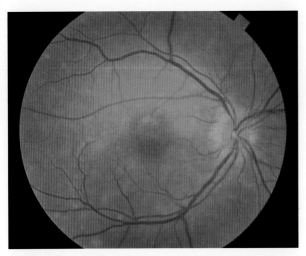

▲ 图 79-47　眼底照片显示许多细微的白点。视盘边缘和中心凹颗粒也很模糊

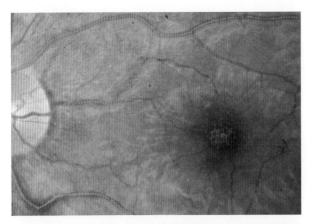

▲ 图 79-48　显示中心凹颗粒的眼底照片。这有可能是唯一的临床表现

性疾病，视觉功能的恢复持续数周（3～10 周）内，同时视网膜电图和早期受体电位（early receptor potential，ERP）振幅也有显著改善[333,347]。复发性 MEWDS 的病例有发生，但倾向于复发的决定因素尚未确定[348]。尽管通常是单眼发病，但也有报道称是双眼发病的 MEWDS。双侧受累可以是同时发生的，也可以是先后发生的（可视为对侧眼 MEWDS 复发）。双眼发病病例可能表现为不对称受累，只有一只眼有症状，或同时出现症状[337,349]。有一种慢性 MEWDS，多年来多次复发，累及双眼[350]。大多数患者的视力在复发之间恢复到的基线。有些患者甚至在视力恢复正常后仍主诉有视野障碍或视力下降。Fine 及其同事描述了三个明显的 MEWDS 病例，这些 MEWDS 会发展成一种更持久

的类似 AZOOR 的大范围光感受器细胞丢失[351]。如果发生这种情况，那是极其罕见的。

大量患者的多模成像进一步显示了 MEWDS 的特征[337]。OCT 显示 MEWDS 的炎性病变位于外层视网膜水平。（见下文）。急性期后光感受器细胞结构的变化明显地恢复正常[352,353]。利用 OCT 和中心凹反射分析仪对中心凹视锥细胞的完整性进行了研究，并显示了恢复的迹象[354]。中心凹颗粒状改变与外层视网膜肿胀，中心凹 IS-OS 连接中断有关。OCT 上有多种中心凹病变[337]。这将部分恢复。虽然临床病变通常出现在一只眼，但在某些病例中，光感受器功能障碍是双侧的[353,355]。最近出现的自适应光学技术也被用来显示 MEWDS 急性期细胞水平上的光感受器破坏[356]。光感受器恢复支持 MEWDS 的良好预后。CNV 是非常罕见的，但如果存在可以影响视觉预后。

（二）影像学 Imaging

（1）荧光素血管造影：FA 的发现包括早期和晚期白点的高荧光，通常呈环状，但晚期 RPE 和视网膜水平的弥漫性，斑片状染色，视盘毛细血管渗漏。花环状高荧光对应于临床上看到的斑点及 ICGA 和 FAF 上看到的病变[337]。黄斑部可见弥漫性非囊样渗漏（图 79-49 和图 79-50）。急性病变消退后，黄斑部可出现与所见临床颗粒样改变相对应的窗样缺陷，在其他部位则不常见。偶尔可见脉络膜视网膜瘢痕阻塞荧光和窗样缺损。值得注意的是，在亚急性期，FAF 和血管造影术在临床上已经吸收后仍然可以显示病变[340]。有时可见血管染色的局部区域。

（2）吲哚菁绿血管造影：MEWDS 患者 ICGA 早期无大脉络膜血管异常，但晚期可见低荧光病灶，与白点相对应（图 79-51）[357]。可能有更大、更深的"斑点"，可以融合在一起，表现为视网膜深部低荧光的大斑块。这些低荧光点和斑点比临床上看到的要多。晚期的低荧光提示但不能证明 MEWDS 可能影响脉络膜毛细血管，以及它对光感受器的作用[358,359]。这些病变在恢复后逐渐消失[359,360]，但据报道，ICGA 的异常在最初发病后的 9 个月内出现，甚至是在临床症状消失后[361,362]。由于 ICGA 显示

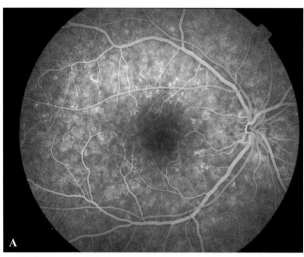
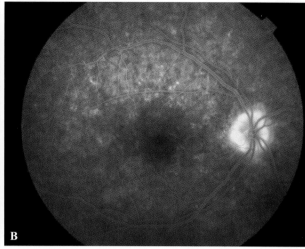

▲ 图 79-49　右眼荧光素血管造影（A）早期，（B）晚期。可见在一个花环状的图案中有白色点状的高荧光。晚视神经染着色

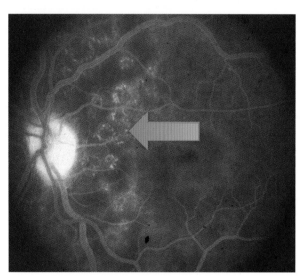

▲ 图 79-50　左眼荧光素血管造影环形模式特写（箭），黄斑部外层视网膜可见弥漫性非囊样渗漏

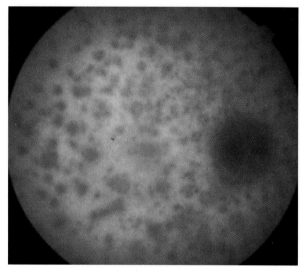

▲ 图 79-51　吲哚菁绿血管造影显示许多低荧光点，包括视盘周围的汇合病变

了临床上或 FA 未发现的病变[363]，因此在 MEWDS 患者中推荐 ICGA，主要是为了帮助确定诊断[364]。MEWDS 的盲点增大对应于多个视盘周围病变，有时仅用 ICGA 检测。

　　激光散斑血流图（laser speckle flowgraphy，LSFG）最近被用来描述 MEWDS 患者脉络膜循环的变化[365]。他们发现与未受影响的眼相比，受影响眼的脉络膜血流［定义为平均模糊率（mean blur rate，MBR）］减少。此外，患眼在 1 个月和 3 个月分别增加了 20.2% 和 13.3%，这与视力的改善有关。未受影响眼的血流量没有明显变化[365]。目前尚不清楚这些

变化是否是 MEWDS 发病机制中的原发性或继发性。然而，多模成像分析强烈提示 MEWDS 主要是一种光感受器细胞疾病[337]。

　　(3) 光相干断层扫描成像：OCT 的发现首先是用时域技术描述的。视网膜下间隙的穹顶状反射性病变与临床上的白点相对应。在急性期，脉络膜的反射率增加。在恢复期，视网膜下物质的大小减小，脉络膜的反射率降低。最终，视网膜深部病变消失，但脉络膜在活动性病变后的几个月内出现反射[366]。高分辨率 OCT 显示椭圆体带有破坏[367-369]。在复发性 MEWDS 中，可见外核层变薄。RPE 紊乱不是一

个显著特征[369]。Li 及其同事强调说，从解剖学上讲，光感受器外节段的断裂可以恢复。功能学研究也显示恢复[353]。此外，虽然病变通常是单侧发生，但大多数情况下，光感受器功能障碍是双侧的[353]。即使在不存在白点的非典型病例中也能看到 EZ 的局灶性破坏[339]。在最近的分析中，这些发现得到了进一步的描述。OCT 显示外层视网膜以 EZ 为中心有多灶性碎片，并累及嵌合体区。在多模态分析中，这些改变对应于眼底摄影、FA 和 ICGA 上看到的点。此外，这些点融合后在外层视网膜表现为斑块，可能是病理学上对鉴别 MEWDS 与其他疾病很重要。向 ONL 突出的高反射物质对应于在眼底摄影上看到的较小的点（图 79-52）[337]。因此，本研

究对 MEWDS 的诊断具有特别重要的意义（图 79-53）。对脉络膜的增强深度成像分析显示急性期脉络膜有一过性增厚的趋势，en face 成像显示脉络膜和脉络膜毛细血管不明显[337]。

(4) 眼底自发荧光：Dell'Omo 及其同事研究了急性期和亚急性期的 MEWDS，并描述了特定的 FAF 发现。低自发荧光区集中在视盘和后极部。他们同时也看到了与白点相对应的高自发荧光区域[371]。Furino 及其同事也有同样的发现[372]。在恢复期，许多低自发荧光病灶消退，而其他的则持续存在。高自发荧光区变小，更致密。它们会向心收缩，变小，周围有一个低的自发荧光环，或者呈现完全的低自发荧光。在一些病例中，它们完全消失而没有

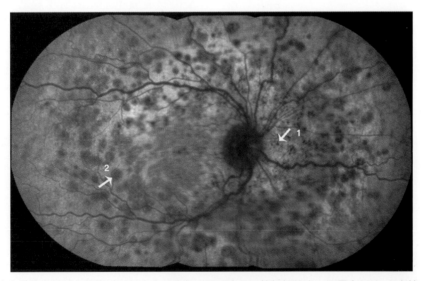

▲ 图 79-52　眼底自发荧光显示多发性一过性白点综合征（MEWDS）特征性的大、深层点（2）上有较小、较浅的点（1）

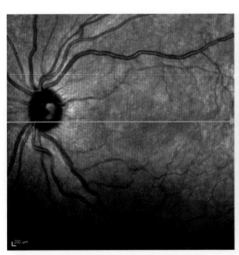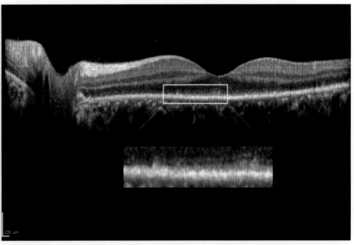

▲ 图 79-53　光相干断层扫描显示外层视网膜对应于"点"的小投影。近红外反射成像突出颗粒的小凹

变成低自发荧光[371]。这些低自发荧光点通常与 FA 和 ICGA 所见的病变相关。

近红外自发荧光（near-infrared autofluorescence, NIR-FAF）是一种用 787nm 波长代替传统 FAF 中蓝光的荧光方式。有人认为，在这种模式下，将白点视为低自发荧光病变可能有额外的价值（图 79-54）[373]。

（三）电生理学 Electrophysiology

对急性 MEWDS 患者的电生理研究发现[347]，ERG a 波和 ERP 波幅降低，提示光感受器外节段为主要受累部位。局灶性视网膜电图研究显示振荡电位（oscillatory potential, OP）恢复延迟，这意味着视网膜有一定程度的受累[374]。使用黄斑密度测量和颜色匹配的研究已经显示，即使在正常的 ERG 结果中，在 MEWD 的活跃期，在视锥细胞光感受器外节段的水平也存在异常。在色素上皮 - 光感受器复合体的水平出现了短暂的代谢紊乱。多焦视网膜电图（mfERG）显示与暗点相对应的抑制区域，而全视野 ERG 显示一般性抑制。这些异常在 6 周后消失[376]。此外，mfERG 显示疾病开始时 N1 和 P1 波振幅的一阶核的超正常振幅，这些值在 2 周时减少到正常或低于正常值，可能有助于早期发现 MEWDS 或进行随访[377]。

（四）视野测试 Visual Field Testing

视野检查常显示盲点扩大。检查范围从正常到广泛的抑制到中央盲点或弓状暗点[378]。视野异常可能持续很长一段时间，超过临床病变的消退[379]。新的微视野检查也显示出扩大的盲点[380]。此外，当与 SD-OCT 相关时，微视野计显示 EZ 异常区域的视网膜敏感性降低[381]。

（五）发病机制 Pathogenesis

我们相信，利用多模成像技术，我们可以清楚地将 MEWDS 与其他 WSS 区分开来。MEWDS 的原因尚不清楚。

目前，我们还没有确切的证据表明 MEWDS 是由感染或免疫原因所引起的。单例慢性复发性 MEWDS 患者对环孢素治疗有反应[382]。Laatikainen 和 Immonen 描述 MEWDS 患者脑脊液中蛋白质水平升高[383]。水痘感染[343]、接种甲型[384] 或乙型肝炎疫苗后[385]，或最近在接种人乳头状瘤病毒和脑膜炎球菌后在年轻女孩中报道的 MEWDS 的发生表明环境触发因素[386]。1 例无既往或并发疾病的 MEWDS 患者血清 IgM 和 IgG 值升高[387]。3 周内视力恢复与 IgM 值恢复正常一致。这个病例的数据表明，MEWDS 可能与病毒综合征有关，尽管对

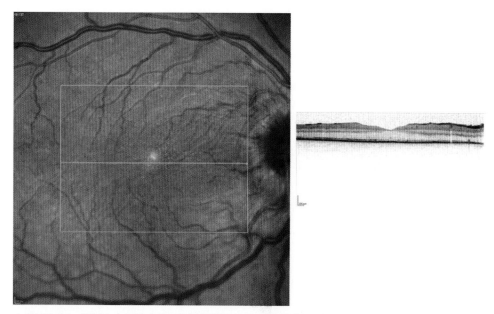

▲ 图 79-54　通过中心凹的光相干断层扫描显示外层视网膜层和视网膜色素上皮层水平的颗粒肿胀
图片由 Medical University of Vienna 提供

带状疱疹、单纯疱疹、腮腺炎和麻疹的检测没有定论。任何对 MEWDS 病因的解释都必须解释女性发病占多数、偶发的慢性复发病例及几乎所有病例的良好视力结果。HLA 位点可能很重要。初步研究发现，MEWDS 患者 HLA-B51 单倍型的频率是正常对照组的 3.7 倍[388, 389]。

我们目前的建议是，多种相对常见的易感基因可能与 MEWDS 有关，这些都容易导致免疫失调。由于环境触发因素，MEWD 可能发展。如果这个理论是正确的，那么 MEWDS 患者可能会有家族或个人自身免疫史。在调查中，我们发现在白点综合征患者及其家属中自身免疫性疾病的患病率增加，但 MEWDS 病例的数量非常少[2, 4]。在进一步研究 MEWDS 病因的同时，我们认为 MEWDS 是一个独特的临床疾病，不应与其他 WSS 混淆。

（六）鉴别诊断 Differential Diagnosis

MEWDS 的鉴别诊断包括急性后部多灶性盘状色素上皮病变（APMPPE）和鸟枪弹样脉络膜视网膜病变。必须考虑其他脉络膜视网膜病变，如结节病和弥漫性单侧亚急性神经视网膜炎。对于中老年患者，必须排除淋巴瘤引起的眼部浸润。

MEWDS 患者常出现原发性视神经病变的症状和体征，包括视盘水肿、视力丧失、瞳孔传入缺损、盲点扩大和其他视神经缺损。Dodwell 等[390]报道了 5 例最初被误诊为原发性视神经疾病的病例，因为白点是细微的发现。MEWDS 的视神经受累在理论上可能导致中枢视觉丧失、视野丧失、瞳孔传入性缺损，甚至色觉障碍。对于单侧视神经功能障碍的年轻健康患者，MEWDS 应作为鉴别诊断的依据[391, 392]。

正确诊断 MEWDS 的挑战在于它的变化，有时是微妙的，表现和随着白点消失视觉损失发生快速逆转。应该注意的是，盲点扩大可能是 MEWDS、MCF/PIC 和其他 WSS 的一个特征。

（七）处理 / 治疗 Management/Treatment

MEWDS 的自然过程很好，不需要干预。我们不支持在 MEWDS 中使用类固醇。虽然 CNV 在 MEWDS 中并不常见，但抗 VEGF 治疗在少数病例中获得成功[393, 394]。

（八）总结 Summary

MEWDS 通常出现在年轻的近视女性中，她们可能会描述病毒前驱症状。一般来说，临床上视网膜病变是单侧的。临床上有三种诊断结果：①灰白点散在后极；②中心凹呈颗粒；③视神经水肿。中心凹的颗粒状是这几个条件和定义特征的典型特标志。多模成像显示这是一种光感受器疾病。临床病程几乎总是很好，不需要干预。

六、急性区域性隐匿性外层视网膜病变 Acute Zonal Occult Outer Retinopathy

急性区域性隐匿性外层视网膜病变（AZOOR）虽然没有白点，但 Gass 认为与白点综合征（AZOOR 综合征）有关。在 20 世纪 90 年代早期，Gass 描述了 13 例他称之为急性区域性隐匿性外层视网膜病变的患者[396]。一般来说，这些都是年轻健康的患者，他们突然发生视力下降，视网膜局部出现了暗点。最初的检查显示眼底变化很小，但是在受累区域可以标出致密的暗点。随着时间的推移，这些区域发展成色素上皮的斑点、骨细胞样色素沉着和一些脉络膜萎缩（图 79-55）。这种变化在广泛发生时，可能类似于视网膜色素变性[396]。

Gass[5, 397] 使用 AZOOR 这个术语。在这个描述中，包括 MEWDS、AIBSE、AMN、PIC 和 MFC。他认为这些疾病有某种联系，它们表现为外层视网膜层的功能障碍，通常发生在年轻健康的女性

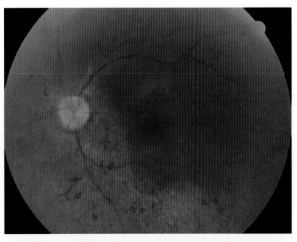

▲ 图 79-55　晚期急性区域性隐匿性外层视网膜病变的眼底照片。可见色素上皮萎缩和与视盘连续的骨细胞样色素形成

身上。随着多模成像分析技术的出现，我们认为 AZOOR 是一个独特的疾病，可以区别于其他白点疾病[288, 289, 398]。因此，AZOOR 这个词已经过时了。最近对该病进行了综述，Mrejen 及其同事描述了基于多模态成像的分类，并在本节中进行了描述[398]。

（一）临床病程 Clinical Course

(1) 临床症状：AZOOR 患者突然出现与外层视网膜功能障碍相关的暗点。大多数人都有闪光感。他们可能会抱怨中央视觉障碍和夜视困难[398]。可能有复发，出现新的暗点或暗点大小增加。暗点常与视神经相连。这种疾病最初可能是单侧的，但有一些进展是双侧的。

(2) 流行病学：尽管文献显示高加索人占主导地位，但在所有民族中 AZOOR 都有发病。妇女占明显优势。大多数患者都是年轻人，但偶尔也有老年患者。在美国，最近的一项调查显示平均年龄为 47 岁（17—86 岁）。日本 38 例近视患者中该病的平均发病年龄为 33.2 岁（15—47 岁），近视患病率高（92.3%）[399]。有些患者与先前的病毒性疾病有关。与任何系统性疾病没有明确的联系。患者通常视力良好[398]。

(3) 眼底发现：眼底最初看起来正常，随后受累区域将显示视网膜萎缩和斑点。在许多情况下，中心凹视锥细胞似乎对 AZOOR 相对抵抗，这是很多患者视力良好的原因。如果症状是最近出现的，则可以看到突然的转变，在正常视网膜和受累视网膜之间可能出现一条灰白色的线[398]。它是短暂的，可以在几周内消失。Gass 和 Stern 将这种急性环状隐匿性视网膜病变（acute annular occult retinopathy，AAOR）描述为 AZOOR 的变体（图 79-56 和图 79-57）[400]。我们现在认为这些是 AZOOR 病例。灰白色的线条逐渐消失，正常视网膜和异常视网膜之间可能出现橙色区域[398]。受累区域通常位于视乳头周围，但即使累及中心凹，中心视力通常也很好。患者可以有"跳跃"性病变，病变范围较大（通常是视乳头周围）而其他部位病变范围较小[398]。小动脉随时间变细（图 79-58）。晚期外观可能类似于部分性视网膜色素变性。外观也可类似弥漫性单侧亚急性神经视网膜炎（diffuse unilateral subacute neuroretinitis，DUSN）。CNV 少见[398, 401]。

(4) 其他眼部发现：眼睛安静，没有前房反应的迹象。可能有一些玻璃体细胞[398]。很少见到视盘渗漏、视网膜血管染色（静脉周围炎）和 CME。

(5) 临床病程及预后：患者可能会出现进展，出现新的视网膜受累区域。偶尔受累区域的视觉功能也会有所改善。Gass 提示大多数病例活跃 6 个月左右，然后趋于稳定[397]。在一个平均随访 31 个月的日本病例组中，视力预后良好，38 例患者中只有 9 例复发[399]。然而，很少有关于这种疾病长期随访的文献。我们从现有文献可知，脉络膜视网膜萎缩可能导致严重的视力丧失，并且在此基础上预后是有限的[402]。有些可能存在严重的不良预后，一些显示眼底改变很小，影像学异常逆转为更严重的疾病，类似于遗传性营养不良。

（二）影像学 Imaging

(1) 荧光素血管造影：最初荧光素血管造影可能是正常的。然后色素上皮层的窗样缺损和异常变得明显。可见受累区视网膜小动脉变窄。可见视网膜血管染色和渗漏（图 79-59）。

(2) AZOOR 的特征性"三带"型（"Trizonal" Pattern）

① 眼底自发荧光：AZOOR 线，从正常视网膜到受累视网膜的过渡，在 FAF 中最为明显。最初在受累区周围呈高自发荧光。随着时间的推移，它可能变得不连续或在外观上有颗粒样改变[398]。在一些患者中，存在一个被斑点状高自发荧光包围的弥漫

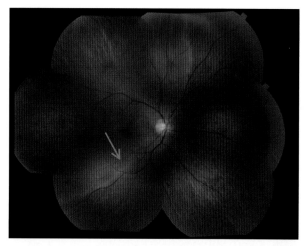

▲ 图 79-56　急性环状隐匿性外层视网膜病变眼底照片。在右侧正常视网膜和左侧受累视网膜之间有一条灰白色的线（箭）
图片由 Manjot K. Gill，MD 提供

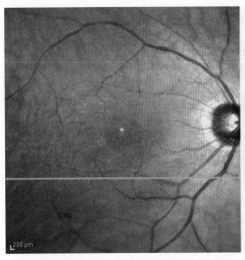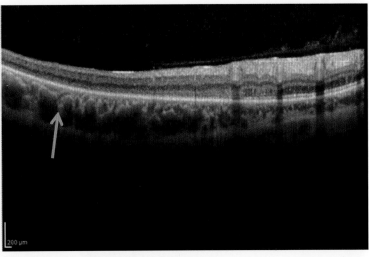

▲ 图 79-57　光相干断层扫描显示受累区域的视网膜变薄
图片由 Manjot K.Gill 医学博士提供

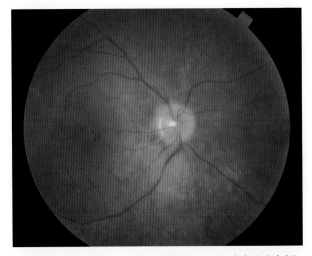

▲ 图 79-58　眼底照片。眼底有细微变化。可见存在小动脉变细

性高自发荧光区。后来这些区域变成低自发荧光区。视乳头周围区域最易受累。自发荧光的三个区域是：在划界线外的正常自发荧光；受累区域边缘的斑点状高自发荧光；萎缩区域的低自发荧光[398, 404, 405]（图 79-60）。

② 光相干断层扫描成像：光谱域 OCT 与 FAF 上的变化相对应。在 AZOOR 线外，OCT 正常；线内有视网膜下高反射物质存在，椭圆体区消失在或不规则；随着时间的延长，RPE 萎缩，外层视网膜核层变薄，随后内核层变薄。破裂也可能延伸到内层视网膜层。出现脉络膜萎缩（图 79-61）[398, 405-407]。

③ 吲哚菁绿血管造影：ICGA 可能是正常的，

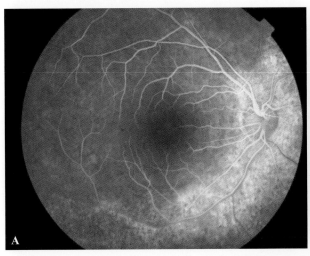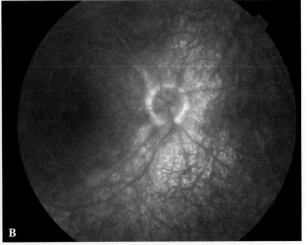

▲ 图 79-59　（A 和 B）荧光素血管造影显示视乳头周围带状视网膜色素上皮异常伴窗型缺陷

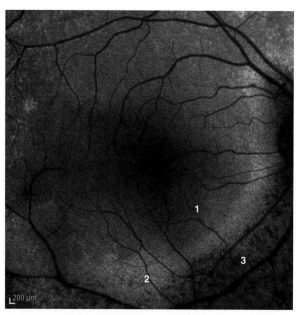

▲ 图 79-60　眼底自荧光显示了特征性的"三带"自发荧光模式。1 区，正常自发荧光。2 区，斑点状高自发荧光。3 区，低自发荧光

也可能在受累区域显示低荧光。这取决于疾病的阶段。在慢性 AZOOR 中，ICGA 在疾病受累区外正常；AZOOR 线内有迟发性的脉络膜外渗漏；晚期病变内由于脉络膜毛细血管丢失而出现低荧光[398]。

（三）视野测试 Visual Field Testing

暗点（通常是周围性和暂时性的）常与视盘相连。这些通常很密集。随着愈合，可能会出现一些改善，但功能丧失往往是永久性的（图 79-62）。

（四）电生理学 Electrophysiology

局灶性 ERG 显示暗点区异常。如果涉及足够大的视网膜区域，全视野 ERG 几乎总是异常的[397]。EOG 测试通常是异常的。

（五）自适应光学扫描激光检眼镜 Adaptive Optics Scanning Laser Ophthalmoscopy

这种方式特别适用于 AZOOR，因为主要涉及光感受器。1 例 AZOOR 男性在 AO-SLO 上表现为暗区，对应于 OCT 椭圆体带区的破裂，显示视锥细胞密度降低。随着患者病情的好转，暗区逆转为正常的镶嵌样外观[403]。在另一个病例系列中，4 例患者中有 3 例出现局灶性视锥细胞丢失，1 例出现视锥细胞异常，但视杆细胞正常[404]。另一组 12 只眼中，8 只眼在 SD-OCT 的近红外图像上有异常低反射区，对应于一个异常椭圆体带区，AO-SLO 的相应区域有异常视锥细胞镶嵌结构[409]。

（六）系统关联 Systemic Associations

系统性自身免疫性疾病已在一些 AZOOR 患者中发现[396]。与其他白点综合征一样，它可能发生在免疫功能障碍患者身上[2, 4]。

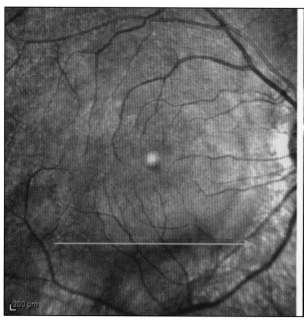
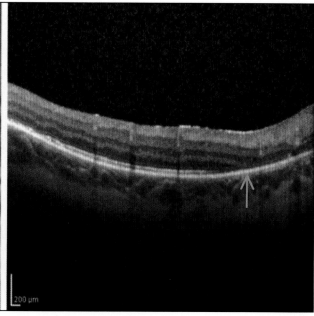

▲ 图 79-61　光相干断层扫描显示视网膜受累区域椭圆体带消失（箭）

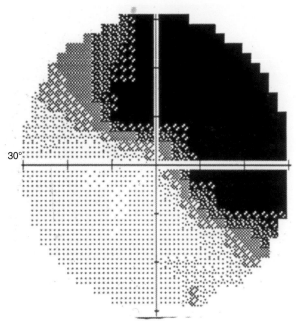

▲ 图 79-62　视野显示致密的带状视野缺损

（七）发病机制 Pathogenesis

随着 AZOOR 疾病的发展，导致视力丧失的机制仍不清楚。有可能是视网膜的自身免疫攻击。这可能与系统性自身免疫疾病有关[4]。在最近的一项研究中，用分子生物学方法对 3 例急性 AZOOR 患者进行了评估，发现所有患者都有抗视网膜抗体[410]。然而，还没有发现特异性抗视网膜抗体，抗体的存在可能是巧合或是与潜在疾病过程无关的继发现象［副现象（epiphenomenon）］。

Gass 提示 AZOOR 可能是一种病毒感染，病毒从视盘进入眼睛，从而产生视乳头周围病变[5]。目前还没有证据支持 AZOOR 的感染性病因。

（八）鉴别诊断 Differential Diagnosis

AZOOR 的视觉丧失必须与视神经病变相鉴别。OCT 应显示受累区域的椭圆体带区异常。最初很难区分 AZOOR 或其他有外层视网膜功能障碍的病例，但多模成像的特征性三带模式可以区分这些病例。患有遗传性视网膜疾病（如视网膜色素变性）的患者发生的变化可能类似于 AZOOR。这些变化可能是节段性的，也可能是不对称的。一些患有遗传性疾病的患者已被证明具有抗视网膜抗体（这些抗体在疾病的病理生理学中所起的作用尚未证实）。视网膜营养不良通常是双侧的、对称的，缓慢进行，区别于 AZOOR。癌症相关视网膜病变（cancer-associated retinopathy，CAR）或黑色素瘤相关视网膜病变（melanoma-associated retinopathy，MAR）的患者可能表现出外层视网膜层或内层的功能障碍，并伴有视网膜自身抗体。这些病例可能类似 AZOOR。一组定义不清的患者被认为患有"自身免疫性视网膜病变"（autoimmune retinopathy），没有癌症，抗视网膜抗体或细胞介导的免疫可能导致视网膜功能障碍[411]。AZOOR 的临床表现为局部和节段性，通常是视盘周围，或至少与视盘相邻，这有助于诊断。

（九）处理 / 治疗 Management/Treatment

目前尚无证实有效的治疗方法。只有很少的证据表明系统性皮质类固醇和其他免疫抑制药物的作用[342, 412]。抗病毒药物和抗菌药物也被试用。最近，Mahajan 和 Stone[413] 报道了三名患者对伐昔洛韦的反应。虽然这些患者确实表现出临床改善，但他们在病程早期，其临床表现并不典型的 AZOOR。这种药对 AZOOR 的治疗价值仍不确定，我们也没有发现它对治疗有帮助。

（十）总结 Summary

AZOOR 是一种扇形或带状的外层视网膜层功能障碍性疾病，常与视神经相邻。特征性标志包括外层视网膜水平上的 AZOOR 线，外层视网膜、视网膜色素上皮和脉络膜（见 FAF、OCT 和 ICGA）顺序累及的三线模式，以及区域性进展。虽然眼底最初看起来是正常的，但也会发生色素变化。多数病例可见外层视网膜层改变和视网膜色素上皮改变，并可见部分炎症反应。目前还没有确凿的证据表明 AZOOR 的感染原因。自身免疫性疾病可能是由女性患者占优势引起的。将这种情况与遗传性视网膜退行性变、CAR、MAR 和自身免疫性视网膜病变区分开来是必要的，而三区多模式成像模式通常对此很有帮助。

七、急性黄斑神经视网膜病变 Acute Macular Neuroretinopathy

急性黄斑神经视网膜病变（acute macular neuroretinopathy，AMN）最早由 Bos 和 Deutman 于

1975 年报道[414]。它是一种越来越被人们所认识的导致短暂或永久性视觉变化的疾病[415]。AMN 的黄斑病变明显，外观为红棕色，呈楔形或花状，指向或环绕中心凹。视网膜受累的程度一直存在争议。最初它被认为是内层视网膜层的一种疾病。最新的成像技术已经显示出视网膜的中层、外层部分也受到了影响[416-421]。Fawzi 及其同事使用了多模态成像，发现这种疾病开始于外丛状层的水平，然后迅速地涉及外层视网膜[422]。多模态影像学和临床相关性提示血管损害是病因。在了解这种疾病时，重要的是回顾一下视网膜有三层毛细血管。浅表毛细血管丛（superficial capillary plexus，SCP）是最里面的，当受损时会导致棉絮斑和出血。接下来，中层毛细血管丛（intermediate capillary plexus，ICP）在缺血时可能与旁中心急性中段黄斑病变（paracentral acute middle maculopathy，PAMM）有关（见下文）。最后，最外层，即深层毛细血管丛（deep capillary plexus，DCP）损伤可能导致 AMN。现在出现的报道表明，血管缺血可以损害视网膜毛细血管的三个功能层。这些血管床中的一个、两个或三个可能与某个特定的患者有关。

（一）临床病程 Clinical Course

(1) 临床症状：患者主诉视力下降和旁中心暗点。病毒性前驱症状（最近登革热已被描述）[423]、拟交感神经药物使用、贫血和血小板减少症及其他相关疾病现已被认识与该病相关。

(2) 流行病学：AMN 可能发生在年轻女性，平均年龄 20—40 岁[414]。在文献回顾中，Turbeville 报道到 2002 年报道的病例中 83% 是平均年龄 27 岁的女性[424]。有趣的是，1975—2002 年共发表 41 例 AMN 病例。从 2002—2012 年，英国文献发表了 43 例病例[425]，显示对该疾病的认识有所提高，主要是由于多模式成像（尤其是 OCT 和近红外图像）。

(3) 眼底发现：在外层视网膜水平的中心凹周围可见一个或几个小病灶。它们可以是圆形、椭圆形或花瓣状（图 79-63）[414, 424]。与周围视网膜相比，它们呈棕色或暗红色[414, 418]。病变最常见于无赤光摄影或近红外反射成像。视网膜出血已有报道[424]。视网膜血管及视盘未见异常。

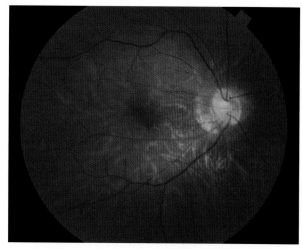

▲ 图 79-63　急性黄斑神经视网膜病变患者的眼底照片，可见细微的黄斑红棕色病变

(4) 临床病程及预后：疾病过程可能是单侧或双侧的。患者通常在暗点发生后几天出现症状。病变可能迅速发展，或在数天至数周内发展。Turbeville 及其同事注意到，在那些与病毒前驱症状有关的病例中，以及那些与肾上腺素相关的病例中，出现了不同的时间进程。报道有流感样疾病的患者通常会在几天到几周内出现暗点，但也可能是突然发作。随着时间的推移，一些症状和病变得到了缓解，尽管患者仍然有轻微的症状。相反，所有的肾上腺素病例都是突发性的、双侧的，而且似乎没有随着时间的推移而消失。他们假设这可能代表不同的机制[424]。

单眼或双眼都有可能会复发。急性视网膜病变消退，但一般不完全消失。少数病例报道完全康复[424]。下文进一步讨论新的成像技术表明，尽管主观或临床上症状都有所改善，但外层视网膜层仍有持续的解剖变化[426]。

（二）影像学 Imaging

(1) 荧光素血管造影：通常，FA 结果是正常的。有时可能有一个轻微的低荧光对应于临床所见的阻塞病变[414, 418, 427]。

(2) 吲哚菁绿血管造影：ICGA 是正常的[428]。

(3) 光相干断层扫描成像：最近关于 AMN 的文献大多集中在 OCT 的发现上[415, 417, 428-435]。OCT 所见的红外图像最能突出病变。红棕色的临床病变对应于光感受器细胞的局灶性改变（图 79-64）[422]。一名 29 岁女性在症状出现后 3h 内 SD-OCT 发现

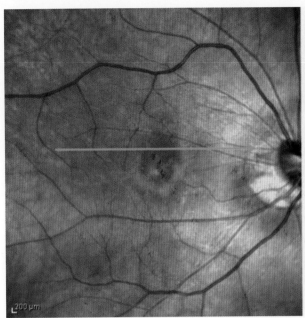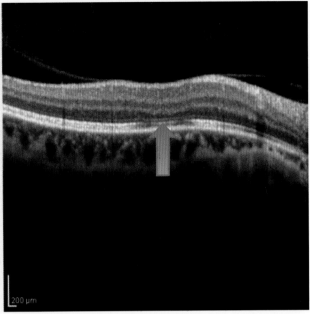

▲ 图 79-64　光相干断层扫描显示病变处对应的局灶性嵌合体带区缺损（箭）

早期的变化。作者描述了在外丛状层（OPL）的后缘处的孤立的高反射病灶。7 天后，出现了楔形病变，ONL 和椭圆体带区具有高反射性，外丛状层不再是高反射[436]。红外反射和 OCT 的发现在最初几周内随时间迅速变化。Fawzi 及其同事描述了 2012 年 8 名使用多模式成像的患者。高反射带累及 OPL 和 ONL。可见椭圆体带破裂。随着高反射的减弱，ONL 逐渐变薄。交界线也会受到影响，即使在椭圆体区域恢复后，变化也可能持续[422]。在 1 例双侧 AMN 病例报道中，en face SD-OCT 有特征性表现，并与 Fawzi 的描述相关联。患者在症状出现 5 个月后进行影像学检查，发现 ONL 变薄，椭圆体带和交界区与临床所见的微红色病变相对应[437]。

(4) 眼底自发荧光：与临床病变相对应的轻微低自发荧光已被报道[415]。

（三）电生理学 Electrophysiology

多焦视网膜电图（mfERG）显示患眼中心凹峰值降低[416, 434]。研究人员使用 mfERG 将病变定位在影响光感受器细胞或双极细胞层的外层视网膜。这些改变可能会持续很长的时间[438, 439]。ERG 和 EOG 基本正常[440]。

（四）视野检查 Visual Field Testing

旁中心暗点与临床病灶的形状和位置完全一致。患者可以在阿姆斯勒网格表上画出他们自觉的暗点[414]。当视野缺陷很小时，微视野检查可能会有帮助[441, 442]。

（五）自适应光学 Adaptive Optics

AO-SLO 显示，在微视野测量的缺陷区域内，视锥细胞光感受器被破坏[443]。视锥细胞光感受器密度降低的区域也比近红外成像或 SD-OCT 显示的区域大，并且可能无法完全恢复[444]。

（六）系统关联 Systemic Associations

口服避孕药、流感样综合征、登革热、贫血、血小板减少、造影剂暴露、咖啡因使用、肾上腺素使用、外伤、头痛 / 偏头痛史、产后低血压、糖尿病和低血压性休克都在 AMN 患者中有描述[423-425]。

（七）病理机制 Pathogenesis

视网膜缺血损伤深部毛细血管丛可能是其病因。影像学表现为光感受器受累及外层视网膜层区带不断发展的薄变。Turbeville 及其同事对发病机制的理论进行了综述，包括激素倾向、感染过程（到 2002 年报道的病例中 44% 有流感样综合征）、外层视网膜血流减少导致短暂缺血，胸压升高导致血管内压突然升高，损害了血视网膜屏障[424]。早期的外丛状层及血管受累，提示血管的变化侵入外层毛细血管网[422]。鉴于 OPL 是放射状的，这一区域的缺血损伤可以造成楔形缺损是有依据的[445]。1 例 15 岁女孩的病例报道，伴随着棉毛斑点和 IRF，双眼都有红色病变，这也支持了这一理论。OCT 显示 OPL/ONL 水平的典型高反射斑块。棉絮斑和 AMN 病灶的同时出现支持血管损伤作为病因[445]。

（八）鉴别诊断 Differential Diagnosis

其中包括中心性浆液性脉络膜视网膜病变、陈旧性内层视网膜梗死、PAMM 和视神经炎。

（九）处理 / 治疗 Management/Treatment

本病是自限性疾病。随着时间的推移，视力和视野缺陷有缓慢的改善，尽管细微的症状可能会持续存在。目前尚无有效的治疗方法。

（十）旁中心急性中段黄斑病变 Paracentral Acute Middle Maculopathy

2013 年，Sarraf 及其同事创造了一个术语：旁中心急性中段黄斑病变（PAMM），是一种临床表现类似 AMN 的疾病，伴有红色病变和急性暗点。然而，多模成像显示 PAMM 影响 OPL 上方的黄斑中层。这些层被中间层（ICP）和深层毛细血管丛（DCP）所包围（图 79-65）[421]，提示与视网膜缺血有关[421, 446]。PAMM 在糖尿病和视网膜中央静脉阻塞等其他血管疾病中也有发现。PAMM 的 OCT 结果显示 OPL/INL 交界处的高反射，而不是 AMN 中的 OPL/ONL。随着时间的推移，INL 变薄，没有发生外层视网膜的异常[421]。PAMM 在临床上与 AMN 相似，但损伤部位不同。PAMM 比 AMN 更常见于男性，年龄较大（平均 47.6 岁），常伴有血管病变的危险因素[419]。

与 AMN 的临床相似性，使我们认识到视网膜毛细血管丛的血管损伤可能是一种常见的病因。

（十一）总结 Summary

AMN 是一种日益被认识的疾病，应考虑急性发作的旁中央暗点。典型的红棕色病变见于黄斑部，以无红光或红外反射最为明显。如 OCT 成像所示，AMN 累及外层视网膜，可通过这种方式与 PAMM 相鉴别。这是一个自限性疾病，目前尚无任何治疗被证明是有效的。

声明 Acknowledgment

在这一章中，Evica Simjanoski，CRA 和西北医学院（Northwestern Medicine）的视网膜摄影师进行了成像。西北范伯格医学院 Lauren Nicosia MD 为该项目提供行政支持。

部分由 Kevin Hitzeman 和 Mary Dempsey 资助。

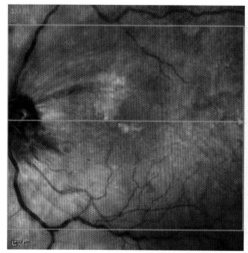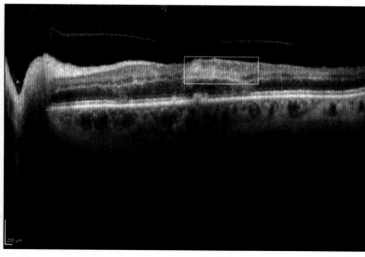

▲ 图 79-65 光相干断层扫描显示中央旁急性中层黄斑病变，高反射率是在内核层的水平

自身免疫性视网膜病变
Autoimmune Retinopathies

Austin R. Fox　　H. Nida Sen　　Robert B. Nussenblatt（posthumously）　著

一、概述 Introduction

自身免疫性视网膜病变（Autoimmune retinopathies，AIR）是一组炎症介导的视网膜病变，其原因不明的视力丧失与视野缺损、视网膜电图（ERG）显示的光感受器功能障碍以及针对视网膜抗原的循环自身抗体有关。临床上，眼底常表现正常，但部分患者可出现视网膜血管变细、弥漫性视网膜萎缩伴或不伴色素改变或视盘蜡样苍白。眼内炎症细胞通常很少或没有[1, 2]。

AIR 可能是由针对视网膜抗原的抗体对视网膜的免疫攻击引起的。Sawyer 等于 1976 年报道了第 1 例与癌症相关的视力丧失和光感受器退化[3]。副肿瘤性视网膜病变（paraneoplastic retinopathy）作为一个术语，最早由 Klingele 及其同事在 1984 年使用，并已成为更普遍的术语，用于自身免疫性视网膜病变相关的全身恶性肿瘤[4]。几种形式的自身抗体介导的视网膜病变被描述：癌症相关视网膜病变（cancer-associated retinopathy，CAR）综合征、黑色素瘤相关视网膜病变（melanoma-associated retinopathy，MAR）综合征或其他类型的自身免疫性视网膜病变[3, 5-11]。AIR 可分为两组：①与癌症或其他恶性肿瘤相关的自身免疫性视网膜病变（副肿瘤性视网膜病变或副肿瘤性自身免疫性视网膜病变）；②无任何恶性肿瘤证据的自身免疫性视网膜病变（非肿瘤性自身免疫性视网膜病变）。与癌症相关的视网膜病变和其他副肿瘤性视网膜病变将在第 138 章（癌症对视网膜的远程影响）中介绍。自身免疫性视网膜病变是一种在没有恶性肿瘤的情况下，由抗视网膜自身抗体引起的获得性、推定免疫介导的视网膜病变的首选术语。本章将强调后者。

二、流行病学与机制 Epidemiology and Mechanisms

AIR 的流行情况尚不清楚，但这种情况被认为是罕见的。非肿瘤性 AIR 的临床报告仅包括病例报告和少数几个小队列[12-15]。AIR 仍然是一种定义不清的疾病，缺乏标准化的诊断标准可能导致对其患病率的低估。尽管循环的视网膜抗原自身抗体已被证明与视网膜功能障碍有关，但这些抗体引起功能障碍的机制尚不完全清楚[16]。发现多种视网膜蛋白具有抗原性，包括 recoverin、碳酸酐酶、α-烯醇化酶、arrestin、转导素 -β（transducin-β）和转导素 -α（transducin-α）、碳酸酐酶 Ⅱ、TULP1、神经丝蛋白、热休克蛋白、光感受器细胞特异性核受体（photoreceptor cell specific nuclear receptor，PNR）、

Müller 细胞特异性抗原、瞬时受体电位阳离子通道、M 家族、TRPM1，以及许多其他尚未确定的抗原[17, 18]（表 80-1）。其中一些抗原是视网膜特异性的，如恢复蛋白（recoverin）和视紫红质，而其他抗原也可以在非视网膜组织中找到，如烯醇化酶。其中，recoverin 和烯醇化酶是 AIR 中研究最广泛的抗原。Recoverin 是一种 23kDa 的钙结合蛋白，存在于视杆细胞和视锥细胞中。烯醇化酶是一种 48kDa 的糖酵解酶，其 α- 和 β- 亚型存在于许多组织中，γ- 亚型存在于神经元组织中[43]。在一个大的系列中，超过 30% 的抗视网膜抗体患者检测出抗烯醇化酶抗体阳性[44]。抗 α- 烯醇化酶的抗体似乎相当普遍，它们存在于多种自身免疫性疾病中，甚至存在于健康受试者中[45-48]。这在一定程度上归因于 α- 烯醇化酶的多功能性质[16, 26, 49]。

表 80-1 抗反转录抗体靶向的蛋白质

恢复蛋白（23kDa）	CAR, npAIR[6, 14, 19-25]
α- 烯醇化酶（46kDa）	CAR, npAIR[14, 22, 26-29]
碳酸酐酶 II（CA II）（30kDa）	CAR, npAIR[12, 22, 30]
管状蛋白 1（TULP-1）（65kDa）	CAR[31]
热休克蛋白 70（HSC 70）（70kDa）	CAR[21]
β- 转导素（35kDa）	MAR[32]
α- 转导素（40kDa）	CAR, MAR[33]
抑制素（S 抗原）（48kDa）	MAR, npAIR[22, 34]
光感受器结合蛋白（IRBP）（141kDa）	npAIR, MAR[22, 35]
热休克蛋白 60（HSC 60）（61kDa）	CAR, npAIR[36]
塌陷反应介体蛋白 2（CRMP2）（62kDa）	CAR, MAR, npAIR[36]
未知蛋白质 22kD、34kD、35kD、37kD、40kD、68kD	npAIR[15, 37, 38]
34kD、40kD、46kD、60kD、70D	CAR[23, 39-42]

在有 AIR 或 AIR 样临床表现的患者的血清中发现了针对所列蛋白的抗体

CAR. 癌症相关性视网膜病变；MAR. 黑色素瘤相关视网膜病变；npAIR. 非肿瘤性自身免疫性视网膜病变

在所有这些抗原中，recoverin 和 CAR 的相关性最强。CAR 患者肿瘤细胞表达 recoverin[50]。虽然抗 recoverin 抗体对 CAR 最为特异，但在非癌性 AIR 患者及无视网膜病变的小细胞肺癌患者中也有发现[19, 20, 51]。在副肿瘤患者的癌细胞中，recoverin 和 α- 烯醇化酶都有高表达。这种疾病可能是由副肿瘤 AIR 中的视网膜蛋白和肿瘤抗原之间的分子模拟和非副肿瘤 AIR 中的病毒或细菌蛋白之间的分子模拟引起的[27, 52, 53]。无论是否存在恶性肿瘤，自身免疫性视网膜病变似乎有共同的临床特征。

实验研究试图揭示自身免疫性视网膜病变的发病机制。体外研究已经证明，一些抗视网膜抗体确实对视网膜细胞具有细胞毒性，抗体的细胞内化导致细胞凋亡[21, 26, 28, 54-56]。这种抗体介导的凋亡不依赖补体，涉及 caspase 途径和细胞内钙内流。同样，体内研究表明，玻璃体腔注射抗 recoverin 抗体可导致视网膜细胞凋亡和视网膜电图反应减少[21, 57, 58]。在动物模型中，recoverin 也可作为葡萄膜炎抗原，诱导自身免疫性视网膜病变样疾病，导致暗视和明视 ERG 反应降低[59, 60]。体内外研究表明，抗 recoverin 抗体诱导的细胞凋亡只发生在 recoverin 阳性细胞中[61]。抗 recoverin 抗体靶向光感受器细胞，抗 α- 烯醇化酶抗体似乎靶向神经节细胞。以视网膜双极细胞为靶点的抗体与 MAR 有关。此外，将 MAR 患者血清中分离的免疫球蛋白注射到猴的玻璃体中，可引起与 MAR 相似的 ERG 变化，表明抗视网膜抗体的致病性[62]。这些研究的证据表明，抗视网膜自身抗体几乎可以靶向任何类型的视网膜细胞（光感受器细胞、神经节细胞、双极细胞），并导致视网膜功能障碍[14, 54, 63]。

然而，目前还不清楚为什么一些抗视网膜抗体患者会出现视网膜病变，而另一些患者则不会。有学者认为，抗视网膜抗体在靶向特定表位时，可能具有致病性，当针对导致视网膜细胞毒性在 CAR 患者，而在健康对照中，抗视网膜抗体可能针对不同的表位而不产生这样的后果[26]。另一方面，抗视网膜抗体可能是一种副现象，其次是由 AIR 的发病机制引起的。除了研究抗视网膜抗体的作用外，还需要进一步的研究来阐明细胞免疫在 AIR 发病机制中的作用，这方面的研究还很少。

研究还需要探索其他可能导致非副肿瘤性 AIR 发病的因素（如遗传学）。我们的研究小组发现，与普通人群相比，18 名肿瘤性 AIR 患者中某些 HLA 等位基因的频率存在显著差异，然而，未来需要对更大的队列进行研究，以验证潜在的遗传关联[64]。随着越来越多的非肿瘤性 AIR 病患者被发现，基因研究可能为进一步了解非肿瘤性 AIR 的发病机制和诊断提供新的思路。

三、临床特征 Clinical Features

AIR 的临床特征是多变的。血清视网膜自身抗体与自身免疫性视网膜病变患者的视力丧失、视野缺损以及电生理改变有关，但其确切机制尚不完全清楚。特别是，这些自身抗体的致病性和特异性与临床表现尚未确定。然而，尽管可检测到的循环抗视网膜抗体存在异质性，但 AIR 患者似乎具有共同的临床特征[12, 14, 65]。

非肿瘤性 AIR 的临床表现多种多样，对自身免疫性视网膜病变的诊断尚无明确的指南或共识。常见的临床表现包括[12, 13]：

症状：急性或亚急性发作闪光感，色觉障碍，夜视障碍，畏光，暗点，有时中心视力丧失。

眼底表现：正常眼底或视盘蜡样苍白，视网膜血管变细，视网膜色素上皮萎缩或斑点。眼内炎症细胞很少或没有。

心理物理测试：①视野：狭窄视野，中心或旁中心暗点；②视网膜电图：ERG 可显示视杆细胞、视锥细胞、Müller 细胞或双极细胞反应或这些异常

反应的组合。

有非肿瘤性 AIR 的患者出现急性或亚急性视力丧失。患者通常主诉色觉改变、光敏或避光及不同程度的夜盲症。其他症状包括漂浮物、闪光感（photopsias）、暗点，最常见的是旁中心暗点，视野狭窄。其中，光敏性、畏光、在强光下看不清、视力下降、色觉障碍和中央暗点提示视锥功能障碍，而夜盲和外周中线暗点提示视杆功能障碍。根据视网膜细胞受累的程度和不同程度而定，视力，特别是早期的视力，可能是非常好的。在三级医疗中心就诊时，大多数患者可能被诊断为非特异性视网膜变性或孤立性视网膜色素变性。眼底检查可能不明显，也可能显示视网膜退行性变的迹象，如视盘蜡样苍白、视网膜血管变细伴或不伴色素改变或弥漫性萎缩。虽然不典型，但有 1 例非恶性肿瘤性 AIR 表现为严重的周边视网膜血管阻塞[66]。前房或玻璃体可能有轻度或无炎性细胞（图 80-1）[12, 13, 67]。

荧光素血管造影（FA）或光相干断层扫描（OCT）辅助检查可显示轻度视网膜血管染色或渗漏，或囊样黄斑水肿（CME）[12, 68]。利用光谱域 OCT 技术，一些研究已经证实了非恶性 AIR 病患者的外层视网膜异常和黄斑中心厚度降低[69-71]。这些异常可能包括光感受器外节段和内节段连接（或椭圆体带区）的中断或丢失、光感受器层的丢失、外界膜的中断或丢失以及外核层变薄。在 FAF 上，一个中心凹旁的高自发荧光环对应于 SD-OCT 上发现

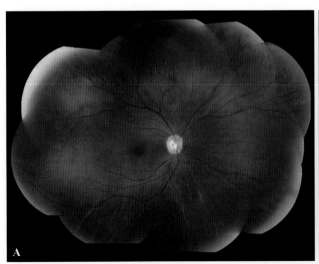
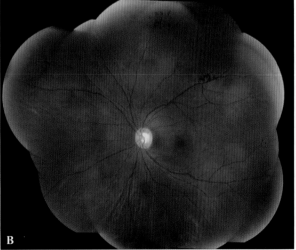

▲ 图 80-1　A 和 B. 57 岁系统性红斑狼疮和自身免疫性视网膜病变患者的眼底照片。注意视网膜血管轻度变细和视神经轻度苍白

的这些外层视网膜的异常[70, 71]。在美国国家眼科研究所的 24 名 AIR 患者中也发现了 FAF 和 OCT 的类似特征[68]。然而，在所有非肿瘤性 AIR 患者中，FAF 的异常表现并没有得到一致的确认。

视野检查可证实暗点和视野狭窄。虽然静态视野测试可能更好地显示和跟踪中心和旁中心暗点，但动态视野更好地测量周边视野收缩。然而，动态视野具有检查依赖性、患者合作需要、检查者间变异性、参数缺乏标准化等缺点[72, 73]。ERG 可显示异常的视杆细胞、视锥细胞、Müller 细胞和双极细胞反应及内隐时间延迟[12, 13, 27, 37]。然而，大多数涉及 AIR 中 ERG 发现的研究来自副肿瘤性视网膜病变

（图 80-2）。

AIR 几乎总是双眼发生的，尽管参与可能是不对称的。女性占优势（63%～66%），平均诊断年龄从 51 岁到 56 岁不等[12-14]。典型的患者是一个中年或老年人，年龄在 50—60 岁，在出现闪光感、暗点和其他与 AIR 有关的症状之前没有视力问题的病史，并且没有 RP 家族史。在非副肿瘤性 AIR 的患者中，系统性自身免疫性疾病的个人或家族史很常见[12, 15]。事实上，在系统性红斑狼疮和自身免疫性多点综合征 1 型（APS 1）的背景下，已经描述了非肿瘤性 AIR 的病例[74-77]。

正如对一个在诊断上没有一致意见的病变而

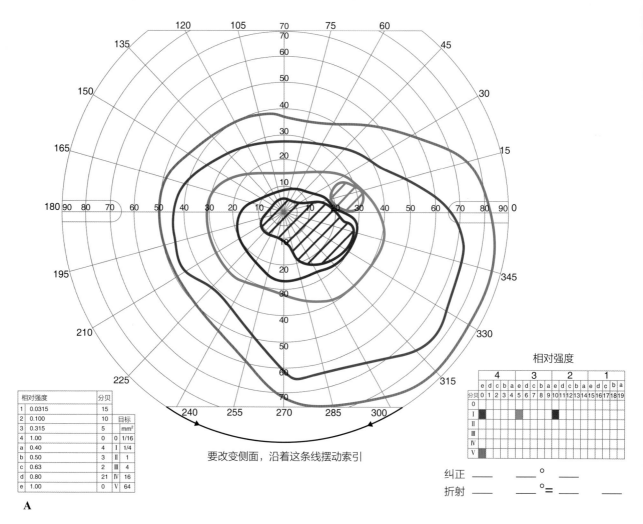

A

▲ 图 80-2　**A 至 C. 自身免疫性视网膜病变患者的 Goldman 视野显示右（A）眼和左（B）眼的中心和旁中心暗点。C. 同一患者的视网膜电图反应显示，视杆和视锥细胞介导的反应振幅均降低。蓝色痕迹表示基线 ERG 记录，红色痕迹记录在使用抗 CD20 嵌合抗体利妥昔单抗（rituximab，Rituxan® Genentech, Inc., CA）治疗 1 个月后。注意视杆细胞所介导的反应的改善。根据 ISCEV 标准记录 ERG。数字表示闪光强度（cd·s/m²）。注意暗适应和明适应 ERG 的不同比例**
图片由 Brett Jeffrey，PhD 提供

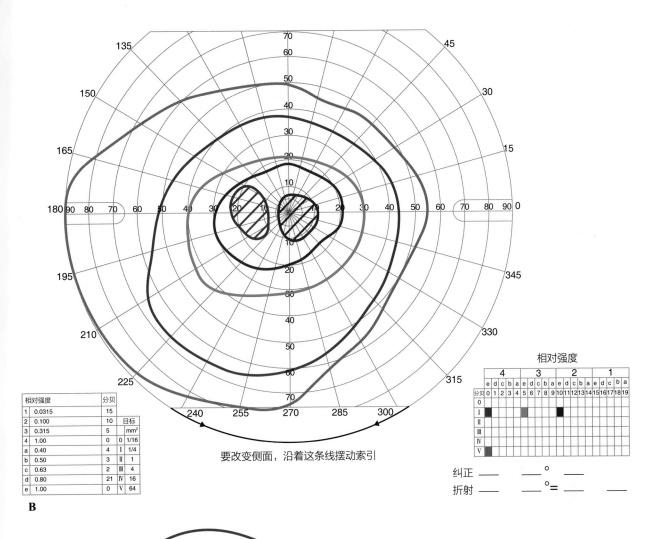

相对强度		分贝		
1	0.0315	15		
2	0.100	10	目标	
3	0.315	5		mm²
4	1.00	0	0	1/16
a	0.40	4	I	1/4
b	0.50	3	II	1
c	0.63	2	III	4
d	0.80	21	IV	16
e	1.00	0	V	64

B

要改变侧面，沿着这条线摆动索引

相对强度

分贝	4				3				2				1			
	e d c b a				e d c b a				e d c b a				e d c b a			
	0 1 2 3 4				5 6 7 8 9				10 11 12 13 14				15 16 17 18 19			
0																
I																
II																
III																
IV																
V																

纠正 ＿＿＿　　＿＿＿°　＿＿＿

折射 ＿＿＿　＿＿＿°＝ ＿＿＿　＿＿＿

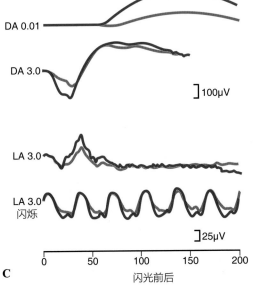

DA 0.01

DA 3.0

⌉100µV

LA 3.0

LA 3.0
闪烁

⌉25µV

0　　50　　100　　150　　200

闪光前后

C

▲ 图 80-2　（续）

言，对非肿瘤性 AIR 患者的回顾性研究表明，临床特征有很大的不同。在一项研究中，大多数患者出现弥漫性视网膜萎缩（83%），色素沉着仅占很小的比例（13%），黄斑水肿约占一半，另一项研究显示大约一半患者的色素改变和 24% 的黄斑水肿。起病时最常见的症状是亚急性视力减退、闪光感和夜盲症。同样，在一系列 12 例抗烯醇化酶相关视网膜病变患者中，临床特征包括视力丧失，除大部分血管衰减外眼底正常，部分视神经苍白，主要是视锥细胞反应异常。然而，在所有这些研究中，女性占优势，发病年龄相似[12-14, 27]。

四、诊断 Diagnosis

AIR 的诊断是困难的，因为没有确定的或标准化的测试。推定诊断依赖于上述临床表现的存在，通常不止一个，并证明血清抗视网膜抗体。大多数患者会有一种以上的抗反转录抗体。如果自身免疫性视网膜病变的临床特征和循环中的抗视网膜抗体存在，并且在出现时或在彻底调查后没有明显的视觉功能异常（包括恶性肿瘤）的原因，则诊断为非肿瘤性 AIR（表 80–2）。

表 80–2 副肿瘤综合征的诊断标准 a

基本诊断标准 b	支持性诊断标准
视觉功能异常无明显原因 c	症状：视紫癜，暗点瘤，夜间障碍，畏光
视网膜电图异常	系统性自身免疫性疾病：个人或家族史
血清抗视网膜抗体（ARAs）的存在	视力变化发生的迅速性（急性或亚急性）
没有眼底病变和视网膜变性或营养不良，可以解释视功能丧失 d	
无明显眼内炎症 e	

a. 2013 年专家共识会议后提出的诊断标准（未公布数据）。

b. 必须提供所有必要的诊断标准。辅助诊断标准对诊断 AIR 是不必要的。

c. 包括没有恶性肿瘤的证据。

d. 无脉络膜视网膜病变（非偶发性 / 小的周边良性退行性病变，如铺路石样、格子样变性等，或陈旧性弓形虫病瘢痕）或无视网膜营养不良、视网膜色素变性或其他遗传性眼病。

e. 眼内细胞数少于 +1/ 有混浊

除了对系统和病史进行广泛的回顾以排除任何恶性肿瘤外，通常在开始治疗前进行彻底的体格检查和基础的实验室检查，同时进行适合年龄和性别的调查。这些调查最好由内科医师或初级保健医师执行或协助。由于目前对 AIR 的诊断是假设性的，因此眼科医师和基层医疗团队之间就诊断的不确定性以及可能与副肿瘤性视网膜病变的重叠建立清晰的沟通是非常重要的，因此可以进行适当的调查。MRI 或 CT 成像应以系统回顾和患者个体危险因素为指导，并由患者的主要医疗团队确定。

血清抗反转录抗体的检测可采用多种方法，包括 Western blot（WB）、免疫组化（IHC）或酶联免疫吸附试验（ELISA）。Western blot 是一种蛋白免疫印迹法，它是将患者血清与正常供体人视网膜提取物孵育后，显示抗视网膜 IgG 条带。它根据蛋白质的大小识别抗体的活性，并根据照片上蛋白质条带的强度来解释。结果受多种技术因素影响，缺乏特异性。例如，WB 上 23kDa 的条带并不一定意味着抗 recoverin 的抗体，可能还有其他大小相同的抗原。另一方面，抗视网膜抗体的免疫组化检测包括用免疫组织化学染色固定患者血清对冷冻供体人视网膜（或猴或小鼠视网膜）。然后用光学显微镜对切片进行分析，以确定视网膜的哪一层显示抗视网膜抗体的结合。IHC 的优点是能够定位视网膜内结合的特定位点（图 80–3）。原则上，ELISA 与 WB 和 IHC 相似，包括将患者血清的不同稀释液加入涂有特定视网膜蛋白的孔中，并使用二级抗体检测结合[10, 78]。然而，所有这些技术都缺乏标准化[17]。

为了强调实验室之间缺乏标准化和可变方法，一项研究比较了两个实验室之间抗反转录抗体检测和测量的结果[79]，发现检测任何抗反转录抗体的总符合率为 64%，产生了非常差的观察者间一致性（kappa=–0.13）和 ARA- 特异符合率 36%。目前，美国很少有中心进行抗视网膜抗体检测，只有一个中心通过 CLIA（临床实验室改进修正案）认证的实验室提供商业服务[80]。

自身免疫性视网膜病变与副肿瘤性视网膜病变相似，可与多种抗视网膜抗体相关。最初，在非肿瘤性 AIR 中检测到的自身抗体是抗 recoverin（antirecoverin）抗体[19]。随后，针对内丛状层[17]、

▲ 图 80-3　用自身免疫性视网膜病患者血清对新鲜冰冻的人供体视网膜进行的免疫组化显示光感受器细胞内外节段和外核层的染色

图片由 Chi Chao Chan, MD 提供

Müller 细胞（35 kDa）或其他未识别视网膜蛋白的抗体已被描述[37, 78]。在非肿瘤性 AIR 中 WB 上最常见的检测抗体之一似乎是分子量约为 35kDa 的抗体，其在约 25% 的自身免疫性视网膜病变中被检测到，而抗 recoverin 抗体更常见于副肿瘤性 AIR。抗 α- 烯醇化酶抗体在两组中分布基本相同[14]。在副肿瘤性视网膜病变和年龄相关性黄斑变性中，人们发现并鉴定了多种抗视网膜抗体或抗视网膜抗体标志的不同特征，并认为不同特征可能与疾病的特定亚型或阶段有关[81-83]。随着我们对抗视网膜抗体和非肿瘤性 AIR 发病机制的进一步了解，很有可能识别出独特的抗视网膜抗体标志，并有助于非肿瘤性 AIR 的处理[14]。

此外，重要的是要记住，仅仅存在这些自身抗体的存在并不能保证 AIR 的诊断，也不意味着它们是致病的。在患有其他视网膜疾病、葡萄膜炎、包括 AMD 在内的视网膜退行性变的患者中，甚至在正常对照组中都检测到抗视网膜抗体[22, 84-87]。相反，在临床特征被认为是典型 AIR 的患者中，它们可能是阴性的。在一个大的队列中，只有 47% 出现与 AIR 相容的症状和体征的患者有任何可检测到的抗视网膜抗体。其中，有癌症史的患者比没有癌症史的患者（41.1%）更容易检测到抗视网膜抗体

（63.5%）[14]。有一半症状和体征与 AIR 相容的患者，用目前可用的技术检测出抗视网膜抗体呈阴性，这突出了诊断的困难。抗视网膜抗体在 AIR 发病机制中的作用尚未确定，但了解这一点将有助于 AIR 的诊断和处理。

五、鉴别诊断 Differential Diagnosis

由于没有标准化的非肿瘤性 AIR 检查，鉴别诊断与诊断同样具有挑战性。多种视网膜病变与血清中抗视网膜抗体的检测有关。此外，自身免疫性视网膜病变的临床特征并非 AIR 所特有的，也可见于其他形式的视网膜病变。

可能与 AIR 有临床或实验室相似性的疾病谱可分为四组进行研究：① 副肿瘤性疾病（如 CAR、MAR）；②白点综合征谱系疾病（如急性区域性隐匿性外层视网膜病变）；③视网膜退行性疾病（如视网膜色素变性、视锥 - 视杆细胞营养不良）；④非感染性和感染性葡萄膜炎综合征。

副肿瘤性视网膜病变，类似于非肿瘤性的 AIR，其特征是视力丧失、闪光感、夜盲症和暗点。癌症相关视网膜病变通常与抗 recoverin 抗体相关，最常见的是与肺小细胞癌相关。重要的是要记住，抗 recoverin 抗体相关的非肿瘤视网膜病变的形式也被描述[6, 7, 19]。MAR 发生在皮肤黑色素瘤患者中，由于 b 波振幅降低，其特征是标准全视野 ERG 呈负波。除了类似的症状，如在非恶性肿瘤 AIR 中，患者往往有弥漫性眼底色素脱失。典型的副肿瘤性视网膜病变的全视野 ERG 通常有一个更迅速的下降，随着视力和视野的迅速进展及视网膜电图的变化。自发恢复尚未观察到。视力下降可先于恶性肿瘤的诊断[65, 67]。区分副肿瘤性视网膜病变和非肿瘤性 AIR 是很重要的，因为这对治疗有重要意义。副肿瘤性视网膜病变的特征在第 138 章（癌症对视网膜的远程影响）中有详细介绍。

白点综合征如急性区域性隐匿性外层视网膜病变（AZOOR）或多发性一过性白点综合征（MEWDS）被认为与抗视网膜抗体有关[78, 88]。AZOOR 和 MEWDS 具有重叠的特征，并描述了 MEWDS 演化为 AZOOR 的情况[89]。然而，AZOOR 患者血清的免疫组化检测在显示抗视网膜抗体方面产生了矛盾的

结果[90]。AZOOR 可以表现出与非肿瘤性 AIR 相似的症状、视野和 ERG 表现，它通常是双侧的，但不对称，大多数患者在未经治疗的情况下或稳定或部分恢复。MEWDS 是一种单侧视网膜病变，尽管症状相似，但其特征是瞳孔传入性缺损、视神经肿胀和自发性恢复，因此更容易与 AIR 相鉴别。AZOOR 和 MEWDS 都可能在视野上出现扩大的盲点。除此之外，大部分受 AZOOR 影响的眼可能会出现在 AIR 中没有观察到的眼底自发荧光异常[15, 91, 92]。

抗视网膜抗体也被报道出现在遗传性视网膜变性 RP 患者中。然而，高达 60% 的 RP 患者可能缺乏视网膜变性家族史。事实上，一些最终被确诊为非副肿瘤性 AIR 的患者最初被诊断为孤立性 RP。10%～37% 的 RP 患者可能有循环抗视网膜抗体[20, 85]。此外，90% 的 RP 和黄斑囊肿患者在 WB 上有循环抗视网膜抗体，而 RP 患者和对照组分别为 13% 和 6%[22]。最常见的检测抗体是针对碳酸酐酶Ⅱ和 α- 烯醇化酶[22]。在一些 RP 病例中，视野丧失和 CME 的快速进展似乎与抗视网膜抗体的存在有关[22, 85]。在视网膜退行性变中，抗体是否先于视网膜病变的发生，或抗视网膜自身抗体是否是视网膜损伤的结果尚不清楚。此外，这些自身抗体的存在是否对临床进程有重大影响尚待确定。

在视网膜血管炎、葡萄膜炎、Vogt-Koyanagi-Harada 综合征、Behçet 病和交感性眼炎患者中也发现抗视网膜抗体。在 VKH 患者中，对光感受器的抗体反应与疾病活动相关。然而，所有这些综合征除了其独特的眼底表现外，还以显著的眼内炎症为特征，使鉴别诊断不困难。其他罕见的与抗视网膜抗体相关的视网膜病变包括盘尾丝虫病（onchocerciasis）和眼弓形体病（ocular toxoplasmosis）。对 RPE、神经视网膜或光感受器细胞层的抗体已在这些感染性视网膜病中被描述[65, 87, 93]。这些疾病中典型的眼底发现有助于区分它们与非肿瘤性 AIR。在所有上述疾病中，尚不清楚抗体是否早于视网膜疾病，或者免疫反应是否仅仅是视网膜变性过程的结果。

六、治疗与预后 Treatment and Prognosis

为了治疗自身免疫性视网膜病变，人们尝试了多种免疫调节方法。理论上，由于疾病的自身免疫性，对非肿瘤性 AIR 的免疫抑制是最明智的治疗策略。然而，由于诊断的模糊性和治疗结果的缺乏标准化，对 AIR 的治疗提出了巨大的挑战。由于我们对这种情况缺乏了解，目前认为免疫抑制疗法是经验性的。如果进行，大多数情况下需要长期治疗，一旦发生广泛的视网膜变性，治疗就没有帮助。大多数与治疗相关的病例系列和报道都是关于副肿瘤性视网膜病变的，包括减轻肿瘤负担的手术、化疗、皮质类固醇、静脉注射免疫球蛋白（intravenous immunoglobulin，IVIG）或血浆置换[23, 94-99]。近年来，用靶向性更强的生物制剂成功治疗自身免疫性视网膜病变或相关癌症也有报道[93, 100-104]。

免疫抑制治疗应由风湿病学家、免疫学家或葡萄膜炎专家进行，这些专家精通此类治疗的管理。免疫抑制剂如霉酚酸酯、环孢素或皮质类固醇可能有助于改善某些自身免疫性视网膜病变患者的视觉功能。在 24 名接受强的松、环孢素、硫唑嘌呤、霉酚酸酯或眼周或玻璃体腔类固醇注射联合治疗的非肿瘤性 AIR 病患者中，15 名患者的视力或视野有不同程度的改善。几乎一半的患者 CME 改善，不幸的是，ERG 没有常规进行。最近，人们观察到，经过最低限度的类固醇治疗（每天 50mg，持续 2 周）后，非肿瘤性 AIR 的缓解[105]。在一些病例中，治疗后抗反转录抗体的减少是可见的[12, 23, 65, 105]。然而，这一发现的临床意义尚不清楚。

除了全身和局部皮质类固醇外，治疗 AIR 中最常用的免疫抑制剂包括 IVIG、抗代谢药（如霉酚酸酯、硫唑嘌呤）和 T 细胞抑制剂（如环孢素）[12]。IVIG 有多种作用机制，其中一些机制还不完全清楚。当用于治疗自身免疫性疾病时，其作用被认为是由于其与效应细胞上的 Fc 受体相互作用，或作为抗独特型抗体作用于循环自身抗体上。这种机制可能在自身抗体介导的疾病中起作用。其他机制可能包括清除免疫复合物沉积，IVIG 中存在中和抗体，或其对 T 细胞亚群、促炎症单核细胞或调节性 T 细胞数量的影响[106]。IVIG 已被用于多种葡萄膜炎综合征的常规治疗。它的使用受到成本和长期输液的限制。典型剂量范围为每次输液 1～2.5g/kg，每 4～8 周可给药一次，尽管使用了不同的方案。主要不良反应包括过敏反应、过敏反应和血栓性事件[107]。同样，血浆置换也被用于副肿瘤性自身免疫性视网膜病变。血浆置换（plasmapheresis），也称为治疗性血浆交换，包括体外清除血液中的大分子血浆蛋白。血浆置换的方案是根据需要切除的病理物质来确定的。为了取代体积，可以使用白蛋白、白蛋白 – 盐水混合物或新鲜冰冻血浆，后者是避免凝血因子和免疫球蛋白耗竭的首选。它的作用被认为是由于去除了免疫复合物和免疫反应物。这种作用可能很快，但往往是短暂的。因此，往往需要更可持续的免疫调节。主要不良反应包括感觉异常、肌肉痉挛或荨麻疹和过敏反应[23]。

靶向性 B 细胞治疗，如抗 CD20 单克隆抗体[利妥昔单抗（rituximab）]，也被用于治疗 AIR。利妥昔单抗靶向 B 细胞上的 CD20，后者是分泌抗体的浆细胞的前体[14, 101]。尽管有少量证据，AIR 中免疫抑制治疗的益处也不确定。由于 AIR 患者应用的免疫抑制机制的罕见性和模糊性，目前还没有明确的指导方针来指导如何建立和管理 AIR 患者的免疫抑制使用。因此，医师通常根据其他眼部炎症疾病的指南推断治疗[108]。这些药物可能需要数周的时间才能产生效果，并且可能需要数月的时间才能观察到视野稳定或视网膜电图的改善的临床效果。据报道，用 IVIG 治疗 AIR 患者病情改善更快[23]。

管理方面的挑战还包括缺乏指导治疗的参数。目前尚无明确的预后指标。自身抗体是否会因治疗而消失，或其消失是否伴随着临床症状的改善尚不清楚。不管怎样，接受免疫抑制剂治疗的患者需要密切监测其不良反应。硫唑嘌呤和霉酚酸酯最常见的不良反应是胃肠道不适、恶心、呕吐。最常见的

严重不良反应是可逆性骨髓抑制和肝毒性。环孢菌素最严重的不良反应是肾毒性和高血压，其发生率较低（每天 2～5mg/kg）。在治疗过程中，应定期进行全血计数，包括肝肾功能的鉴别和化学检测。应鼓励患者报告任何不良反应，因为以停药或剂量调整的形式进行早期干预是至关重要的。

对治疗的反应是非常多变的，在副肿瘤性视网膜病变，特别是 CAR，通过联合化疗和免疫调节，取得了更有利的结果。也有人认为，那些有自身免疫性疾病家族史的患者可能对免疫抑制反应较小[12]。我们的经验表明，经过治疗，只有少数患者的视觉功能有所改善，有些患者保持稳定。这可能是由于我们中心报告的时间太晚，在报告时的视网膜电图和视野都有明显的损失。早期尝试用免疫抑制剂治疗是否更有益尚不清楚。早期的治疗尝试将需要建立一个明确的诊断，使用敏感和具体的分析和更明确的临床标准。虽然大多数用于 AIR 治疗的免疫抑制剂可以安全地使用和管理，但需要更好地了解这种疾病，以证明更积极和可能有益的治疗方法是合理的。

尽管不断发展的研究，抗视网膜抗体与视网膜功能障碍之间的关系还不完全清楚。诊断分析的局限性也限制了治疗研究。不管怎样，在了解更多之前，治疗的主要方法仍然是在彻底排除恶性肿瘤后进行免疫抑制。显然，还需要进一步的研究来确定抗视网膜抗体的特异性和致病性以及适当的治疗方法。已经开始努力建立诊断标准，包括更明确的临床标准和抗视网膜抗体检测的标准化分析，目的是促进合作，以增进了解和开拓今后的治疗研究。

第81章 结节病 Sarcoidosis

Yasir Jamal Sepah　Aniruddha Agarwal　Douglas A. Jabs　Quan Dong Nguyen　著

结节病（sarcoidosis）是一种病因不明的多系统肉芽肿性疾病，以胸腔内受累为特征。这种疾病早在 1869 年就被 Hutchinson 所描述，但其多变的表现和临床过程仍然使结节病成为现代医师诊断和治疗的挑战。眼部受累是常见的，据报道，20%～50% 的结节病患者眼部受累[1, 2]。后节表现可占眼结节样病变的 28%。大多数葡萄膜炎患者的病例报告表明，约 5% 的葡萄膜炎患者有活检证实系统性结节病[3-6]。

一、一般状况 General Considerations

（一）流行病学 Epidemiology

结节病在世界范围内均有分布，但各国的发病率有显著差异。日本的患病率低至 3.7 : 100 000，而芬兰的估计患病率为 28.2 : 100 000[7]。尽管所有种族都会受到影响，但在美国的系列报道通常表明，这种疾病在黑人中比在白人中更为普遍（是白人的 3～4 倍）。人们还注意到，非洲和南美洲黑人人群中结节病的发病率低于非洲裔美国人[8-10]。男女均可受累，总体概率显示女性略微超过男性（约60%）。结节病是一种年轻人的疾病，近四分之三的病例发生在 40 岁以下的人身上。儿童可能会受到影响，但这种情况并不常见[6, 8-11]。儿童结节病的临床病程往往不典型，即肺部受累少，胸外疾病的频率较高[12, 13]。一项对 46 名丹麦白人儿童的研究表明，四种最常见的症状是结节性红斑（22%）、虹膜睫状体炎（22%）、外周淋巴结病（15%）和皮肤结节病（7%）[14]。在儿童中，与结节相关的葡萄膜炎必须与幼年特发性关节炎和家族性幼年全身肉芽肿鉴别[15-19]。

（二）病因与发病机制 Etiology and Pathogenesis

结节病的病因尚不清楚。有人提出了多种病因，包括多种传染源、对松花粉和花生粉过敏、嚼松脂、对铍或锆等化学物质过敏。吸烟和烟草暴露也被认为是眼部结节病的独立危险因素[20]。到目前为止，还没有确凿的证据表明其中任何一种是病原体。

家族研究和人类白细胞抗原（human leukocyte antigen，HLA）分型提示可能有遗传倾向，但这些研究远未得出结论[22]。一项多中心合作的研究，结节病的病例对照病原学研究（Case Control Etiologic Study of Sarcoidosis，ACCESS），纳入了美国 10 个中心 736 例活检证实的病例，并提出结节病的遗传易感性，为 HLA-DRB1 位点的等位基因变异作为导致该病的因素提供了证据。在研究人群中，最显著的发现是 DRB1*0401 与眼睛受累的关系（$P \leq 0.0008$；比值比 3.49）。虽然只有 2% 的黑人有 DRB1*0401 等位基因，但在黑人和白人中都有类似的 OR[22]。

结节病患者的特点是延迟型超敏反应的抑制，反映为 T 细胞无反应，皮肤试验常为阴性。结节病患者外周血淋巴细胞对丝裂原的反应减弱。

支气管肺泡灌洗有助于确定肺部活动性疾病区域的免疫事件。这些研究显示了与外周血淋巴细胞完全不同的结果。在肺中，辅助性 T 淋巴细胞（CD4+）过多。这些活化的辅助性 T 细胞自发分泌淋巴因子，包括白细胞介素 –2（IL-2），并将活化多克隆 B 细胞产生免疫球蛋白。这些研究被解释为在靶器官发生了一种活跃的 T 细胞免疫反应，导致肉芽肿的形成[23, 24]。支气管肺泡灌洗液的研究表明，巨噬细胞也可能通过诱导肺微血管的改变在肺结节病的发病机制中发挥作用[25]。

结节病患者活检组织的免疫组织学研究表明肉芽肿中存在巨噬细胞系细胞和活化的 T 细胞。绝大多数淋巴细胞是辅助亚群（CD4+）的 T 细胞，表达活化标记物，包括 Ⅱ 类抗原和 IL-2 受体[26-28]。

（三）临床特征 Clinical Features

结节病最常见的器官是肺、淋巴结和脾脏、皮肤、眼睛、神经系统和肌肉骨骼系统（表 81–1）[1, 21, 29–31]。

1. 胸内结节病 Intrathoracic Sarcoidosis

几个系列已经证明，胸内受累是结节病最常见

表 81–1　结节病的器官系统受累

器官系统	发生率（%）
胸腔内	84～93
肺门淋巴结	60～77
肺实质	40～56
淋巴结	23～37
眼睛	11～32
皮肤	12～27
结节性红斑	4～31
脾脏	1～18
骨	2～9
腮腺	5～8
中枢神经系统	2～7

的表现，发生在约 90% 的患者。几乎所有的患者在结节病发作时胸片检查都有异常。胸片异常根据一个简单的分期系统进行分类，这与最终结果密切相关。0 期胸片正常；1 期肺门淋巴结肿大，无肺浸润，占肺结节病患者的 65%；2 期肺门淋巴结肿大伴肺浸润，占 22%；3 期肉瘤以肺浸润伴纤维化为特征，但无双侧肺门腺病变，13% 的患者发生。疾病 1 期、2 期、3 期的影像学总分辨率分别为 59%、39% 和 38%[1]。

2. 肺外病变 Extrapulmonary Lesions

网状内皮系统受累，特别是肺外淋巴结或脾脏，或两者兼有，常见于 23%～37% 的结节病患者。可触及淋巴结活检通常用于结节病诊断的组织学确认（见下文）。结节病常发生皮肤病变，包括结节性红斑、红斑狼疮、斑丘疹、皮肤斑块和皮下结节。红斑狼疮（鼻部皮肤的暗紫色浸润）和肉瘤样斑块通常与慢性疾病有关，而结节性红斑（尤其是多关节炎）通常与急性肉瘤样或 Löfgren 综合征有关[32]。2%～7% 的结节病患者有神经结节病。面神经麻痹是神经结节病最常见的表现。其他表现包括其他颅神经麻痹、视乳头水肿、周围神经病变、脑膜炎、占位性脑损伤、海绵窦综合征[33] 及由占位性病变引起的垂体功能减退或尿崩症等内分泌疾

病。肌肉骨骼受累包括慢性肉瘤病患者的骨囊肿、多关节炎和急性肉瘤病患者的关节周围炎及肌肉内肉芽肿性病变引起的肌病[1, 21, 31, 33-37]。

（四）检查 Investigations

1. 放射学评价 Radiologic Evaluation

胸部 X 线片。对疑似结节病患者的评估是胸片，因为大约 90% 的结节病患者可能是异常的。尽管胸片是检测结节病的最佳检查方法，但它并不能明确诊断，尽管胸片阴性也不能排除结节病的可能。在胸片阴性的患者中，支气管肺泡灌洗可能对检测与肉瘤相关的葡萄膜炎有较高的诊断价值[38]。

高分辨率计算机断层扫描（CT）。结节病的 CT 表现可分为三大类：① 实质性发现；②大气道和小气道的表现；③纵隔发现。

弥漫性结节性阴影（1～5mm）的存在与不规则边界分布在淋巴管周围，典型的分布在上、中肺区，是肺实质中最常见和最普遍的发现[39]。与淋巴管周围分布的其他疾病不同，结节病也有结构畸变[40]。"结节病星系征"（Sarcoid galaxy sign）是多发性肉芽肿的集合，给人以不透明的印象，在 10%～20% 的肺结节病患者中存在[41]。广泛的纤维化，主要分布在与结构变形有关的上中段，也见于 20%～25% 的病例。呼气末有空气滞留的情况经常被报道。Terasaki 等[42] 报道，他们研究的 45 名患者（98%）在呼气时出现空气潴留。Davies 等[43] 证明，呼气时空气潴留的程度与患者的肺功能相关。

1%～3% 的肺结节病患者可见大气道受累。这通常表现为气管黏膜或黏膜下层内肉芽肿形成或继发于外部淋巴结压迫所致的气管狭窄。据报道，超过 60% 的结节病患者的小气道平滑增厚[39]。

典型的纵隔影像学表现为双侧肺门对称性腺病和某种形式的气管旁腺病。对称性是肉瘤样肺门腺病的一个重要诊断特征，因为它在主要的诊断方法中并不常见，包括肺结核和淋巴瘤[39]。

镓扫描。镓 -67（Gallium-67）是一种放射性同位素，半衰期为 78h，以柠檬酸镓的形式静脉给药。注射后 48h，伽马照相机检测到镓摄取，并在肝脏、脾脏、胸部、眼睛、泪腺和唾液腺中进行评估。镓扫描被认为是一种有用的结节病诊断方法。这项检测同样是非特异性的，镓的摄取也见于其他疾病，包括干燥综合征（Sjögren syndrome）、肺结核、放射治疗和淋巴瘤。然而，像 lambda（肺门旁和肺门下支气管肺淋巴结的镓摄取）和 panda（泪腺和唾液腺的镓摄取）等在镓扫描和双侧对称性肺门淋巴结病变上的征象可能对结节病具有高度特异性，从而避免了活检等侵入性手术的需要[44, 45]。此外，有人提出镓扫描和血管紧张素转换酶（angiotensin-converting enzyme，ACE）水平升高的组合对结节病有高度的特异性，但这些研究采用了特别选择的非常活跃的结节病患者[46]。因此，这些检查可能在假定有结节病葡萄膜炎且没有明显全身结节病证据的患者中不太实用。这些测试的最佳用途可能是跟踪患有活动性疾病的患者[47, 48]。

在一项对 22 例肉芽肿性葡萄膜炎患者与 70 例继发于其他疾病的葡萄膜炎患者进行比较的研究中，Power 等[49] 报道，单独升高的 ACE 诊断结节病的敏感性和特异性分别为 73% 和 83%，单独镓扫描的敏感性和特异性分别为 91% 和 84%，镓扫描结合血清 ACE 升高，诊断结节病的特异性为 100%，敏感性为 73%。作者认为，血清 ACE 水平与全身镓扫描相结合对葡萄膜炎患者结节病的诊断有一定的价值。然而，由于研究这些试验的内在价值的研究设计，他们的实际效用在胸片正常且无临床证据的结节病患者仍然是不确定的。此外，因为在活检证实的系统性结节病患者中[3-6]，报告的结节病性葡萄膜炎患病率约为 5%，因此通过 ACE 水平和镓扫描的葡萄膜炎患者进行 3～6 次常规筛查，可能具有较低的阳性预测值，因此可能会产生误导。然而，在选择的患者中，结节病的可能性很高，这些测试可能是有用的。

2. 磁共振成像和正发射断层扫描 Magnetic Resonance Imaging (MRI) and Positive Emission Tomography Scan (PET)

氟脱氧葡萄糖 PET（^{18}F-FDG PET）扫描在肿瘤患者的研究和随访中具有重要意义。然而，近年来，它在结节病等其他疾病的诊断和治疗中的作用已被探讨。虽然全身 PET 扫描检测结节病病变的敏感性为 80%～100%，但其结果是非特异性的，需要组织学来证实或排除结节病。F-FDG PET/CT 可显示活动性结节病患者的高摄取[50]。此外，在接受治疗的结节病患者中，FDG摄取的减少与炎症活动的大小和程度的变化密切相关[51]。因此，F-FDG PET可能是治疗眼结节病和全身结节病的一种有价值的辅助手段[52]。

MRI已成功地用于评价结节病患者的组织特异性损伤，特别是心脏和肌肉骨骼组织[46, 49, 53-56]。

（五）组织学 Histology

可能需要组织学确认（表81-2）以确定结节病的诊断[57-75]。最常被活检的部位包括肺、纵隔淋巴结、皮肤、外周淋巴结、肝脏和结膜。临床上明显的皮肤病变或可触及的淋巴结活检，因其阳性率高、发病率低而常被采用。80%肺内结节病患者行纤维支气管镜肺活检阳性。这种手术通常由肺科医师进行，发病率相对较低。在这种情况下的下一步是颈纵隔镜检查，这是一种高侵袭性和昂贵的手术。全麻的要求进一步增加了手术并发症的机会。从患者的角度来看，探讨进一步的微创技术在结节病诊断中的可能性是很重要的。

线性超声内镜及后续程序［超声内镜引导下的细针抽吸（endoscopic ultrasound-guided fine-needle aspiration，EUS-FNA）和支气管内超声引导下的经支气管细针抽吸（endobronchial ultrasound-guided transbronchial needle aspiration，EBUS-TBNA）］的发展为结节病的诊断开辟了新的可能性。这两种技术都允许对针头进行实时监控。一些研究者报道了对EBUS-TBNA的高敏感度为72%～85%，并发症也很小。在一项随机对照试验中，Trem-blay等[76]表明，与传统的TBNA（73.1%）相比，EBUS引导的TBNA的诊断率（95.8%）高出22.7%。标准TBNA组的敏感性和特异性分别为60.9%和100%，EBUS引导TBNA组的敏感性和特异性分别为83.3%和100%（绝对敏感性增加22.5%）。EUS-FNA用于结节病的诊断，通过评估纵隔淋巴结的非干酪性肉芽肿，其诊断率为82%，敏感性为89%～94%[77]。结节病患者的肝活检通常是阳性的，但肝活检发现肉芽肿性病变时必须谨慎解释，因为它们可能由其他疾病引起。其他可能的活检部位包括外周淋巴结和小涎腺。小涎腺活检是一种微创、

表81-2　不同活检部位对结节病的诊断率

技　术	研　究	阳性/总计	（%）
肝活检	Branson and Park (1954) [57]	48/63	76
	Israel and Sones (1964) [58]	22/24	92
	Klatskin (1976) [59]	17/23	94
斜角肌淋巴结活检	Beahrs et al. (1957) [60]	20/34	59
	Rochlin and Enterline (1958) [61]	27/34	79
	Williams and Webb (1962) [62]	32/39	82
斜角肌脂肪垫活检	Romer et al. (1973) [63]	115/142	81
	Rasmussen and Neukirch (1976) [64]	41/99	52
纵隔镜检查	Carlens (1964) [65]	118/123	96
	Palva (1964) [66]	27/28	96
	Romer et al. (1973) [63]	47/48	98
肺活检，经支气管	Koerner et al. (1975) [67]	21/23	91
支气管镜	Koontz (1978) [68]	74/104	71
结膜活检	Crick et al. (1961) [69]	20/79	25
	Bornstein et al. (1962) [70]	16/64	25
	Kahn et al. (1977) [71]	20/60	33
	Solomon et al. (1978) [72]	8/15	57
	Garver (unpublished, 1980)	10/21	48
	Nichols et al. (1980) [73]	30/55	55
	Karcioglu and Brear (1985) [74]	14/28	50
小涎腺活检	Nessan and Jacoway (1979) [75]	44/75	58

改编自 Green WR. Inflammatory diseases and conditions of the eye. In: Spencer WH, editor. Ophthalmic Pathology: An Atlas and Textbook, vol. 3. Philadelphia, PA: WB Saunders; 1986

简便的结节病诊断方法。

结膜活检在25%～57%的结节病患者中呈阳性。这些报道中的差异在于是否对临床上明显的病变进行了活检或是否进行"盲"结膜活检。然而，可以通过诸如双侧结膜活检和标本的连续切片，以及仔细检查结膜是否有任何可活检的明显结节等技

术来提高阳性率。经结膜泪腺活检也可用于组织学诊断，但该程序不是例行进行的[47, 78]。

（六）免疫学 Immunology

Kveim 皮肤试验（Kveim skin test）是一种简单、特异的门诊皮肤试验，使用的是人结节组织。78%的结节病患者呈阳性，有助于多系统结节病与其他肉芽肿性疾病的鉴别。抗原是从一个患有活动性结节病的患者的脾脏制备的人结节病组织的盐水悬浮液。皮内注射该物质，3～6 周后检查部位是否有结节形成。活检可见结节，活检发现非干酪样肉芽肿，证实了结节病的诊断[21, 58, 79]。由于担心注射人体组织有可能传播疾病，因此基本上取消使用 Kveim 试验。

研究表明，眼结节病患者玻璃体液中 CD4/CD8 比值可能较高。这一发现与肺结节病患者支气管肺泡灌洗液中 CD4 细胞计数升高的观察结果相似[26-28]。采用聚合酶链反应（PCR）和流式细胞术（FCM）对 38 例［经国际眼结节病研讨会（IWOS）标准确诊］51 只眼的眼结节病患者外周血和玻璃体 T 淋巴细胞进行检测。结节病患者 CD4/CD8 比值高于非结节病对照组，敏感性和特异性分别为 100% 和 96.3%[80]。

（七）无创检查 Noninvasive Tests

为了寻找诊断结节病既敏感又特异的无创检测方法，人们进行了多次尝试。这些包括血清钙、尿钙、血清溶菌酶和血清免疫球蛋白的测定。尽管所有这些在结节病患者中可能是不正常的，但它们是非特异性和非诊断性的。血清 ACE 水平被认为是诊断结节病的有效指标。在活动性结节病患者中，ACE 水平经常异常，似乎反映了此类患者全身肉芽肿的含量。因此，它可能有助于后续患者与活跃的结节病[45, 58, 81]。然而，它不是结节病的诊断方法，对于可能患有结节病性葡萄膜炎但胸片正常的患者时，它的作用似乎有限。

肺功能检查，尤其是用力肺活量、用力呼气量和弥散量，对肺内活跃性结节病的患者更为有用。肺功能检查的变化经常被用来跟踪结节病患者和调整皮质类固醇的剂量[29]。

Jabs 和 Johns[82] 报道，超过 80% 的眼结节病患者在诊断结节病时有眼部病变，Hunter 和 Foster[56] 报道，3% 的葡萄膜炎患者在对系统性疾病的初步评估显示没有可诊断的系统性疾病后被诊断为有结节病。虽然葡萄膜炎患者应评估有结节病，但除非出现新的症状，否则重复检查的价值似乎有限。

二、病程与预后 Course and Prognosis

结节病有急性和慢性两种不同的类型，在发病、自然史、病程、预后和治疗反应等方面存在差异。急性结节病往往在年轻患者中突然爆发，并在发病后 2 年内进入自发缓解期。急性虹膜炎常见于急性结节病。全身皮质类固醇的反应通常是相当好的，并且在开始治疗的一周内症状可能很快消失。结节病的长期并发症很少。Löfgren 综合征包括结节性红斑、双侧肺门腺病和急性虹膜炎，一般长期预后良好[1, 21, 31]。

慢性结节病的定义是疾病持续时间超过 2 年。该病可能起病的隐匿性，通常肺内受累与慢性肺部疾病是发病的主要来源。皮质类固醇治疗通常是必需的，可能会延长。慢性眼病，特别是慢性葡萄膜炎，可能是慢性结节病的一个特征[1, 21, 29, 31, 82]。

结节病的总死亡率为 3%～5%，但神经结节病的死亡率为 10%[51]。皮质激素是治疗的主要手段。无肺功能异常和肺内浸润的肺门腺病患者可能不需要全身皮质类固醇治疗。

三、眼部表现 Ocular Manifestations

多个研究已经证实了结节病眼部累及的常见病变和结节病的各种眼部表现。频率估计值各不相同，范围高达 50%[55]。然而，大多数系列报道的比例通常接近 15%～28%[1, 21, 31, 34, 82, 83]。这些差异无疑与病例确定方法、所研究的患者群体、眼科受累的定义及所进行评估的性质有关。种族差异不仅影响眼部结节病的表现方式，而且也影响眼部受累的频率。当采用相同的诊断标准时，日本结节病患者患眼病的频率是芬兰患者的 6 倍，而且他们更容易出现结节病的眼部症状。在美国，黑人患眼科疾病的可能性是白人的 2 倍。此外，当仔细寻找干燥性角膜结膜炎并将其作为结节病的泪道受累的证据时，眼部受累的发生率很高[55]。

结节病可能影响大多数眼部结构及眼眶和附件。结节病所描述的眼部病变包括前葡萄膜炎、虹膜结节、结膜结节、巩膜结节[84, 85]和角膜疾病伴带状角膜病变或间质性角膜炎；后段疾病，包括脉络膜视网膜炎、静脉周围炎、脉络膜视网膜结节、玻璃体炎症和视网膜新生血管；眼眶疾病，包括泪腺、鼻泪管、视神经和眼眶肉芽肿。表81-3概述了各种眼部病变和患病率估计。

结节病约占成人葡萄膜炎的5%，占儿童葡萄膜炎的1%。前葡萄膜炎是最常见的眼部表现，约占眼部结节病患者的三分之二。葡萄膜炎可能是急性虹膜睫状体炎或慢性肉芽肿性葡萄膜炎。急性虹

膜睫状体炎伴羊脂状角膜沉淀物多见于急性肉芽肿患者，慢性肉芽肿患者亦可见。慢性病患者的预后更差，可能出现继发性青光眼、白内障、黄斑水肿和视力下降等并发症。结节病患者虹膜结节偶尔与前葡萄膜炎相关。

结膜和角膜病变，如带状角膜病变不太常见。这些通常被描述为结膜结节，活检显示结节病的特征性肉芽肿形成。偶有一种非特异性或间质性角膜结膜炎与结节病的其他皮肤黏膜病变有关。此外，偶发性间质性角膜炎与结节病有关的病例也有报道。

眼眶，特别是泪腺病变的频率在不同的系列中有很大的差异，这取决于患者的选择和所用的检查。临床上不到1/3的眼结节病患者有扩大的表现，但在寻找时，干燥性角膜结膜炎的发生率可能更高[31, 34, 55, 82–84]。眼眶肉芽肿独立于泪腺，很少发生[86-88]。大量的泪腺肿大模拟泪腺肿瘤可能发生，需要做眼眶切开和活检。结节病样肉芽肿也可能表现为假瘤，影响眼眶肌肉和泪腺，导致肿胀、复视和眼球运动受限[89-91]。

四、后节疾病 Posterior Segment Disease

眼结节病14%~28%发生后节病变①。实际发生率可能更高，因为大多数后节疾病患者也有前葡萄膜炎。后节病变包括玻璃炎、脉络膜视网膜炎、静脉周围炎、血管阻塞、视网膜新生血管和视神经头肉芽肿。

结节病患者的玻璃体浸润可表现为细胞浸润，常表现为非特异性玻璃体炎。然而，更典型的是，病变表现为团块和玻璃体碎片堆积，称为"雪球"（snowball）或"珍珠串"（string of peals）（图81-1）。这些病变在外观上可能有点类似于扁平部炎，虽然雪球形成一般不见于结节样葡萄膜炎。结节样肉芽肿也可出现在视神经、周围视网膜、平坦部和前脉络膜，并可通过高分辨率超声生物显微镜成像为不同形式的葡萄膜增厚[94]。

血管周围鞘是第二常见的发现，发生在10%~17%的眼结节病患者。它通常是一种没有明显血管

表 81-3　结节病的眼部表现

眼部表现	眼部结节病变的发生率（%）
眼前节疾病	
前葡萄膜炎	66~70
急性	15~32
慢性	39~53
虹膜结节	11~16
结膜病变	7~47
角膜	
角膜带状变性	5~14
间质性角膜炎	1
眼后节疾病	
玻璃体炎	3~25
静脉周围炎	10~17
脉络膜视网膜炎	11
脉络膜结节	4~5
视网膜新生血管	1~5
眼眶及其他疾病	26
泪腺	7~60
干燥性角膜结膜炎	5~60
扩大	7~28
眼眶肉芽肿	1
视神经肉芽肿	<1~7

---

① 参考文献 [6, 14, 31, 34, 54, 55, 82, 83, 92, 93]

阻塞的中周部静脉周围炎（图 81-2 和图 81-3）。然而，一些系列的文献记录了偶尔发生的阻塞性视网膜血管疾病，特别是视网膜分支静脉阻塞（图 81-4）。视网膜中央静脉阻塞并不常见。组织学研究显示肉芽肿性炎性物质破坏血管[95, 96]。更为严重的静脉周围炎被称为"蜡烛蜡滴"（andle wax dripping）（小树枝）。结节病患者极不可能累及小动脉。Sanders 和 Shilling[97] 描述了一种"急性结节病视网膜病变"，伴有广泛的血管周围鞘、血管阻塞

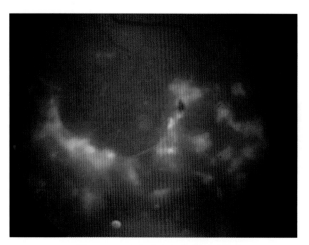

▲ 图 81-1　结节病患者的玻璃体炎症
图片由医学博士 Vishali Gupta 提供

和视网膜内出血。这些病例并发视网膜新生血管。

更深层的脉络膜视网膜病变也有报道。这些结节大小不等，从小的"Dalen-Fuchs 样"肉芽肿到模拟转移瘤的大脉络膜结节[98, 99]。如果位于黄斑部，这些病变会导致严重的视力丧失。渗出性视网膜脱离很少出现在结节样葡萄膜炎患者，但确实发生在大结节性脉络膜视网膜肉芽肿患者。这些脱离似乎是神经感觉视网膜上覆的脱离[5, 100]。

结节病患者视网膜前膜形成和囊样黄斑水肿可导致视力丧失。一旦炎症得到控制，平坦部玻璃体切除术联合膜剥除可能对恢复视力有好处，尽管白内障的发展和膜复发可能需要额外的手术[101, 102]。在一个无对照组的小病例系列研究中，曲安奈德被注射到玻璃体腔内，以协助玻璃体切除术中玻璃体切除时的可视化[103]，但这种方法的作用尚不确定。眼结节病的并发症，如视网膜前膜和黄斑水肿，也可以通过小切口玻璃体切除术（23 或 25-G 系统）有效治疗，从而减轻眼部炎症和提高视力[104]。周围视网膜新生血管或视神经新生血管出现在不到 5% 的眼结节患者中，但可能与玻璃体积血引起的严重视力丧失有关。周边视网膜新生血管通常见于有明确血管阻塞性疾病的患者，如视网膜分支静脉

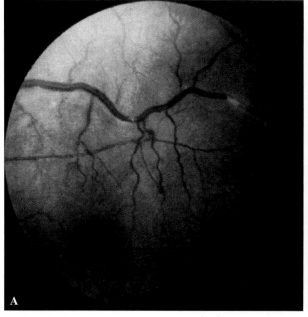
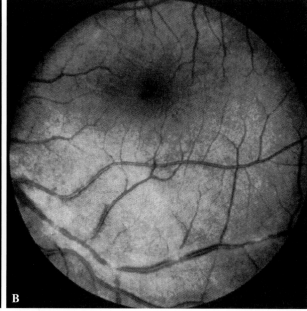

▲ 图 81-2　A 和 B. 结节病患者的血管周围鞘

引自 Green WR. Inflammatory diseases and conditions of the eye. In: Spencer WH, editor. Ophthalmic pathology: an atlas and textbook, vol. 3. Philadelphia, PA: WB Saunders; 1986

阻塞。周围的新生血管病变甚至可以形似海扇状，类似于镰状细胞病。视盘新生血管也可能在分支或中央静脉阻塞后形成。在没有葡萄膜炎或视神经疾病的情况下，发生罕见的视乳头周围脉络膜新生血管已被报道，并描述口服皮质类固醇治疗有效[103]。Doxanas 及其同事[105] 描述了一名结节病患者，在没有视网膜无灌注的情况下，视神经出现类固醇反应性新生血管（图 81-5）。

Hoogstede 和 Copper[96] 描述了一个视网膜下新生血管的病例，他们将其归因于结节病样葡萄膜

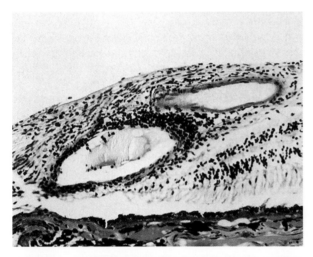

▲ 图 81-3　结节病患者静脉周围炎的组织病理学（周期性酸－席夫反应，225×）

引自 Green WR. Inflammatory diseases and conditions of the eye. In: Spencer WH, editor. Ophthalmic pathology: an atlas and textbook, vol. 3. Philadelphia, PA: WB Saunders; 1986

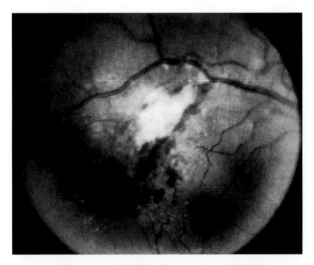

▲ 图 81-4　结节病患者旁中心凹分支静脉阻塞

炎。Duker 等[106] 报道了 7 例 11 只眼增殖性结节病视网膜病变的临床特征。在这些病例中，视网膜新生血管伴随着周边视网膜毛细血管无灌注。作者认为，在这些患者中，继发于微血管关闭引起的毛细血管无灌注，是视网膜新生血管形成的刺激因素，而不是炎症的直接影响。

有报道称，当眼后节受累于结节病葡萄膜炎患者时，中枢神经系统受累的概率增加。在文献回顾中，Gould 和 Kaufman[107] 认为当发现眼底病变时，中枢神经系统受累的患病率从 2% 增加到 30%。然而，Spalton 和 Sanders[108] 没有发现这样的关联，因此该关联并没有得到很好的证实。视神经受累，特别是视乳头的多发性肉芽肿，发生在 0.5%～7.0% 的眼结节病患者中（图 81-6）[31, 34, 79, 82, 108]。组织学描述显示肉芽肿形成（图 81-7）[79, 109]。慢性葡萄膜炎或无中枢神经系统结节样乳头状水肿患者可出现视盘水肿[36]，但无肉芽肿侵犯视神经头，形似恶性高血压[110]。其他表现包括眼睫状分流血管和大动脉瘤[111]。偶尔可发生孤立性结节病性视神经病变（视神经萎缩、视神经炎、视盘水肿），可能是神经结节病的首要表现[112-114]。

除了这些常规可见的病变外，Mizuno 和 Takahashi[115] 还使用睫状体镜记录了眼内结节病患者睫状突病变的常见情况。在他们的系列中，睫状突结节占 41%，蜡样渗出物占 24%，环状膜样渗出物占 3%。只有 20% 的眼内结节病没有明显的病变。

五、诊断 Diagnosis

眼部结节病可表现为多种症状和体征。这种表现的变异性使得诊断具有挑战性，临床医师常常需要借助侵入性诊断技术来排除或确定诊断。2006 年，科学界在日本东京召开的第一次 IWOS 会议上聚集在一起，制订了在有或无全身性疾病的临床症状时出现眼部变化时诊断眼部结节病的标准。随后在 2009 年对其进行了修订。IWOS 诊断标准允许眼科医师通过微创方法得出以下四个结论之一：①明确的；②推定的；③很可能的；④可能的眼结节病。2006 年 IWOS 诊断标准和实验室调查总结见表 81-4。图 81-8 所示为评估患者可能存在的眼结节病的方法的建议大纲。

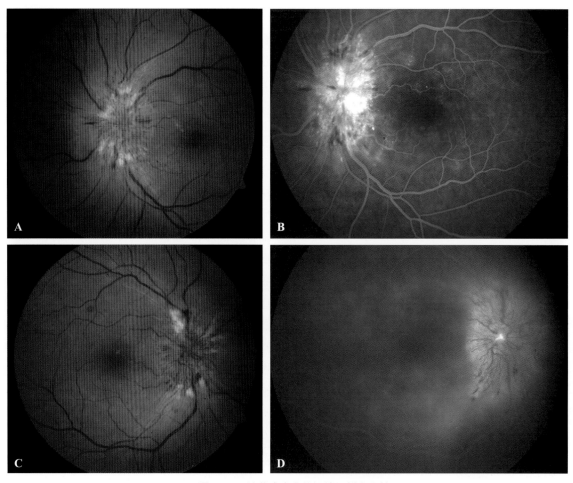

▲ 图 81-5　结节病患者的视神经新生血管

诊断为结节病的年轻女性的左眼眼底照片（A）和荧光素血管造影（B），右眼眼底照片（C）和荧光素血管造影（D）（图片由医学博士 Vishali Gupta 提供）

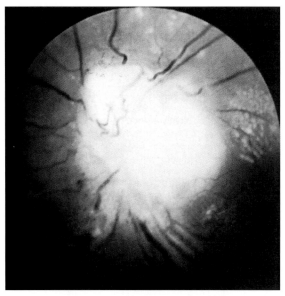

▲ 图 81-6　结节病患者的视神经肿块
图片由 Robert Nussenblatt 医学博士提供

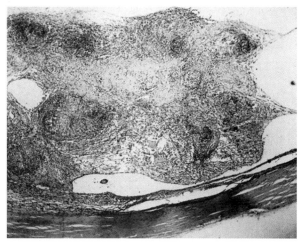

▲ 图 81-7　结节病患者视神经头肉芽肿性的炎性肿块（**HE** 染色，35×）

引自 Green WR. Inflammatory diseases and conditions of the eye. In: Spencer WH, editor. Ophthalmic pathology: an atlas and textbook, vol. 3. Philadelphia, PA: WB Saunders; 1986

表 81-4　国际眼结节病研讨会（2006 年）提出的临床症状、实验室检查和诊断标准

提示眼结节病的临床症状
1. 羊脂状 KP（大小）和（或）瞳孔边缘（Koepe）或基质中的虹膜结节（Bussacca）
2. 小梁网（TM）结节和（或）帐篷状周围前粘连（PAS）
3. 雪球状 / 珍珠串状透明混浊物
4. 多发性脉络膜视网膜周围病变（活动性和萎缩性）
5. 结节性和（或）节段性静脉周围炎（± 蜡滴）和（或）炎症眼的大动脉瘤
6. 视盘结节 / 肉芽肿和（或）孤立性脉络膜结节
7. 双侧性（通过临床检查或显示亚临床炎症的研究试验进行评估）
疑似眼结节病的实验室调查
1. 接种卡介苗或先前有 PPD（或 Mantoux）皮肤试验阳性的患者的结核菌素试验阴性
2. 血清 ACE 升高和（或）血清溶菌酶升高
3. 胸片：寻找双侧肺门淋巴结病（BHL）
4. 肝酶试验异常（碱性磷酸酶的任意两种，ASAT、ALAT、LDH 或 GGT）
5. 胸片阴性患者的胸部 CT 扫描
眼结节病诊断标准（图 81-8）
所有其他可能引起葡萄膜炎的原因，特别是结核性葡萄膜炎，必须排除
1. 活检支持诊断符合葡萄膜炎→明确的眼结节病
2. 活检未完成；存在 BHL 并伴有葡萄膜炎→推测为眼结节病
3. 活检未完成，BHL 阴性；存在 3 个提示性眼内体征和 2 个阳性研究试验→可能的眼结节病
4. 活检阴性，4 个提示性眼内征象和 2 个检查为阳性→可能为眼结节病

ALAT. 丙氨酸转氨酶；ASAT. 天冬氨酸转氨酶；CT. 计算机断层扫描；GGT. γ- 谷氨酰转移酶；KP. 角质沉淀物；LDH. 乳酸脱氢酶；PPD. 纯化蛋白衍生物

一项对来自世界各地的 24 名葡萄膜炎专家的调查表明，相当多的眼科医师使用 IWOS 标准来确定眼部结节病的诊断[116]。最近的一项研究比较了经活检和非活检证实的眼结节病患者的眼部（如帐篷状周围前粘连）和全身（如肺功能检查和支气管肺泡灌洗）表现，并与 IWOS 提出的标准进行了比较（n=83）。研究结果表明，采用 IWOS 标准诊断眼结节病具有较高的可靠性[117]。采用 IWOS 诊断标准可以在没有活检的情况下进行诊断，为临床医师和患者提供有关预后的信息，并鼓励非专科医师将结节病视为一种假定的诊断。尽管 IWOS 诊断标准存在局限性，但它们肯定有助于限制疑似结节病患者可能必须进行的检查，并帮助护理人员制订标准化的方法来确定诊断。

正如葡萄膜炎的任何其他形式一样，需要有一个系统的方法来确定眼部结节病的诊断并排除其主要的鉴别诊断。患者可能没有全身性疾病。在仔细排除了葡萄膜炎的感染性原因后，眼科医师可以遵循 IWOS 诊断标准。然而，如果临床和辅助证据不足以作出诊断或排除眼部结节病患者的可能性，则可进行活检。当有肺外受累的证据或系统性疾病的诊断需要确认时，眼科医师考虑将疑似结节病的患者转介给内科医师是很重要的。

六、病程与预后 Course and Prognosis

Karma 及其同事[83] 将眼部结节病的病程分为单相（monophasic）、复发（relapsing）或慢性（chronic）。葡萄膜炎的三个不同病程与视力结果相关。单相葡萄膜炎患者 88% 的视力保持在 20/30 或以上，72% 的患者有复发性葡萄膜炎，6 只眼无一例有慢性葡萄膜炎。同样，单相葡萄膜炎患者的视力为 20/70 或更差者占 12%，复发葡萄膜炎者占 28%，慢性葡萄膜炎者占 67%。因此葡萄膜炎的病程似乎与长期的视觉效果有关。

继发性青光眼的发展与结节病葡萄膜炎相关，似乎是一个预后不良的征象，并与严重的视力丧失相关。在一个系列中[82]，这些患者中的大多数患有全葡萄膜炎，前段和后段均受累，并伴有继发性青光眼的发生，这意味着一种更严重的眼部疾病。治疗应以迅速抑制炎症和尽量减少任何潜在的眼部并发症为目标。

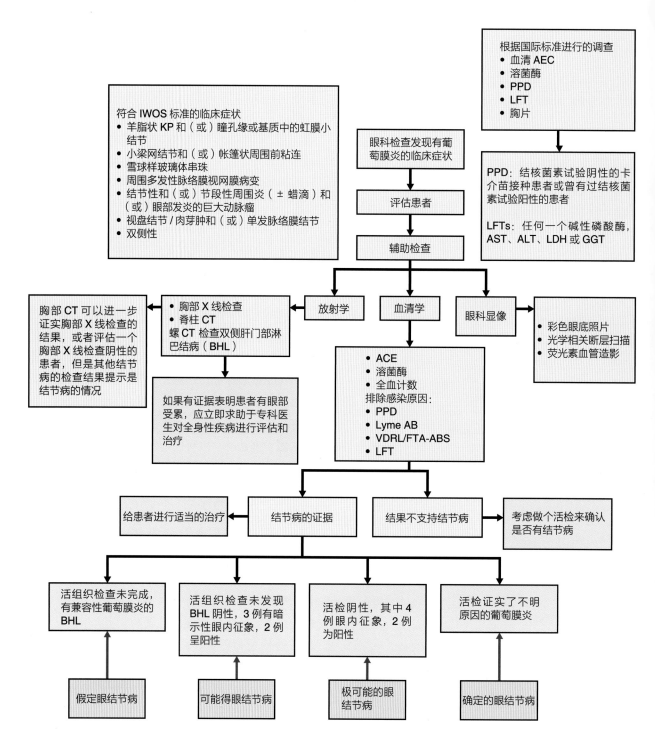

符合 IWOS 标准的临床症状
- 羊脂状 KP 和（或）瞳孔缘或基质中的虹膜小结节
- 小梁网结节和（或）帐篷状周围前粘连
- 雪球样玻璃体串珠
- 周围多发性脉络膜视网膜病变
- 结节性和（或）节段性周围炎（± 蜡滴）和（或）眼部发炎的巨大动脉瘤
- 视盘结节 / 肉芽肿和（或）单发脉络膜结节
- 双侧性

根据国际标准进行的调查
- 血清 AEC
- 溶菌酶
- PPD
- LFT
- 胸片

眼科检查发现有葡萄膜炎的临床症状

评估患者

辅助检查

PPD：结核菌素试验阴性的卡介苗接种患者或曾有过结核菌素试验阳性的患者

LFTs：任何一个碱性磷酸酶，AST、ALT、LDH 或 GGT

胸部 CT 可以进一步证实胸部 X 线检查的结果，或者评估一个胸部 X 线检查阴性的患者，但是其他结节病的检查结果提示是结节病的情况

- 胸部 X 线检查
- 脊柱 CT
螺 CT 检查双侧肝门部淋巴结病（BHL）

放射学

血清学

眼科显像

- 彩色眼底照片
- 光学相关断层扫描
- 荧光素血管造影

如果有证据表明患者有眼部受累，应立即求助于专科医生对全身性疾病进行评估和治疗

- ACE
- 溶菌酶
- 全血计数
排除感染原因：
- PPD
- Lyme AB
- VDRL/FTA-ABS
- LFT

给患者进行适当的治疗

结节病的证据

结果不支持结节病

考虑做个活检来确认是否有结节病

活组织检查未完成，有兼容性葡萄膜炎的 BHL

活组织检查未发现 BHL 阴性，3 例有暗示性眼内征象，2 例呈阳性

活检阴性，其中 4 例眼内征象，2 例为阳性

活检证实了不明原因的葡萄膜炎

假定眼结节病

可能得眼结节病

极可能的眼结节病

确定的眼结节病

▲ 图 81-8 疑似结节病患者的评估示意图

IWOS. 眼结节病国际研讨会；ACE. 血管紧张素转换酶；PPD. 纯化蛋白衍生物；AB. 抗体；LFT. 肝功能检查；CT. 计算机断层扫描；KP. 角膜后沉淀物；BCG. 卡介苗；AST. 天冬氨酸转氨酶；ALT. 丙氨酸氨基转移酶；GGT. 伽马谷氨酰转移酶；LDH. 乳酸脱氢酶；VDRL. 性病研究实验室；FTA-ABS. 荧光密螺旋体抗体吸附试验

在对 60 名在亚专业眼科护理和转诊中心随访的结节病相关葡萄膜炎患者的回顾性研究中，Dana 等[118] 确定了影响结节病葡萄膜炎视觉预后的预后因素。与视力缺乏改善和最终视力低于 20/40 最密切相关的因素是：①葡萄膜炎亚专科患者就诊时间延迟超过 1 年；②青光眼的发展；③中间葡萄膜炎或后葡萄膜炎的存在。在接受全身皮质类固醇治疗的患者中，视力改善的相对概率和达到至少 20/40 视力的可能性显著增加。由于病情较重的患者更容易接受全身皮质类固醇治疗，这一结果有力地支持对选定的结节性葡萄膜炎患者使用全身皮质类固醇。Miserocchi 等回顾性分析 44 例患者视力预后的危险因素，其多变量结果显示，只有黄斑囊样水肿与视力预后差显著相关[119]。

七、治疗 Therapy

任何形式的葡萄膜炎的治疗取决于患者的最初表现、疾病的严重程度和伴随的并发症。尽管如此，治疗的目标仍然是一样的，包括保持视力，迅速识别所有炎症源，对任何程度的炎症零容忍，以及适当处理并发症，如黄斑水肿、白内障和青光眼。葡萄膜炎的治疗可能相当复杂，可能涉及多种治疗方案，其中一些确实有潜在的重大和严重的不良反应。眼部结节病的治疗大纲如图 81-9 所示。然而，最重要的是要认识到，每个患者的治疗方法应该是个性化的。所提出的方案仅作为一般性建议。如果对眼部结节病患者的诊断和治疗有任何顾虑，可将其转介给有治疗经验的葡萄膜炎专家，这对患者可能是有益的。

（一）固定疗法 Established Therapy

与结节病相关的前葡萄膜炎的治疗通常是通过局部强化皮质类固醇来实现的，这可能需要几个月才能达到平静。在一些难治性前葡萄膜炎患者中，明智地使用口服皮质类固醇可能是抑制炎症的必要措施。结节病患者一般对皮质类固醇治疗有反应，但慢性治疗可能是必要的。结节病后段病变通常需要使用全身皮质类固醇。最初的剂量通常在泼尼松 40~80mg/d 的范围内。全身皮质类固醇维持治疗应少于 5mg/d 的泼尼松或等效药物。后段病变，如

血管周围鞘和周围脉络膜视网膜结节，与视力丧失无关，可能不需要口服皮质类固醇治疗。然而，血管阻塞、新生血管、黄斑病变和视盘病变可能会导致严重的视觉损失，并且很可能需要皮质类固醇治疗。

虽然皮质类固醇最初对控制炎症非常有效，但长期使用往往伴随着严重的并发症和不良反应。如果需要长期使用类固醇（每天 ≥ 5mg 泼尼松或相当剂量的泼尼松）来控制炎症，则应使用类固醇保留剂。皮质类固醇保留剂，如羟氯喹、甲氨蝶呤、硫唑嘌呤、霉酚酸酯或环孢素，可用于激素依赖性结节病患者，其中激素的不良反应是要考虑的问题[120-123]。然而，它们的使用可能不是没有风险的。使用这些药物（包括皮质类固醇）治疗的患者需要由熟悉使用此类药物的专家（如葡萄膜炎专家、风湿病专家或肿瘤学家）进行非常彻底和有经验的临床监督。

甲氨蝶呤[124]、硫唑嘌呤[125, 126] 和霉酚酸酯[127] 被广泛用作治疗慢性葡萄膜炎的类固醇保留剂。在 386 例患者的回顾性研究中，66% 的患者发现甲氨蝶呤可以控制葡萄膜炎[128]。甲氨蝶呤治疗延迟 6 个月也有报道，这促使眼内注射该药物[125]。据报道，硫唑嘌呤对那些对甲氨蝶呤无效的眼结节病患者是有益的。然而，在中间葡萄膜炎患者的回顾性研究中，由于毒性作用，25% 的患者在治疗的第 1 年内停药。在孕妇中允许使用硫唑嘌呤，但有几项预防措施。霉酚酸酯在低毒性方面显示出有希望的结果。Duter 等[27] 报道了霉酚酸酯治疗的慢性葡萄膜炎患者的成功率为 86%，由于毒性作用仅 5% 中断。一个由 7 名被诊断为结节病的患者组成的小系列也报道了这种药物的疗效[129]。Galor 等报道了 321 例非特异性眼部炎症患者 6 个月时霉酚酸酯、甲氨蝶呤和硫唑嘌呤的有效率分别为 70%、42% 和 58%[130]。虽然硫唑嘌呤和霉酚酸酯的反应时间相似，前者有更多的毒性相关事件报道。

其他免疫调节剂也被用于结节病的治疗。Baughman 和 Lower 报道，来氟米特治疗眼结节病患者的完全改善率为 58%，部分改善率为 28%。在这项研究中，28 例患者中仅有 2 例因毒性而停止治疗[131]。

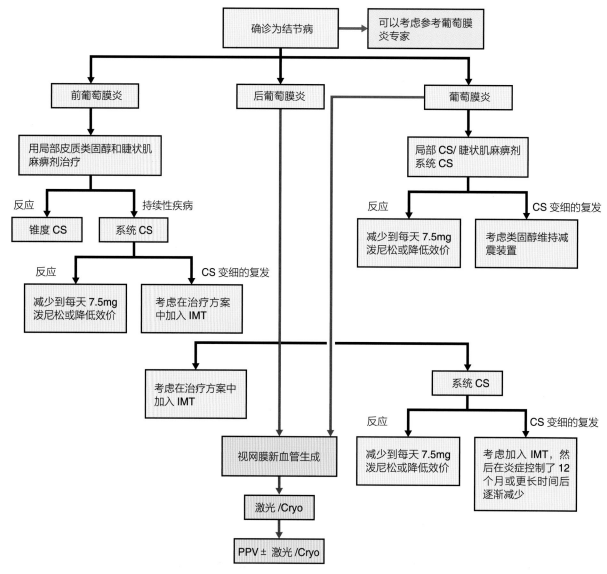

▲ 图 81-9　针对眼部结节病患者提出的治疗算法
IMT. 免疫调节药治疗；CS. 糖皮质激素；Cryo. 冷冻疗法；PPV. 玻璃体切除术

（二）生物制剂 Biologic Agents

生物制剂、肿瘤坏死因子（TNF）拮抗剂如阿达木单抗（人源化单克隆抗体）、英夫利昔单抗（嵌合单克隆抗体）和依那西普（可溶性 TNF 受体拮抗剂）已在小型研究中报道使慢性葡萄膜炎患者受益[132-136]。然而，临床试验中缺乏支持使用阿达木单抗和英夫利昔单抗的证据，而在双盲的随机临床试验中显示，依那西普在治疗慢性葡萄膜炎时并不优于安慰剂 [92, 93]。一些组还报道葡萄膜炎患者在接受抗 TNF 治疗的患者葡萄膜炎的发生率明显较高[135, 137-139]，其次是英夫利昔单抗 \ 阿达木单抗和

依那西普[140]。虽然这一现象的机制尚未完全了解，但有几篇抗肿瘤坏死因子治疗导致类结节病反应的报道表明，在使用这些药物治疗眼结节病时，应采取非常谨慎的方法。

八、结论 Conclusion

结节病是一种多器官疾病，表现多样，包括眼部受累。近年来，对结节病发病机制的认识取得了重大进展，但结节病的病因尚未完全阐明。有证据表明，病理生理学很可能涉及 T 细胞。结节病是所有类型葡萄膜炎最常见的病因之一，包括前葡萄膜

炎、中葡萄膜炎和（或）后葡萄膜炎。因此，眼科医师必须认识到，眼部表现可能是结节病患者的最初表现。

　　IWOS 已经建立了当存在或不存在全身性疾病的临床症状时出现眼部变化时，眼结节病的诊断标准。这些标准是有帮助的，在确定诊断和确定其确定性时应予以考虑。治疗眼结节病将取决于疾病是单侧的还是双侧的，是否存在全身性的受累，以及这种受累在眼病发生时是如何发生的。眼科医师对眼结节病患者的护理，必须与内科医师、肺科医师、结节病专科医师合作，为患者提供全面、完整的护理。

　　现有的治疗方案和方法可用于使疾病进入静止状态，这应该是眼部和全身性疾病的目标。此外，目前正在开发潜在的新药，这些新药可能会导致疾病静止，不良反应和并发症更少。

中间葡萄膜炎
Intermediate Uveitis

Phoebe Lin　Glenn J. Jaffe　著

一、概述 Introduction

根据标准化葡萄膜炎命名工作组的定义，中间葡萄膜炎（intermediate uveitis）在解剖学上被定义为眼内炎症，其主要部位为玻璃体，但也通常累及周边视网膜[1]。炎性细胞的起源包括睫状体平坦部、周边视网膜血管和周边脉络膜。以前使用的术语包括平坦部炎（pars planitis）、周边葡萄膜炎（peripheral uveitis）、周边性睫状体炎（peripheral cyclitis）、玻璃体囊膜炎（hyalitis）和玻璃炎（vitritis）。"平坦部炎"（pars planitis）一词现在特指特发性中间葡萄膜炎的一个亚类，其特征是雪堤和雪球的存在，下文将对此进行更详细的描述。

二、流行病学和人口统计学 Epidemiology and Demographics

由于目前使用的葡萄膜炎命名法是在 2005 年商定的，因此这一解剖类型的葡萄膜炎的患病率和发病率数据很少。虽然有不同的小组报道在他们的葡萄膜炎治疗中出现中间葡萄膜炎的频率为 4%～15.4%，但由于这些报道来源于三级诊疗转诊诊所，这些数字受到转诊偏差的影响[2-6]。在儿童葡萄膜炎，它占高达 25% 的病例[7, 8]。2005 年以来，在多个人群研究中调查了基于解剖位置的不同类型葡萄膜炎（包括中间葡萄膜炎）的总体人群患病率。Gritz 和 Wong 在一项横断面回顾性研究中发现，中间葡萄膜炎的患病率为 4.0/10 万，这项研究使用的是北加州通过一个大型健康维护机构接受护理的个人数据库[9]。发病率为每年每 10 万人中有 1.5 例。报道这些数字时规定，由于有相当一部分纳入的患者没有进行扩张性眼底检查，而且解剖上葡萄膜炎的位置未知，所以患病率可能被低估。另一项利用太平洋西北地区退伍军人事务数据库的研究发现，中间葡萄膜的患病率约为每 10 万人有 3.3 人[10]。明尼苏达州奥姆斯特德县每年的扁平部炎发病率为 2.08/10 万人[11]。

虽然中间葡萄膜炎可以发生在任何年龄，但它往往发生在较年轻的年龄段。一项研究的平均发病年龄为 31 岁（8—64 岁）[12]，另一项研究为 30 岁（6—76 岁）[13]。这种解剖类型的葡萄膜炎似乎没有性别偏好，尽管某些可导致中间葡萄膜炎的疾病，如结节病，具有强烈的女性偏向[14]。在某些葡萄膜炎的调查中，如 Thorne 及其同事的报道，中间葡萄膜炎似乎更常见于女性（66.4%）[13]。种族偏好可能取决于病因，但在扁平部炎似乎没有种族偏好。

三、表现和临床发现 Presentation and Clinical Findings

中间型葡萄膜炎最常见的症状包括视物模糊和漂浮物，而疼痛、红肿和畏光较其他类型葡萄膜炎不常见。尽管随着时间的推移通常是双侧的（74.5%～80% 是双侧的）[3, 12, 13, 15]，经常是不对称的，可能是单侧发生。起病时的临床检查结果包括前玻璃体细胞或弥漫性玻璃体混浊，以及程度较轻的前房受累。根据视神经和视网膜血管的遮蔽程度，玻璃体混浊分级为 0～4+ 级[16]。雪球（snowballs）（关于组织病理学的讨论见下文）是白色炎性玻璃体混浊，呈团状，常见于玻璃体下腔（图 82-1）。雪堤（snowbank）被认为是白灰色融合的视网膜前膜，最常见于下方平坦部和周围视网膜（图 82-2A）。随着时间的推移，这些可能发展成有组织的纤维血管膜，容易发生玻璃体积血和视网膜脱离。雪堤的血管成分与视网膜血管是连续的（图 82-2B）。通常，以血管鞘为表现的周边血管炎见于中间葡萄膜炎，可能表明相关系统性疾病的可能性增加，中间葡萄膜炎时的静脉周围炎与多发性硬化（MS）或视神经炎的发病率增加有关（图 82-3）[17]。值得注意的是，结节病也可以表现为孤立的静脉周围炎或雪球形式的肉芽肿性炎症。结节病中的静脉周围炎可表现为广泛的表现，从很少的局灶性静脉周围炎到蜡滴样（candle-wax drippings）渗出（树枝状小须）（图 82-4）。淡黄的周边穿凿样脉络膜视网膜病变，可能代表活跃或陈旧性脉络膜肉芽肿，对结节病高度可疑，尽管一旦出现，解剖上的名称是全葡萄膜炎，而不是中间葡萄膜炎。闭塞性周围血管炎可导致周围新生血管形成和玻璃体积血（图 82-5）。囊样黄斑水肿（CME）是一种常见的表现，在诊断为中间葡萄膜炎时 40% 以上的人出现这种情况（图82-6）[13]。Campbell 等证明，在葡萄膜炎患者（包括中间葡萄膜炎患者）的超宽视野荧光素血管造影中发现的周边血管渗漏（peripheral vascular leakage，PVL）可能与较高的眼部并发症（如 CME）有关，至少在发现 PVL 时是这样[18]。临床上可见的视神经水肿也发生在一小部分中间葡萄膜炎患者。其他值得注意的并发症包括视网膜劈裂（图 82-7），经常发生在平坦部，以及渗出性视网膜脱离[19]。

四、影像学 Imaging

虽然大多数中间葡萄膜炎的诊断是通过临床检查，但各种影像学检查方法为诊断和治疗提供了有用的辅助信息。例如，在白内障介质混浊的情况下，超声生物显微镜（UBM）可用于检测扁平部渗出物（图 82-7）。UBM 对周期性膜的鉴别在术前计划中具有重要价值。B 超可用于黄斑部增厚的诊断和测量，在介质混浊或对荧光素血管造影和光相干断层扫描不耐受的情况下具有较高的准确性、敏感

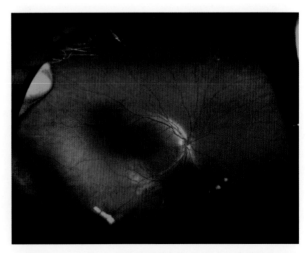

▲ 图 82-1　一名 14 岁患有扁平部炎的男孩的玻璃体腔下方和中部玻璃体中可见雪球样混浊

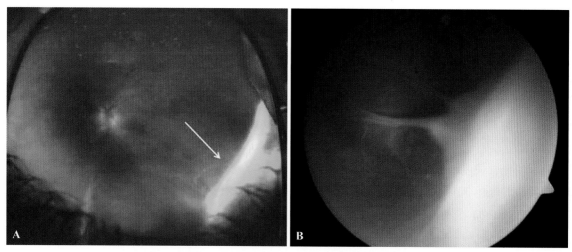

▲ 图 82-2　单侧特发性扁平部炎患者的颞下睫状体平坦部雪堤样病灶

A. 超广角眼底图像。白箭标记雪堤样病灶。B. 在 A 图中的患者，视网膜血管合并到雪堤样病灶的放大视图

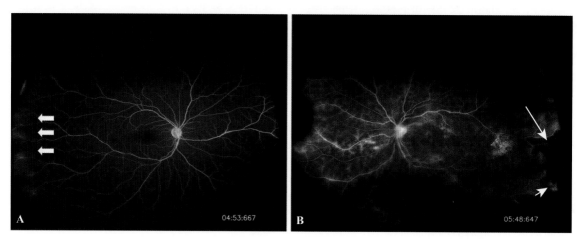

▲ 图 82-3　31 岁女性，表现为双侧不对称中间葡萄膜炎，后来被诊断为多发性硬化

右眼（A）和左眼（B）的超广角荧光素血管造影，在图上白箭显示周边血管渗漏。B. 红箭显示周边无灌注（长实箭）和早期视网膜新生血管（短虚箭）。还显示弥漫性视网膜静脉渗漏

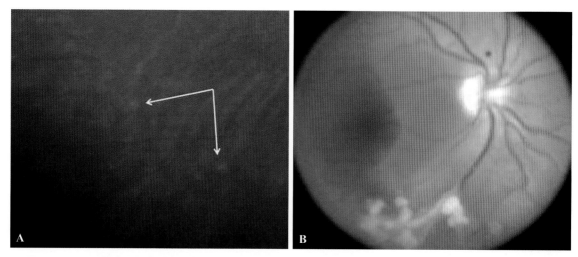

▲ 图 82-4　A. 结节病中间葡萄膜炎患者的局灶性静脉周围炎（箭）；B. 肉芽肿性渗出性静脉周围炎（结节病引起的中间葡萄膜炎中的蜡滴或树枝状病灶）

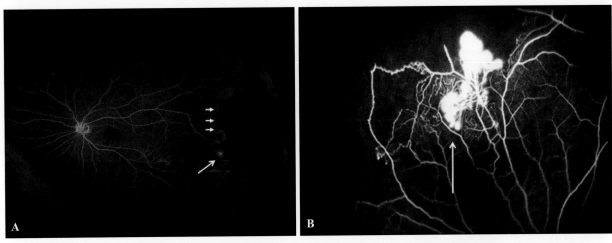

▲ 图 82-5　2 例结节病相关的中间葡萄膜炎患者的周边无灌注区和新生血管
A. 广角荧光素血管造影显示严重的周边无灌注区（短箭）和早期新生血管丛（长箭）；B. 晚期周边 NV（箭）

性和特异性[20]。B 超也可用于记录视网膜劈裂的程度（图 82-7）。荧光素血管造影有助于检测 CME、血管炎、周边无灌注和周边新生血管（图 82-3）。OCT 是鉴别和跟踪 CME 作为中间葡萄膜炎疾病活动性的重要指标[21]。在某些情况下，OCT 测定的无 frank-CME 的中央黄斑部视网膜增厚可用于监测治疗反应[22]。

五、鉴别诊断与检查 Differential Diagnosis and Workup

中间葡萄膜炎的病因可以通过调查系统性发现或病史线索来确定。尽管绝大多数病例是特发性的（近 70%）[23]，但最常见的炎症病因包括结节病和多发性硬化症，而感染性病因包括梅毒、莱姆病和肺结核（框 82-1）。根据定义，扁平部是以雪堤和雪球的存在为特征的特发性中间葡萄膜炎。Thorne 等发现 36% 的中间葡萄膜炎患者有扁平部炎[13]。在 Rodriguez 等的一项研究中，转诊中心 22.2% 的中间葡萄膜炎病例是由结节病引起的，而 8.0% 是由多发性硬化引起的[23]。该中心 112 例中有 1 例是莱姆病所致。在另外两项研究中，MS 分别为 14.8% 和 16.2%[17, 24]。

所有中间葡萄膜炎患者均需进行快速血浆反应素和荧光螺旋体抗体吸收试验，以检测梅毒，胸片、血管紧张素转换酶（ACE）和结核菌素皮肤试验（用能量板评估结节病和结核病）。如果在 ACE 和胸片阴性的情况下，对结节病的临床怀疑很高，

则应考虑镓扫描、肺功能检查或胸部计算机断层扫描。应仔细检查全身各系统，以确定是否存在与多发性硬化相关的风险，包括尿潴留、神经衰弱或症状，或以前视神经炎的证据（表 82-1）[25]。在相当多的患者中，正如我们的经验一样，扁平部炎可能是中枢神经系统脱髓鞘过程的第一个表现，因此引出适当的病史并保持较低的诊断阈值是很重要的。因为越来越多的证据表明，早期应用全身干扰素治疗 MS 可以减少长期的残疾，因此在初次就诊时认真考虑这种全身性的联系是很重要的[26-28]。神经科医师的评估、脑部磁共振成像和脑脊液研究应考虑到新发中间葡萄膜炎，即使没有上述症状，因为早期疾病可能是无症状的。

如果有鹿或蜱虫的接触史，特别是如果患者生活或旅行在一个流行地区，并且有相关的靶病变或系统性流感样症状的历史，那么应检测 Borrelia 疏螺旋体抗体。接触猫体内可促使进行 Bartonella 血清抗体检测[29]。在老年人群中，眼内淋巴瘤应该被怀疑，并且应该有一个较低的阈值来进行诊断性玻璃体切除术，特别是在对皮质类固醇反应有限的情况下[30, 31]。如果高度怀疑眼内淋巴瘤，腰椎穿刺细胞学评价脑脊液和神经影像学是辅助诊断的检测考虑。在日本、加勒比群岛、中非部分地区和南美洲流行的人 T 细胞淋巴瘤病毒 1 型（HTLV-1）感染患者中发现了双侧平坦部炎[32]。后者可通过抗 HTLV-1 抗体的血清学检测进行诊断。与类似于平坦部炎的临床表现相关的胃肠道紊乱应立即

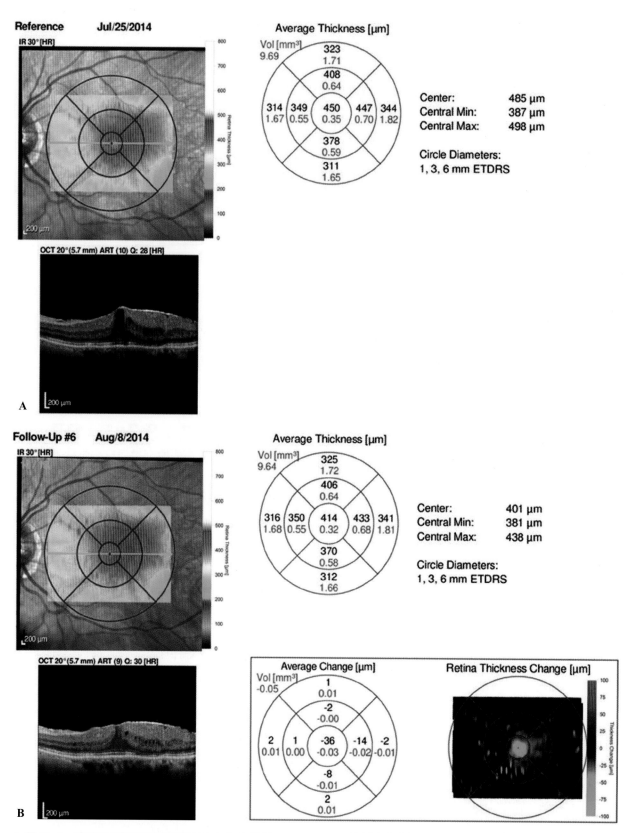

▲ 图 82-6　波谱域光相干断层扫描显示（**A**）和用后 **Tenon Kenalog** 注射治疗中间葡萄膜炎患者的单侧囊样黄斑水肿（**B**）。这个患者还有一个视网膜前膜，导致视网膜呈星状增厚

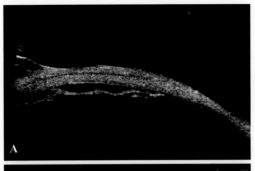

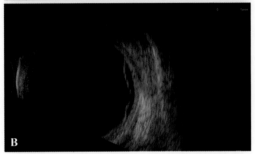

▲ 图 82-7 超声生物显微镜显示的睫状体平坦部雪堤样病灶和劈裂，以及 **B** 超显示的视网膜劈裂，均来自同一个患有扁平部炎的 7 岁男孩

框 82-1　中间葡萄膜炎的鉴别诊断
感染性
• 莱姆病（伯氏疏螺旋体）
• 梅毒（梅毒螺旋体）
• 弓蛔虫病（犬弓蛔虫）
• 弓形体病（弓形体）
• 结核病（结核分枝杆菌）
• 猫抓病（Bartonella，Rochalimaea）
• Whipple 病（Troperyma whippelli）
• HTLV-1
• 丙型肝炎
• Epstein–Barr 病毒
• 眼内炎（痤疮丙酸杆菌、惰性真菌感染）
免疫性
• 结节病
• 多发性硬化
• 炎症性肠病
• Behçet 病
• 特发性
• 扁平部炎
伪装综合征
• 淋巴瘤（通常为 B 细胞，NHL）
• 白血病
• 淀粉样变性
• 其他肿瘤：视网膜母细胞瘤、葡萄膜黑色素瘤
• Irvine–Gass 综合征（CME 伴轻微炎症）

HTLV-1. 人 T- 淋巴细胞病毒 –1；NHL. 非霍奇金淋巴瘤；CME. 黄斑囊样水肿

表 82-1　按部位划分的多发性硬化的全身症状和体征

解剖位置	症 状	体 征
大脑	认知障碍	注意力、推理和执行功能缺陷；痴呆（晚期）
	抑郁	情感平淡
	半感觉和运动	上运动神经元征
视神经	单侧视力丧失	rAPD、Uhthoff 现象（高温下恶化）、Pulfrich 效应（难以判断迎面而来的车辆的路径）
小脑	震颤	动作震颤
	笨拙和不平衡	步态共济失调
脑干	复视，振动幻视	INO，眼球震颤
	眩晕	
	吞咽障碍	
	言语障碍	
脊髓	虚弱	
	僵硬和疼痛性痉挛	痉挛，Lhermitte 征（颈部屈曲时脊椎下有疼痛的电击感）
	膀胱功能障碍	
	尿潴留	
	频发、急性	
其他	疼痛 疲劳 温度敏感性与运动不耐受	

INO. 核间性眼肌麻痹；rAPD. 相对性传入性视神经缺陷
改编自 Compston A，Coles A. Multiple sclerosis. Lancet 2008；372:1502–17.

转诊胃肠科医师，因为据报道它与炎症性肠病和 Whipple 病有关[33, 34]。其他伪装综合征（masquerade syndrome），如继发于视网膜母细胞瘤或葡萄膜黑色素瘤肿瘤坏死或其他类型系统性癌症的转移的中间性葡萄膜炎，必须在适当的临床环境下进行评估[35]。最后，在近期白内障手术的背景下，轻度玻璃体炎和 CME 应引起对人工晶体 CME 的考虑。如果在适当的危险因素（如免疫低下状态或最近的眼内手术）的影响下，皮质类固醇反应不良或恶化，则应考虑惰性内源性或外源性眼内炎。

六、组织病理学和病理生理学 Histopathology and Pathophysiology

在组织病理学检查中，雪球是由淋巴细胞、巨噬细胞、上皮样细胞和多核巨细胞组成的孤立性玻璃体肉芽肿[36]。雪堤由塌陷的玻璃体胶原、膜性纤维胶质细胞、血管和淋巴细胞及增生的扁平部无色素上皮组成[37]。外周静脉炎表现为外周视网膜静脉的淋巴细胞浸润和套袖[36]。由于术语"中间葡萄膜炎"是解剖学上的名称，因此应避免将单一的病因或病理生理过程指定给它，因为各种系统性疾病和感染过程可导致该解剖部位的炎症。中间葡萄膜炎的自身免疫性病因的发病机制涉及重叠的原则及一些不同的特征，这里将讨论平坦部炎和结节病。

（一）平坦部炎 Pars Planitis

虽然认为非感染性中间葡萄膜炎是由自身免疫反应引起的，但抗原刺激尚未被明确识别。Bora 等描述了一种新的 36kDa 核孔复合蛋白，发现 81% 的活动性扁平部炎患者血清中发现该蛋白比对照组高 6~8 倍（$P < 0.05$）[38]。该蛋白的确切功能及其在平坦部炎发病机制中的作用尚不清楚，尽管有迹象表明其他核孔复合蛋白可能参与髓系白血病的发生和自身抗体的形成[39, 40]。Wetzig 等发现，在一个家族性双侧中间葡萄膜炎病例中，终末期特发性中间葡萄膜炎的免疫病理特征是 CD4+T 淋巴细胞占优势，而平坦部雪堤中胶质细胞占优势，后者是这类葡萄膜炎特有的特征[41]。有人提出，平坦部炎与多发性硬化症具有相似的病因学特征，尽管其表达不是孤立于眼部，就是从眼部开始[42]。事实上，MS 患者的循环 CD54+ 淋巴细胞和识别胶质蛋白的抗体增多[43]。Raja 等[24] 发现，人类白细胞抗原（HLA）-DR15 等位基因（已知与多发性硬化相关）与对照组相比，与平坦部炎显著相关（OR = 2.86，P=0.004）。虽然还没有明确的自身抗原确定，但除上述胶质成分外，玻璃体的成分也与此有关。从平坦部炎患者中分离出来的循环淋巴细胞似乎随着 II 型胶原的反应而增殖[37]。此外，Hultsch 通过给猫头鹰猴多次玻璃体腔注射透明质酸，产生了类似平坦部炎的临床病变[44]。与对照组相比，中间葡萄膜炎患者血液中白细胞介素 –8（IL-8）（一种参与中性粒细胞和 T 淋巴细胞募集的细胞因子）和可溶性细胞间黏附分子 –1（sICAM-1）升高，sICAM-1 在炎症部位表达，有助于白细胞黏附和迁移。此外，sICAM-1 和 IL-8 的升高与系统性疾病的发生有关。IL-8 的升高与炎症活动的迹象有关，如静脉周围炎和玻璃体渗出物的存在。这些标志物可能是系统性疾病或活动的指标，而不是解释这种眼病的发病机制，即使没有系统性症状[45, 46]。

（二）结节病 Sarcoidosis

结节病也被认为是一个 CD4+T 淋巴细胞介导的过程，在眼睛及其他易受累组织。为阐明结节病的感染原因所做的努力收效甚微。活动性结节病患者以 Th1 细胞因子为主，IL-2 和干扰素 γ 水平升高，IL-4 水平降低。尽管 CD4+T 细胞在受疾病影响的眼组织中占优势，但外周血中免疫球蛋白水平升高、B 细胞过度活跃以及对结核菌素皮肤试验（无反应）的迟发型超敏反应消失，都说明免疫反应的异常分配[43, 47]。我们发现大约 50% 的结节病相关葡萄膜炎患者是迟发性超敏反应的无反应性[48]。后者的观察表明，在中间葡萄膜炎的初步检查中，结核菌素皮肤试验时，一个无反应组的重要性。结节病的 HLA 关联也不同于平坦部炎，目前尚不清楚。在 Rossman 等的一项研究中，眼结节病与黑人和白人的 HLA-DRB1*0401 等位基因相关[49]。

七、治疗 Treatment

（一）单侧性疾病 Unilateral Disease

一旦排除了感染病因，首选的主要治疗方法是皮质类固醇。如果怀疑有潜在的系统性疾病，那么有必要向风湿病学家或传染病专家进行系统性治疗。对于没有全身性疾病的单侧非感染性中间葡萄膜炎，虽然一些临床医师使用全身性类固醇，但会启动眼周皮质激素（图 82-8）。在我们的实践中，后 Tenon 囊下 Kenalog 给药 40mg/ml，共 1ml。如果在 3~4 周内几乎没有反应，可以再次注射。或者，如果患者是人工晶状体眼且没有青光眼，可以

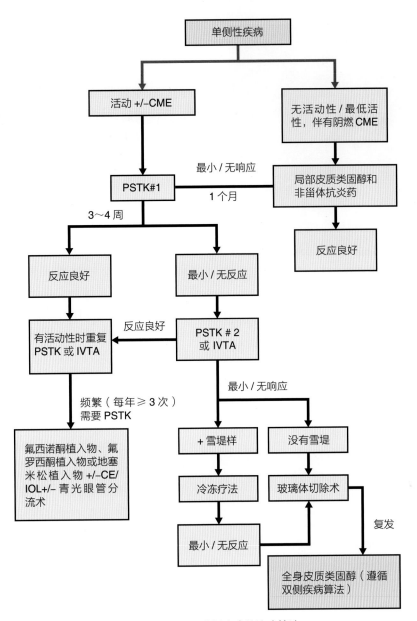

▲ 图 82-8 单侧疾病的治疗算法

CME. 囊样黄斑水肿；PSTK. 后 Tenon-Kenalog 下；IVTA. 玻璃体腔注射曲安奈德；CE/IOL. 人工晶状体植入术

提供玻璃体腔注射不含防腐剂的曲安奈德。如果存在阴燃性葡萄膜炎 CME（smoldering uveitic CME）而没有其他活动性炎症疾病的证据，在考虑眼周或玻璃体腔内的皮质类固醇之前，可以应用局部皮质类固醇联合非甾体抗炎滴剂的试验[50]。局部应用氟泼酸盐治疗葡萄膜炎 CME 伴中间葡萄膜炎也非常有效，但其导致的眼压升高率高于醋酸泼尼松龙，在一项研究中，儿童葡萄膜炎患者的眼压升高率高达 50%[51]。另外，贝伐单抗已被调查其治疗葡萄膜炎 CME 的疗效。在一项比较玻璃体腔注射贝伐单抗和玻璃体腔注射曲安奈德治疗葡萄膜炎性 CME 的研究中，在去除对白内障形成的影响后，曲安奈德组的视力转归明显更好。曲安奈德也比贝伐单抗更有效地降低黄斑厚度[52]。

如果患者受益于眼周或眼内皮质类固醇，但在皮质类固醇减少时有复发记录，则可考虑使用皮质类固醇玻璃体内植入物，特别是如果患者已经是人工晶状体眼（图 82-9）。如果患者是有晶状体眼，可以进行联合晶状体摘除、人工晶状体植入和氟西诺酮 - 醋酸持续给药系统（Retisert）的植入[53]。如

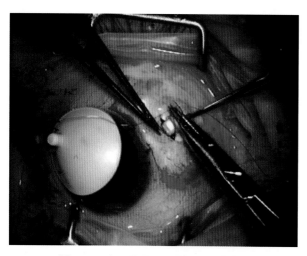

▲ 图 82-9　氟西诺酮 - 丙酮胺植入物的植入

果患者已经知道青光眼，则应考虑青光眼小管分流术和氟氯诺酮植入术相结合，并已被发现是有效的[54]。在年轻患者中，考虑到切口手术后强烈的炎症反应以及摘下晶状体后可能出现的调节功能丧失，只有在达到相对平静的状态后，才能进行联合手术。或者，地塞米松玻璃体腔内植入物（Ozurdex）[55] 或氟辛醇酮丙酮不可生物降解植入物（Iluvien）可通过平坦部注入玻璃体腔，以避免切口手术的需要，尽管后者尚未获得 FDA 批准用于葡萄膜炎的治疗。如果在两次皮质类固醇注射后（Tenon 囊下或玻璃体腔注射）后几乎没有反应，则可考虑治疗性 / 诊断性玻璃体切除术。如果有雪堤，可以使用冷冻疗法，尤其应用于 3h 或更短时间的雪堤，效果会更好[56]。

外周激光光凝也被用于治疗平坦部炎，导致所需皮质类固醇的量减少和玻璃体炎的减少，尽管视网膜前膜的比例增加[57]。如果发生周围新生血管，则指示激光靶向周边无灌注区域。最后，口服泼尼松，应用下面的算法治疗双侧疾病。

（二）双侧疾病 Bilateral Disease

双侧疾病通常需要使用全身性皮质类固醇治疗，从每天 1mg/kg 开始逐渐降低到 2 个月内达到平静所需的最低水平。如果口服泼尼松超过 10mg 的时间超过 4 个月，或在治疗长期使用皮质类固醇会导致生长迟缓的儿童时，应启动保留类固醇的免疫抑制剂（图 82-10）。如果一个人没有意识到系统

性风险或不选择适当监测系统性风险，强烈建议转诊或与内科医师或风湿病学家共同管理。

我们已经成功地用甲氨蝶呤治疗结节病相关的中间型和全葡萄膜炎，从每周 12.5～15mg 口服开始，逐渐增加到每周 25mg 口服，同时每天 1mg 叶酸。剂量取决于治疗反应和耐受性。甲氨蝶呤由于其在儿童中的相对安全性，常被用作一线药物，与短期的糖皮质激素联用。值得注意的是，甲氨蝶呤不应用于妊娠，因为它具有致畸和胎儿流产的影响。甲氨蝶呤的常见不良反应包括恶心、呕吐和口腔口炎。如果胃肠道不良反应限制口服，可以肌内注射或皮下注射代替。甲氨蝶呤也可引起肝毒性、细胞减少和间质性肺炎。在开始治疗前评估肝功能测试和全血计数，并在治疗后每 8～12 周监测一次。如果天冬氨酸转氨酶或丙氨酸转氨酶水平在两个不同的场合超过正常水平的两倍，则应减少甲氨蝶呤的剂量，但任何升高都可能保证至少减少剂量。在第一项关于甲氨蝶呤治疗眼结节病的研究中，11 名患者中 100% 减少了皮质类固醇的用量，86% 成功地停用了泼尼松，90% 的患者保持或提高了视力，尽管本研究中的所有患者都有全葡萄膜炎，而不是孤立的中间葡萄膜炎[58]。在一项多中心回顾性研究中，使用甲氨蝶呤治疗所有非感染性葡萄膜炎患者的所有解剖亚型，发现甲氨蝶呤在控制炎症方面是中等有效的，尽管不良反应是有益的[59]。鉴于 76.2% 的患者在开始使用甲氨蝶呤时处于非活动状态，后一项研究中关于甲氨蝶呤对中间葡萄膜炎亚组有效性的信息难以解释。

对于不能耐受甲氨蝶呤或不能成功治疗甲氨蝶呤的患者，可以启动其他抗代谢药物，包括硫唑嘌呤或霉酚酸酯。Galor 等在一项回顾性队列研究中比较了三种抗代谢药在非感染性眼炎治疗中的作用。他们认为，霉酚酸酯比甲氨蝶呤更快地控制炎症，而"炎症控制"是指炎症静止时口服泼尼松 ≤ 10mg[60]。然而，在后一项研究中有几个注意事项，包括甲氨蝶呤组的年龄明显年轻，硫唑嘌呤和霉酚酸酯组先前使用免疫抑制剂治疗。如果抗代谢物的作用最小，可以给予一个疗程的细胞毒性剂（环磷酰胺或苯丙胺）或 T 细胞抑制剂（环孢素），密切关注毒性不良反应。另外，肿瘤坏死因子 –α

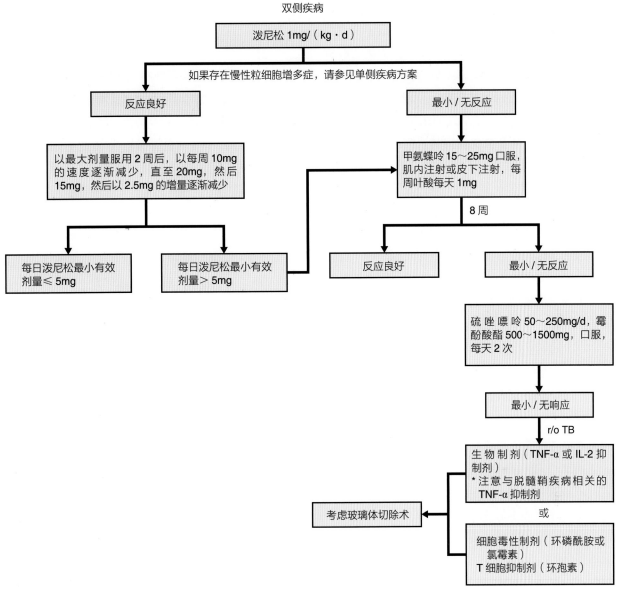

双侧疾病

泼尼松 1mg/（kg·d）

如果存在慢性粒细胞增多症，请参见单侧疾病方案

反应良好　　　　　　　最小 / 无反应

以最大剂量服用 2 周后，以每周 10mg 的速度逐渐减少，直至 20mg，然后 15mg，然后以 2.5mg 的增量逐渐减少

甲氨蝶呤 15～25mg 口服，肌内注射或皮下注射，每周叶酸每天 1mg

8 周

每日泼尼松最小有效剂量≤ 5mg　　　每日泼尼松最小有效剂量＞ 5mg

反应良好　　　　　最小 / 无反应

硫唑嘌呤 50～250mg/d，霉酚酸酯 500～1500mg，口服，每天 2 次

最小 / 无响应

r/o TB

生物制剂（TNF-α 或 IL-2 抑制剂）
* 注意与脱髓鞘疾病相关的 TNF-α 抑制剂

或

考虑玻璃体切除术

细胞毒性制剂（环磷酰胺或氯霉素）
T 细胞抑制剂（环孢素）

▲ 图 82-10　双侧疾病的治疗算法

（TNF-α）抑制剂阿达木单抗或英夫利昔单抗可以与甲氨蝶呤联合使用[61]，尽管值得注意的是，有许多报道这些生物制剂导致脱髓鞘疾病如 MS 和进行性多灶性白质脑病[62]。由于它们也与潜伏性结核病的重新激活有关[63]，在开始使用这些药物之前，应进行最新的结核菌素皮肤试验。如果患者因结节病而不能进行结核菌素皮肤试验，则可以进行定量结核菌素试验（quanti FERON tuberculosis test）[64]。

抗 IL-2 受体生物制剂达利珠单抗和英夫利昔单抗均已成功用于治疗眼部结节病[65, 66]。依那西普是一种 TNF-α 抑制剂，由于它与炎症增加或缺乏眼部炎症控制有关，因此不再经常用于葡萄膜炎的治疗。在一项对 22 名接受抗 TNF-α 治疗的葡萄膜炎患者中，英夫利昔单抗控制眼部炎症的效果优于依那西普[67]。其他靶向炎症细胞因子如 IL-6（如 tocilizumab）的生物制剂也有可能成功地治疗非感染性中间葡萄膜炎[68]。

多中心葡萄膜炎类固醇治疗试验（multicenter uveitis steroid treatment trial）的结果，比较全身抗炎治疗和氟西洛酮 - 丙酮手术植入治疗中、后和全葡萄膜炎的结果[69]，显示在 24 个月的视力结果没有显著差异，但葡萄膜炎活动的控制，玻璃体混浊，植入组的 CME 有更好的控制趋势。如预期的那样，植入组眼内并发症（如需要青光眼手术或白内障的眼压升高）的发生率明显高于植入组，而植入组的不良全身事件发生率（虽然在两组中都不常见）则稍低，尽管两组住院的风险没有差异组[69]。必须随访的研究显示 54 个月的结果相似，尽管初始研究结束后，从全身免疫抑制到植入物的交叉率为 21%，表明可能低估了植入物组的优势[70]。另外，虽然植入组在 6 个月时黄斑水肿的减轻更快，但到 48 个月时，两组相似。黄斑水肿对视网膜造成的不可逆转的损害，因此需要植入物更快地控制。考虑到这两种治疗模式的相对成本，对于没有系统性疾病表现的单侧非感染性中间、后葡萄膜炎或全葡萄膜炎病例，或系统性治疗失败或不能耐受的任何病例，考虑植入治疗是合理的，只要青光眼等眼部不良反应得到积极治疗。

（三）诊断和治疗性玻璃体切除术 Diagnostic and Therapeutic Vitrectomy

对上述治疗方案无反应或高度怀疑眼内淋巴瘤的患者应考虑行诊断性和治疗性玻璃体切除术。在一项前瞻性随机研究中，Tranos 等证明，与包括全身皮质类固醇和免疫抑制剂的标准药物治疗相比，玻璃体切除术后视力和荧光素血管造影 CME 特征得到改善。然而，这项研究并没有达到统计学上的显著性[71]。许多其他的研究也显示用玻璃体切除术治疗慢性 CME 多症有中等的成功率，这被认为是有效的，通过去除可溶性和细胞性玻璃体炎性介质，并使水性抑制分子，如转化生长因子–β 和 α–黑素细胞刺激激素的玻璃体腔[72-74]。如果怀疑有感染源，如疱疹病毒感染或弓形体病，但不能用其他方法确认，或者怀疑眼内淋巴瘤，我们将进行诊断性玻璃体切除术，在这种情况下，样本将被送去进行细胞病理学评估和（或）流式细胞术。如果眼内淋巴瘤被诊断出来，神经系统检查和核磁共振可能是必要的，以确定是否有中枢神经系统疾病。如果眼部淋巴瘤或中枢神经系合并眼部淋巴瘤，复发仅局限于眼部的情况下，眼眶照射或玻璃体腔注射利妥昔单抗或联合甲氨蝶呤均能获得成功[75-77]。

八、临床病程及并发症 Clinical Course And Complications

（一）临床病程 Clinical Course

炎症性中间葡萄膜炎患者通常有良好的视力结局。在一项对平坦部炎患者的研究中，随访 10 年后的平均视力为 20/30，75% 的患者保持 20/40 或更好的视力，1/3 的患者未经治疗仍保持正常视力[11]。在 Kalinina Ayuso 及其同事的一项研究中，发病年龄越小，视力预后越差，并发症发生率越高[78]；然而，另一项研究显示，发病年龄越小的患者病情缓解率越高。后一项研究的平均缓解时间为 8.6 年，发生率为 34%[12]。

（二）并发症 Complications

中间葡萄膜炎导致视力下降的原因包括 CME、葡萄膜炎性青光眼、视网膜脱离、玻璃体积血、白内障和视网膜前膜。带状角膜病变，特别是在儿童慢性中间葡萄膜炎，也可导致视力下降。根据一项大型回顾性队列研究，慢性 CME 占永久性视力丧失的大多数病例，根据一项大型回顾性队列研究，15 年内发病率为 41.2%，在另一项研究中发生率为 45.7%[11, 13]。黄斑区中央视网膜增厚也可见于中间葡萄膜炎患者，尽管不一定需要治疗[22]。在 Donaldson 等的报道中，白内障和视网膜前膜的 15 年患病率分别为 34.2% 和 44.4%[11]。CME 增多似乎与吸烟有关。在一项大型病例对照研究中，吸烟者（与不吸烟者）患中间葡萄膜炎伴 CME 的比值比为 8.4，而患有中间葡萄膜炎不伴 CME 的比值比为 1.5[4]。在 Thorne 等的报道中，与从未吸烟的对照组相比，出现 CME 的比值比为 3.9[13]。

在中间葡萄膜炎的晚期，周围新生血管和纤维膜可以延伸到睫状体，形成睫状体性和（或）晶状体后膜，导致睫状体脱离和低眼压。预防进展到这一阶段是管理的主要内容。一旦出现这种情况，可以尝试外科手术移除细胞膜和逆转低眼压以预防眼球痨，但在改善视力方面效果不佳[79]。如果可能的话，在活动性炎症性疾病的背景下，视网膜脱离应在达到相对平静后进行修复。考虑到氟西诺酮的亲脂性及其在硅油中分散的能力，可以考虑手术联合氟西诺酮植入和硅油充填[80]。

风湿病
Rheumatic Disease

Alastair K. Denniston   Benjamin Rhodes   Mary Gayed   David Carruthers
Caroline Gordon   Philip I. Murray   著

第83章

一、概述 Introduction

（一）对可能患有风湿性疾病患者病情的评估方法 An Approach to the Assessment of the Patient With Possible Rheumatic Disease

患者可能会向眼科医师提出已知的风湿性疾病，并且可以假设眼科问题是其风湿性疾病的表现。或者，患者可能出现没有已知的风湿性疾病诊断。在这组患者中，重要的是要知道哪些眼科疾病与风湿性疾病有关，并意识到某些疾病是许多风湿性疾病的常见病，如干燥性角膜结膜炎和巩膜炎。因此，人们必须了解这些疾病及如何区分它们。这将涉及全面的眼科和病史，进行详细的检查，并进行适当的调查。

（二）风湿病常见眼部表现 Common Ocular Presentations of Rheumatic Disease

1. 干燥性角膜结膜炎及其他角膜表现 Keratoconjunctivitis Sicca and Other Corneal Presentations

干燥性角膜结膜炎（keratoconjunctivitis sicca，KCS）或"干眼综合征"（dry eye syndrome）是许多风湿性疾病的常见眼部表现，包括类风湿关节炎（rheumatoid arthritis, RA）、系统性红斑狼疮（systemic lupus erythematosus, SLE）、硬皮病（scleroderma）和复发性多软骨炎（relapsing polychondritis）。症状从轻度疾病的轻微刺激和灼烧到因角膜受累而引起的剧烈疼痛和视物模糊。用裂隙灯生物显微镜进行临床检查，发现一个小的或完全缺乏泪河，泪膜破裂时间小于 10s。角膜异常，可以用荧光素滴和钴蓝光突出显示，包括点状上皮病变及黏液丝、束和白斑。用孟加拉玫瑰红或里斯本绿点滴进行的额外染色显示了一种特征性的睑间模式，其中鼻侧和颞侧到角膜缘的染色最多。根据 Schirmer 的测试，泪液分泌减少。5min 后，测试条在未被麻醉的眼睛中湿润不到 5mm，表明严重的泪液不足。值得注意的是，干眼症与所观察到的疾病相关性很差。报告"干眼症"（dry eyes）的患者比有明显疾病的患者多，许多无症状的患者确实有一定程度的干燥性角膜结膜炎[1]。

风湿性疾病的其他较不常见的角膜表现包括威胁视力的周边溃疡性角膜炎（peripheral ulcerative keratitis, PUK）。病因尚不清楚，但有人认为角膜缘免疫复合物沉积导致闭塞性血管炎和基质溶解。它最常见于类风湿关节炎或系统性血管炎，特别是肉芽肿伴多发性脉管炎(以前称为 Wegener 肉芽肿)[2, 3]。临床特征包括疼痛、红肿、视力下降、单侧 / 双侧周边角膜溃疡伴上皮缺损和基质变薄、相关角膜缘炎症和巩膜炎。

2. 巩膜炎 / 表层巩膜炎 Scleritis/Episcleritis

（1）巩膜炎：巩膜发炎是一种非常痛苦的、可能导致失明的疾病。可根据部位（前 90% 或后 10%）、分布(弥漫性或结节性)和破坏(坏死性或非坏死性)进行分类。大多数前巩膜炎是非坏死性的（弥漫性或结节性），坏死性疾病可伴有或不伴有炎症。

40%～50% 的患者巩膜炎与全身疾病有关，其中大多数是风湿性疾病，如类风湿关节炎（RA）、肉芽肿伴多血管炎、复发性多软骨炎、系统性红斑狼疮（SLE）、结节病、结节性多动脉炎、炎症性肠病、银屑病关节炎、强直性脊柱炎和痛风[4]。这在中年女性中最常见。50% 的病例为双侧巩膜炎，但双眼可能不会同时受累[5]。疼痛（持续 / 深 / 令人生厌）可能非常严重，可能会在晚上使患者无法入睡。眼睛呈深红色。眼球摸起来可能很柔软。浅蓝色意味着巩膜变薄，由于透过半透明巩膜的下层蓝 / 黑色葡萄膜组织，巩膜从先前活动性巩膜炎到巩膜变薄。巩膜变薄最终会导致高度散光。与裂隙灯相比，在室内光线或日光下更容易看到红肿和巩膜变薄的程度。局部使用 2.5% 的苯肾上腺素会引起巩膜上浅层血管的发白，但不会改变巩膜深层血管的充血，并且通常有助于区分巩膜炎和巩膜上炎。最严重的类型是坏死性前巩膜炎伴炎症。除了严重的疼痛和红肿，可能还有流泪和畏光。白色无血管区周围有注射样水肿巩膜，可能导致巩膜坏死。一个相关的前葡萄膜炎提示晚期疾病。巩膜炎的并发症包括周围性溃疡性角膜炎、急性基质性角膜炎、硬化性角膜炎、葡萄膜炎、白内障、散光、青光眼和眼球穿孔。

后巩膜炎是罕见的，但可能是因为诊断不足。这是一种潜在的视力威胁。由于更明显的前巩膜炎症或存在孤立的后巩膜疾病，所以可能会被忽视，因此眼睛看起来苍白、安静（尽管症状严重）。高达三分之一的病例与系统性疾病（通常为 RA 或系统性血管炎）有关。有轻微至严重的深度疼痛（可能是指眉毛或下巴），视力下降，出现复视和远视漂移。眼睛呈白色（除非前节受累），但可能与眼睑水肿、眼球突出、眼睑退缩、活动受限、浅前房、脉络膜皱褶、环状脉络膜脱离、渗出性视网膜脱离、黄斑水肿和视盘水肿有关。诊断（和对治疗的反应）可借助于 B 超测量巩膜增厚和 Tenon 间隙积液（T 征）。

（2）表层巩膜炎：这种常见的情况是良性的，复发性的表层巩膜炎。浅表性巩膜炎与较深的巩膜炎的区别在于，局部滴入 2.5% 的苯肾上腺素后，疼痛减轻，受累的血管变白。这在年轻女性中更为常见，通常是自限性的，可能需要很少或根本不需要治疗。它通常与任何系统性疾病无关，尽管大约 10% 可能有潜在的风湿性疾病[6]。

3. 葡萄膜炎 Uveitis

(1) 急性前葡萄膜炎（acute anterior uveitis，AAU）：急性前葡萄膜炎患者通常表现为疼痛、畏光、红肿和视物模糊。检查结果为前段炎症，包括 KP（尤其是下方）、前房（AC）闪辉、细胞和纤维蛋白（纤维蛋白是 HLA-B27 相关葡萄膜炎的关键特征）。低眼压提示 HLA-B27 相关疾病、Behçet 病或严重的眼内感染[7]。后粘连在特发性和 HLA-B27 相关的 AAU 中都很常见，在出现时应尽一切努力使其断裂。玻璃体细胞可能被视为"溢出"（spill over）炎症，但玻璃体炎不是主要特征。偶尔可见黄斑囊样水肿（CME）（尤其在 HLA-B27 疾病中），但这更常见于中间葡萄膜炎、后葡萄膜炎或全葡萄膜炎。据估计，多达三分之一的 AAU 患者患有强直性脊柱炎（ankylosing spondylitis，AS）[8]。治疗是强化局部皮质类固醇和散瞳。严重者可给予结膜下皮质类固醇和散瞳剂、口服皮质类固醇甚至静脉注射皮质类固醇。复发性疾病（特别是频繁或严重的）可能是维持系统治疗的一个指征。

(2) 慢性前葡萄膜炎：在慢性前葡萄膜炎（chronic anterior uveitis，CAU）患者通常无症状，因此可以在常规验光检查或在青少年特发性关节炎（juvenile idiopathic arthritis，JIA）的筛查中发现这种情况。前房细胞和闪辉可见，随着时间的推移，后粘连、白内障、带状角膜病变和继发性青光眼是常见的。

(3) 中间葡萄膜炎：这在解剖学上被定义为玻璃体中的主要炎症量。患者通常表现为漂浮物，但在相关的 CME 的情况下可能视力下降。检查结果包括玻璃炎、视网膜静脉周围炎、雪球状玻璃体混浊和玻璃体基底部的雪堤。它通常是特发性的，但可能与全身性疾病有关，主要的风湿性疾病与结节病有关，但多发性硬化也是公认的病因。

(4) 后葡萄膜炎：患者通常表现为视觉症状，由视网膜和（或）脉络膜炎症引起，可看到相关的视网膜血管炎。许多风湿病可能与后葡萄膜炎有关，包括 Behcet 病和结节病。

(5) 全葡萄膜炎：在全葡萄膜炎（包括前房、玻璃体和视网膜 / 脉络膜的炎症）中，表现通常伴有视力问题（视力下降、漂浮物），红肿、畏光和疼痛是较次要的特征。

4. 其他视网膜表现 Other Retinal Presentations

视网膜血管炎可能与 Behcet 病、结节病、系统性血管炎和系统性红斑狼疮（SLE）有关，但也可能与感染（疱疹病毒、弓形体）和非风湿性系统疾病（如多发性硬化）有关。

5. 眼眶表现 Orbital Presentations

风湿病，尤其是 ANCA 相关性血管炎（ANCA 为抗中性粒细胞胞浆抗体）和 SLE，可能与眼眶炎症或眼眶周围水肿有关。眼眶炎症可表现为视力下降、急性眼球突出、眼睑水肿、结膜水肿、眼球运动能力下降和眼压升高。它可能被误诊为眼眶蜂窝织炎、甲状腺相关眼病或其他形式的眼眶炎症。炎症有时包括肌炎，可通过 CT 和 B 超（眼外肌增大）成像证实。

6. 神经眼科表现 Neuro-Ophthalmic Presentations

风湿性疾病的神经眼科并发症最常见于系统性血管炎，包括视神经病变、眼球运动异常和视交叉后病变。它们将在特定的风湿病章节进行更详细的讨论（见下文）。

（三）调查 Investigations

调查顺序将取决于病史和检查结果。基线检查包括全血计数、血沉、C 反应蛋白、尿素和电解质、肝功能检查、类风湿因子、抗核抗体、抗中性粒细胞胞浆抗体、血管紧张素转换酶、尿酸、梅毒血清学、胸片和尿液分析。

（四）治疗考虑 Therapeutic Considerations

许多患者需要全身治疗，如皮质类固醇、免疫抑制剂（甲氨蝶呤、硫唑嘌呤、霉酚酸酯、环孢素）和生物制剂（抗肿瘤坏死因子、利妥昔单抗 –CD20）治疗风湿性和眼科疾病。在可能的情况下，应与具有此类治疗专业知识的风湿病学家联合进行。眼科医师只有在详细了解这些药物的作用、给药途径、不良反应及如何监测这些药物的情况下，才开具这些药物的处方，因为治疗本身有潜在的严重并发症。大多数有视力威胁的患者可能需要开口服皮质类固醇，这些有很多公认的不良反应，包括糖皮质激素引起的骨病[9]。幸运的是，在眼部炎症患者中，常用的免疫抑制剂似乎不会增加总死亡率或癌症死亡率[10]。

二、疾病专区 Disease-Specific Section

（一）类风湿关节炎 Rheumatoid Arthritis

1. 一般状况 General Considerations

类风湿关节炎（RA）是一种以滑膜炎症为特征的慢性疾病，通常以对称分布的方式影响手脚的小关节。它可能导致关节破坏，并可能与包括威胁视力的眼部疾病在内的全身特征有关。人们认为，疾病的早期治疗对限制长期损害很重要。

2. 流行病学 Epidemiology

RA 是最常见的炎症性关节炎，每年发病率约为 3/10 000，在工业化国家成人中的发病率为 1%[11-13]。流行病学危险因素包括年龄（随年龄增长而增加）、女性（风险是男性的 3～5 倍）和吸烟[13-14]。

3. 关节和系统性疾病 Articular and Systemic Disease

RA 的诊断需要慢性多关节炎的存在，其特征是疼痛和僵硬，压痛和关节肿胀。与骨关节炎等非炎性退行性关节炎相比，患者通常抱怨晨僵，晨僵随运动而改善[15]。所有滑膜关节都可能受到影响，包括掌指关节（MCPJ）、近端指间关节（PIP）、拇指指间关节、跖趾关节（MTPJ）、腕关节、肘关节、髋关节、膝关节和寰枢关节[15]。然而，典型的是手腕、MCPJ、PIPJ 和 MTPJ 对称受累，远端指间关节不受影响。

由于不受控制的炎症对关节和关节周围结构的损害，随着时间的推移，可导致晚期类风湿关节炎的典型畸形表现，包括尺侧偏曲、"天鹅颈"和 Boutonier 畸形［"类风湿手"（rheumatoid hamds）］。

在 RA 中有许多关节外特征的报道[16]。最常见的（影响高达 30%）是实体病变在皮下组织的伸肌表面，称为类风湿结节。胸膜疾病通常无症状，表现为胸膜增厚或小胸腔积液，这也是相当常见的[17]。更严重的关节外表现包括肺纤维化、血管炎、血管炎性神经病变和心包炎。其他系统性并发症包括系统性淀粉样变和慢性贫血和（或）白细胞减少。类风湿关节炎、脾大和白细胞减少症的结合被称为 Felty 综合征[18]。RA 是动脉粥样硬

化和心血管过早死亡的重要危险因素[19]。RA，特别是血管炎，其严重的非肺关节外症状的发病率似乎正在下降[16]。这是否与改变治疗方案有关尚不确定。

除了临床评估外，RA 的诊断还可以通过系统的研究来支持，如炎症标志物、类风湿因子和抗瓜氨酸蛋白抗体（ACPA）的测定。ACPA 对 RA 具有高度的敏感性和特异性，可预测破坏性疾病的发展[20]。新的美国 / 欧洲类风湿关节炎分类标准于 2010 年发布，该标准反映了临床上对关节损伤发生前早期疾病识别的重视，以及抗 CCP 抗体的临床应用（框 83-1）[21]。

框 83-1　2010 年美国风湿病学会（ACR）/ 欧洲风湿病联盟（EULAR）（AmericanCollegeofRheumatology（ACR）/ EuropeanLeague）类风湿关节炎分类标准

该标准旨在对新出现的患者进行分类。此外，具有典型类风湿关节炎的糜烂性疾病的患者，其病史与先前满足 2010 年标准的情况相符，应归类为类风湿关节炎。

目标人群（哪些患者应该测试？）
- 至少有一个关节有明确的临床滑膜炎（肿胀）的患者
- 滑膜炎患者不能更好地被另一种疾病解释

类风湿关节炎分类标准

基于评分的算法：将 A～D 类评分相加；将患者归类为具有明确 RA 需要大于 6/10 的评分。

	分数
A. 关节受累	
• 1 个大关节	0
• 2～10 个大关节	1
• 1～3 个小关节（有或无大关节受累）	2
• 4～10 个小关节（有或无大关节受累）	3
• ＞ 10 个关节（至少 1 个小关节）	5
B. 血清学（分类至少需要 1 个试验结果）	
• RF 阴性和 ACPA 阴性	0
• RF 弱阳性或 ACPA 弱阳性	2
• RF 强阳性或 ACPA 强阳性	3
C. 急性期反应物（分类至少需要 1 个试验结果）	
• 正常 CRP 和正常 ESR	0
• 异常 CRP 或异常 ESR	1
D. 症状持续时间	
• ＜ 6 周	0
• ≥ 6 周	1

改编自 Aletaha D，Neogi T，Silman AJ, et al. 2010 Rheumatoid Arthritis Classification Criteria: an American College of Rheumatology/ European League Against Rheumatism collaborative initiative. Arthritis Rheum 2010；62:2569–81.

4. 眼病 Ocular Disease

在类风湿关节炎（RA）中，前段疾病比后段疾病更常见。常见的前段疾病包括干燥性角膜结膜炎、干燥综合征、巩膜炎、浅层巩膜炎和各种形式的角膜炎。

巩膜炎发生在 1%～6% 的 RA 患者和高达 14% 的类风湿性血管炎患者[2, 4, 5]。RA 患者的巩膜炎可表现为剧烈疼痛，呈弥漫性或结节状、前部或后部、坏死或非坏死性[6]。最令人担忧的是穿通性巩膜软化症，巩膜破坏不是典型的疼痛，也不伴有明显的炎症征象[2, 6]。表层巩膜炎也可见于 RA[6, 22]。

RA 的角膜并发症范围很广，穿孔的风险也各不相同。无明显炎症的边缘性角膜炎可能导致周边变薄，导致"角膜接触镜"的出现。更为显著的是周边溃疡性角膜炎和角膜溶解症，两者都有很高的穿孔风险[2]。RA 患者坏死性角膜炎或巩膜炎与死亡率增加有关[23]。

RA 后段病变包括后巩膜炎，很少有视网膜血管炎。视网膜血管炎可能诊断不足。在一项对 60 例 RA 患者的研究中，即使没有视网膜血管炎的临床特征，视网膜血管炎的发生率也为 18%[24]。这项研究得到了一些病例报道的支持，这些病例报道描述了典型的视网膜血管炎，伴有荧光素血管造影的渗漏迹象，以及作者认为与血管炎有关的巩膜炎中的 1 例视网膜渗出[25, 26]。

RA 治疗相关的眼部并发症包括白内障（皮质类固醇）、眼压升高(皮质类固醇)和视网膜病变(氯喹和少量羟基氯喹)。

5. 治疗 Treatment

(1) 全身疾病的治疗：RA 的治疗目标是减轻症状，包括疼痛和功能丧失，并防止关节损伤。美国风湿病学会（American College of Rheumatology, ACR）于 2012 年和欧洲风湿病防治联盟（European League Against Rhexism）于 2013 年发布了综合管理指南，这些指南在其管理建议中基本一致[27, 28]。目前的最佳做法是早期和积极治疗，经常治疗，直到疾病活动性降低或消失。一线治疗通常使用甲氨蝶呤作为单一治疗或与其他传统的合成疾病修饰剂联合（同时或顺序）治疗。对这种方法没有反应的患者将升级为靶向性生物 DMARD［通常是以抗 TNF 生物制剂作为一线，以 tocilizumab（抗白介素 –6）、利妥昔单抗（抗 CD20）和 abatacept（CTLA-4 和 IgG 的融合蛋白）作为替代品］。Tofacitinib 是一种人工合成的 janus 激酶抑制剂，在美国上市。

(2) 眼部疾病的治疗：轻度浅表性眼病（如轻度干燥性角膜结膜炎或浅层巩膜炎）可通过人工泪液替代物等局部治疗得到充分控制[29]。非坏死性前巩膜炎可用口服非甾体抗炎药治疗，但坏死性疾病往往需要全身皮质类固醇。不受控制的眼部炎症需要与风湿病学家协调的全身治疗。此外，威胁视力的炎症，如坏死的巩膜炎或角膜融化，需要紧急抢救治疗，如静脉冲击甲泼尼龙[2]。在我们的实践中，我们连续给药三次 500～1000mg 的甲泼尼龙冲击，通常随后开始或增加一个疗程的口服皮质类固醇（除了 DMARD/ 生物治疗）。

（二）血清阴性的脊椎关节病 Seronegative Spondyloarthropathies

1. 一般状况 General Considerations

脊椎关节病（spondyloarthropathy, SpA）是一个术语，用于描述一组影响中轴骨、滑膜和关节外部位的相关炎症性关节病（框 83-2）[30, 31]。这组疾病包括强直性脊柱炎、反应性关节炎、炎症性肠病相关关节炎、青少年脊椎关节炎和银屑病关节炎。临床表现包括炎性背痛、骶髂关节炎、附着点炎（肌腱或韧带插入骨头的附着点炎症）、指关节炎（整个手指发炎）、葡萄膜炎，以及通常影响下肢的不对称性关节炎。这些疾病通常被分为轴性 SpA（疾病主要影响背部和骶髂关节）或周围性 SpA（以附着炎、关节炎和手指炎为主）[30, 31]。重叠或未分化的疾病模式是公认的。与Ⅰ类 MHC 分子 HLA-B27 有很强的相关性。根据一项包括近 30 000 名患者的系统回顾性研究，脊椎关节病中葡萄膜炎的平均患病率估计为 33%，急性前葡萄膜炎是最常见的类型[32]。

2. 流行病学 Epidemiology

脊椎关节病尤其发生在对 HLA-B27 呈阳性的个体中，但其他环境因素也被认为起作用。整个脊柱关节病整体的患病率为 0.5%～1.9%。

框 83-2　国际脊柱关节炎协会（ASAS）对中轴性和周围性脊柱关节炎的评估标准[30, 31]

脊椎关节病

考虑年龄 < 45 岁且腰背痛 ≥ 3 个月的患者

- 任一种影像学上的骶髂关节炎 *+ ≥ 1 脊椎关节炎临床特征 +
- HLA-B27 阳性 +2 例以上脊柱关节炎临床特征

周围性脊椎关节病

考虑关节炎、附着点炎或指（趾）炎患者

- 影像学上银屑病、炎症性肠病、感染前、HLA-B27、葡萄膜炎或骶髂关节炎 ≥ 1
- ≥ 2 个关节炎、附着点炎、指（趾）炎、炎症性腰背痛史或阳性家族史

* 骶髂关节炎影像

- 根据修改后的纽约标准确定的放射性骶髂关节炎（放射性轴性脊柱关节病）
- MRI 上的活动性炎症高度提示骶髂关节炎与脊柱关节病有关（如果没有影像学特征，则称为非影像学脊椎关节病）

† 脊椎关节炎临床特征

- 炎症性背痛
- 关节炎
- 附着点炎（足跟）
- 葡萄膜炎
- 指（趾）炎
- 银屑病
- 炎症性肠病
- 对非甾体抗炎药反应良好
- 脊柱关节炎的阳性家族史
- HLA-B27
- C 反应蛋白升高

3. 强直性脊柱炎 Ankylosing Spondylitis

（1）一般状况：强直性脊柱炎（AS）是一种与 HLA-B27 相关的慢性炎症性轴性关节炎，典型表现为年轻男性伴有强烈的前葡萄膜炎。传统的分类方案（修订后的纽约标准）要求存在放射性骶髂关节炎及炎症性背痛的症状和体征。越来越多的使用敏感的方式，如磁共振成像，已经确定了一组患有炎症性疾病但没有影像学改变的患者，这导致了一个非影像学轴性 SpA 的概念和一套新的轴性 SpA 分类标准，纳入了这一概念（框 83-2）[30]。非放射学轴位 SpA 患者是否都不可避免地会发展为强直性脊柱炎目前尚不清楚。

（2）流行病学：这是最常见的脊椎关节病。其患病率为 0.1%～0.4%，这取决于该人群中 HLA-B27的频率。这导致了显著的地理变异，南非和日本的发病率较低，德国的发病率高于其他欧洲国家，欧亚大陆和北美北极圈 / 亚北极地区的土著发病率非常高[33]。这在男性中更为普遍，男女比例为（2～3）∶1，尽管有人认为女性可能由于病情较轻而未得到充分诊断[34]。

（3）关节和全身疾病：AS 的特征是炎症性背痛，表现为臀部疼痛和清晨僵硬（至少 30min），通过运动和非甾体抗炎药缓解，休息时更严重[35]。肩部和髋部被视为轴向关节，在多达 50% 的患者中受到影响[36]。在 AS 中，不对称性少关节炎并不常见，但如果在病程早期出现，则可能是更严重的疾病的预兆[36]。

附着点炎（Enthesitis）可发生在任何附着点，但最常见的是在足部跟腱和足底筋膜插入跟骨处。AS 的典型心脏异常是主动脉炎、主动脉瓣反流和传导异常，但症状性疾病很少见[37]。

使用多种仪器监测疾病，包括 BASDAI（巴斯强直性脊柱炎评估指数）、BASFI（巴斯强直性脊柱炎功能指数）、炎症标志物（CRP/ESR）、视觉模拟评分、关节肿胀计数及脊柱和骨盆的 X 线片。

（4）眼部疾病：AS 最常见的眼部并发症是复发性 AAU。它几乎总是单侧的，但可能会依次影响双眼［称为"触发器"（flip-flop）模式］。前葡萄膜炎很少会持续。表现为典型的 AAU，但炎症通常比特发性 AAU 更严重（常伴有前房纤维蛋白），复发更频繁[38-40]。严重的病例也可能出现前房积脓。AAU 可通过反复或持续的 CME、继发性青光眼和白内障导致视力丧失[38-40]。AS 治疗相关的眼部并发症包括白内障和眼压升高（继发于皮质类固醇使用）。

（5）治疗：包括全身疾病的治疗和眼部疾病的治疗。

全身疾病的治疗：AS 的治疗目标是减轻疼痛，恢复并保持姿势和运动尽可能接近正常。这是通过终身物理治疗和医疗来实现的。NSAID 是一种有效的治疗方法，在许多国家指南中被推荐为一线治疗[41, 42]。很少有证据支持在轴位 SpA 中使用类固醇或 DMARD（疾病修饰性抗风湿药物，如柳氮磺吡啶和甲氨蝶呤），尽管它们可能在治疗外周症状方面有一些用途[43]。五种肿瘤坏死因子抑制剂（依

那西普、英夫利昔单抗、阿达木单抗、certolizumab 和 golimumab）被授权用于治疗强直性脊柱炎，通常在一些非甾体抗炎药试验后活动性疾病未得到充分控制时使用。Meta 分析强烈支持这些药物在轴位 SpA 中的疗效[43, 44]。

眼部疾病的治疗：治疗 AS 相关 AAU 的主要方法是局部强化皮质类固醇和散瞳（如特发性 AAU），但应注意结膜下治疗和口服皮质类固醇更常用于充分控制 HLA-B27 相关 AAU 和特发性 AAU 的炎症。抗肿瘤坏死因子药物，如英夫利昔单抗、依那西普和阿达木单抗，作为治疗潜在 AS 研究的一部分，也可以减少 AAU 复发的频率[45, 46]。

4. 反应性关节炎（以前称为 Reiter 综合征）Reactive Arthritis（Previously Known as Reiter Syndrome）

(1) 一般状况：反应性关节炎（reactive arthritis，ReA）是由感染引起的无菌性关节炎，常伴有关节外症状。

(2) 流行病学：有一些以人口为基础的研究估计发病率为每年每 10 万人中 1～30 例[47]。60%～80% 的反应性关节炎患者 HLA-B27 阳性。最常见的相关感染是泌尿生殖道（沙眼衣原体）或胃肠道（耶尔森菌、沙门菌、志贺菌和弯曲杆菌)[47-50]。

(3) 关节和全身疾病：典型的患者将有一个大型下肢关节不对称性少关节炎，通常以累及或迁移的方式发生。上肢和小关节（通常是 PIP 关节）也会受到影响。其他特征包括类似于 AS 的炎性下背痛、指关节炎、附着点、结节性红斑、脓溢性皮肤角化病（脚底的皮肤损伤类似脓疱性银屑病）和一种特殊的生殖器皮疹，称为环状龟头炎[47, 48]。

(4) 眼部疾病：ReA 最常见的眼部并发症是眼前节疾病。结膜炎是典型的 ReA 三联征的一部分，但通常只在第一次发病和发病初期出现。更严重的后果是复发性 AAU 可能发生在高达 50% 的患者中，尽管在最初发作时只有高达 20% 的患者[40, 48]。如其他形式的 AAU 所述，这些发作可能与溢出的玻璃体细胞和 CME 有关，并且很少有视盘水肿。

ReA 很少与全葡萄膜炎或多灶性脉络膜炎相关，许多 ReA 患者系列强调了此类病例的罕见性，其中未发现泛葡萄膜炎或后葡萄膜炎病例[48, 53]。

(5) 治疗：包括全身疾病的治疗和眼部疾病的治疗。

全身疾病的治疗：基础感染应酌情治疗[47, 54]。急性关节炎可用非甾体抗炎药和关节内皮质类固醇治疗。对于病程较长的患者，应考虑使用亚氨基水杨酸或甲氨蝶呤等抗肿瘤药物，而病例报告显示抗肿瘤坏死因子生物药物可能有助于治疗严重耐药的病例[47, 54]。

眼部疾病的治疗：ReA 相关的 AAU 与治疗特发性 AAU 一样，用局部强化皮质类固醇和散瞳治疗。如前所述，对于其他 HLA-B27 相关的 AAU，可能需要结膜下治疗和口服皮质类固醇来充分控制炎症。罕见的后段炎症可能需要全身免疫抑制。

5. 炎症性肠病 Inflammatory Bowel Disease

(1) 一般状况：外周和轴性关节炎与炎症性肠病（IBD）有关，尤其是克罗恩病（Crohn's diease）和溃疡性结肠炎。

(2) 流行病学：据报道，溃疡性结肠炎的外周关节炎发病率为 5%～10%，克罗恩病的外周关节炎发病率在 10%～20%[55]。男性和女性受到同等的影响。脊柱炎发生在 1%～26% 的 IBD 患者中，男性比女性更容易受到影响。此外，在 IBD 中 AS 的患病率（1%～6%）高于一般人群[55]。

(3) 关节和全身疾病：IBD 相关关节炎通常是一种临床诊断，因为放射学通常是正常的，没有关节侵蚀或畸形。一些作者将关节炎分为两种不同类型：1 型（少关节型）和 2 型（多关节型)[55, 56]。

(4) 眼部疾病：据估计，3.5%～12% 的 IBD 患者会出现眼部并发症，通常发生在疾病早期[57]。IBD 最常见的眼部并发症是葡萄膜炎、浅层巩膜炎和巩膜炎。

葡萄膜炎通常为复发性 AAU 型，约 5% 的 IBD 患者发生葡萄膜炎，但高达 50% 的 IBD 患者 HLA-B27 阳性[58]。不太常见的是，慢性双侧前葡萄膜炎，女性占优势[59]。巩膜炎是 IBD 的一个公认特征，并已被报道与肠道疾病的活动性平行。巩膜炎通常是前巩膜，但也可能是后巩膜。它可能是非坏死性或坏死性的，导致穿孔性巩膜软化症的风险[60]。视网膜动脉阻塞和缺血性视神经病变被报道，可能反映了一些 IBD 患者的血栓前倾向。其他与 IBD 相关的报道包括角膜炎、视网膜血管炎、后葡萄膜炎、囊样黄斑水肿、视神经炎、神经性视网膜炎、Brown 综合征和眼眶肌炎[60]。最近的一项社区调查还表明，"干眼症"的患病率很高（高达 42%），这与 5- 氨基水杨酸的使用有关，尽管尚不清楚这是病因还是疾病活动的替代标记[61]。有趣的是，IBD 家族史被认为是包括葡萄膜炎在内的特发性眼部炎症的独立危险因素[62]。

（5）治疗：包括全身疾病的治疗和眼部疾病的治疗。

全身疾病的治疗：治疗取决于症状的严重程度。轻度少关节炎患者通常对相对休息、物理治疗和关节内注射皮质类固醇有反应[55, 56]。大多数患者对非甾体抗炎药有反应，因为它们能控制症状、关节炎和炎症，但不能阻止关节破坏，而且可能有显著的不良反应，包括 IBD 恶化和产生小肠溃疡和结肠溃疡。因此，它们被推荐用于轻度恶化的患者，以控制关节炎发作的症状，但它们的使用必须限制在最小的有效剂量和时间内[55, 56]。

1 型关节炎与疾病活动有关，因此治疗潜在的 IBD 是治疗的选择。治疗 2 型 IBD 关节炎和轴性关节病通常需要用 DMARD 进行长期治疗，如柳氮磺胺吡啶或甲氨蝶呤。此外，可以使用全身或关节内皮质类固醇治疗[55]。一些 IBD 患者也将使用抗肿瘤坏死因子药物来控制他们的肠道症状。

眼部疾病的治疗：IBD 相关的 AAU 与特发性 AAU 的治疗一样，采用局部强化皮质类固醇和散瞳。应该注意的是，更慢性的前葡萄膜炎可能需要更长时间的治疗[63]。巩膜炎的治疗将取决于所见疾病的类型和严重程度，但往往需要免疫抑制[63]。

6. 银屑病性关节炎 Psoriatic Arthritis

（1）一般状况：银屑病性关节炎（psoriatic arthritis, PsA）传统上是由炎症性关节炎 [外周关节炎和（或）骶髂关节炎或脊柱炎]、银屑病和缺乏类风湿因子血清学检查的综合诊断[30]。然而，2006 年开发了 CASPAR 标准（银屑病关节炎的分类标准）（框 83-3）。这已被证明对 PsA 的诊断具有高度的敏感性和特异性（见下文）[30, 64]。

（2）流行病学：银屑病性关节炎（PsA）可以发生在任何年龄，但最常见的年龄在 30—50 岁。它对男性和女性的影响是一样的[30, 65]。PsA 的确切患

框 83-3　银屑病关节炎的 CASPAR 标准

存在
- 炎性关节病（关节、脊柱或关节端）

以及

以下至少得 3 分
- 当前银屑病（2 分）、个人银屑病史（1 分）或家族银屑病史（1 分）
- 典型的银屑病性指甲营养不良（1 分）；包括甲松离、凹陷、角化过度
- 指（趾）炎（1 分）：风湿病学家注意到的当前或以前的症状
- 关节旁新骨形成（1 分）：手或足 X 线片
- 类风湿因子阴性（1 分）：最好通过酶联免疫吸附试验

引自 Taylor W, Gladman D, Helliwell P, et al.Classification criteria for psoriatic arthritis: development of new criteria from a large international study. Arthritis Rheum 2006; 54: 2665–73

病率尚不清楚，但据估计，它影响了 0.3%～1% 的美国人和 7%～42% 的银屑病患者[30, 65, 66]。

（3）关节和全身疾病：PsA 可引起多种关节症状，从孤立的单关节炎到广泛的破坏性关节炎。关节受累可分为 5 个亚型：DIP（远端指间）关节受累、单关节 / 少关节、对称性多关节炎、多关节炎和脊椎关节病。长期 PsA 患者在全身麻醉前必须进行颈椎 X 线检查，这一点很重要，因为临床上可能存在无症状的糜烂性 / 炎性关节炎，导致寰枢椎或亚轴不稳，如 RA[67]。30%～40% 的 PsA 患者会发生手指炎或"香肠指"（sausage digit）。此外，20%～40% 的患者有症状的附着点炎，通常影响到跟腱和足底筋膜到跟骨的插入处的足部[64, 68]。皮肤银屑病的严重程度与关节受累之间似乎没有相关性，但皮肤症状往往先于关节症状。银屑病可以使用多种工具进行评估，包括 PASI（银屑病面积和严重程度指数）、健康评估问卷和银屑病关节炎反应标准（PsARC）。

（4）眼部疾病：据估计，10% 的银屑病患者和 31% 的 PsA 患者会出现眼部并发症[69, 70]。最常见的表现是结膜炎（高达 20%）或葡萄膜炎（7%）[70]。Paiva 及其同事将 PsA 中葡萄膜炎的性质与先前脊柱关节病患者队列中的葡萄膜炎进行了比较。有趣的是，这表明 PsA 相关葡萄膜炎起病隐匿（19% vs. 3%）、双侧（38% vs. 7%）、慢性持续（31% vs. 6%）

或后部（44% vs. 17%）更容易发生[71]。也有巩膜炎、干燥性角膜结膜炎和角膜炎的报道[69,70]。

(5) 治疗：包括全身疾病的治疗和眼部疾病的治疗。

全身疾病的治疗：根据其他风湿性疾病的证据，非甾体抗炎药（NSAID）通常用于肌肉骨骼症状[72]。关节内可使用皮质类固醇，但口服皮质类固醇应谨慎使用，因为它们可能与皮肤病的"类固醇后耀斑"（poststeroid flare）有关。通常，非生物性疾病修饰药物（如甲氨蝶呤、柳氮磺胺吡啶和来氟米特）被用作一线治疗，甲氨蝶呤也是治疗皮肤银屑病的有效药物[43]。临床医师的经验表明，这些药物对很多人都是有效的，而且它们仍然是大多数治疗指南的特点。然而，甲氨蝶呤的综述、Meta 分析和随机对照试验确实未能证明这些药物有明显的统计效益，因此它们的作用仍存在一些不确定性[73]。

所有经许可的抗肿瘤坏死因子药物［依那西普（etanercept）/ 英夫利昔单抗（infliximab）/ 阿达木单抗（adalimumab）/certolizumab/ 高利木单抗（golimumab）］均能有效治疗周围性关节炎、附着炎、指关节炎和皮肤银屑病[43]。尽管有传统的治疗方法，但推荐用于活动性周围关节炎患者。在可以获得治疗的情况下，银屑病性关节炎的其他两种治疗方案已经得到批准：乌司他库单抗（ustekinumab）（一种针对 IL-12/IL-23 抑制剂的共同 p40 亚单位的单克隆抗体）和口服磷酸二酯酶 4 抑制剂阿普美司特（apremilast）（一种具有免疫调节作用的抑制剂）[43]。

眼部疾病的治疗：PsA 相关的 AAU 可作为特发性 AAU 的治疗，局部使用强化皮质类固醇和散瞳，但更持久的前葡萄膜炎可能需要长期治疗。白内障可能与慢性眼内炎症、皮质类固醇的使用及可能的 P-UVA 治疗有关，需要手术治疗和适当的免疫抑制围术期护理[74]。

（三）幼年特发性关节炎 Juvenile Idiopathic Arthritis

1. 一般状况 General Considerations

青少年特发性关节炎（JIA）是儿童期最常见的风湿病。其特征是关节持续发炎，发病年龄早于 16 岁。

2. 流行病学 Epidemiology

据报道，JIA 发病率在每年每 10 万人中 0.8～23 人，患病率在每 10 万儿童中 7～400 人。据报道，不同民族之间存在差异：与非洲、亚洲或东印度血统的儿童相比，欧洲血统的儿童更容易发生 JIA[75]。

3. 关节与系统性疾病 Articular and Systemic Disease

JIA 采用 ILAR［国际风湿病学家协会联盟（International League of Associations of Rheumatologists）］分类法进行分类（框 83-4）。JIA 的主要临床特征被定义为"关节内肿胀或活动范围受限，伴有关节疼痛或压痛，经医师观察至少持续 6 周，且不是由于原发性机械疾病或其他可识别的原因[76]。"

4. 眼部表现 Ocular Disease

JIA 的主要眼部表现是葡萄膜炎。葡萄膜炎出现在约 10% 的 JIA 患者中，但在发病期间的某个时间点，葡萄膜炎可能出现在多达 1/3 的患者中，尽管确切的估计取决于抽样人群的类型[77-81]。炎症通常是一种慢性前葡萄膜炎伴白眼（white eye），通常为双侧（70%），但最初可能表现为单侧疾病。复发性急性前葡萄膜炎是不常见的，当它发生时，通常是在 HLA-B27 的背景下。

发生与 JIA 相关的葡萄膜炎的风险根据发病年龄、关节炎类型和抗核抗体（ANA）的存在进行了分层，葡萄膜炎发生在高风险组（少关节炎 - 持续性和扩展性，抗核抗体阳性疾病）的一半以上。有趣的是，最近的一项研究表明，年龄和 ANA 状态在预测男孩（相对于女孩）的风险方面可能没有那么有用[82]。值得注意的是，检测 ANA 的金标准是通过 HEp-2 细胞的免疫荧光，ELISA 检测的 ANA 没有预测作用[83]。抗组蛋白抗体也与葡萄膜炎的风险相关，但在临床实践中应用较少[83]。由于慢性前葡萄膜炎的症状很轻，如果有任何症状通常与炎症相关，建议进行筛查。美国儿科学会的建议总结在表 83-1 中[84]。

与 JIA 相关的葡萄膜炎在女孩中更常见[81]，但男性是更严重疾病的危险因素，随访 5 年后 CME 发生率显著升高（50% vs. 4%），需要白内障手术比例显著增高（59% vs. 32%）。其他报道的预后

框 83-4　国际风湿病协会（International League of Associations of Rheumatologists, ILAR）青少年特发性关节炎分类

全身性关节炎

定义：一个或多个关节的关节炎，伴有或之前伴有持续至少 2 周的发热，每天记录（普通的）至少 3 天，并伴有以下一种或多种情况：

- 游走性（非固定）红斑
- 全身淋巴结肿大
- 肝肿大和（或）脾大
- 浆膜炎

排除标准（见下）：（a）、（b）、（c）、（d）

少关节炎

定义：在疾病的前 6 个月内累及 1～4 个关节的关节炎。可识别两个子类别：

- 持续性少关节炎：在整个病程中累及不超过 4 个关节
- 扩展性少关节炎：发病前 6 个月共累及 4 个以上关节

排除标准（见下）：（a）、（b）、（c）、（d）、（e）

多关节炎（类风湿因子阴性）

定义：在疾病的前 6 个月内影响 5 个或更多关节的关节炎；RF 测试为阴性。

排除标准（见下）：（a）、（b）、（c）、（d）、（e）

多关节炎（类风湿因子阳性）

定义：在疾病的前 6 个月内影响 5 个或更多关节的关节炎；在疾病的前 6 个月内，至少间隔 3 个月进行两次或更多的 RF 测试呈阳性。

排除标准（见下）：（a）、（b）、（c）、（e）

银屑病性关节炎

定义：关节炎和银屑病，或关节炎和至少以下两个：

- 指（趾）炎
- 指甲凹陷或甲松离
- 一级亲属银屑病

排除标准（见下）：（b）、（c）、（d）、（e）

附着点炎相关关节炎

定义：关节炎和附着点炎，或关节炎或附着点炎，至少有以下两种：

- 骶髂关节压痛和（或）炎性腰骶痛的存在或病史
- HLA-B27 抗原的存在
- 男性 6 岁以上关节炎的发病
- 急性（症状性）前葡萄膜炎
- 有强直性脊柱炎、附着点炎相关的关节炎、骶髂关节炎伴炎症性肠病、Reiter 综合征或一级亲属有急性前葡萄膜炎的病史

排除标准（见下）：（a）、（d）、（e）

无法鉴别的关节炎

定义：关节炎不符合任何类别或两个或两个以上类别的标准。

排除标准

这种分类的原则是，JIA 的所有范畴都是互斥的。这一原则反映在每一类可能排除的清单中：

(a) 银屑病或患者或其一级亲属有银屑病病史

(b) HLA-B27 阳性男性 6 岁后开始出现关节炎

(c) 强直性脊柱炎、附着点炎相关关节炎、伴有炎症性肠病的骶髂关节炎、Reiter 综合征或急性前葡萄膜炎，或一级亲属中有此类疾病的病史

(d) IgM 类风湿因子的出现在间隔至少 3 个月内至少两次

(e) 在患者中存在系统性的 JIA

除外标准的适用准则在每一类别下都有说明，并可能随着新数据的提供而改变

引自 Petty RE, Southwood TR, Manners P, et al. International League of Associations for Rheumatology classification of juvenile idiopathic arthritis: second revision, Edmonton, 2001. J Rheumatol 2004；31：390-2.

较差的预测因素是诊断时葡萄膜炎和激光光斑值升高[85-87]。

JIA 相关性葡萄膜炎的主要视力威胁并发症是带状角膜病变（60%）、白内障（40%）、青光眼（10%～25%）和 CME（10%）。后粘连多见[77,88,89]。不常见的是，玻璃体炎和周边视网膜血管炎的报道[77,80,88,89]。

5. 治疗 Treatment

（1）全身疾病的治疗：JIA 的管理是基于医疗、物理和职业治疗及手术管理的结合。非甾体抗炎药可用于所有类型的轻度 JIA，治疗疼痛和僵硬。由于对骨骼和生长的影响，儿童口服皮质类固醇必须尽量少使用，主要适应证是严重发热、浆膜炎和巨噬细胞活化综合征。关节内皮质类固醇可以使用，并且在单关节炎儿童中有令人鼓舞的结果[90]。甲氨蝶呤用于多关节炎患者，其他已被证明有效的药物包括柳氮磺吡啶和来氟米特。依那西普可用于对甲氨蝶呤治疗无效的患者，并且已被证明在短期和长期治疗 JIA 疾病方面都是有效的[91-93]。英夫利昔单抗在治疗多关节 JIA 中未显示出优于安慰剂[94]。阿达木单抗已获准用于 JIA，并被发现对患有多关节 JIA 的儿童有效[95]。Abatacept 是一种选择性 T 细胞共刺激抑制剂，是一种可替代的生物制剂。在随机对照试验中，abatacept 治疗儿童多关节炎（包括那些抗肿

表 83-1　美国儿科学会青少年特发性关节炎患者眼科检查频率指南

类　型	ANA	发病年龄（岁）	病程（年）	风险类别	眼科检查频率（月）
少关节炎或多关节炎	+	≤ 6	≤ 4	高	3
	+	≤ 6	> 4	中	6
	+	≤ 6	> 7	低	12
	+	> 6	≤ 4	中	6
	+	> 6	> 4	低	12
	−	≤ 6	≤ 4	中	6
	−	≤ 6	> 4	低	12
	−	> 6	NA	低	12
全身性疾病（发热、皮疹）	NA	NA	NA	低	12

关于后续行动的建议一直持续到儿童和青少年时期。ANA. 抗核抗体；NA. 不适用

引自 Cassidy J，Kivlin J，Lindsley C，Nocton J. Ophthalmologic examinations in children with juvenile rheumatoid arthritis. Pediatrics 2006；117:1843–5.

瘤坏死因子治疗失败的儿童）优于安慰剂[96, 97]。有学者担心使用抗肿瘤坏死因子药物的儿童患癌症的风险可能增加[98]。其他生物制剂，包括利妥昔单抗、白细胞介素 –1 和白细胞介素 –6 拮抗剂的潜在作用正在进一步研究中。

(2) 眼部疾病的治疗：全身免疫抑制通常需要控制全身疾病及其眼部表现，尽管有些儿童可能只需要局部皮质类固醇和散瞳。儿童局部使用皮质类固醇的"安全"水平是有争议的。在 Thorne 及其同事最近的一项回顾性研究中，局部使用皮质类固醇与白内障的发生有关，这与活动性葡萄膜炎或后粘连无关[99]。重要的是，当慢性给药不超过每天两次时，白内障似乎没有明显增加[99]。为了控制葡萄膜炎，需要经常使用局部皮质类固醇，通常需要每周皮下注射甲氨蝶呤，而不是口服。如果甲氨蝶呤不能充分控制炎症，则需要添加抗肿瘤坏死因子药物。阿达木单抗似乎是首选药物，在一项研究中有效控制了 16/18 儿童的葡萄膜炎[100]。有报道称葡萄膜炎的起病与依那西普有关[101]。

白内障手术具有挑战性，需要非常仔细的准备、围手术期护理和术后强化管理。患者的护理人员必须充分认识到坚持处方治疗和随访的重要性。

传统上，这些患者的白内障摘除术是先行平坦部玻璃体切除术 / 晶状体切除术，然后再行人工晶状体植入术，但现在在手术时使用人工晶状体更为常见[102-104]。术后粘连和人工晶状体沉着是常见的，但总体的视力改善是令人鼓舞的，最近 17 只眼的一系列报道显示，在没有 CME、青光眼或低眼压增加的所有患者中，视力提高了 2 行或更多，但值得注意的是，其他研究确实报道了继发性青光眼和 CME 的显著发病率[104]。

（四）系统性红斑狼疮 Systemic Lupus Erythematosus

1. 一般状况 General Considerations

系统性红斑狼疮（SLE）是一种多系统自身免疫性疾病，主要影响育龄妇女。1997 年美国风湿病学会分类标准仍被广泛采用（框 83–5），尽管系统性狼疮国际合作诊所（Systemic Lupus International Collaborating Clinics，SLICC）小组在 2012 年提出了一套替代分类标准[105, 106]。尽管 SLICC 标准在大纲上相似，但考虑到更广泛的临床表现（尤其是皮肤科和神经科）和免疫学表现（如补体水平低），SLICC 标准具有更高的敏感性，但牺牲了某些特异

框 83-5　1997 年更新的美国风湿病学会系统性红斑狼疮标准

为了临床试验的目的，系统性红斑狼疮的诊断是在 11 项标准中至少有 4 项同时或依次出现的情况下进行的。

斑疹
- 固定红斑，扁平的或隆起的，在颧骨隆起处，倾向于保留鼻唇沟

盘状皮疹
- 红斑隆起的斑块伴粘连性角质剥落和滤泡阻塞；老年病变可出现萎缩性瘢痕

光敏性
- 根据病史或医师观察，由于对阳光的异常反应而引起的皮疹

口腔溃疡
- 口腔或鼻咽溃疡，通常无痛，由医师观察

非糜烂性关节炎
- 2 个或多个周围关节，以压痛、肿胀或渗出为特征

胸膜炎或心包炎
- 胸膜炎：医师听到的令人信服的胸膜疼痛或摩擦史或胸腔积液的证据
  或
- 心包炎：心电图或擦伤或心包积液

肾脏疾病
- 持续性蛋白尿 > 0.5g/d 或 > 3+ 如果不进行定量
  或
- 细胞铸型：可能是红细胞、血红蛋白、颗粒状、管状或混合型

神经系统病变
- 癫痫发作：缺乏违禁药物或已知的代谢紊乱，如尿毒症、酮症酸中毒或电解质失衡
  或
- 精神病：没有违禁药物或已知的代谢紊乱，如尿毒症、酮症酸中毒或电解质失衡

血液病
至少有下列情况之一：
- 溶血性贫血 – 伴有网织红细胞增多症
- 白细胞减少 < 4000/mm^3 ≥ 2 次
- 淋巴细胞减少 < 1500/mm^3
- 在没有违禁药物的情况下血小板减少 < 100 000/mm^3

免疫紊乱
至少有下列情况之一：
- 抗 DNA：自然 DNA 的抗体异常滴度
- 抗 Sm：Sm 核抗原抗体的存在
- 抗磷脂抗体阳性发现于：
  – 血清 IgG 或 IgM 抗心磷脂抗体水平异常
  – 用标准方法检测狼疮抗凝剂阳性结果，或
  – 梅毒螺旋体固定或荧光螺旋体抗体吸收试验证实至少 6 个月假阳性

抗核抗体阳性
- 在没有潜在药物原因的情况下，通过免疫荧光或同等方法在任何时间点检测抗核抗体的异常滴度

改编自 Hochberg MC. Updating the American College of Rheumatology revised criteria for the classification of systemic lupus erythematosus. Arthritis Rheum 1997；40：1725.

性。SLICC 标准要求至少有一个免疫特征，不支持"血清阴性狼疮"（seronegative lupus）的概念。

2. 流行病学 Epidemiology

系统性红斑狼疮（SLE）的患病率约为每 10 万人 28 例[107]，主要影响育龄妇女（15—45 岁），男女比例峰值为 12∶1。SLE 在非高加索人中更为常见，他们的病情更严重，发病也更早。

3. 关节系统疾病 Articular and Systemic Disease

SLE 是一种全身性疾病，可引起体质或器官特异性症状。皮肤、黏膜、关节、肾脏、大脑、浆膜、肺、心脏，偶尔还有胃肠道都可能受累[105, 107]。系统性红斑狼疮关节炎可分为变形性关节病和非变形性关节病。体质症状包括发热、不适、疲劳、体重减轻、淋巴结病和厌食[107]。狼疮有多种皮肤表现：通常包括光敏性（> 50% 的患者）、蝴蝶疹 / 颧骨皮疹、疼痛 / 无痛口腔溃疡、弥漫性脱发和网

状红斑[107]。

肾脏疾病是最严重的 SLE 表现之一，是疾病严重程度的预后指标。根据国际肾脏病学会（ISN）/ 肾脏病理学会（RPS）指南，肾活检用于确定肾病的分类[108]。

神经精神系统性红斑狼疮（neuropsychiatric SLE，NPSLE）是一个重要的诊断和治疗问题。ACR 提供了分类标准，描述了狼疮患者可能出现的中枢和外周神经系统受累类型[107]。

SLE 的肺部特征包括胸膜炎、肺炎、肺出血、肺栓塞、肺动脉高压和导致肺萎缩的膈肌无力。心包炎是最常见的心脏表现；其他包括心肌炎，心内膜炎，加速动脉粥样硬化，很少心包填塞[107]。

50% 的 SLE 患者会出现腹痛、恶心、呕吐和腹泻。胃肠道受累包括肠系膜血管炎（高死亡风险）、无菌性腹膜炎（有腹水或无腹水）、亚急性肠梗阻、

肝炎、硬化性胆管炎、蛋白丢失性肠病、胰腺炎和腹水[109]。

血细胞减少症，包括贫血、白细胞减少症或血小板减少症，通常与系统性红斑狼疮有关。它们可能是免疫介导的或由其他因素引起的，如月经减少。抗磷脂抗体和狼疮抗凝药在 30%~40% 的患者中发现，与静脉和动脉血栓形成、反复流产、先兆子痫、头痛和癫痫有关[107]。

狼疮的确诊是基于适当的临床表现和至少一种抗体的测定。有许多与 SLE 相关的抗体，最常见的是 ANA（抗核抗体）。其他相关的自身抗体包括约 60% 患者的抗 dsDNA（双链 DNA）、10%~30% 患者的高特异性抗 Sm 抗体（Smith 蛋白）和 10%~30% 患者的抗 RNP（核糖核蛋白）[105-107]。

4. 眼部表现 Ocular Disease

眼部并发症在系统性红斑狼疮中很常见，影响多达三分之一的患者。最常见的并发症是干燥性角膜结膜炎，但也可见威胁视力的后段和神经眼科疾病（由 Sivaraj 及其同事回顾）[110]。

与 SLE 相关的常见眼表疾病包括 KCS（占 SLE 患者的 25%）[111, 112]。周围性溃疡性角膜炎是一种罕见但严重的并发症，需要紧急免疫抑制[2]。SLE 患者中，1%~2% 出现表层巩膜炎，1% 出现巩膜炎[6, 113]。巩膜炎可能是前或后，坏死或非坏死，并可能表明潜在的疾病活动。

SLE 有时可引起眼眶炎症，并伴有急性眼球突出、眼睑水肿、结膜水肿、眼球运动能力降低和眼压升高，也有肌炎和脂膜炎的报道[114, 115]。眼眶炎症也可能与后巩膜炎有关。

狼疮性视网膜病变最早由 Bergmeister 于 1929 年描述。它的患病率估计在 10% 左右，尽管这取决于所研究的人群[116]。典型的临床表现为棉絮斑、视网膜出血和血管异常（动脉狭窄伴毛细血管扩张，静脉扩张和迂曲）（图 83-1 至图 83-3）。其他特征可能包括视网膜水肿、硬性渗出物和微血管瘤。视网膜病变通常是双侧的，但可能是不对称的[117]。

严重的血管阻塞性视网膜病变不太常见，但具有潜在的破坏性。轻度视网膜病变可作为偶然发现，血管闭塞性视网膜病变通常表现为视力下降、视野丧失和扭曲等视觉症状。此外，它与危及生命

的中枢神经系统狼疮并发症密切相关[118]。临床表现为广泛的小动脉闭塞和毛细血管不全。随后新生血管很常见（高达 72%）（图 83-4 和图 83-5）[118]，可能并发玻璃体积血（高达 63%）、视网膜牵引和脱离（高达 27%）[118]。血管闭塞性疾病的发生与抗磷脂抗体的存在密切相关（高达风险的 4 倍）[119]。原发性抗磷脂综合征（primary antiphosphalipid syndrome，即在没有系统性红斑狼疮或任何其他全身疾病的情况下抗磷脂抗体）可能与类似的严重血管阻塞性视网膜病变有关，但棉絮斑并不常见。严重的血管阻塞性视网膜病变有时被描述为视网膜血管炎，但这通常没有组织学检查的支持[120]。

视网膜大血管的阻塞可能发生，并且再次与抗磷脂抗体的存在有关。表现包括视网膜动脉分支或视网膜中央动脉阻塞（branch retinal arteriolar or central retinal artery occlusion，B/CRAO）（图 83-6）、视网膜静脉分支或中央静脉阻塞（branch or central retinal vein occlusion，B/CRVO）及视网膜动脉和静脉联合阻塞[118, 120]。

SLE 的其他视网膜表现包括一种罕见的双侧色素性视网膜病变，它可能类似于视网膜色素变性，但被认为起源于缺血性[121]。系统性高血压并存可导致高血压性视网膜病变。SLE（狼疮性脉络膜病）的脉络膜受累也可能导致显著的视觉发病率。脉络膜病变导致视网膜和视网膜色素上皮的单灶或多灶性浆液性脱离，可能与特发性中央浆液性脉络膜视网膜病变相似[122]。视觉症状的程度取决于剥离的

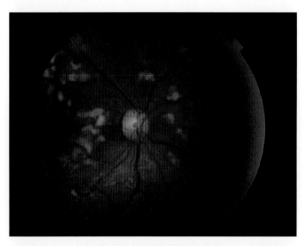

▲ 图 83-1 急性狼疮性视网膜病变伴棉絮斑、动脉狭窄、静脉扩张和迂曲

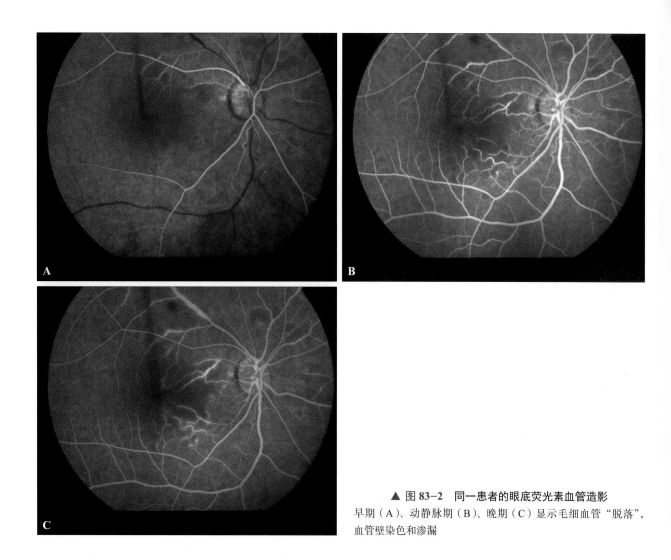

▲ 图 83-2 同一患者的眼底荧光素血管造影
早期（A）、动静脉期（B）、晚期（C）显示毛细血管"脱落"，血管壁染色和渗漏

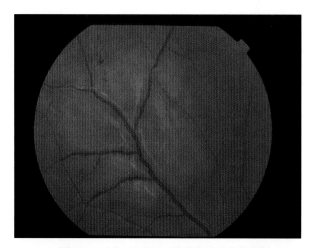

▲ 图 83-3 同一患者显示静脉串珠的细节资料

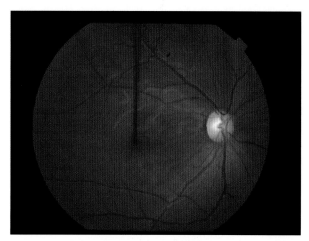

▲ 图 83-4 1 年后同一患者，显示棉絮斑的吸收。然而，仔细检查，发现两个区域的异常新生血管

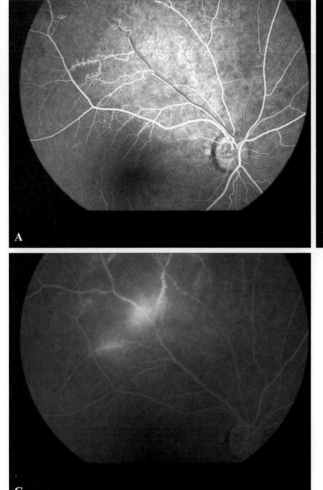

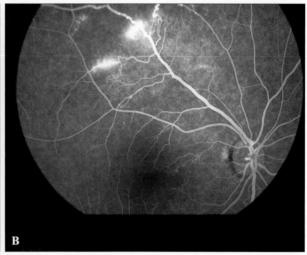

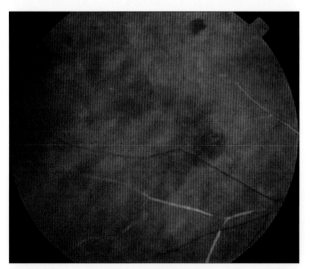

▲ 图 83-5 同一患者的眼底荧光素血管造影

早期（A）、动静脉期（B）、晚期（C）显示活跃的新血管。这些问题并没有通过免疫抑制得到解决，需要进行局部激光光凝

▲ 图 83-6 系统性红斑狼疮和抗磷脂综合征患者视网膜小动脉分支阻塞

解剖位置。随着时间的推移，这些浆液性脱离可能变得广泛，但反过来，随着潜在的全身疾病的控制，可能会逆转[122]。荧光素血管造影和吲哚菁绿血管造影是有帮助的，因为它不仅显示典型的 CSC 样渗漏从脉络膜到视网膜下和 RPE 下空间，而且还显示脉络膜缺血的程度。

视神经疾病是罕见的（约 1% 的 SLE 患者）。所描述的疾病谱包括前部和后部缺血性视神经病变和急性视神经炎（也被认为是缺血性的起源）[123]。系统性红斑狼疮的双侧视盘肿胀可能是由原发性颅内高压或加速性系统性高血压引起的，两者在系统性红斑狼疮中更为常见。

系统性红斑狼疮的其他神经眼并发症包括眼球运动异常（病因包括脑干梗死、颅神经病变、腱鞘炎、肌炎和 Miller-Fisher 综合征）、眼震、上睑下垂和偏头痛[110]。

最后，应该注意的是，SLE 患者由于疾病和治疗而免疫抑制，并且可能出现严重的眼内感染。单纯疱疹病毒、水痘 - 带状疱疹病毒和巨细胞病毒引起的视网膜坏死已有报道。其他眼部感染包括结核性脉络膜脓肿和诺卡菌性眼内炎[124, 125]。

5. 治疗 Treatment

（1）全身疾病的治疗：系统性红斑狼疮的治疗是根据病情的严重程度而定的。一般的生活建议包括避免阳光照射和使用防晒霜。患者应定期进行疾病评估，并进行系统性红斑狼疮并发症筛查，如感染、糖尿病、高脂血症和高血压。育龄妇女应注意孕前良好疾病控制的重要性、孕期密切监测的必要性、产后疾病暴发的风险。

轻度的间歇性皮疹、关节炎和其他皮肤黏膜症状通常可以用皮质类固醇软膏、短期非甾体抗炎药和羟氯喹治疗（每天 < 6.5mg/kg）。有更严重疾病表现（如肾炎、胃肠道血管炎或中枢神经系统疾病）的患者可能需要硫唑嘌呤、甲氨蝶呤、霉酚酸酯或环磷酰胺作为免疫抑制剂，并与可变剂量的口服类固醇联合使用。如果保守治疗和传统的 DMARD 失败，则应考虑生物制剂。

利妥昔单抗（rituximab）是针对 B 细胞上表达的 B 淋巴细胞标志物 CD20 的单克隆抗体，自 2002 年开始应用于 SLE 患者，但并非没有争议。尽管两个随机对照试验未能证明统计学上的有效性，但大多数临床医师认为它是治疗抗体介导的疾病表现（如关节炎和肾炎）的有效策略，这一点得到了对开放标签登记的大量 Meta 分析的支持[126]。它也可能有显著的"类固醇保留"（steroid sparing）作用，允许低剂量的伴随类固醇来实现疾病控制[127]。因此，它仍然被广泛使用，特别是在难治性肾炎。另一种生物制剂 belimumab 可以中和可溶性 B 淋巴细胞刺激因子（BLyS，也称为 BAFF），这是一种 B 细胞激活因子，可诱导 B 细胞增殖并维持生存。对中度活动性非肾性狼疮患者的疗效进行了两个随机安慰剂对照试验[128]。它已被批准在美国使用，但尚未获得所有公共资助医疗系统的全球授权。

（2）眼部疾病的治疗：在系统性红斑狼疮中，控制全身性疾病常能改善眼病。严重眼科疾病的存在应促使风湿病学家寻找全身活动的证据，并保证全身治疗的升级。根据眼部并发症的类型，还可以进行额外的局部和区域治疗。例如，KCS 可受益于一系列治疗，包括泪液替代治疗（首选无防腐剂制剂）、泪点栓塞、眼睑卫生、局部皮质类固醇或环孢素及环境措施[110]。

轻度前段炎症可能对局部皮质类固醇（角膜炎或前葡萄膜炎）或局部非甾体抗炎药（表层巩膜炎）有反应。对于更严重的前段炎症，如巩膜炎或影响后段或眼眶的疾病，需要进行系统治疗。非坏死性巩膜炎可能对口服非甾体抗炎药有反应，但大多数严重的炎症性疾病往往需要大剂量的全身皮质类固醇与上述免疫抑制剂联合使用。与抗磷脂抗体相关的视网膜血管阻塞可用华法林或小剂量乙酰水杨酸（除免疫抑制外）治疗。视网膜新生血管通常需要全视网膜光凝。持续性玻璃体积血或牵引性视网膜脱离可能需要玻璃体视网膜手术[110, 118]。

（五）干燥综合征 Sjögren Syndrome

1. 一般状况 General Considerations

干燥综合征是一种缓慢进展的炎症性自身免疫性疾病，主要影响外分泌腺。

2. 流行病学 Epidemiology

Sjégren 综合征主要影响女性在 30—50 岁的生活。男女比例为 9：1。在明尼苏达州的一项基于人群的研究中，据估计，Sjégren 综合征患病率为每年每 10 万人中有 3.9 人[129]。

3. 关节系统疾病 Articular and Systemic Disease

Sjégren 综合征的临床特征是干燥症状（sicca symptom）：由于唾液腺和黏膜腺功能衰竭而导致眼睛和口腔干燥。干燥综合征可能是原发性或继发性疾病，如系统性红斑狼疮、类风湿关节炎、系统性硬化、血管炎、自身免疫性甲状腺疾病或原发性胆汁性肝硬化[130, 131]。

原发性综合征与高丙种球蛋白血症相关，总 IgG 水平很高，抗核抗体、类风湿因子、抗 Ro 和抗 La 抗体水平强阳性。腺外表现包括关节痛、雷诺现象、周围神经病变、肌炎、肝和间质性肾炎或肾小管酸中毒。持续性 B 细胞多动导致的免疫复合物沉积与发病率和淋巴瘤风险增加相关[130]。

4. 眼部表现 Ocular Disease

干燥综合征的主要眼部症状是干燥性角结膜炎（keratocon junctivitis sicca，KCS），其范围从早期的轻度刺激到严重的泪液缺乏，伴有眼表炎症和损伤，导致严重的视力丧失[1]。泪液产生、泪液稳定性的评估，仔细检查眼表是关键[1]。后段疾病少见。Rosenbaum 和 Bennett 描述了一系列 8 例 Sjégren 综合征和葡萄膜炎患者，报道称所有病例均为双侧慢性疾病。在他们的报道中描述了前后段疾病（但没有脉络膜视网膜炎）与后粘连、白内障和平坦部渗出是常见的[132]。

5. 治疗 Treatment

(1) 全身疾病的治疗：干燥综合征是一种临床谱广泛的慢性病，需要定期随访。干燥症状的治疗是必要的，包括一般措施，如避免干燥空气、房间加湿、嚼无糖口香糖[131]。羟基氯喹可有效治疗干燥性关节炎和炎性肌痛亚组患者。抗肿瘤坏死因子 –α 药物尚未显示出临床疗效。利妥昔单抗在最近的一项随机对照试验中也没有显示出统计学上的显著效果，尽管即将有进一步的试验报告公布[131, 133]。

(2) 眼部疾病的治疗：KCS 的治疗主要是经常使用无防腐剂的泪液替代物，具有一系列黏度，以适应患者和他们的视觉需求，甚至可以持续一天的时间。随机对照试验显示，局部应用 0.05% 环孢素对中重度干眼症患者有益[134, 135]。当眼表出现相关炎症时，可能需要局部使用糖皮质激素[29]。

（六）结节病 Sarcoidosis

这在第 81 章（结节病）中单独讨论。家族性青少年系统性肉芽肿（familial juvenile systemic granulomatosis）（Blau 综合征）。

1. 一般状况 General Considerations

家族性青少年系统性肉芽肿（Blau 综合征或 Jabs 综合征）是一种罕见的常染色体显性遗传病，与 NOD2/CARD 15 基因突变有关[136–139]。Blau 于 1985 年描述为多关节炎、虹膜炎和肉芽肿性丘疹样鳞状皮疹三联征。

2. 流行病学 Epidemiology

家族性青少年系统性肉芽肿的流行病学知之

甚少。它被认为发生在世界范围内，具有平等的性别和种族分布[138]。所有受影响的成员携带许多 NOD2/CARD 15 突变中的一个[138, 140]。并非所有受影响的个体都有完全的三联症状。

3. 关节系统疾病 Articular and Systemic Disease

家族性青少年系统性肉芽肿症表现为多关节炎，伴有滑膜和腱膜囊肿，导致关节和肌腱肿胀[138]。弯曲指（指间关节的多指挛缩）可继发于炎症[138]。

家族性青少年系统性肉芽肿症与儿童结节病的区别在于没有肺部受累[138, 141]。皮疹被描述为丘疹性红斑，通常影响躯干和四肢[138]。此外，家族性青少年系统性肉芽肿可伴有大血管血管炎和颅神经麻痹[138]。据报道，克罗恩病发生在 30% 的患者中[142]。

4. 眼部表现 Ocular Disease

家族性青少年系统性肉芽肿的主要眼征是慢性前葡萄膜炎或全葡萄膜炎伴多发性脉络膜炎[143]。葡萄膜炎的并发症很常见，包括白内障、青光眼、带状角膜病变和 CME。还有作者报道了上皮下角膜浸润、视盘水肿、缺血性视神经病变和视网膜血管病变[143, 144]。

5. 治疗 Treatment

(1) 全身疾病的治疗：家族性青少年系统性肉芽肿的治疗主要是经验性的。强的松可以使用（剂量将取决于疾病的严重程度）[138, 139]。免疫抑制剂，如甲氨蝶呤和硫唑嘌呤，已被使用但收效甚微[138, 139]。也有个别报道英夫利昔单抗和 anakinra（IL-1 受体拮抗剂）对难治性病例有益[138, 139]。

(2) 眼部疾病的治疗：由于疾病的慢性，通常需要长期的免疫抑制[144]，当眼部疾病发作时，可辅以局部治疗（如前所述）。

（七）系统性硬化 Systemic Sclerosis

1. 一般考虑 General Considerations

系统性硬化症［也称硬皮病（scleroderma）］是一种病因不明的多系统疾病，具有免疫、血管和纤维异常。有特征性的组织增厚和纤维化，常累及内脏器官。最新的分类标准发布于 2013 年[145]。

2. 流行病学 Epidemiology

系统性硬化症发病率和患病率的精确估计尚不

清楚。这可能是由于不同人群的真实变异和病例确定和疾病分类的差异共同造成的[146]。北美报道的患病率估计值从 1950—1979 年的每 10 万人 13.8 例到 1985 年的每 10 万人 28.6 例，而加拿大的一项研究估计 2003 年魁北克的患病率为每 10 万人 44.3 例[146, 147]。系统性硬化症在女性中更为常见，男女比例为（4~6）：1。多项研究表明，非洲人后裔硬皮病的发病率和严重程度增加。

3. 关节系统疾病 Articular and Systemic Disease

皮肤表现最初可能表现为炎症、水肿、出汗和产油减少。其特征性皮肤特征包括：指端硬化、硬皮病、雷诺现象、指端溃疡、毛细血管扩张、钙质沉着和口周放射状皱纹。胃肠道效应包括食管运动障碍、胃食管反流病（GORD）和肠运动障碍[145]。

肺病（包括肺纤维化和肺动脉高压）是导致系统性硬化死亡的主要原因。

系统性硬化症患者的 ANA 大部分呈阳性（85%~90%）。硬皮病相关抗体［包括抗着丝粒、抗拓扑异构酶 –1（Scl-70）和抗 RNA 聚合酶Ⅲ］的互斥存在越来越被认为具有重要的预后意义[148]。

4. 眼部表现 Ocular Disease

眼部受累很常见，尤其是眼睑和前段。多达 2/3 的患者出现眼睑受累，导致进行性皮肤紧绷、眼睑裂，偶尔出现兔眼症（lagophtha lmos）。小眼睑毛细血管扩张发生在高达 21% 的患者[149, 150]。眼表疾病也很常见，KCS 影响高达 79% 的患者。KCS 可能作为继发性干燥综合征的一部分发生。在解释硬皮病的眼压测量值时应注意，在发病的前 8 年，中央角膜厚度增加，可能影响眼压读数[151, 152]。

虽然硬皮病患者可出现视网膜病变。它通常发生在继发性高血压的背景下，临床表现为典型的高血压视网膜病变（棉絮斑、渗出、神经视网膜水肿、出血）。如 Ushiyama 等所示，血压正常的硬皮病患者也可能出现轻微的视网膜改变。其中 34% 的正常血压硬皮病患者（对照组为 8%）有硬性渗出和血管迁曲等视网膜表现[116]。其他报道的视网膜特征包括合并 CRVO 和 CRAO、双侧 CRVO、BRVO 和中心凹旁毛细血管扩张。有趣的是，眼底荧光素

血管造影研究表明，大约三分之一的患者出现脉络膜血管异常，晚期出现高荧光，与色素减退区域相对应[153]。其他报道的眼部并发症包括颅神经麻痹、Brown 综合征和眼肌麻痹[154]。

5. 治疗 Treatment

（1）全身疾病的治疗：系统性硬化是一种异质性疾病，严重程度不同。治疗策略是针对血管、免疫或纤维化的疾病表现，需要根据患者及其疾病表现进行个体化治疗[155]。指端溃疡通常用常规的血管扩张药治疗，严重时升级为西地那非（磷酸二酯酶Ⅴ型抑制剂）和波生坦（内皮素受体拮抗剂）。西地那非、波生坦和静脉注射前列环素用于治疗肺动脉高压。皮质类固醇通常用于小剂量炎症性关节炎，但没有令人信服的试验证据。甲氨蝶呤已被证明对早期疾病的皮肤表现有效，可能有助于关节疾病，而霉酚酸酯是皮肤、肺和关节疾病的有效替代物。环磷酰胺治疗硬皮病相关性肺纤维化的疗效已得到证实，并在随后的临床试验中得到复制[156]。在严重弥漫性皮肤系统性硬化患者中，自体造血干细胞移植已被证明比环磷酰胺更有效地治疗皮肤和肺部疾病，尽管其与手术相关的死亡率和发病率相当高[157, 158]。

Tocilizumab（抗白细胞介素 –6）是另一种在系统性硬化中显示早期前景的药物，其作用需要在更大的临床试验中阐明。

（2）眼部疾病的治疗：干燥性角膜结膜炎通常可以通过局部治疗来控制，如前所述[29]。除全身免疫抑制外，治疗血压是预防或治疗视网膜病变的重要因素。

（八）多发性肌炎和皮肌炎 Polymyositis and Dermatomyositis

1. 一般状况 General Considerations

多发性肌炎和皮肌炎是炎症性肌病，以近端肌无力为特征，通常有多种皮肤和全身特征。

2. 流行病学 Epidemiology

已经提出了几种分类标准，最常见的是 Bohan 和 Peter 标准（框 83–6）[159]。肌炎的确切发病率尚不清楚，但估计每年每百万高危人群中有 2~10 个新病例。报道的男女发病率为 2.5 : 1[160]。与系统性

框 83-6　多发性肌炎和皮肌炎的 Bohan 和 Peter 诊断标准

个体标准

1. 对称性近端肌无力
2. 肌炎的肌肉活检证据
3. 血清骨骼肌酶升高
4. 典型的肌电图
5. 皮肌炎典型皮疹

诊断标准

多肌炎：

- 确定，全部 1～4
- 可能，1～4 中的 3 个
- 很可能：1～4 中的 2 个

皮肌炎：

- 确定，5 加 1～4 中的 3 个
- 可能，5 加 1～4 中的 2 个
- 很可能：5 加 1～4 中的 1 个

改编自 Bohan A，Peter JB. Polymyositis and dermatomyositis (first f two parts). N Engl J Med 1975；292：344-7.

红斑狼疮和系统性硬化症相似，非洲人后裔发病率较高，发病年龄较轻[160]。

肌炎可与其他自身免疫性疾病相关，特别是硬皮病和混合结缔组织病，偶尔也可与系统性红斑狼疮、类风湿关节炎和干燥综合征相关。最近的研究集中在一系列与肌炎相关的自身抗体，这些抗体可能有助于炎症性肌炎的分类和预后[161]。多发性肌炎和皮肌炎都增加了恶性肿瘤的风险。最大的风险是皮肌炎～标准化发病率（SIR：3.0]，与卵巢、肺、胰腺、胃、大肠和非霍奇金淋巴瘤相关。抗转录中间因子 1γ 抗体（抗 -TIF-1γ）可见于癌性皮肌炎。多发性肌炎与恶性肿瘤，特别是非霍奇金淋巴瘤，肺癌和膀胱癌的风险显著但较低（SIR：1.2～1.5）相关[162]。

3. 关节系统疾病 Articular and Systemic Disease

肌炎通常表现为 3～6 个月内轻微、进行性、无痛的对称性肌无力，影响近端多于远端肌肉[163]。皮肌炎与特征性皮肤表现有关，包括向阳性皮疹（heliotrope rush）（眶周区域的紫色皮疹）、Gottron 丘疹（鳞状或红斑丘疹和骨突起上的斑块，特别是肘部和膝盖），以及出现胸前、背部和肩部的红斑。皮下钙质沉着症（肘部、前臂、指关节、腋窝或臀部的钙化结节或斑块）尤其发生在青少年皮肌炎，

但偶尔也发生在成人病例中[163]。

小关节或大关节的关节痛和滑膜炎可发生在肌炎患者，即使没有相关的结缔组织疾病。近端和远端指间关节的畸形性关节病通常发生在有炎症性肌病和抗合成酶抗体的患者身上[163]。抗 Jo-1 或其他抗合成酶抗体的患者也更容易发生间质性肺病。亚临床心脏受累包括心肌炎、心包炎、心律失常和充血性心力衰竭。可能发生胃肠道肌肉组织受累可导致发音困难、吞咽困难、假性梗阻或吸收不良[163]。

4. 眼部表现 Ocular Disease

皮肌炎典型的向阳性眼睑皮疹是一种常见的眼周症状。眼外肌肌炎实际上累及眼部是罕见的[164]。在这两种情况下都伴有棉毛斑的视网膜病变，最常见于儿童，通常（但不限于）在系统性血管炎的情况下。视网膜病变通常是轻微的，但在其严重的视网膜血管炎形式可能导致永久性视力丧失[165, 166]。结膜炎、前葡萄膜炎和表层巩膜炎也有报道[166, 167]。

5. 治疗 Treatment

(1) 全身疾病的治疗：目前还没有大的随机对照试验来探索肌炎的治疗方法，所以治疗是基于病例系列、开放性试验和小随机对照试验。治疗的一般措施是康复、避免误吸和防晒。最初的治疗是口服皮质类固醇[163, 168]。最初，患者应每日使用强的松 1mg/kg，使用 4～6 周，然后逐渐减少剂量，但对于更严重的疾病，建议连续 3 天静脉注射高剂量 1g/d 的甲泼尼龙。早期的免疫抑制治疗可能需要促进皮质类固醇的减少和皮质类固醇的不良反应，首选药物是甲氨蝶呤和硫唑嘌呤。在严重的病例中，特别是与血管炎或间质性肺病相关的病例，推荐使用环磷酰胺[163, 168]。静脉注射免疫球蛋白已被提出用于进展迅速的疾病患者，替代药物包括环孢素和霉酚酸酯。在利妥昔单抗治疗炎症性肌病的随机对照试验中，观察主要终点时，与安慰剂相比没有统计学差异，但治疗组 83% 的患者确实有所改善[169]。抗肿瘤坏死因子生物制剂无效，甚至可能恶化预后。

(2) 眼部疾病的治疗：全身免疫抑制是控制全身疾病及其眼部表现所必需的。血管炎治疗方案，如静脉注射环磷酰胺和甲泼尼龙是常用的[162]。

（九）复发性多软骨炎 Relapsing Polychondritis

1. 一般状况 General Considerations

复发性多软骨炎是一种罕见的自身免疫性疾病，病因不明，主要影响全身软骨结构。

2. 流行病学 Epidemiology

复发性多软骨炎的发病率估计为每年 35%，发病高峰在 40—60 岁。据报道，男性、女性和所有种族群体的发病率相同。超过 30% 的病例与现有的自身免疫和血液病有关，包括 RA、SLE、Sjégren 综合征、AS、淋巴瘤和 IBD[170]。

3. 关节和系统性疾病 Articular and Systemic Disease

复发性多软骨炎是一种多系统疾病，可影响眼、耳、鼻、喉气管支气管和肋软骨的软骨结构（表 83-2）。它引起透明软骨的炎症，对耳软骨更为敏感[171]。胸骨旁关节受累，包括胸锁关节、肋软骨关节和手背关节，是这种情况的典型表现。70% 的患者报道有外周关节疾病，通常是非侵蚀性和不对称的[171]。

表 83-2　复发性多软骨炎的系统特征

器官受累	临床表现
耳朵	外部炎症、听力丧失、耳鸣、眩晕
眼睛	巩膜炎，溃疡性角膜炎，葡萄膜炎，突眼
鼻子	结痂、鼻漏、鼻出血、鞍鼻
大气道	声音嘶哑、失音、气喘、吸气鸣音、慢性咳嗽、呼吸困难
关节	胸骨旁关节，周围关节（单关节或少关节）
心脏	主动脉瓣和二尖瓣疾病
皮肤	口疮性溃疡、紫癜、丘疹、结节或溃疡

引自 Lahmer T，Treiber M，von Werder A，et l. Relapsing polychondritis: an autoimmune disease with many faces. Autoimmun Rev 2010；9：540–6

4. 眼部表现 Ocular Disease

大约一半的复发性多软骨炎患者患有眼病。在 112 名患者中，Isaak 及其同事报道，19% 的患者在发病时有眼部症状，51% 的患者在发病过程中出现眼部症状。表层巩膜炎（39%）和巩膜炎（14%）是常见的[172]。在 Isaak 系列中，前葡萄膜炎的发病率仅为 9%，但在其他系列中，前葡萄膜炎的发病率为 30%[173]。其他前段表现包括 KCS 和周围溃疡性角膜炎[174]。最常见的后段表现是后巩膜炎，可能是严重的，并与浆液性视网膜脱离和突眼有关[175-177]。据报道，多达 9% 的患者出现由棉絮斑和视网膜内出血组成的视网膜病变。其他后段表现为视网膜分支或中央静脉阻塞和缺血性视神经病变[172]。颅神经病变也可以看到。

5. 治疗 Treatment

(1) 全身疾病的治疗：复发性多软骨炎的一线治疗是皮质类固醇，最初每天 1mg/kg 泼尼松开始。如有必要，可给予三次静脉注射甲基泼尼松龙。免疫抑制剂应用于严重的致病性器官损害或皮质类固醇在几周内不能提供满意反应的患者。免疫抑制剂的选择是经验性的，最常用的药物是环磷酰胺、硫唑嘌呤、环孢素和甲氨蝶呤[170]。有病例报道称抗肿瘤坏死因子药物（依那西普 / 英夫利昔单抗 / 阿达木单抗）、阿那金拉和利妥昔单抗治疗成功[178]。

(2) 眼部疾病的治疗：系统性免疫抑制是控制系统性疾病及其严重眼部表现所必需的。血管炎治疗可能是必需的。前葡萄膜炎、表层巩膜炎和 KCS 可通过局部治疗额外控制，如前所述。

（十）原发性系统性血管炎 Primary Systemic Vasculitis

血管炎是一组异质性疾病，包括血管炎症和随后的组织破坏和（或）器官损伤。血管炎可以被认为是原发性或继发性的（通常与其他结缔组织疾病或感染相关）。它们主要是动脉性质的，尽管有毛细血管和不太常见的静脉参与。局部组织破坏是由血管壁的炎性细胞浸润和血管阻塞引起的组织缺血引起的。原发性系统性血管炎是一组罕见的疾病（每年合并发病率＞ 100 例 / 百万）[179]。分类通常基于主要受影响的血管（框 83-7）。近年来，ANCA 相关性血管炎（ANCA associated vasculitis，AAV）一词被用来描述具有相似免疫病理组织机制的小血管疾病：肉芽肿伴多血管炎［granulomatosis with polyangiitis（GPA，Wegener's granulomutosis）］、显微镜下多血管炎（microscopic polyangiitis，MPA）和嗜酸性肉芽肿伴多血管炎（EGPA，Churg–Strauss syndrome)[180, 181]。

随着我们对血管炎免疫生物学研究的进展，人们越来越认识到，血管炎的治疗需要根据患者的具体诊断和疾病阶段进行调整。要做到这一点，就需要了解特定条件的自然史，并进行评估，以确定疾病的程度和活动性。

1. 原发性系统性坏死性血管炎的进展及预后 Progression and Prognosis of Primary Systemic Necrotizing Vasculitis

血管炎的分类通常基于所涉及血管的大小（框83-7）[182]。在某些情况下，最初和主要的炎症过程是肉芽肿，而疾病的血管炎阶段只在稍后出现。这是典型的 GPA，在诊断前几年可能出现体质的和上呼吸道症状，从而推迟了适当治疗的开始，增加了病情的发病率和死亡率。

框 83-7　根据 Chapel Hill 共识对血管炎进行分类

原发性血管炎
- 大动脉
  - 巨细胞动脉炎
  - 大动脉炎
- 中动脉
  - 结节性多动脉炎
  - 川崎病
- 小动静脉
  - 肉芽肿伴多血管炎（韦格纳肉芽肿）[a]
  - 显微镜下多血管炎
  - 嗜酸性肉芽肿伴多血管炎（EGPA，变应性肉芽肿性血管炎）
  - 过敏性紫癜
  - 白细胞增生性血管炎
  - 原发性冷球蛋白性血管炎
- 其他
  - Bechcet 病
  - Cogan 综合征

继发性血管炎
- 结缔组织病
- 乙型 / 丙型肝炎
- 人类免疫缺陷病毒
- 最近，Watts 等提出了一个可能的第四类，没有主要血管大小，来描述 Behçet 病、原发性中枢神经系统血管炎和 Cogan 综合征[180]

---

a. 血管炎与 ANCA 有关。

引自 Jennette JC，Falk RJ，Andrassy K，et al. Nomenclature of systemic vasculitides. Proposal of an international consensus conference. Arthritis Rheum 1994；37：187-92.

虽然血管炎是典型的复发性疾病，但复发的频率取决于具体的基础诊断。结节性多动脉炎（polyarteritis nodosa，PAN）的风险较低，与 ANCA 相关的血管炎相比，复发率高达 50%[183]。在采用有效治疗之前，系统性坏死性血管炎（systemic necrotizing vasculitis，SNV）的 5 年生存率仅为 15%，皮质类固醇使这一数字提高到 48%，而皮质类固醇和环磷酰胺（CP）的联合治疗则有显著改善，5 年生存率达到 80%。然而，这种生存率的提高是有代价的，反复发作的疾病活动导致器官损害的累积，明显的发病率也与药物毒性有关。

2. 治疗目的 Aims of Therapy

SNV 治疗的目的必须是抑制疾病活动，从而限制器官损伤。

评估疾病活动和损害的临床工具被用来帮助评估和管理这些复杂的疾病。这些评分系统对患者死亡率较高的严重疾病具有预测价值，从而支持更积极的治疗方法。伯明翰血管炎活动评分（Birmingham Vasculitis Activity Score，BVAS），根据受累的具体器官和受累的严重程度提供加权数字评分。高分反映了严重的器官受累或多系统疾病，并预测了较高的死亡率[184]。血管炎损害指数（Vasculitis Damage Index，VDI）是一个累积得分，其中器官损害项目必须存在至少 3 个月，并归因于疾病的影响、治疗或其他未定义的原因。高 VDI 评分可确定患有更严重或更致命疾病的患者亚组[185]。

彻底的临床评估将局限于单一器官的血管炎（如眼部血管炎）与更多的全身性疾病区分开来是很重要的，因为前者可能不需要系统性免疫抑制。在临床评估中使用系统的方法，如 BVAS 表单上提供的方法，可以帮助临床医师识别先前未料到的疾病症状或体征，如紫癜或血管杂音。尿液分析是一项简单的鉴别肾脏受累的关键性检查。实验室检查可能为活跃的系统性疾病提供支持性证据。C 反应蛋白的升高表明在没有感染的情况下，炎症是活跃的。ANCA 的存在有助于 AAV 的诊断，但在没有适当临床特征的情况下，不应自行立即采用免疫抑制疗法。MPO-ANCA 见于 MPA 和 EGPA，而 PR3-ANCA 最常见于 GPA。用于组织病理学检查的组织样本可能需要确认诊断并排除感染或恶性肿瘤等疾病。因此，临床工具和实验室研究的结合有助于支持 SNV 的诊断，并有助于区分疾病活动性（可能需要免疫抑制治疗）和不可逆器官损伤（更多的治疗可能有害）。

血管炎的诊断并不是每位患者需要开始积极治疗的指征。一些小血管疾病，如过敏性紫癜（Henoch–Schonlein purpura，HSP）或孤立性白细胞破裂性血管炎（leukocytoclastic vasculitis，LCV），其始发事件是确定的，可能是自限性的，不需要治疗。对于大血管血管炎，单用皮质类固醇就足够了。AAV 和 PAN 需要采取积极的方法来最大限度地减少器官损伤。下面概述的方法也适用于其他有严重器官威胁性疾病的血管炎（如类风湿性血管炎中的视力威胁性巩膜炎）。

（1）诱导期：环磷酰胺联合皮质类固醇是诱导缓解的首选药物。连续口服环磷酰胺（每天 2mg/kg）和口服泼尼松（3 个月后每天 1mg/kg 减至 10mg）可在大多数情况下诱导 3 个月的缓解[186]。一些患者的缓解诱导时间较长，增加了药物相关毒性的风险。一个更安全和同样有效的方法是使用间歇性冲击静脉注射环磷酰胺[187]。冲击间隔是一个重要因素，并提供了建议的诱导方案（表 83–3）。

（2）维持期：6 个月时，环磷酰胺应改为较温和的维持治疗，如硫唑嘌呤（每日 2mg/kg）或甲氨蝶呤。复方新诺明（cotrimoxazole）也被证明可以降低 GPA 的复发率，可能是通过消除金黄色葡萄球菌的鼻腔携带。其他已用于小系列的维护剂包括环孢素、来氟米特和霉酚酸酯。维持治疗应持续的时间尚不清楚，但对于复发率高的疾病（如 AAV），治疗应持续 3～5 年。

（2）辅助治疗：如果疾病控制困难且存在严重器官受累，可使用甲泼尼龙冲击治疗（连续三天 1g），但不应延迟环磷酰胺的开始。血浆置换和静脉注射免疫球蛋白是其他潜在的治疗方法。

（3）复发治疗：复发后累积的损伤项目比首次出现时少[185]，但对于严重复发，短期环磷酰胺（6 次冲击），早期转为维持性甲氨蝶呤、硫唑嘌呤或环孢素是一种方法。反复复发的患者可能暴露于多个疗程的环磷酰胺，增加药物相关毒性（膀胱癌、不孕症、骨髓增生异常）的风险。甲氨蝶呤可作为环磷酰胺的替代物，用于较轻的复发。

（4）其他治疗方法：一些替代疗法已经试用。短疗程高剂量冲击环磷酰胺可导致早期缓解，但增加中性粒细胞减少和感染的风险。经强化免疫抑制的自体干细胞移植已成功地应用于少数重症持续性疾病患者。抗 T 细胞单克隆抗体（Campath-1H 和抗CD4）在一些患者中产生了显著的反应[188]。抗肿瘤坏死因子药物并没有显示出比标准疗法的任何益处，尽管一些病例报道显示在某些抗药性血管炎的病例中有益处。使用 B 细胞消耗型抗 CD20 抗体利妥昔单抗已显示出更有希望的结果，该抗体目前在一些病例中用于诱导缓解或维持治疗[189]。

（十一）大血管血管炎 Large Vessel Vasculitides

1. 巨细胞动脉炎 Giant Cell Arteritis

（1）一般状况：巨细胞动脉炎（giant cell arteritis，GCA）或颞动脉炎是一种典型的影响老年患者的血管炎，具有高度皮质类固醇反应。症状往往开始隐匿，最常见的是头痛、头皮触痛、肌肉酸痛、发热、厌食、体重减轻[190]。然而，在某些情况下，疾病会突然出现，并伴有严重的并发症，如视力丧失[191]。

（2）流行病学：GCA 主要是老年人的一种疾病。它很少影响 50 岁以下，平均发病年龄为 70—75 岁。

表 83–3　脉冲环磷酰胺诱导方案

药物剂量	甲泼尼龙 10mg/kg 加环磷酰胺 15mg/kg
剂量间隔	0、2、4、7、10、13 周
	6 个冲击治疗后切换到巩固期，每月注射 ×3。如果病情缓解，可以开始用甲氨蝶呤或硫唑嘌呤维持治疗
剂量减量	年龄（＞70 岁）、肾损害、感染、中性粒细胞减少
毒性	恶心、脱发、中性粒细胞减少、不育、出血性膀胱炎

男女比例为 2∶1。据估计，每年每百万人中约有 220 名患者受到影响[180, 192, 193]。

(3) 关节和全身疾病：GCA 以颈外动脉的分支为靶点，患者症状包括头痛、头皮压痛、下颌和舌头歪斜。椎动脉和基底动脉动脉炎增加了短暂性脑缺血（TIA）发作或脑卒中的风险。GCA 的全身特征，如发热、不适、疲劳、虚弱、厌食、体重减轻和抑郁，在 40%～50% 的患者中存在。动脉炎过程可累及其他大血管和锁骨下动脉或肱动脉，表现为上肢跛行或大动脉炎（胸＞腹），在 10%～20% 的患者中可见。有人认为与风湿性多肌痛有关[194]。

(4) 眼部疾病：许多患者表现为颞侧头痛，但没有视力丧失，但睫状后短动脉炎引起的前部缺血性视神经病变（anterior ischemic optic neuropathy，AION）是 GCA 的主要并发症，通常表现为急性无痛性视力丧失。当出现严重的视力丧失（通常是对光的感知）、相对性瞳孔传入性缺陷和典型的视盘水肿时，具有典型的体征，诊断是直接的。随着时间的推移，视神经萎缩导致视力完全丧失。然而，在一些患者中，很难区分动脉炎性和非动脉炎性 AION 病因。未能区分这两种情况可能是灾难性的，因为第二只眼受累于动脉炎性 AION 的范围从 10%（如果治疗）到 95%（如果不治疗）。详细的眼部和全身病史是必要的，检查显示颞浅动脉柔软、增厚、无痉挛。血沉和 C 反应蛋白升高。颞动脉活检（TAB）可作出明确诊断，但并不总是需要阳性活检才能做出诊断（美国风湿病学会 GCA 分类标准，框 83–8）[195]。尽管如此，所有有临床和（或）实验室诊断，或怀疑诊断的患者，都应接受治疗并进行检查。通

常在皮质类固醇治疗开始后 48～72h 内进行 TAB。最近的一项研究表明，在 459 例经活检证实为 GCA 的患者中，当 ESR 为 47～107mm/h 时，活检阳性的概率是前者的 1.5 倍，当 CRP ＞ 2.45mg/dl 时，活检阳性的概率是后者的 5.3 倍，当血小板＞ 400/μl 时，活检阳性的概率是后者的 4.2 倍[196]。

更有问题的是那些表现为后部缺血性视神经病变（在急性期有一个明显正常的视盘）的患者，他们可能没有报道典型的特征。在 Hayreh 的 ION 系列中，大约 10% 的病例是后部缺血性视神经病变（posterior ischemic optic neuropathy，PION）[191]。GCA 对视力损失的估计在 13%～70%，变化很大，较低的估计出现在最近的一个系列中，可能反映出诊断和早期治疗的改善。视力丧失通常很严重（＜ 20/200），尽管进行了适当的治疗，但视力恢复并不常见[197]。视野丧失可能是完全的、垂直的，或者偶尔是弓状（Bjerrum 型）暗点。黑矇可能是一种提示即将发生的 ION 或其他严重的缺血性病理改变。可见有棉絮斑（有时还有视网膜出血）的缺血性视网膜病变，可先于视神经受累[198, 199]。活检证实的 GCA 的其他眼科并发症包括睫状体视网膜动脉阻塞和眼部缺血综合征，分别发生在 14%、20% 和 1% 的患者中。偶尔出现眼外肌功能障碍，症状为短暂或永久性复视[191]。

(5) 治疗：皮质类固醇是主要的治疗方法，几乎所有的风湿病患者都会出现在风湿科医生面前，并对 40～60mg 口服强的松都有反应。在有或无视力丧失的情况下，在眼科医师就诊的患者应静脉注射甲泼尼龙 1g，持续 3 天，然后每天口服 1mg/kg 的强的松。皮质类固醇减量可在 4 周后进行，症状缓解，炎症标志物下降[200]。在 3 个月的治疗中，减量至 15mg 的剂量为目标是合理的。此外，可以考虑低剂量阿司匹林（以减少动脉血栓和视力丧失的风险）和骨保护（双膦酸盐和钙及维生素 D 的补充）加或不加质子泵抑制剂[200]。平均来说，皮质类固醇治疗需要 18 个月，但多达 40% 的患者可能因复发疾病而需要长期治疗。可能需要引入皮质类固醇保留剂，如甲氨蝶呤、硫唑嘌呤和来氟米特。没有证据表明在发病时使用它们是有益的，但可能有助于复发性疾病，以尽量减少皮质类固醇的剂量，从

框 83–8　美国风湿病学会 1990 年巨细胞动脉炎分类标准

对巨细胞动脉炎（GCA）的敏感性为 93.5%，敏感性为 91.2%。

- 发病年龄 ≥ 50 岁
- 新发的局部头痛
- 颞动脉压痛或搏动减弱
- ESR ≥ 50mm/h
- 动脉活检以单核细胞浸润为主的坏死性动脉炎或多核巨细胞肉芽肿性病变

引自 Hunder GG, Bloch DA, Michel BA, et al.The American College of Rheumatology 1990 criteria for the classification of giant cell arteritis. Arthritis Rheum 1990；33：1122–8

而减少不良反应。最近，生物制剂英夫利昔单抗、依那西普、利妥昔单抗和西妥昔单抗的疗效令人鼓舞[201-203]。

2. 大动脉炎 Takayasu's Arteritis

(1) 一般状况：大动脉炎是一种罕见的炎症性疾病，病因不明，其特点是肉芽肿性血管炎影响大动脉，特别是主动脉及其主要分支。

(2) 流行病学：大动脉炎非常罕见，北美每年发病率为 2.6/100 万，日本为 1.2/100 万。在东南亚、南非和拉丁美洲的育龄妇女中对基进行了经典描述（框 83-9[207]）[204-206]。

框 83-9　美国风湿病学会分类标准 Takayasu 动脉炎（Takayasu Arteritis）

为了分类的目的，如果这六个标准中至少有三个是存在的，即推定患者患有 Takayasu 动脉炎。任何三个或更多标准的存在都会有 90.5% 的敏感性和 97.8% 的特异性。

- 发病年龄 < 40 岁
  - 40 岁以下大动脉炎相关症状或发现的发展
- 四肢跛行
  - 使用中一个或多个肢体，特别是上肢肌肉疲劳和不适的发展和恶化
- 肱动脉搏动减弱
  - 一条或两条肱动脉搏动减弱
- 血压差 > 10mmHg
  - 臂间收缩压 > 10mmHg 的差异
- 锁骨下动脉或主动脉破裂
  - 一条或两条锁骨下动脉或腹主动脉听诊时可听到杂音
- 动脉造影异常
  - 动脉造影术并非由于动脉硬化、纤维肌发育不良或类似原因导致的整个主动脉、其主要分支或上肢或下肢近端大动脉的狭窄或闭塞，改变通常是局灶性或节段性的

引自 Arend WP, Michel BA, Bloch DA, et al.The American College of Rheumatology 1990 criteria for the classification of Takayasu arteritis. Arthritis Rheum 1990; 33: 1129-34

---

(3) 关节和全身疾病：在诊断时，10%~20% 的患者临床上无症状，并且在血管检查中偶然诊断。最常见的检查结果是高血压、杂音、脉搏减少或消失及四肢血压读数不对称。在有症状的患者中，80%~90% 的患者会出现全身或血管症状，或两者兼而有之。全身症状包括发热、不适、体重减轻、关节痛和盗汗[204-206]。血管症状更为常见，是活动性血管炎或以前炎症引起的血管损伤导致狭窄或动

脉瘤形成。颈动脉和椎动脉受累可导致中枢神经系统受累。临床上，患者可能无症状或有包括短暂性脑缺血发作、脑卒中、头晕、晕厥、头痛或视力改变等症状。肠系膜受累是常见的。最常见的心脏表现是主动脉瓣反流。皮肤表现，如结节性红斑和肉芽肿脓皮病已在 3%~28% 的患者观察到[204-206]。

(4) 眼部疾病：眼科疾病发生在大约 1/3 的大动脉炎患者。最常见的眼部并发症是高血压性视网膜病变（16%~30%），其次是 Takayasu 视网膜病变（13%~15%）和眼缺血综合征（约 4%）[208, 209]。Takayasu 视网膜病变可能从小血管扩张（1 期）发展到微血管瘤（2 期）、动静脉吻合（3 期），最后是其他并发症，如视网膜新生血管和玻璃体积血（4 期）[208]。其他公认的并发症包括 AION、PION 和新生血管性青光眼。缺血性眼部并发症的存在与无法记录的右上肢血压有关[209]。

(5) 治疗：皮质类固醇是治疗的主要药物。最初建议强的松以每天 1mg/kg（最多 60mg/d）的剂量开始服用，为期 1 个月，然后逐渐减少[210, 211]。如果患者有严重疾病或难治性疾病，需要考虑类固醇保留剂。

可以考虑的皮质类固醇保留剂是硫唑嘌呤（每天 2mg/kg）和甲氨蝶呤（每周 20~25mg）[210, 212]。其他可用数据有限的药物包括环磷酰胺、霉酚酸酯、来氟米特和米诺环素，以及生物制剂英夫利昔单抗、西妥昔单抗和阿巴西普[210, 212]。

非医疗干预，如血管成形术、支架置入、动脉重建、旁路移植也可能需要[210, 211]。

（十二）中血管血管炎 Medium Vessel Vasculitides

1. 结节性多动脉炎 Polyarteritis Nodosa

(1) 一般状况：结节性多动脉炎（PAN）是一种伴有或不伴有肾小球肾炎的中型血管坏死性炎症，可继发于乙型肝炎，ANCA 阴性。

(2) 流行病学：PAN 是一种非常罕见的疾病，据估计每年发病率不到百万分之一（英国的数据）。主要的环境危险因素是乙型肝炎[193]，其他相关病毒是艾滋病病毒和细小病毒 B19。

(3) 关节和全身疾病：PAN 有广泛的疾病谱，从非常轻微的局限性疾病到危及生命的器官受累。

关节痛或关节炎可能出现在多达 50% 的患者。表现为间歇性、不对称，主要是下肢，不变形性关节炎可能发生在多达 20% 的病例。50% 的患者可能出现肌痛[213, 214]。

25%～60% 的患者有皮肤特征：包括梗死、溃疡、网状青斑症（livedo reticularis）、皮下结节和远端手指缺血性改变[215]。可见周围神经病变或多发性单神经炎。中枢神经系统受累可有头痛、癫痫、颅神经功能障碍、脑卒中，脑出血并不常见。肾受累可导致肾动脉狭窄引起的高血压，或因血管闭塞导致多发性微动脉瘤和梗死导致肾功能损害 / 衰竭。由于胃肠道受累，70% 的患者会出现腹痛，腹痛可能很严重，并伴有肠缺血[213, 214]。

(4) 眼部疾病：眼部疾病发生在 10%～20% 的 PAN 患者中，可能直接累及眼部或继发于全身效应（尤其是肾脏疾病引起的高血压）。视网膜疾病包括视网膜血管炎和高血压性视网膜病变。其他眼科并发症包括周围溃疡性角膜炎、表层巩膜炎、巩膜炎（前后）、浆液性视网膜脱离、缺血性视神经病变、颅神经病变和导致视野缺损的脑疾病[216-218]。

(5) 治疗：静脉冲击注射环磷酰胺和皮质类固醇与单用皮质类固醇相比，能更好地控制疾病和持续缓解，但长期存活率不变[219, 220]。

肝炎相关 PAN 患者建议在 2 周内逐渐减少大剂量皮质类固醇治疗，然后使用抗病毒药物和血浆置换[219, 220]。

2. 川崎病 Kawasaki Disease

(1) 一般状况：川崎病主要影响幼儿，是美国和日本获得性心脏病最常见的病因。它是继过敏性紫癜之后第二常见的儿童血管炎。

(2) 流行病学：日本发病率最高，5 岁以下儿童每年每 10 万人中有 216 例发病，发病高峰在 9 至 11 个月之间[221]。可能有家族性和传染性的关联[193]。

(3) 关节和全身疾病：川崎病通常被定义为持续发热至少 5 天，至少有以下四种情况：①多形性皮疹；②双侧结膜注射无渗出物；③口咽受累，包括唇红裂、草莓舌和咽部红无渗出物；④周围改变包括四肢水肿、足底红斑和甲周脱皮；⑤颈部淋巴结病变。关节炎的小关节是常见的，并且在 PIP 中与蓝色变色有关。轴性关节病和积液也可能发生，但

关节症状通常会在急性期后消失[222, 223]。

最严重的表现是心血管系统，可导致动脉瘤（尤其是冠状动脉）、心肌炎和充血性心力衰竭。其他临床表现包括胃肠道症状、尿道炎、面神经麻痹（罕见）和感音神经性聋[222, 223]。

(4) 眼部疾病：无脓性分泌物的双侧结膜注射样水肿是川崎病的特征之一。此外，双侧前葡萄膜炎在发病的第 1 周很常见[224]。罕见的眼部表现包括视神经炎和眼动脉阻塞[225]。

(5) 治疗：川崎病用单次静脉注射免疫球蛋白和大剂量阿司匹林治疗。一旦退热，阿司匹林的剂量可以减少。如果患者对第一次静脉注射免疫球蛋白无效，治疗方案包括重复输注、英夫利昔单抗、静脉注射甲泼尼龙和血浆置换[226, 229]。

（十三）小血管血管炎 Small Vessel Vasculitides

1. 肉芽肿伴多血管炎（Wegener 肉芽肿）Granulomatosis With Polyangiitis (Wegener's Granulomatosis)

(1) 一般状况：肉芽肿伴多发性脉管炎（granulomatosis with polyangiitis，GPA）是一种病因不明的多系统疾病，以肉芽肿性炎症、组织坏死和不同程度的血管炎为特征。它可以影响任何器官，但对上呼吸道、肺和肾脏有偏好。

(2) 流行病学：GPA 有轻微的男性优势，在白种人更常见。GPA 是一种罕见的疾病，在美国的患病率为 3/10 万，在北欧则高达 16/10 万[230, 231]。GPA 主要影响老年人，但有 15% 的病例是在儿童期报道[232]。GPA 与 PR3（proteinase 3）ANCA 高度相关[233]。

(3) 关节和全身疾病：高达 60% 的患者会出现肌肉骨骼症状。通常会发生影响大关节的移行性多关节炎或多关节炎。

高达 75% 的患者表现为上呼吸道疾病［鼻腔、鼻窦、气管和（或）耳朵异常］。"鞍鼻畸形"是鼻梁塌陷所致，其他鼻部表现包括鼻痛、鼻塞、结痂、鼻出血、黏膜糜烂和鼻中隔穿孔。口腔受累的一个特征是"草莓牙龈"（strawberry gum），一种强烈的牙龈炎，对全身治疗有反应。一个严重的并发症是继发于气管炎症和瘢痕的声门下狭窄，因为这可能需要气管切开术[3]。非特异性全身症状可能发

生，特别是在活动性疾病期间，包括发热、不适、关节痛、厌食和体重减轻[3]。

肺部受累可表现为咳嗽、咯血、呼吸困难、胸膜炎或其他形式的胸痛，然而，1/3 的肺部病变患者无症状。大约 80% 的 GPA 患者发生肾损害。

（4）眼部疾病：在这种情况下，大约 50% 的患者会发生眼科疾病，这是导致发病率和失明的重要原因，视力丧失的患者约占 8%[3]。虽然眼眶疾病是该病最常见的眼部并发症，但几乎所有的眼科系统都可能受到影响。

眼眶疾病发生在高达 20% 的 GPA 患者中。可能出现急性或亚急性突眼，并可能与眼球运动障碍（导致复视）和视神经压迫或浸润有关，可能导致失明。严重的眼球突出也可能导致视力威胁性的暴露性角膜病变。值得注意的是，尽管眼球突出在这些患者中很常见，但慢性眼眶炎症可能导致眼眶收缩伴眼球内陷、限制性眼病和慢性疼痛[234]。

GPA 的重要非眼眶表现包括巩膜炎（7%～10% 的患者）、周围溃疡性角膜炎和溃疡性结膜炎伴慢性瘢痕形成[235]。巩膜炎可以是前巩膜炎，也可以是后巩膜炎。坏死性巩膜炎常与角膜疾病（角膜边缘溃疡 /PUK）有关。葡萄膜炎很少见（约 3%）。前葡萄膜炎、后葡萄膜炎和全葡萄膜炎都在这方面有描述，可能是孤立的或与巩膜炎有关[236, 237]。视网膜血管炎可能发生，其严重程度从棉絮斑到严重的血管阻塞性疾病不等，并伴有新生血管和相关后果。神经眼科最常见的后果是继发于眼眶受累，但也可能是由于血管炎引起的缺血性视神经病变。在一项对 59 例 ANCA 相关性血管炎和眼部炎症患者的研究中，75% 的患者有巩膜炎，随着时间的推移，这些患者的死亡率比其他炎症性眼病患者高 2.75 倍[238]。

（5）治疗：与其他血管炎一样，建议的诱导病情缓解疗法是静脉注射环磷酰胺加口服类固醇[219, 239]。一旦病情缓解，可替代环磷酰胺的皮质类固醇保留剂是甲氨蝶呤或硫唑嘌呤。如果疾病是有限的，那么甲氨蝶呤联合口服皮质类固醇可以使用，而不是环磷酰胺[219]。生物制剂现在越来越多地用于治疗，最初是英夫利昔单抗，最近是利妥昔单抗[240]。当禁用环磷酰胺时，利妥昔单抗用于诱导缓解，在复

发风险高的情况下，利妥昔单抗用于维持缓解。它已被用于威胁视力的眼眶疾病[189, 241]。治疗主要针对全身性疾病，但应注意的是，眼部受累的严重程度可能是治疗升级的一个重要因素。

2. 显微镜下多血管炎 Microscopic Polyangiitis

（1）一般状况：显微镜下多血管炎（MPA）是一种坏死性血管炎，主要影响小血管，与 MPO（髓过氧化物酶）ANCA 相关。

（2）流行病学：MPA 的发病率为每年百万分之五，发病高峰年龄在 65—75 岁，男性发病率较高[231]。

（3）关节和全身疾病：肾脏受累是非常常见的，影响高达 90% 的患者。快速进展性肾小球肾炎可能发生，导致急性肾功能衰竭，需要肾透析。可能出现不同程度的肺部受累，范围从轻度呼吸困难到危及生命的肺出血。中枢和周围神经系统的受累包括周围神经病变、多发性单神经炎、脑出血 / 梗死、癫痫或头痛。其他全身表现包括心脏、胃肠道、耳鼻咽喉和静脉血栓栓塞[215, 242, 243]。

（4）眼部疾病：眼科疾病在 MPA 中很少见，一项系列报道指出，在 85 例 MPA 患者中只有 1 例累及眼部[242]。在小病例系列和孤立的报告中，已注意到以下眼部并发症：巩膜炎、伴有低眼压的前葡萄膜炎、视网膜血管炎（从棉絮斑到新生血管和玻璃体积血）和周围非溃疡性角膜炎[244, 245]。

（5）治疗：严重 MPA 的推荐治疗方法是口服皮质类固醇和脉冲静脉注射环磷酰胺诱导缓解[219, 239]。在较轻的活动性疾病（没有威胁生命器官疾病或损害）中，可以使用甲氨蝶呤或硫唑嘌呤和口服皮质类固醇，但复发的风险较高[239]。如果患者未能达到缓解并且持续低活性，可以使用静脉注射免疫球蛋白来达到缓解[219]。越来越多的数据表明使用生物制剂，主要是利妥昔单抗的适应证与 GPA 相同[246]。

3. 嗜酸性肉芽肿伴多血管炎 Eosinophilic Granulomatosis with Polyangiitis

（1）一般考虑：嗜酸性肉芽肿伴多血管炎（EGPA, Churg–Strauss 综合征）是一种原发性、多系统、嗜酸性血管炎，与上下呼吸道疾病和 ANCA 有关。

（2）流行病学：估计 EGPA 的流行率为（10～15）/100 万。平均诊断年龄 55 岁。男女发病率相同[247]。

（3）关节和全身疾病：EGPA 几乎可以影响身体

的任何器官系统。全身症状包括发热、体重减轻、关节炎，很少有关节炎[247]。EGPA 中肺部受累几乎是普遍的，96%～100% 有哮喘。其他肺部表现包括肺浸润、肺出血和胸腔积液。

周围神经病变通常发生（65%～75%），通常伴有多发性单神经炎。中枢神经系统受累可能包括颅神经麻痹、缺血性视神经病变、脑出血或梗死、抽搐、昏迷和精神病。

腹痛是最常见的胃肠道症状。心脏受累包括嗜酸性心肌炎、冠状血管炎、瓣膜性心脏病、充血性心力衰竭、高血压和心包炎。皮肤损害是常见的，通常包括非血栓细胞减少性可触及紫癜，伴红斑、黄斑丘疹或脓疱性损害。肾受累是相当典型的，但不同于其他坏死性血管炎，如 GPA 或显微镜下多血管炎，肾衰竭是罕见的[247-249]。

(4) 眼部疾病：眼科疾病可能由两个过程引起，即血管炎和肉芽肿形成。临床表现包括结膜结节、周围溃疡性角膜炎、巩膜炎、葡萄膜炎（罕见）、视网膜血管炎、视网膜动脉阻塞、缺血性视神经病变、颅神经病变和眼眶疾病（以眼眶炎性综合征为表现）[250-252]。

(5) 治疗：与其他 ANCA 阳性血管炎一样，在较轻的疾病中，通常通过口服皮质类固醇和环磷酰胺或 DMARD（如甲氨蝶呤或硫唑嘌呤）来实现诱导缓解[219, 239]。利妥昔单抗目前正在进行临床试验，但已发表了有希望的结果[253]。

三、风湿病治疗的眼部并发症 Ocular Complications of Rheumatologic Therapies

（一）总则 General

风湿病治疗的眼部并发症可能与以下因素有关：①直接药物特异性毒性作用，如氯喹视网膜病变；②间接药物特异性不良反应，如皮质类固醇诱导的高眼压导致继发性青光眼；③与免疫抑制有关的药物非特异性并发症，比如机会性感染。

（二）皮质类固醇 Corticosteroids

大多数与治疗相关的视觉疾病与皮质类固醇治疗有关。后囊下白内障与外源性皮质类固醇之间的关系已经很好地建立起来[254]。风湿性疾病患者的白内障手术通常是成功的，尽管在手术前和术后必须严格控制眼内炎症。如果有视觉上显著的后段疾病，预后将更差。由外源性皮质类固醇引起的眼压升高可能发生在 30% 的正常人群中，其中 5% 的人的眼压升高超过 15mmHg（由 Clark[255] 回顾）。皮质类固醇引起的高眼压必须在有发展为继发性青光眼风险的地方进行监测和治疗。

（三）抗疟疾药 Antimalarials

氨基喹啉氯喹和羟基氯喹在系统性红斑狼疮的治疗中有着广泛的应用。这些药物可以导致可逆的、视力上影响不明显的角膜病变（轮状角膜），更重要的是，不可逆的视力威胁黄斑病变。临床进展是中心凹反射消失，随后黄斑出现细颗粒，最后出现以中央暗点为表现的"牛眼"黄斑病变。终末期疾病包括广泛性萎缩、外周色素沉着、小动脉变细和视神经萎缩[256]。

当以目前推荐的剂量（每天＜ 6.5mg/kg）使用羟基氯喹时，视网膜病变是罕见的，但在使用 5～7 年或累积剂量为 1000g 羟基氯喹后，明显增加到 1%[257, 258]。氯喹的风险被认为明显更大，超过 460g 氯喹的风险增加。在这两种情况下，风险随着剂量的增加、持续时间的延长和肾功能的降低而增加。美国眼科学会（AAO）2011 年指南建议在基线检查时或在使用的第 1 年内对所有患者进行筛查，并在使用 5 年后（如果有其他危险因素，则更早）开始每年一次的筛查[258]。评估应包括散瞳的视网膜检查和白 10-2 自动视野检查，该检查应以低异常阈值解释，并在发现异常时重新测试。此外，他们建议在可行的情况下执行以下一项或多项检查：光谱域光相干断层扫描、多焦视网膜电图或眼底自发荧光[258]。高危患者包括剂量＞ 6.5mg/kg、病程＞ 5 年的患者、肥胖患者、肾病或肝病患者、既往视网膜疾病患者或 60 岁以上患者[258]。不再推荐 Amsler 网格测试。尽管建议进行眼底检查以备记录，但其目的是在可见的黄斑病变之前检测变化。AAO 的作者强调了就毒性风险和筛查的基本原理向患者提供咨询的重要性。

第二篇 感 染
Infections

第84章

HIV 相关感染
HIV-Associated Infections

Igor Kozak　J. Allen McCutchan　William R. Freeman　著

一、概述 Introduction

获得性免疫缺陷综合征（acquired immunodeficiency syndrome，AIDS）是一种潜在的致命的多系统综合征，其特征是免疫系统受到严重破坏，容易发生各种机会性感染和肿瘤。AIDS 是由两种人体免疫缺陷病毒［HIV-1（以前的 HTLV-3）或 HIV-2］引起的[1-3]。HIV-1 在近 1 个世纪前从黑猩猩进入人类，在西非人中传播之后，于 20 世纪 70 年代经由海地来到美国。1981 年，在美国三个城市，艾滋病首先被认为是同性恋男性中[4, 5]，常见的机会性感染（opportunistic infections，OI）的暴发。

眼部受累发生在高达 73% 的 AIDS 患者[6, 7]，最常见的损害是视网膜血管病，包括棉絮斑、视网膜出血和感染性视网膜病变，如巨细胞病毒（CMV）、疱疹性、弓形体性或梅毒视网膜炎。

二、HIV 感染与 AIDS 的流行病学 Epidemiology of HIV Infection and AIDS

到 2012 年，估计美国有 120 万 HIV 病毒携带者[8]。自 1996 年以来，AIDS 通过三种被称为高活性或联合抗逆转录病毒疗法（highly active or combination antiretroviral therapy，HAART 或 CART）的药物疗法从一种不可避免的进展性和致命性疾病转变为一种可控制的慢性疾病。HIV 病毒通过同性或异性性交、静脉注射毒品者共用针头接触血液、围产期或婴儿母乳喂养传播[9-11]。

三、职业暴露与 HIV 病毒 Occupational Exposure to HIV

经皮接触 HIV 感染血液后，未经治疗的医护人员 HIV 传播的平均风险约为 0.3%[12, 13]。这种风险通过戴双层手套进一步降低，在眼科环境下可能要低得多[14]。即使在高危损伤后，使用两种或三种抗逆转录病毒药物进行暴露后预防（postexposure prophylaxis，PEP）似乎可以大大减少 HIV 的传播[15]。因为 PEP 应该在受伤后尽快开始，医疗机构应该有完善的程序，为受伤高危人群提供专家咨询和随时获得药物组合，如外科医师、侵入性手术医师和静脉切开医师。

目前，对于经皮损伤，美国公共卫生署（US Public Health Service）建议，如果暴露较轻（实心针和浅表损伤），并且源患者为无症状 HIV 感染或已知的低病毒载量［< 1500 RNA 拷贝 /ml（Ⅰ类患者）］，则采用两种药物方案治疗 4 周。如果暴露严重（大口径空心针、深穿刺、设备上可见的血液或用于患者动脉或静脉的针头），或者源患者有症状性 HIV 病毒感染、AIDS、急性血清转化或已知的高病毒载量（Ⅱ类患者），建议扩大三种药物方案。推荐两种治疗 HIV/PEP 的药物方案是：①替诺福韦加恩曲西他滨；②齐多夫定加拉米夫定。替诺福韦一般耐受性较好，但不应用于肾功能不全患者。三种药物方案包括添加利托那韦增强（/ r）洛匹那韦 / r 或达鲁伐韦 / r。在出现耐药、药物相互作用或不耐受的情况下，构建扩展方案的替代物包括达芦那韦 / r、阿扎那韦 / r 或 RaltGrimiR。对于黏膜或非接触性皮肤暴露，Ⅰ类患者的所有小体积暴露（几滴）和大体积暴露（主要溅血）推荐使用两种药物方案，Ⅱ类患者的大体积暴露推荐使用三种药物扩展方案[13]。

四、HIV 病毒学与发病机制 HIV Virology and Pathogenesis

HIV 感染通常会逐渐耗尽 CD4 淋巴细胞，导致血液中这一关键的辅助性 T 细胞亚群的水平下降[16]。AIDS 患者通常只有在 CD4+ 辅助性 T 细胞达到 200/μl 以下时才会发病，这一水平不再支持细胞介导的免疫，其水平是控制某些机会性病毒、细菌或真菌病原体引起的感染所必需的。

20 世纪 90 年代中期，检测血液中 HIV 病毒含量的分析方法的发展，彻底改变了人们对 HIV 病毒感染的认识。在大多数患者中，HIV 感染的各个阶段都以病毒复制率高为特征。血浆 HIV-1RNA 水平可预测 HIV 患者的临床进展率[17-23]。

高复制和易出错的反转录过程都会促进 HIV 病毒基因组中的频繁突变，从而产生能够更好地抵抗宿主抗体和细胞介导的免疫反应或抗逆转录病毒药物控制的变异，如果药物数量不足或血药浓度低，不能完全抑制 HIV 病毒的复制。在抗反转录病毒药物的选择性压力下，导致对个别药物敏感度降低的突变被选择并储存在潜伏期长达数十年的细胞中[24-27]。

五、AIDS 病毒感染的治疗 Therapy of HIV Infections

随着 30 多种药物（截至 2011 年）的开发，HIV 病毒治疗迅速发展，这些药物至少可分为四类，根据它们抑制 HIV 病毒复制的步骤（表 84-1）。

这些步骤包括：①与受体结合并进入宿主细胞；②将 HIV RNA 逆转录为前病毒 DNA；③将前病毒 DNA 整合到宿主细胞基因组中；④ HIV 蛋白酶作用下，HIV 出芽后的成熟[28]。几类药物的联合用药通过尽量减少病毒复制来延迟或防止抗药性 HIV 的出现。然而，HIV 可能会对所有可用的治疗产生耐药性，因为患者很难长期保持高水平的依从性，且交叉耐药性是一个类别内药物的常见现象[29-32]。在一个方案失败后，下一个药物组合不太可能成功地完全抑制 HIV 复制，这是长期成功的必要条件。有关 HIV 病毒治疗的最新专家指导方针的详细信息，请查阅在受 HIV-1 感染的成人和青少年中使用抗逆转录病毒药物的指南，该指南不断更新，可在国家卫生研究院网站上查阅：http://www.aidsinfo.NIH.gov/ContentFiles/adultandaldolescentgl.pdf。

六、HIV 临床谱 Clinical Spectrum of HIV

HIV 感染和疾病在表现上是高度可变的，包括无症状、各种慢性或反复发作的体质体征和症状，以及大量的机会性疾病。"急性逆转录病毒综合征"（acute retroviral syndrome），即早期或原发感染 HIV 病毒，其特征是发热、咽炎、皮疹、关节痛、不适、黏膜溃疡和神经系统表现，如无菌性脑膜炎[33]。

表 84-1　按类别分列的 2011 年美国目前获得许可的抗反转录病毒药物

商品名	分类名	制造厂商
多级组合产品		
Atripla	Atripla efavirenz, emtricitabine, and tenofovir disoproxil fumarate	Bristol–Myers Squibb and Gilead Sciences
核苷类逆转录酶抑制剂		
Combivir	lamivudine and zidovudine	GlaxoSmithKline
Emtriva	emtricitabine, FTC	Gilead Sciences
Epivir	lamivudine, 3TC	GlaxoSmithKline
Epzicom	abacavir and lamivudine	GlaxoSmithKline
Retrovir	zidovudine, azidothymidine, AZT, ZDV	GlaxoSmithKline
Trizivir	abacavir, zidovudine, and lamivudine	GlaxoSmithKline

（续表）

商品名	分类名	制造厂商
Truvada	tenofovir disoproxil fumarate and emtricitabine	Gilead Sciences, Inc.
Videx EC	enteric-coated didanosine, ddI EC	Bristol–Myers Squibb
Videx	didanosine, dideoxyinosine, ddI	Bristol–Myers Squibb
Viread	tenofovir disoproxil fumarate, TDF	Gilead
Zerit	stavudine, d4T	Bristol–Myers Squibb
Ziagen	abacavir sulfate, ABC	GlaxoSmithKline
非核苷类逆转录酶抑制剂		
Edurant	rilpivirine	Tibotec Therapeutics
Intelence	etravirine	Tibotec Therapeutics
Rescriptor	delavirdine, DLV	Pfizer
Sustiva	efavirenz, EFV	Bristol–Myers Squibb
Viramune (immediate release)	nevirapine, NVP	Boehringer Ingelheim
Viramune XR (extended release)	nevirapine, NVP	Boehringer Ingelheim
蛋白酶抑制剂		
Agenerase	amprenavir, APV	GlaxoSmithKline
Aptivus	tipranavir, TPV	Boehringer Ingelheim
Crixivan	indinavir, IDV,	Merck
Fortovase	saquinavir (no longer marketed)	Hoffmann–La Roche
Invirase	saquinavir mesylate, SQV	Hoffmann–La Roche
Kaletra	lopinavir and ritonavir, LPV/RTV	Abbott Laboratories
Lexiva	fosamprenavir calcium, FOS-APV	GlaxoSmithKline
Norvir	ritonavir, RTV	Abbott Laboratories
Prezista	darunavir	Tibotec, Inc.
Reyataz	atazanavir sulfate, ATV	Bristol–Myers Squibb
Viracept	nelfinavir mesylate, NFV	Agouron Pharmaceuticals
融合抑制剂		
Fuzeon	enfuvirtide, T-20	Hoffmann–La Roche & Trimeris
抑制剂 CCR5 受体拮抗剂		
Selzentry	maraviroc	Pfizer
AIDS 整合酶抑制剂		
Isentress	raltegravir	Merck & Co., Inc.

慢性感染 HIV 的患者可能会出现全身性、非特异性淋巴结肿大、发热和盗汗、体重减轻和腹泻，症状持续数周或数月，以前称为 AIDS 相关综合征（AIDS-related complex，ARC）。几乎所有 HIV 血清阳性患者都会发展成 AIDS，但是少数被称为"长期非进展者"（long term nonprogressors）或"杰出控制者"（elibe controller）的人会自然地（不经治疗）抑制自己的感染，使血浆 HIV 水平非常低或检测不到。尽管高活性抗反转录病毒治疗（highly active antiretroviral therapy，HAART）经常将 HIV-1 的血浆病毒血症降低到无法检测的水平，但静止 CD4 淋巴细胞的潜伏性病毒库持续多年，如果停止治疗，它会重新出现在血液中[34]。

机会性感染是导致大多数 AIDS 患者死亡的原因，但与丙肝和乙型肝炎（如肝功能不全或肝细胞癌）合并感染的后果已变得越来越重要，部分原因是 HIV 病毒促进了这些感染的进展[35]。AIDS 患者最常见的病原体是巨细胞病毒（CMV）、白色念珠菌、肺孢子虫（原卡氏肺孢子虫）、结核分枝杆菌和 M.aviumintracellulare、新生隐球菌、单纯疱疹病毒（HSV）、隐孢子虫属、弓形体和水痘 – 带状疱疹病毒（VZV）[3, 36]。CMV 视网膜炎可能是这些患者组织侵袭性系统性 CMV 感染的初始征象，但仅限于晚期免疫抑制（CD4+ 计数小于 50/μl）的患者。巨细胞病毒也可能存在于胃肠道、脑和脊髓或其他器官[37]。

七、与 HIV 有关的感染控制 Infection Control Related to HIV

美国疾病控制和预防中心（US Centers for Disease Control and Prevention，CDC）于 1988 年提出了关于在医疗环境中预防 HIV 和其他血源性病毒职业传播的普遍预防措施的建议，但没有修订[38]。

疾病预防控制中心除了提供一般性建议外，还为眼科检查提供了具体的指南。建议使用手套（特别是在检查者的皮肤受到任何损害的情况下）和在涉及眼睛的程序或检查之后使用良好的洗手技术，因为 HIV 病毒可能会出现在眼泪中。

所有患者接触眼睛的所有仪器和设备都必须使用气体或蒸汽高压灭菌，或在下列溶液中浸泡 5～10min：3% 过氧化氢溶液、10% 次氯酸钠溶液（普通家用漂白剂）或 70% 乙醇或异丙醇。以这种方式消毒的仪器应在水中冲洗并干燥后再使用[39, 40]。据报道，使用 70% 异丙醇会损坏眼压计的针尖，因此，最好在 3% 过氧化氢或 1：10 稀释的家用漂白剂中浸泡 5～10min[41]。应该指出的是，没有证据表明 HIV 病毒是通过接触眼泪或使用检查这些患者的仪器传播的[39]。

用于所有患者试验装置的隐形眼镜都应使用任何商用清洁方法或溶液进行消毒[42]。已有综述各种表面消毒剂对 HIV 的灭活作用[43]。已经制订了防止通过人体组织器官移植（包括角膜移植）传播 HIV 病毒传播的指南[44]。已经发表了针刺伤或黏膜暴露于 HIV 感染者分泌物后处理的具体建议[45]。

八、AIDS 眼部表现综述 Ocular Findings in AIDS: an Overview

HIV 已在角膜、结膜上皮和泪液中检测到，但滴度很低。AIDS 的眼部表现可见于高达 100% 的患者。它们不太常见，但也可能出现在早期，症状性艾滋病毒感染[46-48]。最常见的是棉絮斑和其他非感染性视网膜病变、CMV 视网膜炎和结膜 Kaposi 肉瘤，其次是眼部带状疱疹、视网膜弓形体、脉络膜卡氏疟原虫感染、单纯疱疹和带状疱疹视网膜炎［急性视网膜坏死（ARN）］和隐球菌性脉络膜炎[6, 49-59]。

虹膜炎可能与病毒性视网膜炎有关，但特别是与巨细胞病毒有关，它是轻微的。急性虹膜炎可能与口服利福平（用于治疗和预防分枝杆菌感染）或静脉注射西多福韦用于 CMV 视网膜炎有关[60]。脉络膜感染与隐球菌、肺孢子虫、结核分枝杆菌、曲霉菌、弓形体、组织胞浆菌和 M.avium-intracellulare 通常与全身感染有关[61, 62]。组织胞浆菌荚膜脉络膜视网膜炎和眼内炎、巴西副球虫病、脉络膜视网膜炎、干燥性角膜炎、颅神经麻痹、Roth 斑、视盘水肿、血管炎和真菌性角膜溃疡是罕见的，但已有报道[63-65]。

九、非感染性视网膜病变 Noninfectious Retinopathy

非感染性视网膜病变是指棉絮斑、视网膜出血和微血管异常，不会进展、扩大或引起视觉症状。这些病变的感染原因尚未被证实，它们似乎代表非特异性视网膜微血管疾病。25 例 AIDS 或有症状的 HIV 感染患者的棉絮斑数量与脑血流量减少（[99m]锝 – 六甲基丙氨肟单光子发射计算机断层扫描显示）之间存在相关性[66]。

棉絮斑（cotton wool spot）是 AIDS 患者最常见的眼部病变，25%～50% 的患者和 75% 的尸检病例出现棉絮斑[6, 67, 57]。在一项研究中，高达 92% 的 AIDS 患者在使用荧光素血管造影检查时发现有视网膜血管疾病的迹象。检眼镜上的棉絮斑是视网膜神经纤维层微梗死的结果[67]。在 AIDS 中，这些病变通常局限于视盘附近的后极（图 84–1）[67]。AIDS 患者视网膜棉絮斑的组织病理学研究表明，这些病变具有与其他病因棉絮斑相同的病理特征。与其他全身疾病中的棉絮斑相似，AIDS 的这种病变没有相关的炎症，玻璃体中没有细胞，荧光素血管造影也没有血管渗漏（图 84–2）。试图从棉絮斑点中分离出有机体，以期解释它们在 AIDS 中的致病原因，但没有成功，AIDS 中这种病变的原因仍然难以捉摸[6, 57, 68, 69]。

据推测，棉絮斑可能是 CMV 视网膜炎的先兆，也可能是 CMV 感染的易感部位，但这些观点缺乏证据。尸检时对眼睛进行的组织病理学研究未能显示棉絮斑是病毒引起的明确证据[70-72]。

我们已经报道了非感染性视网膜病变在 HIV 血清阴性的男性中并不常见，在 ARC 中也很少见，但在 AIDS 患者中甚至在没有主动机会性眼科感染的情况下也很常见[48]。值得注意的是，这种病变可能出现在 50%～75% 的 AIDS 患者中出现，而采用多重检查的研究表明，这些患者接受检查的频率越高，发病率可能越高[6, 49]。棉絮斑可能在 6～12 周内在检眼镜下可见，由于病变的一过性及其明显的非感染性原因，此时不需要治疗[73]。在活体成像中，它们会引起"高反射征"（hyper reflective sign）[74]，然后在消失数年后内层视网膜变薄[75]。

在一项横断面研究中，棉絮斑患者的 CD4 计数中值（每微升）为 14 个细胞（范围 0～160），CMV 视网膜炎患者为 8 个细胞（范围 0～42）[76]。在没有其他系统性血管疾病，如高血压或糖尿病的情况下，由于棉絮斑在这些患者中的患病率很高，在鉴别诊断棉絮斑时必须考虑 AIDS。这些病变是否是 AIDS 的早期表现尚待阐明，但在 HIV 病毒感染者出现机会性感染之前，这些病变可能就已明显存在[48]。形态学研究表明，由于轴突变性和视神经轴突数量的减少，AIDS 患者的球后视神经纤维数量比正常对照眼减少[77-80]。在大多数 AIDS 患者中，神经纤维层梗死，并且这种梗死的数量随着时间的推移而增加[6, 49]。AIDS 患者的色觉缺陷和对比敏感度试验可能表现为与多发性神经纤维层梗死相关的视觉功能障碍[81-83]。

有趣的是，对视网膜神经纤维层的活体研究显示，视网膜神经纤维层既有宽的缺陷，也有狭缝状的缺陷，这表明视网膜神经纤维丢失和视神经纤维丢失与未感染性视网膜炎的 HIV 患者的亚临床视力

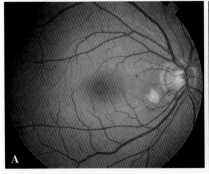 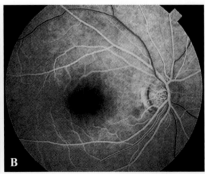 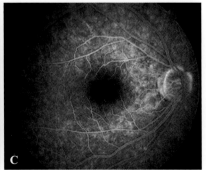

▲ 图 84–1　**A.** 从颞下到视盘可见的视网膜棉絮斑；**B.** 早期荧光素血管造影显示阻塞和可能的无灌注；**C.** 晚期血管造影显示染色，可能是视网膜微血管受损所致

丧失有关 [74, 84]。无视网膜炎的 HIV 患者的视网膜电图研究也显示了视网膜功能障碍 [85, 86]。上述复杂的视力异常情况被称为 HIV 神经视网膜疾病，HIV 患者在 AIDS 诊断 20 年后的发病率在 16%～50% [87, 88]。HIV 视网膜病变的分子生物学和 HIV 视网膜神经病变的可能病理生理学已于近期发表 [89]。

在 AIDS 患者中，视网膜出血与巨细胞病毒性视网膜炎、棉絮斑有关，而且是一个孤立的发现。据报道，AIDS 患者中有 30% 出现了这种病变 [52, 67, 49]，验尸结果显示视网膜出血高达 40%。视网膜出血通常表现为后极火焰状病变、斑点出血或周边点状内层视网膜出血（图 84-3）。偶尔出血表现为 Roth 斑（中心区域为白色的出血）[52, 67]。视网膜出血的模式

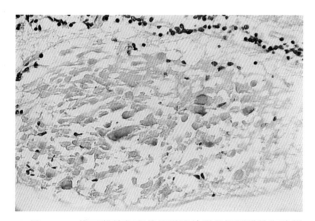

▲ 图 84-2　视网膜棉絮斑的显微照片显示视网膜的细胞样小体和神经纤维层肿胀。在照片的顶部可以看到视网膜细胞成分

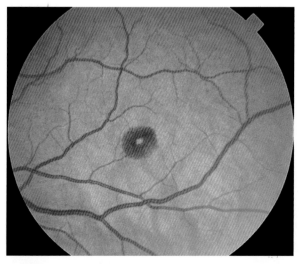

▲ 图 84-3　HIV 感染患者出现有中心白色的视网膜出血（Roth 斑）。这些病变没有进展

随着时间的推移而改变。出血似乎与出血素质或凝血障碍无关，而是 AIDS 本身的表现 [6]。视网膜出血引起的视力下降尚未被描述，如果病变与 CMV 视网膜炎或败血症无关，则治疗是保守的。

荧光素血管造影显示，AIDS 的微血管病理表现包括微血管瘤、毛细血管扩张、局灶性无灌注区和毛细血管丢失 [67]。这些变化与糖尿病相似。过碘酸 – 希夫染色（periodic acid-Schiff，PAS）阳性血管增厚和毛细血管前小动脉闭合的组织学表现也与糖尿病相关。

在没有感染性视网膜炎的 HIV 患者中，视网膜分支或中央静脉阻塞、视网膜分支动脉阻塞和缺血性黄斑病变已被报道。发病率不详。原因可能与狼疮抗凝剂和 HIV 感染患者的其他凝血异常有关 [91, 92]。HIV 患者视网膜血流异常也有报道，可能与微血管异常的发病机制有关 [93–96]。

十、感染性视网膜病变 Infectious Retinopathy

巨细胞病毒视网膜炎 Cytomegalovirus Retinitis

（一）发病机制、诊断和临床表现 Pathogenesis, Diagnosis, and Clinical Manifestations

CMV 感染是 AIDS 发病和死亡的主要原因。据报道，CMV 视网膜炎发生在 15%～40% 的 AIDS 患者中，发病率自 HAART 问世以来有所下降 [37, 52, 97, 98]。与 AIDS 的非感染性病变相比，巨细胞病毒性视网膜炎需要积极治疗以防止严重的视力丧失 [6, 99, 100]。活动性 CMV 患者可能有发热、关节痛、肺炎、白细胞减少、视网膜炎或肝炎等全身症状，血液培养和尿液标本可能为 CMV 阳性。CMV 视网膜炎往往是全身 CMV 感染的表现，所有患者都应进行全身疾病的彻底评估。

AIDS 中 CMV 视网膜炎的临床表现在许多方面与医源性免疫抑制患者和巨细胞包涵体病婴儿中 CMV 视网膜炎相似 [101, 102]。尸检的临床和典型病理结果之间的相关性已得到证实 [103]。具体地说，CMV 是一种嗜神经病毒，有感染神经组织和视网膜的倾向。AIDS 相关性巨细胞病毒性视网膜炎的视网膜坏死是典型的，病变中存在病理性细胞肿大

和少量炎性细胞。脉络膜受累很少见，血管内皮是否受累尚不清楚。这些病变也可能表现为不连续的斑块，而不是更常见的毗邻扩散病变。通过免疫荧光、免疫过氧化物酶染色和 DNA 杂交技术发现了抗 CMV 的抗原 [104, 105]。最显著的前节发现是角膜内皮上有细小的星状角膜后沉淀物 [106]。还有作者报道了 CMV 视网膜炎和脉络膜炎引起的视网膜血管不灌注和视网膜新生血管形成 [107]。

CMV 是一种缓慢进行性坏死性视网膜炎，可能影响后极、周边或两者，可能是单侧或双侧。累及的视网膜区域表现为白色视网膜内病变、浸润区域，并常沿后极血管弓坏死。此外，突出的视网膜出血通常出现在坏死区域内或沿其前缘（图 84-4）。

在外周，CMV 视网膜炎普遍发生。它往往有一个不太明显的白色外观，还有一个颗粒状、白色的视网膜炎区域，该区域可能显示或不显示相关的视网膜出血（图 84-5）。随着视网膜炎的进展，一个萎缩的、无血管的视网膜区域可能仍有潜在的视网膜色素上皮萎缩或增生 [6, 37, 108]。周边型巨细胞病毒性视网膜炎在 AIDS 患者中很常见，他们最初可能只报道有或无视野缺损的漂浮物。如果诊断不确定，广角眼底摄影和荧光素血管造影可能是有益的。这些技术可用于记录视网膜炎的进展，视网膜炎区域的荧光素渗漏可能有助于确认诊断（图 84-6）。

CMV 视网膜炎的再激活特征是病变边缘的再浑浊，然后进展。如果没有先前的眼底照片，阴燃性视网膜炎（smoldering retinitis）（图 84-7）和轻微的再激活可能很难识别。一些研究表明，与间接检眼镜的临床检查相比，广角眼底照片是视网膜炎进展的更敏感指标 [109, 110]。

一些研究者已经证明，AIDS 患者未经治疗的巨细胞病毒性视网膜炎是不可避免的进展 [6, 52, 102, 104, 110, 111]。根据我们的经验，未经治疗的巨细胞病毒在绝大多数患者中是双侧的。在一项对 26 名接受 CMV 视网膜炎治疗的患者进行的观察研究中，视力评分随着眼科检查发现的更大异常而下降。视觉症状与更差的眼睛的发现密切相关。患者报告有相当大的视力损害，包括视物模糊（42%）、阅读困难（40%）、驾驶困难（44%）、治疗干扰社交活动（40%）和视力严重障碍（50%）[112]。治疗 AIDS 相关的巨细

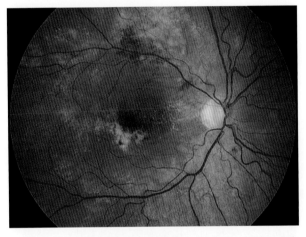

▲ 图 84-4　巨细胞病毒性视网膜炎在黄斑中心凹的上方有出血区，且中心凹下方的出血更致密。出血区边界不清，出血量不一

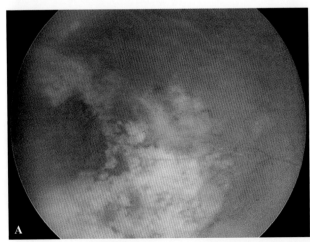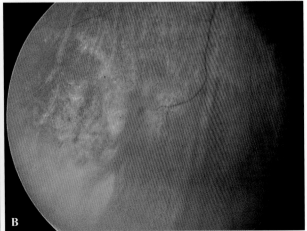

▲ 图 84-5　A. 无视网膜出血的周边巨细胞病毒视网膜炎的特征是视网膜白色坏死区；B. 治愈后，巨细胞病毒性视网膜炎留下一个无混浊的胶质瘢痕（与 A 不同）。通常只看到微小的色素变化

胞病毒性视网膜炎可最大限度地减少视力丧失，并可保护先前未受感染的眼睛，延长视觉独立性[113]。复发性 CMV 视网膜炎在距中心凹 1500mm 范围内表现为中心凹保留型，主要发生在对治疗有抵抗力的复发性 CMV 视网膜炎患者中［"临床抵抗"（clinically resistant）］，特别是暂时出现的复发性巨细胞病毒性视网膜炎。尽管它与中心凹接近，最终功能显著丧失，但这种进展模式允许保留有用的中心凹视力的时间比预期更长[114]。

CMV 视网膜炎的其他表现包括视网膜水肿、血管变细、血管周围鞘层和渗出性视网膜脱离

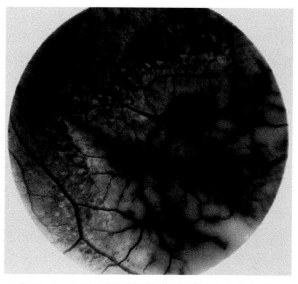

▲ 图 84-6 巨细胞病毒视网膜病变的荧光素血管造影显示阻塞和无灌注，以及受损视网膜血管的荧光素着染和渗漏

（图 84-8）[115]。此外，玻璃炎和前葡萄膜炎也经常出现，视神经萎缩可能是由于广泛的视网膜破坏而导致的晚期表现。在这些患者的玻璃体活检标本中偶尔可发现 CMV[103]。CMV 是一种细胞相关病毒，因此在有明显玻璃体炎的情况下，发生可能更高。其他引起视网膜炎的原因，包括单纯疱疹性视网膜炎[101, 116]、弓形体病[62]、念珠菌感染、Bechcet 病、梅毒、急性视网膜坏死[117, 118] 和亚急性硬化性全脑炎，通常可以从临床上与巨细胞病毒区别开来，尽管疱疹病毒家族其他成员引起的视网膜炎可能不是这种情况[117]。巨细胞病毒有着非常独特的临床表现，但巨细胞病毒性视网膜炎的病变因患者而异，对上述感染保持高度的怀疑指数是很重要的，特别是考虑到 AIDS 患者多器官的频繁重叠感染[6, 90, 91]。

巨细胞病毒性视网膜炎是潜在的活动性全身巨细胞病毒感染的反映。在几乎所有的情况下，如果不加以控制，这是一种致盲性疾病。因此，面对 AIDS 患者精神状态的改变、神经系统检查的病灶征象或其他与亚急性脑炎相一致的症状，应进行全面的眼科检查，并增加对中枢神经系统 CMV 感染和可能 CMV 视网膜炎的怀疑指数。也有证据表明，CMV 视网膜炎患者，尤其是视乳头周围疾病，CMV 脑炎的发病率要高得多。对 47 例 AIDS 患者连续尸检的脑、视神经和视网膜 CMV 感染进行了检测[119]。免疫细胞化学显示 94 例 CMV 感染患者中，11 例（23%）大脑，2 例（2%）视神经和 38

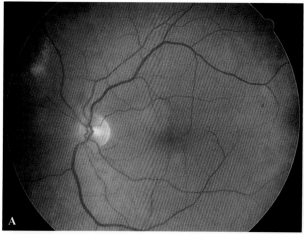
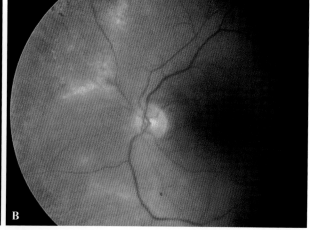

▲ 图 84-7 阴燃巨细胞病毒（CMV）视网膜炎是一种低度的视网膜炎边缘的活动性，与视网膜炎的缓慢进展有关。没有眼底照片很难诊断
A. 低度 CMV 病变；B. 病变进展缓慢超过 2 个月

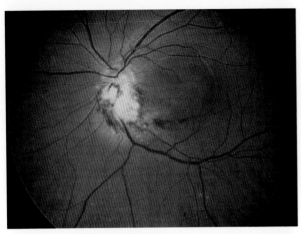

▲ 图 84-8　巨细胞病毒影响旁中心凹或视神经可导致渗出性视网膜脱离，常累及黄斑。如果没有一个重要结构的实际受损，治疗后中心视力可能会得到改善

例（40%）视网膜中有感染。11 例 CMV 脑炎患者中有 10 例（91%）并发视网膜炎。24 例 CMV 视网膜炎患者中有 10 例（42%）合并 CMV 脑炎，当视网膜炎累及视乳头周围时，75% 合并脑炎。尽管有广泛的视乳头周围视网膜炎，但视神经实质在组织学上通常不受感染。这些关联的强度表明，巨细胞病毒性视网膜炎定义了一组 AIDS 患者发展为巨细胞病毒性脑炎的风险（相对风险为 9.5%），特别是当视网膜炎累及视乳头周围区域时（相对风险为 13%）。此外，在没有 CMV 视网膜炎的 AIDS 患者中，中枢神经系统症状不太可能归因于 CMV 脑炎[119]。本文就 AIDS 患者眼、脑病变的病理相关性做一综述[120]。

CMV 视网膜炎在 AIDS 儿童中的发病率较低，报道的发病率为 5%～6%，但眼外 CMV 的发病率高于成人。CMV 视网膜炎在 CD4 绝对计数高的幼儿中有报道，尽管这些计数相对于儿童的年龄较低。与成人相似，年龄较大的儿童的 CD4 绝对计数较低。儿童双侧和后极疾病的发病率较高，但这可能部分是由于缺乏主观性视力主诉导致儿童诊断延误所致[120-123]。

（二）视网膜和全身 CMV 感染的筛查技术
Screening Techniques for Retinal and Systemic CMV Infection

CMV 视网膜炎的筛查是一个难题。许多 CMV 病毒血症或病毒尿患者可能没有终末器官疾病，并

且在血浆或 CMV 抗原血症中应用定量 CMV 聚合酶链反应的研究还不能明确预测 CMV 视网膜炎的发展[124]。目前尚无可靠的实验室指标可以预测临床 CMV 视网膜炎的发生。

50% 以上的男性同性恋者和绝大多数 AIDS 患者的尿 CMV 培养呈阳性，因此尿培养可能不具有诊断价值。AIDS 患者的血清学是非特异性的，CMV 滴度升高的记录是不寻常的[6, 104]。对新诊断的 CMV 视网膜炎患者的研究表明，许多患者的血液中 CMV 培养呈阴性。CMV 血培养阳性、发热和体重减轻与诊断时更广泛的 CMV 视网膜炎相关[125]。CMV 病毒性血液检测结果也与 CMV 视网膜炎患者的临床结果相关[126]。因此，检测 CMV 抗原血症的方法可能是一种简单、快速的方法，用于鉴别那些单侧视网膜炎患者，如果将玻璃体腔注射或植入物作为 CMV 视网膜炎的唯一治疗方法，则患对侧眼 CMV 视网膜炎或内脏 CMV 疾病的风险最高[127]。

阳性 PCR 结果支持临床诊断，可能有助于监测抗病毒治疗的反应。通过对血浆 CMV-DNA 拷贝数增加的前瞻性监测，有可能识别出 HIV 血清阳性的患者，这些患者有发展为症状性 CMV 视网膜炎的风险[128]。

使用 CD4 细胞计数作为筛选患者的阈值也是合理和实用的，由于 CMV 视网膜炎的风险在 CD4 细胞计数低于 50/μl 时增加[74]。在对 CD4 细胞计数低于 0.10×10^9/L（100/μl）的患者进行的队列研究中，CMV 视网膜炎的发病率和患病率显示，在 4 年的随访中，CMV 视网膜炎的发生率和患病率为 25%。在 CMV 视网膜炎患者中，约 19% 在 CD4 细胞计数小于 0.05×10^9/L（< 50/μl）前发生过视网膜炎，81% 在 CD4 细胞计数达到此阈值后有 CMV 视网膜炎[129]。在 HAART 时代，一些患者可能发展为 CD4 计数高于 100/μl 的 CMV 视网膜炎，可能是由于对 CMV 免疫系统的不完全恢复[130]。

一种筛查中央 CMV 视网膜炎的技术，眼内视野检查法，利用患者在计算机显示器上观察运动颗粒可视化技术，在检测中央 30° 固定半径范围内的 CMV 视网膜炎方面具有非常高的敏感性和特异性（90% 以上）（图 84-9）[84]。

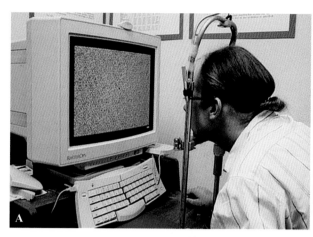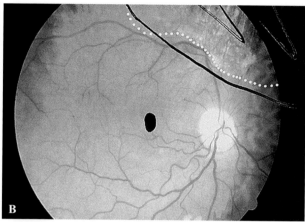

▲ 图 84-9　眼内镜视野检查可检测巨细胞病毒视网膜病变

A. 要求患者查看监视器上编程的粒子运动；B. CMV 病灶（白虚线）和患者自身所见暗点（黑线）的覆盖图

基于 PCR 的 CMV DNA 检测技术越来越多地应用于眼液中，然而，这些发现的临床意义有时还不清楚。基于 PCR 的方法在眼内液体检测中的应用，对患者的治疗做出了有益的贡献[131]。

这似乎是一种敏感和特异的诊断方法，有助于 CMV 视网膜炎的诊断[132]。据报道，应用 PCR 检测 CMV-DNA 比应用 Goldman-Witmer 系数分析局部产生的抗体更为灵敏。AIDS 患者的 CMV 视网膜炎也有免疫倾向[133, 134]。

（三）巨细胞病毒性视网膜炎的治疗 Treatment of CMV Retinitis

本文就 CMV 视网膜炎的治疗作一综述[135, 136]。治疗可以是全身性的、局部的，或两者的结合。目前，美国食品药品管理局批准的治疗 CMV 视网膜炎的药物有 4 种：更昔洛韦、伐昔洛韦、西多福韦、膦甲酸钠。福米韦森（formivirsen），第一种作用时间相对较长的反义药物，在美国已不复存在。

（四）CMV 视网膜炎的系统治疗 Systemic Therapy of CMV Retinitis

巨细胞病毒性视网膜炎可采用系统性或玻璃体腔内治疗。然而，全身治疗与 CMV 视网膜炎从一只眼到对侧眼的传播较少有关[136]。此外，局部治疗，包括持续释放的更昔洛韦植入物，已被证明与系统性巨细胞病毒的发展风险较高相关[137, 138]。

系统性 CMV 可引起胃肠道疾病，其中结肠炎是最常见的表现，以及食管炎。系统性 CMV 诊断可能很困难，通常需要 CMV 感染的组织病理学证据。系统性 CMV 疾病的累积发病率约为 25%[139]。因此，尽管在诊断 CMV 视网膜炎时，系统性 CMV 疾病可能并不明显，但一些专家认为，尽管存在不便、费用和潜在毒性，但仍有必要进行初步的系统性治疗。

1. 静脉注射更昔洛韦 Intravenous Ganciclovir

更昔洛韦是 2- 脱氧鸟苷的核苷类似物，类似于阿昔洛韦[140]。尽管更昔洛韦的结构与阿昔洛韦相似，但其体外抗巨细胞病毒活性远高于阿昔洛韦[141]。更昔洛韦通过阻止 DNA 延长抑制所有疱疹病毒，包括 CMV。CMV 缺乏病毒特异性胸腺嘧啶激酶（TK），TK 能将更昔洛韦（或阿昔洛韦）转化为单磷酸形式[142]。对阿昔洛韦耐药的 TK 变异株对更昔洛韦的敏感性与未变异的亲本株相同。因此更昔洛韦磷酸化为其三磷酸形式比阿昔洛韦更有效，说明更昔洛韦对巨细胞病毒的更大活性[143]。

更昔洛韦治疗的大多数 AIDS 患者在 2～4 周内出现反应，视网膜混浊减少，视网膜炎稳定（图 84-10）[97]。更昔洛韦作为一种静脉和口服制剂（也包括在眼内装置中），只要患者仍处于免疫功能衰竭状态，且 CD4 计数低于 50/μl，就需要无限期维持治疗。静脉负荷剂量为每 12 小时 5mg/kg，持续 14～21 天，然后维持剂量为每天 5mg/kg。如果停药，视网膜炎通常在 10～21 天内复发，在愈合区域的边缘继续发展[97]。复发是很常见的，即使在维持治疗期间，在治疗后 3 周到 5 个月，30%～40%

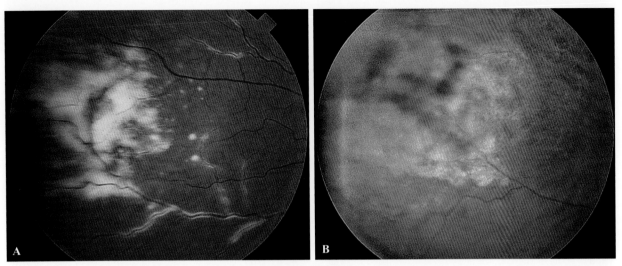

▲ 图 84-10　**A.** 活动性周边巨细胞病毒视网膜炎伴继发性视网膜血管炎；**B.** 静脉注射更昔洛韦后，病灶治愈。注意病灶边界模糊消失。也可见以色素变化为特征的巨细胞病毒的愈合

的患者出现复发[97]。许多研究者发现，停止或延迟更昔洛韦治疗可导致近 100% 的视网膜炎复发，此时通常需要恢复负荷剂量方案[142, 144, 145]。AIDS 和巨细胞病毒性视网膜炎患者的多个系列显示出 80%～100% 的有效率，60%～80% 的患者通过更昔洛韦治疗获得缓解[37, 145-149]。

CMV 视网膜炎的治疗通常包括诱导期和维持期，以防止复发。在 HAART 出现之前，更昔洛韦诱导疗程足够长的时间，复发几乎普遍发生。因此需终身治疗。仅用诱导剂量治疗的患者复发的中位时间为 3～4 周[145]。

大多数临床医师使用 14 天的静脉注射更昔洛韦诱导疗程，每 12 小时 5mg/(kg·d)，无限期维持 5mg/(kg·d)。低剂量和每隔 1 天的给药计划与早期复发率高有关。由于抗 HIV 治疗不能提高患者的 CD4 计数，治疗可能是终身的，如果选择静脉治疗作为维持治疗，通常在治疗开始时放置永久或半永久性留置静脉导管。更昔洛韦需要在出现肾功能不全的情况下调整剂量。

更昔洛韦的不良反应包括粒细胞减少、神经功能障碍、肝功能异常，很少有血小板减少。最严重的毒性是粒细胞减少症，当定义为每微升少于 500 个中性粒细胞时，多达 1/3 的患者可能发生粒细胞减少症[145]。粒细胞减少症通常是可逆的，当与 AZT 一起使用时，会加重这种不良影响[150]。使用

集落刺激因子 rGM-CSF［重组粒细胞 – 巨噬细胞集落刺激因子（recombinant granulocyte macrophage colony stimulating factor）］和 rG-CSF［重组粒细胞集落刺激因子（recombinant granulocyte colony-stimulating factor）］逆转或预防中性粒细胞减少可能是有用的。

目前尚不清楚更昔洛韦对巨细胞病毒的耐药率，但不断增加的诱导方案可能是控制巨细胞病毒性视网膜炎的必要备件。对更昔洛韦产生抗性的 CMV 株可能仍然对膦甲酸钠（foscarnet）敏感。由于更昔洛韦耐药的问题，一项联合或交替使用膦甲酸钠 – 更昔洛韦维持疗法的试验已被报道是有效的[151]。

视力取决于受累视网膜的位置，即使对治疗有反应，中心凹或视神经受累也可能导致视力下降。更昔洛韦已被证明对保持视力有效。例如，73% 的眼在用更昔洛韦治疗时保持 20/40 或更好的视力[152]。

2. 口服更昔洛韦 Oral Ganciclovir

口服更昔洛韦（FDA 批准，1994 年）在经静脉注射更昔洛韦治疗后可用于 CMV 视网膜炎的维持治疗。使用这种药物方案的研究已经显示了疗效，但很明显口服更昔洛韦对许多患者的疗效不如静脉注射更昔洛韦。

口服更昔洛韦最常见的用法可能是在接受玻璃

体腔内治疗（注射西多福韦或更昔洛韦植入物）以预防系统性 CMV 疾病的患者中。这种口服更昔洛韦的使用也可以减少 CMV 的发病率，如果不涉及对侧眼[153, 154]。口服更昔洛韦预防或治疗巨细胞病毒性视网膜炎已被口服伐更昔洛韦取代，后者可提供更高的血液水平。

3. 伐更昔洛韦 Valganciclovir

伐更昔洛韦是更昔洛韦的缬氨酸酯口服制剂。缬氨酸酯增强了分子在肠道细胞膜中的渗透和吸收。一旦进入血液，缬氨酸酯被酯酶从分子上裂解，使血浆中的更昔洛韦水平与静脉注射更昔洛韦相当。单剂量随机交叉药代动力学研究表明，口服伐更昔洛韦后更昔洛韦绝对生物利用度为 60.9%，而口服伐更昔洛韦的绝对生物利用度为 5.6%[155]。一项随机交叉剂量范围研究确定，服用 875mg 伐更昔洛韦后的更昔洛韦血浆水平与静脉注射 5mg/kg 伐更昔洛韦后的血浆水平相似［AUC 为 24.8mg/(ml·h)，而 AUC 为 26mg/(ml·h)]。作者建议 900mg 剂量的伐更昔洛韦可近似于 5mg/kg 剂量的静脉注射更昔洛韦的 AUC 值[156]。

伐更昔洛韦用于 CMV 视网膜炎的诱导治疗。Martin 等［伐更昔洛韦研究组（valganciclovir study group）]报道了一项多中心随机对照临床试验，比较了伐更昔洛韦口服 900mg 每日两次，持续 3 周诱导治疗，随后每日 900mg，持续 1 周维持治疗；静脉注射伐更昔洛韦 5mg/kg，每日两次，持续 3 周诱导治疗，随后每日 5mg/kg，持续 1 周维持治疗。4 周后，两组均接受伐更昔洛韦 900mg/d 的持续维持治疗。80 例新诊断为巨细胞病毒性视网膜炎的患者按 1：1 的比例随机分为两组。主要终点是在开始治疗后 4 周内照相确定 CMV 视网膜炎的进展。在伐更昔洛韦组中，前 4 周内出现 CMV 视网膜炎进展率为 9.9%，而静脉注射更昔洛韦组的患者为 10.0%。这 0.1 个百分点的差异不显著（95%CI –9.7～10.0）。次要终点包括对诱导治疗的预期成功反应的实现和 CMV 视网膜炎进展的时间。77% 的患者接受静脉注射更昔洛韦，71.9% 的患者接受口服更昔洛韦诱导治疗，获得满意的疗效。这 5.2 个百分点的差异不显著（95%CI –20.4～10.1）。静脉注射更昔洛韦组视网膜炎进展的中位数时间为 125

天，口服伐更昔洛韦组为 160 天。与更昔洛韦组相比，伐更昔洛韦组视网膜炎进展的相对风险为 0.90（95%CI 0.58～1.38）。腹泻是研究期间最常见的不良反应，与更昔洛韦组相比，伐更昔洛韦组发生腹泻的频率更高（19% vs. 10%，P=0.11）。各组中性粒细胞减少发生腹泻的频率相似。静脉注射更昔洛韦组导管相关不良反应发生率高于伐更昔洛韦组[157]。目前尚无临床试验专门比较伐更昔洛韦维持治疗巨细胞病毒性视网膜炎的疗效。

Lalezari 等［罗氏伐更昔洛韦研究组（Roche Valganciclovir Study Group）]报道了一项关于伐更昔洛韦的大规模安全性研究。不良事件描述与先前的静脉注射和口服更昔洛韦研究报道相似。值得注意的不良事件有腹泻（38%）、恶心（23%）、发热（18%）、中性粒细胞减少（中性粒细胞绝对计数 < 500 个/μl）（10%）、贫血（血红蛋白 < 8.0g/dl）（12%）和血小板减少（血小板计数 < 25 000 个/μl）（2%）[158]。

总之，口服更昔洛韦治疗巨细胞病毒性视网膜炎具有明显的优势，无须静脉给药的困难和不便。此外，由于伐更昔洛韦在血液中转化为更昔洛韦，其药理安全性，包括不良反应，与静脉注射更昔洛韦没有区别。因此口服伐更昔洛韦治疗 CMV 视网膜炎是一种安全有效的替代静脉注射更昔洛韦的方法。口服更昔洛韦已不可用，但现在已被伐更昔洛韦取代。

4. 膦甲酸钠 Foscarnet

第二种治疗 AIDS 患者巨细胞病毒性视网膜炎的药物于 1993 年获得 FDA 的许可。膦甲酸钠是一种焦磷酸盐类似物，通过抑制病毒聚合酶具有广泛的抗病毒活性，这种抑制作用不依赖于病毒或细胞酶的激活或磷酸化。膦甲酸钠通过阻止焦磷酸盐交换抑制 DNA 链的延长[159]。

膦甲酸钠抑制 CMV 和其他疱疹病毒（HSV-1、HSV-2、VZV 和 EBV）的 DNA 聚合酶和 HIV 的体内外复制[160]。疱疹病毒和 HIV 的复制都可能被治疗上可达到的膦甲酸钠浓度所抑制。由于药物不经代谢，由肾脏排出，因此必须根据肾功能不全调整剂量。除 CMV 视网膜炎外，膦甲酸钠还成功地用于治疗对阿昔洛韦耐药的 HSV 和 VZV 感染的 HIV

感染患者。膦甲酸钠直接作用于所有疱疹病毒的病毒聚合酶和 HIV-1 的反转录酶。CMV 对膦甲酸钠的耐药性与这些聚合酶的基因突变有关。对抗病毒药物的交叉耐药性可能是一个日益严重的问题，因为 AIDS 患者由于抗反转录病毒疗法和用于预防各种机会性感染的药物，以及由于在处理 HIV 病毒相关问题方面取得的经验而活得更长。

膦甲酸钠已被证明对更昔洛韦耐药的疱疹病毒（如 CMV）是有用的，因为对更昔洛韦和阿昔洛韦的耐药性的 DNA 聚合酶基因突变与对膦甲酸钠的耐药区域不同[161]。膦甲酸钠也是 HIV 反转录酶的有效抑制剂，具有剂量依赖性。AZT 和膦甲酸钠在体外具有抗 HIV 的协同活性，而在体内，膦甲酸钠具有抗 HIV 的活性[162]。

对血液学不耐受或对更昔洛韦有抵抗力的艾滋病合并巨细胞病毒视网膜炎患者，有学者研究了膦甲酸钠挽救治疗对更昔洛韦不耐受或耐药的巨细胞病毒视网膜炎患者的应用。这项研究表明，在对更昔洛韦不耐受的患者中，补救性膦甲酸钠治疗导致视网膜炎进展时间比先前报道的终止更昔洛韦治疗的历史对照组更长。在临床表现出更昔洛韦耐药性的患者中，膦甲酸钠似乎对控制视网膜炎有疗效。在所研究的膦甲酸钠维持剂量范围内，未观察到显著的疗效或毒性差异[163]。

一项大型、随机、多中心、盲法临床试验［膦甲酸钠 - 更昔洛韦巨细胞病毒视网膜炎试验（foscarnet ganciclovir cytomegalovirus retinitis trial）］比较了更昔洛韦和膦甲酸钠治疗 AIDS 患者 CMV 视网膜炎的疗效。治疗组之间的视网膜炎进展率没有差异，但是，更昔洛韦组的中位生存期为 8.5 个月，膦甲酸钠组为 12.6 个月。膦甲酸钠组中有一部分患者在入组时肾功能受损，据报道死亡率过高。更昔洛韦组抗逆转录病毒治疗较少不能完全解释死亡率的差异，这表明膦甲酸钠和抗逆转录病毒核苷之间存在有益的相互作用。这些结果表明，对于 AIDS 和巨细胞病毒性视网膜炎的患者，虽然膦甲酸钠的耐受性不如更昔洛韦，但与更昔洛韦相比，膦甲酸钠初始治疗具有生存优势[164]。

与更昔洛韦治疗组相比，膦甲酸钠治疗组患者的生存期略有延长，这可能是由于对 HIV 病毒复制有直接影响。两种药物都对循环 p24 抗原有抑制作用，这可以预测生存率的提高。对 CMV 复制的抑制作用也可能对限制 HIV 复制产生有益的作用[165]。

一项随机、对照、对比试验表明，膦甲酸钠和更昔洛韦同样能控制巨细胞病毒性视网膜炎，但膦甲酸钠与较长的生存期有关。然而，膦甲酸钠的耐受性不如更昔洛韦，主要是由于其不良反应的性质。由于膦甲酸钠和更昔洛韦有不同的不良反应，CMV 视网膜炎的初始治疗应个体化[166]。

与使用膦甲酸钠相关的最常报道的主要不良反应是肾毒性，经常出现剂量限制性毒性，并观察到急性肾功能衰竭的病例。据报道，症状性低钙血症可能导致心律失常和癫痫发作，同时静脉注射戊脒会增加风险。使用膦甲酸钠可看到骨髓抑制伴中性粒细胞减少、贫血和血小板减少。据报道，与更昔洛韦相比，膦甲酸钠组中性粒细胞减少的发生率较低（14% vs. 34%）[164]。

使用膦甲酸钠的实用指南包括通过输液泵给药以避免过量或过快给药的潜在后果，给盐负荷患者提供足够的水以降低肾毒性风险[167]，避免给予其他潜在的肾毒性药物，诱导治疗期间每周监测两到三次肾功能，维持治疗期间每周监测一次，剂量根据患者体重和血清肌酐重新计算。膦甲酸钠剂量的研究表明，接受高维持剂量（每天 120mg/kg）的患者的视网膜炎进展速度较慢[168, 169]。

膦甲酸钠具有抗 HIV 的活性，研究表明它能瞬间提高 CD4 计数，降低病毒抗原血症（p24 抗原）。由于其对 CMV 和 HIV 的有效性，它似乎是治疗 HIV 感染患者的一种潜在有效的药物，然而，它目前仅可用于静脉注射，并且其使用与大量毒性有关（见上文）[162, 170]。

5. 西多福韦 Cidofovir

西多福韦,（S）-1-［3- 羟基 -2-（膦酰甲氧基）丙基］胞嘧啶，以前称为 HPMPC，是第一个可用于治疗 CMV 视网膜炎的抗病毒核苷酸类似物。西多福韦在未受感染的细胞中具有活性，可能先发制人，并且可能保留对更昔洛韦耐药菌株的活性。临床前研究表明，西多福韦的主要毒性是剂量、时间和种类依赖性肾毒性。丙磺舒联合给药可保护动物模型免受西多福韦诱导的肾毒性。临床上有四种治疗方法可以降低西多福韦相关肾毒性的发生率：①减少剂量或因肾功能改变而中断治疗；②同时给予丙磺舒；③在输注前 1h 给予 1 升生理盐水；④延长给药间隔[171]。

静脉注射西多福韦治疗 CMV 视网膜炎被证明是有效的，可以减缓未经治疗的 CMV 视网膜炎和 AIDS 患者外周 CMV 视网膜炎的进展。静脉注射西多福韦也被用于长期抑制 CMV 视网膜炎。据报道，在一项随机对照试验中，2 周一次的治疗（诱导治疗后）可使巨细胞病毒性视网膜炎进展时间为 120 天，而在另一项随机对照试验中，进展时间为 2.5 个月[172-174]。20μg 的西多福韦玻璃体腔注射，间隔 5~6 周，治疗和维持 CMV 视网膜炎，也是安全有效的[175]。

胃肠外注射西多福韦的治疗并发肾毒性，可通过盐水水合作用和丙磺舒联合给药降低肾毒性。尽管有这些额外的治疗，HPMPC 外周巨细胞病毒性视网膜炎试验（HPMPC peripheral cytomegalovirus retinitis trial）的长期报告显示，每名患者每年的蛋白尿率为 1.22，每名患者每年的血清肌酐升高率为 0.41。因此，许多患者可能难以长期耐受西多福韦。西多福韦也有中性粒细胞减少的报道。

不幸的是，肠外注射西多福韦也被发现有眼部毒性，包括虹膜炎的高发病率（高达 50%），包括复发性虹膜炎、严重的低眼压和视力丧失的风险，类似于玻璃体腔注射西多福韦时的虹膜炎和低眼压[176-178]。据一项研究估计，约 4 个月内，半数患者出现西多福韦相关性虹膜炎。HPMPC 外周巨细胞病毒性视网膜炎试验的长期报告显示，西多福韦相关性葡萄膜炎的发病率为每人每年 0.20 例，显著性眼压降低的发病率为每人每年 0.16 例[174]。

因此，在 HIV 病毒感染者发生虹膜炎的情况下，全身应用西多福韦或利福布丁应被视为虹膜炎的潜在病因，这些药物可能需要停止使用。

肾毒性在某些患者中可能是累积性的，并且似乎与近曲小管的毒性有关。这种"分泌性毒性"（secretory toxicity）也可能是该药物在静脉或玻璃体腔注射时引起的低眼压和虹膜炎的原因。睫状体和肾近端小管在上皮细胞分泌液体的机制上有许多相似之处。静脉滴注丙磺舒前后口服丙磺舒似乎有助于改善药物的肾毒性，但在同时使用丙磺舒的情况下，仍会出现虹膜炎和低眼压的眼部不良反应。

6. CMV 抵抗 CMV Resistance

许多接受慢性维持治疗的 CMV 视网膜炎患者产生了抗药性病毒。CMV 对更昔洛韦和膦甲酸钠体外耐药及疾病进展已在一些小规模研究中得到证实，并对更昔洛韦的抗药性机制进行了描述[179, 180]。在一项前瞻性随机研究中，207 例新诊断的巨细胞病毒性视网膜炎患者中，9 例更昔洛韦治疗的患者中有 4 例出现耐药巨细胞病毒，5 例膦甲酸钠治疗的患者中无 1 例出现耐药巨细胞病毒[126]。在口服或静脉注射更昔洛韦治疗的 CMV 视网膜炎和 AIDS 患者中，分别在 75 天和 165 天的中位暴露后，CMV 分离株在体外表现出更强的耐药性[181]。Jabs 等报道 9 个月时更昔洛韦耐药的累积发生率为 27.5%[180]。膦甲酸钠和西多福韦的耐药率相似[182]。此外，伐更昔洛韦的耐药率似乎与更昔洛韦相似[183]。

抗 CMV 药物的耐药性可以描述为表型，表现为比某一阈值（IC50）高 50% 的抑制浓度。这通常通过需要大量活病毒（通常需要培养）的菌斑减少试验、DNA 杂交试验或抗原减少试验来确定[180, 184-186]。基因型耐药性的定义是 CMV 基因组中存在一个突变，该突变赋予了对特定药物的耐药性。PCR 扩增技术可以快速检测病毒基因组中产生耐药性的突变，只需要少量的病毒核酸，并且可以使用非活病毒[187-189]。低水平更昔洛韦耐药通常与 CMV UL97 基因突变有关。UL97 编码磷酸转移酶，催化更昔洛韦活化为三磷酸形式的第一步。更昔洛韦高水平耐药通常是由 CMV UL97 和 UL54 基因突变引起的。UL54 编码巨细胞病毒 DNA 聚合酶[190]。UL54 基因的突变也导致了对膦甲酸和西多福韦的耐药性[190-194]。UL54 基因突变与更昔洛韦 – 西多福韦耐药的突变通常是不同的。然而，低等级的更昔洛韦 – 福斯卡韦交叉耐药已被报道，加上 Chou 等报道的 DNA 聚合酶突变导致对更昔洛韦、西多福韦和福斯卡韦的耐药[180, 188-192]。

7. 耐药 CMV 的治疗策略 Treatment Strategies in Resistant CMV

当出现临床耐药性视网膜炎时，许多临床医

师系统性地使用一种替代抗病毒药物，静脉注射西多福韦或膦甲酸钠是替代药物。不幸的是，如上所述，对更昔洛韦耐药和对西多福韦和（或）膦甲酸钠耐药的 CMV 分离株之间可能存在交叉耐药，这一点必须在此类患者中牢记。服用这些药物时产生膦甲酸钠或西多福韦耐药的概率似乎与更昔洛韦耐药的发生率相似[182]。因此，当全身治疗开始失败时，临床医师经常采用玻璃体腔内治疗，包括更昔洛韦眼内装置。在这种情况下，玻璃体腔内治疗似乎更有效，主要是因为它们能向视网膜提供更高剂量的抗巨细胞病毒药物[195]。在这种情况下，建议继续对患者进行某种形式的全身治疗，通常是口服伐更昔洛韦，以帮助预防系统性 CMV 感染或对侧眼感染。研究表明，单用更昔洛韦植入物治疗与对侧巨细胞病毒性视网膜炎和眼外巨细胞病毒的高风险有关[196, 197]。

联合疗法：更昔洛韦 – 膦甲酸钠。几项研究表明，膦甲酸钠和更昔洛韦联合治疗复发性或耐药性视网膜炎比持续单一治疗更有效[99, 197]。这种联合静脉治疗在儿童 CMV 视网膜炎也被证明是安全和有效的[198]。不幸的是，这两种药物联合静脉治疗需要每天多次静脉注射，对患者的生活方式有明显的负面影响。静脉注射膦甲酸钠和口服伐更昔洛韦已经取代了静脉注射的联合疗法。

在复发的 AIDS 和巨细胞病毒性视网膜炎患者中，膦甲酸钠和更昔洛韦联合治疗比单独使用任何一种药物都更有效[151]。然而，联合治疗对生活质量的最大负面影响相关。

为确定治疗复发性 CMV 视网膜炎的最佳系统方案，对 279 例持续活动或复发性 CMV 视网膜炎患者进行了多中心随机对照临床试验。将患者随机分为三种治疗方案：①每 12 小时静脉注射膦甲酸钠 90mg/kg，持续 2 周，然后维持 120mg/（kg·d）（膦甲酸钠组）；②每 12 小时静脉注射 5mg/kg 更昔洛韦钠诱导 2 周，然后每天维持 10mg/kg（更昔洛韦组）；③继续先前的维持治疗加上诱导其他药物（更昔洛韦或膦甲酸）诱导 2 周，然后两种药物维持治疗，更昔洛韦钠 5mg/（kg·d），膦甲酸钠 90mg/（kg·d）（联合治疗组）。三组死亡率相似。中位生存时间：膦甲酸钠组 8.4 个月，更昔洛韦组 9.0 个月，联合

治疗组 8.6 个月（P=0.89）。比较视网膜炎的进展，发现联合治疗是控制视网膜炎最有效的方案。视网膜炎进展的中位时间为：膦甲酸钠组 1.3 个月，更昔洛韦组 2.0 个月，联合治疗组 4.3 个月（P=0.001）。尽管在视力转归上没有发现差异，但视野丧失和眼底照片上的视网膜区域受累都与进展结果平行，联合治疗组的结果最为有利。视野丧失率：膦甲酸钠组，28°／月；更昔洛韦组，18°／月；联合治疗组，16°／月（P=0.009）。CMV 累及视网膜面积的增加率：膦甲酸钠组每月 2.47%，更昔洛韦组每月 1.40%，联合治疗组每月 1.19%（P=0.04）。尽管三个治疗组的不良反应相似，但联合治疗对生活质量测量的负面影响最大。这项研究表明，对于患有 AIDS 和巨细胞病毒性视网膜炎的患者，如果他们的视网膜炎复发并且能够耐受这两种药物，联合治疗似乎是控制巨细胞病毒性视网膜炎的最有效的疗法[151]。小型病例系列研究表明，当临床上对任何一种单用玻璃体腔内药物耐药时，玻璃体腔注射更昔洛韦和膦甲酸钠联合治疗 CMV 视网膜炎可能是有效的[199]。

（五）系统性巨细胞病毒视网膜炎初期治疗总结 Summary of Initial Systemic CMV Retinitis Treatment

CMV 视网膜炎的初始治疗通常是每天 2 次口服丙更昔洛韦 900mg，诱导治疗约 3 周，然后每天 900mg 进行维持治疗。如果患者有口服治疗禁忌证，如吸收不良可以使用静脉注射更昔洛韦。静脉注射更昔洛韦的剂量为 5mg/kg，每天两次，诱导治疗 2～3 周，然后每天 5mg/kg 或每周 5 天 6mg/kg 维持治疗。静脉注射膦甲酸钠诱导治疗，剂量为 90mg/kg，每天两次，持续约 2 周，然后维持治疗，剂量为 120mg/kg，每天一次。静脉注射西多福韦进行诱导治疗，每周 5mg/kg，持续约 3 周，然后每 2 周进行 3～5mg/kg 的维持治疗。

（六）病毒性视网膜炎的眼内治疗 Intraocular Therapy of Viral Retinitis

1. 更昔洛韦 Ganciclovir

由于全身性更昔洛韦、膦甲酸钠和西多福韦给药的困难，人们对局部用药的兴趣增加了。显然，眼内（或眼周）治疗不会影响 CMV 的全身感染，

但对某些患者，特别是那些因药物引起全身毒性的患者，局部用药可能具有一定的优势。

40 例原发性巨细胞病毒性视网膜炎 57 只眼，均接受更昔洛韦静脉滴注每天 1 次，疗程 14 天，无其他终末器官巨细胞病毒病。所有患眼每周接受 400mg 更昔洛韦玻璃体腔内注射以维持治疗。患者的中位生存期至少为 13 个月。15 例患者在观察期内有 19 例新的机会性感染，但均未发生新的非眼部 CMV 疾病。68.4% 的患者在接受维持性治疗时出现活动性视网膜炎，中位进展时间为 14.7 周。CMV 视网膜炎发生率为 30.4%（随访 3.1 年）。细菌性眼内炎 1 只眼治疗复杂，视网膜脱离 5 只眼。因此，每周眼内注射更昔洛韦治疗 CMV 视网膜炎的长期疗效与生存率和眼部转归相关，与全身性更昔洛韦相似[200]。

玻璃体腔注射更昔洛韦在严重中性粒细胞减少症患者和选择继续接受全身齐多夫定或双烷氧嘧啶的患者中也被证明是全身更昔洛韦的有效替代品[201]。大剂量玻璃体腔注射更昔洛韦（2mg）显示，每周注射 2mg 似乎能在数月或更长时间内更好地控制视网膜炎[202]。玻璃体腔注射用高浓度更昔洛韦溶液也能减少反复黑矇和眼痛，据报道，与常规治疗方案相比，更昔洛韦溶液使患者的舒适度和生活质量得到改善，从而提高了治疗依从性，减少了不良反应[203]。

2. 膦甲酸钠 Foscarnet

玻璃体腔内注射膦甲酸钠，每次 2.4mg，每周一次或两次，对 CMV 视网膜炎也是一种安全有效的治疗方法。然而，对这种治疗方案可能产生耐药性[204]。大剂量玻璃体腔膦甲酸钠治疗 CMV 视网膜炎被证明是一种安全、有效、对静脉治疗不耐受患者有用的选择[205]。

更昔洛韦眼内植入装置（ganciclovir intraoculur device，GIOD）。一种眼内缓释更昔洛韦缓释植入物，可将药物释放到玻璃体中，已上市[206]。这些手术植入的缓释植入物在延缓 CMV 视网膜炎的进展方面比静脉注射更昔洛韦更有效[137, 207, 208]。

植入装置需要一个平坦部切口和部分玻璃体切割术。植入物被缝入晶状体后面的平坦部[206]。植入更昔洛韦眼内装置（GIOD）需要修剪装置的支柱，使其几乎与药物颗粒齐平。5.5mm 的切口可以在角膜缘后 4mm 处，用一个微玻璃体视网膜刀片或类似的器械进行（图 84-11）。单手双极眼内烧灼术可用于治疗脉络膜出血。重要的是要确保切口是全厚度的，因为器械可能会无意中插入到平坦部下面。缝合线穿过装置支柱上的预置孔（外科医师必须制作孔），可以使用 8-0 Prolene 线。该装置固定在切口的中间，可以使用连续或间断缝合来闭合切口。散光可能是由于切口闭合过度，这通常是暂时的。这种手术可以在局麻下在门诊进行。

尽管植入相对容易，但很明显，植入后前 2 个月视网膜脱离的风险大大高于使用其他方法控制视网膜炎的风险，尽管从长期来看，视网膜脱离率没有统计学差异[206, 209–211]。

此外，术后眼内炎的风险似乎是真实的，发病率约为 1% 或有时更高[212]。这种药物在玻璃体内达

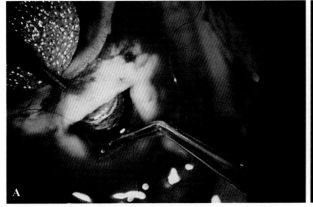
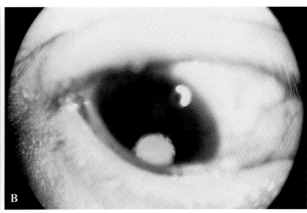

▲ 图 84-11　**A.** 更昔洛韦眼内装置的植入；**B.** 通过放大的瞳孔可以在颞下方看到这个装置

到的水平是静脉注射后的 2 倍以上，这似乎与耐药和视网膜炎进展的发生率较低有关。这在新诊断的病例中尤其如此，但在前 2 个月内，高达 25% 的此类病例可能发生失败。在一项对 70 只眼 91 个植入物的研究中，GIOD 作为持续系统治疗的辅助手段在复发性 CMV 视网膜炎患者中是有效的[208]。眼内缓释植入物已被用于治疗急性 CMV 疾病和防止复发。对植入 GIOD 的眼的病理学研究没有显示出眼内毒性的迹象[204]。目前尚不确定是否应在 7 个月的时间内更换植入物，或是否应允许视网膜炎在更换植入物之前重新激活。

3. 玻璃体腔注射西多福韦 Intravitreal Cidofovir

另一种眼内治疗方法是玻璃体内注射西多福韦（HPMPC），每 6 周注射一次。这项工作是在发现药物在眼中的长效特性后开始的。在一个单一中心机构转诊实践中，Ⅰ/Ⅱ 期无遮盖的连续病例系列中报道了玻璃体腔注射西多福韦治疗人类巨细胞病毒性视网膜炎的安全性和有效性。符合条件的 AIDS 患者至少有 1 只眼患有活动性巨细胞病毒性视网膜炎，尽管使用更昔洛韦或膦甲酸钠进行了充分的静脉治疗，但对静脉治疗不耐受，不依从静脉治疗，或拒绝静脉治疗。在一项初步安全性研究（第一组）中，9 名患者中的 10 只眼在静脉注射更昔洛韦的同时接受了 14 次西多福韦注射。在一项剂量递增的疗效研究（第 2 组）中，7 名患者中的 8 只眼接受了 11 次注射西多福韦作为 CMV 视网膜炎的唯一治疗。主要结果是视网膜炎进展的时间。在第 1 组接受 20μg

西多福韦治疗的眼中，视网膜炎进展的中位数时间在 49～92 天（平均 78 天）。第 2 组用 20μg 西多福韦联合丙磺舒治疗，视网膜炎进展的中位时间为 64 天（平均 63 天）。用 100μg 西多福韦治疗的 2 只眼和用 40μg 西多福韦治疗的 3 只眼中的 1 只眼出现低眼压。其余 20μg 西多福韦注射液无不良反应。西多福韦被认为是安全有效的局部治疗 CMV 视网膜炎，提供了长期的抗病毒作用（图 84-12）[213]。

结果显示，每 6 周玻璃体腔内注射 HPMPC 20μg 可完全抑制 CMV 的复制，且无视网膜炎边界的进展[178, 213-217]。这种药必须口服丙磺舒。丙磺舒 2g 在注射前 2h 口服，1g 在注射后 2h 和 8h 口服。

玻璃体腔注射西多福韦后可能发生两种不良反应：虹膜炎和低眼压。其发生率与静脉注射后的情况并无不同。如果口服丙磺舒，虹膜炎的发病率可以从 70% 降低到 18%，目前已被普遍推荐。虹膜炎可以用局部类固醇和睫状肌麻痹来治疗，但长期来看，它可能导致白内障和粘连。注射西多福韦后，眼压几乎普遍出现轻度、无症状的 20% 下降，这一点似乎不值得关注。超声生物显微镜已经明确了其机制，它揭示了注射西多福韦后严重的低眼压与睫状体萎缩有关[214]。房水的荧光光度法证明了房水的流动减少。这种对分泌上皮的作用也可能是药物静脉给药的肾毒性的原因。事实上，在每次静脉输注之前和之后也给予丙磺舒，以防止肾近端小管的吸收和相关的肾毒性。在大约 1% 的注射中出现严重的低眼压和视力丧失。

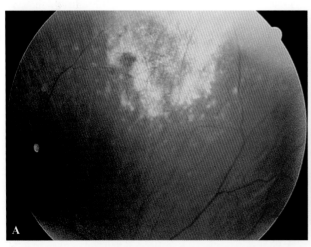
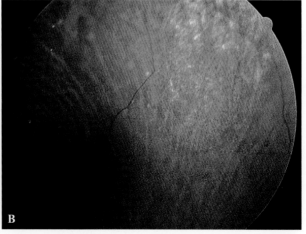

▲ 图 84-12　A. 未经全身治疗的活动性巨细胞病毒性视网膜炎。用 20μg 西多福韦经平坦部一次性注射；B. 53 天后，视网膜炎痊愈，没有其他治疗

回顾性队列研究描述了静脉注射西多福韦治疗 CMV 视网膜炎合并眼内炎症后的虹膜炎和低眼压。43 例患者中发生虹膜炎 11 例（26%）。6 例为双侧虹膜炎。患有虹膜炎的患者更有可能接受过 CMV 视网膜炎治疗（$P=0.03$）、糖尿病治疗（$P=0.05$）或蛋白酶抑制剂治疗（$P=0.001$）。虹膜炎的发病发生在西多福韦给药后 4.9 ± 1.8 天和西多福韦给药后 4.2 ± 1.6 天。4 例患者中有 6 只眼有低眼压。5 例患者中有 5 只眼的视力持续下降至少 2 条 Snellen 线。静脉注射西多福韦治疗后，急性眼内炎症可伴有或不伴有低眼压，类似于玻璃体内给药后的反应。如果医疗需要的话，西多福韦可以继续治疗一些患者，但炎症可能复发或出现永久性低眼压。

用较低剂量（10μg）的西多福韦研究降低玻璃体腔内西多福韦毒性的方法。这种剂量对 75% 的患者的视网膜炎有疗效，但 25% 的患者的疗效不够。然而，10μg 剂量与虹膜炎或眼压降低的显著发生率无关。西多福韦应由药剂师以无菌方式稀释。它可以在生理盐水中稀释，并在单剂量小瓶中长期冷冻。

每 5～6 周玻璃体腔注射一次 HPMPC 20μg 维持治疗 CMV 视网膜炎的疗效和安全性被证明是非常有效的，只有很少的复发和进展[178]。已有研究报道了 HIV 伴和不伴 CMV 视网膜炎患者眼压与 CD4 淋巴细胞计数的相关性[218]。应用校准的 Goldmann 压平眼压计测量两组患者的眼压。A 组 84 例（120 只眼）合并 CMV 视网膜炎，B 组 110 例（183 只眼）无 CMV 视网膜炎，33 例（66 只眼）无 HIV 作为对照组。眼压的逐步回归分析包括 CMV 视网膜炎（存在、程度和活动）、CD4 T 淋巴细胞计数、年龄和性别的相关性。平均眼压 A 组为 9.8mmHg，B 组为 12.6mmHg，对照组为 16.1mmHg。三组眼压比较，差异有统计学意义（$P < 0.0001$）。逐步回归分析显示，低 CD4 T 淋巴细胞计数和 CMV 视网膜炎程度均与低眼压相关。这些结果表明 HIV 患者眼压低于正常值，CD4 淋巴细胞计数下降是导致低眼压的主要因素，占 20%。巨细胞病毒视网膜炎的程度占 8%。

4. 福米韦生 Fomivirsen

Fomivirsen，原名 ISIS 2922，于 1998 年 8 月被 FDA 批准用于治疗对其他 CMV 方案不耐受或有禁忌证的 AIDS 患者的 CMV 视网膜炎，或对以前的 CMV 视网膜炎治疗反应不足的患者。Fomivirsen 是一类反义寡核苷酸中的第一个。该化合物具有很强的抗 CMV 活性，但不靶向 CMV 病毒 DNA 聚合酶。Fomivirsen 是一种 21 碱基合成的硫代磷酸酯寡核苷酸，设计用于补充 CMV 的 mRNA，该 mRNA 编码 CMV 的主要即时早期区域（IE2）蛋白。结合到这个位置导致基因表达的特异性抑制，这对产生必需的病毒蛋白至关重要[219-221]。

在玻璃体腔给药后，Fomivirsen 的玻璃体清除率为一级，在人类中的半衰期约为 55h。玻璃体腔注射后，在全身循环中没有检测到可测量的药物浓度，这使得 Fomivirsen 不太可能与全身药物相互作用。Freeman 及其同事对 Fomivirsen 的临床前研究表明，这类抗病毒反义化合物确实能抑制病毒复制，然而，当剂量仅略高于通过玻璃体腔途径治疗视网膜炎所需的剂量时，它确实会引起视网膜色素上皮和眼内炎症的变化[222]。

Vitravene 研究小组（The Vitravene Study Group）公布了涉及 Fomivirsen 的临床试验数据。两项前瞻性随机开放标签对照临床试验［美国 / 巴西和欧洲 – 加拿大研究（US/Brazilian and EuroCanadian Studies）］比较了两种 Fomivirsen 方案治疗复发性 CMV 视网膜炎或尽管有其他抗 CMV 治疗仍持续活跃的 CMV 视网膜炎。更密集的方案（方案 A）包括 61 例（67 只眼）患者，包括每周 3 次 330μg（0.05ml）玻璃体腔注射诱导，然后每 2 周 330μg 进行维持治疗。低强度方案（方案 B）包括 32 名患者（39 只眼），在第 1 天和第 15 天使用 330μg 注射进行诱导，然后每 4 周注射 330μg 进行维持治疗。研究的终点是基于连续眼底照片的蒙面评估的进展时间。合格标准包括 AIDS 患者的活动性巨细胞病毒性视网膜炎，这些患者在使用更昔洛韦、膦甲酸钠或西多福韦治疗前失败[223]。

在美国 / 巴西的研究中，方案 A 的中位进展时间为 106 天（插值中位 88.6 天），方案 B 的中位进展时间为 267 天（插值中位 111.3 天）（$P=0.2179$ Wilcoxon 秩和检验；0.2950 对数秩）。在欧洲加拿大的研究中，方案 A 的中位进展时间不可确定，只有 4 名患者进展（第 25 百分位 91 天）。方案 B 的中位进展时间为 403 天（插值中位 182 天）[224]。

Vitravence 研究组也报道了 Foscarnet 的安全性和毒性。最常报道的不良反应是前房炎症和眼压升高。在 330μg 剂量的新诊断 CMV 视网膜炎的试验中，5∶10 的患者出现视网膜色素上皮病，这促使在剩余的研究中使用的 165μg 剂量发生了变化。165μg 剂量组未见视网膜色素上皮病发作。在 330μg 低强度方案中，无一例患者出现视网膜色素上皮病。

独立于随机临床试验，有报道称 Vitravene 引起的周边视网膜毒性和严重炎症伴有视力下降。在临床实践中，Foscarnet 已被用作治疗对其他疗法耐药的 CMV 视网膜炎的第四种药物。Foscarnet 的批准剂量为 330μg，每 2 周进行一次玻璃体内诱导治疗，共两次，然后每月进行 330μg 玻璃体内维持治疗。Foscarnet 在美国已不复存在[225]。

（七）CMV 视网膜炎的孔源性视网膜脱离 Rhegmatogenous Retinal Detachment in CMV Retinitis

视网膜脱离是 CMV 视网膜炎患者视力下降的常见原因。在前 HAART 时代，CMV 视网膜炎患者的视网膜脱离发生率约为 33%[145, 152, 211, 226–230]。免疫抑制的巨细胞病毒性视网膜炎患者视网膜脱离的发生率在接受抗巨细胞病毒治疗，特别是更昔洛韦治疗的患者中更高[231, 232]。这些视网膜脱离的特征是愈合的萎缩性视网膜炎区域出现多处周边裂孔，在一些患者中导致严重增殖性玻璃体视网膜病变（proliferative vitreoretinopathy，PVR）（图 84–13）[233]。脱离发生在静脉注射更昔洛韦治疗后数周至数月，且多为双侧。视网膜脱离也可能使 CMV 视网膜炎的病程复杂化。

然而，现在看来，孔源性视网膜脱离与坏死视网膜的破裂导致的治愈或活动性 CMV 视网膜炎有关[233]。多中心、前瞻性、随机研究的结果，对照临床试验分析了新诊断的 CMV 视网膜炎患者中使用 Foscarnet 与更昔洛韦治疗的孔源性视网膜脱离的发生率和危险因素，结果显示 CMV 视网膜炎患者的视网膜脱离与静脉治疗的类型或屈光不正无关。基线检查时，患 CMV 性视网膜炎且无视网膜脱离患眼发生视网膜脱离的中位时间为 18.2 个月[227]。

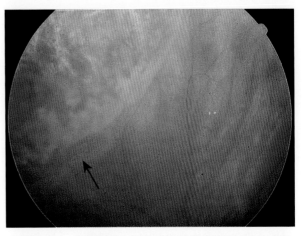

▲ 图 84–13　视网膜裂孔（箭）仅出现在周边混浊区的边缘，视网膜脱离

研究证实，CMV 视网膜炎患者视网膜脱离的危险因素包括周围 CMV 病变的程度，以及视网膜活动和玻璃体基底部附近的前视网膜受累[211, 231–233]。这是合乎逻辑的，考虑到在大多数情况下，视网膜破裂的原因是在治愈的 CMV 视网膜炎病变内或边缘。SOCA 研究人员最近的一份报告证实，在非活动性黄斑外 CMV 视网膜炎患者视网膜前膜的患病率和发病率增加[234]。此外，任何扰动玻璃体的干预（如玻璃体活检或更昔洛韦植入物）都会加速玻璃体脱离或液化的发展，从而增加视网膜脱离的风险[207, 209, 211]。

随着 HAART 疗法的出现，CMV 视网膜炎相关视网膜脱离的发生降低了 60%。HAART 在降低视网膜脱离风险方面的成功可能与改善 CMV 复制的免疫控制有关，从而防止疾病进展到更大的病变范围。随着 HAART 介导的免疫改善，炎症模式的改变也可能改变玻璃体脱离的过程，这是 CMV 相关脱离发展的关键步骤，从而改变视网膜脱离的风险[207, 211, 235]。

由于 HAART 的使用和机会性感染治疗的改进，AIDS 和 CMV 视网膜炎患者存活时间更长。因此，虽然视网膜脱离的发病率较低，但视网膜脱离的总体发病率可能成为这些患者视力下降的常见原因。在前 HAART 时代，在伦敦两个 AIDS 中心研究了视网膜脱离合并 CMV 视网膜炎的发病率和预后。对 CMV 视网膜炎患者进行前瞻性鉴别，并进行标准治疗。定期随访发现视网膜脱离。如果进行视网膜复位手术，则采用标准的玻璃体切除和硅油内填充术。147 例 CMV 视网膜炎中，41 例（28%）发生视网膜脱离（47 只眼），43 例为孔源性，4 例为渗出性。在最后一次就诊时，8 只眼（53%）的视力保持在 6/60 或以上。考虑到潜在疾病的进展性和预期寿命差，选定的患者手术的视觉效果良好[236]。

玻璃体切除术加硅油填充被用于与 CMV 视网膜炎或急性视网膜坏死性相关的视网膜脱离[237]。所有眼均实现了解剖复位，大部分眼保持动态视力。部分患者视力受限于伴发的视神经病变。作者指出，硅油手术修补效果良好，视力预后与术前视力密切相关。

视网膜脱离的治疗包括玻璃体切除术、后玻璃体切除术、硅油或长效气体眼内填充术[237]。Freeman 等[238] 报道了 24 例 AIDS 合并 CMV 视网膜脱离患者 29 只眼的视网膜复位术，术后视网膜复位率为 76%，黄斑附着率为 90%。术后平均视力（最佳矫正）为 20/60，但部分患者因进行性 CMV 视网膜炎视力下降。预防性的激光光凝术并不能预防视网膜脱离（图 84-14）。

病毒性视网膜炎的视网膜脱离修复是一个复杂的过程，采用玻璃体切除术、内填充术（通常使用硅油或全氟丙烷等长效气体）和眼内激光联合巩膜扣带术来完成[239]。气性视网膜固定术可引起视网膜牵引，在这些眼睛中很少有用。AIDS 病毒性视网膜炎患者孔源性视网膜脱离最常见的原因是急性

视网膜坏死综合征和先前治疗过的 CMV 视网膜炎。在这些眼中，PVR 有时是在脱离时建立的，或有可能由于多发性视网膜破裂和坏死并眼内炎症而发生。在这些病例中，由于视网膜坏死和破裂形成的区域众多，单用巩膜扣带术往往不成功。视网膜裂孔通常在玻璃体切除术前不明显，由于周围视网膜瘢痕形成和色素上皮和脉络膜粘连，视网膜脱离的形态不典型。因此，在这些眼睛中，孔源性视网膜脱离可能不会延伸到锯齿缘。对于 CMV 性视网膜炎的患者，我们倾向于采用后玻璃体完全剥离联合内引流和硅油永久性填塞的方法，尽管我们在眼内长效气体治疗局限性视网膜炎和视网膜脱离方面取得了很好的成功。AIDS 和巨细胞病毒性视网膜炎患者的存活时间似乎更长，视网膜复位术后的存活时间已增加到 6 个月至 2 年[233]。

为了确定巩膜扣带术联合玻璃体切除术、硅油和下中外周腔内激光对 CMV 相关性视网膜脱离的手术修复是否有益处，对 22 例连续性 CMV 相关性视网膜脱离患者行玻璃体切除联合腔内激光治疗，并在无巩膜扣带的情况下，用硅油对所有裂孔及下中周视网膜进行修复。结果与 56 只眼行玻璃体切除、硅油填充、全眼内激光光凝、360° 环扎巩膜扣带术的结果进行比较。视网膜复位率 1 组为 84%，2 组为 86%。黄斑复位率 1 组为 91%，2 组为 91%。术后平均最佳屈光视力 1 组为 20/66，2 组为 20/67。术后平均最佳屈光视力中位最佳值 1 组

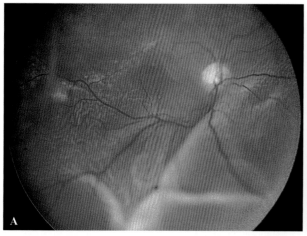
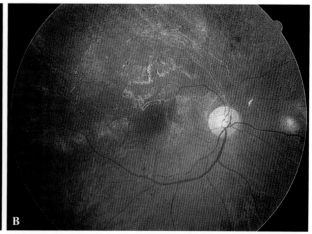

▲ 图 84-14　A. 术前黄斑已浅脱离，伴有孔源性巨细胞病毒相关性视网膜脱离；B. 术后视网膜复位，硅油充填，视力 20/40。即使黄斑脱离未复位，也可能有良好的视力恢复，因为玻璃体形成良好，脱离可能较浅。黄斑处视网膜可能未完全脱离，黄斑脱离可能较浅

为 20/74，2 组为 20/80。这两组之间的差异没有统计学意义。黄斑部附着的患者术后视力较好。因此，如果用玻璃体切除术、硅油和下中外周眼内激光修复 CMV 相关的视网膜脱离，可能不需要巩膜扣带[240]。去除巩膜扣带可减少术中时间、患者发病率和意外针刺伤的风险。黄斑部视网膜脱离的患者在黄斑部脱离发生前也应考虑手术治疗[241]。

然而，CMV 视网膜脱离手术的长期视觉效果仍存在疑问，视力可能受到硅油和白内障引起的屈光问题等因素的限制（图 84–15）[232, 242, 243]。此外，如果在硅油的存在下进行后续的白内障手术，后囊纤维化非常常见。减少白内障视力损失的方法包括：在白内障手术前或手术时，正确地使用气体填充及巩膜扣带代替硅油，并取出硅油。后囊膜纤维化可用 Nd:YAG 囊切开术治疗，但如果硅油已被清除，则手术成功率更高[244]。

一般手术入路是平坦部玻璃体切除术，外科医师应尽可能保持晶状体完整。玻璃体凝胶取出后，所有的视网膜前膜被分割，牵引被移除，使视网膜变得可移动。在某些情况下，周边玻璃体凝胶黏附在坏死的周边视网膜上，在不造成进一步视网膜损伤的情况下无法移除。使用软头挤压针可以使外科医师切除视网膜广大区域的后玻璃体。进行后视网膜切开术，如果要进行视网膜内活检，则在用于内部引流的后视网膜切开位置进行[233, 239]。通过视网膜切开处进行气液交换，连接视网膜，使用恒压无

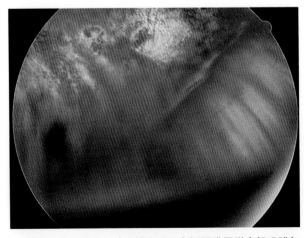

▲ 图 84–15　术后，硅油填充后下方视网膜再脱离行巩膜扣带术。术中用激光光凝脱离视网膜。在巨细胞病毒相关的视网膜脱离中，下段激光光凝可避免巩膜环扎术

菌空气输送泵向眼内注入空气。眼内充填的气体置于视网膜裂孔周围，用长效气体治疗。周边视网膜可以使用局部外垫压或环扎带固定，以减轻玻璃体基底部的牵引力，这可能会成为这些发炎眼睛的后遗症。在视网膜广泛坏死的眼中，大多数外科医师使用硅油，因为硅油会永久性地填塞所有视网膜破裂，包括未来的视网膜坏死和裂孔形成部位。

在 HAART 时代，PVR 可见于 CMV 脱离。这可能是由于免疫恢复葡萄膜炎导致眼内炎症倾向[245-247]。本文就 CMV 相关性孔源性视网膜脱离的治疗作一综述[248]。当然，其在急性视网膜坏死（ARN）中可能是有用的，因为大量 ARN 患者会发生孔源性视网膜脱离。类似的考虑适用于双侧治愈的巨细胞病毒性视网膜炎。这两种疾病的难点在于，视网膜受累的所有区域必须用三排氩激光治疗。然而，通常不可能对锯齿缘进行治疗，即使治疗，但液体可能会向前渗漏并导致视网膜脱离。此外，如果视网膜脱离和视网膜下液体的量相对较大，视网膜下液体可能会穿透激光治疗的粘连瘢痕。由于这个原因，大多数外科医师主张在视网膜炎的愈合区域内采用全视网膜光凝的模式[249-251]。

（八）HAART 时代的 HIV 疾病 / CMV 视网膜炎 HIV Disease/CMV Retinitis in the HAART Era

自从 HAART 问世以来，许多患者的免疫系统功能得到了显著的恢复。这也可能与血浆 HIV 病毒载量持续下降到低水平或无法检测的水平有关。这种对血浆病毒血症的抑制作用可能会延长，然而，HIV 基因组可能仍然存在[37, 252]。如前所述，随着 HAART 的广泛应用，CMV 视网膜炎的发病率下降了约 75%[253-256]。对于接受 HAART 上的 CMV 视网膜炎患者，视力丧失的风险较低[253]，视网膜脱离的风险约为 60%，长期生存率更高[211, 253]。

事实上，对于已经治愈 CMV 视网膜炎并对 HAART 有反应的患者，停止 CMV 疾病的维持治疗在一部分患者中被证明是安全的[253, 257-262]。我们发现，这些患者中的一些可能会停止抗巨细胞病毒治疗，而不会再次引发视网膜炎（图 84–16）。这些数据表明，HAART 疗法也允许至少部分患者的免疫重建。因此，在一些对 HAART 治疗有良好反应且

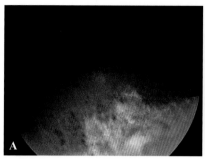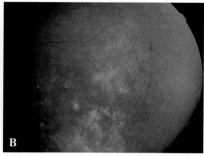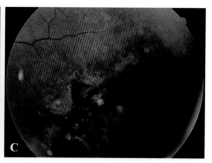

▲ 图 84-16　A. 需要全身更昔洛韦治疗的活动性巨细胞病毒视网膜炎；B. 患者随后接受了高活性的抗反转录病毒治疗，CD4[+] 细胞计数增加到 100 个细胞 /μl 以上，视网膜炎已痊愈；C. 患者的全身抗巨细胞病毒治疗被撤销，视网膜炎已痊愈超过 6 个月。CD4[+] 细胞计数保持在 100 以上

治愈良好的 CMV 视网膜炎患者中，可能需要停止 CMV 治疗的试验。在停止抗 CMV 治疗前，患者的 CD4 计数应持续升高超过 100 个细胞 /μl 至少 3~6 个月，并应仔细监测其恢复活性。当 CD4 计数减少时，成功的 HAART 治疗后，CMV 视网膜炎的再激活可能发生[263]。此外，一些患者可能在 HAART 上发生 CMV 视网膜炎，CD4 计数高于 100/μl，可能是由于对 CMV 免疫系统的不完全恢复[130]。

HAART 对其他 AIDS 相关机会性疾病自然史的影响已被总结[264, 265]，并反映了这些疾病自然史中炎症综合征的改善或解决。已有在 HAART 开始后，CMV 视网膜炎的发展相对较快的报道[265]。

免疫恢复性葡萄膜炎（Immune Recovery Uveitis）。在一些接受 HAART 治疗患者中，伴随着免疫系统的显著改善，机会性感染部位的炎症是常见的，并与有效的抗逆转录病毒治疗免疫恢复有关[266]。这种综合征在眼部被描述为"免疫恢复性玻璃体炎"（immune recovery vitritis）或"免疫恢复性葡萄膜炎"（immune recovery uveitis，IRU）[267-274]。

在接受 HAAR 治疗的免疫重建患者中，免疫恢复性葡萄膜炎似乎发生在 CMV 损伤愈合的眼中。这一现象的发生率各不相同，据报道，患有 CMV 视网膜炎的 HAART 应答者的发病率为每年 0.11~0.83 例[271, 273]。Jabs 等报道了 200 例 CMV 视网膜炎流行病例中，IRU 的发生率为 15.5%[274]。Arevalo 等报道 32 例患者中 37.5% 感染了病毒[275]。巨细胞病毒性视网膜炎病变累及视网膜大面积的眼似乎更容易发展成 RIU[276]。先前用西多福韦治疗也可能是一个危险因素[277]。RIU 的患者表现出炎症症

状，如虹膜炎、玻璃炎、黄斑水肿和视网膜前膜形成（图 84-17）[278-282]。在 IRU 中也有白内障、玻璃体瘤牵引、PVR、视盘和视网膜新生血管、伴有低眼压的全葡萄膜炎和葡萄膜炎性闭角型青光眼伴后粘连的报道[283-289]。这些炎性后遗症引起的视力下降可能从轻度到中度不等，通常与黄斑水肿、黄斑表面改变或白内障有关。

RIU 的病理生理学还不清楚。一种假设是，一旦 CMV 视网膜炎治愈，免疫系统重建，患者可以对坏死 CMV 病变内或邻近的视网膜胶质细胞中残留的 CMV 抗原产生炎症反应。另一个假设是，在某些个体中，对 CMV 视网膜炎的控制是不完全的，这些个体持续产生亚临床病毒或病毒蛋白，从而刺激免疫系统。据报道，更昔洛韦治疗后，CMV 抗原在临床治愈的 CMV 病变边缘视网膜各层细胞和 CMV 感染的视网膜胶质细胞中均存在[288-290]。

眼周类固醇可以成功地用于治疗这种疾病，但眼科医师应注意 CD4 细胞计数。如果 CD4 细胞计数高于 60/μl，则可以在不重新激活视网膜炎的情况下进行免疫恢复性玻璃体炎的治疗（图 84-13）[268, 283]。已有报道 1 例用眼周类固醇治疗复发性 CMV 视网膜炎后的 IRU 结果[291]。玻璃体腔注射曲安奈德在减轻黄斑水肿方面也很有效，但是，需要注意不要重新激活视网膜炎[292]。

（九）巨细胞病毒性视网膜炎的其他并发症
Other Complications of CMV Retinitis

AIDS 合并巨细胞病毒性视网膜炎患者的中心视力丧失有两种表现形式：直接黄斑组织破坏和继

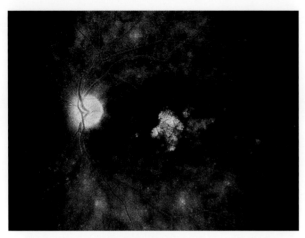

▲ 图 84-17　免疫恢复性葡萄膜炎患者的黄斑水肿

发于孔源性视网膜脱离。我们治疗了 32 例（35 只眼）黄斑部渗出物引起可逆性视力丧失，最初表现为神经感觉性视网膜脱离和脂质渗出。35 只眼中，25只眼显示视乳头周围活动性视网膜炎，10 只眼显示距中心凹 1500～3000μm 的视网膜炎。23 只眼视力下降，随访至视网膜炎愈合，视网膜下液体和脂质渗出物消失，22 只眼（96%）抗 CMV 治疗后视力改善。我们的发现提示黄斑渗出是 CMV 视网膜炎患者视力丧失的可逆原因[115]。

在 AIDS 以外的免疫缺陷患者中，囊样黄斑水肿可发生在治疗 CMV 视网膜炎时。这种病变是不同于浆液性黄斑渗出，这可能发生在 AIDS 患者与活动性 CMV 视网膜炎累及后极部[293]。

（十）疱疹性视网膜炎 Herpetic Retinitis

1. HIV 患者急性视网膜坏死 Acute Retinal Necrosis in HIV Patients

在 AIDS 患者中已经报道过 ARN[294]。这是一种毁灭性的疾病，其特征是急性发作暴发性全葡萄膜炎，合并界限清楚的视网膜炎，加上突出的前葡萄膜炎、阻塞性视网膜和脉络膜血管炎、玻璃炎和视乳头炎[54, 117, 295, 296]。在大多数情况下，引起ARN 临床综合征的原因是 VZV，但 HSV 也可引起 ARN。视网膜炎的特征是视网膜深度变白，出血少，进展快。在某些情况下，AIDS 患者的 ARN可能先于 VZV 视神经病变[297]。既往皮肤带状疱疹感染史可能有助于此类病例的诊断[298, 299]。此外，CD4 计数通常高于 60/μl[297]。不包括患者免疫状态

的 ARN 新诊断标准已于近期公布[300]。

在 ARN 的早期临床或血管造影上均无视网膜血管异常的迹象。视网膜脱离是一种常见的后遗症，视网膜坏死区内可见多处视网膜裂孔。视网膜萎缩，通常伴有 PVR，是一个常见的终末期表现，并可能伴有前葡萄膜炎，巩膜炎和低眼压[117]。

应用视网膜内活检技术，电子显微镜观察到视网膜组织中存在大量的疱疹病毒颗粒。只有在疾病的急性期才能检测到病毒[117, 301]。坏死的视网膜组织或视网膜变薄成胶质残余物可能无法显示病毒。从这些标本中生长病毒的困难与 VZV 作为病原体的假设是一致的，因为 VZV 很难在体外分离和生长。CMV 最初被认为是 ARN 的假定传染源，但随后的研究并未证实这一点[302]。

采用内啡肽活检和 PCR 技术的研究已使致病病毒的鉴定和培养成为可能，这对诊断和治疗具有重要意义。最近的研究表明，静脉注射联合抗病毒治疗（通常是阿昔洛韦或更昔洛韦联合膦甲酸钠），如果及时给予，可以阻止疾病和挽救视力[197]。VZV视网膜炎中的视网膜脱离是常见的（高达 2/3 的患者），可能与 PVR 或视网膜缩短有关。玻璃体切除联合硅油进行修复，并进行膜分割，解除牵引，有时也进行视网膜切开术，可获得有用的视力[197, 303]。应考虑在病变周围使用预防性屏障激光，以降低ARN 视网膜脱离的风险。

更昔洛韦对所有疱疹病毒都有很好的疗效，但治疗指数较低，必须无限期给予，因为它是一种病毒抑制剂。因此，在疾病发生的早期，当存在大量病毒颗粒时，确定特定的病毒病因是非常必要的。HSV 和 VZV 均对阿昔洛韦敏感。然而，VZV 比HSV 需要更高的血清浓度。AIDS 患者 ARN 的治疗通常是建立在对非 HIV 感染者的既定治疗基础上的。每 8 小时阿昔洛韦静脉注射 500mg/m² 或 10mg/kg，然后每日 3 次口服泛昔洛韦 500mg，每日 5 次阿昔洛韦 800mg 或每日 3 次伐昔洛韦 1000mg 进行维持治疗[93]。维持治疗的持续时间尚有争议，几十年后有对侧 ARN 感染的报道。这可能支持终身维持治疗，特别是在免疫抑制的 AIDS 患者中。据报道，每天 1000mg 的伐昔洛韦对一小部分具有免疫能力的个体的 ARN 的初始治疗有效[304]。静脉注射膦甲

酸钠可用于阿昔洛韦耐药病例[305]。糖皮质激素已被用于减少免疫功能正常的 ARN 患者的玻璃体炎，但在 HIV 晚期免疫抑制患者中，糖皮质激素通常被禁用[93]。

2. 进行性外层视网膜坏死 Progressive Outer Retinal Necrosis

进行性外层视网膜坏死（PORN）是 AIDS 患者疱疹性视网膜炎的另一种变体，几乎总是由 VZV 引起。在 HAART 时代，PORN 的发生率下降了[306]。它被描述为与 VZV 相关的视网膜炎的发病，或者是继发于或同时伴有皮肤带状疱疹的暴发[307]。大多数该综合征患者的 CD4 细胞计数较低（即低于 50/μl）。PRON 综合征是一种非常迅速进行性坏死性视网膜炎，其特征是早期斑片状多灶性深部外层视网膜病变（图 84-18），伴有晚期弥漫性视网膜增厚，无血管炎症，且玻璃体炎症轻微或无[308]。严重的视力丧失是由于广泛的视网膜坏死和视网膜脱离引起的，后者在早期研究中报道了高达 70% 的患者。血管周围视网膜混浊的清除是 PRON 综合征的特征（图 84-19）[308-313]。

PORN 的治疗通常需要立即大剂量的抗带状疱疹或 HSV 治疗。最早的报道显示，单一静脉抗病毒药物，主要是阿昔洛韦治疗 PORN 显示较差的视力结果。Engstrom 等报道，在 4 周内 63 只眼中，67% 的患眼最终视力为无光感（NLP）[307]。静脉注射阿昔洛韦的不良结局可能是由于在使用阿昔洛韦进行预防性抗 HSV 治疗时，进展性 RORN 患者发生了对阿昔洛韦的 HSV 或 VZV 耐药性。最近的研究表明，静脉注射和玻璃体内联合抗病毒治疗可以改善视力。Scott 等[308] 报道 11 只眼中有 5 只眼（45%）的最终视力达到 20/80 或更好，11 只眼中只有 2 只眼（18%）通过玻璃体腔注射更昔洛韦和膦甲酸钠加上静脉注射膦甲酸钠和静脉注射更昔洛韦或口服伐更昔洛韦的方案进展为 NLP 视力。此外，作者的数据表明激光标定可能有助于降低视网膜脱离的发生率。在 Kim 等[314] 的一份报道中，抗病毒药物和 HAART 的联合应用保护了视力。

（十一）AIDS 患者的非病毒性眼内感染 Nonviral Intraocular Infections in AIDS Patients

AIDS 患者中已有非病毒性眼内感染的报道。尸检记录了许多感染。AIDS 患者中的许多机会性感染可以用适当的预防药物预防[315]。

1. 卡氏肺孢子虫脉络膜病变 Pneumocystis carinii Choroidopathy

1987 年，Macher 及其同事描述了一名 AIDS 患者患有播散性肺囊虫病[316]，尸检发现脉络膜卡氏疟原虫（现为 P. jiroveci），没有临床相关性报道。1989 年，Rao 及其同事报道了三名 AIDS 患者的尸检结果[58]，这些患者在接受气雾剂戊胺（pentamidine）预防卡氏肺孢子虫肺炎（P. carinii

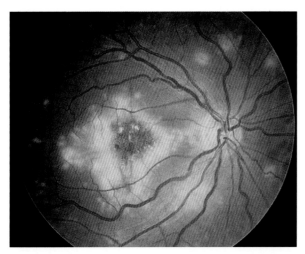

▲ 图 84-18　在 AIDS 患者中，可见以视神经上方可见深部圆形视网膜病变为表现的水痘 - 带状疱疹性视网膜炎，也称为进行性外层视网膜坏死综合征

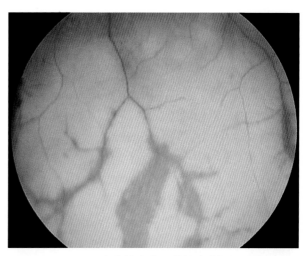

▲ 图 84-19　HIV 患者的水痘 - 带状疱疹性视网膜炎显示视网膜混浊和血管周围"清除"。血管周围水肿和坏死首先清除，组织不能幸免

pneumonia，PCP）的同时，临床表现为黄色脉络膜浸润。2 例经眼科检查确诊为播散性肺孢子虫病。组织病理学上，脉络膜浸润为嗜酸性，无细胞，呈空泡状、泡沫状，浸润于脉络膜血管和脉络膜毛细血管内。Gomori 甲胺银染色（Gomori's methenamine-silver）和电子显微镜都显示了生物体。

1989 年，Freeman 等描述了一名 AIDS 患者脉络膜的多灶性、缓慢扩大的圆形至椭圆形病变[317]。荧光素血管造影显示早期低荧光，晚期病变染色，深至视网膜循环，无视网膜受累或炎症迹象（图 84-20）。经巩膜脉络膜活检显示坏死脉络膜内具有卡氏肺孢子虫特征的囊性结构。

1991 年对肺囊虫脉络膜病的多中心研究报道了 21 例 AIDS 患者和假定的卡氏肺孢子虫脉络膜病变[318]。病变特征为黄色至淡黄色，出现在脉络膜，并出现在后极。它们在全身性抗肺孢子虫治疗前缓慢增大并最终消失。21 例患者中，18 例接受雾化戊脒局部治疗。视力和视野测试几乎没有视网膜破坏的迹象。脉络膜浸润与玻璃体炎症无关，除非出现另一种感染性视网膜炎。全身治疗后 6 周至 4 个月脉络膜炎消退。诊断后生存期为 2～36 周。

CDC 建议当 CD4 计数低于 200/ml 时，每天或每周三次使用双倍剂量的甲氧苄啶 – 磺胺甲噁唑（TMP-SMX）进行 PCP 的初级预防，替代药物包括氨苯砜、氨苯砜加乙胺嘧啶和亚叶酸、RespirgardⅡ雾化器给药的雾化戊脒和阿托伐酮[319]。PCP 是最常见的 AIDS 定义的机会性感染。当预防性使用

非系统吸收的气雾剂戊脒治疗 PCP 时，脉络膜卡氏菌感染似乎更为常见。卡氏菌感染的脉络膜病变呈苍白、米色或橙色，占位性病变大小从几百微米到几千微米不等，很少有症状或导致视力下降。病变可为单侧或双侧[58, 317-322]。卡氏菌感染脉络膜病似乎是播散性肺囊虫病的一个标志物，应进行系统治疗。脉络膜病变维持性全身治疗的必要性尚未确定。

虽然播散性肺囊虫病的诊断可由卡氏肺囊虫脉络膜病的特征性表现提出，但孤立性视网膜疾病可能很少是播散性肺囊虫病的最早临床表现。卡氏肺囊虫脉络膜炎的发病率已经下降，可能是因为更广泛地使用了系统性预防性 PCP，如甲氧苄啶 – 磺胺甲噁唑，HAART 的免疫恢复，以及减少了用于预防和治疗用雾化戊脒的使用[319]。

2. 眼弓形体病 Ocular Toxoplasmosis

弓形体病（toxoplasmosis）是 AIDS 患者常见的中枢神经系统机会性感染。眼部弓形体病的发病率要低得多[62, 323-325]，据报道，法国 HIV 感染者的发病率为 3%[326]。在 HAART 时代，对于 CD4 计数低于 200/ml 的患者，通过免疫恢复和用 TMP-SMX 预防弓形体感染，可降低 US 发病率[93]。1988 年，Holland 等报道了 8 例疑似眼部弓形体性视网膜脉络膜炎[62]。2 例经组织学确诊。病变通常为双侧（5/8）和多灶性，临床上可见玻璃体炎症。治疗导致病情缓解，但停止治疗后，3 名患者中有 2 名患者出现再激活和疾病进展。3 例因严重视网膜坏死导致视

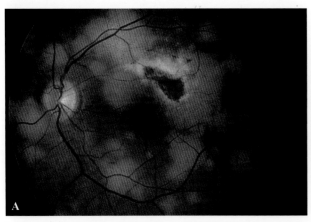
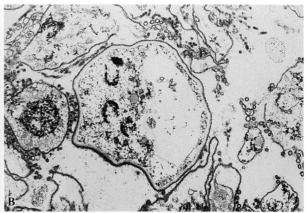

▲ 图 84-20　**A.** 肺囊虫性脉络膜炎。圆形病变与轻微炎症有关。位于黄斑上部的病变是典型的巨细胞病毒视网膜炎病变；**B.** 电子显微照片可见脉络膜活检后的卡氏肺孢子虫

网膜撕裂或脱离。在 5 例播散性疾病患者中，4 例患者的眼部病变以弓形体病为第一表现，尽管所有患者都曾感染过 HIV，4 例患者尚未确诊为 AIDS。在没有非眼部感染迹象的 5 名患者中，有 4 名患者的中枢神经系统（脑炎或脑脓肿）显示弓形体迹象。没有患者有先前存在的脉络膜视网膜瘢痕的证据，在诊断时所有患者都有抗弓形体的 IgG 抗体。眼部疾病被认为是继发于弓形体再激活或新获得或新传播的疾病从非眼病部位转移到眼睛（图 84-21）。

HIV 感染中的视网膜弓形体病可能表现为一种局灶性坏死性非出血性视网膜炎，不会自发愈合，可模拟 ARN、CMV 或梅毒视网膜炎[93, 327]。突出的玻璃体和前房反应，相对无视网膜出血，浓密不透光的黄白色病变，光滑的无颗粒边缘提示弓形体病。如果诊断困难，视网膜内活检或 PCR 技术可能有用[93, 328, 329]。

与免疫能力强的个体相比，AIDS 患者的眼弓形体病的表现往往不同，以邻近性或多灶性视网膜炎的形式传播。AIDS 患者更常有大面积视网膜坏死加上多处活动性感染[330, 331]。病理组织学研究显示免疫功能低下患者的视网膜感染缺乏或很少的炎性细胞。AIDS 患者可以在没有先前存在的脉络膜视网膜瘢痕的情况下发生眼弓形体病。这种模式结合频繁的系统性弓形体病的诊断表明，获得性疾病比先天性疾病的复发更为常见[93, 332]。对于具有免疫

能力的个体，目前的证据也表明，大多数眼部弓形体病患者是在出生后感染的，尽管先天性感染导致眼部弓形体病的风险更高（图 84-21）[333]。AIDS 患者的眼弓形体病也被报道可引起粟粒性疾病、视神经炎、全眼球炎和急性单侧无视网膜病变的虹膜睫状体炎[334, 335]。眼弓形体病是临床诊断和使用聚合酶链反应从玻璃体液体获得样本。

AIDS 患者的眼弓形体病和播散性弓形体病用标准抗弓形体方案治疗，如磺胺嘧啶（4～6g/d）或克林霉素（磺胺过敏患者）加乙胺嘧啶 / 亮氨酸，显效率为 80%。在一个小型（77 名患者）随机试验中，TMP-SMX 被报道比乙胺嘧啶 – 磺胺嘧啶有效且耐受性更好[336-338]。对不能耐受磺胺类的患者，如阿奇霉素或阿托伐醌酮的患者的其他治疗方法已初步研究用于 AIDS 患者的中枢神经系统弓形体病和免疫功能正常患者的眼弓形体病[339]。阿托伐醌酮最初是作为抗疟药合成的，已被证明对卡氏肺囊虫和弓形体都有活性。AIDS 患者的眼弓形体病在药物治疗结束后经常复发，因此一般给予维持治疗。皮质类固醇可以作为颅内弓形体病的辅助治疗，以减轻脑水肿，尽管这是未经证实的。系统性皮质类固醇有时可以减少眼部疾病的炎症，尽管这些应该谨慎地在 HIV 感染患者中使用。此外，未经皮质类固醇治疗的 AIDS 患者的眼部弓形体病已得到缓解[62]。

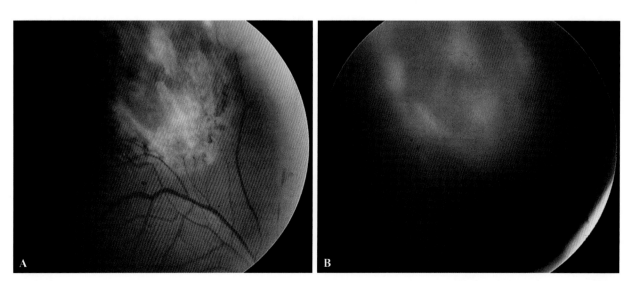

▲ 图 84-21　A. 用克林霉素治疗后治愈的 HIV 患者的弓形体视网膜炎；B. 6 个月后，弓形体病的全身治疗被取消，视网膜炎又重新出现

弓形体视网膜炎正在减少，因为更广泛地使用 HAART 和预防措施，如 TMP-SMX。目前，疾病预防控制中心（CDC）建议，如果患者的 CD4 计数保持在 200/μl 以上超过 6 个月，应考虑停止弓形体脑炎的维持治疗（磺胺嘧啶加乙胺嘧啶/亮氨酸联合克林霉素用于磺胺过敏患者）。

十一、真菌病 Fungal Diseases

（一）白色念珠菌 Candida albicans

由于 HIV 病毒可能是静脉注射吸毒的结果，这也与念珠菌血症有关。令人惊讶的是，念珠菌性眼内炎在 HIV 病毒患者中并不常见。AIDS 患者的视网膜和脉络膜视网膜局灶性病变和念珠菌性眼内炎已有报道[55, 340]。传统治疗念珠菌性眼内炎的方法是全身性两性霉素 B。然而，有限的玻璃体穿透导致治疗失败，加上包括肾毒性在内的不良反应阻碍了其使用[341]。

比较口服氟康唑和静脉注射两性霉素 B 治疗免疫功能正常患者系统性念珠菌病的试验表明，氟康唑的毒性较低，疗效相当[342]。玻璃体切除术和玻璃体腔注射两性霉素 B 对全身治疗失败的患者有帮助。

（二）新生隐球菌 Cryptococcus neoformans

隐球菌感染可能发生在 5%～10% 的 AIDS 患者中[343]，并与直接和间接的眼部并发症有关。隐球菌感染是 AIDS 的常见病，导致脑膜炎和继发性眼部受累。脉络膜视网膜炎、眼内炎或两者都是由生物体的直接眼内侵犯引起的，已经在免疫抑制患者中被描述过[344, 345]。隐球菌感染引起的视觉丧失已被证明是由于视觉通路的侵犯，包括视神经、视束和视交叉。

AIDS 患者的隐球菌病治疗通常包括大约 2 周的"诱导"（induction）期和大约 8 周的"巩固"（consolidation）期。两性霉素 B［> 7mg/(kg·d)］最常用于诱导，如果可能，与 5- 氟胞嘧啶［100mg/(kg·d)，分四次剂量］联合使用。如果由于毒性需要，两性霉素可用氟康唑（800～1200mg/d）替代。除非 CD4 计数高于 200/μm，否则继续第三阶段口服氟康唑（200mg/d）的长期维持治疗。在描述 AIDS 之前，隐球菌性脑膜炎的眼科并发症并不常见。

（三）组织胞浆菌病 Histoplasmosis

组织胞浆菌病最初于 1982 年在 AIDS 患者中报道[346]，在接下来的 8 年中，报道了 100 多例全身性病例，大多数为散发性疾病，表现为发热，无局部症状。AIDS 患者组织胞浆菌病的治疗通常包括两性霉素 B 诱导期和两性霉素 B 或伊曲康唑终身维持期[347]。Gonzales 等报道了 1 例 HIV 阳性患者的双侧内源性眼内炎，表现为严重的视网膜下渗出、脉络膜肉芽肿和导致双侧渗出性视网膜脱离的内层视网膜出血。玻璃体培养生长荚膜组织胞浆菌。治疗包括全身和双侧玻璃体内两性霉素 B 联合玻璃体切除术/巩膜扣带术[348]。Alakauhaluma 等报道了 1 例 HIV 患者在用两性霉素 B 脂质体、HAART 和局部类固醇治疗后出现播散性组织胞浆菌病的全葡萄膜炎，最终导致前段瘢痕形成[349]。

（四）曲霉菌病 Aspergillosis

烟曲霉引起的内源性眼内炎在 AIDS 中很少被描述，可通过血液途径或从邻近鼻窦延伸到眼眶。13 例肺曲霉菌病尸检发现 1 例播散性侵袭性曲霉菌病伴眼部受累，无临床相关性的眼部报道[350]。虽然报道了 4 例眼眶曲霉菌病，但在 HIV 人群中，眼眶曲霉菌病非常罕见[351, 352]。

十二、球虫病 Coccidioidomycosis

据我们所知，AIDS 患者中没有出现眼球虫病病例。在对 77 例 HIV 感染和球虫病患者的回顾性研究中，没有发现继发于球虫病的内源性眼内炎的病例，尽管大多数患者描述为播散性疾病（包括脑膜炎）[353]。McDonnell 和 Green 回顾了其他引起眼内炎的不寻常的真菌感染，其中与脉络膜视网膜炎有关，但不一定是 HIV 血清阳性患者[354]。

十三、副球虫病 Paracoccidioidomycosis

在 1 例 HIV 阳性孕妇中，发现了严重的中枢神经系统合并眼部感染的巴西副球虫病，该病模拟了中枢神经系统和眼部弓形体感染。感染导致严重的虹膜睫状体炎、玻璃炎，加上肉芽肿性脉络膜视网膜病变，也累及视神经，尽管经过治疗，最终发展为视网膜脱离、NLP 视力和眼球摘除[355]。

抗真菌治疗进展 Advances in Antifungal Therapy

真菌性眼内炎传统的治疗方法是静脉注射两性霉素 B。玻璃体穿透受限加全身毒性限制了其有效性。氟胞嘧啶和氟康唑具有较高的玻璃体穿透力，但由于对真菌性眼内炎中常见的许多生物体缺乏广泛的覆盖范围而受到限制。因此，对于严重的真菌性眼内炎或对全身治疗无反应的病例，通常推荐玻璃体切除术和玻璃体腔注射两性霉素 B[356]。

三唑类抗真菌药物氟康唑、伊曲康唑、伏立康唑、波沙康唑和雷沃唑均为口服药物，毒性较小，可治疗多种真菌[357-361]。

治疗念珠菌感染的氟康唑、治疗组织胞浆菌病和曲霉菌病的隐球菌和伊曲康唑等老药仍然很有价值。伏立康唑已被证明对 90% 的菌株（MIC90）和在口服后对包括念珠菌和曲霉在内的多种酵母和霉菌具有平均房水和玻璃体最低抑制浓度。伏立康唑和泊沙康唑也被报道成功治疗对传统抗真菌药物无效的真菌性眼内炎[362]。伏立康唑和泊沙康唑已被证明对 HIV 患者分离的白色念珠菌有疗效[361]。

十四、细菌性视网膜炎 Bacterial Retinitis

梅毒 Syphilis

在 HIV 感染者中并发的眼部梅毒似乎比未感染者更为常见。梅毒的眼部表现通常发生在第二阶段或之后不久。HIV 感染者的梅毒性葡萄膜炎和脉络膜视网膜炎已被描述。1990 年，McLeish 及其同事描述了 9 例眼部梅毒和并发 HIV 感染的患者[363]。他们发现 15 只眼中有 3 只眼有虹膜睫状体炎，1 只眼有玻璃炎，5 只眼有视网膜炎或神经性视网膜炎，2 只眼有乳头炎，2 只眼有视神经周围炎，2 只眼有球后神经炎。9 名 AIDS 患者中，有 3 名的初始视力最差。9 人中有 6 人同时患有神经梅毒。苯苄星苄青霉素是三个患者中唯一的治疗，导致三个患者复发。9 名接受大剂量静脉注射青霉素治疗的患者中有 7 名对治疗有显著反应，无复发迹象。

报道 2 例 HIV 感染者并发眼部梅毒和神经梅毒，并对另外 13 例 HIV 感染的眼部梅毒患者进行回顾性分析，发现 13 例 HIV 感染的眼部梅毒患者中 11 例并发神经梅毒[364]。作者强调，神经 - 眼梅毒可能是 HIV 感染的表现特征，并且在 HIV 血清阳性的患者中，眼梅毒与并发神经梅毒密切相关（图 84-22）。

坏死性视网膜炎已报道一名 HIV 病毒和梅毒患者。在某些情况下，梅毒性视网膜炎表现为一个局部扩大的白色病变，可能模拟 CMV 视网膜炎、ARN 或弓形体性视网膜炎。玻璃体和前房明显的炎症通常伴随梅毒性视网膜疾病，伴有后粘连和角膜后沉淀物[365]。

用 240 万单位肌注苄星青霉素进行标准治疗原发性和继发性梅毒，对有和无 HIV 感染的患者产生相似的良好临床反应。治疗的血清学反应（将非密螺旋体抗体降低到非反应性水平）是确定适当治疗的主要方法，在 HIV 病毒患者中不太确定[366]。

对于视网膜炎，应使用静脉注射青霉素治疗神经梅毒，当青霉素禁用时，可使用头孢曲松。在诊断方面，假阴性血清快速血浆反应素（rapid plasma reagin，RPR）和性病研究实验室（Venereal Disease Research Laboratories，VDRL）可能与 HIV 感染不常见。因此，建议在这一人群中进行更多的特异性试验［即荧光螺旋体抗体吸收（fluorescent treponemal antibody absorbed，FTA-ABS）］[367]。

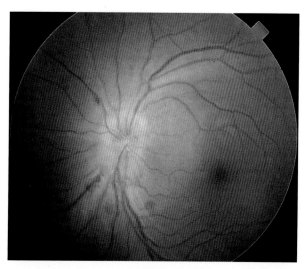

▲ 图 84-22　HIV 阳性患者梅毒引起的视乳头炎和玻璃炎。静脉注射青霉素后这些病变消退

十五、视网膜疾病的侵入性诊断技术 Invasive Diagnostic Techniques for Retinal Disease

在困难的病例中，对玻璃体、脉络膜或视网膜进行活检可以诊断视网膜疾病。如果有中到重度的细胞浸润，玻璃体活检可作出诊断。大多数现代的玻璃体切除机使用无菌的、一次性导管和集液盒，这样获得的玻璃体冲洗液是无菌的。这些液体可以被过滤或离心以进行适当的染色、培养和细胞学研究。

另一种方法可用于在平坦部玻璃体切除时获得未稀释的玻璃体。当灌注管可以在眼内看到后，将其连接到一个无菌的恒定空气输液泵，并在空气下进行玻璃体切除术。在有晶状体眼中，负度数的非接触广角镜被用来观察空气中的视网膜。这样，整个玻璃体腔的玻璃体可以以未稀释的形式被移除以供研究。

作为诊断的一部分，必须对获得的玻璃体进行适当的处理，所进行的检查应反映鉴别诊断。如果怀疑感染，必须在手术室将未稀释的玻璃体涂在适当的需氧菌培养基（巧克力和血琼脂、脑-心培养基）、厌氧菌（硫乙醇酸盐培养基和熟肉肉汤）、抗酸杆菌培养基和真菌培养基上。未稀释玻璃体凝胶的涂片应作病原学染色，并作细胞学涂片。此外，组织病理染色有助于排除眼内肿瘤，特别是眼内淋巴瘤。其他重要的诊断辅助手段包括使用细胞自旋制剂，将细胞浓缩到玻璃体冲洗液中，如果玻璃体标本中有足够的细胞材料，则使用细胞块。应仔细考虑固定剂的选择。一般来说，使用电镜固定剂如戊二醛可能会破坏蛋白质的抗原性，导致免疫染色无法进行。缓冲多聚甲醛可以保存许多抗原，但在某些情况下，冷冻，非固定组织是必需的。原位杂交可以在固定的或新鲜的组织上进行，并且在确定致病 DNA 的存在方面有价值[368]。

聚合酶链反应（PCR）技术也可能有助于分析疑难病例的房水或玻璃体标本。非固定液最好，它们可以冷冻以备日后评估或新鲜加工。在活动性视网膜炎的病例中，该检测非常敏感，尽管它可能有点非特异性，因为它可能在没有视网膜感染的情况

下检测到血液中的巨细胞病毒。当临床上看到脉络膜浸润过程时，可以进行脉络膜活检。真菌、细菌、原生动物或寄生虫病可导致脉络膜转移性局灶性或弥漫性浸润性病变。结核性疾病和肿瘤性疾病，包括淋巴瘤，也可能产生这种病变。所有这些疾病，都会暂时对类固醇治疗产生反应，而且在许多情况下，不能通过对玻璃体细胞的研究来作出诊断。在进行该诊断程序之前，必须事先安排对所有获得的材料进行适当的组织学检查，因为可以获得的材料量通常很小。如上文所述，任何需要进行的培养都应在手术室将组织直接种植在适当介质上进行。

术前彻底检查后段是必要的。要做活检的脉络膜病变必须定位良好。超声可用于进一步了解病变一致性，以及是否存在视网膜下或脉络膜上液体。它也可以用于确定眼内病变是否有眼外扩张。最好选择一个远离黄斑区的部位，鼻侧受累的区域最好。

在手术室，结膜沿角膜缘 360° 剪开，四块直肌全部分离。从要活检的象限分离 Tenon 囊，并标记病变边缘。选择一个浆液性或渗出性视网膜脱离覆盖在病变上的部位是有利的，因为这提供了额外的安全范围。半层巩膜剥离 5～10mm² 的范围，形成一个"活板门"（trap door）。可以使用预置的 5-0 涤纶缝线快速关闭活板门。通过透热电凝封闭较小的巩膜血管以防止出血，然后切除每侧 3～4mm 的区域。注意切除脉络膜而不是视网膜。然后用 5-0 涤纶缝线关闭巩膜切口，用间接检眼镜检查切除区域。如果进行全层脉络膜活检，一些巩膜应该是可见的。活检组织检查部位的视网膜嵌顿是一个潜在的问题来源，可能需要使用从眼内经平坦部手术技术来解决。活检中的玻璃体意味着视网膜嵌顿或视网膜破裂，必须用玻璃体切除术修复。应用该技术可诊断菌栓性细菌性眼内炎、肺囊虫性脉络膜病变等病理疾病。由于有可能损伤视网膜或造成眼球穿孔，在某些情况下，在脉络膜活检前进行平坦部玻璃体切除术可能更可取。这将允许维持眼压，以及在出现并发症时快速进入眼内到达视网膜。

据报道，视网膜内活检对病毒性视网膜炎的诊断有重要价值。Freeman 等[117] 于 1986 年首次报道了这项技术。我们在 CMV 视网膜炎患者中采用了

这种技术（图 84-23）。更昔洛韦治疗视网膜炎后，由于坏死和愈合的视网膜区域多次破裂，许多患者出现孔源性视网膜脱离。我们在几只眼睛里发现了持续感染，就像病毒颗粒一样。目前我们不建议对所有的病毒性视网膜炎患者进行视网膜内活检。相反，我们用适当的抗病毒药物治疗这些病例，并等待反应。然而，由于某些药物可以治疗多种病毒，因此应答可能并不意味着特定的病毒原因。在某些情况下，获得病因诊断是有帮助的。随着新的抗病毒和免疫刺激药物的出现，病毒性视网膜炎可能不会出现所谓的经典临床表现，而积极的诊断技术可能变得更加重要。目前，我们在玻璃体切除术修复这些患者的孔源性视网膜脱离时进行了视网膜内活检。在这些过程中，未稀释的玻璃体标本被用于病毒培养，在某些情况下进行原位核酸杂交研究。视网膜活检（如下所述）分为三小片，每小片用手术显微镜放在无菌纸的小楔形纸上或手术室的琼脂培养基上。组织固定在戊二醛中用于电子显微镜检查，以及固定在福尔马林缓冲液中用于光学显微镜检查和一些免疫学研究。第三块组织可以冷冻以作进一步的免疫学研究，或者培养病毒。重要的是要记住，固定剂和组织制备技术的选择是至关重要的。如果选择不正确，可能无法得出诊断结果。即使在进行视网膜内活检时，也应检查玻璃体，因为感染性视网膜炎的玻璃体活检可能对病原体呈阳性。也可以在未分离的视网膜进行视网膜内活检。动物实验的初步结果是令人鼓舞的，未来这些技术

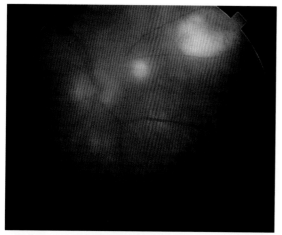

▲ 图 84-23　**HIV** 阳性患者的视网膜淋巴瘤可表现为非典型性视网膜炎。经视网膜内活检后确诊

的改进可能会为各种视网膜疾病提供线索。

在接受视网膜内活组织检查的眼中，进行平坦部玻璃体切割术并完全切除玻璃体。活检部位也用于内部引流。为了确定病因诊断，重要的是使这个位置在愈合和正常或活动性视网膜炎的交界处。仅在活检部位后方烧灼血管。我们更喜欢使用 20G 眼内单手双极烧灼电凝。必须使用低功率，并烧灼活检部位后面的主要血管。使用电动垂直切割剪刀，切除一条穿过活动性视网膜炎部位或前缘的矩形视网膜条。宽度为 2mm，长度为 3～5mm。它是从坏死或胶质细胞增生的无功能视网膜区域选择的，这样就不会出现视觉损失。用镊子通过 20G 巩膜切口从眼部取出组织可能会压碎和破坏组织，因此，我们更倾向于用镊子引导组织朝向巩膜切口。组织被释放，当输液瓶上升到高位时，仪器被从眼睛中取出。以这种方式，组织被液压引导到巩膜切口处并堵塞。用 0.12mm 的镊子将组织轻轻地从巩膜切开处取出，铺在角膜上，去除所有的皱褶。

任何眼组织，特别是小的视网膜内活检标本，必须小心处理。外科医师必须事先决定活检区域的位置、固定剂和待处理标本的数量。我们开发了一种支架，可以更方便地安装视网膜活检标本[368]。琼脂 - 白蛋白三明治技术允许视网膜组织的一小块漂浮在一块透明的琼脂板上，然后用在微波炉中加热的液体琼脂"黏合"在上面。当组织被覆盖在琼脂上时，它很容易被识别，并且在加工过程中不会丢失。然后可以切除组织的多个部分进行处理和免疫染色。这项技术也适用于电子显微镜和其他形态学研究。

十六、抗逆转录病毒疗法 Antiretroviral Therapy

使用这些药物的专家指南不断更新[369, 370]。许多其他抗逆转录病毒药物正在进行临床前和临床研究。目前可用的药物不能根除潜在的 HIV 病毒感染，一旦停药，HIV 病毒感染又会复发（表 84-1）。联合使用时，它们通常会减少病毒复制，改善免疫状态，降低感染并发症的风险，延长寿命。对患者的 HIV 病毒株有活性的药物应始终结合使用，以充分发挥效力和预防耐药性。

分枝杆菌感染
Mycobacterial Infections

Sivakumar R. Rathinam　Perumalsamy Namperumalsamy　著

第85章

一、概述 Introduction

眼分枝杆菌感染是肺外感染的一种重要形式，包括眼内和眼周的结核性和非结核性分枝杆菌（nontubercular mycobacterial，NTM）疾病。由于与微生物和宿主有关的因素很多，它呈现出多样的临床表现。尽管近年来诊断技术取得了革命性的进展，但确定诊断和治疗该病仍然是临床上的挑战。分枝杆菌病已经影响人类一个多世纪了，它仍然是一个全球性的健康问题。就结核病（tuberculosis，TB）而言，有几个挑战。在许多发展中国家，结核病是人类免疫缺陷病毒（HIV）阳性患者中最常见的机会性感染。2013 年，在 900 万结核病患者中，估计有 110 万人（13%）呈艾滋病毒阳性；150 万人死于结核病，其中 36 万人同时感染艾滋病毒，相当于每天约 4100 人死亡[1]。另一个全球威胁是出现耐多药结核病（multidrug resistant，MDR-TB）和广泛耐药结核病（extensively drug-resistant，XDR-TB）。2013 年，世界卫生组织估计，全球 20.5% 以前接受过治疗的结核病患者和 3.5% 的新结核病患者患有耐多药结核

病，这意味着估计有 48 万患者。据估计，其中 9.0% 患有广泛耐药结核病[2]。另一个重要的问题是出现 NTM 感染，无论是在以前未被认知的环境中，还是在具有新的临床表现的免疫能力和免疫功能受损的个体中[3]。NTM 的临床表现与典型肺结核相似。缺乏更好的实验室鉴别诊断工具，缺乏治疗指南，以及对常规抗结核治疗的耐药性，对分枝杆菌感染的早期治疗提出了挑战。对于在眼结核的调查和治疗指南也需要达成共识[1]。

二、肺结核和肺外结核 Pulmonary and Extrapulmonary Tuberculosis

结核是一种由杆状、无孔、需氧菌、结核分枝杆菌引起的感染。细菌通过感染患者的小飞沫传播。一旦吸入液滴核，杆菌就会在呼吸道中沉淀。如果感染不被免疫系统控制，在 3～8 周内，会发生局部扩散并扩散到肺部的区域淋巴结。随后扩散到其他器官导致肺外结核（extrapulmonary tuberculosis，EPTB）。据报道，EPTB 在过去几年中呈上升趋势[4]。EPTB 影响的器官包括淋巴结、胸

膜、中枢神经系统、眼睛、肌肉骨骼系统、泌尿生殖道和胃肠道。EPTB 的症状和临床表现是可变的，取决于所涉及的器官。与肺结核患者不同，EPTB 患者不太可能出现咳嗽、呼吸困难、咯血、胸片异常、盗汗、体重减轻、厌食或疲劳。根据受累器官的不同，他们可能表现为腹痛、腹泻、不孕、单关节关节疼痛、头痛、脑膜炎或淋巴结病的高发生率。眼结核是一种主要来自肺部的杆菌在肺外传播。然而，眼结核患者可能有正常的胸片和阴性的胸部主诉。或者他们可能有其他形式的 EPTB 的证据，如结核性淋巴结炎。眼科医师必须在病史中包括适当的问题，并在怀疑结核病因时考虑眼外系统。对于那些似乎只有肺结核的患者，必须排除 EPTB 和其他系统的参与。

三、眼结核 Ocular Tuberculosis

本文介绍了三种典型的眼结核。外源性直接眼部感染可累及眼附件、结膜、巩膜或角膜。第二种形式是由于对远处感染病灶的超敏反应，引起了 Eales 病中所观察到的表层巩膜炎、泡性角膜炎和阻塞性视网膜血管炎的远处感染病灶的超敏反应。第三种形式与结核分枝杆菌从肺或肺外部位的血行播散有关。

结核病是热带国家感染性葡萄膜炎最常见的原因之一[5-7]。它要么是单侧，要么是不对称的双侧，其特点是一个长期而潜伏的过程。解剖学上，结核性葡萄膜炎可表现为前葡萄膜炎、中葡萄膜炎、后葡萄膜炎或全葡萄膜炎，肉芽肿性葡萄膜炎比非肉芽肿性葡萄膜炎更常见。眼结核的表现多种多样（图 85-1 至图 85-5）。基于解剖位置的眼结核临床症状见表 85-1。

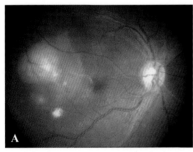 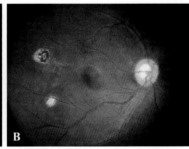 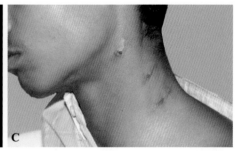

▲ 图 85-1　患者 1

A. 右眼眼底预处理照片显示脉络膜结核结节伴渗出性视网膜脱离。在活跃的病灶下可见愈合后的瘢痕；B. 抗结核治疗后右眼眼底照片显示瘢痕愈合，渗出性脱离消失；C. 同一患者颈部多发的结核结节性颈窦道

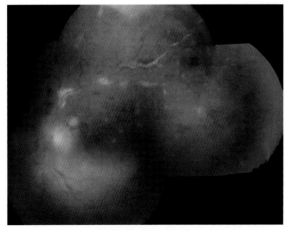

▲ 图 85-2　患者 2

一位涂片阳性肺结核患者的眼底照片显示结核性视盘肉芽肿、血管炎和多灶性视网膜炎

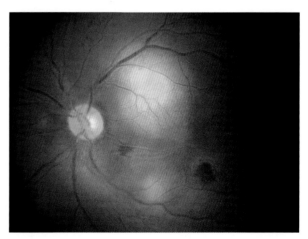

▲ 图 85-3　患者 3

眼底照片显示旧的治愈的脉络膜炎以及活跃的复发性病变，右眼脉络膜病变的年代不同。Mantoux 皮肤检查为坏死，胸片显示淋巴结钙化

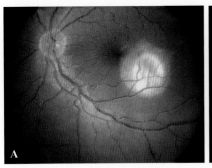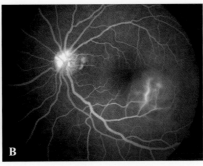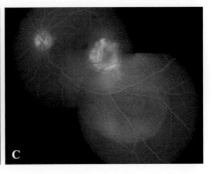

▲ 图 85-4　患者 4

A. 脉络膜结核结节伴脉络膜皱褶，伴有浅的浆液性视网膜脱离；B. 荧光素眼底血管造影显示血管染色和血管周围渗漏覆盖病变，提示活动性视网膜血管炎；C. 荧光素眼底血管造影显示脉络膜结核结节界限清楚，晚期神经感觉脱离区染色剂聚集，荧光增强，荧光超出结核结节范围

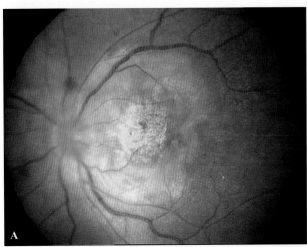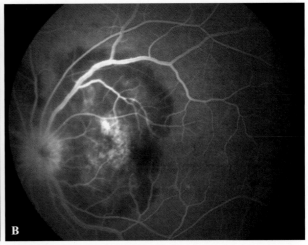

▲ 图 85-5　患者 5

A. 左眼的预处理眼底照片显示匐行性脉络膜病变的中心部分愈合，周围病变活跃，视盘充血伴玻璃体反应。玻璃体结核分枝杆菌实时聚合酶链反应阳性；B. 同一患者的眼底荧光素血管造影显示陈旧性中央病变高荧光，活动性周围病变低荧光，血管壁染色，视盘染色

前段炎症可表现为肉芽肿性膜后沉淀物，虹膜肉芽肿导致后粘连，并发白内障。后段症状，如有色素性瘢痕的多灶性脉络膜视网膜炎和渗出性视网膜出血性静脉周围炎伴葡萄膜炎（图 85-2），高度提示结核的病因[5]。在这些患者中存在血管周围愈合的脉络膜视网膜瘢痕的存在也提示结核的病因。疑似结核病因的匐行性脉络膜炎（serpiginous-like choroiditis，SLC）与经典的匐行性脉络膜病变（serpiginous choroidopathy，SC）非常相似（图 85-5A 和 B）。然而，SLC 患者更容易出现多灶性、高度色素沉着病变伴有玻璃体细胞，而典型的 SC 则出现在视乳头周围[5, 6]。

结核和结节病的中间葡萄膜炎彼此相似。与结节病不同，结核性中间葡萄膜炎对类固醇和免疫抑制治疗无反应。脉络膜结核结节患者的眼底荧光素血管造影可显示结节最初的"低荧光"，然后是晚期的高荧光。在荧光素血管造影中，血管壁染色、血管渗漏、视盘染色和渗出性脱离区域的染料聚集是常见的其他征象（图 85-4）。

因此结核性葡萄膜炎的表现形式多样，使临床诊断具有挑战性。为了帮助临床医师，已有推荐的诊断标准。只有当从眼组织中分离出结核杆菌时，诊断才被认为是明确的结核病。据报道，假定结核性葡萄膜炎的标准是存在以下任何一种临床症状，如脉络膜肉芽肿、广泛的后粘连、伴有或不伴有脉络膜炎的视网膜血管炎，或结核菌素皮肤试验

表 85-1　临床症状：眼部分枝杆菌感染

炎症原发部位	临床症状
眼睑、附件、巩膜和角膜	• 寻常狼疮 • 复发性巩膜炎 / 巩膜炎、坏死性巩膜炎、后巩膜炎、间质性角膜炎 • 硬化性葡萄膜炎
泪器	• 泪腺炎、泪囊炎
眼眶	• 结核瘤、结核脓肿
前葡萄膜炎	• 非肉芽肿性葡萄膜炎 • 前房积脓 • 前房肉芽肿
中间葡萄膜炎	• 复发性、肉芽肿
后葡萄膜炎	• 脉络膜结节 • 脉络膜结核瘤 • 多灶性脉络膜视网膜炎 • 视网膜下脓肿 • 匐行性脉络膜炎 • 血管周围愈合的脉络膜视网膜瘢痕
中间葡萄膜炎	• 眼内炎 • 全眼球炎 • 原发性血管炎 • 渗出性视网膜血管炎 • 出血性血管炎
视神经	• 视盘肉芽肿 • 视神经炎 • 神经性视网膜炎 • 视神经萎缩

（tuberculin skin test，TST）阳性或 QuantiFERONTB 金试验阳性的匐行性脉络膜炎，或其他相关检查，如胸片和计算机断层扫描[5]。对抗结核治疗的良好反应和无复发进一步支持了推定的眼结核的诊断。

（一）鉴别诊断 Differential Diagnosis

肉芽肿性葡萄膜炎也可见于单纯疱疹或水痘 – 带状疱疹感染、晶状体抗原性葡萄膜炎、结节病、梅毒、麻风、沃格特 – 小柳木 – 原田病和交感性眼炎患者。其他导致脉络膜肉芽肿的原因包括梅毒、结节病和真菌病变[5, 6]。

（二）发病机制 Pathogenesis

眼结核的组织损伤不仅是感染的直接后果，而且是由于保护性免疫和破坏性病理之间的敏感平衡所导致无法解决的炎症[8]。结核分枝杆菌基因组的分子研究和测序已鉴定出特异性和高度免疫原性抗原。这些是所谓的 6-kDa 早期分泌抗原靶点（ESAT-6）和 10-kDa 培养滤液蛋白（CFP-10）。在细胞模型中，它们能够诱导强烈的辅助性 T 细胞反应并产生细胞毒性。它们能引起细胞溶解，使细菌侵入并在肺泡上皮内扩散。最近的研究表明，ESAT-6 还可能刺激受感染的巨噬细胞进入肉芽肿，利用肉芽肿作为巨噬细胞募集、感染和随后细菌传播的病灶[8]。

宿主遗传因素似乎在疾病的严重程度中发挥作用。编码 IFN-γ 受体链基因和 IL-12 基因的异常是决定播散性分枝杆菌病易感性的重要因素[9]。肺泡巨噬细胞表达补体和 toll 样受体，并在与溶酶体融合时破坏细菌。然而，分枝杆菌可以抑制与溶酶体的融合，然后在吞噬体中茁壮成长。视网膜色素上皮（RPE）与巨噬细胞具有多种功能，包括 toll 样受体的表达、细菌的补体和吞噬功能。临床病理研究结合分子分析显示，尽管视网膜和葡萄膜有炎症过程，但 RPE 中仍有分枝杆菌分布。作者建议在复发性炎症的情况下，可能重新激活隔离的生物体[10]。

（三）非结核分枝杆菌感染 Nontuberculous Mycobacterial Infections

最近，非结核分枝杆菌（nontuberculous mycobacterial，NTM）病似乎在增加[11]。分枝杆菌属包含超过 125 种。这些腐生分枝杆菌在环境中无处不在，可能存在于土壤、水和灰尘颗粒中。快速和缓慢生长的 NTM 都与眼部感染有关，龟分枝杆菌（M.chelonae）和脓肿常被报道导致严重的进行性眼内炎。在简单的超声乳化和人工晶状体植入术、激光原位角膜磨镶术、内皮性角膜移植术、巩膜扣带术和玻璃体腔注射术后均有可能出现 NTM 眼内炎[12]。治疗上的困难主要是由于延误诊断和对抗生素的敏感性不同。在许多研究中，最初的培养需要不同的时期来证明生长，或者完全不能证明病原体。病因常误诊为痤疮丙酸杆菌、诺卡菌或真菌性眼内炎[12]。NTM 对大多数传统的抗分枝杆菌药物有耐药性，但对其他多种抗生素敏感。丁胺卡那霉素、莫西沙星、左氧氟沙星和环丙沙星对 NTM 有明显的疗效[13]。生物膜形成的无色素快速生长的分枝杆菌也被证明会导致眼内炎。这些生物体表现出对根除策略的耐药，对固有宿主免疫反应和抗生素的抵抗[14]。我们对眼部 NTM 感染的认识还存在较大的差距。可以预测暴露、潜伏、复发和耐药疾病的准确生物标志物正在进行研究中，尚未用于临床。

（四）潜伏性结核病 Latent Tuberculosis

潜伏性结核病感染（latent tuberculosis infection，LTBI）是指在无活动性结核病临床或影像学征象的无症状患者中，TST 呈阳性。这种情况的临床相关性是，5%~15% 的潜在感染者在其一生中可能发展为活动性结核病[15]。进入人类系统后，生物体要么立即开始增殖，导致原发性结核病，要么被免疫系统清除。或者，通过减缓它们的新陈代谢或进入休眠状态，它们适应受感染宿主产生的应激状态，对免疫系统保持沉默。当环境条件有利时，激活可能导致临床上明显的疾病。简化的循证管理算法是可行的，我们认为临床医师应该参考并遵循国际和国家的指南来管理潜伏结核病患者[16]。

四、实验室评价 Laboratory Evaluation

完整的全身病史和检查是评估所有眼结核患者的基本步骤，并可能揭示肺结核和其他肺外结核的证据。近年来结核感染诊断工具的研究进展，包括分子生物学技术、IFN-γ 释放试验和放射诊断等，提高了结核感染诊断的特异性。然而，所有这些研究都有其自身的优势和局限性[17]。现有诊断工具的特异性和敏感性均不理想，延误了活动性眼部感染的诊断和治疗。要获得相关的临床支持，就需要对其原理有清楚的认识，并选择合适的试验方法。

结核菌素纯化蛋白衍生物（PPD）经皮注射 Mantoux 或 TST 后呈阳性反应，提示患者细胞免疫反应成功。TST 中使用的抗原是来自结核分枝杆菌的 200 多种蛋白质的混合物。它们可以与 BCG 和 NTM 抗原交叉反应，破坏试验的特异性。因此，TST 具有有限的特异性，阳性结果可能无法证实疾病。美国胸科学会和美国疾病控制中心（CDC）认为 5mm 或以上的反应在高危人群（如胸片异常、

HIV 患者）中呈阳性，10mm 或以上的反应在高危人群（如流行地区患者）中为阳性，在没有确定危险因素的患者中为 15mm 或更大。此外，阴性测试不排除肺结核。在一项对经病理证实的眼结核患者的研究中，40% 的患者的 TST 结果为阴性[18]。

为了研究患者的免疫反应，利用 ESAT-6 和 CFP-10 蛋白进行了新的体外试验（见发病机制）。市售 QuantiFERON（QFT）和 TSPOT.TB 通常被称为干扰素 γ 释放试验（IGRA）。从患者身上采集的 T 细胞，暴露在这些特定的结核抗原中。检测患者致敏 T 细胞释放的 IFN-γ。CDC 指南规定 IGRA 可用于 TST 当前使用的所有情况。加拿大和英国的国家指南建议使用 IGRA 来确认 TST 阳性[19]。虽然这些测试最初是为了筛选潜伏性结核病，但它们也在活动性全身和眼部结核病队列中进行了测试。对 IGRA 的 Meta 分析表明，两种 IGRA 的诊断敏感性均高于 TST，特异性较低[20]。TST 和 QFT 对结核病的进展有同样的预测作用[21]，在南非系统性结核病高负荷人群中的青少年队列以及葡萄膜炎中，QFT 没有优于 TST[22]。结果表明，QFT 结果和 TST 可以提高灵敏度[23]。然而，IGRA 的阳性和阴性预测值取决于该人群中结核病的患病率。就系统性结核病而言，越来越多的证据表明，与低负担国家相比，高负担国家的 IGRA 表现不同。由于结核病在美国的发病率低、试验概率低和阳性预测值低，IGRA 可能无法作为葡萄膜炎检查的标准部分[24]。由于缺乏诊断结核感染的金标准，因此无法对 IGRA 和 TST 在眼结核中进行有效和可解释的比较[24]。

胸部放射学检查可显示一些患者的浸润、空洞、肺门淋巴结病变、胸腔积液、纤维化或钙化病变。感染眼部组织的主要途径是从肺部的血行播散，但在临床或影像学上，并非所有患者的肺部病灶都明显。在一组经组织病理证实的眼结核患者中，57% 的患者胸片呈阴性[18]。因此，最初的阴性检查不排除感染，可能需要重复检查。最近，胸部高分辨率计算机断层扫描被发现是诊断肉芽肿性葡萄膜炎的有用工具。一些中心还建议使用正电子发射断层扫描 /CT 引导下的淋巴结活检来帮助诊断结核相关葡萄膜炎[25]。

通过培养分离结核分枝杆菌仍然是诊断的基石，然而，从发炎的眼组织中分离并不总是可能的。只要有可能，标本往往太小，不适合所有的程序，如 Ziehl-Neelsen 染色、液体和固体培养基接种、物种鉴定和药敏试验。可从虹膜或视网膜脉络膜活检中获取活检标本进行组织病理学分析。活检标本中无抗酸杆菌或干酪样坏死不排除结核。在这种情况下，前房液或玻璃体均可进行分子诊断试验。基于 PCR 和实时 PCR 检测分枝杆菌 DNA 的诊断方法，由于检测结果快速，且能在很小的样本中进行检测，正逐渐成为首选方法[18]。据报道，多重、多靶点 PCR 检测的灵敏度优于单靶点检测[26, 27]。WHO 建议使用 Xpert-MTB/RIF（一种全自动实时核酸扩增技术）快速、同时检测结核病和利福平耐药性。该测试在不到 2h 的时间内提供准确的结果，并具有最低的生物安全要求、培训，并且可以安置在非常规实验室[28]。Xpert-MTB/RIF 目前仅用于痰标本。需要研究来了解它在眼液中的潜在作用。

抗结核药物耐药性可能是由编码耐多药结核病药物靶点基因的染色体突变引起的。对耐多药结核病的正确管理有赖于对耐药性的早期认识。通过药敏试验检查临床诊断的耐药性。在 Middlebrook 7H10 琼脂上用 1% 比例法对所有阳性分枝杆菌进行异烟肼、利福平、乙胺丁醇、链霉素、环丙沙星和卡那霉素培养。传统的分枝杆菌培养法的药敏试验缓慢且复杂，需要连续的诊断程序。一些分子诊断试验，如基于 Sanger 的 DNA 测序方法，有望使 MDR 和 XDR 菌株的鉴定更快[29]。

五、治疗 Treatment

抗结核治疗对于减少显性结核病患者葡萄膜炎的复发是非常有效的。结核病的系统管理是复杂的，需要传染病专家的投入。世卫组织建议对肺结核和肺外结核的新患者采用四联药物方案（异烟肼每日 5mg/kg，利福平每日 10mg/kg，乙胺丁醇每日 15mg/kg，吡嗪酰胺每日 20～25mg/kg）。乙胺丁醇和吡嗪酰胺在 2 个月后停止使用，异烟肼和利福平继续使用 4～6 个月。皮质类固醇似乎对结核性心包炎和脑膜炎患者有潜在的益处[30]。类似地，类固醇也用于眼结核。在眼部感染的皮质类固醇治疗的

剂量和持续时间方面需要更多的证据。

结核病与艾滋病病毒混合感染是一项重大挑战，影响到全世界数百万人。治疗医师必须考虑药物相互作用、重叠的不良反应、高药量和免疫重建炎症综合征的风险。应遵循特定的指南，特别注意 CD4 计数和药物相互作用[31]。在这些患者中，同时开始抗结核和抗反转录病毒治疗可能导致炎症加剧和临床恶化[32]。建议加用皮质类固醇或延迟给予 HAART 治疗。

所有一线抗结核治疗均出现肝毒性作用，通常表现为恶心、呕吐和右上腹疼痛。在大多数患者中，即使出现肝毒性反应，遵循综合治疗算法也可以避免严重的肝损伤，完成抗结核治疗[33]。药物用量及不良反应汇总见表 85-2。

耐药结核病 Drug-Resistant Tuberculosis

耐多药结核病（MDR-TB）是指由对异烟肼和利福平这两种一线抗结核药具有耐药性的微生物引起的疾病。广泛耐药结核是指由对异烟肼和利福平及任何一种氟喹诺酮和至少一种可注射二线药物耐药的生物体引起的结核病。耐多药结核病和广泛耐药结核病通常被认为有较高的发病率和死亡率，耐药菌株的演变主要是由于对结核病患者的治疗不完全或不当所致。耐多药和广泛耐药结核病现在是全球威胁[2]。在发展中国家的绝大多数临床环境中，培养和药物敏感性检测是不可用的。由于没有足够的实验室基础设施进行诊断，大多数病例可能无法被发现[34, 35]。目前，耐多药结核病的治疗方法是 8～10 种药物与持续 18～24 个月的治疗相结合，这些药物中只有 4 种真正用于治疗结核病。这种次优治疗导致近 30% 的耐多药结核病患者出现治疗失败。目前的情况需要立即查明新的和更有效的药物[36, 37]。然而，如果在疗效、安全性、成本等基础上，通过五组逐步筛选，正确组合，合理使用，可获得较好的预后[38]。耐多药和广泛耐药结核（2～5 组）的药物剂量见表 85-2。利奈唑啉是耐多药结核病的非标签药物。有零星的病例报道视神经病变继发于这种药物。建议在使用前进行基线眼科评估[39]。

只有在培养分离株中才能检测出耐药性，因为

表 85-2 五组抗结核药物

组 别	药 物	剂 量	不良反应	附加信息
第 1 组一线口服抗结核药物（使用所有可能的药物）	异烟肼	4～6mg/kg（最高 300mg）	肝酶暂时性增加周围神经病变	妊娠期间使用被认为是安全的，穿过血脑屏障
	利福平	8～12mg/kg	肝毒性；血小板减少症	妊娠期间使用
	乙胺丁醇	15～20mg/kg	可逆剂量相关；球后神经炎，通常在治疗开始后 3～6 个月开始 肝毒性	不穿过脑膜更好地穿透胎盘屏障，但是妊娠期间被认为是安全的
	吡嗪酰胺	20～25mg/kg	瘙痒性肝毒性	妊娠期间安全穿过血脑屏障

组 别	药 物	剂 量
第 2 组：氟喹诺酮类药物（治疗耐多药或广泛耐药结核病时应始终使用氟喹诺酮）	氧氟沙星	15mg/kg
	左氧氟沙星	15mg/kg
	莫西沙星	7.5～10mg/kg
第 3 组：注射药物（在治疗耐多药和广泛耐药结核病时，应始终使用可注射药物）	链霉素	15mg/kg
	卡那霉素	15mg/kg
	阿米卡星	15mg/kg
	卷曲霉素	15mg/kg
第 4 组（使用所有必要的药物，组成至少四种活性的基本药物；首先是乙氧酰胺、环丝氨酸；最后是氨基水杨酸）	乙氧酰胺 / 丙硫酰胺	15mg/kg
	环丝氨酸 / 蝶嗪酮	15mg/kg
	对氨基水杨酸（酸盐）	150mg/kg
第 5 组（疗效较差的药物或临床资料稀少的药物）	氯法齐明	100mg
	阿莫西林克拉维酸盐	875/125mg/12h
	利奈唑啉	600mg
	亚胺培南	500～1000mg/6h
	克拉霉素	500mg/12h
	硫代乙酮	150mg

从眼睛中分离出生物体是一个挑战。眼部结核的药敏试验是比较困难的。这有严重的影响，特别是葡萄膜炎。当抗结核治疗在假定的眼结核中失败时，葡萄膜炎专家很有可能认为是非结核病因，并开始皮质类固醇或免疫抑制治疗以控制炎症[35]。在这种情况下，分子诊断研究可能会有帮助。

根据 WHO2015 年遏制和扭转结核病千年发展目标（millennium development goal，MDG），2000—2013 年期间，全球结核病发病率平均每年下降约 1.5%。1990—2013 年，全球结核病死亡率估计下降了 45%，同期结核病流行率下降了 41%[2]。如果继续取得成功，并按照国际结核病护理标准提供高质量的护理，预计包括眼结核在内的肺外结核病的发病率将下降。

第86章

Eales 病
Eales Disease

Dhananjay Shukla　Perumalsamy Namperumalsamy　著

一、概述 Introduction

Eales 病是一种影响周边视网膜的特发性闭塞性血管炎，导致视网膜不灌注、新血管形成和复发性玻璃体积血。19 世纪后半叶和 20 世纪初，英国、美国和加拿大相继报道了 Eales 病[1, 2]。这个名字来源于 Henry Eales 首次描述的一种年轻男性反复玻璃体积血合并鼻出血和便秘的综合征[3]。过去 10 年的大多数病例都是从印度次大陆报道的，少数病例是从中东报道的[4-13]。然而，Eales 病的发病率似乎在全球范围内有所下降，这可能是由于总体健康和生活水平的提高及结核病（TB）发病率的降低[1, 2, 10]，以及在一组据称是原发性血管炎的异质性人群（先前合并为假定的 Eales 病）病因诊断的提高[14]。大多数患者是健康的年轻男性，年龄在 20—40 岁，亚洲人的平均发病年龄通常高于白种人[2, 15-17]。

二、临床特点及自然病史 Clinical Features and Natural History

决定 Eales 疾病自然病程的三种血管反应依次是炎症、闭塞和新生血管[1, 2, 10, 15]。大多数患者在炎症和闭塞期无症状。该病以多发性周边炎性分支视网膜静脉阻塞悄然开始：代表静脉鞘的细实白线是最常见的临床表现（图 86-1）[1, 2]。随着活动性血管炎的慢慢消退，边缘模糊的血管鞘变得清晰。随着活动性血管炎的慢慢消退，边缘模糊的血管鞘变得清晰。视网膜动脉可能稍后受累，但其受累并非疾病表现的中心，通常提示其他情况[1]，如系统性血管炎[11, 18]。其他临床特征提示的炎症病因是渗出性或局灶性血管炎[11, 18]、棉絮斑、视网膜中央受累，包括黄斑和视乳头水肿、脉络膜炎、前葡萄膜炎和玻璃炎[2, 14]。

由于闭塞主要是静脉性的，它们逐渐发生，允许出现代偿现象，如侧支循环、微血管瘤、毛细血管扩张、螺旋血管和静脉串珠。其中一些变化可以通过仔细检查单侧受累患者明显未受累的另一只眼来观察。长期广泛的视网膜无灌注最终导致 80% 的眼出现周边新生血管，视盘新生血管少见[2, 4, 15]。新生血管出血流入玻璃体，导致典型的 Eales 病表现：突然的单侧视物模糊或漂浮物（图 86-2）[15, 17]。出

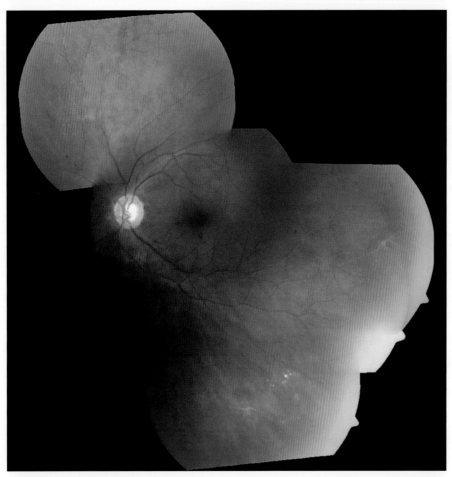

▲ 图 86-1　**Eales** 病最常见的表现是外周静脉的闭塞血管鞘，如图所示，在上、下和颞下周边。下方少量硬性渗出，显示视网膜水肿已经消退。后极部和视力不受影响

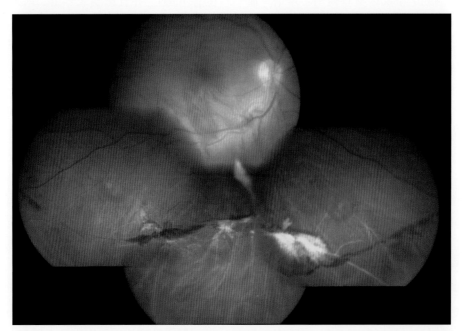

▲ 图 86-2　典型的 **Eales** 病表现为周边新血管导致玻璃体积血，从而引起的漂浮物或视物模糊
反复玻璃体积血，加之先前的炎症，导致视网膜前膜形成，往往开始于后极部。注意视网膜周边血管广泛的线状血管鞘

血吸收，视力常自发改善，但复发是常见的。第二只眼在间隔 3～10 年后，50%～90% 的病例最终受到影响 [2, 4, 14, 15]。孤立的玻璃体积血通常稳定而无视力障碍；反复出血导致玻璃体皮质进行性收缩，导致牵引性视网膜脱离、继发性视网膜裂孔和黄斑前膜 [1]。虽然眼前段新生血管发生在一小部分眼睛中，但预后比典型的虹膜新生血管好 [4]。

Charamis 将 Eales 病的演变分为四个阶段。Ⅰ 期以轻度外周血管炎为特征；Ⅱ 期以大血管广泛炎症为特征；新生血管和玻璃体积血预示着 Ⅲ 期；牵引并发症标志着 Ⅳ 期 [19]。其还提出了根据视网膜血管病变、新生血管增生和玻璃体积血程度和范围对 Eales 进行分级的系统 [20]。然而，疾病的进程是可变的，固定的阶段序列可能无法始终如一地遵循 [1, 2]。

三、病理与发病机制 Pathology And Pathogenesis

"血管炎"（vasculitis）一词的经典组织病理学内涵是一种 Ⅲ 型超敏反应，免疫复合物沉积在血管壁，导致血管壁破坏 [21, 22]。这种风湿病学的定义不适用于一般视网膜血管炎，尤其是 Eales 病，它表现为血管周围有炎性细胞，根据临床表现分级而不是血管口径或免疫反应类型 [11, 21, 22]。因此，大多数作者在 Eales 疾病的上下文中交替使用了术语"血管炎"（vasculitis）和"血管周围炎"（perivasculitis）。

视网膜缺氧是 Eales 病视力减退的主要并发症。炎症通过增加细胞的代谢需求和减少由炎症性血管阻塞引起的代谢底物而导致缺氧。缺氧反过来又会引发进一步的炎症，形成恶性循环 [23]。该序列提示血管生成因子和炎性细胞因子在 Eales 疾病中的致病作用，其方式类似于糖尿病视网膜病变等非炎性血管疾病。在糖尿病视网膜病变和 Eales 疾病的增殖期，血管内皮生长因子（VEGF）、IL-6 和 IL-9 同时上调 [7]。其他生化分析也提示视网膜自身免疫、血管生成生长因子和氧化应激在 Eales 疾病中引起炎症和新生血管形成 [2]。最近的血清学和遗传学研究强化了细胞介导的免疫在 Eales 疾病中的作用，特别是白细胞介素和肿瘤坏死因子 –α [9, 12]。人们还提出升高的血清同型半胱氨酸在 Eales 疾病中引起血管损伤和氧化应激 [24]。

Eales 疾病中炎性血管闭塞的发病机制尚不清楚。已经有人提出了其与神经系统、前庭神经系统、血液系统和寄生虫病和感染的系统性关联，但从未得到证实 [2, 15]。最常报道的相关性是系统性结核病。虽然尚未从患有 Eales 疾病的眼中证实有活菌，但基于聚合酶链反应的研究已经鉴定了玻璃体和视网膜前组织中的分枝杆菌 DNA [25, 26]。这些发现证明了对结核蛋白过敏的情况，大多数患者结核菌素皮肤试验阳性的存在进一步证实了该病例 [2]。这个概念在当前的研究人员中仍然流行 [11]。然而，其他几项研究通过证明健康对照中的 Mantoux 阳性及 Eales 患者中的 Mantoux 阴性来对这一概念提出质疑 [2, 15, 27]。

四、鉴别诊断 Differential Diagnosis

Eales 病是一种排除诊断（图 86-3）。几种眼部和全身性炎症和非炎症性疾病引起视网膜血管鞘或闭塞，这可能与 Eales 疾病非常相似。但是，并不是每位患者都需要进行一系列调查。详细的病史和彻底的系统检查排除了大多数模拟疾病；只需要一些专门的检查就可以确诊。

在非炎性血管闭塞中，原发性视网膜分支静脉阻塞与 Eales 最相似。前者发生在动静脉交叉处，交叉动脉经常硬化。闭塞不是多发性和外周性的像 Eales，并且影响老年组。增殖性糖尿病视网膜病变也可能在活动期［作为标记为"无特征视网膜"（featureless retina）的外观的一部分］或在退化阶段表现出血管鞘。应该研究年轻成人的视网膜中央静脉阻塞的炎症病因（见下文），因为它代表了罕见的 Eales 表现 [1]。Coats 病，家族性渗出性玻璃体视网膜病变（FEVR）和镰状细胞病也表现出类似的外周无灌注，应该排除。虽然 Coats 病也发生在男性患者中，但它们通常更年轻并且患有单侧疾病，具有显著的毛细血管扩张，渗出较多，新生血管或玻璃体积血较少。FEVR 和镰状细胞视网膜病变具有独特的临床和血管造影特征及家族和系统性关联，以区别于 Eales 疾病。

中间葡萄膜炎、眼内炎、多灶性脉络膜炎和鸟枪弹样视网膜病变等眼部炎症可能伴有视网膜血管炎，但原发病灶通常突出且无误。由于区域流行性的存在，特别是在东南亚地区，应排除每例视网膜

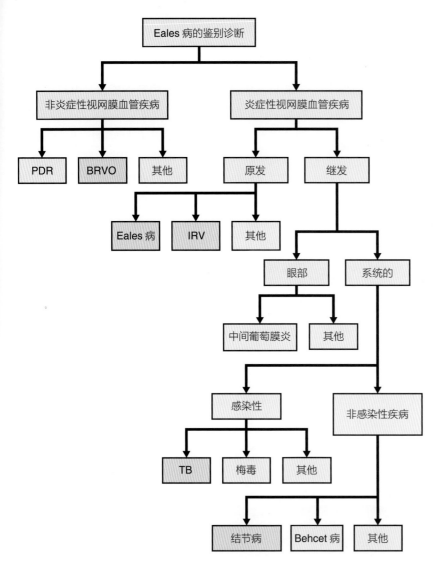

◀ 图 86-3　**Eales 病的鉴别诊断**
PDR. 增殖性糖尿病视网膜病变；BRVO. 视网膜分支静脉阻塞；IRV. 特发性视网膜血管炎；TB. 结核

血管炎的系统性结核病[28]。TB 通常引起严重的血管炎及肉芽肿性前葡萄膜炎、视网膜出血、中度玻璃体炎和局灶性脉络膜炎[28]。与结核病一样，梅毒需要默认进行筛查，因为易于合并艾滋病病毒，且表现形式多样[29]。视网膜静脉周围炎大约发生在钩端螺旋体病的一半病例中，钩端螺旋体病是全球最广泛的人畜共患病。非肉芽肿性葡萄膜炎、玻璃体炎和视盘炎有助于鉴别[30]。视网膜血管炎也可以与坏死性视网膜炎一起发生，尽管动脉更常见[11]。

像结核病和梅毒一样，结节病没有任何病理学特征，需要在大多数眼部炎症中排除。肉芽肿性血管炎是典型的节段性和结节性，伴有雪球状玻璃体渗出物和肉芽肿性葡萄膜炎。诊断是基于关键的眼科症状和实验室调查[31]。虽然不常见，Behçet 病是

沿丝绸之路（Silk Route）阻塞性视网膜血管炎的典型表现（见下文）。其累及动脉和静脉，并伴有严重葡萄膜炎、玻璃体炎和视网膜浸润。口腔 – 生殖器溃疡是诊断性的[32]。系统性红斑狼疮（SLE）等系统性血管炎被误认为与视网膜血管炎有关[22]。它们的视网膜效应通常通过继发性高血压（如棉絮斑、浅表出血）介导，表现为动脉阻塞而非静脉阻塞[33]。

原发性视网膜血管炎 Primary Retinal Vasculitis

一旦引起继发性血管炎的疾病被排除，剩下两种主要疾病 Eales 病和特发性视网膜血管炎。当①血管炎多为后极的、扇形性和渗出性；②新生血管、玻璃体积血和复发不常见；③表现为性别中立时，术语"特发性视网膜血管炎"（idiopathic retinal vasculitis）比"Eales 病"更可取[2]。区别确实是语义上的，而

疾病检查仍然是相同的（见下文），导致一些学术机构建议"Eales 病"一词应该停止使用[34]。然而，经典的 Eales 病有一个不寻常的组合，即轻微的外周血管炎症，但广泛的血管阻塞和新生血管导致玻璃体积血复发，证明了这个名称的正确性[2, 14]。

五、Eales 病 的 诊 断 检 查 Diagnostic Workup for Eales Disease

研究的目的是寻找血管炎的病因并排除感染。最好通过细致的病史采集和系统检查来完成，实验室调查应根据病史和检查的阳性结果进行调整[35]。

在考虑了患者的年龄和性别之后，应该了解有关居住和旅行（见下文）、职业和饮食习惯的信息，所有这些信息都可能有助于钩端螺旋体病、梅毒和弓形体病的诊断。类似地，咳嗽、发热和盗汗（肺结核或结节病）、关节疼痛和肿胀(SLE、Behçet 病)、生殖道溃疡(Behcet 病、梅毒)、反复流产和性传播疾病（梅毒、HIV）、皮疹、结节或水疱（SLE、Behcet 病、结节病）、神经症状（结节病、多发性硬化）揭示了潜在的疾病，应进一步研究。

内科医师对全身疾病，特别是皮肤和黏膜、关节、呼吸和中枢神经系统的详细检查排除了重要的全身联系，其中一些可能危及生命。视网膜血管炎一般只需要进行一些基本的筛查检查，眼科医师在转诊到内科医师之前应进行这些检查：完整的血象、外周涂片、血沉、结核菌素皮肤试验、胸片检查、快速血浆反应素（梅毒 RPR）、HIV 酶联免疫吸附试验和尿液分析足以筛查引起视网膜血管炎的大多数常见疾病。只有当病史、检查和（或）上述调查指向特定疾病时，才需要进一步调查[11, 35]。

荧光素血管造影主要有助于识别周围新血管和视网膜无灌注的程度，边缘有代偿现象，如侧支血管和微血管瘤（图 86-4）。活动性血管炎表现为血管壁的渗漏，但临床上可以发现。B 超是评估视网膜状态、玻璃体后脱离和玻璃体积血后牵引膜的关键性术前检查。在评估 PVD 时，必须注意玻璃体劈裂和异常 PVD，两者都是 Eales 疾病中常见的[36]。最近，超广角视野成像扩大了视网膜血管炎的摄影、自发荧光和血管造影视野，显示未被发现的鞘状 / 阻塞血管、毛细血管脱落和新生血管[37, 38]。

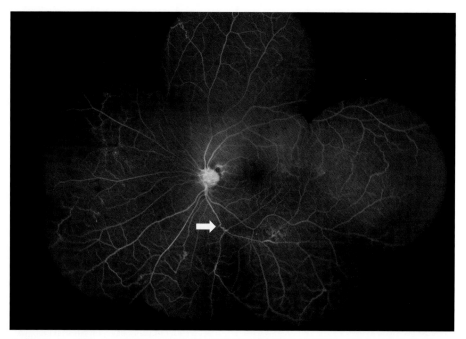

▲ 图 86-4　1 例 Eales 患者的血管造影中期显示分散在周边区域的毛细血管微血管瘤、毛细血管扩张、侧支血管形成和视网膜无灌注区，最突出于 3 点钟和 9 点钟方向赤道部。后极部基本不受影响。由于活动性血管炎的消退，视网膜颞下静脉从一级分支向下的炎性血管鞘（箭）并不明显

这些额外的信息改善了一半患者的疾病监测，五分之四的患者改变了管理方式[37]。另一方面，采用自适应光学技术的显微结构成像也被报道用于增强对微小或亚临床视网膜血管炎的早期检测[39]。

六、视网膜血管炎的流行病学谱 Epidemiologic Spectrum of Retinal Vasculitis

眼科医师对视网膜血管炎单独或并发葡萄膜炎的认识存在着相当大的地理差异。印度次大陆的默认关联是结核病或 Eales 病[1, 2, 34, 40]；在中东或远东（包括中国和日本）和地中海地区，视网膜血管炎意味着 Behçet 病[40, 41]；结节病是美国、日本和荷兰最常见的关联（the most common association）[40, 42]；在南美洲、欧洲、澳大利亚和非洲，弓形体病是第一个被排除的眼内炎症[40, 43]。感染性血管炎在发展中国家较为常见，而非感染性血管炎是发达国家的常见病[40]。病原学诊断中的种族/文化潜台词也必须牢记（印度人的结核病或 Eales，斯堪的纳维亚人和非裔美国人的结节病，东亚人的 Behçet 病，欧洲人、澳大利亚土著人和南美人的弓形体病）[40-45]。全球种族的迁移在一定程度上使视网膜血管炎的流行病学特征复杂化[45]，但广泛的因果关系仍然相关。最后，不管地理和种族，视网膜血管炎作为后葡萄膜炎的主要特征只有几个关键的系统性联系：肺结核、结节病和 Behset 病[28, 41, 42]。

七、治疗 Management

对于血管炎消退和透明介质的患者应每隔 6～12 个月随访一次。当视力良好且黄斑健康时，也可观察到轻微的外周血管炎，但需密切随访[2, 34, 35]。

一旦病史、检查和调查排除全身和眼部感染，皮质类固醇是治疗活动性血管炎的主要药物。眼周皮质激素，如曲安奈德，40mg/ml 对大多数单侧疾病有效[46]。当血管炎为双侧或严重时，或眼周注射反应不足时，应考虑使用全身皮质类固醇（通常为口服泼尼松龙，每天 1mg/kg）[46]。根据作者的经验，这两种途径的皮质类固醇几乎都足以控制 Eales 病的炎症，很少需要免疫抑制剂。一个小的短期病例系列报道用玻璃体腔注射曲安奈德（4mg/0.1ml）成功地解决了 Eales 疾病中的活动性血管炎[5]。没有

解释选择玻璃体腔而不是 Tenon 囊下注射的理由和双侧治疗的潜在困境。在结核菌素试验阳性的情况下，一些研究者推荐抗结核治疗[1, 15, 28, 34]。然而，它在治疗 Eales 疾病中的作用是未经证实和有争议的，应该由内科医师决定[2]。

一旦达到增殖期，在邻近新生血管的缺血区域进行周边散射光凝是首选治疗方法[1, 2, 4, 10, 14, 15, 34]。治疗应根据视网膜无灌注区的后部扩散和后极部或视盘新生血管的存在进行扩展[2]。对于周边视网膜无灌注缺乏新生血管的情况下，不建议进行播散光凝，这在 Eales 疾病中几乎是普遍的[20]。光凝也被禁止出现在活动性血管炎，这可能会爆发和释放更多的血管生成因子，加重新生血管（图 86-5）[2]。皮质类固醇预处理有时也减轻了后续光凝的需要。

持续性玻璃体积血是玻璃体切除术最常见的指征。早期干预（3～6 个月内）可获得更好的视觉效果[47]。黄斑前膜或黄斑外视网膜脱离应考虑早期玻璃体切除术，黄斑脱离要求立即玻璃体切除术。玻璃体切除术治疗 Eales 病已有近 30 年的报道，但由于病例选择的差异，主要是 PVD 状态和视网膜脱离，报道的结果存在显著差异[4, 8, 36, 47]。使用现代外科手术器械，尽管有不完全或异常的 PVD 和牵引后遗症，仍有可能获得良好的手术结果（图 86-6）[8]。在过去的 10 年中，手术器械和手术倾斜度已不可逆转地向小切口（23～27G）无缝线玻璃体切除术转变，用于整个玻璃体视网膜手术谱，包括 Eales 病，良好的结果和更快的康复现在很常见[48]。然而，在有外周牵引膜的情况下，环扎扣带术可以改善手术效果[8]。近年来，贝伐单抗和雷珠单抗等抗血管内皮生长因子药物已被用作播散光凝和玻璃体切除术的佐剂。贝伐单抗作为玻璃体切除术的辅助药物，在治疗播散光凝难治的新生血管方面可能有一定的价值，但它不能替代玻璃体切除术治疗 Eales 病中的玻璃体积血，并可能导致牵引并发症[13, 49]。在注射抗血管内皮生长因子之前，应提醒患者玻璃体切除术的必要性。

八、总结 Summary

虽然许多眼部和全身疾病引起视网膜血管炎，但孤立性视网膜血管炎，如 Eales 病所见，很少有

系统性联系[50]。详细的病史和临床检查及阳性结果所表明的具体调查，都是具有成本效益和充分性的。一旦确诊为 Eales 病，大多数病例通常被观察到[14]。当血管炎显著时，需要使用皮质类固醇。外周播散光凝在增殖性疾病中是有效的，但在有活跃炎症的情况下，应延迟使用皮质类固醇。复发性玻璃体积血和牵引并发症需要考虑早期玻璃

体切除术。明智地使用医疗和外科治疗方案，大多数情况下视力预后良好。虽然皮质类固醇和播散光凝仍然是治疗的标准，但使用抗血管生成分子、抗氧化剂和针对特定炎性细胞因子的抗体的药物治疗可能发挥更大的作用，在未来治疗这一神秘的疾病[2, 7, 9, 12, 34]。

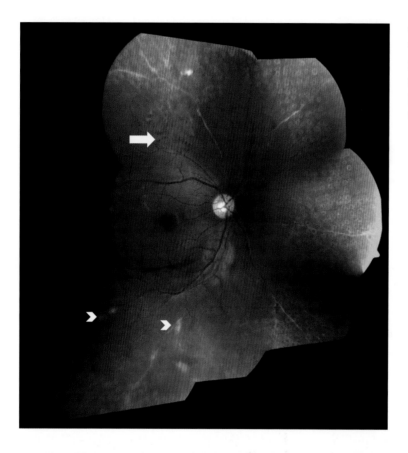

◀ 图 86-5　该患者接受了周围播散激光光凝治疗，以治疗 Eales 病的炎症所引起的新生血管。图为新生血管（箭）和血管炎症（箭头）同时复发：炎症在新生血管形成前得到治疗。注意后极部没有受累

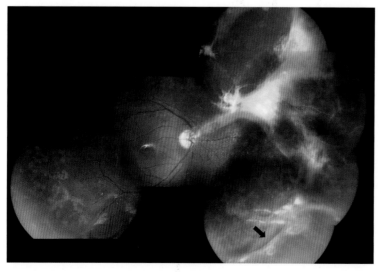

◀ 图 86-6　玻璃体切除术后由于 Eales 病而导致持续性玻璃体积血和增殖膜的眼底图：注意黄斑相对保留，尽管鼻侧有一个残余的牵引条索形成多处粘连。周围可见周边播散激光光凝的痕迹。环扎带嵴的压陷不明显（箭）

经许可，图片转载自 Shukla D, Kanungo S, Prasad NM, et al.Surgical outcomes for vitrectomy in Eales' disease. Eye 2008; 22: 900–4.

螺旋体感染
Spirochetal Infections

第87章

Julie H. Tsai　Narsing A. Rao　著

一、概述 Introduction

眼部螺旋体感染的历史可以追溯到首次从神经系统分离出螺旋体的报道[1]。今天，在眼组织和眼附属物中最常见的螺旋体是梅毒螺旋体，梅毒螺旋体是引起梅毒的传染实体；伯氏疏螺旋体（Borrelia burgdorferi sensu lato comples）是引起莱姆病（Lyme disease，LD）的多种螺旋体；钩端螺旋体种类，一旦感染，就会产生大量典型的钩端螺旋体病的局部和全身表现。眼部螺旋体感染的诊断需要高度的临床怀疑和早期的认识，才能获得更有效的治疗。

二、梅毒性葡萄膜炎 Syphilitic Uveitis

梅毒螺旋体感染可导致与梅毒相关的眼部和全身症状。性传播是最常见的接种方式，尽管直接接触活动性病变或通过输血传播也是潜在的感染途径。在青霉素出现之前，该病的发病率和死亡率都很高。然而，随着抗生素的广泛使用，梅毒的发病率急剧下降。近年来，社会经济因素的变化和高危性行为的增加、人类免疫缺陷病毒的感染和抗生素耐药性都导致该病死灰复燃。据估计，全世界每年有1000万例梅毒新病例，报道病例的增加最常见于男同性接触者（sex with men，MSM）和艾滋病病毒共同感染者[2,3]。

虽然不常见，但眼部表现通常与神经梅毒有关，可发生在感染的早期或晚期[4]。初次感染后2~6个月即可出现症状[5]。最常见的眼部表现是葡萄膜炎，可表现为前葡萄膜炎、中间葡萄膜炎、后葡萄膜炎或全葡萄膜炎[6]。

（一）流行病学与发病机制 Epidemiology and Pathogenesis

已知的梅毒唯一宿主是人类，历史上，梅毒的感染仅限于卫生条件差、获得医疗保健的机会有限和社会经济地位低下的人群。美国最新的监测数据显示，2005—2013 年，原发性和继发性梅毒的发病率翻了一番多：从每 10 万人口中 2.1 例增至 5.3 例。具体而言，年轻男性的增长率最高（2005—2009 年，20—24 岁的男性增长率为 149.4%，2009—2013 年，25—29 岁为 48.4%），尤其是 MSM[2, 6]。由于年轻人感染率如此之高，特别是在美国西部的城市地区，最近非临床环境下梅毒检测的扩展已经通过在线检测实验室以及智能手机平台上的社交媒体应用程序向公众开放[7, 8]。这为发现新病例提供了额外途径，并提供了创新的在线梅毒预防信息以及易于的检测和合作伙伴通知工具。然而，对公共卫生监督的影响尚待确定。

梅毒螺旋体的局部和全身反应是复杂的，当细菌通过完整的黏膜进入人体时就开始了。组织的局部侵犯随之发生，并通过血液和淋巴系统发生传播。在显微镜下，受影响器官的血管周围可见弥漫或局灶性淋巴细胞浸润。在眼部，虹膜、睫状体和脉络膜中也有这种现象，同时伴有慢性肉芽肿性炎症，包括上皮样组织细胞和多核巨细胞。也可见单核细胞、致敏 T 淋巴细胞、巨噬细胞和浆细胞。这种炎症和由此产生的适应性免疫反应导致梅毒特有的组织破坏。

抗梅毒螺旋体（T. pallidum）的脂质、蛋白质和脂蛋白成分的局部抗体也产生。大多数细菌通过调理作用被消灭，并被巨噬细胞吞噬。那些对吞噬作用有抵抗力的有机体可能在接种的部位局部存在。尽管体液和细胞反应发展，但仍可能发生传播，如果不进行治疗，细菌可在人体宿主体内持续数十年，导致持续传播和终末器官损伤[9]。

（二）眼部表现 Ocular Manifestations

葡萄膜炎是最常见的眼部表现，在最近的流行病学研究中，葡萄膜炎的发病率为 0.7%~16.4%，同时感染 HIV 的患者发病率较高[6, 12]。发现包括眼前节的角膜后沉淀物和虹膜炎，表现为肉芽肿性或非肉芽肿性炎症。也可发现扩张的虹膜毛细血管（玫瑰色），这些扩张和扭曲的血管可能是闭塞性动脉内膜炎的结果。后节表现包括玻璃炎、血管炎、视乳头炎、静脉周围炎、渗出性视网膜脱离、葡萄膜渗漏、视网膜中央静脉阻塞、视网膜下新生血管膜形成、视网膜坏死和神经性视网膜炎[6, 10–12]。急性梅毒性后盘状脉络膜视网膜炎常见于黄斑部或视盘旁[13, 14]。黄色或灰色的盘状病变常有萎缩中心，呈扁平状，无液体或出血迹象。荧光素血管造影显示病变早期低荧光和晚期染色，具有明显的"豹斑"（leopard spot）低荧光（图 87–1）。在 HIV 患者中，后葡萄膜炎更为常见，表现为致密性玻璃炎或弥漫性、乳脂状视网膜炎伴上覆点状视网膜沉淀物[6, 11, 15, 16]。

其他眼部表现包括角膜间质性角膜炎、结膜下痂和非特异性乳头反应、巩膜和表层巩膜炎症，视神经炎症，表现为视神经炎。白内障也可见于先天性和后天性疾病。梅毒中的青光眼通常是由葡萄膜炎引起的，尽管它可能发生在先天性或后

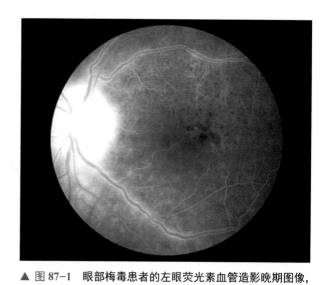

▲ 图 87–1　眼部梅毒患者的左眼荧光素血管造影晚期图像，伴有局灶性低荧光、视盘渗漏和视网膜静脉着染

经许可，图片转载自 Chao JR, Khurana RN, Fawzi AA, et al. Syphilis: reemergence of an old enemy. Ophthalmology 2006; 113:2074–9.

天感染中。最后，梅毒中的典型瞳孔发现（Argyll Robertson 瞳孔）见于晚期梅毒或早期神经梅毒，临床试验显示为瞳孔不均和光 – 接近分离。

神经梅毒的发现是可变的，取决于疾病的阶段。早期神经梅毒患者由于血管炎和血管损害而出现的脑卒中样症状可能会影响颅神经核及囊状和扫视和顺利的追踪。局灶性颅内胶质瘤可引起视野缺损和眶上裂综合征，这取决于起源的位置。Horner 综合征和核间眼肌麻痹也可以观察到。晚期神经梅毒可导致全身轻瘫和运动性共济失调。

（三）诊断 Diagnosis

梅毒性葡萄膜炎临床表现多样，HIV 感染者临床表现不典型，临床诊断需要高度怀疑。适当的实验室研究可以帮助确认诊断和排除其他疾病。用免疫荧光染色的暗视野显微镜观察病变渗出液或组织中的有机体被认为是确定诊断的金标准和最快速、最直接的方法。然而，这种设备的可用性限制了其在临床实践中的应用[17]。此外，这些检测具有高度的特异性，但对广泛传播的感染检测并不十分敏感。

血清学检查与非螺旋体和密螺旋体试验是眼科临床最常用的检查方法。非密螺旋体试验检测心磷脂胆固醇抗原抗体，大多数临床医师熟悉性病研究实验室（Venereal Disease Research Laboratory，VDRL）和快速血浆反应素（rapid plasma reagin，RPR）试验。这些试验最适合在梅毒流行率较低的人群中进行一般筛查，以及在适当治疗后滴度降低时监测治疗效果。

梅毒螺旋体试验，如荧光螺旋体抗体吸收试验（fluorescent treponemal antibody absorption，FTA-ABS）和梅毒螺旋体微量血凝素试验（microhemagglutinin assay for T. pallidum，MHA-TP），比非螺旋体试验更具特异性，可能同样敏感。但是，如果将其应用于低风险人群，则成本更高，且假阳性率可能会相应增加。因此，它们可能最初用于感染概率高的患者。一般来说，一旦这些检查呈阳性，患者终身保持阳性。

新的螺旋体试验，如利用特定密螺旋体抗原的酶免疫分析（enzyme immunoassays，EIA）和化学发光分析（chemiluminescence assays，CIA），最近已获得美国食品药物管理局的批准，并被疾病控制和预防中心（Disease Control and Prevention，CDC）推荐为梅毒初步筛查试验（http://www.CDC.gov/std/syphilis/syphils Webinar.htm）。这些 EIA/CIA 检测是定性的，具有特异性 IgM 和 IgG 抗 reponemal 抗体（分别用于早期和晚期梅毒的检测），并且终身保持阳性。新的"逆向序列"（reverse sequence）算法允许捕捉那些早期疾病或晚期发现（如伴有眼部并发症的神经梅毒）的个体，这些个体通过螺旋体特异性检测呈阳性，而 RPR 呈阴性。由于 EIA/CIA 试验的高灵敏度和低特异度，这些不一致的结果是预期的。因此，将提交一份确认性的螺旋体颗粒凝集试验（图 87–2）。单一类型的血清学检查不足以诊断，因为每种检查都有其局限性，特别是在没有梅毒的患者中，假阳性检查结果。假阳性检测结果可能与某些感染（如莱姆病、钩端螺旋体病、疟疾）和医疗条件（如自身免疫性疾病、静脉注射药物、妊娠）有关。

其他检测方法包括聚合酶链反应（PCR）检测和快速特异性密螺旋体检测。如果有的话，PCR 分析应该在冰冻的标本上进行（根据实验室规范运

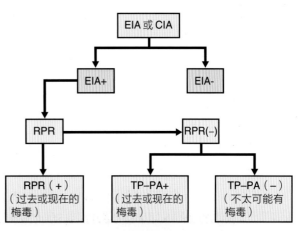

▲ 图 87–2 梅毒检测的反向测序算法

试验方案从三联体抗体的免疫分析开始。阴性结果排除梅毒，但阳性结果随后是非螺旋体定量检测。无论过去还是现在，阳性的非螺旋体试验都被认为是梅毒感染的诊断方法。进一步的确认可通过敏感和特异的梅毒螺旋体凝集试验进行，如 TP-PA。CIA. 化学发光免疫分析；EIA. 酶联免疫分析；RPR. 快速血浆反应素；TP-PA. 梅毒螺旋体颗粒凝集（图片改编自 Centers for Disease Control and Prevention webinar on reverse sequencing syphilis screening，http://www.cdc.gov/std/syphilis/Syphilis-Webinar.htm）

输），但不能区分活的或死的生物体。快速检测可能只需要 10~50μl 的样本，被认为等同于较旧的特异性螺旋体抗体检测，在区分活跃感染和非活跃感染方面也有类似的局限性 [18, 19]。

对于 HIV 感染者来说，这些血清学检测对于诊断和跟踪治疗反应通常是准确可靠的。非典型结果（即异常高 / 低 / 波动滴度）无相应临床表现提示早期梅毒应提示进一步调查以确认诊断 [20]。假阴性试验可能是由于细菌蛋白抗体的产生不足，或是由于免疫反应性的整体缺乏。

在神经梅毒的诊断中，脑脊液（CSF）分析、VDRL 和 FTA-ABS 试验可能需要考虑 [4]。脑脊液 FTA-ABS 常常过于敏感，因此这项试验的作用仍有争议。在需要区分当前活动感染和过去感染的病例中，CSF-VDRL 确实比 CSF-FTA-ABS 具有优势。在脑脊液中可以看到白细胞增多和蛋白质浓度升高，这些发现通常出现在有神经症状的患者中超过 1 年。这与神经梅毒是一致的，即使检测结果为阴性也需要治疗。

（四）鉴别诊断 Differential Diagnosis

梅毒性葡萄膜炎的临床表现和可能的鉴别诊断见表 87-1。最关键的诊断可能是急性梅毒性后脉络膜视网膜炎，必须排除急性后部多灶性盘状色素上皮病变和非典型性脉络膜病变。在这些情况下，使用玻璃体腔类固醇或全身免疫抑制疗法治疗这些疾病可能揭示潜在的感染 [14]。重要的是要强调，高度的临床怀疑是至关重要的，以便作出诊断，并需要血清学证实。

（五）治疗 Treatment

诊断患者梅毒感染的临床医师有两个职责：①向国家卫生部报告该病例 [21]；②确定他（她）是否愿意管理和遵循患者的治疗方案。2008 年对传染病从业人员进行的一项调查发现，专家在梅毒管理方面存在差异，特别是在患者同时感染艾滋病病毒的情况下 [17]。这是作者的建议，眼科医师治疗患者咨询传染病专家。

青霉素 G 是治疗梅毒各阶段的首选药物（表87-2）。剂量、给药途径和治疗持续时间取决于分期和临床表现。感染者的性伴侣也需要评估和治

疗 [21]。对于青霉素过敏的患者，可以使用替代性抗生素。但是，由于其他药物不如青霉素有效，建议进行皮肤测试和脱敏，特别是那些同时感染艾滋病病毒的患者。对于诊断为先天性梅毒的患者，建议静脉注射青霉素 G 或普鲁卡因青霉素治疗。其他抗生素，如头孢曲松和氨苄西林已经使用，但目前还没有最佳治疗先天性梅毒的方法。

梅毒性葡萄膜炎或其他与神经梅毒有关的眼部表现应根据神经梅毒的建议进行治疗 [4]。建议对所有梅毒性眼病患者进行脑脊液检查，以指导治疗。推荐的方案是静脉注射结晶青霉素 G，因为没有一种替代方案被证明是科学有效的。在那些初步治疗失败并有三级梅毒证据的患者中，可能存在无症状神经梅毒，并且可能需要对脑脊液进行评估 [22]。关于 HIV 阳性患者中的神经梅毒，使用神经梅毒建议静脉注射青霉素治疗可迅速解决发现的问题。重要的是要注意的是，无论脑脊液检查结果如何，治疗时间和剂量必须足以治愈神经梅毒 [20]。

表 87-1 实验室检查对眼部梅毒的鉴别诊断

疾病 / 异常	可能的血清学 / 实验室检测
弓形体病	IgM-ELISA、IgG-ELISA 检测弓形体抗体
风疹	风疹 IgM-ELISA、IgG-ELISA；风疹滴度
巨细胞病毒（CMV）	CMV-DNA 聚合酶链反应
人类免疫缺陷病毒（HIV）	ELISA 法
单纯疱疹病毒	诊断性病毒培养，HSV-1/HSV-2 血清学检测
水痘 – 带状疱疹病毒（VZV）	诊断性病毒培养、抗体测定
HLA-B27 相关性葡萄膜炎	HLA-B27 基因检测
原发性眼内淋巴瘤	玻璃体或房水细胞学；神经放射和脑脊液研究
结节病	血管紧张素转换酶（ACE）水平
肺结核	PPD，QuantiFERONgold 测试
特发性葡萄膜炎	其他葡萄膜炎实体检查后排除的诊断

ELISA. 酶联免疫吸附试验；HLA. 人白细胞抗原；IgM/IgG. 免疫球蛋白 M/G；PPD. 纯化蛋白衍生物

表 87-2　梅毒的推荐治疗

疾病分期	首选治疗	替代治疗
初级、次级或早期潜伏期	苄星青霉素 240 万 U，肌内注射单剂量	多西环素 100mg，口服，BID×2 周或四环素 500mg，口服，QID×2 周
晚期潜伏期、潜伏期不明的梅毒，第三期，或初次治疗失败者	240 万单位苄星青霉素，每周给药 ×3 周	多西环素 100mg，口服，BID×4 周或四环素 500mg，口服，QID×4 周
神经梅毒	水性青霉素每 4 小时 ×（10~14）天，静脉注射 300 万~400 万 U	普鲁卡因青霉素 240 万 U，每天 1 次 ×（10~14）天，丙磺舒 500mg，每天 1 次 ×（10~14）天

注：①人类免疫缺陷病毒阳性患者在感染的各个阶段均应使用青霉素治疗，对青霉素过敏者应进行脱敏，然后采用全方案治疗。②所有三级梅毒患者都应进行脑脊液分析，并对其进行神经梅毒评估（表格改编自 Centers for Disease Control and Prevention. Sexually transmitted diseases treatment guidelines, 2010. MMWR 2010；59：26-40.）

治疗的成功可以通过临床表现的改善和血清转化率或非螺旋体检测的低滴度来评估。已发表的早期梅毒治疗标准描述了非特应性梅素滴度应分别在 3~6 个月内下降 4~8 倍。必须认识到，这些标准不能用于监测艾滋病病毒阳性患者的治疗效果，建议在这一人群中推荐积极的治疗方案。

一旦感染得到适当治疗，皮质类固醇辅助治疗可用于任何残留的眼部炎症。局部皮质类固醇有利于前葡萄膜炎和间质性角膜炎，而全身皮质类固醇治疗可能需要以解决残留巩膜炎、后葡萄膜炎或视神经炎的症状。皮质类固醇治疗应始终与抗生素治疗同时使用。

（六）过程和结果 Course and Outcome

梅毒性葡萄膜炎和全身性疾病的预后取决于早期诊断和适当的抗生素治疗。这些病例通常会导致完全的视觉恢复和其他系统性检查结果的改善。未经治疗的梅毒性葡萄膜炎常导致眼内炎症恶化、慢性葡萄膜炎继发青光眼和视网膜坏死。慢性玻璃炎和视神经萎缩也可能发生。对 HIV 阳性者的治疗应尽早和积极地开始，采用推荐的治疗神经梅毒的方案。

三、莱姆病相关葡萄膜炎 Uveitis Associated with Lyme Disease

莱姆病（lyme disease，LD）是一种发现于北美、欧洲和亚洲的多系统疾病，由蜱传螺旋体伯氏疏旋体（Borrelia burgdor feri sensu lato）引起，伯氏螺旋体是疏螺旋体属 13 个近缘种的复合体。在美国，大多数症状是由硬蜱类传播的布氏囊尾蚴感染引起的，而在欧洲和亚洲，该病分别主要由布氏囊尾蚴和阿非泽利囊尾蚴引起。

该病可分为以下阶段：Ⅰ期，通常在蜱虫叮咬后几天到几周开始，表现为伴有发热、不适和关节痛的移行性红斑；Ⅱ期，即螺旋体在感染后几天、几周或几个月内传播到多个器官的阶段；Ⅲ期，通常发生在持续数月至数年的无病期之后。

在所有情况下，50% 的个体可能没有蜱虫叮咬史[23]。传播到多器官系统，特别是皮肤、心脏、关节和神经系统及神经系统表现（如颅神经和周围神经病变和脑膜脑炎），是Ⅱ期疾病的特征[24]。慢性关节炎和传导缺陷也可能发展[25]。淋巴细胞瘤，另一种皮肤病变可能发展，特别是在耳垂或乳房，且最初的红斑移行消退，并再次出现[24]。这些发现可能需要几天、几周、甚至几个月才能在临床上得到证实。

疾病的Ⅲ期或晚期通常发生在数月至数年的无病期之后，尽管有足够的抗生素治疗，也可能发生[26]。慢性症状标志着这一阶段的感染，常见症状包括膝关节慢性复发性关节炎、慢性萎缩性肢端皮炎、导致皮肤和底层结构萎缩的皮疹及晚期神经症状（如脑病、脱髓鞘和痴呆）[24, 26, 27]。

眼部疾病可以在感染的任何阶段表现出来。尽管有很好的文献记载，但大多数病例仍然存在于病例报道和病例系列中，在科学文献中很少有明确的、大规模的研究。

（一）流行病学与发病机制 Epidemiology and Pathogenesis

在美国，流行区集中在三个地区：①东北部，一直向南到弗吉尼亚州，在康涅狄格州和纽约州有高流行区；②中西部，在密歇根州、威斯康星州和明尼苏达州；③西部，主要在北加利福尼亚州。欧洲和亚洲的某些地区也受到影响，特别是在气候温和的地区。目前尚不清楚为什么美国东北部地区的病例占优势[25]。

该病的发病机制与梅毒螺旋体相似，分为三个不同的阶段。第Ⅰ期，即早期感染，被认为是由螺旋体血症引起的。经过 3～32 天的潜伏期后，螺旋体繁殖并诱导先天免疫系统和适应性免疫系统中的促炎反应。在临床上观察到在蜱叮咬部位[25]的特征性皮疹和移行性红斑。在几天到几周内，伯氏螺旋体可以从身体的许多部位恢复。所有受影响的组织显示出淋巴细胞和浆细胞的浸润及血管损伤（如轻度血管炎或血管阻塞）。

宿主对寄生虫入侵的免疫反应是Ⅱ、Ⅲ期疾病的可能病因[28]。特异性免疫球蛋白 M（IgM）反应可激活多克隆 B 细胞，提高循环免疫复合物水平，而特异性 IgG 反应可在数周内对螺旋体多肽和非蛋白抗原产生反应。螺旋体杀灭主要是由于杀菌 B 细胞反应和利用补体途径。在大多数情况下，先天性和适应性反应能够控制疾病的广泛传播，而无须抗生素治疗。然而，如果没有适当的治疗，伯氏螺旋体可以存活数年，特别是在关节、皮肤和神经系统等部位[25]。最近的报道似乎支持这一观察，因为体外研究表明，这些感染菌株能够形成囊体和生物膜聚集体，目前的抗生素对这些不同形态的细菌有不同的影响[29, 30]。

（二）眼部表现 Ocular Manifestations

与明显的全身表现相比，眼部表现不那么突出，可以出现在疾病的任何阶段。结膜炎是最常见的发现，出现在 11% 的早期莱姆病患者[31]。一般不咨询眼科医师，因为结膜和眼眶周围炎症的非特异性表现性质温和具有自限性。神经眼并发症与Ⅱ期疾病有关，通常表现为脑膜脑炎时由于脑神经麻痹、视神经炎、视乳头水肿和假性脑瘤引起的眼球运动问题[26, 32-34]。基质性角膜炎、表层巩膜炎和睑球粘连形成已在Ⅲ期疾病中报道[35]。

眼内炎症常表现为脉络膜视网膜炎和玻璃体炎症，尽管与 LD 相关的临床表现多种多样[32, 36, 37]。玻璃体受累可能是非特异性的，有或没有相关的视网膜病理，如视网膜血管炎[38]。

临床上，视乳头水肿在后节段炎症中的存在可能与慢性后节段炎症有关，而不是与伯氏螺旋体引起的神经系统损害有关（图 87-3）。应进行适当的神经眼科检查，以评估其他中枢神经系统并发症的可能。

（三）诊断 Diagnosis

LD 的临床诊断取决于以下情况：在有蜱虫叮咬史和（或）居住在流行区的患者中出现的病理性皮疹（移行性红斑）；或者在没有蜱虫叮咬史和疫区居住史的患者中，除了两个器官系统受累外，可出现皮肤病变。疾病预防控制中心推荐的莱姆病诊断标准见表 87-3[38]。

从外周血、皮疹区域和脑脊液中培养伯氏螺旋体可作为诊断依据[39, 40]。然而，阳性培养物通常很难获得，因为它们主要发生在疾病过程的早期。在这些病例中，组织培养的敏感性最高，血浆和脑脊液培养的阳性率显著下降[25]。对于眼部疾病，血清学检查通常更有助于诊断，因为这些症状可能在初次接种后几年出现。这些结果，连同提示感染的临床病史，为 LD 的诊断提供依据。

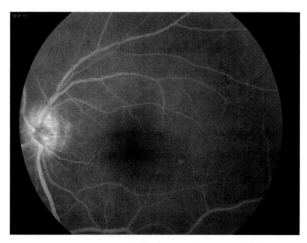

▲ 图 87-3 荧光素血管造影显示 44 岁白人男性的视乳头水肿和轻度玻璃炎，血清学为 Lyme borreliosis 症阳性。中心凹颞侧有一个非特异性的窗样缺损

图片由 Thomas J. Federici, MD 提供

疾控中心建议采用两步检测血清学样本的方法：首先，采用酶联免疫吸附试验（ELISA）检测伯氏螺旋体特异性 IgG 和 IgM 的存在。对于那些怀疑在流行地区感染 LD 的人，推荐采用特异性 C6 肽 ELISA，因为其他血清学检测可能无法检测出欧洲

表 87-3　莱姆病的诊断标准和病例分类

定义
移行性红斑（EM），或至少一种晚期表现，定义如下，实验室确认为感染

晚期表现

肌肉骨骼系统
一个或几个关节反复、短暂的客观关节肿胀发作（持续数周或数月），有时随后是一个或几个关节的慢性关节炎；未考虑诊断标准的表现包括慢性进行性关节炎、未经短暂发作的慢性对称性多关节炎；关节痛、肌痛，或单纯纤维肌痛综合征不是肌肉骨骼受累的标准

神经系统
以下任何一种，单独或合并：淋巴细胞性脑膜炎；颅神经炎，特别是面神经麻痹（可能是双侧）；神经根性神经病；很少是脑脊髓炎（必须通过在脑脊液中显示抗伯氏疏螺旋体抗体的产生来确认，脑脊液中的抗体滴度高于血清；头痛、疲劳、感觉异常或轻微的颈部僵硬不是神经系统受累的标准

心血管系统
急性发作，高级别（2 或 3 度）房室传导缺陷，在数天到数周内消失，有时与心肌炎有关；心悸、心动过缓、束支传导阻滞或心肌炎不是心血管受累的标准

分类

怀疑
• 没有已知暴露和实验室感染证据的 EM 病例 • 有实验室感染证据但没有临床信息的病例（如实验室报告）

可能的
任何其他经医师诊断有实验室感染证据的莱姆病病例

已确认
• 有已知暴露的 EM 病例 • 一例有实验室感染证据且无已知接触的 EM • 至少有一种晚期表现（如肌肉骨骼、神经系统或心脏）的病例，有实验室感染证据

改编自 "Lyme Disease（Borrelia burgdorferi）2011 Case Definition"，available from http://www.cdc.gov/nndss/conditions/ lyme-disease/case-definition/2011/.

和亚洲的菌株[41]。模棱两可的结果然后用 Western-blotting 法检测。根据 CDC 标准，如果存在以下三条带中的两条：23、39 和 41kDa，则认为 IgM 蛋白印迹呈阳性，尽管 23 和 41kDa 条带的组合仍可能被认为是假阳性结果。如果存在以下 10 条带中的 5 条：18、23、28、30、39、41、45、58、66 和 93 kDa，则认为 IgG 蛋白印迹呈阳性[41]。由于一部分正常人群对螺旋体的 41kDa 鞭毛抗原有 IgG 反应，因此该条带的存在不能单独用于血清学诊断，因此该结果仍需谨慎解释[25]。

最后要提醒的是：这些试验虽然常用，但在感染的最初几周，即在宿主抗体反应发生之前，可能是不敏感的。主动感染者 IgG 反应阳性。对于那些活动性疾病持续 4～8 周以上的患者，IgM 反应升高可能是假阳性，因此 IgM 反应不应用于支持该时间段后的感染诊断[25]。如果疾病病程比最初预期的更具侵袭性、更严重，则应考虑与微小巴贝虫或嗜噬细胞埃利希菌（分别引起人类巴贝虫病和颗粒胞浆菌病）合并感染[42, 43]。

（四）鉴别诊断 Differential Diagnoses

鉴于 LD 的各种眼部表现，临床医师需要排除具有相似临床表现的感染性和非感染性病因。在其他传染病病因方面，应进行临床检查和适当的血清学/诊断试验，以排除梅毒、结核病、病毒性脑膜炎/脑炎、病毒性角膜炎、感染性关节炎和单核细胞增多症及腮腺炎。在鉴别诊断中，检查还应包括以下非感染性病因：结节病、胶原血管疾病、血管炎、Vogt-Koyanagi-Harada 综合征和多发性硬化症。

（五）治疗 Treatment

LD 的治疗包括全身感染的抗生素治疗，尽管预防措施（即防护服、驱虫剂和杀螨剂）、景观改造和蜱虫检查通常是预防感染的最佳措施，因为它们减少了暴露。曾经向 15—70 岁可能前往流行地区或生活在流行地区的人提供疫苗[44]，然而，疫苗已不复存在。此外，在记录的蜱虫叮咬后，不再推荐使用单剂量强力霉素（200mg）进行预防；相反，首选使用至少 10～20 天的适当抗生素治疗[45, 46]。

关于眼部表现的处理，最有效的治疗策略仍不清楚[32]。系统治疗应咨询传染病专家（表 87-4）。继

表 87-4　莱姆病的治疗

早期感染 – 局部或播散性
成人
强力霉素 100mg，每天 2 次，持续 14～21 天 阿莫西林 500mg，每天 3 次，连续 14～21 天 强力霉素 / 阿莫西林过敏： 头孢呋辛 500mg，每天 2 次，连续 14～21 天 红霉素 250mg，每天 4 次，持续 14～21 天
儿童
阿莫西林 50mg/kg，分 3 次服用，持续 14～21 天 青霉素过敏： 头孢呋辛 30mg/(kg·d)，分 2 次服用，持续 14～21 天
神经和（或）眼部异常（早期或晚期）
成人
头孢曲松 2g，每天 1 次，持续 14～28 天 头孢噻肟 2g，每 8 小时 1 次，持续 14～28 天 头孢曲松或青霉素过敏： 强力霉素 100mg，每天 3 次，连续 30 天
儿童
头孢曲松 75～100mg/(kg·d)（最大 2g）静脉注射，每天 1 次，持续 14～28 天 头孢噻肟 150mg/(kg·d)，分 3～4 次服用（最多 6g），持续 14～28 天

注：①孕妇应避免使用强力霉素。②晚期疾病中出现的慢性莱姆病，症状可能需要长期抗生素治疗（口服抗生素 2 个月或更长时间，或静脉注射抗生素 1 个月或更长时间）。

表格改编自 Steere AC. Lyme disease. N Engl J Med 2001；345：115-25.

发于颅神经麻痹的复视应根据患者症状的严重程度进行治疗。辅助性皮质类固醇对治疗特殊的眼部表现是有益的：局部应用于眼前段表现（如角膜炎和表层巩膜炎），玻璃体腔注射治疗黄斑水肿[35, 47-49]。全身性皮质类固醇已用于更严重的眼部炎症，如威胁视力的葡萄膜炎、巩膜炎或视神经炎。然而，由于观察到较高的复发率，使用可能有争议。早期治疗不足可能导致复发和晚期症状的发展[26]。如果在长期抗生素治疗的情况下，临床发现仍然存在，那么对合并感染的治疗也应该得到解决。

（六）病程及转归 Disease Course and Outcome

大多数患者对全身抗生素治疗反应良好，然而，后葡萄膜炎、基质性角膜炎和神经营养性角膜炎对治疗反应缓慢。未经治疗的疾病可能会有几年的复发过程，尽管患有慢性症状（尤其是关节炎）的患者数量每年减少 10%～20%，很少有人有超过 5 年的症状[25]。在"慢性莱姆病"（chronic Lyme disease）或治疗后莱姆病综合征（posttreatment Lyme disease syndrome，PTLDS）中，关于长期抗生素治疗尚未达成共识[50]。

四、眼钩端螺旋体病 Ocular Leptospirosis

钩端螺旋体病（leptospirosis）是一种人畜共患传染病，分布于世界各地，在热带和亚热带地区发病率较高。最初描述于 1886 年，感染引起一种严重的疾病，其特征是急性发热、不适和葡萄膜炎。大多数人的感染可能是无症状的，并且有广泛的疾病表现，从非特异性发热疾病到与高死亡率相关的多器官受累。

全身性疾病开始于非特异性的头痛、发热、肌肉酸痛、不适和结膜化学反应，伴有或不伴有结膜下出血。发热可以是轻、中、重度。非黄疸型疾病影响 80%～90% 的患者，但 10%～15% 的患者会发展为严重的系统性败血症或多器官衰竭（黄疸型钩端螺旋体病或称 Weil 病），死亡率在 5%～30%[51, 52]。预后不良因素包括肝脏受累、肾功能衰竭、横纹肌溶解症和感觉器官改变[53]。

（一）流行病学与发病机制 Epidemiology and Pathogenesis

钩端螺旋体由两个菌株组成：引起人类传染病的问号钩端螺旋体（L.interrogans）和腐生的双歧钩端螺旋体（L.biflexa）。钩端螺旋体的自然宿主是野生动物，特别是啮齿动物，但狗和其他家畜也可能受到影响。螺旋体定植于动物宿主的肾小管，并在尿液中存活。它也作为一种自由生命体（free-living organisrn）生存在被污染的土壤或水中。高感染风险的个人包括屠宰场工人、农民、兽医、矿工和通过直接接触患病动物感染疾病的污水处理工人。由于螺旋体能够通过完整的黏膜或磨损的表皮进入人体，因此，其通过职业接触或娱乐接触（如淡水或海水中的水上运动、流行地区的生态旅游）接触潮湿土壤或水后进入人体，间接接触更为常见。在发展中地区的城市中心出现这种农村热带病，往往是由于快速扩张和增长地区缺乏卫生设施造成的。发达国家也有零星疫情报道[54, 55]。

血行播散允许生物体侵入中枢神经系统和眼房水，通过系统性血管炎发生跨内皮细胞迁移，导致广泛的表现，包括肺出血、肾小管结构损伤和肝细胞破坏[56]。目前尚不清楚钩端螺旋体导致眼部和全身感染的机制：先天性细菌毒性因子、溶血毒素引起的直接组织损伤或先天性宿主免疫反应。

（二）眼部表现 Ocular Manifestations

在感染的急性期，眼部症状的发生率在2%～90%，这表明大多数发现可能是非特异性的，只有在怀疑指数高的情况下才能确诊。结膜充血、化脓和结膜下出血在这些病例中最常见。已有视网膜血管系统的改变和视网膜出血及视盘充血和视网膜血管炎的报道[54]。

在最初的败血病阶段之后，眼部症状出现之前有 2 天到 4 年的相对静止期，从局部前葡萄膜炎到弥漫性全葡萄膜炎。结果通常是非肉芽肿性的，虽然肉芽肿反应可能在罕见的情况下看到。前段表现包括前房积脓（12%）、纤维蛋白反应和白内障。在罕见的情况下，也有自发吸收的晶状体混浊的报道。畏光、视物模糊和疼痛的症状通常是自限性的[57]。

在后段，玻璃炎是常见的，有玻璃体条索或纱膜状混浊附着在视盘上。后玻璃体中可能有其他玻璃体沉淀物，并伴有雪堤。非闭塞性血管炎、静脉周围炎、脉络膜炎和视乳头炎也有报道[54]。

（三）诊断 Diagnosis

鉴于文献中报道的非特异性症状和多变表现，全身性和眼部钩端螺旋体病的临床诊断是困难的（表 87-5）。临床医师不能仅仅依靠检查，相反，流行地区或由于社会经济或娱乐因素可能接触的个人需要考虑高度怀疑指数，以及确认临床怀疑的实验室检查。

实验室检测的金标准是显微镜凝集试验（MAT），它是由活钩端螺旋体通过患者血清的滴定量凝集而成。滴度或血清转化率的四倍变化被认为是阳性的，具有相容的临床表现。值得注意的是，如果感染是由于检测小组中不存在的血清型引起的，则可能出现假阴性；如果在流行地区存在先前

表 87-5　钩端螺旋体病（Leptospirosis）的鉴别诊断

HLA-B27 相关性葡萄膜炎	结节病
Behçet 病	梅毒
Eales 病	弓形体病
眼内炎	麻风病
肺结核	

HLA. 人类白细胞抗原

接触的任何残留抗体，则也可能出现假阳性。在慢性病例中，1∶100 的滴度被认为是阳性试验。获得MAT 检测的主要困难在于需要维持大量的钩端螺旋体培养物；因此，只有大型参考实验室才能进行该实验室检测。其他诊断程序，包括钩端螺旋体试纸试验、酶联免疫吸附试验（ELISA）和显微镜玻片凝集试验，已取代 MAT 用于更常规的用途。PCR检测钩端螺旋体 DNA 对早期发现钩端螺旋体疫情更为敏感[58]。

（四）治疗 Treatment

全身性疾病的抗生素治疗非常有效。对多器官受累的患者应给予支持性护理。静脉注射青霉素对严重全身感染有效，但对于不太严重的症状，强力霉素每日两次，每次 100mg，持续 1 周，在 3 天内有效地从所有靶器官根除钩端螺旋体。静脉注射青霉素、静脉注射头孢菌素、强力霉素或阿奇霉素的适当使用似乎没有任何区别，但它们的测试程度与静脉注射青霉素不同[59]。

钩端螺旋体葡萄膜炎的治疗包括局部使用皮质类固醇，剂量和给药途径取决于症状的部位、偏侧性和严重程度。目前尚不清楚感染早期的全身抗生素治疗是否对预防葡萄膜炎等免疫后遗症起到任何保护作用，不过最近的一项研究表明，那些在败血症期接受治疗的患者只发展为轻度疾病[60]。

（五）病程及转归 Disease Course and Outcome

视力恢复和潜力一般都很好，一个大的系列报道显示，超过50%的患者恢复了 20/20 的视力[57]。大多数患者病情轻微（无黄疸型），并在 1～2 周内康复。对于系统性疾病，死亡率从小于 1% 到大于 20%，取决于疾病的严重程度和多器官系统的受累程度[52]。

第88章 眼弓形体病 Ocular Toxoplasmosis

Rubens Belfort Jr.　Claudio Silveira　Cristina Muccioli　著

一、概述 Introduction

弓形体病（toxoplasmosis）是由弓形体感染引起的一种常见人畜共患病，是引起视网膜感染性疾病和后葡萄膜炎的重要原因之一。弓形体病可引起严重的、危及生命的疾病，尤其是在新生儿和免疫抑制患者中，但在免疫功能正常的患者中，大多数弓形体感染仍无症状[1, 2]。

在眼部，弓形体病可导致继发于眼后极视网膜炎的失明，或急性或复发形式的玻璃体视网膜并发症[3]。眼弓形体病（ocular toxoplasmosis，OT）占巴西后葡萄膜炎病例的 50%～85%，占美国的 25%[4]。在美国 OT 的患病率还没有很好的确定，但根据公布的报道，患病率在 0.6%～2%，在巴西，患病率在 10%～17.7%[5]。

OT 可能以先天性或后天获得性的形式出现，更常见的是在感染的急性期或数月至数年后，双眼都可能受到影响（框 88-1）[6]。

牛肉在弓形体病传播中可能并不重要，而未煮熟的羊肉、猪肉和鸡肉是罪魁祸首，还有被感染猫的粪便、器官移植和输血污染的食物和环境[7]。近年来，水与 OT 在不同大陆的传播有关[8]。

胎儿弓形体病往往只发生在妇女在妊娠前或妊娠几个月内首次感染，在妊娠头几个月更为严重，而且是更为频繁的流产原因。在后来感染的胎儿中，会出现较轻的感染，而且孩子出生时常有亚临床感染。OT 将在几十年后发展，85% 的患者是双侧的[9]。虽然已知，即使是有抗弓形体 IgG 血清抗体的妇女，也可能无法防止先天性弓形体传染给胎儿[10]。

框 88-1　眼弓形体病的"神话"

- 所有先天性病例
- 必须出现视网膜脉络膜炎
- 垂直传播（妊娠）仅一次
- 猫和肉是唯一的来源
- 没有什么能阻止眼病的发生
- 不治疗以避免复发
- 所有患者在 4～6 周内需要抗弓形体药物治疗，复发仅与局部因素有关

（一）生物体的生物学、生命周期和传播 Biology, Life Cycle, and Transmission of the Organism

弓形体是一种专性的细胞内原生动物寄生虫，经历一个包括有性生殖和无性生殖的生命周期。有性周期只发生在猫科动物（最终宿主）身上，猫科动物一生中会有一次在粪便中排出大量感染性卵囊，通常持续数周。猫科成员因此是它的最终宿主，但数百种其他物种，包括哺乳动物、鸟类和爬行动物，可能作为中间宿主[11]，寄生虫可以在宿主的组织和体液中找到，如唾液、牛奶、精液、尿液和腹腔液[12]。

弓形体有三种感染形式：卵囊、速殖子和缓殖子（也称为组织囊肿）。一旦被中间宿主摄入，这种疾病就会产生速殖子，并在免疫反应的压力下形成组织囊肿，即缓殖子，这些组织囊肿具有很强的抵抗力，可能会在视网膜以及中枢神经系统和机体的许多肌肉（如舌头、心脏等）中存在多年[13]。它们可以在宿主体内保持休眠而不造成组织损伤，并且由于未知的原因，在多年后可能会破裂，导致眼部急性和复发性疾病的复发[14]。

（二）菌株 / 克隆群体 – 单倍体遗传学 Strains/ Clonal Populations-Haplogroups Genetics

鉴定寄生虫类型的能力现在可能为这种疾病的发病机制提供新的见解，并最终成为一个重要的诊断和预后工具[15]。

在欧洲和北美发现的大多数菌株被分为三种不同的基因型（Ⅰ型、Ⅱ型和Ⅲ型）。Ⅰ型毒株毒性很强，Ⅱ型和Ⅲ型毒株毒性较小。所有这些都会导致人类疾病。Ⅰ型菌株被认为更常与产后获得性眼部感染相关，而Ⅱ型菌株更与先天性感染和弓形体性脑炎相关[16]。非典型菌株和混合感染已经在世界许多地区得到确认，在巴西似乎很常见[17]。弓形体的构成比以前认识的更为复杂，提示独特或不同的基因型可能导致不同地区弓形体病的不同临床结果[18]。

非典型弓形体性视网膜脉络膜炎及临床表现和疾病严重程度的变化归因于多种因素，包括宿主的遗传异质性和导致感染的寄生虫基因型[19]。

二、发病机制 Pathogenesis

根据气候、卫生和饮食习惯等多种因素，不同国家的 20%～70% 的人存在先前弓形体感染的血清学证据，血清抗体的流行率与眼部疾病的发生率并不总是相关的[20]。弓形体菌株的致病性等不同因素可能起重要作用[21]。

免疫功能正常的患者眼部弓形体病的组织学特征是肉芽肿性脉络膜视网膜炎症和边界清晰的视网膜凝固性坏死。炎性改变可广泛存在于眼部，涉及脉络膜、虹膜和小梁网。免疫抑制的眼弓形体病患者在视网膜坏死区和视网膜色素上皮细胞内同时存在速殖子和组织囊肿[22]。寄生虫偶尔可以在虹膜、脉络膜、玻璃体和视神经中发现。病变呈弥漫性，常活跃于双眼[23, 24]。

三、眼病 Ocular Disease

视网膜是眼内弓形体感染的主要部位，其特征是坏死性视网膜脉络膜炎伴陈旧性色素沉着瘢痕，并伴有玻璃体炎症和前葡萄膜炎。视网膜血管炎也存在。OT 的特点是坏死性视网膜脉络膜炎反复发作，被认为是由组织囊肿中出现的活生物体增殖和（或）自身免疫机制引发的炎症反应所致[25]。

活动性眼弓形体病最常见的临床症状是视物模糊或丧失和漂浮物。根据病变部位和前房及玻璃体炎症情况，患者可能或多或少有症状[26]。

诊断是临床性的，基于眼部检查，排除鉴别诊断和弓形体循环抗体的存在。眼科检查包括生物显微镜检查和间接检眼镜检查。在特殊情况下，其他程序，如 OCT 或荧光素血管造影可能是必要的[27]。

弓形体性视网膜脉络膜炎可能与严重的发病率有关，如果疾病扩展到对视力至关重要的结构，包括黄斑和视神经，如果炎症对眼睛造成损害，或者出现并发症，如视网膜脱离或新生血管[28]。复发的时间因个体而异，而且复发部位和临床表现也不可预测[29]。

弓形体视网膜脉络膜炎的病变具有相同的特征，无论是先天性还是后天性感染。急性和新发病灶通常为白色，局部病灶上覆玻璃体炎性混浊。伴有严重玻璃体炎性反应的活动性病变将具有典型的"雾中头灯"（headlight in the fog）外观。前葡萄膜炎的特征是房水中的炎性细胞，中等大小的角膜后沉淀物和后粘连[30]。

活动性弓形体性视网膜脉络膜炎的眼睛偶尔会因循环抗体和局部弓形体抗原之间的反应而发展成血管鞘和出血的视网膜血管炎[31]。典型的是陈旧性和非活动性病变的色素沉着瘢痕，复发性病变作为卫星病变出现在愈合的瘢痕边缘[32]。

在大多数情况下，弓形体性视网膜脉络膜炎是一种自限性疾病。未经治疗的病变通常在 1 或 2 个月后开始愈合，尽管时间进程是可变的，在某些情况下，活动性疾病可能会持续数月[33]。

随着病变的愈合，其边界变得更加清晰，几个月后可能会变得色素沉着。大的瘢痕会有一个萎缩的中心，没有所有的视网膜和脉络膜元素，下面的巩膜使病变的中心变白[34]。

最近的证据也表明，在没有视网膜脉络膜炎的情况下，近期获得性感染的患者可能会出现玻璃体炎甚至前葡萄膜炎[35]。

Fuchs 异色性睫状体炎与眼弓形体病的关系在各国均有报道，其病理机制尚不清楚[36]。

四、实验室 Laboratory

弓形体性视网膜脉络膜炎由临床诊断。寄生虫很少在眼内液中发现，侵入性诊断检查，如视网膜活检，与阻止其常规使用的严重风险相关。存在不同的血清学检测，只能用于确认过去接触过弓形体，仅凭抗体诊断眼部弓形体病是不合适的。IgG 血清抗体在急性感染后可维持多年的高滴度，在一般人群中流行率很高。由于活动性视网膜病变通常是复发性疾病的病灶，血清 IgG 滴度可能较低，IgM 可能缺失。IgA 抗体的血清学测定可能有助于确定原发感染的时间，因为它们在血清中持续的时间较短[37]。

随着分子生物学技术的发展，即使在组织病理学检查中没有鉴定出病原体，也可以通过 PCR 技术在推定的弓形体性视网膜脉络膜炎患者的房水、玻璃体及眼组织切片中鉴定出弓形体 DNA[38, 39]。

鉴别诊断包括传染性疾病，如麻疹、巨细胞病毒、梅毒、单纯疱疹、结核和弓蛔虫病。非感染性疾病如视网膜和脉络膜缺损、视网膜母细胞瘤、早产儿视网膜病变、回旋体萎缩、视网膜血管膜、匐行性脉络膜病变等在某些表现中必须排除[40]。

五、结果和并发症 Outcomes and Complications

弓形体性视网膜脉络膜炎可因视网膜坏死、葡萄膜炎及其并发症导致永久性视力丧失。如果病变影响中心凹、黄斑乳头束或视盘，中心视力将丧失。其他报道的并发症包括黄斑水肿、视网膜新生血管、血管阻塞和玻璃体视网膜病变，如玻璃体积血和视网膜前膜。视网膜下新生血管膜可能是导致视力突然丧失的原因。可发生孔源性和牵引性视网膜脱离及继发性青光眼和白内障[41]。

六、治疗和预防 Treatment and Prevention

眼弓形体病的治疗存在许多问题。现有的药物不能消除组织囊肿，也不能预防慢性感染。没有一种治疗方法比其他治疗方法都更有效。类固醇类药物可以减轻炎症，从而改善视觉功能，为避免感染的恶化，不应在不使用抗弓形体药物的情况下使用[42]。但抗弓形体药物的作用从未被科学证实，其作用可能仅限于视网膜炎的最初几天。弓形体病没有治愈的方法，因为组织囊肿对现有的药物具有耐药性，并且可以存活多年[43]。

乙胺嘧啶、磺胺嘧啶和皮质类固醇被认为是治疗眼弓形体病的"经典"疗法（框 88-2），是最常用的药物组合，被认为是最佳选择[44]。甲氧苄啶和磺胺甲噁唑治疗可能同样有效，不良反应少，患者依从性好。但由于磺胺甲噁唑的使用寿命长，可能被认为有更高的风险引起严重的过敏反应[45]。其他药物，如全身或眼内克林霉素，也被使用[46, 47]。

治疗时间的长短取决于个人的临床表现。

类固醇治疗通常是系统性的，并且总是与抗弓形体药物相关。前葡萄膜炎时使用局部滴眼液[48]。传统的弓形体性视网膜脉络膜炎活动性病变的短期治疗不能防止随后的复发。目前还没有治愈 OT 的方法，因为没有一种药物能穿透囊肿[49]。

甲氧苄啶－磺胺甲噁唑（trimethoprim-

框 88-2　眼部弓形体病的经典治疗

- 乙胺嘧啶
  - 根据临床反应，在 24h 内给予 75～100mg 的负荷剂量，然后每天 25～50mg，持续 4～6 周。
- 磺胺嘧啶
  - 最初为 2.0～4.0g 负荷剂量，随后为 1.0g，每天 4 次，持续 4～6 周，具体取决于临床反应。
- 强的松
  - 每天 40～60mg，持续 2～6 周，视临床反应而定；在停用甲氧苄啶 - 磺胺甲噁唑之前逐渐减量。
- 叶酸
  - 口服 5.0mg 片剂或 3.0mg 静脉制剂，在乙胺嘧啶治疗期间每周 2～3 次。

---

sulfamethoxazole，TMP-SMX）联合用药多个月可减少复发的次数，应考虑用于高危患者[50]。10 年后进行的一项研究，旨在评估使用 TMP-SMX 联合治疗的益处，结果显示两组的复发率没有差异，表明停止治疗后预防性治疗效果消失。因此，只有在患者接受治疗的情况下，TMP-SMX 的长期间歇治疗才能降低弓形体性视网膜脉络膜炎的复发率[51]。

长期治疗可能在特定情况下的眼弓形体病的治疗中发挥作用。它可能是最适合频繁复发的个人或人群。对于视力丧失风险最大的人，如中心凹附近有视网膜脉络膜瘢痕的人，也可以考虑使用这种方法，因为任何重新激活都可能导致严重的视力丧失[51]。

弓形体病的预防是有争议的，目前还不清楚是否每一个获得性良性全身性弓形体病患者都应该接受治疗，特别是儿童，以减少组织囊肿的数量，从而避免或减少以后的眼部受累[52]。

继发于严重炎症的白内障应进行手术以恢复视力，并允许眼底检查，以确定新的病变以及继发于葡萄膜炎的视网膜并发症。一般情况下，继发于眼弓形体病的白内障患者在葡萄膜炎停用 3 个月后应手术治疗，效果良好[53]。

玻璃体腔注射克林霉素和地塞米松而不同时进行全身治疗是过敏或口服药物反应不足患者的一种选择[54, 55, 56]。

第89章

蠕虫病
Helminthic Disease

Marcos Ávila　David Isaac　著

一、概述 Introduction

在我们最早的有历史记载的时代之前，蠕虫（Helminths）就一直困扰着人类[1]。从希波克拉底的古代著作、埃及的医学纸莎草和圣经中，可以识别到蠕虫感染的特征[2]。线虫或蛔虫是蠕虫中最重要的一个门（线虫目），包括主要的肠道人类蠕虫（如蛔虫、鞭虫、美洲钩虫、十二指肠钩虫、粪圆线虫）、动物蠕虫（如犬弓蛔虫、猫弓蛔虫、犬钩虫、贝氏原丝虫病）和能引起淋巴丝虫病（如班氏丝虫病、马来丝虫）或盘尾丝虫感染（盘尾丝虫病）的丝虫病[1]。蠕虫的另一门称为扁形蠕虫，分为吸虫（如曼氏血吸虫）和绦虫（如猪带绦虫、牛带绦虫）。许多成虫不能自行发育，寄生于人体肠道，有些处于幼虫期的成虫可以直接感染人类，造成包括眼睛

在内的组织损伤[3]。据估计，全世界近 10 亿人，特别是在热带地区和发展中国家，感染了一种或多种蠕虫[4]。本章讨论了最常见的蠕虫病，它们影响眼睛的后段：眼部弓蛔虫病、弥漫性单侧亚急性神经视网膜炎（diffuse unilateral subacute neuroretinitis，DUSN）、眼盘尾丝虫病和囊虫病。

二、眼弓蛔虫病 Ocular Toxocariasis

弓蛔虫病（toxocariasis）是一种由犬线虫引起的传染病，较少见的是由其他蛔虫如卡蒂线虫引起[3, 5, 6]。人类弓蛔虫（toxocara）感染的全身效应被称为内脏幼虫移行症（visceral larval migrans，VLM）。VLM 通常是一种自限性疾病，通常影响 6 月龄至 4 岁的幼儿[5]。与该疾病相关的发现包括无症状患者的轻度到中度嗜酸性粒细胞增多、发热、

脸色苍白、厌食、不适、肝肿大和症状性 VLM 中的肺部短暂浸润，更罕见的是与肺炎、充血性心力衰竭或惊厥相关的严重致命疾病[3, 5, 7]。眼弓蛔虫病在成年人中是不常见的，但却是儿童时期视力损害的一个重要原因，在美国和日本的转诊中心，约占所有年龄葡萄膜炎病例的 1%，在瑞士约占 3%[8-10]。VLM 与眼部弓蛔虫病的确切相关性尚不清楚，但全身性疾病患者很少出现眼部受累。在 245 例 VLM 患者的一项研究中，只有 5% 的患者有任何眼部疾病的迹象[11]。

（一）历史 History

1907 年，Leiper 首次描述了人类感染犬线虫的情况[12]。后来，Wilder 在 1950 年描述了线虫的眼部感染[13]。Wilder 在她的研究中回顾了 46 只眼因怀疑眼内恶性肿瘤而被摘除的眼球组织病理学，其中 24 只眼被发现有线虫幼虫。2 年后，Beaver 及其同事在一名患有内脏病变和嗜酸性粒细胞增多症的儿童肝脏活检中发现了一种弓蛔虫幼虫，确定了这种先前报道的儿童综合征的病因[14]。Nichols 在 1956 年报道，在最初由 Wilder 研究的标本中发现了犬弓蛔虫（弓形体科），他最初认为这种蠕虫是钩虫科的一部分[15]。这些研究证实了系统性和眼部疾病的共同病因[16]。1959 年，Irvine 和 Irvine[16] 描述了一例 4 岁儿童的组织学表现，表现为斜视、视力下降和视网膜脱离。因怀疑有肿瘤而摘除眼球，但在平坦部发现一个带有犬弓蛔虫幼虫的嗜酸性脓肿。该患者与 Wilder[13] 报道的病例不同，因为该患者表现为透明的介质并且视网膜可以检查。1960 年，Ashton[17] 描述了 4 例经组织病理学证实的弓蛔虫眼内炎，表现为后极肉芽肿，这是该疾病的第三种典型形式。Duguid 在 1961 年描述了一系列的眼部弓蛔虫病的病例[18]，并强调了后极肉芽肿和弥漫性慢性眼内炎的区别，这表明在某些病例中可以进行临床诊断。1971 年，Wilkinson 和 Welch[19] 报道了 41 例经证实或推定的眼部弓蛔虫病。慢性眼内炎和白瞳症的眼更容易被摘除，而后极部或周边孤立可见肉芽肿的眼极通常在临床上被诊断出来，并且没有进行摘除以确认诊断。从那时起，其他几种相对不常见的眼部弓蛔虫也被描述，并在后面简要讨论。

犬 T.canis 与弥漫性单侧亚急性神经性视网膜炎的关系将在本章中单独讨论。

（二）寄生虫学 Parasitology

弓蛔虫属有 21 种，其中犬弓蛔虫（犬 T.canis）是最常见的弓蛔虫[3, 5, 6, 20]。犬弓蛔虫是狗的天然寄生虫，偶尔也会感染人类和其他旁栖宿主，如啮齿动物和兔子[21]。成虫是圆柱形的，长 75~120mm。雄虫比雌虫长，在其发育过程中经历了从幼虫到成虫的五个不同阶段[20]。成虫只在 6 个月大的幼犬（最终宿主）和妊娠及哺乳母犬的小肠中发现。在年长的狗和人身上，这个周期是不完整的，正因为如此，只有蠕虫达到性成熟的最终宿主才能在粪便中产卵。为了解犬弓蛔虫的发病机制及 VLM 和眼部弓蛔虫病的发展，有必要了解寄生虫的生命周期。

缺乏胚胎的卵在最终宿主（幼犬）的粪便中脱落。然后卵发育成胚胎，并在 2~6 周内感染环境。在被狗或其他寄生虫宿主吞食后，感染性卵孵化和幼虫穿透肠壁，并通过循环输送到各种组织（肝脏、心脏、肺、大脑、肌肉、眼睛）。在人类和成年狗中，这完成了生命周期，寄生虫通常被主要是嗜酸性的炎性肉芽肿反应所包围，尽管在这种情况下，幼虫可能存活数年[3, 5, 22, 23]。在妊娠期间，受感染母犬的宿主反应发生改变，先前被包囊的幼虫可能会恢复迁徙[23]，穿过胎盘并影响犬胎儿。在幼犬中，到达肺部的幼虫会被咳嗽和吞咽，到达小肠后，它们迅速成熟为成虫，产生具有传染性的卵子，并在粪便中传播。产前感染是传播给幼犬的主要途径，然而，幼犬在出生后可能会通过摄入受感染母犬的奶或粪便而感染[6, 22]。幼犬感染率可达 100%[24, 25]，初生后 3~6 周，每天粪便中的虫卵超过 20 万个，到 6 月龄时，成虫死亡（图 89-1）[20]。

（三）病理生理学 Pathophysiology

人类可以通过摄入胚胎卵或幼虫而感染。卵与幼犬接触后可能会意外地被吞食，或者通过对含有胚胎卵的土壤的噬土作用，可以意外地摄入卵[26-28]。户外公园和游乐场（沙箱）可能会受到弓蛔虫胚胎卵的高度污染，因为在这种环境中，人们通常会遛狗[29-33]。在最佳条件下，胚胎卵可以存活数年。与未经治疗的幼犬直接接触也是一种重要

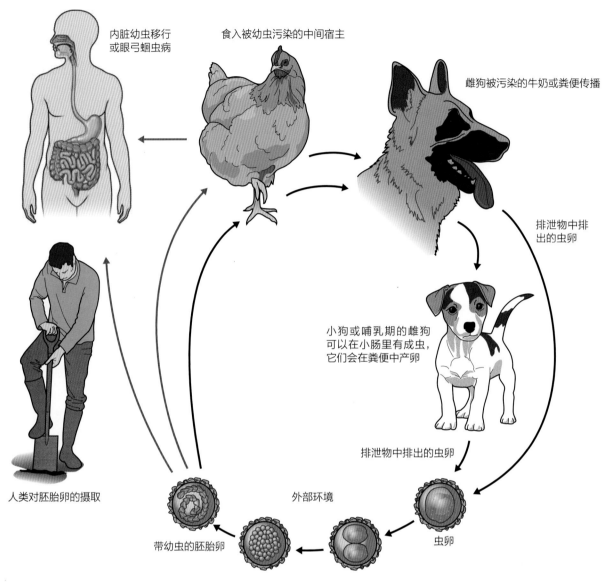

内脏幼虫移行
或眼弓蛔虫病

食入被幼虫污染的中间宿主

雌狗被污染的牛奶或粪便传播

排泄物中排出的虫卵

小狗或哺乳期的雌狗可以在小肠里有成虫，它们会在粪便中产卵

排泄物中排出的虫卵

外部环境

虫卵

人类对胚胎卵的摄取

带幼虫的胚胎卵

▲ 图 89-1　犬弓蛔虫的生命周期

寄生虫在幼犬和妊娠的雌犬体内成熟并完成其生命周期。胚胎卵在粪便中脱落，在外界环境中成熟。人类因从受污染的土壤中摄取胚胎卵或从副基因宿主中摄取幼虫而受到感染。幼虫传播到内脏幼虫移行症或眼弓蛔虫病的器官

的传播方式[34]。Amaral 等已经证明，24% 的情况下，流浪狗和养狗的肛周毛有胚胎卵，99% 的卵是在小狗身上发现的[25]。一种较不常见的传播方法是从受污染的肉类中摄取幼虫。有几项研究描述了食用来自牛、鸡和鸭等动物的生肉或肝脏的感染[35-37]。

在摄入胚胎卵后，寄生虫在小肠内成熟，转变为第二期幼虫，穿透肠壁，进入淋巴和门静脉循环，并播散到肝脏和肺部。然后幼虫到达心脏并传播到其他器官，如大脑、肾脏、心脏、肌肉和眼

睛[20]。在人类体内，寄生虫被炎症性肉芽肿反应包围，寄生虫不会进一步进化[22]。嗜酸性肉芽肿由幼虫组成，幼虫被嗜酸性粒细胞的中心核所包围，周围有单核细胞、组织细胞、上皮样细胞和巨细胞。由于这种寄生虫在人类体内无法成熟为成虫，在人类粪便中寻找犬弓蛔虫卵不可避免地是徒劳无功的[38]。

T.canis 可引起 VLM 或眼弓蛔虫病，其临床表现取决于宿主免疫状况、炎症反应、摄食卵 / 幼虫数量、摄食频率和第二期幼虫在人体组织中的定位

等因素[20]。大量摄入胚胎卵可能导致嗜酸性粒细胞增多和抗体水平上升[20]。一项研究表明，VLM 的全身嗜酸性粒细胞增多程度与弓蛔虫幼虫的暴露水平有关[39]。低暴露于胚胎卵可能产生较低水平的抗体和嗜酸性粒细胞增多症，并可能允许更广泛的幼虫迁移到眼睛[20]。犬弓蛔虫的眼内侵犯倾向于发生于年轻患者，但在已发展成眼弓蛔虫病的患者中，发病年龄通常比 VLM 患者大[7, 13, 22, 40]。系统性 VLM 的平均发病年龄为 2 岁[5]，而眼弓蛔虫病的平均发病年龄为 7.5 岁[11]。

（四）临床表现 Clinical Presentations

虽然眼部弓蛔虫病的平均发病年龄在 8 岁左右[5, 11]，但发病年龄可能在 2—30 岁[11, 41]，个别病例在 62 岁以下的成年人中已有报道[41, 42]。犬弓蛔虫感染在成人和幼童中很少见，可能是因为成人的卫生习惯较好，与小狗、沙盒接触和食土癖较少。

眼部受累通常是单侧的，而双侧疾病则相当罕见[20, 43]。患者通常表现为单侧视力损害，白瞳症和（或）相对安静的眼斜视。仔细的裂隙灯检查可显示前房（73%）和玻璃体（100%）中的细胞[44]，在一个系列中有 53% 的病例报道了玻璃炎导致视力下降[9]。

根据检眼镜的发现，眼部弓蛔虫病可分为以下几类：外周肉芽肿、后极部肉芽肿、慢性眼内炎或非典型表现。

视网膜肉芽肿的存在是眼部弓蛔虫病最常见的发现。Wilkinson 和 Welch[19] 在一项有 41 只眼被诊断为该病的研究中报道，外周肉芽肿性肿块伴相对清晰的介质是最常见的表现形式，在 41 例中有 18 例（44%）被诊断为该病。Stewart 等[9] 于 2005 年报道了 22 例眼弓蛔虫病，其中 50% 诊断为外周肉芽肿。然而，在 Hagler 等[45] 报道的 100 例病例中，孤立的后极部炎性肿块是最常见的表现形式，在 Oréfice 及其同事发表的 30 例病例中，53% 的病例是孤立性后极部炎性肿[44]。

Shields[7] 在 1984 年的一篇综述中，将眼部弓蛔虫病分为九个不同的类别，包括 DUSN，尽管犬弓蛔虫被描述为可能导致 DUSN 的线虫之一，但其他蛔虫也是 DUSN 的原因，因此本章将单独讨论该疾病。

1. 外周肉芽肿 Peripheral Granuloma

外周肉芽肿，也被描述为弓蛔虫眼内炎的外周炎性肿块，通常见于视力下降和斜视程度不等的安静眼[19]。玻璃体和前房反应轻至中度。强烈的玻璃体炎可以发生，然而，在诊断时，玻璃体通常是清楚的。外周肉芽肿表现为视网膜周边一个致密的白色炎性肿块。视网膜上的局部牵引可能导致从周边到视神经的典型视网膜折叠（图 89-2）。这个肿块可能是相当局部的、呈球形，与在后极观察到的相似。纤维细胞带可从周边炎性肿块延伸到更后的视网膜或视神经（图 89-3）。外周肉芽肿性炎症的预后通常比较好，可保持视力。到确诊时，活动性炎症通常不会进展[19]。超声生物显微镜对 15 只眼外周型弓蛔虫病的观察显示，玻璃体膜改变 86.6%，肉芽肿 73.3%，假性囊肿 53.3%，睫状体增厚 40%[46]。视网膜内和视网膜前牵引带可导致牵引和孔源性视网膜脱离、黄斑移位和变形及视神经功能障碍。

2. 后极部肉芽肿 Posterior Pole Granuloma

后极部肉芽肿表现为影响后极的白色或灰色球形视网膜内或视网膜下肉芽肿。大多数情况下，是

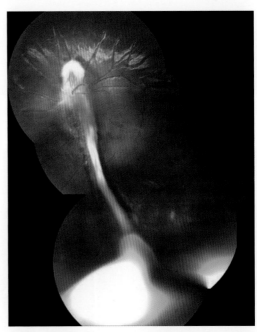

▲ 图 89-2　周边肉芽肿
复合眼底摄影显示周边肉芽肿（白色肿块）和视网膜折叠朝向视神经。视网膜色素上皮周围有色素沉着，黄斑向下方移位

在瘢痕阶段诊断的，此时病变表现为清晰的视网膜下肿块（测量范围为 500～3000μm）且无出血或渗出物。可以观察到从肿块到周围视网膜的牵引带。瘢痕性肉芽肿，前房反应轻或无反应，玻璃体腔内细胞数量少。病灶周围视网膜可见视网膜色素上皮色素沉着，内界膜皱褶（图 89-4）。光相干断层扫描病例报告显示肉芽肿在视网膜色素上皮上方表现为清晰的视网膜下肿块（图 89-5）[47]。活动性疾病可以表现出不同的严重程度，从轻微的前房和玻璃体反应到非常强烈的玻璃体炎，如慢性眼内炎所示。活动期后极部肉芽肿是一种界限模糊的团块，周围有视网膜渗出物或出血[19, 20]。肉芽肿通常出现在视神经的颞侧后极部，然而，视神经肉芽肿的发生已被描述[48]。由于后极部受累，患者表现为中心视力受

损，可能有斜视和白瞳症。黄斑病变可能与周围炎性肿块有关，脉络膜新生血管可能作为晚期并发症发生[45, 49, 50]。

3. 慢性眼内炎 Chronic Endophthalmitis

慢性眼内炎患者通常比局部肉芽肿性眼内炎患者年轻。通常有相对清晰的屈光间质[19]。局限性肉芽肿可能是一种急性疾病的晚期表现，该疾病已治愈，但未发展为视网膜脱离或眼球痨。随着玻璃体清除，可以看到视网膜病变[19]。外伤、眼内手术或细菌性和真菌性眼内炎的病史通常为阴性。然而，在公共场所玩沙盒和吃土的历史可以获得[19, 27, 28]。外部检查通常显示一只安静的眼睛，但严重的眼内炎症可能存在。在这种情况下，可以看到白瞳症。前房反应可由中度到重度肉芽肿反应，可导致前房

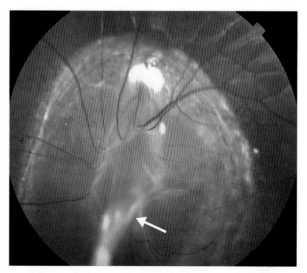

▲ 图 89-3　从周边的肉芽肿到视神经的纤维细胞条索（箭）

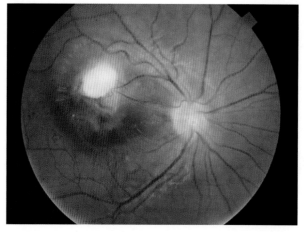

▲ 图 89-4　后极部肉芽肿。后极部肉芽肿伴周围视网膜色素上皮改变和视网膜内的皱纹（图片由 Fernando Oréfice, MD 和 Editora Cultura Médica 提供）

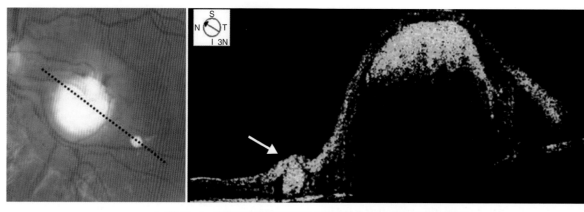

▲ 图 89-5　光相干断层扫描显示后极部的肉芽肿是位于视网膜下
图片由 Aline do Lago Coutinho, MD 提供

积脓和后粘连。玻璃体显示致密的细胞浸润和朦胧的间质，可以清除或发展为周期性膜，视网膜牵引和脱离，可以通过超声诊断[51]。如果玻璃体清除，可以看到局限性肉芽肿。这种类型眼内炎的预后主要取决于玻璃体内组织的程度和并发症的发展，如晶状体后膜、白内障、青光眼、视网膜脱离和眼球痨。

4. 非典型表现 Atypical Presentations

非典型的眼部弓蛔虫病已被报道。他们中的大多数人都有一个假定的诊断。其中包括视神经肉芽肿和视神经炎[48]、活动性视网膜下线虫[52]（最近许多人认为是 DUSN 的早期）、弥漫性脉络膜视网膜炎[7]、结膜炎、角膜炎、晶状体受累（包括活动性晶状体内幼虫和白内障）[7, 22]。

（五）诊断 Diagnosis

眼弓蛔虫病的确诊是通过幼虫或其碎片在受影响组织中的组织学结果。这种评估很少进行，临床症状、流行病学（年龄、噬土症、与小狗接触、在沙盒中玩耍）、影像学和血清学检查足以进行诊断，尽管它们不能确认寄生虫的存在。周边和后极局限性肉芽肿的临床表现在许多病例中是非常典型的，并作出了假定的诊断。对于慢性眼内炎，由于介质混浊不能进行眼底检查时，超声或 CT 等特殊辅助检查有助于鉴别诊断。

酶联免疫吸附（ELISA）试验是目前检测犬 T.canis 暴露的首选血清检测方法[7]。眼内液体（房水、玻璃体）也可用于检测血清 ELISA 试验阴性的疑似眼部弓蛔虫病患者的抗体[7, 41, 53]。ELISA 试验采用的是第二阶段幼虫分泌的抗原，并从中产生了重组抗原，为已经可靠的试验（约92%）增加了更大的特异性。ELISA 的灵敏度也相当高（约78%），滴度大于1∶32[54]。用于 VLM 的免疫诊断试验对眼部弓蛔虫病的诊断不可靠，而且这些患者的嗜酸性粒细胞计数通常不会增加。疾病控制和预防中心认为，血清 ELISA 滴度低于1∶32 在诊断系统性弓蛔虫病中不重要[55]，但其他研究表明，如果患者有与该疾病相适应的症状和体征，血清滴度为1∶8 足以支持眼部弓蛔虫病的诊断[45]。阳性测试可能代表以前接触过寄生虫，并不一定意味着患者

患有 VLM 或眼部弓蛔虫病。Ellis 及其同事已经证明，在北卡罗来纳州农村地区 333 名幼儿园儿童中，23% 的儿童没有眼部弓蛔虫病症状的迹象，但血清滴度 ≥ 1∶32，32% 的儿童血清滴度 ≥ 1∶16[55]。Prestes-Carneiro 及其同事已经证明，在巴西圣保罗农村 182 名随机研究的患者中，有 14% 的人显示 T.canis 呈阳性的 ELISA 检测结果[56]。因此，阳性血清滴度不能完全用于确认对眼部弓蛔虫病的诊断，尽管缺乏弓蛔虫感染的血清学证据并不排除诊断，但可能有助于降低该生物体成为眼部疾病病因的可能性。Oréfice 及其同事研究了 30 例假定的眼部弓蛔虫病，发现 88% 的患者的 ELISA 检测呈阳性[44]。另一项研究表明，只有 45% 的临床诊断为眼部弓蛔虫病的患者的滴度高于1∶32[54]。

房水或玻璃体切除标本的细胞学检查也有助于确定眼部弓蛔虫病的诊断。眼内液中嗜酸性粒细胞的存在与眼内弓蛔虫一致。从手术中获得的玻璃体切除标本中偶尔可以找到弓蛔虫卵的残余物[57]。

（六）鉴别诊断 Differential Diagnosis

眼内弓形体病的鉴别诊断包括视网膜母细胞瘤、弓形体病、眼内炎和葡萄膜炎的其他病因、早产儿视网膜病变、Coats 病、永存性增生性原发性玻璃体病变和家族性渗出性玻璃体视网膜病变。对于介质清晰的局限性肉芽肿，可通过临床评估（间接双目检眼镜）来确定诊断。对于严重玻璃体混浊的眼睛，仅凭形态学特征是不可能做出正确诊断的，而鉴别诊断是很重要的。

1. 视网膜母细胞瘤 Retinoblastoma

视网膜母细胞瘤是儿童最常见的眼内恶性肿瘤，也是最常与眼部弓蛔虫病混淆的重要疾病[7]。Wilder[13] 首次报道的眼内线虫性眼内炎包括因怀疑眼内视网膜母细胞瘤而摘除眼球。Shields 及其同事[58] 报道，在 500 名连续转诊的白瞳症患者中，42% 的患者患有假视网膜母细胞瘤，其中 15.6% 的患者最终诊断为眼部弓蛔虫病。视网膜母细胞瘤患者通常在 2 岁之前被诊断，比典型的儿童眼部弓蛔虫病年龄小。散发性视网膜母细胞瘤更常与眼部弓蛔虫病混淆，因为它们大多是单侧的，并且缺乏恶性肿瘤家族史。在眼科评估中，视网膜母细胞瘤

通常没有眼内炎症的迹象，玻璃体清晰，缺乏后粘连、白内障或环状膜，肿瘤呈生长模式，不发生在弓蛔虫肉芽肿中[7]。在有不透明介质的情况下，鉴别诊断更困难。超声和 CT 扫描在显示眼内肿块和视网膜母细胞瘤或玻璃体组织和牵引膜钙化方面可能非常有价值，这在眼内弓形体病中更为常见。在鉴别诊断困难的情况下，用 ELISA 或细胞学方法评价眼内液体可能特别重要。然而，如果怀疑有视网膜母细胞瘤，应避免活检，与其他专家协商可能是获得可靠诊断的更好途径。与视网膜母细胞瘤组织取样相关的风险和担忧在本书的肿瘤学部分讨论。

2. 弓形体病 Toxoplasmosis

弓形体感染的典型病变是局灶性肉芽肿和坏死性视网膜脉络膜炎，呈白色或黄色病灶，稍高，界限不清[20]。在活动性疾病中，严重的玻璃体炎经常发生，在这种情况下，鉴别诊断弓形体引起的慢性眼内炎是非常困难的。超声检查可以显示玻璃体膜和隆起的肿块，这在弓蛔虫病中更常见。两种寄生虫抗体的血清学研究有助于鉴别诊断。

3. 其他形式的眼内炎和葡萄膜炎 Other Forms of Endophthalmitis and Uveitis

细菌性眼内炎常与近期外伤或眼内手术有关。这些急性感染产生的眼内炎症比典型的弓蛔虫病要多得多。内源性眼内炎是罕见的，但无痛性的感染可能几乎不可能与线虫性眼内炎区分开来。在这种情况下，实验室诊断方法可能对确定病因有价值。扁平部炎或慢性睫状体炎是一种通常发生在比眼弓蛔虫病年龄更大的年龄组的疾病。Hogan 及其同事[59] 描述了一例扁平部炎，随后的组织学检查证明其病因是 T.canis。

4. 早产儿视网膜病变 Retinopathy of Prematurity

早产儿视网膜病变（ROP）患者有早产和低出生体重的阳性病史，这在眼部弓蛔虫病中并不常见。ROP 通常在出生后很快就被诊断出来，未经治疗的患者可能会出现瘢痕症状，如高度近视、颞部黄斑拖拽、周边视网膜皱褶，在更严重的疾病中，V 期 ROP 表现阶段（晶状体后纤维增生）。ROP 可影响双眼，而眼部弓蛔虫病几乎都是单侧的。ROP 的形态学特征可能与周围瘢痕性眼弓蛔虫病非常相似。在这两种情况下，周边白色视网膜肿块可能与

从后极延伸至肉芽肿的视网膜皱褶有关。

5. Coats 病 Coats Disease

Coats 病是一种单侧性疾病，主要影响与弓蛔虫病同龄的年轻男性。检眼镜和荧光素血管造影评估显示典型的视网膜内毛细血管扩张，伴有黄色视网膜内和视网膜下渗出。晚期可能出现视网膜脱离，与眼部弓形体病的鉴别诊断可能更困难。在 Coats 病中，玻璃体没有明显的炎症迹象，也未见视网膜前膜形成。

6. 永存性增生性原始玻璃体 Persistent Hyperplastic Primary Vitreous

永存性增生性原始玻璃体（PHPV）是一种先天性疾病，通常在出生后几周内就被诊断出来，并且几乎总是单侧出现。PHPV 常表现为晶状体后纤维血管斑块，可能与弓蛔虫病混淆。受累的眼睛是典型的小眼球，这一特征在眼部弓蛔虫病中并不常见。

7. 家族性渗出性玻璃体视网膜病变 Familial Exudative Vitreoretinopathy

家族性渗出性玻璃体视网膜病变（FEVR）是一种典型的双侧遗传性疾病。这种疾病与周围血管异常、明显渗出、玻璃体视网膜牵引和从后极延伸到周边型的视网膜皱褶有关。

（七）治疗 Treatment

大多数眼弓蛔虫病的诊断时有一个局灶性肉芽肿，但不再有玻璃体或周围活跃的炎症。在这种情况下，用驱虫药或皮质类固醇治疗是没有帮助的，当有临床白内障、玻璃体膜或混浊，或视网膜脱离的情况下，考虑手术治疗。

对于活动性炎症，应考虑药物治疗。局部和全身皮质类固醇可用于治疗急性炎症反应，并可减少玻璃体混浊，减少或防止膜形成[7, 19, 48, 60, 61]。局部散瞳可预防瞳孔后粘连和继发性房角关闭[20]。驱虫治疗在眼弓蛔虫病中的确切作用尚不清楚，也没有证据表明这种治疗方法可以杀死眼内幼虫[7]。尽管如此，使用驱虫药或将其与皮质类固醇联合使用的报道取得了良好的效果[52, 62]。一些 VLM 病例推荐使用噻菌灵、二乙基卡马嗪等抗感染药物[60]，目前阿苯达唑是治疗 VLM 的首选药物[30]，显示出其优于噻菌灵的优势[63]。对于 VLM 的治疗，目前推荐的

治疗方法是每天两次服用 400mg 的阿苯达唑，持续 5 天[64]。治疗眼部疾病的剂量为 200mg 阿苯达唑，每天两次，为期 1 个月[20]。如果观察到视网膜下幼虫，光凝可以将其破坏[7]。玻璃体腔注射雷珠单抗治疗继发于眼弓蛔虫病的脉络膜新生血管[65]。

眼科手术主要适用于伴有视网膜脱离的眼弓蛔虫病患者，玻璃体切除术是首选技术[43, 66, 67]，在某些系列的病例中，70% 以上的病例可以解除膜牵引和视网膜复位[45, 67, 68]。其他手术指征包括处理玻璃体混浊、白内障和青光眼。Hagler 及其同事[45]报道了连续 17 例继发于眼部弓蛔虫病的视网膜脱离。报道视网膜复位成功 12 例（71%），视力稳定或改善 15 例（88%）。Small 等[67]报道了 12 例视网膜脱离，玻璃体手术后复位 10 例（83%），解剖成功 7 例（70%）视力提高。最近，Giuliari 及其同事[68]提出了 45 例复杂的眼部弓蛔虫病的手术治疗。58% 的患者选择玻璃体切除术，38% 的患者有周边肉芽肿，60% 的患者术后视力≥ 20/300。

预防和避免犬弓蛔虫虫卵或幼体的摄食风险是治疗眼部弓蛔虫病和 VLM 的最重要途径。有效措施包括：对新生幼犬进行驱虫治疗，以及每次妊娠后对母犬进行护理和哺乳；对狗粪进行卫生处理；避免有危险的儿童接触可能受到污染的动物；避免食用可能宿主的生肉；禁止儿童在人们遛狗的地方玩沙盒；改善儿童的卫生习惯等。

三、弥漫性单侧亚急性神经视网膜炎
Diffuse Unilateral Subacute Neuroretinitis

DUSN 是一种由视网膜下间隙线虫引起的眼部疾病。这种疾病主要影响儿童和年轻人，常导致单侧严重视力丧失。急性期表现为亚急性视网膜炎、视盘肿胀、轻度至中度玻璃炎，晚期表现为视网膜和视盘萎缩、视网膜血管狭窄、严重视力损害。

（一）病史和病因学 History and Etiology

1978 年，Gass 和 Scelfo 首次描述了一种临床综合征，在这种综合征中，健康儿童或年轻成人的一只眼睛受到影响[69]。该综合征的特征包括隐匿的，通常是严重的周边和中心视力丧失，玻璃炎，弥漫性和局灶性色素上皮紊乱，黄斑相对稀疏，视网膜血管狭窄，视神经萎缩，视网膜循环时间延长，视网膜电图异常[69]。该综合征最初被称为"单侧视网膜消失综合征"（unilateral retinal wipeout syndrome），后来，在认识到急性期的症状后，该综合征被命名为弥漫性单侧亚急性神经性视网膜炎。该综合征的线虫病原学尚不清楚，但从 36 名报道的患者中，两名患者在眼底检查时发现视网膜下蠕虫，幼虫均怀疑来自弓蛔虫属[69, 70]。后来，在 1983 年，Gass 和 Braunstein 描述了两种不同大小的线虫引起该疾病，并假设原因可能不是 T.canis。两者的地理分布不同，较小的蠕虫（400～1000μm）为犬钩虫幼虫，较大的蠕虫（1500～2000μm）仍不确定[71]。1 年后，Kazacos 及其同事提出，先前描述的较大的幼虫是贝蛔虫原虫（Baylisascaris procyonis）[71]，一种浣熊和松鼠的肠道线虫，与中枢神经系统感染有关[72, 73]。有病例报道了 DUSN 与神经幼虫移行症的关系，1 例患者血清和脑脊液的间接免疫荧光检测均为原孢子虫（B.procyonis）阳性[74]。其他病例报道的 DUSN 与确认血清学证据的 B.procyonis 感染的报道，并支持其作为更大的线虫引起 DUSN 的病因[75, 76]。

较小幼虫的确切病因尚不清楚。尽管最初的印象中的幼虫是弓蛔虫[70]，后来 Gass 和 Braunstein[71]认为，由于缺乏一致的血清学证据，T.canis 可能不是 DUSN 的原因，T.canis 第二阶段幼虫的长度小于所描述的小蠕虫，其临床特点不同于其他形式的眼部弓蛔虫病，且 T.canis 在世界范围内的流行与 DUSN 的有限分布不符。Gass 推测犬钩虫（A.caninum）是一种常见的犬寄生虫，可能是美国东南部皮肤幼虫移行症的一个常见原因，它的感染性第三阶段幼虫约 650μm，在宿主组织中存活数月至数年而不改变大小和形状，并且在一些患者中，皮肤幼虫移行症在 DUSN 发病之前就已经出现[77]。Casella 及其同事[78]还描述了 DUSN 和皮肤幼虫移行症的病例，进一步证实了犬钩虫可能是巴西导致这种疾病的一个可能原因。Cunha de Souza 和 Nakashima[79]在玻璃体切割术中通过视网膜切开术成功地取出了一个 9 岁巴西男孩的视网膜下蠕虫。根据体长、食道长、尾尖和口形，这一幼虫在形态上与犬弓蛔虫三期幼虫相似。犬弓蛔虫引起内脏幼虫移行症，犬钩虫引起皮肤幼虫移行症，有证据表明两者都可能与 DUSN 有关。因此，确认其中一种为病原体并不一定排除另一种为可能的原因。McDonald 及同事报道了由非线虫蠕虫引起的 DUSN 病例。在这种情况下，与 DUSN 有关的幼虫是中尾蚴（Alaria mesocercaria），一种吸虫[80]。尽管有这篇报道，线虫仍然被认为是 DUSN 的主要致病因素。其中，一些丝虫病，如 Dirofilaria[81-83] 已被认为是引起该病的原因，但原孢子虫（B.procyonis）作为大虫和犬钩虫和（或）犬蛔虫作为小虫是最可能的致病因素。

（二）流行病学 Epidemiology

DUSN 是美国东南部的一种地方病，在那里小蠕虫（400～1000μm）最常见，在美国西北部的北部，大蠕虫（1500～2000μm）主要与该病有关[71, 77]。在加勒比海[9]、加拿大[84]、德国[85]、西班牙[86]、中国[87] 和印度也有报道[82, 83, 88]。该病在南美洲流行，大多数病例在巴西[78, 89-92] 和委内瑞拉[93]。在南美洲，DUSN 是由一种较小的蠕虫引起的，尽管在一个病例中发现了一种较大的蠕虫作为致病因素（图 89-6）[94]。

DUSN 通常影响健康患者生活的第二和第三个 10 年[69, 71]，男性发病率较高。在典型的疾病中，只有一只眼睛受到影响，并且可以识别出一种活动的视网膜下线虫。线虫感染双眼[91] 或两条线虫感染同一只眼[85] 的病例报道较少。

（三）病理生理学 Pathophysiology

DUSN 的完整病理生理学还不清楚，但推测 DUSN 是外层视网膜对视网膜下蠕虫释放的有毒物质的局部反应[69]。这些物质也会对内层视网膜产生毒性反应。经过多年的持续损害，神经节细胞逐渐丧失，继发性动脉狭窄和视神经萎缩[78]。Gass 和 Scelfo[70] 报道了 1 例有 DUSN 临床证据的患者的一只眼的组织病理学发现。组织病理学分析显示非肉芽肿性玻璃炎、视网膜炎、视网膜和视神经周围血管炎。可以观察到周边视网膜广泛变性、后极部视网膜轻度变性、视网膜色素上皮、脉络膜炎、轻度视神经萎缩。在典型的眼部弓蛔虫肉芽肿中未见嗜酸性粒细胞反应。病理组织学数据不足以解释这种情况下的严重视力丧失（光感），这促使人们推测功能机制在引起视力损害［如对视网膜双极细胞的炎症和（或）毒性侵犯］中的作用[95]。最近 Gomes 及其同事[96] 和 Casella 及其同事[97] 描述了用时域光相干断层扫描研究的两个 DUSN 病例系列。在这两个系列中，OCT 的主要发现是视网膜神经纤维层的弥漫性萎缩。Berbel 等描述了正常脉络膜厚度，尽管通过增强深度成像的光谱域 OCT 测量表明视网膜萎缩[98]。该病患者的炎症体征和组织损伤的可变

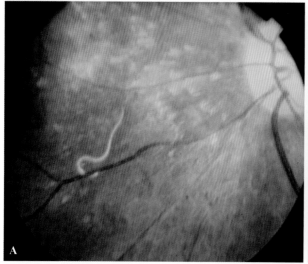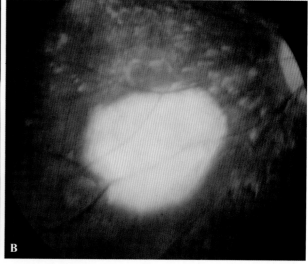

▲ 图 89-6　视网膜下可见一条大的线虫（A），线虫光凝治疗后的视网膜形态（B）

性可能反映了宿主对机体免疫反应的差异或线虫自身的特征[99]。

（四）临床表现 Clinical Presentation

DUSN 的临床特点可分为早期和晚期。

1. 早期 Early Stage

大多数 DUSN 患者在此阶段无症状或有轻微症状[91]。主要症状包括中心或旁中心暗点、漂浮物、轻度至中度视力丧失和眼部不适[70]。表现为传入性瞳孔缺损、轻度至中度玻璃炎、视盘肿胀、血管炎和（或）视网膜血管狭窄。较少出现的后段症状包括视网膜和视网膜下出血、浆液性渗出和脉络膜新生血管[70]。眼前段通常是平静的，虽然偶尔前葡萄膜炎可能存在。最具特征的视网膜发现是在外层视网膜水平出现复发性的消失、多灶、灰白色或黄色病变（图 89-7）。这些活动性病变典型地聚集在后极，幼虫可能出现在周围区域[77]。当蠕虫移动到其他视网膜区域时，这些病变在 1～2 周内消失。不到 1% 的病变可导致一个局灶性脉络膜视网膜瘢痕，该瘢痕与假定的眼组织胞浆菌病综合征相似。

2. 晚期 Late Stage

通常在儿童中，视力丧失是隐匿的，患者在疾病晚期往往才会得到诊疗[99]。如果不认识线虫，不加以治疗，这种疾病就会发展到晚期。主要症状包括密集的中心或旁中心暗点和严重的永久性视力丧失，而体征包括受累眼的传入性瞳孔缺

陷、进行性视神经萎缩、视网膜动脉变窄以及视网膜色素上皮明显的局灶性和（或）弥漫性变性改变。这种线虫可以存活 4 年或更长时间，甚至在视网膜和视盘发生变化后也可以在视网膜下间隙发现（图 89-8）[99]。

（五）诊断 Diagnosis

DUSN 的最终诊断是基于观察了引起对该疾病怀疑的临床因素后确定视网膜下线虫。间接检眼镜对正确诊断和定位活动性灰白色外层视网膜病变具有重要意义。这些病变通常出现在疾病的急性期，如果存在，线虫通常会在其附近的生物显微镜下发现[99]。如果没有这些病变，用接触式检眼镜对整个眼底进行详细的检查可以找到蠕虫（图 89-9）。在以往的研究中，线虫的鉴定率为 33%～52%[93, 96, 100]。一个病例报告显示扫描激光检眼镜增强了线虫和眼底的对比度，改善了移动蠕虫的可视化和定位[101]。如果在眼底检查中未发现线虫，则根据临床发现、流行病学和辅助检查确定推定诊断。

在 DUSN 的急性期和晚期，荧光素血管造影（FA）的表现是不同的。在疾病的早期阶段，FA 表现为视神经和静脉周围炎的染料渗漏[70]。活动性灰白色病变在造影晚期表现为早期低荧光和高荧光。FA 上的病变与其他白点综合征的荧光素模式非常相似，然而，在多发性一过性白点综合征（MEWDS）

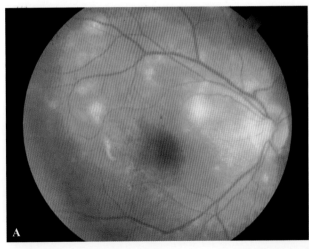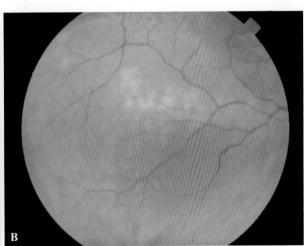

▲ 图 89-7　早期推测 DUSN

显示典型视网膜表现的眼底照片：在外层视网膜水平的多灶、灰白色或黄色病变（图片由 Fernando Oréfice, MD 和 Editora Cultura Médica 提供）

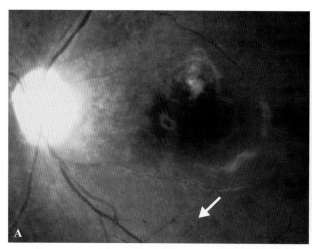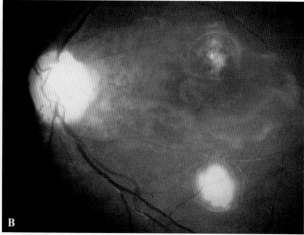

▲ 图 89-8　A. 箭表示黄斑区视网膜下线虫的位置。本例为晚期 DUSN 伴视盘苍白、视网膜色素上皮改变和血管狭窄；B. 同一只眼线虫光凝后的表现

图片由马里兰州 Arnaldo Cialdini 提供

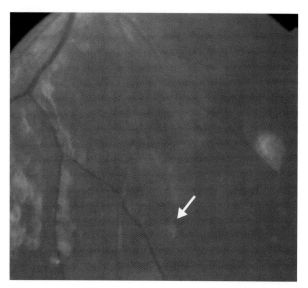

▲ 图 89-9　无赤光视网膜造影显示位于鼻下方的视网膜下线虫（箭）

中，病变在早期血管造影上是高荧光的。在疾病的早期，RPE 也有微小的变化，囊样黄斑水肿也可能发生。在 DUSN 的晚期，FA 显示 RPE 窗样缺损引起的弥漫性高荧光和视网膜灌注延迟（图 89-10）。吲哚菁绿血管造影显示多个小的圆形低荧光病灶，在所有血管造影中持续存在。它们的外观与鸟枪弹样脉络膜视网膜病变相似[102]。

视网膜电图（ERG）在疾病的早期可能是正常的，但随着视网膜病变的进展，它通常从低正常到严重下降。在疾病的所有阶段，b 波比 a 波受影响

更大，可能是由于线虫及其产物对视网膜双极细胞的毒性作用[95]。视网膜电图很少消失[70, 71]，未受影响的眼睛呈现正常的视网膜电图。在 1 例病例报道中，线虫的根除导致多焦 ERG 波幅的改善[103]。

OCT 表现为弥漫性视网膜变薄和弥漫性视网膜神经层萎缩[96, 97]。Casella 及其同事还描述了受蠕虫影响区域的局灶性视网膜水肿，并通过 OCT[97] 显示了视网膜下蠕虫的地形图（图 89-11）[97]。Gomes 等研究了 38 例 DUSN 患者，描述了视网膜神经纤维厚度与视力差之间的统计意义[96]。

血清学检查、大便检查和外周血涂片对诊断 DUSN 几乎没有价值[70]。弓蛔虫和原孢子虫抗体滴度被认为是诊断该疾病的工具，试图确定是哪种线虫引起的疾病[72]。最近的研究表明，它们之间可能存在 ELISA 交叉反应，并建议用 Western-blot 分析来完成弓蛔虫和贝氏蛔虫之间的血清学鉴别[104]。ELISA 试验也可用于犬钩虫皮肤幼虫移行症的血清学鉴定[105]。

（六）鉴别诊断 Differential Diagnosis

DUSN 可以模拟其他几种脉络膜视网膜疾病[77]。该病在早期和晚期表现不同，为了更好的理解，将分别描述鉴别诊断。

在 DUSN 的早期，典型的灰白色病变可以模拟许多其他感染和炎症状态（图 89-7）。在 DUSN 中，典型的病变发生在外层视网膜，在愈合后通常

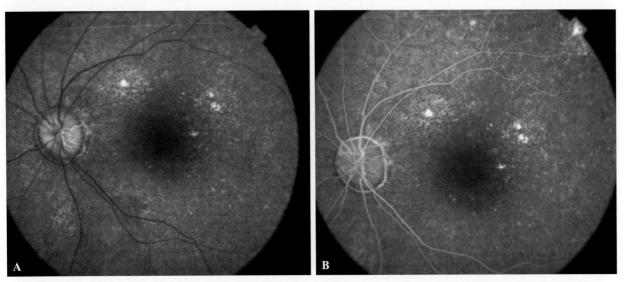

▲ 图 89-10 在 DUSN 进行的荧光素血管造影晚期显示视网膜色素上皮窗样缺损引起的弥漫性高荧光和视网膜灌注延迟

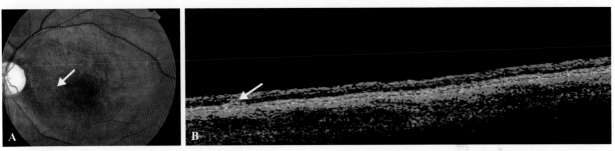

▲ 图 89-11 **A.** 显示视网膜下线虫的彩色眼底照片（箭）；**B.** 光相干断层扫描显示视网膜萎缩和视网膜下间隙线虫（箭）

图片由马里兰州 Antônio Marcelo Casella 提供

呈现很少或没有 RPE 瘢痕。在其他感染如弓形体、巨细胞病毒、细菌性或真菌性视网膜炎中，通常内层视网膜受到影响，视网膜炎区域留下明显的脉络膜视网膜瘢痕。DUSN 也可模拟白点综合征，如急性后极部多灶性盘状色素上皮病变（APMPPE）、匐行性脉络膜炎、MEWDS、多灶性脉络膜炎伴全葡萄膜炎（MFC）和鸟枪弹样脉络膜视网膜病变[102]。其他章节将更详细地讨论这些疾病。简而言之，与 DUSN 不同，APMPPE 和匐行性脉络膜炎的活动性病变只有在病变累及中心凹时才因视力丧失而加重，并且它们总是导致色素上皮永久性可见改变。APMPPE 和匐行性脉络膜炎发生于成人，一般为双侧。在 APMPPE 中，眼电图可能异常，但 ERG 正常，视力预后良好。血清性脉络膜炎的预后比 APMPPE 差，电生理检查正常。MEWDS 发生在年轻人中，在女性中更为常见，与 DUSN 的区别

可能在于先前的流感样疾病和闪光感的反复发作病史、广泛散布的灰白色外层视网膜病变、扩大的盲点，荧光素血管造影早期可见高荧光点（DUSN 病变最初为低荧光），ERG a 波降低，随着症状的消退而恢复正常，大多数患者在几个月内眼底和视觉功能恢复正常[99]。鸟枪弹样脉络膜视网膜病变常发生在中年女性，为双侧性，常与 HLA-A29 阳性相关。眼底改变包括中度玻璃炎和多个散在的黄色圆形病变，可能类似于 DUSN 病变。荧光素血管造影显示低荧光性病变，可显示沿视网膜大血管的活动性视网膜血管渗漏、小血管渗漏、囊样或弥漫性黄斑水肿。循环时间往往会延迟，血管排空的速度比正常人要快得多[101]。其他葡萄膜炎可以模仿 DUSN。在 Behcet 病中，白色病变累及内层视网膜，患者通常有其他系统性表现，包括口腔和（或）生殖器溃疡、关节炎和结节性红斑。DUSN 患者偶尔可表现出静

脉周围蜡滴状渗出物或视网膜下渗出物，与结节病患者相似[77]。

在灰白色病变消退和散在的局灶性脉络膜视网膜瘢痕形成后的疾病晚期，DUSN 患者的眼底可能被误认为是眼部组织胞浆菌病综合征（POHS）。POHS 多为双侧，局灶性瘢痕间 RPE 正常，玻璃体透明，无炎性细胞，视神经萎缩，视网膜血管狭窄。视网膜色素变性是另一个重要的鉴别诊断疾病。骨细胞样 RPE 色素沉着、双侧性和后囊下白内障在 RP 中常见，但在 DUSN 中少见[99]。视神经萎缩的其他原因可能与 DUSN 相似，如外伤、球后或颅内肿瘤、眼动脉持续闭塞。

（七）治疗 Treatment

及时识别疾病的早期症状，可以进行治疗，防止晚期症状的出现，并鼓励视力恢复 / 保存。DUSN 的治疗可以通过在眼底检查时对线虫进行光凝（通常需要用接触镜仔细检查）或在假定诊断的情况下使用全身性驱虫药物来完成。光凝治疗视网膜下蠕虫是目前治疗的选择（图 89-6 和图 89-8）。它能使炎症在治疗后轻微或无恶化，并能使疾病迅速永久性失活。视力的提高取决于诊断的阶段。

最初口服驱虫药被认为是无效的[71]，但进一步的研究表明，噻菌灵对伴有血视网膜屏障破坏的中度玻璃体炎患者是有效的[106-108]。随后，伊维菌素（ivermectin）被尝试作为一种毒性较低的噻菌灵替代品[109]。然而，Casella 及其同事报道，伊维菌素未能杀死一种后来被激光光凝法鉴定和破坏的线虫[110]。两项研究报道了阿苯达唑成功治疗 DUSN 的病例系列（图 89-12）[100, 111]。Cunha de Souza 及其同事[100]、Malaguido 及其同事[111]报道，使用阿苯达唑 400mg/d，持续 30 天，活动性病变消退，视力恢复。晚期 DUSN 患者的视力有一定程度的改善。在这两项研究中均未观察到任何不良反应，并且在假定 DUSN 不存在线虫的病例提倡这种疗法[91, 112]。

四、盘尾丝虫病 Onchocerciasis

盘尾丝虫病（river blindness，河盲症）是由卷尾线虫微虫蚴阶段期引起的。99% 以上的感染者生活在撒哈拉以南的 31 个非洲国家，但这种疾病也存在于拉丁美洲（巴西、危地马拉、墨西哥和委内瑞拉）和也门的一些地区[92, 113, 114]。根据世界卫生组织的数据，盘尾丝虫病是世界上第二大可预防失明的原因，其流行率估计在全世界有 3700 万人[114, 115]。丝虫病引起皮炎，寄生虫包裹在纤维组织引起皮下结节和眼睛疾病。这种疾病是由一种在水流湍急的河流和溪流中繁殖的蚋属昆虫（黑蝇）传播的，这种疾病被称为"河盲症"。这种病媒在患者血餐中摄入微丝蚴。然后寄生虫发展到感染阶段，在随后的叮咬中传播给其他人。人类是唯一确定的已知宿主[113]。

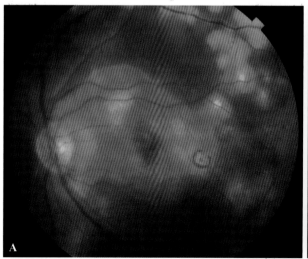
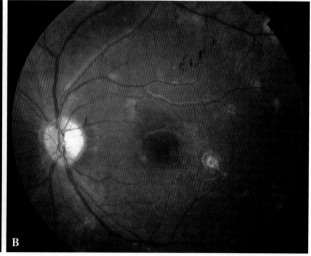

▲ 图 89-12　A. 9 岁男孩单侧多灶性视网膜炎的彩色眼底照片，诊断为早期 DUSN；B. 45 天后出现。该患者接受 400mg/d 的阿苯达唑治疗，每天两次，持续 30 天。视力从 20/200（A）提高到 20/70（B）

（一）临床表现 Clinical Presentation

眼盘尾丝虫病可累及眼的任何部位，其症状可表现为眼后节或眼前节病[116]。

在研究人群中，眼前节疾病的患病率为43%～48%。最常诊断的前节眼病是前房有微丝蚴伴或不伴虹膜睫状体炎，其次是点状上皮性角膜炎、角膜微丝蚴、硬化性角膜炎和新生血管，导致2%～4%的患者单眼或双眼视力受损和失明[117, 118]。

眼后节疾病的患病率为34%～75%[117, 118]。后节病变包括视网膜色素上皮和脉络膜萎缩（主要位于后极）、视网膜色素上皮色素沉着团块、内层视网膜白色发亮沉淀物、视网膜炎、视网膜下纤维化、神经炎、视神经萎缩[117-120]，患者可出现视野丧失和夜视功能减退，在RPE色素沉着的患者中，与视网膜色素变性的鉴别诊断很重要。另一个重要的鉴别诊断考虑因素是维生素A缺乏症，它也可能导致夜盲症和视网膜内白斑。

（二）治疗和预防 Treatment and Prevention

近年来，眼盘尾丝虫病在流行区的发病率正在下降。这一事实是由于世界卫生组织在非洲和美洲的几个特别工作组减少了病媒的繁殖，并对患者进行了治疗，防止了受感染者的失明和对健康人的传染。

伊维菌素是一种安全有效的杀微丝蚴药物，自1987年由默克公司捐赠，通过大规模的药物管理计划来控制盘尾丝虫病。伊维菌素能迅速杀死微丝蚴并缩短成虫的寿命。这项治疗计划每年实施两次，这些计划的目标是到2012年治疗至少85%的高危人群，并在2012年前彻底消除寄生虫在非洲和美国的传播[113]。截至2011年底，拉丁美洲13个活跃地区中有10个地区的传播中断。2013年和2014年，世界卫生组织分别宣布哥伦比亚和厄瓜多尔无河盲症[114]。2012年，非洲对大约9900万例盘尾丝虫病进行了治疗，世界卫生组织领导了一个联盟，其主要目的是到2025年彻底消除盘尾丝虫病[121]。

五、囊虫病 Cysticercosis

猪囊尾蚴病（Cysticercosis）是由猪囊尾蚴（猪带绦虫的幼虫）感染人体组织的疾病，猪带绦虫是一种常见的猪肉寄生虫，可引起人带绦虫病。摄入含有囊虫病的受污染和未煮熟的肉类会导致绦虫病的发生，即由猪绦虫（T. solium）（最终宿主）成虫感染人类小肠。囊虫病发生在中间宿主（如猪肉、人）从受污染的食物或水中摄取 T.solium 卵时，或在偶然摄取宿主粪便中脱落的卵时，由最终宿主自身感染[122, 123]。摄食的卵发育成幼虫，进入小肠壁，到达淋巴管和血管系统。幼虫随后扩散到高度血管化的器官，如大脑、心脏、肌肉和眼睛，在那里它们变成一个囊状结构，其中包含名为囊尾蚴（metacestode）的头节[124]。囊尾蚴可能在眼和中枢神经系统中存活数年，当囊尾蚴体积增大或死亡时，释放有毒物质导致严重的炎症反应，往往在3～5年内失明，眼部表现可能是毁灭性的[125]。

（一）临床表现 Clinical Presentation

中枢神经系统是受影响最大的系统，脑囊虫病最常见的诊断形式[126]。脑囊虫病是全世界获得性癫痫的主要病因。这种疾病还可能导致脑病、脑膜症状、梗阻性脑积水和其他神经系统异常[127]。囊虫病在计算机断层扫描或磁共振成像上表现为囊性病变，当钙化时在 X 线片上表现为高密度点。

13%～46% 的感染者眼睛和附组织受到影响[122]。囊虫病可能存在于几乎所有的眼部和附属器结构，如眼睑、眼眶、眼外肌、结膜下间隙、前房、玻璃体和视网膜下间隙[123, 126, 128-130]。玻璃体和视网膜下是最常见的眼囊虫病诊断部位，占68%～74%的研究病例，41%的病例发生在视网膜下或视网膜内[122, 126]。寄生虫通过睫状后动脉到达视网膜下间隙。视网膜下囊尾蚴在检眼镜下被视为视网膜下间隙的一个囊肿，包含一个通常在囊肿内呈白斑的头节（图89-13）。可观察到相关发现，如视网膜色素上皮过度色素沉着、浆液性视网膜脱离、视网膜水肿和（或）出血及后期严重葡萄膜炎（图89-14）。玻璃体内囊尾蚴表现为一个明确的半透明漂浮囊肿，可以产生波状运动，特别是在光刺激下。在寄生虫穿过视网膜的地方可以观察到视网膜前膜或视网膜色素上皮的变化（图89-15）[124, 128, 131, 132]。超声检查可用于确认寄生虫的囊性，磁共振成像可用于确认超声检查结果，以及确定是否存在其他可能的

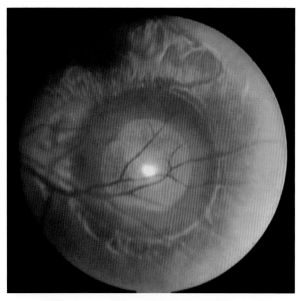

▲ 图 89-13　后极部视网膜下囊尾蚴周围出血

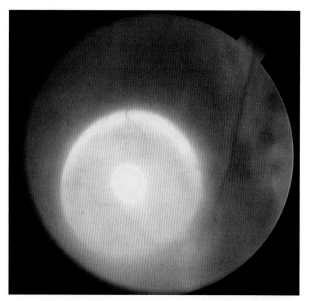

▲ 图 89-14　位于视网膜下方的视网膜下囊尾蚴

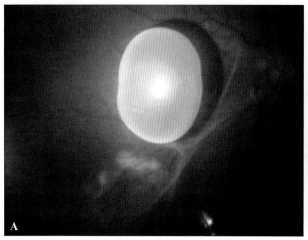
A

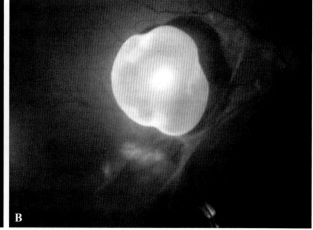
B

▲ 图 89-15　玻璃体腔囊尾蚴

可以看到下方视网膜前膜和色素上皮改变。这是寄生虫从视网膜下间隙进入玻璃体腔的可能位置。在玻璃体切除术中，当导光纤维照射囊肿时，可以发现囊肿里囊尾蚴的运动

眼眶或脑囊肿[130]。

（二）治疗 Treatment

眼内囊虫病采用手术切除治疗[131-133]。全身药物治疗并不成功[134]，如果不切除囊肿就杀死，可能会产生严重的葡萄膜炎。玻璃体腔囊尾蚴可以通过玻璃体切除术切除，视网膜下囊尾蚴可以通过玻璃体切除术或经巩膜切除术切除[131]。囊尾蚴应完整无损地取出，避免其破裂并在玻璃体腔内释放囊内物质。有报道称在玻璃体切除术中成功地抽吸囊囊肿，术中囊肿破裂，部分切除视网膜下囊肿[131, 132]，术后给予玻璃体内和全身皮质类固醇治疗，无明显炎症[124, 133]。

内源性眼内炎：细菌性和真菌性
Endogenous Endophthalmitis: Bacterial and Fungal

Ajay E. Kuriyan　　Stephen G. Schwartz　　Janet L. Davis　　Harry W. Flynn Jr　　著

第90章

一、流行病学与危险因素 Epidemiology and Risk Factors

内源性眼内炎是一种少见但严重的眼内炎症。由于多种因素，发病率可能会增加[1]。越来越多的免疫功能低下的患者正在接受抗肿瘤药物、免疫调节药物和新的广谱抗菌药物，所有这些都可能减少正常菌群[1, 2]。低出生体重早产儿和有静脉药物滥用史的患者患内源性眼内炎的风险增加[3-5]。其他报道的危险因素包括长期静脉输液、外周高营养、全身皮质类固醇、腹部手术、血液透析、人类免疫缺陷病毒感染、全身恶性肿瘤、糖尿病、妊娠或产后状态、严重全身创伤、酒精中毒、肝功能不全及泌尿生殖系统的手术[1, 6-9]。

10年以来的64例患者中，培养阳性率为64%。在培养阳性的病例中，真菌（以念珠菌为主）占66%，革兰阴性菌占19%，革兰阳性菌占15%[10]。

真菌病例通常与更好的视觉效果相关[10]。另一项研究发现，在内源性真菌性眼内炎病例中，与霉菌（如曲霉菌）相比，酵母（如假丝酵母）的视觉效果更好[11]。

二、患者的临床评估 Clinical Assessment of the Patient

感染性眼内炎可根据感染原因和临床症状的特征时间进行分类[12]。框90-1中给出了一个建议的分类方案[13]。一般来说，内源性眼内炎是怀疑患者没有外源性眼内炎的危险因素，如既往手术、玻璃体腔注射、外伤或角膜炎。内源性眼内炎患者可能会出现不同程度的疼痛、炎症和视力下降。前房内可出现细胞和闪辉、纤维蛋白、后粘连和积脓。在眼后节，发现可能包括玻璃体混浊和脉络膜视网膜炎，包括出血、棉絮斑、视网膜混浊和血管炎。隐匿性发病，局灶性玻璃体混浊和脉络膜视网膜浸润

框 90-1　眼内炎和常见致病菌分类

- 急性发作的术后眼内炎
  - 凝固酶阴性葡萄球菌
  - 金黄色葡萄球菌
  - 链球菌属
- 慢性（迟发）术后眼内炎
  - 痤疮丙酸杆菌
  - 平滑念珠菌
  - 凝固酶阴性葡萄球菌
- 滤过泡相关眼内炎
  - 链球菌属
  - 葡萄球菌属
  - 流感嗜血杆菌
- 外伤性眼内炎
  - 葡萄球菌属
  - 蜡样芽孢杆菌
- 内源性眼内炎
  - 白念珠菌
  - 曲霉属
  - 金黄色葡萄球菌
  - 革兰阴性菌
- 微生物性角膜炎相关眼内炎
  - 革兰阴性菌
  - 金黄色葡萄球菌
  - 镰刀菌属
- 玻璃体腔注射相关眼内炎
  - 凝固酶阴性葡萄球菌
  - 链球菌属

改编自 Schwartz SG，Flynn HW Jr，Scott IU. Endophthalmitis：classification and current management. Expert Rev Ophthalmol 2007；2：385–96.

提示真菌病因。相对更快的进展和更严重的眼内炎症提示细菌的病因。

内源性眼内炎可能表现为相对温和和非特异性的前葡萄膜炎。在早期的临床过程中，临床特征可能是微妙的，使诊断困难[14]。在一个大的系列中，最初的误诊率高达 63%[15]。内源性眼内炎的鉴别诊断见框 90-2。

病例可以根据几个标准进行分类。一个已发表的内源性细菌性眼内炎分类方案使用解剖受累区（框 90-3）[16]。另一个为内源性真菌性眼内炎设计的分类方案也采用解剖标准（框 90-4）。在这个系列中，最初诊断的阶段与最终的视力有统计学相关性[17]。

框 90-2　内源性眼内炎的鉴别诊断

- 葡萄膜炎
  - 前 / 中
    - 扁平部炎
  - 后部的
    - 沃格特 – 小柳木 – 原田病
    - 后巩膜炎
    - 结节病
    - 梅毒
    - 结核
    - 交感性眼炎
    - 眼内淋巴瘤
    - 莱姆病
- 肿瘤坏死伴炎症
  - 视网膜母细胞瘤
- 播散性弓形体病
- 播散性病毒性视网膜炎
- 玻璃体转移
- 脉络膜毛细血管闭塞性疾病
  - 弥漫性血管内凝血
  - 血栓性血小板减少性紫癜
- 星状玻璃体变性

框 90-3　内源性细菌性眼内炎的解剖学分类

- 局灶性：虹膜、睫状体、视网膜或脉络膜上的一个或几个离散的点状病灶
- 前节弥漫性：前节严重全身炎症征象
- 后节弥漫性：玻璃体强烈炎性反应，遮挡眼底
- 全眼球炎：前节、后节和眼眶结构严重受累

改编自 Greenwald MJ，Wohl LG，Sell CH. Metastatic bacterial endophthalmitis：a contemporary reappraisal. Surv Ophthalmol 1986；31：81–101

框 90-4　内源性真菌性眼内炎的分类

- 第一阶段：脉络膜视网膜改变，无玻璃体腔蔓延
- 第二阶段：真菌团块穿过内界膜，进入玻璃体腔
- 第三阶段：玻璃体混浊导致眼底模糊
- 第四阶段：玻璃体混浊合并视网膜脱离

改编自 Takebayashi H，Mizota A，Tanaka M. Relation between stage of endogenous fungal endophthalmitis and prognosis. Graefes Arch Clin Exp Ophthalmol 2006；244：816–20.

三、患者的医学评估 Medical Evaluation of the Patient

与其他类型眼内炎患者相比，几乎所有内源

性眼内炎患者都有可识别的全身感染，至少需要一定程度的全身评估。通常，医学评估是在咨询传染病专家或其他医学专家的情况下进行的。应保持较高的怀疑指数，因为眼部和全身症状都是相当多变的。在一个系列中，43% 的内源性眼内炎患者没有非眼部症状[18]。内源性眼内炎可能出现在全身症状出现之前[19]，也可能发生在后来发现没有其他全身感染的患者身上[20]。在一个系列中，全身检查阴性率超过 40%[21]。对于不知道有全身感染的患者，可能需要眼内液培养［房水和（或）玻璃体］来确认诊断。眼内培养对尽管接受经验抗菌治疗但仍有进展的患者也很重要。

从多个部位获得培养物可能是做出特定诊断的必要条件。在一组内源性细菌性眼内炎患者中，玻璃体的诊断培养率为 74%，血液的诊断培养率为 72%，总的诊断培养率为 96%[22]。内源性真菌性眼内炎的阳性培养率较低。阳性培养率在 44%~70%[23]，在一个系列中低至 18%[24]。一项研究报道了使用膜过滤系统和血培养瓶组合培养稀释玻璃体切除集液盒的玻璃体标本培养阳性率最高[25]。虽然基于聚合酶链反应的生物鉴定不是常规的，但它可能提供比常规培养技术更高的生物体鉴定率[26, 27]。

四、内源性细菌性眼内炎 Endogenous Bacterial Endophthalmitis

据报道，内源性细菌性眼内炎占所有感染性眼内炎病例的 2%~8%（图 90-1）[22]。据报道，许多细菌可引起内源性眼内炎[28]。与细菌性内源性眼内炎相关的革兰阳性菌包括金黄色葡萄球菌株[29]、B族链球菌株[30]、肺炎链球菌[31, 32]、牛链球菌[33]、粪肠球菌[34, 35]、痤疮丙酸杆菌[36]、单核细胞增生李斯特菌[37]、芽孢杆菌[38]、诺卡菌株[39, 40] 等。与细菌性内源性眼内炎相关的革兰阴性菌包括肺炎克雷伯菌[41-44]、铜绿假单胞菌[45, 46]、大肠杆菌[47]、脑膜炎奈瑟菌[48]、变形杆菌[49]、B 型沙门菌[50]、黏质沙雷菌株等[51]。

五、内源性真菌性眼内炎 Endogenous Fungal Endophthalmitis

据报道，有超过 5 万种真菌，但其中不到 200种与人类的临床疾病有关，且引起内源性眼内炎的真菌更少（框 90-5）。真菌可以用几个标准来区分，但通常分为单细胞酵母菌和多细胞霉菌。霉菌含有管状结构（菌丝）。有些真菌在组织或培养物中可以同时以酵母样和霉菌样的形态生长。真菌也可按色素沉着（念珠菌质与暗色）、毒力（致病性与机会性）或临床表现（皮肤、皮下或全身）分类。

（1）白色念珠菌（Candida albicans, C. albicans）：是内源性真菌性眼内炎患者最常见的酵母菌分离物和最常见的全真菌分离物[52, 53]。在健康人的胃肠道和黏膜中，白色念珠菌是一种共生菌[54]。尽管该菌对健康个体的毒力较低，但其发病率和死亡率相对较高[55]。在一个系列中，念珠菌血症和内源性念珠菌性眼内炎的死亡率为 77%[56]。念珠菌性眼内炎与静脉药物滥用密切相关[57]。据报道引起眼内炎的其他念珠菌包括热带念珠菌（C. tropicalis）、近平滑假丝酵母菌（C. parapsilosis）、光滑念珠菌（C. glabrata）、季也蒙念珠菌（C. guilliermondii）、克鲁西

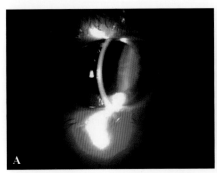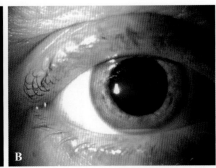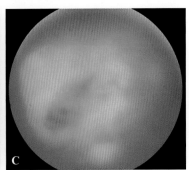

▲ 图 90-1　内源性肺炎克雷伯菌性眼内炎

A. 注意前房细胞和闪辉；B. 注意前房积脓；C. 注意玻璃体混浊遮挡黄斑部脉络膜视网膜炎和相关出血（图片由 Lisa C. Olmos, MD, MBA 提供）

框 90-5　真菌分离物

- 酵母和酵母样分离物
  - 念珠菌属
    - C. albicans
    - C. parapsilosis
    - C. tropicalis
    - C. glabrata
  - 新生隐球菌
  - 贝格利毛孢子虫
  - 赭色掷孢酵母
- 透明霉菌 – 隔膜（无色菌丝）
  - 曲霉属
    - A. fumigatus
    - A. niger
    - A. glaucus
    - A. flavus
  - 波氏假阿利什菌
  - 镰刀菌属
    - F. solani
    - F. oxysporum
  - Bipolaris hawaiiensis
  - 拟青霉属
  - 青霉属
- 透明霉菌 – 无菌（无色菌丝）
  - 毛霉属
  - 蓝莓属
  - 根霉属
- 暗色霉菌（有色菌丝）
  - 足放线菌病属
    - S. apiopsermum
    - S. prolificans
  - Cladophialophora bantiana
  - Phialemoniunm curvatum
- Dimorphic molds
  - Blastomyces dermatitidis
  - 荚膜组织胞浆菌
  - Sporothrix schenckii
  - 球孢子菌

念珠菌（C. krusei）和杜氏念珠菌（C. dubliniensis）。在诊断为念珠菌病的患者中，内源性眼内炎的报告率在 3%～44% [58, 59]。念珠菌性眼内炎的患病率可能正在下降，因为全身抗真菌药物现在更常用于血液培养阳性的患者 [60]。念珠菌性眼内炎最典型的临床症状是一个或多个乳白色、界限清楚的脉络膜视网膜病变，直径小于 1mm，最常见于后极，并伴有玻璃体炎症细胞的薄雾（图 90-2 和图 90-3）。黄色或绒球状白色玻璃体混浊，有时由发炎物质链连接［"珍珠串"结构（"string of pearls" configuration）］，可以被注意到 [61]。一位患有内源性白色念珠菌性

眼内炎的患者报告了视网膜下脓肿 [62]。最初的误诊率可能很高，有一个系列报道显示，误诊率接近 50% [3]。

（2）曲霉菌（Aspergillus）：是内源性真菌性眼内炎患者最常见的霉菌分离物，也是第二常见的真菌分离物 [52]。报道的危险因素包括慢性肺病、肝移植和全身皮质类固醇治疗，但在明显免疫功能正常的个体中很少有病例报道 [63, 64]。内源性曲霉菌性眼内炎与黄斑中心脉络膜视网膜炎性病变有关 [65]。黄斑部病变可引起视网膜前（透明 / 内界膜下，subhyaloid）或视网膜下间隙炎性渗出物的重力分层

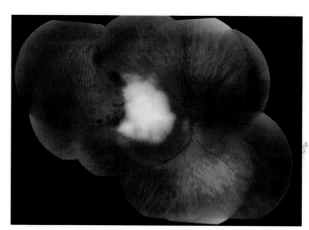

▲ 图 90-2　内源性念珠菌性眼内炎
注意乳白色脉络膜视网膜病变，伴有视网膜出血和血管炎

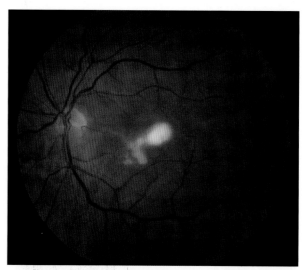

▲ 图 90-3　黄斑部脉络膜视网膜炎，临床怀疑为内源性念珠菌性眼内炎
这名患者是静脉药物滥用者，并通过经验性口服氟康唑改善（图片由 Jeffrey K. Moore，MD. 提供）

（假性积脓，pseudohypopyon）。此外，曲霉菌性眼内炎可能与视网膜血管阻塞、脉络膜血管阻塞、渗出性视网膜脱离和（或）弥漫性出血性视网膜坏死有关[66, 67]。

（3）新型隐球菌（Cryptococcus neoformans，C. neoformans）：通过多种机制与脑膜炎和视力丧失相关，包括视觉通路中的隐球菌瘤、视神经炎和颅内压升高[68]。新型隐球菌可引起眼内炎，其典型特征是非特异性眼内炎症，使最初的误诊相对常见。最常见的表现是多灶性脉络膜视网膜炎[69]。已有报道应用全身性两性霉素 B 和氟康唑联合玻璃体腔注射两性霉素 B 的成功结果[70]。球孢子虫感染性眼内炎与慢性肺或播散性球孢子菌病有关[71]。内源性眼内炎少见报道[72]。全身性球虫病的无症状患者可能有不活跃的脉络膜视网膜瘢痕，提示先前有眼内受累[73]。另外，1 例眼部球虫病在全身性疾病治疗 22 年后被报道[74]。内源性真菌性眼内炎的罕见病因包括荚膜组织胞浆菌（Histoplasma capsulatum）[75]、申克孢子丝菌（Sporothrix schenckii）[76]、索拉尼镰刀菌（Fusarium solani）等[77, 78]。

美国传染病学会建议对所有菌血症患者进行眼科评估。这些建议主要是基于以前的研究，发现真菌血症患者的眼部受累率高达 37%[79-81]。最近的研究发现真菌血症患者的眼部受累率在 1%~16%[82-85]。眼部受累率较低的原因是静脉注射的三唑类药物的使用增加，其眼内生物利用度高于静脉注射的两性霉素 B[86]。无症状真菌血症患者的常规眼部筛查存在争议。虽然极少数患有真菌性眼内炎患者无症状，但筛查结果可能不会改变患者的管理，也可能不具有成本效益[82-85]。

六、治疗策略 Treatment Strategies

虽然有报道称[87]，在一名全身性念珠菌病患者简单地拔除受感染的导管后，即可成功治疗脉络膜视网膜炎，但大多数内源性眼内炎患者需要用全身抗菌药物治疗。脉络膜和视网膜是高度血管化结构，这表明全身药物治疗可能足以治疗局限于这些结构的感染，而严重的玻璃体腔感染可能需要玻璃体腔内药物[86]。对于对全身治疗无反应的患者，应考虑玻璃体腔内治疗。目前还没有关于手术技术的确切作用的共识，如平坦部玻璃体切除术（PPV）。眼内炎玻璃体切除术研究（Endophthalmitis Vitrectomy Study，EVS）没有纳入内源性眼内炎患者，因此其结果不直接适用于这些患者[88]。然而，PPV 和玻璃体腔注射抗真菌药物是对初次玻璃体腔和全身抗真菌治疗无效的患者的重要治疗选择。

（一）全身药物治疗 Systemic Pharmacotherapies

尽管 EVS 报道使用系统性阿米卡星和头孢他啶没有额外的益处，内源性细菌性眼内炎患者通常使用系统性抗菌药物来治疗系统性感染。系统药物治疗的选择通常是在咨询传染病或其他医学专家的情况下进行的。通常根据眼部和全身感染的严重程度进行个体化治疗。

全身抗菌药物与玻璃体内不同的渗透有关。例如，在一项前瞻性研究中，据报道静脉注射替考拉宁的玻璃体腔渗透性差[89]。最近一系列的术后眼内炎患者报道，全身美罗培南和利奈唑胺没有提供额外的好处[90]。另外，系统性加替沙星[91] 和莫西沙星[92] 已被报道在非炎症眼（noninflamed eye）中达到潜在的治疗性眼内药物水平，但它们在治疗内源性细菌性眼内炎方面的具体益处尚未得到证实。由于某些患者伴有着血糖异常，加替沙星不再在市场销售[93]。此外，全身性氟喹诺酮类药物与其他严重不良事件有关，包括肌腱病变，尤其是老年人和服用全身性皮质类固醇的患者[94]。

一个病例报道显示，单次静脉注射达托霉素后，玻璃体腔内达托霉素浓度约为血清浓度的 28%，表明该药物在治疗内源性细菌性眼内炎中具有潜在作用[95]。

全身抗生素可能不能预防内源性细菌性眼内炎的发生。一个病例报道表明，尽管开始静脉注射头孢他啶，铜绿假单胞菌性眼内炎仍累及第二只眼[96]。

框 90-6 中综述了常用的全身抗真菌药物。

两性霉素 B 已广泛应用于治疗各种真菌感染。另一种脂质体制剂也可供选择[97]，但该制剂治疗内源性真菌性眼内炎的经验目前有限[98, 99]。两性霉素 B 是静脉注射，通常有治疗感染念珠菌[100]、曲霉菌[101]、芽生菌[102]、球虫菌[72] 和其他真菌。两性霉素 B 的使用受到多种毒性作用的限制，包括肾衰竭、寒战、发热、呕吐、恶心、腹泻、呼吸困难、

框 90-6　全身抗真菌药物

- 两性霉素 B 0.6～1mg/(kg·d)，IV
- 唑类化合物
  - 氟康唑 400～1600mg/d，口服或 IV
  - 伊曲康唑 400～800mg/d，口服或 IV
  - 伏立康唑 6mg/(kg·d)，口服或 IV
  - 波沙康唑 400～800mg/d，口服或 IV
- 白霉素类
  - 卡泊芬金 70mg 负荷量，然后 50mg/d，IV
  - 米卡芬金 50～150mg/d，IV
  - 阿霉素 50～100mg/d

IV. 静脉注射

不适、贫血、心律失常、低钾血症和听力损失[103]。系统性两性霉素 B 的玻璃体腔渗透性相对较差，虽然有报道称单用系统性两性霉素 B 治疗念珠菌性眼内炎是成功的[104]，但这种方法治疗失败率较高[105]。一般选择具有更好的眼内穿透性的全身制剂或全身和玻璃体腔内联合治疗。

唑类药物共同代表了另一类抗真菌药物。咪唑类药物（咪康唑和酮康唑）的使用历史悠久，但大部分已被新的三唑类药物（氟康唑、伊曲康唑、伏立康唑和泊沙康唑）所取代，尽管一个病例报道表明，使用玻璃体内两性霉素 B、口服酮康唑和局部外用纳他霉素治疗内源性地曲霉菌性眼内炎的效果良好[106]。

氟康唑具有良好的胃肠吸收，可口服或静脉注射[107]。全身循环的眼内穿透通常是很好的[108]。一个病例报道记录了一例双侧内源性白色念珠菌性眼内炎患者仅使用氟康唑和 PPV 治疗的良好结果[109]。氟康唑（有无 PPV）也被报道成功地治疗由热带念珠菌（C. tropicalis）、球虫病（Coccidioides immitis）和新生隐球菌（Cryptococcus neoformans）引起的眼内炎[110-112]。氟康唑一般耐受性良好，以胃肠道紊乱为主要报道不良反应[113]。口服氟康唑可能是后极外脉络膜视网膜炎患者、最初静脉注射两性霉素 B 的患者和有中毒风险的患者的一个合适的抗真菌药物选择[114, 115]。

伊曲康唑（itraconazole）也可以口服，但很少用于治疗内源性眼内炎[116]。与其他唑类药物相比，它对曲霉菌有较好的抑制作用[113]，但眼内渗透性

较差。

伏立康唑（voriconazole）是从氟康唑中衍生的第二代合成唑类。可口服或静脉注射。伏立康唑通常对大多数念珠菌［包括对氟康唑耐药的念珠菌，如克鲁西念珠菌（C. krusei）和格拉布拉塔念珠菌（C. glabrata）][117] 及曲霉菌和隐球菌有效[118]。伏立康唑具有良好的体循环玻璃体腔穿透性[119]。据报道，单独口服伏立康唑成功地治疗了 11 例假定为内源性念珠菌性眼内炎的患者[120]。

泊沙康唑（Posaconazole）是一种新的唑类药物，具有抗念珠菌、曲霉菌和合子菌的作用。对其眼内穿透的了解相对较少[121]。口服（或口服加外用）泊沙康唑治疗难治性镰刀菌深层角膜炎或眼内炎已获成功[122, 123]。

常用的棘白菌素包括 caspofungin、micafungin 和 anidulafungin。这些是较新的药物，与两性霉素 B 和唑类药物相比，它们在内源性眼内炎中的应用报道相对较少。caspofungin 可能对抗唑类药物的白色念珠菌有效[124]。一个病例报道记录了单用系统性 caspofungin 治疗光滑隐球菌性眼内炎的成功[125]。第二份报道记录了用系统性 caspofungin 治疗对玻璃体内两性霉素和系统性伏立康唑耐药的烟曲霉性眼内炎[126]。另一项研究发现，静脉注射 micafungin 治疗的内源性真菌性眼内炎患者中，8 只眼的玻璃体内 micafungin（从玻璃体切除样本中测量）水平高于最低抑制浓度[127]。

（二）玻璃体内药物治疗 Intravitreal Pharmaco-therapies

在内源性眼内炎中，玻璃体腔内药物治疗可作为全身药物的辅助治疗。

EVS 没有纳入内源性眼内炎患者，其结果并不直接适用[88]，尽管许多原则是相关的。EVS 使用了真正的万古霉素和丁胺卡那霉素，实现了对革兰阳性和革兰阴性菌的广谱覆盖。在一个已知器官感染引起菌血症的患者中，对怀疑有眼部感染的患者可考虑靶向药物治疗。为降低氨基糖苷类药物中毒的风险，头孢他啶或头孢曲松可作为丁胺卡那霉素的替代药物。头孢他啶与万古霉素混合时可能沉淀，但这似乎不影响其临床疗效[128]。一般建议使用单

独的注射器注射抗生素。据报道，玻璃体腔注射达托霉素治疗 1 例耐万古霉素金黄色葡萄球菌继发双侧内源性眼内炎安全有效[129]。

玻璃体内抗真菌药物列在框 90-7 中。动物研究表明，玻璃体腔注射 5～10μg 两性霉素 B 一般无毒[130]。一组意外使用高剂量治疗的患者报告了严重的非感染性全眼球炎，但在使用剂量高达 500μg 的治疗后，最终获得了良好的视觉效果[131]。单用玻璃体腔注射两性霉素 B 治疗内源性念珠菌性眼内炎，无须全身治疗[132]。一个病例报道记录了使用 PPV、玻璃体内脂质体两性霉素 B 和全身氟康唑治疗双侧内源性白色念珠菌性眼内炎的良好结果[133]。

框 90-7 玻璃体腔内抗真菌药物

- 两性霉素 B 0.005～0.01mg/0.1ml
- 伏立康唑 0.1mg/0.2ml
- 卡泊芬净 0.1mg/0.1ml
- 氟康唑（实验性）
- 氟胞嘧啶（实验性）

玻璃体内氟康唑已在动物模型中进行了试验[134, 135]，但似乎没有比玻璃体内两性霉素 B 更有效，因此临床上很少使用[112]。据报道，玻璃体腔注射酮康唑在兔模型中是安全的[136]，但在人类中的应用还没有报道。

根据动物模型，玻璃体腔注射伏立康唑在 100μg 剂量范围内无毒，对视网膜的毒性可能低于玻璃体腔注射两性霉素 B[137]。玻璃体腔注射伏立康唑，无论是否有 PPV，均已成功治疗内源性真菌性眼内炎患者[138]，包括一名对 PPV 有抵抗的患者，反复注射玻璃体腔注射两性霉素 B 和全身伏立康唑[139]。玻璃体腔注射两性霉素 B 和伏立康唑联合治疗一系列外源性丝状真菌性眼内炎已被证明是有效的[140]。一项研究发现，外源性真菌性眼内炎分离株对玻璃体腔注射伏立康唑的敏感性为 100%，而对玻璃体腔注射两性霉素 B 的敏感性为 69%[141]。

玻璃体腔内皮质类固醇（如地塞米松 400μg）可通过减轻炎症，对某些细菌性或真菌性眼内炎患者有帮助[142]。一般来说，皮质类固醇在适当的抗菌药物开始使用之前应该停止使用，特别是在疑似

真菌病的患者中。

（三）外科治疗 Surgical Treatments

虽然对于哪些患者将从 PPV 中获益还没有达成共识[104]，但手术治疗通常是为已确定玻璃体受累的患者保留的。PPV 具有从玻璃体腔中清除感染性有机体和为培养物提供充足材料的优点[143]。PPV 的缺点包括手术风险，如视网膜脱离、脉络膜脱离或巩膜切开处渗漏。一个大的系列报道了应用 PPV 治疗的患者的疗效改善[15]。在应用 PPV 和全身抗真菌药物治疗的内源性真菌性眼内炎患者中，有一组念珠菌病例未使用辅助性玻璃体腔内抗真菌药物[110]。对于晶状体未受累的有晶状体眼患者，玻璃体手术时不需要进行晶状体切除术[144, 145]。

玻璃体穿刺针阀可用于手术条件差的住院患者或 PPV 器械和支持人员有限的情况下（图 90-4）。对针阀和注射无效的患者应在随后的随访中考虑 PPV。

七、建议的管理 Suggested Management

对于临床怀疑为内源性眼内炎的患者，病史、体格检查和血培养可能有助于确定病因。由于这些病例（特别是细菌性病例）相对少见，因此没有普遍制订的治疗指南[15]。

隐匿的起病、弥漫性玻璃体混浊和脉络膜视网膜浸润提示真菌病因。快速进展和更严重的眼内炎症提示细菌的病因。应考虑玻璃体细胞炎症的其他原因，包括弓形体病、结节病、梅毒、肿瘤病因、扁平部炎和脱血红蛋白玻璃体积血。

对于临床怀疑为内源性眼内炎的患者，应考虑咨询传染病或其他医学专家，以寻找菌血症/真菌血症或其他器官受累的证据。无或轻度玻璃体细胞的脉络膜视网膜浸润患者可通过全身抗菌药物和密切观察进行初步治疗。中度或重度玻璃体炎症患者，或虽经全身治疗但病情进展较轻的患者，可以用全身抗菌药物治疗，也可以 PPV 联合玻璃体内抗菌药物治疗。

使用高怀疑指数和这些治疗建议，许多患者将获得良好的解剖和视觉效果。不幸的是，一些内源性眼内炎患者即使及时适当的治疗也会失去视力。

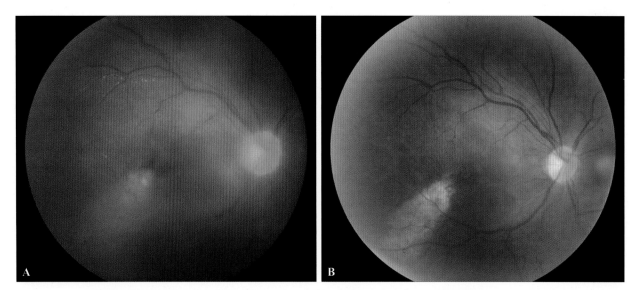

▲ 图 90-4　A. 内源性耐甲氧西林金黄色葡萄球菌眼内炎。注意视网膜下白色病变伴上覆的玻璃炎。B. 经玻璃体腔注射万古霉素、头孢他啶、全身注射万古霉素治疗 4 个月后，患者病情好转。注意清楚的玻璃体和视网膜下瘢痕

急性视网膜坏死综合征
Acute Retinal Necrosis Syndrome

G. Atma Vemulakonda   Jay S. Pepose   Russell N. Van Gelder   著

第 91 章

一、定义 Definition

1971 年，Urayama 及其同事报道了 6 例明显的新综合征[1]，其特征是急性坏死性视网膜炎、玻璃炎、视网膜动脉炎、脉络膜炎和迟发性孔源性视网膜脱离。Young 和 Bird[2] 在 1978 年描述了两个相似的病例，并将该综合征命名为 BARN［双侧急性坏死综合征（bilateral acute necrosis syndrome，BARN）］。随着对单侧和非同步双侧病例的认识，这种疾病被称为急性视网膜坏死综合征（acute retinal necrosis syndrome，ARN）。ARN 综合征的特征是初发性表层巩膜炎或巩膜炎，眶周疼痛，前葡萄膜炎，可能是肉芽肿或星状外观。其次是由于玻璃体混浊、坏死性视网膜炎，以及在某些情况下视神经炎或神经病变导致视力下降。视网膜炎表现为深、多灶、黄白色斑块，通常开始于周边眼底（图 91-1 和图 91-2），然后向心汇合并向后极扩散（图 91-3 至图 91-5），黄斑经常是幸免的。活动性血管炎表现为血管周围出血、血管鞘形成和血栓导致的动脉终末闭塞。活动性视网膜炎通常持续 4～6 周，在此期间可能发生渗出性视网膜脱离[3-8]。

随着分辨率的提高，周围病变的色素沉着开始于后缘，留下扇形外观（图 91-6），在正常和坏死视网膜交界处经常伴有视网膜裂孔。巨大的视网膜色素上皮撕裂可能发生[9]。大约 75% 的未经治疗的眼观察到孔源性视网膜脱离，一般在发病后 1～2 个月内，尽管已经注意到早期的脱离，特别是与单纯疱疹病毒（HSV）相关的病例[3, 6, 8, 10]。玻璃体炎症可导致组织增生性玻璃体视网膜病变[11]，增加视网膜脱离的牵引成分（图 91-7）。前部缺血性视神经病变，也可能导致视力下降。计算机断层扫描[12-14]和超声显示[14]，在伴有明显视盘水肿的 ARN 病例中，视神经鞘增大。ARN 患者可发展为脑膜脑炎，必须对此进行密切评估[15]。即使在没有免疫功能受损且没有脑炎临床证据的 ARN 患者中，对选定病例的磁共振成像也显示外侧膝状体、视束和视交叉的病变[16]，提示病毒通过视网膜神经节细胞的轴浆转运通过中枢神经系统传播。在小鼠模型中已经证明了这一点，有证据表明 HSV1 感染可能通过视交叉从一只眼睛发展到另一只眼睛，并沿着视觉通路发展，导致脑膜脑炎[17]。

在未经治疗的 ARN 病例中，约 36% 累及对侧眼，通常在第一眼发病后 6 周内[9, 18]。然而，第二只眼可能在第一只眼受累后 46 年才受累，即使在第一只眼接受阿昔洛韦治疗后，第二只眼也会受累[19]。以斑片状周边视网膜混浊为特征的轻度 ARN

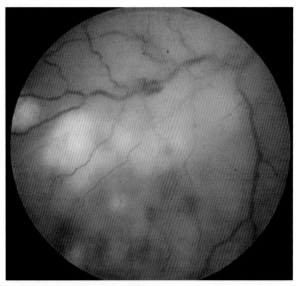

▲ 图 91-1　早期急性视网膜坏死综合征的典型眼底表现为周边坏死性视网膜炎、视网膜内出血和玻璃炎

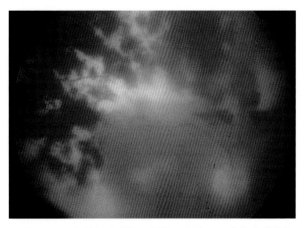

▲ 图 91-2　急性视网膜坏死早期，周边可见白色斑片状视网膜坏死，孤立的坏死区更靠近后极部

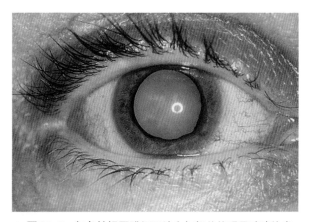

▲ 图 91-3　与急性视网膜坏死综合征相关的明显玻璃体炎。浅层巩膜炎和角膜后沉积物也常在该综合征早期出现

综合征已有报道。这些轻度病例没有迅速融合或导致脱离[20]。目前尚不清楚这种非典型表现是由于增强的阿昔洛韦和皮质类固醇治疗的结果，还是反映了广泛的疾病严重程度。此外，原发性水痘后 ARN 的发病率较少[21]。

二、患者人群 Patient Population

英国眼科监测单位报告，ARN 综合征的发病率为每年每百万人口 0.63 例，年龄在 10—94 岁，男女发病率几乎相等[22]。ARN 综合征最常见于其他健康患者。然而，ARN 患者可能表现出亚临床免疫功能紊乱。在 216 例 ARN 患者的回顾性研究表明，有 16% 的患者细胞免疫功能受损[23]。对 ARN 患者的皮肤测试显示，7 例患者中有 5 例无反应，1/3 的患者淋巴细胞增殖指数异常[24]。然而，皮肤无能（cutaneous anergy）的意义尚不清楚，因为带状疱疹感染患者经常表现为无能[25]。特定的 HLA 单倍型可能增加 ARN 综合征的相对危险性，如美国白人[26]患者的 HLA-DQw7 抗原、Bw62 和 DR4 表型及日本患者的 HLA-Aw33、B44 和 DRw6 表型[27]。脑脊液细胞增多症常伴发于该综合征[9, 13, 28]，已证实部分病例鞘内产生抗疱疹病毒抗体[4]。一些患者在出现水痘 – 带状疱疹感染的皮肤表现[29, 30]［如原发性水痘、带状疱疹 – 眼病或拉姆齐 – 亨特综合征（Ramsay Hunt syndrome）］之前、之后或同时出现 ARN。单侧 ARN 在单纯疱疹性角膜炎后也被发现[31]。ARN 后弥漫性脑萎缩和迷路性耳聋已被报道[32]，一些研究者认为 ARN 是葡萄膜脑膜综合征之一[14]。

急性坏死性视网膜炎临床上与 ARN 相同，或与 ARN 有许多共同的特点，在免疫功能低下的患者中已有报道。1985 年，ARN 首次在免疫功能低下患者中被描述[33]，最大的病例系列描述了艾滋病患者中 26 例 ARN，注意到一个普遍的暴发过程[34]。这些免疫功能低下患者的视网膜炎的原因可能是多种多样或多因素的。例如，一名艾滋病患者死于 ARN 样综合征并发脑炎，死后检查时，单纯疱疹病毒抗原定位于中枢神经系统[35]。相比之下，一些免疫功能低下的患者出现带状疱疹皮肤表现相关的 ARN[36]。尽管 ARN 综合征最初被定义为在其他健康患者中出现，但许多权威机

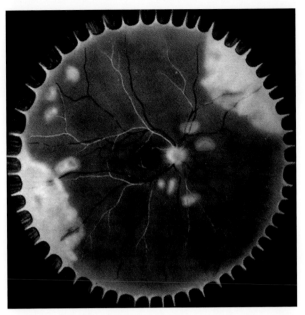

▲ 图 91-4 早期急性视网膜坏死综合征的眼底表现，周边视网膜白化和动脉血管炎。这一阶段的疾病常伴有明显的玻璃体炎和视网膜内出血

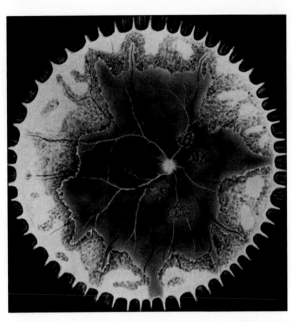

▲ 图 91-6 在活动性视网膜炎消退过程中，病变从后边缘开始变为色素沉着，在坏死和正常视网膜之间留下扇形边界

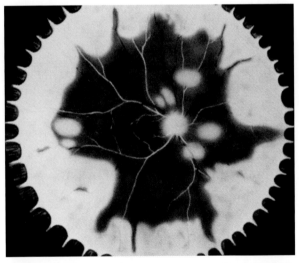

▲ 图 91-5 周边性视网膜炎呈 360° 融合，并伴有闭塞性血管炎和视乳头炎

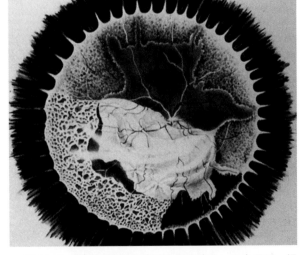

▲ 图 91-7 急性视网膜坏死综合征发病 1～2 个月后，视网膜裂孔和增生性玻璃体视网膜病变可导致牵引-孔源性视网膜脱离

经许可，图片转载自 Clarkson JG, Blumenkranz MS, Culbertson WW, et al. Ophthalmology 91: 1665–1668, 1984.

构已经将诊断标准扩大到包括免疫功能低下的宿主 [36–39]。定义 ARN 综合征的唯一依据是临床症状和体征的演变，而不是患者的特定病原体或免疫状态（见下文的鉴别诊断）。

一些全身性药物和疾病似乎增加了 ARN 综合征的风险。已有几篇关于纳塔利珠单抗（natatlizumab）治疗多发性硬化症之后 ARN 的报道 [40, 41]。在水痘、带状疱疹 [42, 43] 和流感疫苗接种后 [44]，也有一些

关于 ARN 综合征的报道，尽管这些病例很少出现。HSV 病毒性脑炎也被认为是继发 ARN 综合征的危险因素 [45–48]。

许多报道都记录了眼内或眼周类固醇注射后的 ARN 综合征 [49–51]。在玻璃体腔内植入地塞米松（Ozurdex®）[52] 和玻璃体腔内植入氟环松丙酮

（Retisert®）[53] 后，也有 ARN 综合征的报道。然而，在一项对注射后病毒性视网膜炎病例的回顾中，30 例报道病例中有 23 例是巨细胞病毒性视网膜炎（CMV），只有 6 例是单纯疱疹病毒（HSV）或水痘–带状疱疹病毒性视网膜炎（HIV）[54]。玻璃体内或眼周注射类固醇后 ARN 综合征的发病率目前尚不清楚，但似乎很少见。

三、病因学 Etiology

相当多的证据表明，在 ARN 综合征的病因中有多个疱疹病毒家族成员。在众多的研究中，VZV 是最常见的病毒分离株[55]，高达 66.7%[56]。VZV 是在发病早期从一只被摘除的盲眼的玻璃体组织培养中分离出来的，通过免疫细胞学染色在视网膜组织中鉴定出特异性水痘–带状疱疹抗原（图 91-8）[57]。另外 2 例 ARN 的坏死视网膜组织（图 91-9）中，通过电子显微镜鉴定出 VZV[58]。多聚酶链反应（PCR）[59] 已证实 ARN 患者眼内液中存在水痘–带状疱疹 DNA，并用配对血清–眼内液抗体水平的 Witmer 商数诊断为水痘–带状疱疹[60, 61]。水痘–带状疱疹抗原已在 ARN 综合征患者的玻璃体抽吸物中得到证实[62]。

ARN 病毒分离株的限制性内切酶谱与典型水痘–带状疱疹病毒株相似，对一组抗病毒药物表现出相似的敏感性[63]。虽然在与 ARN 综合征相关的水痘–带状疱疹病毒中观察到了菌株的异质性[64]，但是这些数据并不支持 ARN 病毒代表 VZV 突变株

的观点，该突变株在病毒胸苷激酶或 DNA 聚合酶基因中具有显著改变。因此，为什么"旧病毒"会导致"新"综合征仍然是个谜。

许多报道表明疱疹病毒家族的其他成员可能引起 ARN[56]。许多研究表明单纯疱疹病毒与并发的单纯疱疹性皮肤病变有关[65]，玻璃体细胞上检测到单纯疱疹抗原[7]，在水或血清中存在含有单纯疱疹抗原的免疫复合物[66]，针对单纯疱疹病毒的眼内抗体合成的文献，单纯疱疹血清抗体水平的诊断变化[61]、单纯疱疹[67] 的 PCR 检测或玻璃体培养的单纯疱疹[3, 8, 57]。有几个病例被描述了由 HSV 2 型再激活引起的 ARN[59, 67, 68]。有趣的是，单纯疱疹 2 型患者似乎比单纯疱疹 1 型或水痘–带状疱疹患者（平均 40 岁）年轻得多（平均 21 岁）[61, 69, 70]。日本的 ARN 综合征患者中 HSV-2 引起疾病的比例可能高于美国，这可能与 HSV-1 和 HSV-2 在该人群中的流行病学分布变化相一致[71, 72]。由 1 型单纯疱疹引起的 ARN 综合征患者比由水痘–带状疱疹引起的疾病患者更易患脑炎或脑膜炎[45-48, 69, 73]。

在一项研究中[74]，培养了 1 例 ARN 患者的视网膜组织中培养出 CMV 抗原，但未发现巨细胞或电子致密的细胞质包涵体。在另一个病例中，PCR 在一个免疫活性的个体中检测到 CMV，其玻璃体对水痘–带状疱疹和 HSV 1 型和 2 型均为阴性[75]。Epstein–Barr 病毒也被假定在一些 ARN 综合征病例中[76, 77]，其中一例报道显示组织病理学证实[78]。然而，由于 20% 的正常尸眼中发现了 EBV，因此在

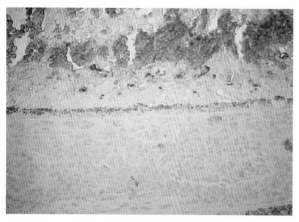

▲ 图 91-8　水痘–带状疱疹抗原（棕色）可见散在于坏死视网膜各层的细胞中

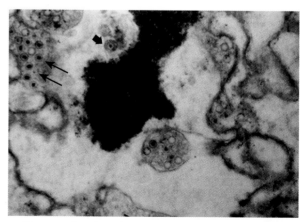

▲ 图 91-9　坏死视网膜的超微结构研究显示多个 100nm 核衣壳（双箭）和典型的疱疹病毒型有包膜的病毒颗粒
图片由 MS Blumenkranz 提供

做出这一诊断时应谨慎[79]。有一项研究通过 PCR 发现 16.7% 的 ARN 患者存在 EBV，但每个病例 PCR 的 VZV 结果也均为阳性[56]。人类疱疹病毒 6 型（HHV-6）是一种新近发现的 HHV，也很少与 ARN 样表现相关[80, 81]。

四、病理特征 Pathologic Features

在 ARN 早期摘除的盲眼的研究显示视网膜坏死、出血和大量玻璃体碎片。视网膜坏死为全层，下方的脉络膜炎，可能是肉芽肿（图 91–10）。水痘 – 带状疱疹病毒 DNA 和抗原已在疾病晚期眼球摘除眼脉络膜浸润的淋巴细胞中鉴定[82]。视网膜各层细胞和视网膜色素上皮细胞内的嗜酸性核内包涵体是疱疹病毒成员可能的病毒病因的第一个线索[58]。有视网膜动脉炎的组织学证据（图 91–11），尽管在血管内皮中没有发现病毒颗粒。免疫细胞学方法已证实含有水痘 – 带状疱疹病毒抗原的免疫复合物在视网膜血管壁的沉积，并可能在活动期的血管炎中起作用。血管炎不仅限于视网膜血管，还可累及眼外肌（图 91–12）。在 ARN 患者的眼内液中也发现了单纯疱疹免疫复合物。

视网膜组织的超微结构研究显示，含有 180mm 二十面体衣壳的病毒颗粒，与疱疹病毒组的颗粒一致（图 91–8）[58]。视神经大部分坏死，大量浆细胞浸润，但在视神经中未发现病毒颗粒或抗原。与急性视神经感染的确凿证据相比，病毒抗原或颗粒的缺失可能更能反映出在这些罕见病例中进行眼球摘

除时疾病过程中的时间点。在 ARN 早期观察到的多灶性深部视网膜炎与病毒的血源性传播或通过双侧神经途径传播到眼睛是相容的。单纯疱疹病毒建立的 ARN 动物模型表明，ARN 的传播是通过下丘

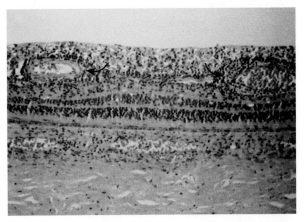

▲ 图 91–11　急性视网膜坏死中视网膜血管炎的组织学证据（箭）
图片由 Robert Y Foos 提供

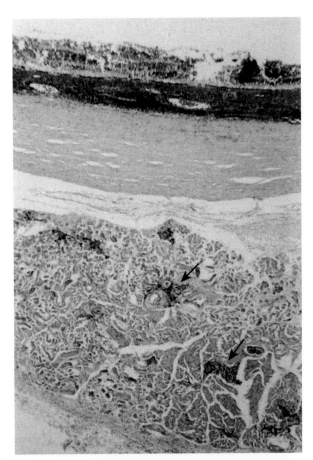

▲ 图 91–12　急性视网膜坏死的下斜肌可见血管周围炎症病灶（箭）
图片由 Robert Y Foos 提供

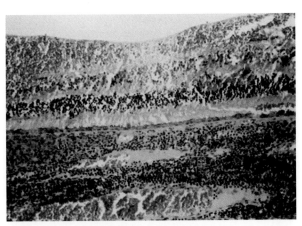

▲ 图 91–10　急性视网膜坏死病例的显微照片显示全层视网膜坏死伴有潜在的肉芽肿性脉络膜炎
图片由 Robert Y Foos 提供

脑视交叉上核与对侧视网膜间的逆向轴突传递扩散到对侧眼[83]。

ARN 的视网膜坏死可能是多种因素的结果，包括视网膜直接溶解性病毒感染、免疫复合物疾病介导的闭塞性动脉炎、脉络膜炎症和阻塞、T 细胞介导的炎症和玻璃体炎症。所有这些因素都会导致合并牵引性孔源性视网膜脱离。

五、鉴别诊断 Differential Diagnosis

美国葡萄膜炎学会于 1994 年公布了急性视网膜坏死综合征的诊断标准[39]。根据这一定义，ARN 综合征的诊断仅依赖于观察到的临床表现及其进展。诊断 ARN 综合征既不需要病原学鉴定，也不需要了解患者的免疫状态。诊断标准分为强制性和辅助性两类，总结见表 91-1。根据这个定义，假定由疱疹病毒引起的视网膜病变［但不是其他公认的综合征的一部分，如 CMV 视网膜炎或进行性外层视网膜坏死（见下文）］包含在坏死性疱疹性视网膜病变的总称下。日本 ARN 研究小组提出了一套类似的疾病标准[84]。

表 91-1　美国葡萄膜炎学会急性视网膜坏死综合征诊断标准

要求的临床标准	支持性临床标准
一个或多个边缘离散的视网膜坏死灶，位于周边视网膜	视神经病变 / 萎缩
未经治疗的疾病迅速发展	巩膜炎
疾病向外周传播	疼痛
闭塞性血管病和小动脉受累的证据	
玻璃体和前房明显的炎症反应	

ARN 的鉴别诊断包括 CMV 视网膜病变、梅毒性视网膜炎、弓形体病（尤其是免疫功能低下的宿主）、大细胞淋巴瘤和急性多灶性出血性视网膜血管炎。更广泛的鉴别诊断包括弓蛔虫病、真菌性或细菌性视网膜炎、扁平部炎、白塞病、结节病、视网膜震荡、视网膜中央动脉或眼动脉阻塞、眼缺血综合征、胶原血管病、眼内白血病 / 淋巴瘤（包括 T 细胞介导的[85]）和视网膜母细胞瘤。

ARN 综合征不同于人类免疫缺陷病毒（HIV）感染患者报道的水痘 - 带状疱疹性视网膜炎的一种单独形式，有时被称为"进行性外层视网膜坏死综合征"（progressive outer retinal necrosis syolrome）或 PORN[66, 86]。后一个疾病与某些 ARN 病例有共同的病原体，但在其他方面是不同的。其特点是多灶、斑片状脉络膜和后极部深层视网膜混浊，最初可能在旁中心凹。鉴别该综合征与 ARN 的其他特征包括无玻璃体或前房炎症或活动性血管炎。PORN 从后极迅速发展到累及整个视网膜，导致广泛的视网膜坏死和萎缩。尽管水痘 - 带状疱疹 - 视网膜炎是一种常见的病因，但不能称之为 ARN 综合征。事实上，这两种疾病甚至可能影响同一患者的不同眼睛[87]。

尽管 ARN 综合征是一种建立在不断变化的体征和症状群基础上的临床诊断，在许多情况下可能是病理诊断，但在非典型或疑难诊断的情况下，辅助的临床病史或实验室检查可以支持诊断。评估患者的免疫能力水平很重要，因为对 HIV 和梅毒的血清阳性的了解可能有助于确定适当的特异性诊断。诊断性玻璃体切除术适用于诊断不明确的病例。检测玻璃体标本中疱疹病毒最敏感、最特异的方法是聚合酶链反应（PCR）。PCR 检测能够从玻璃体活检中检测到单一的水痘 - 带状疱疹病毒[88]。多重疱疹病毒的同步聚合酶链反应（PCR）已被用于筛查非典型 ARN 病例中的病原体，并提示 CMV88 和 HSV59 都可能是 ARN 的潜在病因。PCR 可用于 VZV、HSV、CMV 和弓形体病的多重检测[89]。即使在多重检测中，每一种的灵敏度至少是每微升 10 个基因组。应用定量 PCR（qPCR）技术可以准确估计病原菌载量[90, 91]。定量 PCR 可用于跟踪抗病毒药物对疾病的反应[92]。然而，PCR 的高度敏感性可能是个问题。已经有报道称，可能通过扩增宿主组织中的潜伏病毒而产生假阳性结果[88]。也可能出现假阴性结果。对于病毒 DNA 的 PCR 阴性检测的阴性预测值，目前尚未达成共识。PCR 需要细致的技术性能以避免特异性问题，最好由具有丰富经验的实验室进行。在大多数情况下，当面临病毒性视网膜炎时，PCR 的房水和（或）玻璃体取样已成为首选的诊断试验[56, 93, 94]。

在 PCR 为阴性但临床怀疑度较高的病例中，可采用视网膜内活检。在急性期从正常视网膜和坏死视网膜之间的过渡区取活检大大提高了诊断率。获得配对的血清和眼内液体样本，计算修正的 Goldmann-Witmer 系数（Goldmann–Witmer coefficient，GWC）可确定诊断。随着 PCR 技术的广泛应用，GWC 检测的应用越来越少，临床应用也越来越少 [56, 93, 94]。然而，GWC 检测在疾病晚期可能更有价值，因为病毒 DNA 消失，但免疫反应增强 [60, 95]。

六、治疗与预后 Treatment and Prognosis

ARN 综合征的治疗是复杂的，必须针对该疾病的许多致病因素和病程时间方面，以及手头的具体玻璃体视网膜病理学发现进行个体化治疗。ARN 伴轻度或轻微炎症的病例报道，ARN 没有进展为广泛的视网膜坏死、牵引或脱离 [20, 21]。鉴于 ARN 的相对罕见性，尚未对其进行对照、随机、前瞻性治疗研究，因此目前的建议仅基于单个病例数据和病例系列。早期研究表明，典型 ARN 综合征的自然病史对未经治疗的眼睛的预后通常很差 [9]，只有 28% 的患眼由于孔源性视网膜脱离（75% 的患眼）、视神经功能障碍或黄斑异常而获得优于 20/200 的最终视力。近年来，抗病毒治疗和玻璃体切除技术的出现 [96]，已将这种程度的视力丧失减少到不到 1/3 的病例 [12]。在早期发现并积极应用阿昔洛韦和激光光凝治疗的一系列病例中，12 例患者中 13 只眼的结果显示，46% 的患者视力为 20/40 或更好，92% 的患者视力为 20/400 或更好 [97]，（尽管应该指出的是，预防性激光光凝的使用比过去更有争议 [98, 99]，见下文）。另一项对 53 名患者 62 只眼的近期结果研究显示，结果不太理想，51% 的患者需要手术治疗，45% 的患者有良好功能结果 [100]。结果似乎取决于病毒类型。在一项对 74 例 81 只眼的回顾性研究中，VZV 的视力预后明显比 HSV 患者差，视网膜脱离的风险是 HSV 患者的 2.5 倍 [101]。Meghpara 等 [99] 回顾了 25 例患者中的 25 只眼，随访至少 1 年，其中一半接受过玻璃体内抗病毒药物治疗，所有患者都接受过全身治疗。他们注意到 25 只眼中有 5 只眼发生视网膜脱离，出现更大程度的视网膜炎是预后不良的主要危险因素。

阿昔洛韦已被用于限制病毒对视网膜组织的直接细胞病变作用。根据组织培养中病毒斑块减少 50% 所需的剂量（ED50），口服阿昔洛韦可导致亚治疗血清水平；相反，静脉注射阿昔洛韦（每 8 小时 13mg/kg）可导致玻璃体内阿昔洛韦水平超过 ARN ED50 的 3 倍 [4]。ARN 患者静脉注射阿昔洛韦（分三次给药，每天 1500mg/m²）后，在治疗开始后 3.9 天首次发现视网膜病变消退，没有出现新的病变，现有病变没有进展 [19]。从历史上看，静脉注射 5～10 天之后，口服带状疱疹剂量的阿昔洛韦（800mg 口服，每天 5 次，假设肾功能正常）长达 6 周，在免疫功能低下的患者中持续时间更长。静脉注射阿昔洛韦后，也可使用伐昔洛韦（口服 1g，每天三次）或泛昔洛韦（口服 500mg，每天三次）[102, 103]。阿昔洛韦的不良反应包括肾功能下降、胃肠道刺激、静脉炎、中枢神经系统功能障碍和过敏反应。阿昔洛韦对水痘–带状疱疹病毒、HSV 1 型和 2 型（两者都与 ARN 有关）和 Epstein-Barr 病毒有很强的抗病毒作用，但对 CMV 的活性较低。伐更昔洛韦对 VZV、HSV 和 CMV 有效，但 FDA 目前只批准用于 CMV 视网膜炎。

近年来，许多临床医师开始在门诊使用口服抗病毒药物来诱导 ARN 的治疗 [104–106]。前药如伐昔洛韦和泛昔洛韦有较高的全身吸收，对 VZV 和 HSV 有活性，可用于预防第二只眼受累 [3, 107]。另一种前药伐更昔洛韦也被用于其他情况 [108]。治疗算法使用伐昔洛韦 1g，每日 3 次，口服泛昔洛韦 500mg，每日 3 次，或伐更昔洛韦 450～900mg，每日 2 次，直到观察到视网膜炎完全消退。一些临床医师使用更高剂量的伐昔洛韦，每天 3～4 次，每次 2g，以达到治愈目的 [109]，尽管在这个更高剂量下有一些肾功能损害或精神状态改变的风险 [110]。这些药物通常在 1.5～75.7 个月内逐渐减少 [98, 111]。最近的研究没有发现静脉注射比口服诱导治疗有显著的优越性，但是这些研究是回顾性的，并且受到这种疾病相对罕见性的限制。考虑到脑炎的风险，尤其是 HSV-1 相关疾病患者，有必要密切监测患者的精神状态。

最近的研究表明，玻璃体腔内抗病毒药物在

ARN 综合征的治疗中有辅助作用。更昔洛韦（通常 2～4mg/0.1ml）和膦甲酸钠（2.4mg/0.1ml）已被使用，根据临床反应，注射通常在 48～72h 重复。早期使用玻璃体内抗病毒药物也为玻璃体取样［类似于眼内炎的"抽吸和注射"（tap and inject）］提供了机会，允许基于 PCR 鉴定致病病毒。在一个小的系列中，三名患者接受玻璃体腔注射更昔洛韦以及静脉注射膦甲酸钠、更昔洛韦或阿昔洛韦均获得了良好的疗效，而在另一个系列中，三名患者尽管静脉注射阿昔洛韦有进展[112]，但仍对玻璃体腔内抗病毒治疗有反应[113]。类似的方法也被用于进行性外层视网膜坏死[114, 115]。在一组 81 只眼 ARN 综合征患者中，玻璃体腔注射膦甲酸钠治疗视网膜脱离的发生率比单纯全身治疗低 40%[101]。Yeh 等[116, 117]比较了 12 名接受玻璃体腔和全身抗病毒药物治疗的患者和 12 名仅接受全身治疗的患者。该组发现接受联合治疗的患者更容易获得视力，更不容易发生脱离，联合治疗组进展为严重视力丧失的概率为 0.13/ 患者年，而单纯全身治疗组为 0.54/ 患者年。然而，Tibbetts 等[118]研究了 58 例 ARN 患者的队列，其中 36 例仅用阿昔洛韦治疗，22 例用较新的药物和（或）玻璃体内抗病毒药物治疗，发现两组的疗效相当，每组 24% 的患者视力达到 20/200 或更差。

缺血性视神经病变可导致 ARN 患者视力的急性下降，因此在抗病毒治疗开始后早期进行了阿司匹林等抗凝药和大剂量口服类固醇的试验。全身皮质类固醇也可以限制眼内炎症和玻璃体反应，但通常只有在静脉注射阿昔洛韦 24～48h 后才开始。ARN 视神经内未见病毒颗粒或抗原，视神经功能障碍可能是血管内皮细胞肿胀缺血、小动脉血栓闭塞、炎性细胞浸润所致。据报道，根据 5- 二磷酸腺苷聚集试验和部分凝血酶原时间测定，7 例双侧 ARN 患者中有 6 例出现血小板过度聚集[119]。尽管进行抗凝或抗血小板治疗，ARN 患者仍有视神经功能障碍的报道。研究采用视神经鞘开窗联合阿昔洛韦治疗一小部分伴有视神经病变和视盘水肿的 ARN 患者，报道 8 只眼中有 6 只眼的最终视力改善[14]。在视神经病变开始后 12 天内接受减压术的亚组获得了更好的结果。

在目前抗病毒治疗技术之前的早期研究中，36% 的 ARN 患者第二只眼受累，通常在第一只眼受累后 6 周内[19]。最近的研究表明，适当的抗病毒治疗可使对侧眼受累率降到 3%[118]。虽然一份报道显示，当全身治疗进行超过 14 周时，可以显著减少对侧眼的风险，但预防对侧眼受累的系统治疗的持续时间尚未确定，但一般认为风险在 6～12 周内降低[120]。然而，据报道，在第一只眼受累 46 年后出现了双侧 ARN[121, 122]，这就提出了一个问题，即对 ARN 综合征一只眼失明的患者进行长期或终身预防的效用。第二眼受累的风险也可能取决于致病因素。此外，罕见的重新激活原受累眼的病例已有报道[123]。

正常视网膜和坏死视网膜交界处的视网膜裂孔，以及随后的增殖性视网膜病变，造成复杂的牵引 - 孔源性视网膜脱离，是 ARN 治疗中的一个难题。然而，Peyman 等[7, 18]在对尚未发生脱离的活动性 ARN 病例进行的一项非对照研究中，对静脉注射和玻璃体腔注射阿昔洛韦联合预防性玻璃体切除术和巩膜扣带术的选定患者取得了良好的结果，其他患者无法通过类似的治疗来预防视网膜脱离，尽管还有其他研究者发现继发性脱离的发生率降低，但最终平均视力没有改善[125]。

在一项对 12 名 ARN 患者 13 只眼的研究中，尽管静脉注射阿昔洛韦治疗，视网膜脱离的发生率为 84%，表明单纯抗病毒治疗不能有效地预防视网膜脱离。

近年来，预防性激光的使用一直是一个争论不休的问题。一些研究已经证明了在活动性视网膜炎区域后进行预防性激光光凝的益处[28, 58, 97, 126]，而另一些研究发现视网膜脱离的风险没有降低[98, 127]。这种变异性的一个原因可能是这些研究中使用的样本量小。研究人员还假设，接受预防性光凝治疗的眼，其玻璃结炎较少，从而可以进行治疗。有人认为坏死视网膜上的玻璃炎会增加视网膜脱离的风险。他们进一步解释了由于介质混浊而不能接受预防性光凝治疗的眼比那些玻璃炎少，随后介质更清晰的眼有更高的视网膜脱离风险[98]。如果没有前瞻性的随机对照研究，这个问题可能无法得到明确的答案。

一项研究发现，视网膜脱离在症状出现后的 9~148 天内都会出现，所以每次就诊时都要仔细检查这些眼睛[56]。随着现代显微外科技术的应用，包括玻璃体内硅油、气－液交换、标定激光光凝和长效气体填塞，高比例的视网膜可以解剖复位。在最近一项研究中，10 例患者的 12 只眼接受了视网膜脱离手术，平均随访 4.4 年，没有再脱离或低眼压的病例[128]。然而，必须仔细选择患者，并且必须记住，尽管在解剖上成功地进行了视网膜复位，但脱离前由于黄斑部皱褶或功能障碍而导致已知的视神经萎缩或视力低下的患者不太可能获得视功能的改善。有几项研究观察了预防性玻璃体切除术是否能改善预后[129-131]。然而，48 只眼预防性玻璃体切除术与 56 只眼常规治疗的最大研究发现[132]，预防性治疗组的结果没有改善。

ARN 综合征仍然是一个相对较新的描述，潜在的视觉破坏性疾病与多因素的发病机制。它的成功治疗似乎取决于抗病毒化疗、缺血性血管病的控制和增殖性玻璃体视网膜病变的预防等方面的进一步进展。

第七部分
其 他
Miscellaneous

第92章

眼后节的药物毒性
Drug Toxicity of the Posterior Segment

Michael T. Andreoli　Robert A. Mittra　William F. Mieler　著

一、概述 Introduction

各种全身性（以及选择局部和玻璃体腔内）药物与视网膜异常和（或）毒性有关。幸运的是，在大多数情况下，停药后视觉功能的丧失是最小的，甚至有时是可逆的。然而，在某些情况下，可能会出现永久性或渐进性的视力丧失。我们介绍了那些已知的药物会产生一个很好的描述异常，并忽略了其他尚未明确证明会导致视网膜异常。这些药物根据其产生的视网膜毒性类型进行分类，并在框 92-1 中总结。

框 92-1　视网膜毒性模式

视网膜和视网膜色素上皮破裂
- 氯喹衍生物
  - 氯喹
  - 羟基氯喹
- 吩噻嗪类
- 硫哒嗪
- 氯丙嗪
- 硫酸奎宁
- 氯法齐明
- 去铁胺
- 皮质类固醇制剂
- 顺铂和 BCNU（卡莫司汀）

血管损伤
- 硫酸奎宁
- 顺铂和卡介苗
- 滑石
- 口服避孕药
- 氨基糖苷类抗生素
- 万古霉素
- 干扰素（卡莫司汀）
- 麦角生物碱
- 苯丙醇胺

囊样黄斑水肿
- 肾上腺素
- 拉坦前列素

- 烟酸
- 紫杉醇 / 多西紫杉醇
- 芬戈莫德

视网膜皱褶
- 乙酰唑胺
- 氯沙利酮
- 乙氧唑酰胺
- 氢氯噻嗪
- 甲硝唑
- 磺胺类抗生素
- 三安替林
- 托吡酯

结晶样视网膜病变
- 三苯氧胺
- 角黄素
- 甲氧氟烷
- 滑石
- 呋喃妥因

葡萄膜炎
- 利福布丁
- 西多福韦

其他
- 地高辛
- 甲醇
- MEK 抑制剂

二、视网膜和视网膜色素上皮破裂 Disruption of the Retina and Retinal Pigment Epithelium

（一）氯喹衍生物 Chloroquine Derivatives

1. 氯喹 Chloroquine

氯喹在第二次世界大战中首次被用作抗疟药。

目前，该药用于阿米巴病、类风湿关节炎、系统性红斑狼疮的治疗，且在美国以外的国家主要用于预防疟疾。长期每日使用氯喹导致视网膜色素上皮和神经感觉性视网膜变性的视网膜毒性已经得到很好的描述[1-7]。然而，当使用高于当前推荐剂量［3mg/（kg·d），使用瘦体重 / 净体重（lean body weight）］的剂量时，大多数视网膜病变病例已经发展[8]。形成毒性特征通常需要每日剂量超过 250mg，总累积剂量在 100～300g[9]。一项研究显示，每天平均服用 329mg 氯喹的患者视网膜病变的发生率为 19%[10]。相反，严格遵守每日低剂量，即使累积剂量超过 1000g，视网膜异常的发生率也很低[11]。

旁中心凹暗点可能是视网膜毒性的最早表现，可先于任何检眼镜或视网膜电图异常的发展[12]。在典型的牛眼黄斑病变（bull's eye maculopathy）发生之前，眼底检查通常会出现轻微的黄斑色素斑点，伴有中心凹光反射消失（图 92-1），在牛眼样黄斑病变中，可以看到中心凹周围有一个色素沉着区包围的色素脱失环（图 92-2）。当视网膜色素上皮异常累及中心凹时，视力下降。周边视网膜可显示色素斑点，严重时可发展为原发性视网膜退行性变、视网膜血管狭窄、视盘苍白，最终失明（图 92-3）。

停止氯喹治疗后，早期的黄斑细微改变可能会恢复正常。尽管停药后晚期病例可能仍有进展，但大多数患者在长期随访后仍保持稳定[13, 14]。然而，氯喹是非常缓慢地从体内排出的。在患者最后一次摄入已知药物 5 年后，仍可在血浆、红细胞和尿液中检测到[15]。这种长期存在可能是氯喹视网膜病在停药后 7 年或更长时间出现延迟发作的罕见病例的原因[16, 17]。荧光素血管造影（FA）可能有助于早期显示黄斑色素异常（图 92-1 和图 92-2）。在色素紊乱的区域，FA 上的毛细血管损伤的证据很小。视网膜电图（EGR）和眼电图（EDG）可能在早期异常，尽管 EOG 有时最初是超正常的，对诊断没有帮助[18]。病理组织学切片显示视网膜色素上皮色素沉着丧失，外层视网膜层色素细胞聚集，光感受器受损和减少[19]。电镜研究显示视网膜损伤更为广泛，尤其是神经节细胞层[20]。在接受氯喹治疗的患者中，视网膜神经纤维层厚度与正常人相比显著降低，且与每日服用剂量有关[21]。眼底自发荧光（FA）

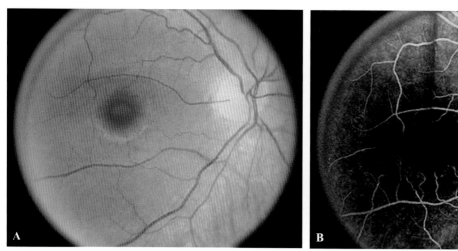
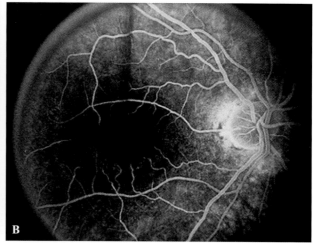

▲ 图 92-1 早期氯喹毒性

照片（A）和荧光素血管造影（B）显示早期中心凹周围色素变化。引自 Mieler WF. Focal points. American Academy of Ophthalmology, December 1997.

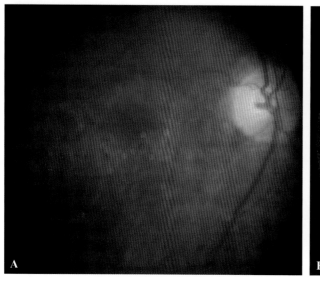
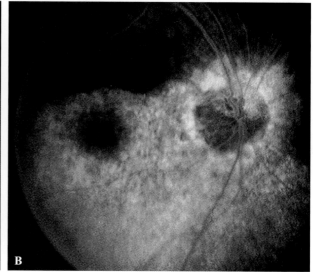

▲ 图 92-2 晚期氯喹毒性

患者的晚期照片（A）和荧光素血管造影（B）显示了明显的进展和晚期广泛的色素变化。引自 Mieler WF. Focal points. American Academy of Ophthalmology，December 1997.

和光相干断层扫描（OCT）结果表明，神经节细胞层最早受到毒性的影响，尤其是在视网膜血管周围[22]。

与吩噻嗪类药物（见后文）一样，氯喹与黑色素结合，并集中在 RPE 和葡萄膜组织中[23]。氯喹的毒性可能是通过破坏视网膜色素上皮和神经视网膜的溶酶体功能，抑制关键酶和干扰其代谢功能来介导的[16, 24, 25]。

随着羟基氯喹（hydroxych loroquine）（一种毒性较低但非常类似的药物）的出现，氯喹的使用逐渐减少。最近对羟基氯喹的毒性筛选进行了更全面的评估（见下文），类似的测试也可能适用于氯喹。在早期毒性中，色觉可能异常，使用标准伪等色板第 2 部分（SPP-2）或美国光学 Hardy-Rand-Rittler（American Optical Hardy Rand Rittler，AO-HRR）色觉板可为异常的检测提供足够的灵敏度和特异性[26, 27]。在早期毒性反应中，多焦 ERG 检查可能是异常的，即使其他检查如视野和全视野 ERG 是正常的[28, 29]。

2. 羟基氯喹 Hydroxychloroquine

鉴于氯喹的毒性发生率，大多数风湿病学家更喜欢羟基氯喹治疗类风湿关节炎（rheumatoid arthritis，RA）和系统性红斑狼疮（systemic lupus erythematosus，SLE）。虽然它能产生与氯喹相同的视网膜病变，但它的发生率要低得多[30-33]。毒性包括视力下降、旁中心暗点和牛眼样黄斑病变（图 92-4 和图 92-5）[34-39]。这些患者中的许多人接受的剂量高于推荐的每日 6.5mg/kg，但在低剂量时也出现了典型的眼底检查结果[34, 36, 39-41]。患者服用药物的时间越长，毒性筛选就越重要，因为经过 5～7 年的治疗和（或）1000g 的累积剂量，毒性接近 1%[42-44]。

考虑到其低产量、高成本和难以早期诊断病情以防止损害，一些作者质疑筛查的实用性[45-48]。然而，如果早期发现视网膜和功能的变化，就可以避免严重的视力损害[41, 49]。

修订后的美国眼科学会筛查指南包括在治疗开始时进行的基线检查。治疗前 5 年的筛查检查可在常规眼科检查期间进行（间隔时间由患者年龄和是否存在视网膜或黄斑疾病决定）[50]。早先的建议强调按重量给药。由于大多数患者每天服用 400mg 的羟氯喹，除身材矮小者［一般身高不超过约 1.57m（5 英尺 2 英寸）］外，所有患者都可以接受该剂量。这些患者应该根据他们的理想体重给药，否则可能会过量[51]。此外，如果患者有肾或肝功能不全，可

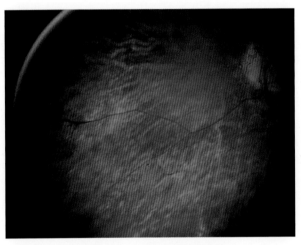

▲ 图 92-3　氯喹性视网膜病变

这张照片显示了在晚期病例中可能出现的骨细胞样色素变化。外观与终末期视网膜色素变性相似

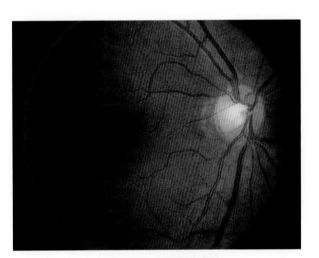

▲ 图 92-4　羟基氯喹毒性

照片显示中央黄斑有非特异性的色素变化

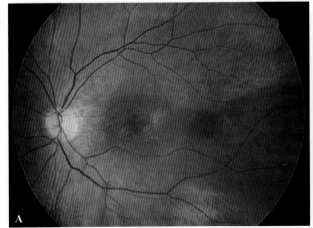

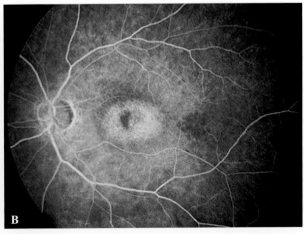

▲ 图 92-5　羟基氯喹毒性

照片（A）和荧光素血管造影（B）显示一个明显的牛眼样黄斑病变，与氯喹黄斑病变的描述几乎相同。患者身材矮小

能需要改变剂量。

治疗 5 年后，应至少每年进行一次筛查[43]。目前的指导方针集中在检测早期毒性的试验而展开，这些试验通常在任何明显的眼底发现之前进行。患者应进行 Humphrey 10-2 自动视野测试（HVF 10-2），测试对象为白色，此外，每次筛查时应进行三种客观测试之一：多焦视网膜电图（mfERG）[42, 52-56]、光谱域 OCT[57-59] 和（或）FAF（图 92-6）[60]。HVF 10-2 上的模式偏差的任何异常都需要认真对待，并重复试验以确认其再现性。在大多数情况下，还应获得 SD-OCT，特别是因为 SD-OCT 测试非常容易获得。虽然 FAF 的异常通常与活动性疾病有关，但该试验尚未被证明是可靠的可预测未来毒性的筛选工具。

现在，辅助试验可以早期检测羟氯喹的毒性。FAF 已成为一种广泛应用的影像学工具，对早期毒性的识别具有相当高的灵敏度。轻度视网膜病变可表现为中央旁环 FAF 增高，而较晚期可表现为中央周围斑驳性 FAF 丢失和邻近视网膜 FAF 增加。晚期可表现为中央周围 FAF 完全丢失[60]。许多人认为 mfERG 是最权威的毒性试验。对长期服用羟氯喹的患者的 mfERG 结果进行分析，发现多种异常类型：旁中心凹丢失、中心凹丢失、外周性丢失和弥漫性丢失[52]。与羟氯喹毒性相关的 SD-OCT 异常包括椭圆体带不连续、外核层变薄和外节段水平的高散射（图 92-7）[57]。然而，OCT 时内丛状层和神经节细胞层的中心凹周围变薄可能先于感光细胞的结构改变[59]。

如前一段所述，必须讨论患者中毒的风险和筛查的理由（检测，但不一定防止视力丧失）。如果发生眼部毒性，并在早期被确认[35, 37, 38, 61]，应努力将其直接告知开处方的医师，以便与患者讨论替代治疗方案。在几乎所有情况下，都应建议停止用药。

2016 年初，美国眼科学会（American Academy of Ophthalmology，AAO）视网膜病筛查建议特别工作组在《眼科学》（Ophthalmology）杂志上发表了最新指南[62]。2016 年的指导方针将推荐的安全剂量降低到低于 0.5mg/(kg·d) 实际体重。此外，重要的是要认识到，亚裔患者往往有中心凹周围视网膜病变，而不是中央黄斑受累。每年进行一次筛查，

特别是在使用羟基氯喹 5 年后，应使用 Humphrey VF 10-2 和 SD-OCT。最后，需要注意的是，并存的肾脏疾病和（或）同时使用三苯氧胺可能会增加或加速羟氯喹视网膜病的发展。

（二）吩噻嗪类 Phenothiazines

1. 甲硫哒嗪 Thioridazine

视物模糊、色觉障碍（视力呈红色或褐色变色）和夜盲症是甲硫哒嗪的急性毒性特征[63]。在早期，眼底外观可能正常，或仅显示轻度颗粒状色素斑点（图 92-8）。中间阶段的特征是从后极到中边缘的 RPE 丢失的局限性结节区域[64]（图 92-9A）。FA 显示色素稀疏区的脉络膜毛细血管破裂[65]（图 92-9B）。在甲硫哒嗪毒性的晚期，可见广泛的色素脱失区域，与色素沉着斑块交替，血管衰减和视神经萎缩（图 92-10）。

甲硫哒嗪的视网膜毒性更多地依赖于每日总剂量，而不是药物的累积剂量[66]。随着每日剂量的增加，即使在治疗的前两周内，毒性也会迅速发生[67]。在剂量低于 800mg/d 时，毒性是罕见的。尽管如此，几年来仍有少数病例报道使用较低剂量的药物[68-72]。因此，现在许多人建议，任何服用甲硫哒嗪的患者，无论每日剂量如何，都应监测其是否出现视觉症状或眼底改变。

在毒性的最初阶段，视野检查可以显示轻度的收缩、旁中心暗点或环状暗点。ERG 正常或振荡电位下降。在后期，ERG 的视杆函数和视锥函数及 EOG 都明显异常[73]。如果药物提前停药，ERG 测试通常会在第 1 年有所改善[74]。组织学研究表明，光感受器外节段的萎缩和紊乱主要发生于视网膜色素上皮和脉络膜毛细血管的继发性丧失[65]。

尽管停止了治疗，但与甲硫哒嗪相关的早期眼底改变通常会进展[64]。目前尚不清楚这种退行性变是否代表药物的持续毒性，或是脉络膜视网膜瘢痕延迟扩展到亚临床或先前存在的损害区域[74]。与眼底外观相比，视觉功能通常在中毒反应后的第 1 年内有所改善，但有一份报道称，停药后视力严重进行性下降[75]。

甲硫哒嗪介导的毒性机制尚不清楚。许多吩噻嗪类药物与视网膜色素上皮和葡萄膜组织中的黑色素

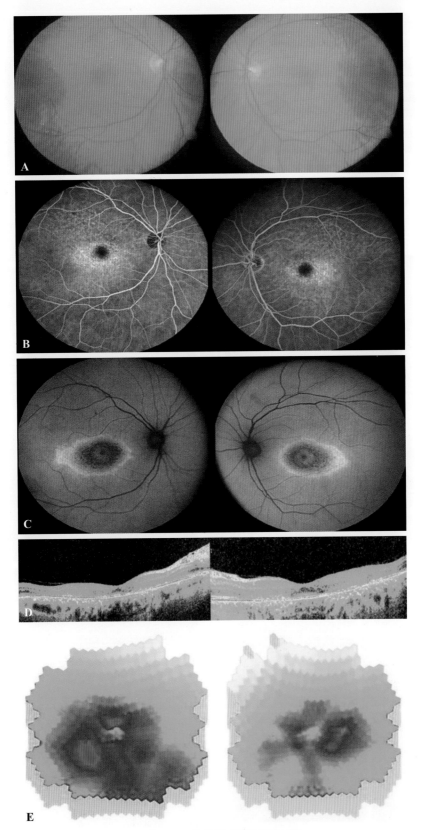

▲ 图 92-6　羟基氯喹毒性筛选试验

彩色照片（A）显示一名服用羟氯喹的患者出现轻度黄斑色素斑点。荧光素血管造影（B）显示中心凹周围色素改变区呈高荧光。眼底自发荧光（C）表现为病变区中心凹周围低自发荧光，边缘为高自发荧光。光谱域光相干断层扫描（D）显示外核层萎缩和椭圆体带呈节段性破裂。多焦视网膜电图（E）显示中心凹旁波形减弱（图片由 David Sarraf, MD, Los Angeles, CA 提供）

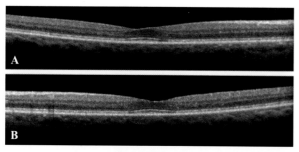

▲ 图 92-7　羟氯喹毒性：在服用羟氯喹 9 年的患者中，右眼（A）和左眼（B）的光相干断层扫描图像，显示中心凹周围外层视网膜萎缩和椭圆体带变薄

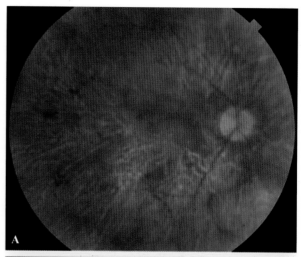

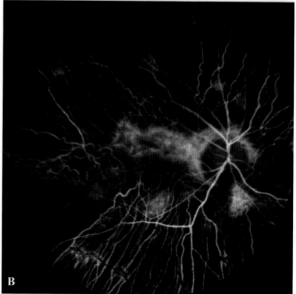

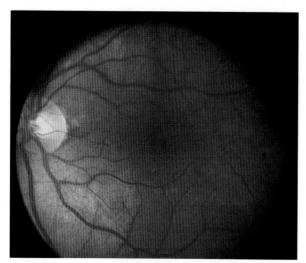

▲ 图 92-8　甲硫哒嗪的早期毒性，照片显示轻微颗粒状色素在黄斑颞侧呈点滴状

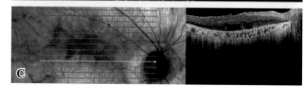

▲ 图 92-10　终末期甲硫哒嗪毒性

照片（A）和荧光素血管造影（B）显示弥漫性色素沉着和脉络膜毛细血管萎缩、视神经萎缩和血管变细。这种严重的终末期疾病类似于无脉络膜症。C. 光相干断层显示外层视网膜萎缩伴轻度囊性改变（图片由 Daniel Kiernan，MD，New York，NY 提供）

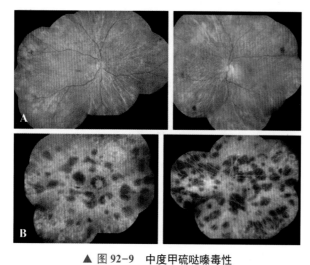

▲ 图 92-9　中度甲硫哒嗪毒性

眼底照片（A）和荧光素血管造影（B）显示中央和周围的结节性色素改变，相应的脉络膜毛细血管萎缩（图片由 David Sarraf，MD，Los Angeles，CA 提供）

颗粒结合，但并非所有这些药物都会引起视网膜毒性[76-78]。化合物 NP-207（piperidylchlorophenothiazine hydrochloride，哌啶基氯酚噻嗪盐酸盐）具有与甲硫哒嗪非常相似的化学结构，包括相同的哌啶基侧链。NP-207 从未上市，因为早期临床试验中出现了明显的色素性视网膜病变[79]。哌啶侧链不存在于其

他吩噻嗪类药物中，如氯丙嗪，后者表现出的视网膜毒性小得多。实验研究表明，吩噻嗪既能改变酶的动力学，又能抑制氧化磷酸化，从而导致视紫红质合成的异常[80-82]。其他研究认为吩噻嗪的毒性是由于药物对视网膜多巴胺受体的影响[83]。进一步的研究是必要的，以确定这些观察到的影响是否与甲硫哒嗪毒性的发病机制有关。

对于服用甲硫哒嗪的患者，每日和累积药物剂量的回顾是必不可少的。基础眼底摄影和可能的视网膜电图测试可能有助于监测未来的毒性发展。鉴于目前有许多抗精神病药物，可考虑与患者的精神科医师讨论替代药物。一旦出现中毒迹象，应停止使用甲硫哒嗪。

2. 氯丙嗪 Chlorpromazine

氯丙嗪是一种类似于甲硫哒嗪的哌嗪，但缺少如上文所述的哌嗪侧链。该化合物与黑色素结合强烈，可导致皮肤、结膜、角膜、晶状体和视网膜色素沉着[84-90]（图 92-11）。其他眼部影响包括眼球转动危象、瞳孔缩小和调节性麻痹引起的视物模糊。通常剂量为 40～75mg/d，但高达 800mg/d 的剂量并不少见。

氯丙嗪的视网膜毒性是罕见的。当给予大剂量（如 2400mg/d，持续 12 个月）时，视网膜可能发生色素变化，视网膜血管衰减和视神经苍白[87]（图 92-12）。与甲硫哒嗪相似，毒性的发展和程度与每日剂量的关系比总服药量的关系更为密切。

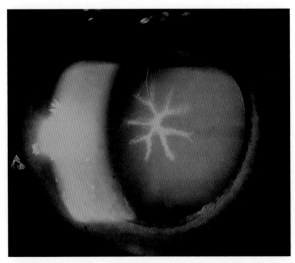

▲ 图 92-11　典型的氯丙嗪诱发的前部星状晶状体混浊，通常不影响视觉

（三）MEK 抑制剂 MEK Inhibitors

一类新的选择性抑制有丝分裂原活化蛋白激酶 / 细胞外信号调节激酶（mitogen-activated protein kinase/extracellular signal-regulated kinase，MAPK/ERK）的化疗药物，也被称为 MEK 酶，在治疗系统性恶性肿瘤方面显示出良好的效果。迄今为止，曲美替尼（trametinib）是 FDA 批准的该类药物中唯一的一种，尽管目前正在积极研究比美替尼，舒美替尼和科巴美替尼。这些药物对选择性转移性皮肤和葡萄膜黑色素瘤具有特殊疗效。然而，最近已经认识到其频繁的视网膜毒性。典型的眼部不良反应是多灶性浆液性视网膜脱离。色素上皮脱离、视神经病变、视网膜静脉阻塞、视网膜出血、囊样黄斑水肿和前房炎症也有报道[91-97]。视网膜病变在接受该药物治疗的转移性黑色素瘤、转移性胆管癌和转移性直肠癌治疗的患者中已有描述。

有视网膜毒性客观体征的患者中，很大一部分仍无症状。一项对 35 名接受比美替尼治疗的黑色素瘤患者进行的详细研究显示，大约四分之三的患者在 OCT 上可以看到视网膜下液，其中 85% 的患者的黄斑中心凹下区受到影响。视网膜下液可以很浅，并向侧面延伸很长的距离。FA 和 SD-OCT 均未显示脉络膜异常或局灶性 RPE 缺损。此外，90%以上的受试者的 EOG 异常。因此，作者认为视网膜毒性是继发于视网膜色素上皮的全视网膜功能障碍。尽管几乎所有患者的视力都恢复到治疗前的基线水平，但 EOG 检查结果仍低于正常水平，超出了视网膜下液体的分辨率。在一些患者中，全视野 ERG 显示 b 波减弱，而多焦 ERG 显示反应减弱。此外，在一部分患者中，一系列抗视网膜和抗 RPE 抗体呈阳性[91]。已有 MEK 抑制剂治疗期间有视网膜静脉阻塞的报道。然而，考虑到转移性恶性肿瘤患者的高凝状态，尚未建立因果关系[97]。少数葡萄膜炎病例可能与 MEK 抑制剂治疗有关。虹膜[93] 和全葡萄膜炎[98] 都已发表。然而，全葡萄膜炎患者同时接受曲美替尼和 B-raf 抑制剂达布拉非尼治疗，因此该疾病的潜在病因尚不确定[98]。

视网膜下液体通常在持续治疗 2～6 周或停止治疗后逆转（图 92-13）[92]。一些色素上皮脱离已自

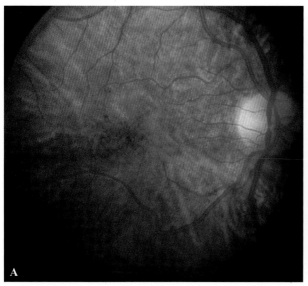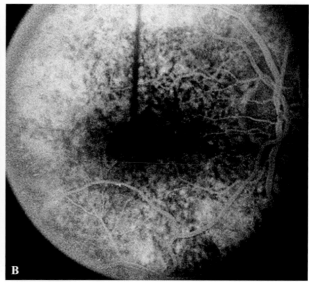

▲ 图 92-12　氯丙嗪毒性

照片（A）和荧光素血管造影（B）显示颗粒性色素变化，尽管不如口服硫利达嗪所见的严重

发复位。黄斑水肿可能对局部类固醇或非类固醇抗炎药有反应[94]。通过类固醇治疗和停止治疗，炎症发作已经得到解决。对于视力威胁性毒性，可考虑停药或减少剂量[94]。考虑到相对较小的视觉变化和眼部毒性的可逆性，目前还不提倡所有患者对这些药物进行全面的眼科检查[92]。

（四）硫酸奎宁 Quinine Sulfate

硫酸奎宁在第二次世界大战中首次用于治疗疟疾，但目前规定用于治疗夜间肌肉痉挛或"不宁腿综合征"（restless leg syndrome）。建议每日剂量小于 2g。当剂量大于 4g 时出现全身毒性症状，致命的口服剂量为 8g。过量服用奎宁后，会出现眼部毒性，可能是意外摄入，也可能是流产未遂或自杀。极少数情况下，低水平的长期摄入也会导致眼部中毒[91]。过量服用后，一种被称为金鸡纳中毒（cinchonism）的综合征迅速产生，包括恶心、呕吐、头痛、震颤，有时还会出现低血压和意识丧失。当患者醒来时，他们通常是完全失明的，瞳孔扩张，无对光反应[92]。在急性毒性阶段，眼底检查显示轻度静脉扩张，视网膜水肿轻微，动脉管径正常。FA 显示出轻微异常。ERG 测试显示 a 波随深度增加而急剧减慢，振荡电位消失，b 波减弱[93]。EOG 和视觉诱发电位（VEP）检测也有异常。

在接下来的几天里，视力恢复了，但患者只剩下一个小小的中心视岛。在接下来的几周到几个月里，随着视盘苍白的发展，视网膜小动脉逐渐衰减，虹膜可能发生脱色素（图 92-14）[94]。早期研究者认为奎宁的毒性机制是血管性的。这主要是基于摄入几周后的眼底表现，表现为明显的小动脉衰减和视盘苍白[92, 95]。最近的实验和临床研究表明，在奎宁中毒的早期阶段，视网膜血管系统的参与很小[92, 95, 96]。此外，视网膜电图和组织学研究表明，毒性部位可能是视网膜神经节细胞、双极细胞和光感受器细胞[92, 96]。SD-OCT 显示内层视网膜萎缩[97]。奎宁毒性的确切机制尚不清楚，但有人认为它可能作为乙酰胆碱拮抗剂，并扰乱胆碱能在视网膜的传递[98]。

（五）氯法齐明 Clofazimine

氯法齐明是一种红色的吩嗪染料，用于治疗抗氨苯砜麻风病、银屑病、坏疽性脓皮病、盘状狼疮及最近获得性免疫缺陷综合征患者中的鸟分枝杆菌复合感染。经过几个月的治疗，氯法齐明晶体可能在角膜中积聚。据报道，获得性免疫缺陷综合征患者每天服用 200～300mg（总剂量 40～48g）的剂量出现了两例伴有色素性视网膜病变的牛眼样黄斑病变（图 92-15）[99, 100]。视力受到轻微影响，暗视、明视和闪烁的 ERG 振幅降低。停止治疗可清除角膜沉积物，但似乎不影响视网膜病变。

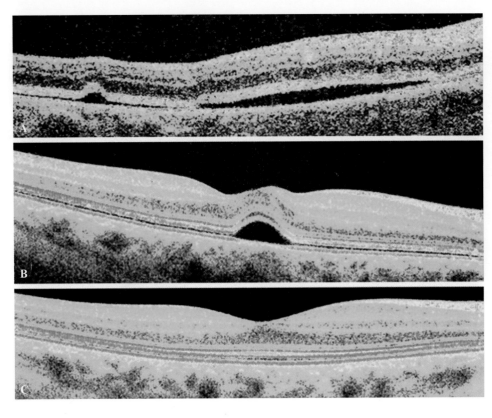

▲ 图 92-13　**MEK 抑制剂毒性**
A. 光相干断层扫描显示多灶性神经感觉性视网膜脱离，在开始 pimasertib 后 2 周双侧可见。停药 1 周后视网膜下积液消失。B. 半剂量再激发 2 周后再次出现积液，低剂量 1 个月后消失（C）（图片由 Michael Chilov, MD, Sydney, Australia 提供）

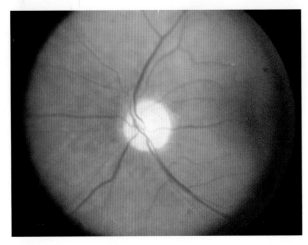

▲ 图 92-14　**奎宁毒性**
这张照片显示了在故意服用过量药物大约 2 个月后，视神经苍白和弥漫性小动脉变细的特征

（六）二脱氧肌苷（DDI）Dideoxyinosine (DDI)

首次报道 3 例获得性免疫缺陷综合征儿童接受高剂量抗病毒 2′，3′-二脱氧肌苷治疗后出现中周边色素性视网膜病变[101]。这些病例与 ERG 和 EOG 改变有关。最近，在成人中也观察到类似的表型，在血管弓前有脉络膜视网膜萎缩，伴有相应

的低自发荧光或斑驳的高自发荧光和低自发荧光（图 92-16）。SD-OCT 证实这些区域有严重的脉络膜视网膜萎缩[102]。视网膜毒性在停药后通常会稳定下来，但几年后可能会出现某种程度的色素持续降解。

（七）去铁胺 Deferoxamine

静脉注射和皮下注射去铁胺已被用于治疗需要反复输血并随后出现铁超载并发症的患者。大剂量的静脉和皮下治疗导致视觉丧失、夜盲、外周和中心视野丧失、ERG 振幅和 EOG 比值降低[103, 104]。最初的眼底检查可以是正常的，或者黄斑有轻微的灰色[105]。黄斑和周围的色素变化在几周内发展，FA 特别突出（图 92-17）[106]。在某些情况下，毒性可能表现为卵黄样黄斑病变[107]。在 OCT 上，显示积聚的物质沉积在外层视网膜或 Bruch 膜 RPE 复合体上[108]。随着治疗的停止，视觉功能恢复。去铁胺螯合除铁以外的许多金属，其毒性机制可能涉及从 RPE 中去除铜[103]。组织病理学改变主要发生在 RPE 中，包括顶面微绒毛丢失、斑片状脱色、细胞质空泡化、线粒体肿胀钙化和质膜紊乱[109]。

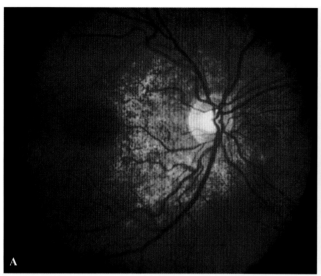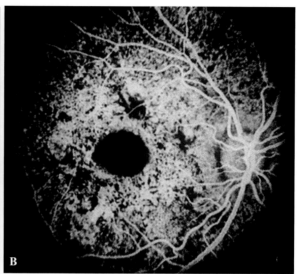

▲ 图 92-15　氯法齐明毒性

照片（A）和荧光素血管造影（B）显示牛眼样中度黄斑色素改变

（八）皮质类固醇制剂 Corticosteroid Preparations

一些常见的皮质类固醇制剂的载体被证明在无意中注入眼睛时会导致视网膜坏死（图 92-18）[110, 111]。皮质类固醇本身对视网膜的毒性可能很小[112]。在一项比较几种长效类固醇的实验研究中，倍他米松磷酸酯钠（celestone soluspan）（以苯扎氯铵为载体）和甲泼尼龙（depo-medrol）（以肉豆蔻 γ- 吡啶氯化铵为载体）造成了最广泛的视网膜损伤[102]。如果不慎注射其中一种药物，应立即进行手术清除。

（九）顺铂和卡莫司汀（BCNU）Cisplatin and BCNU (Carmustine)

顺铂和 BCNU 用于治疗恶性胶质瘤和转移性乳腺癌。三种不同类型的视网膜毒性已报道与这些药物有关。其中一种改变是黄斑色素性视网膜病变，视力明显下降，电生理检查经常异常。在动脉内联合应用顺铂和 BCNU，以及单独应用顺铂治疗恶性胶质瘤后，这种色素改变已被报道[113, 114]。这些发现可能是视网膜铂中毒的结果。据报道，一名患者在静脉注射顺铂后出现严重的双侧视力丧失，该患者接受的治疗剂量是淋巴瘤预期剂量的 4 倍[115]。后来的组织学显示外丛状层分裂。

第二种类型的视网膜病变已被描述，包括棉絮斑、视网膜内出血、黄斑渗出物和视神经病变伴视盘肿胀。这引起改变发生在大剂量化疗联合顺铂、环磷酰胺、卡莫司汀和自体骨髓移植治疗转移性乳腺癌后[116]。第三类病变涉及血管性视网膜病变或视神经病变，包括动脉阻塞、血管炎和视盘炎。在接受动脉内单用 BCNU 或联合顺铂治疗恶性胶质瘤的患者中，约有 65% 出现了这种情况[114]。这些眼底改变与开始治疗 6 周后出现的严重视力丧失有关。其他眼部影响可能包括眼眶疼痛、化疗、继发性青光眼、内眼肌麻痹和海绵窦综合征。在眼动脉上方注射药物仍然会导致中毒[107]。视力丧失通常是渐进性的，目前还没有治疗方法。

（十）其他药物 Miscellaneous Agents

碘酸钾（potassium iodate）是一种碘盐，在甲状腺肿流行地区用于补碘，过量使用碘酸钾会导致严重的视力丧失和广泛的眼底色素异常[108]。FA 显示 RPE 窗样缺损，ERG 和 VEP 检查显示视网膜功能明显受损。视力在几个月内可能会慢慢提高。曾有 2 例在给予地尼白介素 – 毒素连接物（denileukin diftitox）后出现视网膜电图振幅降低的色素性视网膜病变的报道[117]。

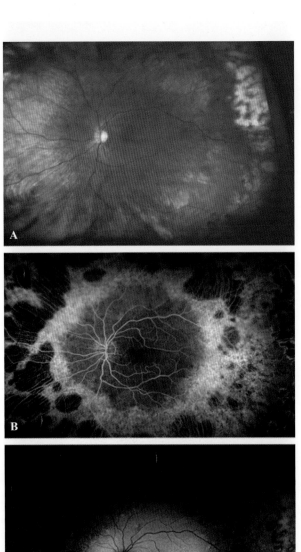
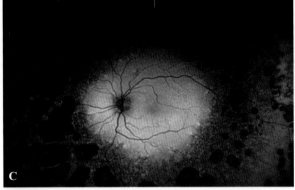
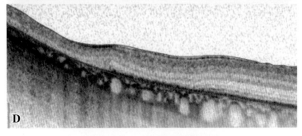

▲ 图 92-16　二脱氧肌苷毒性
眼底照片（A）显示一名过去曾接触过 DDI 的成人的严重中周边视网膜色素斑点。荧光素血管造影（B）显示视网膜色素上皮的变化。眼底自发荧光（C）显示周围低自发荧光斑块。光相干断层扫描（D）显示外层视网膜层和视网膜色素上皮萎缩（图片由 David Sarraf，MD，Los Angeles，CA 提供）

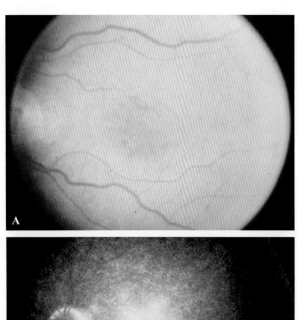
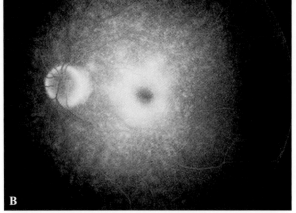

▲ 图 92-17　去铁胺毒性
照片（A）和荧光素血管造影（B）显示弥漫性色素性视网膜病变伴黄斑和视网膜水肿

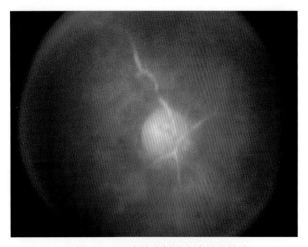

▲ 图 92-18　意外注射眼内皮质类固醇
这张照片显示了一次不小心的眼内注射皮质类固醇后，终末期视网膜病变，伴有血管硬化和弥漫性色素改变

三、血管损伤和（或）闭塞 Vascular Damage and/or Occlusion

（一）硫酸奎宁 Quinine Sulfate

见上文"视网膜和视网膜色素上皮破裂"。

（二）顺铂和卡莫司汀（BCNU，Carmustine）Cisplatin and BCNU (Carmustine)

见上文"视网膜和视网膜色素上皮破裂"。

（三）滑石 Talc

静脉药物滥用者有一种特征性的视网膜病变，由集中在后极末梢小动脉中的白色闪光晶体组成（图 92-19）[118-120]。这些成瘾者粉碎口服药物，如盐酸哌甲酯（利他林）或盐酸美沙酮，然后通过加水和加热混合物制造水悬浮液。随后将溶液吸入注射器，偶尔尝试用棉纤维、纱布或香烟过滤器过滤混合物。这些口服药物含有作为惰性填充材料的滑石粉（含水硅酸镁），静脉注射后，滑石粉颗粒会栓塞到肺血管系统中，较大的颗粒被困在那里。经过数月至数年的反复注射，侧支血管形成，使微粒进入系统循环并栓塞到其他器官，包括眼睛。即使在侧支血管发展之前，小于 7μm 的颗粒也能穿过肺毛细血管床进入视网膜循环[121]。

一旦大量的滑石颗粒沉积在视网膜血管的小动脉中，缺血性视网膜病变的特征性图像就开始形成。毛细血管无灌注、微血管瘤形成、棉絮斑、静脉环均可见。严重者可出现视盘和周边的血管新生及玻璃体积血（图 92-20）[122-124]。在猴眼建立的滑石视网膜病变的实验模型用光镜和电镜技术证明，诱导的血管异常与人类发现的其他缺血性视网膜病变非常相似，如镰状细胞和高血压视网膜病变[125-127]。

一旦滑石视网膜病变被诊断出来，就应该试图告诉患者该疾病的病因。如有必要，新生血管和玻璃体积血的治疗应采用激光光凝和玻璃体平坦部切除术，其方式类似于镰状细胞或增殖性糖尿病视网膜病变。

（四）口服避孕药 Oral Contraceptives

口服避孕药与视网膜中央静脉阻塞（CRVO）、视网膜和睫状体视网膜动脉阻塞及年轻女性视网膜

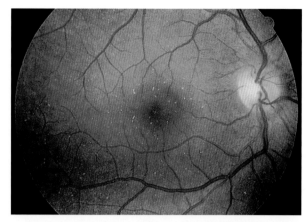

▲ 图 92-19　滑石粉视网膜病变，可见特征性的旁中心凹周黄白色闪光晶体

水肿有关[128-134]。避孕药中所含的合成雌激素和孕酮被认为会对凝血因子产生不利影响，并导致高凝状态，导致血栓栓塞并发症。大多数报道眼部并发症的研究都是从 20 世纪 60 年代和 70 年代开始的，当时"避孕药"中使用的雌激素浓度要高得多（图 92-21）。最近的一些前瞻性研究未能显示药物增加眼部并发症的发生率，尽管一项大型研究显示"视网膜血管发现"增加[135-137]。

（五）氨基糖苷类抗生素（眼内）Aminoglycoside Antibiotics (Intraocular)

据报道，在无意中大剂量眼内注射氨基糖苷类抗生素、细菌性眼内炎玻璃体腔注射、玻璃体切除术后预防性玻璃体腔注射、常规眼科手术后预防性结膜下注射后，在白内障摘除术中使用少量的输液，均出现视网膜毒性[138-141]。庆大霉素是氨基糖苷家族中毒性最强的抗生素，其次是妥布霉素和阿米卡星[142]。大剂量给药可导致早期浅表和视网膜内出血、视网膜水肿、棉絮斑、小动脉狭窄和静脉串珠（图 92-22）[141]。荧光素血管造影显示急性期严重的血管无灌注。视力丧失严重，晚期虹膜红变、新生血管性青光眼、色素性视网膜病变和视神经萎缩是常见的。玻璃体腔注射小剂量（100~400μg）对眼睛安全，在眼底改变不太严重的情况下，仍会引起中毒[139-141]。注射用庆大霉素（对羟基苯甲酸甲酯、对羟基苯甲酸丙酯、亚硫酸氢钠和依地酸二钠）中发现的主要防腐剂可能与相当酸性的制剂一起在其眼部毒性中起到添加剂

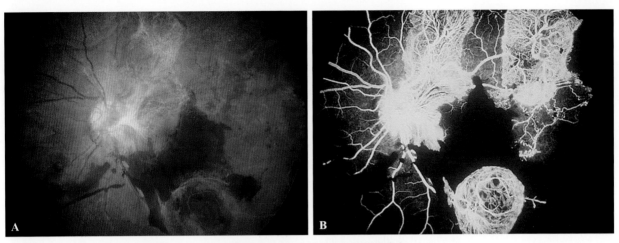

▲ 图 92-20　缺血性滑石粉视网膜病变

照片（A）和荧光素血管造影（B）显示广泛的毛细血管脱落、新生血管和视网膜前出血

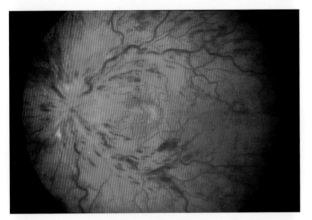

▲ 图 92-21　口服避孕药的 40 岁高血压女性的非缺血性视网膜中央静脉阻塞。停止口服避孕药后，CRVO 不经治疗就消失了

作用。

　　许多因素似乎会影响这些药物相似剂量的毒性程度。Peyman 发现，玻璃体腔内注射针头斜角指向视网膜的后极可以增强视网膜毒性，Zachary 和 Forster 证明，眼内注射时注射速率的增加也可以增加所观察到的视网膜毒性[143, 144]。一位研究者指出，既往接受过平坦部玻璃体切除术的眼睛有更大的庆大霉素中毒风险，但是一个实验模型显示，单独进行白内障摘除的眼与接受过晶状体切除术和玻璃体切除术的眼没有区别[145, 146]。最后，眼部色素沉着增加保护兔视网膜免受氨基糖苷类药物的毒性，可能解释了人类眼内暴露的一些广泛变异性[147, 148]。

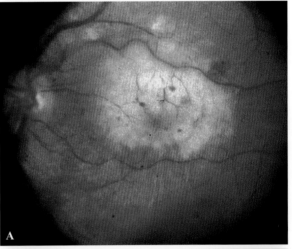

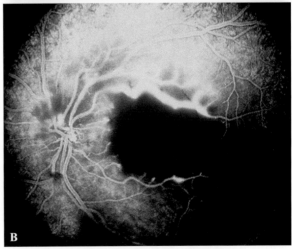

▲ 图 92-22　庆大霉素眼内注射

照片（A）和荧光素血管造影（B）显示急性黄斑坏死，几乎完全停止血流，推测药物与视网膜接触，而患者在术后早期处于仰卧位

虽然临床上氨基糖苷类药物的毒性似乎主要影响视网膜血管，但病理研究表明，小剂量庆大霉素可导致视网膜色素上皮内形成异常的层状溶酶体包裹体，大剂量庆大霉素可导致视网膜坏死的数量增加，先是外节段，后是内节段[107, 142, 149, 150]。组织学上，血管闭合似乎是由颗粒细胞堵塞引起的。

预防氨基糖苷类药物中毒的方法是：放弃使用这些药物作为眼内手术后的常规预防，从用于玻璃体切除和白内障手术的眼内输液中去除该药，并使用替代药物治疗细菌性眼内炎。动物研究表明，在结膜下注射庆大霉素后，单纯巩膜变薄而无穿孔可导致眼内庆大霉素水平显著升高。如果不慎发生眼内注射，应立即行平坦部玻璃体切除术并后段冲洗[152, 153]。由于有证据表明重力对庆大霉素引起的黄斑毒性有一定影响，手术后应尽快将患者直立[154]。

（六）万古霉素（腔内）Vancomycin (Intracameral)

在白内障摘除术后预防眼内炎方面，前房内注射万古霉素越来越广泛[155, 156]。迄今为止，已经发表了几个严重出血性闭塞性血管炎病例系列（图92-23）[157-159]。毒性似乎是免疫介导的，在白内障手术后 1 周左右出现。随着闭塞性血管炎的发展，一些双侧病例被描述，特别是当双眼短期内相继手术时。尽管积极的治疗包括大剂量皮质类固醇、抗病毒药物和玻璃体切除术，视觉效果往往非常差[158]。临床医师还必须密切监测新生血管性青光眼，并在必要时进行治疗。此外，一些作者认为，前房内注射万古霉素可能增加囊样黄斑水肿的发生率[160]。

（七）干扰素 Interferon

干扰素 –α（interferon-α）用于治疗卡波西肉瘤、婴儿血管瘤、慢性丙型肝炎、黑色素瘤、肾细胞癌及白血病、淋巴瘤和血管瘤病的化疗方案。干扰素治疗与视网膜出血相关的多发性棉絮斑的形成有关（图 92-24）[161-163]。视盘水肿、分支动静脉阻塞、视网膜中央静脉阻塞、前部缺血性视神经病变和囊样黄斑水肿已被报道，在接受大剂量治疗的患者中观察到更严重的发现[164-168]。如果眼底发现局限于棉絮斑和视网膜内出血，视力通常不会受到影响。在

治疗的前 4～8 周内观察到变化，在同时患有糖尿病和高血压患者中更常见（图 92-25）[169]。

玻璃体腔注射干扰素 –α-2b 100 万 U 在兔眼有良好的耐受性，200 万单位可引起玻璃体混浊和视网膜内出血[170]。干扰素毒性可能是由于免疫复合

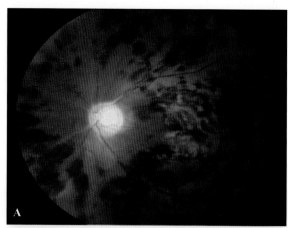

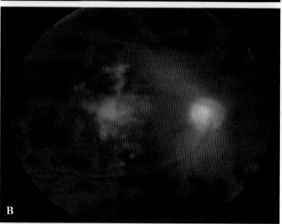

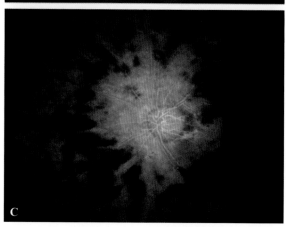

▲ 图 92-23 万古霉素毒性
左眼（A）和右眼（B）的眼底照片显示，在白内障摘除术后，经前房内注射万古霉素，出现严重的双侧出血性阻塞性视网膜血管炎。荧光素血管造影显示广泛的无灌注（图片由 Stephen Russell, MD, Iowa City, IA 提供）

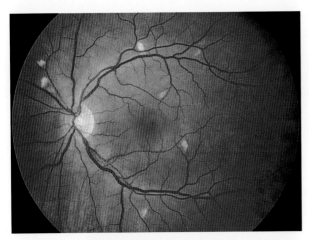

▲ 图 92-24　干扰素视网膜病变，主要由分布在后极部的多个棉絮斑组成。在停止治疗后，这些病变现均消失

物沉积增加和白细胞浸润激活补体 C5a 所致。EOG 检测在早期毒性中可能出现异常[171]。

（八）其他制剂 Miscellaneous Agents

据报道，麦角生物碱（Ergot alkaloids）的剂量高于推荐剂量会导致视网膜血管收缩[172, 173]，而用于食欲抑制剂和减充血剂的非处方苯丙醇胺与 1 例视网膜中央静脉阻塞有关[174]。

吉西他滨（Gemcitabine）是一种用于非小细胞肺癌、乳腺癌、卵巢癌和胰腺癌的化疗药物。它与 1 例 Purtscher 样视网膜病变伴血管无灌注有关（图 92-26）[175]。

四、囊样黄斑水肿 Cystoid Macular Edema

（一）肾上腺素（局部）Epinephrine (Topical)

随着新的、更有效的药物的出现，肾上腺素化合物在青光眼中的使用减少了。局部肾上腺素可引起无晶状体眼黄斑水肿，在临床和血管造影上与术后无晶状体囊样黄斑水肿（CME）难以区分。在最大的对照研究中，28% 用肾上腺素治疗的无晶状体眼和 13% 未治疗的无晶状体眼出现黄斑水肿，差异有统计学意义[176]。大多数 CME 患者在停止使用肾上腺素后会得到缓解。在治疗青光眼性无晶状体眼和人工晶状体眼时，应避免使用这种药物。

（二）烟酸 Nicotinic Acid

高剂量烟酸已被用来降低血脂和胆固醇水平。

耐受性较好的 HMG-CoA 还原酶抑制剂已经减少了烟酸的使用，尽管它们在单药治疗和他汀类药物联合治疗中的应用又重新兴起。当剂量大于 1.5g/d 时，少数患者会报告中心视物模糊，有时伴有旁中心暗点或视物变形[177]。尽管 CME 有典型的临床表现[178, 179]（图 92-27），但 FA 未能显示血管渗漏。据此推测是对 Müller 细胞直接的毒性作用，导致细胞内水肿[180]。OCT 显示内核层和外丛状层有囊状空间[181, 182]。随着治疗的停止，CME 消退，视力通常恢复正常。考虑到这种情况的罕见性，只有服用高剂量烟酸和有视觉症状的患者才应该接受评估。

（三）拉坦前列素（局部）Latanoprost (Topical)

拉坦前列素是一种前列腺素类似物，用于控制各种形式的青光眼。虽然最初的人类和动物研究没有显示拉坦前列素和 CME 之间的联系，但最近的病例报道和研究已经证明，2%～5% 的青光眼易感患者可能会发展为 CME 和前葡萄膜炎，在停药后症状消失（图 92-28）[183-190]。这可能是由药物配方中使用的防腐剂引起的[191]。正在服用拉坦前列素的 CME 患者在开始进一步治疗水肿之前，应先接受停药试验。高危 CME 患者，如有近期手术史或葡萄膜炎史的患者，应使用其他药物进行治疗。

（四）紫杉醇 / 多西紫杉醇 Paclitaxel/Docetaxel

紫杉醇和多西紫杉醇是类似的抗微管药物，用于治疗乳腺癌、肺癌和前列腺癌。它们都与血管造影阴性的 CME 相关（图 92-29）。水肿似乎有时对停用紫杉醇或局部或全身乙酰唑胺治疗和（或）玻璃体内抗血管内皮生长因子治疗有反应[192, 193]。

（五）芬戈莫德 Fingolimod

芬戈莫德（Gilenya）是一种以鞘氨醇-1-磷酸受体为靶点的治疗多发性硬化的免疫调节剂。这种药物与囊样黄斑水肿的发生有关，通常在治疗开始后 4 个月内。黄斑水肿的发生率为 0.3%～1.2%，取决于剂量。OCT 定位囊肿到内核层，在较小程度上定位于外核层。FA 上可能伴有相关的中心凹周围渗漏。大多病例通过停药和局部使用抗炎药而痊愈[194]。

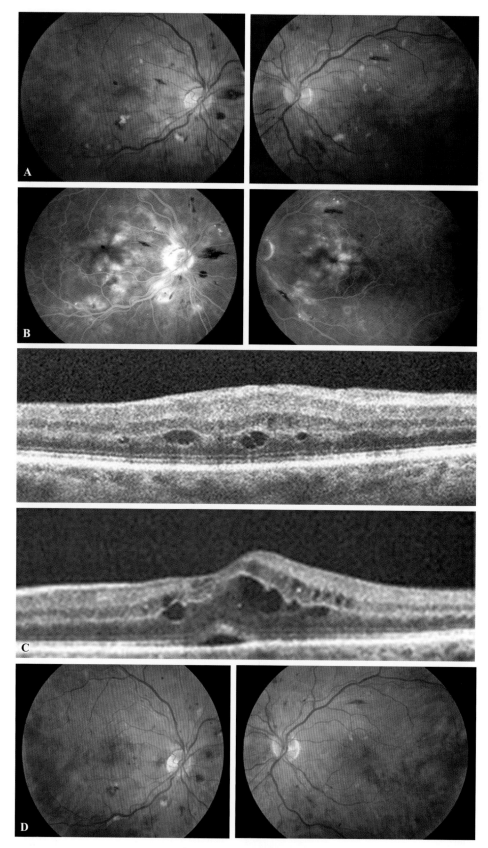

▲ 图 92-25 干扰素微血管病变

照片（A）和荧光素血管造影（B）显示一名正在接受丙型肝炎治疗的患者的多处棉絮斑和微血管病变。光谱域光相干断层扫描（C）记录轻度囊样黄斑水肿。一旦干扰素停止使用，1 个月后拍摄的照片（D）记录了棉絮斑点的显著吸收

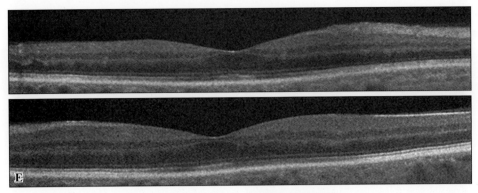

▲ 图 92-25（续）　干扰素微血管病变

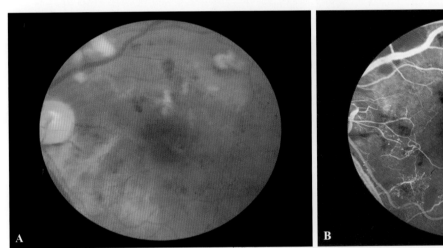

▲ 图 92-26　吉西他滨毒性

照片（A）记录了多个棉絮样斑点，而荧光素血管造影（B）显示肺癌治疗的患者广泛的毛细血管无灌注

五、视网膜皱褶 Retinal Folds

磺胺类抗生素、乙酰唑胺、氯沙利酮、二噻嗪、乙酰唑胺、氢氯噻嗪、甲硝唑、磺胺、托吡酯、三氨苯醚 Sulfa Antibiotics, Acetazolamide, Chlorthalidone, Disothiazide, Ethoxzolamide, Hydrochlorothiazide, Metronidazole, Sulfonamide, Topiramate, Triamterene

一些药物，大多数结构类似于磺胺，如上面所列，可引起短暂性急性近视、视网膜皱褶和前房变浅的综合征。这被认为是由于睫状体肿胀、脉络膜渗漏或两者兼而有之，或是由于晶状体本身肿胀，随后晶状体 – 虹膜隔向前旋转所致[195-204]。黄斑部的视网膜皱褶通常出现在患有这种综合征的年轻患者身上，但 FA 没有显示视网膜渗漏（图 92-30 和图 92-31）。这些褶皱可能是由于晶状体和虹膜隔向前移位引起的黄斑部玻璃体牵引所致。褶皱通常在停药后消失。但应注意的是，托吡酯有时可能导致闭角型青光眼的发生。

六、结晶样视网膜病变 Crystalline Retinopathy

（一）三苯氧胺 Tamoxifen

三苯氧胺是一种抗雌激素药物，用于治疗雌激素受体阳性肿瘤，如晚期乳腺癌（及一些雌激素受体阴性肿瘤，如肝细胞癌）和早期疾病手术切除后的辅助治疗。视网膜毒性包括视力下降、色觉减退、视网膜内白色结晶样沉积、黄斑水肿和点状视网膜色素改变[205]。视网膜内沉积似乎位于

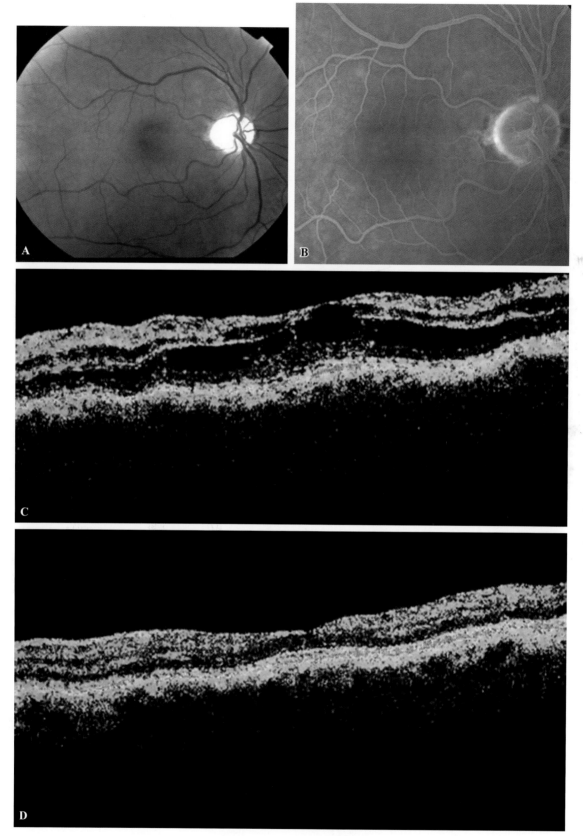

▲ 图 92-27　烟酸性黄斑病变

无赤光照片（A）显示中心凹反射减弱，而荧光素血管造影（B）显示微小的晚期渗漏。时域光相干断层扫描显示轻度黄斑水肿。停止使用烟酸，2 周后，OCT（D）结构恢复正常。病变表现是双侧的（图片由 Lawrence A Yannuzzi，MD，New York City，NY 提供）

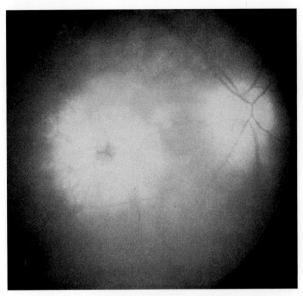

▲ 图 92-28　拉坦前列素相关性黄斑囊样水肿
血管造影显示囊腔有特征性的荧光素充盈

视网膜内部，且多数位于黄斑旁区域（图 92-32）。早期报道涉及服用高剂量（60～100mg/d，总剂量 > 100g）药物超过 1 年的患者 [206]。最近的研究表明，长期低剂量给药（10～20mg/d），总量仅为 7.7g，也会引起眼部毒性 [207-210]。即使是无症状的患者也可能出现视网膜内结晶形成 [211]。停药后视觉功能和水肿有所改善，但仍有不溶性沉积物。

最近侵袭性胶质母细胞瘤患者现在每天接受 100～200mg 三苯氧胺治疗，三苯氧胺诱导的视网膜晶体病例有所好转（图 92-33）。并发 CME 可用玻璃体腔内抗 VEGF 治疗。

FA 显示黄斑的晚期局灶性染色与 CME 一致。在视网膜电图测试中发现，a 波和 b 波的明视和暗视振幅降低 [212]。光镜下可见局限于神经纤维和内丛状层的病变，病变对糖胺聚糖呈阳性反应。电镜下可见轴突内的小（3～10μm）胞内和大（30～35μm）胞外病变 [206]。病变表现为类似于淀粉样体的轴突变性产物 [213]。实验上，三苯氧胺抑制 RPE 细胞摄取谷氨酸。有趣的是，低剂量治疗的 OCT 结果并未显示黄斑水肿的增加，而是一个黄斑中心凹囊肿伴光感受器细胞线断裂，而高剂量治疗可以显示 CME [214-216]。

据报道，一名患者在开始使用三苯氧胺治疗 3 周后视力下降，伴有双侧视盘肿胀和视网膜出血。

这些发现在停药后完全消失 [217]。目前尚不清楚这名患者的发现是否与更常见的毒性作用有关。三苯氧胺引起的视神经病变也有报道 [218]。在目前的低剂量治疗（10～20mg/d）中，视网膜损伤是罕见的，常规检查无症状的患者是没有必要的 [211, 219]。如果服用三苯氧胺的患者发现有视网膜内晶体，则应进行 FA 检查，主要是为了排除黄斑中心凹旁毛细血管扩张症，后者可能出现类似病变 [220]。有确凿的毒性证据导致视力障碍时，应停止用药。对于那些真正需要药物治疗全身性癌症的无症状患者，在密切监测眼部表现的情况下，继续用药是合理的。对于持续性黄斑水肿，在长期高剂量治疗停药后，抗血管内皮生长因子（anti-EVGF）注射可能是有益的 [221]。

（二）角黄素 Canthaxanthin

角黄素是一种天然的类胡萝卜素。它被用作食品着色剂，用于治疗白癜风的皮肤色素沉着，以及治疗红细胞生成原卟啉症、牛皮癣和光敏湿疹等光敏性疾病。它还作为口服鞣剂大剂量非处方使用。许多报道描述了高剂量（通常在 2 年内总剂量大于 19g）[222-224]（图 92-34）下浅层视网膜中黄橙色晶体的特征性环状沉积。这种晶体在有视网膜疾病和同时使用 β- 胡萝卜素的眼睛中更为明显 [222, 225]。患者通常无症状，FA 通常正常。已有文献报道了正常和异常的 ERG、EOG、暗适应和静态阈值视野的报道 [226-229]。虽然脂溶性晶体仅在黄斑部有临床表现，但在整个视网膜和睫状体的病理学上都有发现 [230]。正如所料，晶体在中心凹周围更大，数量更多。角黄素晶体局限于内层神经纤维的海绵状变性，与 Müller 细胞的萎缩有关。有趣的是，一个病例报道显示 OCT 定位晶体于外丛状层 [231]。一个由角黄素引起的视网膜病变的实验模型也显示 RPE 细胞空泡化和吞噬体的破坏 [232]。

随着治疗的停止，沉积物可能会在多年内慢慢清除 [233, 234]。这种缓慢的逆转与停药数月后检测到高血浆角黄素水平有关。很少情况下，在没有已知饮食外用角黄素病史的患者中可以看到与角黄素黄斑病变相同的眼底图像 [235]。高饮食摄入量与先前存在的视网膜疾病被认为是部分解释了这一现象。

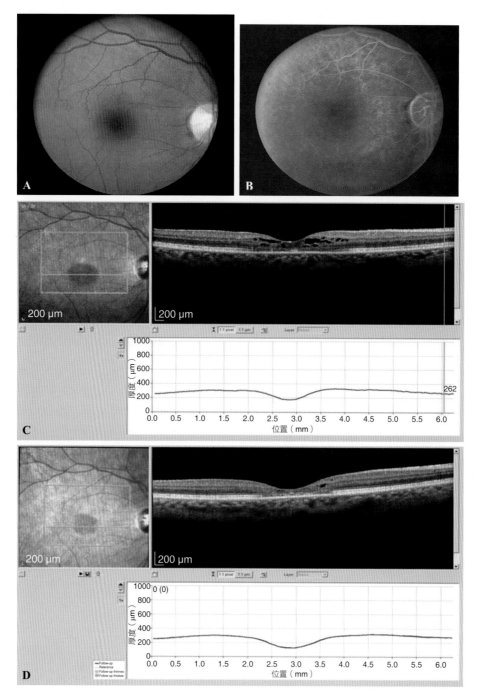

▲ 图 92-29　紫杉醇黄斑病变

照片（A）显示紫杉醇治疗转移性乳腺癌患者中心凹反射减弱。荧光素血管造影（B）晚期显示染料的微小渗漏，而光谱域光相干断层扫描（C）显示视网膜内囊性间隙。局部应用碳酸酐酶抑制药治疗后，SD-OCT（D）上的囊腔逐渐消失。病变是双侧的

（三）甲氧氟烷 Methoxyflurane

甲氧氟烷是一种吸入性麻醉药，如果长期使用，尤其是在肾功能不全的患者中，由于草酸钙晶体在肾脏中沉积而导致不可逆的肾功能衰竭。这些晶体也沉积在身体的其他地方。这些患者的眼底检查显示在后极和动脉周围有许多黄白色点状病变（图 92-35）[236, 237]。组织学上，沉积物在视网膜色素上皮和内层视网膜均有分布[238, 239]。

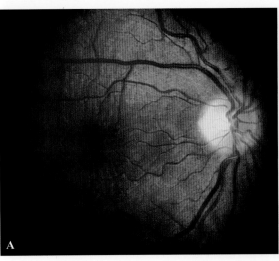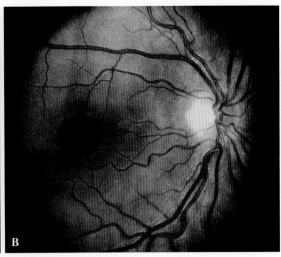

▲ 图 92-30　氯沙利酮诱导的视网膜皱褶

照片（A）显示与氯沙利酮治疗相关的中心凹周围视网膜皱褶，在停药后 2 周内消失（B）

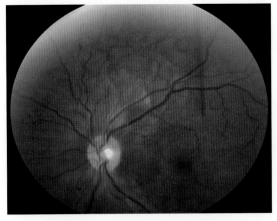

▲ 图 92-31　托吡酯诱导的视网膜皱褶

服用托吡酯患者黄斑和黄斑外纹理的眼底照片

（四）滑石 Talc

见上文"血管损伤和（或闭塞）"。

（五）其他制剂 Miscellaneous Agents

报道了 1 例使用呋喃妥因［nitrofurantoin（Macrodantin）］19 年后出现结晶样视网膜病变的病例[240]。报道 3 例核苷类似物磷酸氟达拉滨治疗系统性红斑狼疮或转移性黑色素瘤时出现快速视力丧失，其中 2 例出现深黄色视网膜斑点[241]。据报道，三名接受长期利托那韦治疗作为高活性抗逆转录病毒治疗方案的一部分的患者患有视网膜色素上皮病、中心凹旁毛细血管扩张症和视网膜内结晶沉积[242]。

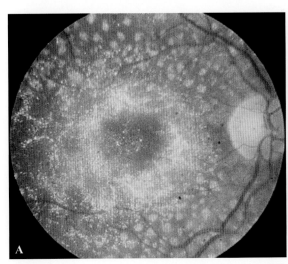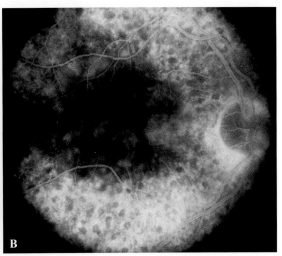

▲ 图 92-32　三苯氧胺结晶性视网膜病变

黄斑晶体呈典型的黄斑中心凹周围分布。这些晶体被认为没有视觉意义

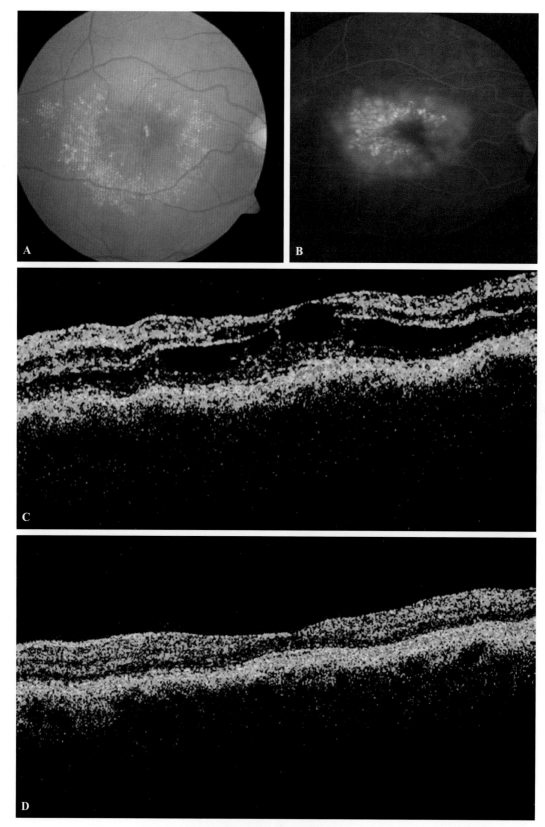

▲ 图 92-33　高剂量三苯氧胺治疗晚期胶质母细胞瘤患者的三苯氧胺结晶性视网膜病变

照片（A）显示中心凹周围结晶，荧光素血管造影（B）显示弥漫性囊样黄斑水肿（CME）。时域光学相干层析成像证实了弥漫性 CME 的发现。几个月后，在给予贝伐单抗玻璃体腔注射后，随访 OCT（D）显示 CME 的消退。结果是双侧的（图片由 David Sarraf, MD, Los Angeles, CA 提供）

七、葡萄膜炎 Uveitis

（一）利福布丁 Rifabutin

利福布丁是一种半合成利福霉素抗生素，用于治疗和预防获得性免疫缺陷综合征患者和非获得性免疫缺陷综合征患者的播散性鸟分枝杆菌复合物（Mycobacterium avium-complex，MAC）感染[243-251]。小部分患者在系统性 MAC 感染时使用高剂量的利福布丁（> 450mg/d），或在预防 MAC 时使用低剂量的利福布丁（300mg/d），可能会发生葡

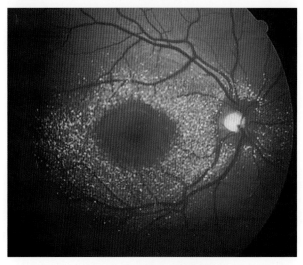

▲ 图 92-34　角黄素视网膜病变
黄斑周围突出的中心凹周点状黄色沉积物，呈环状

萄膜炎[252]。葡萄膜炎通常是双侧的，严重到可以引起模拟感染性眼内炎的低眼压[253]。可发生在用药后 2 周至 14 个月[251]。同时使用克拉霉素和（或）氟康唑（或伊曲康唑），特别是使用低剂量利福布丁时，大大增加了葡萄膜炎发作的机会[254]。全身性氟康唑和克拉霉素通过抑制肝微粒体细胞色素 P_{450} 的代谢提高利福布丁水平[249]。尽管大多数病例报道主要是前葡萄膜炎和角膜内皮沉积物，但后玻璃炎和视网膜血管炎也有描述[243,255]。

利福布丁相关性葡萄膜炎可通过局部皮质类固醇或减少或停药而成功治疗。长期使用可导致视网膜电图异常[256]。无系统性 MAC 感染的患者，如果正在服用利福布丁进行预防，同时也在服用氟康唑或克拉霉素，则应警告其发生葡萄膜炎的可能性，并就葡萄膜炎的症状和体征进行咨询。

（二）西多福韦 Cidofovir

西多福韦又称 HPMPC，是一种抑制病毒 DNA 聚合酶的核苷酸类似物，用于治疗巨细胞病毒（CMV）视网膜炎[257-266]。西多福韦治疗，包括静脉和玻璃体腔内注射（20μg）给药，给药途径与前葡萄膜炎、低眼压和视力丧失有关[267]。这些并发症可以通过局部使用皮质类固醇、睫状肌麻痹和口服丙磺舒来治疗和预防。西多福韦已被实验和临床证明对睫状体有直接的毒性作用，导致虹膜炎和眼压

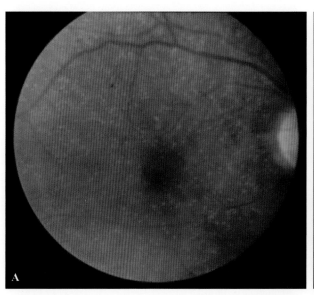
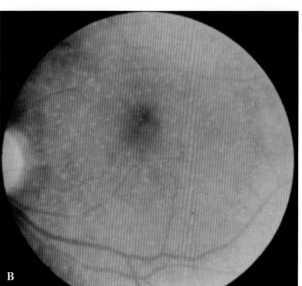

▲ 图 92-35　甲氧氟烷晶体
A 和 B. 照片记录了甲氧氟烷麻醉后发生肾功能衰竭的患者，视网膜内结晶分散在后极

下降 [257, 265]。虽然 10μg 玻璃体腔注射的不良反应较小，但对 CMV 视网膜炎的疗效也差得多 [266]。研究继续试图确定西多福韦的最佳剂量和给药途径。

（三）拉坦前列素 Latanoprost

参见"囊样黄斑水肿"中列出的药物。

八、其他 Miscellaneous

（一）强心苷类药物 Cardiac Glycosides

地高辛等强心苷类药物用于治疗慢性心力衰竭和抗心律失常。尽管这些药物不会引起典型的眼底异常，但眼部症状包括视物模糊、闪烁暗点和黄视症（视物变黄）是常见的 [268, 269]。这些变化可能是由光感受器的直接毒性引起的。这种视觉症状在停药后是可逆的。

（二）甲醇 Methanol

甲醇偶尔被酗酒者摄入。在 18h 内出现视觉模糊和视野缺损。早期的眼底发现包括视神经充血和视网膜水肿，晚期发现包括视神经萎缩（图 92-36）[270-277]。OCT 显示视神经头肿胀，邻近视网膜神经纤维层水肿 [278]。视神经毒性是由甲酸介导的，甲酸是甲醇的分解产物，直接影响视网膜和视神经。系统性酸中毒的程度与视觉功能障碍的程度密切相关。早期血液透析可以有效地清除体内的甲醇，但如果视力在 6 天内恢复不明显，通常会永久性下降。

（三）维加巴丁 Vigabatrin

Vigabatin 用于治疗癫痫，并与视神经萎缩和视野缺损有关 [279, 280]。

（四）西地那非、他达拉非、伐地那非 Sildenafil, Tadalafil, Vardenafil

西地那非、他达拉非和伐地那非是一类有效的磷酸二酯酶 5（PDE-5）抑制剂，用于治疗勃起功能障碍。西地那非也能阻断 PDE-6，尽管其作用只有 PDE-5 的 1/10。PDE-6 是光传导级联反应中的关键酶，西地那非通过改变光感受器外节段的级联反应引起环磷酸鸟苷（cGMP）的升高。通常，患者在摄入 1~2h 后会出现蓝色色觉障碍（剂量依赖性），在至少一项研究中，这与视网膜电图中的显著短暂

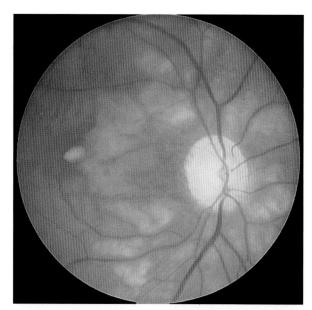

▲ 图 92-36　甲醇中毒
急性变化显示视乳头周围视网膜水肿和白化

性抑郁有关，尽管其他研究显示对视网膜电图的影响很小，甚至没有影响 [281-290]。使用西地那非后，脉络膜环轻度增加但对眼循环无明显影响，对早期年龄相关性黄斑变性者无不良影响 [291-296]。应用西地那非和他达拉非可导致非动脉炎性缺血性视神经病变、中心性浆液性视网膜病变和睫状体视网膜动脉阻塞已有报道 [297-309]。与年龄匹配的对照组相比，非动脉炎性缺血性视神经病变的真实发病率尚不清楚。

九、总结 Summary

尽管有数千种全身性药物，但只有少数药物会引起视网膜异常和（或）毒性。当药物在标准治疗水平下使用及过量使用或用于未经批准的适应证时，可能会发生视网膜毒性。在许多情况下，毒性产生的机制是未知的。随着每年大量新药上市，眼科医师需要保持高度怀疑，即患者症状和（或）临床发现可能与其一种或多种药物有关。

声明 Acknowledgment

在检查可能的药物引起的眼部问题时，药物引起的眼部不良反应国家注册中心是一个有价值的资源（www.eyedugregistry.com）。

视网膜光损伤的机制、危害及预防
Photic Retinal Injuries: Mechanisms, Hazards, and Prevention

Andrew Symons，Helen Chan，Martin A. Mainster　著

视网膜光损伤并不常见。有效地治疗它们需要了解强光如何与视网膜和脉络膜相互作用。视网膜成像的最新进展提高了我们对这些相互作用的理解。

光损伤发生在光被组织发色团吸收时。黑色素和血红蛋白是最有效的视网膜光吸收剂[1-3]。光也被脂褐素、黄斑色素及视觉和非视觉感光色素[4,5]。吸收光谱描述了光吸收随波长的变化。随着波长的减小，黑色素和脂褐素的吸收逐渐增加。其他吸收光谱在特定波长处出现峰值[1,2,4,5]。光辐射包括 400～700nm 可见光和较短波长的紫外线（UV）辐射（UV-C，100～280nm；UV-B，280～320nm；UV-A，320～400nm）。角膜保护视网膜免受 300nm 以下的紫外线辐射[6]。晶状体可以保护视网膜免受大多数 UV-B 和 UV-A 辐射，但 30 岁以下的晶状体可能会传输少量潜在有害的 UV-B 辐射[6-8]。对紫外线辐射和强可见光的其他眼部防御机制包括眉毛阴影、未垂直于其表面入射光的角膜反射（Fresnel law，菲涅耳定律）及瞳孔、厌恶、斜视和眨眼反应[9-11]。

视网膜光暴露是使用包括光能（J）、曝光（J/cm²）、功率（W）和辐照度（W/cm²）的参数指定的[3]。当能量在短时间内快速传输时，光功率很高。当光能和功率分别限制在小范围内时，曝光和辐照度都很高。

光可以产生有益或有害的光机械效应、光热效应和（或）光化学视网膜效应[12-16]。

一、光的机械效应 Photomechanical Effects

急性光机械性视网膜损伤最常见的症状是视网膜出血和（或）裂孔。

（一）光机械效应机制 Photomechanical Mechanisms

手术的光机械效应包括光爆破（photodisruption）、

光分解（photofragmentation）和光汽化（photovaporization）[16]。当红外激光能量电离靶组织分子，产生等离子体和快速膨胀的冲击波，从而切除靶组织，在 Nd：YAG 激光囊膜切开术和板层角膜切削术中发生光爆破损伤[17]。准分子激光屈光性角膜切削术中，当紫外激光能量破坏角膜表面分子键，剩余能量挥发分子碎片时，发生光分解作用。钬激光巩膜造口术和铒激光乳化术中，当水蒸气快速膨胀时，靶组织会发生光汽化反应。

大多数意外的光机械性视网膜损伤是由非常短暂的激光照射引起的，持续时间从 100 飞秒（10^{-15}s）到微秒（10^{-6}s）[18-22]。它们非常高的视网膜辐射（功率密度）产生组织加热和膨胀，导致立即发生的热机械性脉络膜视网膜扭曲和出血。可能会发生光汽化，但视网膜辐射通常太低，无法产生其他光机械效应。大多数受害者都会经历一次明亮的闪光，然后立即丧失单眼视力。在激光事故发生时，很少出现可听见的声音（砰砰声）和（或）瞬间疼痛。

（二）光机械性视网膜损伤 Photomechanical Retinal Injuries

每年都会发生一些光机械性激光事故[19-22]。大多数是由实验室研究激光和军用测距仪或目标指示器引起的[20-27]。医源性损伤也有报道[28-30]。通过有效的激光安全培训和适当的防护眼镜，可以预防伤害。手术调 Q 和飞秒激光系统有许多保护措施，可以将高光辐射限制在小而受限的空间体积内。

最初的视力丧失取决于激光损伤的视网膜位置及相关的脉络膜视网膜破裂和出血[21, 23, 24, 31]。血液可在内界膜下、视网膜下或视网膜下色素上皮间隙横向扩散。脉络膜视网膜瘢痕形成并发展。视力可能会在几天到几个月内得到改善。对于不累及中心凹的较轻的损伤，预后良好。患者应随访黄斑裂孔和脉络膜新生血管，这些可能在损伤后的几个月内发展（图 93-1）[25, 30, 32-37]。

（三）治疗 Treatment

光相干断层扫描（OCT）和荧光素血管造影（FA）对于评估、管理和记录真实和可疑的损伤是有价值的。减轻激光损伤的抗炎药和神经保护药已经在实验上进行了研究[38, 39]，但由于损伤并不常见，因此

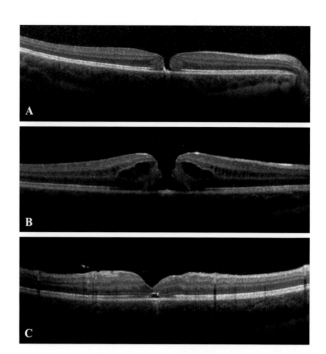

▲ 图 93-1　急性光机械性视网膜损伤最常见的症状是视网膜出血和（或）孔

暴露在高视网膜辐射激光照射下会产生组织加热和膨胀，从而导致立即的脉络膜视网膜扭曲和出血。症状取决于损伤的程度和视网膜位置。在这起案件中，一名 11 岁的男孩被一个强大的手持商业激光器发出的蓝光所伤。1 周后，他的视力为 20/300，右眼出现一个小的全层黄斑裂孔（A）。在接下来的 2 个月内（B）裂孔明显扩大，进行玻璃体切除联合内界膜剥除术。术后裂孔封闭（C），视力提高到 20/160。经 Elsevier 许可，图片转载自 Ophthalmology 2014；121：566-572. © 2014, American Academy of Ophthalmology 版权所有

对其疗效的临床试验是不切实际的。黄斑裂孔可能闭合，CNV 可能自发消退，但必要时，常规黄斑裂孔手术和抗 VEGF 治疗可能有用[23, 26, 30, 32-36]。

（四）真实激光损伤的诊断 Diagnosis of Real Laser Injuries

在实际的激光事故中：①光源通常是已知的；②发生典型的脉络膜视网膜损伤；③激光事件与严重的视觉症状之间存在明确的时间关系；④视觉症状的严重程度与视网膜成像和检查显示的视网膜损伤程度相称，损伤后出现典型的脉络膜视网膜重塑[40]。

大多数激光损伤和非损伤性激光照射是无痛的[40]。激光照射后的眼部擦伤会导致疼痛的角膜擦伤，有时会错误地认为是激光照射造成的[40-42]。真正的视网膜激光损伤不会引起慢性头痛或其他躯体症状，包括头部、颈部或下颌疼痛[40]。

激光损伤诊断的难易程度与激光损伤的严重程度成正比[40]。在模棱两可的病例中，细微的视网膜发现具有良好的视觉预后。如果声称视网膜激光损伤，且客观发现不存在或在正常范围内时，在对患者的视网膜发现、眼科和全身检查、临床病程和既往病史进行严格审查之前，应推迟激光损伤的诊断。已经发布了这类分析的指南[40]。

患者或律师对所谓但不明显的激光损伤的诊断会施加压力，要求他们迅速得出结论，对此应予抵制[40, 43]。器质性视网膜激光损伤不会引起慢性疼痛，如果存在明显的视觉异常，则应是可重复的，并与显著的脉络膜视网膜异常相一致[40]。

二、光的热效应 Photothermal Effects

急性光热性视网膜损伤最常见的症状是检眼镜下可见的无出血或穿孔的光凝烧伤。

（一）光的热效应机制 Photothermal Mechanisms

当强光主要被视网膜色素上皮和脉络膜中的黑色素吸收时，就会发生光凝。光能转化为热能，提高直接暴露在外的色素组织的温度[2, 3, 44]。热传导将温度升高传播到邻近的地点。上覆神经视网膜由于热传导而受损，失去了透明性，变成了可见的局灶性白色病变（"烧伤"），因为它将白色的眼底照明光散射回观察者。由于暴露后瘢痕和旁脉络膜视网膜损伤，视网膜灼伤随着时间的推移而增大，而这些损伤在暴露后并不明显[2]。

标准的临床光凝会立即产生可见的灼伤，视网膜温度升高超过 20℃[1]。光机械效应大约是可见病变所需激光照射量的 3 倍。只有在荧光素血管造影或自发荧光成像中才能看到的隐形病变，发生在产生检眼镜可见病变所需曝光量的 1/4～1/2 处。在临床上，"阈下"是指在检眼镜下看不见或"亚可见"（subvisible）[3]。阈下光凝可以产生有益的治疗效果与低温上升，产生最小或没有明显的视网膜损伤[45]。

大多数意外的光热视网膜损伤是由脉冲激光照射引起的，持续时间从微秒到几秒不等。视网膜辐照度对于光凝来说足够高，但对于光机械效应则太低。

脉络膜视网膜温度升高的程度和持续时间决定了视网膜烧伤的严重程度及病变大小、眼底色素沉着和脉络膜视网膜后遗症[3, 21]。光热性和光机性视网膜损伤的处理方法类似。受伤后几个月内可能出现的视网膜裂孔和 CNV 应进行随访[34, 46-51]。

（二）光热性视网膜损伤 Photothermal Retinal Injuries

工业和军事的光热激光事故比光机械事故少，因为它们需要较低范围的视网膜辐照度。

1. 手术室或医务室受伤 Operating Room or Medical Office Injuries

大多数医疗激光事故是由于法律原因而没有报道[40]。间接检眼镜光凝器光束及其反射对若干米距离内有潜在的危害。在这些系统从待机模式切换到治疗模式之前，旁观者应该戴上防护眼镜。在将眼内光凝器切换到治疗模式之前，应将保护性手术显微镜滤光镜应到位，激光传输探头置于患者眼内[52]。

2. 裂隙灯光凝器 Slit-Lamp Photocoagulators

裂隙灯光凝器操作人员通过光学滤光片的保护，免受后向散射激光的影响[53]。从理论上讲，激光束反射对距离平面接触镜 2m 远的旁观者是危险的[54]，因此他们应该佩戴激光防护眼镜或对激光治疗波长有效的护目镜。目前尚未报道过此类伤害。

3. 激光指示器和其他消费激光设备 Laser Pointers and Other Consumer Laser Devices

美国市场上销售的激光指示器由美国食品药品管理局（FDA）监管[41, 42, 55]。它们的输出功率小于5mW（3A 级），并有警告标签，警告用户不要直视激光束。短暂的意外或无意的激光指示器照射不会造成视网膜损伤，因为它们通常在不到 0.25s 的时间内被正常厌恶反应终止，而这种厌恶反应是对不舒服、耀眼的光线产生的[41, 55]。

有意直视激光指示器光束超过 10s 是危险的，并已造成视网膜损伤[41, 42, 56-58]。一名 11 岁的女孩因同学想看她的瞳孔是否会收缩而凝视红色激光指示器光束超过 10 秒，发生激光指示器损伤[56]。她患眼出现明显的黄斑中心小凹色素斑点，视力最初下降到 20/60。色素斑消退，数月后视力恢复正常。

强大的"手持式激光系统"具有 20～1000mW

（3B 级或 4 级）的危险输出功率，看起来与激光指示器完全相同，并可以通过互联网购买。低成本使得儿童、成年人和暴徒都可以使用。这些设备是光凝器，而不是激光指示器。它们已经造成了严重的光热和光机械性视网膜损伤，并代表了公众日益关注的健康问题[47, 49, 57, 59-61]。一台功率 100mW、类似激光指示器的消费型手持激光笔导致一名 12 岁男孩受伤，他凝视镜子反射的光束几秒钟（图 93-2）[62]。视力下降到 20/60，出现黄斑中心小凹色素斑点。本例和许多类似病例的光谱域 OCT 显示椭圆体带和 RPE 附近的一个高反射率区域的焦点损失[48, 50, 51, 62-69]。眼底自发荧光可在视网膜损伤区显示不均匀的高自发荧光[51, 65, 70]。

激光被不当地当作儿童玩具推销[48, 61, 66, 68, 71]。

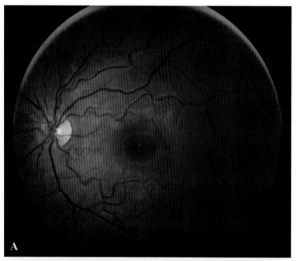

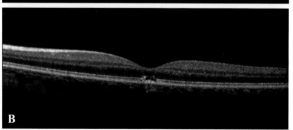

▲ 图 93-2　急性光热损伤导致光凝烧伤或色素改变，无出血或裂孔

视网膜损伤发生在一名 12 岁男孩身上，他故意盯着镜子反射的绿色手持式激光束几秒钟。视力下降到 20/60，出现中心凹色素斑点。光谱域光相干断层扫描显示椭圆体带区域的局灶性缺失和邻近视网膜色素上皮的高反射率区域。视力在几个月内恢复正常。经许可，图片转载自 Weng CY, Baumal CR, Albini TA, et al. Selfinduced laser maculopathy in an adolescent boy utilizing a mirror. Ophthalmic Surg Lasers Imaging Retina 2015；46（4）：485-488.

娱乐性灯光秀中的激光也造成了旁观者严重的光热性视网膜损伤[72, 73]。

三、光化学效应 Photochemical Effects

急性光化学性视网膜损伤最常见的征象是日光性和焊接弧光性的黄白色黄斑中心小凹病变，较大的常为手术显微镜下和内光凝照射损伤的中心凹外病变。

（一）光化学机制 Photochemical Mechanisms

意外的光化学视网膜损伤（被称为光性视网膜病变或视网膜光毒性）是由长时间的强光照射引起的，如果只是短暂的经历，这种情况可能是可以耐受的[5]。它们发生在脉络膜视网膜温度升高太低，不能造成光热损伤，照度远超过正常环境水平，暴露时间从几秒到几分钟。光辐射产生高活性氧自由基，可损伤视网膜细胞膜、蛋白质、碳水化合物和核酸。光化学视网膜损伤的程度取决于个体的防御机制，暴露视网膜的位置和面积，以及光暴露的持续时间、强度和光谱[5, 10, 12, 74-76]。

除非急性细胞损伤严重到破坏视网膜修复机制，否则不会发生光性视网膜病变[5, 52]。在眼科影像学研究和季节性情感障碍的光治疗中，患者安全地接受明亮但低得多的光照[12, 52, 77]。

作用光谱表征了不同波长如何有效地引起光化学效应。光性视网膜病变可分为光敏剂和光色素介导的光毒性，其作用谱不同[4, 5, 79]。

光敏剂介导的视网膜光毒性的危险性随波长的减小而迅速增加[5, 74]。这与 RPE 中脂褐素的吸收光谱相似，RPE 是其主要介质[80, 81]。因此，紫外线辐射比可见光更危险。在无晶状体眼中，紫外线、紫外光（400~440nm）和蓝光（440~500nm）分别占视网膜潜在光毒性的 67%、18% 和 14%[82, 83]。光敏剂介导的光毒性是国际公认的无晶状体标准 Aλ 光毒性功能的基础，用于评估工业急性视网膜光毒性风险的光毒性函数[84]。

在成人有晶状体眼中，视网膜对紫外线和短波可见光的晶状体衰减具有额外的屏蔽作用。这就是为什么国际公认的有晶体眼标准 Bλ 光毒性函数在光谱的蓝色部分 440nm 处达到峰值。Bλ 功能通常被称为"蓝光危害"（blue light hazard）功能，尽管蓝光的视网膜光毒性远低于紫外光或紫外线辐射[4, 5, 84]。

光色素介导的视网膜光毒性的危险性峰值约为500nm（蓝绿色），与暗视视觉的光敏感性相似，因为光色素视紫红质介导了这两个过程[5, 85, 86]。这种类型的光性视网膜病变只需 1% 视网膜辐照度就可以产生光敏剂介导的光毒性[10, 79, 87, 88]，但实验研究是用高光敏性夜行啮齿动物进行的，其主要的光色素是视紫红质[5, 85, 88]。

临床表现与太阳或焊接电弧黄斑病变、手术显微镜和内照明器损伤相似[5, 52]。

（二）光化学视网膜损伤 Photochemical Retinal Injuries

1. 太阳和焊工黄斑病 Solar and Welder's Maculopathy

图 93-3 显示典型的黄白色日光性黄斑病变[89, 90]。在急性期，OCT 显示为全层高反射性病变[91-94]。多焦视网膜电图也显示中央视网膜功能障碍[95]。病变在数周内逐渐消退，完全消失或留下黄斑小凹扭曲、色素斑点，甚至黄斑裂孔[89]。焊接电弧损伤也会产生类似的临床异常[5, 96, 97]。焊工黄斑病变（welder's maculopathy）极为罕见，但由于其短暂的临床症状可能被相关的电光性角膜炎所掩盖，因此可能被低估[5, 8, 98]。

急性日光或焊接电弧损伤后常见的视觉症状是视物模糊、中央暗点和红眼症。伤后视力可正常或降至（20/200）～（20/40）。视力通常在 6 个月内恢复到（20/40）～（20/20）[5, 89]。荧光素血管造影可能是正常的，或者在更严重的损伤中可能显示中心凹 RPE 缺陷[89, 93, 99-103]。眼底自发荧光正常或呈局灶性低自发荧光[93, 94, 100]。损伤后数月至数年的特征性 OCT 发现椭球体带和嵌合体区的外层视网膜低反射间隙，如图 93-4 所示[5, 92, 93, 97, 100, 102-112]。

在脉络膜黑色素瘤摘除术前单眼注视太阳 10～60min 的志愿者中，研究了日光性视网膜病变的组织病理学[90, 113]。光感受器损伤包括光感受器外节段板层的囊泡形成和碎裂、线粒体肿胀和核固缩[90, 113]。视锥细胞似乎比视杆更能抵抗损伤，可能是一些损伤后视觉效果良好的原因[113]。RPE 损伤是可变的[90, 113]。迄今为止的影像学和组织病理学数

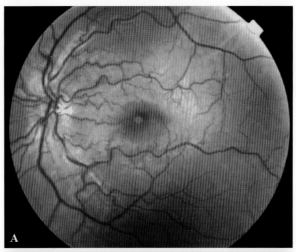

左眼

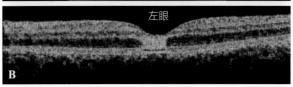

▲ 图 93-3　急性日光性黄斑病变通常会产生一个小的黄白色小凹病变，如这位患者在直视太阳后视力为 20/40。急性期光相干断层扫描显示中心凹全层高反射。伤后 3 个月内病变消退，视力恢复到 20/30

经许可，图片转载自 Levy S, Sheck L, Guest S. OCT appearances in acute solar retinopathy. Arch Ophthalmol 2012；130：1540.

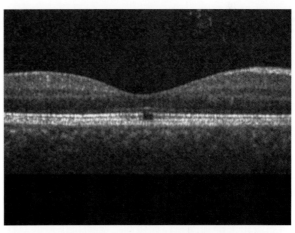

▲ 图 93-4　在太阳或焊接电弧损伤数月至数年后拍摄的光相干断层扫描图像通常显示清晰的黄斑部外层视网膜的低反射空间[5, 97, 104, 108]。这名 34 岁的男性从 11 岁起就开始焊接，在 OCT 研究前 5 个月一直主诉视力下降。OCT 水平扫描显示大部分正常视网膜色素上皮和外界膜高反射带，但椭圆体带和嵌合体区的高反射带中断。这些 OCT 的发现与光感受器内外节段的慢性损伤相一致[89]

图片由 Suman Pilli, MD, Muralidhar Ogoti, MD, and Vishwanath Kalluri, MD 提供

据不允许确定日光和焊接电弧损伤是否主要是 RPE 和（或）光感受器起源。

黄斑中心凹视网膜炎（fovemacular retinitis）是一个用来描述类似于光性视网膜病变黄斑中心凹异常的术语。它发生在钝性眼外伤和挥鞭样损伤后[114-116]，且发生在没有机械或光外伤史的人身上[117, 118]。据报道，在第二次世界大战期间及 1966—1973 年期间[119-122]，军事人员中都爆发了这种疾病，原因是太阳照射[121, 123]。这与年轻人日光浴而非直视太阳的日光性黄斑病变报道一致，可能是由于 Henle 层光纤通道将短波光子从中心凹周围区域输送到中心凹中心（图 93-5）[124-126]。

短暂的太阳观测是安全的，否则在阳光明媚的日子向上看是危险的。即使在晴天的正午，用 3mm 的瞳孔直径直接观察太阳光也只能引起 4℃ 的视网膜温度升高，这对于光凝来说太低了[127]。因此，典型的日光性黄斑病变是光化学损伤而不是光热损伤。相反，瞳孔扩张 7mm 的太阳光观测会使视网膜温度升高 22℃，远高于视网膜光凝的 10℃ 阈值[44, 127]。望远镜辅助的太阳观测使视网膜温度升高[127, 128]。

日食观测尤其危险，因为瞳孔扩张可能会发生，并增加视网膜辐照度[128]。安全观测日食有许多间接的方法[128, 129]。据报道，在低血糖、药物滥用、精神病和宗教仪式期间，曾发生过阳光凝视损伤（sungazing injuries）[5, 103]。太阳镜是不安全的，凝视阳光和瞳孔扩张可能会增加阳光伤害的风险[9, 12, 129]。长期的太阳观测（solar observation）造成的损害最大，尤其是药理学上的瞳孔扩张。

光性角膜炎是一种常见的焊接电弧事故，但焊工的黄斑病变是一个不寻常的事件。当焊工没有使用合适的护目镜时，年轻工人由于其透明的眼内介质而有更大的视网膜损伤风险。先前讨论过的晶体中的 UV-B 窗口大约在 30 岁时关闭[6-8]。在青年时，一些高光毒性的 UV-B 焊接电弧辐射可能会传播到视网膜，这可能是焊接电弧黄斑病和焊工据报道增加的葡萄膜黑色素瘤风险的原因[6, 8]。飞秒激光等离子体及短路高压电路产生的 UV-B 辐射[130] 和（或）短波长可见光，也会造成光损伤[131]。

实验性光性视网膜病变是由于体温升高而增强的[85, 132, 133]，因此，热天、运动或发热引起的体温

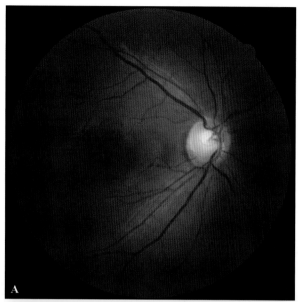

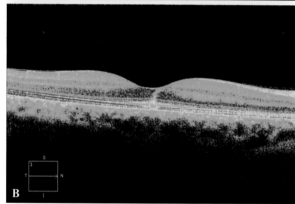

▲ 图 93-5 急性日光性黄斑病变通常导致黄白色小凹病变，光相干断层扫描呈现全层高反射。这个患者在低太阳倾角下看日食时，有一个局部的不太严重的损伤。这些发现可能与 Henle 层光子向中心凹的光纤通道一致
图片由 FRANZCO Daniel Chiu 提供

升高可能会增加视网膜光毒性的风险，这可能是保护发热儿童免受阳光照射的古老训诫的原因[5]。较深的脉络膜视网膜色素沉着可能增加与太阳观测相关的局部脉络膜视网膜温升，可能进一步增加损害的风险。在直接日光浴中，黄斑中心凹最容易受到太阳损伤，但在日光浴但没有直视日光的年轻人中，可能会发生中心凹损伤，这是因为晶状体的 UV-B 传输和（或）短波光子向中心凹的 Henle 光纤传输[126]。

2. 手术显微镜与内照射器损伤 Operating Microscope and Endoilluminator Injuries

典型的手术显微镜损伤是直径为 0.5~2 视盘的

椭圆形病变[134, 135]。由于显微镜倾斜和光照定位，损伤部位往往低于中心凹[136, 137]。如图 93-6 所示，光纤内照射器可在其他地方引起类似的损伤[138]。角膜、白内障、青光眼和视网膜手术都有损伤[134, 135, 139-141]。光化学视网膜损伤主要局限于光感受器和视网膜色素上皮，如太阳斑和焊工斑[142-144]。

损伤的大小、位置和严重程度决定了手术显微镜损伤导致的视力损失。病变最初呈黄白色，有时伴有浅层浆液性神经性视网膜脱离。这一发现迅速消失，随后出现局部 RPE 萎缩和色素斑点。如图所示，慢性病变在检眼镜下通常比血管造影下更不明显（图 93-6A 和 B）。病变也可能表现为局部高自发荧光[145]。

图 93-7A 是一位 70 岁女性的 OCT 图像，在复杂的白内障手术后不久，在手术显微镜下发现了中心凹颞侧损伤和中央囊样黄斑水肿（CME）。图 93-7B 中的 OCT 图像是在 CME 吸收后几年拍摄的，显示了手术显微镜损伤处的持续性脉络膜视网膜瘢痕[145]，与人类和动物研究的组织病理学结果一致[142-144]。迄今为止，影像学和组织病理学数据尚不能确定手术显微镜和内照射器损伤是否主要发生在视网膜色素上皮或光感受器或两者的结合中。

手术显微镜损伤的风险可能因体温升高[132]、脉络膜视网膜色素沉着增加（理论上增加了局部光吸收和视网膜光毒性的热增强）[5]、手术期间的供氧（假设增加了视网膜自由基的产生）而增加[146]和光敏药物，如羟基氯喹、氢氯噻嗪、呋塞米、别嘌醇和苯二氮䓬类药物[147-149]。糖尿病和高血压也可能增加视网膜光毒性风险[150]。

更快的白内障手术减少了手术显微镜损伤的风险，尽可能减少手术显微镜的强度，并在术前停止使用光敏药物[5, 149]。其他可能有用的技术包括保持患者眼睛向下凝视，使用角膜封堵器，避免补充氧气和（或）升高患者核心体温[5, 152, 153]。操作显微镜产生的紫外线辐射最小[154-156]，所以紫外线屏蔽滤光片的价值很小。一项研究报道紫外线阻断人工晶状体可以减少术后 CME[157]，但随后的三项研究驳斥了这一结论[158-160]。减少手术显微镜的紫光和蓝光照射可以降低急性视网膜光毒性风险，但蓝光对组织可视化很重要[5]。

吲哚菁绿（ICG）可用于黄斑裂孔手术中的视网膜血管造影和内界膜染色。ICG 辅助玻璃体视网膜手术后，ICG 荧光可持续数月[161]。术后出现视野缺损，可能是多因素引起的[162]。有报道称 RPE 损伤可能是光毒性引起的[163]，但也应考虑其他机制，如视网膜神经纤维层的物理损伤。用 ICG 和其他活性染料进行 ILM 染色的潜在风险和益处仍有待评估[164]。

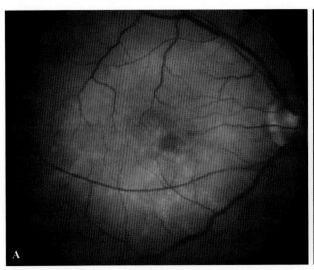
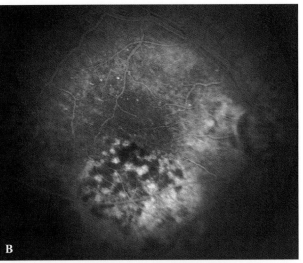

▲ 图 93-6　一位 67 岁男性糖尿病患者的手术显微镜损伤，患者 1 年前接受了人工晶状体置换手术

在眼科镜下，中心凹下方的视网膜色素上皮变性的卵圆形区域并不明显，如眼底照片（A）所示，但在同一天（B）的荧光素血管造影中，病变相当明显

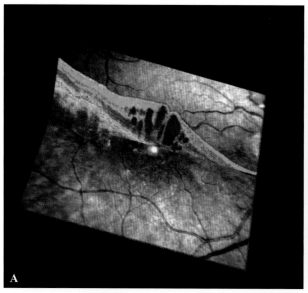
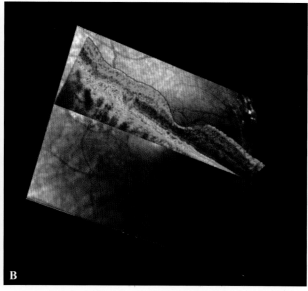

▲ 图 93-7　一名 70 岁女性因网球外伤而致部分晶状体半脱位，随后进行了复杂白内障手术

最初的黄斑中心凹囊样水肿和与手术显微镜相关的浆液性神经性视网膜脱离（A）逐渐消失。3 年后，囊样黄斑水肿消退很久，手术显微镜下可见明显的脉络膜视网膜瘢痕（B）（图片由 Richard B.Rosen，MD 提供）

3. 检眼镜和眼底照相机曝光 Ophthalmoscope and Fundus Camera Exposure

间接检眼镜和眼底照相机会产生令人眼花缭乱的曝光和短暂的后像，但没有证据表明它们在常规临床应用中会导致光化学或热性视网膜损伤[12, 165-168]。聚焦于单个视网膜区域的 15min 间接检眼镜照射可导致麻醉恒河猴局部光毒性损伤[132]，但这肯定不是临床光照射。在盲人志愿者或需要摘除眼球的志愿者中尝试类似的暴露后，没有发现立即或长期的视网膜异常[169]。这些结果与仪器数据一致，显示眼底照相机、间接检眼镜和扫描激光检眼镜的视网膜辐照度低于实验确定的损伤阈值[12, 165, 166, 168, 170]。前段裂隙灯摄影在不寻常的情况下可引起光性视网膜病变[171]。

62s 稳定的视网膜暴露加速了视紫红质基因突变狗的局部视网膜变性，提示视网膜色素变性患者应尽量减少视网膜摄影和临床光照[172]。人和犬的视网膜有显著差异[172]，实验暴露时间 2ms 是临床眼底照相机闪光时间的 10 000 倍[168]。光暴露从来没有被证明对视网膜色素变性的临床进程有不利影响，甚至光剥夺也不能阻止其进展[173]。目前没有科学证据表明需要视网膜疾病专用的光暴露安全标准[168]。尽管如此，无论患者的情况如何，临床视网膜成像只能在必要时进行，患者的舒适度要求临床操作始终在最低的临床有效视网膜照明水平下进行[12, 168]。

四、安全标准 Safety Standards

影响激光使用者的安全标准包括美国国家标准协会（ANSI）的自愿标准"激光的安全使用"（ANSI Z136.1-2007）[174, 175] 和 "医疗设施中激光的安全使用"（ANSI Z136.3-2005）[176]。ANSI Z136.1 标准与国际标准 IEC 60825-1 相似。ANSI 标准在技术上是 "自愿性的"，但监管机构使用这些标准来评估医疗激光设施的安全性，而诉讼方则使用这些标准来审查声称的伤害[177, 178]。

影响激光制造商的安全标准包括 FDA 监管的 "激光性能标准"（21 CFR1040）。本标准要求制造商为激光设备配备发射指示器和按键开关等功能。对于裂隙灯和内照射器等眼科设备也有具体的标准。

ANSI 标准定义了四个激光等级[174, 178]。1 级激光被认为不能造成损害性的眼部暴露，不需要控制措施。它们在可见光谱中的最大功率输出范围从 0.0004mW 或更小（对于蓝光或绿光）到 0.024mW 或更小（对于红光）。2 级、3a 级和 3b 级激光器产生的激光功率分别小于 1mW、1～5mW 和 5～500mW。激光指示器是 3a 级设备。一些危险的 3b 级手持激光设备在外观上与激光指示器相同。4 级激光包括潜在危险的工业、军事或医疗激光器，其产生的激光功率超过 500mW。安全标准为每个激光等级指定了控制措施[174, 176]。

实际考虑 Practical Considerations

控制措施旨在降低激光事故的风险[128, 177, 178]。"工程"控制是内置于激光系统中的保护措施，如外壳、标签和联锁装置。"管理"和"程序"控制旨在确保潜在危险激光系统的正确使用。它们包括：①操作、维护和维修激光系统的书面协议；②确保适当的人员教育和培训；③使用合适的护目镜。

对于眼科激光设备，ANSI Z136.3–2005 标准建议：①给予"激光安全官员"当地安全监督责任；②在任何激光治疗过程中，在封闭的治疗室门外侧显示带有"危险"信号的警告标志；③在漫反射和杂散光束可能造成危险的标称危险区域，工作人员佩戴激光护目镜；④对操作人员进行安全使用激光设备的培训[176, 177]。

从实际角度来看，标称危险区域是手术激光所在的治疗室或手术室。激光安全办公室负责确保：①确保防护眼镜可用并适当使用；②使用激光的人员经过适当培训；③激光安全措施定期审核。

五、结论 Conclusion

光可引起光机械性（热机械性）、光热性（光凝性）或光化学性（光化性视网膜病变）视网膜损伤。意外的激光伤害可以用防护眼镜来预防。临床上视网膜光凝不会引起慢性疼痛，也不会造成意外的视网膜激光损伤。激光损伤引起的视觉异常应与脉络膜视网膜异常相关。强大的手持式激光设备，看起来像激光指示器可以是视网膜光凝器。唯一常见的临床光化学损伤是日光性和焊接电弧黄斑病变、手术显微镜和内照射器损伤。日光性黄斑病变可发生在有或无日光浴的情况下。30 岁以下的人由于晶状体中的 UV-B 窗口，患光性视网膜病变的风险最大。

第94章 外伤性脉络膜视网膜病变
Traumatic Chorioretinopathies

Dean Eliott　Thanos D. Papakostas　著

一、概述 Introduction

眼外伤分为闭合性眼外伤和开放性眼外伤。闭合性眼外伤是指角膜和（或）巩膜没有全层缺损。非穿透性后段眼外伤包括在眼球闭合的情况下直接对眼睛造成的钝性外伤和对身体其他部位造成的间接影响眼睛的外伤。眼科医师必须熟悉非穿透性外伤后段的各种表现，以便进行适当的评估和治疗。预防眼外伤同样重要。眼科医师应鼓励在工业工作场所和运动项目期间使用防护眼镜，对于对侧眼完好的外伤患者，使用聚碳酸酯眼镜是再强调也不为过。

钝性外伤占眼外伤的 51%～66%[1-3]，后段受累包括视网膜震荡、脉络膜破裂、巩膜裂孔、黄斑裂孔及与外伤性视网膜脱离有关的情况，如玻璃体基底部撕脱、锯齿缘离断、视网膜裂孔和巨大视网膜裂孔。伴有间接累及眼球的远程系统性外伤包括 Purtscher 视网膜病变、Terson 综合征、Valsalva 视网膜病变和 shacken-baby 综合征。

钝性眼外伤后段受累的发病机制包括冲击伤（coup injury）、对冲伤（contrecoup injury）和直接眼球挤压（direct ocular compression）[4]。如巩膜伤所见，冲击伤是指撞击部位的损伤。在对冲伤中，损伤发生在撞击部位对面的组织界面。出现视网膜震荡、脉络膜破裂和外伤性黄斑裂孔。眼球前后挤压导致赤道伸展，因为眼球有一个固定的容积，玻璃体基底部撕脱（vitreous base avulsion）和锯齿缘离断（retinal dialysis）通过这个机制发生[5]。远达性外伤眼部表现的发病机制是多种多样的，并与每个临床疾病讨论。

二、直接眼外伤 Direct Ocular Injury

（一）视网膜震荡 Commotio Retinae

1873 年，Berlin 描述了地球钝性外伤后视网膜变白的情况[6]。这种情况，现在被称为视网膜震荡，其特征是撞击部位对面的深部视网膜出现暂时性混浊（对冲损伤）（图 94-1）。这些发现可能从轻微的视网膜白化区域到广泛的明显视网膜混浊。如果累及后极，中心凹往往是幸免的，导致假樱桃红点。如果黄斑部受累，视力可能会受到影响，但当混浊消失后，视力通常会在几天内恢复正常[7, 8]。随着损伤的加重，视力下降可能会持续，而混浊可能会被视网膜色素上皮的斑点[7, 9]或视网膜内色素沉积所取代[10, 11]。

血 - 视网膜屏障在视网膜震荡中的变化在动物和人类中都有广泛的研究。Francois 和 De Laey[12] 及 Hart 等[7] 在创伤后立即对患者进行的荧光素血管造影（FA）中未发现渗漏。Gregor 和 Ryan[13] 在创伤后立即对猪进行荧光素血管镜检查，未发现视网膜血管渗漏，但检测到视网膜色素上皮染色，在24h 内消失。应用辣根过氧化物酶示踪技术进行形态学研究，证实视网膜色素上皮水平的血 - 视网膜屏障破坏。Kohno 等[14] 注意到视网膜震荡恒河猴的荧光素血管造影没有渗漏，使用辣根过氧化物酶也没有发现血 - 视网膜屏障的破坏。Pulido 和 Blair[15] 对 10 例单侧黄斑视网膜震荡患者在外伤后平均 16h

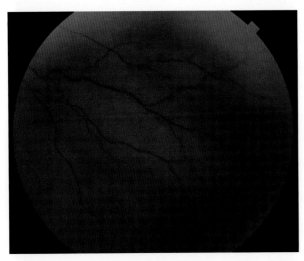

▲ 图 94-1　一名 23 岁男子在踢足球时被一根手指击中眼睛
（由 Lucia Sobrin, Massachusetts Eye and Ear 提供）

进行了荧光素血管造影和玻璃体荧光光度测定。荧光素血管造影显示无渗漏，玻璃体荧光光度法测定显示同一患者外伤眼与未外伤眼玻璃体穿透无差异。作者的结论是，由于玻璃体荧光光度法对低水平的渗漏高度敏感，血 - 视网膜屏障的破坏不是引起视网膜震荡的主要病理生理因素。Mansour 等[16] 报道了一例视网膜震荡的患者眼在受伤后 24h 内获得的组织病理学发现。他们注意到，在视网膜血管周围免疫组化检测到白蛋白，这是血 - 视网膜屏障相对完整的额外证据，因此在视网膜震荡的发病机制中不起主要作用。

基于组织病理学研究，视网膜震荡的发病机制包括细胞外水肿、神经胶质细胞内水肿和光感受器外节段断裂。Berlin[6] 推测细胞外水肿导致视网膜透明性丧失，这种情况被称为 "Berlin 水肿"。随后的动物组织病理学研究揭示了不同的发病机制。在猪的实验模型中，Hart 等[7, 9] 和 Blight 及 Hart[17] 证实了视网膜胶质细胞内水肿。在同一模型中，18 岁的 Blight 和 Hart 也发现视网膜色素上皮的光感受器外节段断裂和细胞内水肿。Sipperley 等[19] 在猫头鹰猴模型中只检测到光感受器外节段的破坏。使用恒河猴，Kohno 等[14] 显示除了 Müller 细胞、视网膜色素上皮细胞、神经纤维和感光细胞外丛状层轴突的细胞内水肿外，光感受器外节段也被破坏。Mansour 等[16] 在一份人眼组织病理学报告中发现，光感受器外节段断裂，邻近视网膜色素上皮受损。作者认为外节段的易感性与视网膜的结构有关，特别是 Müller 细胞骨骼系统，因为 Müller 细胞占据视网膜从内界膜到光感受器内节段，并支持除光感受器外节段以外的所有细胞层。

Souza Santos 等[20] 用光频谱域光相干断层扫描（OCT）描述了 11 只眼视网膜震荡的形态学特征，并对其在预后和随访中的应用进行了评价。严重外伤者有急性椭圆体带区破坏及上方视网膜高反射，常伴有视网膜萎缩、色素紊乱及视力预后不良。Ahn 等[21] 描述了黄斑部震荡伤的 OCT 特征及其与解剖和视觉结果的关系。他们还提出了一个基于 OCT 形态的分级系统：随圆体带反射率增加，薄的低反射光学空间消失（1 级），仅视锥外节段尖端（cone outer segment tips，COST）缺失（2 级），

COST 和椭圆体带区域缺失（3级），COST、椭圆体带区域和外界膜缺失（4级）。基线检查时等级越高，视力和解剖预后较差。

总之，外伤可通过玻璃体变形引起视网膜结构的机械变形，导致短暂的视网膜深部混浊，称为"视网膜震荡"。血-视网膜屏障似乎完好无损，眼底改变可能是由于感光器外节段的破坏引起的。这种情况通常会自行缓解，但严重时可能会出现持续的视力丧失和视网膜色素改变。

（二）脉络膜破裂 Choroidal Rupture

1854 年，Von Graef[22] 描述了由于对眼球的创伤而导致的后极新月形病变。这些通常是单个病灶，以同心的方式位于视盘的颞侧。这些损伤被称为脉络膜破裂，实际上是脉络膜、Bruch 膜和视网膜色素上皮的撕裂。

有直接和间接的脉络膜破裂。直接破裂位于撞击（偶发性损伤）的前部，并与锯齿缘平行。直接

脉络膜破裂相对少见，被认为是由压迫性坏死引起的[23]。间接脉络膜破裂发生在撞击部位的对侧（对冲伤），表现为典型的后极曲线状病变（图 94-2），与视盘边缘同心。外伤引起压缩力，使相对缺乏弹性的 Bruch 膜及其附着的脉络膜毛细血管破裂（导致急性视网膜下出血），视网膜色素上皮破裂（导致晚期色素改变）。视网膜和巩膜不会破裂，因为视网膜是相对有弹性的，而巩膜有足够的力量来抵抗这些力量[24]。弹性假黄瘤患者的 Bruch 膜相对较脆，这些患者在相对较小的眼外伤后尤其容易发生脉络膜破裂。

由于最初的损伤往往涉及视网膜下出血，新月形病变可能在检眼镜下不可见，直到上方覆盖的出血吸收。如果黄斑发生由破裂或伴随的视网膜下出血累及黄斑（或有其他证据表明黄斑损伤，如视网膜震荡或黄斑裂孔），视力通常会降低。Hart 等的一份报告中[25]，所有 10 例后极脉络膜破裂患者的初始视力为 20/200 或更差，其中 6 例最终提高

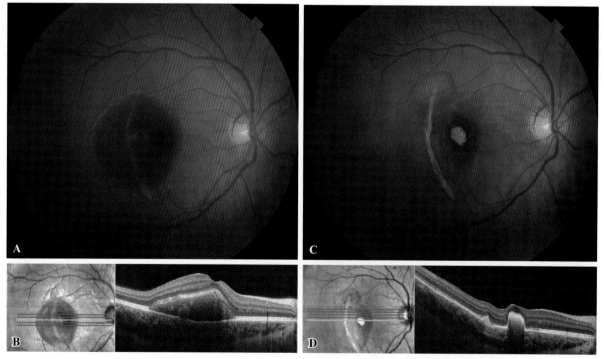

▲ 图 94-2 **A.** 一名 **11** 岁男童的黄斑部脉络膜破裂并伴有视网膜下出血，患者因棒球帽造成右眼钝性外伤。视力为 **20/100**。**B.** 光相干断层扫描显示脉络膜破裂区域的 **Bruch** 膜连续性中断，视网膜下高反射物质与视网膜下出血相一致。**C.** 5 周后，除了在视网膜中心凹有少量去血红蛋白的视网膜下血，大部分的血液已经吸收。在脉络膜破裂的上缘也有视网膜下液，与脉络膜新生血管膜的形成一致。视力为 **20/100**。**D.** OCT 扫描显示脉络膜破裂区的视网膜下高反射物质和去血红蛋白出血区的中心凹下的高反射物质

图片由 Shizuo Mukai, Massachusetts Eye and Ear 提供

到 20/30 或更好。脉络膜破裂通常在几周内形成一个胶质瘢痕，在愈合的病灶边缘出现色素沉着（图 94-2）。由于脉络膜边缘的新生血管可能在任何时候形成，因此应密切关注病变。应指导患者报告中心视力的任何变化（如视力下降、视物变形），检查应集中于视网膜下液体、出血和脂质的存在。有几位作者 [26, 27] 描述了视网膜下色素上皮新生血管继发的色素上皮晚期出血性脱离，还有一些作者报道了视网膜下新生血管引起的黄斑浆液性脱离 [8, 24, 28, 29]。许多患者在最初的损伤后数月至数年视力下降，在某些情况下，激光光凝导致脉络膜新生血管膜消退 [24, 28, 29]。脉络膜破裂的另一个潜在并发症是脉络膜视网膜血管吻合 [30]。

FA 可用于评估急性脉络膜破裂和疑似脉络膜新生血管的病例。在急性期，FA 可能有助于发现和定位小的脉络膜破裂和视网膜下出血下的疑似破裂。荧光素最初可能会从破裂的脉络膜血管漏入外层视网膜，但这在几天内就会消失 [25]。愈合的脉络膜破裂通常表现为破裂内早期低荧光，因为受损的脉络膜毛细血管（大脉络膜血管通常完整）和周围完整的脉络膜毛细血管扩散的晚期高荧光。在脉络膜新生血管的病例中，FA 显示早期花边状视网膜下血管，晚期漏入视网膜下间隙 [31]。

在脉络膜破裂中，由于色素上皮细胞的丢失，眼底自发荧光通常显示破裂内的低自发荧光。破裂边缘有一个相关的高自发荧光，可能是由于破裂边缘的色素上皮增生引起的 [32]，这在临床和组织学上都有很好的记录 [33, 34]。在伴有视网膜下出血的病例中，血液中的自发荧光被阻断。

在 Aguilar 和 Green [35] 病例的组织病理学报告中，大多数破裂最初与出血有关，通常在视网膜下间隙，偶尔累及脉络膜和玻璃体。成纤维细胞活性通常在损伤后 1～2 周出现，1 个月后出现愈合良好的瘢痕。在一些病例中，脉络膜破裂上方的视网膜由于外层的丧失而出现萎缩和变薄。病变边缘视网膜色素上皮增生较为常见。3 只眼脉络膜破裂愈合后，脉络膜内及视网膜下间隙出现慢性炎症灶（淋巴细胞）。1 只眼脉络膜破裂的边缘发生脉络膜新生血管，延伸至视网膜色素上皮下，2 只眼脉络膜新生血管延伸至视网膜下间隙。作者的结论是，新的

脉络膜血管在愈合过程中是常见的，这些血管通常会随着瘢痕过程的发展而退化。

Nair 等 [36] 在 OCT 谱域上描述了间接脉络膜破裂的形态学模式，发现了两种类型的脉络膜破裂。第一种类型（1 型）为视网膜色素上皮（RPE）向前突出，脉络膜毛细血管层呈锐角金字塔或穹顶状。这与视网膜色素上皮层的少量连续性丧失或视网膜色素上皮 - 脉络膜毛细血管投影增高伴大量视网膜下出血有关。第二种类型（2 型）是 RPE- 脉络膜毛细血管层、感受器椭圆体带区和外界膜的大面积破裂，形成后向凹的轮廓凹陷，组织向下滑入缺损。研究对象为 18 例 18 只眼。报告时，10 只眼被观察到 1 型，8 只眼被观察到 2 型。18 只眼中，1 只 1 型患眼发生脉络膜新生血管，2 只 2 型患眼发生脉络膜新生血管（16.6%）。

在 1993—2001 年在马萨诸塞州眼耳医院诊断的所有脉络膜破裂病例的研究中，共发现 111 例。68% 的破裂发生在黄斑部，其中 37% 为中心凹，31% 为中心凹外。32% 在周边。大多数患者（61%）有一处破裂，21% 有两处破裂，11% 有三处破裂，7% 有四处或更多破裂。2 例（10%）在初次外伤后 1～18 个月出现脉络膜新生血管。较长的破裂也显示脉络膜新生血管的风险增加（长度＜ 1.10mm 的破裂为 0%，长度 1.10～2.35mm 的破裂为 11%，长度＞ 2.35mm 的破裂为 50%；$P=0.03$）。血管弓内的破裂和年龄的增长也增加了脉络膜新生血管的风险。脉络膜破裂继发脉络膜新生血管的多种治疗方法已被报道。其中包括热激光光凝 [38]、光动力疗法 [39, 40]、手术切除（surgical excision）[38, 41, 42] 和最近玻璃体内注射抗血管内皮生长因子（VEGF）药物。玻璃体腔内注射抗血管内皮生长因子单克隆抗体贝伐单抗，可提高视力，消退中心凹下、中心凹旁 [43, 44]、中心凹外 [45] 的脉络膜新生血管渗漏 [46]。这些研究分别报道了治疗后 9 个月、3 个月、45 个月和 1 个月的稳定性 [44-46]。虽然目前还没有关于随访时间更长的报道，但有限的数据表明，抗 VEGF 药物可能比激光或光动力疗法产生更持久的反应。

总之，外伤引起的间接脉络膜破裂以后极新月形病变的形式出现。这些病变最初可能与视网膜

下出血有关，后来可能在边缘出现色素沉着。如果病变累及中心凹，最初视力会受到影响，但如果脉络膜新生血管形成，晚期视力也可能丧失。对于发展脉络膜新生血管的患者，有多种治疗方案可供选择。

（三）巩膜挫伤（外伤性脉络膜视网膜破裂）Sclopetaria (Traumatic Chorioretinal Rupture)

脉络膜和视网膜破裂（称为巩膜挫伤或脉络膜视网膜破裂）可能发生在非穿透性眼外伤后，其中高速投射物撞击或通过眼球切线方向。这种情况是罕见的，并已描述了许多术语，包括脉络膜视网膜炎性增殖（chorioretinitis proliferans）[47]、外伤性增殖性脉络膜视网膜炎（traumatic proliferating choroidoretinitis）[48]、视网膜炎性增殖（retinitis proliferans）[49]和急性视网膜坏死（acute retinal necrosis）[50]。Goldzieher[51]在 1901 年描述了第一个由枪伤引起的病例，并使用了 "视网膜脉络膜炎性巩膜挫伤"（chorioretinitis sclopetaria）一词。由于发病机制不是炎症性的，巩膜和脉络膜视网膜破裂目前被接受。

眼底的外观特征是视网膜、视网膜色素上皮、Bruch 膜和脉络膜与投射物损伤位于同一象限（图 94-3）。病变常向后延伸累及黄斑部。裸露的巩膜在检眼镜下可见，但在急性期可能不明显，因为可

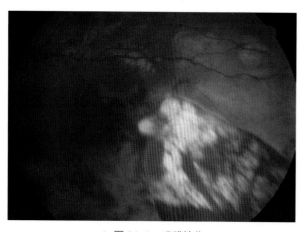

▲ 图 94-3　巩膜挫伤

一名 19 岁男子霰弹枪后颞下方巩膜裸露、色素和出血的。子弹与眼球相切并进入眼眶。眼部表现还包括视网膜震荡、脉络膜破裂和黄斑裂孔。经许可，图片转载自 Daniel F. Martin，Cole Eye Institute，reproduced with permission from Eliott D，Avery R. Nonpenetrating posterior segment trauma. Ophthalmology Clinics of North America，Volume 8，Number 4，December 1995.

能有上覆玻璃体积血和邻近的视网膜内和视网膜下出血。随着出血的消退，病变最终发展为不规则、瘢痕、色素沉着的边界，后玻璃体通常保持附着。

巩膜挫伤、破裂通常是在眼眶高速弹丸损伤后出现的，通常是由霰弹枪或 BB 弹丸引起的。子弹直接击中或穿过与眼球相切的轨道，并经常存留在眼眶中。巩膜挫伤是一个偶发性损伤，因为损伤发生在撞击部位。高速子弹引起眼球迅速变形，眼组织中的张力突然增加。这些应力可能超过视网膜和脉络膜的抗拉强度，但不超过相对有弹性的后玻璃体或相对较强的巩膜。视网膜和脉络膜破裂后，组织收缩，巩膜暴露[52]。

Martin 等[52]报道了 7 例 8 只眼巩膜挫伤患者。其中 5 名患者的子弹是霰弹枪或 BB 弹。8 只眼中有 7 只最初仅通过观察得到治疗。1 只眼进行预防性巩膜扣带治疗。所有病例视网膜均保持附着至少 6 个月。晚期并发症为玻璃体积血 2 只眼，视网膜脱离 2 只眼。玻璃体积血发生在玻璃体脱离后，其中 1 只眼需要玻璃体切除术。视网膜脱离是由于远离原脉络膜视网膜破裂处的视网膜破裂所致。作者的结论是发生视网膜脱离的风险很低，他们认为这是由于一个完整的后玻璃体阻止液化的玻璃体进入视网膜下空间，以及视网膜与脉络膜的粘连，这些组织作为一个整体收缩，阻止了液体进入视网膜下空间。

Ahmadabadi 等[53]报道了目前最大的病例系列，13 例患者中 13 只眼，平均随访 37 个月。2 例致密性玻璃体积血行玻璃体切除术，其中 1 例发生视网膜脱离，用硅油填塞治疗。最终视力范围从 20/1200 到无光感。随访期间，所有患者的视网膜均保持附着。

最近的一份报告[54]描述了三个连续的外伤性脉络膜视网膜破裂患者，他们在外伤后第 1、2 和 3 周发生视网膜脱离。在第一个病例中，潜在的视网膜破裂可能是由脉络膜视网膜破裂部位的严重牵引造成的。在第二例中，视网膜缺损是一个小洞，在上方巩膜挫伤病变的边缘，与早期 PVR 有关。在第 3 个病例中，病变后缘严重萎缩的视网膜出现多处裂孔。在病例 1 和 3 中，增殖性玻璃体视网膜病变导致再脱离，需要进一步干预。

综上所述，巩膜挫伤或脉络膜视网膜破裂是一种罕见的高速投射物损伤，可导致视网膜、视网膜色素上皮、Bruch 膜和脉络膜破裂，并导致这些组织收缩暴露了裸露的巩膜。定期随访是必要的，因为并发症包括视网膜脱离和玻璃体积血。

（四）外伤性黄斑裂孔 Traumatic Macular Hole

虽然绝大多数黄斑裂孔是特发性的，但在钝性眼外伤后也可能发生。1869 年的 Knapp 和 1875 年的 Noyes 第一个描述这种情况下出现全层黄斑裂孔[4]。Fuchs 在 1901 年报道了一个外伤后的内板层黄斑裂孔。黄斑裂孔与视网膜震荡、视网膜下出血、脉络膜破裂和挥鞭样损伤有关[4, 5]。Cox 等[56]报道，钝性外伤后 6.3% 的眼睛出现黄斑裂孔，Giovinazzo 等[57]的后续研究报道，4% 的拳击手出现黄斑囊肿或裂孔。黄斑裂孔也与非外伤性视网膜疾病有关，如视网膜前膜、视网膜中央静脉阻塞和近视。此外，可能发生在孔源性视网膜脱离手术后[58, 59]，可能是特发性的[60]。

所有全层黄斑裂孔的临床特征和 FA 表现都相似，不论病因如何。视力通常为（20/400）~（20/40），症状包括视物变形和中心暗点。病变表现为黄斑中心的一个全层、圆形、轮廓清晰的孔，周围有视网膜下液囊和视网膜内囊性改变。大小是可变的，但大多数特发性孔的直径为 200~500μm（视盘直径的三分之一或更小）。Frangieh 等[61]研究了 44 只眼，发现最大的黄斑裂孔（直径可达 1.5mm）与钝性损伤有关（平均直径为 0.86mm，而非外伤性黄斑裂孔为 0.66mm；图 94-4）。黄斑裂孔的 FA 特征性表现为黄斑中心视网膜色素上皮窗样缺损。在中间阶段，可能存一个较亮的荧光晕。在后期，荧光逐渐减弱[31]。

Huang 等[62]描述了基于 OCT 外伤性黄斑裂孔的形态学特征。研究包括 73 例连续的外伤性黄斑裂孔患者。外伤性黄斑裂孔可分为 5 种形态类型，其平均视网膜厚度、顶区和基底区各不相同。伤后 90 天以上的患者视网膜平均厚度（P=0.03）和顶点面积（P=0.002）高于 90 天以内的患者。老年患者出现更多的圆孔，即顶点（P=0.04）和基底（P=0.01）的偏心率较小。目前的研究中没有一个形态学参

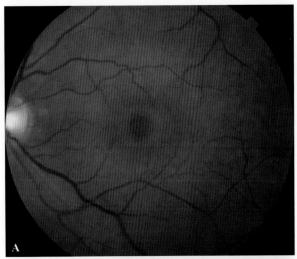

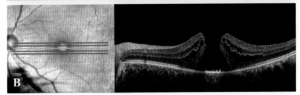

▲ 图 94-4　巨大的外伤性黄斑裂孔伴视网膜下液丛

数与视力相关。临床病程出现较晚或平均视网膜厚度较大的患者往往视力较好（分别为 P=0.11 和 P=0.07）。

钝性眼外伤后黄斑裂孔形成的机制包括：挫伤后坏死伴囊样变性和中心凹前后的玻璃体视网膜牵引[27]。严重眼挫伤可导致囊样黄斑水肿。内层视网膜层偶尔破裂，形成板层裂孔；视网膜内层及外层破裂，形成全层黄斑裂孔。囊样变性、囊肿合并及黄斑部全层裂孔的形成可能需要数月至数年的时间[61]。玻璃体黄斑牵引可能产生黄斑裂孔，因为玻璃体紧密附着在视网膜上中心凹处[30, 60]。黄斑处后玻璃体与视网膜的突然分离可能导致中心凹处视网膜组织的裂开。然而，大多数外伤性黄斑裂孔有一个附着的玻璃体。

黄斑裂孔通常是稳定的病变，进展到视网膜脱离很少发生[63]。Margherio 和 Schepens[64]报道，外伤性视网膜脱离 758 只眼中有 10 只眼（1.3%）出现黄斑裂孔。由于黄斑裂孔很少是孔源性视网膜脱离的独立原因，对周围视网膜进行彻底检查是必要的。对外伤性黄斑裂孔边缘进行预防性光凝是不必要的，但在视网膜脱离的病例中，已经进行了玻璃体切除术，液气交换和眼内光凝。

一些研究报道了玻璃体切除术治疗外伤性黄斑裂孔，单次手术成功率为 83%[65-72]。眼内气体填充是任何修复黄斑裂孔手术的关键组成部分。据认为，当孔随时间闭合时，孔处气体的表面张力提供了一种密封，防止视网膜内液体再积聚。

其他玻璃体替代物，如硅油，已尝试用于黄斑裂孔闭合术。Ghoraba 和 Ellakwa[69] 发表了一项研究，涉及 22 名因外伤性黄斑裂孔接受硅油或眼内气体玻璃体切除术的患者。硅油用于儿童、大孔患者和不能严格保持体位的患者。尽管在儿童中使用硅油存在选择偏差，但两组的平均年龄差异小于 1 岁。单次手术，67% 的硅油填塞和 92% 的全氟丙烷气体可以达到外伤性黄斑裂孔闭合。Miller 等[68] 报道了外伤性黄斑裂孔的长期结果。28 例患者的平均初始视力为 logMAR 1.3（20/400），平均随访 2.2 年。11 个孔（39.3%）在中位 5.7 周内自发闭合。11 例行玻璃体切除术，平均干预时间 35.1 周。无论是自发性（$P < 0.01$）还是玻璃体切除术（$P=0.04$），闭合孔的视力均改善（$P < 0.01$），但未闭孔视力无改善（$P=0.22$）。初始 OCT 尺寸与最终封孔状态之间没有关系，但对于自发封孔的情况，有向小尺寸方向发展的趋势。

（五）外伤性视网膜脱离及其相关条件 Traumatic Retinal Detachment and Associated Conditions

1. 视网膜脱离 Retinal Detachment

10%～20% 的孔源性视网膜脱离患者（图 94-5）报告有钝性眼外伤史[73-76]，在儿童中，大多数视

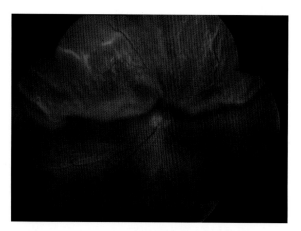

▲ 图 94-5　外伤性视网膜脱离累及黄斑部

网膜脱离发生在外伤环境中。当玻璃体突然变形和移位时，视网膜撕裂可能发生在玻璃体基底部、中心凹、格子样变性和脉络膜视网膜瘢痕等玻璃体视网膜粘连牢固的区域。玻璃体基底部是这些位置中最重要的，玻璃体基底部的视网膜损伤可能导致锯齿缘离断、周边视网膜裂孔和巨大视网膜裂孔。事实上，Goffstein 和 Burton[74] 报道，锯齿缘离断占外伤性视网膜脱离的 53%；巨大视网膜裂孔，占 16%；伴有粘连玻璃体（马蹄形裂孔）的视网膜瓣裂孔，占 11%；格子样变性边缘裂孔占 8%。（在非外伤性视网膜脱离中，锯齿缘离断占 5%，巨大视网膜裂孔占 2%，视网膜马蹄孔占 45%，格子样变性占 38%）。外伤性视网膜脱离患者的平均年龄为 28 岁（非外伤性视网膜脱离为 53 岁），78% 为男性（非外伤性视网膜脱离为 50%）。Cox 等[56] 的早期研究描述了相似的年龄和性别分布。许多视网膜脱离患者报告有外伤史，但往往很难建立直接的因果关系。根据 Goffstein 和 Burton 的观点，提示外伤性视网膜脱离的因素包括单侧玻璃体视网膜病变、锯齿缘离断或巨大视网膜撕裂、年龄小于 40 岁、外伤至诊断视网膜脱离的时间间隔小于 2 年及外伤的客观证据。

2. 玻璃体基底撕脱 Vitreous Base Avulsion

玻璃体基底部通常与平坦部和周围视网膜紧密结合。对于钝性眼外伤，玻璃体基底部可能从这些结构上撕脱，这可能是一个孤立的发现或与锯齿缘离断或巨大视网膜裂孔有关。Cox 等[56] 报道了 26% 的外伤性视网膜脱离患者的这一发现。

在没有视网膜脱离的情况下，患者可能无症状，也可能有漂浮物的主诉。眼底检查显示周边视网膜有一弓状带升高。当上方玻璃体基底部撕脱时，它可能覆盖在上周边视网膜上（图 94-6）。有时，扁平部上皮碎片仍附着在未植入的玻璃体基底部。玻璃体基底部撕脱伤是眼外伤的病理学表现，其存在应引起对相关眼外伤的仔细检查。玻璃体基底部撕脱边缘冷冻可防止视网膜破裂和视网膜脱离。

3. 视网膜锯齿缘离断 Retinal Dialysis

视网膜通常附着在锯齿状缘的平坦部上皮上。视网膜锯齿缘离断是视网膜与锯齿缘平坦部的不连

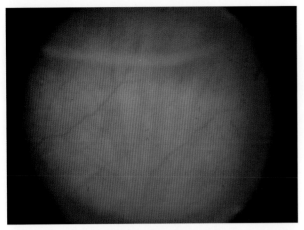

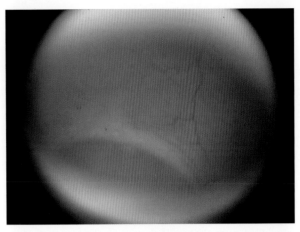

▲ 图 94-6 上方中周边眼底呈带状阴影（玻璃体基底部撕脱）

对玻璃体基底部撕脱区周边视网膜进行冷冻治疗。这位 40 岁的妇女是家庭暴力的受害者，患者的另一只眼有巨大的视网膜裂孔伴视网膜脱离，并接受了巩膜扣带手术。双眼视力保持 20/20。

经许可，图片转载自 Eliott D，Avery R. Nonpenetrating posterior segment trauma. Ophthalmology Clinics of North America，Volume 8，Number 4，December 1995.

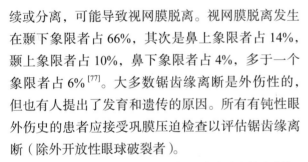

▲ 图 94-7 一位 65 岁女性，在 2 年前的一次机动车事故中遭受钝性眼外伤，患者颞下锯齿缘离断。视力为 20/30。患者接受了巩膜扣带手术

经许可，图片转载自 Eliott D，Avery R. Nonpenetrating posterior segment trauma. Ophthalmology Clinics of North America，Volume 8，Number 4，December 1995.

续或分离，可能导致视网膜脱离。视网膜脱离发生在颞下象限者占 66%，其次是鼻上象限者占 14%，颞上象限者占 10%，鼻下象限者占 4%，多于一个象限者占 6%[77]。大多数锯齿缘离断是外伤性的，但也有人提出了发育和遗传的原因。所有有钝性眼外伤史的患者应接受巩膜压迫检查以评估锯齿缘离断（除外开放性眼球破裂者）。

锯齿缘离断患者可能无症状或有主诉漂浮物。如果视网膜脱离也存在，如果脱离延伸至赤道后部，患者可能会注意到周围视野的丧失，如果黄斑部受累，患者可能会注意到视力的丧失。玻璃体在锯齿缘离断的患者中典型的附着，在伴有慢性视网膜脱离的患者中，下方玻璃体中可能有色素团。间接检眼镜检查显示，锯齿缘处有一个裂口，随着巩膜压陷可见开口，锯齿缘离断过程中的锯齿样形态比正常情况下不明显（图 94-7）。如果存在视网膜脱离，通常是局限性的，并且升高程度很小，特别是当锯齿缘离断很小或位于下方时。外伤最常见于年轻患者的成形的玻璃体，没有发生玻璃体后脱离，这往往限制了视网膜脱离的程度。在这些患者中，视网膜脱离可能保持稳定或进展缓慢。事实上，Ross[78] 指出，46% 的锯齿缘离断患者存在一条或多条分界线。玻璃体后脱离或玻璃体基底部撕

脱伤时，视网膜脱离更容易向后扩展或高度升高。锯齿缘离断采用光凝或冷冻治疗，以预防视网膜脱离。巩膜扣带术是治疗视网膜脱离的有效方法。巩膜扣带手术的成功率约为 90%[78, 79]，2/3 的患者最终达到 20/100 或更好的视力[78]。

4. 视网膜裂孔 Retinal Tears

玻璃体视网膜粘连紧密的区域特别容易受到外伤性损伤。外伤性玻璃体视网膜牵引可导致马蹄形视网膜裂孔和有盖的视网膜裂孔。这些病变可以在周围视网膜的任何地方发现，但通常位于格子样变性区域或脉络膜视网膜瘢痕的边缘。成形的玻璃体附着在马蹄形撕裂的高瓣上，并附着在一个有盖孔的孔盖上。无论哪种情况，液体玻璃体都可能通过视网膜裂孔进入视网膜下，因此外伤性视网膜裂孔比锯齿缘离断更容易导致视网膜脱离。马蹄形裂孔的情况尤其如此，因为视网膜裂孔瓣上的玻璃体牵引能使裂孔保持开放。

患者可能无症状，或可能会抱怨眼前漂浮物或视力下降。如果玻璃体积血是由于视网膜裂孔内的视网膜血管撕裂引起的，则漂浮物可能特别严重。如果视网膜脱离也存在，患者可能会抱怨周边视野丧失或视力下降，这取决于视网膜脱离的程度。外伤性视网膜裂孔可用光凝或冷冻治疗以预防视网膜

脱离。外伤性视网膜裂孔合并视网膜脱离可行巩膜扣带术，成功率达 80% 以上[56]。玻璃体切除术也是外伤性视网膜脱离的常见手术。

5. 巨大视网膜裂孔 Giant Retinal Tears

巨大视网膜裂孔（giant retinal tears，GRT）是指视网膜周向延伸超过 3 个钟点（等于或大于 90°）的裂孔，发生在玻璃体后脱离的情况下。它们呈圆周方向，在一端或两端可能有径向延伸。GRT 发生在玻璃体基底部的后缘。它们不同于锯齿缘离断，因为 GRT 的前缘是一条附着在玻璃体底部的视网膜。此外，玻璃体的状态对作出这种区分至关重要。GRT 眼玻璃体后脱离，锯齿缘离断眼玻璃体附着没有发生后脱离。区分 GRT 和锯齿缘离断是很重要的，因为后者有着不同的自然史，处理方式也不同。在 GRT 中，由于液化的玻璃体容易进入视网膜下间隙，常发生视网膜脱离。在某些情况下，撕裂的后缘折叠在后极上（视网膜后翻转瓣），因此很难确定黄斑的状态（图 94-8）。

无视网膜脱离的 GRT 的治疗通常是巩膜扣带术。一些巨大的裂孔可以用冷冻或光凝治疗，但在形成足够的脉络膜视网膜粘连之前，有发生视网膜脱离的危险。

与 GRT 相关的视网膜脱离是具有挑战性的病例，其成功率历来很低。玻璃体切除术前，采用巩膜扣带联合眼内填充空气或硅油治疗 GRT，成功率为 51%～65%[80, 81]。对于外层视网膜科医师来说，这些病例在技术和生理上都具有挑战性，因为他们需要使用特殊设计的手术台，外科医师以仰卧"汽车机械师"（car mechanic）的方式进行手术。

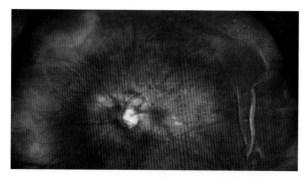

▲ 图 94-8　颞侧巨大视网膜裂孔视网膜脱离
鼻侧也有视网膜脱离（图片由 Yoshi Yonekawa and George Williams，Associated Retina Consultants，William Beaumont Hospital 提供）

对于与视网膜脱离相关的 GRT，治疗取决于几个因素，包括孔的大小、孔边缘的位置、视网膜后瓣翻转的存在以及增生性玻璃体视网膜病变的存在。一些小于 4 个钟点的 GRT，如果没有翻转瓣，也没有增殖性玻璃体视网膜病变的迹象，可以通过巩膜扣带手术成功地治疗。其余伴有视网膜脱离的 GRT 通常通过玻璃体切除术来处理，无论有无巩膜扣带，都可以进行液气交换。如果 GRT 的边缘位于较低的钟点时，一些外科医师更喜欢额外加一个巩膜扣带。在某些情况下，特别是增生性玻璃体视网膜病变的患者，可以进行晶状体切除，以便于切除前玻璃体。

玻璃体切除术的引入彻底改变了 GRT 的治疗方法，而重水的引入与视网膜再复位率的增加有关。全氟化碳液体是 GRT 视网膜后瓣翻转的重要辅助物。Kreiger[82] 提出了细致的玻璃体基底刮除术，并表明有时不需要附加巩膜扣带就可以实现视网膜复位。单纯玻璃体切除术的原发性视网膜复位率在 77%～94%[82-87]，玻璃体切除联合巩膜扣带术的原发性视网膜复位率在 68%～96%[83, 88-95]。根据目前的文献，很难确定辅助性巩膜扣带术对玻璃体切除术的影响。在大多数研究中，至少有一半的患者术后视力得到改善，与目前的视力相比，视力恶化率高达 40%。与再脱离率较高相关的因素有年龄低于 30 岁、女性、既往玻璃体切除术、GRT 范围大于 180° 及术前存在增殖性玻璃体视网膜病变[92]。GRT 的增殖性玻璃体视网膜病变的发生率高于因较小的裂孔而导致的视网膜脱离，部分是由于裂孔较大，视网膜色素上皮细胞容易在玻璃体腔内分散所致。

（六）视神经撕脱 Optic Nerve Avulsion

视神经撕脱是非穿通性或穿通性眼外伤后发生的一种灾难性事件，当物体进入眼球和眼眶壁之间并使眼球异位时[96, 97]。患者会出现急性视力丧失，而且视力通常很差甚至到无光感的程度。视神经撕脱可以是完全的或部分的。完全性撕脱的特征是视网膜与视神经完全分离，筛板从巩膜缘缩回。完全性视神经撕脱伤的眼底表现包括视神经周围广泛出血、玻璃体积血、视神经凹陷、视神经内出血和视网膜中央动脉阻塞（图 94-9）。可能的病理生理机制包括眼球突然剧烈旋转或眼压突然升高，迫使视神经脱离巩膜壁。不幸的是，没有治疗这种毁灭性病情的方法，最终的视力通常是非常差的[98]。

三、间接眼外伤 Indirect Ocular Injury

（一）Purtscher 视网膜病变 Purtscher Retinopathy

1910 年，Purtscher[99] 报道了 5 名严重头部外伤患者出现的多处浅表性视网膜变白、视网膜内出血和视盘炎。他推测，视网膜白化（whitening）是由

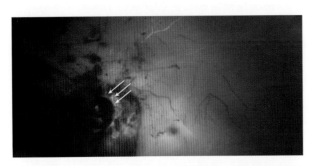

▲ 图 94-9　一名 15 岁男童的视神经撕脱，他跌倒在岩石上，左眼碰伤后立即丧失视力。没有眼球破裂或裂伤的迹象。视神经头的区域被凹陷，充满出血（箭），血液流进玻璃体。也有一环状视乳头周围出血和视网膜中央动脉阻塞
经许可，图片转载自 Modjtahedi et al. Optic nerve head avulsion: Clinica, radiographic and sonographic correlations. Ophthalmology, 2015, volume 122, issue 12, page 2442.

于颅内压突然升高导致淋巴管外渗所致[99, 100]。大约 50% 的患者出现了 Purtscher 斑（Purtscher flecken）的病理改变。这些是内层视网膜、视网膜小动脉和小静脉之间的多角形视网膜白化区，具有正常视网膜的特征区域，在血管两侧平均延伸 50μm。这些发现通常是双侧的，但也描述了单侧的情况[101, 102]。在明显的单侧病例中，另一只眼可能显示出非常细微的变化[103]。

尽管 Purtscher 的患者有视力下降的经历，但就诊视力可能从 20/20 到数指不等。可能存在传入性瞳孔缺损和中心或旁中心暗点。眼底变化可立即看到，并可在外伤后 1～2 天内进展（图 94-10）。荧光素血管造影表现多种多样，包括正常脉络膜充盈、视网膜小动脉阻塞的局灶性区域、毛细血管斑片状无灌注、静脉染色和视盘渗漏[101-104]。

Agrawal 等[100] 回顾了 15 例 24 眼 Purtscher 视网膜病变患者的临床资料。未经治疗，50% 的眼在最后一次随访中，至少改善了 2 行，23% 的眼至少改善了 4 行。24 只眼中只有 1 只眼的视力比就诊时差。这个过程是不可预测的，因为一些患者经历了视力丧失和眼底改变的消退（在几个月内），而另一些患者则出现了与黄斑色素紊乱、神经纤维层脱落和视神经萎缩的永久性视力丧失[101, 104]。孤立的病例报告提示用大剂量静脉注射类固醇治疗 Purtscher

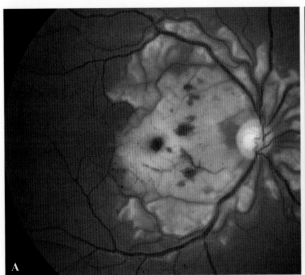
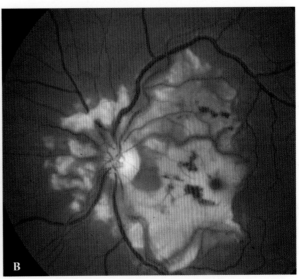

▲ 图 94-10　Purtscher 视网膜病变
A. 一名 30 岁男子在头部受伤后 2 天，右眼后极部出现浅层视网膜白斑。双眼视力为 20/100。B. 左眼呈对称性受累。经许可，图片转载自 Eliott D, Avery R. Nonpenetrating posterior segment trauma. Ophthalmology Clinics of North America, Volume 8, Number 4, December 1995.

视网膜病变可能是有益的。

Purtscher 视网膜病变的典型情况是严重的头部外伤，没有对眼球的直接创伤，但在各种外伤和疾病中均可出现类似的眼底外观。其中包括急性胰腺炎[101, 105-107]、慢性胰腺炎[108]、长骨骨折[109]、胸部压缩伤[103, 110]、空气栓塞[101]、羊水栓塞[111]、分娩[112]、静水压综合征[113]、狼疮、硬皮病、皮肌炎等结缔组织疾病，血栓性血小板减少性紫癜。

上述情况下视网膜病变的发病机制尚不清楚，但急性胰腺炎和长骨骨折可导致脂肪栓塞[105, 107, 114]。脂肪栓塞综合征发生在 5% 的长骨骨折患者中，可能是致命的。损伤后 24h 内出现症状，包括心动过速、呼吸急促、发热、精神状态改变、癫痫发作、局灶性神经症状、瘀点出血和脂肪尿[114-116]。50%～60% 的脂肪栓塞综合征患者有视网膜病变，包括棉絮斑、斑点出血、静脉脂肪和视网膜中央动脉阻塞[109, 115, 117-119]。其他致病机制已被提出，包括空气或羊水栓塞[101]导致的小动脉闭塞、血管内压升高[120]导致的小动脉或静脉损伤及补体诱导的粒细胞聚集[106, 121]。严重创伤可激活凝血和补体系统，急性胰腺炎已被证明可激活补体系统。急性胰腺炎并发 Purtscher 视网膜病变患者补体 C5A 水平升高[121, 122]。补体 C5A 导致血管内白细胞聚集，直径为 60～80μm。在动物模型中，将 15～75μm 的玻璃珠注入颈动脉后，观察到类似的视网膜病变[123]。Blodi 等[112]提出视网膜小动脉栓塞理论，很可能继发于粒细胞聚集体或"白细胞栓子"（leukoemboli），形成于补体激活的反应。支持这一概念的 Purtscher 视网膜病变的特征包括突然性、多灶性病变、原本健康的视网膜血管以缺血性斑块的特征性分布[112]。

（二）Terson 综合征 Terson Syndrome

1881 年，Litten[124] 报道了与蛛网膜下腔出血相关的眼内出血。1900 年，Terson[125] 报道了与任何形式的颅内出血相关的玻璃体积血。后来其被称为 Terson 综合征，视网膜和玻璃体积血最常见于蛛网膜下腔出血后，多数是由颅内动脉瘤自发性破裂所致[126]。大约 20% 的蛛网膜下腔出血患者可能会出现这种情况[113]。Terson 综合征也可能发生在硬膜下出血后，多数是外伤所致[126]。Stienen 等[127] 研究了

60 例住院的动脉瘤性蛛网膜下腔出血患者的 Terson 综合征发生率。11 例（18.3%）在动脉瘤破裂后 24h 内出现 Terson 综合征。与非 Terson 综合征组相比，Terson 综合征组的预后更差，包括死亡率更高（36.4 vs. 10.2%；P=0.028）。

Kuhn 等[128] 前瞻性研究了蛛网膜下腔出血患者合并玻璃体积血的 Terson 综合征的发病率。在蛛网膜下腔出血患者中，17% 的眼有任何类型的眼内出血，8% 的眼有玻璃体积血。所有玻璃体积血和其他类型的眼内出血患者中 89% 有昏迷史，而没有眼内出血的患者 46% 有昏迷史（P=0.0003）。

玻璃体积血常导致后极部视力受限，多发性视网膜前、视网膜内和视网膜下出血常出现在视乳头周围（图 94-11）。在某些病例中，可见一个圆顶状的血液积聚横跨颞侧血管弓。Schultz 等[126] 报道了 30 只眼 Terson 综合征的长期视觉结果。平均年龄 36 岁，19 例中 11 例有双侧受累。呈现的视力范围从 20/20 到光感。63% 的眼出现临床上明显的视网膜前膜，导致两眼的视力明显下降。平均随访 48 个月，83% 的患者视力达到 20/50 以上。其中一半接受了玻璃体切除术，另一半则接受了保守治疗[126]。

Terson 综合征的发病机制仍有争议。一份早期报告假设蛛网膜下腔出血，可以在视神经鞘内切开

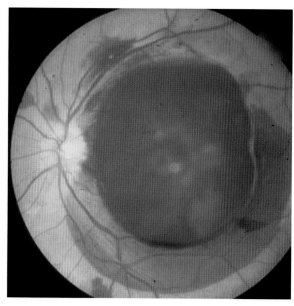

▲ 图 94-11　多层出血的 Terson 综合征
有大面积的内界膜下出血、多发性视网膜内白色中心出血和大面积的视网膜下出血

进入眼睛[129]。这个假说不能解释视网膜前出血的存在，因为蛛网膜下腔和玻璃体腔之间没有直接的联系[119]。最常被引用的机制是颅内出血引起颅内压的急性升高，压力在视神经鞘内传递，从而来阻塞眼部的静脉引流。这种静脉压力的急性上升会引起细小的乳头和视网膜毛细血管的扩张和破裂，经常导致严重出血[130-133]。出血可扩散至视网膜下间隙、视网膜内、内界膜下间隙、玻璃体后界膜间隙（subhyaloid space）或玻璃体腔。

Vanderlinden 和 Chisholm[134] 首先描述了 Terson 综合征视网膜和内界膜之间的血液。Keithahn 等[135] 报道了两名成人黄斑周围有一层闪光膜覆盖的褶皱。其中一个患者的电子显微镜显示该膜为内界膜[135]。

典型的临床过程是玻璃体积血逐渐消退，但玻璃体切除术也可能产生良好的效果[126, 133, 136-138]。玻璃体切除术的适应证包括视力发育不成熟的眼睛，早期康复可预防弱视和双侧 Terson 综合征[126]。保守治疗的指征包括迅速吸收的玻璃体积血、单侧受累及正常对侧眼、受累眼有相关的眼损伤妨碍良好的视力，以及健康状况不佳[126]。在 Schultz 等[126] 的报道中，最终的视力结果独立于视力、视盘毛细血管周围出血的位置、穹窿状病变的存在、颅内出血的位置和治疗方法（玻璃体切除术与观察）。虽然接受玻璃体切除术的眼的最终视力与保守治疗的眼相比没有差异，但接受玻璃体切除术的眼的视力明显恢复更快。Sharma 等[139] 报道了 11 例经玻璃体切除术治疗的 Terson 综合征患者中的 15 只眼。视力 20/40 以上者 14 只眼（93.3%）。平均随访 18 个月。Ritland 等[140] 报道了 22 只眼经玻璃体切除术治疗的 Terson 综合征。单侧玻璃体切除 12 例，双侧玻璃体切除 5 例。颅内出血与玻璃体切除术的间隔时间为 1~10 个月（平均 5.9 个月）。平均随访 23 个月（1~69 个月），22 只眼中有 21 只眼视力提高。术前视力 ≤ 0.1 者有 20 只眼，术后视力 ≥ 0.5 者有 16 只眼。1 只眼因视网膜次全脱离、大量视网膜前膜形成和增生性玻璃体视网膜病变而丧失视力。视力不良的主要原因是视网膜脱离（7 只眼，其中 3 只眼伴有增生性玻璃体视网膜病变）、视网膜前膜（7 只眼）和视神经萎缩（1 只眼）。

Skevas 等[141] 分析了 Terson 综合征手术治疗的必要性、Terson 综合征的发生率及玻璃体切除术伴或不伴内界膜剥离的效果。Terson 综合征发生率为 19.6%（20/102）。20 例 Terson 综合征中有 8 例（9 只眼）因非透明性玻璃体积血行玻璃体切除术（占 Terson 综合征的 40%）。在 4 例（4 只眼，20% 的 Terson 综合征患者）中，内界膜剥离被认为是必要的，因为内界膜下有血。蛛网膜下腔出血与玻璃体切除术之间的平均间隔为 4.4 个月（3~5 个月）。术后随访 6.4 个月。所有患者的视力都有所提高。

（三）Valsalva 视网膜病变 Valsalva Retinopathy

Valsalva 动作是指胸腔内或腹腔内压力突然升高，以对抗关闭的声门。1972 年，Duane[142] 描述了"Valsalva 出血性视网膜病变"（Valsalva hemorrhagic retinopathy），由视网膜浅层毛细血管破裂引起，伴有眼静脉压突然升高。头颈部静脉系统瓣膜功能不全或缺失，可使胸腔或腹部的压力传导到眼睛[142, 143]。产生 Valsalva 视网膜病变的典型活动包括举重、咳嗽、呕吐和排便时的紧张。Gass[27] 描述了典型的哑铃状红色隆起，位于中央黄斑内界膜下方或附近，也可以看到更大的圆形或椭圆形出血（图 94-12）。有时，内界膜下出血会突破到玻璃体后界膜间隙（subhyaloid space）或玻璃体腔[142]。在几乎所有的病例中，出血最终会消失，视力恢复正常。

（四）摇晃婴儿综合征 Shaken Baby Syndrome

30%~40% 的受虐待儿童会出现眼部症状[144, 145]。最常见的发现包括视网膜出血（图 94-13）、棉絮斑、黄斑周围视网膜皱褶和玻璃体积血[27, 144]，但视网膜脱离、视网膜皱褶[146]、视网膜劈裂[147] 和周围脉络膜视网膜萎缩[148] 也被描述。Caffey[149] 是第一个证明婴儿手摇与挥鞭样损伤（whiplash-induced）引起的眼内出血和颅内出血之间的联系。头部约占婴儿体重的 10%，由于新生儿颈部肌肉发育不良，摇晃动作会导致婴儿头部快速加速-减速，并可能导致挥鞭样损伤引起的视网膜出血。缺氧缺血性脑损伤已被证明是摇晃婴儿综合征的脑病理学基础[150]。Caputo 等[151] 报道了 3 例以牵引性视网膜脱离和视网膜缺血为表现的非意外性头部外伤婴儿。Bielory 等[152] 还报道了三例伴有双侧外周无灌注的摇晃婴

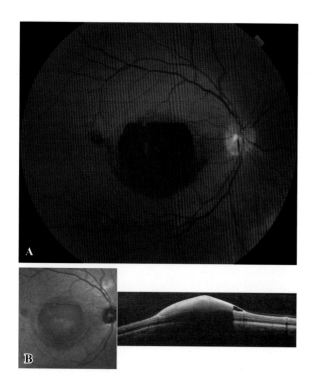

▲ 图 94-12　**A. 41** 岁女性从全身麻醉中醒来后伴有咳嗽的 **Valsalva** 视网膜病变。黄斑部有内界膜下出血。**B.** 垂直光相干断层扫描显示内界膜下出血

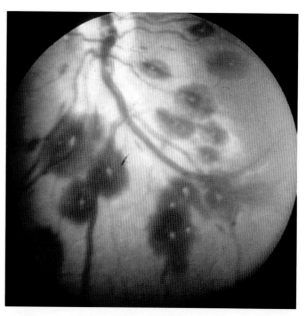

▲ 图 94-13　假定的摇晃婴儿综合征一名 **8** 个月大的男孩因多处骨折而无反应，出现白色中心的视网膜内出血。患儿因涉嫌被虐待而被送进重症监护室

经许可，图片转载自 Eliott D, Avery R. Nonpenetrating posterior segment trauma. Ophthalmology Clinics of North America, Volume 8, Number 4, December 1995.

儿综合征。

Muni 等报道了 3 例非意外性头部外伤婴儿的光相干断层扫描结果。手持式光谱域 OCT 显示 6 只眼中有 4 只眼有局灶性玻璃体后脱离，1 只眼有多层视网膜劈裂，1 只眼有中心凹结构破坏和中心凹脱离，1 只眼有内界膜脱离或内层视网膜劈裂。手持式光谱域 OCT 记录了所有 6 只眼的视网膜前出血。

视网膜出血的存在应引起对可能虐待儿童的怀疑，特别是对有额外伤害的婴儿。由于在大约 5%

的病例中，眼部表现是虐待儿童的表现，眼科医师可能在认识到这一严重情况方面发挥关键作用。

四、结论 Conclusion

眼科医师必须熟悉非穿透性外伤后段的各种表现。及时、彻底的评估对于准确诊断和恰当治疗至关重要，对潜在的晚期并发症的认识对于创伤患者的长期治疗至关重要。眼科医师还必须在预防眼外伤方面发挥作用，强调使用防护眼镜，特别是对于对侧眼完好的外伤患者[154]。

妊娠相关疾病
Pregnancy-Related Diseases

第95章

Sid Schechet　Janet S. Sunness　著

一、妊娠期视网膜和脉络膜疾病 Retinal and Choroidal Disorders in Pregnancy

（一）先兆子痫、子痫和"HELLP"（"溶血、肝酶升高和血小板减少"）综合征 Preeclampsia, Eclampsia, and "HELLP" ("Hemolysis, Elevated Liver Enzymes, and Low Platelets") Syndrome

先兆子痫（preeclampsia）通常发生在妊娠后半期，以高血压、水肿和蛋白尿为特征。在健康女性中，先兆子痫通常出现在第一次妊娠中，发病率估计为 5%[1]。先兆子痫的危险因素包括非常年轻或高龄产妇、多胎妊娠、新生儿溶血病、糖尿病、慢性系统性高血压和肾病。子痫（eclampsia）是先兆子痫伴癫痫发作，通常发生在妊娠晚期。HELLP 综合征包括溶血、肝酶升高和血小板减少。其发病率为所有妊娠的 0.5%～0.9%，重度先兆子痫或子痫患者的发病率为 10%～20%[2]。

先兆子痫和子痫使胎儿处于胎盘血管功能不全的危险中。20 世纪初，严重的视网膜小动脉狭窄被认为是胎盘血管功能不全的反映，是终止妊娠的标志，人们对视网膜的表现给予了极大的关注。随着对高血压和先兆子痫其他方面的医疗和产科管理的改善，视网膜检查结果不再用于评估这种疾病。

早期的报道给出了令人印象深刻视觉障碍率。25% 的重度先兆子痫患者和 50% 的子痫患者出现暗点、复视、视物模糊和闪光感[3]。最近的研究表明，随着对先兆子痫药物治疗的改善，视觉障碍的发生率已明显降低。然而至少对于有症状的患者，应该进行全面的眼科检查。尽管在易感患者中，光刺激可能会导致癫痫发作，但当检查提示时，眼科检查的益处大于癫痫发作的小风险[4]。

先兆子痫和子痫与高血压样视网膜病变、浆液性视网膜脱离、黄色不透明视网膜色素上皮病变、动脉和静脉阻塞性疾病及皮质性失明有关。HELLP 综合征与浆液性视网膜脱离有关。先兆子痫视网膜病变的早期研究已经在以前的工作中讨论过了[5]，下面是一篇最新的综述。

（二）先兆子痫和子痫性视网膜病变 Retinopathy in Preeclampsia and Eclampsia

视网膜小动脉收缩是先兆子痫最常见的眼底改变，水肿、渗出、出血和棉絮斑是罕见的。视网膜小动脉狭窄的原因似乎是视网膜中央动脉血管痉挛，这是由于视网膜中央动脉血流速度增加所致[6]。视网膜小动脉的衰减（attenuation，变细）通常在分娩后会消失，这可能是由于视网膜中央动脉血流正常化所致。妊娠早期、先兆子痫发作前可见视网膜微血管病变，可预测疾病的后期发展。Lupton 对血压正常的妊娠女性进行了整个妊娠期的视网膜血管分析和血压测量，他发现那些后来发展为先兆子痫的妊娠女性在妊娠早期有明显的衰减[7]。

20 世纪早期的研究报道先兆子痫患者的小动脉衰减率高达 40%～100%[8]。到 20 世纪末，研究显示这些动脉改变的发生率要低得多。Schreyer 对先兆子痫患者的荧光素血管造影进行回顾性研究，16 例患者中有 16 例视网膜血管管径正常，14 例先前存在慢性全身高血压患者中有 4 例有轻度视网膜病变[9]。Jaffe 前瞻性研究发现重度先兆子痫患者的动脉管径和动静脉比率与健康对照组相比有显著性差异，但轻度先兆子痫患者与正常对照组之间没有差异[10]。Neudorfer 发现只有 14.8% 的先兆子痫妇女有病理表现，特别是重度先兆子痫和较高的收缩压。此外，所有有视觉症状的女性都有发现，而只有 1 名无症状的女性有发现[11]。早期和近期文献报道的视网膜病变患病率的差异可能与先兆子痫及其并发症的更好医疗管理有关。此外，这些研究表明，与轻度先兆子痫患者相比，重度先兆子痫患者、有视觉症状患者和有慢性高血压前期患者的动脉狭窄可能更为常见。

Li 发现，在妊娠女性中，平均动脉血压每升高 10mmHg，视网膜小动脉管径就会减少 1.9μm。值得注意的是，视网膜静脉管径和血管曲度与血压测量无关[12]。Li 发现，母亲视网膜小动脉管径狭窄与婴儿出生时头围和出生体重下降显著相关，反映了相对的子宫胎盘功能不全[13]。同样，Gupta 将先兆子痫视网膜病变的严重程度与胎盘功能不全和胎儿宫内发育迟缓的程度相关联。然而，在这项研究中，视网膜病变的严重程度与收缩期或舒张期高血压的程度无关。有趣的是，在这组人群中，血清尿酸水平与视网膜病变也有统计学意义的正相关，但这一发现的意义尚不清楚[14]。

值得一提的是，在过去几年中，随着影像学检查方法的改进，视网膜脉络膜增厚不仅出现在先兆子痫患者中，而且出现在正常妊娠者中[15]。

（三）先兆子痫、子痫和 HELLP 综合征的脉络膜病变 Choroidopathy in Preeclampsia, Eclampsia, and HELLP Syndrome

脉络膜功能障碍是先兆子痫和子痫的常见眼部并发症，临床表现为浆液性视网膜脱离或黄色视网膜色素上皮（RPE）病变。图 95-1 所示为 28 岁女性重度先兆子痫患者分娩后一天双侧浆液性视网膜脱离[16]。浆液性视网膜脱离通常是双侧、大泡性的，但偶尔是囊性的[4, 15]。Vigil De Gracia 回顾了 28 例重度先兆子痫、子痫或 HELLP 综合征患者的浆液性视网膜脱离。其中 89% 有双侧视网膜脱离，69% 在产后诊断，所有患者在 2～12 周内通过临床治疗视力完全恢复[17]。

20 世纪初，1% 的重度先兆子痫患者和 10% 的子痫患者出现浆液性视网膜脱离[18, 19]。最近，Saito 回顾性评估了重度先兆子痫或子痫的女性，发现 65% 有浆液性视网膜脱离，58% 有 RPE 病变。RPE 病变多位于黄斑部或视乳头周围，92% 为单发或成组病变，8% 为大面积弥漫性病变。分娩后，所有

浆液性视网膜脱离和 RPE 病变均消失，但 3 只眼 RPE 病变出现明显的脉络膜视网膜萎缩[20]。浆液性脱离和 RPE 病变的发病率明显增加几乎可以肯定是由于检查仪器和诊断测试方法的改进。

根据荧光素血管造影、有限的组织病理学研究、分辨率上存在的 Elschnig 斑点和吲哚菁绿血管造影，脉络膜功能障碍的病因被认为是缺血性的[21, 22]。HELLP 综合征期间的睫状后动脉痉挛、低蛋白血症和微血管病性贫血也会导致浆液性视网膜脱离的发生。

尽管浆液性视网膜脱离和 RPE 功能障碍可导致视力明显下降，但这些变化在产后完全消失，大多数患者在几周内恢复正常视力（除非出现萎缩）。有些患者黄斑部有残留的 RPE 改变。多年后，这些变化可以模拟黄斑营养不良或毯层视网膜变性（tapetoretinal degeneration）[23]。如果脉络膜视网膜萎缩广泛，罕见的患者可能会发展成视神经萎缩[18]。

Saito 认为浆液性脱离对先兆子痫和子痫更具特异性，而视网膜病变更常见于先兆子痫合并高血压[24]。视网膜病变与血压水平的相关性高于浆液性脱离[25]。虽然视网膜病变被认为是反映可能的胎盘功能不全和可能的新生儿不良结局，但浆液性视网膜脱离并不是一个额外的危险因素[21]。

在先兆子痫患者中有产后浆液性脱离的报道[26-28]，而在没有先兆子痫的患者中很少有渗出性脱离的报道[29, 30]。虽然这些浆液性视网膜脱离可能在机制上是不同的，但它们也会在数周内消失。

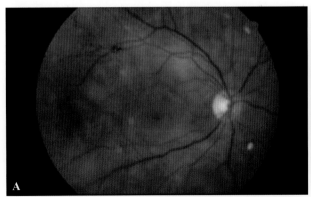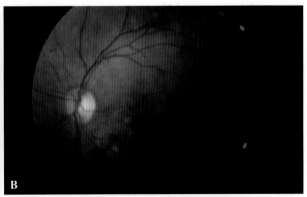

▲ 图 95-1　1 例 28 岁重度先兆子痫女性产后一天出现双侧浆液性视网膜脱离的彩色眼底照片

经许可，图片转载自 Chen KH, Chen LR. Bilateral retinal detachment with subsequent blindness in a pregnant woman with severe preeclampsia. Taiwan J Obstet Gynecol. 2013; 52 (1): 142–4.

（四）先兆子痫、子痫和 HELLP 综合征的其他眼部变化 Other Ocular Changes Seen in Preeclampsia, Eclampsia, and HELLP Syndrome

妊娠晚期或产后出现的皮质盲是严重先兆子痫和子痫的罕见并发症。视力丧失的病因可能是分水岭区脑血管痉挛所致的枕部缺血[31-34]，可能与细胞外高钙血症有关[35]，与抗磷脂抗体相关的血管阻塞[36]、血管源性水肿[37-44]、瘀点[43]或更大出血[44, 45]、高血压性脑病[46, 47]、分娩时低血压引起的缺血[48]有关，或作为发作后状态的一部分。大多数患者在几周内恢复正常视力。Cunningham 的一项前瞻性研究表明，15/15 的皮质盲女性在 4h 到 8 天内完全康复。CT 扫描 13/15，MRI 扫描 5/15，显示枕叶水肿和瘀血[43]。颅内大出血的出现可能预示着死亡率和视力恢复的不良预后。Akan 评估了 22 名患有子痫神经系统并发症的患者的 CT 扫描结果，发现 3 名死亡患者中有 2 名有大量颅内出血[44]。Drislane 发现，在 4 例重度先兆子痫和多灶性脑出血患者中，1 例死亡，3 例出现长期认知障碍[45]。

已有 8 例 HELLP 综合征患者出现皮质视觉丧失[49-54]。据报道与 HELLP 综合征相关的其他眼部疾病包括玻璃体积血[55]和在数月内消失的双侧前部缺血性视神经病变[56]。

其他与先兆子痫和子痫相关的眼部疾病包括缺血性视神经病变[57]和视神经炎[58, 59]、缺血性乳头状静脉炎[60]、周围视网膜新生血管[61]、脉络膜新生血管[62]、黄斑水肿[63]、黄斑缺血[64]、视网膜色素上皮撕裂[65]和双侧 Purtscher 视网膜病变。视网膜动静脉阻塞是导致不可逆视力丧失的潜在原因，已有先兆子痫患者报道，将在下文讨论。

（五）中心性浆液性脉络膜视网膜病变 Central Serous Chorioretinopathy

中心性浆液性脉络膜视网膜病变（CSC）是由于局部 RPE 功能障碍引起的视网膜下积液。年龄在 20—50 岁的人通常受到影响，男女比例为 8∶1[67]。妊娠可能使一些女性易患 CSC。关于妊娠期 CSC 的信息有限，因此很难确定妊娠期 CSC 是否与妊娠期合并发生的 CSC 相一致，或者是否是一种可能与妊娠期激素高凝状态或血流动力学改变有关的单独疾病。

医学文献中仅有几十例 CSC 与妊娠有关[68-79]。与先兆子痫和子痫时观察到的浆液性视网膜脱离不同，CSC 通常是单侧的。这些女性以前都是健康的，没有任何先兆子痫或子痫。除屈光不正外，没有患者有先兆性眼病。初产妇和多产妇都有。大多数病例发生在妊娠晚期，并在分娩后几个月内自行消退。无明显视觉后遗症。

妊娠相关的 CSC 可能在随后的妊娠中或妊娠外复发。在妊娠之后的 CSC 中，至少有两名女性复发，而且总是在同一只眼睛里。1 例连续 4 次妊娠合并 CSC[69]，1 例连续 2 次妊娠合并 CSC[75]。一名妇女在两次连续妊娠中产后 1 个月出现 CSC[76]，一名患者在妊娠外复发 CSC[71]。

与男性和非妊娠女性（约 10%）相比，妊娠相关 CSC（约 90%）视网膜下白色渗出物（可能是纤维蛋白）的发生率增加。Sunness 报道 4 例妊娠相关 CSC 患者中有 3 例有视网膜下渗出[71]。Gass 发现 6/6 的妊娠相关 CSC 有视网膜下渗出，而非妊娠相关 CSC 只有 6/50[72]。然而，一份关于 3 名 CSC 妊娠女性没有渗出物的报道[80]，对 17 000 名妊娠女性的大规模分析发现 CSC 的患病率为 0.008%，其中 50% 有渗出物[78]。妊娠女性视网膜下渗出物患病率高的原因尚不清楚。

（六）闭塞性血管疾病 Occlusive Vascular Disorders

妊娠期间凝血因子水平和凝血活性增加[81]。血栓形成和栓塞事件的几种病理来源也可能发生。对缺血性脑血管病的一项研究表明，与非妊娠女性相比，妊娠导致脑梗死风险增加 13 倍[82]。这种增加的血管闭塞性疾病的风险也可能表现为视网膜或脉络膜血管闭塞。

（七）视网膜动脉阻塞 Retinal Artery Occlusion

本文报道了 2 例单侧视网膜中央动脉阻塞（CRAO）[83, 84]，1 例双侧 CRAO[85]，5 例单侧分支视网膜动脉阻塞（BRAO）[86, 87]，3 例双侧多发性 BRAO[82]，均与妊娠有关，无其他危险因素。本文报道 2 例睫状视网膜动脉阻塞[88, 89]。有几例小动脉闭塞与先兆子痫有关[85, 90]，一例与视盘水肿有关[87]。13 例中有 5 例（38.5%）发生在分娩后 24h 内，提示这是一个特别易感的时期。两名单侧脑出血患者在进一步全身检查后也发现有轻微的短暂性蛋白 S 缺乏[91]。

除上述病例外，Blodi 报道，4 名女性在分娩后 24h 内出现多处视网膜小动脉阻塞。2 例为先兆子痫，需剖宫产。其中一个也有脑梗死的迹象。第三例患者有高血压、胰腺炎和早产。第四例是一位先前健康的 16 岁女性，她曾接受催产素引产，并在分娩后 2h 出现全身性癫痫发作。患者报告视力下降，所有患者的眼底表现均为视网膜缺血斑块和视网膜内出血，类似于 Purtscher 的视网膜病变。术后出现局灶性小动脉狭窄和视盘苍白。视力从（4/200）～（20/20），视野缺损与闭塞区相对应。作者认为补体诱导的白细胞栓子可能引起视网膜小动脉阻塞[90]。

文献中至少报道了 8 例妊娠相关的 BRAO[92-98]。然而，所有这些病例都有明显的血管阻塞的额外危险因素。由于妊娠是一种常见的情况，很难知道这些病例是否代表真正的妊娠关联。1 例先兆流产与肌注孕酮治疗有关[92]。3 例发生于产后，与蛋白 C 或蛋白 S 缺乏引起的高凝状态有关[90, 93, 94]。2 例因二尖瓣脱垂[95] 和羊水栓塞导致血栓栓塞闭塞[96]。最后 2 个病例在妊娠早期出现 BRAO，并伴有偏头痛[97]。在 Susac 综合征的背景下，又报道了 10 例 BRAO 病例，下文将对此进行讨论。

（八）Susac 综合征 Susac Syndrome

Susac 综合征（Susac syndrome, SS）是由 Susac 于 1979 年首次描述的脑病、视网膜分支动脉阻塞和感觉神经性听力损失（sensory neural hearing loss, SNHL）的临床三联征[99]。截至 2013 年，这种罕见的综合征，文献报道有 304 例[100]。SS 在 20—40 岁女性中更为常见。SS 被认为是由于自身免疫介导的血管内皮损伤，因此报道的治疗方法包括免疫抑制 / 免疫调节、抗凝和早期引产。有 10 例 SS 在妊娠期间出现或复发，表现为一个或多个 BRAO，多为双侧[101-108]。其中一个系列报道了 3 例在 SS 发病数月至数年后复发的患者[106]。妊娠可能影响 SS 的进程，BRAO 是妊娠期或产后疾病的最初表现或复发。应该注意的是，SS 有一个可变的过程，并不像以前认为的那样是自限性。妊娠女性发生 BRAO 应评估可

能的 SS，并在妊娠期和产后密切随访关注 SS 患者。

（九）视网膜静脉阻塞 Retinal Vein Occlusion

妊娠合并视网膜静脉阻塞是罕见的。迄今为止，很少有与妊娠相关的视网膜中央静脉阻塞（CRVO）的报道，我们也没有发现任何视网膜分支静脉阻塞（BRVO）[109-115]。多数病例为单侧，部分病例好转但不完全，有些病例与先兆子痫、子痫、HELLP 综合征或未确诊的动静脉畸形有关。韩国最近的一项研究发现，在 180 万女性中，有 33 例妊娠相关视网膜静脉阻塞（RVO）患病，其中 36.4% 患有先兆子痫或子痫。他们假设妊娠不是 RVO 的危险因素，但先兆子痫 / 子痫是危险因素[115]。

（十）弥散性血管内凝血病 Disseminated Intravascular Coagulopathy

弥散性血管内凝血病（disseminated intravascular coagulopathy, DIC）是一种急性、危及生命的广泛微血管血栓形成过程，其原因是止血系统的不受控制的激活而导致多器官功能衰竭。据报道，它发生在 0.03%～0.35% 的妊娠女性，并与产科并发症有关，如胎盘早剥、子宫收缩乏力、HELLP 综合征等[116]。这一过程有阻塞后脉络膜血管的趋势，导致视网膜色素上皮缺血，视网膜色素上皮泵机制功能障碍，以及随后黄斑部和毛细血管周围的浆液性视网膜脱离[117-120]。妊娠期，特别是妊娠晚期的浆液性视网膜脱离可能是 DIC 的早期眼部征象[120]。这些脱离倾向于双侧和症状性。随着系统性疾病的恢复，视力通常恢复正常，只有残留的色素变化[117, 120]。Patel 报道了 1 例双侧视网膜脉络膜梗死合并先兆子痫和弥散性血管内凝血并永久性视力丧失的病例[121]。

（十一）血栓性血小板减少性紫癜 Thrombotic Thrombocytopenic Purpura

血栓性血小板减少性紫癜（thrombotic thrombocytopenic purpura, TTP）是一种罕见的、特发性、急性、全身性凝血疾病，其特点是血小板消耗和小血管血栓形成。TTP 发生在任何年龄段，发病高峰出现在 20—30 岁，男女比例为 3∶2。8%～20% 的病例出现视觉变化，由于脉络膜毛细血管形成血

栓，伴有继发性 RPE 缺血[122-128]。临床表现通常是双侧的，包括浆液性视网膜脱离、视网膜色素上皮水平的黄色斑点和局限性小动脉狭窄。后遗症包括 RPE 色素改变和 Elschnig 斑，多数病例在数周至数月内恢复到基线视力。有几个报告的围产期和产后早期 TTP 病例与上述眼部表现有关。所有病例均经 TTP 系统治疗，视觉效果良好[122,123]。HELLP、DIC 和 TTP 见第 63 章，凝血障碍疾病。

（十二）羊水栓塞 Amniotic Fluid Embolism

羊水栓塞是妊娠的严重并发症，死亡率高。那些在最初事件中存活下来的人通常会发展为 DIC[129]，并伴有上述潜在的眼部并发症。两名患者出现多发性 BRVO，可能与羊水中的微粒物质有关[96,130]。其中一名患者是 28 岁的产妇，在分娩过程中出现了 BRVO。图 95-2 是右眼（图像左侧）的彩色眼底照片，显示中心凹旁水肿和视盘胶质残留；左眼（图像右侧）的彩色眼底照片，显示黄斑部由多个闪光颗粒伴有弥漫性浅表视网膜水肿。图 95-3A 和 B 是静脉荧光素血管造影图像，分别描绘了中心凹旁毛细血管无灌注和闭塞血管（箭所示）[96]。另一名患者因羊水栓塞导致大量失血，导致严重的单侧缺血性视神经病变[131]。

（十三）葡萄膜黑色素瘤 Uveal Melanoma

妊娠的先兆是激素依赖性色素沉着和众所周知

的皮肤变化，如黄褐斑和由于妊娠期黑素细胞刺激激素水平升高而导致的原有痣变黑[132]。尽管雌激素和孕激素可能刺激黑素生成，但没有证据表明这会导致黑色素细胞的恶性转化。

Holly 等的病例对照研究发现妊娠女性患葡萄膜黑色素瘤的风险降低，并且随着活产的增加，保护作用增强。未产妇和经产妇之间的影响最大[133]。然而，也有人报告表明，妊娠期间出现的眼部黑色素瘤数量有超过预期的趋势[134,135]。也有一些报道葡萄膜黑色素瘤出现或在妊娠期间迅速增长[136-141]。这些报道导致人们猜测葡萄膜黑色素瘤可能是激素反应性的，但两项研究没有显示任何雌激素或孕激素受体在眼部黑色素瘤中的表达[139,142]。一项大型回顾性研究显示，葡萄膜黑色素瘤与口服避孕药或激素替代疗法没有关联[143]。可能与其他激素有关，或肿瘤生长与妊娠相关的免疫调节有关[139]。

与妊娠相关的葡萄膜黑色素瘤与妊娠无关的葡萄膜黑色素瘤在组织学上似乎没有区别。Shields 报道，在 10 眼球例摘除术后评估的妊娠相关脉络膜黑色素瘤中，与一组匹配的非妊娠女性肿瘤相比，肿瘤在细胞类型、有丝分裂活性和其他特征上没有差异[144]。

妊娠相关葡萄膜黑色素瘤的治疗已在两项研究中被描述。Shields 报道的 16 例病例中，10 只眼被摘除，4 只眼在妊娠期间或之后接受敷贴放射治疗，

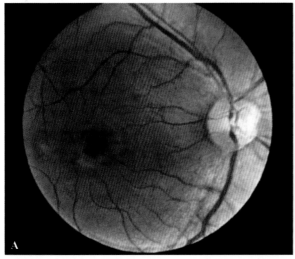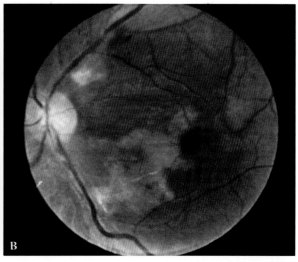

▲ 图 95-2　右眼（A）的彩色眼底照片，显示中心凹旁水肿和视盘胶质残留；左眼（B）的彩色眼底照片，显示黄斑视网膜分支动脉阻塞，多个闪光颗粒伴有弥漫性浅表视网膜水肿

经许可，图片转载自 Chang M, Herbert WN. Retinal arteriolar occlusions following amniotic fluid embolism. Ophthalmology 1984; 91: 1634-7.

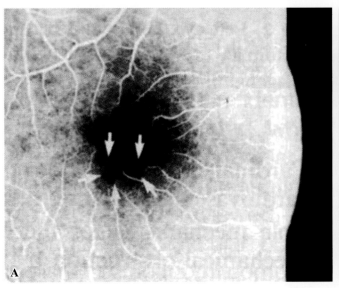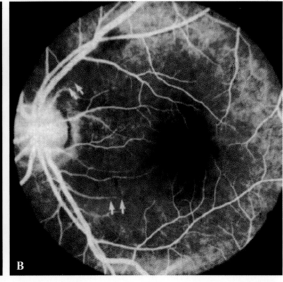

▲ 图 95-3　A 和 B. 图 95-2 中眼睛的静脉荧光素血管造影图像，箭描绘（A）中的中心凹旁毛细血管无灌注和 B 图中的血管闭塞

经许可，图片转载自 Chang M, Herbert WN. Retinal arteriolar occlusions following amniotic fluid embolism. Ophthalmology 1984; 91: 1634–7.

2 例观察。在 16 名选择将妊娠期延长至足月的患者中，14 名患者均顺利分娩，无婴儿或胎盘转移[144]。Romanowska Dixon 报道了 8 例没有治疗相关的妊娠并发症的病例。作者确实建议在妊娠末期或分娩后进行近距离放射治疗更为安全[145]。

生育可能与葡萄膜黑色素瘤的生存率提高有关。Egan 等进行了一项大型前瞻性队列研究，其中未产妇和男性的转移死亡率比分娩女性高 25%。在随访的前 3 年中，胎次的保护性影响最大，并且随着活产数量的增加而增加[146]。这些结果与同一组早期的一项小规模研究相矛盾，该研究得出结论，在报告妊娠或口服避孕药的女性中，转移率并不高[147]。Shields 的一项小的研究也显示，患有葡萄膜后黑色素瘤的妊娠女性和非妊娠女性的 5 年生存率相似[144]。

（十四）其他妊娠变化 Other Changes Arising in Pregnancy

有报道两个脉络膜骨瘤出现在妊娠期间[148, 149]，其中一例因脉络膜新生血管导致视力丧失[148]。产后即刻观察到黄斑神经性视网膜病变[150, 151]、Valsalva 黄斑病变[152]、黄斑囊肿水肿[153]。已有报道来自眼眶横纹肌肉瘤[154]和原发性眼部黑色素瘤[155]的胎盘转移。

二、先前先存的条件 Preexisting Conditions

（一）糖尿病视网膜病变 Diabetic Retinopathy

据报道，1 型糖尿病（DM）妊娠女性的糖尿病视网膜病变（DR）患病率在 57%～62%，而 2 型糖尿病妊娠女性的 DR 患病率在 17%～28%[156]。在妊娠前和整个妊娠期间，良好的血糖控制和充足的糖化血红蛋白（HbA1c）可以降低自然流产、先天畸形和胎儿发病率的风险[157-159]。两项研究表明糖尿病视网膜病变的严重程度可能是预测胎儿不良结局的一个重要因素，血糖控制可能抵消或不抵消这些胎儿不良反应[160, 161]。

可能妊娠的糖尿病女性应在妊娠前建立良好的血糖控制，因为胎儿器官发生的主要时期可能发生在母亲甚至意识到自己妊娠之前。此外，糖尿病女性的视网膜病变状态应在妊娠前评估和稳定。这对严重非增殖性（NPDR）或增殖性糖尿病视网膜病变（PDR）的患者尤其重要，因为播散激光光凝可减少妊娠期间的进展[162]。妊娠前激光治疗或玻璃体腔注射治疗糖尿病性黄斑水肿（DME）可能也很重要，尽管妊娠对黄斑水肿的影响尚未得到充分研究。

妊娠早期糖尿病研究（Diabetes in Early Pregnancy Study，DIEP）、155 例胰岛素依赖型糖尿病妊娠的研究[163]、糖尿病控制和并发症试验（Diabetic Control and Complications Trial，DCCT）[164] 及 Sunness[162] 之前总结的数据都提供了证据，证明孕前更好的代谢控制会减少 DR 的进展，即严格的血糖控制机制与 DR 短期进展相关[163, 165–167]。神经纤维层梗死通常与慢性高血糖患者的严格代谢控制有关。一项研究描述了 13 名在妊娠期间接受胰岛素泵治疗的患者的视网膜病变状况。两名糖化血红蛋白（HbA1c）水平迅速下降的患者出现急性缺血性改变，并最终导致 PDR[168]。然而，一项对 102 名 1 型糖尿病妊娠女性的研究发现，DR 的进展与 HbA1c 水平下降或严重低血糖的患病率之间没有相关性[169]。如果可能的话，在妊娠前稳定患者的糖尿病状态，这样血糖控制就不会突然改变。充分控制血糖的长期益处大于对视网膜病变暂时恶化的担忧，这种恶化与突然实施严格的血糖控制有关。

妊娠期糖尿病患者的眼科随访频率由其基线视网膜病变状态决定。北美眼科指南建议，计划在 12 个月内妊娠的糖尿病女性应接受眼科医师的检查，在妊娠早期接受重复评估，之后应根据最初的发现每隔一段时间进行检查[160, 170, 171]。参加妊娠前眼科评估与接受足够的未来眼科筛查和治疗有关[165]。

1. 妊娠对糖尿病视网膜病变的短期和长期影响
Short- and Long-Term Effects of Pregnancy on Diabetic Retinopathy

由于产后 DR 有很高的消退率，因此必须分别考虑短期和长期的变化。DCCT 研究组报道，常规治疗组的妊娠女性比非妊娠组的女性从基线视网膜病变状态进展到 3 个或更多水平的可能性高 2.9 倍。比值比在妊娠中期达到高峰，并持续到分娩后 12 个月[164]。一项关于短期影响的研究包括 16 名患有轻度 NPDR 的女性。将同一组女性在妊娠期的进展与产后 6～15 个月的进展进行比较。微血管瘤（MA）在妊娠 28～35 周迅速增多。产后 6 个月，MA 数量减少，但多数情况下仍高于基线水平，并在随后的 9 个月内保持稳定[172]。

另外三项研究比较了同期非妊娠女性和妊娠女性不同对照组之间视网膜病变的短期进展。第一组

比较了 93 名妊娠女性和 98 名非妊娠女性的 DR 病程。妊娠组有 16% 的患者病情进展，而非妊娠组只有 6%。此外，与妊娠组（22%）相比，非妊娠组有更多（32%）的患者在基线检查时有视网膜病变，因此，人们可能预期非妊娠组的进展会更多，这使得这些发现更加显著[173]。第二项研究在 15 个月的时间里，将 39 名非妊娠女性（46% 的基线检查有 DR）与 53 名妊娠糖尿病女性（57% 的基线检查有 DR）进行了比较。非妊娠组 MA 稳定，3 例（8%）出现斑点出血，无神经纤维层梗死。妊娠组 MA 中度增加，斑点出血和神经纤维层梗死明显增加。妊娠组 1 例 NDPR 出现 PDR[174]。在第三项研究中，共有 133 名妊娠女性和 241 名非妊娠女性，在基线视网膜病变水平方面均具有统计学上的等效性。在 HbA1C 每四分位中，妊娠女性有更大的视网膜病变恶化趋势，而非妊娠女性在随访期间有更大的 DR 水平改善趋势[175]。

一些研究记录了妊娠对 DR 的长期影响，第一个研究包括 40 名女性，产后 12 个月。在 19 名基线无视网膜病变的研究参与者中，30% 在妊娠中晚期出现轻度 NPDR。产后 1 年，没有一个有临床上可检测到的视网膜病变。在 21 名基线检查时有视网膜病变的女性中，11 名在妊娠期间病情恶化，2 名出现 PDR。这 11 名女性在产后 1 年内均未恢复到最初的视网膜病变状态[176]。第二项研究将 28 名糖尿病妊娠女性与 17 名未产妇在 7 年内进行匹配对照。26 例（19.2%）妊娠女性中只有 5 例（19.2%）经历了视网膜病变的进展，而 16 例（50%）未产妇中只有 8 例（19.2%）经历了视网膜病变的进展，这表明妊娠不会影响长期进展，甚至可能产生保护作用[177]。第三项对 30 名至少成功妊娠一次的女性进行的研究发现，与对照组相比，随访 2 年后，PDR 的发生率没有增加[178]。这些研究表明，随着时间的推移，有妊娠史似乎不会增加 DR 的发展 / 进展风险。

两项研究表明，在考虑糖尿病的病程，先前妊娠的次数似乎不是视网膜病变严重程度的长期因素[179, 180]。事实上，欧洲的一项横断面研究表明，与年龄和糖尿病病程相匹配的女性相比，多胎妊娠糖尿病患者的视网膜病变水平较低[181]。目前尚不

清楚这种状况的改善是由于长期严格的代谢控制和更好的患者教育所致，还是因为妊娠带来了长期的保护作用。另一种可能是，只有代谢控制较好的女性才可能经历过多胎妊娠的压力。

有个别报道分娩会导致 DR 的显著进展，包括玻璃体积血。第二产程包括一系列强有力的 Valsalva 动作，可能会增加眼压并导致视网膜出血。Feghali 的一项研究试图确定 192 名 1 型糖尿病得到充分控制的妊娠女性在第二产程中的努力分娩与 DR 进展之间的关系。择期剖宫产者、第二产程前剖宫产者、第二产程中剖宫产或阴道分娩者的 DR 进展无差异。他们的结论是，对于 1 型糖尿病控制的妊娠女性，不应拒绝阴道分娩[182]。

2. 基线视网膜病变状态、糖尿病病程和代谢控制的作用 The Role of Baseline Retinopathy Status, Duration of Diabetes, and Metabolic Control

妊娠女性 DR 进展的主要决定因素是妊娠开始时视网膜病变的程度和糖尿病的持续时间[162, 163, 174, 183-189]。因此，鼓励糖尿病女性在成年后尽早完成生育[190]。根据 DIEP，妊娠期视网膜病变的基线水平是视网膜病变进展的主要危险因素。当采用 logistic 回归模型将糖尿病病程（短病程小于 15 年，长病程大于 15 年）与 NPDR 基线水平较差的影响分开时，基线视网膜病变相当显著，但视网膜病变的病程不显著。对 DIEP 中有中度至重度 DR 的妊娠女性进行的分析显示，55% 的患者病程较短，50% 的患者病程较长病情恶化（定义为根据改良 Airlie-House 糖尿病视网膜病变分类的最终量表确定的两步或两步以上恶化）。然而，妊娠期 PDR 的发生率在糖尿病病程较长的患者中为 39%，在糖尿病病程较短的患者中仅为 18%。妊娠早期糖化血红蛋白水平（HbA1c）用于 DIEP 作为代谢控制的指标。HbA1c 水平与对照组平均值相差 6 个标准差（SD）或以上的女性，与基线 HbA1c 水平在对照组平均值 2 个标准差内的患者相比，在统计学上有更高的在妊娠期间发生视网膜病变的风险[163]。

一项对 179 例妊娠女性，其中 139 例 1 型糖尿病的前瞻性研究发现，在基线检查时患有中重度 DR 的女性进展率为 30%，而基线检查时轻度视网膜病变的女性进展率仅为 3.7%[187]。同样，在 54 例 1 型糖尿病

女性的小规模前瞻性研究中，无基线 DR 的 DR 进展率为 9.1%，NPDR 为 20%，PDR 为 58.3%[189]。

研究表明糖尿病的持续时间与 DR 的进展相关，并以不同的方式描述了这一点。一项研究发现，患有 1 型糖尿病 10~19 年的女性的 DR 进展率为 10%，而糖尿病小于 10 年的女性 DR 进展率为 0%[187]。另一项研究发现，在妊娠期间或妊娠后不久有 DR 进展的 1 型糖尿病患者，其平均发病年龄为 14 岁，而没有 DR 进展的患者为 19 岁[188]。最后，有 DR 进展的 2 型糖尿病妊娠女性平均有 6.7 年的糖尿病病史，而无 DR 进展的妊娠女性平均有 3.3 年的糖尿病病史[186]。

DCCT 组还评价了妊娠对微血管并发症的影响。与常规治疗组的 2.48 倍风险相比，强化治疗组的妊娠女性在妊娠期间视网膜病变进展的风险是非妊娠女性的 1.63 倍[164]。

3. 妊娠期糖尿病视网膜病变进展的危险因素 Risk Factors for Progression of Diabetic Retinopathy During Pregnancy

肾病和系统性高血压是妊娠期 DR 进展的额外危险因素。非妊娠糖尿病患者的肾病和视网膜病变之间存在着众所周知的联系。一项针对妊娠期糖尿病患者的研究表明，9 名在妊娠期出现 DME 的患者中，有 8 名每天蛋白尿超过 1g[167]。一些研究报道收缩压升高是 DR 进展的危险因素[165, 169, 185, 191-193]。DIEP 发现，收缩压每升高 10 mmHg，视网膜病变两步进展的优势比为 1.3[163]。

4. 从基线状态看糖尿病视网膜病变的进展 Progression of Diabetic Retinopathy According to Baseline Status

以下对妊娠期视网膜病变进展的讨论根据目前视网膜病变的基线水平进行细分。许多研究没有使用早期治疗糖尿病视网膜病变研究（ETDRS）推荐的最新分类。只要有可能，结果都是按照这个分类来组织的[194]。所有糖尿病女性，不论视网膜病变状况如何，在受孕前、孕中期、孕晚期和分娩后 1 年内，都应至少进行一次完整的眼科检查。

5. 妊娠期糖尿病 Gestational Diabetes

在包括 397 名妊娠糖尿病妊娠女性的四项研究中[195-198]，只有两名女性有视网膜病变，而且两人

都只有一个 MA [195]。其中一项研究是一项为期 12 年的前瞻性研究，没有显示糖尿病视网膜病变的风险增加 [195]。然而，妊娠期糖尿病患者的视网膜血管迂曲已经有报道，并且在产后 5 个月仍有一定程度的迂曲 [199]。有一个先前健康的未产妇在妊娠 8 周时诊断为妊娠糖尿病的病例报告。血糖控制开始实施，患者在妊娠 31 周时出现双侧 PDR。患者在最初诊断时糖化血红蛋白水平明显升高，提示她在妊娠前可能患有糖尿病 [200]。常规检查在妊娠期糖尿病患者中几乎没有用处。

6. 无初始视网膜病变 No Initial Retinopathy

总结几项研究，674 例没有初始 DR 的糖尿病妊娠女性中，86 例（13%）出现 NPDR，只有一例出现 PDR [162, 163, 169, 186, 189, 201, 202]。Sunness 总结了 9 项研究，其中包括 484 例糖尿病妊娠（包括上述 674 例患者），无初始视网膜病变。在 23 例可进行产后随访的进展期患者中，57% 的患者的非增殖性变化有一定的消退 [162]。

7. 轻度非增殖性糖尿病视网膜病变 Mild Nonproliferative Diabetic Retinopathy

Hellstedt 监测糖尿病妊娠女性 MA 的形成和消失率。他们发现，随着孕期 MA 计数的增加，孕期 MA 的持续周转，在产后 3 个月达到高峰，然后又下降到基线水平 [203]。对 79 例轻度 NPDR 的糖尿病妊娠女性进行的 6 项研究表明，24.1% 的妊娠女性出现了增殖性改变，而 2.5% 的妊娠女性出现了增殖性改变 [162, 163, 186, 201, 202]。

8. 中重度非增殖性糖尿病视网膜病变 Moderate to Severe Nonproliferative Diabetic Retinopathy

Sunness [162] 的四项研究和一项大的回顾性研究包括 297 名患有中重度 NPDR 的糖尿病妊娠女性 [163, 186, 201, 202]。44% 有非增殖性视网膜病变进展，9.1% 有增殖性改变。患有中重度 NPDR 的糖尿病妊娠女性应在妊娠前、孕早期和中期、产后每 4~6 周和产后 1 年内进行一次全面检查。

9. 增殖性糖尿病视网膜病变 Proliferative Diabetic Retinopathy

综合两项大型缩述 [162, 204] 和三个附加的小研究的结果 [175, 185, 189, 278] 表明，在 278 例 PDR 妊娠女性中 36.7% 有视网膜病变的进展（22%~63%）。

妊娠前对增殖性疾病的最佳治疗可降低妊娠期进展的风险。在 1988 年的 Sunness 综述中 [162]，那些在妊娠前进行过播散光凝的患者，其增殖性疾病和视力下降的进展率为 26%，而未经治疗的患者为 58%。妊娠前增殖性疾病完全消退的患者在妊娠期没有表现出增殖性疾病的进展。在 Rahman 的研究中，在 12 名患有 PDR 的女性中，4 名在妊娠前接受过激光治疗，只有一名女性在妊娠期间有进展。在妊娠前没有激光治疗的 8 名女性中，6 名有视网膜病变进展。3 名患者在妊娠中期接受激光治疗并立即完全消退，另外三名患者在妊娠晚期接受激光治疗，消退时间为 3~4 个月 [189]。Reece 在早期的研究中发现了一些不同的结果。在这项分析中，一半在妊娠前接受激光治疗的增殖性疾病患者在妊娠期间需要额外的播散治疗。此外，65% 的妊娠期增生性疾病患者需要在产后进行光凝治疗。没有一个患者患有对激光光凝没有反应的增殖性疾病 [205]。

增殖性视网膜病变在妊娠末期或产后是否会消退是不可预测的。一项研究发现，在妊娠期间发生 PDR 的女性中，有 4/5 在产后 2 个月内自发地恢复到不增殖状态 [176]。然而，一项针对 8 名患有 PDR 的女性的研究报显示，在产后 3 个月内未出现任何消退，另一项针对 16 名患有 PDR 的女性的研究则显示，在产后 12 年内未出现任何消退 [206]。

在决定妊娠期是否需要激光光凝时，PDR 自发消退的可能性是一个需要考虑的因素。大多数视网膜专家会积极治疗高危 PDR 患者，考虑到妊娠期间进展迅速的可能，一些视网膜专家会在风险不高危的情况下治疗一只眼或两只眼。在考虑了诸如高初始糖化血红蛋白（HbA1C）和糖尿病持续时间等高危因素后，必须根据具体情况作出这些决定。妊娠期糖尿病合并 PDR 的孕妇应在孕前和孕期每 2 个月进行一次全面检查，产后密切随访。

少数病例在分娩和分娩过程中发生玻璃体积血 [207]。目前，鉴于玻璃体切除术可用于治疗没有吸收的玻璃体积血，没有证据证明仅以增殖性视网膜病变为基础进行剖宫产是合理的 [162]。

10. 妊娠期糖尿病黄斑水肿 Diabetic Macular Edema in Pregnancy

糖尿病黄斑水肿累及或威胁到黄斑中心凹，目前在妊娠期以外，通过抗 VEGF 注射治疗，无论是否局部激光光凝，以降低中度视力丧失的风险。有报道称，妊娠期 DME 进展或受孕期出现 DME 的患者，其预后往往与非妊娠期患者不同，因为妊娠期或妊娠后的自然消退已有报道[186, 208]。

80 名 2 型糖尿病女性中有 2 名在妊娠时发生 DME，随着糖化血红蛋白水平的提高，水肿消退[186]。Sinclair 和 Nessler 报道，56 眼中有 16 眼在妊娠期间出现 DME。16 眼中，14 眼在产后未经激光治疗的情况下，视力提高，DME 消退[208]。

一般来说，DME 妊娠女性由于产后自然好转率高，在孕期不宜治疗。可能的例外情况包括脂质威胁中心凹或妊娠早期出现严重进展性的 DME。由于使用抗血管内皮生长因子治疗缺乏足够的安全性数据（讨论如下），作者建议在妊娠期罕见情况下进行局部激光光凝治疗。然而，对发生 DME 的妊娠女性的治疗研究尚需进一步深入。

11. 糖尿病视网膜病变与母婴健康 Diabetic Retinopathy and Maternal and Fetal Wellbeing

晚期糖尿病视网膜病变被认为是胎儿不良结局的危险因素，因为它可能反映更广泛的全身疾病。与 NPDR 相关的妊娠可能不会有更高的胎儿不良结局风险[204]。然而，Klein 报道 43% 的 PDR 妊娠女性有不良的胎儿结局，而 NPDR 妊娠女性只有 13%[160]。另一项对 17 例 PDR 患者的 20 次妊娠的研究报道了 2 例自然流产，1 例死产，3 例有严重的先天畸形[205]。Sameshima 报道，在 60 名糖尿病妊娠女性中，7 名患有 PDR 的妊娠女性胎儿窘迫的发生率明显较高[209]。最后一项对 26 名患有 PDR 女性的研究报道了严重的新生儿发病率和死亡率（分别为 19% 和 12%）[210]。一项对 205 名 1 型糖尿病女性的前瞻性研究发现，新生儿出生体重低与视网膜病变进展有关。然而，视网膜病变进展与早产、巨大儿、呼吸窘迫综合征、新生儿低血糖或新生儿死亡无关[211]。

医疗和产科管理的进步改善了糖尿病妊娠的结局。在一项 22 例妊娠合并视网膜病变和肾病的研究中，产前和妊娠期间血糖控制良好，没有婴儿死亡，只有 1 例轻度呼吸窘迫综合征[161]。一项对 482 例糖尿病妊娠女性的回顾性研究表明，只有 3 例围产儿死亡，这在统计学上等同于同期的非妊娠分娩[212]。

三项研究表明 DR 与先兆子痫的发生有关。Hiilesmaa 随访 683 例 1 型糖尿病妊娠女性，发现视网膜病变是先兆子痫的一个具有统计学意义的独立预测因子[213]。第二项研究回顾性分析了 65 例妊娠 1 型糖尿病患者，并报告视网膜病变恶化在先兆子痫患者中发生的频率高于无先兆子痫患者[214]。最后，Gordin 对 158 名妊娠 1 型糖尿病患者进行了 16 年的随访，发现那些患有妊娠高血压和（或）先兆子痫的患者在以后的生活中发生严重 DR 的风险增加[187]。可能与先兆子痫相关的视网膜中央动脉血管痉挛加重了 DR。

（二）弓形体性视网膜脉络膜炎 Toxoplasmic Retinochoroiditis

患有活动性视网膜脉络膜炎或脉络膜视网膜瘢痕的母亲的后代发生先天性弓形体病的可能性通常是一个值得关注的问题。然而，这通常是没有根据的，因为胎儿先天性弓形体病只由母亲在妊娠期间感染引起。患者出现局灶性弓形体性视网膜脉络膜炎或瘢痕，基本上反映了该患者在所有病例中的先天性感染，而不是母亲的新感染[215]。因此，患有活动性视网膜脉络膜炎或瘢痕的女性的胎儿不应有感染先天性弓形体的风险。一项对 18 名患有活动性弓形体或瘢痕的妊娠女性进行的研究发现，没有婴儿患上先天性弓形体病[216]。

一项针对 50 名妊娠女性的研究[217]和另一项针对 17 名妊娠女性的研究[218]发现，眼部弓形体病在妊娠期间的复发率并不高，事实上可能更低。妊娠期活动性眼部弓形体病的眼部特征与非妊娠期相比，在发病的严重程度、持续时间或结局方面没有差异[219]。

（三）非感染性葡萄膜炎 Noninfectious Uveitis

非感染性葡萄膜炎（前葡萄膜炎、中葡萄膜炎、后葡萄膜炎或全葡萄膜炎）在妊娠期间趋于改善，但在产后可能恶化。例如，据报道，有 6 名先前存在 Vogt-Koyanagi-Harada 综合征（VKH 综合征）的患者在妊娠期间病情有所改善，但都在产后出现疾病发作[220-222]。然而，有报道称，VKH 综合征[223, 224]在妊娠期再次出现，点状内层脉络膜病变

（PIC）[225]在流产后再次出现，肉瘤性葡萄膜炎[226]在产后再次出现。

更具体地说，葡萄膜炎活动往往从妊娠中期开始趋于减少，妊娠晚期与最低的疾病活动有关[227-230]。Rabiah 对 50 例非感染性葡萄膜炎女性的 76 例妊娠进行了回顾性评估，包括 VKH 综合征、Behçet 病和特异性葡萄膜炎。64% 的妊娠女性妊娠前 4 个月内葡萄膜炎恶化，22% 在妊娠晚期葡萄膜炎恶化，28% 的患者未出现任何症状。妊娠早期恶化是典型 VKH 和特发性葡萄膜炎的特征。产后恶化发生率为 64%，是 Behçet 病的特征[227]。Chiam 回顾性评估了 47 例非感染性葡萄膜炎患者，报告孕前、孕期和产后发病率分别为 1.188、0.540 和 0.972。此外，研究还表明，从第 1~3 个月，发病率有所下降，产后 6 个月爆发率有所回升，但与妊娠前相比没有差异[229]。

妊娠期和非妊娠期葡萄膜炎发作的严重程度无显著性差异，无论是通过分析前房细胞计数[229]，还是通过记录发作持续时间和规定的治疗类型来评估[227]。

妊娠期葡萄膜炎的改善，以及经常在产后复发，被认为是由于在妊娠期间和之后发生的复杂的激素和免疫发生变化所致。

（四）其他视网膜疾病 Other Retinal Disorders

分娩和分娩的压力似乎不构成高度近视眼孔源性视网膜脱离（RD）的风险。这一结论是基于对有近视、RD、视网膜格子样变性病史的妊娠女性进行的三项研究得出的没有发现产后 RD[231-233]。

已有报道妊娠期脉络膜血管瘤生长迅速[134]，并伴有渗出性视网膜脱离[234]。血管瘤可在产后消退[235]。这些变化归因于妊娠相关的激素紊乱。

据报道，有 8 例内源性眼内炎发生在宫腔镜下的扩张和刮宫流产后、自然妊娠期间、自然流产后、剖宫产后、阴道分娩后，尽管有 1 周胎膜早破的历史[236-239]。报告的病例大多视力较差，其中 3 例有 RD，感染病原包括肺炎克雷伯菌、分枝杆菌、少鞘氨醇单胞菌和白色念珠菌。治疗不在本章的范围内，但应提及的是，在妊娠期间和哺乳期母亲应避免使用氟喹诺酮和伏立康唑，而头孢菌素和两性霉素 B 被认为是安全的[237]。

视网膜色素变性有时表现为在相对稳定一段时间后，突然出现妊娠相关的视野恶化。很难确定这些变化是与妊娠有关，还是只是巧合。5%~10% 的 RP 妊娠女性在妊娠期间报告病情恶化[162, 240]，分娩后没有恢复到基线水平[162]。在文献中有一篇关于妊娠期间视野恶化的报道，在产后期间得到了恢复[59]。1 例病例报道了妊娠期中周部视网膜变性恶化的情况[241]。

三、诊断检查和治疗 Diagnostic Testing and Therapy

荧光素穿过胎盘进入人类的胎儿循环[242]。在药物引起的眼部不良反应的国家注册处没有关于人类致畸作用的报道[162]。欧洲研究人员对 22 名糖尿病妊娠女性进行了荧光素治疗的研究，没有发现对胎儿有不良影响[243]。另一项对 105 例妊娠期接受荧光素血管造影（FA）的新生儿结局的研究显示，不良新生儿结局的发生率没有增加[244]。然而，这项研究只包括 41 例在妊娠早期进行 FA 的患者，即致畸作用更容易发生和更严重的时期。然而，一项调查报道显示，77% 的视网膜专家从未对他们知道妊娠的患者进行过 FA 检查[245]。在另一项调查中，89% 的视网膜专家曾看到一位妊娠女性因为害怕致畸或诉讼而要求停止 FA 检测[246]。我们建议，如果结果会改变对视力威胁问题的处理，并获得适当的知情同意，可以考虑妊娠女性进行 FA 检查。

吲哚菁绿不穿过胎盘，与血浆蛋白高度结合，由肝脏代谢。只有 6 例在妊娠期间使用吲哚菁绿血管造影（ICGA）的报道已经发表[22, 247]。在一项对 520 名视网膜专家的调查中，有 105 人因担心妊娠期间致畸或诉讼而拒绝使用 ICGA，只有 24% 的人认为在妊娠女性患者中使用 ICGA 是安全的。作者认为，目前在妊娠期使用 ICGA 的实践模式可能是不必要的限制[246]。与 FA 一样，我们建议，如果 ICGA 的结果会改变对视力威胁问题的管理，并获得适当的知情同意，则可以考虑对妊娠女性进行 ICGA。

（一）光动力疗法 Photodynamic Therapy

妊娠大鼠暴露于 40 倍于人类剂量的维替泊芬，有很高的概率发生小眼症[248]。在妊娠期意外暴露于维替泊芬进行光动力治疗已有 3 例报道。Rosen 在一名女性妊娠 1～2 周时，在她知道自己妊娠之前，用维替泊芬和贝伐单抗治疗了她点状的内脉络膜病变。妊娠和分娩过程无特殊，产下的健康足月婴儿至少 3 月龄没有异常[249]。De Santis 报道，在妊娠的第 3 周发生了类似的意外接触，对患者或婴儿在 26 月龄的生命中没有任何有害影响[250]。Rodrigues 报道了 1 例 45 岁女性意外接触维替泊芬，胎儿 25 周。妊娠似乎没有受到影响，经过 16 个月的随访，孩子很健康[251]。关于妊娠期间的 PDT，建议谨慎。

（二）抗血管内皮生长因子治疗 Anti-VEGF Therapy

抗血管内皮生长因子（anti-VEGF）药物在妊娠期间没有得到很好的评价。贝伐单抗可能对大鼠妊娠发育有抑制作用。大鼠在妊娠早期反复腹腔注射贝伐单抗或生理盐水。贝伐单抗组妊娠囊的大小、数目及血清 β-CG 水平显著降低[252]。系统性贝伐单抗和雷珠单抗是生产商在妊娠期间的禁忌证，并被美国食品药品管理局列为"C 类"[253]。此外，FDA 最近将玻璃体腔注射 aflibercept 列为 C 类[254]。

文献中有 14 例妊娠女性接受玻璃体腔注射贝伐单抗或雷珠单抗治疗：13 例贝伐单抗，1 例雷珠单抗[249, 255-260]。妊娠早期治疗 11 例，中晚期治疗 3 例。11 名患者正常分娩，新生儿健康。一位有复杂妊娠史的患者，在妊娠早期接受贝伐单抗治疗，在 29 周时因先兆子痫紧急剖腹产。婴儿最初患有心动过缓、呼吸问题和脑室内出血，但几周后病情稳定[251]。另外两名患者在妊娠早期接受玻璃体腔贝伐单抗治疗后 7 天和 10 天流产[255]。目前尚不清楚流产是偶然发生的，还是与贝伐单抗注射有关。

目前还没有足够的信息可以得出结论，即在妊娠期间玻璃体内使用抗血管内皮生长因子是安全的，也没有确切的证据表明它会对胎儿造成伤害。需要进一步精心设计的研究，在获得这些数据之前，应谨慎行事。

四、结论 Conclusion

有关妊娠对视网膜疾病病程影响的信息有限。在大多数情况下，妊娠影响的直接原因只是推测性的，而且是基于已知的母体系统变化。随着我们对视网膜和脉络膜疾病的自然病程及妊娠对眼睛影响的认识的提高，妊娠和非妊娠患者的眼科治疗将得到改善。

第96章

视盘异常、Drusen、视盘小凹及相关视网膜病理

Optic Disc Anomalies, Drusen, Pits, and Associated Retinal Pathology

Rustum Karanjia　S. Khizer R. Khaderi　Alfredo A. Sadun　著

一、视盘异常 Optic Disc Anomalies

各种先天性视盘异常对眼科、内科和儿科医师的临床敏锐性提出了挑战。由于这些异常中有一些以不同的名字命名，所以有必要回顾一下一般的分类。

（一）巨大视盘 Megalopapilla

巨大视盘是一种罕见的视盘异常，包括大的视盘上的神经纤维变薄，常伴有较大的屈光不正和中线先天畸形（midline congenital deformities）有关[1]。

（二）视盘发育不全 Aplasia

视盘发育不全是非常罕见的，可能是视盘发育不全的一种极端形式，可能与眼球的缺失或严重发育不良有关[1]。

（三）视盘发育不良 Hypoplasia

视盘发育不良是一种先天性的视盘发育不良，轴突数量减少。发育不良的视盘往往诊断不足，发

育程度可能不同，导致视力和视野缺损程度不同[1]。小而拥挤的远视眼视盘可以有发育不良的视盘，但这属于小远视眼的解剖变异。

（四）视乳头水肿 Papilledema

视乳头水肿是由于颅内压升高引起的视神经抬高。因此，对于视乳头水肿的诊断，颅内压必须测量，通常是通过侧卧位的腰椎穿刺开口压力来测量。无颅内压升高的视盘或神经纤维层肿胀是视盘水肿（optic disc edema）而不是视乳头水肿。

（五）假性视乳头水肿 Pseudopapilledema

假性视乳头水肿是在无神经纤维层水肿的视盘抬高。这可能是多种原因造成的，包括视盘 drusen、糖尿病视乳头炎、血管疾病（包括视网膜中央静脉阻塞）、眼内和视乳头周围炎症、Leber 遗传性视神经病变、错构瘤和浸润过程（包括感染和肿瘤）[3]。

（六）视盘充血 Congestion of the Optic Nerve Head

假性视盘水肿的大多数病因是后天获得性的，与潜在的眼部或全身疾病有关。最常见的先天性视盘充血的原因是视盘 drusen[4, 5]。

虽然在出生时并不典型，但视盘 drusen 首先在视盘表面和筛板之间发育[6]。它们能引起视盘抬高和视网膜血管的异常分支[7]。典型的视盘 drusen 随着时间的推移变得更加明显，在 0—10 岁时可以出现在视盘的表面[7]。下面将更详细地讨论视盘 drusen。

（七）视神经空腔 Cavities in the Optic Nerve Head

视盘凹陷和视盘缺损包括一系列异常，包括视盘倾斜、视乳头周围葡萄肿、牵牛花视盘异常、视盘缺损和先天性视盘小凹。Greear 认为视盘小凹是不典型的视盘缺损[8]。

视盘小凹可能是空腔样视盘异常的一种表现。Slusher 及其同事[9]描述了一个由 35 名成员组成的家族，跨越 5 代，具有先天性视盘异常的常染色体显性遗传模式。值得注意的是，表型的形态学变化有很多，包括视盘凹陷、牵牛花综合征和视神经缺损。一个基因缺陷可导致多种视盘异常，因此，

应重新考虑描述各种空腔样视盘异常的传统分类方案。

二、解剖 Anatomy

需要回顾视盘的解剖学和胚胎学，有助于更好地了解这些异常。

每个视网膜的视网膜神经节细胞产生大约 120 万个无髓鞘轴突，这些轴突在距中心凹鼻侧约 4mm 处汇合于一点，通过该点轴突离开眼球，获得髓鞘，并形成视神经。这些轴突投射到大脑的不同初级视觉核团[10]，构成纤维束而不是神经，因此，在组织学和功能上与脑组织相似。视神经被三个脑膜鞘包围，脑膜鞘与大脑的脑膜覆盖物相连。然而，在离开眼睛之前，视网膜神经节细胞的轴突必须向心会聚，急转，穿过筛板，形成被结缔组织隔包裹的神经束，然后一旦在筛板后面，就被髓鞘包裹（图 96-1）[11]。

因此，视盘在几个方面是需要注意的。来自视网膜的轴突成为神经的一部分，从无髓鞘状态变为有髓鞘状态，穿过筛状筛板，被胶质柱分成若干组，从高眼压区变为相对较低的间质压区。毫不奇怪，在这个关键时刻的结构异常往往导致显著的生理后果[12]。

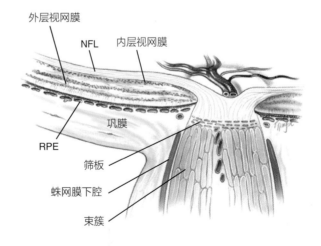

▲ 图 96-1　视神经及周围组织轴位图

视网膜上的纤维聚集在视盘上，通过筛板，变成有髓神经并形成束。注意视神经的三个部分：Ⅰ．前部（视网膜）；Ⅱ．中部（筛板前或脉络膜）；Ⅲ．后部（筛板或巩膜）。NFL.神经纤维层；RPE.视网膜色素上皮

三、视盘 Drusen Optic Disc Drusen

1856 年，Müller[13] 从一系列眼部组织病理学研究中描述了视盘的凝固物。随后在 1868 年，Liebrich 描述了视盘 drusen 的眼底表现，并将其与 Müller 的组织病理学发现联系起来[13]。Nieden 介绍了 Drusenbildung（德语）一词来描述凝固物[15, 16]。视盘 drusen 主要为钙组成的无细胞凝固物组成，但也可以含有氨基酸、核酸、黏多糖和铁[16]。

目前还没有已知的遗传倾向形成视盘 drusen。对视盘 drusen 患者亲属的回顾性研究发现，在 7 名视盘 drusen 先证者的 27 名亲属中，只有一名也有视盘 drusen。视盘 drusen 的主要发病机制仍然不清楚，有些人推测是遗传性视盘发育不良及其血液供应不良。血管发育不良已被理论认为是导致渗出液更多地释放到细胞间隙，而细胞间隙又是形成视盘 drusen 的巢穴[17, 18]。

视盘 drusen 通常是在常规检查中偶然发现的，据报道临床患病率为 1/500 眼[19, 20]。然而，组织病理学研究表明，大约每 40 人中就有 1 人患病[21]，其中 60% 的 drusen 被深埋在视神经组织中[16]。由于缺乏检查视盘深部的诊断技术，最初的研究是在 1977 年 B 超出现之前发表的，这可能是导致患病率差异的原因[16]。一些研究也报道女性发病率较高，文献中对双侧病例的比例也存在不一致，从 69%～91.2%[16]。这可能反映了视盘 drusen 的非对称性，以及没有一种单一的模式可以检测到所有的视盘 drusen[22]。视盘 drusen 没有明确的遗传模式，这可能与视盘大小的遗传模式有关，而视盘大小本身可能是导致视盘 drusen 的危险因素[15]。

视盘水肿是假性视乳头水肿最常见的病因，与真正的视盘水肿相鉴别具有重要的临床意义。真正的视盘水肿可能是一个危及生命的过程，不像视盘 drusen 的良性性质[5, 22]。

（一）视觉缺损 Visual Defects

视盘 drusen 与两种主要的视野缺损有关。第一种是由于 drusen 直接压迫或移位纤维所致，通常呈弓形，位于下鼻象限[23]。二是盲点扩大，可能与假性视乳头水肿或血管渗漏有关[24, 25]。

视野缺损可能是从 6 岁开始就存在的，并且可能随着时间的推移而发展。然而，进展缓慢，如果没有正式的视野检查，患者可能不会意识到视野缺损。据报道，视野缺损的发生率差异很大，从 24%～87%，以浅表性视盘 drusen 眼的发生率最高[26-28]。

视盘 drusen 通过直接压迫乳头黄斑束中的轴突而损害中心视力是不寻常的[16]。这在一定程度上是由于视盘颞侧的纤维数量减少，这就要求视盘 drusen 要大得多，才能影响到乳头状黄斑束。在视力受到影响的情况下，通常伴随着严重的视野缺损[29-31]。

视盘 drusen 能改变血管系统的结构，并能使血管移位。这可能会导致短暂的视觉丧失，或者在某些情况下可能发生前部缺血性视神经病变[12, 32]。在一项对 20 例视盘 drusen 相关的前部缺血性视神经病变（anterior ischemic optic neuropathy, AION）患者的研究中，Purvin 报道，视盘 drusen 和 AION 患者通常较年轻，在 AION 发作之前更容易出现短暂的视觉模糊。有趣的是，在普通人群中，伴有 AION 的视盘 drusen 患者也具有与 AION 相关的血管危险因素，这表明危险因素的改变对降低视盘 drusen 患者发生 AION 的可能性很重要[32]。

重要的是，视盘 drusen 患者可能有其他导致视力丧失的病理学原因，也有病例报道颅内肿瘤引起的视野缺损被误诊为视盘 drusen[30, 33]。因此，必须确保视盘 drusen 患者没有其他原因导致视力下降，尤其是视力下降而视野无改变时。

（二）检测 Detection

视盘的外观与视盘 drusen 可以是相当多变的，一些表浅视盘 drusen，很容易发现[16]。有几种技术可以用来帮助识别视盘 drusen，它们利用了 drusen 的各种特性。

最简单的方法是通过检眼镜直接观察。这项技术可以通过寻找自发荧光来进一步增强，1960 年被首次描述视盘 drusen 的特征（图 96-2）[34-36]。然而，自发荧光只见于浅表的 drusen，在某些系列中，仅见于 12% 的病例[22]。

自发荧光与荧光素血管造影（FA）相结合有

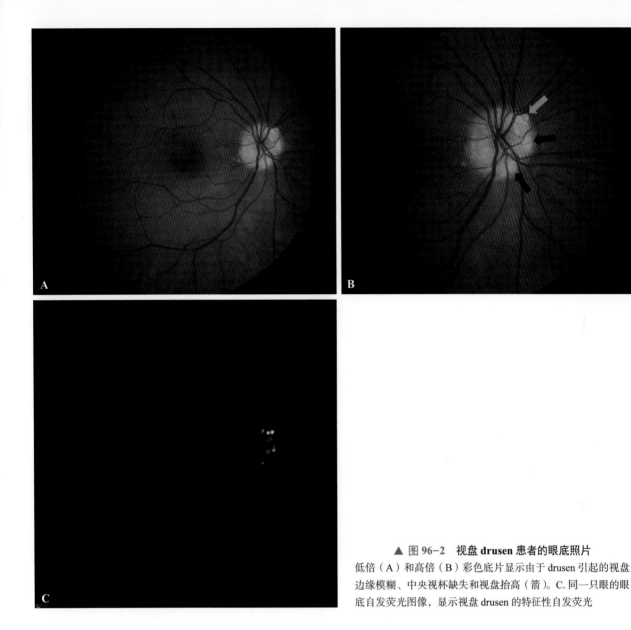

▲ **图 96-2 视盘 drusen 患者的眼底照片**
低倍（A）和高倍（B）彩色底片显示由于 drusen 引起的视盘边缘模糊、中央视杯缺失和视盘抬高（箭）。C. 同一只眼的眼底自发荧光图像，显示视盘 drusen 的特征性自发荧光

助于鉴别 drusen 与视乳头水肿。Pineles 显示视盘 drusen 在 FA 早期（25%）或晚期（29%）结节染色和视乳头周围环状染色（80%）的特征性模式，这与视乳头水肿的渗漏不同[22]。

　　然而，视盘 drusen 的深度对浅表成像技术提出挑战，直到最近，寻找埋藏的 drusen 的主要方法还是超声检查。早在 20 世纪 70 年代，B 超就被用来检测视盘 drusen[37]。利用 drusen 中钙的固有高反射率，可以用低增益检测 drusen（图 96-3）。该技术也可用于探测埋藏的 drusen，但 drusen 的回声取决于钙含量。虽然没有关于 drusen 钙化百分比的报道，但一些研究发现，超声检测到的埋藏 drusen 不

到 50%[38]。钙化程度的变化也阻碍了 CT 扫描检测视盘 drusen 的能力。CT 扫描还受到扫描层厚的限制，因为大于 1.5mm 的断层扫描很容易在视盘部漏掉 drusen。

　　也可以通过光谱域光相干层析成像和最近的增强深度 OCT（图 96-4）[39] 检测埋藏 drusen[40]。这些设备提供了一种前所未有的能力来评估视盘 drusen 到筛板的深度，并评估与视神经结构的相互作用。增强深度 OCT 和 B 超的直接比较尚未发表，但很明显，没有一种单一的检查方法能完美检测 drusen，需要在正确的临床环境下结合多种检查方法才能做出正确的诊断[22]。

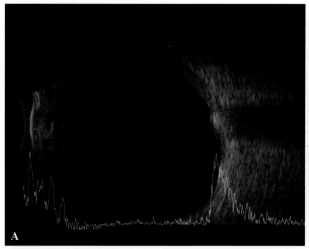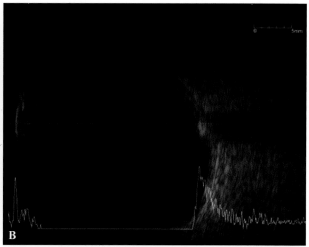

▲ 图 96-3　同一例视盘 drusen 患者的视神经 B 超图像，显示 drusen 中钙的固有高反射率，以及在高（A）和低（B）增益下检测玻璃疣的能力

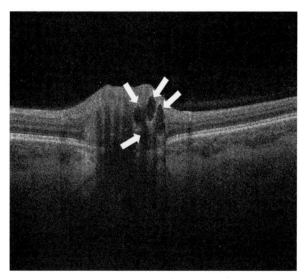

▲ 图 96-4　同一患者视神经 drusen 的增强深度光相干断层扫描，显示了与图 96-2B 的灰箭区域相对应的清晰划分的浅部和深层 drusen（箭）

（三）相关视网膜改变 Associated Retinal Changes

视盘 drusen 患者的视网膜血管系统通常异常，扭曲度增加，血管环增多，分支模式异常，包括视睫状体分流血管（optociliary shunt vessels）[7, 41]。视盘 drusen 患者的睫状视网膜动脉的发生率也增加，高达 40% 的患者有血管异常，而正常人群为 15%[42, 43]。

这些血管异常似乎使视盘 drusen 患者易发生血管阻塞，包括视网膜中央动脉阻塞（CRAO）和视网膜中央静脉阻塞（CRVO）。1895 年，Gifford 描述一个 11 岁的女孩视网膜中央动脉阻塞时，第一次描述与视盘 drusen 相关的血管紊乱[44]。与 Gifford 的病例报道一样，患有 CRAO 合并视盘 drusen 患者往往比没有视盘 drusen 的患者更年轻，但仅存在视盘 drusen 通常不足以导致 CRAO。大多数病例与其他已知的 CRAO 危险因素有关，包括高血压、避孕药使用和偏头痛[16]。

与 CRAO 不同的是，由视盘 drusen 引起的解剖改变可能单独增加 CRVO 的风险。Drusen 的存在通过改变视网膜中央静脉的路径和潜在的收缩血管直径从而改变了视网膜中央静脉的血流动力学[45]。因此，drusen 可能代表 CRVO 的独立风险因素。

视盘 drusen 也与视网膜下新生血管形成有关。通常在视乳头旁，新生血管向黄斑部延伸，但很少累及黄斑部[46]。然而，新生血管膜可能与扰乱视力的出血有关。一些病例报告显示未经治疗的视盘 drusen 相关新生血管膜视力相对较好，但也有新生血管膜向中心凹下延伸导致永久性视力损害的病例[28]。

在没有视网膜下新生血管的情况下，视盘 drusen 也可能发生出血。这些自发性出血的发生率高达 10%[16]。与视盘 drusen 相关的出血有四种解剖变异：①延伸至玻璃体的出血；②视网膜神经纤维层破裂出血；③视盘深部出血；④可能伸入黄斑的视乳头周围出血[16]。这些出血通常不会造成视力损害，除非它们延伸到黄斑，这是不常见的[29]。视盘 drusen 视网膜出血的病理生理学尚不清楚，有人认为是 drusen 增大的结果，可侵蚀血管或引起静脉淤血导致出血[16]。

（四）治疗 Treatment

目前还没有有效的治疗方法来治疗视盘 drusen，而且由于视盘 drusen 患者通常不会出现视力下降，所以治疗可能是不必要的。然而，一旦确诊，定期检查是重要的，以确保视盘 drusen 可治疗的并发症得到妥善管理。

视盘 drusen 的存在可使患者在较低眼压下容易发生青光眼性视神经损伤。青光眼的评估也会因视盘 drusen 的存在而变得复杂，因为一条拥挤的小神经可以形成伪装视杯的现象。此外，OCT 视网膜神经纤维层（RNFL）的测量可能由于视盘 drusen 的存在而被扭曲，这需要对 RNFL 和视野进行连续监测。

青光眼可能与视盘 drusen 共存[47]，很难确定哪部分视野缺损是由青光眼引起的，哪部分是由视盘 drusen 引起的。在有视野损害的情况下，应考虑降低眼压，特别是年轻视野缺损的患者，因为随着年龄的增长，视神经的自然损耗可能在视盘 drusen 患者中更严重。使用降压药物应考虑到针对每个患者的风险和益处。无论治疗如何，应用视野和 OCT-RNFL 进行连续监测都有助于评估进展情况。

与典型的青光眼不同，这是老年患者的一种退行性过程，视盘 drusen 患者在年轻时可能会出现青光眼性改变，因为视盘 drusen 患者的视神经纤维似乎受损，对眼压更敏感[16]。

与视盘 drusen 相关的血管并发症的处理，如 CRAO 和 CRVO，与没有 drusen 的处理类似（见第 54 章，视网膜动脉阻塞；第 56 章，视网膜分支静脉阻塞；第 57 章，视网膜中央静脉阻塞）。根据不同的部位，新生血管膜的存在历来都是通过光凝治疗的[48]。最近，抗血管内皮生长因子的药物如雷珠单抗已经取得了一些成功[49]。与年龄相关性黄斑变性不同，由于预后通常良好，视盘 drusen 相关新生血管的治疗并不总是必需的[47]。

四、视盘小凹 Optic Disc Pits

1882 年，Wiethe 描述了一位 62 岁女性的两个视盘的异常[50]。他对视盘深灰色凹陷的描述可能是第一个关于视盘小凹的报道。自从 Wiethe 最初的描述，视盘的凹陷已经被不同的描述为坑、洞等，最近被称为视盘的先天性小凹。

研究表明，大约每 10 000 只眼中就有 1 只眼出现视盘小凹，尽管研究之间存在着很大的差异[8, 51]。男性和女性受到同样的影响。10%～15% 的视盘小凹是双侧的。大多数视盘小凹是非家族性的。然而，有少数报道显示常染色体显性遗传模式[52]。一个这样的报道描述了一个家族，其中有几个成员有小的虹膜缺损，部分合并视盘小凹，提供了对该病病因的新见解[53]。大约 70% 的小凹位于视盘的颞侧，大约 20% 位于中央；其余的小凹位于下、上和鼻侧[54]。

浆液性视网膜脱离可能与视盘小凹有关。症状可能发生在任何年龄，但最常见于成年早期。然而，有报道称，相关的视网膜脱离早在 6 岁时就发生了，而患者的年龄在 90 岁左右[55]。有人认为，临床进程不同，在儿童，由于浆液性视网膜脱离有自发吸收的趋势，会有较好的视力转归[55, 56]。通过对立体透明性的分析，有人提出，通过视盘小凹进入的液体实际上在视网膜的内层和外层之间流动，从而产生视网膜劈裂[57, 58]。OCT 显示内层视网膜劈裂先于外层脱离[59]。在此之后，外层视网膜的脱离可能作为第二个过程发生[59]。虽然没有组织病理学研究证实这一点，但 OCT 的应用为至少两种水平的视网膜分离提供了有力的证据（图 96-5）[60]。OCT 也被用来显示视神经凹陷对应的象限内视网膜神经纤维层的厚度显著减少[61]。

在 Brown 等[54]的病例系列中，大多数视盘小凹呈灰色的，尽管它们从黄色到黑色不等。它们的大小从小到大不等，占据了视盘的大部分表面。

（一）视觉缺损 Visual Defects

视盘小凹通常与两种类型的视野缺损有关[62]。第一种类型以弓形暗点为例，它可能反映了由视盘小凹移位的神经纤维楔状缺失。较大的小凹可能与较大的 Bjerrum 型暗点，甚至垂直视野缺损有关。

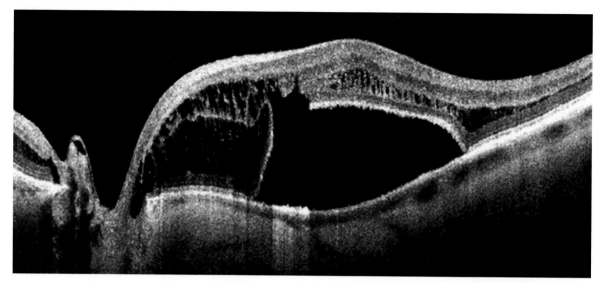

▲ 图 96-5　视盘小凹继发黄斑病变的 OCT 图像，显示多层次囊样间隙、劈裂及视网膜下液

鼻侧或颞侧阶梯常见，较少出现旁中心暗点和广泛视野收缩[54]。然而，Walsh 和 Hoyt[63] 回顾了几项研究，这些研究仅显示了一个扩大的盲点，作为与视盘小凹相关的视野缺损的一个形式。

第二种类型的视野缺损是与浆液性黄斑脱离有关的。1960 年，Kranenburg[64] 描述了视盘小凹与中央浆液性视网膜病变的关系。他发现 24 例视盘小凹患者中有 16 例有黄斑浆液性脱离，伴有相应的中央暗点或其他中央视野改变。

（二）相关视网膜改变 Associated Retinal Changes

位于中央的视神经小凹最不可能与视网膜改变有关。视盘边缘的视盘小凹通常与视盘周围脉络膜视网膜萎缩和视网膜色素上皮改变有关（图 96-6）。这些视乳头周围的改变可能随着时间的推移而发展，伴有或不伴有中心性浆液性视网膜脱离。在出现浆液性黄斑脱离后，Walsh 和 Hoyt[63] 描述了视盘上出现的一个他们称之为"隐匿孔"（occult hole）。

黄斑浆液性脱离是视盘小凹的常见并发症。Sobol 等[65] 已经很好地描述了这种并发症的自然史。他们对 15 例视盘小凹和黄斑脱离患者进行了平均 9 年的随访，发现 80% 的患者视力下降到 20/200 或更糟。视力丧失一般在术后 6 个月内完成。长期黄斑改变包括全层或板层孔（通过外层视网膜）、视网膜裂孔、视网膜色素上皮斑点和黄斑囊性改

变[65]。血管毛细血管扩张与视盘小凹颞侧劈裂层间出血有关[66]。

在许多情况下，一个灰色的纤维胶质膜似乎覆盖在小凹上（图 96-7）。这层膜可能完好无损，也可能无法完全覆盖小凹。事实上，浆液性黄斑脱离患者几乎总是有其透明膜的缺陷，这促进了有关视神经小凹如何导致浆液性黄斑脱离的理论。

（三）黄斑脱离 Macular Detachment

一些研究人员估计，40%～50% 的视神经小凹患者要么有相关的非孔源性、浆液性视网膜脱离，要么有视网膜改变提示以前的视网膜脱离[54, 67]。黄斑浆液性脱离（或视网膜劈裂）与视盘小凹有关，当位于视盘颞侧和较大的小凹时最常见。相反，小的凹陷和位于视盘中央的小凹不太可能导致浆液性视网膜脱离[54, 64]。

（四）黄斑病变的表现 Appearance of Maculopathy

1908 年，Reis[68] 报道了 1 例伴有黄斑病变的视神经小凹病例。然而，直到 1958 年 Petersen 描述了几个他称之为视盘弹坑形孔（crater-like holes）的患者[69]，这些患者也有中心性浆液性脉络膜视网膜病变，这种联系才被重视起来。1960 年，Kranenburg[64] 明确强调了这种关系，他描述了 24 例视盘小凹。其中 1/3 的患者有浆液性视网膜脱离，另 1/3 有黄斑改变，他认为这反映了以前的非孔源

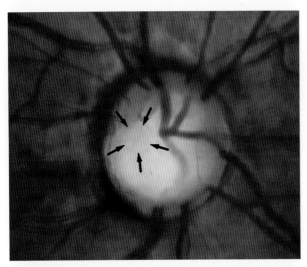

▲ 图 96-6　视盘小凹常见于视盘的颞侧缘，也最有可能导致浆液性黄斑脱离（箭）

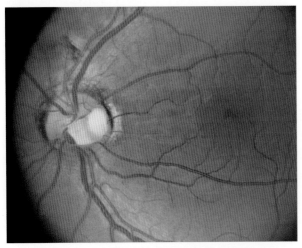

▲ 图 96-7　视盘小凹。注意上覆灰色纤维胶质膜

性浆液性视网膜脱离。

大多数视网膜脱离是暂时性的，局限于上下血管弓之间。很少情况下，如果小凹位于视盘鼻侧，浆液性视网膜脱离位于血管弓外。浆液性视网膜脱离常与视盘相连，有时通过可见的视网膜下液峡部。

浆液性黄斑脱离一般较低（高度小于 1.0mm）。升高的视网膜常含有囊性区域，组织学检查证实囊性区域存在于内核层内[51]。偶尔囊性区向外破裂，形成一个板层黄斑裂孔，与特发性板层黄斑裂孔不同，保留完整的内界膜。

视网膜分离的变异性也与 Lincoff 及其同事提出的黄斑病变的另一种描述相一致[70]。在一个病例

报道中，他们提供了清晰的 OCT 证据，表明视网膜内外层之间有劈裂腔，外层视网膜脱离较大。两者在靠近中心凹的外层有一个孔相连[70]。

（五）相关浆液性黄斑脱离的病程 Course of Associated Serous Macular Detachment

很难确定浆液性黄斑脱离开始和最早视力变化之间的时间间隔，因为患者通常在中心凹受累后出现视物模糊和变形症状后寻求评估。然而，Brown 和 Tasman[71] 报道了一例视网膜脱离开始于视盘颞侧边缘的病例。浆液性视网膜脱离在时间上缓慢扩展，数月后覆盖了整个黄斑区。他们还描述了在浆液性黄斑脱离的晚期，在升高的视网膜下可见小的黄色沉淀物。Sobol 等[65] 在对 15 名患者进行平均 9 年的随访分析时发现，大多数有视盘小凹的眼的视力约为（20/60）～（20/40）。然而，在接下来的 6 个月里，每个患者失去了 3 行或更多的视线。6 个月后，其中一些患者病情恶化，一些好转。最终，只有 20% 的患者视力保持在 20/200 以上[65]。然而，一般来说，视盘小凹的患者在整个病程中黄斑脱离出现较晚，此时他们的视力已经低于 20/70[71]。

（六）病理生理学理论 Theories of Pathophysiology

到 1960 年，很明显浆液性黄斑脱离常作为视盘小凹的并发症发生。Ferry[51] 有机会对两只眼的黄斑脱离合并视盘小凹进行了组织学检查。他认为，进行性胶质增生和小凹内的"视网膜成分收缩"导致黄斑牵引性脱离。1964 年，Sugar[72] 提出，来自玻璃体腔的液体可以通过黄斑裂孔进入视网膜下空间。然而，这是最不可能的，因为黄斑裂孔与视盘小凹通常是板层相间的，很少看到与浆液性脱离有关。

荧光素血管造影可显示视盘小凹晚期高荧光[67]。因此推测该区域的血管渗漏液体，然后进入视网膜下间隙[67]。然而，Brown 等[54] 报道，许多浆液性黄斑脱离患者的荧光素血管造影没有渗漏。

另一些人推测，可能有直接来源于脉络膜的液体，通过黄斑脱离下的 Bruch 膜。据推测，视乳头周围脉络膜视网膜萎缩性改变允许这种渗漏[73]。然而，荧光素血管造影结果并不支持这一理论。此外，许多其他疾病产生广泛的脉络膜视网膜萎缩，

不会导致浆液性黄斑脱离[54]。

包括 Gass 在内的一些研究者认为脑脊液可能从视神经蛛网膜下腔漏入视盘小凹[74, 75]，再从视盘小凹漏入视网膜下腔。然而，在人类和动物的鞘内注射荧光素和组织学研究都未能证明这种联系[51, 52, 76, 77]。

目前，最被广泛接受的解释是由 Sugar[78] 在 1962 年提出，后来被 Brockhurst[79] 在 1975 年认可。据推测，玻璃体中的液体通过视盘小凹漏入视网膜下间隙（图 96-8）。为了证实这一理论，Brown 等[54] 证明，超过 75% 的视盘小凹和相关的浆液性黄斑脱离患者有后玻璃体脱离。这将允许液化的玻璃体与视盘空腔相连。此外，在他们的系列患者中，大多数有无黄斑浆液性升高的视盘小凹患者没有玻璃体后脱离[54]。此外，Brown 及其同事[77] 在狗身上实验性地证明了后玻璃体间隙和视网膜下间隙之间通过先天性视盘小凹的直接联系。Irvine 等[74] 通过观察玻璃体切除和气体注射后从视神经鞘窗口渗出的气泡，在体内证明了玻璃体后腔和视神经蛛网膜下腔之间存在连续性。

这些病理生理学理论的最新变化是 Lincoff 等[70] 提出的，他认为从视盘小凹到视网膜颞侧是主要连接通道。液体从内层视网膜滑入，将视网膜和神经纤维层向上并分离外层视网膜。OCT[60] 证实了这一点，并进一步显示视网膜劈裂和由外层视网膜的孔连接的外层视网膜脱离（图 96-6）。

尽管玻璃体液体通过视盘小凹直接进入视网膜下间隙的理论很有吸引力，但它并不能解释为什么浆液性黄斑脱离倾向于首先发生在年轻的成年人。Brown 和 Tasman[71] 提示玻璃体后脱离可能是一个诱发因素。另一种可能是黄斑牵引的作用，随着年龄的增长而发生。

（七）预后 Prognosis

虽然视盘小凹是先天性的，是静止的，但其相关的视网膜异常可能是进行性的。浆液性黄斑脱离后视力恢复的预后是可变的。Walsh 和 Hoyt[63] 描述了一位 14—23 岁的患者，他在每次发作后都出现多发性浆液性黄斑脱离，视力恢复到接近正常。Brown 等[54] 对一组有视盘小凹和浆液性黄斑脱离的 20 只眼进行了更为严格的研究。随访 5 年，未经治疗。最后平均视力为 20/80。作者发现，脱离时的视力与长期视力结果之间的相关性很小。他们还指出，有些脱离是自发吸收复位，而另一些则持续多年。多数患者 5 年后仍有黄斑下积液。如上所述，其他黄斑病变也持续存在。长期的研究证实早期的印象，未经治疗的视盘小凹引起的黄斑脱离整体预后不良[65]。

（八）治疗 Treatment

鉴于视盘小凹的罕见性，大多数旨在评估治疗方法的研究都是小而非随机的，导致难以就相关的浆液性黄斑脱离的最佳治疗方法达成共识。据观察，全身类固醇、视神经鞘减压术和巩膜扣带术并没有被证明是有效的[79]。然而，有几个系列比较了光凝眼和未经治疗眼在浆液性黄斑脱离的吸收和最终的视力结果[74, 79, 80]。在这些系列中，大多数采用氩激光治疗，在浆液性视网膜脱离区域和视盘之间产生一排或几排光凝烧伤。烧伤通常发生在视网膜隆起的区域。Brockhurst[79]、Gass[80] 和 Theodossiadis[81] 使用了相似的光凝方案，并且都报告他们的患者很可能有很好使浆液性视网膜脱离吸收，恢复到平坦的黄斑。

结合他们的研究结果，这三个系列中的 18 名患者中有 15 名有黄斑部再复位，而 Brown 等[54] 系列中的 20 名未经治疗的患者中只有 5 名有黄斑部

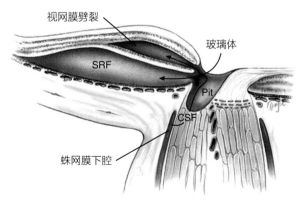

▲ 图 96-8 视盘轴位示意图

各种理论描述了液体进入视网膜下空间的机制。脑脊液可从蛛网膜下腔流出。然而，更为广泛接受的解释是，玻璃体中的液体进入视盘小凹，并从小凹直接进入视网膜下空间。位于视神经边缘附近的视盘小凹液体更容在视网膜下渗漏。CSF. 脑脊液；SRF. 视网膜下液；Pit. 小凹

再复位。然而，治疗组和未治疗组之间的最终视觉结果差异不太明显。三项研究中的光凝眼的最终视力平均略低于 20/80。这与 Brown 等的 20/80 最终视觉结果不相符合。Brown 和 Tasman[71] 做了一个类似的比较，他们得出结论：光凝疗法对复位视网膜脱离是有效的，但对改善最终的视力结果无效。

黄斑扣带手术（macular buckling procedure）成功地治疗了视盘小凹浆液性脱离病例。在这些病例中，OCT 显示随着劈裂孔的消失，小凹和视网膜劈裂孔之间的连接也随之闭合[82]。对 10 例视盘小凹合并浆液性黄斑脱离患者行黄斑扣带手术治疗前后分别进行多焦视网膜电图检查[83]。在 12 个月时，所有眼的视力都得到了改善，尽管这通常并不伴随着视力的提高[83]。术后 11 年随访观察发现，患者术后 2 年仍保持良好的疗效，远期疗效良好[84]。硅油也被成功地用于黄斑裂孔合并视盘小凹的病例[85]。

近年来，尝试将光凝疗法与后部玻璃体切除术、气液交换相结合的治疗，已导致更令人鼓舞的长期视觉效果[86]。Bonnet[87] 观察了 24 例因浆液性黄斑脱离导致视力丧失的 25 只眼的视盘小凹。高倍生物显微镜和荧光素血管造影（FA）显示视网膜和视盘有玻璃体牵引的迹象。尤其值得注意的是，Bonnet 注意到所有患者均未出现后玻璃体脱离，在随后出现后玻璃体脱离的 2 例患者中，黄斑再复位是自发发生的。FA 中可见视盘荧染，特别是在视盘小凹和视盘颞侧边缘。这种染料渗漏在玻璃体后皮质手术剥离的病例中未见。此外，在一些病例中，Bonnet 在视盘小凹的顶部观察到一个小孔，在一个接受玻璃体切除和气体填充但未进行光凝的病例中，小气泡从玻璃体腔通过视盘小凹进入视网膜下空间。因此，Bonnet 的结论是，视盘小凹的黄斑脱离具有孔源性成分（在视盘处），它们与玻璃体牵引有关，视网膜下液体通过视盘小凹来自玻璃体腔[87]。

Cox 及其同事[88] 研究了三种治疗方法。他们得出结论，玻璃体切除加气体填充联合视网膜颞侧至视盘的光凝比玻璃体切除联合气体或光凝更有效。8 只眼均获得短期手术成功，8 只眼中有 4 只眼通过三部分联合治疗获得长期复位[88]。另一些患者在最终视力平均为 20/60 的患者中，采用玻璃体切除、气液交换和光凝联合治疗，在视盘小凹合并黄斑脱离时也获得了良好的解剖复位效果[89]。各种加速事件可结能与上述机制相结合，玻璃体液体通过视盘小凹进入视网膜下间隙，导致黄斑脱离。

治疗视盘小凹性浆液性黄斑脱离的新技术也已被描述。Spaide 等发表了一份病例报道，描述了使用弯曲的 25 号针头对内层视网膜造成半厚切口的方法。该手术与玻璃体切除术相结合，试图使内层视网膜和视网膜下液体逸出。这项手术没有使用眼内气体，以避免手术开窗过早关闭，后玻璃体保持完整。术后 1 个月，患者视力由术前的 8/400 提高到 20/20。Schaal 等[91] 描述了一种类似的手术，使用 27 号套管进行 3/4 深度的切割，并结合局限的视网膜前玻璃体切除术。

Jalil 等[92] 使用 42 号套管主动排出视网膜下液体。此手术包括玻璃体切除术，诱导后玻璃体脱离，内界膜剥离，但在视网膜切开处周围不使用激光光凝。液体 – 空气交换，然后用 14% 的 C_3F_8 进行眼内气体填充，完成该手术过程。术前视力 1.00 logMAR，8 个 月 随 访 至 0.4 logMAR。Ziahosseini 等[93] 使用了一种类似的方法，即在插管插入位置加入氩激光联合治疗，疗效尚待观察。

第97章 视网膜相关临床试验：参考书目
Retina-Related Clinical Trials: A Resource Bibliography

Barbara S. Hawkins　Usha Chakravarthy　著

一、概述 Introduction

视网膜亚专业在眼科领域出现了一些最具创新性的变化，这主要归功于开创性的随机临床试验，通常有几个或多个中心参与，旨在测试新的治疗策略，或比较两种或两种以上有效的治疗策略，以治疗糖尿病、年龄相关性黄斑变性和视网膜血管阻塞性疾病等眼部并发症。在过去的 40 年中，针对视网膜疾病的干预的大型临床试验为循证临床实践奠定了基础，其中最重要的是糖尿病视网膜病变研究（Diabetic Retinopathy Study），这是国家眼科研究所创建为美国国家卫生研究院之一的第一个倡议。糖尿病视网膜病变研究是对糖尿病视网膜病变行全视网膜光凝治疗的安全性和有效性的最大、最好的临床试验之一。这项试验为眼科医师提供了必要的证据，证明激光可以有效地治疗增殖性糖尿病视网膜病变，同时也证明了视网膜社区通过网络方法为治疗视网膜疾病提供证据基础的潜力。自从糖尿病视网膜病变研究以来，视网膜疾病的临床试验数量迅速增长，来自其他国家的工业和机构的赞助也越来越多。

本章的目的是为视网膜专家提供在同行评议的期刊上选定出版物的参考书目，这些期刊报道了常见视网膜疾病干预措施的重要临床试验的信息。引文的组织是根据视网膜情况，然后是具体的随机试验或一组试验，集中在同一条件下的试验分组在一起。根据第一次主要临床试验结果的公布，疾病的顺序是按时间顺序排列的。无论是作为一项较大研

究的一部分进行随机试验，还是在试验研究之前进行的一项初步研究，还是作为一项观察研究继续进行随机试验，从初步研究或后续研究中选择的出版物都已列入临床试验的参考书目。重点是大型，典型的多中心，随机试验。

一些早期试验的出版物被省略了，但可以在这本教科书的前几版中找到。发表在 Cochrane 系统评价数据库中的 Cochrane 系统评价被引用于视网膜疾病的许多干预措施。Cochrane 系统评价中引用了许多小型试验的出版物。

二、糖尿病视网膜病变与糖尿病黄斑水肿 Diabetic Retinopathy and Diabetic Macular Edema

（一）糖尿病视网膜病变研究 Diabetic Retinopathy Study (DRS)

DRS 的历史重要性如上所述。

Diabetic Retinopathy Study Research Group. Preliminary report on effects of photocoagulation therapy. Am J Ophthalmol 1976;81:383–96.

Diabetic Retinopathy Study Research Group. Photocoagulation treatment of proliferative diabetic retinopathy: the second report of Diabetic Retinopathy Study findings. Ophthalmology 1978;85:82–106.

Diabetic Retinopathy Study Research Group. Four risk factors for severe visual loss in diabetic retinopathy: the third report from the Diabetic

Retinopathy Study. Arch Ophthalmol 1979;97:654–5.

Diabetic Retinopathy Study Research Group. Photocoagulation treatment of proliferative diabetic retinopathy: a short report of long range results. Diabetic Retinopathy Study (DRS) report number 4. International Congress series no. 500, Diabetes 1979. In: Waldhausl WK, editor. Proceedings of the 10th Congress of the International Diabetes Federation. Amsterdam: Excerpta Medica; 1979. p. 789–94.

Diabetic Retinopathy Study Research Group. Diabetic Retinopathy Study report number 6: Design, methods, and baseline results. Invest Ophthalmol Vis Sci 1981;21:149–208.

Diabetic Retinopathy Study Research Group. Diabetic Retinopathy Study report number 7: A modification of the Airlie House classification of diabetic retinopathy. Invest Ophthalmol Vis Sci 1981;21:210–26.

Diabetic Retinopathy Study Research Group. Photocoagulation treatment of proliferative diabetic retinopathy. Clinical application of Diabetic Retinopathy Study (DRS) findings. DRS report number 8. Ophthalmology 1981;88:583–600.

Ferris FL, Podgor MJ, Davis MD, et al. Macular edema in Diabetic Retinopathy Study patients. Diabetic Retinopathy Study report number 12. Ophthalmology 1987;94:754–60.

（二）英国多中心对照研究 UK Multicentre Controlled Study

这项光凝治疗糖尿病性黄斑病变的随机试验由英国糖尿病协会（British Diabetic Association）和 Wellcome 信托基金会赞助，并与 DRS 同时进行。

Multicentre Controlled Study Coordinating Committee. Photocoagulation treatment of diabetic maculopathy. Interim report of a multicentre controlled study. Lancet 1975;2:1110–3.

Multicentre Controlled Study Coordinating Committee. Proliferative diabetic retinopathy: treatment with xenon-arc photocoagulation. Interim report of

multicentre controlled randomised controlled trial. Br Med J 1977;1:739–41.

（三）糖尿病视网膜病变玻璃体切除术研究 Diabetic Retinopathy Vitrectomy Study (DRVS)

DRVS 的主要目的是比较早期玻璃体切除术与传统治疗糖尿病视网膜病变继发严重玻璃体积血的疗效。

Diabetic Retinopathy Vitrectomy Study Research Group. Twoyear course of visual acuity in severe proliferative diabetic retinopathy with conventional management. Diabetic Retinopathy Vitrectomy Study (DRVS) report no. 1. Ophthalmology 1985;92:492–502.

Diabetic Retinopathy Vitrectomy Study Research Group. Early vitrectomy for severe vitreous hemorrhage in diabetic retinopathy. Two-year results of a randomized trial. Diabetic Retinopathy Vitrectomy Study report 2. Arch Ophthalmol 1985;103:1644–52.

Diabetic Retinopathy Vitrectomy Study Research Group. Early vitrectomy for severe proliferative diabetic retinopathy in eyes with useful vision. Results of a randomized trial – Diabetic Retinopathy Vitrectomy Study report 3. Ophthalmology 1988;95:1307–20.

Diabetic Retinopathy Vitrectomy Study Research Group. Early vitrectomy for severe proliferative diabetic retinopathy in eyes with useful vision. Clinical application of results of a randomized trial – Diabetic Retinopathy Vitrectomy Study report 4. Ophthalmology 1988;95:1321–34.

Diabetic Retinopathy Vitrectomy Study Research Group. Early vitrectomy for severe vitreous hemorrhage in diabetic retinopathy. Four-year results of a randomized trial: Diabetic Retinopathy Vitrectomy Study report 5. Arch Ophthalmol 1990;108:958–64.

（四）糖尿病视网膜病变早期治疗研究 Early Treatment Diabetic Retinopathy Study (ETDRS)

ETDRS 旨在评价激光光凝和阿司匹林联合治疗或单独应用对延缓或预防早期糖尿病视网膜病变进展到更严重阶段和失明的有效性，并确定糖尿病视网膜病变开始光凝的最佳时间。启动 ETDRS 是开发的新视力表用于前瞻性临床研究的一个动机因素，在 ETDRS 参考书目的末尾列出了报告视力表设计和评估的文章。

Early Treatment Diabetic Retinopathy Study Research Group. Photocoagulation for diabetic macular edema. Early Treatment Diabetic Retinopathy Study report number 1. Arch Ophthalmol 1985;103:1796–806.

Early Treatment Diabetic Retinopathy Study Research Group. Treatment techniques and clinical guidelines for photocoagulation of diabetic macular edema. Early Treatment Diabetic Retinopathy Study report number 2. Ophthalmology 1987;94:761–74.

Early Treatment Diabetic Retinopathy Study Research Group. Techniques for scatter and local photocoagulation treatment of diabetic retinopathy: Early Treatment Diabetic Retinopathy Study report no. 3. Int Ophthalmol Clin 1987;27:254–64.

Kinyoun J, Barton F, Fisher M et al. Detection of diabetic macular edema: ophthalmoscopy versus photography – Early Treatment Diabetic Retinopathy Study report number 5. Ophthalmology 1989;96:746–51.

Early Treatment Diabetic Retinopathy Study Research Group. Early Treatment Diabetic Retinopathy Study design and baseline patient characteristics. ETDRS report number 7. Ophthalmology 1991;98:741–56.

Early Treatment Diabetic Retinopathy Study Research Group. Effects of aspirin treatment on diabetic retinopathy: ETDRS report number 8. Ophthalmology 1991;98:757–65.

Early Treatment Diabetic Retinopathy Study Research Group. Early photocoagulation for diabetic retinopathy: ETDRS report number 9. Ophthalmology 1991;98:766–85.

Early Treatment Diabetic Retinopathy Study Research Group. Grading diabetic retinopathy from stereoscopic color fundus photographs – an extension of the modified Airlie House classification. ETDRS report number 10. Ophthalmology 1991;98:786–806.

Early Treatment Diabetic Retinopathy Study Research Group. Classification of diabetic retinopathy from fluorescein angiograms. ETDRS report number 11. Ophthalmology 1991;98:807–22.

Early Treatment Diabetic Retinopathy Study Research Group. Fundus photographic risk factors for progression of diabetic retinopathy: ETDRS report number 12. Ophthalmology 1991;98:823–33.

Early Treatment Diabetic Retinopathy Study Research Group. Fluorescein angiographic risk factors for progression of diabetic retinopathy: ETDRS report number 13. Ophthalmology 1991;98:834–40.

Early Treatment Diabetic Retinopathy Study Investigators. Aspirin effects on mortality and morbidity in patients with diabetes mellitus: Early Treatment Diabetic Retinopathy Study report 14. JAMA 1992;268:1292–300.

Ferris FL. Early photocoagulation in patients with either type I or type II diabetes. Trans Am Ophthalmol Soc 1996;94:505–36.

Davis MD, Fisher MR, Gangnon RE, et al. Risk factors for high-risk proliferative diabetic retinopathy and severe visual loss: Early Treatment Diabetic Retinopathy Study report no. 18. Invest Ophthalmol Vis Sci 1998;39:233–52.

Early Treatment Diabetic Retinopathy Study Research Group. Focal photocoagulation treatment of diabetic macular edema. Relationship of treatment effect to fluorescein angiographic and other retinal characteristics at baseline: ETDRS report no. 19. Arch Ophthalmol 1995;113:1144–55.

Chew EY, Klein ML, Murphy RP, et al. Effects of aspirin on vitreous/preretinal hemorrhage in patients with diabetes mellitus: Early Treatment Diabetic Retinopathy Study report no. 20. Arch Ophthalmol 1995;113:52–5.

Fong DS, Ferris FL, Davis MD, et al. Causes of severe visual loss in the Early Treatment Diabetic Retinopathy Study: ETDRS report no. 24. Am J Ophthalmol 1999;127:137–41.

Chew EY, Benson WE, Remaley NA, et al. Results after lens extraction in patients with diabetic retinopathy: Early Treatment Diabetic Retinopathy Study report number 25. Arch Ophthalmol 1999;117:1600–6.

Chew EY, Ferris FL, Csaky KG, et al. The long-term effects of laser photocoagulation treatment in patients with diabetic retinopathy: The Early Treatment Diabetic Retinopathy Study Follow-up Study. Ophthalmology 2003;110:1683–9.

Cusick M, Davis MD, Meleth AD, et al for the Early Treatment Diabetic Retinopathy Study (ETDRS) Research Group. Associations of mortality and diabetes complications in patients with type 1 and type 2 diabetes. Early Treatment Diabetic Retinopathy Study report no. 27. Diabetes Care 2005;28:617–25.

Barton FB, Fong DS, Knatterud GL, et al. Classification of Farnsworth–Munsell 100–hue test results in the Early Treatment Diabetic Retinopathy Study. Am J Ophthalmol 2004;138:119–24.

Gangnon RE, Davis MD, Hubbard LD, et al. A severity scale for diabetic macular edema developed from ETDRS data. Invest Ophthalmol Vis Sci 2008;49:5041–7.

Drummond MF, Davies LM, Ferris FL. Assessing the costs and benefits of medical research: the Diabetic Retinopathy Study. Soc Sci Med1992;94(9):973–81.

Ferris FL, Kassoff A, Bresnick GH, et al. New visual acuity charts for clinical research. Am J Ophthalmol 1982;94:91–6.

Ferris FL, Sperduto RD. Standardized illumination for visual acuity testing in clinical research. Am J Ophthalmol 1982;94:97–8.

Ferris FL, Freidlin V, Kassoff A, et al. Relative letter and position difficulty on visual acuity charts from the Early Treatment Diabetic Retinopathy Study. Am J Ophthalmol 1993;116:735–40.

（五）糖尿病控制和并发症试验 Diabetes Control and Complications Trial (DCCT)

DCCT 旨在比较强化血糖控制与常规血糖控制在胰岛素依赖型糖尿病早期血管和神经并发症的发生和进展方面的差异。DCCT 由美国国立卫生研究院的多个研究所（包括国立眼科研究所）和多家公司赞助。对 DCCT 队列成员进行了一项随访研究，即糖尿病干预和并发症流行病学（Epidemiology of Diabetes Interventions and Complications，EDIC），以评估 DCCT 期间强化和常规糖尿病治疗的长期效果。

Diabetes Control and Complications Trial Research Group. The Diabetes Control and Complications Trial (DCCT): Design and methodologic considerations for the feasibility phase. Diabetes 1986;35:530–45.

Diabetes Control and Complications Trial Research Group. The Diabetes Control and Complications Trial (DCCT): Results of feasibility study. Diabetes Care 1987;10:1–10.

Diabetes Control and Complications Trial Research Group. The effect of intensive treatment of diabetes on the development and progression of long-term complications in insulin-dependent diabetes mellitus. N Engl J Med 1993;329:977–86.

Diabetes Control and Complications Trial Research Group. Effect of intensive diabetes treatment on the development and progression of long-term complications in adolescents with insulin-dependent diabetes mellitus: Diabetes Control and Complications Trial. J Pediatr 1994;125:177–88.

Diabetes Control and Complications Trial Research Group. The effect of intensive diabetes treatment on the progression of diabetic retinopathy in insulin-dependent diabetes mellitus. The Diabetes Control and Complications Trial. Arch Ophthalmol 1995;113:36–51.

Diabetes Control and Complications Trial Research Group. Progression of retinopathy with intensive versus conventional treatment in the Diabetes Control and Complications Trial. Ophthalmology 1995;102:647–61.

Diabetes Control and Complications Trial (DCCT) Research Group. Effect of intensive diabetes management on macrovascular events and risk factors in the Diabetes Control and Complications Trial. Am J

Cardiol 1995;75:894–903.

Diabetes Control and Complications Trial Research Group. The relationship of glycemic exposure (HbA1c) to the risk of development and progression of retinopathy in the Diabetes Control and Complications Trial. Diabetes 1995;44:968–83.

Diabetes Control and Complications Trial Research Group. Influence of intensive diabetes treatment on quality-of-life outcomes in the Diabetes Control and Complications Trial. Diabetes Care 1996;19:195–203.

Diabetes Control and Complications Trial Research Group. The absence of a glycemic threshold for the development of long-term complications: the perspective of the Diabetes Control and Complications Trial. Diabetes 1996;45:1289–98.

Diabetes Control and Complications Trial Research Group. Lifetime benefits and costs of intensive therapy as practiced in the Diabetes Control and Complications Trial. JAMA 1996;276:1400–15.

Diabetes Control and Complications Trial Research Group. Effect of intensive therapy on residual β-cell function in patients with type I diabetes in the Diabetes Control and Complications Trial. Ann Intern Med 1998;128:517–23.

Diabetes Control and Complications Trial Research Group. Early worsening of diabetic retinopathy in the Diabetes Control and Complications Trial. Arch Ophthalmol 1998;116:874–86.

Epidemiology of Diabetes Interventions and Complications (EDIC) Research Group. Design, implementation, and preliminary results of a long-term follow-up of the Diabetes Control and Complications Trial cohort. Diabetes Care 1999;22:99–111.

Diabetes Control and Complications Trial/ Epidemiology of Diabetes Interventions and Complications Research Group. Retinopathy and nephropathy in patients with type I diabetes four years after a trial of intensive therapy. N Engl J Med 2000;342:381–9.

Diabetes Control and Complications Trial Research Group. Effect of pregnancy on microvascular complications in the Diabetes Control and Complications Trial. Diabetes Care 2000;23:1084–91.

Diabetes Control and Complications Trial (DCCT)/ Epidemiology of Diabetes Interventions and Complications (EDIC) Research Group. Beneficial effects of intensive therapy of diabetes during adolescence: outcomes after the conclusion of the Diabetes Control and Complications Trial (DCCT). J Pediatr 2001;139:804–12.

Writing Team for the Diabetes Control and Complications Trial/Epidemiology of Diabetes Interventions and Complications Research Group. Effect of intensive therapy on the microvascular complications of type 1 diabetes mellitus. JAMA 2002;287:2563–9.

Lyons TJ, Jenkins AJ, Zheng D, et al. Diabetic retinopathy and serum lipoprotein subclasses in the DCCT/EDIC cohort. Invest Ophthalmol Vis Sci 2004;45:910–8.

Nathan DM, Cleary PA, Backlund JY, et al. for the Diabetes Control and Complications Trial/ Epidemiology of Diabetes Interventions and Complications (DCCT/EDIC) Study Research Group. Intensive diabetes treatment and cardiovascular disease in patients with type 1 diabetes. N Engl J Med 2005;353(25):2643–53.

Diabetes Control and Complications Trial/ Epidemiology of Diabetes Interventions and Complications Research Group. Prolonged effect of intensive therapy on the risk of retinopathy complications in patients with type 1 diabetes mellitus. Arch Ophthalmol 2008;126(12):1707–15.

Hubbard LD, Sun W, Cleary PA, et al. for the Diabetes Control and Complications Trial/ Epidemiology of Diabetes Interventions and Complications Study Research Group. Comparison of digital and film grading of diabetic retinopathy severity in the Diabetes Control and Complications Trial/Epidemiology of Diabetes Interventions and Complications Study. Arch Ophthalmol 2011;129(6):718–26.

Lachin JM, Genuth S, Nathan DM, et al. for the DCCT/EDIC Research Group. Effect of glycemic exposure on the risk of microvascular complications in the Diabetes Control and Compllications Trial — revisited. Diabetes 2008;57:995–1001.

Jacobson AM, Braffett BH, Cleary PA, et al. for the DCCT/EDIC Research Group. The long-term effects of type 1 diabetes treatment and complications on health-related quality of life. Diabetes Care 2013;36:3131–36.

（六）英国糖尿病前瞻性研究 UK Prospective Diabetes Study (UKPDS)

自 1983 年以来，UKPDS 的研究人员已经发表了超过 75 篇文章来报道这项前瞻性研究的结果。

Kohner EM, Aldington SJ, Stratton IM, et al. United Kingdom Prospective Diabetes Study, 30: Diabetic retinopathy at diagnosis of non-insulin-dependent diabetes mellitus and associated risk factors. Arch Ophthalmol 1998;116:297–303.

United Kingdom Prospective Diabetes Study Group. Intensive blood-glucose control with sulphonylureas or insulin compared with conventional treatment and risk of complications in patients with type 2 diabetes (UKPDS 33). Lancet 1998;352:837–53.

United Kingdom Prospective Diabetes Study (UKPDS) Group. Tight blood pressure control and risk of macrovascular and microvascular complications in type 2 diabetes: UKPDS 38. Br Med J 1998;317:705–13.

Stratton IM, Kohner EM, Aldington SJ, et al. UKPDS 50: Risk factors for incidence and progression of retinopathy in type II diabetes over 6 years from diagnosis. Diabetologia 2001;44:156–63.

Gray A, Clarke P, Farmer A, et al. Implementing intensive control of blood glucose concentration and blood pressure in type 2 diabetes in England: cost analysis (UKPDS 63). Br Med J 2002;325:860–5.

UK Prospective Diabetes Study (UKPDS) Group. Risks of progression of retinopathy and vision loss related to tight blood pressure control in type 2 diabetes mellitus (UKPDS 69). Arch Ophthalmol 2004;122:1631–40.

Stratton IM, Cull CA, Adler AI, et al. Additive effects of glycaemia and blood pressure exposure on risk of complications in type 2 diabetes: a prospective observational study (UKPDS 75). Diabetologia 2006;49:1761–9.

（七）糖尿病视网膜病变临床研究网 Diabetic Retinopathy Clinical Research Network (DRCRnet)

DRCRnet 研究者已经对糖尿病视网膜病变进行了大量的随机临床试验和观察研究。DRCRnet 公共网站［http://DRCRnet.jaeb.org/publications.aspx（引用日期：2015 年 9 月 28 日）］提供了 DRCRnet 出版物的完整列表。

Diabetic Retinopathy Clinical Research Network. A phase 2 randomized clinical trial of intravitreal bevacizumab for diabetic macular edema. Ophthalmology 2007;114(10):1860–7.

Bhavsar AR, Ip MS, Glassman AR for the DRCRnet and the SCORE Study Group. The risk of endophthalmitis following intravitreal triamcinolone injection in the DRCRnet and SCORE clinical trials. Am J Ophthalmol 2007;144:454–6.

Writing Committee for the Diabetic Retinopathy Clinical Research Network. Comparison of the modified Early Treatment Diabetic Retinopathy Study and mild macular grid laser photocoagulation strategies for diabetic macular edema. Arch Ophthalmol 2007;124:469–80.

Diabetic Retinopathy Clinical Research Network. A randomized trial comparing intravitreal triamcinolone acetonide and focal/grid photocoagulation for diabetic macular edema. Ophthalmology 2008;115:1447–59.

Scott IU, Bressler NM, Bressler SB, et al. and the Diabetic Retinopathy Clinical Research Network. Agreement between clinician and reading center gradings of diabetic retinopathy severity level at baseline in a phase 2 study of intravitreal bevacizumab for diabetic macular edema. Retina 2008;28:38–40.

Diabetic Retinopathy Clinical Research Network. Three-year follow up of a randomized trial comparing focal/grid photocoagulation and intravitreal triamcinolone for diabetic macular edema. Arch Ophthalmol 2009;127(3):245–51.

Bressler NM, Edwards AR, Beck RW, et al. for the Diabetic Retinopathy Clinical Research Network. Exploratory analysis of diabetic retinopathy progression through 3 years in a randomized clinical trial that compares intravitreal triamcinolone acetonide with focal/grid photocoagulation. Arch Ophthalmol 2009;127(12):1566–71.

Bhavsar AR, Googe JM, Stockdale CR, et al. for the Diabetic Retinopathy Clinical Research Network. Risk of endophthalmitis after intravitreal drug injections when topical antibiotics are not required. The Diabetic Retinopathy Clinical Research Network Laser-Ranibizumab-Triamcinolone Clinical Trials. Arch Ophthalmol 2009;127(12):1581–3.

Scott IU, Danis RP, Bressler SB, et al. for the Diabetic Retinopathy Clinical Research Network. Effect of focal/grid photocoagulation on visual acuity and retinal thickening in eyes with non-center-involved diabetic macular edema. Retina 2009;29:613–7.

Diabetic Retinopathy Clinical Research Network. Randomized trial evaluating ranibizumab plus prompt or deferred laser or triamcinolone plus prompt laser for diabetic macular edema. Ophthalmology 2010;117:1064–77.

Aiello LP, Edwards AR, Beck RW, et al. for the Diabetic Retinopathy Clinical Research Network. Factors associated with improvement and worsening of visual acuity 2 years after focal/grid photocoagulation for diabetic macular edema. Ophthalmology 2010;117:946–53.

Lauer AK, Bressler NM, Edwards AR for the Diabetic Retinopathy Clinical Research Network. Frequency of intraocular pressure increase within days after intravitreal triamcinolone injections in the Diabetic Retinopathy Clinical Research Network. Arch Ophthalmol 2011;129(8):1097–9.

Diabetic Retinopathy Clinical Research Network Writing Committee: Googe J, Brucker AJ, Bressler NM, et al. Randomized trial evaluating short-term effects of intravitreal ranibizumab or triamcinolone acetonide on macular edema after focal/grid laser for diabetic macular edema in eyes also receiving panretinal photocoagulation. Retina 2011;31:1009–27.

Diabetic Retinopathy Clinical Research Network. Expanded 2-year follow-up of ranibizumab plus prompt or deferred laser or triamcinolone plus prompt laser for diabetic macular edema. Ophthalmology 2011;118:609–14.

Dewan V, Lambert D, Edler J, et al. Cost-effectiveness analysis of ranibizumab plus prompt or deferred laser or triamcinolone plus prompt laser for diabetic macular edema. Ophthalmology 2012;119(8):1879–84.

Glassman AR, Stockdale CE, Beck R, et al. for the Diabetic Retinopathy Clinical Research Network. Evaluation of masking study participants to intravitreal injections in a randomized clinical trial. Arch Ophthalmol 2012;130(2):190–4.

Diabetic Retinopathy Clinical Research Network. Randomized clinical trial evaluating intravitreal ranibizumab or saline for vitreous hemorrhage from proliferative diabetic retinopathy. JAMA Ophthalmol 2013;131(3):283–93.

Bressler SB, Qin H, Melia M, et al. for the Diabetic Retinopathy Clinical Research Network. Exploratory analysis of the effect of intravitreal ranibizumab or triamcinolone on worsening of diabetic retinopathy in a randomized clinical trial. JAMA Ophthalmol 2013;131(8):1033–40.

Bressler SB, Almukhtar T, Aiello LP, et al. for the Diabetic Retinopathy Clinical Research Network. Green or yellow laser treatment for diabetic macular edema. Exploratory assessment within the Diabetic Retinopathy

Clinical Research Network. Retina 2013;33:2080–8.

Bhavsar AR, Torres K, Bressler NM, et al. for the Diabetic Retinopathy Clinical Research Network. Evaluation of results 1 year following use of short-term ranibizumab for vitreous hemorrhage due to proliferative diabetic retinopathy. JAMA Ophthalmology 2014;132(7):889–90.

Bressler SB, Almukhtar T, Bhorade A, et al. for the Diabetic Retinopathy Clinical Research Network. Repeated intravitreous ranibizumab injections for diabetic macular edema and the risk of sustained elevation of intraocular pressure or the need for ocular hypotensive treatment. JAMA Ophthalmol 2015;133(5):589–97.

Elman MJ, Ayala A, Bressler NM, et al. for the Diabetic Retinopathy Clinical Research Network. Intravitreal ranibizumab for diabetic macular edema with prompt versus deferred laser treatment: 5-year randomized trial results. Ophthalmology 2015;122:375–81.

Diabetic Retinopathy Clinical Research Network. Aflibercept, bevacizumab, or ranibizumab for diabetic macular edema. N Engl J Med 2015;372:1193–203.

Bressler SB, Melia M, Glassman AR, et al. for the Diabetic Retinopathy Clinical Research Network. Ranibizumab plus prompt or deferred laser for diabetic macular edema in eyes with vitrectomy before anti-vascular endothelial growth factor therapy. Retina 2015;35(12):2516–28.

（八）其他干预试验 Other Intervention Trials

Sorbinil Retinopathy Trial Research Group. A randomized trial of sorbinil, an aldose reductase inhibitor, in diabetic retinopathy. Arch Ophthalmol 1990;108:1234–44.

Krypton Argon Regression of Neovascularization Study Research Group. Randomized comparison of krypton versus argon scatter photocoagulation for diabetic disc neovascularization. Ophthalmology 1993;100:1655–64.

Chaturvedi N, Sjolie A-K, Stephenson JM, et al. and the EUCLID Study Group. Effect of lisinopril on progression of retinopathy in normotensive people with type 1 diabetes. Lancet 1998;351:28–31.

1. ACCORD 眼病研究 ACCORD Eye Study

Chew EY, Ambrosius WT, Howard LT, et al. for the ACCORD Study Group. Rationale, design, and methods of the Action to Control Cardiovascular Risk in Diabetes Eye Study (ACCORD-EYE). Am J Cardiol 2007;99(Suppl):103i-111i.

ACCORD Study Group and ACCORD Eye Study Group. Effects of medical therapies on retinopathy progression in type 2 diabetes. N Engl J Med 2010;363:233–44.

Ambrosius WT, Danis RP, Goff DC, et al. for the ACCORD Study Group. Lack of association between thiazolidinediones and macular edema in type 2 diabetes. Arch Ophthalmol 2010;128(3):312–8.

Gangaputra S, Lovato JP, Hubbard L, et al. for the ACCORD Eye Research Group. Comparison of standardized clinical classification with fundus photograph grading for the assessment of diabetic retinopathy and diabetic macular edema severity. Retina 2013;33:1393–9.

Chew EY, Davis MD, Danis RP, et al for the Action to Control Cardiovascular Risk in Diabetes Eye Study Research Group. The effects of medical management on the progression of diabetic retinopathy in persons with type 2 diabetes. The Action to Control Cardiovascular Risk in Diabetes (ACCORD) Eye Study. Ophthalmology 2014;121:2443–51.

2. ADVANCE/AdRem

Stolk RP, Vingerling JR, Cruickshank JK, et al. on behalf of the AdRem project team and ADVANCE management committee. Rationale and design of the AdRem study: Evaluating the effects of blood pressure lowering and intensive glucose control on vascular retinal disorders in patients with type 2 diabetes mellitus. Contemp Clin Trials 2007;28:6–17.

Stolk RP, Thom SAMcG, van Schooneveld

MJ, et al. on behalf of the AdRem Project Team and ADVANCE Management Committee. Retinal vascular lesions in patients with Caucasian and Asian origin with type 2 diabetes. Baseline results from the ADVANCE Retinal Measurements (AdRem) study. Diabetes Care 2008;31:708–13.

Beulens JWJ, Patel A, Vingerling JR, et al. on behalf of the AdRem project team and ADVANCE management committee. Effects of blood pressure lowering and intensive glucose control on the incidence and progression of retinopathy in patients with type 2 diabetes mellitus: a randomised controlled trial. Diabetologia 2009;52:2027–36.

Lee CC, Stolk RP, Adler AI, et al. on behalf of the AdRem project team and ADVANCE management committee. Association between alcohol consumption and diabetic retinopathy and visual acuity – the AdRem Study. Diabet Med 2010;27:1130–7.

3. 达芬奇研究 DA VINCI Study

Do DV, Schmidt-Erfurth U, Gonzalez VH, et al. The DA VINCI Study: Phase 2 primary results of VEGF Trap-Eye in patients with diabetic macular edema. Ophthalmology 2011;118:1819–1826.

Do DV, Nguyen QD, Boyer D, et al. for the DA VINCI Study Group. One-year outcomes of the DA VINCI study of VEGF Trap-Eye in eyes with diabetic macular edema. Ophthalmology 2012;119:1658–65.

（九）地塞米松 DDS 研究 Dexamethasone DDS Study

Haller JA, Kuppermann BD, Blumenkranz MS, et al. for the Dexamethasone DDS Phase II Study Group. Randomized controlled study of an intervitreous dexamethasone drug delivery system in patients with diabetic macular edema. Arch Ophthalmol 2010;128(3):289–96.

Kuppermann BD, Chou C, Weinberg DV, et al. for the Dexamethasone DDS Phase II Study Group. Intravitreous dexamethasone effects on different patterns of diabetic macular edema. Arch Ophthalmol

2010;128(5):642–3.

1. DIRECT

Sjolie AK, Klein R, Porta M, et al. for the DIRECT Programme Study Group. Effect of candesartan on progression and regression of retinopathy in type 2 diabetes (DIRECT-Protect 2): a randomised placebo-controlled trial. Lancet 2008;372:1385–93.

Chaturvedi N, Porta M, Klein R, et al. for the DIRECT Programme Study Group. Effect of candesartan on prevention (DIRECT-Prevent 1) and progression (DIRECT-Protect 1) of retinopathy in type 1 diabetes: randomised, placebocontrolled trials. Lancet 2008;372:1394–402.

Sjolie AK, Klein R, Torta M, et al. Retinal microaneurysm count predicts progression and regression of diabetic retinopathy. Post-hoc results from the DIRECT Programme. Diabet Med 2011;28:345–51.

2. FAME

Campochiaro PA, Brown DM, Pearson A, et al. for the FAME Study Group. Long-term benefit of sustained-delivery fluocinolone acetonide vitreous inserts for diabetic macular edema. Ophthalmology 2011;118:626–35.

Campochiaro PA, Brown DM, Pearson A, et al. for the FAME Study Group. Sustained delivery fluocinolone acetamide vitreous inserts provide benefit for at least 3 years in patients with diabetic macular edema. Ophthalmology 2012;119:2125–32.

3. Macugen 1013 研究 Macugen 1013 Study

Macugen Diabetic Retinopathy Study Group. A phase II randomized double-masked trial of pegaptanib, an anti-vascular endothelial growth factor aptamer, for diabetic macular edema. Ophthalmology 2005;112:1747–57.

Sultan MB, Zhou D, Loftus J, et al. for the Macugen 1013 Study Group. A phase 2/3, multicenter, randomized, double-masked, 2–year trial of pegaptanib sodium for the treatment of diabetic macular edema. Ophthalmology 2011;118:1107–18.

Loftus JV, Sultan MB, Pleil AM for the Macugen

1013 Study Group. Changes in vision- and health-related quality of life in patients with diabetic macular edema treated with pegaptanib sodium or sham. Invest Ophthalmol Vis Sci 2013;52(10):7498–7505.

4. **PKC-DRS 研究 PKC-DRS Studies**

PKC–DRS Study Group. The effect of ruboxistaurin on visual loss in patients with moderately severe to very severe nonproliferative diabetic retinopathy. Initial results of the Protein Kinase C β inhibitor Diabetic Retinopathy Study (PKC-DRS) multicenter randomized clinical trial. Diabetes 2005;54:2188–97.

PKC–DRS Group. Effect of ruboxistaurin on visual loss in patients with diabetic macular retinopathy. Ophthalmology 2006;113:2221–30.

Davis MD, Sheetz MJ, Aiello LP, et al. for the PKC–DRS Study Group. Effect of ruboxistaurin on the visual acuity decline associated with long-standing diabetic macular edema. Invest Ophthalmol Vis Sci 2009;50:1–4.

Sheetz MJ, Aiello LP, Shahri N, et al. for the MBDV Study Group. Effect of ruboxistaurin (RBX) on visual acuity decline over a 6–year period with cessation and reinstitution of therapy. Results of an open-label extension of the Protein Kinase C Diabetic Retinopathy Study 2 (PKC-DRS2). Retina 2011;31:1053–9.

Aiello LP, Vignati L, Sheetz MJ, et al. for the PKC–DRS and PKC–DRS2 Study Groups. Oral protein kinase C β inhibition using ruboxistaurin. Efficacy, safety, and causes of vision loss among 813 patients (1,392 eyes) with diabetic retinopathy in the Protein Kinase C β inhibitor-Diabetic Retinopathy Study and the Protein Kinase C β inhibitor-Diabetic Retinopathy Study 2. Retina 2011;31:2084–94.

5. **READ-2**

Nguyen QD, Shah SM, Heier JS, et al. for the READ-2 Study Group. Primary end point (six months) results of the Ranibizumab for Edema of the mAcula in Diabetes (READ-2) Study. Ophthalmology 2009;116:2175–81.

Nguyen QD, Shah SM, Khwaja AA, et al. for the READ-2 Study Group. Two-year outcomes of the Ranibizumab for Edema of the mAcula in Diabetes (READ-2) Study. Ophthalmology 2010;117:2146–51.

Do DV, Nguyen QD, Khwaja AA, et al. for the READ-2 Study Group. Ranibizumab for Edema of the Macula in Diabetes Study. 3–year outcomes and the need for prolonged frequent treatment. JAMA Ophthalmol 2013;131(2):130–45.

6. **RESTORE**

Mitchell P, Bandello F, Schmidt-Erfurth U et al. on behalf of the RESTORE Study Group. The RESTORE Study. Ranibizumab monotherapy or combined with laser versus laser monotherapy for diabetic macular edema. Ophthalmology 2011;118:615–25.

Mitchell P, Annemans L, Gallagher M, et al. Cost-effectiveness of ranibizumab in treatment of diabetic macular edema (DME) causing visual impairment: evidence from the RESTORE trial. Br J Ophthalmol 2012;96:688–93.

Mitchell P, Bressler N, Tolley K, et al. for the RESTORE Study Group. Patient-reported visual function outcomes improve after ranibizumab treatment in patients with vision impairment due to diabetic macular edema. Randomized clinical trial. JAMA Ophthalmol 2013;131(10):1339–47.

Lang GE, Berta A, Eldem BM, et al for the RESTORE Extension Study Group. Two-year safety and efficacy of ranibizumab 0.5 mg in diabetic macular edema. Ophthalmology 2013;120:2004–12.

Schmidt-Erfurth U, Lang GL, Holz FG, et al. on behalf of the RESTORE Extension Study Group. Three-year outcomes of individualized ranibizumab treatment of patients with diabetic macular edema. The RESTORE Extension Study. Ophthalmology 2014;121:1045–53.

7. **RISE/RIDE**

Nguyen QD, Brown DM, Marcus MD, et al. on behalf of the RISE and RIDE Research Group.

Ranibizumab for diabetic macular edema. Results from 2 phase III randomized trials: RISE and RIDE. Ophthalmology 2012;119:789–801.

Brown DM, Nguyen QD, Marcus DM, et al. on behalf of the RIDE and RISE Research Group. Long-term outcomes of ranibizumab therapy for diabetic macular edema: The 36–month results from two phase III trials, RISE and RIDE. Ophthalmology 2013;120:2013–22.

Bressler NM, Varma R, Suner IJ, et al. for the RIDE and RISE Research Groups. Vision-related function after ranibizumab treatment for diabetic macular edema. Results from RIDE and RISE. Ophthalmology 2014;121:2461–2472.

Domalpally A, Ip MS, Ehrlich JS. Effects of intravitreal ranibizumab on retinal hard exudates in diabetic macular edema. Findings from the RIDE and RISE phase III clinical trials. Ophthalmology 2015;122:779–86.

Brown GC, Brown MM, Turpcu A, et al. The cost-effectiveness of ranibizumab for the treatment of diabetic macular edema. Ophthalmology 2015;122:1416–25.

8. **VISTA and VIVID**

Korobelnik J-F, Do DV, Schmidt-Urfurth U, et al. Intravitreal aflibercept for diabetic macular edema. Ophthalmology 2014;121:2247–54.

Brown DM, Schmidt-Urfurth U, Do DV, et al. Intravitreal aflibercept for diabetic macular edema. 100–week results from the VISTA and VIVID studies. Ophthalmology 2015;122:2044–52.

（十）其他试验 Other Trials

DAMAD Study Group Effect of aspirin alone and aspirin plus dipyridamole in early diabetic retinopathy: a multicenter randomized controlled clinical trial. Diabetes 1989;39:491–8.

Halbert RJ, Leung K-M, Nichol JM, et al. Effect of multiple patient reminders in improving diabetic retinopathy screening. Diabetes Care 1999;22:752–5.

Gillies MC, Simpson JM, Gaston C, et al.

Five-year results of a randomized trial with open-label extension of triamcinolone acetonide for refractory diabetic macular edema. Ophthalmology 2009;116:2182–7.

Soheilian M, Ramezani A, Obudi A, et al. Randomized trial of intravitreal bevacizumab alone or combined with triamcinolone versus macular photocoagulation in diabetic macular edema. Ophthalmology 2009;116:1142–50.

Gillies MC, McAllister IL, Zhu M, et al. Pretreatment with intravitreal triamcinolone before laser for diabetic macular edema: 6–month results of a randomized, placebo-controlled trial. Invest Ophthalmol Vis Sci 2010;51(5):2322–8.

Massin P, Bandello F, Garweg JG, et al. Safety and efficacy of ranibizumab in diabetic macular edema (RESOLVE study). Diabetes Care 2010;33:2399–405.

Avitabile T, Bonfiglio V, Castiglione F, et al. Severe proliferative diabetic retinopathy treated with vitrectomy or panretinal photocoagulation: A monocenter randomized controlled clinical trial. Can J Ophthalmol 2011;46(4):345–51.

Gillies MC, McAllister IL, Zhu M, et al. Intravitreal triamcinolone prior to laser treatment of diabetic macular edema: 24–month results of a randomized controlled trial. Ophthalmology 2011;118:866–872.

Pearson PA, Comstock TI, Ip M, et al. Fluocinolone acetonide intravitreal implant for diabetic macular edema: A 3–year multicenter, randomized, controlled clinical trial. Ophthalmology 2011;118:1580–7.

Soheilian M, Garfami KH, Ramezani A, et al. Two-year results of a randomized trial of intravitreal bevacizumab alone or combined with triamcinolone versus laser in diabetic macular edema. Retina 2012;32:314–321.

Lum JX, McGhee SM, Gangwani RA, et al. Screening for diabetic retinopathy with or without a copayment in a randomized controlled trial:

Influence of the inverse care law. Ophthalmology 2013;120:1247–53.

（十一）Cochrane 系统评价糖尿病视网膜病变 / 黄斑水肿的干预措施 Cochrane Systematic Reviews of Interventions for Diabetic Retinopathy/ Macular Edema

Martine-Zapata MJ, Marti-Carvajal AJ, Sola I, et al. Antivascular endothelial growth factor for proliferative diabetic retinopathy. Cochrane Database of Systematic Reviews 2014, Issue 11, Art. No.: CD008721. doi: 10.1002/14651858. CD008721.pub2.

Virgili G, Parravano M, Menchini F, et al. Anti-vascular endothelial growth factor for diabetic macular edema. Cochrane Database of Systematic Reviews 2014, Issue 10, Art. No.: CD007419. doi: 10.1002/14651858.CD007419.pub4.

Evans JR, Michelessi M, Virgili G. Laser photocoagulation for proliferative diabetic retinopathy. Cochrane Database of Systematic Reviews 2014, Issue 11, Art. No.: CD011234. doi: 10.1002/14651858/ CD011234.pub2.

Do DV, Wang X, Vedula SS, et al. Blood pressure control for diabetic retinopathy. Cochrane Database of Systematic Reviews 2015, Issue 1, Art. No.: CD006127. doi: 10.1002/14651858/CD006127.pub2.

三、静脉阻塞 Vein Occlusions

（一）分支静脉阻塞研究 Branch Vein Occlusion Study (BVOS)

BVOS 由美国国家眼科研究所赞助，旨在评估视网膜分支静脉阻塞眼的播散光凝是否能阻止新生血管的形成，周边播散光凝是否能防止玻璃体出血，黄斑光凝治疗可提高黄斑水肿眼的视力，视力为 20/40 或更差。氩激光光凝可提高继发于视网膜分支静脉阻塞、黄斑水肿的黄斑水肿患者的视力，视力为 20/40 或更差，激光治疗组的视力比未治疗组提高 2 行或更多。

Finkelstein D, Clarkson J, Diddie K, et al. Branch vein occlusion: retinal neovascularization outside the involved segment. Ophthalmology 1982;89:1357–61.

Branch Vein Occlusion Study Group. Argon laser photocoagulation for macular edema in branch vein occlusion. Am J Ophthalmol 1984;98:271–82.

Branch Vein Occlusion Study Group. Argon laser scatter photocoagulation for prevention of neovascularization and vitreous hemorrhage in branch vein occlusion: a randomized clinical trial. Arch Ophthalmol 1986;104:34–41.

（二）中央静脉阻塞研究 Central Vein Occlusion Study (CVOS)

CVOS 的设计包括两个随机试验和两个观察研究。本研究的目的是：①探讨光凝治疗是否能预防视网膜缺血及中央静脉阻塞眼的虹膜新生血管形成；②评估格栅光凝是否能减少由于中央静脉阻塞引起的黄斑水肿导致的中心视力损失；③描述眼中央静脉阻塞的病程和预后。

Central Vein Occlusion Study Group. Central Vein Occlusion Study of photocoagulation. Manual of operations. Online J Curr Clin Trials 1993,Oct 2; Doc. No. 92.

Central Vein Occlusion Study Group. Baseline and early natural history report. The Central Vein Occlusion Study. Arch Ophthalmol 1993;111:1087–95.

Clarkson JG, Central Vein Occlusion Study Group. Central Vein Occlusion Study: Photographic protocol and early natural history. Trans Am Ophthalmol Soc 1994;92:203–13.

Central Vein Occlusion Study Group. Evaluation of grid pattern photocoagulation for macular edema in central vein occlusion. The Central Vein Occlusion Study Group M report. Ophthalmology 1995;102:1425–33.

Central Vein Occlusion Study Group. A randomized clinical trial of early panretinal photocoagulation for ischemic central vein occlusion. The Central Vein Occlusion Study Group N report. Ophthalmology 1995;102:1434–4.

Central Vein Occlusion Study Group. Natural

history and clinical management of central retinal vein occlusion. Arch Ophthalmol 1997;115:486–91.

（三）视网膜静脉阻塞的标准护理与皮质类固醇研究 Standard Care vs COrticosteroid for REtinal Vein Occlusion Study (SCORE)

Scott IU, VanVeldhuisen PC, Oden N, et al., SCORE Study Investigator Group. SCORE Study report 1: Baseline associations between central retinal thickness and visual acuity in patients with retinal vein occlusion. Ophthalmology 2009;116(3):504–12.

Scott IU, Blodi BA, Ip MS, et al., SCORE Study Investigator Group. SCORE Study report 2: Interobserver agreement between investigator and reading center classification of retinal vein occlusion type. Ophthalmology 2009;116(4):756–61.

Ip MS, Oden NL, Scott IU, et al., SCORE Study Investigator Group. SCORE Study report 3: Study design and baseline characteristics. Ophthalmology 2009;116(9):1770–7.

Domalpally A, Blodi BA, Scott IU, et al., SCORE Study Investigator Group. The Standard Care vs. Corticosteroid for Retinal Vein Occlusion (SCORE) Study system for evaluation of optical coherence tomograms: SCORE Study report no. 4. Arch Ophthalmol 2009;127(11):1461–7.

Ip MS, Scott IU, VanVeldhuisen PC, et al., SCORE Study Research Group. A randomized trial comparing the efficacy and safety of intravitreal triamcinolone with observation to treat vision loss associated with macular edema secondary to central vein occlusion: Standard Care vs Corticosteroid for Retinal Vein Occlusion (SCORE) Study report no. 5. Arch Ophthalmol 2009;127(6):1101–4.

Scott IU, Ip MS, VanVeldhuisen PC, et al., SCORE Study Research Group. A randomized trial comparing the efficacy and safety of intravitreal triamcinolone with standard care to treat vision loss associated with macular edema secondary to branch retinal vein occlusion: Standard Care vs Corticosteroid for Retinal Vein Occlusion (SCORE) Study report no. 6. Arch Ophthalmol 2009;127(9):1115–28.

Scott IU, Oden NL, VanVeldhuissen PC, et al., SCORE Study Investigator Group. SCORE Study report 7: Incidence of intravitreal silicone oil droplets associated with staked-on vs Luer cone syringe design. Am J Ophthalmol 2009;148(5):725–32.

Oden N, VanVeldhuisen PC, Scott IU, et al., SCORE Study Investigator Group. SCORE Study report 8: Closed tests for all pairwise comparisons of means. Drug Inform J 2010;44:405–20.

Blodi BA, Domalpally AM, Scott IU, et al. for the SCORE Study Research Group. Standard Care vs. Corticosteroid for Retinal Vein Occlusion (SCORE) Study system for evaluation of stereoscopic color fundus photographs and fluorescein angiograms. SCORE Study Report 9. Arch Ophthalmol 2010;128(9):1140–5.

Scott IU, VanVeldhuisen PC, Oden NL, for the Standard Care versus COrticosteroid for REtinal Vein Occlusion Study Investigator Group. Baseline predictors of visual acuity and retinal thickness outcomes in patients with retinal vein occlusion: Standard Care versus Corticosteroid for Retinal Vein Occlusion Study report 10. Ophthalmology 2011;118:345–52.

Chan CK, Ip MS, VanVeldhuisen PC, et al. for the SCORE Study Investigator Group. SCORE Study report no. 11. Incidences of neovascular events in eyes with retinal vein occlusion. Ophthalmology 2011;118:1364–72.

Weinberg DV, Wahle AE, Ip MS, et al. for the SCORE Study Investigator Group. SCORE Study report 12. Development of venous collaterals in the Score [sic] Study. Retina 2013;33:287–95.

Domalpally A, Peng Q, Danis R, et al. and the SCORE Study Research Group. Association of outer retinal layer morphology with visual acuity in patients with retinal vein occlusion: SCORE Study report 13. Eye 2012;26:919–24.

Scott IU, VanVeldhuisen PC, Oden NL, et al.

for the SCORE Study Investigator Group. Baseline characteristics and response to treatment in participants with hemiretinal compared with branch retinal or central retinal vein occlusion in the Standard Care vs COrticosteroid for REtinal Vein Occlusion (SCORE) Study. SCORE Study report 14. Arch Ophthalmol 2012;130(12):1517–24.

Aref AA, Scott IU, Oden NL, et al. for the SCORE Study Investigative Group. Incidence, risk factors, and timing of elevated intraocular pressure after intravitreal triamcinolone acetonide injection for macular edema secondary to retinal vein occlusion. SCORE Study report 15. JAMA Ophthalmol 2015;133(9):1022–9.

（四）BRAVO

Campochiaro PA, Heier JS, Feiner L, et al. for the BRAVO Investigators. Ranibizumab for macular edema following branch retinal vein occlusion: six-month primary end point results of a phase III study. Ophthalmology 2010;117:1102–12.

Brown DM, Campochiaro PA, Bhisitkul RB, et al. Sustained benefit from ranibizumab for macular edema following branch retinal vein occlusions: 12–month outcomes of a phase III study. Ophthalmology 2011;118:1594–602.

Bhisukul RB, Campochiaro PA, Shapiro H, et al. Predictive value in retinal vein occlusions of early versus late or incomplete ranibizumab response defined by optical coherence tomography. Ophthalmology 2013;120:1057–63.

（五）COPERNICUS

Boyer D, Heier J, Brown DM, et al. Vascular endothelial growth factor Trap-Eye for macular edema secondary to central retinal vein occlusion. Six-month results of the phase 3 COPERNICUS Study. Ophthalmology 2012;119:1024–32.

Brown DM, Heier JS, Clark L, et al. Intravitreal aflibercept injection for macular edema secondary to central retinal vein occlusion: 1–year results from the phase 3 COPERNICUS Study. Am J Ophthalmol

2013;155(3):429–37.

（六）GALILEO

Holz FG, Roider J, Ogura Y, et al. VEGF Trap-Eye for macular oedema secondary to central retinal vein occlusion: 6–month results of the phase III GALILEO study. Br J Ophthalmol 2013:97:278–84.

Korobelnik J-F, Holz FG, Roider J, et al. for the GALILEO Study Group. Intravitreal aflibercept injection for macular edema resulting from central retinal vein occlusion. One-year results of the phase 3 GALILEO Study. Ophthalmology 2014;121:202–208.

（七）GENEVA

Haller JA, Bandello F, Belfort R, et al. for the OZURDEX GENEVA Study Group. Randomized, sham-controlled trial of dexamethasone intravitreal implant in patients with macular edema due to retinal vein occlusion. Ophthalmology 2010;117:1134–48.

Haller JA, Bandello F, Belfort R, for the Ozurdex GENEVA Study Group. Dexamethasone intravitreal implant in patients with macular edema related to branch or central retinal vein occlusion. Twelve-month study results. Ophthalmology 2011;118:2453–60.

Yeh W-S, Haller JA, Lanzetta P, et al. Effect of the duration of macular edema on clinical outcomes in retinal vein occlusion treated with dexamethasone intravitreal implant. Ophthalmology 2012;119:1180–8.

Kuppermann BD, Haller JA, Bandello F, et al. Onset and duration of visual acuity improvement after dexamethasone intravitreal implant in eyes with macular edema due to retinal vein occlusion. Retina 2014;34:1743–9.

（八）CRUISE，HORIZON，SHORE

Brown DM, Campochiaro PA, Singh RP, et al. for the CRUISE Investigators. Ranibizumab for macular edema following central retinal vein occlusion. Six-month primary end point results of a phase III study. Ophthalmology 2010;117:1124–39.

Heier JS, Campochiaro PA, Yau L, et al.

Ranibizumab for macular edema due to retinal vein occlusions: long-term follow-up in the HORIZON trial. Ophthalmology 2012;119:802–9.

Campochiaro PA, Wykoff CC, Singer M, et al. Monthly versus as-needed ranibizumab injections in patients with retinal vein occlusion. The SHORE Study. Ophthalmology 2014;121:2432–42.

（九）Cochrane 系统评价 Cochrane Systematic Reviews

Mitry D, Bunce C, Charteris D. Anti-vascular endothelial growth factor for macular oedema secondary to branch retinal vein occlusion. Cochrane Database of Systematic Reviews. 2013, Issue 1, Art. No.: CD009510. doi: 10.1002/14651858.CD009510.pub2.

Braithwaite T, Nanji AA, Lindsley K, et al. Anti-vascular endothelial growth factor for macular oedema secondary to central retinal vein occlusion. Cochrane Database of Systematic Reviews 2014, Issue 5, Art. No.: CD007325. doi: 10.1002/14651858.CD007325.pub3.

Lam FC, Chia SN, Lee RMH. Macular grid laser photocoagulation for branch retinal vein occlusion. Cochrane Database of Systematic Reviews 2015, Issue 5, Art. No.: CD008732. doi: 10.1002/14651858. CD008732.pub2.

Gewaily D, Muthuswamy K, Greenberg PB. Intravitreal steroids versus observation for macular edema secondary to central retinal vein occlusion. Cochrane Database of Systematic Reviews 2015, Issue 9, Art. No. 007324. doi: 10.1002/14651858.CD007324.pub3.

四、年龄相关性黄斑变性及其他与脉络膜新生血管相关的疾病 Age-Related Macular Degeneration and Other Conditions Associated with Choroidal Neovascularization

由于在过去 30 年中针对这些疾病进行了大量的试验，所引用的临床试验已按干预类型细分。Cochrane 系统回顾总结了所有 Cochrane 对新生血管年龄相关性黄斑变性干预的研究结果：

Evans JR, Virgili G, Gordon I, et al. Interventions for neovascular age-related macular degeneration. Cochrane Database of Systematic Reviews 2009, Issue 1, Art. No.: CD007650. doi: 10.1002/14651858.CD007650.

（一）激光治疗 Laser Treatment

1. 黄斑光凝研究 Macular Photocoagulation Study （MPS）

MPS 于 1979 年在国家眼科研究所的赞助下启动，以评估激光光凝治疗继发于年龄相关性黄斑变性和眼组织胞浆菌病的脉络膜新生血管。此外，还进行了激光光凝治疗特发性脉络膜新生血管的小试验。MPS 组共进行了 8 项激光光凝治疗脉络膜新生血管的多中心随机试验。MPS 研究小组 1982 年报道了第一个随机试验的早期结果，以证明治疗这种视网膜疾病的益处。MPS 试验的发现为后续许多治疗新生血管年龄相关性黄斑变性的试验的设计提供了科学和方法学方面的信息。

Macular Photocoagulation Study Group. Argon laser photocoagulation for senile macular degeneration: results of a randomized clinical trial. Arch Ophthalmol 1982;100:912–8.

Macular Photocoagulation Study Group. Argon laser photocoagulation for ocular histoplasmosis: results of a randomized clinical trial. Arch Ophthalmol 1983;101:1347–57.

Macular Photocoagulation Study Group. Argon laser photocoagulation for idiopathic neovascularization: results of a randomized clinical trial. Arch Ophthalmol 1983;101:1358–61.

Macular Photocoagulation Study Group. Recurrent choroidal neovascularization after argon laser photocoagulation for neovascular maculopathy. Arch Ophthalmol 1986;104:503–12.

Macular Photocoagulation Study Group. Argon laser photocoagulation for neovascular maculopathy: three-year results from randomized clinical trials. Arch Ophthalmol 1986;104:694–701.

Macular Photocoagulation Study Group. Krypton laser photocoagulation for neovascular lesions of ocular histoplasmosis: results of a randomized clinical trial. Arch Ophthalmol 1987;105:1499–1507.

Macular Photocoagulation Study Group. Persistent and recurrent neovascularization after krypton laser photocoagulation for neovascular lesions of ocular histoplasmosis. Arch Ophthalmol 1989;107:344–52.

Chamberlin JA, Bressler NM, Bressler SB, et al. The use of fundus photographs and fluorescein angiograms in the identification and treatment of choroidal neovascularization in the Macular Photocoagulation Study. Ophthalmology 1989;96:1526–34.

Macular Photocoagulation Study Group. Krypton laser photocoagulation for neovascular lesions of age-related macular degeneration: results of a clinical trial. Arch Ophthalmol 1990;108:816–24.

Macular Photocoagulation Study Group. Persistent and recurrent neovascularization after krypton laser photocoagulation for neovascular lesions of age-related macular degeneration. Arch Ophthalmol 1990;108:825–31.

Macular Photocoagulation Study Group. Krypton laser photocoagulation for idiopathic neovascular lesions: results of a randomized clinical trial. Arch Ophthalmol 1990;108:832–7.

Bressler SB, Maguire MG, Bressler NM, et al. Relationship of drusen and abnormalities of the retinal pigment epithelium to the prognosis of neovascular macular degeneration. Arch Ophthalmol 1990;108:1442–7.

Folk JC, Blackhurst DW, Alexander J, et al. Pretreatment fundus characteristics as predictors of recurrent choroidal neovascularization. Arch Ophthalmol 1991;109:1193–4.

Macular Photocoagulation Study Group. Argon laser photocoagulation for neovascular maculopathy: five-year results from randomized clinical trials. Arch Ophthalmol 1991;109:1109–14.

Macular Photocoagulation Study Group. Laser photocoagulation of subfoveal neovascular lesions in age-related macular degeneration: results of a randomized clinical trial. Arch Ophthalmol 1991;109:1220–31.

Macular Photocoagulation Study Group. Laser photocoagulation of subfoveal recurrent neovascular lesions in age-related macular degeneration: results of a randomized clinical trial. Arch Ophthalmol 1991;109:1232–41.

Macular Photocoagulation Study Group. Subfoveal neovascular lesions in age-related macular degeneration: guidelines for evaluation and treatment in the Macular Photocoagulation Study. Arch Ophthalmol 1991;109:1242–57.

Fine SL, Wood WJ, Singerman LJ, et al. Laser treatment for subfoveal neovascular membranes in ocular histoplasmosis syndrome: results of a pilot randomized clinical trial. Arch Ophthalmol 1993;111:19–20.

Macular Photocoagulation Study Group. Five-year follow-up of fellow eyes of patients with age-related macular degeneration and unilateral extrafoveal choroidal neovascularization. Arch Ophthalmol 1993;111:1189–99.

Macular Photocoagulation Study Group. Laser photocoagulation of subfoveal neovascular lesions of age-related macular degeneration. Updated findings from two clinical trials. Arch Ophthalmol 1993;111:1200–9.

Macular Photocoagulation Study Group. Visual outcome after laser photocoagulation for subfoveal choroidal neovascularization secondary to age-related macular degeneration: the influence of initial lesion size and initial visual acuity. Arch Ophthalmol 1994;112:480–8.

Macular Photocoagulation Study Group. Persistent and recurrent neovascularization after laser photocoagulation for subfoveal choroidal neovascularization of age-related macular degeneration. Arch Ophthalmol 1994;112:489–99.

Macular Photocoagulation Study Group. Laser photocoagulation for juxtafoveal choroidal neovascularization. Five-year results from randomized clinical trials. Arch Ophthalmol 1994;112:500–9.

Macular Photocoagulation Study (MPS) Group. Evaluation of argon green vs krypton red laser for photocoagulation of subfoveal choroidal neovascularization in the Macular Photocoagulation Study. Arch Ophthalmol 1994;112:1176–84.

Macular Photocoagulation Study Group. Laser photocoagulation for neovascular lesions nasal to the fovea. Results from clinical trials for lesions secondary to ocular histoplasmosis or idiopathic causes. Arch Ophthalmol 1995;113:56–61.

Macular Photocoagulation Study Group. The influence of treatment extent on the visual acuity of eyes treated with krypton laser for juxtafoveal choroidal neovascularization. Arch Ophthalmol 1995;113:190–4.

Macular Photocoagulation Study Group. Occult choroidal neovascularization. Influence on visual outcome in patients with age-related macular degeneration. Arch Ophthalmol 1995;114:400–12.

Macular Photocoagulation Study Group. Five-year follow-up of fellow eyes of individuals with ocular histoplasmosis and unilateral extrafoveal or juxtafoveal choroidal neovascularization. Arch Ophthalmol 1996;114:677–88.

Macular Photocoagulation Study Group. Risk factors for choroidal neovascularization in the second eye of patients with juxtafoveal or subfoveal choroidal neovascularization secondary to age-related macular degeneration. Arch Ophthalmol 1997;115:741–7.

Jefferys JL, Alexander J, Hiner CJ, et al. for the Macular Photocoagulation Study Group. Reproducibility of gradings of retinal photographs of eyes with subfoveal choroidal neovascularization and age-related macular degeneration in the Macular Photocoagulation Study. Ophthalmic Epidemiol 2008;15:191–201.

2. 预防 AMD 并发症的试验 Complications of AMD Prevention Trial（CAPT）

CAPT 是一项多中心随机试验，旨在评估低强度激光治疗大 drusen 作为预防脉络膜新生血管和其他年龄相关性黄斑变性表现风险的患者视力丧失的方法。CAPT 之前进行了一项初步研究，即脉络膜新生血管预防试验（Choroidal Neovascularization Prevention Trial, CNVPT）。

Choroidal Neovascularization Prevention Trial Research Group. Laser treatment in eyes with large drusen: short-term effects seen in a pilot randomized clinical trial. Ophthalmology 1998;105:11–23.

Choroidal Neovascularization Prevention Trial Research Group. Choroidal neovascularization in the Choroidal Neovascularization Prevention Trial. Ophthalmology 1998;105:1364–72.

Ho AC, Maguire MG, Yoken et al., Choroidal Neovascularization Prevention Trial Research Group. Laser-induced drusen reduction improves visual function at 1 year. Ophthalmology 1999;106:1367–74.

Kaiser RS, Berger JW, Maguire MG, et al., Choroidal Neovascularization Prevention Trial Research Group. Laser burn intensity and the risk for choroidal neovascularization in the CNVPT fellow eye study. Arch Ophthalmol 2001;119:826–32.

Choroidal Neovascularization Prevention Trial Research Group. Laser treatment in fellow eyes with large drusen: updated findings from a pilot randomized clinical trial. Ophthalmology 2003;110:971–8.

Complications of Age-related Macular Degeneration Prevention Trial Study Group. Complications of Age-related Macular Degeneration Prevention Trial (CAPT): rationale, design and methodology. Clin Trials 2004;1:91–107.

Complications of Age-related Macular Degeneration Prevention Trial Research Group. Baseline characteristics, the 25–item National Eye Institute Visual Functioning Questionnaire, and their associations in the Complications of Age-related Macular Degeneration Prevention Trial (CAPT). Ophthalmology 2004;111:1307–16.

Complications of Age-related Macular Degeneration Prevention Trial Research Group. Laser treatment in patients with bilateral large drusen. Ophthalmology 2006;113:1974–86.

Maguire MG, Alexander J, Fine SL and the Complications of Age-related Macular Degeneration Prevention Trial (CAPT) Research Group. Characteristics of choroidal neovascularization in the Complications of Age-related Macular Degeneration Prevention Trial. Ophthalmology 2008;115:1468–73.

Complications of Age-related Macular Degeneration Prevention Trial (CAPT) Research Group. Risk factors for choroidal neovascularization and geographic atrophy in the Complications of Age-related Macular Degeneration Prevention Trial. Ophthalmology 2008;115:1474–9.

Ying G, Maguire MG, Liu C, et al. for the Complications of Age-related Macular Degeneration Prevention Trial Research Group. Night vision symptoms and progression of agerelated macular degeneration in the Complications of Age-related Macular Degeneration Prevention Trial. Ophthalmology 2008;115:1876–82.

Ying G, Maguire MG, Alexander J, et al. for the Complications of Age-Related Macular Degeneration Prevention Trial (CAPT) Research Group. Description of the Age-related Eye Disease Study 9–step severity scale applied to participants in the Complications of Age-related Macular Degeneration Prevention Trial. Arch Ophthalmol 2009;127:1147–51.

Maguire MG, Ying G, McCannel CA, et al. for the Complications of Age-related Macular Degeneration Prevention Trial (CAPT) Research Group. Statin use and the incidence of advanced age-related macular degeneration in the Complications of Age-related Macular Degeneration Prevention Trial. Ophthalmology 2009;116:2381–5.

Ying G, Maguire MG for the Complications of Age-related Macular Degeneration Prevention Trial Research Group. Development of a risk score for geographic atrophy in [the] Complications of Age-related Macular Degeneration Prevention Trial.

Ophthalmology 2011;118:332–8.

Brader HS, Ying G-S, Martin ER, et al., for the Complications of Age-Related Macular Degeneration Trial (CAPT) Research Group. Characteristics of incident geographic atrophy in the Complications of Age-Related Macular Degeneration Prevention Trial. Ophthalmology 2013;120:1871–1879.

3. 预防性治疗非年龄相关性黄斑变性 Prophylactic Treatment of Nonexudative Age-Related Macular Degeneration（PTAMD）

Olk RJ, Friberg TR, Stickney KL, et al. Therapeutic benefits of infrared (810–nm) diode laser macular grid photocoagulation in prophylactic treatment of neoexudative age-related macular degeneration. Two-year results of a randomized pilot study. Ophthalmology 1999;106:2082–90.

Friberg TR, Musch DC, Lim JI, et al. PTAMD Study Group. Prophylactic Treatment of Age-related Macular Degeneration report number 1: 810–nanometer laser to eyes with drusen. Unilaterally eligible patients. Ophthalmology 2006;113:612–22.

4. Drusen 激光研究 Drusen Laser Study

Owens SL, Bunce C, Brannon AJ, et al., drusen Laser Study Group. Prophylactic laser treatment appears to promote choroidal neovascularization in high-risk ARM: results of an interim analysis. Eye 2003;17:623–7.

Owens SL, Bunce C, Brannon AJ, et al., drusen Laser Study Group. Prophylactic laser treatment hastens choroidal neovascularization in unilateral age-related maculopathy: Final results of the drusen Laser Study. Am J Ophthalmol 2006;141:276–81.

5. 激光治疗或预防脉络膜新生血管的其他试验 Other Trials of Laser to Treat or Prevent Choroidal Neovascularization

Moorfields Macular Study Group. Treatment of senile disciform macular degeneration: a single-blind randomized trial by argon laser photocoagulation. Br J Ophthalmol 1982;66:745–53.

Yassur Y, Axer-Siegel R, Gohen S, et al. Treatment

of neovascular senile maculopathy at the foveal capillary free zone with red krypton laser. Retina 1982;2:127–33.

Coscas G, Soubrane G, Ramahefasolo C, et al. Perifoveal laser treatment for subfoveal choroidal new vessels in age-related macular degeneration: results of a randomized clinical trial. Arch Ophthalmol 1991;109:1258–65.

Canadian Ophthalmology Study Group. Argon green vs krypton red laser photocoagulation of extrafoveal choroidal neovascular lesions: one-year results in age-related macular degeneration. Arch Ophthalmol 1993;111:181–5.

Canadian Ophthalmology Study Group. Argon green vs krypton red laser photocoagulation for extrafoveal choroidal neovascularization. One-year results in ocular histoplasmosis. Arch Ophthalmol 1994;112:1166–73.

6. Cochrane 系统评价 Cochrane Systematic Reviews

Virgili G, Bini A. Laser photocoagulation for neovascular agerelated macular degeneration. Cochrane Database of Systematic Reviews 2007, Issue 3, Art. No.: CD004763. doi: 10.1002/14651858.CD004763. pub2.

Parodi MB, VIrgili G, Evans JR. Laser treatment of drusen to prevent progression to advanced age-related macular degeneration. Cochrane Database of Systematic Reviews 2009, Issue 3, Art. No.: CD006537. doi: 10.1002/14651858. CD006537.pub2.

（二）光动力疗法 Photodynamic Therapy

维替泊芬的多中心随机临床试验于 1996 年在行业赞助下启动。

1. 光动力疗法（TAP）联合维替泊芬光动力疗法（VIP）治疗年龄相关性黄斑变性 Treatment of Age-Related Macular Degeneration With Photodynamic Therapy (TAP) and Verteporfin in Photodynamic Therapy (VIP)

Treatment of Age-Related Macular Degeneration with Photodynamic Therapy (TAP) Study Group. Photodynamic therapy of subfoveal choroidal neovascularization in agerelated macular degeneration with verteporfin: one-year results of 2 randomized clinical trials – TAP report 1. Arch Ophthalmol 1999;117:1329–45.

Treatment of Age-Related Macular Degeneration with Photodynamic Therapy (TAP) Study Group. Photodynamic therapy of subfoveal choroidal neovascularization in agerelated macular degeneration with verteporfin: two-year results of 2 randomized clinical trials – TAP report 2. Arch Ophthalmol 2001;119:198–207.

Treatment of Age-Related Macular Degeneration with Photodynamic Therapy (TAP) Study Group. Verteporfin therapy of subfoveal choroidal neovascularization in patients with age-related macular degeneration: additional information regarding baseline lesion composition's impact on vision outcomes – TAP report no. 3. Arch Ophthalmol 2002;120:1443–54.

Rubin GS, Bressler NM, Treatment of Age-Related Macular Degeneration with Photodynamic Therapy (TAP) Study Group. Effects of verteporfin therapy on contrast sensitivity: results from the Treatment of Age-Related Macular Degeneration with Photodynamic Therapy (TAP) investigation – TAP report no. 4. Retina 2002;22:536–44.

Treatment of Age-Related Macular Degeneration with Photodynamic Therapy (TAP) Study Group. Verteporfin therapy for subfoveal choroidal neovascularization in age-related macular degeneration: three-year results of an open-label extension of 2 randomized clinical trials – TAP report no. 5. Arch Ophthalmol 2002;120:1307–14.

Bressler SB, Pieramici DJ, Koester JM, et al. Natural history of minimally classic subfoveal choroidal neovascular lesions in the Treatment of Age-Related Macular Degeneration with Photodynamic Therapy (TAP) investigation. Outcomes potentially relevant to management – TAP report no. 6. Arch Ophthalmol 2004;122:325–9.

Verteporfin in Photodynamic Therapy (VIP) Study Group. Photodynamic therapy of subfoveal choroidal neovascularization in pathologic myopia with verteporfin. 1-year results of a randomized clinical trial – VIP report no. 1. Ophthalmology 2001;108:841–52.

Verteporfin in Photodynamic Therapy Study Group. Verteporfin therapy of subfoveal choroidal neovascularization in age-related macular degeneration: two-year results of a randomized clinical trial including lesions with occult with no classic choroidal neovascularization – Verteporfin in Photodynamic Therapy report no. 2. Am J Ophthalmol 2001;131:541–60.

Verteporfin in Photodynamic Therapy (VIP) Study Group. Verteporfin therapy of subfoveal choroidal neovascularization in pathologic myopia: 2-year results of a randomized clinical trial – VIP report no. 3. Ophthalmology 2003;110:667–73.

Treatment of Age-Related Macular Degeneration with Photodynamic Therapy (TAP) and Verteporfin in Photodynamic Therapy (VIP) Study Groups. Effect of baseline lesion size, visual acuity, and lesion composition on visual acuity changes from baseline with and without verteporfin therapy in choroidal neovascularization secondary to age-related macular degeneration – TAP and VIP report no. 1. Am J Ophthalmol 2003;136:407–18.

Treatment of Age-Related Macular Degeneration with Photodynamic Therapy (TAP) and Verteporfin in Photodynamic Therapy (VIP) Study Groups. Photodynamic therapy of subfoveal choroidal neovascularization with verteporfin. Fluorescein angiographic guidelines for evaluation and treatment – TAP and VIP report no. 2. Arch Ophthalmol 2003;121:1253–68.

Treatment of Age-Related Macular Degeneration with Photodynamic Therapy (TAP) and Verteporfin in Photodynamic Therapy (VIP) Study Groups. Acute severe visual acuity decrease after photodynamic therapy with verteporfin: case reports from randomized clinical trials – TAP and VIP report no. 3. Am J Ophthalmol 2004;137:683–96.

Treatment of Age-Related Macular Degeneration with Photodynamic Therapy (TAP) and Verteporfin in Photodynamic Therapy (VIP) Study Groups. Verteporfin therapy of subfoveal choroidal neovascularization in age-related macular degeneration: meta-analysis of 2-year safety results in three randomized clinical trials: TAP and VIP report no. 4. Retina 2004;24:1–12.

2. 其他试验 Other Trials

Japanese Age-Related Macular Degeneration Trial (JAT) Study Group. Japanese Age-Related Macular Degeneration Trial (JAT): 1-year results of photodynamic therapy with verteporfin in Japanese patients with subfoveal choroidal neovascularization secondary to age-related macular degeneration. Am J Ophthalmol 2003;136:1049–61.

Schmidt-Erfurth U, Sacu S for the Early Retreatment Study Group. Randomized multicenter trial of more intense and standard early verteporfin treatment of neovascular agerelated macular degeneration. Ophthalmology 2008;115:134–40.

3. Cochrane 系统评价 Cochrane Systematic Review

Wormald R, Evans JR, Smeeth LL, et al. Photodynamic therapy for neovascular age-related macular degeneration. Cochrane Database of Systematic Reviews 2007, Issue 3, Art. No.: CD002030. doi: 10.1002/14651858.CD002030.pub3.

（三）脉络膜新生血管的手术切除 Surgical Removal of Choroidal Neovascularization

黄斑中心凹下手术试验 Submacular Surgery Trials (SST)

Grossniklaus HE, Green WR, for the Submacular Surgery Trials Research Group. Histopathologic and ultrastructural findings of surgically excised choroidal neovascularization. Arch Ophthalmol 1998;116:745–9.

Submacular Surgery Trials Pilot Study Investigators. Submacular Surgery Trials randomized pilot trial of laser photocoagulation versus surgery for recurrent choroidal neovascularization secondary to age-related macular degeneration. I. Ophthalmic outcomes. Submacular Surgery Trials Pilot Study report number 1. Am J Ophthalmol 2000;130:387–407.

Submacular Surgery Trials Pilot Study Investigators. Submacular Surgery Trials randomized pilot trial of laser photocoagulation versus surgery for recurrent choroidal neovascularization secondary to age-related macular degeneration. II. Quality of life outcomes. Submacular Surgery Trials Pilot Study report number 2. Am J Ophthalmol 2000;130:408–18.

Submacular Surgery Trials Research Group. Responsiveness of the National Eye Institute Visual Function Questionnaire to changes in visual acuity: findings in patients with subfoveal choroidal neovascularization. SST report no. 1. Arch Ophthalmol 2003;121:531–9, [Correction: Arch Ophthalmol 2003;121:1513.]

Submacular Surgery Trials Research Group. Clinical trial performance of community-based compared with universitybased practices: lessons from the Submacular Surgery Trials. SST report no. 2. Arch Ophthalmol 2004;122:857–63.

Childs AL, the Submacular Surgery Trials Patient-Centered Outcomes Subcommittee for the Submacular Surgery Trials Pilot Study Investigators. Responsiveness of the SF-36 Health Survey to changes in visual acuity among patients with subfoveal choroidal neovascularization. Am J Ophthalmol 2004;137:373–5.

Sadda SR, Pieramici DJ, Marsh MJ, et al. Changes in lesion size after submacular surgery for subfoveal choroidal neovascularization in the Submacular Surgery Trials Pilot Study. Retina 2004;24:888–99.

Orr PR, Marsh MJ, Hawkins BS, et al. Evaluation of the Traveling Vision Examiner Program of the Submacular Surgery Trials Pilot Study. Ophthalmic Epidemiol 2005;12:47–57.

Submacular Surgery Trials Research Group. Effect of order of administration of health-related quality of life instruments on responses. SST report no. 3. Qual Life Res 2005;14:493–500.

Submacular Surgery Trials Research Group. Health- and vision-related quality of life among patients with choroidal neovascularization secondary to age-related macular degeneration at time of enrollment in randomized trials of submacular surgery. SST report no. 4. Am J Ophthalmol 2004;138:91–108.

Submacular Surgery Trials Research Group. Health- and vision-related quality of life among patients with ocular histoplasmosis or idiopathic choroidal neovascularization at time of enrollment in a randomized trial of submacular surgery. Submacular Surgery Trials report no. 5. Arch Ophthalmol 2005; 123:78–88.

Submacular Surgery Trials Research Group. Patients' perceptions of the value of current vision: assessment of preference values among patients with subfoveal choroidal neovascularization – the Submacular Surgery Trials (SST) Vision Preference Value Scale: SST report no. 6. Arch Ophthalmol 2004;122:1856–67.

Submacular Surgery Trials Research Group. Histopathological and ultrastructural features of surgically-excised subfoveal choroidal neovascular lesions: SST report no. 7. Arch Ophthalmol 2005;123:914–21.

Submacular Surgery Trials Research Group. Guidelines for interpreting retinal photographs and coding findings in the Submacular Surgery Trials (SST): SST report no. 8. Retina 2005;25:253–68.

Submacular Surgery Trials Research Group. Surgical removal versus observation for subfoveal choroidal neovascularization, either associated with the ocular histoplasmosis syndrome or idiopathic. I. Ophthalmic findings from a randomized clinical trial: Submacular Surgery Trials Group H Trial. SST report no. 9. Arch Ophthalmol 2004;122:1597–611.

Submacular Surgery Trials Research Group. Surgical removal versus observation for subfoveal choroidal neovascularization, either associated with the ocular histoplasmosis syndrome or idiopathic. II. Quality-of-life findings from a randomized clinical trial: SST Group H Trial. SST report no. 10. Arch Ophthalmol 2004;122:1616–28.

Submacular Surgery Trials Research Group. Surgery for subfoveal choroidal neovascularization in age-related macular degeneration: ophthalmic findings. SST report no. 11. Ophthalmology 2004;111:1967–80.

Submacular Surgery Trials Research Group. Surgery for subfoveal choroidal neovascularization in age-related macular degeneration: quality-of-life findings. SST report number 12. Ophthalmology 2004;111:1981–92.

Submacular Surgery Trials Research Group. Surgery for hemorrhagic choroidal neovascular lesions of age-related macular degeneration: ophthalmic findings. SST report no. 13. Ophthalmology 2004;111:1993–2006.

Submacular Surgery Trials Research Group. Surgery for hemorrhagic choroidal neovascular lesions of age-related macular degeneration: quality-of-life findings. SST report no. 14. Ophthalmology 2004;111:2007–14.

Miskala PH, Bresser NB, Meinert CL. Relative contributions of reduced vision and general health to NEI-VFQ scores in patients with neovascular age-related macular degeneration. Arch Ophthalmol 2004;122:758–66.

Miskala PH, Bressler NM, Meinert CL. Is adjustment of National Eye Institute Visual Function Questionnaire scores for general health necessary in randomized trials? Am J Ophthalmol 2004;137:961–3.

Submacular Surgery Trials Research Group. Comparison of 2D reconstructions of surgically excised subfoveal choroidal neovascularization with fluorescein angiographic features: SST report no. 15. Ophthalmology 2006;113:267–79.

Grossniklaus HE, Wilson DJ, Bressler SB, et al., for the Submacular Surgery Trials Research Group.

Clinicopathologic studies of eyes that were obtained postmortem from four patients who were enrolled in the Submacular Surgery Trial: SST report no. 16. Am J Ophthalmol 2006;141:93–104.

Submacular Surgery Trials Research Group. Surgical removal vs observation for idiopathic or ocular histoplasmosis syndrome-associated subfoveal choroidal neovascularization. III. Vision Preference Value Scale findings from the randomized Group H Trial: SST report no. 17. Arch Ophthalmol 2008;126:1626–32.

Submacular Surgery Trials Research Group. Comparison of methods to identify incident cataract in eyes of patients with neovascular maculopathy. Submacular Surgery Trials report no. 18. Ophthalmology 2008;115:127–33.

Submacular Surgery Trials Research Group. Evaluation of minimum clinically meaningful changes in scores on the National Eye Institute Visual Function Questionnaire (NEIVFQ). SST report no. 19. Ophthalmic Epidemiol 2007;14(4):205–15.

Submacular Surgery Trials Research Group. Incident choroidal neovascularization in fellow eyes of patients with unilateral subfoveal choroidal neovascularization secondary to agerelated macular degeneration. SST report no. 20 from the Submacular Surgery Trials Research Group. Arch Ophthalmol 2007;125:1323–30.

Submacular Surgery Trials Research Group. Risk factors for second eye progression to advanced age-related macular degeneration. SST report no. 21. Retina 2009;29:1080–90.

Solomon SD, Dong LM, Haller JA, et al. on behalf of the SST Research Group and the SST Adverse Event Review Committee. Risk factors for rhegmatogenous retinal detachment in the Submacular Surgery Trials. SST report no. 22. Retina 2009;29:819–24.

（四）放射治疗 Radiotherapy

Radiation Therapy for Age-related Macular

Degeneration (RAD) Study Group. A prospective, randomized, doublemasked trial on radiation therapy for neovascular age-related macular degeneration (RAD Study). Ophthalmology 1999;106:2239–47.

Kobayashi H, Kobayahsi K. Age-related macular degeneration: Long-term results of radiotherapy for subfoveal neovascular membranes. Am J Ophthalmol 2000;130:617–35.

Hart PM, Chakravarthy U, Mackenzie G, et al. Visual outcomes in the Subfoveal Radiotherapy Study: A randomized controlled trial of teletherapy for age-related macular degeneration. Arch Ophthalmol 2002;120:1029–38.

Stevenson MR, Hart PM, Chakravarthy U, et al. Visual functioning and quality of life in the Subfoveal Radiotherapy Study (SFRADS): SFRADS report 2. Br J Ophthalmol 2005;89:1045–51.

Zambarakji HJ, Lane AM, Ezra E, et al. Proton beam irradiation for neovascular age-related macular degeneration. Ophthalmology 2006;113:2012–9.

Dugel PU, Bebchuk JD, Nau J, et al., CABERNET Study Group. Epimacular brachytherapy for neovascular age-related macular degeneration: a randomized, controlled trial (CABERNET). Ophthalmology 2013;120:317–27.

Jackson TE, Dugel PU, Bebchuk JD, et al. for the CABERNET Study Group. Epimacular brachytherapy for neovascular age-related macular degeneration (CABERNET). Fluorescein angiography and optical coherence tomography. Ophthalmology 2013;120:1597–603

.Jackson TI, Chakravarthy U, Kaiser PK, et al. on behalf of the INTREPID Study Group. Stereotactic radiotherapy for neovascular age-related macular degeneration. 52–week safety and efficacy results of the INTREPID Study. Ophthalmology 2013;120:1893–900.

Cochrane 系统评价 Cochrane Systematic Review

Evans JR, Sivagnanavel V, Chong V. Radiotherapy for neovascular age-related macular degeneration. Cochrane Database of Systematic Reviews 2010, Issue 5, Art. No.: CD004004. doi: 10.1002/14651858. CD004004.pub3.

（五）抗血管内皮生长因子治疗脉络膜新生血管 Anti-VEGF Therapy for Choroidal Neovascularization

抗血管内皮生长因子药物治疗年龄相关性黄斑变性和继发于其他疾病的新生血管改变了这些疾病的治疗模式和预后。抗血管内皮生长因子药物治疗年龄相关性黄斑变性的试验主要由工业界赞助。

1. VISION

Gragoudas ES, Adamis AP, Cunningham ET, et al. for the VEGF Inhibition Study in Ocular Neovascularization Clinical Trial Group. Pegaptanib for neovascular age-related macular degeneration. N Engl J Med 2004;351:2805–16.

VEGF Inhibition Study in Ocular Neovascularization (V.I.S.I.O.N.) Clinical Trial Group. Pegaptanib sodium for neovascular age-related macular degeneration. Two-year safety results of the two prospective, multicenter, controlled clinical trials. Ophthalmology 2006;113:992–1001.

VEGF Inhibition Study in Ocular Neovascularization (V.I.S.I.O.N.) Clinical Trial Group. Two-year efficacy results of the 2 randomized controlled clinical trials of pegaptanib for neovascular age-related macular degeneration. Ophthalmology 2006;113:1508–21.

Leys A, Zlateva G, Shah SNet al. Quality of life in patients with age-related macular degeneration: results from the VISION Study. Eye 2008;22:792–798.

2. MARINA

Rosenfeld PJ, Brown DM, Heier JS, et al. for the MARINA Study Group. Ranibizumab for neovascular age-related macular degeneration. N Engl J Med 2006;355:1419–31.

Kaiser PK, Blodi BA, Shapiro H, et al., for the MARINA Study Group. Angiographic and optical coherence tomographic results of the MARINA study of ranibizumab in neovascular age-related macular degeneration. Ophthalmology 2007;114:1868–75.

Boyer DS, Antoszyk AN, Awh CC, et al. for the MARINA Study Group. Subgroup analysis of the MARINA study of ranibizumab in neovascular age-related macular degeneration. Ophthalmology 2007;114:246–52.

Chang TS, Bressler NM, Fine JT, et al. for the MARINA Study Group. Improved vision-related function after ranibizumab treatment of neovascular age-related macular degeneration. Results of a randomized clinical trial. Arch Ophthalmol 2007;125(11):1460–9.

3. ANCHOR

Brown DM, Kaiser PK, Michels M, et al. for the ANCHOR Study Group. Ranibizumab versus verteporfin for neovascular age-related macular degeneration. N Engl J Med 2006;355:1432–44.

Kaiser PK, Brown DM, Zhang K, et al. Ranibizumab for predominantly classic neovascular age-related macular degeneration: subgroup analysis of first-year ANCHOR results. Am J Ophthalmol 2007;144:850–7.

Brown DM, Michels M, Kaiser PK, et al. for the ANCHOR Study Group. Ranibizumab versus verteporfin photodynamic therapy for neovascular age-related macular degeneration: two-year results of the ANCHOR study. Ophthalmology 2009;116:57–65.

Bressler NM, Chang TS, Fine JT, et al. for the Anti-VEGF Antibody for the Treatment of Predominantly Classic Choroidal Neovascularization in Age-Related Macular Degeneration (ANCHOR) Research Group. Improved vision-related function after ranibizumab vs photodynamic therapy: a randomized clinical trial. Arch Ophthalmol 2009;127(1):13–21.

4. PIER

Regillo CD, Brown DM, Abraham P, et al. on behalf of the PIER Study Group. Randomized, double-masked, shamcontrolled trial of ranibizumab for neovascular age-related macular degeneration: PIER Study year 1. Am J Ophthalmol 2008;145:239–48.

Abraham P, Vue H, Wilson L. Randomized, double-masked, sham-controlled trial of ranibizumab for neovascular agerelated macular degeneration: PIER Study year 2. Am J Ophthalmol 2010;150:315–24.

Brown DM, Tuomi L, Shapiro H, for the PIER Study Group. Anatomical measures as predictors of visual outcomes in ranibizumab-treated eyes with neovascular age-related macular degeneration. Retina 2013;33:23–34.

5. Ranibizumab 试验的综合结果 Pooled Findings From Ranibizumab Trials

Bressler NM, Chang TS, Suner IJ, et al. for the MARINA and ANCHOR Research Groups. Vision-related function after ranibizumab treatment by better- or worse-seeing eye. Clinical trial results from MARINA and ANCHOR. Ophthalmology 2010;117:747–758.

Barbazetto I, Sarol N, Shapiro H, et al. Dosing regimens and the frequency of macular hemorrhages in neovascular agerelated macular degeneration treated with ranibizumab. Retina 2010;30:1376–85.

Barbazetto IA, Saroj N, Shapiro H, et al. Incidence of new choroidal neovascularization in fellow eyes of patients treated in the MARINA and ANCHOR trials. Am J Ophthalmol 2010;149:939–946.

Rosenfeld PJ, Shapiro H, Tuomi L, et al. for the MARINA and ANCHOR Study Groups. Characteristics of patients losing vision after 2 years of monthly dosing in the phase III ranibizumab clinical trials. Ophthalmology 2011;118:523–30.

Wolf S, Holz FG, Korobelnik J-F, et al. Outcomes following three-line vision loss during treatment of neovascular agerelated macular degeneration: subgroup analyses from MARINA and ANCHOR. Br J Ophthalmol 2011;95:1713–8.

Cunningham ET, Feiner L, Chang C, et al. Incidence of retinal pigment epithelial tears after intravitreal ranibizumab injection for neovascular age-related macular degeneration. Ophthalmology 2011;118:2447–52.

Bressler NM, Boyer DS, Williams DF, et al.

Cerebrovascular accidents in patients treated for choroidal neovascularization with ranibizumab in randomized controlled trials. Retina 2012;32:1821–8.

Zweifel SA, Saroj N, Shapiro H, Freund KB. The effect of fellow eye visual acuity on visual acuity of study eyes receiving ranibizumab for age-related macular degeneration. Retina 2012;32:1243–9.

Bressler NM, Chang TS, Varma R, et al. Driving ability reported by neovascular age-related macular degeneration patients after treatment with ranibizumab. Ophthalmology 2013;120:160–8.

Weinberg DV, Shapiro H, Ehrlich JS. Ranibizumab treatment outcomes in phakic versus pseudophakic eyes. An individual patient data analysis of 2 phase 3 trials. Ophthalmology 2013;120:1278–82.

Singer MA, Awh CC, Sadda S, et al. HORIZON: An open-label extension trial of ranibizumab for choroidal neovascularization secondary to age-related macular degeneration. Ophthalmology 2012;119:1175–83.

Rofagha S, Bhisitkul RB, Boyer DS, et al. for the SEVEN-UP Study Group. Seven-year outcomes in ranibizumab-treated patients in ANCHOR, MARINA, and HORIZON. A multicenter cohort study (SEVEN-UP). Ophthalmology 2013;120:2292–9.

（六）其他单一抗血管内皮生长因子药物 Other Single Anti-VEGF Agents

1. ABC 试验 ABC Trial

Patel PJ, Bunce C, Tufail A for the ABC Trial Investigators. A randomized, double-masked phase III/IV study of the efficacy and safety of Avastin®(bevacizumab) intravitreal injections compared to standard therapy in subjects with choroidal neovascularization secondary to age-related macular degeneration: clinical trial design. Trials 2008;9:56.

Patel PJ, Chen FK, Rubin GS, et al. Intersession repeatability of visual acuity scores in age-related macular degeneration. Invest Ophthalmol Vis Sci 2008;49:4347–52.

Patel PJ, Chen FK, Rubin GS, et al. Intersession repeatability of contrast sensitivity scores in age-related macular degeneration. Invest Ophthalmol Vis Sci 2009;50:2621–5.

Tufail A, Patel PJ, Egan C, et al. Bevacizumab for neovascular age related macular degeneration (ABC Trial): multicentre randomised double masked study. Br Med J 2010;340:c2459.

Keane PA, Patel PJ, Ouyang Y, et al. Effects of retinal morphology on contrast sensitivity and reading ability in neovascular age-related macular degeneration. Invest Ophthalmol Vis Sci 2010;51:5431–7.

Patel PJ, Chen FK, Da Cruz L, et al. for the ABC Trial Study Group. Contrast sensitivity outcomes in the ABC Trial: A randomized trial of bevacizumab for neovascular age-related macular degeneration. Invest Ophthalmol Vis Sci 2011;52:3089–93.

Patel PJ, Chen FK, Da Cruz L, et al. Test–retest variability of reading performance metrics using MNREAD in patients with age-related macular degeneration. Invest Ophthalmol Vis Sci 2011;52:3854–9

Schmidt-Erfurth U, Eldom B, Guymer R, et al. for the EXCITE Study Group. Efficacy and safety of monthly versus quarterly ranibizumab treatment in neovascular age-related macular degeneration: The EXCITE Study. Ophthalmology 2011;115:831–9.

Li Z, Hu Y, Sun X, et al. on behalf of the Neovascular Age-Related Macular Degeneration Treatment Trial Using Bevacizumab (NATTB). Bevacizumab for neovascular age-related macular degeneration in China. Ophthalmology 2012;119:2087–2093.

Heier JS, Brown DM, Chong V, et al. for the VIEW 1 and VIEW 2 Study Groups. Intravitreal aflibercept (VEGF Trap-Eye) in wet age-related macular degeneration. Ophthalmology 2012;119:2537–48.

Wolf S, Balciunienne VJ, Laganovska G, et al. on behalf of the RADIANCE Study Group. RADIANCE: A randomized controlled study of ranibizumab in patients with choroidal neovascularization secondary to pathologic myopia. Ophthalmology 2014;121L682–92.

2. 雷珠单抗与光动力疗法 Ranibizumab and Photodynamic Therapy

Heier JA, Boyer DS, Ciulla TA, et al. for the FOCUS Study Group. Ranibizumab combined with verteporfin photodynamic therapy in neovascular age-related macular degeneration. Year 1 results of the FOCUS Study. Arch Ophthalmol 2006;124:1532–42.

Antoszyk A, Chung CY, Singh A, on behalf of the FOCUS Study Group. Ranibizumab combined with verteporfin photodynamic therapy in neovascular age-related macular degeneration (FOCUS): Year 2 results. Am J Ophthalmol 2008;145:862–74.

Kaiser PK, Boyer DS, Cruess AF, et on behalf of the DENALI Study Group. Verteporfin plus ranibizumab for choroidal neovascularization in age-related macular degeneration. Twelve-month results of the DENALI Study. Ophthalmology 2012;119:1001–1010.

Larsen M, Schmidt-Erfurth U, Lanzetta P, et al. for the MONT BLANC Study Group. Verteporfin plus ranibizumab for choroidal neovascularization in age-related macular degeneration. Twelve-month MONT BLANC Study results. Ophthalmology 2012;119:992–1000.

（七）抗 VEGF 药物的疗效比较 Comparative Effectiveness of Anti-VEFG Agents

1. 年龄相关性黄斑变性治疗试验（CATT）的比较 Comparison of Age-related Macular Degeneration Treatments Trials（CATT）

Martin DF, Maguire MG, Fine SL. Identifying and eliminating the roadblocks to comparative effectiveness research. N Engl J Med 2010;363:105–7.

CATT Research Group. Ranibizumab and bevacizumab for neovascular age-related macular degeneration. N Engl J Med 2011;364:1897–908.

Comparison of Age-Related Macular Degeneration Treatments Trials (CATT) Research Group. Ranibizumab and bevacizumab for treatment of neovascular age-related macular degeneration. Two-year results. Ophthalmology 2012;119:1388–98.

DeCroos FC, Toth CA, Sunnett SS, et al. for the CATT Research Group. Optical coherence tomography grading reproducibility during the Comparison of Age-related Macular Degeneration Treatments Trials. Ophthalmology 2012;119:2549–57.

Ying G-S, Huang J, Maguire MG, et al. on behalf of the Comparison of Age-related Macular Degeneration Treatments Trials Research Group. Baseline predictors for one-year visual outcomes with ranibizumab or bevacizumab for neovascular age-related macular degeneration. Ophthalmology 2013;120:122–9.

Hagstrom SA, Ying G-S, Pauer GJT, et al. for the Comparison of AMD Treatments Trials Research Group. Pharmacogenetics for genes associated with age-related macular degeneration in the Comparison of AMD Treatments Trials (CATT). Ophthalmology 2013;120:593–9.

Jaffe GJ, Martin DF, Toth CA, et al. for the Comparison of Age-related Macular Degeneration Treatments Trials Research Group. Macular morphology and visual acuity in the Comparison of Age-related Macular Degeneration Treatments Trials. Ophthalmology 2013;120:1860–70.

Maguire MG, Daniel E, Shah AR, et al. for the Comparison of Age-related Macular Degeneration Treatments Trials Research Group. Incidence of choroidal neovascularization in the fellow eye in the Comparison of Age-related Macular Degeneration Treatments Trials. Ophthalmology 2013;120:2035–41.

Hagstrom SA, Ying G-S, Pauer GJT, et al. for the Comparison of Age-Related Macular Degeneration Treatments Trials (CATT) Research Group. VEGFA and VEGFR2 gene polymorphisms and response to anti-vascular endothelial growth factor therapy. Comparison of Age-related Macular Degeneration Treatments Trials (CATT). JAMA Ophthalmol 2014;132(5):521–7.

Grunwald JE, Daniel E, Huang J, et al. for the CATT Research Group. Risk of geographic atrophy in the Comparison of Age-related Macular Degeneration

Treatments Trials. Ophthalmology 2014;121:150–61.

Daniel E, Toth CA, Grunwald JE, et al. for the Comparison of Age-related Macular Degeneration Treatments Trials Research Group. Risk of scar in the Comparison of Agerelated Macular Degeneration Treatments Trials. Ophthalmology 2014;121:656–66.

Kim BJ, Ying G-S, Huang J, et al. on behalf of the CATT Research Group. Sporadic visual acuity loss in the Comparison of Age-related Macular Degeneration Treatments Trials (CATT). Am J Ophthalmol 2014;158:128–35.

Ying G-S, Kim BJ, Maguire MG, et al. for the CATT Research Group. Sustained visual acuity loss in the Comparison of Age-related Macular Degeneration Treatments Trials. JAMA Ophthalmol 2014;132(8):915–21.

Altaweel AA, Daniel E, Martin DF, et al. for the Comparison of Age-related Macular Degeneration Treatments Trials (CATT) Research Group. Outcomes of eyes with lesions composed of > 50% blood in the Comparison of Age-related Macular Degeneration Treatments Trials (CATT). Ophthalmology 2015;122:391–8.

Grunwald JE, Pistilli M, Ying G-S, et al. for the Comparison of Age-related Macular Degeneration Treatments Trials Research Group. Growth of geographic atrophy in the Comparison of Age-related Macular Degeneration Treatments Trials. Ophthalmology 2015;122:809–16.

Meredith TA, McCannel CA, Barr C, et al. for the Comparison of Age-related Macular Degeneration Treatments Trials Research Group. Postinjection endophthalmitis in the Comparison of Age-related Macular Degeneration Treatments Trials Research Group. Comparison of Age-related Macular Degeneration Treatments Trials (CATT). Ophthalmology 2015;122:817–21.

Ciulla TA, Ying G-S, Maguire MG, et al. for the Comparison of Age-related Macular Degeneration Treatments Trials Research Group. Influence of the vitreomacular interface on treatment outcomes in the Comparison of Age-related Macular Degeneration Treatments Trials. Ophthalmology 2015;122:1203–11.

Toth CA, DeCroos FC, Ying G-S, et al. Identification of fluid on optical coherence tomography by treating ophthalmologists versus a reading center in the Comparison of Agerelated Macular Degeneration Treatments Trials. Retina 2015;35:1303–14.

Willoughby AS, Ying G-S, Toth CA, et al. for the Comparison of Age-related Macular Degeneration Treatments Trials Research Group. Subretinal hyperreflective material in the Comparison of Age-related Macular Degeneration Treatments Trials. Ophthalmology 2015;122:1846–53.

2. 抑制年龄相关性脉络膜新生血管中 VEGF 的作用 Inhibit VEGF in Age-Related Choroidal Neovascularization (Ivan)

IVAN Study Investigators. Ranibizumab versus bevacizumab to treat neovascular age-related macular degeneration. Oneyear findings from the IVAN randomized trial. Ophthalmology 2012;119:1399–411.

Chakravarthy U, Harding SP, Rogers, et al. for the IVAN study investigators. Alternative treatments to inhibit VEGF in age-related choroidal neovascularization: 2–year findings of the IVAN randomized controlled trial. Lancet 2013;382:1258–67.

Lotery AJ, Gibson J, Cree AJ, et al. for the Alternative Treatments to Inhibit VEGF in Patients with Age-Related Choroidal Neovascularization (IVAN) Study Group. Pharmacogenetic associations with vascular endothelial growth factor inhibition in participants with neovascular age-related macular degeneration in the IVAN Study. Ophthalmology 2013;120:2637–43.

Dakin HA, Wordsworth S, Rogers CA, et al. on behalf of the IVAN Study Investigators. Cost-effectiveness of ranibizumab and bevacizumab for age-related macular degeneration: 2–year findings from the IVAN randomised trial. BMJ Open 2014;4(7):e005094.

Hagstrom SA, Ying G-S, Maguire MG, et

al. for the IVAN Study Investigators. VEGFR2 gene polymorphisms and response to anti-vascular endothelial growth factor therapy in agerelated macular degeneration. Ophthalmology 2015;122:1563–8.

3. 抗血管内皮生长因子药物的其他疗效比较试验 Other Comparative Effectiveness Trials of Anti-VEGF Agents

Krebs I, Schmetterer L, Boltz A, et al. for the MANTA Research Group. A randomised double-masked trial comparing the visual outcome after treatment with ranibizumab or bevacizumab in patients with neovascular age-related macular degeneration. Br J Ophthalmol 2012:97(3):266–71.

Kodjikian L, Souied EH, Mimoun G, et al. for the GEFAL Study Group. Ranibizumab versus bevacizumab for neovascular age-related macular degeneration: Results from the GEFAL noninferiority randomized trial. Ophthalmology 2013;120:2300–09.

Berg K, Pedersen TR, Sandvik L, Bragadottir R. Comparison of ranibizumab and bevacizumab for neovascular age-related macular degeneration according to LUCAS treat-and-extend protocol. Ophthalmology 2015;122:146–52.

4. Cochrane 系统评价 Cochrane Systematic Review

Solomon SD, Lindsley K, Vedula SS, et al. Anti-vascular endothelial growth factor for neovascular age-related macular degeneration. Cochrane Database of Systematic Reviews 2014, Issue 8, Art. No.:CD005139. doi: 10.1002/14651858. CD005139.pub3/

（八）脉络膜新生血管的其他药物治疗 Other Pharmacologic Treatments for Choroidal Neovascularization

Pharmacological Therapy for Macular Degeneration Study Group. Interferon alfa-2 is ineffective for patients with choroidal neovascularization secondary to age-related macular degeneration. Results of a randomized placebocontrolled clinical trial. Arch Ophthalmol 1997;115:865–72.

Christen WG, Glynn RJ, Ajani UA, et al. Age-related maculopathy in a randomized trial of low-dose aspirin among US physicians. Arch Ophthalmol 2001;119:1143–9.

Christen WG, Glynn RJ, Chew EY, et al. Low-dose aspirin and medical record-confirmed age-related macular degeneration in a randomized trial of women. Ophthalmology 2009;116:2386–92.

Anecortave Acetate Clinical Study Group. Anecortave acetate as monotherapy for treatment of subfoveal neovascularization in age-related macular degeneration. Twelve-month clinical outcomes. Ophthalmology 2003;110:2372–85.

Slakter JS, Bochow T, D'Amico DJ, et al., Anecortave Acetate Clinical Study Group. Anecortave acetate (15 milligrams) versus photodynamic therapy for treatment of subfoveal neovascularization in age-related macular degeneration. Ophthalmology 2006;113:3–13.

Gillies MC, Simpson JM, Penfold P, et al. A randomized clinical trial of a single dose of intravitreal triamcinolone acetonide for neovascular age-related macular degeneration. One-year results. Arch Ophthalmol 2003;121:667–73.

Gillies MC, Simpson JM, Billson FA, et al. Safety of an intra vitreal injection of triamcinolone. Results from a randomized clinical trial. Arch Ophthalmol 2004;122:336–40.

Cohen SY, Bourgeois H, Corbe C, et al. Randomized clinical trial: France DMLA2. Effect of trimetazidine on exudative and nonexudative age-related macular degeneration. Retina 2012;32:834–843.

Guymer RH, Baird PN, Varsamidis M, et al. Proof of concept, randomized, placebo-controlled study of the effect of simvastatin on the course of age-related macular degeneration. PLOS One 2013;8(12):e83759.

Kuppermann BD, Thomas EL, deSmet MD, Grillone LR, for the Vitrase for Vitreous Hemorrhage Study Groups. Pooled efficacy results from two multinational randomized controlled clinical trials of a single intravitreous injection of highly purified ovine hyaluronidase (Vitrase®) for the management of vitreous hemorrhage. Am J Ophthalmol 2005;140:573–84.

Kuppermann BD, Thomas EL, deSmet MD, et al., for the Vitrase for Vitreous Hemorrhage Study Groups. Safety results of two phase III trials of an intravitreous injection of highly purified ovine hyaluronidase (Vitrase®) for the management of vitreous hemorrhage. Am J Ophthalmol 2005;140:585–97.

Cochrane 系统评价 Cochrane Systematic Reviews

Geltzer A, Turalba A, Vedula SS. Surgical implantation of steroids with antiangiogenic characteristics for treating neovascular age-related macular degeneration. Cochrane Database of Systematic Reviews 2013, Issue 1, Art. No.: CD005022. doi: 10.1002/14651858.cd005022.pub3.

Gehlbach P, Li T, Hatef E. Statins for age-related macular degeneration. Cochrane Database of Systematic Reviews 2015, Issue 2, Art. No.:CD006927. doi: 10.1002/14651858. CD006927.pub4.

（九）膳食和其他口服补充剂 Dietary and Other Oral Supplements

Newsome DA, Swartz M, Leone NC, et al. Oral zinc in macular degeneration. Arch Ophthalmol 1988;106:192–8.

Stur M, Tittl M, Beitner A, et al. Oral zinc and the second eye in age-related macular degeneration. Invest Ophthalmol Vis Sci 1996;17:1225–35.

Newsome DA. A randomized, prospective, placebo-controlled clinical trial of a novel zinc-moncysteine compound in agerelated macular degeneration. Curr Eye Res 2008;33(7):591–8.

1. 年龄相关性眼病研究 1 Age-Related Eye Disease Study（AREDS）

AREDS 研究者的目标是评估年龄相关性黄斑变性和年龄相关性白内障的临床病程。AREDS 的设计包括两项针对有年龄相关性黄斑变性和年龄相关性白内障患者的进行高剂量维生素和矿物质补充

预防试验。

Age-Related Eye Disease Study Research Group. The Age-Related Eye Disease Study (AREDS): design implications. AREDS report no. 1. Control Clin Trials 1999;20:573–600.

Age-Related Eye Disease Study Research Group. The Age-Related Eye Disease Study (AREDS): a clinical trial of zinc and antioxidants. AREDS report no. 2. J Nutr 2000;130(Suppl):1516–9.

Age-Related Eye Disease Study Research Group. Risk factors associated with age-related macular degeneration. A casecontrol study in the Age-Related Eye Disease Study: Age-Related Eye Disease Study report number 3. Ophthalmology 2000;107:2224–32.

Age-Related Eye Disease Study Research Group. The Age-Related Eye Diseases Study system for classifying age-related macular degeneration from stereoscopic color fundus photographs: the Age-Related Eye Disease Study report number 6. Am J Ophthalmol 2001;132:668–81.

Age-Related Eye Disease Study Research Group. The effect of five-year zinc supplementation on serum zinc, serum cholesterol, and hematocrit in persons assigned to treatment group in the Age-Related Eye Disease Study: AREDS report no. 7. J Nutr 2002;132:697–702.

Age-Related Eye Disease Study Research Group. A randomized, placebo-controlled clinical trial of high-dose supplementation with vitamins C and E, beta carotene, and zinc for age-related macular degeneration and vision loss. AREDS report no. 8. Arch Ophthalmol 2001;119:1417–36.

Clemons TE, Chew EY, Bressler SB, et al. National Eye Institute Visual Function Questionnaire in the Age-Related Eye Disease Study (AREDS). AREDS report no. 10. Arch Ophthalmol 2003;121:211–7.

Age-Related Eye Disease Study Research Group. Potential public health impact of Age-Related Eye Disease Study results. AREDS report no. 11. Arch Ophthalmol 2003;121:1621–4.

Age-Related Eye Disease Study Research Group. Associations of mortality with ocular disorders and an intervention of high-dose antioxidants and zinc in the Age-Related Eye Disease Study. AREDS report no. 13. Arch Ophthalmol 2004;122:716–26.

Age-Related Eye Disease Study Research Group. Responsiveness of the National Eye Institute Visual Function Questionnaire to progression to advanced age-related macular degeneration, vision loss, and lens opacity. AREDS report no. 14. Arch Ophthalmol 2005;123:1207–14.

Rankin MW, Clemons TE, McBee WL, Age-Related Eye Disease Study (AREDS) Research Group. Correlation analysis of the in-clinic and telephone batteries from the AREDS cognitive function ancillary study. AREDS report no. 15. Ophthalmol Epidemiol 2005;12:271–7.

Age-Related Eye Disease Study Research Group. Cognitive impairment in the Age-Related Eye Disease Study. AREDS report no. 16. Arch Ophthalmol 2006;124:537–43.

Age-Related Eye Disease Study Research Group. The Age-Related Eye Disease Study severity scale for age-related macular degeneration. AREDS report no. 17. Arch Ophthalmol 2005;123:1484–98.

Age-Related Eye Disease Study Research Group. A simplified severity scale for age-related macular degeneration. AREDS report no. 18. Arch Ophthalmol 2005;123:1570–4.

Age-Related Eye Disease Study Research Group. Risk factors for the incidence of advanced age-related macular degeneration in the Age-Related Eye Disease Study (AREDS). AREDS report no. 19. Ophthalmology 2005;112:533–9.

Age-Related Eye Disease Study Research Group. The relationship of dietary lipid intake and age-related macular degeneration in a case–control study. AREDS report no. 20. Arch Ophthalmol 2007;126:671–9.

Age-Related Eye Disease Study Research Group. Centrum use and progression of age-related cataract in the Age-Related Eye Disease Study (AREDS). AREDS report no. 21. Ophthalmology 2006;113:1264–70.

Age-Related Eye Disease Study Research Group. The relationship of dietary carotenoid and vitamin A, E, and C intake with age-related macular degeneration in a case–control study. AREDS report no. 22. Arch Ophthalmol 2007;123:1225–32.

SanGiovanni JP, Chew EY, Agron E, et al. for the Age-Related Eye Disease Study Research Group. The relationship of dietary ω-3 long-chain polyunsaturated fatty acid intake with incident age-related macular degeneration. AREDS report no. 23. Arch Ophthalmol 2008;126(9):1274–9.

Chew EY, Sperduto RD, Milton RC, et al. Risk of advanced age-related macular degeneration after cataract surgery in the Age-Related Eye Disease Study. AREDS report 25. Ophthalmology 2009;116:297–303.

AREDS Research Group. Change in area of geographic atrophy in the Age-Related Eye Disease Study. AREDS report number 26. Arch Ophthalmol 2009;127:1168–74.

Forooghian F, Agron E, Clemons TE, et al. for the AREDS Research Group. Visual acuity outcomes after cataract surgery in patients with age-related macular degeneration: Age-Related Eye Disease Study report no. 27. Ophthalmology 2009;116:2093–100.

Cukras C, Agron E, Klein ML, et al. for the Age-Related Eye Disease Study Research Group. Natural history of drusenoid pigment epithelial detachment in age-related macular degeneration: Age-Related Eye Disease Study report no. 28. Ophthalmology 2010;117:489–99.

Chew EY, Clemons TE, Agron E, et al. for the Age-Related Eye Disease Study Research Group. Long-term effects of vitamins C and E, β-carotene, and zinc on age-related macular degeneration. AREDS report no. 35. Ophthalmology 2013;120:1604–11.

Chew EY, Clemons TE, Agron E, et al. for the

Age-Related Eye Disease Study Research Group. Ten-year follow-up of agerelated macular degeneration in the Age-Related Eye Disease Study. AREDS report no. 36. JAMA Ophthlamol 2014;132(3):272–277.

Chew EY, Klein ML, Clemons TE, et al. for the Age-Related Eye Disease Study Research Group. No clinically significant association between CFH and ARMS2 genotypes and response to nutritional supplements. AREDS report no. 38. Ophthalmology 2014;121:2173–80.

Feeny AK, Tadarati M, Freund DE, et al. Automated segmentation of geographic atrophy of the retinal epithelium via random forests in AREDS color fundus images. Comput Biol Med 2015;65:124–36.

Kankanabalit S, Burlina PM, Wolfson, et al. Automated classification of severity of age-related macular degeneration from fundus photographs. Invest Opthalmol Vis Sci 2013;54:1789–96.

2. 年龄相关性眼病研究 2 **Age-Related Eye Disease Study 2 (AREDS2)**

Hubbard LD, Danis RP, Neider MW, et al., Age-Related Eye Disease 2 Research Group. Brightness, contrast, and color balance of digital versus film retinal images in the Age-Related Eye Disease Study 2. Invest Ophthalmol Vis Sci 2008;49:3269–82.

AREDS2 Research Group. The Age-Related Eye Disease Study 2 (AREDS2). Study design and baseline characteristics (AREDS2 report number 1). Ophthalmology 2012;119:2282–9.

Age-Related Eye Disease Study 2 (AREDS2) Research Group. Lutein + zeaxanthin and omega-3 fatty acids for age-related macular degeneration. The Age-Related Eye Disease Study 2 (AREDS2) randomized clinical trial. JAMA 2013;309(19):2005–15.

Domalpally A, Danis RP, Chew EY, et al. for the Age-Related Eye Disease 2 Research Group. Evaluation of optimized digital fundus reflex photographs for lens opacities in the Age-Related Eye Disease Study 2: AREDS2 report 7. Invest Ophthalmol Vis Sci 2013;54:5989–5994.

3. 类胡萝卜素在年龄相关性眼病研究中作用 **Carotenoids in Age-Related Eye Disease Study (CAREDS)**

Moeller SM, Parekh N, Tinker L, et al. for the CAREDS Research Study Group. Associations between intermediate age-related macular degeneration and lutein and zeaxanthin in the Carotenoids in Age-Related Eye Disease Study (CAREDS). Ancillary study of the Women's Health Initiative. Arch Ophthalmol 2006;124:1151–62.

LaRowe TL, Mares JA, Snodderly DM, et al. for the CAREDS Macular Pigment Study Group. Macular pigment density and age-related maculopathy in the Carotenoids in Age-Related Eye Disease Study: An ancillary study of the Women's Health Initiative. Ophthalmology 2008;115:876–83.

Parekh N, Voland RP, Moeller SM, et al. for the CAREDS Research Study Group. Association between dietary fat intake and age-related macular degeneration in the Carotenoids in Age-Related Eye Disease Study (CAREDS). An ancillary study of the Women's Health Initiative. Arch Ophthalmol 2009;127(11):1483–93.

4. 类胡萝卜素在年龄相关性黄斑病变研究中（**CARMA**）的应用 **Carotenoids in Age-Related Maculopathy (CARMA) Study**

Neelam K, Hogg RE, Stevenson MR, et al. Carotenoids and co-antioxidants in age-related maculopathy: design and methods. Ophthalmic Epidemiol 2008;15:389–401.

Beatty S, Chakravarthy U, Nolan JM, et al. Secondary outcomes in a clinical trial of carotenoids with coantioxidants versus placebo in early age-related macular degeneration. Ophthalmology 2013;120:600–6.

5. 其他膳食补充剂试验 **Other Trials of Dietary Supplements**

Christen WG, Manson JE, Glynn RJ, et al. Beta carotene supplementation and age-related maculopathy in a randomized trial of US physicians. Arch Ophthalmol 2007;125:333–9.

Christen WG, Glynn RJ, Chew EY, et al. Folic acid, pyridoxine, and cyanocobalamin combination treatment and agerelated macular degeneration in women. The Women's Antioxidant and Folic Acid Cardiovascular Study. Arch Intern Med 2009;169:335–41.

Christen WG, Glynn RJ, Chew EY, et al. Vitamin E and agerelated macular degeneration in a randomized trial of women. Ophthalmology 2010;117:1163–8.

Christen WC, Glynn RJ, Sesso HD, et al. Vitamins E and C and medical record-confirmed age-related macular degeneration in a randomized trial of male physicians. Ophthalmology 2012;119:1642–9.

Piermarocchi S, Saviano S, Parisi V, et al. for the CARMIS Study Group. Carotenoids in Age-Related Maculopathy Italian Study (CARMIS): two-year results of a randomized study. Br J Ophthalmol 2012;22(2):216–25.

Souied EH, Delcourt C, Querques G, et al. for the Nutritional AMD Treatment 2 Study Group. Oral docosahexaenoic acid in the prevention of exudative age-related macular degeneration. The Nutritional AMD Treatment 2 Study. Ophthalmology 2013;120:1619–31.

6. Cochrane 系统评价 Cochrane Systematic Reviews

Evans JR, Lawrenson JG. Antioxidant vitamin and mineral supplements for preventing age-related macular degeneration. Cochrane Database of Systematic Reviews 2012, Issue 6, Art. No.: CD000253. doi: 10.1002/14651858/CD000253. pub3.

Lawrence JG, Evans JR. Omega 3 fatty acids for preventing or slowing the progression of age-related macular degeneration. Cochrane Database of Systematic Reviews 2015, Issue 4, Art. No.: CD010015. doi: 10.1002/14651858.CD010015. pub3.

（十）其他干预措施 Other Interventions

Multicenter Investigation of Rheopheresis for AMD (MIRA-1) Study Group, Pulido JS. Multicenter prospective randomized, double-masked, placebo-controlled study of rheopheresis to treat nonexudative age-related macular degeneration: Interim analysis.

Trans Am Ophthalmol Soc 2002;100:85–107.

Brody BL, Roch-Levecq A-C, Gamst AC, et al. Self-management of age-related macular degeneration and quality of life. A randomized controlled trial. Arch Ophthalmol 2002;120:1477–83.

Soderberg A-C, Algvere PV, Hengstler JC, et al. Combination therapy with low-dose transpupillary thermotherapy and intravitreal ranibizumab for neovascular age-related macular degeneration: a 24–month prospective randomised clinical study. Br J Ophthalmol 2012;96:214–218.

Rovner BW, Casten RJ, Hegel MT, et al. Improving function in age-related macular degeneration. A randomized clinical trial. Ophthalmology 2013;120:1649–55.

五、早产儿视网膜病变 Retinopathy Of Prematurity

冷冻治疗早产儿视网膜病变（Multicenter Trial of Cryotherapy for Retinopathy of Prematurity，CRYO-ROP）的多中心试验的启动，是由于早期临床试验表明，在 20 世纪 50 年代的美国，培养箱中暴露于 100% 氧气导致早产儿视网膜病变在美国的流行，从而刺激了该试验的开展，并因此早产儿视网膜病变的发病率有所下降。20 世纪 70 年代和 80 年代发病率的增加归因于新生儿医学的进步，提高了极低出生体重早产儿的存活率。CRYO-ROP 的目的是确定经巩膜外周视网膜冷冻治疗早产儿视网膜病变的安全性和有效性，并研究这些儿童视网膜血管发育的自然史和预后。CRYO-ROP 完成后，在国家眼科研究所的赞助下，单独或与国家卫生研究院的其他研究所合作，进行了额外的试验，以评估减少早产儿视网膜病变并发症的拟议方法。

冷冻治疗早产儿视网膜病变的多中心试验 Multicenter Trial of Cryotherapy for Retinopathy of Prematurity (CRYO-ROP)

Cryotherapy for Retinopathy of Prematurity Cooperative Group. Multicenter Trial of Cryotherapy for Retinopathy of Prematurity: preliminary results.

Arch Ophthalmol 1988;106:471–9.

Cryotherapy for Retinopathy of Prematurity Cooperative Group. Multicenter Trial of Cryotherapy for Retinopathy of Prematurity: preliminary results. Pediatrics 1988;81:697–706.

Phelps DL, Phelps CE. Cryotherapy in infants with retinopathy of prematurity. A decision model for treating one or both eyes. JAMA 1989;261:1751–6.

Palmer EA. Results of US randomized clinical trial of cryotherapy for ROP (CRYO-ROP). Doc Ophthal 1990;74:245–51.

Cryotherapy for Retinopathy of Prematurity Cooperative Group. Multicenter Trial of Cryotherapy for Retinopathy of Prematurity: three-month outcome. Arch Ophthalmol 1990;108:195–204.

Watzke RC, Robertson JE, Palmer EA, et al. Photographic grading in the Retinopathy of Prematurity Cryotherapy trial. Arch Ophthalmol 1990;108:950–5.

Dobson V, Quinn GE, Biglan AW, et al. Acuity card assessment of visual function in the Cryotherapy for Retinopathy of Prematurity trial. Invest Ophthalmol Vis Sci 1990;31:1702–8.

Cryotherapy for Retinopathy of Prematurity Cooperative Group. Multicenter Trial of Cryotherapy for Retinopathy of Prematurity: one-year outcome – structure and function. Arch Ophthalmol 1990;108:1408–16.

Palmer EA, Hardy RJ, Davis BR, et al. Operational aspects of terminating randomization in the Multicenter Trial of Cryotherapy for Retinopathy of Prematurity. Control Clin Trials 1991;12:277–92.

Hardy RJ, Davis BR, Palmer EA, et al. Statistical considerations in terminating randomization in the Multicenter Trial of Cryotherapy for Retinopathy of Prematurity. Control Clin Trials 1991;12:293–303.

Palmer EA, Flynn JT, Hardy RJ, et al. Incidence and early course of retinopathy of prematurity. Ophthalmology 1991;98:1628–40.

Phelps DL, Brown DR, Tung B, et al. 28–day survival rates of 6676 neonates with birth weights of 1250 grams or less. Pediatrics 1991;87:7–17.

Quinn GE, Dobson V, Barr CC, et al. Visual acuity in infants after vitrectomy for severe retinopathy of prematurity. Ophthalmology 1991;98:5–13.

Gilbert WS, Dobson V, Quinn GE, et al. The correlation of visual function with posterior retinal structure in severe retinopathy of prematurity. Arch Ophthalmol 1992;110:625–31.

Summers G, Phelps DL, Tung B, et al. Ocular cosmesis in retinopathy of prematurity. Arch Ophthalmol 1992;110:1092–7.

Evans MS, Wallace PR, Palmer EA. Fundus photography in infants. J Ophthalm Photo 1993;15:38–9.

Cryotherapy for Retinopathy of Prematurity Cooperative Group. Multicenter trial of Cryotherapy for Retinopathy of Prematurity: 3–year outcome – structure and function. Arch Ophthalmol 1993;111:339–44.

Reynolds J, Dobson V, Quinn GE, et al. Prediction of visual function in eyes with mild to moderate posterior pole residua of retinopathy of prematurity. Arch Ophthalmol 1993;111:1050–6.

Schaffer DB, Palmer EA, Plotsky DF, et al. Prognostic factors in the natural course of retinopathy of prematurity. Ophthalmology 1993;100:230–7.

Cryotherapy for Retinopathy of Prematurity Cooperative Group. The natural ocular outcome of premature birth and retinopathy. Status at 1 year. Arch Ophthalmol 1994;112:903–12.

Dobson V, Quinn GE, Summers CG, et al. Effect of acutephase retinopathy of prematurity on grating acuity development in the very low birth weight infant. Invest Ophthalmol Vis Sci 1994;35:4236–44.

Quinn GE, Dobson V, Biglan A, et al. Correlation of retinopathy of prematurity in fellow eyes in the Cryotherapy for Retinopathy of Prematurity study. Arch Ophthalmol 1995;113:469–73.

Dobson V, Quinn GE, Saunders RA, et al. Grating visual acuity in eyes with retinal residua of retinopathy of prematurity. Arch Ophthalmol 1995;113:1172–7.

Dobson V, Quinn GE, Tung B, et al. Comparison of recognition and grating acuities in very-low-birth-weight children with and without retinal residua of retinopathy of prematurity. Invest Ophthalmol Vis Sci 1995;36:692–702.

Cryotherapy for Retinopathy of Prematurity Cooperative Group. Multicenter Trial of Cryotherapy for Retinopathy of Prematurity: Snellen visual acuity and structural outcome at 51 2 years after randomization. Arch Ophthalmol 1996;114:417–24.

Kivlin JD, Biglan AW, Gordon RA, et al. Early retinal vessel development and iris vessel dilation as factors in retinopathy of prematurity. Arch Ophthalmol 1996;114:150–4.

Quinn GE, Dobson V, Barr CC, et al. Visual acuity of eyes after vitrectomy for retinopathy of prematurity: follow-up at 51 2 years. Ophthalmology 1996;103:595–600.

Gilbert WS, Quinn GE, Dobson V, et al. Partial retinal detachment at 3 months after threshold retinopathy of prematurity. Long-term structural and functional outcome. Arch Ophthalmol 1996;114:1085–91.

Quinn GE, Dobson V, Hardy RJ, et al. Visual fields measured with double-arc perimetry in eyes with threshold retinopathy of prematurity from the Cryotherapy for Retinopathy of Prematurity trial. Ophthalmology 1996;103:1432–7.

Dobson V, Quinn GE, Abramov I, et al. Color vision measured with pseudoisochromatic plates at five-and-a-half years in eyes of children from the CRYO-ROP study. Invest Ophthalmol Vis Sci 1996;37:2467–74.

Bartholomew PA, Chao J, Evans JL, et al. Acceptance/use of the Teller acuity card procedure in the clinic. Am Orthop J 1996;46:99–105.

Saunders RA, Donahue ML, Christmann LM, et al. Racial variation in retinopathy of prematurity. Arch Ophthalmol 1997;115:604–8.

Bremer DL, Palmer EA, Fellows RR, et al. Strabismus in premature infants in the first year of life. Arch Ophthalmol 1998;116:329–33.

Quinn GE, Dobson V, Kivlin J, et al. Prevalence of myopia between 3 months and 51 2 years in preterm infants with and without retinopathy of prematurity. Ophthalmology 1998;105:1292–300.

Repka MX, Summers CG, Palmer EA, et al. The incidence of ophthalmologic interventions in children with birth weights less than 1251 grams. Results through 51 2 years. Ophthalmology 1998;105:1621–7.

Dobson V, Quinn GE, Siatkowski RM, et al. Agreement between grating acuity at age 1 year and Snellen acuity at age 51 2 years in the preterm child. Invest Ophthalmol Vis Sci 1999;40:496–503.

Harvey EM, Dobson V, Tung B, et al. Interobserver agreement for grating acuity and letter acuity assessment in 1– to 51 2 –year-olds with severe retinopathy of prematurity. Invest Ophthalmol Vis Sci 1997;40:1565–76.

Repka MX, Palmer EA, Tung B, et al. Involution of retinopathy of prematurity. Arch Ophthalmol 2000;118:645–9.

Quinn GE, Dobson V, Siatkowski RM, et al. Does cryotherapy affect refractive error? Results from treated versus control eyes in the Cryotherapy for Retinopathy of Prematurity trial. Ophthalmology 2001;108:343–7.

Cryotherapy for Retinopathy of Prematurity Cooperative Group. Multicenter trial of Cryotherapy for Retinopathy of Prematurity: ophthalmological outcomes at 10 years. Arch Ophthalmol 2001;119:1110–8.

Cryotherapy for Retinopathy of Prematurity Cooperative Group. Effect of retinal ablative therapy for threshold retinopathy of prematurity: results of Goldmann perimetry at the age of 10 years. Arch Ophthalmol 2001;119:1120–5.

Cryotherapy for Retinopathy of Prematurity Cooperative Group. Contrast sensitivity at age 10 years in children who had threshold retinopathy of prematurity. Arch Ophthalmol 2001;119:1129–33.

Editorial Committee for the Cryotherapy for Retinopathy of Prematurity Cooperative Group. Multicenter Trial of Cryotherapy for Retinopathy of Prematurity. Natural history of ROP: ocular outcome at 51 2 years in premature infants with birth weights less than 1251 g. Arch Ophthalmol 2002;120:595–9.

Hardy RJ, Palmer EA, Dobson V, et al. Risk analysis of prethreshold retinopathy of prematurity. Arch Ophthalmol 2003;121:1697–701.

Cryotherapy for Retinopathy of Prematurity Cooperative Group. 15–year outcomes following threshold retinopathy of prematurity. Final results from the Multicenter Trial of Cryotherapy for Retinopathy of Prematurity. Arch Ophthalmol 2005;123:311–8.

Cryotherapy for Retinopathy of Prematurity Cooperative Group. Visual acuity at 10 years in Cryotherapy for Retinopathy of Prematurity (CRYO-ROP) Study eyes. Arch Ophthalmol 2006;124:199–202.

1. 光照减少治疗早产儿视网膜病变的多中心研究（LIGHT-ROP）Multicenter Study of Light Reduction in Retinopathy of Prematurity (LIGHT-ROP)

Reynolds JD, Hardy RJ, Kennedy KA, et al. Lack of efficacy of light reduction in preventing retinopathy of prematurity. N Engl J Med 1998;338:1572–6.

LIGHT-ROP Cooperative Group. The design of the multicenter study of Light Reduction in Retinopathy of Prematurity (LIGHT-ROP). J Pediatr Ophthalmol Strabismus 1999;36:257–63.

Kennedy KA, Fielder AR, Hardy RJ, et al. Reduced lighting does not improve medical outcomes in very-low-birth-weight infants. J Pediatr 2001;139:527–31.

Reynolds JD, Dobson V, Quinn GE, et al. for the CRYO-ROP and LIGHT-ROP Cooperative Groups. Evidence-based screening criteria for retinopathy of prematurity. Natural history data from the CRYO-ROP and LIGHT-ROP studies. Arch Ophthalmol 2002;120:1470–6.

2. 早产儿阈前视网膜病变（STOP-ROP）的氧补充治疗 Supplemental Therapeutic Oxygen for Prethreshold Retinopathy of Prematurity (STOP-ROP)

STOP-ROP Multicenter Study Group. Supplemental Therapeutic Oxygen for Prethreshold Retinopathy of Prematurity (STOP-ROP), a randomized, controlled trial. I: Primary outcomes. Pediatrics 2000;105:295–310.

Oden NL, Phelps DL, the STOP-ROP Multicenter Study Group. Statistical issues related to early closure of STOPROP, a group-sequential trial. Control Clin Trials 2003;24:28–38.

Engel RR, Oden NL, Cohen GR, et al., STOP-ROP Multicenter Study Group. Influence of prior assignment on refusal rates in a trial of supplemental oxygen for retinopathy of prematurity. Paediatr Preinat Epidemiol 2006;20(4):348–59.

3. 早产儿视网膜病变的早期治疗（ETROP 或早期 ROP）Early Treatment for Retinopathy of Prematurity (ETROP or EARLY-ROP)

Early Treatment for Retinopathy of Prematurity Cooperative Group. Revised indications for the treatment of retinopathy of prematurity. Results of the Early Treatment for Retinopathy of Prematurity randomized trial. Arch Ophthalmol 2003;121:1684–96.

Hardy RJ, Good WV, Dobson V, et al. for the Early Treatment for Retinopathy of Prematurity Cooperative Group. Multicenter trial of early treatment for retinopathy of prematurity: Study design. Control Clin Trials 2004;24:311–26.

Good WV on behalf of the Early Treatment for Retinopathy of Prematurity Copperative Group. Final results of the Early Treatment for Retinopathy of Prematurity (ETROP) randomized trial. Trans Am Ophthalmol Soc 2004;102:233–250.

Davitt BV, Dobson V, Good WV, et al. for the Early Treatment for Retinopathy of Prematurity Cooperative Group. Prevalence of myopia at 9 months in infants with high-risk prethreshold retinopathy of prematurity. Ophthalmology 2005;112:1564–8.

Repka MX, Tung B, Good WV, et al. Outcome of eyes developing retinal detachment during the Early Treatment for Retinopathy of Prematurity Study (ETROP). Arch Opthalmol 2006;124:24–30.

VanderVeen DK, Coats DK, Dobson V, et al. for the Early Treatment for Retinopathy of Prematurity Cooperative Group. Prevalence and course of strabismus in the first year of life for infants with prethreshold retinopathy of prematurity. Arch Ophthalmol 2006;124:766–73.

Early Treatment for Retinopathy of Prematurity Cooperative Group. The Early Treatment for Retinopathy of Prematurity Study: structural findings at age 2 years. Br J Ophthalmol 2006;90:1378–82.

Quinn GE, Dobson V, Davitt BV, et al. on behalf of the Early Treatment for Retinopathy of Prematurity Cooperative Group. Progression of myopia and high myopia in the Early Treatment for Retinopathy of Prematurity Study. Findings to 3 years of age. Ophthalmology 2008;115:1058–64.

Davitt BV, Dobson V, Quinn GE, et al. on behalf of the Early Treatment for Retinopathy of Prematurity Cooperative Group. Astigmatism in the Early Treatment for Retinopathy of Prematurity Study. Findings to 3 years of age. Ophthalmology 2009;116:332–9.

Early Treatment for Retinopathy of Prematurity Cooperative Group. Final visual acuity results in the Early Treatment for Retinopathy of Prematurity Study. Arch Ophthalmol 2010;128:663–71.

Early Treatment for Retinopathy of Prematurity Cooperative Group. Visual field extent at 6 years of age in children who had high-risk prethreshold retinopathy of prematurity. Arch Ophthalmol 2011;129:127–32.

Early Treatment for Retinopathy of Prematurity Cooperative Group. Grating visual acuity results in the Early Treatment for Retinopathy of Prematurity Study. Arch Ophthalmol 2011;129:840–6.

Repka MX, Tung B, Good WV, et al. Outcome of eyes developing retinal detachment during the Early Treatment for Retinopathy of Prematurity Study. Arch Ophthalmol 2011;129(9):1175–9.

Wheeler DT, Dobson V, Chuang MF, et al. Retinopathy of prematurity in infants weighing less than 500 grams at birth enrolled in the Early Treatment for Retinopathy of Prematurity Study. Ophthalmology 2011;118:1146–51.

VanderVeen DK, Bremer DL, Fellows RR, et al., Early Treatment for Retinopathy of Prematurity

Cooperative Group. Prevalence and course of strabismus through age 6 years in participants of the Early Treatment for Retinopathy of Prematurity randomized trial. J AAPOS 2011;14(6):536–40.

Wallace DK, Bremer DL, Good WV, et al. Correlation of recognition visual acuity with posterior retinal structure in advanced retinopathy of prematurity. Arch Ophthalmol 2012;130(12):1512–6.

Bremer DL, Rogers DL, Good WV, et al. Glaucoma in the Early Treatment for Retinopathy of Prematurity (ETROP) Study. J AAPOS 2012; 16(5):449–52.

Siatkowski RM, Good WV, Summers CG, et al. Clinical characteristics of children with severe visual impairment but favorable retinal structural outcomes from the Early Treatment for Retinopathy of Prematurity (ETROP) Study. J AAPOS 2013;17(2): 129–34.

4. 贝伐单抗消除早产儿视网膜病变的血管生成威胁（BEAT-ROP）Bevacizumab Eliminates the Angiogenic Threat for Retinopathy of Prematurity（BEAT-ROP）

Mintz-Hittner HA, Kennedy KA, Chuang AZ, for the BEATROP Cooperative Group. Efficacy of intravitreal bevacizumab for Stage 3+ retinopathy of prematurity. N Engl J Med 2011;364:603–15.

Geloneck MM, Chuang AX, Clark WL, et al. for the BEAT-ROP Cooperative Group. Refractive outcomes following bevacizumab monotherapy compared with conventional laser treatment: A randomized clinical trial. JAMA Ophthalmol 2014;132(11):1327–33.

六、后葡萄膜炎 Posterior Uveitis

（一）多中心葡萄膜炎类固醇治疗试验（MUST）Multicenter Uveitis Steroid Treatment (MUST) Trial

Multicenter Uveitis Steroid Treatment Trial Research Group. The Multicenter Uveitis Steroid Treatment Trial: Rationale, design, and baseline characteristics. Am J Ophthalmol 2010; 149:550–61.

Madow B, Galor A, Feuer WJ, et al. Validation of a photographic vitreous haze grading technique for clinical trials in uveitis. Am J Ophthalmol 2011;152:170–6.

Sugar EA, Jabs DA, Altaweel MM, et al. on behalf of the Multicenter Uveitis Steroid Treatment (MUST) Trial Research Group. Identifying a clinically meaningful threshold for change in uveitic macular edema evaluated by optical coherence tomography. Am J Ophthamol 2011;152:1044–52.

Multicenter Uveitis Steroid Treatment (MUST) Trial Research Group. Randomized comparison of systemic anti-inflammatory therapy versus fluocinolone acetonide implant for intermediate, posterior, and panuveitis: The Multicenter Uveitis Steroid Treatment Trial. Ophthalmology 2011;118:1916–1926.

Gangaputra SS, Altaweel MM, Peng Q, et al. for the MUST Trial Research Group. Morphologic assessment for glaucoma in the Multicenter Uveitis Steroid Treatment (MUST) Trial. Ocular Immunol Inflamm 2011;19:267–74.

Sen HN, Drye LT, Goldstein DA, et al. for the Multicenter Uveitis Steroid Treatment (MUST) Trial Research Group. Hypotony in patients with uveitis: The Multicenter Uveitis Steroid Treatment (MUST) Trial. Ocular Immunol Inflamm 2012;20(2):104–12.

Taylor SRJ, Lightman SL, Sugar EA, et al. The impact of macular edema on visual function in intermediate, posterior, and panuveitis. Ocular Immunol Inflamm 2012;20(3):171–81.

Domapally A, Altaweel MM, Kempen, et al. for the MUST Trial Research Group. Optical coherence tomography evaluation in the Multicenter Uveitis Steroid Treatment (MUST) Trial. Ocular Immunol Inflamm 2012;20(6):443–7.

Frick KD, Drye LT, Kempen JH, et al., Multicenter Uveitis Steroid Treatment (MUST) Trial Research Group. Associations among visual acuity and vision- and health-related quality of life among patients in the Multicenter Uveitis Steroid Treatment Trial. Invest Ophthalmol Vis Sci 2012;53(3):1169–76.

Kempen JH, Sugar EA, Jaffe GJ, et al., for the

Multicenter Uveitis Steroid Treatment (MUST) Trial Research Group. Fluorescein angiography versus optical coherence tomography for diagnosis of uveitic macular edema. Ophthalmology 2013;120(9):1852–9.

Multicenter Uveitis Steroid Treatment (MUST) Trial Research Group. Cost-effectiveness of fluocinolone acetonide implant versus systemic therapy for noninfectious intermediate, posterior, and panuveitis. Ophthalmology 2014;121(10):1855–62.

Multicenter Uveitis Steroid Treatment (MUST) Trial Research Group. Benefits of systemic anti-inflammatory therapy versus fluocinolone acetonide intraocular implant for intermediate uveitis, posterior uveitis, and panuveitis. Fifty-fourmonth results of the Multicenter Uveitis Steroid Treatment (MUST) Trial and Follow-up Study. Ophthalmology 2015;122(10):1967–75.

Multicenter Uveitis Steroid Treatment (MUST) Trial Follow-up Study Research Group. Quality of life and risks associated with systemic anti-inflammatory therapy versus fluocinolone acetonide intraocular implant for intermediate uveitis, posterior uveitis, or panuveitis: Fifty-four-month results of the Multicenter Uveitis Steroid TreatmentTrial and Follow-up Study. Ophthalmology 2015;122(10):1976–86.

（二）后葡萄膜炎的其他试验 Other Trials for Posterior Uveitis

Jaffe GJ, Martin D, Callanan D, et al for the Flucinolone Acetonide Uveitis Study Group. Fluocinolone acetonide implant (Retisert) for noninfectious posterior uveitis. Thirty-four-week results of a multicenter randomized clinical study. Ophthalmology 2006;113:1020–27.

Callanan DG, Jaffe GJ, Marin DF, et al. Treatment of posterior uveitis with a fluocinolone acetonide implant. Three-year clinical trial results. Arch Ophthalmol 2008;126:1191–201.

Pavesio C, Zierhut M, Bairi K, et al. for the Fluocinolone Acetonide Study Group. Evaluation of an intravitreal fluocinolone acetonide implant versus standard systemic therapy in noninfectious posterior uveitis. Ophthalmology 2010;117:567–75.

Lowder C, Belfort B, Lightman S, et al. Dexamethasone intravitreal implant for noninfectious intermediate or posterior uveitis. Arch Ophthalmol 2011;129:545–53.

Sangwan VS, Pearson PA, Paul H, et al. Use of the fluocinolone acetonide intravitreal implant for the treatment of noninfectious posterior uveitis. 3–year results of a randomized clinical trial in a predominantly Asian population. Ophthalmol Ther 2015;4(1):1–19.

七、其他视网膜及视网膜相关疾病
Other Retinal and Retinarelated Conditions

眼部黑色素瘤协作研究（COMS）Collaborative Ocular Melanoma Study (COMS)

COMS 用于比较脉络膜黑色素瘤放疗或标准眼球摘除术后的生存期。完成两项随机试验：COMS 碘 –125 近距离放射治疗随机试验（COMS randomized trial of iodine-125 brachytherapy）和 COMS 眼球摘除术前外照射随机试验（COMS randomized trial of pre-enucleation external beam radiation）。在 COMS 中心的一个子集进行了一项关于小脉络膜黑色素瘤的小型非随机观察研究。对近距离放射治疗试验（COMS-QOLS）患者的生活质量进行了平行前瞻性研究。COMS 的设计和发现在第 154 章眼部黑色素瘤协作性研究中有详细的讨论，该章引用了 COMS 的大部分出版物；此处仅提供主要结果出版物。

Collaborative Ocular Melanoma Study Group. The Collaborative Ocular Melanoma Study (COMS) randomized trial of pre-enucleation radiation of large choroidal melanoma. II: Initial mortality findings. COMS report no. 10. Am J Ophthalmol 1998;125:779–96.

Collaborative Ocular Melanoma Study Group. The COMS randomized trial of iodine 125 brachytherapy for choroidal melanoma, III: Initial mortality findings. COMS report no. 18. Arch Ophthalmol 2001;119:969–82.

Collaborative Ocular Melanoma Study Group. The Collaborative Ocular Melanoma Study (COMS) randomized trial of pre-enucleation radiation of large choroidal melanoma. IV. Ten-year mortality findings and prognostic factors. COMS report no. 24. Am J Ophthalmol 2004;138:936–51.

Collaborative Ocular Melanoma Study – Quality of Life Study Group. Quality of life after I-125 brachytherapy versus enucleation for choroidal melanoma: 5–year results from the Collaborative Ocular Melanoma Study. COMS-QOLS report no. 3. Arch Ophthalmol 2006;124:226–36.

Collaborative Ocular Melanoma Study Group. The COMS randomized trial of iodine 125 brachytherapy for choroidal melanoma. V. Twelve-year mortality rates and prognostic factors. COMS report no. 28. Arch Ophthalmol 2006;124:1684–93.

1. 艾滋病眼部并发症的研究（SOCA）Studies of the Ocular Complications of AIDS (SOCA)

为了解决获得性免疫缺陷综合征（AIDS）患者眼睛受累（主要是巨细胞病毒视网膜炎）的治疗问题，国家眼科研究所赞助了临床试验网络 SOCA。大部分 SOCA 临床试验都是与艾滋病临床试验小组合作进行的。一些试验也得到了业界的支持。SOCA 研究者进行了一项纵向观察研究（LSOCA），以提供 HAART 时代眼部并发症的信息。

Studies of Ocular Complications of AIDS (SOCA) Research Group, in collaboration with the AIDS Clinical Trials Group (ACTG). Studies of Ocular Complications of AIDS foscarnet–ganciclovir cytomegalovirus retinitis trial: 1. Rational e, design, and methods. Control Clin Trials 1992;13:22–39.

Studies of Ocular Complications of AIDS Research Group, in collaboration with the AIDS Clinical Trials Group. Mortality in patients with the acquired immunodeficiency syndrome treated with either foscarnet or ganciclovir for cytomegalovirus retinitis. N Engl J Med 1992;326:213–20.

Clinical Trials Group. Foscarnet–ganciclovir

cytomegalovirus retinitis trial: 4. Visual outcomes. Ophthalmology 1994;101:1250–61.

Studies of Ocular Complications of AIDS Research Group in collaboration with the AIDS Clinical Trials Group. Morbidity and toxic effects associated with ganciclovir or foscarnet therapy in a randomized cytomegalovirus retinitis trial. Arch Intern Med 1995;155:65–74.

Studies of Ocular Complications of AIDS Research Group, in collaboration with the AIDS Clinical Trials Group. Antiviral effects of foscarnet and ganciclovir therapy on human immunodeficiency virus p24 antigen in patients with AIDS and cytomegalovirus retinitis. J Infect Dis 1995;172:613–21.

Studies of Ocular Complications of AIDS Research Group, in collaboration with the AIDS Clinical Trials Group. Combination foscarnet and ganciclovir therapy vs monotherapy for the treatment of relapsed cytomegalovirus retinitis in patients with AIDS: the Cytomegalovirus Retreatment trial. Arch Ophthalmol 1996;114:23–33.

Studies of Ocular Complications of AIDS Research Group, in collaboration with the AIDS Clinical Trials Group. Clinical vs photographic assessment of treatment of cytomegalovirus retinitis: Foscarnet–Ganciclovir Cytomegalovirus Retinitis Trial report 8. Arch Ophthalmol 1996;114:848–55.

Wu AW, Coleson LC, Holbrook J, et al. Measuring visual function and quality of life in patients with cytomegalovirus retinitis: development of a questionnaire. Arch Ophthalmol 1996;114:841–7.

Studies of Ocular Complications of AIDS Research Group, in collaboration with the AIDS Clinical Trials Group. Assessment of cytomegalovirus retinitis: clinical evaluation vs centralized grading of fundus photographs. Arch Ophthalmol 1996;114:791–805.

Studies of Ocular Complications of AIDS Research Group, in collaboration with the AIDS Clinical Trials Group. MSL-109 adjuvant therapy for cytomegalovirus retinitis in patients with acquired immunodeficiency syndrome: the Monoclonal Antibody Cytomegalovirus Retinitis Trial. Arch Ophthalmol 1997;115:1528–36. [Correction: Arch Ophthalmol 1998;116:296.]

Studies of Ocular Complications of AIDS Research Group, in collaboration with the AIDS Clinical Trials Group. Parenteral cidofovir for cytomegalovirus retinitis in patients with AIDS: the HPMPC Peripheral Cytomegalovirus Retinitis trial. A randomized, controlled trial. Ann Intern Med 1997;126:264–74.

Studies of Ocular Complications of AIDS (SOCA) Research Group, in collaboration with the AIDS Clinical Trials Group (ACTG). Rhegmatogenous retinal detachment in patients with cytomegalovirus retinitis: the Foscarnet–Ganciclovir Cytomegalovirus Retinitis trial. Am J Ophthalmol 1997;124:61–70.

Studies of Ocular Complications of AIDS Research Group in collaboration with the AIDS Clinical Trials Group. Foscarnet–Ganciclovir Cytomegalovirus Retinitis Trial: 5. Clinical features of cytomegalovirus retinitis at diagnosis. Am J Ophthalmol 1997;124:141–57.

Studies of Ocular Complications of AIDS Research Group, in collaboration with the AIDS Clinical Trials Group. Cytomegalovirus (CMV) culture results, drug resistance, and clinical outcome in AIDS patients with CMV treated with either foscarnet or ganciclovir. J Infect Dis 1997;176:50–8.

Holbrook JT, Davis MD, Hubbard LD, et al. Risk factors for advancement of cytomegalovirus retinitis in patients with acquired immunodeficiency syndrome. Arch Ophthalmol 2000;118:1196–204.

Holbrook JT, Meinert CL, Van Natta ML, et al. Photographic measures of cytomegalovirus retinitis as surrogates for visual outcomes in treated patients. Arch Ophthalmol 2001;119:554–63.

Martin BK, Gilpin AMK, Jabs DA, et al. for the Studies of Ocular Complications of AIDS Research Group. Reliability, validity, and responsiveness of general and disease-specific quality of life measures in a clinical trial for cytomegalovirus retinitis. J Clin Epidemiol 2001;54:376–86.

Studies of Ocular Complications of AIDS Research Group in collaboration with the AIDS Clinical Trials Group. The ganciclovir implant plus oral ganciclovir versus parenteral cidofovir for the treatment of cytomegalovirus retinitis in patients with acquired immunodeficiency syndrome: The Ganciclovir Cidofovir Cytomegalovirus Retinitis Trial. Am J Ophthalmol 2001;131:457–67.

Jabs DA, Gilpin AMK, Min Y-I, et al. for the Studies of Ocular Complications of AIDS Research Group. HIV and cytomegalovirus viral load and clinical outcomes in AIDS and cytomegalovirus retinitis patients: Monoclonal Antibody Cytomegalovirus Retinitis Trial. AIDS 2002;16:877–87.

Holbrook JT, Jabs DA, Weinberg DV, et al. for the Studies of Ocular Complications of AIDS (SOCA) Research Group. Visual loss in patients with cytomegalovirus retinitis and acquired immunodeficiency syndrome before widespread availability of highly active antiretroviral therapy. Arch Ophthalmol 2003;121:99–107.

Dunn JP, Van Natta M, Foster G, et al. for the Studies of Ocular Complications of AIDS Research Group. Complications of ganciclovir implant surgery in patients with cytomegalovirus retinitis. The Ganciclovir Cidofovir Cytomegalovirus Retinitis Trial. Retina 2004;24:41–50.

Jabs DA, Van Natta M, Thorne JE, et al. for the Studies of the Ocular Complications of AIDS Research Group. Course of cytomegalovirus retinitis in the era of highly active antiretroviral therapy. I. Retinitis progression. Ophthalmology 2004;111:2224–31.

Jabs DA, Van Natta M, Thorne JE, et al. for the Studies of the Ocular Complications of AIDS Research Group. Course of cytomegalovirus retinitis in the era of highly active antiretroviral therapy. 2. Second eye involvement and retinal detachment. Ophthalmology 2004;111:2232–9.

Kempen JH, Min Y-I, Freeman WR, et al. for the Studies of the Ocular Complications of AIDS Research Group. Risk of immune recovery uveitis in patients with AIDS and cytomegalovirus retinitis. Ophthalmology 2006;113:684–94.

Thorne JE, Jabs DA, Kempen JH, et al. for the Studies of Ocular Complications of AIDS Research Group. Incidence of and risk factors for visual acuity loss among patients with AIDS and cytomegalovirus retinitis in the era of highly active antiretroviral therapy. Ophthalmology 2006;113:1432–40.

Thorne JE, Jabs DA, Kempen JH, et al. for the Studies of Ocular Complications of AIDS Research Group. Causes of visual acuity loss among patients with AIDS and cytomegalovirus retinitis in the era of highly active antiretroviral therapy. Ophthalmology 2006;113:1441–5.

Thorne JE, Jabs DA, Kempen JH, et al. for the Studies of Ocular Complications of AIDS Research Group. Incidence of and risk factors for visual acuity loss among patients with AIDS and cytomegalovirus retinitis in the era of highly active antiretroviral therapy. Ophthalmology 2007;114:787–93.

Jabs DA, Van Natta ML, Holbrook JT, et al. for the Studies of the Ocular Complications of AIDS Research Group. Longitudinal Study of the Ocular Complications of AIDS. 1. Ocular diagnoses at enrollment. Ophthalmology 2007;114:780–6.

Jabs DA, Van Natta ML, Holbrook JT, et al for the Studies of the Ocular Complications of AIDS Research Group. Longitudinal Study of the Ocular Complications of AIDS. 2. Ocular examination results at enrollment. Ophthalmology 2007;114:787–93.

Gangaputra S, Pak JW, Peng W, et al. for the Studies of the Ocular Complications of AIDS Research Group. Transition from film to digital fundus photography in the Longitudinal Studies of the Ocular Complications of AIDS. Retina 2012;32:600–605.

2. 视网膜色素变性的干预试验 Trials of Interventions for Retinitis Pigmentosa

Berson EL, Rosner B, Sandberg MA, et al. A randomized trial of vitamin A and vitamin E supplementation for retinitis pigmentosa. Arch Ophthalmol 1993;111:761–72.

Sandberg MA, Weigel-DeFranco C, Rosner B, et al. The relationship between visual field size and electroretinogram amplitude in retinitis pigmentosa. Invest Ophthalmol Vis Sci 1996;37:1693–8.

Berson EL, Rosner B, Sandberg MA, et al. Clinical trial of docosahexaenoic acid in patients with retinitis pigmentosa receiving vitamin A treatment. Arch Ophthalmol 2004;122:1297–305.

Berson EL, Rosner B, Sandberg MA, et al. Further evaluation of docosahexaenoic acid in patients with retinitis pigmentosa receiving vitamin A treatment: subgroup analyses. Arch Ophthalmol 2004;122:1306–14.

Berson EL, Rosner B, Sandberg MA, et al. Clinical trial of lutein in patients with retinitis pigmentosa receiving vitamin A. Arch Ophthalmol 2010;128:403–11.

Adackapara CA, Sunness JS, DiBernardo CW, et al. Prevalence of cystoid macular edema and stability of OCT retinal thickness in eyes with retinitis pigmentosa during a 48-week lutein trial. Retina 2008;28:103–10.

八、视网膜手术 Retinal Surgery

硅油研究 Silicone Study

本研究旨在比较眼内硅油与长效气体对视网膜脱离合并增殖性玻璃体视网膜病变的术后填充效果。

Azen SP, Irvine AR, Davis MD, et al. The validity and reliability of photographic documentation of proliferative vitreoretinopathy. Ophthalmology 1989;96:352–7.

Lean JS, Stern WH, Irvine AR, et al. Classification of proliferative vitreoretinopathy used in the Silicone Study. Ophthalmology 1989;96:765–71.

Azen SP, Boone DC, Barlow W, et al. Methods, statistical features, and baseline results of a standardized, multicentered ophthalmological surgical trial: the Silicone Study. Control Clin Trials 1991;12:438–55.

Silicone Study Group. Vitrectomy with silicone oil or sulfur hexafluoride gas in eyes with severe proliferative vitreoretinopathy: results of a randomized clinical trial. Silicone Study report 1. Arch Ophthalmol 1992;110:770–9.

Silicone Study Group. Vitrectomy with silicone oil or perfluoropropane gas in eyes with severe proliferative vitreoretinopathy: results of a randomized clinical trial. Silicone Study report 2. Arch Ophthalmol 1992;110:780–92.

McCuen BW, Azen SP, Stern W, et al. Vitrectomy with silicone oil or with perfluoropropane gas in eyes with severe proliferative vitreoretinopathy. Silicone Study report 3. Retina 1993;13:279–84.

Barr CC, Lai MY, Lean JS, et al. Postoperative intraocular pressure abnormalities in the Silicone Study. Silicone Study report 4. Ophthalmology 1993;100:1629–35.

Blumenkranz MS, Azen SP, Aaberg T, et al. Relaxing retinotomy with silicone oil or long-acting gas in eyes with severe proliferative vitreoretinopathy. Silicone Study report 5. Am J Ophthalmol 1993;116:557–64.

Hutton WL, Azen SP, Blumenkranz MS, et al. The effects of silicone oil removal. Silicone Study report 6. Arch Ophthalmol 1994;112:778–85.

Abrams GW, Azen SP, Barr CC, et al. The incidence of corneal abnormalities in the Silicone Study. Silicone Study report 7. Arch Ophthalmol 1995;113:764–9.

Cox MS, Azen SP, Barr CC, et al. Macular pucker after successful surgery for proliferative vitreoretinopathy. Silicone Study report 8. Ophthalmology 1995;102:1884–91.

Lean J, Azen SP, Lopez PF, et al. The prognostic utility of the Silicone Study classification system. Silicone Study report 9. Arch Ophthalmol 1996; 114:286–92.

Diddie KR, Azen SP, Freeman HM, et al. Anterior proliferative vitreoretinopathy in the Silicone Study. Silicone Study report 10. Ophthalmology 1996;103:1092–9.

Abrams GW, Azen SP, McCuen BW, et al. Vitrectomy with silicone oil or long-acting gas in eyes with severe proliferative vitreoretinopathy: results of additional and long-term follow-up. Silicone Study report 11. Arch Ophthalmol 1997;115:335–44.

1. 黄斑裂孔试验 Macular Hole Trials

Kim JW, Freeman WR, El-Haig W, et al. for the Vitrectomy for Macular Hole Study Group. Baseline characteristics, natural history, and risk factors to progression in eyes with stage 2 macular holes. Results from a prospective randomized clinical trial. Ophthalmology 1996;102:1818–29.

Kim JW, Freeman WR, Azen SP, et al., Vitrectomy for Macular Hole Study Group. Prospective randomized trial of vitrectomy or observation for stage 2 macular holes. Am J Ophthalmol 1996;121:605–14.

Freeman WR, Azen SP, Kim JW, et al. Vitrectomy for the treatment of full-thickness stage 3 or 4 macular holes: results of a multicenter randomized clinical trial. Arch Ophthalmol 1997;115:11–21.

Tadayoni R, Vicaut E, Devin F, et al. A randomized controlled trial of alleviated positioning after small macular hole surgery. Ophthalmology 2011;118:150–5.

Ezra E, Gregor ZJ, for the Moorfields Macular Hole Study Group. Surgery for idiopathic full-thickness macular hole. Two-year results of a randomized clinical trial comparing natural history, vitrectomy, and vitrectomy plus autologous serum: Moorfields Macular Hole Study Group report no. 1. Arch Ophthalmol 2004;122:224–36.

Guillaubey A, Malvitte L, LaFontaine PO, et al. Comparison of face-down and seated position after idiopathic macular hole surgery: A randomized clinical trial. Am J Ophthalmol 2008;146:128–34.

Lois N, Burr J, Norrie J, et al. for the Full-thickness macular hole and Internal Limiting Membrane peeling Study (FILMS) Group. Clinical and cost-effectiveness of internal limiting membrane peeling for patients with idiopathic full thickness macular hole. Protocol for a randomised controlled trial: FILMS (Full-thickness macular hole and Internal Limiting Membrane peeling Study). Trials 2008;9:61.

Lois N, Burr J, Norrie J, et al. for the Full-thickness Macular Hole and Internal Limiting Membrane Peeling Study (FILMS) Group. Internal limiting membrane peeling versus no peeling for idiopathic full-thickness macular hole: A pragmatic randomized controlled trial. Invest Ophthalmol Vis Sci 2011;52(3):1586–92.

2. SPR 研究 SPR Study

Heimann H, Hellmich M, Bornfeld N, et al. Scleral buckling versus primary vitrectomy in rhegmatogenous retinal detachment (SPR Study): design issues and implications. SPR Study report no. 1. Graefes Arch Clin Exp Ophthalmol 2001;239(8):567–74.

SPR Study Group. Scleral buckling versus primary vitrectomy in rhegmatogenous retinal detachment study (SPR Study): recruitment list evaluation. Study report no. 2. Graefes Arch Clin Esp Ophthalmol 2007;245(2):803–9.

Heussen N, Hilgers RD, Heimann H, et al., SPR Study Group. Scleral buckling versus primary vitrectomy in rhegmatogenous retinal detachment study (SPR study): multiple-event analysis of risk factors for reoperations. SPR Study report no. 4. Acta Ophthalmol 2011;89(7):622–8.

SPR Study Group. Scleral buckling versus primary vitrectomy in rhegmatogenous retinal detachment study (SPR Study): predictive factors for functional outcome. Study report no. 6. Graefes Arch Clin Exp Ophthalmol 2011;249(8):1129–36.

Feltgen N, Heimann H, Hoerauf H, et al. for

the SPR Study Investigators. Scleral buckling versus primary vitrectomy in rhegmatogenous retinal detachment study (SPR Study): Risk assessment of anatomical outcome. SPR Study report no. 7. Acta Ophthalmologica 2013;91(3):282–7.

3. 非手术治疗的玻璃体腔注射微量纤溶酶牵引释放试验 **Microplasmin for Intravitreous Injection-Traction Release Without Surgical Treatment (MIVI-TRUST) Trials**

Stalmans P, Benz MS, Gandorfer A, for the MIVI-TRUST Study Group. Enzymatic vitreolysis with ocriplasmin for vitreomacular traction and macular holes. N Engl J Med 2012;367:606–15.

Haller JA, Stalmans P, Benz MS, et al. for the MIVI-TRUST Study Group. Efficacy of intravitreal ocriplasmin for treatment of vitreomacular adhesion. Subgroup analyses from two randomized trials. Ophthalmology 2015;122:117–122.

Varma R, Haller JA, Kaiser PK. Improvement in patient-reported visual function after ocriplasmin for vitreomacular adhesion. Results of the Micoplasmin for Intravitreous Injection-Traction Release without Surgical Treatment (MIVI-TRUST) Trials. JAMA Ophthalmol 2015;133(9):997–1004.

Folger PA, Toth CA, DeCroos FC, et al. Assessment of retinal morphology with spectral and time domain OCT in the phase III trials of enzymatic vitreolysis. Invest Ophthalmol Vis Sci 2012;53(11):7395–401.

4. 其他视网膜手术试验 **Other Retinal Surgery Trials**

Tornambe PE, Hilton GF, the Retinal Detachment Study Group. Pneumatic retinopexy. A multicenter randomized controlled clinical trial comparing pneumatic retinopexy with scleral buckling. Ophthalmology 1989; 96:772–84.

Tornambe PE, Hilton GF, Brinton DA, et al. Pneumatic retinopexy: Two-year follow-up study of the multicenter clinical trial comparing pneumatic retinopexy with scleral buckling. Ophthalmology 1991;98(7):1115–23.

Asaria RHY, Kon CH, Bunce C, et al. Adjuvant 5–fluorouracil and heparin prevents proliferative vitreoretinopathy. Results from a randomized, double-blind, controlled clinical trial. Ophthalmology 2001;108:1179–83.

Wickham L, Bunce C, Wong D, et al. Randomized controlled trial of combined 5–fluorouracil and low-molecular-weight heparin in the management of unselected rhegmatogenous retinal detachments undergoing primary vitrectomy. Ophthalmology 2007;114:698–794.

Williams GA, Haller JA, Kuppermann BD, et al. for the Dexamethasone DDS Phase II Study Group. Dexamethasone posterior segment drug delivery system in the treatment of macular edema resulting from uveitis or Irvine–Gass syndrome. Am J Ophthamol 2009;147:1049–54.

Ahmadieh H, Shoeibi N, Entezari M, et al. Intravitreal bevacizumab for prevention of early postvitrectomy hemorrhage in diabetic patients. A randomized clinical trial. Ophthalmology 2009;116:1943–8.

Entezari M, Ramezani A, Ahmadieh H, et al. Cryotherapy of sclerotomy sites for prevention of late post-vitrectomy diabetic hemorrhage: a randomized clinical trial. Grafes Arch Clin Exp Ophthalmol 2010;248:13–9.

Ahn J, Woo SJ, Chung H, Park KH. The effect of adjunctive intravitreal bevacizumab for preventing postvitrectomy hemorrhage in proliferative diabetic retinopathy. Ophthalmology 2011;118:2218–26.

5. **Cochrane 系统评价 Cochrane Systematic Reviews**

Cornish KS, Lois N, Scott N, et al. Vitrectomy with internal limiting membrane (ILM) peeling versus vitrectomy with no peeling for idiopathic full-thickness macular holes (FTMH). Cochrane Database of Systematic Reviews 2013, Issue 6, Art. No.: CD009306. doi: 10.1002/14651858. CD009306.pub2.

Solebo AL, Lange CAK, Bunce C, et al. Face-down positioning or posturing after macular hole surgery. Cochrane Database of Systematic Reviews 2011, Issue 12, Art. No.:CD008228. doi: 10.1002/14651858.CD008228.pub2.

Sundaram V, Barsam A, Virgili G. Intravitreal low molecular weight heparin and 5-fluorouracil for the prevention of proliferative vitreoretinopathy following retinal reattachment surgery. Cochrane Database of Systematic Reviews 2013, Issue 1, Art. No.:CD006421. doi: 10.1002/14651858. CD006421.pub3.

Hatef E, Sena DF, Fallano KA, et al. Pneumatic retinopexy versus scleral buckle for repairing simple rhegmatogenous retinal detachments. Cochrane Database of Systematic Reviews 2015, Issue 5, Art. No.: CD008350. doi: 10.1002/14651858.CD008350.pub2.